U. Schwabe · D. Paffrath (Hrsg.)

Arzneiverordnungs-Report 2010

Ulrich Schwabe und Dieter Paffrath (Hrsg.)

Arzneiverordnungs-Report 2010

Aktuelle Daten, Kosten, Trends und Kommentare

Mit Beiträgen von

Manfred Anlauf
Rainer H. Böger
Valentina Coca
Thomas Eschenhagen
Uwe Fricke
Judith Günther
Karl-Friedrich Hamann
Lutz Hein
Winfried V. Kern
Gerald Klose
Björn Lemmer
Martin J. Lohse
Klaus Mengel
Joachim Mössner
Bernd Mühlbauer
Bruno Müller-Oerlinghausen
Katrin Nink
Hartmut Oßwald
Gerhard Schmidt
Helmut Schröder
Ulrich Schwabe
Anette Zawinell
Jens Zeller
Reinhard Ziegler

Springer

Prof. Dr. med. Ulrich Schwabe
Pharmakologisches Institut
der Universität Heidelberg
Im Neuenheimer Feld 366
69120 Heidelberg

Dr. rer. soc. Dieter Paffrath
AOK Schleswig-Holstein
Die Gesundheitskasse
Edisonstraße 70
24145 Kiel

ISBN 978-3-642-13379-4 Springer-Verlag Berlin Heidelberg New York

Bibliografische Information der Deutschen Nationalbibliothek
Die Deutsche Nationalbibliothek verzeichnet diese Publikation in der Deutschen Nationalbibliografie; detaillierte bibliografische Daten sind im Internet über http://dnb.d-nb.de abrufbar.

Springer Medizin
Springer-Verlag GmbH
Ein Unternehmen von Springer Science+Business Media
springer.de

Wichtiger Hinweis
Die Erkenntnisse in der Medizin unterliegen laufendem Wandel durch Forschung und klinische Erfahrungen. Sie sind darüber hinaus vom wissenschaftlichen Standpunkt der Beteiligten als Ausdruck wertenden Dafürhaltens geprägt. Wegen der großen Datenfülle sind Unrichtigkeiten gleichwohl nicht immer auszuschließen. Alle Angaben erfolgen insoweit nach bestem Wissen, aber ohne Gewähr.

Die Wiedergabe von Gebrauchsnamen, Handelsnamen, Warenbezeichnungen usw. in diesem Werk berechtigt auch ohne besondere Kennzeichnung nicht zu der Annahme, dass solche Namen im Sinne der Warenzeichen- und Markenschutz-Gesetzgebung als frei zu betrachten wären und daher von jedermann benutzt werden dürften.

Produkthaftung: Für Angaben über Dosierungsanweisungen und Applikationsformen können Autoren, Herausgeber und Verlag keine Gewähr übernehmen. Derartige Angaben müssen vom jeweiligen Anwender im Einzelfall anhand anderer Literaturstellen und anhand der Beipackzettel der verwendeten Präparate in eigener Verantwortung auf ihre Richtigkeit überprüft werden.

Planung: Renate Scheddin, Heidelberg
Projektmanagement: Hiltrud Wilbertz, Heidelberg
Einbandgestaltung: WMX Design GmbH, Heidelberg
Satz: TypoStudio Tobias Schaedla, Heidelberg
Gedruckt auf säurefreiem Papier SPIN 80012206 18/2111wi 5 4 3 2 1 0

Vorwort der Herausgeber

Wesentliches Merkmal der Arzneiverordnungen des Jahres 2009 ist der erneute Kostenschub bei den Arzneimittelausgaben der Gesetzlichen Krankenversicherung. Im Arzneiverordnungs-Report beschreiben wir das Verordnungsprofil von 40 Indikationsgruppen und versuchen, die Gründe für die gestiegenen Kosten zu analysieren. Hauptgrund ist der überproportionale Ausgabenanstieg durch patentgeschützte innovative Arzneimittel und ihre hohen Preise in Deutschland. Das belegt ein exemplarischer Preisvergleich mit einem europäischen Nachbarland. Hohe Einsparpotenziale lassen sich im internationalen Vergleich auch bei den Generika berechnen. Basis der Verordnungsanalysen im Arzneiverordnungs-Report sind die Verordnungsdaten des GKV-Arzneimittelindex, der vom Wissenschaftlichen Institut der AOK (WIdO) erstellt wird. Diese Daten sind uns dankenswerterweise wiederum vom Träger des GKV-Arzneimittelindex (AOK-Bundesverband) zur Verfügung gestellt worden.

Unseren seit vielen Jahren verbundenen Autoren danken wir wiederum für ihre engagierte Mitarbeit. Weiterhin danken wir für die wertvollen Anregungen, die wir von allen unseren erfahrenen Beratern der Herausgeber erhalten haben. Unser Dank gilt weiterhin Frau Katrin Nink, Frau Valentina Coca und Herrn Helmut Schröder vom WIdO für die Erstellung des statistischen Teils und die sorgfältige Datenkontrolle des Gesamtwerks, ebenso für die Mitwirkung von Herrn Kenan Ajanović, Frau Gudrun Billesfeld, Frau Gabi Brückner, Frau Dr. Claudia Bulin, Frau Sylvia Ehrle, Frau Sandra Heric, Frau Sabine Roggan, Frau Manuela Steden, Frau Marie-Luise Watty und Frau Dr. Anette Zawinell. Schließlich gilt unser Dank dem Springer Medizin Verlag für die organisatorische Unterstützung bei der Publikation des Arzneiverordnungs-Reports.

Heidelberg und Kiel, 14. Juli 2010

Ulrich Schwabe
Dieter Paffrath

Autorenverzeichnis

Prof. Dr. med. Manfred Anlauf
Friedrich-Plettke-Weg 12, 27570 Bremerhaven
e-mail: manfred.anlauf@t-online.de

Prof. Dr. med. Rainer H. Böger
Institut für Experimentelle und Klinische Pharmakologie,
Universitäts-Krankenhaus Eppendorf,
Martinistraße 52, 20246 Hamburg,
e-mail: boeger@uke.uni-hamburg.de

Valentina Coca
Wissenschaftliches Institut der AOK,
Rosenthaler Straße 31, 10178 Berlin,
e-mail: valentina.coca@wido.bv.aok.de

Prof. Dr. med. Thomas Eschenhagen
Institut für Experimentelle und Klinische Pharmakologie,
Universitäts-Krankenhaus Eppendorf,
Martinistraße 52, 20246 Hamburg,
e-mail: t.eschenhagen@uke.uni-hamburg.de

Prof. Dr. rer. nat. Uwe Fricke
Institut für Pharmakologie der Universität zu Köln,
Gleueler Straße 24, 50924 Köln,
e-mail: uwe.fricke@uk-koeln.de

Dr. rer. nat. Judith Günther
PharmaFacts, Gesellschaft zur Forschung und Beratung im Bereich
Arzneimittelversorgung mbH,
Wilhelmstraße 1e, 79098 Freiburg,
e-mail: jg@phacts.de

Prof. Dr. med. Karl-Friedrich Hamann
Grillparzerstraße 51, 81675 München,
e-mail: karl-friedrich-hamann@t-online.de

Prof. Dr. med. Lutz Hein
Institut für Experimentelle und Klinische
Pharmakologie und Toxikologie,
Albert-Ludwig-Universität,
Albertstraße 25, 79104 Freiburg,
e-mail: lutz.hein@pharmakol.uni-freiburg.de

Prof. Dr. med. Winfried V. Kern
Universitätsklinikum Freiburg,
Innere Medizin II/Infektiologie,
Hugstetter Straße 55, 79106 Freiburg,
e-mail: winfried.kern@uniklinik-freiburg.de

Prof. Dr. med. Gerald Klose
Medizinische Klinik, Zentralkrankenhaus links der Weser,
Senator-Weßling-Straße 1, 28277 Bremen,
e-mail: gerald.klose@klinikum-bremen-ldw.de

Prof. Dr. med. Dr. h.c. Björn Lemmer
Institut für Pharmakologie und Toxikologie,
Fakultät für Klinische Medizin Mannheim der Universität Heidelberg,
Maybachstraße 14-16, 68169 Mannheim,
e-mail: bjoern.lemmer@pharmtox.uni-heidelberg.de

Prof. Dr. med. Martin J. Lohse
Institut für Pharmakologie und Toxikologie der Universität Würzburg,
Versbacher Straße 9, 97078 Würzburg,
e-mail: lohse@toxi.uni-wuerzburg.de

Dr. med. Klaus Mengel
Höferstraße 15, 68199 Mannheim,
email: emengel@gmx.de

Prof. Dr. med. Joachim Mössner
Medizinische Klinik und Poliklinik II der Universität Leipzig,
Philipp-Rosenthal-Straße 27, 04103 Leipzig,
email: Joachim.Moessner@medizin.uni-leipzig.de

Prof. Dr. med. Bernd Mühlbauer
Institut für Klinische Pharmakologie, Zentralkrankenhaus
Sankt-Jürgen-Straße, 28205 Bremen,
e-mail: muehlbauer@pharmakologie-bremen.de

Prof. Dr. med. Bruno Müller-Oerlinghausen
Bartningallee 11–13, 10555 Berlin,
e-mail: bruno.mueller-oerlinghausen@web.de

Katrin Nink
Wissenschaftliches Institut der AOK,
Rosenthaler Straße 31, 10178 Berlin,
e-mail: katrin.nink@wido.bv.aok.de

Prof. Dr. med. Hartmut Oßwald
Pharmakologisches Institut der Universität,
Wilhelmstraße 56, 72074 Tübingen,
e-mail: hartmut.osswald@uni-tuebingen.de

Prof. Dr. med. Gerhard Schmidt
Institut für Pharmakologie und Toxikologie der Universität,
Robert-Koch-Straße 40, 37075 Göttingen,
e-mail: gerhard.schmidt@med.uni-goettingen.de

Helmut Schröder
Wissenschaftliches Institut der AOK,
Rosenthaler Straße 31, 10178 Berlin,
e-mail: helmut.schroeder@wido.bv.aok.de

Prof. Dr. med. Ulrich Schwabe
Pharmakologisches Institut der Universität Heidelberg,
Im Neuenheimer Feld 366, 69120 Heidelberg,
e-mail: ulrich.schwabe@pharma.uni-heidelberg.de

Dr. rer. nat. Anette Zawinell
Wissenschaftliches Institut der AOK,
Rosenthaler Straße 31, 10178 Berlin,
e-mail: anette.zawinell@wido.bv.aok.de

Prof. Dr. med. W. Jens Zeller
Deutsches Krebsforschungszentrum, Abt. Perinatale Toxikologie,
Im Neuenheimer Feld 280, 69120 Heidelberg,
e-mail: j.zeller@dkfz.de

Prof. Dr. med. h.c. Reinhard Ziegler
Mozartstraße 20, 69121 Heidelberg

Berater der Herausgeber

Frau Dr. med. Rieke Alten
Schlosspark-Klinik, Abteilung Innere Medizin II,
Rheumatologie, Klinische Immunologie, Osteologie,
Heubnerweg 2, 14059 Berlin

Dr. med. Jürgen Bausch
Bad Sodener Straße 19, 63628 Bad Soden-Salmünster

Prof. Dr. med. Hans-Christoph Diener
Neurologische Universitäts-Klinik, Hufelandstraße 55, 45122 Essen

Prof. Dr. med. Kurt Dreikorn
Stadtländerstraße 58, 28355 Bremen

Prof. Dr. med. Erland Erdmann
Klinik III für Innere Medizin der Universität zu Köln,
Joseph-Stelzmann-Straße 9, 50924 Köln

Prof. Dr. med. Veit Flockerzi
Universität des Saarlandes, Institut für Pharmakologie und Toxikologie,
66421 Homburg

Prof. Dr. med. Harald Hampel
M.Sc., Direktor der Klinik für Psychiatrie, Psychosomatik und
Psychotherapie, Johann Wolfgang Goethe-Universität,
Heinrich-Hoffmann-Straße 10, 60528 Frankfurt am Main

Dr. med. Leonhard Hansen
Bahnhofstraße 12, 52477 Alsdorf

Dr. med. Hans Harjung
Bessunger Straße 101, 64347 Griesheim

Jürgen Klauber
Wissenschaftliches Institut der AOK,
Rosenthaler Straße 31, 10178 Berlin

Prof. Dr. med. Karl M. Koch
Medizinische Hochschule Hannover, Abteilung Nephrologie,
Zentrum Innere Medizin und Dermatologie,
Carl-Neuberg-Straße 1, 30625 Hannover

Prof. Dr. med. Michael M. Kochen
Georg-August-Universität Göttingen, Zentrum Innere Medizin,
Abteilung Allgemeinmedizin, Humboldtallee 38, 37073 Göttingen

Prof. Dr. med. Johannes Köbberling
Zentrum für Innere Medizin, Kliniken St. Antonius,
Carnaper Straße 48, 42283 Wuppertal

Prof. Dr. med. Thomas Meinertz
Klinik und Poliklinik für Innere Medizin, Abteilung für
Kardiologie, Universitätsklinikum Hamburg-Eppendorf,
Martinistraße 52, 20246 Hamburg

Prof. Dr. med. Hans F. Merk
Hautklinik, Universitätsklinikum der RWTH Aachen,
Pauwelsstraße 30, 52074 Aachen

Prof. Dr. med. Wilhelm Niebling
Scheuerlenstraße 2, 79822 Titisee-Neustadt

Birger Rostalski
Reihe Bäume 16, 56218 Mülheim-Kärlich

Prof. Dr. med. Ralf Wettengel
Schillbachstraße 13, 07743 Jena

Inhaltsverzeichnis

Teil I: Allgemeine Verordnungs- und Marktentwicklung

Teil II: Indikationsgruppen

Teil III: Arzt- und Patientengruppen

Teil IV: Anhang

Teil I
Allgemeine Verordnungs- und Marktentwicklung

1. Arzneiverordnungen 2009 im Überblick

ULRICH SCHWABE

Die Arzneimittelausgaben der Gesetzlichen Krankenversicherung (GKV) wachsen weiter. Der Zuwachs war 2009 mit einem Anstieg um 1,5 Mrd. € (+4,8%) auf 32,4 Mrd. € (ohne Impfkosten) allerdings etwas geringer als im Vorjahr (Bundesministerium für Gesundheit 2010a). Die Steigerungsrate der Arzneimittel lag auch unter dem Anstieg der Gesamtausgaben der GKV um 6,2% auf 170,8 Mrd. €. Anders als in den Vorjahren zeigen die großen Blöcke der Krankenhauskosten (56,4 Mrd. €, +6,8%) und der Ausgaben für ärztliche Behandlung (30,6 Mrd. € einschließlich Praxisgebühr, +7,0%) größere Zuwächse. Die Kostenentwicklung für zahnärztliche Behandlung war dagegen moderat (11,6 Mrd. €, +1,8%). Damit hat sich der Anteil der Arzneimittel an den Leistungsausgaben der GKV geringfügig auf 19,0% (Vorjahr 19,2%) vermindert. Grundsätzlich müssen bei den Arzneimittelkosten auch die Impfstoffkosten (1,8 Mrd. €) berücksichtigt werden, da Impfstoffe Arzneimittel sind. Mit einem Gesamtbetrag von 34,2 Mrd. € liegen die Arzneimittelkosten weiterhin um 3,6 Mrd. höher als die Kosten für ärztliche Behandlung und damit auch deutlich über dem Einnahmezuwachs im GKV-System.

Im GKV-Fertigarzneimittelmarkt, der den Analysen im Arzneiverordnungs-Report zugrunde liegt, ist der Umsatz 2009 noch stärker als im Vorjahr gestiegen (Abbildung 1.1). Der Gesamtumsatz der Fertigarzneimittel hat sich 2009 auf 28,499 Mrd. € erhöht, was einem Anstieg um 1822 Mio. € (+6,8%) gegenüber 2008 entspricht (Tabelle 1.1). Der Umsatzanstieg beruht vor allem auf einer Zunahme der Verordnungen (+3,0%) und der Strukturkomponente (+3,2%) (Abbildung 1.2). Letztere enthält alle nicht verordnungs- und preisbedingten Umsatzänderungen und entspricht einem Umsatzanstieg von 874 Mio. €. Hauptkomponenten sind der sogenannte Intermedikamenteneffekt mit 130 Mio. € (+0,5%), also der Wechsel zu teureren Arzneimitteln, und der sogenannte Intramedikamenteneffekt mit 744 Mio. € (+2,7%), der im Jahre 2009 vor allem durch Verordnung teurer Darreichungsformen und Stärken (+1,8%) bedingt ist, während der Trend zu größeren Arzneimittelpackungen (+0,9%) von geringerer Bedeutung ist. Die relativ

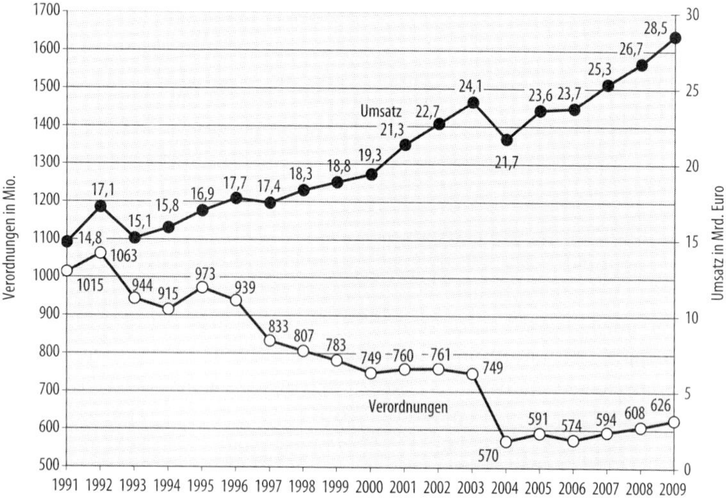

Abbildung 1.1: Verordnungen und Umsatz 1991 bis 2009 im GKV-Fertigarzneimittelmarkt (ab 2001 mit neuem Warenkorb)

konstanten Arzneimittelpreise (+0,4%) haben wesentlich dazu beigetragen, dass der Umsatz nicht stärker gestiegen ist. Die Preisstabilität ist vor allem durch weitere Preisrückgänge bei den Generika bedingt. Weitere Kostensenkungen im Generikamarkt aufgrund von Rabattverträgen zwischen Krankenkassen und Herstellern (gemäß § 130a Abs. 8 SGB V) wurden nicht berücksichtigt, da die Verträge nicht öffentlich zugänglich sind. Die Einnahmen der Krankenkassen aus diesen Rabattverträgen betrugen 2009 insgesamt 846 Mio. €.

Der Umsatzanstieg des Jahres 2009 hat ähnliche Ursachen wie im Vorjahr. Wiederum haben wenige kostenintensive Arzneimittelgruppen einen wesentlichen Beitrag zu dem Anstieg der Arzneimittelkosten geliefert. Dazu gehören die ausgeprägten Umsatzanstiege von einigen umsatzstarken Indikationsgruppen (Tabelle 1.1) und von drei Indikationsgruppen der Spezialpräparate (Tabelle 1.4):

– Angiotensinhemmstoffe	+8,8%	167 Mio. €
– Analgetika	+8,6%	120 Mio. €
– Antidiabetika	+6,1%	102 Mio. €
– Neuroleptika (Psycholeptika)	+13,9%	153 Mio. €

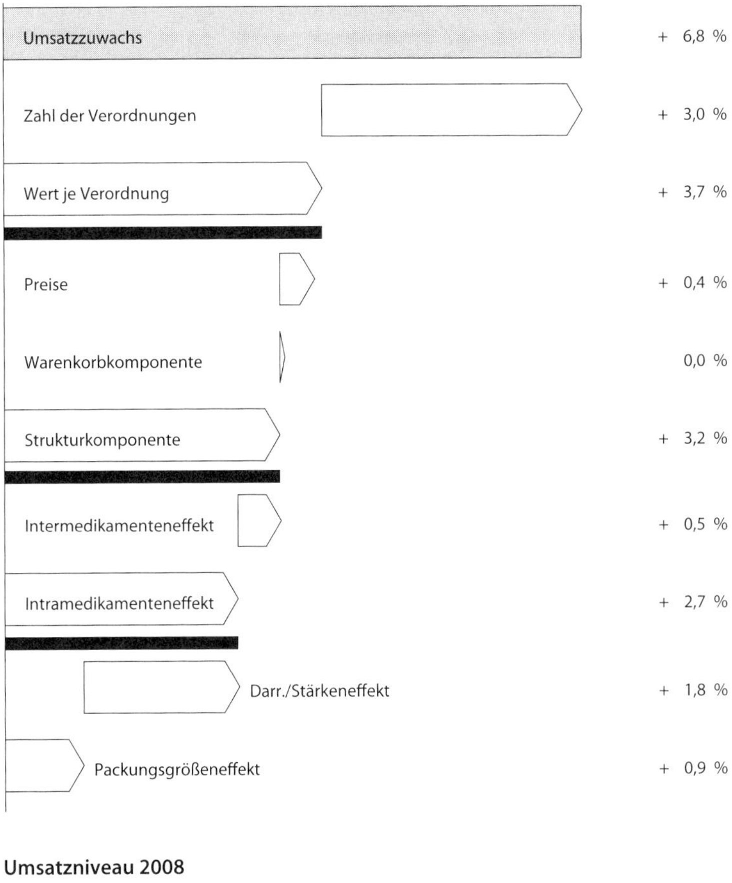

Abbildung 1.2: Komponentenanalyse der Umsatzentwicklung 2008/2009

– Antiasthmatika	+9,7%	141 Mio. €
– Antiepileptika	+17,3%	109 Mio. €
– Antiparkinsonmittel	+10,1%	50 Mio. €
– HIV-Therapeutika	+19,6%	105 Mio. €
– Immuntherapeutika	+16,9%	490 Mio. €
– Tumortherapeutika	+9,7%	177 Mio. €
– Summe der Umsatzanstiege		1614 Mio. €

Tabelle 1.1: Die verordnungsstärksten Arzneimittelgruppen 2009

Rang 2009	Arzneimittelgruppe	ATC	Verordnungen (Mio.)	% Änd.	Umsatz (Mio. €)	% Änd.	DDD (Mio.)	% Änd.
1	Angiotensin-hemmstoffe	C09	49,4	7,0	2055,5	8,8	6830,9	10,6
2	Antibiotika	J01	40,6	3,9	759,3	0,8	363,4	4,7
3	Antiphlogistika/ Antirheumatika	M01	38,7	3,6	627,8	3,4	1022,8	3,2
4	Analgetika	N02	37,2	5,1	1518,9	8,6	596,4	6,2
5	Betarezeptoren-blocker	C07	36,8	4,9	679,7	-1,7	2233,2	4,0
6	Antidiabetika	A10	30,2	2,4	1793,1	6,1	2028,6	3,7
7	Ulkustherapeutika	A02	27,0	6,6	1057,7	-7,1	2088,8	16,1
8	Psycholeptika	N05	25,3	-0,7	1256,2	13,9	587,8	0,8
9	Antiasthmatika	R03	25,1	3,1	1599,5	9,7	1233,5	4,2
10	Psychoanaleptika	N06	21,6	4,3	1199,3	3,5	1236,8	8,6
11	Diuretika	C03	21,4	3,4	402,7	0,9	1963,2	2,4
12	Schilddrüsen-therapeutika	H03	20,9	4,4	330,8	4,7	1467,0	3,0
13	Husten- und Erkältungspräparate	R05	18,4	5,1	190,6	5,1	173,7	1,2
14	Lipidsenker	C10	18,1	7,0	728,8	-0,9	1592,6	9,3
15	Calciumantagonisten	C08	18,1	4,0	322,2	-2,6	1915,1	7,4
16	Antithrombotische Mittel	B01	15,7	4,7	891,0	2,5	1200,5	4,8
17	Ophthalmika	S01	15,7	0,5	475,5	6,1	670,6	1,6
18	Sexualhormone	G03	12,2	-4,6	419,5	-1,1	1051,4	-3,9
19	Rhinologika	R01	11,3	1,5	88,3	3,7	272,2	3,2
20	Herztherapeutika	C01	11,1	-5,1	276,9	-0,7	723,7	-6,2
21	Corticosteroide (dermatologisch)	D07	8,9	-1,8	160,8	-0,8	261,8	-0,2
22	Antiepileptika	N03	8,6	8,3	738,6	17,3	304,1	7,3
23	Spasmolytika	A03	8,2	-3,5	111,6	-3,4	89,1	-1,8
24	Corticosteroide (systemisch)	H02	8,1	3,3	159,3	2,6	397,0	3,6
25	Urologika	G04	6,6	6,9	337,0	7,5	498,5	11,0
26	Gichtmittel	M04	6,5	0,0	91,8	-1,9	367,3	-0,3
27	Antiparkinsonmittel	N04	5,8	1,7	548,7	10,1	143,6	3,7
28	Antihypertonika	C02	4,5	2,9	286,0	11,3	341,2	2,1
29	Antimykotika (topisch)	D01	4,3	0,9	94,1	4,7	80,9	2,0
30	Muskelrelaxanzien	M03	4,1	2,2	141,6	6,0	112,5	6,7
Summe der Ränge 1 bis 30			560,2	3,5	19342,5	5,1	31847,4	5,9
Anteil an Gesamt			89,5		67,9		93,3	
Gesamtmarkt GKV-Rezepte mit Fertigarzneimitteln			626,3	3,0	28499,4	6,8	34137,8	5,4

Zusammengenommen ergeben diese zehn Arzneimittelgruppen einen Umsatzanstieg von 1614 Mio. € und erklären damit 89% des Umsatzanstieges von 1822 Mio. € des Jahres 2009. Besonders auffällig ist der starke prozentuale Anstieg bei den Spezialpräparaten (HIV-Therapeutika, Immuntherapeutika, Tumortherapeutika), auf die 45% des Umsatzanstieges im Gesamtmarkt entfallen. Alle diese Arzneimittelgruppen sind therapeutisch bedeutsam und haben einen hohen Anteil von innovativen Wirkstoffen, die erst in den letzten Jahren eingeführt wurden und meistens auch sehr teuer sind.

Ein Teil des Kostenanstiegs ist auf das erhöhte Verordnungsvolumen nach definierten Tagesdosen (DDD) zurückzuführen, das 2009 erneut um 1749 Mio. DDD (+5,4%) angestiegen ist (Tabelle 1.1). Da eine DDD durchschnittlich 0,83 € kostet, ist allein die Zunahme des DDD-Volumens mit Mehrkosten von 1460 Mio. € verbunden und erklärt damit den größten Teil des Umsatzanstieges von 1822 Mio €. Dieses Ergebnis könnte die Annahme stützen, dass die abermalige Steigerung der Arzneimittelausgaben allein durch das erhöhte DDD-Volumen bedingt ist und somit auf einen medizinisch notwendigen Mehrbedarf zurückzuführen ist.

Die Aufgliederung der Arzneiverordnungen in Generika und Nichtgenerika zeigt jedoch, dass die Umsatz- und Verordnungsentwicklung in den beiden Teilmärkten ganz unterschiedlich verlaufen ist. Bei den Nichtgenerika handelt es sich überwiegend um patentgeschützte Arzneimittel, die in dem entsprechenden Abschnitt ausführlicher beschrieben werden (siehe unten). Während das DDD-bezogene Verordnungsvolumen der Generika seit fünf Jahren kontinuierlich zugenommen hat, sind die Nichtgenerika in dem gleichen Zeitraum ebenso konstant rückläufig gewesen (Abbildung 1.3). Damit hat sich das DDD-Volumen der Generika 2009 gegenüber dem Vorjahr um 1,8 Mrd. DDD (+7,9%) erhöht, während das DDD-Volumen der Nichtgenerika um 80 Mio. DDD (–0,8%) abgenommen hat. Trotz der rückläufigen DDD-Entwicklung stieg das Umsatzvolumen der Nichtgenerika um 1411 Mio. € (+8,4%), während der Zuwachs des Generikaumsatzes deutlich geringer war (+411 Mio. €, +4,2%). Daraus resultierte ein abermaliger Anstieg der durchschnittlichen DDD-Kosten der Nichtgenerika auf 1,94 € (Vorjahr 1,79 €) und ein weiterer Rückgang der DDD-Kosten der Generika auf 0,41 € (Vorjahr 0,43 €).

Der Vergleich der Tagestherapiekosten zeigt zugleich ein wesentliches Problem der gesamten Kostenentwicklung im Arzneimittelmarkt. Die Therapiekosten der Nichtgenerika steigen weiter an und liegen in-

1

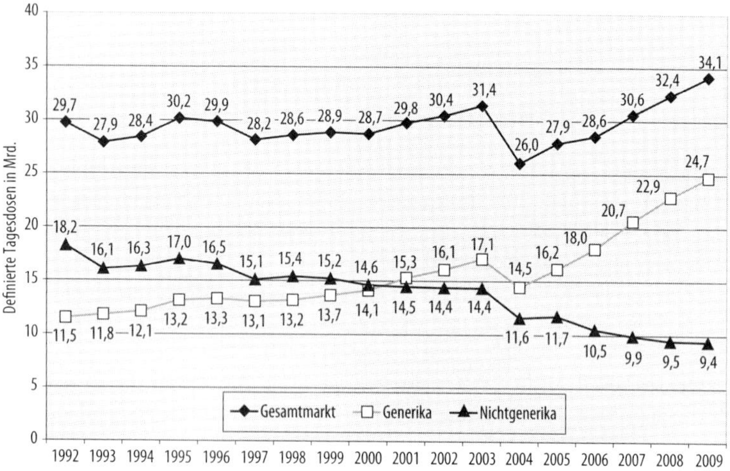

Abbildung 1.3: Entwicklung des Verordnungsvolumens nach definierten Tagesdosen für den Gesamtmarkt, den Generikamarkt und den Nichtgenerikamarkt von 1992 bis 2009

zwischen im Durchschnitt fast fünfmal so hoch wie die der Generika. Trotz steigender Kosten nimmt das DDD-Volumen der Nichtgenerika weiter ab und damit der Anteil an der medizinisch notwendigen Arzneimittelversorgung. Generika werden immer billiger und gewinnen jedes Jahr weitere Marktanteile. Ein medizinisch notwendiger Mehrbedarf an Arzneimitteln wird also in erster Linie von den Generika gedeckt, während Nichtgenerika – insbesondere patentgeschützte Arzneimittel – einen immer geringeren Anteil an der Patientenversorgung mit Arzneimitteln haben. Im Generikamarkt funktioniert der Wettbewerb offenbar, während im Patentmarkt die sinkenden Marktanteile offenbar über weitere Preiserhöhungen kompensiert werden. Mit der ungebremsten Kostenentwicklung der patentgeschützten Arzneimittel stellt sich einmal mehr die Frage, ob ein so großer Kostenunterschied im Vergleich zum therapeutischen Nutzen der beiden Arzneimittelsektoren gerechtfertigt ist.

Einen maßgeblichen Anteil an der Ausweitung des Generikamarktes haben die Leitsubstanzen, die in den Rahmenvorgaben für den Abschluss regionaler Arzneimittelvereinbarungen vom Spitzenverband Bund der Krankenkassen und der Kassenärztlichen Bundesvereinigung gemäß § 84 Absatz 7 SGB V für das Jahr 2009 vereinbart wurden

Tabelle 1.2: Verordnungsentwicklung von Leitsubstanzen 2009

Arzneimittel	Verordnungen (in Tsd.)	Änd. (%)	Umsatz (in Mio.)	Änd. (%)	DDD (in Mio.)	Änd. (%)
Leitsubstanzen						
Simvastatin	13.369,8	9,8	347,3	-1,8	1.198,5	12,3
Bisoprolol	11.420,4	8,5	163,4	6,0	629,7	6,8
Tamsulosin	2.638,5	13,7	68,4	8,2	247,6	13,8
Citalopram	2.739,8	13,9	102,3	3,0	247,9	15,2
Alendronsäure	1.738,8	3,8	112,2	-6,4	134,3	5,7
Sumatriptan	750,2	12,7	27,3	7,4	10,3	18,3
Omeprazol	15.488,9	-5,4	617,1	-11,2	1.167,8	3,6
Enalapril, Lisinopril, Ramipril	21.950,5	8,8	321,3	1,6	3.865,1	12,7
Diclofenac	14.939,3	-4,8	182,9	-5,0	453,3	-2,5
Metformin, Glibenclamid	12.200,6	1,4	189,9	1,4	652,4	3,1
Furosemid	4.442,2	-1,5	68,5	-3,3	544,0	-2,2
Enalapril, Lisinopril, Ramipril + Diuretikum	3.304,2	0,1	89,7	-3,6	319,2	0,7
Amlodipin, Nitredipin	10.999,2	12,9	155,7	4,9	1.331,7	14,5
Amitriptylin	2.275,6	0,8	40,5	0,4	95,3	0,8
Summe	118.258,0	3,9	2.486,4	-2,8	10.897,2	8,9
Zugehörige Analogpräparategruppen						
Statine	3.218,5	2,4	278,9	-0,9	284,1	3,6
Betarezeptorenblocker	18.161,8	5,2	322,2	-3,0	1.109,6	4,5
Alpharezeptorenblocker	631,7	-3,8	21,9	-4,2	59,7	-0,1
SSRI	2.203,8	2,2	124,5	4,2	221,4	4,8
Bisphosphonate	1.016,2	4,7	163,9	4,5	76,1	5,4
Triptane	977,8	-2,9	63,9	-1,8	8,9	-0,9
Protonenpumpenhemmer	9.055,3	45,1	369,7	1,3	804,2	47,7
ACE-Hemmer	2.161,2	-16,9	32,3	-22,0	177,2	-15,5
Nichtsteroidale Antirheumatika	21.598,8	10,4	268,2	6,7	452,1	9,1
Orale Antidiabetika	5.742,7	5,5	384,6	16,5	559,4	6,9
Schleifendiuretika	7.496,6	11,6	141,4	3,9	644,5	11,0
ACE-Hemmer + Diuretikum	7.058,0	3,3	186,1	0,2	673,3	3,5
Calcium-Antagonisten	3.908,3	-7,3	100,7	-9,0	424,1	-5,8
Nichtselektive-Monoamin-Rückaufnahmehemmer	5.680,4	0,3	102,2	-4,2	195,9	1,4
Summe	88.911,1	7,8	2.560,6	2,2	5.690,7	8,3

(Kassenärztliche Bundesvereinigung 2008). Das DDD-Volumen dieser Leitsubstanzen des Jahres 2009 hat auf 10,897 Mrd. DDD (+886 Mio. DDD, +8,9%) zugenommen (Tabelle 1.2), was mehr als der Hälfte der DDD-Zunahme im Gesamtmarkt (1776 Mio. DDD) entspricht. Gleichzeitig hat der Umsatz der Leitsubstanzen um 2,8% abgenommen. Bei den zugehörigen 14 Arzneimittelgruppen der Analogpräparate haben dagegen Umsatz (+2,2%) und DDD-Volumen (+8,3%) zugenommen. Das Konzept des Gesetzes zur Verbesserung der Wirtschaftlichkeit in der Arzneimittelversorgung (AVWG), die Vertragsärzte über therapeutisch gut belegte und zugleich kostengünstige Leitsubstanzen zu informieren, hat sich also positiv auf eine erhöhte Verordnung von Generika mit günstigen Tagestherapiekosten ausgewirkt. Vermutlich ist die Verordnungszunahme der Leitsubstanzen auch dadurch gefördert worden, dass sie nicht der arztindividuellen Wirtschaftlichkeitsprüfung (§ 106 Abs. 2 SGB V) unterliegen.

Verordnungsschwerpunkte nach Indikationen

Weitere wichtige Verordnungstrends sind in der Übersicht über die 30 führenden Arzneimittelgruppen des Jahres 2009 zu erkennen (Tabelle 1.1). Mit 560 Mio. Verordnungen, 19,3 Mrd. € Umsatz und 31,8 Mrd. definierten Tagesdosen (DDD) umfassen sie 89,5% der Verordnungen, 67,9% des Umsatzes und 93,3% des DDD-Volumens des Gesamtmarktes. Eine vollständige Übersicht über alle Arzneimittelgruppen findet sich in der Tabelle 47.3 der ergänzenden statistischen Übersicht (Kapitel 47).

An der Spitze der verordnungshäufigsten Arzneimittelgruppen nach der Klassifikation des anatomisch-therapeutisch-chemischen Systems (ATC-System) der Weltgesundheitsorganisation (WHO) stehen die Angiotensinhemmstoffe und übertreffen alle anderen Gruppen auch nach Umsatz und DDD-Volumen (Tabelle 1.1). Als Angiotensinhemmstoffe werden ACE-Hemmer, AT_1-Rezeptorantagonisten (Angiotensinrezeptorantagonisten, Sartane) und Reninhibitoren zusammengefasst. Sie haben ihre Spitzenposition 2009 durch einen erneuten Verordnungsanstieg vor den zweitplazierten Antibiotika weiter ausgebaut. Noch ausgeprägter als der Umsatzzuwachs ist der Anstieg des DDD-Volumens der Angiotensinhemmstoffe auf jetzt 6,8 Mrd. DDD, eine Arzneimittelmenge, die das Volumen aller anderen Arzneimittelgruppen übertrifft. Weitere Arzneimittelgruppen mit starken Anstiegen des DDD-Volumens von über 10% sind Ulkustherapeutika (+16,1%) und Urologika (+11,0%) (Tabelle 1.1). Die höchsten Umsatzzuwächse zeigen 2009 Antiepileptika (+17,3%), Psycholeptika (hauptsächlich Neuroleptika) (+13,9%), Antihypertonika (+11,3%) und Antiparkinsonmittel (+10,1%).

Nur wenige Arzneimittelgruppen zeigen rückläufige Verordnungen (Tabelle 1.1). Am stärksten haben Herztherapeutika abgenommen (–5,1%), bei denen sich der Abwärtstrend der vergangenen Jahre fortgesetzt hat. Grund dafür ist die weiter abnehmende Verordnung der Herzglykoside bei der Behandlung der chronischen Herzinsuffizienz, weil sie zunehmend durch die evidenzbasierte Therapie mit ACE-Hemmern, Betarezeptorenblockern und Spironolacton abgelöst werden (siehe Herztherapeutika, Kapitel 27, Tabelle 27.1). Erneut rückläufig ist auch die Verordnungsentwicklung der Sexualhormone, die nach dem vorjährigen Rückgang (–4,5%) abermals weniger verordnet wurden (–4,6%). Grund sind die vor einigen Jahren geänderten Therapieempfehlungen zum Einsatz der klimakterischen Hormonersatztherapie, die nach den enttäuschenden Ergebnissen der WHI-Studie (Writing Group for the Women's Health Initiative 2002) weltweit zu einer geänderten Nutzen-Risikobewertung dieser jahrzehntelang propagierten Behandlung geführt haben (siehe Sexualhormone, Kapitel 42).

Patentgeschützte Arzneimittel

Patentgeschützte Arzneimittel sind seit vielen Jahren Hauptursache des jährlichen Anstiegs der GKV-Arzneimittelausgaben. Ähnlich wie der Gesamtmarkt zeigen Verordnungen und Umsatz der patentgeschützen Arzneimittel seit 1993 eine gegenläufige Entwicklung. Lagen die Umsätze patentgeschützter Arzneimittel im Jahre 1993 noch bei 1,6 Mrd. € und hatten damit nur einen Anteil von 10,8% am Gesamtmarkt, sind sie bis 2009 kontinuierlich auf 13,2 Mrd. € mit einem Anteil von 46,4% am Gesamtmarkt angestiegen (Abbildung 1.4). Damit sind die Umsätze der Patentarzneimittel im Laufe der letzten 20 Jahre um 725% angestiegen, während der Gesamtmarkt in diesem Zeitraum nur um 89% zunahm (Abbildung 1.1). Diese massive Umsatzausweitung des Patentmarktes geht seit 2003 mit einer kontinuierlichen Abnahme der Verordnungen einher, so dass die Patentarzneimittel 2009 auf nur 74 Mio. Verordnungen zurückgefallen sind und damit nur noch einen Anteil von 12% an den Arzneimittelverordnungen des Gesamtmarktes hatten (Abbildung 1.4).

Auch die aktuelle Entwicklung der 50 umsatzstärksten Patentarzneimittel verdeutlicht die hohe Umsatzdynamik dieses Marktsektors. Der Umsatz der 50 umsatzstärksten Patentarzneimittel betrug im Jahre 2009 7,5 Mrd. € und hatte damit einen Anteil von 56,5% am Patent-

1

Tabelle 1.3: Die 50 umsatzstärksten patentgeschützten Arzneimittel 2009. Angegeben sind die Umsätze im Jahr 2009 mit der prozentualen Änderung und der Änderung in Mio. Euro im Vergleich zu 2008

Rang	Präparat	Wirkstoff	Umsatz 2009 in Mio. €	Änd. in %	Änd. in Mio. €
1	Humira	Adalimumab	421,7	26,4	88,1
2	Enbrel	Etanercept	361,4	18,9	57,4
3	Symbicort	Formoterol + Budesonid	278,7	13,1	32,4
4	Rebif	Interferon beta-1a	270,1	12,8	30,6
5	Spiriva	Tiotropiumbromid	263,9	19,9	43,8
6	Glivec	Imatinib	262,6	13,8	31,9
7	Zyprexa	Olanzapin	259,7	214,5	177,1
8	Seroquel	Quetiapin	259,3	24,1	50,3
9	Viani	Salmeterol + Fluticason	241,6	7,6	17,0
10	Copaxone	Glatirameracetat	236,5	26,1	49,0
11	Avonex	Interferon beta-1a	234,6	13,8	28,5
12	Lyrica	Pregabalin	220,7	25,5	44,8
13	Betaferon	Interferon beta-1b	215,7	-3,9	-8,7
14	Clexane	Enoxaparin	196,7	15,3	26,1
15	Sifrol	Pramipexol	177,7	14,7	22,8
16	Inegy	Simvastatin + Ezetimib	171,6	-0,2	-0,3
17	Lantus	Insulin glargin	170,1	5,2	8,4
18	Keppra	Levetiracetam	169,7	34,4	43,4
19	Remicade	Infliximab	157,2	24,7	31,1
20	Arimidex	Anastrozol	149,3	11,4	15,3
21	Truvada	Tenofovir disoproxil + Emtricitabin	135,1	30,2	31,3
22	Novorapid	Insulin aspart	132,5	7,6	9,4
23	Atacand	Candesartan	123,5	9,1	10,3
24	Codiovan	Valsartan + Hydrochlorothiazid	123,1	4,8	5,6
25	Tysabri	Natalizumab	117,5	25,3	23,7
26	Aranesp	Darbepoetin alfa	113,4	-9,2	-11,5
27	Humalog	Insulin lispro	112,2	3,3	3,6
28	Cymbalta	Duloxetin	107,9	27,5	23,3
29	Neulasta	Pegfilgrastim	106,0	13,2	12,4
30	Zometa	Zoledronsäure	102,0	12,1	11,0
31	Sutent	Sunitinib	101,6	11,9	10,8
32	Aricept	Donepezil	97,2	16,4	13,7
33	Femara	Letrozol	93,7	32,7	23,1
34	Atacand plus/ plus forte	Candesartan + Hydrochlorothiazid	93,3	6,5	5,7

Tabelle 1.3: Die 50 umsatzstärksten patentgeschützten Arzneimittel 2009. Angegeben sind die Umsätze im Jahr 2009 mit der prozentualen Änderung und der Änderung in Mio. Euro im Vergleich zu 2008 (Fortsetzung)

Rang	Präparat	Wirkstoff	Umsatz 2009 in Mio. €	Änd. in %	Änd. in Mio. €
35	Abilify	Aripiprazol	86,4	24,3	16,9
36	Atmadisc	Salmeterol + Fluticason	85,2	8,4	6,6
37	CellCept	Mycophenolsäure	82,6	9,6	7,3
38	Targin	Oxycodon + Naloxon	82,4	69,7	33,9
39	Diovan	Valsartan	78,7	0,9	0,7
40	Tracleer	Bosentan	77,8	16,0	10,7
41	Revlimid	Lenalidomid	77,8	11,4	8,0
42	Levemir	Insulin detemir	74,7	17,3	11,0
43	Votum	Olmesartan medoxomil	72,8	18,1	11,2
44	Blopress	Candesartan	71,8	14,1	8,9
45	Kaletra	Lopinavir	68,3	5,8	3,7
46	Tarceva	Erlotinib	66,1	15,5	8,9
47	Atripla	Emtricitabin + Tenofovir disoproxil + Efavirenz	66,1	82,1	29,8
48	Singulair	Montelukast	66,0	-1,4	-0,9
49	Coaprovel	Irbesartan + Hydrochlorothiazid	65,4	3,8	2,4
50	Xalatan	Latanoprost	64,2	1,7	1,1
Summe Rang 1–50			7464,5	17,7	1121,3
Anteil an Gesamt			56,5		
Gesamtmarkt patentgeschützter Wirkstoffe			13211,5	5,1	642,9

markt mit einem Umsatzvolumen von 13,2 Mrd. € (Tabelle 1.3). Der Umsatzanstieg dieses Segments betrug 2009 17,7% und lag damit mehr als doppelt so hoch wie der Anstieg im Gesamtmarkt (6,8%). Überdurchschnittliche Zuwächse entfallen vor allem auf therapeutisch wichtige Innovationen. An der Spitze stehen die beiden TNF-Antagonisten *Humira* und *Enbrel* zur Behandlung anderweitig therapierefraktärer Patienten mit rheumatoider Arthritis. Auch ein weiterer Vertreter dieser Gruppe (*Remicade*) zeigt gegenüber dem Vorjahr einen erneuten starken Zuwachs. Zur Behandlung der multiplen Sklerose sind inzwischen fünf Präparate (*Rebif, Copaxone, Avonex, Betaferon, Tysabri*) in der Gruppe der 50 umsatzstärksten Patentarzneimittel vertreten, die bis auf *Betaferon* hohe Zuwachsraten aufweisen. Weitere stark vertrete-

1

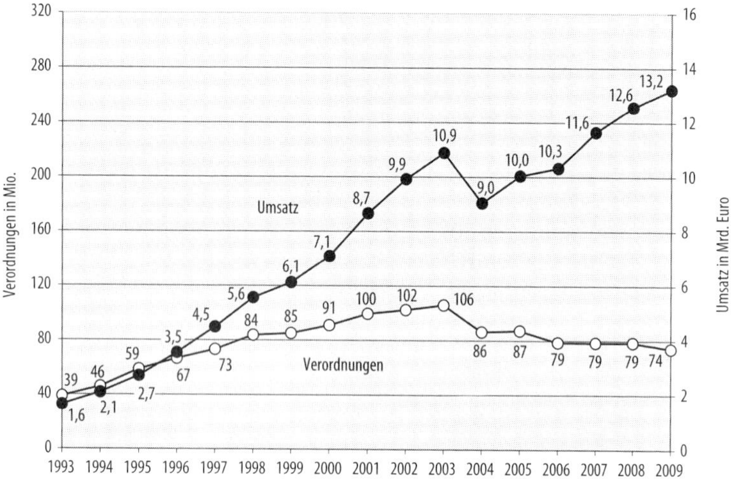

Abbildung 1.4: Verordnungen und Umsatz patentgeschützter Arzneimittel 1993 bis 2009 im GKV-Fertigarzneimittelmarkt (ab 2001 mit neuem Warenkorb)

ne Arzneimittelgruppen sind die Broncholytika/Antiasthmatika (*Symbicort, Spiriva, Viani, Atmadisc*), Tumortherapeutika (*Glivec, Arimidex, Sutent, Femara, Revlimid, Tarceva*), Antidiabetika (*Lantus, Novorapid, Humalog, Levemir*) und HIV-Therapeutika (*Truvada, Kaletra, Atripla*).

Weniger erfreulich ist, dass unter den 50 umsatzstärksten Patentarzneimitteln auch zahlreiche teure Analogpräparate vertreten sind, die keinen oder nur einen marginalen therapeutischen Zusatznutzen haben (*Zyprexa, Seroquel, Lyrica, Sifrol, Inegy, Humalog, Cymbalta, Abilify, Targin, Levemir*). Damit gehört ein Fünftel der 50 umsatzstärksten Arzneimittel zur Gruppe der teuren Analogpräparate. Zudem weisen die meisten Analogpräparate überdurchschnittliche Umsatzanstiege von 20–30% auf. Den höchsten Umsatzanstieg aller hier gelisteten Präparate hatte auffälligerweise das Analogpräparat *Zyprexa* (+214,5%) aus der Gruppe der atypische Neuroleptika. Hier handelt es sich allerdings um einen Sonderfall. *Zyprexa* wurde durch eine Entscheidung des Bundesgerichtshofes im Dezember 2008 in Deutschland wieder unter Patentschutz gestellt, so dass 2009 zahlreiche Olanzapingenerika vom Markt genommen werden mussten (Pharmazeutische Zeitung 2009) und die Verordnungen des Originalpräparates wieder anstiegen. Bei *Inegy* ist nach dem starken Wachstum der vorangehenden Jahre ein Stillstand der Umsatzentwicklung eingetreten, vermutlich bedingt durch die anhaltende Diskussion über weitere enttäuschende Studienergebnisse (siehe Lipidsenkende Mittel, Kapitel 31).

Auffällig ist weiterhin die Tatsache, dass fast alle umsatzstarken Arzneimittel in Deutschland deutlich teurer als in anderen europäischen Staaten sind. Das zeigt ein exemplarischer Vergleich der Preise der in Tabelle 1.3 aufgeführten 50 umsatzstärksten Patentarzneimittel mit den entsprechenden schwedischen Arzneimitteln auf der Basis der umsatzstärksten Packungsgrößen (Tabelle 1.4). Die 50 umsatzstärksten Patentarzneimittel sind in Deutschland im Durchschnitt 48% teurer als die entsprechenden Präparate in Schweden. So kostet das umsatzstärkste Arzneimittel *Humira* in der in beiden Ländern identischen Packung (40 mg Injektionslösung im Pen, 2 Stück, ausreichend für 4 Wochen Behandlung) 1919,26 € und ist damit 67% teuerer als die identische schwedische Packungsgröße (Tabelle 1.4). Diese Packungsgröße ist auch für die Berechnung des Einsparpotenzials zugrundegelegt worden, da es für *Humira* keine weiteren identischen Packungsgrößen in Deutschland und Schweden gibt. Damit ergibt sich bezogen auf den Umsatz von 421,7 Mio. € im Jahre 2009 ein Einsparpotenzial von 169 Mio. € für *Humira*.

Unter den umsatzstärksten Präparaten des deutschen Arzneimittelmarktes gibt es nur ein Arzneimittel, das in Deutschland billiger als in Schweden angeboten wird. Es handelt sich um das Kombinationspräparat *Codiovan* (Valsartan plus Hydrochlorothiazid). Eine weitere, aber andersartige Ausnahme ist das Kombinationspräparat *Inegy* (Simvastatin plus Ezetimib), das in Schweden auf dem Markt vertreten ist, aber von dem staatlichen schwedischen Gesundheitssystem (TLV) nicht erstattet wird. Im Arzneiverordnungs-Report wurde *Inegy* seit dem vergangenen Jahr in die Gruppe der Analogpräparate eingeordnet, da 2008 mehrere Studien mit kardiovaskulären Endpunkten publiziert wurden, die keinen therapeutischen Zusatznutzen der Kombination aus Ezetimib und Simvastatin gegenüber dem Monopräparat Simvastatin gezeigt hatten (siehe Lipidsenkende Mittel, Kapitel 31). In Deutschland ist die Verordnung von *Inegy* kürzlich durch einen Therapiehinweis des Gemeinsamen Bundesausschusses eingeschränkt worden (Bundesministerium für Gesundheit 2010b).

Zusammengenommen ergeben sich für die 50 umsatzstärksten Patentarzneimittel des Jahres 2009 in Deutschland Mehrausgaben von 2,5 Mrd. € im Vergleich zu schwedischen Arzneimittelpreisen (Tabelle 1.4).

1

Tabelle 1.4: Preisvergleich der 50 umsatzstärksten patentgeschützten Arzneimittel in Deutschland (D) und Schweden (S) 2009. Angegeben sind die Apothekenverkaufspreise (AVP) der jeweils umsatzstärksten Packungsgrößen oder einer ähnlichen Packungsgröße, wenn eine entsprechende schwedische Packungsgröße nicht auf dem Markt ist. Berechnet wurde das Einsparpotenzial auf der Basis der angegebenen Apothekenverkaufspreise.

Arzneimittel Packungsgröße	**Schweden** AVP[1] SEK	Preis[1] €[3]	**Deutschland** AVP[2] €[3]	Umsatz Mio. €	Einspar-potenzial
Humira Injekt.-Lsg. 2 Pen	10.995,00	1.149,29	1.919,26	421,7	169,2
Enbrel 50 mg 4 Fertigpen	10.995,00	1.149,29	1.822,57	361,4	133,5
Symbicort Turbohaler 160/4,5 µg/ Dosis 360 ED	1800,50	188,20	248,77	278,7	67,9
Rebif 44 µg 12 Fertigspr.	11.380,00	1.189,53	1.900,89	270,1	101,1
Spiriva 90 Hartkps.18 µg	1.242,50	128,88	179,52	263,9	69,9
Glivec 30 Tbl. 400 mg	23.339,00	2.439,58	3.448,52	262,6	76.8
Zyprexa 10 mg, 56 Tbl. (S)/ 70 Tbl. (D)	2.503,00	261,63/ 327,04	609,16	259,7	120,3
Seroquel 100 Tbl. 25 mg	649,00	67,84	105,79	259,3	93,0
Viani[4] 50µg/250µg Diskus 180 ED	1.386,00	144,88	233,75	241,6	91,9
Copaxone 20 mg/ml 28 Fertigspr.	9.162,00	957,69	1.597,93	236,5	94,8
Avonex 30 µg 4 Fertigspr.	9.162,00	957,69	1.669,24	234,6	100,0
Lyrica 75 mg 56 Hartkps.	467,50	48,87	96,60	220,7	109,0
Betaferon 250 µg/ml 15 Pulv.	8.852,00	925,28	1.761,38	215,7	102,4
Clexane[5] 40 mg 10 Fertigspr.	378,50	39,56	60,67	196,7	68,4
Sifrol 100 Tbl. 0,7 mg	2.029,00	212,09	495,60	177,7	101,7
Inegy 10/20 mg 28 Tbl. (S)/ 30 Tbl. (D)	582,50	60,98/ 65,23	72,14	171,6	16,4
Lantus 100 E/ml OptiClic 3x3 ml (D)/5x3 ml (S)	582,50	60,89/ 36,53	51,79	170,1	50,1
Keppra 200 Tbl. 1000 mg	4.901,00	512,29	730,72	169,7	50,7
Remicade 3 Durchstechfl. 100 mg	16.367,00	1.710,81	2.827,54	157,2	62,1
Arimidex 1 mg, 100 Tbl. (D)/ 98 Tbl. (S)	3.515,00	367,42/ 374,92	606,77	149,3	57,0
Truvada 30 Tbl.	5.830,50	609,46	840,50	135,1	37,1
Novorapid Penfill 100 I.E./ml 5 Zyl.-Amp.	353,00	36,90	69,06	132,5	61,7
Atacand 98 Tbl. 16 mg	623,00	65,12	100,51	123,5	43,5
Codiovan[6] 160/12,5 mg 98 Tbl.	1.054,50	110,22	105,11	123,1	0,0
Tysabri 300 mg 1 Durchstechfl.	15.651,00	1.635,97	2.426,72	117,5	38,3
Aranesp 40 µg 4 Fertigspr.	3.543,50	370,39	480,95	113,4	26,1
Humalog 1500 I.E. (S)/ 10 Patr. 300 I.E.(D)	353,00	36,90/ 73,80	125,77	112,2	46,4
Cymbalta 60 mg 90 Hartkps.	1.198,50	125,28	278,50	107,9	59,4

Tabelle 1.4: Preisvergleich der 50 umsatzstärksten patentgeschützten Arzneimittel in Deutschland (D) und Schweden (S) 2009. (Fortsetzung)

Arzneimittel Packungsgröße	**Schweden** AVP[1] SEK	Preis[1] €[3]	**Deutschland** AVP[2] €[3]	Umsatz Mio. €	Einsparpotenzial
Neulasta 6 mg 4 Fertigspr.	12.630,00	1.320,19	1.780,82	106,0	27,4
Zometa 4 mg/5 ml 1 Durchstechfl.	2.831,50	295,97	377,00	102,0	21,9
Sutent 30 Tbl. 50 mg	50.662,00	5.295,60	7.254,59	101,6	27,4
Aricept 98 Tbl. 10 mg	3.095,00	323,51	456,67	97,2	28,3
Femara 100 Tbl. 2,5 mg	3.546,50	370,71	603,96	93,7	36,2
Atacand plus 16/12,5mg 98 Tbl.	697,00	72,86	106,43	93,3	29,4
Abilify 56 Tbl. (S)/49 Tbl. (D) 10 mg	2.503,00	261,63/ 228,93	423,09	86,4	39,7
Atmadisc[7] 50 µg/250 µg 180 ED	1.386,00	144,88	233,75	85,2	32,4
Cellcept 500 mg Tbl. 150 Tbl.	3.713,00	388,11	576,10	82,6	27,0
Targin 20 mg/10 mg 100 Tbl.	0,00	0,00	0,00	82,4	0,0
Diovan 80 mg 98 Tbl.	527,50	55,14	79,31	78,7	24,0
Tracleer 56 Filmtbl. 125 mg	25.467,00	2.662,01	3.289,89	77,8	14,8
Revlimid 21 Kps. 25 mg	52.259,00	5.462,25	7.911,73	77,8	24,1
Levemir 1500 I.E. (S)/10 Patr. 300 I.E. (D)	596,50	62,30/ 124,60	147,16	74,7	11,5
Votum[8] 98 Tbl. 16 mg (S) 20 mg 98 Filmtbl. (D)	623,00	65,12	97,78	72,8	24,3
Blopress[9] 16 mg 98 Filmtbl.	623,00	65,12	100,51	71,8	25,7
Kaletra 200 mg/50 mg 120 Tbl.	4.436,00	463,69	883,55	68,3	32,5
Tarceva 150 mg 30 Tbl.	19.829,00	2.072,69	2.928,24	66,1	19,3
Atripla 30 Tbl.	8.579,00	896,75	1.272,97	66,1	19,5
Singulair 10 mg 98 Tbl. (S)/100 Tbl. (D)	1.056,50	110,43/ 112,69	210,52	66,0	30,7
Coaprovel 300 mg/12,5mg 98 Tbl.	964,00	100,76	108,81	65,4	4,8
Xalatan 20 Tbl.	533,50	55,77	74,39	64,2	16,1
Summe Rang 1–50		36.110,66	53.563,11	7.464,5	2.544,6
Anteil Rang 1–50 am Gesamtmarkt				56,5%	
Gesamtmarkt patentgeschützte Arzneimittel				13.211,5	4,503,7
Berechnung ohne Mehrwertsteuer (19%)					
Anteil Rang 1–50 am Gesamtmarkt				6.272,2	1.424,2
Gesamtmarkt patentgeschützte Arzneimittel				11.102,1	2.520,7

[1]Tandvårds-och läkemedelsförmånsverket TLV 02.06.2010 (www.tlv.se), [2]Gelbe Liste online 02.06.2010 (www.gelbe-liste.de), [3]100 Schwedische Kronen (SEK) = 10,4528 € 02.06.2010. Einige Präparate haben bei gleicher Zusammensetzung und meistens auch gleichem Hersteller in Schweden andere Handelnamen: [4]Seretide, [5]Klexane, [6]Diovan comp., [7]Seretide, [8]Atacand, da Olmesartanpräparate in Schweden nicht auf dem Markt sind, [9]Atacand.

1

Dabei wurde nicht berücksichtigt, dass in Schweden keine Mehrwertsteuer auf Arzneimittel erhoben wird. Daher wurde eine weitere Berechnung der Mehrausgaben ohne die deutsche Mehrwertsteuer von 19% durchgeführt. Unter diesen Bedingungen ergeben sich noch Mehrausgaben von 1,4 Mrd. €. Eine Hochrechnung auf den gesamten Patentmarkt ohne den deutschen Mehrwertsteuersatz ergibt einen Betrag von 2,5 Mrd. €, wenn schwedische Arzneimittelpreise zugrundegelegt werden (Tabelle 1.4). Das ist eine konservative Schätzung der Wirtschaftlichkeitsreserven im Sektor der patentgeschützten Arzneimittel. Denn in anderen europäischen Ländern sind die Preise für patentgeschützte Arzneimittel zum Teil sogar noch niedriger als in Schweden. So kostet die oben genannte Packungsgröße von *Humira* (40 mg Injektionslösung im Pen, 2 Stück) in Großbritannien nur 715 £ (857 €) und damit nur 45% des deutschen Preises. Da Deutschland der größte Arzneimittelmarkt in Europa ist und marktgerechte Preise auch immer von gesamt zu erzielenden Umsatzvolumen abhängen, ist die Annahme berechtigt, dass in Deutschland nach den Regeln der Marktwirtschaft noch niedrigere Preise als in anderen europäischen Ländern zu rechtfertigen sind. Der Hauptgrund für die großen Preisunterschiede ist die Tatsache, dass wir eines der wenigen europäischen Länder sind, das keinerlei Preiskontrollen vor der Markteinführung patentgeschützter Arzneimittel durchführt.

Generika

Der Anteil der Generikaverordnungen hat 2009 erneut zugenommen. Diese Gruppe von Arzneimitteln enthält patentfreie Wirkstoffe, die entweder mit dem internationalen Freinamen (international nonproprietary name, INN) oder als sogenannte Markengenerika unter einem neuen Handelsnamen auf den Markt gebracht werden. Generika können zu günstigeren Preisen angeboten werden, da anders als bei neuen Wirkstoffen keine nennenswerten Entwicklungskosten anfallen. Der Generikawettbewerb sichert damit langfristig erhebliche Kostenvorteile für die Arzneimittelversorgung.

Im generikafähigen Arzneimittelmarkt, d. h. im Markt der patentfreien oder nicht mehr patentgeschützten Arzneimittel, ist der Verordnungsanteil der Generika seit 1992 von damals 59,5% kontinuierlich angestiegen und hatte 2003 einen Anteil von 75,0% erreicht (Abbildung 1.5). In den darauffolgenden Jahren ist der Verordnungsanteil der Generika dagegen rückläufig gewesen, nahm aber 2006 wieder deutlich

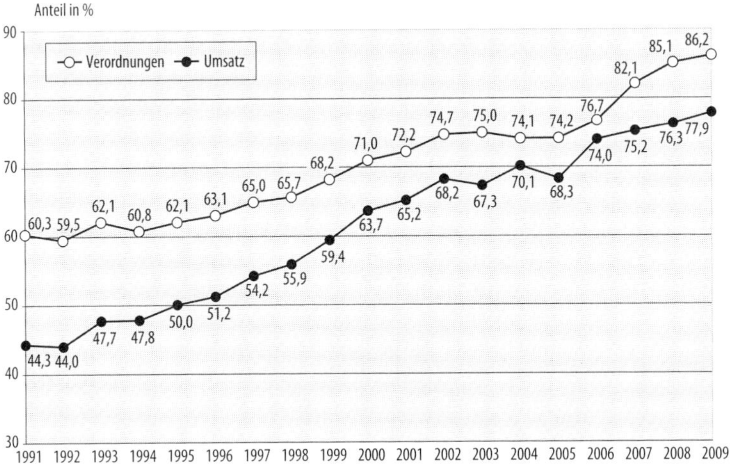

Abbildung 1.5: Anteil der Zweitanmelder am generikafähigen Markt 1991 bis 2009 (ab 2001 mit neuem Warenkorb)

zu und hat 2009 bereits 86,2% erreicht. Auch der Umsatzanteil ist 2009 mit 77,9% (Vorjahr 76,3%) angestiegen.

Im Vergleich zu den im Vorjahr publizierten Daten, ergeben sich wiederum Abweichungen, weil abermals eine geänderte Zahl von 444 generikafähigen Wirkstoffen (2008: 443) ausgewertet wurde. Die Änderung der analysierten Wirkstoffe beruht auf dem Patentablauf mehrerer umsatzstarker Wirkstoffe und der damit verbundenen Einführung zahlreicher Generika, wie z. B. Venlafaxin. Gleichzeitig werden einige ältere Wirkstoffe nicht mehr aufgeführt, wenn weniger als 30 000 Packungen verordnet wurden. Ein vollständiger Überblick über den prozentualen Anteil der Generikaverordnungen wird in der ergänzenden statistischen Übersicht gegeben (Kapitel 47, Tabelle 47.6).

Im Gesamtmarkt ist der Verordnungsanteil der Generika von 36,5% im Jahre 1991 auf 70,1% im Jahre 2009 angestiegen und hat sich damit in diesem Zeitraum fast verdoppelt (Abbildung 1.6). Die größten prozentualen Zunahmen entwickelten sich 1993 nach Einführung des Arzneimittelbudgets und 2007 nach Inkrafttreten des AVWG. Im Gegensatz dazu war der Umsatzanteil der Generika im

Gesamtmarkt von 1995 bis 2002 rückläufig. Diese Entwicklung ist vor allem auf die starke Zunahme teurer Arzneimittelinnovationen und Spezialpräparate zurückzuführen. Teilweise dürfte sie auch dadurch bedingt sein, dass seit 1996 alle patentgeschützten Arzneimittel von der Festbetragsregelung ausgenommen waren und seit 1999 aufgrund von Gerichtsurteilen auch Festbeträge der Stufe 1 zeitweise nicht mehr festgesetzt werden konnten. Im Jahre 2004 ist der Umsatzanteil der Generika als Folge der neuen Arzneimittelpreisverordnung kräftig angestiegen. Dieser hohe Zuwachs beruhte allein auf der Verteuerung preiswerter Generika durch den einheitlichen Festzuschlag von 8,10 € pro verschreibungspflichtiges Fertigarzneimittel und war kein Zeichen einer erhöhten Verordnung von Generika. Nach einem neuen Maximum mit einem Umsatzanteil von 36,8% im Jahre 2008 ist das anteilige Umsatzvolumen der Generika am Gesamtmarkt 2009 wieder gesunken (Abbildung 1.6).

Die Verordnung von Generika trägt seit vielen Jahren zur Dämpfung der Arzneimittelausgaben bei. Wenn die derzeitigen Durchschnittskosten einer Originalpräparatverordnung von 41,33 € (Vorjahr 41,89 €) mit den Kosten einer Generikaverordnung von 23,31 € (Vorjahr 23,54 €) verglichen werden, dann war jede Originalpräparatepackung 18,02 € (Vorjahr 18,36 €) teurer als eine Generikapackung. Da von den 626,3 Mio. Arzneimittelpackungen des Gesamtmarktes 439 Mio. Packungen als Generika (70,1%, Abbildung 1.6) verordnet wurden, haben die Vertragsärzte durch Verschreibung von Generika im Jahre 2009 rein rechnerisch 7,9 Mrd. € (Vorjahr 7,7 Mrd. €) für die gesetzlichen Krankenkassen eingespart. Für den Teilmarkt der generikafähigen Wirkstoffe mit einem Umsatzvolumen von 12,9 Mrd. € (Vorjahr 12,2 Mrd. €) lässt sich für das Jahr 2009 ein zusätzliches Einsparpotenzial von 1334 Mio. € berechnen, wenn jeweils der günstigste Preis für Generika mit mindestens 10 000 Verordnungen ohne umstrittene Arzneimittel zugrunde gelegt wird (Tabelle 1.5). Damit ist das Einsparpotenzial des generikafähigen Marktes gegenüber dem Vorjahr (1116 Mio. €) wieder angestiegen.

Mehr als die Hälfte der Einsparmöglichkeiten konzentriert sich auf 20 führende Wirkstoffe, für die ein Einsparvolumen von 796 Mio. € berechnet wurde (Tabelle 1.5). An der Spitze der Wirkstoffe steht weiterhin Omeprazol mit einer kräftig erhöhten Einsparsumme von 153,8 Mio. € (Vorjahr 89,5 Mio. €). Die Einsparmöglichkeiten resultieren fast ausschließlich aus der Substitution von teuren Omeprazolgenerika durch preisgünstige Präparate, da das Originalpräparat *Antra* nur

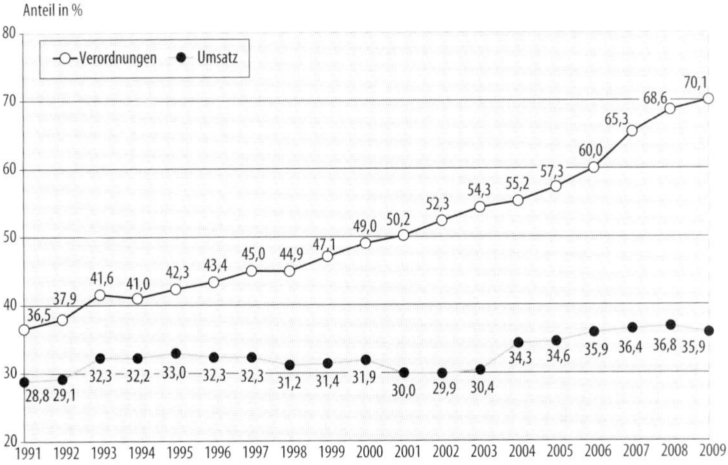

Abbildung 1.6: Anteil der Zweitanmelder am Gesamtmarkt 1991 bis 2009 (ab 2001 mit neuem Warenkorb)

noch einen Marktanteil von 0,5% am Umsatz aller Omeprazolpräparate hat (siehe Tabelle 32.1). Danach folgt jetzt mit Pantoprazol ein weiterer Protonenpumpenhemmer. An dritter Stelle steht der Thrombozytenaggregationshemmer Clopidogrel mit einem stark angewachsenen Einsparvolumen, da mehrere sehr preisgünstige Generika vertreten sind, die neben den bisher dominierenden Generika von Hexal und Ratiopharm aber noch keine hohen Verordnungen erreicht haben. Das ist besonders deshalb brisant, weil die EMA nach einer Betriebsinspektion den Rückruf von 8 Clopidogrelgenerika (Clopidogrel A1 Pharma, Clopidogrel Acino, Clopidogrel Acino Pharma, Clopidogrel Acino Pharma GmbH, Clopidogrel Hexal, Clopidogrel Ratiopharm, Clopidogrel Ratiopharm GmbH, Clopidogrel Sandoz) empfohlen hat, die von Glochem Industries in Visakhapatnam in Indien hergestellt wurden (European Medicines Agency 2010).

Trotz der sichtbaren Preissenkungen sind die Generikapreise in Deutschland immer noch deutlich höher als in vielen europäischen Nachbarländern. Teilweise sind die hohen deutschen Generikapreise durch unsere gesetzlichen Regelungen (Apothekenfestzuschlag von 8,10 € pro Packung, voller Mehrwertsteuersatz von 19%) bedingt, wodurch gerade preisgünstige Generika überproportional verteuert

1

Tabelle 1.5: Einsparpotenziale von Generika 2009

Wirkstoff	Tatsächlicher Umsatz (Mio. €)	Umsatz bei günst. Preis (Mio. €)	Mögliche Einsparung (Mio. €)	Einsparung (kumuliert) (Mio. €)
Omeprazol	617,1	463,3	153,8	153,8
Pantoprazol	234,3	150,1	84,1	237,9
Clopidogrel	348,8	272,7	76,1	314,0
Simvastatin	347,3	280,5	66,8	380,8
Venlafaxin	113,9	56,4	57,5	438,3
Fentanyl	315,3	259,4	55,9	494,1
Metoprolol	273,5	235,7	37,8	531,9
Formoterol	136,6	108,1	28,5	560,4
Risperidon	171,3	144,6	26,7	587,1
Oxycodon	134,7	109,5	25,1	612,2
Amlodipin	126,3	103,8	22,5	634,7
Metformin	166,7	144,7	22,0	656,7
Enalapril	93,1	74,0	19,0	675,7
Insulin (human kurzwirkend)	279,9	261,1	18,9	694,6
Ciclosporin	79,2	61,0	18,2	712,8
Citalopram	102,3	84,1	18,2	731,0
Ramipril + Hydrochlorothiazid	132,0	114,4	17,6	748,6
Pankreatin	58,9	42,9	16,0	764,6
Alendronsäure	112,2	96,4	15,9	780,5
Ramipril	176,4	160,8	15,6	796,1
Summe dieser 20 Wirkstoffe	4019,8	3223,7	796,1	
Summe aller Generika-Wirkstoffe	12934,2	11600,3	1333,9	

Bei der Berechnung des günstigsten Preises wurden nur unumstrittene Präparate mit ausreichender Marktabdeckung berücksichtigt.

werden. Aber auch ein Preisvergleich der Generika auf der Basis der Herstellerabgabepreise hat gezeigt, dass Deutschland zusammen mit Frankreich und den Niederlanden das höchste Preisniveau hatte (Simoens 2007).

Das bestätigt auch ein exemplarischer Preisvergleich der 50 umsatzstärksten deutschen Generika und generikafähigen Wirkstoffe mit den entsprechenden schwedischen Arzneimitteln auf der Basis der jeweils umsatzstärksten Packungsgrößen (Tabelle 1.6). Die umsatzstärksten Generika sind in Deutschland im Durchschnitt 98% teurer als die entsprechenden Präparate in Schweden. Damit ist der prozentuale Preisunterschied der deutschen Generika trotz des insgesamt niedrigeren Preisniveaus erheblich größer als bei den patentgeschützten Präparaten. Ein besonders eindrucksvolles Beispiel für die enormen Preisunterschiede ist das umsatzstärkste Präparat, das Omeprazolgenerikum *Omep*. In Deutschland kostet die umsatzstärkste Packung von *Omep* (100 Kapseln zu 20 mg) 60,46 €, ein vergleichbares Präparat in Schweden (*Omeprazol Sandoz*) dagegen nur 89,50 schwedische Kronen (SEK) entsprechend 9,36 € (Tabelle 1.6). Dieses Generikum wurde für den Vergleich ausgewählt, weil *Omep* in Schweden nicht auf dem Markt ist, sondern nur das entsprechende Generikum *Omeprazol Sandoz* des Schweizer Mutterkonzerns Novartis, zu dem auch die deutsche Firma Hexal gehört. In Deutschland sind *Omep* und *Omeprazol Sandoz* preisgleich und somit beide 546% teurer als die gleiche Packungsgröße von *Omeprazol Sandoz* in Schweden. Da *Omep* 2009 in Deutschland ein Umsatzvolumen von 182 Mio. € erreichte, könnten mit dem schwedischen Preis 85% des Umsatzes von *Omep* (154 Mio. €) eingespart werden.

Ähnlich ist die Preisrelation bei dem zweiten umsatzstärksten Omeprazolgenerikum *Omeprazol-ratiopharm*, das in einer vergleichbaren Packung (50 Kps. 20 mg) in Deutschland 33,24 €, in Schweden dagegen nur 68 SEK (56 Kps. 20 mg 7,11 €, umgerechnet auf 50 Tbl. 6,35 €) kostet (Tabelle 1.6). *Omeprazol-ratiopharm* ist damit in Deutschland 423% teurer als das identische Arzneimittel mit einer annähernd gleichen Packungsgröße in Schweden, wo es von der gleichen deutschen Pharmafirma mit dem gleichen Handelnamen angeboten wird. Diese beiden Beispiele aus dem Bereich der Generika zeigen besonders drastisch, wie hemmungslos die Bedingungen der liberalen Marktwirtschaft in Deutschland ausgenutzt werden können, wenn solche enormen Preisunterschiede zu Arzneimitteln unserer europäischen Nachbarländer bestehen. Trotz vielfältiger Regulierungsinstrumente im Generikamarkt (Festbeträge, Zusatzrabatt für Generika, Rabattverträge) bestehen offensichtlich keine transparenten Preisbedingungen für die Verbraucher, so dass kein effektiver Preiswettbewerb stattfinden kann. Nur zwei Generika (*Salofalk, Medikinet*) sind in Deutschland billiger als in Schweden (Tabelle 1.6).

Insgesamt betragen die Mehrausgaben für die 50 umsatzstärksten Generika und generikafähigen Wirkstoffe 1,6 Mrd. € im Jahres 2009 (Tabelle 1.6). Einige Präparate sind in Schweden nicht auf dem Markt (*Novaminsulfon-ratiopharm, Metamizol HEXAL, Pentalong, Thyrona-jod*) und wurden daher bei der Berechnung nicht berücksichtigt.

Tabelle 1.6: Preisvergleich der 50 umsatzstärksten Generika und generikafähigen Wirkstoffe in Deutschland (D) im Jahre 2009 mit entsprechenden Arzneimitteln in Schweden (S). Angegeben sind die Apothekenverkaufspreise (AVP) der jeweils umsatzstärksten Packungsgrößen oder einer ähnlichen Packungsgröße, wenn eine entsprechende schwedische Packungsgröße nicht auf dem Markt ist. Biosimilars wurden nicht berücksichtigt. Berechnet wurde das Einsparpotenzial für die GKV-Gesamtumsätze der jeweiligen Präparate auf der Basis der Relation der angegebenen Apothekenverkaufspreise

Arzneimittel Packungsgröße	**Schweden** AVP[1] SEK	 Preis[1] €[3]	**Deutschland** AVP[2] €[3]	 Umsatz Mio. €	Einspar- poten- zial
Omep[4] 20 mg 100 Kps.	89,50	9,36	60,46	182,0	153,8
Plavix 100 Tbl. 75 mg	1.640,00	171,43	279,75	151,3	58,9
Actrapid human Penfill 100 I.E./ ml 5 Zyl.-Amp.	277,00	28,95	52,51	143,3	64,3
Pantozol[5] 40 mg 98 (S)/100 Kps. (S)	952,00	97,52	98,00	124,3	0,6
Risperdal 60 Tbl. (S)/50 Tbl. (D) 2 mg	342,5	35,80 29,83	39,78	123,6	30,9
Prograf 1 mg 50 Kps.	1.434,00	149,89	260,76	114,1	48,5
Omeprazol-ratiopharm 20 mg 56 (S)/50 Kps. (D)	68,00	7,11 6,35	33,24	102,5	82,9
MetoHEXAL[6] 100 Retardtbl. 200 mg	58,00	6,06	19,44	101,7	70,0
Actraphane[7] 30 InnoLet 100 I.E./ ml 5x3ml	334,00	34,91	53,94	98,5	34,8
L-Thyroxin Henning[8] 100 Tbl. 100 µg	79,50	8,31	14,86	96,4	42,5
Palladon 100 Tbl. 8 mg	623,50	65,17	401,13	96,3	80,7
SimvaHEXAL[9] 100 Tbl. 40 mg	71,50	7,47	37,88	89,7	72,0
Temodal 20 Kps. 100 mg	17.177,00	1.795,48	3.272,90	87,9	39,7
Iscover[10] 100 Tbl. 75 mg	1.640,00	171,43	268,12	84,8	30,6
Pantoprazol Ny[11] 100 Kps. 40 mg	83,00	8,68	72,89	83,2	73,3
Simvastatin -1A Pharma[12] 100 Tbl. 40 mg	71,50	7,47	30,87	79,0	59,9
Fentanyl HEXAL 50 µg/h 5 Pflaster	244,50	25,56	70,65	74,8	47,7
Protaphane[13] 30 InnoLet 100 I.E./ ml 5x3ml	277,00	28,95	53,94	74,1	34,3
Mono-Embolex[14] 3000 I.E. 10 Fertigspr.	272,00	28,43	60,67	71,5	38,0
Sandostatin LAR-Monatsdep. 30 mg 1 Durchstechfl.	12.792,00	1.337,12	2.993,53	69,6	38,5
Trevilor[15] 100 Kps. 150 mg	1.791,00	187,21	301,58	69,4	26,3

1

Tabelle 1.6: Preisvergleich der 50 umsatzstärksten Generika und generikafähigen Wirkstoffe in Deutschland (D) im Jahre 2009 mit entsprechenden Arzneimitteln in Schweden (S). (Fortsetzung)

Arzneimittel Packungsgröße	**Schweden** AVP[1] SEK	Preis[1] €[3]	**Deutschland** AVP[2] €[3]	Umsatz Mio. €	Einsparpotenzial
Insuman Rapid 100 I.E./ml 12 ml (S), 10 Patronen 3 ml (D)	269,50	28,17 70,43	90,46	67,3	14,9
Clopidogrel HEXAL[16] 100 Tbl. 75 mg	1.077,00	112,58	149,95	66,6	16,6
Sandimmun 50 Kps. 50 mg	1.112,50	116,29	133,93	61,8	8,1
Salofalk 50 Tbl. 500 mg	602,00	62,93	59,65	61,5	0,0
Novaminsulfon-ratiopharm 500mg/ml Tropfen 100 ml	0,00	0,00	15,64	60,9	0,0
Omeprazol AL[17] 100 Kps. 20 mg	91,50	9,56	31,17	60,6	42,0
Oxygesic[18] 100 Retardtbl. 40 mg	1.641,00	171,53	546,73	58,5	40,1
Jurnista[19] 28 Depotkps. 90 mg (S) 20 Retardtbl. 16 mg (D)	307,00	32,09 22,92	151,97	54,9	46,6
Insuman Comb 25 100 I.E./ml 12 ml (S), 5 Patronen 3 ml (D)	229,50	23,99 59,97	97,20	54,0	20,7
Thyronajod 100 Tbl. 100 µg	0,00	0,00	0	51,1	0,0
Octagam[20] 10 % 100 ml 10 g	4.025,00	420,73	993,82	50,8	29,3
L-Thyrox HEXAL[21] 100 Tbl. 100 µg	79,50	8,31	15,49	50,7	23,5
Pentalong 100 Retardtbl. 80 mg	0,00	0,00	0	49,6	0,0
Requip Modutab 84 Tbl. 2 mg	863,00	90,21	235,91	48,3	29,8
Topamax 100 mg 60 Tbl. (S), 50 Tbl. (D)	883,50	92,35	179,38	47,9	23,2
Durogesic 50 µg/h 10 Pflaster	1.708,00	178,53	207,77	47,0	6,6
Metamizol HEXAL 500 mg	0,00	0,00	0	44,4	0,0
Lorzaar plus[22] 98 Tbl. 50/12,5 mg	693,00	72,44	101,22	44,2	12,6
Euthyrox 100 Tbl. 100 µg	76,00	7,94	15,52	43,5	21,3
Simvastatin-ratiopharm[23] 100 Tbl. 20 mg	59,00	6,12	26,51	42,7	32,8
Lorzaar[24] 98 Tbl. 50 mg	595,00	62,19	97,78	42,4	15,4
Marcumar[25] 100 Tbl. 3 mg	108,00	11,29	22,18	41,7	20,5
Ibuflam Lichtenstein[26] 100 Tbl. (S)/20 Tbl. 600 mg (D)	82,00	8,57	17,31	41,5	21,0
Voltaren Dispers 50 Tbl. 50 mg	93,00	9,72	12,33	41,2	8,7
Medikinet/Medikid 30 Depotkps. (S)/50 Retardkps. 20 mg (D)	448,50	46,88 78,13	44,11	41,2	0,0

1

Tabelle 1.6: Preisvergleich der 50 umsatzstärksten Generika und generikafähigen Wirkstoffe in Deutschland (D) im Jahre 2009 mit entsprechenden Arzneimitteln in Schweden (S). (Fortsetzung)

Arzneimittel Packungsgröße	**Schweden** AVP[1] SEK	Preis[1] €[3]	**Deutschland** AVP[2] €[3]	Umsatz Mio. €	Einsparpotenzial
Clopidogrel-ratiopharm 100 Tbl. 75 mg	988,00	103,27	149,45	40,9	12,6
Novonorm 120 Tbl. 2 mg	324,50	33,92	64,13	40,8	19,2
Omeprazol-1A Pharma[27] 100 Kps. 20 mg	89,50	9,36	33,59	38,9	28,1
Metex/FS[28] 1 Fertigspr. 15 mg	225,50	23,57	32,38	38,9	10,6
Summe Rang 1–50		6.155,92	11.576,86	3.551,8	1.573,1
Anteil Rang 1–50 am Gesamtmarkt				27,0%	
Gesamtmarkt generikafähige Wirkstoffe				13.138,8	5.826,3
Berechnung ohne Mehrwertsteuer (19%)					
Summe Rang 1–50				2.987,7	1.139,8
Gesamtmarkt generikafähige Wirkstoffe				11.041,0	4.132,7

[1]Tandvårds-och läkemedelsförmånsverket TLV 02.06.2010 (www.tlv.se), [2]Gelbe Liste online 02.06.2010 (www.gelbe-liste.de), [3]100 Schwedische Kronen (SEK) = 10,4528 € 02.06.2010. Einige Präparate haben bei gleicher Zusammensetzung und meistens auch gleichem Hersteller in Schweden andere Handelnamen: [4]Omeprazole Sandoz, [5]Pantoloc, [6]Metoprolol Sandoz, [7]Mixtard, [8]Levaxin, [9]Simvastatin Sandoz, [10]Plavix, [11]Pantoprazol Pensa Pharma, [12]Simvastatin Sandoz,[13]Insulatard, [14]Klexane, [15]Efexor, [16]Clopidogrel Sandoz, [17]Omeprazol STADA, [18]Oxicontin, [19]Dolcontin Unotard, [20]Xepol 50 mg/ml 200 ml, [21]Levaxin, [22]Cozaar comp, [23]Simvastatin TEVA, [24]Cozaar, [25]Waran, [26]Ibumetin, [27]Omeprazole Sandoz, [28]Metoject.

Wenn auch hier deutsche Arzneimittelpreise ohne die Mehrwertsteuer von 19% für die Berechnung zugrundegelegt werden, ergeben sich immer noch Wirtschaftlichkeitsreserven von 1,1 Mrd. €. Eine Hochrechnung auf den gesamten Generikamarkt von 13,1 Mrd. € ohne den deutschen Mehrwertsteuersatz von 19% ergibt einen Betrag von 4,1 Mrd. €, wenn schwedische Arzneimittelpreise zugrundegelegt werden (Tabelle 1.6). Das ist ein deutlich höherer Betrag als das Einsparpotenzial von 1334 Mio. €, der durch Substitution mit dem jeweils günstigsten deutschen Generikapreis berechnet wurde (siehe Tabelle 1.5). Trotz bedeutender Fortschritte in der Preisgestaltung deutscher Generika sind also hohe Kostenreserven im deutschen

Generikamarkt vorhanden, die in Zukunft genutzt werden können, um erhebliche Arzneimittelausgaben einzusparen.

Analogpräparate

Analogpräparate enthalten neue Wirkstoffmoleküle mit analogen pharmakologischen und klinischen Wirkungen wie bereits bekannte Arzneimittel. Sie sind damit chemische Innovationen mit pharmakologisch ähnlichen oder gleichartigen Wirkungen ohne therapeutische Vorteile. Derartige neue Substanzen sind patentfähig und ermöglichen dem Erfinder in großen Indikationsgruppen einen profitablen Marktanteil. Produkte mit solchen Molekülvariationen werden wegen ihrer Ähnlichkeit zu bereits eingeführten Wirkstoffen auch als Me-too-Präparate oder Scheininnovationen bezeichnet.

In vielen Ländern mit einer produktiven pharmazeutischen Industrie besteht ein großer Teil der jährlich neu eingeführten Wirkstoffe aus solchen Analogsubstanzen. So wurden in den USA von 1998 bis 2003 insgesamt 487 Arzneimittel mit neuen Wirkstoffen von der amerikanischen Food and Drug Administration (FDA) zugelassen, von denen 379 (78%) ähnliche therapeutische Eigenschaften wie bereits auf dem Markt vertretene Arzneimittel hatten (Angell 2004). Auch in Europa entfiel in der Zeit von 1995 bis 2004 nur ein kleiner Anteil (29%) der Neuzulassungen auf echte Innovationen (Motola et al. 2006). Die Dominanz der Analogpräparate hat dazu geführt, dass sich eine hoch kompetitive Marktsituation für Arzneimittel entwickelt hat. Pharmazeutische Unternehmen führen deshalb aggressive Werbekampagnen, um ihre Produkte gegenüber denen der Wettbewerber zu profilieren, selbst wenn die Produkte im Grunde genommen nicht zu unterscheiden sind. Seit langem werden daher „therapeutische Klassenkämpfe" in vielen großen Arzneimittelgruppen ausgefochten, wie z. B. Magenulkustherapeutika, ACE-Hemmer, Calciumantagonisten, selektiven Serotoninrückaufnahmeinhibitoren und nichtsteroidalen Antiphlogistika (Kessler et al. 1994).

Analogpräparate werden ausschließlich über den therapeutischen Nutzen im Vergleich zu bereits am Markt vorhandenen Arzneimitteln aber nicht über den Preis definiert. Analogpräparate können mit einem identischen Preis, einem geringeren Preis oder einem höheren Preis als das innovative Erstprodukt einer Arzneimittelgruppe auf den Markt gebracht werden. Bis vor etwa fünfzehn Jahren wurden Analogpräparate in der Regel zu einem identischen Preis wie das Innovationsprodukt eingeführt. Viele Pharmafirmen vertrauen jedoch auf den bei Ärzten und Patienten weit verbreiteten Glauben, dass alle neuen Arzneimittel besser und damit auch mehr wert sind (Kessler et al. 1994). Mit geschickten Marketingmethoden und einseitigen Informationen über angebliche Vorteile pseudoinnovativer Neueinführungen gelingt es häufig, höhere Preise für Analogpräparate trotz fehlenden therapeutischen Zusatznutzens zu erzielen.

Grundsätzlich müssen Analogpräparate jedoch keine Nachteile im Vergleich zu den bereits am Markt vorhandenen Arzneimitteln mit vergleichbaren pharmakologisch-therapeutischen Wirkungen haben. Ein bekanntes Beispiel für ein erfolgreiches Analogpräparat ist der Cholesterinsenker Simvastatin (Originalpräparat *Zocor*), der 1990 nach Lovastatin (Originalpräparat *Mevinacor)* als zweiter Vertreter der Cholesterinsynthesehemmer aus der Gruppe der Statine eingeführt wurde. Simvastatin wurde daher von Fricke und Klaus (1991) methodisch korrekt als Analogpräparat der Gruppe C ohne einen therapeutischen Zusatznutzen bewertet. Simvastatin ist inzwischen aufgrund einer hervorragenden Evidenz zur Senkung der Sterblichkeit von Koronarpatienten das erfolgreichste Präparat seiner Gruppe geworden und hat in Form seiner Generika erheblich günstigere Therapiekosten als alle anderen Statine.

Auf der anderen Seite versuchen Hersteller von Analogpräparaten in zunehmendem Maße durch Unterbietung des Preises für das zuerst eingeführte Innovationsprodukt, d.h. über einen Preiswettbewerb, schneller in den Marktbereich einer neuen Arzneimittelklasse vorzudringen. Nach traditionellen ökonomischen Kriterien verbessern sich die Marktchancen eines zusätzlichen Produkts in einem bereits gesättigten Markt, wenn es billiger als die Mitbewerber angeboten wird (Kessler et al. 1994). Analogpräparate können damit durchaus den Preiswettbewerb fördern und positive Auswirkungen auf die Arzneimittelkosten haben. Entsprechende historische Beispiele sind vor einiger Zeit für den deutschen Arzneimittelmarkt in der Gruppe der Protonenpumpenhemmer dargestellt worden (Häussler et al. 2002).

Hauptgruppen der Analogpräparate

Ähnlich wie der Generikamarkt wandelt sich auch der Analogpräparatemarkt durch Einführung neuer Analogpräparate oder neuer preiswerter Generika. In jeder Gruppe der Analogpräparate wird eine Leitsubstanz definiert, die zur Substitution der übrigen pharmakologisch-therapeutisch vergleichbaren Wirkstoffe geeignet ist. In der Regel kommen für die Substitution von Analogpräparaten die Generika des Innovationsprodukts einer Arzneimittelgruppe in Frage, wenn nach Ablauf des Patentschutzes die ersten Generika auf dem Markt erscheinen. In einigen Fällen kommen aber auch weitere Wirkstoffe der gleichen Arzneimittelklasse für die Substitution in Betracht, wie z. B. in der Gruppe der langwirkenden ACE-Hemmer neben der Innovationssubstanz Enalapril auch Lisinopril und Ramipril.

Eine weitergehende Forderung der therapeutischen Äquivalenz bezieht sich auf die Beleglage durch Langzeitstudien. Mit dem Innovationsprodukt wurden häufig die besten Belege für Langzeitwirkungen eines neuen Wirkprinzips erarbeitet. Sind Analogpräparate oder ihre Generika in einer Arzneimittelgruppe preisgünstiger als das Originalpräparat, ist die Verwendung als Leitsubstanz nur vertretbar, wenn ein vergleichbares wissenschaftliches Evidenzniveau für harte Endpunkte vorliegt, wie z. B. die Senkung der Morbidität oder Mortalität.

Die bisher analysierten Gruppen der Analogpräparate und die zugehörigen Leitsubstanzen sind zuletzt im Arzneiverordnungs-Report 2007 ausführlich dargestellt und begründet worden. Im Jahre 2008 wurden Neuropathieschmerzmittel aus der Gruppe der Antiepileptika zusätzlich aufgenommen, so dass insgesamt 37 Arzneimittelgruppen ausgewertet wurden. Im Jahre 2009 wurde die gleiche Zahl von Analogpräparategruppen ausgewertet. In diesem Jahr sind vier weitere Gruppen von Analogpräparaten mit den zugehörigen Leitsubstanzen definiert worden: Antidepressiva aus der Gruppe der Serotonin-Noradrenalin-Rückaufnahme-Inhibitoren (SNRI, Leitsubstanz Venlafaxin), Antiemetika aus der Gruppe der 5-HT_3-Antagonisten (Leitsubstanz Ondansetron), langwirkende Insulinanaloga (Leitsubstanz langwirkende NPH-Insuline) und Oralcephalosporine (Leitsubstanz Cefuroximaxetil). Angaben zur Nutzenbewertung finden sich in den Kapiteln der jeweiligen Indikationsgruppen. Die Berechnung der Einsparpotenziale erfolgte wiederum mit den Kosten vergleichbarer Arzneiformen, Packungsgrößen und Wirkstoffstärken der verwendeten Leitsubstanzen analog zu der Berechnung der Einsparpotenziale bei den Generika (Tabelle 1.5). Wie in den Auswertungen der vergangenen Jahre sind die Einsparmöglichkeiten durch preislich günstige Generika (generische Substitution) bereits berücksichtigt.

Entwicklung der Einsparpotenziale

Die Umsätze der Analogpräparate wurden erstmals für das Jahr 1998 berechnet und hatten damals für zehn Arzneimittelgruppen ein Volumen von 1,6 Mrd. € (Arzneiverordnungs-Report 1999). In den folgenden Jahren wurde die Analyse entsprechend der Marktentwicklung ausgedehnt. Die Umsätze der Analogpräparate sind von 1998 bis 2003 um das Dreifache auf 4,8 Mrd. € angestiegen und haben sich bis 2008 ungefähr auf dem damals erreichten Niveau gehalten (Abbildung 1.7). Auch die berechneten Einsparpotenziale hatten 2003 mit 2,0 Mrd. € ihren Höhepunkt erreicht, sind aber 2004 deutlich auf 1,2 Mrd. € zurückgegangen. Hauptgrund für den starken Rückgang war der Patentablauf mehrerer umsatzstarker Analogpräparate.

Im Jahre 2009 hat der Umsatz der Analogpräparate deutlich zugenommen. Parallel dazu ist auch das Einsparpotenzial angestiegen. Insgesamt ergibt die Substitution von Analogpräparaten durch therapeutisch äquivalente Leitsubstanzen ein rechnerisches Einsparpotenzial von 2.168 Mio. € (Tabelle 1.7). Wie bisher sind bei der Berechnung dieser Summe Einsparmöglichkeiten durch preislich günstige Generika (generische Substitution) bei patentfreien Analogsubstanzen bereits vorher abgezogen worden. Das Einsparvolumen liegt im Vergleich zu den 2009 publizierten Werten um 437 Mio. € höher, wobei zu berücksichtigen ist, dass die Zahlenwerte nicht direkt mit den im Vorjahr publizierten vergleichbar sind, weil weitere Gruppen von Analogpräparaten und neue Substitutionsmöglichkeiten mit Generika hinzugekommen sind.

In den einzelnen Gruppen der Analogpräparate haben sich die Einsparpotenziale recht unterschiedlich entwickelt. Rückläufig waren die Einsparpotenziale von 24 Arzneimittelgruppen, wodurch insgesamt ein Einsparvolumen von 115 Mio. € realisiert wurde (Tabelle 1.7). Die höchsten Einsparungen wurden bei Protonenpumpeninhibitoren mit einer Abnahme um 78 Mio. € erzielt, was nach dem Patentablauf von *Pantozol* vor allem durch die Einführung preisgünstiger Pantozolgenerika und einen massiven Verordnungsrückgang des Originalpräparats sowie weitere Preissenkungen der Omeprazolgenerika bedingt war. An zweiter Stelle folgen wenig sedierende Antihistaminika mit einer Abnahme von immerhin 16 Mio. €.

Auf der anderen Seite stehen erhöhte Einsparpotenziale bei 17 Arzneimittelgruppen mit einer Gesamtzunahme von 367 Mio. € gegenüber 2008. Der Löwenanteil entfällt mit 223 Mio. € abermals auf die

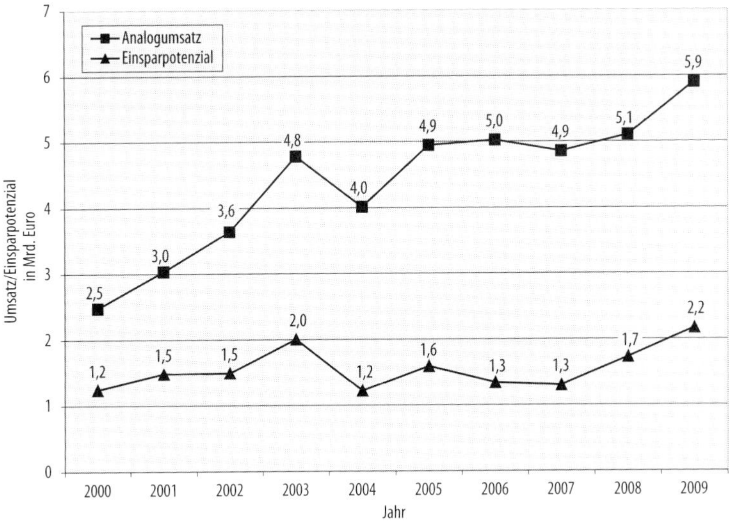

Abbildung 1.7: Umsatz und Einsparpotenziale von Analogpräparaten in den Jahren 2000 bis 2009

atypischen Neuroleptika. Das ist vor allem durch Wiederherstellung des Patentschutzes von *Zyprexa* durch eine Entscheidung des Bundesgerichtshofes im Dezember 2008 bedingt (siehe Abschnitt patentgeschützte Arzneimittel). Weiterhin hat zu der Entwicklung die erneute Preissenkung der zur Substitution vorgeschlagenen Risperidongenerika beigetragen. Für die zukünftige Entwicklung der Einsparpotenziale sind vor allem die Analogpräparategruppen mit hohen Wirtschaftlichkeitsreserven bedeutsam. An der Spitze stehen 2009 neben den atypischen Neuroleptika (470 Mio. €) weiterhin die starkwirksamen Opioidanalgetika mit einem auf 405 Mio. € gestiegenen Einsparvolumen, gefolgt von den Statinen (208 Mio. €), Neuropathieschmerzmitteln (132 Mio. €) und Betarezeptorenblockern (103 Mio. €). Zusammengenommen entfallen auf diese fünf Arzneimittelgruppen mit 1318 Mio. € bereits 61% des gesamten Einsparvolumens der Analogpräparate. Insgesamt hat der Umsatz der Analogpräparate in den ausgewählten 41 Arzneimittelgruppen im Jahr 2009 einen Anteil von 20,7% (Vorjahr 19,1%) am gesamten Arzneimittelumsatz.

1

Tabelle 1.7: Entwicklung der Einsparpotenziale durch Substitution von Analogpräparaten mit pharmakologisch-therapeutisch vergleichbaren Wirkstoffen 2009

Arzneimittelgruppen	Umsatz 2009 Mio. €	Einspar-potenzial Mio. € 2008	Einspar-potenzial Mio. € 2009	Änd. Mio. €
Präparategruppen mit steigenden Potenzialen				
Neuroleptika, atypische	695,6	247,3	470,0	222,7
Antidepressiva, SNRI	113,6	18,5	80,8	62,3
Opioidanalgetika, stark wirkend	777,9	374,6	405,5	30,9
Neuropathieschmerzmittel, Antiepileptika	310,6	113,5	132,1	18,6
Antidepressiva, SSRI	124,5	36,2	47,7	11,5
Statine	278,9	203,0	207,5	4,5
Triptane	63,9	28,8	32,7	3,8
Nichtsteroidale Antiphlogistika, systemisch	257,9	84,1	87,6	3,4
Nitrate	69,8	33,8	36,1	2,3
Rhinologika, glucocorticoidhaltige	49,4	9,1	11,1	2,0
Follitropine	36,6	19,6	21,3	1,8
Insulinanaloga, lang wirkend	244,8	97,6	99,4	1,7
Glucocorticoide, inhalativ	37,3	5,3	5,9	0,6
Antidiabetika, insulinotrop	115,3	38,4	38,6	0,2
Heparine, niedermolekulare	140,2	32,0	32,2	0,1
Thiaziddiuretika	26,5	2,9	3,1	0,1
Antiemetika, 5-HT_3-Antagonisten	22,6	2,2	2,2	0,0
Summe der gestiegenen Potenziale	3365,3	1347,0	1713,7	366,7
Präparategruppen mit sinkenden Potenzialen				
H_2-Rezeptorantagonisten	3,4	0,3	0,3	-0,0
Insulinanaloga, Mischinsuline	28,8	9,5	9,4	-0,0
Oralpenicilline	5,5	2,7	2,7	-0,0
Glaukommittel, Betarezeptorenblocker	4,7	1,2	1,1	-0,1
Tetracycline	6,7	0,8	0,7	-0,1
Thyreostatika	7,3	2,5	2,4	-0,1
Tranquillantien, mittellang wirkend	45,8	9,3	9,2	-0,1
Calciumantagonisten, Verapamil- und Diltiazemtyp	12,8	3,9	3,7	-0,2
Tranquillantien, lang wirkend	9,4	4,7	4,4	-0,3
Dermatika, mittelstarke Corticoide	33,3	2,2	1,9	-0,3
Benzodiazepinhypnotika, lang wirkend	19,4	2,5	2,0	-0,4
ACE-Hemmer-Diuretika-Kombinationen, lang wirkend	214,6	18,1	17,7	-0,5
Bisphosphonate	129,8	33,3	32,6	-0,7

Tabelle 1.7: Entwicklung der Einsparpotenziale durch Substitution von Analogpräparaten mit pharmakologisch-therapeutisch vergleichbaren Wirkstoffen 2009 (Fortsetzung)

Arzneimittelgruppen	Umsatz 2009 Mio. €	Einsparpotenzial Mio. € 2008	Einsparpotenzial Mio. € 2009	Änd. Mio. €
Glucocorticoide, systemisch	39,6	8,7	7,9	-0,7
Insulinanaloga, kurz wirkend	298,4	96,2	95,4	-0,8
Antidepressiva, trizyklisch	100,3	16,1	15,1	-1,0
Schleifendiuretika	141,4	46,4	45,2	-1,2
Glaukommittel, Prostaglandinderivate	94,8	15,1	13,8	-1,3
Oralcephalosporine	50,8	9,5	8,0	-1,5
ACE-Hemmer, lang wirkend	239,7	7,1	5,2	-1,9
Calciumantagonisten, Dihydropyridine	226,9	36,9	33,1	-3,8
Betarezeptorenblocker	389,1	108,9	102,5	-6,5
Antihistaminika, wenig sedierend	62,3	46,0	29,8	-16,1
Protonenpumpenhemmer	369,7	87,6	10,0	-77,6
Summe der gesunkenen Potenziale	2534,4	569,5	454,0	-115,5
Gesamt	5.899,7	1.916,4	2.167,7	251,2

Umstrittene Arzneimittel

Arzneimittel mit umstrittener Wirksamkeit sind dadurch definiert, dass ihre therapeutische Wirksamkeit nicht oder nicht in ausreichendem Maße durch kontrollierte klinische Studien nachgewiesen worden ist oder dass ihr Nutzen-Risiko-Verhältnis negativ bewertet wird. Die erste Aufstellung im Arzneiverordnungs-Report umfasste 1986 elf Arzneimittelgruppen mit einem Verordnungsvolumen von 1,7 Mrd. € im Jahre 1985 (Arzneiverordnungs-Report '86). Für die Verordnungsanalyse des Jahres 2009 werden 55 Gruppen dargestellt.

Die rückläufige Entwicklung der umstrittenen Arzneimittel ist 2009 mit einem marginalen Umsatzrückgang von 8 Mio. € auf 778 Mio. € (-1,0%) relativ gering (Tabelle 1.8). Ein Grund besteht darin, dass es trotz des allgemein rückläufigen Verordnungstrends bei einigen Arzneimittelgruppen auffällig starke Umsatzzuwächse von über 10% gab (sonstige Dermatika, Dimenhydrinatkombinationen, andere Lipidsenker, pflanzliche Psychopharmaka). Viele umstrittene Arzneimittel sind in den USA, Großbritannien und den skandinavischen Ländern nicht

1

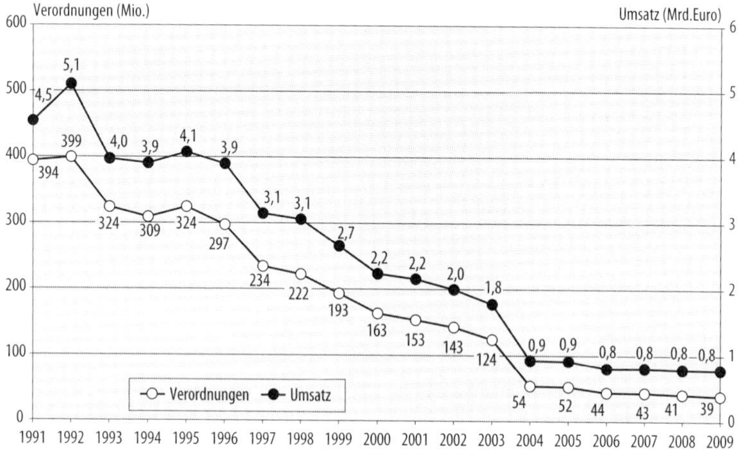

Abbildung 1.8: Verordnungen und Umsatz umstrittener Arzneimittel 1991–2009

erhältlich oder nur als Nahrungsergänzungsmittel im Handel. Daher wurde schon vor über 20 Jahren gefolgert, dass wir ohne Nachteil für unsere Patienten auf diese umstrittenen Arzneimittel verzichten können (Gysling und Kochen 1987). Die Verordnungsentwicklung hat diese Prognose eindrucksvoll bestätigt. Gegenüber dem Spitzenwert von 5,1 Mrd. € im Jahre 1992 sind die Ausgaben 2009 um 85% zurückgegangen, so dass in den letzten 15 Jahren insgesamt Einsparungen von 4,3 Mrd. € in diesem Bereich erzielt wurden (Abbildung 1.8).

Noch deutlicher wird der langjährige Verordnungsrückgang umstrittener Arzneimittel, wenn er im Zusammenhang mit dem steigenden Verordnungsvolumen des Gesamtmarkts betrachtet wird. So wird erkennbar, dass der prozentuale Verordnungsanteil dieser Arzneimittelgruppe in den letzten 18 Jahren kontinuierlich von 38,8% auf 6,1% abgenommen hat (Abbildung 1.9). Der Umsatzanteil ist sogar noch stärker von 30,8% auf 2,7% gefallen. So ist auch erwähnenswert, dass die Venentherapeutika, die zu ihren Spitzenzeiten im Jahre 1992 ein Umsatzvolumen von 434 Mio. € erreicht hatten, jetzt nicht mehr als Indikationsgruppe aufgelistet wurden, weil der Umsatz unter eine Mio. € gefallen ist.

Das noch verbleibende Umsatzvolumen der umstrittenen Arzneimittel in Höhe von 778 Mio. € ist nicht in vollem Umfang für Einsparungen verfügbar, weil ein Teil durch wirksame Arzneimittel ersetzt werden kann.

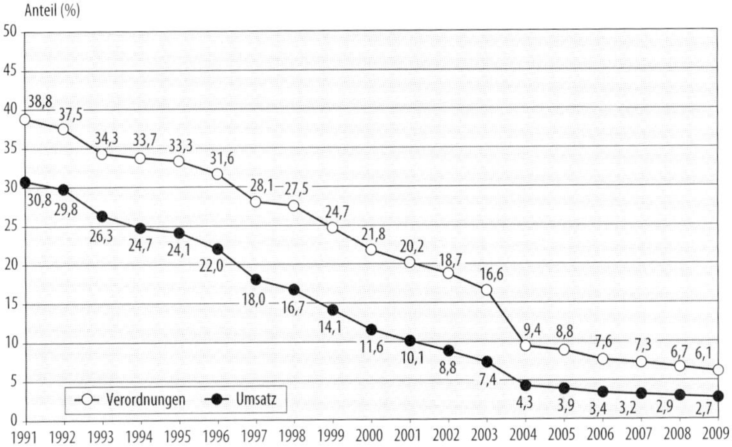

Abbildung 1.9: Anteile der umstrittenen Arzneimittel am Gesamtumsatz und Gesamtverordnungen von 1991–2009

Tatsächlich sind für die umstrittenen Präparate in 28 der 55 Indikationsgruppen wirksame Substitutionsmöglichkeiten verfügbar (Tabelle 1.9). In 10 Arzneimittelgruppen werden nicht verschreibungspflichtige Arzneimittel zur Substitution vorgeschlagen, die nach den neuen gesetzlichen Bestimmungen bei Erwachsenen nicht mehr erstattungsfähig sind und daher nicht mehr bei den Substitutionskosten berücksichtigt werden.

Bei einigen Indikationsgruppen können keine anderen Arzneimittel empfohlen werden. Dazu gehören fünf Gruppen, für die ein Leistungsausschluss festgelegt wurde. Häufig handelt es sich um die Behandlung geringfügiger Gesundheitsstörungen, die eine hohe Selbstheilungstendenz haben und den leistungsrechtlichen Verordnungsausschlüssen nach § 34 Abs. 1 SGB V unterliegen. Einige dieser Arzneimittel sind auch bezüglich ihres therapeutischen Nutzens zweifelhaft. Dazu gehören Expektorantien, Laxantien, Grippemittel sowie Mund- und Rachentherapeutika. Aber auch für umstrittene Arzneimittel, die bei schweren Krankheiten eingesetzt werden, stehen nur in beschränktem Umfang wirksame arzneitherapeutische Alternativen zur Verfügung. Dazu gehören durchblutungsfördernde Mittel und urologische Spasmolytika. Bei 12 Indikationsgruppen mit umstrittenen Arzneimitteln sind primär nichtmedikamentöse Maßnahmen sinnvoll.

1

Tabelle 1.8: Arzneimittel mit umstrittener Wirksamkeit 2009

Arzneimittelgruppen	Verordnungen		Umsatz	
	in Tsd.	Änd. %	in Mio. €	Änd. %
Antacidakombinationen	387	5,2	13,7	4,6
Antiarrythmikakombinationen	19	-16,1	1,7	-14,3
Antiarthrotika u. Antiphlogistika	144	-4,7	4,5	-2,9
Antibiotika (pflanzliche)	177	-14,6	2,4	-13,9
Antidementiva	756	-12,3	23,3	-10,7
Antidiarrhoika (sonstige)	213	-41,0	2,8	-39,2
Antihypotonika	203	-23,6	4,6	-24,6
Antipruriginosa	547	-14,9	4,2	-12,4
Antitussivakombinationen	361	-10,5	3,8	-8,3
Antivertiginosa	1.115	0,4	18,2	-1,3
Carminativa	505	-9,9	5,2	-9,7
Clenbuterolkombinationen	779	-28,8	14,8	-27,1
Codeinkombinationen (sonstige)	151	-20,4	2,1	-21,4
Cromoglicinsäurekombinationen	515	-6,3	34,3	-6,5
Darmfloramittel	719	-8,5	8,3	-8,3
Dermatika (Antibiotikakombinationen)	172	-31,5	3,2	-32,2
Dermatika (Antimykotika-Kortikoidkombinationen)	2.055	4,1	51,4	8,3
Dermatika (Bäder)	110	-8,5	1,4	-5,4
Dermatika (Haarwuchsmittel)	40	-7,0	1,4	-0,2
Dermatika (Keratolytika)	417	-2,8	8,5	1,0
Dermatika (sonstige)	196	34,1	4,9	16,6
Dimenhydrinatkombinationen	689	8,0	23,0	14,5
Durchblutungsfördende Mittel	1.163	-27,0	33,3	-13,9
Durchblutungsfördende Mittel (Alprostadil)	15	-8,9	8,9	-7,3
Expektorantien	9.971	3,1	66,4	-0,2
Expektorantien-Antibiotika-Kombinationen	1.374	-14,1	16,1	-14,4
Grippemittel	374	-4,3	4,2	-3,4
Hämorrhoidenmittel	557	-20,0	12,1	-19,4
Hypnotika (pflanzliche)	230	-20,2	1,8	-21,6
Immunstimulantien	335	-14,8	4,0	-24,8
Immunstimulantien (Zytostatika)	259	-8,5	27,3	6,0
Immunstimulation (bronchial)	35	-21,7	1,4	-19,6
Klimakteriumstherapeutika	156	-9,7	5,1	-7,7
Laxantien	394	0,2	4,1	1,5
Lipidsenker (andere)	108	23,0	10,9	24,6
Magnesiumpräparate	146	-6,6	1,9	-5,5
Migränemittelkombinationen	133	-13,4	4,0	-4,1
Mund- und Rachentherapeutika	953	-1,3	8,5	2,1
Neuropathiepräparate	53	-3,4	1,0	-3,1
Ophthalmika (sonstige)	356	-12,9	3,2	-20,8

Tabelle 1.8: Arzneimittel mit umstrittener Wirksamkeit 2009 (Fortsetzung)

Arzneimittelgruppen	Verordnungen in Tsd.	Änd. %	Umsatz in Mio. €	Änd. %
Ophthalmikakombinationen (Antibiotika)	2.795	1,7	43,0	3,8
Ophthalmikakombinationen (Glucocortikoide)	50	-6,2	1,0	-3,3
Otologikakombinationen (Antibiotika)	544	-6,1	9,7	-2,6
Otologikakombinationen (Corticoide)	529	-11,0	7,6	-6,9
Prokinetika (pflanzliche)	228	-8,7	2,4	-6,8
Psychopharmaka (pflanzliche)	353	3,7	14,1	15,8
Psychopharmaka (sonstige)	68	(neu)	8,8	(neu)
Rheumamittel (Externa)	1.009	-21,0	12,7	-20,0
Rhinologikakombinationen	1.514	-8,1	12,6	-6,6
Spasmolytika (sonstige)	393	-13,8	10,0	-9,6
Tiaprid	229	-1,3	13,5	-7,0
Urologika (Antiinfektiva + pflanzliche)	652	-0,1	15,7	-3,0
Urologika (Spasmolytika)	2.238	1,0	154,9	7,3
Wundbehandlungsmittel (Dexpanthenol etc.)	320	-8,2	1,8	-3,6
Wundbehandlungsmittel (sonstige)	174	-9,1	4,5	-4,8
Weitere Einzelpräparate	560	-10,3	14,2	2,5
Summe	38.538	-5,5	778,1	-1,0

Wirtschaftlichkeitsreserven

Die Gesamtanalyse der Wirtschaftlichkeitsreserven zeigt, dass die Einsparpotenziale 2009 im Vergleich zu den im Vorjahr publizierten Werten um 656 Mio. € auf 4084 Mrd. € gestiegen sind, wenn nach der bisherigen Methode allein die Einsparmöglichkeiten auf der Basis nationaler Preisvergleiche mit in Deutschland verfügbaren Arzneimitteln berechnet werden (Tabelle 1.10).

Erheblich höhere Einsparpotenziale ergeben sich, wenn in die Berechnungsmethode internationale Preisvergleiche auf der Basis einer exemplarischen Auswertung von Arzneimittelpreisen in Schweden einbezogen werden. Mit dieser internationalen Vergleichsmethode ist es erstmals möglich, große Einsparpotenziale für patentgeschützte Arzneimittel darzustellen, die aufgrund innovativer Wirkprinzipien und eines erwiesenen therapeutischen Zusatznutzens als sogenannte „therapeutische Solisten“ nicht den gesetzlichen Bestimmungen des deutschen Festbetragssystems unterliegen.

1

Tabelle 1.9: Substitutionsvorschläge für umstrittene Arzneimittel 2009. Bei Substitutionsvorschlägen durch apothekenpflichtige nicht verschreibungspflichtige Arzneimittel (Ap) entfallen die Substitutionskosten, bei nichtmedikamentöser Therapie sind Substitutionskosten nicht bezifferbar (n.b.)

Arzneimittelgruppen	DDD in Mio.	Umsatz in Mio. €	Substitution	DDD-Kosten	Substitution Mio €
Antacidakombinationen	8,7	13,7	Ranitidin	0,31	2,7
Antiarrythmikakombinationen	0,9	1,7	Verapamil	0,35	0,3
Antiarthrotika u. Antiphlogistika	4,6	4,5	Diclofenac	0,32	1,5
Antibiotika (pflanzliche)	1,3	2,4	Phenoxymethylpenicillin	1,23	1,6
Antidementiva	36,3	23,3	nichtmedikamentös	n.b.	
Antidiarrhoika (sonstige)	0,7	2,8	Loperamid	1,86	1,3
Antihypotonika	6,8	4,6	nichtmedikamentös	n.b.	
Antipruriginosa	13,5	4,2	Hydrocortisonsalbe	0,49	6,6
Antitussivakombinationen	1,6	3,8	Codein	2,03	3,3
Antivertiginosa	47,6	18,2	Diphenhydramin (Ap)		
Carminativa	2,8	5,2	Diätumstellung	n.b.	
Clenbuterolkombinationen	5,4	14,8	Salbutamol	0,46	2,5
Codeinkombinationen (sonstige)	0,8	2,1	Codein + Paracetamol	0,67	0,5
Cromoglicinsäure-kombinationen	24,1	34,3	Salbutamol	0,46	11,1
Darmfloramittel	3,3	8,3	Loperamid	1,86	6,1
Dermatika (Antibiotika-kombinationen)	2,4	3,2	Gentamicin	1,43	3,4
Dermatika (Antimykotika-Kortikoidkombinationen)	38,6	51,4	Clotrimazol (Ap)		
Dermatika (Bäder)	3,1	1,4	Leistungsausschluss	n.b.	
Dermatika (Haarwuchsmittel)	1,6	1,4	Leistungsausschluss	n.b.	
Dermatika (Keratolytika)	23,3	8,5	Salicylsäure (Ap)		
Dermatika (sonstige)	1,3	4,9	Povidon-Iod (Ap)		
Dimenhydrinatkombinationen	11,1	23,0	Diphenhydramin (Ap)		
Durchblutungsfördende Mittel	36,5	33,3	Gehtraining	n.b.	
Durchblutungsfördende Mittel (Alprostadil)	0,4	8,9	Lumeneröffnung	n.b.	
Expektorantien	125,3	66,4	Hydratation	n.b.	
Expektorantien-Antibiotika-Kombinationen	15,9	16,1	Doxycyclin	0,54	8,6
Grippemittel	10,6	4,2	Leistungsausschluss ab 18 J.	n.b.	
Hämorrhoidenmittel	7,3	12,1	Cinchocainsalbe	1,54	11,2
Hypnotika (pflanzliche)	2,8	1,8	Diphenhydramin (Ap)		

Tabelle 1.9: Substitutionsvorschläge für umstrittene Arzneimittel 2009. Bei Substitutionsvorschlägen durch apothekenpflichtige nicht verschreibungspflichtige Arzneimittel (Ap) entfallen die Substitutionskosten, bei nichtmedikamentöser Therapie sind Substitutionskosten nicht bezifferbar (n.b.) (Fortsetzung)

Arzneimittelgruppen	DDD in Mio.	Umsatz in Mio. €	Substitution	DDD-Kosten	Substitution Mio €
Immunstimulantien	1,8	4,0	nichtmedikamentös	n.b.	
Immunstimulantien (Zytostatika)	10,4	27,3	Supportive Therapie	n.b.	
Immunstimulation (bronchial)	2,1	1,4	Doxycyclin	0,54	1,2
Klimakteriumstherapeutika	13,0	5,1	Östrogensubstitution	0,35	4,6
Laxantien	13,2	4,1	Leistungsausschluss ab 18 J.	n.b.	
Lipidsenker (andere)	5,1	10,9	diätetisch	n.b.	
Magnesiumpräparate	4,9	1,9	Normalkost	n.b.	
Migränemittelkombinationen	2,6	4,0	Paracetamol (Ap)		
Mund- und Rachentherapeutika	11,2	8,5	Leistungsausschluss ab 18 J.	n.b.	
Neuropathiepräparate	1,8	1,0	Amitriptylin	0,39	0,7
Ophthalmika (sonstige)	12,2	3,2	Filmbildner (Ap)		
Ophthalmikakombinationen (Antibiotika)	49,7	43,0	Tobramycin	0,94	46,7
Ophthalmikakombinationen (Glucocortikoide)	1,5	1,0	Prednisolon	0,18	0,3
Otologikakombinationen (Antibiotika)	10,5	9,7	Ciprofloxacin	1,34	14,1
Otologikakombinationen (Corticoide)	5,4	7,6	Dexamethason	0,33	1,8
Prokinetika (pflanzliche)	1,9	2,4	Metoclopramid	0,42	0,8
Psychopharmaka (pflanzliche)	30,5	14,1	Amitriptylin	0,39	11,9
Psychopharmaka (sonstige)	4,1	8,8	Mirtazapin	0,57	2,4
Rheumamittel (Externa)	10,6	12,7	Diclofenac	0,32	3,4
Rhinologikakombinationen	20,9	12,6	Xylometazolin (Ap)		
Spasmolytika (sonstige)	9,9	10,0	Loperamid	1,86	18,3
Tiaprid	6,3	13,5	Haloperidol	0,41	2,6
Urologika (Antiinfektiva + pflanzliche)	11,8	15,7	Co-trimoxazol	1,49	17,6
Urologika (Spasmolytika)	109,0	154,9	Physiotherapie	n.b.	
Wundbehandlungsmittel (Dexpanthenol etc.)	8,8	1,8	Zinkoxid (Ap)		
Wundbehandlungsmittel (sonstige)	5,1	4,5	chirurgisch	n.b.	
Weitere Einzelpräparate	18,2	14,2		0,48	8,7
Summe	821,1	778,1			195,7

1

Tabelle 1.10: Entwicklung der Einsparpotenziale duch Generika, Analogpräparate und umstrittene Arzneimittel im Jahr 2009

Arzneimittelgruppe	Umsatz 2008 Mio. €[1]	Umsatz 2009 Mio. €	Differenz Mio. €
Generikafähige Wirkstoffe			
Umsatz aller generikafähigen Wirkstoffe	12.874,2	13.138,8	264,6
Umsatzanteil am Gesamtmarkt	48,3%	46,1%	
Gesamtumsatz ohne umstrittene Wirkstoffe	12.193,3	12.934,2	
Preisgünstigster Umsatz ohne umstrittene Wirkstoffe	11.077,3	11.600,3	
Einsparpotenzial	1.116,0	1.333,9	217,9
Analogpräparate[2]			
Gesamtumsatz	5.102,1	5.902,9	800,8
Umsatzanteil am Gesamtmarkt	19,1%	20,7%	
Umsatz nach generischer Substitution	4.785,8	5.522,8	
Umsatz nach Wirkstoffsubstitution	3.054,7	3.355,1	
Einsparpotenzial	1.731,2	2.167,7	436,5
Umstrittene Arzneimittel			
Gesamtumsatz	785,4	778,1	–7,3
Umsatzanteil am Gesamtmarkt	2,9%	2,7%	
Substitution durch wirksame Arzneimittel	204,2	195,7	
Einsparpotenzial	581,2	582,4	1,2
Gesamtsumme der Einsparpotenziale	3.428,4	4.083,9	655,5
Umsatzanteil am Gesamtmarkt	12,9%	14,3%	

[1] Die dargestellten Werte für 2008 entsprechen dem publizierten Stand im Arzneiverordnungs-Report 2009

[2] Die vier neuen Gruppen der Analogpräparate im Jahr 2009 sind für 2008 in der Aufstellung nicht berücksichtigt.

Patentgeschützte Arzneimittel

Wie bereits dargestellt, sind patentgeschützte Arzneimittel seit vielen Jahren Hauptursache des jährlichen Anstiegs der GKV-Arzneimittelausgaben. Aus dieser Entwicklung wird ein großer Teil des Handlungsbedarfs in dem Entwurf eines Gesetzes zur Neuordnung des Arzneimittelmarktes in der gesetzlichen Krankenversicherung abgeleitet (Bundesministerium für Gesundheit 2010c). In der Begründung des

Gesetzentwurfs werden die kostenintensiven Spezialpräparate mit jährlich zweistelligen Zuwachsraten als wesentliche Wachstumsträger der Arzneimittelausgaben angesehen.

Der Nichtfestbetragsmarkt für patentgeschützte Arzneimittel ist bisher der einzige Bereich des deutschen Arzneimittelmarktes, in dem pharmazeutischen Unternehmen getreu den Grundsätzen einer freien Marktwirtwirtschaft Preise für ihre Arzneimittel frei festlegen können. Die Möglichkeit der freien Preisbildung für patentgeschützte Arzneimittel ist innerhalb der Europäischen Union nur noch in Deutschland, Dänemark und Malta gegeben. Unter dem zunehmenden Kostendruck im Gesundheitswesen haben alle anderen Länder zahlreiche Maßnahmen ergriffen, die auf die Preise oder den Verbrauch von Arzneimitteln ausgerichtet sind. Selbst die wirtschaftsliberale Schweiz ist nicht mehr bereit, die von den Arzneimittelherstellern geforderten Preise ohne weiteres zu akzeptieren. Das zeigt das Beispiel einer erheblichen Preisreduktion für den HPV-Impfstoff *Gardasil* nach zentralen Preisverhandlungen der Schweizer Kantone mit dem Hersteller (Pesenti 2008).

Eine weitere Ursache für das überproportionale Umsatzwachstum patentgeschützter Arzneimittel ist die Tatsache, dass Deutschland als Referenzland für Arzneimittelpreise in mehreren europäischen Staaten fungiert. Da in Deutschland die Preise für patentgeschützte Arzneimittel nicht reguliert sind, liegen die Preise besonders hoch. So hat ein internationaler Preisvergleich der Herstellerabgabepreise von TNF-Antagonisten in 30 Ländern gezeigt, dass Deutschland die höchsten Preise hatte (Jönsson et al. 2008). Selbst im Vergleich zu den USA lagen die deutschen Preise fast 70% höher. Die hohen Arzneimittelpreise in Deutschland haben dazu geführt, dass Arzneimittelhersteller ein strategisches Interesse haben, neue Arzneimittel zuerst in Deutschland auf den Markt zu bringen, damit der hohe deutsche Preis als Referenzpreis auch in die internationalen Preisvergleiche anderer Länder Eingang findet.

Das hohe Preisniveau deutscher patentgeschützter Arzneimittel wird durch den exemplarischen Vergleich deutscher und schwedischer Arzneimittelpreise für einen indikativ breit gefächerten Bereich der 50 umsatzstärksten deutschen Präparate bestätigt. Die Wirtschaftlichkeitsreserven in diesem Teilsektor betragen selbst ohne die deutsche Mehrwertsteuer 1,4 Mrd. € und erreichen 2,5 Mrd. €, wenn das Ergebnis auf den gesamten deutschen Patentmarkt von 13,2 Mrd. € hochgerechnet wird (Tabelle 1.4).

Generika

Die Einsparpotenziale der Generika sind in diesem Jahr erstmals auf der Basis nationaler und internationaler Preisvergleiche berechnet worden. Beim nationalen Preisvergleich mit den preisgünstigsten deutschen Generikapräparaten hat das Einsparpotenzial in Höhe von 219 Mio. € stärker als im Vorjahr zugenommen (+120 Mio. €) und beträgt jetzt 1.334 Mio. €. Hauptursache war wieder der Patentablauf umsatzstarker Originalpräparate. Erfahrungsgemäß ist hier zu erwarten, dass die neuen Einsparmöglichkeiten bei ausreichender Information bald von den Vertragsärzten in der Praxis umgesetzt werden, wie das auch in der Vergangenheit erfolgreich geschehen ist. Auf Landesebene haben einige Krankenkassen und Kassenärztliche Vereinigungen zusätzlich gesonderte Generikaquoten für einzelne Arztgruppen vereinbart, um entsprechende Einsparpotenziale zu realisieren.

Im internationalen Bereich wurden auf der Basis eines exemplarischen Preisvergleichs mit schwedischen Generikapräparaten ohne die deutsche Mehrwertsteuer Wirtschaftlichkeitsreserven in Höhe von 4,1 Mrd. € errechnet, die dreifach höher als das mit nationalen Preisvergleichen berechnete Einsparpotenzial liegen (Tabelle 1.6). Somit ergeben sich zusätzlich zu dem Ergebnis des nationalen Preisvergleichs weitere Wirtschaftlichkeitsreserven von 2,8 Mrd. €, wenn die erheblich niedrigeren Generikapreise in Schweden zugrunde gelegt werden.

Analogpräparate

Auch bei den Analogpräparaten haben die Einsparpotenziale 2009 deutlich auf 2,2 Mrd. € (Vorjahr 1,7 Mrd. €) zugenommen. Hauptgrund für die erneute Zunahme ist die Einführung preisgünstiger Generika oder die Änderung der Nutzenbewertung von Arzneimitteln durch die Ergebnisse neuer klinischer Studien. Auch durch die Definition von vier weiteren Analogpräparategruppen sind zusätzliche Wirtschaftlichkeitsreserven erkennbar geworden.

In vielen umsatzstarken Indikationsgebieten mit hohen Einsparpotenzialen fehlt immer noch eine vergleichende Nutzenbewertung von Arzneimitteln durch das Institut für Qualität und Wirtschaftlichkeit im Gesundheitswesen (IQWiG). Zu nennen sind beispielsweise stark wirkende Opioidanalgetika (Umsatz 778 Mio. €), atypische Neuroleptika (Umsatz 696 Mio. €) und Betarezeptorenblocker (Umsatz 389 Mio. €).

Diese drei Arzneimittelgruppen kommen auf wesentlich höhere Umsatz- und Einsparvolumina als die langwirkenden Insulinanaloga (225 Mio. €), die kürzlich einer Nutzenbewertung durch das IQWiG unterzogen wurden.

Bis die Nutzenbewertung in die Wege geleitet und vor allem abgeschlossen ist, könnte das erfolgreiche Instrument der Leitsubstanzen ausgebaut werden. Damit ist schon bisher in 14 therapeutisch bedeutsamen Arzneimittelgruppen der Trend zu teuren Analogpräparaten zumindest teilweise gestoppt worden und die Verordnung evidenzbasierter preisgünstiger Leitsubstanzen gefördert worden (vgl. Tabelle 1.2).

Eine weitere Möglichkeit zur schnelleren Mobilisierung der Wirtschaftlichkeitsreserven ist die Information über teure Analogpräparate im Rahmen regionaler Arzneimittelvereinbarungen (§ 84 Absatz 1 SGB V). Dieses Instrument ist von der Kassenärztlichen Vereinigung Nordrhein und den nordrheinischen Krankenkassen entwickelt worden (Kassenärztliche Vereinigung Nordrhein 2006). Damit wurden 2006 Einsparungen von 55 Mio. € in Nordrhein erzielt. Mehrere kassenärztliche Vereinigungen haben die in Nordrhein erstellte Liste patentgeschützter Analogpräparate als Information für ihre Vertragsärzte übernommen. Die Liste der patentgeschützen Analogpräparate (Metoo-Liste) wird seitdem jedes Jahr erstellt und auch unterjährig aktualisiert (Kassenärztliche Vereinigung Nordrhein 2010a). Zusätzlich steht eine Marktübersicht über pharmakologisch-therapeutisch vergleichbare Arzneimittel zu Analogpräparaten zur Verfügung, damit eine Auswahl unter mehreren preisgünstigen therapeutischen Alternativen getroffen werden kann (Kassenärztliche Vereinigung Nordrhein 2010b).

Umstrittene Arzneimittel

In der Gruppe der umstrittenen Arzneimittel ist der in den vergangenen Jahren so erfolgreiche Abbau der Einsparpotenziale praktisch zum Stillstand gekommen (Tabelle 1.8). Das in Frage stehende Gesamtvolumen von 778 Mio. € ist zwar deutlich geringer als bei Analogpräparaten oder Generika. Einzelne umstrittene Arzneimittelgruppen haben aber durchaus ein beträchtliches Kostenvolumen, wie etwa urologische Spasmolytika (155 Mio. €), Expektorantien (82 Mio.) oder durchblutungsfördernde Mittel (42 Mio.). Diese Indikationsgruppen sind zwar kleiner als die zuletzt bewerteten langwirkenden Insulinanaloga. Während es bei den Insulinanaloga aber um die Bewertung eines möglichen

Zusatznutzens im Vergleich zu konventionellen Humaninsulinen geht, stellt sich bei den umstrittenen Arzneimitteln die viel grundsätzlichere Frage, ob sie überhaupt einen patientenrelevanten Nutzen haben. Insofern sollte überlegt werden, ob es nicht wieder an der Zeit wäre, den aus dem Blickfeld geratenen Sektor der umstrittenen Arzneimittel mit den heutigen Methoden der evidenzbasierten Medizin zu überprüfen.

Summe der Wirtschaftlichkeitspotenziale

Das ausschließlich mit nationalen Preisvergleichen errechnete Wirtschaftlichkeitspotenzial beträgt 4,1 Mrd. € für das Jahr 2009. Es erhöht sich um 2,5 Mrd. € für patentgeschützte Arzneimittel und um zusätzliche 2,8 Mrd. € für Generika, wenn ein exemplarischer internationaler Preisvergleich auf der Basis der 50 umsatzstärksten Arzneimittel in beiden Sektoren herangezogen wird. Die Summe der nationalen und internationalen Einsparpotenziale ergibt 9,4 Mrd. €. Damit könnten 33% der Fertigarzneimittelausgaben in Höhe von 28,5 Mrd. € eingespart werden.

Literatur

Angell M (2004): Excess in the pharmaceutical industry. CMAJ 171: 1451–1453.

Bundesministerium für Gesundheit (2010a): Finanzentwicklung der gesetzlichen Krankenversicherung im Krisenjahr 2009 besser als erwartet. Krankenkassen erzielten nach dem vorläufigen Abschluss des Jahres 2009 einen Überschuss von 1,1 Mrd. Euro. Pressemitteilung Nr. 15, 10. März 2010. Internet: www.bmg.bund.de/cln_151/SharedDocs/Downloads/DE/Presse/ Presse-2010/pm-10-03-10-kv45,templateId=raw,property=publicationFile. pdf/pm-10-03-10-kv45.pdf

Bundesministerium für Gesundheit (2010b): Bekanntmachung eines Beschlusses des Gemeinsamen Bundesausschusses über eine Änderung der Arzneimittel-Richtlinie (AM-RL) in Anlage IV: Therapiehinweis zu Ezetimib vom 17. Dezember 2009. Internet: www.g-ba.de/downloads/39-261-1047/2009-12-17-AMR4-Ezetimib_BAnz.pdf

Bundesministerium für Gesundheit (2010c): Entwurf eines Gesetzes zur Neuordnung des Arzneimittelmarktes in der gesetzlichen Krankenversicherung (Arzneimittelmarktneuordnungsgesetz – AMNOG). Internet: www.bmg.bund.de/cln_160/SharedDocs/Downloads/DE/Standardartikel/G/Glossar-Gesetze/amnog,templateId=raw,property=publicationFile.pdf/amnog.pdf

European Medicines Agency (2010): European Medicines Agency recommends precautionary recall of batches of clopidogrel-containing medicines from Acino Pharma GmbH. Recall due to good manufacturing practice (GMP) failure at active substance manufacturer site. Press release 25 March 2010: Internet: www.ema.europa.eu/humandocs/PDFs/EPAR/clopidogrel 1Apharma/17960610en.pdf

Fricke U, Klaus W (1991): Neue Arzneimittel 1990/91. Fortschritte für die Arzneimitteltherapie? Wissenschaftliche Verlagsgesellschaft Stuttgart, Seite 205–215.

Gysling E., Kochen M. (1987): Beschränkung als Prinzip rationaler Pharmakotherapie. Pharma-Kritik 9: 1–4.

Häussler B, Gothe H, Reschke P, Höer A, Hagenmeyer G, Ryll A, Hempel E (2002): Analog-Wirkstoffe im Arzneimittelmarkt: Therapeutischer Nutzen und Bedeutung für die Ausgaben der Krankenversicherung. Schriftenreihe Strukturforschung im Gesundheitswesen, Bd. 30, ISBN 3-9808407-1-9.

Jönsson B, Kobelt G, Smolen J (2008): The burden of rheumatoid arthritis and access to treatment: uptake of new therapies. Eur J Health Econ 8: Suppl 2: S61–86.

Kassenärztliche Bundesvereinigung (2008): Bekanntmachungen: Rahmenvorgaben nach § 84 Absatz 7 SGB V – Arzneimittel – für das Jahr 2009 vom 30. September 2008. Dtsch Ärztebl 105: A 2417–A 2419.

Kassenärztliche Vereinigung Nordrhein (2006): Vereinbarung zwischen der Kassenärztlichen Vereinigung Nordrhein und den nordrheinischen Krankenkassen über das Arznei- und Verbandsmittelausgabevolumen für das Kalenderjahr 2006. Rheinisches Ärzteblatt 1: 82–85. Internet: www.aerztekammer-nordrhein.de/htmljava/frameset.asp?typ=i&seite=amtlich.asp

Kassenärztliche Vereinigung Nordrhein (2010a): Liste der patentgeschützen Analogpräparate (Me-too-Liste 2010). Internet: www.kvno.de/importiert/me_too2010.pdf

Kassenärztliche Vereinigung Nordrhein (2010b): Marktübersicht 2010. Pharmakologisch-therapeutisch vergleichbare Arzneimittel zu Analogpräparaten. Internet: www.kvno.de/importiert/marktuebersicht_2010.pdf

Kessler DA, Rose JL, Temple RJ, Schapiro R, Griffin JP (1994): Therapeutic-class wars – drug promotion in a competitive marketplace. N Engl J Med 331: 1350–1353.

Motola D, De Ponti F, Poluzzi E, Martini N, Rossi P, Silvani MC, Vaccheri A, Montanaro N (2006): An update on the first decade of the European centralized procedure: how many innovative drugs? Br J Clin Pharmacol 62: 610–616.

Pharmazeutische Zeitung (2009): Meldungen. Zyprexa bekommt Patentschutz zurück. Pharm Ztg 154: 30.

Pesenti P (2008): Schweizerische Konferenz der Gesundheitsdirektorinnen- und direktoren (GDK): Medienorientierung vom 15. September 2008, HPV-Impfprogramme in den Kantonen. Internet: www.gdk-cds.ch/fileadmin/pdf/ Themen/Gesundheitssystem_und_Strategien/Praevention/Krebspraevention/ Medienorientierung_20080915/RT_PP_PK_1.2_20080915_d.pdf

Simoens S (2007): International comparison of generic medicine prices. Curr Med Res Opin 23: 2647–2654.

Writing Group for the Women's Health Initiative (2002): Risks and benefits of estrogen plus progestin in healthy postmenopausal women. Principal results from the Women's Health Initiative randomized controlled trial. JAMA 288: 321–333.

2. Neue Arzneimittel 2009

Uwe Fricke und Ulrich Schwabe

AUF EINEN BLICK

Trend

Im Jahr 2009 wurden 36 Arzneimittel mit neuen Wirkstoffen in Deutschland auf den Markt gebracht. Damit war die Zahl der Neueinführungen etwas höher als im Vorjahr (31 Wirkstoffe). Wiederum wurden mehrere Arzneimitteln (6 Wirkstoffe) für seltene Krankheiten (Orphan-Arzneimittel) zugelassen.

Bewertung

Auf Innovationen (13 Wirkstoffe) entfallen 2009 37% der Neueinführungen. Einer dieser neuen Wirkstoffe (Tocilizumab) zeigt jedoch trotz eines neuartigen Wirkungsmechanismus keine Überlegenheit im Vergleich zu bereits verfügbaren therapeutischen Alternativen und wurde daher zusätzlich als Analogpräparat (A/C) bewertet. Zwei weitere, ebenfalls aufgrund ihres neuartigen Wirkungsmechanismus primär als innovativ klassifizierte Wirkstoffe (Ranolazin, Agomelatin) haben nach derzeitiger Datenlage einen unklaren therapeutischen Stellenwert (A/D). Dennoch waren diese drei Wirkstoffe schon im Jahr ihrer Einführung unter den 3000 verordnungshäufigsten Arzneimitteln vertreten. Weitere 15 Wirkstoffe weisen verbesserte pharmakodynamische oder pharmakokinetische Eigenschaften bereits bekannter Wirkprinzipien auf. Die Gruppe der Analogpräparate ist 2009 mit acht Wirkstoffen vertreten. In dieser Gruppe wurde nur ein Arzneimittel (Rosuvastatin) häufig verordnet.

Kosten

Der Umsatzanstieg der seit 2000 neu eingeführten Arzneimittel zeigt 2009 wieder eine hohe Steigerungsrate (+16%), liegt aber niedriger als im Vorjahr (+19%). Der Anstieg erklärt fast die Hälfte des Zuwachses der Arzneimittelkosten im Gesamtmarkt.

Die Zahl der jährlich neu eingeführten Arzneimittel hatte in Deutschland 1997 mit 41 neuen Wirkstoffen einen einstweiligen Höhepunkt erreicht, zeigt aber seitdem einen generell rückläufigen Trend (Abbildung 2.1). Eine ähnliche Entwicklung ist auch weltweit zu beobachten

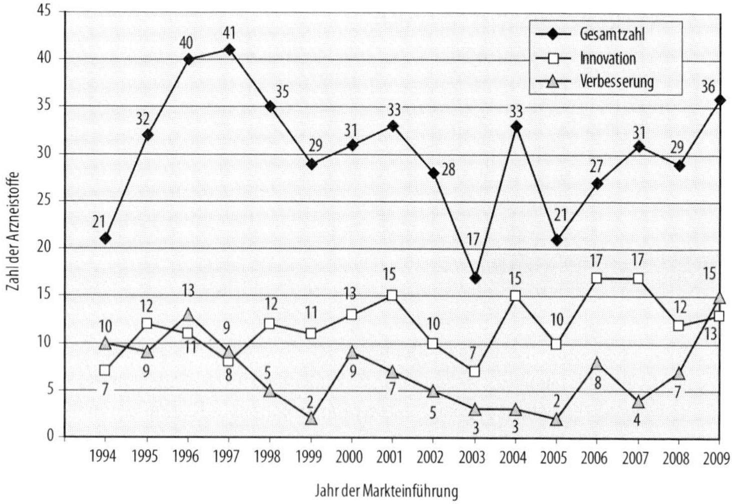

Abbildung 2.1: Markteinführung neuer Arzneistoffe mit der Anzahl innovativer und verbesserter Wirkstoffe in den Jahren 1994 bis 2009

(Taylor 2003). Nach einem Tiefpunkt der Neueinführungen im Jahre 2003 stieg die Zahl der neu in die Therapie eingeführten Wirkstoffe in den vergangenen Jahren wieder an und erreichte etwa den Durchschnitt der letzten zehn Jahre. Die Arzneimittel mit neuen Wirkstoffen werden seit 1987 im Arzneiverordnungs-Report mit den Bewertungen von Fricke und Klaus (siehe Fricke 2000) tabellarisch dargestellt. Seit dem Jahr 2000 verfassen wir zusätzlich kurze Charakterisierungen der einzelnen neuen Wirkstoffe und geben Empfehlungen zu ihrer Anwendung.

Neue Wirkstoffe des Jahres 2009

Im Jahr 2009 wurden in Deutschland 2762 Humanarzneimittel neu zugelassen (Vorjahr 2231). Darunter befinden sich 454 Fertigarzneimittel mit neuen Stoffen im Sinne des § 48(2)1 AMG sowie 169 Fertigarzneimittel, die durch die Europäische Kommission in Brüssel aufgrund eines Votums der European Medicines Agency (EMA) zugelassen wurden. Bei diesen Zahlen ist zu berücksichtigen, dass die EU-Zulassung nicht nur – wie von der nationalen Zulassung gewohnt – unterschiedliche Darreichungsformen und Dosisstärken als jeweils separates Fertigarzneimittel wertet, sondern auch unterschiedliche Packungsgrößen. Damit liegt die Arzneimittelzulassung auch 2009 auf dem hohen Niveau der letzten Jahre. Der Anteil der Fertigarzneimittel mit neuen Wirkstoffen an den neu zugelassenen Fertigarzneimitteln hat mit 23% gegenüber dem Vorjahr (20%) erneut zugenommen und liegt damit etwas oberhalb der Innovationsrate der früheren Jahre (15–20%).

Unter den 623 Fertigarzneimitteln mit bisher nicht allgemein bekannten Wirkstoffen befinden sich 36 neue Arzneimittel, die in Deutschland im Jahr 2009 erstmals in die Therapie eingeführt wurden (Tabelle 2.1). Davon wurden 31 Wirkstoffe EU-weit zentral zugelassen, nur 5 neue Wirkstoffe erhielten eine nationale Zulassung durch das Bundesinstitut für Arzneimittel und Medizinprodukte (BfArM) bzw. Paul-Ehrlich-Institut (PEI). Nationale Zulassungen haben damit nur noch eine untergeordnete Bedeutung für den Marktzugang neuer Arzneistoffe. Seit 1998 besteht die Verpflichtung für das zentrale europäische Zulassungsverfahren, wenn ein Arzneimittel gentechnisch hergestellt wurde. Das EU-Zulassungsverfahren ist optional, wenn neue oder noch innovative Wirkstoffe in mehr als einem Mitgliedstaat der EU in den Verkehr gebracht werden sollen. Daneben gibt es das nationale Zulassungsverfahren durch das BfArM sowie das dezentrale Zulassungsverfahren als gegenseitiges Anerkennungsverfahren innerhalb von 90 Tagen, wenn eine Zulassung bereits in einem anderen Mitgliedsstaat der EU besteht.

Die therapeutische Bewertung der 36 neuen Wirkstoffe zeigt, dass 13 Substanzen als innovativ (Kategorie A) klassifiziert wurden (Fricke 2010). Drei dieser neuen Wirkstoffe zeigen jedoch trotz eines neuartigen Wirkungsmechanismus keine Überlegenheit im Vergleich zu bereits verfügbaren therapeutischen Alternativen (A/C) oder haben nach derzeitiger Datenlage einen unklaren therapeutischen Stellenwert (A/D). Weitere 15 Wirkstoffe weisen gegenüber bereits verfügbaren Arzneistoffen mit gleicher Indikation Verbesserungen auf, die sowohl pharmakodynamische als auch pharmakokinetische Eigenschaften betreffen (Tabelle 2.1).

In die Gruppe der Analogpräparate wurden 8 Wirkstoffe eingestuft, da sie gegenüber bereits eingeführten Präparaten keine oder nur marginale Unterschiede aufweisen und damit keinen therapeutischen Zusatznutzen gegenüber den bisher am Markt vorhandenen Arzneimitteln haben.

Von den 36 neu eingeführten Arzneimitteln des Jahres 2009 haben nur fünf Präparate im Jahr ihrer Einführung mehr als 10.000 Verord-

2

Tabelle 2.1: Arzneimittel mit neuen Wirkstoffen 2009. Die Bewertung wurde von Fricke (2010) übernommen: A: Innovative Struktur bzw. neuartiges Wirkprinzip mit therapeutischer Relevanz, B: Verbesserung pharmakodynamischer oder pharmakokinetischer Eigenschaften bereits bekannter Wirkprinzipien, C: Analogpräparat mit keinen oder nur marginalen Unterschieden zu bereits eingeführten Präparaten, D: Nicht ausreichend gesichertes Wirkprinzip oder unklarer therapeutischer Stellenwert.

Wirkstoff	Handelsname Einführungsdatum	Indikation	Bewertung
Agomelatin	Valdoxan, 1.4.2009	Major Depression	A/D
Azacitidin	Vidaza, 1.2.2009	Myelodysplastische Syndrome	A
Canakinumab	Ilaris, 1.12.2009	Cryopyrin-assoziierte Syndrome	A
Catumaxomab	Removab, 1.6.2009	Maligner Aszites	A
Certolizumab	Cimzia, 15.11.2009	Rheumatoide Arthritis	C
Dapoxetin	Priligy, 1.6.2009	Vorzeitige Ejakulation	A
Degarelix	Firmagon, 1.6.2009	Fortgeschritt. Prostatakarzinom	C
Epoetin theta	Biopoin, Eporatio, 1.12.2009	Renale Anämie	C
Epoetin zeta	Silapo, 1.6.2008	Renale Anämie	C
Eslicarbazepin	Zebinix, 1.10.2009	Partielle epileptische Anfälle	C
Gefitinib	Iressa, 1.8.2009	Fortgeschrittenes kleinzelliges Lungenkarzinom	B
Golimumab	Simponi, 15.11.2009	Rheumatoide Arthritis	B
Histrelinacetat	Vantas, 1.7.2009	Fortgeschritt. Prostatakarzinom	B
Inaktiviertes Virus-Oberflächenantigen (H1N1), adjuvantiert	Focetria, 29.9.2009	Influenzaprophylaxe	B
Japanische-Enzephalitis-Virus-Impfstoff	Ixiaro, 1.5.2009	Aktive Immunisierung gegen Japanische-Enzephalitis-Virus	A
Liraglutid	Victoza, 1.7.2009	Typ-2-Diabetes	B
Micafungin	Mycamine, 1.1.2009	Candidainfektionen	C
Pandemischer Influenzaimpfstoff (H1N1), adjuvantiert	Celtura, 4.11.2009	Influenzaprophylaxe	B
Pandemischer Influenzaimpfstoff (H1N1)	Celvapan, 4.3.2009	Influenzaprophylaxe	B
Pandemischer Influenzaimpfstoff (H1N1)-Spaltvirus, inaktiviert	CSL H1N1 Pandemic Influenza Vaccine (split virion, inactivated), 25.11.2009	Influenzaprophylaxe	B
Pandemischer Influenzaimpfstoff (H1N1), adjuvantiert	Pandemrix, 29.9.2009	Influenzaprophylaxe	B

Tabelle 2.1: Arzneimittel mit neuen Wirkstoffen 2009. Die Bewertung wurde von Fricke (2010) übernommen: A: Innovative Struktur bzw. neuartiges Wirkprinzip mit therapeutischer Relevanz, B: Verbesserung pharmakodynamischer oder pharmakokinetischer Eigenschaften bereits bekannter Wirkprinzipien, C: Analogpräparat mit keinen oder nur marginalen Unterschieden zu bereits eingeführten Präparaten, D: Nicht ausreichend gesichertes Wirkprinzip oder unklarer therapeutischer Stellenwert. (Fortsetzung)

Wirkstoff	Handelsname Einführungsdatum	Indikation	Bewertung
Plerixafor	Mozobil, 1.9.2009	Mobilisation hämatopoetischer Stammzellen	A
Pneumokokken-Impfstoff	Synflorix, 1.5.2009	Aktive Immunisierung gegen Pneumokokkeninfektionen	B
Prasugrel	Efient, 1.4.2009	Akutes Koronarsyndrom mit PCI	B
Ranolazin	Ranexa, 15.2.2009	Stabile Angina pectoris	A/D
Romiplostim	Nplate, 1.3.2009	Immunthrombozytopen. Purpura	A
Rosuvastatin	Crestor, 15.1.2009	Hypercholesterinämie	C
Sapropterin	Kuvan, 1.4.2009	Hyperphenylalaninämie	A
Saxagliptin	Onglyza, 15.11.2009	Typ-2-Diabetes	C
Thalidomid	Thalidomide Celgene	Multiples Myelom	B
Tocilizumab	RoActemra, 15.2.2009	Rheumatoide Arthritis	A/C
Tocofersolan	Vedrop, 1.9.2009	Vitamin E-Mangel bei Cholestase	B
Tolvaptan	Samsca, 1.9.2009	Hyponatriämie	A
Ulipristalacetat	EllaOne, 1.10.2009	Notfallkontrazeptivum	B
Ustekinumab	Stelara, 15.2.2009	Schwere Plaque-Psoriasis	A
Vinflunin	Javlor, 15.11.2009	Fortgeschrittenes Übergangszellkarzinom des Urothels	B

nungen erreicht (Tabelle 2.2). Lediglich Liraglutid (*Victoza*) bietet eine Verbesserung eines bekannten Wirkprinzips, da es nur noch einmal am Tag injiziert werden muss. Alle anderen häufig verordneten Neueinführungen (4 Präparate) haben keinen therapeutischen Zusatznutzen. Tocilizumab (*RoActemra*) verkörpert zwar ein neues Therapieprinzip, scheint aber keine Überlegenheit im Vergleich zu bereits verfügbaren therapeutischen Alternativen der TNF-Inhibitoren zu haben (Klassifikation A/C). Rosuvastatin (*Crestor*) ist ein Analogpräparat ohne therapeutischen Zusatznutzen. Ranolazin (*Ranexa*) und Agomelatin (*Valdoxan*) sind nach derzeitiger Datenlage Arzneimittel mit unklarem therapeutischen Stellenwert, obwohl auch sie über einen neuartigen Wirkungsmechanismus verfügen, der aber ohne therapeutische Relevanz ist (A/D).

Tabelle 2.2: Verordnungen von Arzneimitteln mit neuen Wirkstoffen 2009 Angegeben sind Verordnungen und Umsatz der Präparate mit mindestens 10.000 Verordnungen im Jahr 2009.

2

Präparat	Wirkstoff	Verordnungen in Tsd.	Änd. %	Umsatz in Mio. €	Änd. %
Antidiabetika					
Victoza	Liraglutid	32,5	(neu)	7,5	(neu)
Antirheumatika					
Roactemra	Tocilizumab	16,7	(neu)	16,7	(neu)
Koronarmittel					
Ranexa	Ranolazin	19,4	(neu)	2,0	(neu)
Lipidsenker					
Crestor	Rosuvastatin	152,9	(neu)	16,8	(neu)
Psychopharmaka					
Valdoxan	Agomelatin	68,1	(neu)	8,8	(neu)
Summe		289,6	(neu)	51,9	(neu)

Die pharmakologisch-therapeutischen Eigenschaften der neuen Wirkstoffe werden im Folgenden unter Berücksichtigung der wichtigsten kontrollierten klinischen Studien dargestellt. Darüber hinaus werden entsprechend den Anforderungen im Fünften Buch Sozialgesetzbuch (SGB V, §73, Abs. 8) rechnerisch mittlere Tagesbehandlungskosten mit den Preisen des Jahres 2010 (Stand 1. April 2010) angegeben. Sie werden unter Berücksichtigung sämtlicher Darreichungsformen und Packungsgrößen auf der Basis der von der WHO (WHO Collaborating Centre for Drug Statistics Methodology 2010) bzw. in der Amtlichen Fassung des ATC-Index mit DDD-Angaben für Deutschland im Jahr 2010 festgelegten definierten Tagesdosen (DDD) berechnet. Sind keine entsprechenden Angaben verfügbar, werden die Herstellerempfehlungen aus der Fachinformation zur Ermittlung der DDD herangezogen. Die DDD-Angaben sind eine rechtssichere Grundlage für die Bestimmung von Tagestherapiekosten, durch die dem Arzt der Vergleich von Arzneimittelkosten erleichtert werden soll. Sie gewährleisten für alle Hersteller und Präparate einen einheitlichen Bezug für die Angabe von Tagestherapiekosten. Dabei dienen die DDD-Angaben als Durchschnittsgröße, die nicht notwendigerweise die im Einzelfall angewendete Dosierung eines Arzneimittels wiedergibt. Dies gilt entsprechend auch für die auf dieser Basis errechneten Tagestherapiekosten (Anatomisch-therapeutisch-chemische-Klassifikation mit Tagesdosen, Amtliche Fassung des ATC-Index mit DDD-Angaben für Deutschland im Jahre 2010, http://www.dimdi.de/static/de/amg/atcddd.htm).

Agomelatin A/D

Agomelatin (*Valdoxan*) ist ein melatonerges Antidepressivum zur Behandlung von Episoden einer Major Depression bei Erwachsenen. Die Substanz wurde als Naphthalinanalog des endogenen Neurohormons Melatonin entwickelt, das in der Zirbeldrüse gebildet wird und eine ausgeprägte zirkadiane Rhythmik aufweist. Agomelatin bindet mit erhöhter Affinität an MT1- und MT2-Melatoninrezeptoren und kann neben seiner antidepressiven Wirkung auch das Schlafmuster der Patienten verbessern. Zusätzlich hat die Substanz eine schwache Hemmwirkung auf 5-HT_{2C}-Serotoninrezeptoren, die auch an der antidepressiven Wirkung von Trazodon und Mirtazapin beteiligt sind. Allerdings tritt die 5-HT_{2C}-Blockade erst mit 1000-fach höheren Konzentrationen auf und kann damit kaum zur antidepressiven Wirkung von Agomelatin beitragen. Aufgrund einer erhöhten metabolischen Stabilität ist die Halbwertszeit auf 2,5 Stunden verlängert. Die orale Bioverfügbarkeit liegt jedoch unter 5% und weist eine hohe interindividuelle Variabilität auf, so dass die therapeutische Ansprechbarkeit nur schwer einschätzbar ist (European Medicines Agency 2009a).

Wegen unzureichender klinischer Studiendaten lehnte die European Medicines Agency (EMA) den ersten Zulassungsantrag von 2006 ab. Erst nach Vorlage weiterer Daten erfolgte dann im Februar 2009 die Zulassung (European Medicines Agency 2009a). Insgesamt wurden der Zulassungsbehörde 13 klinische Studien vorgelegt. In Vergleichsuntersuchungen hatte Agomelatin bei Patienten mit Major Depression eine ähnliche Wirksamkeit wie der selektive Serotonin-Rückaufnahme-Inhibitor (SSRI) Paroxetin (Loo et al. 2002). Ähnliche Resultate hatte auch eine 12-wöchige Vergleichsuntersuchung mit Venlafaxin (Lemoine et al 2007). Vier weitere klinische Studien, darunter eine Studie an älteren Patienten, zeigten keine Unterschiede zwischen Agomelatin und Placebo. Daraus wurde geschlossen, dass Agomelatin wahrscheinlich weniger wirksam als andere Antidepressiva ist (European Medicines Agency 2009a). Ein weiterer Nachteil sind potenzielle leberschädigende Wirkungen, da alle Daten einen stetigen Trend eines klinisch bedeutsamen Anstiegs von Transaminasewerten zeigen. Daher sollen bei allen Patienten zu Beginn der Behandlung sowie nach 6, 12, und 24 Wochen Leberfunktionsteste durchgeführt werden, und Agomelatin bei erhöhten Transaminasewerten (dreifach über dem oberen Normbereich) abgesetzt werden. Aus allen diesen Gründen ist Agomelatin kein Mittel der ersten Wahl bei der Behandlung einer Major Depression (Kassenärztliche Bundesvereinigung 2010). Die Tagestherapiekosten von *Valdoxan* betragen 2,20 € und sind erheblich teurer als Generika von Paroxetin (z. B. *Paroxat* 0,41 €/Tag) oder Venlafaxin (z. B. *Venlafaxin Heumann* 0,65 €/Tag). Obwohl *Valdoxan* wahrscheinlich weniger wirksam als andere Antidepressiva ist und mit dem Risiko einer leberschädigenden Wirkung belastet ist, wurde es bereits im Jahr seiner Markteinführung so häufig verordnet, dass es unter den 3000 verordnungshäufigsten Arzneimitteln vertreten ist (Tabelle 2.2).

Empfehlung: Agomelatin (*Valdoxan*) ist ein melatonerges Antidepressivum zur Behandlung der Major Depression. Ein möglicher Vorteil ist ein verbessertes Schlafmuster. Nachteilig ist die im Vergleich zu anderen Antidepressiva geringere Wirksamkeit und eine potenzielle leberschädigende Wirkung mit der Notwendigkeit einer regelmäßigen Überprüfung der Leberfunktion. Aus diesen Gründen kann die Anwendung von Agomelatin nicht empfohlen werden.

Azacitidin A

Azacitidin (*Vidaza*) ist ein Cytidinanalog aus der Gruppe der Antimetaboliten zur Behandlung von erwachsenen Patienten mit myelodysplastischen Syndromen, chronischer myelomonozytärer Leukämie und akuter myeloischer Leukämie, die für eine Transplantation hämatopoetischer Stammzellen nicht geeignet sind. Da es nur wenige Patienten mit diesen Krankheiten gibt, wurde *Vidaza* von der EMA als Arzneimittel für seltene Leiden („Orphan-Arzneimittel") ausgewiesen.

Myelodysplastische Syndrome sind eine heterogene Gruppe maligner hämatologischer Stammzellerkrankungen, die durch eine ineffektive Hämatopoese mit Zytopenien im peripheren Blut gekennzeichnet sind und bei vielen Patienten in eine akute myeloische Leukämie übergehen. Die individuelle Prognose wird mit einem internationalen prognostischen Scoring-System bestimmt, das die Abgrenzung von vier Risikogruppen mit einem medianen Überleben von 0,4 Monaten bis annähernd 6 Jahre ermöglicht (Greenberg et al. 1997). Bei den beiden Hochrisikogruppen (medianes Überleben 0,4 und 1,2 Jahre) ist auch das Risiko für die Entwicklung einer akuten myeloischen Leukämie sehr hoch. Bisher ist nur eine allogene Stammzelltransplantation in der Lage, den natürlichen Verlauf der Krankheit entscheidend zu beeinflussen. Darüber hinaus sind in den letzten Jahren vier neue Arzneimittel (Azacitidin, Decitabin, Deferasirox, Lenalidomid) für die Behandlung myelodysplastischer Syndrome in den USA zugelassen worden.

Azacitidin (5-Azacytidin) wurde vor mehr als 40 Jahren als klassisches Zytostatikum entwickelt. Wenige Jahre später wurde festgestellt, dass die Substanz neben zytotoxischen Effekten auch die DNA-Methylierung hemmt. In Tumorzellen sind Änderungen des Methylierungsmusters der DNA und damit verbundener Änderungen der Genexpression relativ häufig. So wurde bei Patienten mit myelodysplastischen Syndromen eine Hypermethylierung des p15-Tumorsuppressorgens beschrieben, die mit einer Proliferation des Knochenmarks und einem Übergang in eine akute myeloische Leukämie assoziiert war. Die Hemmung der Methyltransferase durch Azacitidin führt zu einer Hypomethylierung neugebildeter DNA und reaktiviert zuvor ruhende Gene, so dass die Funktion der Gene für die Kontrolle von Proliferation und Differenzierung in Knochenmarkzellen wieder hergestellt wird (Übersicht bei Siddiqui und Scott 2005). Azacitidin wird nach subkutaner Injektion schnell resorbiert und erreicht eine Bioverfügbarkeit von 89% im Vergleich zur i.v. Gabe. Die Substanz hydrolysiert spontan und wird zusätzlich durch die Cytidindesaminase desaminiert. Die Metaboliten werden mit einer Halbwertszeit von 41 Minuten überwiegend renal eliminiert (Übersicht bei Siddiqui und Scott 2005).

Eine erste randomisierte Studie an 191 Patienten mit myelodysplastischen Syndromen hatte Hinweise auf ein verlängertes Gesamtüberleben durch Azacitidin ergeben (Silverman et al. 2002). Die Ergebnisse waren jedoch wegen eines Crossover-Design und Fehlen einer aktiven Vergleichssubstanz nicht genügend aussagekräftig. Jetzt wurde Azacitidin (tgl. 75 mg/m^2 über 7 Tage alle 28 Tage) mit einer Standardtherapie (beste supportive Therapie, niedrig dosiertes Cytarabin oder intensive Chemotherapie nach Wahl des Untersuchers) in einer Phase-III-Studie an 358 Hochrisikopatienten mit myelodysplastischen Syndromen verglichen. Die mediane Überlebenszeit (primärer Endpunkt) wurde durch Azacitidin im Vergleich zur konventionellen Therapie deutlich verlängert (24,5 versus 15,0 Monate) (Fenaux et al. 2009). Nach zwei Jahren lebten 50,8% der mit Azacitidin behandelten Patienten, aber nur noch 26,2% der konventionell behandelten Patienten. Periphere Zytopenien waren in beiden Behandlungsgruppen die häufigste Nebenwirkung. Die Tagestherapiekosten von *Vidaza* betragen bei einer Dosierung von 75 mg/m^2 täglich über 7 Tage alle 28 Tage (DIMDI-DDD 34 mg) 162,31 € (4544,56 €/4wöchigem Zyklus).

Empfehlung: Azacitidin (*Vidaza*) ist ein Methyltransferasehemmer aus der Gruppe der Antimetaboliten zur Behandlung von erwachsenen Patienten mit myelodysplastischen Syndromen, die für eine Transplantation hämatopoetischer Stammzellen nicht geeignet sind. Bei Hochrisikopatienten wird die mediane Überlebenszeit im Vergleich zur konventionellen Therapie deutlich verlängert (24,5 versus 15,0 Monate). Die Jahrestherapiekosten sind allerdings mit 59.000 € sehr hoch.

Canakinumab A

Canakinumab (*Ilaris*) ist ein humaner monoklonaler Antikörper gegen Interleukin-1β, der für die Behandlung von Cryopyrin-assoziierten periodischen Syndromen zugelassen wurde. Da es nur wenige Patienten mit diesen Krankheiten gibt, wurde *Ilaris* von der EMA als Arzneimittel für seltene Leiden (Orphan-Arzneimittel) ausgewiesen.

Cryopyrin-assoziierte periodische Syndrome sind seltene hereditäre, entzündliche Krankheiten, die mit Fieber und hohen Akutphaseproteinen einhergehen. Dazu gehören das Muckle-Wells Syndrom, die multisystemische entzündliche Erkrankung mit Beginn im Neugeborenenalter (chronisches infantiles neuro-dermo-artikuläres Syndrom) und das familiäre autoinflammatorische Kältesyndrom (familiäre Kälteurtikaria). Die Patienten zeigen Fieber, Müdigkeit, grippeähnliche Myalgien, chronische Anämie und Entzündungen an Haut, Augen, Knochen, Gelenken und Meningen. Gemeinsames Kennzeichen aller dieser Krankheiten ist eine übermäßige leukozytäre Produktion von Interleukin-1β sowie das klinische Ansprechen auf den rekombinanten Interleukin-1-Rezeptorantagonisten Anakinra, der allerdings für diese Indikation nicht zugelassen ist. Ursache sind genetisch bedingte Mutationen von Cryopyrin, einer Komponente des Interleukin-1-Inflammasons, das die Produktion von Interleukin-1β reguliert. Interleukin-1β ist das wichtigste proinflammatorische Zytokin, das lokale und systemische Reaktionen auf Infektionen und Gewebsschäden vermittelt und zahlreiche Veränderungen wie Fieber, Schmerz, Knochen- und Knorpelzerstörung und Akutphaseproteine induziert (Übersicht bei Gadola 2009).

Canakinumab ist ein voll humanisierter monoklonaler Antikörper gegen Interleukin-1β, der das Zytokin selektiv blockiert und keine Kreuzreaktivität gegen andere Zytokine der Interleukin-1-Familie aufweist. Die Substanz erreicht 7 Tage nach subkutaner Injektion von 150 mg maximale Plasmaspiegel und hat eine terminale Halbwertszeit von 26 Tagen (European Medicines Agency 2009b). Die klinische Prüfung wurde in einer Studie mit drei Abschnitten an 35 Patienten mit Cryopyrin-assoziierten periodischen Syndromen über einen Zeitraum von 48 Wochen durchgeführt (Lachmann et al. 2009). Der Therapieerfolg wurde anhand des CRP und des Amyloid A-Protein sowie mit Krankheitsaktivitätsscores gemessen. Im ersten Abschnitt erhielten alle Patienten 150 mg Canakinumab subkutan, von denen 34 Patienten (97%) einen vollständigen Therapieerfolg zeigten. Von diesen Patienten wurden 31 im zweiten Abschnitt mit 150 mg Canakinumab oder Placebo alle 8 Wochen bis zu 24 Wochen randomisiert behandelt. Alle mit Canakinumab behandelten Patienten blieben symptomfrei, während 13 der placebobehandelten Patienten (81%) neue Fieberschübe zeigten. Im dritten Abschnitt wurden alle 31 Patienten mit mindestens zwei weiteren Dosen von Canakinumab behandelt, von denen 28 Patienten (90%) in Remission blieben. Häufigste Nebenwirkungen waren Nasopharyngitis, Schwindel und Reaktionen an der Injektionsstelle. Auch Überempfindlichkeitsreaktionen sind beschrieben. Als schwere Nebenwirkungen wurden eine Urosepsis und ein Glaukom mit einseitiger Erblindung beobachtet. Canakinumab wird bei Erwachsenen alle 8 Wochen in einer Dosierung von 150 mg subkutan injiziert und kann nach Einweisung durch den Arzt vom Patienten selbst appliziert werden. Die Therapiekosten für *Ilaris* betragen 242,51 € pro Tag und 88.274 € pro Jahr.

Empfehlung: Canakinumab (*Ilaris*) ist nach Anakinra (*Kineret*, keine Zulassung für Cryopyrin-assoziierte Syndrome) der zweite monoklonale Antikörper gegen Interleukin-1β. Er wurde für die Behandlung der seltenen hereditären Cryopyrin-assoziierten periodischen Syndrome zugelassen. Die Therapie ist hochwirksam, aber auch sehr teuer.

Catumaxomab A

2

Catumaxomab (*Removab*) ist ein trifunktioneller monoklonaler Antikörper gegen das epitheliale Zelladhäsionsmolekül (EpCAM) und das T-Zellantigen CD3 zur intraperitonealen Behandlung des malignen Aszites bei Patienten mit EpCAM-positiven Karzinomen, für die keine Standardtherapie zur Verfügung steht oder bei denen diese nicht mehr anwendbar ist. EpCAM wird in normalen Epithelzellen und vielen epithelialen Tumoren überexprimiert. Daher wurden schon vor längerer Zeit EpCAM-Antikörper für eine gezielte Immuntherapie von Tumoren entwickelt. Der am besten untersuchte EpCAM-Antikörper ist Edrecolomab (*Panorex*), der aber trotz ermutigender Anfangsergebnisse die Überlebensrate des kolorektalen Karzinoms im Stadium Dukes C bei postoperativer adjuvanter Therapie in Kombination mit 5-Fluoruracil und Folinsäure nicht verbesserte (Riethmüller et al. 1994, Punt et al. 2002).

Ein maligner Aszites ist eine Tumorzellen enthaltende Flüssigkeitsansammlung im Bauchraum, die entweder direkt durch eine Peritonealkarzinose oder sekundär durch lokale Tumoreffekte und Kompression der Vena cava entsteht. Die Mehrzahl der Patienten leidet unter Symptomen wie Druck in der Bauchhöhle, Bauchschmerzen, Übelkeit, Appetitlosigkeit, Erbrechen und Erschöpfung. Ein maligner Aszites kommt am häufigsten bei Ovarial-, Pankreas- und Magenkarzinomen vor. Fast alle Patienten haben Metastasen im Peritoneum, in der Leber, im Knochen oder in der Lunge. Die Prognose des malignen Aszites ist infaust, die mediane Überlebenszeit beträgt knapp sechs Monate. Die Behandlung des malignen Aszites leitet sich von der Vorgehensweise beim zirrhotischen Aszites ab und umfasst Diuretika, Parazentese und permanente Drainagesysteme. Außerdem kommt eine intraperitoneale Gabe von Zytostatika gegebenenfalls zusammen mit Hyperthermie in Betracht (Übersicht bei Chung und Kozuch 2008).

Catumaxomab ist ein Ratte-Maus-Hybridantikörper mit spezifischen Bindungsstellen für das in Tumorzellen überexprimierte EpCAM und das T-Zellantigen CD3. Mit der Bindung an diese beiden Antigene bildet Catumaxomab eine Brücke zwischen Tumorzellen und T-Zellen, so dass T-Zellen die epithelialen Tumorzellen ohne weitere Aktivierung abtöten können. Zusätzlich bindet der Antikörper mit seiner Fc-Region an Fcγ-Rezeptoren von dendritischen Zellen, Makrophagen und natürlichen Killerzellen und verstärkt dadurch die Zerstörung der Tumorzellen. Die klinische Anwendung wurde zunächst in einer Pilotstudie an acht Patienten mit malignem Aszites (Gesamtmenge 145–940 μg intraperitoneal über 9–23 Tage) geprüft. Sieben der acht Patienten benötigten über einen Zeitraum von 38 Wochen keine weiteren Parazentesen (Heiss et al. 2005). Schon nach niedrigen Dosen (40–140 μg) waren keine Tumorzellen im Aszites mehr nachweisbar.

Basis der Zulassung ist eine offene Phase II/III-Studie an 258 Patienten mit malignem Aszites (IP-REM-AC-01), in der eine intraperitoneale Infusion über ein Dauerinfusions-Pumpensystem von Catumaxomab (10 μg Tag 0, 20 μg Tag 3, 50 μg Tag 7, 150 μg Tag 10, Gesamtdosis 230 μg über 10 Tage) zusätzlich zu einer Aszitesparazentese (Kontrollgruppe) untersucht wurde. Primärer Endpunkt war das punktionsfreie Überleben (Zeit bis zur ersten therapeutischen Aszitespunktion oder Tod). Alle mit Catumaxomab behandelten Patienten erhielten 30 Minuten vor jeder Infusion eine Prämedikation mit 1000 mg Paracetamol. Außerdem wurde die Aszitesflüssigkeit vor jeder Infusion von Catumaxomab entfernt. Die intraperitoneale Infusion von Catumaxomab dauerte 6 Stunden, dazu wurden die Patienten an den Infusionstagen für 24 Stunden stationär aufgenommen. Die Kontrollgruppe erhielt nur einmal zu Beginn eine peritoneale Aszitesparazentese. Patienten der Kontrollgruppe konnten nach Beendigung des randomisierten Teils der Studie in eine Crossover-Gruppe mit Catumaxomab überwechseln, wenn ein oder zwei therapeutische Aszitespunktionen durchgeführt worden waren. Catumaxomab erhöhte das punktionsfreie Überleben von 11 Tagen (Kontrollgruppe) auf 46 Tage, hatte aber keinen signifikanten Effekt auf das mediane Gesamtüberleben (68 versus 72 Tage). Die Ergebnisse dieser Studie liegen bisher nur in Form des Assessment Report der European Medicines Agency (2009c) vor.

Nachteile von Catumaxomab sind durch Zytokinfreisetzung bedingte akute Infusionsreaktionen in Form von Fieber, Übelkeit, Erbrechen und Schüttelfrost bei über 90% der Patienten, infusionsbedingte Bauchschmerzen, häufigere Krankenhausaufenthalte (18 statt 4 Tage) und die Entwicklung von Antikörpern bei fast allen Patienten. In Anbetracht der palliativen Natur der Behandlung todkranker Tumorpatienten und der fehlenden Lebensverlängerung weist die EMA darauf hin, dass bei der Risiko-Nutzen-Bewertung die Zunahme des punktionsfreien Überlebens gegen die häufigeren Klinikaufenthalte abgewogen werden sollte. Die Therapiekosten für einen Therapiezyklus mit *Removab* (1 Fertigspritze 10 μg in 0,1 ml 659,26 €, 1 Fertigspritze 50 μg in 0,5 ml 3162,14 €) betragen bei einer Gesamtdosis von 230 μg über 10 Tage (10 μg Tag 0, 20 μg Tag 3, 50 μg Tag 7, 150 μg Tag 10) 14.626 €. Hinzu kommen noch die Kosten für 14 Tage Krankenhausaufenthalt.

2

Empfehlung: Catumaxomab (*Removab*) ist ein trifunktioneller monoklonaler Antikörper zur intraperitonealen Behandlung des malignen Aszites bei Patienten mit EpCAM-positiven Karzinomen. Eine 10-tägige Behandlung erhöhte das punktionsfreie Überleben von 11 auf 46 Tage, hatte aber keinen signifikanten Effekt auf das mediane Gesamtüberleben. Durch die Palliativtherapie werden etwa vier Aszitespunktionen eingespart. Nachteilig sind akute Infusionsreaktionen bei fast allen Patienten, deutlich mehr Krankenhausaufenthalte und hohe Kosten für fünf Wochen ohne Aszitespunktionen.

Certolizumab C

Certolizumab (*Cimzia*) ist ein weiterer Vertreter der Antagonisten gegen den Tumor-Nekrose-Faktor-alfa (TNF-α) zur Behandlung der rheumatoiden Arthritis. Er ist in Kombination mit Methotrexat für die Behandlung der mittelschweren bis schweren, aktiven rheumatoiden Arthritis bei erwachsenen Patienten zugelassen, wenn das Ansprechen auf langwirksame krankheitsmodifizierende Antirheumatika (Disease-Modifying Antirheumatic Drugs) einschließlich Methotrexat ungenügend war.

Die rheumatoide Arthritis ist eine häufige entzündliche Gelenkkrankheit, die bei Erwachsenen mit einer Prävalenz von etwa 1% und überwiegend bei Frauen auftritt. Hauptursache der krankheitsbedingten Einschränkungen ist eine Gelenkzerstörung mit progressiver Knochenerosion. Bei genetisch prädisponierten Personen kommt es durch Infektion oder andere Stimulatoren zur Aktivierung einer erworbenen Immunantwort mit Einwanderung von T-Zellen, B-Zellen und Makrophagen in die Synovialmembran und einer Verstärkung durch proinflammatorische Zytokine. TNF-α ist eine zentrale Komponente der bei der rheumatoiden Arthritis ausgelösten Zytokinkaskade. Es wird in den rheumatisch entzündeten Gelenken vermehrt gebildet und induziert weitere proinflammatorische Zytokine (Übersicht bei Scott und Kingsley 2006).

Schon bei der Diagnose zeigen 30% der Patienten radiologische Zeichen der Knochenerosion, die weitgehend irreversibel sind. Schnelle Diagnose und frühzeitiger Therapiebeginn sind wichtige Voraussetzungen für einen dauerhaften Behandlungserfolg. Typischerweise wird die Behandlung zunächst mit symptomatisch wirkenden Arzneimitteln aus der Gruppe der einfachen Analgetika und nichtsteroidalen Anti-

Tabelle 2.3: Vergleich von TNFα-Antagonisten und Interleukin-6-Antagonisten. Angegeben sind Jahr der Einführung, Halbwertszeit (HWZ), Dosis zur Behandlung der rheumatoiden Arthritis, definierte Tagesdosis (WHO-DDD bzw. DIMDI-DDD) und Tagestherapiekosten.

Wirkstoff (Präparat)	Einführung	HWZ	Dosis für rheumatoide Arthritis	DDD	Kosten €/Tag
TNF-Antagonisten					
Infliximab (Remicade)	1999	9,5 d	Initial 3 mg/kg i.v. Infusion über 2 h, weitere Infusionen nach 2 und 6 Wochen, danach alle 8 Wochen	3,75 mg	35,65
Etanercept (Enbrel)	2000	70 h	25 mg s.c. 2mal pro Woche	7 mg	63,32
Adalimumab (Humira)	2003	10–18 d	40 mg s.c. 1mal alle 2 Wochen	2,9 mg	66,64
Certolizumab (Cimzia)	2009	14 d	Initial 400 mg s.c. (2 Injektionen zu je 200 mg an einem Tag) in Woche 0, 2 und 4, danach 200 mg alle 2 Wochen	14 mg	55,41
Golimumab (Simponi)	2009	12 d	50 mg s.c. 1mal pro Monat	1,66 mg	61,81
Interleukin-6-Antagonisten					
Tocilizumab (RoActemra)	2009	12 d	5 mg/kg i.v Infusion 1mal alle 4 Wochen	20 mg	62,42

rheumatika begonnen. Frühzeitig nach Sicherung der Diagnose werden innerhalb von drei Monaten krankheitsmodifizierende Substanzen (Remissionsinduktoren) eingesetzt, um das Fortschreiten der Gelenkdestruktion zu unterbrechen und schwere Gelenkveränderungen zu verhindern. Standardmittel sind Methotrexat, Sulfasalazin, Leflunomid, Hydroxychloroquin und Ciclosporin, die bei nicht ausreichendem Ansprechen auch in Kombination gegeben werden. TNF-Inhibitoren sind bei Patienten indiziert, die nur unzureichend auf eine Therapie mit krankheitsmodifizierenden Substanzen, einschließlich Methotrexat, angesprochen haben (Schneider et al. 2007, DGRh-Leitlinie). Seit 1999 wurden bisher drei TNF-Inhibitoren zur Behandlung der rheumatoiden Arthritis eingeführt, die entweder intravenös (Infliximab) oder subkutan (Etanercept, Adalimumab) verabreicht werden (Tabelle 2.3). Certolizumab ist ein rekombinantes humanisiertes Fab-Antikörperfragment mit hoher Affinität für den humanen Tumornekrosefaktor, das an ein 40 Kilodalton Polyethylenglycol (PEG) gekoppelt ist, um die Halbwertszeit auf 14 Tage zu verlängern. Fab-Fragmente enthalten keine Fc-Region des Immunglobulins, so dass im Gegensatz zu anderen Anti-TNF-Antikörpern keine Fc-vermittelten Reaktionen wie Komplementfixierung und die antikörperabhängige zellvermittelte Zytotoxizität stattfinden.

Wirksamkeit und Sicherheit von Certolizumab sind in mehreren klinischen Studien untersucht worden. In der ersten Studie wurden 982 Patienten mit aktiver rheumatoider Arthritis ohne ausreichende Reaktion auf Methotrexat über einen Zeitraum von 52 Wochen untersucht. Mit Certolizumab (initial 400 mg s.c. in den Wochen 0, 2 und 4, gefolgt von 200 mg oder 400 mg alle 2 Wochen s.c.) plus Methotrexat wurde nach 24 Wochen eine Ansprechquote von 58,8% bzw. 60,8% der Patienten im Vergleich 13,6% mit Placebo plus Methotrexat beobachtet, die als 20% Verbesserung nach dem Index des American College of Rheumatology (ACR20-Index) gemessen wurde (Keystone et al. 2008). Nach 52 Wochen war die radiologische Progression mit 200 mg und 400 mg Certolizumab (0,4 bzw. 0,2 Sharp-Einheiten) deutlich geringer als mit Placebo (2,8 Sharp-Einheiten). Schwere unerwünschte Wirkungen (Atemwegsinfektionen, Gastroenteritis, Harnwegsinfektionen, Tuberkulose) waren mit Certolizumab 2–3fach häufiger als in der Placebogruppe. Mit Certolizumab traten 5 Fälle von Tuberkulose auf, mit Placebo keine. Maligne Neoplasmen wurden insgesamt bei 12 Patienten beobachtet (Placebo 1, Certolizumab 11). Antikörper gegen Certolizumab waren bei 6,4% der behandelten Patienten nachweisbar. Eine weitere Studie lieferte ähnliche Ergebnisse (Smolen et al. 2009).

Direkte Vergleichsstudien mit TNF-Antagonisten wurden bisher nicht durchgeführt. Eine vergleichende Analyse von 13 klinischen Studien mit 7087 Patienten zeigt jedoch, daß Infliximab, Etanercept und Adalimumab eine ähnliche klinische Wirksamkeit haben, wenn sie bei Patienten mit aktiver rheumatoider Arthritis zusätzlich zu Methotrexat eingesetzt werden (Alonso-Ruiz et al. 2008). Weiterhin scheint aus den bisher vorliegenden Studien mit Certolizumab hervorzugehen, dass ein Fc-freier THF-Inhibitor keine wesentlichen Vorteile gegenüber den Vollantikörpern hat (Scott und Cope 2009). Die steigende Zahl von verfügbaren TNF-Inhibitoren könnte jedoch dazu beitragen, den Wettbewerb in Bezug auf Wirksamkeit und Preise zu stimulieren. Tatsächlich ist *Cimzia* mit Tagestherapiekosten von 55,41 € etwas preiswerter als andere subkutan applizierte TNF-Inhibitoren (*Enbrel, Humira*), allerdings immer noch etwa 1,5fach teurer als Infliximab (*Remicade*), das jedoch intravenös infundiert werden muss (Tabelle 2.3). Insbesondere in Deutschland wäre ein effektiver Preiswettbewerb wünschenswert, da das Preisniveau der TNF-Inhibitoren bei uns über 60% höher als in den USA und vielen anderen Ländern liegt (Jönsson et al. 2008).

Empfehlung: Certolizumab (*Cimzia*) ist ein weiterer TNF-Inhibitor zur Behandlung der rheumatoiden Arthritis. Trotz unterschiedlicher Antikörperstruktur und zusätzlicher Pegylierung scheint *Cimzia* keine wesentlichen Vorteile gegenüber den bisher verfügbaren TNF-Inhibitoren zu haben. Lediglich die Tagestherapiekosten sind etwas günstiger als diejenigen vergleichbarer subkutan applizierbarer Präparate. Wie alle derzeit verfügbaren TNF-Inhibitoren sollte Certolizumab wegen der schwerwiegenden Risiken (erhöhtes Infektionsrisiko, Aktivierung einer Tuberkulose) nur von erfahrenen Rheumatologen und aufgrund der hohen Kosten leitliniengerecht eingesetzt werden.

Dapoxetin A

Dapoxetin (*Priligy*) ist ein selektiver Serotonin-Rückaufnahme-Inhibitor (SSRI) für die Behandlung der vorzeitigen Ejakulation (Ejaculatio praecox) bei Männern zwischen 18 und 64 Jahren. Mit einer Prävalenz von 20–25% ist der vorzeitige Samenerguss die häufigste Sexualstörung des Mannes. Kennzeichnend sind eine kurze intravaginale Ejakulationslatenzzeit (IELT) von weniger als 1–2 Minuten, ein hoher persönlicher Leidensdruck und partnerschaftliche Probleme (Übersicht bei Porst 2009). Seit vielen Jahren werden Antidepressiva aus der Gruppe der nichtselektiven Monoamin-Rückaufnahme-Inhibitoren (NSMRI) und der selektiven Monoamin-Rückaufnahme-Inhibitoren (SSRI) als Off-Label-Behandlung eingesetzt. Am wirksamsten war Paroxetin mit einer neunfachen Verlängerung der IELT (Waldinger 2007).

Dapoxetin ist ein SSRI, der gezielt für die Bedarfsbehandlung der vorzeitigen Ejakulation entwickelt wurde, aber 2005 in den USA keine Zulassung für diese Indikation von der FDA erhielt. Erst im Rahmen des dezentralen europäischen Zulassungsverfahrens konnte die Substanz 2009 in Deutschland und sechs weiteren europäischen Ländern auf den Markt gebracht werden. Dapoxetin wurde im Wesentlichen wegen seiner pharmakokinetischen Eigenschaften für die Bedarfsbehandlung der vorzeitigen Ejakulation ausgewählt. Die Substanz erreicht bereits nach einer Stunde maximale Plasmaspiegel, hat eine kurze initiale Halbwertszeit von 1–2 Stunden und ist daher nach 24

Stunden fast vollständig aus dem Plasma verschwunden (Modi et al. 2006). Für die Verzögerung der Ejakulation sind jedoch nicht nur kurz dauernde pharmakokinetische Eigenschaften sondern auch langsam entstehende pharmakodynamische Effekte der SSRI auf die serotoninerge Neurotransmission bedeutsam. Tatsächlich sind die Effekte der Bedarfsmedikation mit Dapoxetin wesentlich geringer als die einer längerdauernden Anwendung von bekannten SSRI wie beispielsweise Paroxetin.

Dapoxetin wurde in den USA in zwei gemeinsam ausgewerteten placebokontrollierten Studien an 2614 Männern mit vorzeitiger Ejakulation in stabilen heterosexuellen Beziehungen geprüft. Die Einnahme erfolgte bei Bedarf 1–3 Stunden vor der sexuellen Aktivität. Die intravaginale Ejakulationslatenzzeit (basal 0,9 Minuten) betrug nach Placebo 1,75 Minuten und nach Dapoxetin (30 mg oder 60 mg) 2,78 bzw. 3,32 Minuten (Pryor et al. 2006). Beide Dosierungen wirkten bereits bei der ersten Einnahme. Häufigste Nebenwirkungen waren Übelkeit, Diarrhö, Kopfschmerzen und Schläfrigkeit. Ähnliche Resultate erbrachte eine weitere Studie an 1162 Männern in 22 Ländern (Buvat et al. 2009). *Priligy* kostet in der kleinsten Packung (3 Tabletten 30 mg) 39,15 €, pro Einzeldosis also 13,05 €. Das deutlich stärker wirkende Paroxetin kostet in der kleinsten Packung (z. B. *Paroxetin Hormosan* 20 Tabletten 20 mg) dagegen nur 13,15 €, pro Einzeldosis also nur 0,66 €.

Empfehlung: Dapoxetin (*Priligy*) ist der erste selektive Serotonin-Rückaufnahme-Inhibitor (SSRI) für die Bedarfsbehandlung der vorzeitigen Ejakulation. Andere SSRI wie z. B. Paroxetin, die allerdings für diese Indikation nicht zugelassen sind, haben stärkere Effekte und sind deutlich kostengünstiger. *Priligy* ist ein Lifestylearzneimittel und damit nicht zu Lasten der GKV verordnungsfähig.

Degarelix C

Degarelix (*Firmagon*) ist ein weiterer direkter peptidischer Gonadorelinantagonist zur Behandlung des fortgeschrittenen hormonabhängigen Prostatakarzinoms. Als erster Gonadorelinantagonist wurde 1999 Cetrorelix (*Cetrotide*) zur Verhinderung eines vorzeitigen Eisprungs nach ovarieller Stimulation bei assistierter Reproduktion eingeführt. Die Substanz war in Pilotstudien auch beim Prostatakarzinom wirksam, wurde aber wegen ihrer kurzen Wirkungsdauer nicht weiterentwickelt (Reissmann et al. 2000). Im vergangenen Jahr wurde mit Abarelix (*Plenaxis*) erstmals ein Gonadorelinantagonist für die Behandlung des Prostatakarzinoms zugelassen.

Das Prostatakarzinom ist die häufigste Krebserkrankung des Mannes. In Deutschland treten jährlich 49000 Neuerkrankungen auf, die Zahl der Todesfälle beträgt 11000. Im Laufe des Lebens erkrankt jeder zehnte Mann an einem Prostatakarzinom. Die Inzidenz steigt mit dem Lebensalter und führt dazu, dass im Alter von 85 Jahren bei über 75% aller Männer ein Prostatakarzinom autoptisch nachweisbar ist. Trotz erfolgreicher Behandlung des lokalisierten Prostatakarzinoms mit kurativer Intention kommt es bei 35–40% der Patienten innerhalb von zehn Jahren zu einem biochemischen Rezidiv mit Anstieg des prostataspezifischen Antigens (PSA). Danach dauert es im Mittel weitere acht Jahre, bis Metastasen auftreten und weitere fünf Jahre bis zum Tod infolge Metastasierung.

Wichtigstes Prinzip der systemischen Therapie des Prostatakarzinoms ist der Androgenentzug, da Androgene definitiv zur Entstehung des Prostatakarzinoms beitragen. Als Methoden stehen die chirurgische Kastration sowie die Hormonentzugstherapie mit Gonadorelinanaloga oder Antiandrogenen zur Verfügung. Alle Verfahren haben eine hohe Ansprechquote, wirken aber nur temporär und nicht kurativ, da das Prostatakarzinom bei vielen Patienten nach 12–18 Monaten hormonrefraktär wird. Die mittlere Überlebenszeit der mit Hormonantagonisten behandelten Patienten beträgt 24–36 Monate. Die beiden wichtigsten evidenzbasierten Indikationen für den Androgenentzug sind die adjuvante Behandlung bei perkutaner Strahlentherapie von Hochrisikopatienten und die palliative Gabe zur Senkung tumorbedingter Komplikationen bei lokal fortgeschrittenem und metastasiertem Prostatakarzinom. Der zunehmende Einsatz des Androgenentzuges bei organbegrenztem Prostatakarzinom ist nicht leitlinienbasiert und schränkt die Lebensqualität der Patienten durch zahlreiche Nebenwirkungen (Osteoporose, Frakturen, Adipositas, Muskelschwund, Diabetes, kardiovaskuläre Morbidität) unnötig ein (Übersicht bei Isbarn et al. 2009). Auch in einer amerikanischen Kohortenstudie an 19271 Männern mit lokalisiertem Prostatakarzinom hatte der Androgenentzug im Vergleich zu einer konservativen Behandlung keinen Effekt auf das Zehnjahresüberleben (Lu-Yao et al. 2008).

Degarelix ist ein weiterer Gonadorelinantagonist mit geringeren histaminfreisetzenden Eigenschaften als bisher verfügbare Vertreter dieser Stoffgruppe wie z. B. Cetrorelix. Die direkte Blockade der Gonadorelinrezeptoren hemmt die hypophysäre Gonadotropinausschüttung und senkt die Follitropin (FSH)- und Lutropin (LH)-Plasmaspiegel bereits nach wenigen Stunden. Als Folge davon fällt der Testosteronspiegel innerhalb von wenigen Tagen auf Kastrationsniveau ab (Broqua et al. 2002). Dagegen stimulieren die Gonadorelinagonisten vom Typ des Leuprorelin zunächst die Gonadotropinsekretion und werden erst nach chronischer Gabe durch eine agonistinduzierte Desensitisierung der Gonadorelinrezeptoren zu funktionellen Gonadorelinantagonisten. Daher steigt der Testosteronspiegel zunächst mehrere Tage über das Ausgangsniveau an und erreicht Kastrationswerte erst nach 3–4 Wochen.

Die Wirkung von Degarelix auf die Hormonspiegel von Testosteron und anderen Hormonen wurde im Vergleich zu Leuprorelin in einer Phase-III-Studie an 610 Patienten mit Prostatakarzinom aller Stadien gemessen. Degarelix (240 mg s.c. Initialdosis, 80 mg oder 160 mg s.c. monatliche Erhaltungsdosis) senkte den Testosteronspiegel über einen Zeitraum von 28 bis 364 Tagen bei 97,2% bzw. 98,3% der Patienten auf Kastrationsniveau, eine ähnliche Suppression erreichte auch Leuprorelin (7,5 mg i.m./Monat) mit 96,4% der Patienten (Klotz et al. 2008). Die niedrigen Testosteronwerte wurden mit Degarelix bereits 3 Tage nach der ersten Injektion gemessen, während unter Leuprorelin der bekannte initiale Testosteronanstieg eintrat. Degarelix verursachte keine systemischen allergischen Reaktionen, aber erheblich mehr Schmerzen und Rötungen an der Injektionsstelle als Leuprorelin (40% versus 1%). In einem Kommentar zu der Studie wurde darauf hingewiesen, dass der hohe Prozentsatz lokaler Injektionsreaktionen vermutlich auf dem relativ großen Injektionsvolumen von zweimal 3 ml für die subkutane Injektion beruht (Jocham et al. 2009). Da die Androgenentzugstherapie bei lokalisiertem Prostatakarzinom generell keinen Effekt auf das Zehnjahresüberleben hat, scheinen potenzielle Vorteile von Degarelix nach Auffassung dieser Autoren nur begrenzt zu sein. Hinzu kommen noch die höheren Kosten des neuen Gonadorelinantagonisten. Die Kosten der Anfangsdosis von *Firmagon* (2 Durchstechflaschen zu 120 mg für 2 s.c. Injektionen) betragen 340,95 € und die Kosten der monatlichen Erhaltungsdosis (80 mg s.c.) 204,53 €, so dass eine einjährige Therapie 2590,78 € kostet. Damit ist die Behandlung mit *Firmagon* deutlich preiswerter als die Therapie mit Abarelix (*Plenaxis*), für das Jahrestherapiekosten von 4932,64 € zu Buche schlagen. Nachteil der Gonadorelinantagonisten ist jedoch, dass keine Arzneiformen für eine vierteljährliche Gabe verfügbar sind. Gonadorelinagonisten stehen seit langem in Arzneiformen zur Verfügung, die alle 3 Monate gegeben werden können. Darüber hinaus sind solche Präparate, z. B. Leuprorelin (*Trenantone*, 1 Zweikammerspritze mit 11,25 mg Leuprorelinacetat 498,37 € alle 3 Monate) mit 1993,48 € pro Jahr auch deutlich kostengünstiger.

Empfehlung: Degarelix (*Firmagon*) ist der zweite direkte Gonadorelinantagonist zur Behandlung des fortgeschrittenen hormonabhängigen Prostatakarzinoms. Der durch Gonadorelinagonisten ausgelöste initiale Testosteronanstieg wird vermieden, die subkutane Injektion von Degarelix löst jedoch wesentlich häufiger Schmerzen an der Injektionsstelle aus. Mögliche klinische Vorteile von Degarelix sind weder gegenüber den Gonadorelinanaloga noch gegenüber dem Gonadorelinantagonisten Abarelix erkennbar. Da zudem die Therapiekosten der Gonadorelinantagonisten deutlich höher liegen als die der Gonadorelinagonisten, können sie nicht empfohlen werden.

Epoetin theta C

Epoetin theta (*Biopoin, Eporatio*) ist ein weiteres rekombinantes humanes Erythropoetin aus der Gruppe der sogenannten Biosimilars. Es ist zugelassen zur Behandlung von Patienten mit einer symptomatischen Anämie infolge chronischer Niereninsuffizienz sowie von Krebspatienten mit nicht-myeloischen malignen Erkrankungen, die eine Chemotherapie erhalten.

Epoetin theta wird genauso wie die zuerst eingeführten Epoetinpräparate Epoetin alfa und beta in Ovarialzelllinien des chinesischen Hamsters (CHO-Zellen) hergestellt und unterscheidet sich deshalb in seinem Glykosylierungsmuster von endogenem humanem Epoetin. In 6 klinischen Studien an Patienten mit chronischen Nierenkrankheiten und 3 weiteren Studien an Krebspatienten zeigte Epoetin theta eine vergleichbare Wirksamkeit und Sicherheit wie Epoetin beta (European Medicines Agency 2009d). Die Apothekenverkaufspreise von *Biopoin* und *Eporatio* betragen für eine Standardpackung (6 Fertigspritzen 2000 I.U.) 119,04 €, so dass die Tageskosten einer WHO-DDD (1000 E) bei 9,92 € liegen (Tabelle 2.4).

Empfehlung: Epoetin theta (*Biopoin, Eporatio*) ist ein weiteres Biosimilar des rekombinanten humanen Erythropoetins zur Behandlung einer

Tabelle 2.4: Vergleich von Epoetinpräparaten. Angegeben sind Wirkstoff, Handelsname, Einführungsjahr, Preis einer Standardpackung und zugehörige Kosten einer definierten Tagesdosis (DDD-Kosten). Fspr.: Fertigspritze.

Wirkstoff	Präparat	Einführung	Packungspreis (€)	Kosten (€)/Tag
Epoetine				
Epoetin alfa	Erypo	1988	6 Fspr. 2000 I.U. 160,13	13,34
	Epoetin alfa Hexal	2007	6 Fspr. 2000 I.U. 119,04	9,92
	Abseamed	2007	6 Fspr. 2000 I.U. 119,04	9,92
Epoetin beta	Neorecormon	1988	6 Fspr. 2000 I.U. 151,28	12,61
Epoetin delta	Dynepo	2007*		
Epoetin theta	Biopoin	2009	6 Fspr. 2000 I.U. 119,04	9,92
	Eporatio	2009	6 Fspr. 2000 I.U. 119,04	9,92
Epoetin zeta	Silapo	2009	6 Fspr. 2000 I.U. 119,04	9,92
	Retacrit	2009	6 Fspr. 2000 I.U. 119,04	9,92
Epoetinderivate				
Darbepoetin alfa	Aranesp	2001	4 Fspr. 50 µg 596,93	13,43
Methoxy-Polyethylenglycol-Epoetin beta	Mircera	2007	1 Fspr. 120 µg 341,53	11,38

Epoetin delta wurde im Februar 2009 vom Hersteller aus kommerziellen Gründen vom Markt genommen (siehe Antianämika, Kapitel 8).

renalen Anämie bei Patienten mit chronischer Niereninsuffizienz, einer Chemotherapie-induzierten Anämie bei Krebspatienten und zur Steigerung der autologen Blutgewinnung. Es zeigt vergleichbare pharmakodynamische und pharmakokinetische Eigenschaften wie die bisher eingeführten Epoetinpräparate. Auch die Kosten aller Biosimilars von Epoetin sind identisch.

Epoetin zeta C

Epoetin zeta (*Silapo, Retacrit*) ist ein weiteres rekombinantes humanes Erythropoetin, das für die gleichen Indikationen wie Epoetin theta (siehe oben) als Biosimilar von der European Medicines Agency zugelassen wurde. Es wird wie die zuerst eingeführten Epoetinpräparate Epoetin alfa und beta in Ovarialzelllinien des chinesischen Hamsters hergestellt. Grundlage der Zulassung waren zwei pharmakokinetische Studien an gesunden Probanden (European Medicines Agency 2009e). *Silapo* und *Retacrit* kosten in einer Standardpackung (6 Fertigspritzen 2000 I.U.) 119,04 €, woraus sich DDD-Kosten von 9,92 € pro WHO-DDD (1000 E) ergeben (Tabelle 2.4).

Empfehlung: Epoetin zeta (*Silapo, Retacrit*) ist ein weiteres Biosimilar des rekombinanten humanen Erythropoetins. Es hat dieselben Indikationen wie Epoetin theta (siehe oben) sowie vergleichbare pharmakodynamische und pharmakokinetische Eigenschaften. Auch die Kosten aller Biosimilars von Epoetin sind identisch.

Eslicarbazepin C

Eslicarbazepin (*Zebinix*) ist ein Antiepileptikum zur Begleittherapie bei Erwachsenen mit partiellen epileptischen Anfällen mit oder ohne sekundäre Generalisierung. Die Substanz wurde aus dem aktiven Metaboliten von Oxcarbazepin entwickelt, das Monohydroxyderivat des Oxcarbazepins, das in Form von zwei Enantiomeren, S-Licarbazepin (Eslicarbazepin) und R-Licarbazepin im Verhältnis von 4:1 vorliegt. Eslicarbazepin hemmt den spannungsabhängigen Natriumkanal ähnlich wie Carbamazepin und Oxcarbazepin, ohne dass toxische Metaboliten (Epoxide) und R-Licarbazepin gebildet werden. Wie Oxcarbazepin unterliegt Eslicarbazepin keiner Autoinduktion. Die Halbwertszeit beträgt 10–20 Stunden (Übersicht bei McCormack und Robinson 2009).

Wirksamkeit und Sicherheit von Eslicarbazepin wurden in mehreren klinischen Studien an Patienten mit refraktären partiellen Anfällen untersucht. In einer Studie mit 402 Patienten wurde die Anfallsfrequenz (Placebo 7,64 Anfälle/4 Wochen) durch zusätzliche Gabe von Eslicarbazepin (800 mg oder 1200 mg tgl.) auf 5,66 bzw. 5,35 Anfälle pro 4 Wochen gesenkt (Elger et al. 2009). Eine Tagesdosis von 400 mg hatte keinen signifikanten Effekt. Die Abbruchraten wegen unerwünschter Wirkungen betrugen im Vergleich zu Placebo (3,8%) mit 800 mg 8,2% und mit 1200 mg 19,6%. Häufigste Nebenwirkungen waren Schwindel, Schläfrigkeit, Kopfschmerzen und Doppeltsehen. Ähnliche Ergebnisse lieferten eine weitere klinische Studie (Gil-Nagel et al. 2009). Die Tagestherapiekosten von *Zebinix* (800 mg) betragen 7,19 € und damit mehr als 10mal so hoch wie die (liegen damit deutlich über den) mittleren Kosten von Carbamazepin (0,66 €) und fast 4mal so hoch wie die von Oxcarbazepin (1,91 €) (siehe Tabellen 13.1 und 13.4).

Empfehlung: Eslicarbazepin (*Zebinix*) ist ein Antiepileptikum zur Begleittherapie bei Erwachsenen mit partiellen epileptischen Anfällen, das aus dem aktiven Metaboliten von Oxcarbazepin entwickelt wurde. Die Tagestherapiekosten sind fast 4mal so hoch wie die von Oxcarbazepin. Da keine Vergleichsuntersuchungen mit der Muttersubstanz vorliegen, ist eine Überprüfung potenzieller Vorteile nicht möglich.

Gefitinib B

Gefitinib (*Iressa*) ist der zweite Tyrosinkinaseinhibitor des epidermalen Wachstumsfaktor-Rezeptors (EGFR) zur Behandlung des lokal fortgeschrittenen oder metastasierten, nichtkleinzelligen Lungenkarzinoms (NSCLC) mit aktivierenden Mutationen der EGFR-TK.

Das Lungenkarzinom ist mit 39100 Todesfällen (28700 Männer, 10400 Frauen) der häufigste letale Tumor in Deutschland (Robert Koch-Institut und Gesellschaft der epidemiologischen Krebsregister in Deutschland 2010). Das nichtkleinzellige Lungenkarzinom (NSCLC) hat mit 80–85% den größten Anteil. Bei Männern ist seit Ende der 1980er Jahre ein rückläufiger Trend erkennbar, während die Inzidenz bei Frauen weiter ansteigt. Wichtigste Ursache dieser gegenläufigen Entwicklung sind die veränderten Rauchgewohnheiten bei Männern und Frauen. Nach Beendigung des Rauchens nähert sich das Krebsrisiko nach 15 Jahren dem der Nichtraucher an, erreicht dieses aber nicht. Passivrauchen erhöht das Risiko ungefähr 1,5fach. Mit der genauen Kenntnis der Ursachen ist das Bronchialkarzinom in 95% der Fälle durch eine wirksame Prävention vermeidbar. Bei lokaler Begrenzung des Tumors in den Stadien I bis IIIA ist die Lungenresektion die Therapie der Wahl. Das stadienabhängige 5-Jahresüberleben beträgt nach kurativer Lobektomie 15–70%. Zum Zeitpunkt der Diagnose sind jedoch 70% der Patienten bereits im lokal fortgeschrittenen oder metastasierten Stadium. Trotz aller therapeutischen Anstrengungen haben die Patienten mit Bronchialkarzinom nur eine mittlere Heilungschance von 5%. Das durchschnittliche 5-Jahresüberleben liegt für beide Geschlechter bei 15% (Übersicht bei Molina et al. 2008). Das Bronchialkarzinom hat damit immer noch eine besonders ungünstige Prognose.

Im fortgeschrittenen Stadium des nichtkleinzelligen Lungenkarzinoms wurden bisher mit der Chemotherapie nur Ansprechraten um 30% und mediane Überlebenszeiten von 7–11 Monaten erreicht. Allgemeingültiger Standard der Erstlinientherapie sind cisplatinhaltige Kombinationen mit einem weiteren Zytostatikum (Paclitaxel, Gemcitabin, Vinorelbin, Irinotecan, Docetaxel). Bei fehlendem Ansprechen oder Unverträglichkeit der Chemotherapie erhalten die Patienten eine palliative Strahlentherapie, um den Tumor zu verkleinern und dadurch die Symptome zu lindern. Trotz einiger Fortschritte sind die Behandlungsergebnisse des lokal fortgeschrittenem oder metastasierten nichtkleinzelligen Lungenkarzinoms bisher enttäuschend geblieben. Daher besteht Bedarf für neue Behandlungskonzepte.

Ein erfolgversprechender Weg ist die Hemmung des epidermalen Wachstumsfaktor-Rezeptors (EGFR), eines transmembranären Glykoproteins aus der Familie der humanen EGF-Rezeptoren. Der EGF-Rezeptor (EGFR) gehört zur Familie der humanen epidermalen Wachstumsfaktorrezeptoren (HER), die als transmembranäre Tyrosinkinaserezeptoren an der Zelloberfläche lokalisiert sind und in vielen Tumorarten dysreguliert sind. Die Bindung von hochaffinen endogenen Liganden wie epidermaler Wachstumsfaktor (EGF) oder transformierender Wachstumsfaktor-α (TGF-α) an der extrazellulären Domäne führt zur Dimerisierung des Rezeptors mit anschließender Autophosphorylierung der intrazellulären Tyrosinkinase. Dadurch wird eine vielstufige Signalkaskade angestoßen, die schließlich zu einer erhöhten Zellproliferation in normalen und malignen Zellen führt. Bei 40–80% der Patienten mit nichtkleinzelligem Lungenkarzinom liegt eine Überexpression des EGF-Rezeptors vor, die mit einer ungünstigen Prognose und einer verkürzten Überlebenszeit einhergeht (Übersicht bei Molina et al. 2008). Die erhöhte EGFR-Signaltransduktion verstärkt wesentliche Prozesse der Tumorprogression wie Zellüberleben, Angiogenese, Invasion und Metastasierung.

Als erster niedermolekularer EGFR-Tyrosinkinaseinhibitor wurde 2005 Erlotinib (*Tarceva*) eingeführt, der das Gesamtüberleben von 731 Patienten mit fortgeschrittenem nichtkleinzelligen Lungenkarzinom nach Versagen einer platinhaltigen Chemotherapie oder einer zusätzlichen Zweitlinientherapie von 4,7 Monate auf 6,7 Monate erhöhte (Shepherd et al. 2005). Gefitinib ist ein weiterer kleinmolekularer EGFR-Tyrosinkinaseinhibitor mit einem ähnlichen pharmakologischen Profil wie Erlotinib. Beide Substanzen hemmen die EGFR-Tyrosinkinaseaktivität in niedrigen Konzentrationen (1,79 nmol/l bzw. 3,86 nmol/l) (Rukazenkov et al. 2009). Die orale Bioverfügbarkeit von Gefitinib beträgt 59%, die Halbwertszeit 41 Stunden.

Auch die Elimination erfolgt vorwiegend durch hepatische Metabolisierung über CYP3A4 und Ausscheidung der Metaboliten mit den Fäzes.

Gestützt auf Ergebnisse von Phase-2-Studien wurde Gefitinib in einem beschleunigten Verfahren bereits 2003 durch die amerikanische Food and Drug Administration (FDA) als Monotherapie für Patienten mit fortgeschrittenem oder metastasiertem nichtkleinzelligen Lungenkarzinom (NSCLC) zugelassen. Nach enttäuschenden Ergebnissen einer Phase-3-Studie an 1692 Patienten, die keinen signifikanten Überlebensvorteil gegenüber Placebo gezeigt hatte (Thatcher et al. 2005, ISEL), veranlasste die FDA eine Änderung der Zulassung, so dass Gefitinib nur noch bei Krebspatienten eingesetzt werden kann, die bereits mit dem Mittel behandelt worden waren und denen es nach Meinung ihrer behandelnden Ärzte hilft (Food and Drug Administration 2005). Die FDA hat weiterhin betont, dass neue Patienten nicht mehr mit Gefitinib behandelt werden sollen, zumal andere Arzneimittel für die Behandlung des nichtkleinzelligen Lungenkarzinoms verfügbar sind, die lebensverlängernd wirken.

Unter bestimmten Bedingungen hatte allerdings auch Gefitinib lebensverlängernde Wirkungen gezeigt. So war schon in der placebokontrollierten ISEL-Studie eine starke Heterogenität der Überlebensraten bei prospektiv ausgewerteten Patientengruppen aufgefallen. Gefitinib erhöhte bei Nichtrauchern und asiatischen Patienten das Gesamtüberleben (Thatcher et al 2005). In einer weiteren Phase-3-Studie (INTEREST) an 1466 Patienten, die mit Platinverbindungen vorbehandelt worden waren, zeigte Gefitinib eine Nichtunterlegenheit im Vergleich zu Docetaxel bezüglich Gesamtüberleben (7,6 versus 8,0 Monate) (Kim et al. 2008). Der zweite koprimäre Endpunkt dieser Studie erreichte jedoch bei Patienten mit einer hohen Zahl von EGFR-Genkopien nicht die zuvor erwartete Überlegenheit gegenüber Docetaxel im Gesamtüberleben (8,4 versus 7,5 Monate). In einer dritten Phase-3 Studie (IPASS) an 1217 asiatischen Patienten verbesserte die Erstbehandlung mit Gefitinib das progressionsfreie Überleben, jedoch nicht das Gesamtüberleben im Vergleich zu einer kombinierten Chemotherapie aus Paclitaxel und Carboplatin. Eine zusätzliche Analyse des EGFR-Rezeptorstatus zeigte, dass bei Patienten mit aktivierenden EGFR-Mutationen nach Gefitinib das progressionsfreie Überleben deutlich länger war als nach kombinierter Chemotherapie (Mok et al. 2009). Bei Patienten ohne die EGFR-Mutationen war das progressionsfreie Überleben nach Gefitinib sogar verkürzt. Die drei

Phase-3-Studien waren die Grundlage dafür, dass die EMA Gefitinib für die Behandlung des lokal fortgeschrittenen oder metastasierten, nichtkleinzelligen Lungenkarzinoms (NSCLC) mit aktivierenden Mutationen der EGFR-Tyrosinkinase zugelassen hat. Damit sind die Vorbehalte der FDA gegenüber Gefitinib aber noch nicht ausgeräumt, zumal mit Erlotinib ein Tyrosinkinasehemmer zur Verfügung steht, der vermutlich wirksamer als Gefitinib ist. Direkt vergleichende klinische Studien sind allerdings derzeit nicht verfügbar. Die monatlichen Therapiekosten von *Iressa* (30 Tbl. 250 mg 3499,21 €, 1mal tgl. 250 mg) betragen 3499,21 € und liegen damit sogar noch 19% höher als die entsprechenden Kosten von Erlotinib (*Tarceva*, 30 Tbl. 150 mg 2928,24 €, 1mal tgl. 150 mg). Zusätzliche Kosten sind mit der Analyse des EGFR-Rezeptorstatus verbunden, sofern diese nicht von der Herstellerfirma übernommen werden.

Empfehlung: Gefitinib (*Iressa*) ist der zweite Tyrosinkinaseinhibitor des epidermalen Wachstumsfaktor-Rezeptors (EGFR) zur Behandlung des lokal fortgeschrittenen oder metastasierten, nichtkleinzelligen Lungenkarzinoms (NSCLC). Er kann nur nach einer Analyse des EGFR-Rezeptorstatus eingesetzt werden. Im Gegensatz zu Erlotinib (*Tarceva*) hatte Gefitinib in placebokontrollierten Studien keinen Effekt auf das Gesamtüberleben und darf daher in den USA nur noch im Rahmen von Studien eingesetzt werden.

Golimumab B

Golimumab (*Simponi*) ist ein weiterer Antagonist gegen den Tumor-Nekrose-Faktor-alfa (TNFα), der bei unzureichendem Ansprechen auf eine antirheumatische Basistherapie in Kombination mit Methotrexat zur Behandlung der mittelschweren bis schweren aktiven rheumatoiden Arthritis und der Psoriasisarthritis zugelassen ist. Eine weitere Indikation ist die schwere, aktive ankylosierende Spondylitis, die auf eine konventionelle Therapie unzureichend angesprochen hat. Damit stehen jetzt insgesamt fünf TNF-Inhibitoren zur Behandlung der rheumatoiden Arthritis zur Verfügung, die entweder intravenös (Infliximab) oder subkutan (Etanercept, Adalimumab, Certolizumab, Golimumab) verabreicht werden (Tabelle 2.3).

Golimumab ist ein humaner Antikörper, der löslichen und membrangebundenen TNF bindet und damit die biologische Wirkung dieses Zytokins an seinen Rezeptoren verhindert. Die Substanz hat eine terminale Halbwertszeit von 12 Tagen und wird alle 4 Wochen subkutan injiziert. Damit ist die Wirkungsdauer länger als bei anderen subkutan injizierten TNF-Inhibitoren. Zur Wirkung von Golimumab bei rheumatoider Arthritis sind mehrere klinische Studien durchgeführt worden. In der ersten Studie wurden 444 Patienten untersucht, die bereits mit Methotrexat behandelt wurden, und die Wirksamkeit anhand der 20%igen Verbesserung des Index des American College of Rheumatology (ACR20-Index) gemessen. Nach 14 Wochen wurde mit Methotrexat ein ACR20-Index bei 33,1% der Patienten und mit Methotrexat plus Golimumab (50 mg oder 100 mg s.c. alle 4 Wochen) von 56,2% bzw. 55,1% beobachtet (Keystone et al. 2009). Schwere unerwünschte Wirkungen traten bei 2,3%, 5,6% bzw. 9,0% der Patienten auf, schwere Infektionen bei 0,8%, 2,2% bzw. 5,6% der Patienten. In einer weiteren Studie wurde die Firstline-Behandlung mit der Kombination aus Methotrexat und Golimumab im Vergleich zur Monotherapie mit Methotrexat untersucht, die Unterschiede zur Monotherapie mit Methotrexat waren jedoch weniger deutlich (Emery et al. 2009). In einer dritten Studie an Patienten, bei denen eine Therapie mit TNF-Inhibitoren u.a. mangels Wirksamkeit oder Verträglichkeit abgesetzt wurde, erreichte Golimumab (50 mg oder 100 mg alle 4 Wochen s.c.) unter fortgesetzter Behandlung mit Methotrexat oder anderen Remissionsinduktoren einen ACR20-Index bei 35,1% bzw. 38% der Patienten (Placebo 18%) (Smolen et al. 2009). Bei der Psoriasisarthritis und bei ankylosierender Spondylarthritis wurden mit Golimumab ähnliche Erfolgsquoten wie bei der rheumatoiden Arthritis beobachtet (Kavanaugh et al. 2009, Inman et al. 2008). Die Tagestherapiekosten von *Simponi* betragen 61,81 € und liegen damit im vergleichbaren Bereich anderer TNF-Inhibitoren (*Enbrel*, *Humira*) (Tabelle 2.3).

Empfehlung: Golimumab (*Simponi*) ist ein weiterer TNF-Inhibitor zur Behandlung der rheumatoiden Arthritis, der Psoriasisarthritis und der ankylosierenden Spondylarthritis. Vorteilhaft sind längere Injektionsintervalle von 4 Wochen und eine teilweise erhaltene Wirksamkeit nach Versagen anderer TNF-Inhibitoren. Wie alle derzeit verfügbaren TNF-Inhibitoren sollte Golimumab wegen der schwerwiegenden Risiken (erhöhtes Infektionsrisiko, Aktivierung einer Tuberkulose) nur von erfahrenen Rheumatologen und aufgrund der hohen Kosten leitliniengerecht eingesetzt werden.

Histrelinacetat B

Histrelinacetat (*Vantas*) ist ein weiterer Gonadorelinagonist zur palliativen Behandlung des fortgeschrittenen Prostatakarzinoms, der als Implantat für einen Zeitraum für 12 Monate angewendet werden kann. Wie andere für diese Indikation eingesetzte Gonadorelinagonisten steigert Histrelinacetat zunächst die Gonadotropinsekretion, bis die Dauerstimulation des Gonadorelinrezeptors eine agonistinduzierte Desensitisierung induziert und damit dann in eine funktionelle Rezeptorblockade übergeht. Initial steigt der Testosteronspiegel zunächst mehrere Tage über das Ausgangsniveau an und erreicht Kastrationswerte erst nach 3–4 Wochen.

Histrelinacetat ist ein synthetisches Nonapeptid mit einer etwa zehnfach höheren Wirkungsstärke als der Gonadorelinagonist Leuprorelin. Die Substanz wurde in den USA bereits 1991 zur Behandlung der zentralen Pubertas praecox zugelassen. Neu ist die Arzneiform eines zylindrischen nicht abbaubaren Hydrogelreservoirs (34,5 x 3,15 mm) mit einer Wirkstoffmenge von 50 mg, das auf der Innenseite des Oberarms subkutan implantiert wird und ein Jahr lang täglich 50 μg Histrelinacetat freisetzt. Zwölf Stunden nach der Implantation wurden maximale Plasmaspiegel (1,1 ng/ml) erreicht, die dann über einen Zeitraum von 52 Wochen langsam bis auf 0,128 ng/ml absanken (Dineen et al. 2005).

Das subkutane Implantat wurde in einer offenen Studie an 138 Patienten mit fortgeschrittenem Prostatakarzinom über mindestens ein Jahr untersucht (Schlegel et al 2006). Nach 4 Wochen waren die Testosteronplasmaspiegel bei allen Patienten auf Kastrationsniveau gesenkt und blieben auch nach 52 Wochen bei 99% der Patienten supprimiert. Parallel dazu wurde auch eine weitgehende Suppression der LH- und PSA-Werte beobachtet. Nach 52 Wochen wurde das Implantat entfernt und in den meisten Fällen durch ein neues ersetzt. Bei der Reimplantation wurde kein Anstieg von Testosteron oder Lutropin (LH) beobachtet. Wie erwartet, traten bei 65,2% der Patienten Hitzewallungen als Folge des Androgenentzuges auf. Bei 19 Patienten traten lokale Reaktionen an der Implantatstelle auf, bei sieben Patienten kam es zur Ausstoßung des Implantats. Ein Implantat von *Vantas* (50 mg) kostet 1598,00 € pro Jahr und ist damit kostengünstiger als die Injektion eines Depotpräparates anderer Gonadorelinagonisten alle drei Monate, wie z. B. Leuprorelin (*Trenantone*, 1 Zweikammerspritze mit 11,25 mg Leuprorelinacetat 498,37 € alle 3 Monate) mit Jahreskosten von 1993,48 €.

2

Empfehlung: Histrelinacetat (*Vantas*) ist ein weiterer Gonadorelinagonist zur palliativen Behandlung des fortgeschrittenen Prostatakarzinoms. Vorteil gegenüber den bisher verfügbaren Depotpräparaten ist die Wirkungsdauer des Implantats über einen Zeitraum von 12 Monaten. Darüber hinaus sind auch die Jahrestherapiekosten des Implantats günstiger als bei den Depotpräparaten.

Japanische-Enzephalitis-Virus Impfstoff A

Der Impfstoff gegen das Japanische-Enzephalitis-Virus (*Ixiaro*) ist das erste, in Europa zugelassene Präparat zur aktiven Immunisierung von Erwachsenen, die auf Reisen oder beruflich dem Risiko einer Infektion ausgesetzt sind. Mit gleicher Indikation stand bisher ein aus Mäusehirnen gewonnener Impfstoff (*Je-Vax*) lediglich in den USA, Kanada und Australien zur Verfügung. Die Impfung wird von der Weltgesundheitsorganisation (WHO) und vom Gesundheitsdienst des deutschen Auswärtigen Amtes, nicht jedoch von der Ständigen Impfkommission (STIKO) des Robert-Koch-Institutes empfohlen, da reisemedizinische Beratungen nicht zu den Aufgaben des Institutes gehören.

Die japanische Enzephalitis ist eine akute Virusinfektion der Meningen und des Gehirns, die mit jährlich 50 000 klinischen Krankheitsfällen die häufigste virale Enzephalitis in Asien ist. Ein Viertel der Krankheitsfälle sind tödlich, weitere 30% der Patienten haben permanente neurologische Ausfallserscheinungen. Die Mehrzahl der Infektionen zeigt einen milden subklinischen Verlauf und manifestiert sich ohne enzephalitische Beteiligung mit unspezifischen Symptomen wie Fieber, Kopfschmerzen und Abgeschlagenheit. Für Touristen scheint das Risiko einer Infektion gering zu sein, wenn sie sich nicht über längere Zeit in ländlichen Gegenden aufhalten. So wurde das Infektionsrisiko amerikanischer Touristen auf weniger als 1 Fall pro Million Reisende geschätzt (Jelinek 2002). Ursache ist eine Infektion mit dem Japanische-Enzephalitis-Virus, das durch infizierte Mücken (meistens Culex tritaeniorhynchus) von Haustieren (Schweine, Pferde) und wild lebenden Vögeln (Reiher) auf den Menschen übertragen wird (Übersicht bei Duggan und Plosker 2009).

Der neue Impfstoff (*Ixiaro*) enthält einen inaktivierten Stamm des Japanische-Enzephalitis-Virus (SA_{14}-14-2), der ähnlich wie Polioimpfstoffe in Verozellen (Nierenzellen grüner Meerkatzen) mit hoher Ausbeute hergestellt wird. Anders als der bisher aus Mäusehirn hergestellte Impfstoff enthält *Ixiaro* keine Gelatine oder tierische Proteine, wodurch potenzielle allergische und neurologische Nebenwirkungen reduziert werden. *Ixiaro* (6 µg i.m. Tag 0 und Tag 28) wurde in einer Phase-3-Studie, die an 867 gesunden Erwachsenen in USA, Deutschland und Österreich durchgeführt wurde, mit dem aus Mäusehirnen gewonnenen Impfstoff *Je-Vax* (1 ml s.c. Tag 0, Tag 7 und Tag 28) verglichen (Tauber et al. 2007). Beide Impfstoffe erreichten nach 56 Tagen hohe Serumkonversionsraten (98% versus 95%). Der neue Testimpfstoff (*Ixiaro*) wies jedoch eine deutlich bessere lokale Verträglichkeit (1% schwere Nebenwirkungen) auf als das Vergleichspräparat (*Je-Vax*) (11% schwere Nebenwirkungen). Eine Studie zur Langzeitwirkung zeigte nach 12 Monaten noch eine Serumkonversionsrate von 83% (Schuller et al. 2008). *Ixiaro* (6 µg) kostet 84,99 € pro Dosis und damit 169,98 € pro Immunisierung.

Empfehlung: Der neue Impfstoff gegen die japanische Enzephalitis (*Ixiaro*) ist das erste, in Europa zugelassene Präparat zur aktiven Immunisierung von Erwachsenen, die auf Reisen oder beruflich dem Risiko einer Infektion ausgesetzt sind. Gegenüber einem bereits früher in den USA, Kanada und Australien zugelassenen, aus Mäusehirnen gewonnenen Impfstoff (*Je-Vax*) mit gleicher Indikation weist *Ixiaro* eine verbesserte lokale Verträglichkeit auf.

Liraglutid B

Liraglutid (*Victoza*) ist nach Exenatid (*Byetta*) der zweite Vertreter der Inkretinmimetika, die eine ähnliche Aktivität wie das endogene Hormon Glucagon-like-Peptide-1 (GLP-1) haben und daher auch als GLP-1-Mimetika bezeichnet werden. Liraglutid ist zur Behandlung des Typ-2-Diabetes in Kombination mit Metformin oder Sulfonylharnstoffpräparaten bei Patienten zugelassen, bei denen eine Monotherapie mit der maximal verträglichen Dosis dieser oralen Antidiabetika keine angemessene Blutzuckerkontrolle erreichte. Weiterhin ist Liraglutid für die Dreifachkombination mit Metformin und einem Sulfonylharnstoff oder einem Glitazon (Thiazolidindion) bei Patienten mit unzureichender Blutzuckerkontrolle trotz Therapie mit zwei oralen Antidiabetika zugelassen.

Die Entdeckung der Inkretine geht auf den schon vor 40 Jahren beschriebenen Inkretineffekt zurück. Er beruht darauf, dass die Insulinsekretion durch oral verabreichte Glucose wesentlich stärker als durch intravenöse Gabe stimuliert wird und 50–70% der glucoseinduzierten

Insulinsekretion ausmacht. Nach Aufarbeitung von Dünndarmextrakten wurden die beiden intestinalen insulinstimulierenden Hormone Glucagon-like Peptide-1 (GLP-1) and Glucose-dependent insulinotropic Polypeptide (GIP) isoliert, die hauptsächlich für die verstärkte Insulinreaktion verantwortlich sind. Bei Patienten mit Typ-2-Diabetes ist der Inkretineffekt stark abgeschwächt, was zu der Annahme führte, dass ein Mangel an Inkretinen zur der eingeschränkten Insulinsekretion dieser Patienten beiträgt. Glucagon-like Peptide-1 wurde daher als potenzielles neues Antidiabetikum in Betracht gezogen. Das körpereigene Peptidhormon ist jedoch für die praktische Anwendung nicht geeignet, weil es durch die Dipeptidylpeptidase-4 (DPP-4) schnell abgebaut wird und nur eine Halbwertszeit von 1–2 Minuten hat (Übersicht bei Drucker und Nauck 2006).

Liraglutid ist ein acyliertes Derivat des humanen GLP-1 mit einer 97%igen Strukturhomologie mit dem nativen Peptid. Die Strukturunterschiede bestehen im Einbau einer zusätzlichen Glutaminsäure an Position 26, die eine Anbindung einer Palmitoylgruppe ermöglicht, und dem Austausch einer Aminosäure (Arginin statt Lysin) in Position 34. Die Palmitoylgruppe erhöht die Selbstassoziation des Peptids mit nachfolgender langsamer Resorption und die nichtkovalente Bindung an Plasmaalbumin, wodurch eine erhöhte Stabilität gegenüber der Dipeptidylpeptidase-4 erreicht wird. Dadurch wird nach der subkutanen Injektion einerseits die Anflutung verzögert (maximaler Plasmaspiegel nach 10–14 Stunden) und die Plasmahalbwertszeit (12,5 Stunden) verlängert (Übersicht bei Deacon 2009). Die verlängerte Wirkungsdauer ermöglicht eine einmal tägliche Gabe (Tabelle 2.5). Infolge der erhöhten Albuminbindung wird Liraglutid langsam zu kleinen Peptiden, Aminosäuren und Fettsäure metabolisiert, so dass im Gegensatz zu Exenatid kein intakter Wirkstoff renal eliminiert wird. Daher ist bei älteren Patienten und Patienten mit leicht eingeschränkter Nierenfunktion keine Dosisanpassung erforderlich.

Die therapeutische Wirksamkeit von Liraglutid wurde in insgesamt sechs klinischen Studien als Monotherapie (versus Glimepirid) oder als Kombinationstherapie (Metformin und Sulfonylharnstoffe bzw. Glitazone) an Patienten mit Typ-2-Diabetes untersucht, die nicht ausreichend mit oralen Antidiabetika einstellbar waren. In einer 26-wöchigen Studie an 1091 Patienten (HbA_{1c} 8,4%, Body-Mass-Index 31,1 kg/m^2), die keine ausreichende Glucosekontrolle mit Metformin erreicht hatten, senkte die zusätzliche Gabe von Liraglutid (1,2 mg und 1,8 mg/Tag s.c.) und Glimepirid (4 mg/Tag oral) den HbA_{1c} jeweils um 1,0%, während Liraglutid

Tabelle 2.5: Vergleich der Inkretinmimetika und DPP-4-Inhibitoren. Angegeben sind Jahr der Einführung, Halbwertszeit (HWZ), Tagesdosis und Tagestherapiekosten nach definierten Tagesdosen (DDD) der WHO.

Wirkstoff	Präparat	Einführung	HWZ	Tagesdosis	DDD	Kosten €/Tag
Inkretinmimetika						
Exenatid	Byetta	2007	2,5 h	5–10 µg 2mal/d s.c.	15 mg	3,26
Liraglutid	Victoza	2009	12,5 h	1,2–1,8 mg 1mal/d s.c.	1,2 mg	4,00
DPP-4-Inhibitoren						
Sitagliptin	Januvia	2007	12,4 h	100 mg 1mal/d oral	100 mg	1,97
Vildagliptin	Galvus	2008	3 h	50 mg 1–2mal/d oral	100 mg	2,30
Saxagliptin	Onglyza	2009	2,5 h	5 mg 1mal/d oral	5 mg	1,99

(0,6 mg/Tag s.c.) den HbA_{1c} nur um 0,6% senkte und in der Placebogruppe ein Anstieg von 0,1% eintrat (Nauck et al. 2009, LEAD-2). Das Körpergewicht nahm mit Liraglutid in allen Dosierungen ab (1,8–2,8 kg), während es unter Glimepirid anstieg (1,0 kg). Hauptnebenwirkungen von Liraglutid waren Übelkeit (11–19%) und Diarrhö (10–15%), die mit Glimepirid auf Placeboniveau (3–4% bzw. 4%) lagen. Schlussfolgerung der Autoren war, dass Liraglutid in Kombination mit Metformin eine ähnliche Glucosekontrolle wie Glimepirid erreicht.

Ähnliche Resultate ergab eine Vergleichsstudie mit Insulin glargin an Patienten mit Typ-2-Diabetes, die nicht ausreichend mit zwei oralen Antidiabetika einstellbar waren. In einer 26-wöchigen Studie an 581 Patienten (HbA_{1c} 8,2%, Body-Mass-Index 30,7 kg/m^2), die keine ausreichende Glucosekontrolle mit Metformin und Glimepirid erreicht hatten, senkte die zusätzliche Gabe von Liraglutid (1,8 mg/Tag s.c.) den HbA_{1c} um 1,33%. Mit Insulin glargin wurde eine Senkung des HbA_{1c} um 1,09% erreicht, während der HbA_{1c} in der Placebogruppe nur um 0,24% abnahm (Russel-Jones et al. 2009, LEAD-5). Der HbA_{1c}-Unterschied von Liraglutid und Insulin glargin lag innerhalb der prospektiv definierten Grenze für Nichtunterlegenheit. Das Körpergewicht nahm mit Liraglutid ab (1,8 kg), stieg aber mit Insulin glargin an (1,6 kg). Schwere hypoglykämische Episoden zeigten keinen wesentlichen Unterschied (Liraglutid 0,06 versus Insulin glargin 0 Ereignisse pro Patient und Jahr). Hauptnebenwirkung von Liraglutid war auch hier die Übelkeit (14%), die mit Insulin glargin praktisch keine Rolle spielte (1,4%).

Schließlich wurde Liraglutid noch direkt mit Exenatid an Patienten mit Typ-2-Diabetes verglichen, die nicht ausreichend mit zwei oralen Antidiabetika einstellbar waren. In einer 26-wöchigen Studie an 464 Patienten (HbA_{1c} 8,2%, Body-Mass-Index 32,9 kg/m^2), die keine ausreichende Glucosekontrolle mit Metformin und Glimepirid erreicht hatten, senkte die zusätzliche Gabe von Liraglutid (1,8 mg/Tag s.c.) den HbA_{1c} um 1,12%, während Exenatid (10 µg s.c. 2mal/Tag) eine Senkung des HbA_{1c} um lediglich 0,79% erreichte (Buse et al. 2009, LEAD-6). Beide Inkretinmimetika bewirkten einen ähnlichen Gewichtsverlust (Liraglutid 3,24 kg, Exenatid 2,87 kg). Auch in dieser Studie war Übelkeit die Hauptnebenwirkung beider Inkretinmimetika, die initial etwa gleich häufig (13%) auftrat, sich aber nach 6 Wochen mit Liraglutid schneller als mit Exenatid zurückbildete. Da Liraglutid keine wesentlichen Vorteile gegenüber der Insulinbehandlung hat, ist zu erwarten, dass für Liraglutid ein ähnlicher Therapiehinweis wie für Exenatid beschlossen wird (Gemeinsamer Bundesausschuss 2008). Wesentlicher Grund für einen solchen einschränkenden Hinweis ist die Tatsache, dass die Therapie mit *Victoza* erheblich teurer ist (4,00 €/Tag) als mit Insulin (z. B. *Actraphane* 1,27 €) oder Insulin glargin (*Lantus* 2,03 €) (siehe Tabellen 11.3 und 11.4). Sogar die DDD-Kosten von Exenatid (*Byetta* 3,26 €) sind günstiger als die von Liraglutid. Trotz des relativ hohen Preises wurde *Victoza* bereits im Jahr seiner Markteinführung so häufig verordnet, dass es auf Anhieb unter die 3000 verordnungshäufigsten Arzneimitteln gelangt ist (Tabelle 2.2).

Empfehlung: Liraglutid (*Victoza*) wurde als zweiter Vertreter der Inkretinmimetika zur Behandlung des Typ-2-Diabetes in Kombination mit Metformin oder Sulfonylharnstoffpräparaten bei Patienten zugelassen, bei denen eine Therapie mit einem oder zwei oralen Antidiabetika keine angemessene Blutzuckerkontrolle erreicht wurde. Vorteil gegenüber Exenatid (*Byetta*) ist die einmal tägliche Gabe und ein schnellerer Rückgang der initial häufig bestehenden Übelkeit. Liraglutid (*Victoza*) ist jedoch mehr als dreimal so teuer wie die Behandlung mit Insulin und wird daher nur bei stark übergewichtigen Patienten eine wirtschaftlich vertretbare Alternative sein.

Micafungin C

Micafungin (*Mycamine*) ist der dritte Vertreter der Echinocandine, von denen zuvor 2002 Caspofungin (*Cancidas*) und 2007 Anidulafungin (*Ecalta*) eingeführt wurden. Micafungin ist zugelassen zur intravenösen

Behandlung einer invasiven Candidose und der ösophagealen Candidose sowie zur Prophylaxe von Candidainfektionen bei Patienten, die sich einer allogenen, hämatopoetischen Stammzelltransplantation unterziehen oder wenn eine Neutropenie (absolute Neutrophilenzahl 5500/μl) von mindestens 10 oder mehr Tagen zu erwarten ist. Wegen eines potenziellen Tumorrisikos soll Micafungin nur als Reservemittel angewendct werden, wenn andere Antimykotika nicht geeignet sind.

Ein hohes Risiko für schwere Pilzinfektionen besteht für Patienten auf Intensivstationen, für chirurgische Patienten und HIV-Patienten sowie für Tumorpatienten, immunsupprimierte Patienten nach Transplantationen oder nach hochdosierter Steroidtherapie. Für die Behandlung invasiver Pilzinfektionen stehen bisher Amphotericin B und systemisch anwendbare Azolantimykotika zur Verfügung, deren Anwendung jedoch durch Nephrotoxizität (Amphotericin B) oder Hepatotoxizität und Arzneimittelinteraktionen (Azolantimykotika) limitiert wird.

Echinocandine sind zyklische Heptapeptide mit einem breiten antimykotischen Spektrum, das vor allem Candida- und Aspergillusarten erfasst, einschließlich Azol- und Polyen-resistenter Erreger. Echinocandine hemmen die Biosynthese von 1,3-Betaglukanen, einem integralen Bestandteil der Pilzzellwand, die jedoch nicht in Säugetierzellen vorkommen. Der Glukanmangel führt damit zu osmotischer Instabilität der Zellwand von Pilzen. Wie andere Echinocandine ist Micafungin ein semisynthetisches Lipopeptid, das aus Fermentationsprodukten des Pilzes Coleophoma empetri gewonnen wird. Die minimale Hemmkonzentration für Candidaspezies beträgt 0,015 bis 2 μg/ml (Übersicht bei Cross and Scott 2008). Micafungin ist im Plasma stark proteingebunden (> 99%). Es wird in der Leber überwiegend durch die Catechol-O-Methyltransferase und durch mehrere CYP-Enzyme (CYP1A2, CYP2B6, CYP2C, CYP3A) metabolisiert und über den Darm eliminiert. Es gibt nur wenige klinisch relevante Arzneimittelinteraktionen. Micafungin hat eine Halbwertszeit von 13 Stunden und wird in einer Dosis von einmal täglich 100 mg als intravenöse Infusion verabreicht.

Micafungin wurde zunächst mit liposomalem Amphotericin bei 531 Patienten mit invasiver Candidiasis verglichen. Bei Therapieende war der Behandlungserfolg mit Micafungin und Amphotericin B identisch (89,6% versus 89,5%), behandlungsbedingte Nebenwirkungen (Serumkreatinin, Rückenschmerzen, Lokalreaktionen am Infusionsort) waren jedoch mit Amphotericin B signifikant häufiger (Kuse et al. 2007). Auch in einer weiteren klinischen Studie an 595 Patienten mit invasiver Candidiasis war Micafungin (100–150/Tag i.v.) einer Therapie mit Caspofungin (70 mg gefolgt von 50 mg/Tag i.v.) nicht unterlegen (76,4% versus 72,3%) (Pappas et al. 2007). Vergleichsstudien gegen bereits verfügbare Echinocandine fehlen. Die häufigsten Nebenwirkungen von Micafungin waren Diarrhö, Übelkeit, Erbrechen, Fieber und Schleimhautentzündungen. Besonders sorgfältig wurden hepatische Nebenwirkungen (8,6%) analysiert, da in tierexperimentellen Untersuchungen hepatozelluläre Tumoren beobachtet wurden (European Medicines Agency 2008). Micafungin soll daher nur als Reservemittel angewendet werden, wenn andere Antimykotika nicht geeignet sind. Die Tagestherapiekosten von *Mycamine* (DDD 100 mg, DDD-Kosten 700,20 €) sind doppelt so hoch wie die von Caspofungin (*Cancidas* DDD 50 mg, DDD-Kosten 350,10 €) und deutlich teurer als liposomales Amphotericin (*AmBisome* DDD 35 mg, DDD-Kosten 150,82 €) und intravenöses Fluconazol (DDD 200 mg, *Diflucan* 41,69 €; *Fluconazol Hexal* 36,69 €).

Empfehlung: Das Antimykotikum Micafungin (*Mycamine*) ist der dritte Vertreter der Echinocandine zur Behandlung der invasiven Candidiasis. Klinische Vergleichsstudien mit Amphotericin, Caspofungin und Fluconazol haben eine ähnliche Wirksamkeit und Verträglichkeit ergeben. Micafungin kann wegen eines potenziellen Tumorrisikos nur als Reservemittel angewendet werden, wenn andere Antimykotika nicht geeignet sind.

Pandemische Influenzaimpfstoffe (H1N1) B

Pandemische Influenzaimpfstoffe (*Celtura, Celvapan, CSL H1N1 Pandemic Influenza Vaccine, Focetria, Pandemrix*) wurden zur Prophylaxe der Influenza im Falle einer offiziell erklärten pandemischen Situation zugelassen. Dieser Fall trat am 11. Juni 2009 ein, als die Weltgesundheitsorganisation (WHO) nach globaler Ausbreitung der sogenannten Schweinegrippe die höchste Influenza-Pandemie-Phase 6 ausrief und damit die Influenza A/H1N1 zu einer Pandemie erklärte (World Health Organization 2009). Zugleich wurde der Schweregrad der Pandemie in diesem frühem Stadium als moderat eingestuft. Die Entscheidung der WHO ist kritisiert worden, weil von der WHO herangezogene Experten Interessenkonflikte wegen finanzieller Verbindungen zu pharmazeutischen Unternehmen hatten, die

Influenzaimpfstoffe und antivirale Arzneimittel herstellen (Cohen und Carter 2010). Aufgefallen war auch, dass erst im Mai 2009 aus der langjährigen WHO-Definition einer Pandemie die Beschreibung des Schweregrades („riesige Zahlen von Todesfällen und Erkrankungen“) entfernt worden war.

Im März 2009 waren erstmals akute respiratorische Erkrankungen in Mexiko im Zusammenhang mit einer Schweinegrippe aufgetreten. Als Ursache wurde später das H1N1-Virus identifiziert. Nach der weiteren Ausbreitung der Pandemie stellte sich heraus, dass die meisten H1N1-Infektionen einen milden Verlauf zeigten und sich nicht von der saisonalen Grippeinfektion unterschieden (Tang et al. 2010). In Deutschland trat die erste Welle von Infektionen im Juli 2009 auf. Nach einer kurzen Abnahme im August stiegen die Fallzahlen ab Oktober zuerst in Süddeutschland erneut an und erreichten Anfang November deutschlandweit einen Höhepunkt mit bis zu 45 000 neu gemeldeten Fällen pro Woche (Krause et al. 2010). Ende November 2009 ging die Zahl der gemeldeten Atemwegsinfektionen bereits wieder deutlich zurück. Insgesamt wurden dem Robert Koch-Institut bis April 2010 226 137 Fälle von pandemischer Influenza (H1N1) übermittelt, darunter 253 Todesfälle.

Im Juni 2009 gaben drei pharmazeutische Firmen (Novartis, GlaxoSmithKline, Baxter International Vaccines) die Entwicklung von Impfstoffen gegen das neue Influenza H1N1-Virus und den baldigen Beginn klinischer Prüfungen bekannt (Kuehn 2009). Drei Impfstoffe (*Cevalpan, Focetria, Pandemrix*), darunter ein adjuvansfreier (*Celvapan*) wurden von der European Medicines Agency (EMA), zwei weitere vom Paul-Ehrlich-Institut (*Celtura, CSL H1N1 Pandemic Influenza Vaccine*) zugelassen, darunter ein weiterer nichtadjuvantierter Impfstoff (*CSL H1N1 Pandemic Influenza Vaccine*) (Richter-Kuhlmann et al. 2009). Die Zulassung erfolgte in der Zeit von September bis Dezember 2009. Ende September hat die Ständige Impfkommission (2009a) eine Empfehlung zur Impfung gegen die Neue Influenza A (H1N1) verabschiedet. Danach sollte die Impfung in Abhängigkeit von der Verfügbarkeit der Impfstoffe zuerst bei Beschäftigten im Gesundheitsdienst, dann bei Personen mit erhöhter gesundheitlicher Gefährdung infolge eines Grundleidens und als dritter Gruppe bei Schwangeren und Wöchnerinnen erfolgen. Bei ausreichender Verfügbarkeit der Impfstoffe wurde die Impfung auch für Haushaltskontaktpersonen und schließlich für alle übrigen Personengruppen in drei Altersstufen (6 Monate bis 24 Jahre, 25 bis 59 Jahre, ab 60 Jahre) empfohlen.

Bereits im September 2009 wurden die ersten klinischen Studien über die Immunogenität und Sicherheit der H1N1-Impfstoffe publiziert. In einer Studie an 240 gesunden Personen im Alter von 18–64 Jahren wurde 21 Tage nach der ersten Impfdosis (15–30 µg ohne Adjuvans) ein ausreichender Antikörpertiter bei 95% bzw. 89,1% der Personen beobachtet (Greenberg et al. 2009). Ein ähnliches Ergebnis wurde 21 Tage nach einer zweiten Impfdosis erzielt, die im Abstand von 21 Tagen von der ersten Dosis verabreicht worden war. Leichte Reaktionen an der Injektionsstelle (Schmerz) und Allgemeinsymptome (z. B. Kopfschmerzen) traten bei 56,3% bzw. 53,8% der Probanden auf. Schwere Nebenwirkungen wurden nicht berichtet. In einer weiteren Studie mit einem MF59-adjuvantierten Impfstoff in niedriger Dosis (1mal 7,5 µg, 50% der Standarddosis) an 176 Erwachsenen wurde nach 21 Tagen ein ausreichender Antikörpertiter bei 77–96% der Personen und nach zwei Impfdosen nach 42 Tagen bei 92–100% der Personen beobachtet (Clark et al. 2009). Ein parallel untersuchter nichtadjuvantierter Impfstoff erreichte erwartungsgemäß geringere Antikörpertiter. Auf der anderen Seite traten mit dem adjuvantierten Impfstoff häufiger Nebenwirkungen (Lokalreaktionen 70%, Allgemeinreaktionen 42%) auf. Vorteil der Impfung mit einer Impfdosis war die schnellere Immunisierung und die Möglichkeit, doppelt so viele Personen mit der gleichen Impfstoffmenge zu impfen. Dementsprechend wurde in den Fachinformationen bei Erwachsenen und Personen im Alter von 10 bis 18 Jahren eine einmalige Impfung empfohlen. Lediglich Kinder im Alter von 6 Monaten bis 9 Jahren sollten zweimal im Abstand von 3 Wochen geimpft werden. Damit war es möglich, das Impfprogramm zu vereinfachen und Kosten zu sparen.

Rückblick: In Deutschland hat die kontroverse Diskussion über die H1N1-Impfung dazu beigetragen, dass statt der erwarteten 30% der deutschen Bevölkerung nur 7% geimpft wurden. Dementsprechend wurden von den 34 Mio. Impfstoffdosen (Kosten ca. 284 Mio. €), die von den Bundesländern bestellt worden waren, mehr als 27 Mio. Impfstoffdosen nicht verwendet (Zylka-Menhorn 2010).

Plerixafor A

Plerixafor (*Mozobil)* ist in Kombination mit Granulozyten-Kolonie-stimulierenden Wachstumsfaktoren (G-CSF) zugelassen für die verbesserte Mobilisierung hämatopoetischer Stammzellen in das periphere

Blut zur Entnahme und anschließenden autologen Transplantation bei Patienten mit Lymphom und multiplem Myelom, die nicht ausreichend Stammzellen mobilisieren. Da es nur wenige Patienten mit dieser Indikation gibt, wurde *Mozobil* von der Europäischen Arzneimittelagentur (EMA) als Arzneimittel für seltene Leiden („Orphan-Arzneimittel") ausgewiesen.

Die autologe hämatopoetische Stammzelltransplantation wird bei Patienten mit hämatologischen Neoplasien eingesetzt, um die ausgeprägte Hämatotoxizität einer hochdosierten Chemotherapie durch die Transplantation zu verkürzen und die Hämatopoese wiederherzustellen. Ursprünglich wurde das Knochenmark direkt durch Punktion und Aspiration aus dem Beckenkamm der Patienten gewonnen und als Quelle hämatopoetischer Stammzellen verwendet (Knochenmarktransplantation). Seit einigen Jahren werden aber hämatopoetische Stammzellen nach Stimulation des Wachstums mit G-CSF mittels Leukapherese aus dem peripheren Blut gewonnen. Die Chemotherapie induziert eine zusätzliche Mobilisation hämatopoetischer Stammzellen, so dass derzeit die Gabe von G-CSF allein oder in Kombination mit einer Chemotherapie das Standardverfahren zur Mobilisation hämatopoetischer Stammzellen für die autologe Stammzelltransplantation geworden ist (Übersicht bei Marks und Finke 2006). Abhängig von der Krankheit und der Intensität der vorangegangenen Chemotherapie reagieren jedoch bis zu 40% der autologen Spender nicht hinreichend auf G-CSF und können daher keine ausreichenden Mengen von Stammzellen mobilisieren.

Eine Schlüsselsubstanz für die Ansiedlung, Retention und Mobilisation hämatopoetischer Stammzellen im Knochenmark ist der Stromal cell-derived Factor 1α (SDF-1α, auch als CXCL12 bezeichnet), der als chemotaktisches Zytokin konstitutiv von den Stromazellen des Knochenmarks gebildet wird. Hämatopoetische Stammzellen exprimieren den zugehörigen Chemokinrezeptor CXCR4. Die Rezeptorbindung des Chemokins aktiviert eine Reihe von Signaltransduktionswegen und induziert dadurch Proliferation, Adhäsion oder Migration von Stammzellen. Wichtig für die Entwicklung von CXCR4-Liganden war weiterhin die Beobachtung, dass der Chemokinrezeptor CXCR4 auch als Korezeptor für den Eintritt einiger HIV-Stämme in Wirtszellen fungiert. Mehrere CXCR4-Liganden wurden daraufhin als potenzielle HIV-Therapeutika untersucht.

Plerixafor ist ein symmetrisches Bicyclamderivat, das die Bindung des Chemokins CXCL12 an den Chemokinrezeptor CXCR4 spezifisch und kompetitiv hemmt. Die Substanz wurde zunächst bei der Suche nach neuen HIV-Therapeutika entdeckt und fiel in den ersten klinischen Studien durch eine Leukozytose bei gesunden Probanden auf. Neben der Leukozytose wurde auch ein Anstieg CD34-positiver Zellen beobachtet, wodurch eine mögliche Anwendung zur Mobilisation hämatopoetischer Stammzellen aussichtsreich erschien. Wegen ungenügender oraler Bioverfügbarkeit muss Plerixafor subkutan verabreicht werden. Die Substanz wird überwiegend in unveränderter Form über die Niere ausgeschieden. Die Halbwertszeit beträgt 4–5 Stunden (Übersicht bei Wagstaff 2009).

Die therapeutische Wirksamkeit von Plerixafor wurde in zwei klinischen Studien untersucht. 298 Patienten mit einem Non-Hodgkin Lymphom, die eine Stammzelltransplantation benötigten, erhielten G-CSF (10 µg/kg s.c. pro Tag) bis zu 8 Tagen und am Abend des 4. Tages zusätzlich bis zu 4 Tagen Plerixafor (240 mg/kg) oder Placebo. Ab dem 5. Tag begann die tägliche Leukapherese bis zu 4 Tagen oder bis mehr als 5 Mio. CD34-positive Zellen/kg gewonnen worden waren (primärer Endpunkt). Mit der zusätzlichen Gabe von Plerixafor erreichten 59% der Patienten eine ausreichende Stammzellausbeute, mit G-CSF allein jedoch nur 20% (DiPersio et al. 2009a). Die häufigsten Nebenwirkungen waren gastrointestinale Störungen (Diarrhö, Übelkeit) und Reaktionen an der Injektionsstelle. Ähnliche Ergebnisse hatte eine Studie an 302 Patienten mit multiplem Myelom (DiPersio et al. 2009b). Bisher wurde Plerixafor noch nicht mit der Stammzellmobilisation durch G-CSF und Chemotherapie verglichen, die ebenfalls die Stammzellausbeute erhöht, aber mit erheblichen Nebenwirkungen belastet ist. Da Plerixafor auch Leukämiezellen mobilisiert, soll es nicht bei Leukämiepatienten angewendet werden. Ungeklärt ist bisher, ob auch andere Tumorzellen durch Plerixafor aus dem Knochenmark freigesetzt werden. Die Therapiekosten von *Mozobil* (1 Durchstechfl. 24 mg 6934,84 €, 0,24 mg/kg/Tag) liegen damit deutlich höher als die Kosten von G-CSF in Form einer einmaligen Injektion von Pegfilgastrim (*Neulasta* 1720,78 €) für einen Zeitraum von 3 Wochen.

Empfehlung: Plerixafor (*Mozobil*) ist der erste Chemokinrezeptorantagonist, der in Kombination mit Granulozyten-Kolonie-stimulierenden Wachstumsfaktoren (G-CSF) die Mobilisation hämatopoetischer Stammzellen bei Patienten mit Lymphom oder multiplem Myelom verbessert, die nicht ausreichend Stammzellen mobilisieren. Ungeklärt ist bisher, ob Plerixafor neben Leukämiezellen auch andere Tumorzellen aus dem Knochenmark mobilisiert. Daher ist eine abschließende Bewertung der Substanz noch nicht möglich.

Pneumokokkenimpfstoff B

Der Pneumokokkenpolysaccharid-Konjugatimpfstoff *Synflorix* enthält Polysaccharide von 10 Pneumokokkenserotypen (Serotypen 1, 4, 5, 6B, 7F, 9V, 14, 18C, 19F, 23F) überwiegend konjugiert an das Trägerprotein D von nicht typisierbaren Haemophilus influenzae sowie Trägerproteine von Tetanustoxoid- und Diphtherietoxoid. Er ist zur aktiven Immunisierung gegen durch Streptococcus pneumoniae verursachte invasive Erkrankungen und akute Otitis media bei Säuglingen und Kindern ab einem Alter von 6 Wochen bis zum vollendeten 2. Lebensjahr zugelassen. Die zehn Pneumokokkenserotypen verursachen 56–90% der invasiven Pneumokokkeninfektionen bei Kindern unter 5 Jahren. Die Anwendung soll auf der Basis öffentlicher Empfehlungen erfolgen.

Bisher wird von der Ständigen Impfkommission (STIKO) (2009b) die generelle Impfung gegen Pneumokokken für Kleinkinder ab vollendetem 2. Lebensjahr mit erhöhter gesundheitlicher Gefährdung infolge einer Grundkrankheit (z. B. angeborene oder erworbene Immundefekte) und chronischen Krankheiten (z. B. Herz-Kreislauf-Krankheiten, Diabetes mellitus etc.) empfohlen. Für Säuglinge im Alter von 6 Wochen bis 6 Monaten besteht die Grundimmunisierung aus 3 Dosen (je 0,5 ml) im Abstand von mindestens einem Monat sowie einer Auffrischimpfung mindestens 6 Monate nach der letzten Dosis der Grundimmunisierung, vorzugsweise im Alter von 12 bis 15 Monaten. Die häufigsten Nebenwirkungen sind Reaktionen an der Injektionsstelle und Fieber.

Die Immunogenität des decavalenten Pneumokokkenimpfstoffs wurde in einer Vergleichsstudie mit einem heptavalenten Pneumokokkenimpfstoff (*Prevenar*) an 1650 Kindern im Alter von 6–12 Wochen untersucht, die eine Grundimmunisierung mit drei Einzeldosen im Alter von 2, 3 und 4 Monaten sowie eine Auffrischimpfung im Alter von 12–18 Monaten erhielten. Bei 8 der 10 Serotypen wurde eine Nichtunterlegenheit im Vergleich zu dem heptavalenten Impfstoff erreicht (Vesikari et al. 2009). Daten zur klinischen Wirksamkeit des decavalenten Pneumokokkenimpfstoffs stammen aus einer Studie mit einem Vorläuferimpfstoff mit 10 Pneumokokkenserotypen von *Synflorix* und zusätzlich Serotyp 3, der jedoch in der Studie keine Schutzwirkung gegen Otitis media zeigte. In dem Zeitraum von 2 Wochen nach der dritten Impfdosis bis zum

Alter von 24–27 Monaten traten in der Impfstoffgruppe 333 klinische Episoden einer akuten Otitis media auf, in der Kontrollgruppe dagegen 499 Episoden, so dass die Inzidenz der Otitis um 33,6% reduziert wurde (Prymula et al. 2006). Sicherheit und Reaktogenität des decavalenten Pneumokokkenimpfstoffs lagen im gleichen Bereich wie für den vergleichend untersuchten heptavalenten Pneumokokkenimpfstoff (Chevallier et al. 2009). Die Grundimmunisierung plus Auffrischimpfung mit dem neuen Pneumokokkenimpfstoff *Synflorix* (4 Impfdosen 265,00 €) ist deutlich kostengünstiger als die mit dem heptavalenten Pneumokokkenimpfstoff *Prevenar* (4 Impfdosen 321,60 €).

Empfehlung: Der neue decavalente Pneumokokkenimpfstoff *Synflorix* ist zur aktiven Immunisierung gegen Pneumokokkeninfektionen bei Säuglingen und Kindern ab einem Alter von 6 Wochen bis zum vollendeten 2. Lebensjahr zugelassen. Er erzeugt eine auseichende Immunisierung gegen 8 der enthaltenen 10 Serotypen und senkt die Inzidenz der akuten Otitis media um 33,6%. Die Kosten für die Grundimmunisierung plus Auffrischimpfung sind deutlich geringer als die für den heptavalenten Pneumokokkenimpfstoff *Prevenar*.

Prasugrel B

Prasugrel (*Efient*) ist der dritte Vertreter der Thrombozytenaggregationshemmer aus der Gruppe der ADP-Rezeptorantagonisten (Tabelle 2.6). Er ist in Kombination mit Acetylsalicylsäure zur Prävention atherothrombotischer Ereignisse bei Patienten mit akutem Koronarsyndrom mit primärer oder verzögerter perkutaner Koronarintervention (PCI) zugelassen.

Die duale Thrombozytenaggregationshemmung mit Acetylsalicylsäure und Clopidogrel wird seit langem standardmäßig eingesetzt, um kardiovaskuläre Ereignisse der perkutanen Koronarintervention zu verhindern. Trotz guter Evidenz hat das derzeitige Verfahren zur Thrombozytenfunktionshemmung einige Nachteile. Dazu gehören verzögerter Wirkungseintritt, individuell unterschiedliche Ansprechbarkeit und Fälle von Clopidogrelresistenz. Von besonderer Bedeutung für eine individuell unterschiedliche Ansprechbarkeit bis zur Clopidogrelresistenz sind Genpolymorphismen eines Cytochrom-P450-Enzyms (CYP2C19), das eine Schlüsselrolle bei der Bildung des aktiven Metaboliten von Clopidogrel hat und bei etwa 30% der Bevölkerung nur eingeschränkt funktionsfähig ist. Patienten mit eingeschränkter Funktion des CYP2C19, die im Rahmen eines akuten Koronarsyndroms mit Clopidogrel behandelt wurden, hatten deutlich mehr kardiovaskuläre Ereignisse (12,1%) als Normalpatienten (8,0%) (Mega et al. 2009). Zusätzlich kann die thrombozytenaggregationshemmende Wirkung von Clopidogrel durch CYP2C19-hemmende Arzneimittel abgeschwächt werden. So verminderte eine Begleitmedikation mit Protonenpumpenhemmern die Hemmung der Thrombozytenaggregation durch Clopidogrel im Vergleich zu nicht mit Protonenpumpenhemmern behandelten Patienten (23,2% versus 35,2%) (O'Donoghue et al. 2009). Ob Protonenpumpenhemmer auch das Risiko kardiovaskulärer Ereignisse bei der Behandlung des akuten Koronarsyndroms mit Clopidogrel erhöhen, ist bisher nicht geklärt.

Prasugrel induziert wie Clopidogrel eine Hemmung des thrombozytären $P2Y_{12}$-Rezeptors und senkt dadurch die ADP-abhängige Thrombozytenaggregation. Auch Prasugrel ist ein Prodrug aus der Gruppe der Thienopyridine, das durch Plasmaesterasen zunächst vollständig zu einem Thiolacton hydrolysiert wird und anschließend durch mehrere hepatische Cytochrom-P450-Enzyme (vor allem CYP3A und CYP2B6) zu fast 90% in die aktive Wirksubstanz umgewandelt wird. Maximale Plasmaspiegel des aktiven Metaboliten von Prasugrel werden bereits nach 30 Minuten erreicht, erst nach 24 Stunden nehmen sie wieder ab. Der aktive Metabolit bindet irreversibel an den $P2Y_{12}$-Rezeptor, so dass die Hemmung der Thrombozytenaggregation bis zu drei Tagen anhält. Prasugrel wird überwiegend renal eliminiert (70%), der Rest über die Fäzes. Dagegen wird Clopidogrel nur zu 5–10% in seinen aktiven Metaboliten umgewandelt, da schon initial 85% der Substanz durch Plasmaesterasen zu einem inaktiven Carboxylsäurederivat abgebaut werden. Die fast vollständige Aktivierung von Prasugrel zu seinem aktiven Metaboliten ist auch die wesentliche Voraussetzung dafür, dass Prasugrel schneller und stärker als Clopidogrel wirkt (Übersicht bei Wallentin 2009). In einer direkten Vergleichsstudie an Patienten, die sich einer Herzkatheteruntersuchung für eine geplante perkutane koronare Intervention unterzogen, hemmte die Initialdosis von Prasugrel (60 mg) die ADP-stimulierte Thrombozytenaggregation schon nach 30 Minuten um 30,8%, Clopidogrel (600 mg) dagegen nur um 4,9% (Wiviott et al. 2007b). Auch nach 6 Stunden war der Effekt von Prasugrel wesentlich stärker als der von Clopidogrel (74,8% versus 31,8%).

Wirksamkeit und Sicherheit von Prasugrel (60 mg Startdosis, 10 mg Erhaltungsdosis) wurden in einer klinischen Studie an 13608 Patienten mit akutem Koronarsyndrom im Vergleich mit Clopidogrel (300 mg Startdosis, 75 mg Erhaltungsdosis) untersucht (Wiviott et al. 2007a, PROVE-IT TIMI 38). Der primäre Endpunkt für die Wirksamkeit bestand aus kardiovaskulärem Tod, nichttödlichem Herzinfarkt und nichttödlichem Schlaganfall. Wichtigster Sicherheitsendpunkt waren größere Blutungen. Nach 15 Monaten traten bei den mit Prasugrel behandelten Patienten 643 Ereignisse (9,9%) und bei den mit Clopidogrel behandelten Patienten 781 Ereignisse (12,1%) ein. Dieser Unterschied war jedoch nur signifikant, wenn die Patienten die Thrombozytenaggregationshemmer erst nach der perkutanen Koronarintervention (PCI) oder eine Stunde nach dem Verlassen des Katheterlabors erhielten (Serebruany et al. 2009). Da Clopidogrel wegen seines langsamen Wirkungseintritts mindestens 3–4 Stunden bis zur initialen Schutzwirkung benötigt, erhielten 56% der Patienten Clopidogrel verspätet, wodurch sich ein Teil der Überlegenheit von Prasugrel in der PROVE-IT TIMI 38 erklärt.

Gleichzeitig wurden signifikant mehr größere Blutungen bei 146 mit Prasugrel behandelten Patienten (2,4%) im Vergleich zu 111 mit Clopidogrel behandelten Patienten (1,8%) beobachtet, darunter vor allem bei Patienten mit einer koronaren Bypassoperation (24 versus 6 Blutungen). Auch lebensbedrohliche und tödliche Blutungen waren unter Prasugrel deutlich häufiger als unter Clopidogrel (85 versus 56 Blutungen bzw. 21 versus 5 Todesfälle). Die Gesamtmortalität (188 versus 197 Todesfälle) zeigte keine signifikanten Unterschiede. Nachträgliche exploratorische Analysen zeigten bei drei Patientengruppen im Vergleich zu Clopidogrel keinen Nutzen (Patienten über 75 Jahre, Patienten mit einem Körpergewicht unter 60 kg) oder sogar einen Schaden (Patienten mit Schlaganfall oder transienter ischämischer Attacke in der Anamnese). Daher wird die Anwendung von Prasugrel bei Patienten über 75 Jahre nicht empfohlen. Ein früherer Schlaganfall oder eine transitorische ischämische Attacke sind Kontraindikationen. Patienten mit einem Körpergewicht unter 60 kg sollen nur mit einer Erhaltungsdosis von 5 mg behandelt werden. Die Tagestherapiekosten von *Efient* betragen in der Packungsgröße N3 2,94 €. Es ist damit nicht wesentlich teurer als das Originalpräparat von Clopidogrel (*Plavix* 2,80 €/Tag), während Clopidogrelgenerika deutlich weniger kosten (z. B. *Clopidogrel-Hormosan* 0,54 €/Tag) (Tabelle 2.6).

Empfehlung: Prasugrel (*Efient)* ist ein weiterer Thrombozytenaggregationshemmer aus der Gruppe der Thienopyridine, der in Kombination mit Acetylsalicylsäure zur Prävention atherothrombotischer

Tabelle 2.6: Vergleich der Thrombozytenaggregationshemmer aus der Gruppe der ADP-Rezeptorantagonisten. Angegeben sind Tagesdosis, Jahr der Einführung, Tagesdosis, Packungsgröße, Packungspreis und Tagestherapiekosten nach WHO-DDD.

Wirkstoff und Präparate (Tagesdosis)	Einführung	Packungsgröße	Packungspreis	DDD-Kosten €/Tag
Ticlopidin (250 mg 2mal/d)				
Tyklid	1980	100 Tbl. 250 mg	74,11 €	1,48
Ticlopidin-ratiopharm	1999	90 Tbl. 250 mg	50,16 €	1,12
Clopidogrel (75 mg 1mal/d)				
Plavix	1998	100 Tbl. 75 mg	279,75 €	2,80
Iscover	1998	100 Tbl. 75 mg	268,12 €	2,68
Clopidogrel-ratiopharm	2008	100 Tbl. 75 mg	180,40 €	1,80
Clopidogrel-Hormosan	2008	100 Tbl. 75 mg	54,52 €	0,54
Prasugrel (10 mg 1mal/d)				
Efient	2009	98 Tbl. 10 mg	288,49 €	2,94

Ereignisse bei Patienten mit akutem Koronarsyndrom zugelassen ist. Im Gegensatz zu Clopidogrel wird Prasugrel fast vollständig in seinen aktiven Metaboliten umgewandelt. Außerdem wird die metabolische Aktivierung nicht durch genetische Variationen der Enzymaktivität (CYP2C19) und Hemmstoffe dieses Enzyms (insbesondere Protonenpumpeninhibitoren) beeinflusst. Prasugrel wirkt schneller, stärker und zuverlässiger als Clopidogrel, ist aber auch mit einem höheren Blutungsrisiko belastet. Daher ist Prasugrel bei Patienten mit vorangegangenen zerebrovaskulären Ereignissen (Schlaganfall, transitorische ischämische Attacke) kontraindiziert und soll bei Patienten über 75 Jahre nicht eingesetzt werden.

Ranolazin A/D

Ranolazin (*Ranexa*) ist ein antianginös wirkendes Mittel, das als Ergänzung zur symptomatischen Behandlung von Patienten mit stabiler Angina pectoris zugelassen wurde, die unzulänglich kontrolliert werden oder antianginöse Mittel der ersten Wahl wie Betarezeptorenblocker oder Calciumantagonisten nicht tolerieren. Die Substanz wurde 1986 patentiert, kam 2006 in den USA auf den Markt und wurde im Februar 2009 von der EMA zugelassen. Der Mechanismus der antianginösen

Wirkung wird auf eine Hemmung des späten Natriumeinwärtsstroms in Herzmuskelzellen zurückgeführt, wodurch die natriuminduzierte Calciumüberladung über den Natrium-Calcium-Austauscher vermindert und die ischämisch bedingte Störung der ventrikulären Repolarisation abgeschwächt wird. Die Substanz wird über CYP3A4 sowie in geringerem Umfang über CYP2D6 metabolisiert und ist daher bei gleichzeitiger Gabe von starken CYP3A4-Inhibitoren (Itraconazol, Ketoconazol, Voriconazol, Posaconazol, HIV-Proteasehemmer, Clarithromycin, Telithromycin, Nefazodon, Grapefruitsaft) kontraindiziert. Außerdem ist es Substrat des P-Glykoproteins, so dass bei gleichzeitiger Gabe von P-Glykoproteininhibitoren (Ciclosporin, Chinidin, Verapamil) die Plasmaspiegel von Ranolazin ansteigen und eine sorgfältige Dosiskontrolle erforderlich ist. Die terminale Halbwertszeit in Form der Retardtabletten beträgt 7 Stunden (Übersicht bei Nash und Nash 2008).

Ranolazin ist in mehreren klinischen Studien untersucht worden. In der ersten placebokontrollierten Studie erhielten 823 Patienten mit symptomatischer chronischer Angina pectoris Ranolazin in einer Dosis von 2mal 750 mg oder 1000 mg/Tag zusätzlich zu Standarddosen von Atenolol (50 mg/Tag), Amlodipin (5 mg/Tag) und Diltiazem (180 mg/Tag) sowie sublinguales Glyceroltrinitrat bei Bedarf über einen Zeitraum von 12 Wochen. Die mit dem Fahrradergometer gemessene Belastungsdauer (Ausgangswert 467,2 Sekunden) wurde mit Ranolazin erhöht (Δ 115,6 Sekunden), aber nur wenig mehr als mit Placebo (Δ 91,7 Sekunden) (Chaitman et al. 2004a, CARISA). Mit Ranolazin wurden auch die Zahl der Angina-pectoris-Anfälle und der zugehörige Nitratverbrauch (2,5 bzw. 2,1 pro Woche versus Placebo 3,3 pro Woche) gesenkt. Häufigste Nebenwirkungen waren Obstipation, Schwindel, Übelkeit und Asthenie. Weiterhin trat eine dosisabhängige Verlängerung der QTc-Strecke unter den beiden Dosierungen von Ranolazin (427,6 bzw. 430,7 versus 421,5 Millisekunden unter Placebo) auf, wodurch das potenzielle Risiko von ventrikulären Rhythmusstörungen bei entsprechenden Vorerkrankungen oder gleichzeitiger Einnahme von QTc-verlängernden Arzneimitteln erhöht sein kann. Ähnliche Ergebnisse wurden in zwei weiteren klinischen Studien beobachtet (Chaitman et al. 2004b, Stone et al. 2006). Praktisch ist damit die schon begrenzte antianginöse Wirksamkeit von Ranolazin durch teilweise gefährliche Nebenwirkungen und zahlreiche Arzneimittelinteraktionen weiter eingeschränkt, so dass die Risiken die Anwendung nicht rechtfertigen (N.N. 2009a). Hinzu kommt, dass Ranolazin in einer Studie an 6560 Patienten mit akutem Koronarsyndrom über einen Zeitraum von

348 Tagen keinen Effekt auf kardiovaskuläre Todesfälle, Herzinfarkte und Ischämien (primärer Endpunkt) hatte (Morrow et al. 2007). Die Therapie mit *Ranexa* ist mehr als 10–25-fach teurer (2,94 €/Tag) als mit anderen antianginös wirkenden Arzneimitteln aus der Gruppe der Betarezeptorenblocker (z. B. *Bisoprolol-ratiopharm* 0,27 €, siehe Tabelle 18.1) oder Calciumantagonisten (z. B. *Amlodipin Hexal* 0,12 €, siehe Tabelle 20.3). Obwohl *Ranexa* nur eine symptomatische Wirkung hat und vielfach teurer als gut wirksame andere Koronarmittel ist, wurde es bereits im Jahr seiner Markteinführung so häufig verordnet, dass es unter Arzneimitteln mit mehr als 10000 Verordnungen vertreten ist (Tabelle 2.2).

Empfehlung: Ranolazin *(Ranexa)* ist ein antianginös wirkendes Mittel zur symptomatischen Behandlung von Patienten mit stabiler Angina pectoris mit vergleichsweise geringer Wirkungsstärke. Gleichzeitig ist es mit teilweise gefährlichen Nebenwirkungen und zahlreichen Arzneimittelinteraktionen belastet. Nach mehreren Studien erscheint das Wirkprinzip von Ranolazin nicht ausreichend gesichert zu sein und kann daher nicht empfohlen werden.

Romiplostim A

Romiplostim *(Nplate)* ist der erste Thrombopoetinrezeptoragonist für die Behandlung erwachsener, splenektomierter Patienten mit chronischer immun-(idiopathischer) thrombozytopenischer Purpura (ITP), die gegenüber anderen Therapien refraktär sind (z. B. Glucocorticoide oder Immunglobuline). Da es nur wenige Patienten mit dieser Krankheit gibt, wurde *Nplate* von der Europäischen Arzneimittelagentur als Mittel zur Behandlung seltener Leiden (Orphan-Arzneimittel) ausgewiesen.

Die idiopathische thrombozytopenische Purpura ist die häufigste erworbene Thrombozytopenie mit einer Inzidenz von 2 pro 100000 Erwachsene. Charakteristisch sind niedrige Thrombozytenzahlen (<20000/μl), die durch eine antikörperbedingte Zerstörung von Thrombozyten verursacht werden, sowie multiple Blutungen. Viele Erwachsene entwickeln eine chronische Immunthrombozytopenie und benötigen eine Langzeittherapie. Ziel der Therapie ist die Verhütung von Blutungen durch eine Erhöhung der Thrombozytenzahlen. Am wichtigsten ist die Primärtherapie mit Glucocorticoiden und Immunglobulinen. Bei ungenügender Wirkung der Glucocorticoide stellt sich die Indikation zur Splenektomie. Wenn auch mit diesem Eingriff kein ausreichendes Ansprechen erreicht wird, werden Danazol, Dapson und Immunsuppressiva wie Azathioprin, Cyclophosphamid, Rituximab und Ciclosporin eingesetzt (Übersicht siehe bei Frampton und Lyseng-Williamson 2009).

Eine weitere Strategie zur Behandlung der idiopathischen thrombozytopenischen Purpura ist die Steigerung der Thrombozytenbildung. Ein rekombinantes Polyethylen-gekoppeltes Thrombopoetin erhöhte zwar die Thrombozytenzahl, gleichzeitig entstanden jedoch Antikörper gegen das PEG-Thrombopoetin, die auch mit endogenem Thrombopoetin reagierten und eine schwere Thrombozytopenie verursachten. Daher wurde das Thrombopoese-stimulierendes Protein Romiplostim entwickelt, das aus einer Fc-Domäne des humanen Immunoglobulin-IgG1 und zwei kovalent gebunden identischen Peptidsequenzen mit Thrombopoetinrezeptor-bindenden Domänen ohne Sequenzhomologie zum humanen Thrombopoetin besteht. Die biologischen Effekte von Romiplostim bestehen in einer Steigerung des Wachstums von Megakaryozytenkolonien zusammen mit anderen Zytokinen (darunter Epoetin und Interleukin 3 und 6) und einer vermehrten Bildung von Thrombozyten. Aufgrund der fehlenden Strukturhomologie entstehen keine neutralisierenden oder kreuzreagierenden Antikörper. Nach subkutaner Injektion beträgt die mediane Serumhalbwertszeit 3,5 Tage (Übersicht siehe bei Frampton und Lyseng-Williamson 2009).

Die Wirksamkeit von Romiplostim wurde in zwei parallelen Studien an 63 splenektomierten und 62 nicht splenektomierten Patienten mit idiopathischer thrombozytopenischer Purpura über einen Zeitraum von 24 Wochen untersucht. Romiplostim wurde 1mal pro Woche s.c. injiziert. Die Dosis betrug bei splenektomierten Patienten ca. 3 μg/kg und bei nicht splenektomierten Patienten ca. 2 μg/kg pro Woche und wurde so gewählt, dass einen Thrombozytenzahl von 50000–200000/μl erreicht wurde. Mit Romiplostim betrug die Ansprechrate der Thrombozyten bei splenektomierten Patienten insgesamt 79% und bei nicht splenektomierten Patienten 88%, während mit Placebo nur 14% der nicht splenektomierten Patienten ansprachen (Kuter et al. 2008). In einer offenen Langzeitstudie an 142 Patienten über einen Zeitraum bis zu 156 Wochen (median 69 Wochen) wurde eine durchschnittliche Ansprechrate von 67% beobachtet, 77% der Patienten erhielten eine Dosis von 2 mg/kg, die überwiegend von den Patienten selbst appliziert wurde (Bussel et al. 2009). Die Behandlung hatte ein ausreichendes Sicherheitsprofil (schwere Blutungen bei 9% der Patienten, thrombotische

Ereignisse bei 5% der Patienten) und zeigte keine Hinweise auf einen Wirkungsverlust. Die Tagestherapiekosten betragen bei einer DDD von 30 µg 98,21 € und die Jahrestherapiekosten 35846 €.

Empfehlung: Romiplostim (*Nplate*) ist der erste wirksame Thrombopoetinrezeptoragonist zur Behandlung der idiopathischen thrombozytopenischen Purpura. Die Anwendung ist indiziert, wenn die Standardtherapie mit Glucocorticoiden und Immunglobulinen sowie eine Splenektomie nicht ansprechen. Die Therapie ist teuer, betrifft aber nur wenige Patienten, so dass die jährlichen Gesamtkosten etwa bei 50 Mio. € liegen werden.

Rosuvastatin C

Rosuvastatin (*Crestor*) ist ein weiterer Cholesterinsynthesehemmer aus der Gruppe der Statine, der zur Behandlung der primären Hypercholesterinämie und der gemischten Dyslipidämie zugelassen wurde, wenn das Ansprechen auf eine Diät und andere nicht pharmakologische Maßnahmen (z. B. Bewegung, Gewichtsreduktion) nicht ausreichend sind. Eine weitere Indikation ist die homozygote familiäre Hypercholesterinämie zusätzlich zu einer Diät und anderen lipidsenkenden Maßnahmen (z. B. LDL-Apherese).

Rosuvastatin wurde bereits 2003 in den USA zugelassen, allerdings erst nach Verzicht auf die Zulassung der 80 mg Dosis aus Sicherheitsgründen (Editorial 2003). Die verschreibenden Ärzte wurden sogar aufgerufen, ihre Patienten darüber aufzuklären, dass Rosuvastatin im Vergleich zu anderen Statinen eine geringere Evidenzbasis für einen sicheren Gebrauch hat (Editorial 2003). In Deutschland wurde Rosuvastatin auch bedingt durch Sicherheitsbedenken erst mit mehrjähriger Verzögerung im Februar 2009 als sechster Vertreter der Statine zugelassen.

Trotz vieler Kontroversen hat Rosuvastatin mehrere pharmakologische Vorteile gegenüber anderen Statinen. Die Substanz hat günstige Bindungseigenschaften für sein Zielenzym, die Hydroxymethylglutaryl-Coenzym A-Reduktase, und stärkere Hemmwirkungen als andere Statine. Weiterhin ist Rosuvastatin relativ hydrophil and selektiv für die Aufnahme in Leberzellen. Es wird nur in geringem Maße von Cytochrom-P450-Enzymen metabolisiert, insbesondere nicht von CYP3A4, so dass keine klinisch relevanten Arzneimittelinteraktionen zu erwarten sind. Darüber hinaus wurden wie bei anderen Statinen pleiotrope Effekte beobachtet, die unabhängig von der Cholesterinsenkung sind. Rosuvastatin hat eine besonders lange Halbwertszeit von 19 Stunden. In dem Dosisbereich von 5–40 mg wird das LDL-Cholesterin um 43–65 % gesenkt, also stärker als mit allen anderen Statinen (siehe Übersicht bei McKenney 2005).

Trotz dieser vorteilhaften pharmakologischen Eigenschaften haben mehrere große klinische Studien keine Evidenz für eine anderen Statinen überlegene Wirksamkeit gezeigt. Rosuvastatin hatte keinen Effekt auf kardiovaskuläre Endpunkte bei Patienten mit systolischer Herzinsuffizienz (Kjekshus et al 2007), bei Patienten mit chronischer Herzinsuffizienz (GISSI-HF Investigators 2008) und bei Dialysepatienten (Fellström et al. 2009). Nur bei anderweitig gesunden Probanden mit erhöhten CRP-Werten senkte Rosuvastatin (20 mg/Tag) den kombinierten Endpunkt (Herzinfarkt, Schlaganfall, arterielle Revaskularisierungen, stationär behandelte instabile Angina pectoris, kardiovaskuläre Mortalität) über einen Zeitraum von 1,9 Jahren auf 0,77% pro 100 Patientenjahre im Vergleich zu Placebo (1,36%) (Ridker et al. 2008). Obwohl die relative Risikoreduktion auf den ersten Blick eindrucksvoll erscheint, bedeutet die absolute Risikoreduktion von 0,59%, dass 322 Patienten pro Jahr behandelt werden müssen, um ein kardiovaskuläres Ereignis zu verhindern. Die Kosten von einem verhinderten Ereignis betragen bei Tagestherapiekosten von 1,61 € für 20 mg Rosuvastatin (100 Filmtabl. 160,80 €) 189.000 €. Daneben gibt es Hinweise aus der Analyse von Verschreibungsdaten, dass Rosuvastatin wesentlich häufiger Rhabdomyolyse, Proteinurie, Nephropathie und Nierenversagen als andere Statine auslöst (Alsheikh-Ali et al. 2005). Im Grunde kann daher nur die Mahnung aus dem Jahre 2003 wiederholt werden, dass Rosuvastatin im Vergleich zu anderen Statinen eine geringere Evidenzbasis für einen sicheren klinischen Gebrauch hat (Editorial 2003). Unter diesen Bedingungen ist es erstaunlich, dass *Crestor* bereits im Jahr seiner Markteinführung am häufigsten von allen neueingeführten Arzneimitteln verordnet wurde (Tabelle 2.2).

Empfehlung: Rosuvastatin (*Crestor)* ist das sechste Statin zur Behandlung von Hypercholesterinämien. Trotz vorteilhafter pharmakologischer Eigenschaften fehlen bisher ausreichende Daten über klinische Endpunkte, um einen gezielten Einsatz der hochwirksamen Substanz zu empfehlen. Die Tagestherapiekosten liegen erheblich höher als die von Simvastatingenerika, so dass auch aus diesem Grund eine Verordnung nicht empfohlen werden kann.

Sapropterin A

Sapropterin (*Kuvan*) ist bei erwachsenen und pädiatrischen Patienten ab 4 Jahren mit Phenylketonurie zur Behandlung der Hyperphenylalaninämie angezeigt, die nachweislich auf eine solche Therapie ansprechen. Sapropterin ist auch indiziert zur Behandlung einer Hyperphenylalaninämie (HPA) bei erwachsenen und pädiatrischen Patienten mit Tetrahydrobiopterin (BH4)-Mangel, die nachweislich auf eine solche Therapie ansprechen. Da es nur wenige Patienten mit Hyperphenylalaninämie gibt, wurde Sapropterin von der Europäischen Arzneimittelagentur (EMA) als Arzneimittel für seltene Krankheiten („Orphan-Arzneimittel") ausgewiesen.

Die Phenylketonurie ist die häufigste angeborene Stoffwechselkrankheit. Ursache ist eine Störung des Aminosäurestoffwechsels durch Mutationen des Gens für die Phenylalaninhydroxylase. Mehr als 500 verschiedene Mutationen sind identifiziert worden, die zu einem Phenylalaninhydroxylasemangel mit vielfältigen klinischen Phänotypen führen. Die Phenylketonurie tritt in Deutschland ungefähr mit einer Inzidenz von 1 auf 8000 Geburten auf. Bei Säuglingen und Kleinkindern kann das mit den Nahrungsproteinen aufgenommene Phenylalanin aufgrund des Phenylalaninhydroxylasemangels nicht zu Tyrosin hydroxyliert werden, wodurch es zu abnorm hohen Blutspiegeln kommt, die das Gehirn irreversibel schädigen. Alternativ werden Phenylacetat, Phenyllactat sowie die Ketocarbonsäure Phenylpyruvat vermehrt im Urin ausgeschieden, die der Krankheit den Namen gegeben hat. Für die Umwandlung von Phenylalanin in Tyrosin benötigt die Phenylalaninhydroxylase Tetrahydrobiopterin als Koenzym. Daher kann auch ein Tetrahydrobiopterinmangel zu einer Hyperphenylalaninämie führen. Symptome der unbehandelten Krankheit sind mentale Retardierung, verminderte kognitive Funktionen, Mikrozephalie, Krämpfe und andere neuromotorische Störungen. In Deutschland wurde in den frühen 70er Jahren ein flächendeckendes Neugeborenen-Screening für Hyperphenylalaninämie eingeführt. Seit mehr als 40 Jahren besteht die Behandlung in einer strengen phenylalaninarmen Diät ergänzt durch große Mengen einer phenylalaninfreien Aminosäuremischung. Damit entwickeln sich von Geburt an behandelte Kinder mit Phenylketonurie in der Regel völlig normal und erreichten voll leistungsfähig das Erwachsenenalter. Die Diät muss lebenslang beibehalten werden, weil sonst Verhaltensstörungen, verminderter Intelligenzquotient und Leistungseinbrüche auftreten können. Die Einhaltung der Diät kann problematisch sein bedingt durch schlechten Geschmack, Ernährungsdefizite und eine nicht unbeträchtliche psychosoziale Belastung. Insbesondere in der Pubertät und frühem Erwachsenenalter ist eine erhebliche Noncompliance bekannt (Übersicht bei Sanford und Keating 2009).

Sapropterin ist eine synthetisch hergestellte Verbindung des natürlich vorkommenden biologisch aktiven 6R-Diastereomer von Tetrahydrobiopterin, das als Koenzym der Phenylalaninhydroxylase und weiterer Enzyme wirkt. Es gab mehrere Hinweise, dass Tetrahydrobiopterin die residuale Aktivität der Phenylalaninhydroxylase bei Patienten mit Phenylketonurie erhöht und den Blutspiegel von Phenylalanin senkt. Als ausreichendes Ansprechen gilt ein Abfall des Phenylalaninspiegels um 30% innerhalb von 6 Wochen. Sapropterin wird in Form aufgelöster Tabletten einmal täglich zu den Mahlzeiten eingenommen, da die Gabe nach einer fettreichen Mahlzeit 40–85% höhere Blutspiegel erzeugt. Die terminale Halbwertszeit betrug bei Patienten mit Phenylketonurie 6,7 Stunden (Übersicht bei Sanford und Keating 2009).

Wirksamkeit und Sicherheit wurden in zwei placebokontrollierten klinischen Studien an Patienten mit Phenylketonurie und phenalalaninarmer Diät untersucht. In der ersten Studie wurden 89 Patienten im Alter von durchschnittlich 20 Jahren behandelt, die eine strikte phenylalaninarme Diät vernachlässigt oder aufgegeben hatten und zuvor nach achttägiger Gabe von Sapropterin eine 30% Abnahme des Phenylalaninspiegels im Blut gezeigt hatten (Levy et al. 2007). Die Ausgangskonzentration von Phenylalanin im Blut (843–888 µmol/l) wurde mit Sapropterin (tgl. 10 mg/kg) nach 6 Wochen um 236 µmol/l gesenkt, während mit Placebo ein Anstieg um 3 µmol/l resultierte. Eine Senkung der Phenylalaninspiegel um mindestens 30% wurde bei 44% der mit Sapropterin behandelten Patienten und bei 9% der mit Placebo behandelten Patienten erreicht. Unerwünschte Wirkungen traten bei 23% der mit Sapropterin behandelten Patienten und bei 20% der mit Placebo behandelten Patienten auf. Am häufigsten waren Atemwegsinfektionen.

In der zweiten Studie wurden 46 Kinder mit Phenylketonurie im Alter von 4–12 Jahren mit Sapropterin (tgl. 20 mg/kg) oder Placebo unter Fortführung der phenylalaninarmen Diät über einen Zeitraum von 10 Wochen behandelt (Trefz et al. 2009). Nach 3 Wochen wurde bei ausreichender Kontrolle der Phenylalaninspiegel alle zwei Wochen zusätzlich Phenylalanin zur Diät gegeben. Die mit Sapropterin behandelten Patienten tolerierten einen Phenylalaninzusatz von 20,9 mg/kg/Tag bei adäquater Kontrolle der Phenylalaninspiegel (<360 µmol/l), die mit Placebo behandelten Patienten jedoch nur 2,9 µmol/kg/Tag.

Schwerwiegende Nebenwirkungen wurden nicht beobachtet. Die Tagestherapiekosten betragen bei einer DDD von 700 mg 193,98 € und die Jahrestherapiekosten 70803 €.

Empfehlung: Sapropterin (*Kuvan*) ist synthetisch hergestelltes Tetrahydrobiopterin, das bei Patienten mit Phenylketonurie zur Behandlung der Hyperphenylalaninämie als Orphan-Arzneimittel zugelassen wurde. Die Anwendung ist indiziert, wenn eine strikte phenylalaninarme Diät nicht eingehalten werden kann und die Patienten nachweislich auf die Zusatztherapie ansprechen. Sapropterin wirkt als Koenzym der Phenylalaninhydroxylase und senkt die Phenylalaninspiegel bei den auf die Therapie ansprechenden Patienten um etwa 30%. Die Therapie ist sehr teuer, betrifft aber nur Patienten ohne genügende Kontrolle durch die phenylalaninarme Diät.

Saxagliptin C

Saxagliptin (*Onglyza*) ist nach Sitagliptin (*Januvia*) und Vildagliptin (*Galvus*) der dritte Vertreter der Dipeptidylpeptidase-4-Inhibitoren, der zur Kombinationstherapie des Diabetes mellitus Typ 2 bei unzureichender Monotherapie mit Metformin, Sulfonylharnstoffen oder Thiazolidindionen zugelassen wurde (Tabelle 2.5).

Dipeptidylpeptidase-4 (DPP-4) ist eine zellmembranständige Serinprotease, die für den Abbau von Inkretinen, einschließlich Glucagonlike Peptide-1 (GLP-1) und Glucose-dependent insulinotropic Polypeptide (GIP), verantwortlich ist und in zahlreichen Geweben (Nieren, Dünndarm, Knochenmark, Leber, Pankreas, Plazenta, Thymus, Endothelzellen, Lymphozyten) vorkommt. Inkretine sind in vielfältiger Weise an der physiologischen Regulation des Glucosespiegels beteiligt. Sie verstärken die glucoseabhängige Stimulation der Insulinsekretion, supprimieren die Glucagonsekretion in hyperglykämischen Phasen, haben eine zentrale appetithemmende Wirkung und verzögern die Magenentleerung, so dass die aus der Nahrung freigesetzte Glucose langsamer in die Zirkulation gelangt. Außerdem gibt es Hinweise, dass Glucagon-like Peptide-1 die Proliferation von Betazellen im Pankreas erhöht und damit die Voraussetzung für eine langfristige Verbesserung des Diabetes schafft.

Saxagliptin erhöht postprandiale Inkretinspiegel durch eine DPP-4 -Hemmung 1,5–3-fach und bewirkt dadurch eine verstärkte Insulinfreisetzung sowie eine Abnahme der Glucagonspiegel. Es hat eine deutlich höhere inhibitorische Aktivität (IC_{50} 1,3 nM) als Sitagliptin (IC_{50} 26 nM), aber eine kürzere Halbwertszeit (2,5 Stunden versus 12,4 Stunden). Die absolute orale Bioverfügbarkeit von Saxagliptin beträgt 67%. Die Substanz wird überwiegend hepatisch über CYP3A4 und CYP3A5 metabolisiert und sowohl hepatisch wie renal ausgeschieden (Übersicht bei Dhillon und Weber 2009).

Saxagliptin wurde in mehreren klinischen Studien im Vergleich mit Placebo sowie in Kombination mit anderen oralen Antidiabetika untersucht. In einer placebokontrollierten Studie an 338 Patienten mit Typ-2-Diabetes senkte Saxagliptin (1mal 5 oder 10 mg/Tag) den HbA_{1c} (–0,43% bzw. –0,46%), während mit Placebo ein Anstieg eintrat (+0,19%) (Rosenstock et al. 2009). Der Effekt ist jedoch geringer als bei der üblichen Initialtherapie mit Metformin. Der direkte Vergleich mit Metformin bei 1306 zuvor unbehandelten Patienten zeigte, dass die Abnahme des HbA_{1c}-Wertes mit Saxagliptin nach 24 Wochen geringer als mit Metformin (1,7% versus 2,0%) war. Eine stärkere Senkung (insgesamt –2,5%) resultierte jedoch, wenn Saxagliptin in Kombination mit Metformin gegeben wurde (Jadzinsky et al. 2009). Ähnliche Ergebnisse lieferte eine Studie an Patienten, die mit einer Monotherapie mit Metformin nicht ausreichend eingestellt waren (DeFronzo et al. 2009). Auch die blutzuckersenkende Wirkung von Glibenclamid (Chacra et al. 2009) und Glitazonen (Hollander et al. 2009) wurde durch Saxagliptin verstärkt. Die häufigsten Nebenwirkungen von Saxagliptin im Vergleich zu anderen oralen Antidiabetika waren Atemwegsinfektionen und Harnwegsinfektionen. Die mittleren Tagestherapiekosten von *Onglyza* (WHO-DDD 5 mg) betragen 1,99 €. Sie sind damit ähnlich wie die von Sitagliptin (*Januvia*) (siehe Tabelle 2.5), liegen aber 8–10fach höher als die Tagestherapiekosten von Metformingenerika (z. B. *Metformin AL* 120 Tabletten 1000 mg 14,80 €) mit DDD-Kosten von 0,25 € oder Glibenclamid (z. B. *Glibenclamid dura* 120 Tabletten 1000 mg 12,34 €) mit DDD-Kosten von 0,21 €. Selbst Humaninsulin ist mit mittleren DDD-Kosten von 1,25 € kostengünstiger. Nach dem Konsensus-Statement der American Diabetes Association und der European Association for the Study of Diabetes sind Metformin und Sulfonylharnstoffe bei belegtem Langzeitnutzen und günstigen Kosten orale Antidiabetika der ersten Wahl.

Empfehlung: Saxagliptin (*Onglyza*) ist der dritte Vertreter der Dipeptidylpeptidase-4-Inhibitoren zur Verbesserung der Blutzuckerkontrolle bei Patienten mit Typ-2-Diabetes nach Versagen der Therapie mit anderen oralen Antidiabetika. Die Senkung des HbA_{1c}-Wertes ist geringer als bei der üblichen Initialtherapie mit Metformin. Daher ist die Anwendung von Saxagliptin bei Versagen der Diabetestherapie mit oralen Antidiabetika auf die Fälle zu beschränken, die den Einsatz von kostengünstigeren Alternativen nicht erlauben.

Thalidomid B

Thalidomid (*Thalidomide Celgene*) ist in Kombination mit Melphalan und Prednison zugelassen für die Erstlinienbehandlung von Patienten mit unbehandeltem multiplen Myelom ab einem Alter von 65 Jahren bzw. Patienten, für die eine hochdosierte Chemotherapie nicht in Frage kommen. Da es nur wenige Patienten mit multiplen Myelom gibt, wurde Thalidomid von der Europäischen Arzneimittelagentur (EMA) als Arzneimittel für seltene Krankheiten („Orphan-Arzneimittel") ausgewiesen. Wegen seines teratogenen Risikos muss *Thalidomide Celgene* über ein Schwangerschaftspräventionsprogramm verschrieben und abgegeben werden.

Das multiple Myelom (Plasmozytom, Morbus Kahler) gehört zu den reifzelligen B-Zelllymphomen und ist durch die Sekretion eines monoklonalen Immunglobulins gekennzeichnet. Die Inzidenz beträgt 3–4 Neuerkrankungen pro 100 000 Einwohner pro Jahr und macht ca. 1% aller malignen Tumoren aus. Typische Symptome sind Osteolysen, Einschränkung der Nieren- und Knochenmarkfunktion sowie eine hohe Infektanfälligkeit (sekundäres Antikörpermangelsyndrom). Standardtherapie für Patienten unter 65 Jahren ist die Hochdosistherapie mit Melphalan und autologer Stammzelltransplantation. Bei älteren Patienten, die nicht für die Hochdosistherapie in Frage kommen, wurde seit vielen Jahrzehnten die Kombinationstherapie aus Melphalan und Prednison (MP-Schema) am häufigsten angewendet. Die Situation änderte sich, als vor 10 Jahren eine Antitumoraktivität von Thalidomid bei therapierefraktären Patienten beobachtet wurde (Singhal et al. 1999). Danach wurde Thalidomid zunehmend auch schon als Erstlinienbehandlung eingesetzt.

Erst später wurde die Zweierkombination Melphalan plus Prednison mit einer Dreifachkombination unter Zusatz von Thalidomid in einer kontrollierten Studie an 331 Patienten mit erstmals diagnostiziertem multiplem Myelom verglichen. Die Dreifachkombination hatte eine höhere Ansprechrate als Melphalan plus Prednison (76,0% versus 47,6%), auch die Dreijahresüberlebensraten lagen höher (80% versus 64%) (Palumbo et al. 2006, GIMEMA). In einer weiteren Studie wurde auch die Gesamtlebenszeit von 33,2 auf 51,6 Monate erhöht (Facon et al. 2007, IFM 99-06). Eine verlängerte Gesamtüberlebenszeit ergab auch eine Metaanalyse von 13 Studien mit 4144 Patienten, in denen die zusätzliche Gabe von Thalidomid untersucht wurde (Hicks et al. 2008). Allerdings hatten die zusätzlich mit Thalidomid behandelten Patienten auch häufiger Thromboembolien, periphere Neuropathien, Schläfrigkeit und Infektionen. Wegen des erhöhten Thromboserisikos wird generell eine Thromboseprophylaxe empfohlen. Thalidomidderivate wie Lenalidomid haben stärkere antiangiogene und tumorhemmende Wirkungen als Thalidomid und werden derzeit auch für die Erstlinienbehandlung untersucht. Thalidomid wird relativ langsam über einen Zeitraum von 2–5 Stunden resorbiert und nach nichtenzymatischer Hydrolyse mit einer Halbwertszeit von 5–7 Stunden eliminiert. Die Tagestherapiekosten von *Thalidomide Celgene* (28 Kps. 50 mg 490,11 €) betragen bei einer Dosierung von 200 mg/Tag über 6 Wochen 70,02 € und liegen damit deutlich niedriger als die von Lenalidomid (*Revlimid*), das pro Behandlungszyklus (25 mg/Tag über 3 Wochen, danach 1 Woche Pause) 7.911,73 € (282,56 €/Tag) kostet.

Empfehlung: Thalidomid (*Thalidomide Celgene)* ist in Kombination mit Melphalan und Prednison für die Erstlinienbehandlung des multiplen Myeloms ab einem Alter von 65 Jahren zugelassen. Thalidomid verlängert in Kombination mit Melphalan und Prednison die Gesamtüberlebenszeit um 18 Monate und ist damit ein Fortschritt für die Therapie. Thalidomidderivate mit stärkeren antiangiogenen und tumorhemmenden Wirkungen werden derzeit für die Erstlinienbehandlung geprüft.

Tocilizumab A/C

Tocilizumab (*RoActemra)* ist der erste Interleukin-6-Rezeptorantagonist, der in Kombination mit Methotrexat für die Behandlung erwachsener Patienten mit mäßiger bis schwerer aktiver rheumatoider Arthritis zugelassen ist, die unzureichend auf eine vorangegangene Behandlung mit einem oder mehreren krankheitsmodifizierenden Antirheumatika oder TNF-Inhibitoren angesprochen oder diese nicht vertragen haben.

RoActemra kann bei diesen Patienten als Monotherapie verabreicht werden, falls eine Unverträglichkeit von Methotrexat vorliegt oder eine Fortsetzung der Therapie mit Methotrexat unangemessen erscheint.

Interleukin-6 (IL-6) ist ein multifunktionelles Zytokin mit zahlreichen proinflammatorischen Eigenschaften. Während akuter Krankheitsphasen der rheumatoiden Arthritis ist es in den Gelenken, aber auch im Blut der Patienten nachweisbar und vermittelt lokale und systemische Entzündungserscheinungen. Dazu gehören Fieber, allgemeine Abgeschlagenheit und Appetitlosigkeit. In den entzündeten Gelenken steigert Interleukin-6 das Wachstum von synovialen Fibroblasten und die Angiogenese über eine vermehrte Bildung von vaskulärem endothelialen Wachstumsfaktor (VEGF). Weiterhin werden die Differenzierung von B-Zellen zu Plasmazellen und die Bildung von C-reaktivem Protein (CRP) in Leberzellen gesteigert. Schließlich wird auch die Differenzierung von reifen Osteoklasten induziert und damit der Knochenabbau und die Gelenkzerstörung beschleunigt. Wegen der vielfältigen Beteiligung von Interleukin-6 an den Entzündungsvorgängen der rheumatoiden Arthritis erschien die Entwicklung eines Interleukin-6-Rezeptorantagonisten ein erfolgversprechender therapeutischer Ansatz zu sein (Übersicht bei Mima and Nishimoto 2009).

Tocilizumab ist ein rekombinanter humanisierter Anti-Interleukin-6-Rezeptorantikörper, der die Interleukin-6-Signaltransduktion blockiert. Der humanisierte Antikörper hat ein relativ geringes Risiko für die Bildung von Autoantikörpern. Nach intravenöser Infusion wird Tocilizumab dosisabhängig eliminiert. Nach drei Infusionen der Standarddosis von 8 mg/kg betrug die mittlere Halbwertszeit 242 Stunden und entsprach damit der Halbwertszeit von humanem Immunglobulin G (Übersicht bei Oldfield et al. 2009).

Wirksamkeit und Sicherheit von Tocilizumab sind in mehreren klinischen Studien nach unzureichender Wirkung von Methotrexat oder TNF-Antagonisten geprüft worden. In der ersten multinationalen Studie wurden 623 Patienten mit aktiver rheumatoider Arthritis ohne ausreichende Reaktion auf Methotrexat über einen Zeitraum von 24 Wochen untersucht (Smolen et al. 2008, OPTION). Mit Tocilizumab (4 oder 8 mg/kg i.v. alle 4 Wochen) und der in der zuvor verabreichten Dosis von Methotrexat (10–25 mg/Woche) wurde eine Ansprechquote von 48% bzw. 59% der Patienten im Vergleich 26% mit Placebo plus Methotrexat beobachtet, die als 20% Verbesserung nach dem Index des American College of Rheumatology (ACR20-Index) gemessen wurde. Schwere unerwünschte Wirkungen waren vor allem Infektionen, die mit Tocilizumab (8 mg/kg) dreifach häufiger als in der Placebogruppe auftraten. Antikörper gegen Tocilizumab waren bei 5 Patienten nachweisbar. Ähnliche Ergebnisse lieferte eine Studie an 1220 Patienten, die nicht ausreichend auf traditionelle krankheitsmodifizierende Antirheumatika reagiert hatten (Genovese et al. 2008, TOWARD). Auch 499 Patienten mit inadäquater Reaktion auf einen oder mehrere TNF-Antagonisten erreichten mit Tocilizumab (4 oder 8 mg/kg i.v. alle 4 Wochen) ein höheres Ansprechen, gemessen am ACR20-Index als Placebo (30,4%, 50,0% bzw. 10,1%) (Emery et al. 2008, RADIATE). Nach einem indirekten Vergleich ist Tocilizumab bei Patienten mit multiplem Therapieversagen nicht wirksamer als Rituximab, dessen Nutzen-Risikoprofil jedoch besser bekannt ist (N.N. 2009b). Die Tagestherapiekosten von *RoActemra* liegen im gleichen Bereich wie die der TNF-Inhibitoren (*Enbrel, Humira, Cimzia, Simponi*), sind allerdings mit 62,42 € etwas geringer als die einiger anderer Biologika (siehe Tabelle 2.3). Das mag ein wesentlicher Grund dafür sein, dass *RoActemra* bereits im Jahr seiner Markteinführung unter Arzneimitteln mit mehr als 10000 Verordnungen vertreten ist (Tabelle 2.2).

Empfehlung: Tocilizumab (*RoActemra)* ist der erste Interleukin-6-Rezeptorantagonist zur Behandlung der rheumatoiden Arthritis. Trotz eines neuartigen Wirkungsmechanismus scheint *RoActemra* keine wesentlichen Vorteile gegenüber TNF-Inhibitoren zu haben. Lediglich die Tagestherapiekosten sind zum Teil geringfügig günstiger als die vergleichbarer Biologika. Wie die TNF-Inhibitoren sollte Tocilizumab wegen des erhöhten Infektionsrisikos nur von erfahrenen Rheumatologen und aufgrund der hohen Kosten leitliniengerecht eingesetzt werden.

Tocofersolan — B

Tocofersolan (*Vedrop)* ist ein Vitamin-E-Derivat, das zur Behandlung des Vitamin-E-Mangels aufgrund digestiver Malabsorption bei Kindern mit kongenitaler oder erblicher chronischer Cholestase zugelassen wurde. Kinder mit Gallengangsatresie oder chronischer intrahepatischer Cholestase haben eine ungenügende Gallensekretion und können daher das Nahrungsfett und fettlösliche Vitamine wegen der fehlenden mizellaren Solubilisierung nicht ausreichend resorbieren. Aus diesem Grund benötigen sie unter anderem eine Behandlung mit Vitamin E. *Vedrop* wurde von der Europäischen Arzneimittelagentur unter außergewöhnlichen Umständen zugelassen, da wegen der Seltenheit der Krankheit keine umfassenden Informationen über das Präparat vorlagen.

Tocofersolan ist ein wasserlösliches Derivat des natürlichen D-Isomers von α-Tocopherol, das über eine Bernsteinsäurebrücke mit Polyethylenglycol-1000 verestert ist. In dieser Form bildet Vitamin E Mizellen und benötigt weder Gallensäuren noch Pankreassekrete für eine ausreichende orale Bioverfügbarkeit bei Malabsorptionssyndromen. Tocofersolan wird in den Dünndarmzellen als intaktes Molekül aufgenommen und dann intrazellulär in α-Tocopherol und Polyethylenglycol-1000 hydrolysiert (European Medicines Agency 2009f). Die Zulassung von Tocofersolan basiert auf drei älteren Studien an Kindern mit chronischer Cholestase. In der größten Studie wurden 60 Kinder täglich mit 25 IE/kg behandelt, die auf andere orale Vitamin-E-Präparate nicht ausreichend angesprochen hatten (Sokol et al. 1993). Alle Kinder reagierten mit einer Normalisierung des Vitamin-E-Status. Nach einer Behandlung von insgesamt 2,5 Jahren hatten sich die neurologischen Funktionen bei 25 Kindern verbessert und bei 27 Kindern stabilisiert, nur bei 2 Kindern trat eine weitere Verschlechterung ein. Nebenwirkungen wurden nicht beobachtet. Die Tagestherapiekosten von *Vedrop* betragen bei einer definierten Tagesdosis von 425 mg 39,80 €.

Empfehlung: Tocofersolan (*Vedrop)* ist ein wasserlösliches Vitamin-E-Derivat zur Behandlung des Vitamin-E-Mangels bei Kindern mit kongenitaler oder erblicher chronischer Cholestase. Ältere offene Studien bei erkrankten Kindern haben gezeigt, dass Tocofersolan eine ausreichende Zufuhr von Vitamin E ermöglicht und bestehende neurologische Funktionen bessert oder stabilisiert.

Tolvaptan A

Tolvaptan (*Samsca)* ist der erste selektive V_2-Rezeptorantagonist zur Behandlung einer Hyponatriämie als sekundäre Folge des Syndroms der inadäquaten Sekretion des antidiuretischen Hormons (SIADH).

Eine Hyponatriämie (Serumnatrium ≤135 mmol/l) ist eine der häufigsten Elektrolytstörungen bei hospitalisierten Patienten und kommt vor allem bei Herzinsuffizienz, Leberzirrhose und dem Syndrom der inadäquaten Sekretion des antidiuretischen Hormons vor. Meistens verläuft die Hyponatriämie symptomlos, in schweren Fällen (Serumnatrium ≤120 mmol/l) können sich jedoch gefährliche neurologische Komplikationen entwickeln. Die derzeit eingesetzten Behandlungsverfahren hängen vom Schweregrad und von der Art der Hyponatriämie ab (hypovolämisch, euvolämisch, hypervolämisch). Bei asymptomatischen Patienten ist die Flüssigkeitsbeschränkung die wichtigste Maßnahme. In schweren Fällen ist die Gabe von hypertoner Kochsalzlösung erforderlich, die wiederum mit zusätzlichen Risiken verbunden ist. An der Entstehung der euvolämischen oder hypervolämische Hyponatriämie sind in vielen Fällen erhöhte Spiegel von Vasopressin beteiligt, die zu einer gesteigerten Resorption von freiem Wasser und damit zu einer Verdünnung des Serumnatrium führen. Eine wirksamere und besser steuerbare Korrektur der Hyponatriämie erscheint daher bei diesen Patienten mit Vasopressinrezeptorantagonisten möglich.

Vasopressin (Adiuretin, antidiuretisches Hormon, ADH) spielt eine Schlüsselrolle für die Steuerung der Wasser- und Kreislaufregulation. Das Hypophysenhinterlappenhormon wird vermehrt sezerniert, wenn die Osmolarität im Plasma zunimmt oder das Plasmavolumen abnimmt. Die Effekte werden über mehrere Rezeptorsubtypen vermittelt. V_{1A} Rezeptoren kommen vor allem in der glatten Gefäßmuskulatur vor und bewirken eine Vasokonstriktion, V_{1B} Rezeptoren sind an adaptiven Stressreaktionen über ACTH und Endorphin beteiligt. Die Aktivierung von V_2 Rezeptoren verstärkt die Rückresorption von freiem Wasser in den Sammelrohren der Niere. Zunächst wurden viele peptidische Vasopressinrezeptorantagonisten entwickelt, die jedoch wegen der parenteralen Gabe und wegen eines Wirkungsverlusts bei chronischer Anwendung klinisch nicht anwendbar waren. Als erster Vertreter der nichtpeptidischen Antagonisten wurde der nichtselektive V_{1A}/V_2-Antagonist Conivaptan 2005 in den USA zur kurzfristigen intravenösen Behandlung der euvolämischen und hypervolämischen Hyponatriämie bei hospitalisierten Patienten zugelassen. Mozavaptan ist nur in Japan zur Behandlung des paraneoplastischen Syndroms der inadäquaten Sekretion des antidiuretischen Hormons verfügbar (Übersicht bei Decoux et al. 2008).

Tolvaptan ist ein nichtpetidischer selektiver V_2-Rezeptorantagonist zur oralen Anwendung, der die Bindung von Vasopressin im distalen Nephron blockiert. Dadurch wird die Ausscheidung von elektrolytfreiem Wasser erhöht, so dass die Urinosmolarität abnimmt und das Serumnatrium ansteigt. Nach oraler Gabe werden maximale Plasmaspiegel nach 2 Stunden beobachtet. Die Substanz wird vorwiegend hepatisch über CYP3A4 metabolisiert, so dass entsprechende Interaktionen durch CYP3A4-Inhibitoren möglich sind. Die terminale Halbwertszeit beträgt 8 Stunden. Die Langzeittherapie mit Tolvaptan führt zu erhöhten Vasospressinspiegeln und damit zu einer verstärkten Aktivierung der vasokonstriktorisch wirkenden V_1-Rezeptoren (Übersicht bei Dixon und Lien 2008).

Die Wirksamkeit von Tolvaptan wurde bei 424 ambulanten oder stationären Patienten in zwei placebokontrollierten Studien untersucht, die weitgehend identisch waren und daher gemeinsam ausgewertet wurden (Schrier et al. 2006, SALT I und II). Die Patienten hatten Herzinsuffizienz, Leberzirrhose oder das Syndrom der inadäquaten Sekretion des antidiuretischen Hormons zusammen mit euvolämischer oder hypervolämischer Hyponatriämie. Die Prüfarzneimittel wurden morgens zusätzlich zur Standardtherapie gegeben, eine Flüssigkeitsbeschränkung war nicht Bestandteil des Studienprotokolls. Tolvaptan (initial 1mal täglich 15 mg/Tag, ggf. gesteigert auf 30–60 mg/Tag) erhöhte das Serumnatrium von 129 mmol/l (basal) bereits schon nach 8 Stunden und erreichte in Abhängigkeit vom Ausgangswert nach 1–20 Tagen Werte von 135 mmol/l. Nach Absetzen trat die Hyponatriämie wieder auf. Häufigste Nebenwirkungen waren Durst, Mundtrockenheit und vermehrtes Wasserlassen. Dagegen hatte Tolvaptan in einer Studie an 4133 stationär behandelten Patienten mit akut dekompensierter Herzinsuffizienz keinen Effekt auf die Mortalität und die krankheitsbedingte Morbidität (Konstam et al. 2007, EVEREST). Der Misserfolg von Tolvaptan beruht möglicherweise darauf, dass mit der selektiven Blockade der V_2-Rezeptoren der reaktiv einsetzende Anstieg der Vasopressinkonzentration die bei der Herzinsuffizienz bereits erhöhten Vasopressinspiegel weiter steigert und damit den erhöhten peripheren Widerstand über die nicht blockierten V_1-Rezeptoren zusätzlich verstärkt (Gross et al. 2009). Die Tagestherapiekosten von *Samsca* (10 Tbl 15 mg/30 mg 1152,97 €) betragen 115,30 € und sind damit erheblich höher als die bisher bei Hyponatriämie angewendeten Therapieverfahren.

Empfehlung: Tolvaptan (*Samsca*) ist der erste selektive V_2-Rezeptorantagonist zur Behandlung einer Hyponatriämie als sekundäre Folge des Syndroms der inadäquaten Sekretion des antidiuretischen Hormons. Die Substanz erhöht das Serumnatrium innerhalb von 30 Tagen, hat aber keinen Effekt auf die Mortalität und Morbidität der akut dekompensierten Herzinsuffizienz und kommt damit nur für die kurzfristige Behandlung einer schweren Hyponatriämie in Frage.

Ulipristalacetat B

2 Ulipristalacetat (*EllaOne*) ist ein selektiver Progesteronrezeptormodulator, der für die Notfallkontrazeption innerhalb von 120 Stunden (5 Tage) nach einem ungeschützten Geschlechtsverkehr bzw. Versagen der Kontrazeption zugelassen ist. Wie Mifepriston (*Mifegyne*) blockiert Ulipristal neben dem Progesteronrezeptor auch den Glucocorticoidrezeptor, allerdings in geringerem Ausmaß.

Standardmethode der Notfallkontrazeption ist die einmalige Einnahme von 1,5 mg Levonorgestrel spätestens 72 Stunden nach ungeschütztem Geschlechtsverkehr. Dieses Verfahren hat die früher übliche Gabe einer Östrogengestagenkombination (Ethinylestradiol 0,1 mg, Levonorgestrel 0,5 mg zweimal im Abstand von 12 Stunden) abgelöst, weil die Schwangerschaftsrate mit Levonorgestrel in einer großen WHO-Studie an 1955 Frauen deutlich niedriger als mit der Östrogengestagenkombination lag (1,1% versus 3,2%) (Task Force on Postovulatory Methods of Fertility Regulation 1998). Je früher mit der Einnahme der Notfallkontrazeption begonnen wurde (24, 48, 72 Stunden postkoital), desto niedriger war die Schwangerschaftsrate (0,4%, 1,2% and 2,7%). Die Einmalgabe von Levonorgestrel (1,5 mg) war genauso wirksam wie die zweimalige Gabe (0,75 mg) im Abstand von 12 Stunden (von Hertzen et al. 2002). Häufigste Nebenwirkungen sind Übelkeit, Erbrechen, Schmerzen im Unterbauch und Spannungsgefühl in der Brust. Da die Methode relativ sicher ist, kann sie in vielen europäischen Ländern (aber nicht in Deutschland) in Apotheken ohne ärztliches Rezept bezogen werden (Kothé und Kentenich 2008).

Eine weitere potenzielle Stoffgruppe für die Notfallkontrazeption sind Progesteronrezeptorantagonisten. Sie blockieren alle physiologischen Wirkungen von Progesteron, also den mittzyklischen Gonadorelinanstieg, die Transformation des Endometriums von der proliferativen in die sekretorische Phase und die inhibitorische Wirkung des Progesterons auf die uterine Kontraktilität. Der erste Progesteronantagonist war Mifepriston (*Mifegyne*), das als Einmaldosis zur hormonellen Unterbrechung der Frühschwangerschaft 1988 zuerst in Frankreich eingeführt wurde und 1999 auch in Deutschland für diese Indikation zugelassen wurde (Winkler und Rath 1999). Neben seiner abortiven Wirkung in der Frühschwangerschaft hat der Progesteronantagonist viele potentielle Anwendungsmöglichkeiten in der Gynäkologie. In einer großen Vergleichsstudie zur Notfallkontrazeption zeigte Mifepriston eine ähnliche Wirksamkeit und Verträglichkeit wie Levonorgestrel (von Hertzen et al. 2002). Da Mifepriston ursprünglich als Abortivum eingeführt wurde, bestehen aus sozialen und politischen Gründen jedoch vielerlei Bedenken gegen eine Anwendung als Notfallkontrazeptivum.

Ulipristal ist ein synthetisches Steroid, das sich von 19-Norprogesteron ableitet und strukturelle Ähnlichkeiten zu Mifepriston aufweist. Aufgrund antagonistischer und partialagonistischer Eigenschaften am Progesteronrezeptor wird es als selektiver Progesteronrezeptormodulator bezeichnet. Seine antiglucocorticoide Aktivität ist geringer als die von Mifepriston. Haupteffekt der kontrazeptiven Wirkung ist eine Ovulationshemmung, daneben sind vermutlich auch Hemmwirkungen auf endometriale Progesteroneffekte beteiligt. Ulipristal wird überwiegend in der Leber über CYP3A4 metabolisiert und mit einer terminalen Halbwertszeit von 33 Stunden eliminiert (European Medicines Agency 2009g).

Wirksamkeit und Sicherheit von Ulipristal wurden in einer offenen unkontrollierten Studie an 1533 Frauen (Alter 24,4 Jahre) geprüft, die 30 mg Ulipristal 48 bis 120 Stunden nach ungeschütztem Geschlechtsverkehr zur Notfallkontrazeption eingenommen hatten. Primärer Endpunkt war die Schwangerschaftsrate berechnet als Zahl der Schwangerschaften mit bekanntem Schwangerschaftsstatus bezogen auf die Gesamtzahl der Notfallkontrazeptionen. Die beobachtete Schwangerschaftsrate (26 Schwangerschaften auf die ausgewertete Population von 1241 Frauen) von 2,10% lag signifikant niedriger als die erwartete Schwangerschaftsrate von 5,53% (European Medicines Agency 2009g). In einer weiteren Studie wurde Ulipristal (1mal 30 mg) mit Levonorgestrel (2mal 0,75 mg im Abstand von 12 Stunden) als Notfallkontrazeptivum bei 1549 Frauen verglichen, wobei nach Einnahme von Levonorgestrel 7 Schwangerschaften (0,9%) und nach Ulipristal 13 Schwangerschaften (1,7%) eintraten (Creinin et al 2006). Die häufigste Nebenwirkung war Übelkeit (24% bzw. 29%). In beiden Gruppen traten beträchtliche Veränderungen der Zyklusdauer auf. Die Kosten der Einmalanwendung von einer 30 mg Tablette *EllaOne* betragen 35,30 € und liegen damit mehr als doppelt so hoch wie die von einer 1,5 mg Tablette *Unofem* (17,49 €).

Empfehlung: Der selektive Progesteronrezeptorantagonist Ulipristalacetat (*EllaOne*) ist für die Notfallkontrazeption innerhalb von 5 Tagen nach ungeschütztem Geschlechtsverkehr zugelassen. Die Schwangerschaftsrate war im direkten Vergleich mit Levonorgestrel (*Unofem*) etwa doppelt so hoch. Das Nebenwirkungsprofil ist bis auf eine etwas häufiger auftretende Übelkeit mit Ulipristal ähnlich wie mit Levonorgestrel. Die Kosten von *EllaOne* liegen etwa doppelt so hoch wie mit *Unofem*. Nach klinischen und wirtschaftlichen Daten kann Ulipristal daher nur empfohlen werden, wenn der maximal zulässige Einnahmezeitraum von 72 Stunden für Levonorgestrel überschritten ist.

Ustekinumab A

Ustekinumab (*Stelara)* ist ein monoklonaler Antikörper gegen Interleukin-12 und Interleukin-23, der für die Behandlung der mittelschweren bis schweren Plaque-Psoriasis zugelassen ist, wenn andere systemische Therapien einschließlich Ciclosporin, Methotrexat und PUVA nicht angesprochen haben, kontraindiziert sind oder nicht vertragen wurden.

Die Psoriasis ist eine der häufigsten Hautkrankheiten. In der Regel wird eine topische Therapie mit Dithranol, Glucocorticoiden oder Vitamin-D-Analoga angewendet. Bedeutsam ist auch die Phototherapie mit UVA-Betrahlung (PUVA) und Photosensibilisatoren wie Methoxsalen. Eine systemische Therapie mit Retinoiden, Methotrexat oder Immunsuppressiva (Ciclosporin, Tacrolimus) bleibt schweren therapieresistenten Formen wie der chronisch aktiven Plaque-Psoriasis, der psoriatischen Erythrodermie und der Psoriasisarthritis vorbehalten. Bei Versagen der systemischen Behandlung kommen als weitere Therapieoption die sogenannten Biologika aus der Gruppe der TNF-Antagonisten (Infliximab, Etanercept, Adalimumab) in Frage (Übersicht bei Chien et al. 2009). Ein weiterer monoklonaler Antikörper gegen CD11a, Efalizumab (*Raptiva*), der 2004 für diese Indikation zugelassen worden war, musste im April 2009 wegen schwerer Nebenwirkungen, darunter 3 Fälle von progressiver multifokaler Leukenzephalopathie (PML), vom Markt genommen werden.

Ustekinumab ist ein humanisierter monoklonaler Antikörper, der die Wirkung von Interleukin-12 und Interleukin-23 durch hochaffine Bindung an die p40-Untereinheiten dieser beiden Zytokine hemmt. Beide Zytokine spielen neuerdings eine wichtige Rolle für die Pathophysiologie der Psoriasis. Interleukin-12, ein Heterodimer aus zwei p40- and p35-Untereinheiten, wird von antigenpräsentierenden Zellen freigesetzt und induziert die Differenzierung naiver T-Helferzellen in T1-Helferzellen, die wiederum Interleukin 2, Interferon-γ und TNF-α

freisetzen. Interleukin-23, ein Mitglied der Interleukin-12-Familie mit einem über Disulfidbrücken gekoppeltem Komplex von p19 und p40, bewirkt die Differenzierung naiver T-Zellen in T17-Helferzellen, die Interleukin-17 und Interleukin-22 sezernieren. Interleukin-23 scheint das bedeutsamere Zytokin bei der Entstehung der Psoriasis zu sein, da p40 and p19 in psoriatischen Läsionen stärker überexprimiert sind, p35 dagegen nicht (Übersicht bei Chien et al 2009). Maximale Plasmaspiegel von Ustekinumab wurden nach 1–2 Wochen nach subkutaner Injektion erreicht, die mittlere Halbwertszeit betrug 21,6 Tage (European Medicines Agency 2009h).

Wirksamkeit und Sicherheit von Ustekinumab wurden in zwei placebokontrollierten Studien untersucht. In der ersten Studie erhielten 766 Patienten mit mittelschwerer bis schwerer Psoriasis, bei denen andere systemische Therapien nicht wirksam oder anwendbar waren, 45 mg oder 90 mg Ustekinumab subkutan zum Zeitpunkt 0 und 4 Wochen und danach alle 12 Wochen bis zu einem Jahr. Die Wirksamkeit wurde anhand des PASI 75 (75% Verbesserung des Psoriasis Area and Severity Index) gemessen. Nach 12 Wochen erreichten deutlich mehr mit Ustekinumab behandelte Patienten einen PASI 75 (67,1% bzw. 66,4%) als placebobehandelte Patienten (3,1%) (Leonardi et al. 2008, PHOENIX 1). Ähnliche Resultate ergab die zweite Studie mit 1230 Patienten (Papp et al. 2008, PHOENIX 2). Unerwünschte Wirkungen traten mit Ustekinumab in beiden Studien etwa genauso häufig wie in der Placebogruppe auf. Wie andere Immunsuppressiva kann Ustekinumab das Risiko für die Entstehung maligner Tumoren erhöhen, was tierexperimentell in Mausmodellen mit Antikörpern gegen Interleukin 12 und 23 nachgewiesen wurde (Übersicht bei Patel et al. 2009). Deshalb werden die Patienten dieser beiden Studien 5 Jahre nachbeobachtet. Bis zur Klärung dieser Frage wird empfohlen, bei Versagen systemischer Psoriasismittel weiterhin TNF-Antagonisten einzusetzen, deren karzinogenes Risiko besser bekannt ist (N.N. 2009c). Die Tagestherapiekosten von *Stelara* (1 Durchstechfl. 45 mg, 4973,72 €, DDD 0,54 mg) betragen 59,58 € und liegen damit in einem ähnlichen Bereich wie TNF-Inhibitoren (Tabelle 2.3).

Empfehlung: Ustekinumab (*Stelara)* ist ein weiterer monoklonaler Antikörper zur Behandlung der mittelschweren bis schweren Plaque-Psoriasis bei Versagen anderer systemischer Therapien. Er hemmt die die Zytokine Interleukin-12 und Interleukin-23, die pathophysiologisch bedeutsam für die Entstehung der Psoriasis sind. Vorteilhaft sind längere Injektionsintervalle von 12 Wochen. Wegen der noch nicht genau bekannten Risiken (erhöhtes Infektionsrisiko, Tumorrisiko) sollte Ustekinumab erst nach den schon länger eingesetzten TNF-Antagonisten in Betracht gezogen werden.

Vinflunin B

Vinflunin (*Javlor*) ist ein semisynthetisches Vincaalkaloid, das nach Versagen einer Cisplatin-haltigen Behandlung zur Monotherapie bei fortgeschrittenem oder metastasierendem Übergangszellkarzinom des Urothels der Harnblase (Urothelkarzinom) zugelassen wurde.

Das Harnblasenkarzinom ist mit jährlich 28 000 Neuerkrankungen in Deutschland die zweithäufigste urogenitale Krebserkrankung nach dem Prostatakarzinom. Blasentumoren sind Krankheiten des höheren Lebensalters und treten bei Männern häufiger als bei Frauen auf. Etwa 95% aller Blasentumoren gehen vom Urothel aus. Wichtigster ätiologischer Faktor ist das Zigarettenrauchen, das 35–50% der Blasenkarzinome verursacht. Daneben spielt die berufliche Exposition bei der Herstellung von Gummi, Farben und Teerprodukten sowie in Kohlebergwerken eine Rolle. Bei nichtinvasiven oberflächlichen Blasenkarzinomen beträgt die 5-Jahresüberlebensrate 90%. Bei invasiven Tumoren mit Infiltration der Nachbarorgane sinkt sie auf 50%, bei Lymphknotenbefall oder Fernmetastasen auf weniger als 10%. Standardtherapie des invasiven Blasenkarzinoms ist die radikale Zystektomie mit bilateraler pelviner Lymphadenektomie und Prostatektomie bei Männern bzw. Hysterektomie und Salpingoovarektomie bei Frauen. Vor der Einführung einer wirksamen Chemotherapie war die Überlebenszeit des metastasierten Blasenkarzinoms selten länger als 3–6 Monate. Die Standardtherapie mit dem MVAC-Schema (Methotrexat, Vinblastin, Adriamycin, Cisplatin) ermöglicht ein medianes Überleben von 12 Monaten, hat aber beträchtliche Nebenwirkungen. Später wurde das GC-Schema (Gemcitabin, Cisplatin) entwickelt, das im direkten Vergleich genauso wirksam, aber besser verträglich war wie das MVAC-Schema (Übersicht bei Bachner und De Santis 2008).

Vinflunin wird partialsynthetisch durch Einführung von 2 Fluoratomen aus Vinorelbin hergestellt und bindet wie andere Vincaalkaloide spezifisch an Tubulin, das als Proteinkomponente der Mikrotubuli und des Spindelapparates eine Schlüsselrolle für die Mitosehemmung durch Zytostatika hat. In der Gruppe der Vincaalkaloide zeigt Vinflunin jedoch einige Besonderheiten. Die Affinität von Vinflunin an Tubulin ist geringer als die anderer Vincaalkaloide, wodurch die Neurotoxizität vermindert wird. Die Tubulinbindung korreliert nicht mit der Antitumorwirkung, da Vincaalkaloide mehr als hundertfach intrazellulär angereichert werden und Vinflunin die höchsten intrazellulären Konzentrationen erreicht. Die Mitose wird in der Metaphase blockiert, so dass schließlich eine Apoptose resultiert. Erst in höheren Konzentrationen führt Vinflunin wie andere Vincaalkaloide zur Aggregation von Mikrotubuli (Übersicht bei Bachner und De Santis 2008). Nach intravenöser Infusion wird Vinflunin überwiegend über CYP3A4 metabolisiert und mit einer Halbwertszeit von etwa 40 Stunden eliminiert.

Die Wirksamkeit anderer Vincaalkaloide bei der Erstlinientherapie des metastasierten Blasenkarzinoms im MVAC-Schema war der Ausgangspunkt für die klinische Prüfung von Vinflunin. Nach zwei Phase-2-Studien wurde Vinflunin als Zweitlinientherapie nach Versagen einer platinhaltigen Kombinationstherapie an 370 Patienten in einer Phase-3-Studie zusätzlich zur besten supportiven Therapie untersucht. In der Intent-to-treat-Gruppe wurde das mediane Gesamtüberleben durch Vinflunin zwar verlängert (6,9 versus 4,5 Monate), der Unterschied war jedoch nicht signifikant (Bellmunt et al. 2009). Erst in einer post-hoc-Analyse unter Einbeziehung prognostischer Faktoren wurde das Ergebnis signifikant. Häufigste Nebenwirkungen waren Neutropenie (50%), Anämie (19%), Müdigkeit und Obstipation (16%). Die Tagestherapiekosten von *Javlor* (DDD 27,43 mg) betragen 180,47 € oder 5414,10 € pro Monat.

Empfehlung: Vinflunin *(Javlor)* ist ein semisynthetisches Vincaalkaloid zur Zweitlinienbehandlung des Harnblasenkarzinoms. Die Monotherapie mit Vinflunin verlängerte das Gesamtüberleben (6,9 versus 4,5 Monate), der Unterschied war jedoch nicht signifikant. Aus diesem Grunde sollten weitere Studienergebnisse abgewartet werden.

Neue Wirkstoffe seit 2000

Der Umsatzanteil der in den letzten zehn Jahren neu eingeführten Wirkstoffe am Gesamtmarkt ist 2009 mit 20,2% im Vergleich zum Vorjahr (2008 20,1%) annähernd konstant geblieben (Tabelle 2.7). Diese Entwicklung ist teilweise darauf zurückzuführen, dass wiederum umsatzstarke Präparate, die 2000 in die Therapie eingeführt wurden,

Tabelle 2.7: Erfolgreiche Neueinführungen 2000 bis 2009. Angegeben sind Verordnungen und Umsatz von Präparaten, die seit 2000 neu eingeführt wurden und 2009 zu den 30 umsatzstärksten neuen Wirkstoffen zählen.

2

Präparat	Wirkstoff	Jahr	Verordnungen 2009		Umsatz 2009	
			in Tsd.	Änd. %	in Mio. €	Änd. %
Humira	Adalimumab	2003	97,3	25,3	421,7	26,4
Enbrel	Etanercept	2000	105,4	11,5	361,4	18,9
Spiriva	Tiotropiumbromid	2002	1.933,1	14,4	263,9	19,9
Glivec	Imatinib	2001	41,9	4,8	262,6	13,8
Seroquel	Quetiapin	2000	1.170,6	17,1	259,3	24,1
Copaxone	Glatirameracetat	2001	159,7	15,3	236,5	26,1
Lyrica	Pregabalin	2004	1.830,8	22,9	220,7	25,5
Lantus	Insulin glargin	2000	1.497,2	5,2	170,1	5,2
Keppra	Levetiracetam	2000	506,9	28,1	169,7	34,4
Tysabri	Natalizumab	2006	49,1	20,4	117,5	25,3
Aranesp	Darbepoetin alfa	2001	220,8	–8,0	113,4	-9,2
Cymbalta	Duloxetin	2004	554,0	6,3	107,9	27,5
Neulasta	Pegfilgrastim	2003	65,1	9,1	106,0	13,2
Zometa	Zoledronsäure	2001	138,8	10,5	102,0	12,1
Sutent	Sunitinib	2006	21,6	12,9	101,6	11,9
Abilify	Aripiprazol	2004	148,7	18,8	86,4	24,3
Tracleer	Bosentan	2002	23,6	16,0	77,8	16,0
Revlimid	Lenalidomid	2007	10,5	11,6	77,8	11,4
Levemir	Insulin detemir	2004	576,1	16,8	74,7	17,3
Votum	Olmesartan medoxomil	2002	782,5	–0,2	72,8	18,1
Kaletra	Lopinavir	2001	78,4	–2,6	68,3	5,8
Tarceva	Erlotinib	2005	27,3	11,2	66,1	15,5
Reminyl	Galantamin	2001	290,3	7,9	64,2	12,7
Pegasys	Peginterferon alfa-2a	2002	44,6	3,0	63,9	4,7
Arcoxia	Etoricoxib	2004	1.072,7	7,5	62,4	10,2
Actos	Pioglitazon	2000	336,8	–0,9	60,3	0,6
Cipralex	Escitalopram	2003	483,9	11,3	60,1	20,3
Gardasil	Humaner Papillom-virus-Impfstoff (Typen 6,11,16,18)	2006	372,5	–39,1	59,2	-39,3
Nexavar	Sorafenib	2006	12,3	–2,1	58,8	2,9
Ezetrol	Ezetimib	2002	327,6	–5,2	53,9	3,6
Summe			12.883,0		3.599,4	
Summe aller Neueinführungen mit mind. 10.000 Verordnungen			26.017,6	5,6	5.753,5	16,1
Anteil dieser Neueinführungen am Gesamtmarkt (%)			4,2		20,2	

nicht mehr in der diesjährigen Liste der Neueinführungen der letzten 10 Jahre vertreten sind. Ein weiterer Grund sind erneute Umsatzrückgänge von Präparaten, die in früheren Jahren noch hohe Zuwachraten hatten (*Aranesp, Gardasil*). Den stärksten Umsatzanstieg weist das Antiepileptikum Levetiracetam (*Keppra*) mit einer Zunahme von 34,4% auf, obwohl es bereits vor 10 Jahren eingeführt wurde. Spitzenreiter unter den Neueinführungen sind unverändert die beiden TNF-Antagonisten Adalimumab (*Humira*) und Etanercept (*Enbrel*), die weiterhin hohe Zuwachsraten aufweisen. Die erfolgreiche Marktentwicklung der beiden TNF-Antagonisten beruht auf einem echten Fortschritt für die Behandlung der aktiven rheumatoiden Arthritis und des Morbus Crohn. Nach den Richtlinien der Deutschen Gesellschaft für Rheumatologie (Schneider et al. 2007) sind sie jedochnur bei unzureichendem Effekt anderer remissionsinduzierender Mittel indiziert (Näheres siehe Kapitel 16, Antirheumatika und Antiphlogistika).

Der Umsatzanstieg der in den letzten 10 Jahren neu eingeführten Arzneimittel zeigt 2009 wieder eine hohe Steigerungsrate (+16,1%) (Tabelle 2.7), liegt aber niedriger als im Vorjahr (+19,3%). Durch die vermehrte Verordnung von Neueinführungen sind die Arzneimittelkosten 2009 um 801 Mio. € gestiegen. Dieser Anstieg erklärt fast die Hälfte des Zuwachses der Arzneimittelkosten im Gesamtmarkt in Höhe von 1749 Mio. € (siehe Tabelle 1.1).

Literatur

Alonso-Ruiz A, Pijoan JI, Ansuategui E, Urkaregi A, Calabozo M, Quintana A (2008): Tumor necrosis factor alpha drugs in rheumatoid arthritis: systematic review and metaanalysis of efficacy and safety. BMC Musculoskelet Disord 9: 52.

Alsheikh-Ali AA, Ambrose MS, Kuvin JT, Karas RH (2005): The safety of rosuvastatin as used in common clinical practice: a postmarketing analysis. Circulation 111: 3051–3057.

Bachner M, De Santis M (2008): Vinflunine in the treatment of bladder cancer. Ther Clin Risk Manag 4: 1243–1253.

Bellmunt J, Théodore C, Demkov T, Komyakov B, Sengelov L, Daugaard G, Caty A, Carles J, Jagiello-Gruszfeld A, Karyakin O, Delgado FM, Hurteloup P, Morsli N, Salhi Y, Culine S, von der Maase H (2009): Phase III trial of vinflunine plus best supportive care compared with best supportive care alone after a platinum-containing regimen in patients with advanced transitional cell carcinoma of the urothelial tract. J Clin Oncol 27): 4454–4461.

Broqua P, Riviere PJ, Conn PM, Rivier JE, Aubert ML, Junien JL (2002): Pharmacological profile of a new, potent, and long-acting gonadotropin-releasing hormone antagonist: degarelix. J Pharmacol Exp Ther 301: 95–102.

2

Buse JB, Rosenstock J, Sesti G, Schmidt WE, Montanya E, Brett JH, Zychma M, Blonde L; LEAD-6 Study Group (2009): Liraglutide once a day versus exenatide twice a day for type 2 diabetes: a 26-week randomised, parallel-group, multinational, open-label trial (LEAD-6). Lancet 374: 39–47.

Bussel JB, Kuter DJ, Pullarkat V, Lyons RM, Guo M, Nichol JL (2009): Safety and efficacy of long-term treatment with romiplostim in thrombocytopenic patients with chronic ITP. Blood 113: 2161–2171.

Buvat J, Tesfaye F, Rothman M, Rivas DA, Giuliano F (2009): Dapoxetine for the treatment of premature ejaculation: results from a randomized, double-blind, placebo-controlled phase 3 trial in 22 countries. Eur Urol 55: 957–967.

Chacra AR, Tan GH, Apanovitch A, Ravichandran S, List J, Chen R; CV181-040 Investigators (2009): Saxagliptin added to a submaximal dose of sulphonylurea improves glycaemic control compared with uptitration of sulphonylurea in patients with type 2 diabetes: a randomised controlled trial. Int J Clin Pract 63: 1395–1406.

Chaitman BR, Pepine CJ, Parker JO, Skopal J, Chumakova G, Kuch J, Wang W, Skettino SL, Wolff AA; Combination Assessment of Ranolazine In Stable Angina (CARISA) Investigators (2004a): Effects of ranolazine with atenolol, amlodipine, or diltiazem on exercise tolerance and angina frequency in patients with severe chronic angina: a randomized controlled trial. JAMA 291: 309–316.

Chaitman BR, Skettino SL, Parker JO, Hanley P, Meluzin J, Kuch J, Pepine CJ, Wang W, Nelson JJ, Hebert DA, Wolff AA; MARISA Investigators (2004b): Anti-ischemic effects and long-term survival during ranolazine monotherapy in patients with chronic severe angina. J Am Coll Cardiol 43: 1375–1382.

Chevallier B, Vesikari T, Brzostek J, Knuf M, Bermal N, Aristegui J, Borys D, Cleerbout J, Lommel P, Schuerman L (2009): Safety and reactogenicity of the 10-valent pneumococcal non-typeable Haemophilus influenzae protein D conjugate vaccine (PHiD-CV) when coadministered with routine childhood vaccines. Pediatr Infect Dis J 28 (4 Suppl): S109–118.

Chien AL, Elder JT, Ellis CN (2009): Ustekinumab: a new option in psoriasis therapy. Drugs 69: 1141–1152.

Chung M, Kozuch P (2008): Treatment of malignant ascites. Curr Treat Options Oncol 9: 215–233.

Clark TW, Pareek M, Hoschler K, Dillon H, Nicholson KG, Groth N, Stephenson I (2009): Trial of 2009 influenza A (H1N1) monovalent MF59-adjuvanted vaccine. N Engl J Med 361: 2424–2435.

Cohen D, Carter P (2010): WHO and the pandemic flu „conspiracies". BMJ 2010;340: 1274–1279.

Creinin MD, Schlaff W, Archer DF, Wan L, Frezieres R, Thomas M, Rosenberg M, Higgins J (2006): Progesterone receptor modulator for emergency contraception: a randomized controlled trial. Obstet Gynecol 108: 1089–1097.

Cross SA, Scott LJ (2008): Micafungin: a review of its use in adults for the treatment of invasive and oesophageal candidiasis, and as prophylaxis against Candida infections. Drugs 68: 2225–2255.

Deacon CF (2009): Potential of liraglutide in the treatment of patients with type 2 diabetes. Vasc Health Risk Manag 5: 199–211.

Decaux G, Soupart A, Vassart G (2008): Non-peptide arginine-vasopressin antagonists: the vaptans. Lancet 371: 1624–1632.

DeFronzo RA, Hissa MN, Garber AJ, Luiz Gross J, Yuyan Duan R, Ravichandran S, Chen RS; Saxagliptin 014 Study Group (2009): The efficacy and safety of saxagliptin when added to metformin therapy in patients with inadequately controlled type 2 diabetes with metformin alone. Diabetes Care 32: 1649–1655.

Dhillon S, Weber J (2009): Saxagliptin. Drugs 69: 2103–2114.

Dineen MK, Tierney DS, Kuzma P, Pentikis HS (2005): An evaluation of the pharmacokinetics and pharmacodynamics of the histrelin implant for the palliative treatment of prostate cancer. J Clin Pharmacol 45: 1245–1249.

DiPersio JF, Micallef IN, Stiff PJ, Bolwell BJ, Richard T. Maziarz RT, Jacobsen E, Nademanee A, McCarty J, Bridger G, Calandra G (2009a): Phase III prospective randomized double-blind placebo-controlled trial of plerixafor plus granulocyte colony-stimulating factor compared with placebo plus granulocyte colony-stimulating factor for autologous stem-cell mobilization and transplantation for patients with non-hodgkin's lymphoma. J Clin Oncol 27: 4767–4673.

DiPersio JF, Stadtmauer EA, Nademanee A, Micallef INM, Stiff PJ, Kaufman JL, Maziarz RL, Hosing C, Früehauf S, Horwitz M, Cooper D, Bridger G, Calandra G, for the 3102 Investigators (2009b): Plerixafor and G-CSF versus placebo and G-CSF to mobilize hematopoietic stem cells for autologous stem cell transplantation in patients with multiple myeloma. Blood 113: 5720–5726.

Dixon MB, Lien YH (2008): Tolvaptan and its potential in the treatment of hyponatremia. Ther Clin Risk Manag 4: 1149–1155.

Drucker DJ, Nauck MA (2006): The incretin system: glucagon-like peptide-1 receptor agonists and dipeptidyl peptidase-4 inhibitors in type 2 diabetes. Lancet 368: 1696--1705.

Duggan ST, Plosker GL (2009): Japanese encephalitis vaccine (inactivated, adsorbed) [IXIARO]. Drugs 69: 115–122.

Editorial (2003): The statin wars: why AstraZeneca must retreat. Lancet 362: 1341.

Elger C, Halász P, Maia J., Almeida L, Soares-da-Silva P (2009): Efficacy and safety of eslicarbazepine acetate as adjunctive treatment in adults with refractory partial-onset seizures: a randomized, double-blind, placebo-controlled, parallel-group phase III study. Epilepsia 50, 454–463.

Emery P, Keystone E, Tony HP, Cantagrel A, van Vollenhoven R, Sanchez A, Alecock E, Lee J, Kremer J (2008): IL-6 receptor inhibition with tocilizumab improves treatment outcomes in patients with rheumatoid arthritis refractory to anti-tumour necrosis factor biologicals: results from a 24-week multicentre randomised placebo-controlled trial. Ann Rheum Dis 67: 1516–1523.

Emery P, Fleischmann RM, Moreland LW, Hsia EC, Strusberg I, Durez P, Nash P, Amante EJ, Churchill M, Park W, Pons-Estel BA, Doyle MK, Visvanathan S, Xu W, Rahman MU (2009): Golimumab, a human anti-tumor necrosis factor alpha monoclonal antibody, injected subcutaneously every four weeks in methotrexate-naive patients with active rheumatoid arthritis: twenty-four-week results of a phase III, multicenter, randomized, double-blind, placebo-controlled study of golimumab before methotrexate as first-line therapy for early-onset rheumatoid arthritis. Arthritis Rheum 60: 2272–2283.

European Medicines Agency (2008): Assessment Report for Mycamine. Internet: www.emea.europa.eu/humandocs/PDFs/EPAR/mycamine/H-734-en6.pdf

European Medicines Agency (2009a): Assessment Report for Valdoxane. Internet: www.emea.europa.eu/humandocs/PDFs/EPAR/valdoxan/H-915-en6.pdf

2

European Medicines Agency (2009b): Assessment Report for Ilaris. Internet: www.emea.europa.eu/humandocs/PDFs/EPAR/ilaris/H-1109-en6.pdf

European Medicines Agency (2009c): Assessment Report for Removab. Internet: www.emea.europa.eu/humandocs/PDFs/EPAR/removab/H-972-en6.pdf

European Medicines Agency (2009d): Assessment Report for Biopoin. Internet: www.ema.europa.eu/humandocs/PDFs/EPAR/biopoin/H-1036-en6.pdf

European Medicines Agency (2009e): Assessment Report for Silapo. Internet: www.ema.europa.eu/humandocs/PDFs/EPAR/silapo/H-760-en6.pdf

European Medicines Agency (2009f): Assessment Report for Vedrop. Internet: www.emea.europa.eu/humandocs/PDFs/EPAR/vedrop/H-920-en6.pdf

European Medicines Agency (2009g): Assessment Report for Ellaone. Internet: www.emea.europa.eu/humandocs/PDFs/EPAR/ellaone/H-1027-en6.pdf

European Medicines Agency (2009h): Assessment Report for Stelara. Internet: www.emea.europa.eu/humandocs/PDFs/EPAR/stelara/H-958-en6.pdf

Facon T, Mary JY, Hulin C, Benboubker L, Attal M, Pegourie B, Renaud M, Harousseau JL, Guillerm G, Chaleteix C, Dib M, Voillat L, Maisonneuve H, Troncy J, Dorvaux V, Monconduit M, Martin C, Casassus P, Jaubert J, Jardel H, Doyen C, Kolb B, Anglaret B, Grosbois B, Yakoub-Agha I, Mathiot C, Avet-Loiseau H; Intergroupe Francophone du Myélome (2007): Melphalan and prednisone plus thalidomide versus melphalan and prednisone alone or reduced-intensity autologous stem cell transplantation in elderly patients with multiple myeloma (IFM 99-06): a randomised trial. Lancet 370: 1209–1218.

Fellström BC, Jardine AG, Schmieder RE, Holdaas H, Bannister K, Beutler J, Chae DW, Chevaile A, Cobbe SM, Grönhagen-Riska C, De Lima JJ, Lins R, Mayer G, McMahon AW, Parving HH, Remuzzi G, Samuelsson O, Sonkodi S, Sci D, Süleymanlar G, Tsakiris D, Tesar V, Todorov V, Wiecek A, Wüthrich RP, Gottlow M, Johnsson E, Zannad F; AURORA Study Group (2009): Rosuvastatin and cardiovascular events in patients undergoing hemodialysis. N Engl J Med 360: 1395–13407.

Fenaux P, Mufti GJ, Hellstrom-Lindberg E, Santini V, Finelli C, Giagounidis A, Schoch R, Gattermann N, Sanz G, List A, Gore SD, Seymour JF, Bennett JM, Byrd J, Backstrom J, Zimmerman L, McKenzie D, Beach C, Silverman LR; International Vidaza High-Risk MDS Survival Study Group (2009): Efficacy of azacitidine compared with that of conventional care regimens in the treatment of higher-risk myelodysplastic syndromes: a randomised, open-label, phase III study. Lancet Oncol 10: 223–232.

Food and Drug Administration (2005): FDA Alert 6/2005 for Healthcare Professionals: Gefitinib (marketed as Iressa). Internet: http://www.fda.gov/ downloads/Drugs/DrugSafety/PostmarketDrugSafetyInformationforPatientsandProviders/ucm126182.pdf

Frampton JE, Lyseng-Williamson KA (2009): Romiplostim. Drugs 69: 307–317.

Fricke U (2000): Arzneimittelinnovationen – Neue Wirkstoffe: 1978–1999. Eine Bestandsaufnahme. In: Klauber J, Schröder H, Selke GW (Hrsg): Innovation im Arzneimittelmarkt, Springer-Verlag, Berlin-Heidelberg-New York, pp. 85–97.

Fricke U (2010): Neue Arzneimittel des Jahres 2009. Arzneiverordnung in der Praxis 37: 35–37.

Gadola SD (2009): Interleukin-1-Zytokine, Inflammasome, NOD-Signalosome und Autoinflammation. Z Rheumatol 68: 712–719.

Gemeinsamer Bundesausschuss (2008): Therapiehinweis zu Exenatide. Internet: www.g-ba.de/downloads/39-261-736/2008-10-16-AMR4-Exenatide_ BAnz.pdf

Genovese MC, McKay JD, Nasonov EL, Mysler EF, da Silva NA, Alecock E, Woodworth T, Gomez-Reino JJ(2008): Interleukin-6 receptor inhibition with tocilizumab reduces disease activity in rheumatoid arthritis with inadequate response to disease-modifying antirheumatic drugs: the tocilizumab in combination with traditional disease-modifying antirheumatic drug therapy study. Arthritis Rheum 58: 2968–2980.

Gil-Nagel A, Lopes-Lima J, Almeida L, Maia J, Soares-da-Silva P; BIA-2093-303 Investigators Study Group (2009): Efficacy and safety of 800 and 1200 mg eslicarbazepine acetate as adjunctive treatment in adults with refractory partial-onset seizures. Acta Neurol Scand 120: 281–287.

Gissi-HF Investigators (2008): Effect of rosuvastatin in patients with chronic heart failure (the GISSI-HF trial): a randomised, double-blind, placebo-controlled trial. Lancet 372: 1231–1239.

Greenberg ME, Lai MH, Hartel GF, Wichems CH, Gittleson C, Bennet J, Dawson G, Hu W, Leggio C, Washington D, Basser RL (2009): Response to a monovalent 2009 influenza A (H1N1) vaccine. N Engl J Med 361: 2405–2413.

Greenberg P, Cox C, LeBeau MM, Fenaux P, Morel P, Sanz G, Sanz M, Vallespi T, Hamblin T, Oscier D, Ohyashiki K, Toyama K, Aul C, Mufti G, Bennett J (1997): International scoring system for evaluating prognosis in myelodysplastic syndromes. Blood 89: 2079–2088.

Gross P, Marczewski T, Herbrig K (2009): The vaptans ante portas: a status report. Nephrol Dial Transplant 24: 1371–1373.

Heiss MM, Ströhlein MA, Jäger M, Kimmig R, Burges A, Schoberth A, Jauch KW, Schildberg FW, Lindhofer H (2005): Immunotherapy of malignant ascites with trifunctional antibodies. Int J Cancer 117: 435–443.

Hicks LK, Haynes AE, Reece DE, Walker IR, Herst JA, Meyer RM, Imrie K; Hematology Disease Site Group of the Cancer Care Ontario Program in Evidence-based Care (2008): A meta-analysis and systematic review of thalidomide for patients with previously untreated multiple myeloma. Cancer Treat Rev 34: 442–452.

Hollander P, Li J, Allen E, Chen R; CV181-013 Investigators (2009): Saxagliptin added to a thiazolidinedione improves glycemic control in patients with type 2 diabetes and inadequate control on thiazolidinedione alone. J Clin Endocrinol Metab 94: 4810–4819.

Inman RD, Davis JC Jr, Heijde D, Diekman L, Sieper J, Kim SI, Mack M, Han J, Visvanathan S, Xu Z, Hsu B, Beutler A, Braun J (2008): Efficacy and safety of golimumab in patients with ankylosing spondylitis: results of a randomized, double-blind, placebo-controlled, phase III trial. Arthritis Rheum 58: 3402–3412.

Isbarn H, Boccon-Gibod L, Carroll PR, Montorsi F, Schulman C, Smith MR, Sternberg CN, Studer UE (2009): Androgen Deprivation Therapy for the Treatment of Prostate Cancer: Consider Both Benefits and Risks. Eur Urol 55: 62–75.

Jadzinsky M, Pfützner A, Paz-Pacheco E, Xu Z, Allen E, Chen R; CV181-039 Investigators (2009): Saxagliptin given in combination with metformin as initial therapy improves glycaemic control in patients with type 2 diabetes compared with either monotherapy: a randomized controlled trial. Diabetes Obes Metab 11: 611–622.

Jelinek T (2002): Japan Enzephalitis. Dtsch Med Wochenschr 127: 1155–1156.

Jocham D, Doehn C (2009): Words of wisdom. Re: the efficacy and safety of degarelix: a 12-month, comparative, randomized, open- label, parallel-group phase III study in patients with prostate cancer. Eur Urol 55: 1488–1489.

2

Jönsson B, Kobelt G, Smolen J (2008): The burden of rheumatoid arthritis and access to treatment: uptake of new therapies. Eur J Health Econ 8: Suppl 2: S61–86.

Kassenärztliche Bundesvereinigung (2010): Agomelatin. Wirkstoff aktuell, Ausgabe 05/2010 Interenet: www.akdae.de/Arzneimitteltherapie/WA/Archiv/Agomelatin.pdf

Kavanaugh A, McInnes I, Mease P, Krueger GG, Gladman D, Gomez-Reino J, Papp K, Zrubek J, Mudivarthy S, Mack M, Visvanathan S, Beutler A (2009): Golimumab, a new human tumor necrosis factor alpha antibody, administered every four weeks as a subcutaneous injection in psoriatic arthritis: Twenty-four-week efficacy and safety results of a randomized, placebo-controlled study. Arthritis Rheum 60: 976–986.

Keystone EC, Genovese MC, Klareskog L, Hsia EC, Hall ST, Miranda PC, Pazdur J, Bae SC, Palmer W, Zrubek J, Wiekowski M, Visvanathan S, Wu Z, Rahman MU; GO-FORWARD Study (2009): Golimumab, a human antibody to tumour necrosis factor α given by monthly subcutaneous injections, in active rheumatoid arthritis despite methotrexate therapy: the GO-FORWARD Study. Ann Rheum Dis 68: 789–796.

Keystone E, Heijde D, Mason D Jr, Landewé R, Vollenhoven RV, Combe B, Emery P, Strand V, Mease P, Desai C, Pavelka K (2008): Certolizumab pegol plus methotrexate is significantly more effective than placebo plus methotrexate in active rheumatoid arthritis: findings of a fifty-two-week, phase III, multicenter, randomized, double-blind, placebo-controlled, parallel-group study. Arthritis Rheum 58: 3319–3329.

Kim ES, Hirsh V, Mok T, Socinski MA, Gervais R, Wu YL, Li LY, Watkins CL, Sellers MV, Lowe ES, Sun Y, Liao ML, Osterlind K, Reck M, Armour AA, Shepherd FA, Lippman SM, Douillard JY (2008): Gefitinib versus docetaxel in previously treated non-small-cell lung cancer (INTEREST): a randomised phase III trial. Lancet 372: 1809–1818.

Kjekshus J, Apetrei E, Barrios V, Böhm M, Cleland JG, Cornel JH, Dunselman P, Fonseca C, Goudev A, Grande P, Gullestad L, Hjalmarson A, Hradec J, Jánosi A, Kamenský G, Komajda M, Korewicki J, Kuusi T, Mach F, Mareev V, McMurray JJ, Ranjith N, Schaufelberger M, Vanhaecke J, van Veldhuisen DJ, Waagstein F, Wedel H, Wikstrand J; CORONA Group (2007): Rosuvastatin in older patients with systolic heart failure. N Engl J Med 357: 2248–2261.

Klotz L, Boccon-Gibod L, Shore ND, Andreou C, Persson BE, Cantor P, Jensen JK, Olesen TK, Schröder FH (2008): The efficacy and safety of degarelix: a 12-month, comparative, randomized, open-label, parallel-group phase III study in patients with prostate cancer. BJU Int 102: 1531–158.

Konstam MA, Gheorghiade M, Burnett JC Jr, Grinfeld L, Maggioni AP, Swedberg K, Udelson JE, Zannad F, Cook T, Ouyang J, Zimmer C, Orlandi C; Efficacy of Vasopressin Antagonism in Heart Failure Outcome Study With Tolvaptan (EVEREST) Investigators (2007): Effects of oral tolvaptan in patients hospitalized for worsening heart failure: the EVEREST Outcome Trial. JAMA 297: 1319–1331.

Kothé B, Kentenich H (2008): Was man zur „Pille danach“ wissen sollte. Dtsch Ärztebl 105: A992–A994.

Krause G, Gilsdorf A, Becker J, Bradt K, Dreweck C, Gärtner B, Löwer J, Marcic A, Nicoll A, Pott E, Schaade L, Schoeller A, Stollorz V, Träder C, Razum O (2010): Erster Erfahrungsaustausch zur H1N1-Pandemie in Deutschland 2009/2010. Bericht über einen Workshop am 22. und 23. März 2010 in Berlin. Bundesgesundheitsbl 53: 510–519.

Kuehn BM (2009): H1N1 Vaccine. JAMA 302: 375.

Kuse ER, Chetchotisakd P, da Cunha CA, Ruhnke M, Barrios C, Raghunadharao D, Sekhon JS, Freire A, Ramasubramanian V, Demeyer I, Nucci M, Leelarasamee A, Jacobs F, Decruyenaere J, Pittet D, Ullmann AJ, Ostrosky-Zeichner L, Lortholary O, Koblinger S, Diekmann-Berndt H, Cornely OA; Micafungin Invasive Candidiasis Working Group (2007): Micafungin versus liposomal amphotericin B for candidaemia and invasive candidosis: a phase III randomised double-blind trial. Lancet 369: 1519–1527.

Kuter DJ, Bussel JB, Lyons RM, Pullarkat V, Gernsheimer TB, Senecal FM, Aledort LM, George JN, Kessler CM, Sanz MA, Liebman HA, Slovick FT, de Wolf JT, Bourgeois E, Guthrie TH Jr, Newland A, Wasser JS, Hamburg SI, Grande C, Lefrère F, Lichtin AE, Tarantino MD, Terebelo HR, Viallard JF, Cuevas FJ, Go RS, Henry DH, Redner RL, Rice L, Schipperus MR, Guo DM, Nichol JL (2008): Efficacy of romiplostim in patients with chronic immune thrombocytopenic purpura: a double-blind randomised controlled trial. Lancet 371: 395–403.

Lachmann HJ, Kone-Paut I, Kuemmerle-Deschner JB, Leslie KS, Hachulla E, Quartier P, Gitton X, Widmer A, Patel N, Hawkins PN; Canakinumab in CAPS Study Group (2009): Use of canakinumab in the cryopyrin-associated periodic syndrome. N Engl J Med 360: 2416–2425.

Lemoine P, Guilleminault C, Alvarez E (2007): Improvement in subjective sleep in major depressive disorder with a novel antidepressant, agomelatine: randomized, double-blind comparison with venlafaxine. J Clin Psychiatry 68: 1723–1732.

Leonardi CL, Kimball AB, Papp KA, Yeilding N, Guzzo C, Wang Y, Li S, Dooley LT, Gordon KB; PHOENIX 1 study investigators (2008): Efficacy and safety of ustekinumab, a human interleukin-12/23 monoclonal antibody, in patients with psoriasis: 76-week results from a randomised, double-blind, placebo-controlled trial (PHOENIX 1). Lancet 371: 1665–1674.

Levy HL, Milanowski A, Chakrapani A, Cleary M, Lee P, Trefz FK, Whitley CB, Feillet F, Feigenbaum AS, Bebchuk JD, Christ-Schmidt H, Dorenbaum A; Sapropterin Research Group (2007): Efficacy of sapropterin dihydrochloride (tetrahydrobiopterin, 6R-BH4) for reduction of phenylalanine concentration in patients with phenylketonuria: a phase III randomised placebo-controlled study. Lancet 370: 504–510.

Lôo H, Hale A, D'haenen H (2002): Determination of the dose of agomelatine, a melatoninergic agonist and selective 5-HT(2C) antagonist, in the treatment of major depressive disorder: a placebo-controlled dose range study. Int Clin Psychopharmacol 17: 239–247.

Lu-Yao GL, Albertsen PC, Moore DF, Shih W, Lin Y, DiPaola RS, Yao SL (2008): Survival following primary androgen deprivation therapy among men with localized prostate cancer. JAMA 300: 173–181.

Marks R, Finke J (2006): Die Bedeutung der Stammzelltherapie in der Hämatologie und Onkologie. Internist (Berl) 47: 467–478.

McCormack PL, Robinson DM (2009): Eslicarbazepine acetate. CNS Drugs 23: 71–79.

McKenney JM (2005): Efficacy and safety of rosuvastatin in treatment of dyslipidemia. Am J Health Syst Pharm 62: 1033–1047.

Mega JL, Close SL, Wiviott SD, Shen L, Hockett RD, Brandt JT, Walker JR, Antman EM, Macias W, Braunwald E, Sabatine MS (2009): Cytochrome p-450 polymorphisms and response to clopidogrel. N Engl J Med 360: 354–362.

Mima T, Nishimoto N (2009): Clinical value of blocking IL-6 receptor. Curr Opin Rheumatol 21: 224–230.

2

Modi NB, Dresser MJ, Simon M, Lin D, Desai D, Gupta S (2006): Single- and multiple-dose pharmacokinetics of dapoxetine hydrochloride, a novel agent for the treatment of premature ejaculation. J Clin Pharmacol 46: 301–309.

Mok TS, Wu YL, Thongprasert S, Yang CH, Chu DT, Saijo N, Sunpaweravong P, Han B, Margono B, Ichinose Y, Nishiwaki Y, Ohe Y, Yang JJ, Chewaskulyong B, Jiang H, Duffield EL, Watkins CL, Armour AA, Fukuoka M (2009): Gefitinib or carboplatin-paclitaxel in pulmonary adenocarcinoma. N Engl J Med 361: 947–957.

Molina JR, Yang P, Cassivi SD, Schild SE, Adjei AA (2008): Non-small cell lung cancer: epidemiology, risk factors, treatment, and survivorship. Mayo Clin Proc 83: 584–594.

Morrow DA, Scirica BM, Karwatowska-Prokopczuk E, Murphy SA, Budaj A, Varshavsky S, Wolff AA, Skene A, McCabe CH, Braunwald E; MERLIN-TIMI 36 Trial Investigators (2007): Effects of ranolazine on recurrent cardiovascular events in patients with non-ST-elevation acute coronary syndromes: the MERLIN-TIMI 36 randomized trial. JAMA 297: 1775–1783.

Nash DT, Nash SD (2008): Ranolazine for chronic stable angina. Lancet 372: 1335–1341.

Nauck M, Frid A, Hermansen K, Shah NS, Tankova T, Mitha IH, Zdravkovic M, Düring M, Matthews DR; LEAD-2 Study Group (2009): Efficacy and safety comparison of liraglutide, glimepiride, and placebo, all in combination with metformin, in type 2 diabetes: the LEAD (liraglutide effect and action in diabetes)-2 study. Diabetes Care 32: 84–90.

NN (2009a): Ranolazine: new drug. Stable angina: not worth the risk. Prescrire Int 18: 148–151.

NN (2009b): Tocilizumab: new drug. Rheumatoid arthritis: another 'mab', no therapeutic advantage. Prescrire Int 18: 198–201.

NN (2009c): Ustekinumab: new drug. Suspicion of carcinogenicity: too great a risk for psoriasis patients. Prescrire Int 18: 202–204.

O'Donoghue ML, Braunwald E, Antman EM, Murphy SA, Bates ER, Rozenman Y, Michelson AD, Hautvast RW, Ver Lee PN, Close SL, Shen L, Mega JL, Sabatine MS, Wiviott SD (2009): Pharmacodynamic effect and clinical efficacy of clopidogrel and prasugrel with or without a proton-pump inhibitor: an analysis of two randomised trials. Lancet 374: 989–997.

Oldfield V, Dhillon S, Plosker GL (2009): Tocilizumab: a review of its use in the management of rheumatoid arthritis. Drugs. 69: 609–632.

Palumbo A, Bringhen S, Caravita T, Merla E, Capparella V, Callea V, Cangialosi C, Grasso M, Rossini F, Galli M, Catalano L, Zamagni E, Petrucci MT, De Stefano V, Ceccarelli M, Ambrosini MT, Avonto I, Falco P, Ciccone G, Liberati AM, Musto P, Boccadoro M; Italian Multiple Myeloma Network, GIMEMA (2006): Oral melphalan and prednisone chemotherapy plus thalidomide compared with melphalan and prednisone alone in elderly patients with multiple myeloma: randomised controlled trial. Lancet 367: 825–831.

Papp KA, Langley RG, Lebwohl M, Krueger GG, Szapary P, Yeilding N, Guzzo C, Hsu MC, Wang Y, Li S, Dooley LT, Reich K; PHOENIX 2 study investigators (2008): Efficacy and safety of ustekinumab, a human interleukin-12/23 monoclonal antibody, in patients with psoriasis: 52-week results from a randomised, double-blind, placebo-controlled trial (PHOENIX 2). Lancet 371: 1675–1684.

Pappas PG, Rotstein CM, Betts RF, Nucci M, Talwar D, De Waele JJ, Vazquez JA, Dupont BF, Horn DL, Ostrosky-Zeichner L, Reboli AC, Suh B, Digumarti R, Wu

C, Kovanda LL, Arnold LJ, Buell DN (2007): Micafungin versus caspofungin for treatment of candidemia and other forms of invasive candidiasis. Clin Infect Dis 45: 883–893.

Patel RV, Clark LN, Lebwohl M, Weinberg JM (2009): Treatments for psoriasis and the risk of malignancy. J Am Acad Dermatol 60: 1001–1017.

Porst H (2009): Der vorzeitige Samenerguss (Ejaculatio praecox). Urologe A 48: 663–674.

Prymula R, Peeters P, Chrobok V, Kriz P, Novakova E, Kaliskova E, Kohl I, Lommel P, Poolman J, Prieels JP, Schuerman (2006): Pneumococcal capsular polysaccharides conjugated to protein D for prevention of acute otitis media caused by both Streptococcus pneumoniae and non-typable Haemophilus influenzae: a randomised double-blind efficacy study. Lancet 367: 740–748.

Pryor JL, Althof SE, Steidle C, Rosen RC, Hellstrom WJ, Shabsigh R, Miloslavsky M, Kell S; Dapoxetine Study Group (2006): Efficacy and tolerability of dapoxetine in treatment of premature ejaculation: an integrated analysis of two double-blind, randomised controlled trials. Lancet 368: 929–937.

Punt CJ, Nagy A, Douillard JY, Figer A, Skovsgaard T, Monson J, Barone C, Fountzilas G, Riess H, Moylan E, Jones D, Dethling J, Colman J, Coward L, MacGregor S (2002): Edrecolomab alone or in combination with fluorouracil and folinic acid in the adjuvant treatment of stage III colon cancer: a randomised study. Lancet 360: 671–677.

Reissmann T, Schally AV, Bouchard P, Riethmiiller H, Engel J (2000): The LHRH antagonist cetrorelix: a review. Hum Reprod Update 6: 322–331.

Richter-Kuhlmann E, Meißner M, Sigmund-Schultze N, Zylka-Menhorn V (2009): Entscheidungshilfen für die Impfung. Dtsch Ärztebl 106: A2180–A2182.

Ridker PM, Danielson E, Fonseca FA, Genest J, Gotto AM Jr, Kastelein JJ, Koenig W, Libby P, Lorenzatti AJ, MacFadyen JG, Nordestgaard BG, Shepherd J, Willerson JT, Glynn RJ; JUPITER Study Group (2008): Rosuvastatin to prevent vascular events in men and women with elevated C-reactive protein. N Engl J Med 359: 2195–2207.

Riethmüller G, Schneider-Gädicke E, Schlimok G, Schmiegel W, Raab R, Höffken K, Gruber R, Pichlmaier H, Hirche H, Pichlmayr R, Buggisch P, Witte J and the German Cancer Aid 17-1A Study Group (1994): Randomised trial of monoclonal antibody for adjuvant therapy of resected Dukes' C colorectal carcinoma. Lancet 343: 1177–1183.

Robert Koch-Institut und Gesellschaft der epidemiologischen Krebsregister in Deutschland (2010): Krebs in Deutschland 2005/2006. Häufigkeiten und Trends, 7. Ausgabe: Internet: www.rki.de/cln_169/nn_205770/DE/Content/ GBE/Gesundheitsberichterstattung/GBEDownloadsB/KID2010,templateId=raw,property=publi cationFile.pdf/KI

Rosenstock J, Aguilar-Salinas C, Klein E, Nepal S, List J, Chen R; CV181-011 Study Investigators (2009): Effect of saxagliptin monotherapy in treatment-naïve patients with type 2 diabetes. Curr Med Res Opin 25: 2401–2411.

Rukazenkov Y, Speake G, Marshall G, Anderton J, Davies BR, Wilkinson RW, Mark Hickinson D, Swaisland A (2009): Epidermal growth factor receptor tyrosine kinase inhibitors: similar but different? Anticancer Drugs 20: 856–66.

Russell-Jones D, Vaag A, Schmitz O, Sethi BK, Lalic N, Antic S, Zdravkovic M, Ravn GM, Simó R; on behalf of the Liraglutide Effect and Action in Diabetes 5 (LEAD-5) met+SU Study Group (2009): Liraglutide vs insulin glargine and placebo in com-

2

bination with metformin and sulfonylurea therapy in type 2 diabetes mellitus (LEAD-5 met+SU): a randomised controlled trial. Diabetologia 52: 2046–2055.

Sanford M, Keating GM (2009): Sapropterin: a review of its use in the treatment of primary hyperphenylalaninaemia. Drugs 69: 461–476.

Schlegel PN; Histrelin Study Group (2006): Efficacy and safety of histrelin subdermal implant in patients with advanced prostate cancer. J Urol 175: 1353–1358.

Schneider M, Lelgemann M, Abholz HH, Caratti R, Flügge C, Jäniche H, Kunz R, Krüger K, Rehart S, Specker C (2007): Interdisziplinäre Leitlinie: Management der frühen rheumatoiden Arthritis. 2. Auflage. Internet: http://dgrh.de/fileadmin/media/Qualitaetssicherung/Leitlinien/gesamt.pdf

Schrier RW, Gross P, Gheorghiade M, Berl T, Verbalis JG, Czerwiec FS, Orlandi C; SALT Investigators (2006): Tolvaptan, a selective oral vasopressin V2-receptor antagonist, for hyponatremia. N Engl J Med 355: 2099–2112.

Schuller E, Jilma B, Voicu V, Golor G, Kollaritsch H, Kaltenböck A, Klade C, Tauber E (2008): Long-term immunogenicity of the new Vero cell-derived, inactivated Japanese encephalitis virus vaccine IC51 Six and 12 month results of a multicenter follow-up phase 3 study. Vaccine 26: 4382–4386.

Scott DL, Cope A (2009): New tumour necrosis factor inhibitors for rheumatoid arthritis: are there benefits from extending choice? Ann Rheum Dis 68: 767–769.

Scott DL, Kingsley GH (2006): Tumor necrosis factor inhibitors for rheumatoid arthritis. N Engl J Med 355: 704–712.

Serebruany V, Shalito I, Kopyleva O (2009): Prasugrel development – claims and achievements. Thromb Haemost 101: 14–22.

Shepherd FA, Rodrigues Pereira J, Ciuleanu T, Tan EH, Hirsh V, Thongprasert S, Campos D, Maoleekoonpiroj S, Smylie M, Martins R, van Kooten M, Dediu M, Findlay B, Tu D, Johnston D, Bezjak A, Clark G, Santabarbara P, Seymour L; National Cancer Institute of Canada Clinical Trials Group (2005): Erlotinib in previously treated non-small-cell lung cancer. N Engl J Med 353: 123–132.

Siddiqui MA, Scott LJ (2005): Azacitidine: in myelodysplastic syndromes. Drugs 65: 1781–1789.

Silverman LR, Demakos EP, Peterson BL, Kornblith AB, Holland JC, Odchimar-Reissig R, Stone RM, Nelson D, Powell BL, DeCastro CM, Ellerton J, Larson RA, Schiffer CA, Holland JF (2002): Randomized controlled trial of azacitidine in patients with the myelodysplastic syndrome: a study of the cancer and leukemia group B. J Clin Oncol 20: 2429–2440.

Singhal S, Mehta J, Desikan R, Ayers D, Roberson P, Eddlemon P, Munshi N, Anaissie E, Wilson C, Dhodapkar M, Zeddis J, Barlogie B (1999): Antitumor activity of thalidomide in refractory multiple myeloma. N Engl J Med 341: 1565–1571.

Smolen JS, Beaulieu A, Rubbert-Roth A, Ramos-Remus C, Rovensky J, Alecock E, Woodworth T, Alten R; OPTION Investigators (2008): Effect of interleukin-6 receptor inhibition with tocilizumab in patients with rheumatoid arthritis (OPTION study): a double-blind, placebo-controlled, randomised trial. Lancet 371: 987–997.

Smolen JS, Kay J, Doyle MK, Landewé R, Matteson EL, Wollenhaupt J, Gaylis N, Murphy FT, Neal JS, Zhou Y, Visvanathan S, Hsia EC, Rahman MU; GO-AFTER study investigators (2009): Golimumab in patients with active rheumatoid arthritis after treatment with tumour necrosis factor alpha inhibitors (GO-AFTER study): a multicentre, randomised, double-blind, placebo-controlled, phase III trial. Lancet 374: 210–121.

Sokol RJ, Butler-Simon N, Conner C, Heubi JE, Sinatra FR, Suchy FJ, Heyman MB, Perrault J, Rothbaum RJ, Levy J, et al (1993): Multicenter trial of d-alpha-tocopheryl polyethylene glycol 1000 succinate for treatment of vitamin E deficiency in children with chronic cholestasis. Gastroenterology. 104: 1727–1735.

Ständige Impfkommission (2009a): Empfehlung zur Impfung gegen die Neue Influenza A (H1N1). Epidemiologisches Bulletin Nr. 41, 403–426.

Ständige Impfkommission (2009b): Empfehlungen der Ständigen Impfkommission (STIKO) am Robert Koch-Institut/Stand: Juli 2009. Internet: www.rki.de/cln_151/nn_1493664/DE/Content/Infekt/EpidBull/Archiv/2009/30__09,templateId=raw,property=publicationFile.pdf/30_09.pdf

Stone PH, Gratsiansky NA, Blokhin A, Huang IZ, Meng L; ERICA Investigators (2006): Antianginal efficacy of ranolazine when added to treatment with amlodipine: the ERICA (Efficacy of Ranolazine in Chronic Angina) trial. J Am Coll Cardiol 48: 566–575.

Tang JW, Shetty N, Lam TT (2010): Features of the new pandemic influenza A/H1N1/2009 virus: virology, epidemiology, clinical and public health aspects. Curr Opin Pulm Med 16: 235–241.

Task Force on Postovulatory Methods of Fertility Regulation (1998): Randomised controlled trial of levonorgestrel versus the Yuzpe regimen of combined oral contraceptives for emergency contraception. Task Force on Postovulatory Methods of Fertility Regulation. Lancet 352: 428–433.

Tauber E, Kollaritsch H, Korinek M, Rendi-Wagner P, Jilma B, Firbas C, Schranz S, Jong E, Klingler A, Dewasthaly S, Klade CS (2007): Safety and immunogenicity of a Vero-cell-derived, inactivated Japanese encephalitis vaccine: a non-inferiority, phase III, randomised controlled trial. Lancet 370: 1847–1853.

Taylor D (2003): Fewer new drugs from the pharmaceutical industry. Brit Med J 326: 408–409.

Thatcher N, Chang A, Parikh P, Rodrigues Pereira J, Ciuleanu T, von Pawel J, Thongprasert S, Tan EH, Pemberton K, Archer V, Carroll K (2005): Gefitinib plus best supportive care in previously treated patients with refractory advanced non-small-cell lung cancer: results from a randomised, placebo-controlled, multicentre study (Iressa Survival Evaluation in Lung Cancer). Lancet 366: 1527–1537.

Trefz FK, Burton BK, Longo N, Casanova MM, Gruskin DJ, Dorenbaum A, Kakkis ED, Crombez EA, Grange DK, Harmatz P, Lipson MH, Milanowski A, Randolph LM, Vockley J, Whitley CB, Wolff JA, Bebchuk J, Christ-Schmidt H, Hennermann JB; Sapropterin Study Group (2009): Efficacy of sapropterin dihydrochloride in increasing phenylalanine tolerance in children with phenylketonuria: a phase III, randomized, double-blind, placebo-controlled study. J Pediatr 154: 700–707.

Vesikari T, Wysocki J, Chevallier B, Karvonen A, Czajka H, Arsène JP, Lommel P, Dieussaert I, Schuerman L (2009): Immunogenicity of the 10-valent pneumococcal non-typeable Haemophilus influenzae protein D conjugate vaccine (PHiD-CV) compared to the licensed 7vCRM vaccine. Pediatr Infect Dis J 28 (4 Suppl): S66–76.

von Hertzen H, Piaggio G, Ding J, Chen J, Song S, Bártfai G, Ng E, Gemzell-Danielsson K, Oyunbileg A, Wu S, Cheng W, Lüdicke F, Pretnar-Darovec A, Kirkman R, Mittal S, Khomassuridze A, Apter D, Peregoudov A; WHO Research Group on Post-ovulatory Methods of Fertility Regulation (2002): Low dose mifepristone and two regimens of levonorgestrel for emergency contraception: a WHO multicentre randomised trial. Lancet 360: 1803–1810.

2

2

Wagstaff AJ (2009): Plerixafor. In patients with Non-Hodgkin's lymphoma or multiple myeloma. Drugs 69: 319–326.

Waldinger MD (2007): Premature ejaculation: definition and drug treatment. Drugs 67: 547–568.

Wallentin L (2009): P2Y(12) inhibitors: differences in properties and mechanisms of action and potential consequences for clinical use. Eur Heart J 30: 1964–1977.

WHO Collaborating Centre for Drug Statistics Methodology (2010): Anatomisch-therapeutisch-chemischer (ATC) Index mit definierten Tagesdosen (DDD). Oslo. Internet: www.whocc.no/atcddd

Winkler A, Rath P (1999): Anwendungsbereiche von RU 486 in Gynäkologie und Geburtshilfe. Dtsch Ärztebl 96: A1962–A1967.

Wiviott SD, Braunwald E, McCabe CH, Montalescot G, Ruzyllo W, Gottlieb S, Neumann FJ, Ardissino D, De Servi S, Murphy SA, Riesmeyer J, Weerakkody G, Gibson CM, Antman EM; TRITON-TIMI 38 Investigators (2007a): Prasugrel versus clopidogrel in patients with acute coronary syndromes. N Engl J Med 357: 2001–2015.

Wiviott SD, Trenk D, Frelinger AL, O'Donoghue M, Neumann FJ, Michelson AD, Angiolillo DJ, Hod H, Montalescot G, Miller DL, Jakubowski JA, Cairns R, Murphy SA, McCabe CH, Antman EM, Braunwald E; PRINCIPLE-TIMI 44 Investigators (2007b): Prasugrel compared with high loading- and maintenance-dose clopidogrel in patients with planned percutaneous coronary intervention: the Prasugrel in Comparison to Clopidogrel for Inhibition of Platelet Activation and Aggregation-Thrombolysis in Myocardial Infarction 44 trial. Circulation 116: 2923–2932.

World Health Organization (2009): DG Statement following the meeting of the Emergency Committee. Internet: www.WHO.int/csr/don/2009_07_03/ en/index.html

Zylka-Menhorn V (2010): Neue Influenza: Kritischer Rückblick mit wegweisender Vorausschau. Dtsch Ärztebl 107: A850–A855.

3. Spezialpräparate

Ulrich Schwabe

AUF EINEN BLICK

Verordnungsspektrum

Die Gruppe der Spezialpräparate ist erstmals 1996 durch ein besonders dynamisches Umsatzwachstum aufgefallen, das sich in den Folgejahren mit überdurchschnittlichen Steigerungen fortgesetzt hat. Typische Spezialpräparate werden in der Onkologie, der Transplantationsmedizin, bei HIV-Patienten und bei seltenen Krankheiten wie pulmonaler Hypertonie und lysosomalen Speicherkrankheiten angewendet. Umsatzstärkste Gruppen sind Immuntherapeutika, onkologische Präparate und Antithrombotika.

Kosten

Der Umsatz der Spezialpräparate ist in den letzten 10 Jahren von 2,8 Mrd. € auf einen neuen Höchstwert von 7,8 Mrd. € im Jahre 2009 angestiegen. Damit entfallen jetzt 27,5% des gesamten Fertigarzneimittelumsatzes aber nur 2,5% der Verordnungen auf die Gruppe der Spezialpräparate.

Spezialpräparate tragen seit vielen Jahren zu dem starken Umsatzwachstum der Arzneimittelausgaben der Gesetzlichen Krankenversicherung (GKV) bei. In diesem Jahr kommt ihnen eine besondere Aktualität zu, da kostenintensive Spezialpräparate in dem Entwurf eines Gesetzes zur Neuordnung des Arzneimittelmarktes in der gesetzlichen Krankenversicherung (Arzneimittelmarktneuordnungsgesetz – AMNOG) namentlich als Wachstumsträger mit jährlich zweistelligen Zuwachsraten genannt werden (Bundesministerium für Gesundheit 2010).

Spezialpräparate haben sich seit 1996 aus kleinen Anfängen heraus zu einem dynamisch wachsenden Bereich der Arzneitherapie entwickelt. Ausgangspunkt für die Einführung dieser Arzneimittel ist häufig die Entwicklung spezieller Behandlungsverfahren in klinischen Zentren und Arbeitskreisen gewesen. Daher ist für diese Arzneimittelgruppe die Bezeichnung „Spezialpräparate“ gewählt worden, wohl wissend, dass dieser Begriff weder wissenschaftlich noch arzneimittelrechtlich präzise definierbar ist, sondern sich vornehmlich aus praktischen Gegebenheiten ableitet. Die hier zusammengestellten Arzneimittel werden in steigendem Umfang in der Onkologie, in der Transplantationsmedizin, bei HIV-Patienten, in der Reproduktionsmedizin und bei seltenen Krankheiten wie pulmonaler Hypertonie und lysosomalen Speicherkrankheiten eingesetzt. Häufig geschieht die Anwendung in enger Kooperation zwischen klinischer und ambulanter Medizin. Die weitere Betreuung dieser Patienten nach Einleitung der klinischen Therapie durch niedergelassene Ärzte und poliklinische Fachambulanzen bringt es mit sich, dass Spezialpräparate zunehmend auch als Langzeittherapie in der Nachsorge verordnet werden. Zu dieser Entwicklung trägt gewiss auch bei, dass vor allem im operativen Bereich viele Eingriffe in Spezialpraxen und Praxiskliniken durchgeführt werden, z. B. bei der minimal invasiven Chirurgie und in der Reproduktionsmedizin.

Die Spezialpräparate sind vom Versorgungsstatus also keine Klinikpräparate, die über Krankenhausapotheken für die Behandlung stationärer Patienten benötigt werden, sondern ausschließlich Arzneimittel, die von niedergelassenen Vertragsärzten verordnet und über öffentliche Apotheken abgegeben werden. Ebenfalls nicht einbezogen sind hier zahlreiche neuere Arzneimittelgruppen, die üblicherweise primär bei ambulanten Patienten ohne eine vorangehende klinische Therapie eingesetzt werden, wie z. B. Protonenpumpeninhibitoren, Cholesterinsynthesehemmer, Angiotensinrezeptorantagonisten und atypische Neuroleptika.

Verordnungsentwicklung

Bei den Spezialpräparaten handelt es sich in der Regel um Arzneimittel mit relativ kleinen Verordnungszahlen von 2000 bis 100 000 Arzneimittelpackungen pro Jahr. Ein Teil dieser Arzneimittel ist in den letzten Jahren neu eingeführt worden, wurde aber aufgrund des geringen Verordnungsvolumens noch nicht bei der regelmäßigen Auswertung der 3000 verordnungshäufigsten Präparate erfasst. Darüber hinaus werden auch solche Indikationsgruppen berücksichtigt, die nur in einem kleinen Segment verordnungsintensive Spezialpräparate enthalten, für den überwiegenden Anteil der Präparate aber normale Standardtherapeutika darstellen, wie z. B. die antiretroviralen Therapeutika in der Indikationsgruppe der Antibiotika und Chemotherapeutika.

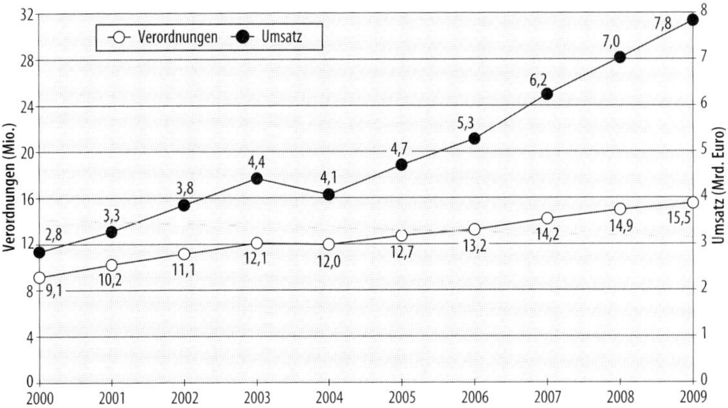

Abbildung 3.1: Entwicklung von Verordnungen und Umsatz der Spezialpräparate von 2000 - 2009 (ab 2001 neuer Warenkorb)

Die Gruppe der Spezialpräparate ist erstmals 1996 durch ein besonders dynamisches Umsatzwachstum mit einem Anstieg um 225% im Vergleich zum Vorjahr aufgefallen und umfasste 1997 bereits 10% des Gesamtmarktes (siehe Kapitel Spezialpräparate, Arzneiverordnungs-Report 1998). In den folgenden Jahren ist der Umsatz der Spezialpräparate weiter mit überdurchschnittlichen Steigerungsraten gewachsen (Abbildung 3.1). Einzige Ausnahme war der Rückgang im Jahre 2004, der durch die Änderung der Arzneimittelpreisverordnung für verschreibungspflichtige Arzneimittel bedingt war und bei teuren Spezialpräparaten mit hohen Packungspreisen generell zu einer Senkung der Apothekenverkaufspreise geführt hatte, weil der frühere prozentuale Apothekenaufschlag auf den Herstellerabgabepreis in einen einheitlichen Festzuschlag von 3% zuzüglich 8,10 € umgewandelt wurde. Diese administrative Maßnahme hat jedoch den Kostenauftrieb der Spezialpräparate nur kurzfristig gebremst. Schon ein Jahr später lag der Umsatz wieder höher und hat 2009 einen neuen Höchstwert von 7,8 Mrd. € erreicht (Abbildung 3.1). Damit entfallen jetzt schon 27,5% des gesamten Fertigarzneimittelumsatzes auf die Gruppe der Spezialpräparate. Dagegen haben die 15,5 Mio. Verordnungen dieses Bereiches nur einen verschwindend geringen Anteil (2,5%) an den Gesamtverordnungen.

Kostenelemente

Die höchsten Umsätze der Spezialpräparate entfallen 2009 mit 3,4 Mrd. € auf die Immuntherapeutika, die auch eine hohe Zuwachsrate (+16,9%) aufweisen (Tabelle 3.1). Hohe Umsätze zeigen auch die onkologischen Präparate (2,0 Mrd. €). Den höchsten Umsatzanstieg erreichten die HIV-Therapeutika (+19,6%), der zu einem großen Teil durch eine deutliche Zunahme des Verordnungsvolumens nach definierten Tagesdosen (DDD) bedingt war.

Ein typisches Kennzeichen der Spezialpräparate sind die hohen DDD-Kosten im Vergleich zu normalen Standardpräparaten. Neuere Zytostatika haben teilweise DDD-Kosten von über 200 €. Arzneimittel für die Enzymersatztherapie bei angeborenen Stoffwechselkrankheiten kosten sogar 700 bis 3700 € pro Tag.

Die enormen Tagestherapiekosten teurer Neueinführungen im Bereich der Spezialpräparate sind auch ein wesentlicher Grund für Steigerungen der Arzneimittelkosten im Gesamtmarkt. So ist der Arzneimittelumsatz im Gesamtmarkt in den letzten 10 Jahren um 9,2 Mrd. € angestiegen (siehe Abbildung 1.1), der Umsatz der Spezialpräparate im gleichen Zeitraum um 5,0 Mrd. € (Abbildung 3.1), so dass 54% der gestiegenen Arzneimittelkosten der letzten zehn Jahre auf die kostenintensiven Spezialpräparate entfallen.

Ein Teil dieser Kostenentwicklung ist durch die steigende Verordnung der Spezialpräparate bedingt. Allerdings sind die Verordnungen in dem betrachteten Zehnjahreszeitraum seit 2000 nur von 9,1 auf 15,5 Mio. Packungen (+70,3%) angestiegen, also deutlich geringer als der Umsatz (+178,6%) (Abbildung 3.1). Zu der steigenden Kostenbelastung tragen vermutlich die hohen deutschen Arzneimittelpreise bei. Ein Vergleich der Preise und der Distributionskosten für patentgeschützte Arzneimittel in sieben europäischen Ländern hat gezeigt, dass Deutschland bei weitem die höchsten Apothekenverkaufspreise hatte (Garattini et al. 2008). Diese Situation wird durch einen internationalen Preisvergleich der Herstellerabgabepreise in 30 Ländern bei der besonders kostenträchtigen Arzneimittelgruppe der TNF-Antagonisten (Infliximab, Etanercept, Adalimumab) bestätigt, die eine wichtige Gruppe der Spezialpräparate bilden. Auch in dieser Indikationsgruppe waren die deutschen Preise mit Abstand am höchsten und lagen beispielsweise 66% höher als die Preise in den USA (Jönsson et al. 2008). In dieser Arzneimittelgruppe wirken sich die hohen deutschen Arzneimittelpreise in besonderem Maße auf das

Tabelle 3.1: Verordnungen von Spezialpräparaten 2009

Arzneimittelgruppen	Verordnungen		Umsatz		DDD	
	in Tsd.	Änd. %	Mio. €	Änd. %	in Mio.	Änd. %
Epoetine	748,7	-13,1	272,0	-13,6	22,9	-11,9
Antithrombotika und Antihämorrhagika	5732,5	5,2	743,7	0,9	266,2	6,6
HIV-Therapeutika	752,6	-2,2	639,8	19,6	25,8	11,0
Hypophysenhormone	368,9	3,5	273,3	8,9	9,8	5,8
Immuntherapeutika	3889,5	5,3	3380,1	16,9	231,9	6,3
Onkologische Präparate	3725,7	5,0	2019,6	9,6	195,1	8,1
Weitere Spezialpräparate	288,5	9,9	503,5	9,8	8,3	11,9
Summe	15506,5	3,8	7831,9	11,4	759,9	6,4

3

Umsatzvolumen aus. TNF-Antagonisten kamen 2009 in Deutschland auf einen GKV-Umsatz von 944 Mio. € und haben damit ihren Umsatz in den letzten zwei Jahren um 62% erhöht. Auch ein aktueller Vergleich deutscher und schwedischer Arzneimittelpreise zeigt, dass die 50 umsatzstärksten Patentarzneimittel in Deutschland im Durchschnitt 48% teurer als die entsprechenden Präparate in Schweden sind (vgl. Kapitel 1, Tabelle 1.4).

Die massiven Preisunterschiede haben wesentlich dazu beigetragen, dass Deutschland seine bisherige liberale Position zur unlimitierten Erstattung innovativer Arzneimittel verlassen hat und gesetzliche Initiativen für eine Preisregulierung patentgeschützter Arzneimittel ergriffen hat. Das GKV-Wirtschaftlichkeits-Stärkungsgesetz (GKV-WSG) aus dem Jahre 2007 bot erstmals die Möglichkeit, einen Höchstbetrag für patentgeschützte Nichtfestbetragsarzneimittel festzusetzen (§ 31 Abs. 2a SGB V). Allerdings hatte das Gesetz bisher keine konkreten Auswirkungen auf die Preisgestaltung patentgeschützter Arzneimittel, weil die dafür notwendige Methode zur Kosten-Nutzen-Bewertung trotz dreijähriger Vorarbeiten noch nicht angewendet wurde. Der bereits erwähnte aktuelle Gesetzentwurf des Arzneimittelmarktneuordnungsgesetzes (AMNOG) sieht für neue patentgeschützte Arzneimittel Preisverhandlungen zwischen dem GKV-Spitzenverband und den pharmazeutischen Unternehmen innerhalb eines Jahres nach der Markteinführung auf der Basis einer Schnellbewertung des therapeutischen Nutzens vor.

Indikationsgruppen

Im Folgenden werden die führenden Spezialpräparate der wichtigsten Indikationsgruppen pharmakologisch und therapeutisch analysiert, soweit Arzneimittel betroffen sind, die noch nicht in den einzelnen Kapiteln der Standardtherapie dargestellt sind. Aus Gründen der Übersichtlichkeit werden nur Arzneimittel mit einem Umsatz von mehr als 1 Mio. € im Jahre 2009 einbezogen. Bei Einzelpräparaten mit weniger als 3000 Verordnungen werden aus Gründen der statistischen Sicherheit keine Veränderungsraten gegenüber 2008 angegeben.

Epoetine

Die expansive Verordnungsentwicklung der Epoetine ist seit 2004 zum Stillstand gekommen (siehe Antianämika, Kapitel 8, Abbildung 8.2). Trotz Einführung weiterer Biosimilars ist der Umsatz 2009 gegenüber dem Vorjahr deutlich zurückgegangen (Tabelle 3.2). Hauptgrund für die zurückhaltende Verordnung der Epoetine sind Ergebnisse von Metaanalysen, die bei Tumorpatienten ein erhöhtes Thromboembolie- und Mortalitätsrisiko gefunden hatten. Daraufhin hat die amerikanische Food and Drug Administration (2007) eine Indikationseinschränkung empfohlen, so dass Erythropoese-stimulierende Arzneimittel (ESA) bei Tumorpatienten nur noch zur Behandlung einer Anämie infolge einer myelosuppressiven Chemotherapie eingesetzt werden sollen und danach abzusetzen sind.

Antithrombotika und Antihämorrhagika

Als Spezialpräparate der Antithrombotika werden Heparine, Faktor Xa-Inhibitoren, Thrombininhibitoren und die Thrombozytenaggregationshemmer aus der Gruppe der ADP-Rezeptorantagonisten dargestellt (Tabelle 3.3). Anders als Vitamin-K-Antagonisten und Acetylsalicylsäure, die seit vielen Jahrzehnten vorrangig zur Prophylaxe thromboembolischer Krankheiten eingesetzt werden und in ihrem Verordnungsvolumen weitgehend konstant geblieben sind, haben die niedermolekularen Heparine seit 2000 um das Doppelte zugenommen (siehe Kapitel 15, Antikoagulantien und Thrombozytenaggregationshemmer). Ein wesentlicher Grund für die vermehrte Verwendung sind

Tabelle 3.2: Verordnungen von Epoetinen 2009

Präparat	Wirkstoff	Umsatz Mio. €	Änd. %	DDD-Kosten in €
Aranesp	Darbepoetin alfa	113,4	−9,2	12,77
Neorecormon	Epoetin beta	50,0	−30,0	12,08
Erypo	Epoetin alfa	41,3	−35,4	12,75
Mircera	Methoxy-Polyethylenglycol-Epoetin beta	20,1	93,9	11,43
Epoetin alfa HEXAL	Epoetin alfa	13,8	−1,0	9,67
Silapo	Epoetin zeta	11,7	171,7	9,73
Abseamed	Epoetin alfa	10,4	42,1	9,66
Retacrit	Epoetin zeta	5,6	168,8	10,36
Binocrit	Epoetin alfa	5,5	40,6	9,65
		271,9	−10,1	11,90

neue Indikationsgebiete. Neben der standardmäßigen peri- und postoperativen Thromboseprophylaxe sind viele Präparate seit einigen Jahren auch bei schweren internistischen Krankheiten mit eingeschränkter Mobilität zur Primärprophylaxe von Venenthrombosen zugelassen.

Neben den klassischen Antikoagulantien der Heparine gewinnen neuere Arzneimittelgruppen an Bedeutung. Bei den Faktor-Xa-Inhibitoren zeigt Fondaparinux weiterhin hohe Zuwächse (Tabelle 3.3). Erstmals vertreten ist der orale Faktor-Xa-Inhibitor Rivaroxaban (*Xarelto*), der im Jahre 2008 zur Thromboseprophylaxe bei Hüft- und Kniegelenkersatz eingeführt wurde. Die postoperative Prophylaxe wird im Krankenhaus begonnen und nach der Entlassung über einen Zeitraum von insgesamt 5 Wochen fortgeführt. Thrombininhibitoren spielen dagegen bisher nur eine untergeordnete Rolle. Der ebenfalls 2008 eingeführte orale Thrombininhibitor Dabigatran (*Pradaxa*) ist noch nicht unter den hier aufgeführten Präparaten vertreten.

Bei den ADP-Rezeptorantagonisten aus der Gruppe der Thienopyridine kam Clopidogrel 1998 auf den Markt und wuchs bis 2005 mit hohen jährlichen Steigerungsraten. Seitdem ist das Verordnungsvolumen trotz Einführung preisgünstiger Generika rückläufig. Der Grund dafür ist, dass lediglich für das akute Koronarsyndrom und die koronare Stentimplantation eine ausreichende Evidenz vorliegt (siehe Kapitel 15, Antikoagulantien und Thrombozytenaggregationshemmer). Der Gemeinsame Bundesausschuss (2008) hat daher die bisher

3

Tabelle 3.3: Verordnungen von Antithrombotika und Antihämorrhagika 2009

Präparat	Wirkstoff	Umsatz Mio. €	Änd. %	DDD-Kosten in €
Heparine				
Clexane	Enoxaparin	196,7	15,3	2,71
Mono-Embolex	Certoparin	71,5	1,1	4,22
Fraxiparin	Nadroparin	30,3	-15,5	3,90
Fragmin	Dalteparin	19,2	-3,7	3,21
Innohep	Tinzaparin	17,0	8,9	3,69
Heparin-ratiopharm	Heparin	2,7	15,9	3,03
Fraxodi	Nadroparin	1,2	-19,7	3,64
Clivarin/Clivarodi	Reviparin	1,1	-25,8	4,84
		339,6	6,8	3,11
Faktor Xa-Inhibitoren				
Arixtra	Fondaparinux	20,3	25,0	6,46
Xarelto	Rivaroxaban	1,1	(>1000)	7,34
		21,4	31,4	6,50
Thrombininhibitoren				
Orgaran	Danaparoid	1,8	-7,9	58,56
Argatra	Argatroban	1,7	60,6	190,13
		3,4	16,2	88,33
ADP-Rezeptorantagonisten				
Plavix	Clopidogrel	151,3	-28,2	2,71
Iscover	Clopidogrel	84,8	-40,0	2,66
Clopidogrel HEXAL	Clopidogrel	66,6	386,8	1,83
Clopidogrel-ratiopharm	Clopidogrel	40,9	344,1	1,82
Efient	Prasugrel	1,8	(neu)	3,10
Clopidogrel-CT	Clopidogrel	1,4	(neu)	1,65
Clopidogrel Dr.Reddys	Clopidogrel	1,1	(neu)	1,64
		348,0	-7,2	2,34
Gerinnungsfaktoren				
Beriate P	Gerinnungsfaktor VIII	18,1	28,9	448,56
Haemoctin	Gerinnungsfaktor VIII	4,4	59,2	469,89
Octanate	Gerinnungsfaktor VIII	1,1		461,14
		23,5	34,4	452,96
		736,0	0,9	2,81

breiten Anwendungsmöglichkeiten eingeschränkt, so dass Clopidogrel generell nicht mehr als Monotherapie zur Prävention atherothrombotischer Ereignisse bei Herzinfarkt, ischämischem Schlaganfall oder peripherer arterieller Verschlusskrankheit eingesetzt werden darf. Der 2009 eingeführte ADP-Rezeptorantagonist Prasugrel (*Efient*) bietet unter speziellen Bedingungen Vorteile gegenüber Clopidogrel (siehe Kapitel 15, Antikoagulantien und Thrombozytenaggregationshemmer), hat aber bisher nur ein verschwindend kleines Verordnungsvolumen (Tabelle 3.3).

Spezielle Arzneimittel der Antihämorrhagika sind die Faktor-VIII-Präparate, die zur Behandlung von Patienten mit Hämophilie eingesetzt werden. Standardtherapie ist die primäre Prophylaxe durch regelmäßige intravenöse Infusion von Faktor VIII, die der bedarfsgesteuerten Behandlung bezüglich Blutungsereignissen und Gelenkfunktion deutlich überlegen ist (Übersicht bei Hoots und Nugent 2006). Die Hämophilie gehört zu den seltenen Erkrankungen mit besonderen Krankheitsverläufen und hoch spezialisierten Leistungen, die für die ambulante Behandlung im Krankenhaus zugelassen sind (§ 116 b Absatz 3 SGB V). Aus diesem Grunde wird ein großer Teil der Faktor-VIII-Präparate über Direktverträge an Krankenhäuser geliefert, die in den hier dargestellten Umsatzwerten nicht erfasst werden konnten. Umsätze und Veränderungsraten der Gerinnungsfaktoren sind daher möglicherweise unvollständig (Tabelle 3.3).

HIV-Therapeutika

Antiretrovirale Arzneimittel haben sich innerhalb der letzten 15 Jahre zum Eckstein in der Behandlung der HIV-Infektion entwickelt. Die damit mögliche Unterdrückung der HIV-Replikation ist die wichtigste Komponente für die Lebensverlängerung und die bisher erreichte Verbesserung der Lebensqualität von HIV-Patienten. Die Mortalität von HIV-Patienten sank in der zweiten Hälfte der 90er Jahre auf unter 5% und liegt inzwischen noch darunter. Als Standardtherapie bei HIV-Infektion wird eine Kombination von mindestens drei antiretroviralen Substanzen empfohlen, darunter typischerweise ein Proteaseinhibitor oder ein nichtnukleosidischer Reverse-Transkriptase-Inhibitor (NNRTI) (siehe Kapitel 9, Antibiotika und Chemotherapeutika).

Die HIV-Therapeutika zeigen 2009 mit einem Anstieg von 19,7% den höchsten Umsatzzuwachs aller Spezialpräparate (Tabelle 3.4). Um-

3

Tabelle 3.4: Verordnungen von HIV-Therapeutika 2009

Präparat	Wirkstoff	Umsatz Mio. €	Änd. %	DDD-Kosten in €
Nukleosidanaloga				
Truvada	Tenofovir disoproxil und Emtricitabin	135,1	30,2	27,08
Atripla	Emtricitabin, Tenofovir disoproxil und Efavirenz	66,1	82,1	41,36
Kivexa	Lamivudin und Abacavir	34,8	6,0	24,68
Viread	Tenofovir disoproxil	34,8	35,2	17,42
Combivir	Zidovudin und Lamivudin	34,7	-11,0	22,46
Trizivir	Zidovudin, Lamivudin und Abacavir	23,9	-14,0	39,99
Epivir	Lamivudin	7,2	-12,0	10,02
Zeffix	Lamivudin	6,2	-3,5	12,26
Retrovir	Zidovudin	5,0	1,8	14,53
Ziagen	Abacavir	4,1	-14,1	14,88
Videx	Didanosin	3,5	-18,9	15,46
Zerit	Stavudin	1,7	-21,3	13,36
		357,2	20,5	24,91
NNRT-Inhibitoren				
Viramune	Nevirapin	30,9	5,4	14,71
Sustiva	Efavirenz	18,5	-15,0	14,40
Intelence	Etravirin	3,8	422,3	20,95
		53,3	2,8	14,91
HIV-Proteasehemmer				
Kaletra	Lopinavir	68,3	5,8	28,16
Reyataz	Atazanavir	43,5	28,0	27,29
Prezista	Darunavir	20,8	119,8	32,94
Telzir	Fosamprenavir	14,6	2,9	21,67
Invirase	Saquinavir	13,9	0,4	21,30
Norvir	Ritonavir	9,3	14,0	22,42
Aptivus	Tipranavir	1,5		32,32
		171,9	17,6	26,69
Fusionshemmer				
Celsentri	Maraviroc	6,4	93,3	49,07
Fuzeon	Enfuvirtid	2,9		73,25
		9,3	17,4	54,63
Integrasehemmer				
Isentress	Raltegravir	22,9	115,6	35,40
Cytomegalievirostatika				
Valcyte	Valganciclovir	23,1	15,6	73,00
		637,6	19,7	25,02

satzstärkste Gruppe sind weiterhin die Nukleosidanaloga. Inzwischen entfallen 82% des Umsatzes dieser Gruppe auf Kombinationspräparate, die für die Verbesserung der Compliance hilfreich sind. Besonders hohe Zuwachsraten von über 30% haben die beiden neuen Kombinationspräparate *Truvada* und *Atripla*, während die Monopräparate überwiegend rückläufig sind. Zweitgrößte Gruppe sind die HIV-Proteasehemmer, deren Akzeptanz bisher vor allem durch metabolische Nebenwirkungen (schwere Lipodystrophie) beeinträchtigt war. Auch hier dominiert die Verordnung eines Kombinationspräparates (*Kaletra*), das zusätzlich zu Lopinavir noch Ritonavir als Proteasehemmer und CYP3A4-Hemmer enthält, um die Halbwertszeit von Lopinavir zu verlängern. Die höchste Zuwachsrate weist der 2008 eingeführte Integrasehemmer Raltegravir (*Isentress*) auf.

Hypophysenhormone

Hypophysenhormone werden schwerpunktmäßig für zwei Indikationen als Spezialpräparate angewendet. Im Rahmen der technisch assistierten Reproduktionsmedizin werden Gonadotropine für die Stimulation der Follikelreifung benötigt. Neben Menotropin und Urofollitropin, die aus dem Harn postmenopausaler Frauen gewonnen werden, steht seit 1996 auch gentechnisch hergestelltes humanes Follitropin (*Gonal, Puregon*) zur Verfügung. Rekombinantes Follitropin zeigt keine klinisch relevanten Unterschiede im Vergleich zu Menotropin, ist aber deutlich teurer (Tabelle 3.5). Die beiden Gonadorelinantagonisten (Cetrorelix, Ganirelix) werden bei der Vorbereitung der assistierten Fertilisation zur direkten Ausschaltung der endogenen Gonadotropinausschüttung als Alternative zu den Gonadorelinanaloga eingesetzt, sind aber fast zehnfach teurer (siehe Hypophysen- und Hypothalamushormone, Kapitel 29).

Die zweite Gruppe der hypophysären Spezialpräparate sind die Wachstumshormonpräparate. Seit der Einführung des gentechnisch hergestellten Wachstumshormons im Jahre 1985 sind eindrucksvolle Erfolge bei der Steigerung des Längenwachstums von Kindern mit hypophysärem Minderwuchs erzielt worden. Die Behandlungskosten liegen aber mit 14.000 € pro Jahr immer noch sehr hoch. Seit Mai 2006 ist das erste Biosimilar (*Omnitrope*) im Handel, dessen DDD-Kosten 25% unter dem Durchschnitt der anderen Präparate liegen. Die damit möglichen Einsparungen werden bisher aber noch wenig genutzt (Tabelle 3.5).

3

Tabelle 3.5: Verordnungen von Hypophysenhormone 2009

Präparat	Wirkstoff	Umsatz Mio. €	Änd. %	DDD-Kosten in €
Gonadotropine				
Puregon	Follitropin beta	19,1	5,8	44,53
Gonal	Follitropin alfa	17,4	7,2	45,91
Menogon	Kombinationen	13,1	8,0	33,63
Ovitrelle	Choriongonadotropin alfa	1,7	-6,2	52,74
Predalon	Choriongonadotropin	1,1	-18,5	0,62
		52,4	5,7	17,05
Gonadorelinantagonisten				
Orgalutran	Ganirelix	1,7	29,4	50,96
Cetrotide	Cetrorelix	1,3	-4,9	48,23
		3,0	11,8	49,73
Wachstumshormon				
Genotropin	Somatropin	91,3	5,4	39,68
Norditropin	Somatropin	57,0	11,0	40,20
Humatrope	Somatropin	23,7	6,5	38,76
Saizen	Somatropin	19,1	15,2	41,24
Nutropinaq	Somatropin	11,6	22,0	39,23
Zomacton	Somatropin	6,4		41,41
Omnitrope	Somatropin	5,3		29,39
Increlex	Mecasermin	1,5		39,40
		216,0	9,8	39,53
		271,4	9,0	31,57

Immuntherapeutika

Immuntherapeutika sind seit vielen Jahren die umsatzstärkste Gruppe der Spezialpräparate. Ihre führende Position haben sie 2009 wiederum durch einen hohen Zuwachs ausgebaut (Tabelle 3.1). In diesem Bereich sind mehrere Gruppen von Arzneimitteln vertreten, die sich in ihren Wirkungsmechanismen und auch in ihren indikativen Schwerpunkten unterscheiden. Dominierende Gruppe sind die Immunsuppressiva und Immunmodulatoren, die 2009 zugleich den höchsten Umsatzanstieg aufweisen (Tabelle 3.7). Als nächstes folgen die Zytokine mir einem ebenfalls hohen Umsatzzuwachs (Tabelle 3.6). Beide Gruppen enthalten wichtige Spezialpräparate, darunter viele innovative Wirkstoffe.

Tabelle 3.6: Verordnungen von Zytokinen 2009

Präparat	Wirkstoff	Umsatz Mio. €	Änd. %	DDD-Kosten in €
Alfa-Interferone				
Pegasys	Peginterferon alfa-2a	63,9	4,7	40,79
Pegintron	Peginterferon alfa-2b	27,2	-4,2	39,42
Roferon	Interferon alfa-2a	16,5	-16,0	25,37
IntronA	Interferon alfa-2b	14,1	-1,2	26,89
		121,8	-1,3	35,47
Beta-Interferone				
Rebif	Interferon beta-1a	270,1	12,8	76,34
Avonex	Interferon beta-1a	234,6	13,8	58,61
Betaferon	Interferon beta-1b	215,7	-3,9	54,17
Extavia	Interferon beta-1b	27,4	(neu)	46,62
Fiblaferon	Interferon beta, natürlich	1,4		9,67
		749,2	11,6	61,15
Koloniestimulierende Faktoren				
Neulasta	Pegfilgrastim	106,0	13,2	81,37
Neupogen	Filgrastim	29,1	-32,1	195,55
Granocyte	Lenograstim	19,9	-12,6	216,20
Ratiograstim	Filgrastim	7,0	(>1000)	162,90
Filgrastim HEXAL	Filgrastim	6,2	(neu)	165,71
Biograstim	Filgrastim	3,2	(>1000)	163,39
		171,4	7,4	104,29
		1.042,4	9,2	60,16

Hyposensibilisierungsmittel und Immunglobuline sind dagegen schon seit langem im therapeutischen Einsatz.

Zytokine. Die Hauptgruppe der Zytokine bilden die Interferone. Alfa-Interferone und insbesondere die pegylierten Alfa-Interferone (*Pegasys, PegIntron*) haben ihren indikativen Schwerpunkt bei der Behandlung der chronischen Hepatitis B und C. Einige Präparate (*Roferon, Intron A*) werden auch bei Leukämien und beim multiplen Myelom eingesetzt. Bis auf *Pegasys* waren bei allen Präparaten die Umsätze 2009 rückläufig (Tabelle 3.6). Dagegen hat die Verordnung der Beta-Interferone überwiegend zugenommen. Die ersten Präparate wurden bereits vor 15 Jahren für die Behandlung der schubweise verlaufenden multiplen Sklerose zugelassen.

3

Tabelle 3.7: Verordnungen von Immunsuppressiva und Immunmodulatoren 2009

Präparat	Wirkstoff	Umsatz Mio. €	Änd. %	DDD-Kosten in €
TNF-Antagonisten				
Humira	Adalimumab	421,7	26,4	64,26
Enbrel	Etanercept	361,4	18,9	61,36
Remicade	Infliximab	157,2	24,7	34,06
Simponi	Golimumab	2,3	(neu)	60,71
Cimzia	Certolizumab pegol	1,3	(neu)	54,81
		943,8	23,6	55,11
Interleukinantagonisten				
RoActemra	Tocilizumab	16,6	(neu)	60,76
Stelara	Ustekinumab	9,3	(neu)	59,39
Kineret	Anakinra	4,1	5,4	38,54
		30,0	674,8	55,97
Calcineurininhibitoren				
Prograf	Tacrolimus	114,1	12,2	24,99
Sandimmun	Ciclosporin	61,8	-6,0	14,31
Advagraf	Tacrolimus	15,6	98,8	22,66
Immunosporin	Ciclosporin	6,4	-14,6	14,36
Cicloral/Ciclosporin HEXAL	Ciclosporin	6,1	-8,7	10,25
Ciclosporin pro	Ciclosporin	2,5	394,7	10,21
Ciclosporin- 1 A Pharma	Ciclosporin	2,4	-3,9	10,23
		208,9	8,6	18,83
Mycophenolsäure				
CellCept	Mycophenolsäure	82,6	9,6	14,89
Myfortic	Mycophenolsäure	20,6	21,6	15,04
		103,2	11,9	14,92
Azathioprin				
Azathioprin- 1 A Pharma	Azathioprin	6,4	185,7	1,34
Azathioprin-ratiopharm	Azathioprin	4,8	-35,4	1,73
Imurek	Azathioprin	4,7	-21,8	1,81
Azathioprin HEXAL	Azathioprin	3,0	-19,8	1,85
Azathioprin AL	Azathioprin	2,7	9,4	1,32
Azathioprin beta	Azathioprin	2,4	22,8	1,34
Azathiodura/Azathioprin dura	Azathioprin	1,4	-30,0	1,35
		25,3	-1,6	1,52

Tabelle 3.7: Verordnungen von Immunsuppressiva und Immunmodulatoren 2009 (Fortsetzung)

Präparat	Wirkstoff	Umsatz Mio. €	Änd. %	DDD-Kosten in €
Weitere Immunsuppressiva				
Arava	Leflunomid	56,2	20,3	4,53
Certican	Everolimus	20,5	47,6	22,10
Rapamune	Sirolimus	15,3	20,8	27,20
Soliris	Eculizumab	12,9		1.215,88
		104,9	23,5	7,54
Immunmodulatoren				
Copaxone	Glatirameracetat	236,5	26,1	52,89
Tysabri	Natalizumab	117,5	25,3	79,85
		354,1	25,8	59,56
		1.770,3	22,6	30,40

Eine zweite wichtige Gruppe der Zytokine sind die koloniestimulierenden Faktoren, die vor allem zur Verkürzung der Neutropenie nach zytotoxischer Chemotherapie eingesetzt werden. Diese hämatopoetischen Wachstumsfaktoren (Filgrastim, Pegfilgrastim, Lenograstim) stimulieren die Ausreifung neutrophiler Granulozyten und verkürzen daher die Dauer der Zytostatika-induzierten Neutropenie bei myelosuppressiver Therapie. Das langwirkende Pegfilgrastim zeigt weiter hohe Zuwachsraten (Tabelle 3.6). Die Umsätze der Originalpräparate von Filgrastim und Lenograstim sind dagegen nach der Einführung der ersten Biosimilars von Filgrastim rückläufig.

Immunsuppressiva. Umsatzstärkste Gruppe der Immunsuppressiva sind die TNF-Antagonisten, die nach einem weiteren kräftigen Wachstum inzwischen einen Umsatz von 944 Mio. € erreicht haben (Tabelle 3.7). Indikativer Schwerpunkt ist die rheumatoide Arthritis. Weitere wichtige Anwendungsgebiete sind Autoimmunkrankheiten wie Morbus Crohn, Colitis ulcerosa, ankylosierende Spondylitis und Psoriasis. Bei der rheumatoiden Arthritis werden weitere spezielle Immunsuppressiva (Leflunomid, Anakinra) als krankheitsmodifizierende Substanzen eingesetzt (siehe Antirheumatika und Antiphlogistika, Kapitel 16).

Interleukinantagonisten wirken auf unterschiedliche Interleukine und haben unterschiedliche Anwendungsgebiete. Tocilizumab (*RoAc-*

temra) ist der erste Interleukin-6-Rezeptorantagonist, der 2009 in Kombination mit Methotrexat für die Behandlung der rheumatoiden Arthritis eingeführt wurde, aber trotz eines neuartigen Wirkungsmechanismus keine wesentlichen Vorteile gegenüber TNF-Inhibitoren zu haben scheint (siehe Neue Arzneimittel, Kapitel 2). Auch Ustekinumab (*Stelara*) gehört zu den neuen Wirkstoffen des Jahres 2009. Es ist ein monoklonaler Antikörper gegen Interleukin-12 und Interleukin-23, der für die Behandlung der mittelschweren bis schweren Plaque-Psoriasis bei Versagen anderer Therapien zugelassen ist. Anakinra (*Kineret*) ist ein humaner rekombinanter Interleukin-1-Rezeptorantagonist, der seit 2002 zur Therapie der rheumatoiden Arthritis eingesetzt wird.

Calcineurininhibitoren (Ciclosporin, Tacrolimus), Mycophenolsäure und Azathioprin bilden die klassischen Immunsuppressiva zur Prophylaxe der Transplantatabstoßung. Zu dieser Gruppe gehört auch das 2001 eingeführte Sirolimus, das ähnliche Eigenschaften wie Tacrolimus aufweist, aber deutlich weniger nephrotoxisch ist. Diese Mittel haben ihre primäre klinische Bedeutung für die Transplantationschirurgie und die ambulante Nachbetreuung der ständig steigenden Zahl von erfolgreich transplantierten Patienten (siehe Immuntherapeutika und Zytostatika, Kapitel 30). Die Umsätze dieser Gruppe sind weiterhin beträchtlich und haben 2009 nur wenig zugenommen, da Ciclosporin und Azathioprin in zunehmendem Maße als Generika eingesetzt werden (Tabelle 3.7).

Immunmodulatoren. In dieser Gruppe sind zwei Präparate zur Behandlung der multiplen Sklerose zusammengefasst worden, die über unterschiedliche Mechanismen in immunologische Reaktionen eingreifen. Glatirameracetat (*Copaxone*) ist ein synthetisches Aminosäurepolymer, das bei experimenteller allergischer Enzephalomyelitis wirksam ist und zur Behandlung der schubförmig remittierenden multiplen Sklerose zugelassen wurde. Natalizumab (*Tysabri*) ist ein monoklonaler Antikörper gegen das T-Zelladhäsionsmolekül α4-Integrin, der die Bindung von Lymphozyten an endotheliale Rezeptoren (VCAM-1) und damit die Lymphozytenmigration abschwächt. Er ist ebenfalls zur Behandlung der schubförmig verlaufenden multiplen Sklerose zugelassen, muss aber wegen des Risikos der Leukenzephalopathie mit besonderer Vorsicht eingesetzt werden (siehe Immuntherapeutika und Zytostatika, Kapitel 30). Beide Präparate hatten 2009 deutlich höhere Zuwachsraten als die schon länger für diese Indikation eingesetzten Betainterferone (Tabelle 3.6).

Hyposensibilisierungsmittel. Bei den Hyposensibilisierungsmitteln hat sich der seit mehreren Jahren beobachtete Umsatzanstieg auch 2009 weiter fortgesetzt (Tabelle 3.8). Auf den Nutzen und die besonderen Risiken dieser Präparate wird bei der Besprechung der Antiallergika (Kapitel 7) hingewiesen. Diese Mittel gehören zur Gruppe der Spezialpräparate, weil ihre Anwendung gemäß einer WHO-Empfehlung nur in spezialisierten Zentren erfolgen soll, die über eine Ausrüstung zur Notfallbehandlung anaphylaktischer Zwischenfälle verfügen.

Immunglobuline. Intravasal angewendete Präparate bilden die größte Gruppe der Immunglobuline. Sie werden als Standardmittel zur Substitutionstherapie bei primären Immunmangelkrankheiten (kongenitale Agammaglobulinämie, Hypogammaglobulinämie) eingesetzt. Weitere zugelassene Indikationen sind idiopathische thrombozytopenische Purpura, Guillain-Barré-Syndrom, Kawasaki-Syndrom und allogene Knochenmarktransplantation. In der klinischen Medizin erfolgt die indikationsgerechte Anwendung seit langem nach verbindlichen Therapieleitlinien. Wie in den vergangenen Jahren ist der Verbrauch im ambulanten Bereich 2009 erneut deutlich angestiegen (Tabelle 3.9). Hinzukommt, dass ein großer Teil der Immunglobuline über Direktverträge an Krankenhäuser und Spezialambulanzen geliefert wird, die in den hier dargestellten Umsatzwerten nicht erfasst werden konnten. Auch in den USA wurde eine starke Zunahme des Verbrauchs von Immunglobulinen berichtet, häufig aber Off-label ohne qualitativ ausreichende klinische Studien (Darabi et al. 2006).

Unter den spezifischen Immunglobulinen ist Palivizumab (*Synagis*) von besonderer Bedeutung. Es handelt sich um einen humanisierten monoklonalen Immunglobulinantikörper, der erfolgreich zur Prävention kindlicher Bronchialinfektionen durch das Respiratory-syncytial-Virus (RSV) bei pädiatrischen Hochrisikopatienten eingesetzt wird.

Onkologische Therapeutika

Arzneimittel für die Behandlung von Tumorpatienten stammen aus unterschiedlichen pharmakologischen Gruppen. Bis auf wenige Ausnahmen erreichen sie nur kleine Verordnungszahlen, so dass sie in der Auswertung der 3000 verordnungshäufigsten Präparate kaum in Erscheinung treten (siehe Immuntherapeutika und Zytostatika, Kapitel 30). Die hier vorgenommene Sonderauswertung zeigt die ganze Breite der

3

Tabelle 3.8: Verordnungen von Hyposensibilisierungsmitteln 2009

Präparat	Wirkstoff	Umsatz Mio. €	Änd. %	DDD-Kosten in €
Insektengiftpräparate				
Alk-depot/lyophil SQ Wespe	Insekten	13,2	5,3	1,75
Alk-depot/lyophil. SQ Biene	Insekten	2,3	9,3	1,51
Venomil Wespe	Insekten	1,6	−1,0	1,68
		17,1	5,3	1,71
Gräserpollenpräparate				
Alk 7/-dep. SQ Gräser+Rog.	Gräserpollen	18,9	4,0	1,84
Allergovit Graes./Roggen	Gräserpollen	11,1	18,7	2,90
Grazax Lyo	Gräserpollen	9,3	45,6	3,81
Purethal Gräser	Gräserpollen	7,6	18,3	3,75
Allergovit Graes./Getreide	Gräserpollen	7,3	6,8	2,67
Pollinex quattro Gräser/Rogg	Gräserpollen	3,2	(neu)	16,92
Oralair Gräser	Gräserpollen	3,2	843,2	3,49
Staloral Gräser + Roggen	Gräserpollen	2,8	−2,8	3,99
Purethal Gräser + Getreide	Gräserpollen	2,5	45,0	3,74
Staloral Gräser	Gräserpollen	2,1	152,5	4,07
TA-Bencard Gräserpollen	Gräserpollen	2,0	−2,4	4,63
Novo-Helisen dep.Gräs./Rogg.	Gräserpollen	1,6	7,3	2,90
Allergovit Graeser	Gräserpollen	1,4	36,4	2,73
Alk-depot SQ Gräser	Gräserpollen	1,1		1,53
Novo-Helisen dep. Gräs/Getr.	Gräserpollen	1,0		2,81
		75,4	26,4	2,80
Milbenpräparate				
Acaroid Milbenallergoid	Hausstaubmilben	14,9	26,3	1,65
Alk-depot SQ /-Flex SQ Milbe	Hausstaubmilben	9,4	5,5	1,58
Depigoid Milbenmix	Hausstaubmilben	8,9	38,5	1,88
Purethal Milben Mischung	Hausstaubmilben	4,9	23,7	3,74
Novo-Helisen D.farin./ptero.	Hausstaubmilben	4,3	1,5	1,79
Staloral Milben D.far./D.pt.	Hausstaubmilben	3,7	25,5	4,03
		46,1	20,4	1,89
Baumpollenpräparate				
Allergovit Birke/Erle/Haseln	Baumpollen	15,9	21,1	2,76
Alk 7/-depot SQ Frühblüher	Baumpollen	15,5	6,3	1,91
Purethal-Bäume	Baumpollen	7,9	33,2	3,76
Staloral Birke/Erle/Haseln.	Baumpollen	5,9	32,9	4,02
Pollinex qu.Birke/Erle/Hasel	Baumpollen	3,9	(neu)	16,92
Allergovit Birke	Baumpollen	2,9	32,1	2,70

Tabelle 3.8: Verordnungen von Hyposensibilisierungsmitteln 2009 (Fortsetzung)

Präparat	Wirkstoff	Umsatz Mio. €	Änd. %	DDD-Kosten in €
Novo-Helisen dep.Birk,Erl,Ha	Baumpollen	1,9	16,2	2,76
TA-Bencard Baumpollen	Baumpollen	1,9	25,6	4,59
Alk 7/-depot SQ Birke	Baumpollen	1,8	12,3	1,92
Staloral Birke	Baumpollen	1,6	134,5	4,06
Purethal-Birke	Baumpollen	1,3	47,8	3,77
		60,4	29,8	2,80
Kombinationspräparate				
Depigoid Leti	Verschiedene	26,5	19,0	1,91
Slit One	Verschiedene	14,3	-4,2	3,85
Sublivac/HD sublivac	Verschiedene	11,1	87,2	3,21
Pollinex quattro	Verschiedene	8,9	-47,1	16,19
Roxoid	Verschiedene	8,2	23,4	1,86
Allerbio indiv. Zubereitung	Verschiedene	6,3	10,9	2,12
Tyrosin Tu T.O.P.	Verschiedene	5,6	7,1	1,67
Allergovit indiv.Zubereitung	Verschiedene	5,3	-3,6	4,42
Purethal Gräser u. Bäume	Verschiedene	4,1	13,6	3,76
Staloral indiv. Zubereitung	Verschiedene	4,1	-21,5	3,96
TOL SL	Verschiedene	3,9	13,7	3,43
Clustoid	Verschiedene	3,8	65,0	2,47
Oralvac plus/-compact	Verschiedene	3,6	-6,6	3,41
Novo-Helisen indiv.Zubereit.	Verschiedene	3,5	-12,5	2,32
Allergovit Graes./Getr./Baum	Verschiedene	2,4	14,2	4,23
Depot-HAL F.I.T.	Verschiedene	2,3	-8,1	3,16
Purethal Gräser u. Birke	Verschiedene	2,3	23,2	3,76
Alk Specific BU/-N Komb.	Verschiedene	1,9	1,6	1,78
Allergovit Graes./Birke/Rogg	Verschiedene	1,7	7,7	4,26
Avanz Pollen	Verschiedene	1,5	(neu)	2,48
Depiquick Allergenextr. 3ml	Verschiedene	1,2	132,5	8,76
Sulgen	Verschiedene	1,2	2,7	3,98
Deposit	Verschiedene	1,1	65,7	1,63
Allerslit	Verschiedene	1,1	176,2	3,54
Alk-depot SQ 402 altern.alt.	Schimmel- und Hefepilze	1,1		1,86
Pollinex quGrä./Rog/Bi/Er/Ha	Verschiedene	1,0	(neu)	16,93
		128,1	7,6	2,73
		327,1	16,9	2,52

3

3

Tabelle 3.9: Verordnungen von Immunglobulinen 2009

Präparat	Wirkstoff	Umsatz Mio. Euro	Änd. %	DDD-Kosten in €
Intravasale Immunglobuline				
Octagam	Immunglobuline	50,8	14,5	147,69
Gamunex	Immunglobuline	22,5	3,7	143,50
Intratect	Immunglobuline	21,2	5,2	140,79
Kiovig	Immunglobuline	14,0	12,5	141,02
Privigen	Immunglobuline	9,2	(>1000)	142,66
Sandoglobulin	Immunglobuline	8,8	−29,4	132,22
Flebogamma/-dif	Immunglobuline	5,7	−7,4	133,35
		132,3	12,1	143,01
Extravasale Immunglobuline				
Vivaglobin	Immunglobuline	7,9	33,1	88,02
Gammanorm	Immunglobuline	5,4		91,50
Subcuvia	Immunglobuline	1,9		94,30
		15,1	28,4	89,98
Spezifische Immunglobuline				
Synagis	Palivizumab	44,8	19,8	48,25
Hepatect	Hepatitis-B-Immunglobulin	10,2	10,7	482,20
Rhophylac	Anti-D(rh)-Immunglobulin	5,3	42,2	79,90
		60,2	19,8	59,34
		207,7	15,3	98,50

onkologischen Therapie, die weit über den engeren Bereich der eigentlichen Zytostatika hinausreicht und auch einige Arzneimittel der supportiven Therapie von Tumorpatienten berücksichtigt, wie z. B. Bisphosphonate zur Behandlung der tumorinduzierten Hyperkalzämie und spezielle Antiemetika aus der Gruppe der 5-HT_3-Rezeptorantagonisten zur Linderung von Nebenwirkungen der Zytostatikatherapie. Hinzukommt, dass Zytostatikarezepturen nicht detailliert erfasst werden können, die mit einem Umsatzvolumen von 1,7 Mrd. € erheblich höher liegen und 2009 ebenfalls stark zugenommen haben (siehe Ergänzende statistische Übersicht, Kapitel 47, Tabelle 47.2). Die beiden umsatzstärksten Gruppen der onkologischen Therapeutika sind Zytostatika und Hormonantagonisten. Deutlich geringere Umsätze entfallen auf verschiedene Arzneimittel der supportiven Tumortherapie.

Zytostatika. In der Gruppe der Zytostatika ist es im Jahre 2009 zu einem weiteren Umsatzzuwachs um 13,3% gekommen, der in den einzelnen Untergruppen unterschiedlich ausgefallen ist (Tabelle 3.10). Umsatzstärkste Gruppe sind die Tyrosinkinaseinhibitoren mit dem seit vielen Jahren erfolgreichen Imatinib (*Glivec*). Das starke Wachstum dieser Gruppe ist durch weitere Vertreter bedingt, die alle in den letzten drei Jahren eingeführt wurden. Alle Tyrosinkinaseinhibitoren haben ernorm hohe Tagestherapiekosten, die in der Spitze Jahreskosten bis zu 91.000 € erreichen können.

An zweiter Stelle folgen monoklonale Antikörper, welche die Wirkung von Wachstumsfaktoren blockieren (Trastuzumab, Cetuximab, Panitumumab) blockieren oder vorwiegend angiogenesehemmend wirken (Bevacizumab). Hier ist das Umsatzwachstum deutlich geringer als bei den Tyrosinkinaseinhibitoren (Tabelle 3.10). Lediglich der CD20-Antikörper Rituximab zeigt einen größeren Umsatzanstieg, der vermutlich auf der zusätzlichen Anwendung bei rheumatoider Arthritis beruht. Einen hohen Umsatz hat auch das 2007 eingeführte Thalidomidanalogon Lenalidomid erreicht. Es wird zur Behandlung des rezidivierenden multiplen Myeloms eingesetzt und weist die höchsten Jahrestherapiekosten (135.000 €) der hier vertretenen Zytostatika auf (Tabelle 3.10). Klassische Zytostatika wie Alkylantien, Antimetabolite und Antibiotika sind bis auf wenige Ausnahmen (Temozolomid, Capecitabin) von untergeordneter Bedeutung.

Hormonantagonisten. Besonders zahlreich sind auch die verschiedenen Arzneimittelgruppen zur hormonsuppressiven Therapie in der Onkologie vertreten. Die größten Umsätze entfallen auf die Arzneimittel zur Behandlung des Mammakarzinoms (Tabelle 3.11). Hier stehen die Aromatasehemmer (Anastrozol, Letrozol, Exemestan) im Vordergrund, die in steigendem Umfang eingesetzt werden (siehe auch Immuntherapeutika und Zytostatika, Kapitel 30). Dagegen haben sich die Verordnungen des klassischen Antiöstrogens Tamoxifen kaum verändert, lediglich der hohe Umsatz des 100-fach teureren Antiöstrogen Fulvestrant steigt weiter an (siehe Sexualhormone, Kapitel 42). Die Suppression mit hochdosiertem Gestagen (Megestrol) ist rückläufig.

An zweiter Stelle folgen die hormonsuppressiven Mittel zur Behandlung des Prostatakarzinoms im Sinne der Androgendeprivation. Dazu gehören die Gonadorelinanaloga, die den Testosteronspiegel über eine Downregulation der Hypophyse auf Kastrationswerte senken, und die

3

Tabelle 3.10: Verordnungen von Zytostatika 2009

Präparat	Wirkstoff	Umsatz Mio. €	Änd. %	DDD-Kosten in €
Alkylantien				
Temodal	Temozolomid	87,9	14,8	100,43
Ixoten	Trofosfamid	3,1	11,0	22,48
Ovastat	Treosulfan	1,8		49,65
		92,9	14,2	88,32
Antimetabolite				
Xeloda	Capecitabin	43,2	6,8	27,94
MTX HEXAL Injekt	Methotrexat	4,0	−9,3	8,58
Puri-Nethol	Mercaptopurin	2,9	5,5	6,96
Vidaza	Azacitidin	2,3	(neu)	155,00
		52,4	10,0	21,40
Ribonukleotidreduktasehemmer				
Litalir	Hydroxycarbamid	13,0	−1,9	6,98
Syrea	Hydroxycarbamid	6,7	49,4	6,01
		19,7	11,0	6,62
Antibiotika				
Mitomycin medac/ Mito medac	Mitomycin	9,3	27,7	4,95
Mitem	Mitomycin	3,2	−30,9	4,48
Mitomycin HEXAL	Mitomycin	2,1	7,2	3,65
		14,5	5,2	4,61
Tyrosinkinaseinhibitoren				
Glivec	Imatinib	262,6	13,8	139,62
Sutent	Sunitinib	101,6	11,9	158,11
Tarceva	Erlotinib	66,1	15,5	84,45
Nexavar	Sorafenib	58,8	2,9	170,48
Tyverb	Lapatinib	22,0	155,4	114,69
Sprycel	Dasatinib	18,9	20,1	250,44
Tasigna	Nilotinib	16,7	73,3	189,51
Torisel	Temsirolimus	1,6		162,00
Iressa	Gefitinib	1,3	(neu)	116,53
		549,7	16,6	136,46
Monoklonale Antikörper				
Herceptin	Trastuzumab	46,2	−9,3	111,51
Mabthera	Rituximab	40,6	16,1	127,43
Avastin	Bevacizumab	30,9	4,2	156,81
Erbitux	Cetuximab	12,9	4,5	174,22
Vectibix	Panitumumab	2,4		177,19
		133,1	2,7	130,72

Tabelle 3.10: Verordnungen von Zytostatika 2009 (Fortsetzung)

Präparat	Wirkstoff	Umsatz Mio. €	Änd. %	DDD-Kosten in €
Weitere Zytostatika				
Revlimid	Lenalidomid	77,8	11,4	371,53
Xagrid	Anagrelid	17,0	8,2	22,73
Navelbine	Vinorelbin	7,4	13,9	91,31
Targretin	Bexaroten	4,3		133,56
Thalidomide Celgene	Thalidomid	2,7	(neu)	69,80
Taxotere	Docetaxel	2,5	10,7	102,38
		111,7	14,2	98,33
		973,8	13,3	61,65

Antiandrogene, welche die Testosteronwirkung am Testosteronrezeptor blockieren (Tabelle 3.11). Als Antiandrogen erscheint hier nur noch Bicalutamid, dessen Umsätze nach dem Patentablauf und dem Wechsel zu den erheblich preiswerteren Generika stark abgenommen haben. Das Estradiolderivat Estramustin wurde zeitweise noch als Kombinationsmittel bei metastasiertem Prostatakarzinom eingesetzt. Wegen erheblicher östrogenbedingter Nebenwirkungen ist die Anwendung jedoch stark rückläufig.

Eine Sonderrolle spielen das Somatostatinanalogon Octreotid und der Wachstumshormonrezeptorantagonist Pegvisomant, die beide bei der Behandlung der Akromegalie eingesetzt werden (Tabelle 3.11).

Supportive Tumortherapeutika. Calciumfolinat enthält die aktive Form der Folsäure, die ursprünglich als spezifisches Antidot bei der Hochdosistherapie mit dem Folsäureantagonisten Methotrexat entwickelt wurde („Calciumfolinat-Rescue"). Inzwischen wird Calciumfolinat sehr viel häufiger in Kombination mit 5-Fluorouracil bei der Therapie des kolorektalen Karzinoms eingesetzt.

Größte Gruppe unter den supportiven Tumortherapeutika sind die Bisphosphonate zur Behandlung skelettbezogener Tumorkrankheiten (Tabelle 3.12). Sie werden in weiter steigendem Umfang für die Prävention tumorbedingter Frakturen durch osteolytische Knochenmetastasen oder hämatologische Neoplasien und zur symptomatischen Behandlung der tumorinduzierten Hyperkalzämie eingesetzt. Am häufigsten werden die Präparate als intravenöse Infusion alle 4 Wo-

3

Tabelle 3.11: Verordnungen von Hormonantagonisten 2009

Präparat	Wirkstoff	Umsatz Mio. €	Änd. %	DDD-Kosten in €
Gonadorelinanaloga				
Trenantone	Leuprorelin	83,9	1,5	6,14
Profact	Buserelin	39,8	−4,8	6,07
Eligard	Leuprorelin	37,2	21,4	2,93
Zoladex	Goserelin	27,8	−36,7	6,28
Pamorelin	Triptorelin	16,3	48,2	5,91
Leupro Sandoz	Leuprorelin	7,7	40,3	10,20
Enantone	Leuprorelin	7,1	−8,9	6,39
Leuprone HEXAL	Leuprorelin	6,9	42,7	10,14
Trenantone-Gyn	Leuprorelin	4,6	−1,8	5,50
Sixantone	Leuprorelin	4,3	(neu)	4,22
Enantone-Gyn	Leuprorelin	3,0	−5,4	5,92
Decapeptyl Gyn/-N	Triptorelin	1,1	−5,1	7,55
		239,8	1,1	5,31
Gonadorelinantagonisten				
Plenaxis	Abarelix	1,7		12,46
Antiöstrogene				
Faslodex	Fulvestrant	26,7	17,3	23,95
Tamoxifen HEXAL	Tamoxifen	2,6	3,9	0,23
Tamoxifen AL	Tamoxifen	1,7	0,3	0,21
Tamoxifen-ratiopharm	Tamoxifen	1,3	−7,8	0,23
		32,3	13,9	1,25
Antiandrogene				
Bicalutamid Medac	Bicalutamid	9,1	78,3	6,99
Casodex	Bicalutamid	6,0	−87,7	9,64
Bicalutamid-ratiopharm	Bicalutamid	3,5	452,9	6,37
Bicalutamid AL	Bicalutamid	3,4	665,7	3,32
Bicalutin	Bicalutamid	2,9	277,1	4,06
Bicalutamid Winthrop	Bicalutamid	2,6	237,7	2,64
Bicalutamid esparma	Bicalutamid	2,1	337,9	4,79
Bicalutamid HEXAL	Bicalutamid	1,8	111,0	3,32
Bicadex TAD	Bicalutamid	1,8	259,9	4,36
Bicalutamid STADA	Bicalutamid	1,8	184,7	2,43
Bicamed	Bicalutamid	1,3	526,6	5,33
		36,3	−38,5	4,79
Aromatasehemmer				
Arimidex	Anastrozol	149,3	11,4	5,97
Femara	Letrozol	93,7	32,7	6,02
Aromasin	Exemestan	47,9	8,4	6,24
		290,9	16,9	6,03

Tabelle 3.11: Verordnungen von Hormonantagonisten 2009 (Fortsetzung)

Präparat	Wirkstoff	Umsatz Mio. €	Änd. %	DDD-Kosten in €
Gestagene, Estramustin				
Megestat	Megestrol	2,5	−6,8	14,36
Estramustin HEXAL	Estramustin	1,7	−8,6	6,50
		4,2	−7,5	9,66
Weitere Hormonantagonisten				
Sandostatin	Octreotid	69,6	9,3	68,27
Somavert	Pegvisomant	18,1	11,8	99,42
		87,7	9,8	72,99
		693,0	5,2	5,38

chen (z. B. *Zometa, Bondronat Infusionsflasche, Aredia*) verabreicht, einige Präparate werden auch oral gegeben (*Bondronat Tabletten, Ostac*).

Unter den speziellen Antiemetika zur Behandlung des akuten Erbrechens bei hochemetogener Zytostatika- und Strahlentherapie dominieren die 5-HT_3-Rezeptorantagonisten (Granisetron, Ondansetron, Tropisetron, Palonosetron), die nach dem Patentablauf der ersten Substanzen zunehmend als Generika verordnet werden, aber auch in dieser Form immer noch sehr teuer sind (Tabelle 3.12). Den höchsten Umsatz erreichte der Neurokininantagonist Aprepitant, der zusammen mit einem 5-HT_3-Rezeptorantagonisten und einem Glucocorticoid eingesetzt wird (siehe Antiemetika und Antivertiginosa, Kapitel 12).

Weitere Spezialpräparate

Als weitere Spezialpräparate sind einige Arzneimittel für kleinere Spezialindikationen zusammengefasst worden, die aber inzwischen erhebliche Kosten verursachen.

Enzymersatztherapie. An der Spitze stehen rekombinante Enzympräparate für die Enzymersatztherapie bei mehreren lysosomalen Speicherkrankheiten. Trotz kleinster Verordnungsmengen weisen die hier vertretenen Präparate extrem hohen Tagestherapiekosten auf, so dass

3

Tabelle 3.12: Verordnungen von supportiven Tumortherapeutika 2009

Präparat	Wirkstoff	Umsatz Mio. €	Änd. %	DDD-Kosten in €
Calciumfolinat				
Calciumfolinat-GRY	Calciumfolinat	5,7	1,6	27,39
Calciumfolinat HEXAL	Calciumfolinat	4,2	-11,8	29,59
Ribofolin	Calciumfolinat	4,1	14,8	28,51
Rescuvolin	Calciumfolinat	2,7	-8,2	31,07
FOLI-cell	Calciumfolinat	1,8	15,6	28,11
Eurofolic	Calciumfolinat	1,7	-21,9	28,61
Leucovorin	Calciumfolinat	1,2	-24,8	32,20
Neofolin	Calciumfolinat	1,0	103,2	27,96
		22,4	-1,2	28,81
Bisphosphonate				
Zometa	Zoledronsäure	102,0	12,1	350,13
Bondronat Infusionsflasche	Ibandronsäure	42,6	5,3	364,48
Bondronat	Ibandronsäure	7,6	-10,2	13,66
Pamifos	Pamidronsäure	5,8	1,3	178,62
Pamidron HEXAL	Pamidronsäure	4,7	-26,9	180,01
Aredia	Pamidronsäure	3,8	-16,6	216,29
Pamidronat Mayne	Pamidronsäure	3,7	-15,2	183,49
Pamidronat-GRY	Pamidronsäure	3,4	103,6	172,05
Pamidro-cell	Pamidronsäure	2,6	9,2	181,40
Ostac	Clodronsäure	1,5	-13,2	11,29
Pamidronat O.R.C.A.pharm	Pamidronsäure	1,4	-7,8	184,18
		179,0	6,5	144,77
Spezielle Antiemetika				
Emend	Aprepitant, Fosaprepitant	13,5	19,2	30,44
Ondansetron HEXAL	Ondansetron	7,1	22,9	22,24
Kevatril	Granisetron	7,0	-40,0	38,05
Ondansetron-ratiopharm	Ondansetron	6,3	21,0	21,77
Granisetron HEXAL	Granisetron	5,9	40,2	28,67
Aloxi	Palonosetron	5,6	25,9	104,54
Granisetron-ratiopharm	Granisetron	4,4	113,9	26,27
Zofran	Ondansetron	4,1	-41,2	32,17
Navoban	Tropisetron	3,8	-13,6	25,56
Ondansetron- 1 A Pharma	Ondansetron	1,7	46,5	19,02
Granisetron beta	Granisetron	1,1	30,8	18,43
		60,5	4,3	28,97
		261,9	5,2	63,83

für diese Therapie 250.000 € bis zu 1,4 Mio. € pro Patient und Jahr aufgewendet werden müssen (Tabelle 3.13). Da nur sehr wenige Patienten an diesen schweren Stoffwechselkrankheiten leiden, ist das Umsatzvolumen von 174 Mio. € zwar hoch, erfordert aber nur einen kleinen Anteil an den gesamten Arzneimittelausgaben der GKV.

Hepatitismittel. Zur Gruppe der antiviralen Hepatitismittel gehören zwei Ribavirinpräparate zur Behandlung der Hepatitis C und drei weitere Nukleosidanaloga (Entecavir, Adefovir dipivoxil, Telbivudin) zur Behandlung der Hepatitis B. Lediglich das 2006 eingeführte Entecavir weist einen hohen Umsatzzuwachs auf (Tabelle 3.13).

Mukoviszidosemittel. Ähnlich ist die Situation bei den Arzneimitteln zur Behandlung von Mukoviszidosepatienten. Die hier aufgeführten Präparate gehören schon seit vielen Jahren zur Standardtherapie dieser schweren Krankheit und zeigen 2009 nur geringe Änderungsraten im Vergleich zum Vorjahr. Die inhalative Antibiotikatherapie mit Tobramycin (*Tobi, Bramitob*) hat einen entscheidenden Fortschritt für die verbesserte Lebenserwartung dieser Patienten gebracht.

Makuladegeneration. Eine ganz andere Entwicklung haben die Arzneimittel zur Behandlung der altersbedingten Makuladegeneration durchlaufen. Für diese Indikation sind in den letzten acht Jahren drei neue Arzneimittel eingeführt worden. Mit Ranibizumab (*Lucentis*) steht seit 2007 ein weiterer Hemmstoff des vaskulären endothelialen Wachstumsfaktors (VEGF) zur Verfügung, der erstmals eine erfolgreiche Behandlung der neovaskulären Makuladegeneration ermöglicht. Problematisch sind hier jedoch die hohen Arzneimittelkosten der intravitrealen Injektion (1296,22 € einmal monatlich), die sich pro Jahr auf 15.555 € summieren. Im Jahre 2009 wurde *Lucentis* mit einem Umsatz von 25,4 Mio. € verordnet (Tabelle 3.13). Das entspricht etwa 570 000 Tagesdosen und einer regelmäßigen Behandlung von etwa 1500 Patienten. Da es jedoch in Deutschland 485 000 Patienten mit dieser Krankheit gibt, wird bisher nur ein sehr kleiner Prozentsatz der Patienten mit diesem Präparat behandelt. Wesentlich mehr Patienten werden vermutlich mit dem ähnlich wirkenden Bevacizumab (*Avastin,* 1 Durchstechflasche 100 mg/4 ml 483,58 €) behandelt, das allerdings für diese Indikation nicht zugelassen ist, aber bei aseptischer Portionierung (5 mg/0,2 ml) erheblich geringere Kosten (24,18 € pro Monat, 290,15 € pro Jahr) verursacht.

3

Tabelle 3.13: Verordnungen von weiteren Spezialpräparaten 2009

Präparat	Wirkstoff	Umsatz Mio. €	Änd. %	DDD-Kosten in €
Enzymersatztherapie				
Cerezyme	Imiglucerase	42,4		1.791,26
Replagal	Agalsidase alfa	31,0		704,00
Myozyme	Alglucosidase alfa	25,4		1.340,83
Fabrazyme	Agalsidase beta	23,7		697,31
Elaprase	Idursulfase	21,2	3,5	2.910,70
Naglazyme	Galsulfase	17,4	32,9	3.745,68
Aldurazyme	Laronidase	6,1		1.807,91
Orfadin	Nitisinon	3,4		172,27
Zavesca	Miglustat	3,2		328,26
		174,0	−1,6	1.049,82
Hepatitismittel				
Copegus	Ribavirin	41,8	11,7	28,77
Baraclude	Entecavir	23,2	32,8	16,03
Rebetol	Ribavirin	17,5	−2,6	30,30
Hepsera	Adefovir dipivoxil	15,2	−21,0	22,31
Sebivo	Telbivudin	3,1		16,52
		100,9	6,5	23,18
Mukoviszidosemittel				
Pulmozyme	Dornase alfa (Desoxyribonuclease)	21,5	10,6	37,99
Tobi	Tobramycin	11,1	−9,0	60,60
Gernebcin	Tobramycin	2,3	6,7	37,29
Bramitob	Tobramycin	1,9		49,91
		36,8	5,9	43,33
Mittel bei Makuladegeneration				
Lucentis	Ranibizumab	25,4	47,6	44,58
Visudyne	Verteporfin	1,1		1.133,52
		26,5	40,0	46,44
Mittel bei pulmonaler Hypertonie				
Tracleer	Bosentan	77,8	16,0	126,91
Revatio	Sildenafil	40,6	23,8	29,22
Thelin	Sitaxentan	17,3	36,9	117,50
Volibris	Ambrisentan	8,2		127,74
Remodulin	Treprostinil	1,5		743,13
		145,4	25,7	65,57
Mittel bei Angioödem				
Berinert	C1-Inhibitor	17,1	11,4	1.942,00
		500,7	9,8	61,33

Mittel bei pulmonaler Hypertonie. Die Arzneimittel zur Behandlung der pulmonalen Hypertonie sind inzwischen mit fünf Präparaten vertreten. Alle Präparate weisen einen hohen Umsatzzuwachs zwischen 16% und 37% auf. Umsatzstärkstes Präparat ist der Endothelinrezeptorantagonist Bosentan (*Tracleer*) (Tabelle 3.13). Beim DDD-Volumen führt allerdings der Phosphodiesterase-5-Inhibitor Sildenafil (*Revatio*) (vgl. Tabelle 14.2), da seine DDD-Kosten (29,22 €) und damit auch der Umsatz erheblich niedriger als die DDD Kosten von *Tracleer* (126,91 €) liegen. Danach folgen noch zwei weitere Endothelinrezeptorantagonisten (Sitaxentan, Ambrisentan) und das 2007 eingeführte Prostacyclinderivat Treprostinil, das als subkutane Dauerinfusion angewendet wird und mit Jahrestherapiekosten von 270.000 € extrem teuer ist.

Literatur

Bundesministerium für Gesundheit (2010c): Entwurf eines Gesetzes zur Neuordnung des Arzneimittelmarktes in der gesetzlichen Krankenversicherung (Arzneimittelmarktneuordnungsgesetz – AMNOG). Internet: www. bmg.bund.de/cln_160/SharedDocs/Downloads/DE/Standardartikel/G/Glossar-Gesetze/amnog,templateId=raw,property=publicationFile.pdf/amnog.pdf

Darabi K, Abdel-Wahab O, Dzik WH (2006): Current usage of intravenous immune globulin and the rationale behind it: the Massachusetts General Hospital data and a review of the literature. Transfusion 46: 741–753.

Food and Drug Administration (2007): Information for Healthcare Professionals November 8, 2007. Erythropoesis stimulating agents (ESA). Internet: www.fda.gov/cder/drug/InfoSheets/HCP/RHE200711HCP.htm

Garattini L, Motterlini N, Cornago D (2008): Prices and distribution margins of in-patent drugs in pharmacy: a comparison in seven European countries. Health Policy 85: 305–313.

Gemeinsamer Bundesausschuss (2008): Bekanntmachung eines Beschlusses des Gemeinsamen Bundesausschusses über eine Änderung der Arzneimittel-Richtlinie in Anlage 10: Clopidogrel vom 21. Februar 2008. Internet: www.g-ba.de/downloads/39-261-634/2008-02-21-AMR10-Clopidogrel-ASS_BAnz.pdf

Hoots WK, Nugent DJ (2006): Evidence for the benefits of prophylaxis in the management of hemophilia A. Thromb Haemost 96: 433–440.

Jönsson B, Kobelt G, Smolen J (2008): The burden of rheumatoid arthritis and access to treatment: uptake of new therapies. Eur J Health Econ 8 Suppl 2: S61–86.

4. Ökonomische Aspekte des deutschen Arzneimittelmarktes 2009

Valentina Coca, Katrin Nink und Helmut Schröder

AUF EINEN BLICK

Trend

Der GKV-Fertigarzneimittelumsatz ist 2009 erneut deutlich um 6,8% auf 28,5 Mrd. € gestiegen. Zurückzuführen ist dies auf die gestiegene Verordnungsmenge (+3%) bei gleichzeitig höherem Wert je Verordnung (+3,7%). Arzneimittelhersteller haben weiterhin davon profitiert, dass neue Arzneimittel nach der Markteinführung in Deutschland uneingeschränkt erstattungsfähig sind. Rund 13,2 Mrd. € entfielen 2009 auf patentgeschützte Wirkstoffe, davon knapp 3,3 Mrd. € auf patentgeschützte Analogpräparate ohne therapeutischen Zusatznutzen.

Gentechnologisch hergestellte Wirkstoffe zeigen in den vergangenen zehn Jahren einen Umsatzanstieg von 1,7 Mrd. € auf 4,5 Mrd. €, dies entspricht 2009 einem Anteil von fast 16% am GKV-Fertigarzneimittelumsatz. Der Verordnungsanteil gentechnologisch hergestellter Wirkstoffe ist 2009 mit rund 2% vergleichsweise niedrig. Umsatzstärkste Gruppen mit einem Gesamtumsatz von mehr als 1 Mrd. € sind die häufig verordneten Antidiabetika (Insuline) sowie die seltener verschriebenen, aber teuren Immunstimulanzien und Immunsuppressiva.

Durch das GKV-Wettbewerbsstärkungsgesetz (GKV-WSG) wurde der Vertragswettbewerb im Bereich der Arzneimittelversorgung verbessert, da Apotheken grundsätzlich Rabattarzneimittel abgeben müssen. Im Dezember 2009 hatten Krankenkassen mit 131 Herstellern Rabattverträge über 30.647 Produkte abgeschlossen.

Im Jahr 2009 hat die gesetzliche Krankenversicherung (GKV) zum sechsten Mal in Folge mit einem positiven Finanzergebnis abgeschlossen. Der Überschuss lag mit rund 1,1 Mrd. € über dem des Vorjahres (Bundesministerium für Gesundheit 2010).

Mit einem Ausgabenanteil von 18% an den GKV-Ausgaben von 171 Mrd. € im Jahr 2009 liegen die Arzneimittelausgaben zwar deutlich hinter dem Ausgabenanteil für Krankenhausbehandlungen (32%)

4

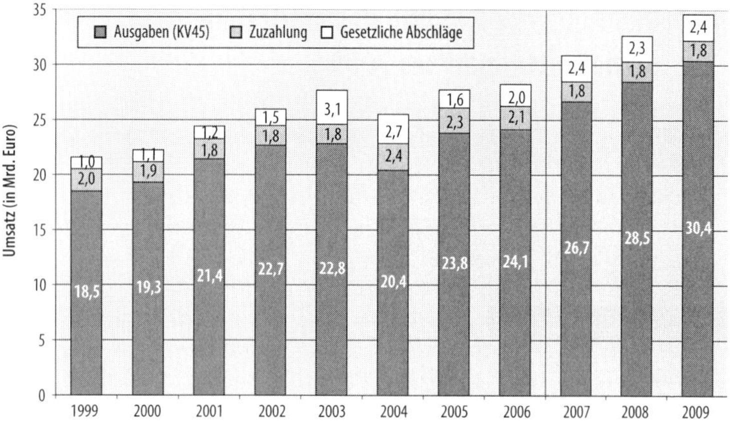

Abbildung 4.1: Entwicklung von Ausgaben, Zuzahlungen und gesetzlichen Abschlägen für Arznei-, Verband- und Hilfsmitteln aus Apotheken von 1999 bis 2009 (ab 2007 einschließlich Impfstoffverordnungen)

jedoch erneut vor den Ausgaben für die vertragsärztliche Versorgung (17%). Die Entwicklung der Arzneimittelausgaben hat auch 2009 nicht zum positiven Gesamtergebnis der GKV beigetragen. Vielmehr sind die Ausgaben für Produkte aus Apotheken – einschließlich der Ausgaben für Impfstoffe – wie im Vorjahr deutlich um 6,7% gestiegen (Abbildung 4.1), trotz gesunkener Ausgaben für Impfstoffe um circa 140 Mio. € (Ausgaben für Pandemieimpfstoffe sind hier nicht berücksichtigt).

Die Ausgabenentwicklung für Arzneimittel wurde im Jahr 2009 weniger von direkten gesetzlichen Änderungen geprägt. Insgesamt wurden auch im Jahr 2009 – wie bereits im Vorjahr – mehr Verordnungen für GKV-Versicherte ausgestellt, die wiederum durchschnittlich teurer geworden sind.

Gesetzliche Maßnahmen und deren Auswirkungen

Die gesetzlichen Regelungen der vorangegangenen Jahre wurden bereits ausführlich beschrieben (vgl. Nink und Schröder, Arzneiverordnungs-Report 2002 bis 2006 sowie Coca et al. Arzneiverordnungs-

Report 2007 bis 2009). Eine Übersicht der gesetzlichen Regelungen seit der Budgetabschaffung im Jahr 2001 findet sich in Tabelle 4.1.

Die Eingriffe des Gesetzgebers seit der Budgetaufhebung im Jahr 2001 waren einerseits von dem Bemühen geprägt, die Steigerungen bei den Arzneimittelausgaben durch Kostendämpfungsmaßnahmen in den Griff zu bekommen. Dies wurde zuletzt mit dem GKV-Modernisierungsgesetz (GMG) im Jahr 2004 sowie dem Arzneimittelversorgungs-Wirtschaftlichkeitsgesetz (AVWG) im Jahr 2006 erreicht. Solche Maßnahmen haben jedoch keine strukturelle Reformperspektive und bewirken nur einen einmaligen Kostenniveaueffekt. Hierzu zählten im Jahr 2004 (GMG) die Erhöhung der Eigenbeteiligung der Versicherten, die weitgehende Ausgrenzung nicht verschreibungspflichtiger Arzneimittel aus der Erstattung durch die GKV und ein temporär erhöhter Herstellerabschlag (GMG) sowie im Jahr 2006 (AVWG) ein Preismoratorium, die Einführung eines 10%igen Generikaabschlags sowie die Senkung der Festbeträge.

Andererseits haben die gesetzlichen Maßnahmen der vergangenen Jahre insbesondere in drei Bereichen strukturelle Änderungen verfolgt.

Zur Verbesserung der Qualität und der Wirtschaftlichkeit der Versorgung wurden mit dem GMG das Institut für Wirtschaftlichkeit und Qualität im Gesundheitswesen (IQWiG) gegründet und die Nutzenbewertung sowie seit 2007 (GKV-WSG) die Kosten-Nutzen-Bewertung von Arzneimitteln eingeführt. Nach einer langwierigen Methodendiskussion hat der Gemeinsame Bundesausschuss (G-BA) das IQWiG im Dezember 2009 erstmalig mit der Kosten-Nutzen-Bewertung von vier Wirkstoffen zur Behandlung von Depressionen sowie von Clopidogrel in Kombination mit Acetylsalicylsäure beauftragt. Nach Abschluss der Bewertung würde dann – nach der derzeitig gültigen gesetzlichen Regelung – der GKV-Spitzenverband Höchstbeträge für die Erstattung festsetzen. Die geplanten gesetzlichen Maßnahmen durch das Gesetz zur Neuordnung des Arzneimittelmarktes in der Gesetzlichen Krankenversicherung (AMNOG) setzen an dieser Stelle zukünftig alternativ zunächst auf schnelle Nutzenbewertungen und zentrale Verhandlungen des Erstattungspreises zwischen Hersteller und GKV-Spitzenverband. Daneben haben in den vergangenen Jahren Ansätze auf Ebene der verordnenden Ärzte (regionale Zielvereinbarungen, Professionalisierung der Wirtschaftlichkeitsprüfung, Bonus-Malus-Regelung) sowie die Weiterentwicklung der Aufgaben beim Gemeinsamen Bundesausschuss (G-BA) zu den Zielen Wirtschaftlichkeit und Qualität beigetragen.

Tabelle 4.1: Übersicht über gesetzliche Regulierungen des GKV-Arzneimittelmarktes seit 2001

Gesetz	Datum	Regelungen
Arzneimittelbudget-Ablösungsgesetz (ABAG)	Januar 2002 (faktisch wirksam ab 2001)	– Ablösung der Arznei- und Heilmittelbudgets – Einführung regionaler Zielvereinbarungen mit Ausgabenvolumina und arztgruppenspezifischen Richtgrößen
Arzneimittelausgaben-Begrenzungsgesetz (AABG)	Februar 2002	– Erhöhung Apothekenabschlag von 5% auf 6% – Einmalzahlung (Solidarbeitrag) der pharmazeutischen Industrie von rund 200 Mio. € (statt geplantem Preismoratorium) – Aut-idem-Regelung (Abgabe preiswerter Arzneimittel durch Apotheker) – Stärkung der Wirtschaftlichkeit durch Therapiehinweise des Bundesausschusses – Entlassmedikation im Krankenhaus (Angabe Wirkstoffbezeichnung/preisgünstige Alternative)
Beitragssatzsicherungsgesetz (BSSichG)	Januar 2003	– Rabattregelungen: Einführung Großhandels- und Herstellerabschlag, Erhöhung Apothekenabschlag für hochpreisige Arzneimittel – Einführung Rabattverträge zwischen Herstellern und Kassen
GKV-Modernisierungsgesetz (GMG)	Januar 2004	– Erhöhung der Zuzahlung (10%, mind. 5 € und höchstens 10 €/Packung) – Neuregelung der Zuzahlungsbefreiung: Abschaffung Härtefallregelung und Neuregelung Überforderungsklausel (2% und 1% für chronisch Kranke) – Ausschluss nicht verschreibungspflichtiger Arzneimittel aus der Erstattung für Versicherte über zwölf Jahre – Ausschluss Lifestyle-Medikamente aus Erstattung – Änderung Arzneimittelpreisverordnung: Umstellung des Apothekenzuschlags auf Festzuschlag für verschreibungspflichtige Arzneimittel, Modifizierung Apothekenabschlag, Halbierung der Großhandelsspanne – Nicht verschreibungspflichtige Arzneimittel: Preise frei kalkulierbar, bei GKV-Verordnungen gilt alte Arzneimittelpreisverordnung – Erhöhter Herstellerabschlag (temporär 2004) – Festbeträge für patentgeschützte Analogpräparate – Neuordnung der Bundesausschüsse – Lockerung Mehrbesitzverbot bei Apotheken (Max. 3 Filialapotheken neben Hauptapotheke) – Einführung Versandhandel

Tabelle 4.1: Übersicht über gesetzliche Regulierungen des GKV-Arzneimittelmarktes seit 2001 (Fortsetzung)

Gesetz	Datum	Regelungen
		– Gründung des Instituts für Qualität und Wirtschaftlichkeit im Gesundheitswesen (IQWiG) und Einführung Nutzenbewertung – Professionalisierung Wirtschaftlichkeitsprüfung
Arzneimittelversorgungs-Wirtschaftlichkeitsgesetz (AVWG)	Mai 2006	– Senkung der Festbeträge – Einführung eines 10%igen Generikaabschlags – Erweiterung Möglichkeiten für Rabattverträge zwischen Kassen, Herstellern und Leistungserbringern – Möglichkeit der Zuzahlungsbefreiung für Arzneimittel 30% unterhalb Festbetrag – Zweijähriger Preisstopp (April 2006 bis März 2008) – Verbot Naturalrabatte an Apotheken – Bonus-Malus-Regelung
GKV-Wettbewerbsstärkungsgesetz (GKV-WSG)	April 2007	– Stärkung kassenspezifische Rabattverträge (Abgabeverpflichtung in der Apotheke) – Erhöhung Apothekenabschlag (2,00 € auf 2,30 €) – Einführung Kosten-Nutzen-Bewertung durch IQWiG – Einführung Höchstbeträge als Erstattungsgrenze der GKV für Nichtfestbetragsarzneimittel (nach Kosten-Nutzen-Bewertung) – Übernahme von Impfungen in den Leistungskatalog – Einführung Zweitmeinung für teure oder risikoreiche Spezialpräparate
Gesetz zur Weiterentwicklung der Organisationsstrukturen in der gesetzlichen Krankenversicherung (GKV-OrgWG)	Januar 2009	– Klärung der Zuständigkeiten zwischen Zivil- und Sozialgerichten über Entscheidungen von Vergabekammern mit Zuweisung der Zuständigkeit bei den Sozialgerichten (z.B. bei Rabattverträgen)
Gesetz zur Änderung arzneimittelrechtlicher und anderer Vorschriften (15. AMG-Novelle)	Juli 2009	– Aufhebung der Bindung an die Arzneimittelpreisverordnung und Erweiterung der Vertragsmöglichkeiten der Krankenkassen für parenterale Zubereitungen aus Fertigarzneimitteln
Gesetz zur Änderung krankenversicherungsrechtlicher und anderer Vorschriften (GKV-ÄnderungsG)	August 2010	– Erhöhter Herstellerabschlag (temporär 8/2010 bis 12/2013) – Preismoratorium gleicher Dauer

Als zweiter wichtiger Bereich wurde das Festbetragssystem in den Reformen seit Beginn des neuen Jahrtausends weiterentwickelt. So wurde mit dem GMG 2004 wieder die Möglichkeit eingeführt, für patentgeschützte Analogpräparate ohne therapeutischen Zusatznutzen Festbeträge festzulegen. Des Weiteren hatte das AVWG 2006 neben der Senkung der Festbeträge auch die Regelung eingeführt, dass Arzneimittel, deren Preise 30% unterhalb des Festbetrags (berechnet auf der Ebene des Apothekeneinkaufspreises) liegen, durch den GKV-Spitzenverband (bis 2008 durch die Spitzenverbände der Krankenkassen) von der Zuzahlung freigestellt werden können, wenn hieraus Einsparungen zu erwarten sind. Hierfür legt der GKV-Spitzenverband in den jeweiligen Festbetragsgruppen Zuzahlungsbefreiungsgrenzen fest. Zum Jahresende 2009 waren knapp 13.173 verschiedene Packungen von 216 Wirkstoffen von der Zuzahlung befreit (Stichtag 31.12.2009). Damit lag die Zahl der zuzahlungsbefreiten Packungen – nach einer rückläufigen Entwicklung im Jahr 2008 – wieder deutlich über dem Wert des Vorjahres (31.12.2008: 10.900 Packungen bei 205 Wirkstoffen). Die Analyse dieser Wirkstoffe nach dem Anteil der zuzahlungsbefreiten Verordnungen der letzten fünf Jahre zeigt – abgesehen vom Jahr 2008 – einen deutlichen Anstieg der zuzahlungsbefreiten Packungen, so dass zuletzt im vierten Quartal 2009 für drei Viertel der Verordnungen dieser 216 Wirkstoffe keine Zuzahlungen angefallen sind (Abbildung 4.2).

Insgesamt ist der Anteil der Zuzahlungen am gesamten Fertigarzneimittelumsatz im Jahr 2009 erneut gesunken und zwar auf 5,9% (2008: 6,3%).

Die neuen Regelungen bei den Festbeträgen haben zu deutlichen Preissenkungen im Festbetragssegment geführt und damit die Preise im Gesamtmarkt stabilisiert. So waren noch im Jahr 2008 die Preise im Gesamtmarkt um 1,5% gesunken. Im Jahr 2009 sind die Preise hingegen um 0,4% gestiegen, da der Preisanstieg im Nicht-Festbetragssegment den Preisrückgang im Festbetragssegment mehr als kompensiert hat.

Die dritte strukturelle Weiterentwicklung stellte die Einführung selektivvertraglicher Möglichkeiten im Arzneimittelbereich dar. Bereits seit 2003 besteht die Möglichkeit, dass Krankenkassen mit Arzneimittelherstellern Rabattverträge abschließen können. Die Verträge erlangten jedoch nur geringe Relevanz, da die Kassen den Herstellern keine Abnahmemengen garantieren konnten. Mit dem GKV-WSG wurden die Rabattverträge jedoch entscheidend gestärkt, da die Apotheker seit 1. April 2007 verpflichtet sind, rabattierte Produkte abzugeben, sofern der verordnende Arzt eine Substitution nicht ausgeschlossen hat. Die

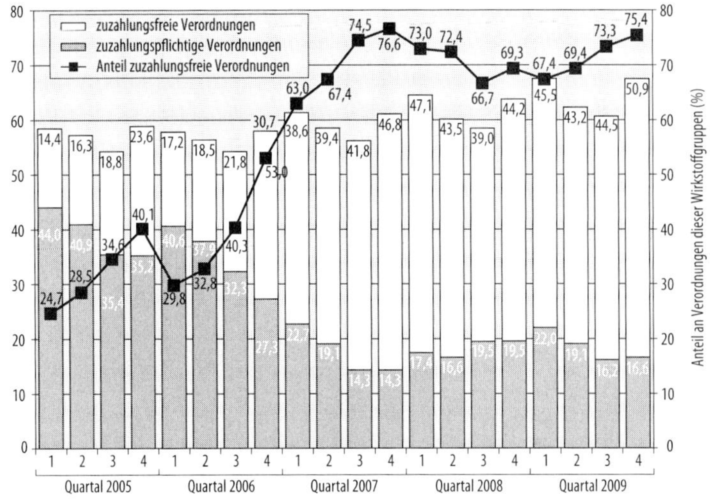

Abbildung 4.2: Entwicklung der zuzahlungsbefreiten Verordnungen in Wirkstoffgruppen mit Zuzahlungsbefreiungsgrenzen nach Quartalen von 2005 bis 2009 (Produktstand 31.12.2009)

Summe der Einsparungen durch diese Verträge wird erst seit Jahresmitte 2008 in der amtlichen Statistik erfasst und in den endgültigen Rechnungsergebnissen als getrennter Posten ausgewiesen (KJ1-Statistik). Für das Jahr 2009 sind hier Erlöse aus Rabattverträgen in der Höhe von 864 Mio. € für die GKV benannt. Inzwischen haben die meisten Kassen Verträge mit Herstellern abgeschlossen (siehe unten) und es hat zu einer grundlegenden Änderung im GKV-Arzneimittelmarkt geführt, da verstärkt auf einen Einkaufswettbewerb der Kassen gesetzt wird. Gleichzeitig geht mit diesem Paradigmenwechsel ein Stück Transparenz im GKV-Arzneimittelmarkt verloren, da die Listenpreise der Arzneimittel und darauf aufsetzende Analysen an Aussagekraft verlieren.

Sowohl die Weiterentwicklung im Festbetragssystem als auch die Neueinführung der selektivvertraglichen Möglichkeiten haben gemeinsam dazu beigetragen, den Preiswettbewerb – in erster Linie bei patentfreien generikafähigen Wirkstoffen – zu fördern.

Als nachträglich ausgabenrelevantes Thema für das Jahr 2009 stellt sich die Auseinandersetzung um den Apothekenabschlag dar. Dieser liegt seit April 2007 (GKV-WSG) für verschreibungspflichtige Arzneimittel bei 2,30 € je Packung. Zur Anpassung des Abschlags war eine freiwillige Vereinbarung zwischen dem deutschen Apothekerverband und dem GKV-Spitzenverband gescheitert. Gegen die anschließende Entscheidung der Schiedsstelle, den Abschlag auf 1,75 € festzusetzen, hat der GKV-Spitzenverband geklagt, so dass der Vollzug der Schiedsentscheidung ausgesetzt wurde. Nach Beschluss des Landessozialgerichts Berlin-Brandenburg wurde der sofortige Vollzug der Schiedsentscheidung nun im Rahmen eines Eilverfahrens angeordnet. Damit fallen rückwirkend für das Jahr 2009 zusätzliche Ausgaben für die GKV in der Größenordnung von 310 Mio. € an.

Entsprechend der Methodik des GKV-Arzneimittelindex wird auch im Jahr 2009 für die folgende differenzierte Analyse der Entwicklungen im Arzneimittelmarkt statt der Arzneimittelausgaben der GKV weiterhin der Fertigarzneimittelumsatz betrachtet, der zusätzlich die gesetzlichen Abschläge sowie die Zuzahlungen der Patienten enthält. Damit stellt er Veränderungen des Marktes unabhängig von sich wandelnden gesetzlichen Rahmenbedingungen dar, die nur auf der Ausgaben- nicht aber auf der Umsatzebene wirksam sind. Zugleich werden im Fertigarzneimittelmarkt weder Verordnungen von Sprechstundenbedarf noch Nicht-Fertigarzneimittel (z.B. Rezepturen, Verbandstoffe, Hilfsmittel oder Teststreifen) berücksichtigt (siehe Kapitel 47).

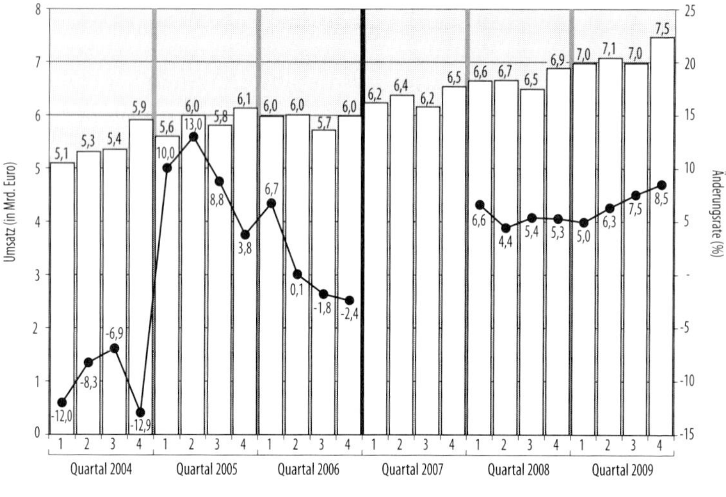

Abbildung 4.3: GKV-Fertigarzneimittelumsätze in den Quartalen von 2004 bis 2009 (ab 2007 neuer Warenkorb)

Der Umsatzanstieg im Fertigarzneimittelmarkt im Jahr 2009 ist mit einem Zuwachs von 6,8% gegenüber dem Vorjahr ähnlich hoch ausgefallen wie der Ausgabenanstieg (vgl. Tabelle 47.1). Auch die Analyse des Fertigarzneimittelumsatzes nach Quartalen zeigt die gesetzlichen Eingriffe der vergangenen Jahre (Abbildung 4.3).

So sind die gesetzlichen Einschnitte und die Kostenentlastungen durch das GMG im Jahr 2004 und das AVWG im Jahr 2006 deutlich sichtbar. Ab dem 2. Quartal 2007 haben die Umsätze wieder zugelegt. In den Jahren 2008 und 2009 haben keine neuen gesetzlichen Regelungen gegriffen, so dass die Marktentwicklung auch im Jahr 2009 in erster Linie auf Änderungen in den ärztlichen Verordnungen zurückzuführen ist. Dabei zeigt sich im Jahresverlauf 2009 ein aufsteigender Trend mit dem höchsten Umsatzanstieg um 8,5% im vierten Quartal gegenüber dem Vorjahreszeitraum. Für das Jahr 2007 werden aufgrund des geänderten Warenkorbs keine Änderungsraten gegenüber dem Vorjahr ausgewiesen (siehe Kapitel 47).

Ausblick

Die neue Bundesregierung hatte im Rahmen der Koalitionsvereinbarungen im November 2009 ebenfalls Ziele im Arzneimittelbereich auf die Agenda gesetzt. Im März 2010 hat das BMG hierzu Eckpunkte publiziert, die sowohl auf kurzfristige Maßnahmen der Kostendämpfung setzen als auch auf strukturelle Weiterentwicklungen des Arzneimittelmarktes. Mit dem GKV-Änderungsgesetz, das am 18.06.2010 vom Bundestag beschlossen wurde, wird – bei gleichzeitigem Preismoratorium (rückwirkend zum 01.08.2009) – erneut ein erhöhter Herstellerabschlag von 16% im Nicht-Festbetragssegment ab dem 1. August 2010 für einen Zeitraum von drei Jahren eingeführt. Hiervon werden jährliche Einsparungen in der Größenordnung von 1,15 Mrd. € erwartet (Gesetzesbegründung). Ob diese Einsparungen tatsächlich realisiert werden können, wird davon abhängen, ob die im Gesetz formulierten Ausnahmeregelungen, die eine Befreiung vom erhöhten Abschlag unter bestimmten Voraussetzungen vorsehen (z. B. Gefährdung der finanziellen Leistungsfähigkeit des Unternehmens sowie produktbezogen bei orphan drugs, falls Refinanzierung der Aufwendungen gefährdet), hier zu relevanten Einschränkungen führen. Darüber hinaus wirkt sich der erhöhte Teil des Abschlags (10 Prozentpunkte) bei Vorliegen eines Rabattvertrags zwischen Hersteller und Kasse mindernd auf den vereinbarten Rabatt aus.

Mit dem Entwurf für das Gesetz zur Neuordnung des Arzneimittelmarktes in der Gesetzlichen Krankenversicherung (AMNOG, Deutscher Bundestag 2010) soll insofern ein Paradigmenwechsel in der Arzneimittelpolitik eingeläutet werden, als erstmals in die Preisfestsetzung für neue patentgeschützte Arzneimittel eingegriffen wird. Bislang konnten die Hersteller für diese Produkte ihre Preise völlig frei festlegen. Preisregulierung findet derzeit ausschließlich mit Referenzpreisen im Rahmen der Festbeträge statt, die für diese Produkte nicht greifen. Die längst überfällige Änderung dieses deutschen Sonderwegs – fast alle unsere europäischen Nachbarländer greifen regulierend in die Preisbildung ein, zumeist unter Berücksichtigung des therapeutischen Nutzens neuer Medikamente – setzt nun auf eine schnelle Nutzenbewertung nach Markteinführung eines Arzneimittels und anschließende Preisverhandlungen. Innerhalb von sechs Monaten nach Marktzugang soll der G-BA mit Unterstützung des IQWiG nun feststellen, ob ein neues Arzneimittel einen Zusatznutzen hat oder nicht, basierend auf einem Dossier der Hersteller. Stellt der G-BA einen Zusatznutzen fest, werden anschließend zwischen dem Hersteller und dem GKV-Spitzenverband für die GKV Rabatte auf den Abgabepreis vereinbart. Die Preisvereinbarungen sollen spätestens zwölf Monate nach Marktzugang abgeschlossen sein, bis dahin gilt die freie Preisfestsetzung des Herstellers. Kommt es zu keiner Einigung in den Verhandlungen, soll eine Schiedsstelle innerhalb von drei Monaten die Preise festlegen, wobei insbesondere internationale Vergleichspreise herangezogen werden. Hat ein neues Arzneimittel keinen Zusatznutzen, soll es sofern möglich einer Festbetragsgruppe zugeordnet werden. Ist dies nicht möglich, greifen ebenfalls zentrale Preisverhandlungen, wobei als obere Preisgrenze die Kosten der Standardtherapie herangezogen werden sollen. Zusätzlich zu den zentralen Vereinbarungen haben die Kassen die Möglichkeit, im Rahmen von Selektivverträgen Vereinbarungen zu Erstattungskosten und der Versorgung ihrer Versicherten abzuschließen. Der Gesetzgeber schätzt die Entlastung für die GKV durch dieses Vertragsmodell auf 2 Mrd. €. Mit dieser Änderung geht der Gesetzgeber ein von der GKV seit langem beklagtes Problem an, dass neue patentgeschützte Arzneimittel mit ihrer freien Preisbildung maßgeblich zu den steigenden Arzneimittelausgaben beitragen (Beckmann et al. 2010).

Die geplanten Änderungen bei den Rabattverträgen sind hingegen nur teilweise dazu geeignet, dieses Instrument weiterzuentwickeln. So ist die Klärung hinsichtlich der Austauschbarkeit bezüglich der Indikation und der Packungsgröße sinnvoll, um den abgebenden Apotheken einen klaren Rahmen zur Austauschbarkeit an die Hand zu geben. Kritisch in mehrerlei Hinsicht ist hingegen die geplante Änderung zu sehen, dass Patienten zukünftig bei Übernahme der Mehrkosten auch ein anderes als das Rabattprodukt ihrer Kasse wählen können. Was auf den ersten Blick als mehr Wahlmöglichkeit für die Patienten daherkommt, stiftet auf den zweiten Blick wenig Nutzen. Vielmehr wird den Patienten bei wirkstoffidentischen Arzneimitteln suggeriert, dass Rabattprodukte „Billigmedizin" seien und sie gegen Aufzahlung etwas „Besseres" erhalten könnten. Das für diese Fälle vorgesehene Verfahren der Kostenerstattung verursacht darüber hinaus bürokratischen Aufwand und ist wenig transparent für die Patienten. Gleichzeitig geht den Rabattverträgen ein Stück ihrer Schlagkraft verloren, wenn die Kassen ihren Vertragspartnern weniger Sicherheit über die zu erwartenden Absatzmengen geben können. Als weiteren Schritt sieht der Gesetzgeber vor, den Rechtsweg wieder den Zivilgerichten zuzuweisen, nachdem diese erst jüngst mit dem GKV-Organisationsweiterentwicklungsgesetz (GKV-OrgWG) bei den Sozialgerichten angesiedelt wurde. Die geplante vollständige Unterstellung unter das Kartellrecht erscheint darüber hinaus höchst problematisch. So ist mit der Berücksichtigung des Vergaberechts bereits ein funktionierender Rechtsrahmen zur Ausschreibung und Vergabe von Rabattverträgen gefunden worden. Die Folgen einer vollständigen Unterstellung unter das Kartellrecht können derzeit hingegen weder für die Rabattverträge noch die sonstigen Vertragsbeziehungen der GKV eingeschätzt werden.

Das AMNOG hat sich des Weiteren zum Ziel gesetzt, Überregulierung abzubauen. Hierzu ist eine Verschlankung der Wirtschaftlichkeitsprüfung, die Abschaffung der Bonus-Malus-Regelung und des so genannten Zweitmeinungsverfahrens für die Verordnung besonderer Arzneimittel geplant.

Weitere geplante Änderungen des AMNOG betreffen die Umstellung der Großhandelsspanne auf einen Fixzuschlag mit einem jährlichen Einsparpotenzial von 340 Mio. € für die GKV pro Jahr sowie Änderungen bei den Festbeträgen hinsichtlich der Berücksichtigung von zuzahlungsbefreiten Packungen bei Anpassungen der Festbeträge.

Rabattverträge

In den Diskussionen zur Arzneimittelversorgung wurden bereits seit einigen Jahren verstärkt vertragswettbewerbliche Modelle sowohl von Kassen wie auch von Industrieseite vorgeschlagen (Glaeske et al. 2003,

Wasem et al. 2005, Cassel und Wille 2006, Klauber und Schleert 2006, Wille et al. 2008, Nink und Schröder 2009). Diese sind innerhalb des generikafähigen Marktsegments vergleichsweise einfach zu realisieren. Um einen funktionierenden Vertragswettbewerb zu ermöglichen, muss grundsätzlich innerhalb eines nach wie vor einheitlichen Leistungskatalogs der Kontrahierungszwang auf Produktebene – also die gesetzliche Verpflichtung der Krankenkassen, ihren Versicherten in einem Marktsegment alle zugelassenen verschreibungspflichtigen Arzneimittel zu erstatten – aufgehoben werden. Die Krankenkassen sind dann bei generikafähigen Wirkstoffen nicht mehr gezwungen, alle Präparate zu erstatten, und können vielmehr selektive Verträge mit den Herstellern abschließen, die ihnen besonders günstige Konditionen anbieten. Damit lässt sich ein echter Kostenwettbewerb unterhalb der Festbeträge initiieren. Das bewährte Instrument der Festbeträge sollte in diesem Modell zur Markierung erstattungsfähiger Preisobergrenzen beibehalten werden. Die Preisunterschiede bei generischen Produkten im Ländervergleich machen deutlich, dass Deutschland als Hochpreisland gelten kann: Im Vergleich zur Schweiz (100%) liegt der umsatzgewichtete Preisindex der 20 umsatzstärksten patentfreien Wirkstoffen zu Fabrikabgabepreisen in Deutschland bei 77%, in Großbritannien bei 62% und in Dänemark sogar bei 36% (Marty 2006b, vgl. auch Kapitel 1). Darüber hinausgehende Vorschläge, in Form von kassenindividuellen Positivlisten für generikafähige aber auch patentgeschützte Arzneimittel, beschreiben einen Weg, der den bisherigen kollektivvertraglichen Pfad verlässt und zunehmend mehr wettbewerbliche Elemente zulässt (Cassel und Wille 2006, Wille et al. 2008, Nink und Schröder 2009). Aufgrund gesetzlicher Änderungen konnten diese Ansätze aus der Wissenschaft ab 2007 im Zweitanbietermarkt großflächig von den Krankenkassen eingesetzt werden.

Seit dem Jahr 2003 haben die Krankenkassen mit dem § 130a Abs. 8 SGB V die Möglichkeit, mit Herstellern kassenspezifische Rabattverträge abzuschließen. Mit dem am 1. Mai 2006 in Kraft getretenen Gesetz zur Verbesserung der Wirtschaftlichkeit der Arzneimittelversorgung (AVWG) wurden die Regelungen erweitert, dass Leistungserbringer wie Ärztinnen und Ärzte beteiligt werden konnten. Dennoch gab es das Problem, dass die Kassen kaum Einfluss auf die Absatzmenge hatten, sofern sie nicht Ärzte oder Apotheker finanziell beteiligten und damit die Verordnung und Abgabe der rabattierten Produkte förderten. Mit dem zum 1. April 2007 in Kraft getretenen GKV-Wettbewerbsstärkungsgesetz (GKV-WSG) wurden die Apotheken nach § 129 Abs. 1 Satz 3 SGB V verpflichtet, die kassenspezifischen Rabattverträge bei der Produktauswahl zu berücksichtigen, sofern der verordnende Arzt eine Substitution nicht ausgeschlossen hat. Die Kassen stellen den Apotheken hierfür entsprechende Informationen zu den rabattierten Produkten zur Verfügung. Weitere Gestaltungsmöglichkeiten für die Kasse bestehen darin, dass sie für rabattierte Produkte die Zuzahlung der Patienten halbieren oder aufheben kann sowie – bereits mit dem AVWG eingeführt – auch für Produkte, deren Preise über dem Festbetrag liegen, Rabattverträge zur vollständigen Kostenübernahme abschließen kann, wenn der Rabatt die den Festbetrag übersteigenden Kosten ausgleicht.

Mit den gesetzlichen Regelungen wurde ein weiterer Versuch unternommen, die Wirtschaftlichkeitspotenziale im generischen Markt über die Nutzung des Wettbewerbs zwischen wirkstoffgleichen Produkten zu erschließen. So finden sich im Verordnungsjahr 2009 bei den insgesamt 2.482 verordneten Wirkstoffen und Wirkstoffkombinationen im Durchschnitt 4,4 verschiedene Arzneimittel (Standardaggregate) sowie durchschnittlich 26,1 verschiedene einzelne Produkte (Pharmazentralnummern). Bei einzelnen Wirkstoffen, wie beispielsweise Ibuprofen, wurden 2009 insgesamt 75 verschiedene Arzneimittel und bei Risperidon 948 verschiedene Produkte angeboten und GKV-weit verordnet.

Die meisten Krankenkassen haben die gesetzlichen Möglichkeiten im Jahr 2009 umgesetzt. Dabei haben sie verschiedene Strategien der Vertragsgestaltung im Generikamarkt genutzt, wie Wirkstoffverträge (AOK-System mit AOK-weiten Ausschreibungen). Wirkstoffbezogene Ausschreibungen werden zunehmend auch von anderen Kassen durchgeführt, wie zuletzt von verschiedenen Ersatzkassen (DAK, TK, KKH Allianz) und Betriebskrankenkassen. So genannte Portfolioverträge umfassen hingegen das vollständige Produktsortiment eines Generikaanbieters (wie Hexal, Ratiopharm oder Stada). Erstmals hatte die AOK im Jahr 2007 insgesamt 89 Wirkstoffe für Rabattverträge ausgeschrieben, von denen aufgrund juristischer Auseinandersetzungen nur 43 Wirkstoffe an 11 pharmazeutische Hersteller vergeben werden konnten. Bei den AOK-Rabattpartnern dieser ersten AOK-Rabattwelle handelte es sich in erster Linie um Marktbeteiligte ohne größere Marktbedeutung. Die AOK-Rabattverträge haben diesen Herstellern zu deutlichen Absatzsteigerungen im Jahr 2007 verholfen. Seit 2009 erfolgen die AOK-Ausschreibungen (3. Ausschreibungswelle) europaweit in fünf regionalen Losen. Zuletzt sind am 1. April 2010 80 Wirkstoffe der vierten AOK Rabattwelle gestartet, eine fünfte Tranche mit zwölf Wirkstoffen wird voraussichtlich am 1. Oktober 2010 marktwirksam.

Danach sind aktuell allein für die AOK 143 Wirkstoffe (3. und 4. Welle) mit einem AOK-Umsatz von 3,5 Mrd. € unter Rabattvertrag mit einem geschätzten Einsparvolumen von 520 Mio. € allein für das Jahr 2010 (Hermann 2010).

Die Alternative der Portfolioverträge wurde beispielsweise von einigen Ersatzkassen gewählt und die Verträge wurden zumeist mit Marktführern abgeschlossen. Der Vorteil „großer“ Rabattpartner besteht darin, dass Versorgungsengpässe zumeist vermieden werden können. Um dies auch bei „kleineren“ Rabattpartnern zu vermeiden, bestand für einen Teil des Jahres 2007 eine so genannte Friedenspflicht zwischen Kassen und Apotheken. Bei Nicht-Lieferfähigkeit von Rabattprodukten konnten wirkstoffgleiche Alternativen abgegeben werden. Gleichwohl bedeuten Portfolioverträge mit Marktführern auch, dass ein Rabatt von einem zumeist hohen Preis der Marktführer nur wenig zur Kostendämpfung beitragen kann.

Neben den Verträgen im Generikasegment sind weitere Formen wie Bundling-Verträge (Kombination von Generika und Patentprodukten), Verträge für patentgeschützte Arzneimittel vor Patentauslauf, für patentgeschützte Analogarzneimittel oder für patentgeschützte teure neue Arzneimittel möglich (Kaesbach 2008). „Cost-Sharing“ Verträge, in denen pharmazeutische Hersteller Umsatzobergrenzen für teure Arzneimittel vereinbaren, wurden beispielsweise für Avastin, einem Produkt von Roche Pharma und „Risk-Sharing“ Verträge z.B. zwischen der DAK und Novartis Pharma für Aclasta abgeschlossen. Aus Sicht der Arzneimittelkommission der deutschen Ärzteschaft sind „Cost-Sharing und „Risk-Sharing“ Verträge ungeeignete Maßnahmen, um angeblich innovative und unzureichend geprüfte Arzneimittel mit einem erheblichen Risikopotenzial am Markt zu platzieren (Arzneimittelkommission der deutschen Ärzteschaft 2008a).

Doch welche Marktwirkung haben die Rabattverträge entfaltet? Nach dem Start der AOK-Ausschreibung für generische Wirkstoffe Ende 2006, mit Vertragsbeginn zum 1.1.2007, haben die meisten Kassen zwischenzeitlich Rabattverträge in unterschiedlicher Ausgestaltung abgeschlossen. Hatten im Juli 2007 insgesamt 172 Krankenkassen mit 53 Herstellern Rabattverträge über 17.997 Rabattprodukte abgeschlossen, haben sich diese Zahlen bis Dezember 2009 deutlich erhöht: Alle Krankenkassen hatten mit 131 Herstellern insgesamt 30.647 Rabattprodukte unter Vertrag (Abbildung 4.4).

Damit besteht annähernd für jedes zweite der im Jahr 2009 verordneten Arzneimittel mindestens ein Rabattvertrag. Die Marktper-

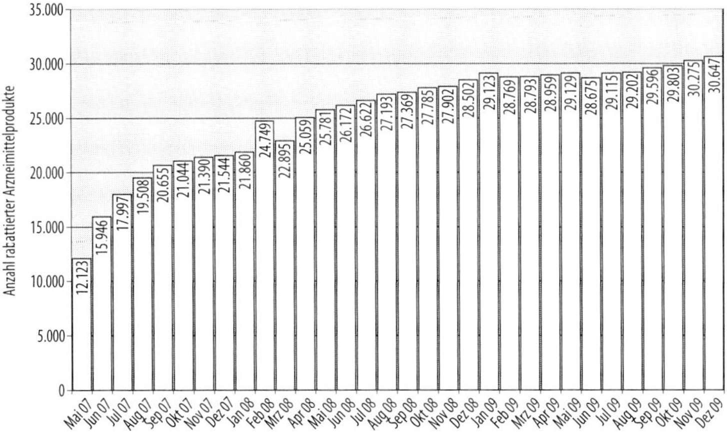

Abbildung 4.4: Anzahl der Rabattprodukte in der GKV 2007 bis 2009

4

formance der Rabattarzneimittel im generikafähigen Markt im Monat Dezember 2007 zeigt einen eindrucksvollen Anteil von 36 Prozent an Verordnungen und 29 Prozent am Umsatz (Deutscher Bundestag 2008). Im Jahr 2009 wurden im Durchschnitt 59% der Verordnungen durch Rabattverträge adressiert (Maag 2010). Der Verordnungsanteil der Rabattprodukte im rabattfähigen Marktsegment zwischen 60 und 70 Prozent bei Wirkstoffverträgen der AOK zeigt ebenfalls, dass dieses Instrumentarium den gewünschten Effekt erzielt.

Hinsichtlich der finanziellen Auswirkungen besteht seid Mitte 2008 ein eigenes Haushaltskonto der Kassen in der amtlichen Statistik (KJ 1), in dem die Einnahmen aus Rabattverträgen mit den Unternehmen ausgewiesen werden. Für das Jahr 2008 wurde hier erstmalig im zweiten Halbjahr 2008 ein Rabattbetrag von 310 Mio. € gebucht. Für das Gesamtjahr 2009 beträgt der GKV-Rabattbetrag 846 Mio. € und entspricht damit 6,5% des Umsatzes im generikafähigen Markt von 13,1 Mrd. €. Mit zunehmender Marktdurchdringung der Verträge werden entsprechend höherer Rabattbeträge realisiert. Die Potenzialabschätzungen der AOK für 2010 mit 520 Mio. € entspricht circa 15% des adressierten Umsatzes von 3,5 Mrd. € (3. und 4. Welle, Start der vierten Welle 1. April 2010). Damit liegt dieses Potenzial deutlich über dem rechnerischen generischen Einsparpotenzial, wenn ein teures Arzneimittel zu den jeweiligen Preis- und Produktständen im deutschen Markt mit einem preiswerteren

Produkte ersetzt wird. Hierbei würden rund 10% des Bruttoumsatzes im gesamten generikafähigen GKV-Markt von 12,9 Mrd. € in 2009 gespart werden können (vgl. Kapitel 1). Dies verdeutlicht, dass bei einem Absinken des ausgewiesenen Preisniveaus im aktuellen Generikamarkt von den Herstellern noch deutliche Gewinne erzielt werden können.

Mit dem GKV-WSG wurden die Möglichkeiten des Vertragswettbewerbs im Bereich der Arzneimittelversorgung verbessert und die Zeichen deuten weiterhin auf einen verstärkten Wettbewerb zwischen Apotheken, Herstellern und anderen Leistungsanbietern, um sich durch entsprechende Verhandlungen Wettbewerbsvorteile zu verschaffen. Die einzelnen Krankenkassen erhoffen sich von dem Vertragswettbewerb unter anderem eine Senkung ihrer jeweiligen Ausgaben. So belegt die Umstellung beispielsweise auf die AOK-Rabattprodukte ab 2007, dass die Vertragspartner in Zusammenarbeit mit Ärzten und Apotheken, die eine gesetzeskonforme Abgabe des Rabattarzneimittels durchführen, die anfänglichen Verordnungsanteile im rabattfähigen Markt deutlich steigern konnten.

Die ordnungspolitische Bewertung dieser Verträge ist jedoch durchaus gespalten. Kritiker führen hierzu insbesondere an, dass die Preistransparenz aufgehoben werde, Steuerungsinstrumente der GKV-Versorgung auf Ebene der verschreibenden Ärzte (§ 84 ff. SGBV) ausgehebelt würden, kollektive Steuerungsinstrumente beschädigt und Leistungsentscheidungen des Gemeinsamen Bundessausschusses (G-BA) konterkariert würden oder gar eine Mengenausweitung gefördert würde (Hartmann-Besche 2007, Arznei-Telegramm 2008, Kaesbach 2008, Kötting und May 2008). Dem Argument, dass dieser Wettbewerb mit Rabattkonditionen die Transparenz der bisherigen Instrumentarien verhindere, könnte die Politik mit den Marktbeteiligten durch eine einfache technische Lösung – Veröffentlichungspflicht von verblindeten Rabattinformationen (z. B. bezogen auf den Kostenträger) – entgegentreten, wie damit auch dem bisher empirisch nicht belegten Gerücht über medizinisch nicht begründbare Mengenausweitungen durch rabattierte Arzneimittel. Letztlich wird aber deutlich, dass, nachdem der Gesetzgeber die selektivvertragliche Wahlmöglichkeit etabliert hat, diese nun auch von Krankenkassen, pharmazeutischen Herstellern und Patienten zunehmend genutzt werden. Nach einer Vielzahl juristischer Verfahren bis hin zu Klärungen durch die Oberlandesgerichte sowie das Tätigwerden des Gesetzgebers mit dem GKV-Organisationsweiterentwicklungsgesetz (GKV-OrgWG) hat sich mit der Etablierung des vergaberechtlichen Rahmens sowie der Zuweisung der rechtlichen

Zuständigkeiten zu den Sozialgerichten die Rechtssicherheit rund um die Rabattverträge deutlich verbessert. Zuletzt hatte sich die Diskussion zu den Rabattverträgen verstärkt auf das Thema Austauschbarkeit zwischen wirkstoffgleichen Produkten hinsichtlich Indikationen und Packungsgrößen fokussiert (Hermann und Wienands 2010).

Mit dem Entwurf des Arzneimittelmarktneuordnungsgesetzes (AMNOG) wird der Rahmen für Rabattverträge erneut justiert. Positiv ist hierbei, dass eine Klärung hinsichtlich der Austauschbarkeit zu den Fragen der Indikation und der Packungsgröße erfolgt, so dass zukünftig wirkstoffgleiche Arzneimittel mit gleicher Wirkstärke und Darreichungsform als austauschbar gelten, wenn sie eine gemeinsame Indikation haben sowie die gleiche Normpackungsgröße. Die geplante Regelung, dass Versicherte zukünftig bei Übernahme der Mehrkosten auch ein anderes als das Rabattprodukt ihrer Kasse wählen können, ist aus verschiedenen Gründen kritisch zu bewerten (siehe vorne). Dabei ist insbesondere zu befürchten, dass die Rabattverträge an Schlagkraft verlieren, wenn die Kassen ihren Vertragspartnern weniger Sicherheit über die zu erwartenden Absatzmengen geben können. Als weiterer Schritt ist vorgesehen, den Rechtsweg wieder bei den Zivilgerichten anzusiedeln, nachdem dieses erst jüngst mit dem GKV-OrgWG auf die Sozialgerichte übergegangen war. Die geplante vollständige Beachtung kartellrechtlicher Regelungen erscheint darüber hinaus höchst problematisch. So ist mit der Berücksichtigung des Vergaberechts bereits ein funktionierender Rechtsrahmen zur Ausschreibung und Vergabe von Rabattverträgen gefunden worden. Die Folgen einer vollständigen Umsetzung des Kartellrechts können derzeit hingegen weder für die Rabattverträge noch die sonstigen Vertragsbeziehungen der GKV eingeschätzt werden.

Entwicklung der Marktkomponenten

Der Umsatz der Fertigarzneimittel ist im Jahr 2009 erneut deutlich angestiegen und erreicht ein Plus von 1.822 Mio. Euro (6,8%). Zurückzuführen ist dieser Anstieg einerseits auf die im Schnitt um 3,0% gestiegene Verordnungsmenge und andererseits auf die durchschnittlich um 3,7% gestiegenen Kosten je Verordnung. In den letzten zehn Jahren hat sich demzufolge der Umsatz je Arzneimittelverordnung von 24,03 im Jahr 1999 auf 45,51 im Jahr 2009 nahezu verdoppelt (Abbildung 4.5). Damit setzt sich der langjährige Trend zu steigenden Durchschnitts-

4

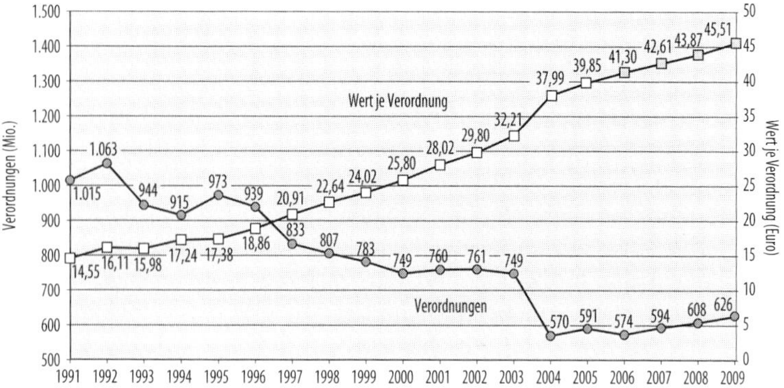

Abbildung 4.5: Entwicklung von Verordnungen und Wert je Verordnung von 1991 bis 2009 (ab 2001 mit neuem Warenkorb)

kosten je Verordnung fort. Für den extremen Ausschlag im Jahr 2004 kann in erster Linie der geänderte Warenkorb (weitgehender Erstattungsausschluss nicht-rezeptpflichtiger Arzneimittel) durch das GMG verantwortlich gemacht werden.

Entscheidend für den gestiegenen Wert je Verordnung ist im Jahr 2009 eine Strukturkomponente in Höhe von +3,2%. Während in den letzten Jahren die Entwicklung der Preise rückläufig war, ist hingegen im Jahr 2009 zusätzlich ein geringfügiger durchschnittlicher Preisanstieg von 0,4% zu verzeichnen, da der Preisrückgang im Festbetragssegment durch den Preisanstieg im Nicht-Festbetragssegment überkompensiert wird (Tabelle 4.2).

Die Strukturkomponente erfasst Umsatzänderungen im Gesamtmarkt, die auf eine veränderte Struktur der Verordnungen zurückzuführen sind. Hierbei wird zwischen der so genannten Intramedikamentenkomponente – Verschiebungen zwischen verschiedenen Stärken, Packungsgrößen und Darreichungsformen des gleichen Medikaments – und der Intermedikamentenkomponente – Verschiebungen zwischen verschiedenen Medikamenten – unterschieden (vgl. Kapitel 47). Die Strukturkomponente hat 2009 zu einem Umsatzanstieg von rund 874 Mio. € geführt. Die Intermedikamentenkomponente, also die Verschiebungen zu anderen, teureren Präparaten, ist mit +0,5% für rund 130 Mio. € Mehrumsatz verantwortlich. Deutlich ausgeprägter ist im Jahr 2009 die Intramedikamentenkomponente mit einem Plus von 2,7%. Dies ist in

Tabelle 4.2: Umsatz-, Mengen- und Strukturentwicklung im GKV-Fertigarzneimittelmarkt 1992 bis 2009 (Durch Änderungen in den Warenkörben in den Jahren 2001 und 2007 sind diese nicht mehr kontinuierlich mit den Vorjahren vergleichbar, vgl. Kapitel 47). Die Änderungswerte im Jahr 2004 sind von der GMG-Wirkung und der damit einhergehenden Änderung des Warenkorbs beeinflusst (siehe auch Nink und Schröder 2006)

Jahr	Wert je Verordnung		Verordnungen		Umsatz		Strukturkomponente	Intermedikamenteneffekt
	€	Änd. (%)	Mio.	Änd. (%)	Mio. €	Änd. (%)	Änd. (%)	Änd. (%)
1993	15,98		944		15.085			
1994	17,24	7,9	915	-3,1	15.781	4,6	9,0	5,4
1995	17,38	0,8	973	6,3	16.909	7,1	0,7	-0,7
1996	18,86	8,5	939	-3,5	17.720	4,8	8,7	6,7
1997	20,91	10,8	834	-11,3	17.425	-1,7	11,3	8,2
1998	22,65	8,3	807	-3,2	18.265	4,8	8,1	5,6
1999	24,03	6,1	783	-3,0	18.802	2,9	5,6	4,2
2000	25,80	7,4	749	-4,3	19.333	2,8	6,7	6,4
2001		11,5		-1,0		10,4	10,4	8,6
2001	28,02		760		21.298			
2002	29,80	6,3	761	0,2	22.689	6,5	6,6	5,4
2003	32,21	8,1	749	-1,6	24.121	6,3	9,1	6,5
2004	37,99	18,0	570	-23,9	21.663	-10,2	23,0	19,9
2005	39,86	4,9	591	3,6	23.561	8,7	5,2	3,2
2006	41,30	3,6	574	-3,0	23.692	0,6	6,1	3,9
2007		3,2		1,5		4,8	4,5	2,0
2007	42,61		594		25.306			
2008	43,87	3,0	608	2,4	26.677	5,4	4,5	1,5
2009	45,51	3,7	626	3,0	28.499	6,8	3,2	0,5

4

erster Linie auf die Verordnung anderer Stärken oder Darreichungsformen mit +1,8% (505 Mio. €) zurückzuführen. Wie im Vorjahr übertrifft dieser Effekt den Anstieg der Verordnungen größerer Packungen, der mit rund 239 Mio. € (+0,9%) zu Buche schlägt. So steigt der Anteil von Großpackungen im verschreibungspflichtigen Marktsegment (Normpackungsgröße N3) seit Jahren und ist auch im Jahr 2009 weiter gewachsen (Abbildung 4.6). Diese Großpackungen reichten 2009 im Durchschnitt für eine medikamentöse Therapie von 85 Tagen, im Vergleich zu N2 mit 42 und N1 mit 17 Tagen.

Insgesamt ist die Menge sämtlicher verordneter Tagesdosen (rezeptpflichtige und nicht rezeptpflichtige) um 5,4% gestiegen, während

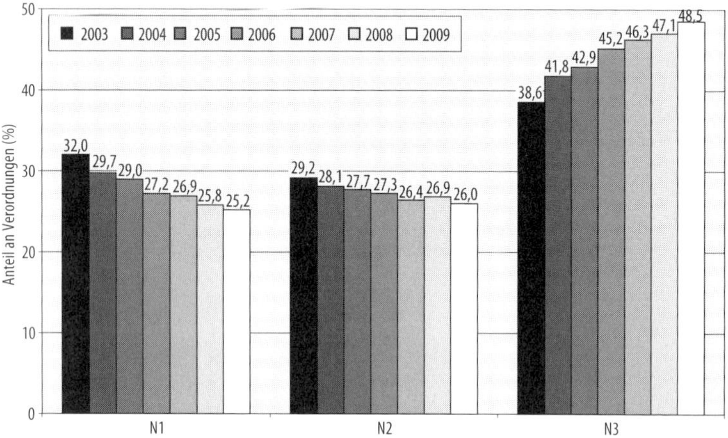

Abbildung 4.6: Verordnungen nach Packungsgrößen im verschreibungspflichtigen Marktsegment 2003 bis 2009

4

die Verordnungszahlen lediglich um 3% zugenommen haben. Bei der Betrachtung der Intramedikamentenkomponente mit den dargestellten Teilkomponenten wird deutlich, dass nicht nur mehr sondern gleichzeitig auch größere und höher dosierte Packungen mit einer größeren Menge an Tagesdosen verordnet wurden. Eine Umstellung auf größere oder höher dosierte Packungen macht sich dabei umsatzsenkend bei der Verordnungskomponente und entsprechend umsatzsteigernd bei der Intramedikamentenkomponente bemerkbar. Sofern die Versorgung durch derartige Verschiebungen wirtschaftlicher erbracht wird, findet dies damit in den beiden Komponenten adäquat Berücksichtigung.

Arzneimittelpreise

Die gesetzlichen Maßnahmen zur Preisregulierung haben seit dem Jahr 2004 zu einer deutlichen Absenkung des Preisniveaus geführt (siehe Tabelle 4.1). Im Jahr 2009 ist zum ersten Mal wieder ein Anstieg der durchschnittlichen Arzneimittelpreise zu verzeichnen. Dies ist weitgehend darauf zurückzuführen, dass die gesetzlichen Regelungen des AVWG keine langfristige Wirkung entfalten konnten. Für den

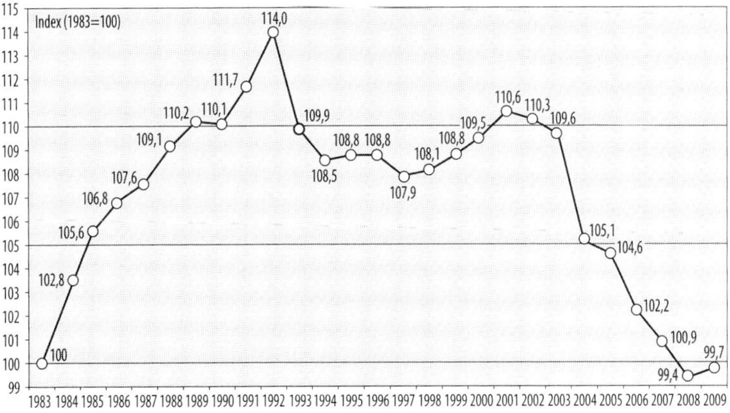

Abbildung 4.7: Entwicklung des Preisindexes von 1983 bis 2009 (1983=100)

4

Gesamtmarkt liegt das Preisniveau der Arzneimittel, die zu Lasten der GKV verordnet wurden, im Jahr 2009 jedoch wie im Vorjahr noch unter dem Niveau des Jahres 1983 (Abbildung 4.7). Die Preisanalyse beruht dabei auf Apothekenverkaufspreisen und kann zwischen Krankenkassen und Herstellern vereinbarte Rabatte nicht darstellen. Die tatsächlichen Kosten können somit von den „Listenpreisen" deutlich abweichen.

Darüber hinaus muss bei der Beurteilung der Preisentwicklung die angewandte Methodik berücksichtigt werden. Die Berechnung eines Indexes über mehrere Zeitperioden setzt grundsätzlich einen konstanten Warenkorb voraus. Bei der Berechnung des Preisindexes im GKV-Arzneimittelindex werden nach der Methode Laspeyres die Preise eines Warenkorbes einer Basisperiode (z. B. 2008) mit denen einer Berichtsperiode (2009) verglichen (GKV-Arzneimittelindex 2010). Diese Methode stößt bei dynamischen Märkten wie dem Arzneimittelmarkt an die Grenze, dass nach mehreren Jahren die Warenkörbe sich stark verändern, da neue Mittel alte Mittel aus dem Markt verdrängen. Aus diesem Grund wird der Warenkorb zur Mitte eines jeden Jahres aktualisiert, d. h. neu in den Markt eingetretene Produkte werden aufgenommen und alte, aus dem Handel genommene Produkte eliminiert. Da neue Produkte für neue therapeutische Möglichkeiten in der Regel auch teurer sind und häufig alte, relativ preiswerte Produkte ersetzen, finden sich die hieraus entstehenden Kostensteigerungen in der Strukturkomponente und nicht in der Preiskomponente. Dies betrifft ebenfalls Kostensteigerungen durch neu eingeführte Packungen mit anderen Wirkstärken oder Packungsgrößen, die teurer sind als die bereits eingeführten Produkte des gleichen Medikaments (Intramedikamenteneffekt). Auch die ökonomischen Effekte einer Therapie mit – nach Patentauslauf einer bedeutenden Substanz in der Berichtsperiode – neu im Markt angebotenen, preisgünstigeren Generika verbergen sich hinter der Strukturkomponente. In der Summe der Effekte hat diese jedoch über die vergangenen 25 Jahre kostentreibend gewirkt (vgl. auch Tabelle 4.2).

Rückwirkend betrachtet wurden die Preise insbesondere durch die Einführung der Festbeträge im Jahr 1989 und deren Weiterentwicklung, die verschiedenen Preismoratorien sowie die Aut-idem-Regelung seit 2002 beeinflusst (vgl. Coca et al. 2008a). Mit dem GKV-WSG hat die Aut-idem Regelung weiterhin an Bedeutung verloren und die Apotheken sind nun verpflichtet, bei der Arzneimittelauswahl auch Rabattverträge zwischen Kassen und Herstellern zu berücksichtigen. Der Preisrückgang in den letzten Jahren ist außerdem auch auf die Einführung zahlreicher preiswerter Generika zurückzuführen.

Mit dem GMG wurde die Arzneimittelpreisverordnung neu gestaltet und bei verschreibungspflichtigen Arzneimitteln auf Apothekenfestzuschläge umgestellt (vgl. Coca et al. 2008a). Diese gesetzliche Regelung führt zu einer grundsätzlichen Änderung in der Preisstruktur verschreibungspflichtiger Arzneimittel, da sich bei ehemals preiswerten Präparaten der Preis erhöht und bei ehemals teuren Präparaten (oberhalb 28,50 € Apothekenverkaufspreis) der Preis gesenkt hat. Die Änderung der Arzneimittelpreisverordnung hat sich in den verschiedenen Marktsegmenten unterschiedlich ausgewirkt, da sich beispielsweise im Festbetragssegment überwiegend preiswertere Präparate befinden, im Nichtfestbetragssegment hingegen überwiegend teurere Medikamente (Abbildung 4.8, siehe unten). Die Umstellung von prozentualen Apothekenzuschlägen auf Festzuschläge hat die Apothekenhonorierung von der Preisentwicklung weitgehend entkoppelt.

Der leichte Preisanstieg im Jahr 2009 ist durch zwei gegenläufige Entwicklungen geprägt. Die Arzneimittelpreise bei den Nicht-Festbetragsarzneimitteln sind 2009 erneut gestiegen. Durch das Plus von 3,0% wurden die Preissenkungen im Festbetragssegment von lediglich 2,7% mehr als kompensiert. Dieser andauernde Abwärtstrend im Festbetragssegment wurde insbesondere durch Regelungen des

AVWG bewirkt, wie die Modifikation der Festbetragsfestlegung in den Festbetragsstufen 2 und 3, die Möglichkeit der Festlegung von Zuzahlungsbefreiungsgrenzen sowie die Festlegung eines Herstellerabschlages auf Generika in Höhe von 10%. Dieser Abschlag fällt für Arzneimittel, deren Preis mindestens 30% unterhalb des Festbetrags liegt, nicht an, so dass hier ein weiterer Anreiz besteht, die Preise zu senken.

Dem weiteren Anstieg der Arzneimittelpreise soll das Gesetz zur Änderung krankenversicherungsrechtlicher und anderer Vorschriften (GKV-ÄnderungsG) durch ein Preismoratorium entgegenwirken.

Festbeträge

Das 1989 im Rahmen des Gesundheitsreformgesetzes (GRG) eingeführte Festbetragssystem zur Festlegung von Erstattungshöchstgrenzen für Arzneimittel in der GKV hat sich seit Jahren als einzige dauerhaft erfolgreiche Maßnahme zur Kostenstabilisierung etabliert. Nach den Regelungen des § 35 SGB V bestimmt der Gemeinsame Bundesausschuss, für welche Gruppen von Arzneimitteln Festbeträge festgesetzt werden können. Im Einzelnen handelt es sich dabei um Arzneimittel mit:

- denselben Wirkstoffen,
- pharmakologisch-therapeutisch vergleichbaren Wirkstoffen, insbesondere mit chemisch verwandten Stoffen,
- therapeutisch vergleichbarer Wirkung, insbesondere Arzneimittelkombinationen.

Festbeträge stellen eine indirekte Form der Preissteuerung dar, da sie nicht direkt in die Preisfestlegung eingreifen, sondern Erstattungshöchstgrenzen setzen. Referenzpreissysteme werden dabei allgemein als weniger restriktiv angesehen als direkte Preiskontrollen (Danzon und Ketcham 2003). Damit zählt Deutschland zu den wenigen europäischen Ländern, in denen die Hersteller nach wie vor Arzneimittelpreise ohne jegliche staatliche Regulierung frei festlegen (Ess et al. 2003). Zudem umfasst die indirekte Preisregulierung des deutschen Festbetragssystems nicht den gesamten Markt der erstattungsfähigen Arzneimittel, sondern betrifft überwiegend das Segment des generikafähigen Marktes sowie durch die Regelungen des GMG auch wieder patentgeschützte Analogpräparate. In den meisten anderen europäischen Ländern betreffen die Preisregulierungen auf nationaler Ebene den gesamten erstattungsfähigen Markt, wobei staatliche Preisfestsetzungen überwiegen. Außerdem ist in mehreren Ländern eine Preisvereinbarung mit der Sozialversicherung Voraussetzung für die Erstattungsfähigkeit (Glaeske et al. 2003). Mit der Einführung der Erstattungshöchstbeträge für festbetragsfreie Arzneimittel durch das GKV-WSG wurde in Deutschland ein weiterer Schritt der Regulierung gegangen, die Arzneimittelpreise auch außerhalb des Festbetragssystems zu steuern. Mit dem AMNOG soll zukünftig für neue Arzneimittel eine schnelle Nutzenbewertung erfolgen mit anschließenden zentralen Verhandlungen zum Erstattungspreis. Arzneimittel ohne belegten Zusatznutzen sollen unmittelbar in das Festbetragssystem überführt werden (siehe vorne).

Deutschland gehört im internationalen Vergleich zu den Pionieren bei der Etablierung von so genannten Referenzpreissystemen. Auf die Einführung der deutschen Festbeträge 1989 folgten 1991 die Niederlande, 1993 Dänemark und Schweden, Spanien im Jahr 2000 sowie Belgien und Italien 2001 (Kanavos und Reinhardt 2003).

Die Preisstabilität für Arzneimittel im deutschen Arzneimittelmarkt seit 1989 ist im Wesentlichen ein Erfolg der Festbeträge (Kanavos und Reinhardt 2003). Waren die Preise im Gesamtmarkt zuvor regelmäßig angestiegen, zeigt sich im Festbetragssegment zwischen Januar 1989 und Dezember 2003 ein Rückgang um knapp 33%, während die Preise im Nichtfestbetragssegment im gleichen Zeitraum um knapp 27% gestiegen sind. Der Preisanstieg im Festbetragssegment im Januar 2004 ist hingegen allein auf die mit dem GMG geänderte Arzneimittelpreisverordnung zurückzuführen, die zu einer Verteuerung der preiswerten Arzneimittel unter Festbetrag geführt hat (siehe oben). Im Jahr 2009 sind die Preise im Festbetragssegment erneut um 2,7% gesunken (2008: –5,4%).

Die stärksten Preissenkungen gab es im September 1989 sowie 1990, als die ersten Festbeträge für umsatzstarke Wirkstoffe in Kraft traten. Mit der sukzessiven Definition weiterer Festbetragsgruppen haben sich seit 1989 stufenweise Preisanpassungen nach unten im Markt durchgesetzt (Abbildung 4.8). Naturgemäß werden solche Effekte jedoch immer kleiner, da zusätzliche neue Festbetragsgruppen immer geringere Marktanteile umfassen. Die Marktbedeutung der Festbeträge hat seit dem Jahr 1997 mit einer Umsatzabdeckung von immerhin knapp 60% deutlich abgenommen. Nachdem der Umsatzanteil dieses Segments im Juli 2003 nur noch bei 34,1% gelegen hat, ist die Bedeutung

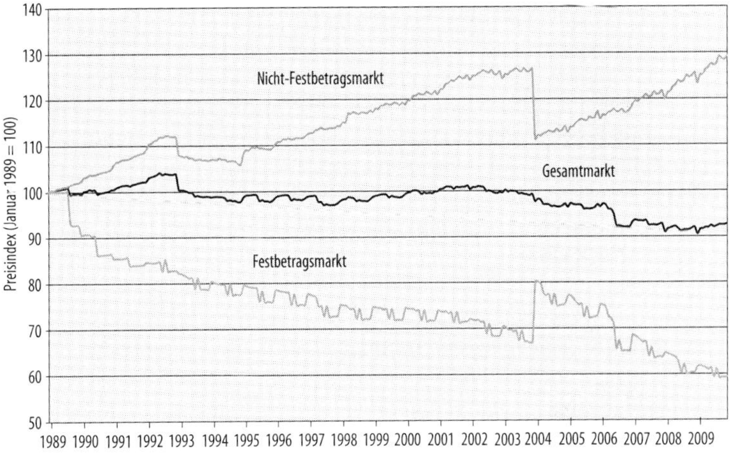

Abbildung 4.8: Preisindex nach Marktsegmenten seit 1989 (ab 1991 mit den neuen Bundesländern). Zur Jahresmitte werden jeweils aktuelle Warenkörbe der Preisindexberechnung zugrunde gelegt. Durch neue Festbetragsgruppen und Preisanpassungen einzelner Festbetragsgruppen kann es zu Preisniveausprüngen kommen.

4

der Festbeträge seit 2004 wieder gewachsen. Zum 1. April 2009 betrug der Verordnungsanteil des Festbetragsmarktsegments 73% der Verordnungen und der Umsatzanteil rund 43% des Ausgabenvolumens (BKK Bundesverband 2003, GKV-Spitzenverband 2009a).

Als Gründe für die zwischenzeitliche Schwächung des Festbetragssystems gelten der Ausschluss patentgeschützter Wirkstoffe von der Festbetragsregelung im Jahr 1996 sowie insbesondere die kartellrechtlichen Auseinandersetzungen um die Festbeträge ab 1998, die die Festlegung neuer Festbeträge durch die Spitzenverbände der Krankenkassen blockiert hatten. Seit 2004 wird das bewährte Verfahren der Festbetragsbildung durch die gemeinsame Selbstverwaltung fortgesetzt (vgl. auch Nink und Schröder 2004a, 2007). Die Festbetragsregelungen wurden in den letzten Jahren mehrfach modifiziert, um die Wirksamkeit des Festbetragssystems auszubauen, wie durch den erneuten Einschluss patentgeschützter Analogpräparate in die Festbeträge mit dem GMG und die Einführung von Zuzahlungsbefreiungsmöglichkeiten sowie eine weitere Absenkung der Festbeträge mit dem AVWG (Nink und Schröder 2007).

Durch die Festlegung von Festbeträgen für zwei weitere Festbetragsgruppen erhöht sich das Einsparpotenzial um weitere 55 Mio. € jährlich. Das gesamte Einsparpotenzial im Festbetragsmarkt für das Jahr 2009 beläuft sich auf 4,3 Mrd. € (GKV-Spitzenverband 2009b und 2010). Mit dem AMNOG wird das Festbetragssystem erneut modifiziert. Zukünftig soll bei der Anpassung der Festbeträge in Gruppen mit Zuzahlungsbefreiungsgrenzen berücksichtigt werden, dass auch nach der Anpassung eine hinreichende Anzahl von Arzneimitteln zuzahlungsfrei zur Verfügung steht.

Patentmarkt: Innovative Arzneimittel und Analogpräparate

Der Umsatzanteil patentgeschützter Arzneimittel am Gesamtmarkt der GKV-Fertigarzneimittel hat sich innerhalb der letzten sechzehn Jahre von 10,8% im Jahr 1993 auf 46,4% 2009 mehr als vervierfacht (Abbildung 4.9). Diese Entwicklung beruht darauf, dass neue Produkte zumeist teurer als bereits im Markt vorhandene Wirkstoffe angeboten werden. Die Bereitschaft, einen höheren Preis als für bereits etablierte Therapien zu bezahlen, ist mit der Erwartung verknüpft, dass mit diesen Produkten ein mehr als marginaler therapeutischer Zusatznutzen verbunden ist. Die seit 1986 im Arzneiverordnungs-Report vorgenommene Analyse der neuen Wirkstoffe eines Jahres nach ihrer therapeutischen Bedeutung zeigt jedoch, dass längst nicht jedes neue Arzneimittel, das Eingang in die Versorgung findet, eine therapeutische Verbesserung für den Patienten bedeutet. Als Grundlage hierfür dient die Klassifikation nach Fricke und Klaus (siehe Neue Arzneimittel, Kapitel 2). Bei dieser Bewertung wird insbesondere der Innovationscharakter einer Substanz und seine therapeutischen Effekte im Vergleich zu bereits bekannten Wirkstoffen bewertet. Pharmakologische Ansätze zur Klassifizierung neuer Wirkstoffe, wie der von Fricke und Klaus, haben dabei den Vorteil, dass sie die Wirkstoffe innerhalb einer Gruppe miteinander vergleichen. Damit eignet sich die Klassifikation für Analysen des Innovationsgrades von Neueinführung oder auch für gesundheitsökonomische Analysen wie Einsparpotenzialberechnungen. Rein technische Analogansätze nehmen hingen keine Bewertungen vor, sondern sehen alle Wirkstoffe innerhalb einer definierten Wirkstoffgruppe als gegeneinander austauschbar an. Mit diesem Ansatz sind allenfalls Beschreibungen des Marktes aber keine weiterführenden Analysen möglich (Schröder et al. 2007).

Die Verteilung der seit 1986 nach dem Schema von Fricke/Klaus klassifizierten neuen Wirkstoffe zeigt, dass nahezu 44% der Substanzen in die Kategorie Me-too-Präparate (Kategorie C nach Fricke/Klaus) fallen, während es sich lediglich in 36% der Fälle um innovative Wirkstoffe der Kategorie A handelt. Der Anteil der mit A klassifizierten Präparate sank im Jahr 2009 auf 36% (2008: 41%). Über ein Fünftel der Neueinführungen des Jahres 2009 wurden hingegen als Analogpräparate klassifiziert (vgl. Kapitel 2).

Bislang dienten als Grundlage für Analysen patentgeschützter Arzneimittel ausschließlich jene Wirkstoffe, die nach Fricke und Klaus bei deren erster Einführung in den Arzneimittelmarkt als neue Arzneimittel klassifiziert wurden. Um den patentgeschützten Arzneimittelmarkt möglichst vollständig abzubilden, wurden erstmalig – neben den von Fricke und Klaus klassifizierten neuen Arzneimitteln (ausschließlich Monopräparate in der primär zugelassenen Indikation) – auch weitere patentgeschützte Arzneimittel in die Auswertung eingeschlossen. Hierbei handelt es sich in erster Linie um neue Wirkstoffkombinationen, die einen bekannten Wirkstoff enthalten, sowie um Wirkstoffe, die mit einer Zweitindikation erneut in den Markt eingeführt wurden. Diese werden als sonstige patentgeschützte Wirkstoffe und Wirkstoffkombinationen zusammengefasst und als solche neben den bekannten Kategorien nach Fricke und Klaus abgebildet. Der Umsatzanteil patentgeschützter neuer Wirkstoffe und Wirkstoffkombinationen am Gesamtmarkt hat sich seit 1993 insgesamt mehr als vervierfacht (Abbildung 4.9). Der deutliche Umsatzeinbruch für patentgeschützte Wirkstoffe und Wirkstoffkombinationen ab dem Jahr 2004 ist auf die Änderung der Arzneimittelpreisverordnung mit dem GMG zurückzuführen: Dabei haben sich Arzneimittel ab einem Preis von 28,50 € verbilligt. Im Jahr 2009 ist der Umsatzanteil patentgeschützter Wirkstoffe und Wirkstoffkombinationen geringfügig zurückgegangen, nachdem in den Vorjahren ein deutlicher Anstieg zu verzeichnen war. Der Umsatzanteil patentgeschützter innovativer Wirkstoffe (Kategorie A) stieg weiter an und übertrifft seit 2008 den von Me-too-Präparaten (Kategorie C). Insgesamt haben alle patentgeschützten Wirkstoffe und Wirkstoffkombinationen im Jahr 2009 einen Umsatz von 13,2 Mrd. € erzielt, allein 3,3 Mrd. € entfielen auf Analogpräparate, die damit einen Umsatzanteil von knapp 12% am gesamten Fertigarzneimittelumsatz erreicht haben. Die sonstigen patentgeschützten Wirkstoffe und Wirkstoffkombinationen schlagen mit einem Umsatz von rund 3,0 Mrd. € zu Buche, dies entspricht knapp 11% des Gesamtumsatzes 2009 (Abbildung 4.9).

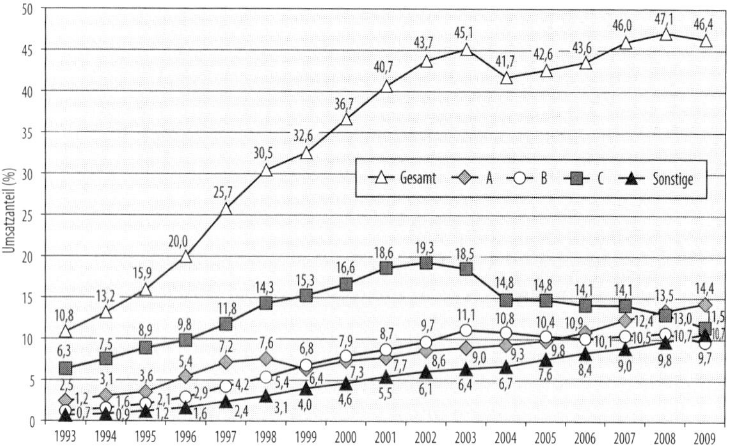

Abbildung 4.9: Umsatzanteil patentgeschützter Wirkstoffe und Wirkstoffkombinationen 1993 bis 2009

Nach einem starken Anstieg von mehr als 20% im Jahr 2007 sind die durchschnittlichen Kosten je Tagesdosis für innovative Präparate mit einem Durchschnittswert von 6,84 € für patentgeschützte Präparate der Kategorie A in den Jahren 2008 und 2009 jeweils gegenüber dem Vorjahr lediglich um rund 2% gestiegen (Abbildung 4.10).

Gründe für die starke Dynamik bei den innovativen Produkten während der letzten Jahre liegen darin, dass ein zunehmend großer Teil dieser Wirkstoffe so genannte orphan drugs sind oder für Spezialindikationen, beispielsweise im Bereich der Krebstherapie, eingesetzt werden (vgl. Kapitel 2). So entfielen im Jahr 2009 rund 68% des Umsatzes für patentgeschützte A-Präparate auf Produkte, die nach Schwabe zu den Spezialpräparaten gezählt werden (Kapitel 3). Die Analyse der Komponenten der Umsatzentwicklung bei patentgeschützten A-Präparaten zeigt des Weiteren, dass das Umsatzplus von 15,3% gegenüber dem Vorjahr hauptsächlich auf den Anstieg des Werts je Verordnung (+7,9%) zurückzuführen ist, der einerseits aus der Preiskomponente (+4,1%) und andererseits aus der Strukturkomponente (+3,7%) gespeist wird. Ebenfalls von Bedeutung ist die gestiegene Anzahl der Verordnungen (+6,9%), die deutlich über der Entwicklung des Gesamtmarktes liegt (+3,0%).

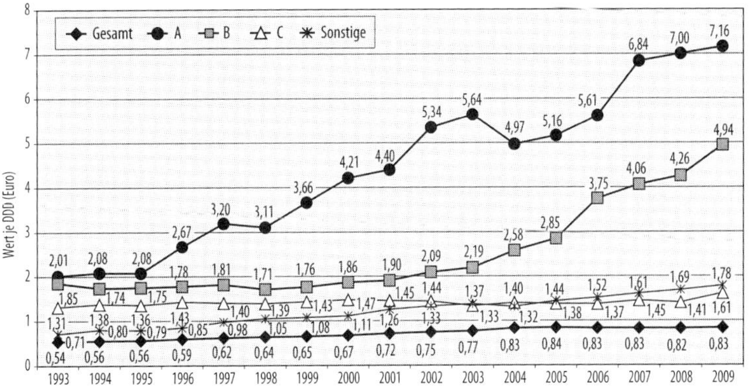

Abbildung 4.10: Wert je Tagesdosis (DDD) patentgeschützter Wirkstoffe und Wirkstoffkombinationen 1993 bis 2009

Bei den DDD-Kosten der patentgeschützten Me-too-Präparaten (nach Fricke/Klaus) muss berücksichtigt werden, dass aus dem reinen Vergleich der durchschnittlichen Kosten in den Kategorien nach Fricke und Klaus keine Schlüsse gezogen werden können, ob Me-too-Produkte sparen helfen oder nicht (Abbildung 4.10). Betrachtet man zusätzlich den Bereich der Analogpräparate in der Definition nach Schwabe, so liegen die Kosten je Tagesdosis für die meist patentgeschützten zu substituierenden Analogwirkstoffe (vgl. Kapitel 1) mit durchschnittlich 0,83 € rund 77% höher als die Durchschnittskosten der vergleichbaren in der Regel bereits generikafähigen Leitsubstanz (DDD-Kosten 0,47 €). Gleichwohl können Analogpräparate sparen helfen, solange kein generischer Wettbewerb bei der Leitsubstanz besteht.

Trotz der Chancen, mit einer innovativen Substanz deutlich höhere Preise und entsprechend höhere Gewinne erzielen zu können, scheint sich die Entwicklung von Analogsubstanzen zu lohnen. Die tatsächlichen Forschungskosten für neue Wirkstoffe sind schwer zu ermitteln: Genannt werden von pharmazeutischen Herstellern immer wieder Zahlen zwischen 632 und 802 Millionen Dollar Forschungs- und Entwicklungskosten pro neuem Arzneimittel (beispielsweise Barell 2004). Eine pharmaunabhängige Studie geht aber vielmehr davon aus, dass diese Kosten eher in der Nähe von 100 Millionen Dollar liegen.

Diese große Differenz kommt dadurch zustande, dass viele Firmen die Kosten für Werbung wie auch die geschätzten Gewinne, die der Firma entgangen sind, weil sie das Forschungs- und Entwicklungsbudget nicht anderweitig an den Finanzmärkten investiert hat, in den Forschungsetat mit einrechnen (Angell 2005).

Gleichzeitig setzen die Hersteller auf den Glauben der Ärzte und Patienten, dass jedes neue Arzneimittel besser sei und somit auch teurer sein dürfe, flankiert von entsprechenden Marketingmaßnahmen und einseitigen Informationen (Kessler et al. 1994). So schätzt eine Studie aus den USA, dass pharmazeutische Unternehmen für Promotion und Werbung annähernd doppelt so viel ausgeben wie für Forschung und Entwicklung (Gagnon und Lexchin 2008). Darüber hinaus werde mittlerweile ein großer Teil der Forschung nach wirklich innovativen Substanzen aus öffentlichen Mitteln finanziert, aber von pharmazeutischen Herstellern patentiert und vermarktet, wie die Beispiele neuerer Aids- und Krebsmittel zeigen (Angell und Relman 2002, Angell 2005).

Für die Nutzenbewertungen von insbesondere neuen Arzneimitteln ist auf Grundlage des GMG das „Institut für Qualität und Wirtschaftlichkeit im Gesundheitswesen" (IQWiG) geschaffen worden, das Aufträge vom Gemeinsamen Bundesausschuss erhält. Mit dem GKV-WSG sind die Aufgaben des IQWiG auf Kosten-Nutzen-Bewertungen ausgedehnt worden. Mit der Einführung der Kosten-Nutzen-Bewertung wurde ein weiterer kleiner Schritt in die Richtung gegangen, den Zusatznutzen eines Arzneimittels bei der Preisfindung zu berücksichtigen. In den meisten europäischen Ländern wird das Kosten-Nutzen-Verhältnis bei der Preisfestsetzung sowie der Erstattungsentscheidung berücksichtigt. (Wasem et al. 2005, Jaskulla et al. 2006, Zentner und Busse 2010). Dabei variieren international sowohl die verwendete Ansätze, Methoden und Bewertungskriterien als auch die beteiligten Institutionen und deren Zuständigkeiten am Bewertungs- und Entscheidungsprozess (Busse 2008, Zentner und Busse 2010).

Mit dem AMNOG soll nun, wie eingangs dargestellt, eine schnelle Nutzenbewertung für neue Arzneimittel verpflichtend eingeführt werden, die dann als Grundlage für Preisverhandlungen der GKV dienen soll. Damit geht Deutschland einen entscheidenden Schritt, den Nutzen eines Arzneimittels bei der Preisfindung für die Erstattung heranzuziehen und Preisfestlegungen nicht mehr dem freien Ermessen der Hersteller zu überlassen. Dabei zeigt ein Preisvergleich für 20 patentgeschützte Arzneimittel zwischen sieben europäischen Ländern, dass Deutschland derzeit sowohl bei den Herstellern – als insbesondere auch den Publikumspreisen – das höchste Preisniveau hat (Garattini et al. 2008). Dies zeigt für Publikumspreise âuch exemplarisch der Vergleich deutscher mit schwedischen Preisen im ersten Kapitel.

Generikamarkt

Der hohe Anteil von Generika im deutschen Arzneimittelmarkt trägt maßgeblich zum Erfolg des Festbetragssystems bei. Generika sind Arzneimittel mit patentfreien Wirkstoffen. Ihr Marktanteil hat sich seit 1981 stark erhöht (Kapitel 1, Abbildung 1.6). Bei einem internationalen Vergleich von fünf europäischen Ländern wurde in Deutschland bereits 1996/97 der höchste Generikaanteil am Gesamtmarkt festgestellt (Garattini und Tediosi 2000). Nach aktuellen Vergleichsstudien nimmt Deutschland weiterhin einen Spitzenplatz in den verschriebenen Volumina ein, jedoch werden die generischen Produkte in Ländern wie Kanada, Chile, Frankreich oder Großbritannien deutlich preiswerter angeboten (Danzon und Furukawa 2003, de Joncheere et al. 2003, Danzon und Furukawa 2008).

Trotz steigender Generikaausschöpfung bestehen in Deutschland noch erhebliche Wirtschaftlichkeitsreserven von zunächst rund 1,3 Mrd. € bezogen auf die ausgewiesenen Preise. Im Jahr 2009 erhöht sich der Umsatzanteil generischer Produkte im generikafähigen Markt auf 77,9% und deren Verordnungsanteil sogar auf 86,2% (Kapitel 1, Abbildung 1.5). Allerdings verliert das generikafähige Marktsegment jährlich an ökonomischer Bedeutung im Gesamtmarkt. Im Jahr 1993 hatte es noch einen Anteil von 67,7% am Umsatz, 2009 aber nur noch 46,1%.

Die Liste der umsatzstärksten Wirkstoffe des Jahres 2009, die seit 2000 generikafähig geworden sind, wird von Clopidogrel, Simvastatin und Pantoprazol angeführt (Tabelle 4.3). Die Wirkstoffe Simvastatin, Amlodipin und Tamsulosin, die seit mehreren Jahren dem generischen Wettbewerb ausgesetzt sind, weisen 2009 einen generischen Umsatzanteil von über 98% auf. Hingegen liegt der Generikaanteil von Octreotid, das seit Februar 2008 generikafähig ist, weiterhin bei weniger als 1%, während Pantoprazol, das erst seit Mai 2009 generikafähig ist, bereits einen Generikaanteil von über 28% des Umsatzes aufweist.

Die prozentuale Differenz der DDD-Kosten zwischen dem teuersten und dem günstigsten Anbieter generikafähiger Wirkstoffe auf Basis

Tabelle 4.3: Differenz der DDD-Kosten im generikafähigen Markt für die 20 umsatzstärksten generikafähigen Wirkstoffe des Jahres 2009 (Generikafähigkeit der Wirkstoffe zwischen 2000 und 2009)

Rang	Wirkstoff	Generikafähig seit	Gesamtumsatz in Mio. €	Generikaanteil in %	Preisdifferenz in %
1	Clopidogrel	2008	348,8	32,3	39,0
2	Simvastatin	2003	347,3	99,7	63,6
3	Pantoprazol	2009	306,5	28,1	59,7
4	Ramipril	2003	176,4	94,6	41,7
5	Risperidon	2007	171,3	27,8	87,4
6	Formoterol	2004	136,6	64,8	38,6
7	Oxycodon	2007	134,7	56,6	42,5
8	Torasemid	2003	132,6	95,6	52,8
9	Amlodipin	2004	126,3	98,1	84,4
10	Venlafaxin	2008	113,9	39,0	73,0
11	Alendronsäure	2005	112,2	94,8	52,5
12	Citalopram	2002	102,3	89,1	75,6
13	Methylphenidat	2000	93,6	85,4	39,7
14	Gabapentin	2003	89,9	94,2	42,5
15	Mirtazapin	2004	87,8	87,2	70,2
16	Ciclosporin	2000	79,2	22,0	28,9
17	Ciprofloxacin	2001	75,0	96,3	61,2
18	Octreotid	2008	70,0	0,6	36,6
19	Tamsulosin	2006	68,4	98,4	75,8
20	Glimepirid	2004	64,0	94,0	30,6
	Summe hier		2.837,0	66,1	
	Alle generikafähigen Wirkstoffe		13.138,8	77,9	

von Standardaggregaten ist bei Risperidon und Amlodipin besonders stark ausgeprägt: Die DDD-Kosten des preiswertesten Generikums liegen jeweils um mehr als 80% unter denen des ehemaligen patentgeschützten Produkts. Dabei ist es zumeist der ehemalige Originalanbieter, dessen Produkte die höchsten DDD-Kosten im Vergleich zu preiswerten Generikapräparaten aufweisen. Anders stellt es sich beispielsweise beim Wirkstoff Ciclosporin dar, wo die höchsten DDD-Kosten von generischen Produkten erzielt werden. Dass nicht jedes Generikum auch tatsächlich preiswert ist, zeigt erneut die Analyse des generischen Einsparpotenzials. Knapp 890 Mio. € und damit 66,6% des gesamten generischen Potenzials von rund 1,3 Mrd. € sind allein in der Substitution teurer Generika durch preiswerte Generika realisierbar. Die Gründe hierfür sind offensichtlich in der Preispolitik der Generikahersteller zu suchen. Zu berücksichtigen ist bei diesen Analysen, dass die Berechnungen auf den Apothekenverkaufspreisen beruhen. Rabattverträge zwischen Herstellern und einzelnen Kassen können hier nicht berücksichtigt werden. Dabei besteht die Möglichkeit, dass ein Produkt, das einen teuren Listenpreis hat, für die jeweilige Kasse durchaus die preiswerteste Alternative sein kann. Da die Vertragskonditionen nicht öffentlich zugänglich sind, besteht derzeit keine Chance, die Größenordnung einer eventuellen Über- oder auch Unterschätzung des Potenzials zu quantifizieren. Vieles deutet allerdings darauf hin, so auch das belegte international hohe Preisniveau des deutschen Generikamarktes (siehe auch exemplarischen Preisvergleich Deutschland - Schweden gemäß Kapitel 1), dass durch Rabattverträge Einsparungen über den ausgewiesenen Betrag hinaus möglich sind.

Gemäß des Abschlussberichts der Europäische Kommission über den Wettbewerb im Arzneimittelsektor verzögern Originalhersteller den Markteintritt von Generika nach Patentablauf um durchschnittlich sieben Monate, indem Originalhersteller den Umfang und die Dauer ihres Patentschutzes ausweiten, Patentstreitigkeiten gerichtlich durchsetzen oder bei den Marktzulassungsbehörden intervenieren. Auch nach erfolgter Zulassung von Generika gab es Hinweise dafür, dass Originalpräparatehersteller im Rahmen ihrer Werbeaktionen bei niedergelassenen Ärzten die Qualität und Erhältlichkeit der Generika in Zweifel ziehen und versuchen, den Vertrieb der Generika über den Großhandel zu beeinflussen (Europäische Kommission 2009). Um diesen Strategien entgegenzuwirken, sollte die Ärzteschaft frühzeitig über Patentausläufe und Verfügbarkeit von günstigen Generika informiert werden, damit die Verordnung schnell auf entsprechende Generika umgestellt werden kann. Die Patentabläufe der Jahre 2007 bis 2009 zeigen, dass der generische Verordnungsanteil von ehemals patentgeschützten und zwischenzeitlich generisch gewordenen Wirkstoffen deutlich differiert (Tabelle 4.4).

Der Wirkstoff Finasterid hat im dritten generikafähigen Jahr mittlerweile einen generischen Umsatzanteil von knapp 95% erreicht. Bei den umsatzstarken Wirkstoffen Risperidon und Oxycodon verläuft die Umstellung mit 28% bzw. 57% deutlich langsamer. Für die Wirkstoffe Gemcitabin und Pantoprazol standen erst im Jahresverlauf 2009 gene-

4

Tabelle 4.4: Wirkstoffe mit Patentablauf in den Jahren 2007 bis 2010 im Verordnungsjahr 2009

Beginn generischer Wettbewerb		Wirkstoff	Umsatz in Mio. €	Generika-anteil am Umsatz in %	Einspar-potenzial in Mio €
2007					
	1	Cabergolin	22,1	69,4	0,6
	1	Fluticason	2,4	53,8	0,3
	3	Oxcarbazepin	26,4	37,1	3,8
	3	Oxycodon	134,7	56,6	25,1
	4	Finasterid	26,4	94,9	3,0
	5	Calcipotriol	10,4	32,5	1,5
	8	Fludarabin	0,0	40,2	–
	10	Tolperison	24,0	67,9	0,5
	11	Mometason	15,8	4,4	0,0
	12	Risperidon	171,3	27,8	26,7
			433,4	45,1	61,4
2008					
	1	Nebivolol	23,4	76,1	3,4
	2	Octreotid	70,0	0,6	–
	2	Tizanidin	4,6	10,4	1,1
	3	Ebastin	6,4	26,6	0,7
	3	Eprosartan	14,6	69,5	1,3
	3	Eprosartan + Hydrochlorothiazid	20,4	60,5	2,2
	5	Sulbactam	0,0	46,9	–
	7	Bicalutamid	42,7	86,0	9,7
	8	Clopidogrel	348,8	32,3	76,1
	9	Fluvastatin	25,5	41,3	1,4
	9	Piperacillin und Tazobactam	0,2	29,5	–
	10	Brimonidin	13,1	51,5	1,3
	12	Ropinirol	61,5	18,5	5,1
	12	Venlafaxin	113,9	39,0	57,5
			745,2	35,6	159,7
2009					
	2	Gemcitabin	1,1	40,2	–
	5	Pantoprazol	306,5	28,1	84,1
	6	Desogestrel + Estrogen, Kontrazeptiva, Sequentialpräparate	2,6	6,1	0,0
	6	Goserelin	27,9	0,2	–
	7	Irinotecan	0,6	17,3	–
	9	Perindopril	1,3	0,9	0,0
	9	Ropivacain	0,3	0,2	–
	10	Perindopril + Indapamid	21,3	0,3	0,0
	10	Topiramat	57,7	3,9	0,8
			419,4	21,3	84,9

Tabelle 4.4: Wirkstoffe mit Patentablauf in den Jahren 2007 bis 2010 im Verordnungsjahr 2009 (Fortsetzung)

Beginn generischer Wettbewerb		Wirkstoff	Umsatz in Mio. €	Generika-anteil am Umsatz in %	Einspar-potenzial in Mio €
2010					
	1	Losartan	42,4	–	–
	1	Losartan + Hydrochlorothiazid	55,9	–	–
	1	Repaglinid	40,8	–	–
	1	Valaciclovir	3,0	–	–
	2	Timolol + Dorzolamid	38,0	–	–
	3	Lercanidipin	39,7	–	–
	3	Tacrolimus	129,7	–	–
	4	Propiverin	25,9	–	–
	4	Temozolomid	87,9	–	–
			463,3		
Summe hier			2061,2		306,0
Durchschnitt (2007 bis 2009)				34,4	

rische Alternativen zur Verfügung, dennoch liegt hier der Umsatzanteil der Generika bereits bei 40% bzw. 28%.

Im Jahr 2010 sind bereits Generika von neun weiteren Wirkstoffen (Losartan, Losartan und Hydrochlorothiazid, Repaglinid, Valaciclovir, Timolol und Dorzolamid, Lercanidipin, Tacrolimus, Propiverin sowie Temozolomid) auf den Markt gekommen (Tabelle 4.4). Insgesamt wird mit diesen neun Wirkstoffen des Jahres 2010 ein Umsatz von weiteren 463 Mio. € generikafähig.

Biologicals und Biosimilars

Arzneimittel, deren Wirkstoff von einem lebenden Organismus hergestellt wird, so genannte biologische Arzneimittel, Biologicals oder auch Biopharmazeutika, haben in den vergangenen Jahren zunehmend an Bedeutung für die Arzneimitteltherapie gewonnen. Bei diesen Substanzen handelt es sich in aller Regel um hochkomplexe Proteinmoleküle, deren Herstellung auf synthetischem Wege gar nicht oder nur sehr aufwändig funktioniert und daher zumeist nur mit Hilfe gentechnologischer Methoden in großem Maßstab hergestellt werden können. Als

4

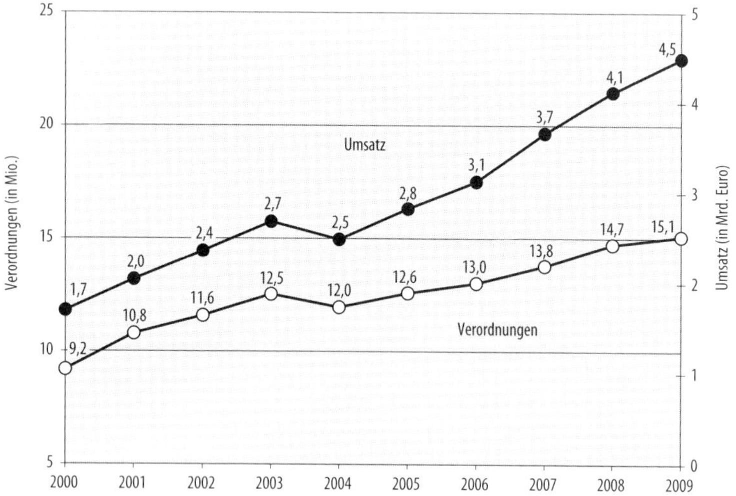

Abbildung 4.11: Verordnungen und Umsatz 2000 bis 2009 gentechnologisch hergestellter Arzneimittel (ab 2001 mit neuem Warenkorb). Klassifikation nach VfA und eigene Recherchen

erster Wirkstoff wurde Humaninsulin seit Ende der 70er Jahre des vorigen Jahrhunderts entwickelt und ab Anfang der 80er auf den Markt gebracht (Verband forschender Arzneimittelhersteller 2006). Seitdem hat der Anteil gentechnologisch hergestellter Wirkstoffe an den neu in den Markt eingeführten Wirkstoffen eines Jahres deutlich zugenommen. So wurde in den 90ern bereits jeder zehnte neue Wirkstoff gentechnologisch hergestellt, seit 2000 bereits jeder Fünfte. Es ist kaum verwunderlich, dass die Bedeutung dieser therapeutisch wichtigen Wirkstoffe für die Arzneimittelausgaben in den vergangenen zehn Jahren weitgehend kontinuierlich angestiegen ist (Umsatzanstieg: +164%).

Mit einem Umsatz von 4,5 Mrd. € umfassen diese Arzneimittel im Jahr 2009 fast 16% des gesamten GKV-Fertigarzneimittelmarktes (Abbildung 4.11). Ähnlich wie bei den teuren Spezialpräparaten (siehe Kapitel 3), zu denen viele dieser Arzneimittel zählen, liegt der Verordnungsanteil jedoch mit 2,4% vergleichsweise niedrig. Die umsatzstärkste Gruppe der gentechnologisch hergestellten Arzneimittel sind Antidiabetika, also gentechnologisch hergestellte Insulinpräparate (Tabelle 4.5). Umsatzstärkste Mittel bei den Immunsuppressiva sind

Tabelle 4.5: Die umsatzstärksten Gruppen mit gentechnologisch hergestellten Arzneimitteln 2009 im Vergleich zu 2000

Arzneimittelgruppe	ATC	Verordnungen (Mio.)	% Änd.	Umsatz (Mio. €)	% Änd.	Wert je Verordnung (€)
Antidiabetika	A10	11,8	53,6	1167,5	71,0	99,21
Immunsuppressiva	L04	0,4	>1000	1121,1	>1000	3180,45
Immunstimulanzien	L03	0,6	39,7	1041,5	114,1	1827,10
Antianämika	B03	0,7	26,3	271,9	20,2	363,28
Hypophysen-/ Hypothalamushormone	H01	0,1	72,2	235,5	80,9	2696,11
Enzymersatzmittel	A16	0,0	>1000	167,3	416,6	7663,03
Antineoplastische Mittel	L01	0,1	>1000	133,7	>1000	995,23
Impfstoffe	J07	1,0	357,6	105,8	708,0	104,85
Summe hier		14,7	64,0	4244,4	165,1	298,00
Anteil an allen gentechnologisch hergestellten Fertigarzneimitteln		97,4		94,4		
Gesamtmarkt GKV-Rezepte mit gentechnologisch hergestellten Fertigarzneimitteln		15,1	63,9	4494,2	164,2	288,90

monoklonale Antikörper, allein die drei TNF-Antagonisten *Humira, Enbrel* und *Remicade* umfassen einen Umsatz von 940 Mio. Euro (vgl. auch Kapitel 3).

Zu den Immunstimulanzien zählen als umsatzstärkste Arzneimittel Beta-Interferone (Rebif, Avonex und Betaferon) mit einem Umsatz von rund 720 Mio. €. Die Verordnung eines gentechnologisch hergestellten Arzneimittel kostet im Durchschnitt 289 € und ist damit mehr als sechsmal so teuer wie die durchschnittliche Verordnung im Gesamtmarkt (45,51 €). Auffällig sind die hohen Durchschnittskosten der Verordnung von Enzymersatzmitteln mit einem Wert von 7.663 €. Hierbei handelt es sich in aller Regel um Produkte mit Orphan Drug Status gegen seltene meist durch einen Gendefekt entstandene Stoffwechselerkrankungen.

Die Umsatzdynamik gentechnologisch hergestellter Arzneimittel macht deutlich, dass diese einen stetig wachsenden Einfluss auf die Arzneimittelausgaben der Kassen haben und haben werden. Ein Wettbewerb findet für Biologicals wie bei chemisch synthetisierten

4

Wirkstoffen, nach Patentablauf durch die Markteinführung von Biosimilars statt. Biosimilars können in einer groben Annährung als generische Biologicals, also Generika gentechnologisch hergestellter Wirkstoffe bezeichnet werden. Die Definition greift jedoch zu kurz, da es Kopien gentechnologisch hergestellter Wirkstoffe nicht geben kann (Dingermann und Zündorf 2007). Anders als bei chemisch synthetisierten, kleinmolekularen Wirkstoffen, die sich vergleichsweise einfach nachbauen lassen, sind die aus komplexen Proteinstrukturen bestehenden Biologicals und ihre Biosimilars in besonderer Weise durch den Herstellungsprozess beeinflusst (Arzneimittelkommission der deutschen Ärzteschaft 2008b). Die Zulassung eines Biosimilars erfolgt nach Patentablauf des Erstanbieters in Europa grundsätzlich zentral durch die Europäische Arzneimittel-Agentur (EMA). Dabei müssen für die Zulassung des Nachfolgers neben Ergebnissen aus Prüfungen der pharmazeutischen Qualität und des Herstellungsprozesses auch die Ergebnisse aus pharmakologisch-toxikologischen Studien sowie klinische Studien insbesondere im Vergleich zu einem Referenzprodukt vorgelegt werden. Die EMA legt dabei in ihren Leitlinien für den jeweiligen Wirkstoff fest, welche Unterlagen für die Zulassung als Biosimilar erforderlich sind. Sind mehrere Biologicals zu einem Wirkstoff entwickelt und in den Markt eingeführt worden, kann die Situation entstehen, dass neben verschiedenen Produkten von Erstanbietern mehrere Biosimilars im Markt sind, die sich außerdem auf unterschiedliche Referenzprodukte unter den Erstanbietern beziehen können.

Nach dem Siegeszug der Generika, die seit vielen Jahren erheblich zu einer wirtschaftlichen Arzneimittelversorgung beitragen, erhoffen sich Ärzte und Krankenkassen auch von Biosimilars eine Belebung des Wettbewerbs und die Chance, dass eine qualitativ gleichwertige Versorgung auch bei den Biologicals wirtschaftlicher erbracht werden kann. Nach der Stellungnahme der Arzneimittelkommission der deutschen Ärzteschaft können Biosimilars zu Beginn einer Behandlung ebenso eingesetzt werden wie das Arzneimittel des Originalherstellers. Bei Therapieumstellung ist neben einer Berücksichtigung anderer Dosierungen, Dosierungsintervalle oder Darreichungsformen außerdem eine engmaschigere Kontrolle – vergleichbar mit einer Umstellung zwischen Wirkstoffen einer Wirkstoffklasse – erforderlich (Arzneimittelkommission der deutschen Ärzteschaft 2008b).

Im Jahr 2009 waren im deutschen Markt Biosimilars des Wachstumshormons Somatropin, des blutbildenden Wirkstoffs Erythropoetin (Behandlung von Anämie bei Nieren- oder Tumorerkrankungen),

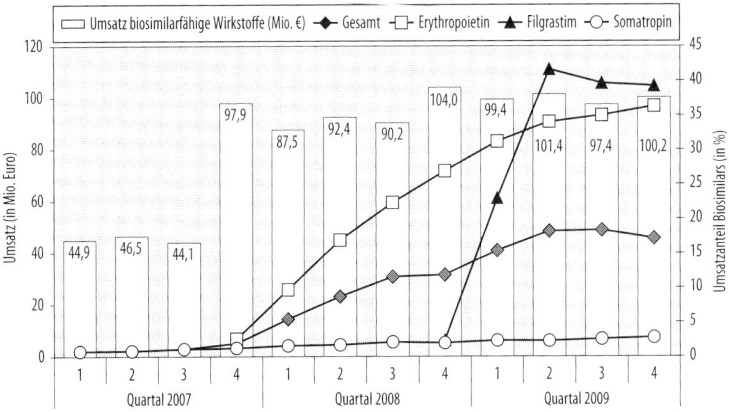

Abbildung 4.12: Umsatz von Biologicals und Umsatzanteil der Biosimilars in den Jahren 2007 bis 2009

sowie des in der Tumortherapie eingesetzten Wirkstoffs Filgrastim verfügbar. Während bei Erythropoetin und Filgrastim die Biosimilars bereits einen relevanten Umsatzanteil von mehr als 30% im Jahr 2009 erreicht haben, liegt dieser bei dem umsatzstärksten biosimilarfähigen Wirkstoff Somatropin (2009: 214 Mio. €) erneut nur bei 2,5% (Abbildung 4.12).

Aktuell gibt es für diesen Wirkstoff mit *Omnitrope* lediglich ein Biosimilar im Markt, neben sechs weiteren Produkten, die teilweise unterschiedliche Indikationen haben. Insgesamt liegen die DDD-Kosten der Biosimilars zwischen 16% (Filgrastim) und 26% (Somatropin) unter den DDD-Kosten der Erstanbieter (Abbildung 4.13).

Damit sind die Preisunterschiede zwischen Biologicals und Erstanbietern nicht so hoch wie zwischen Generika und ihren ehemals patentgeschützten Originalen, die im Mittel um 55% niedrigere DDD-Kosten aufweisen.

Die unterschiedlichen Trends der drei Wirkstoffe machen deutlich, dass derzeit schwer einzuschätzen ist, wie sich die Biosimilars im Markt platzieren werden und ob sich jeweils zeitnah ein relevanter Wettbewerb um Preise und Marktanteile einstellt. Da in den letzten Jahren die Patente für eine Reihe von biotechnologisch hergestellten umsatzstarken Produkten abgelaufen sind, wie beispielsweise für Interferone, besteht die Hoffnung auch in diesem Segment Wirtschaftlich-

4

4

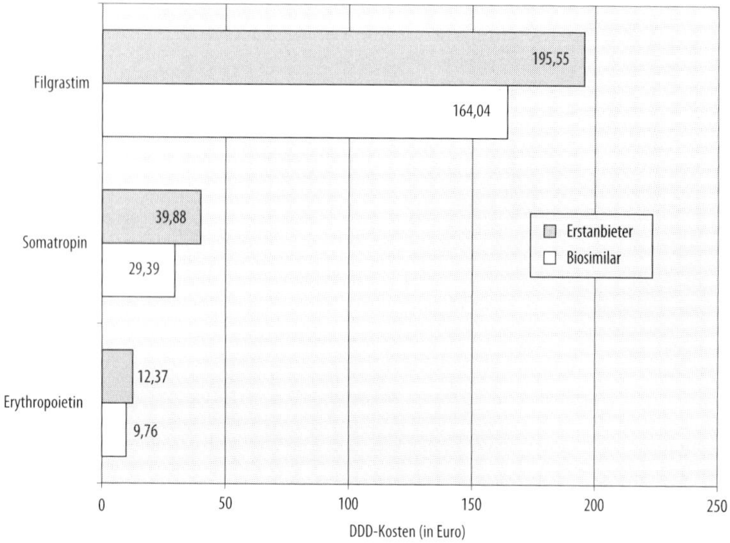

Abbildung 4.13: DDD-Kosten von Biosimilars und Erstanbietern 2009

keitspotenziale zu realisieren. Dieses Segment ist damit ebenfalls interessant für den Abschluss von Rabattverträgen zwischen Herstellern und einzelnen Kassen.

Arzneimitteldistribution

Verschiedene internationale Vergleiche haben in der Vergangenheit gezeigt, dass die Distributionskosten für Arzneimittel in Deutschland höher liegen als in anderen europäischen Ländern (Österreichisches Bundesinstitut für Gesundheitswesen 2001, BASYS 2002, Santésuisse 2005, vgl. auch Nink und Schröder 2004b). Auch eine Preisvergleichsstudie umsatzstarker Produkte im Ländervergleich macht deutlich, dass Deutschland als Hochpreisland gelten kann: Bei dem umsatzgewichteten Preisindex nach Fabrikabgabepreisen der umsatzstärksten 100 Arzneimittel zählt Deutschland nach der Schweiz und Dänemark zu den teuersten Ländern. Bezieht man die weitere Distributionskette mit ein und betrachtet den Publikumspreis, so ist die Schweiz, gefolgt

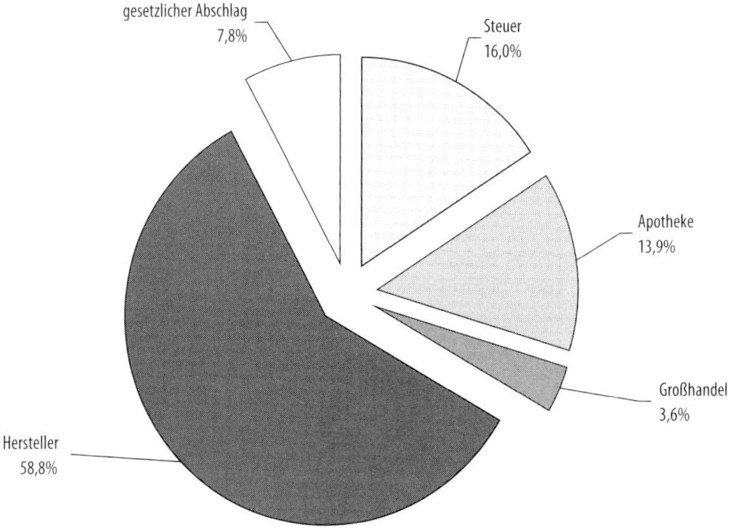

Abbildung 4.14: Verteilung des Fertigarzneimittelumsatzes nach Distributionsstufen 2009

4

von Deutschland, das teuerste Land. Am unteren Preisende liegen Großbritannien, Frankreich und Österreich (Marty 2006a).

Von 100 € GKV-Fertigarzneimittelumsatz des Jahres 2009 entfallen auf die Hersteller 58,80 €, die Distribution 17,50 €, die Mehrwertsteuer 16,00 € und die gesetzlichen Abschläge 7,80 € (Abbildung 4.14).

Die Belastung der Arzneimittelausgaben durch die Mehrwertsteuer ist in Deutschland im internationalen Vergleich nach wie vor ausgesprochen hoch. Zwar liegt in Deutschland seit 2007 das Umsatzsteuerniveau mit 19% innerhalb der EU im Mittelfeld, aber anders als in den meisten europäischen Ländern wird in Deutschland der volle Mehrwertsteuersatz auf Arzneimittel erhoben. Die Senkung der Last auf einen verminderten Mehrwertsteuersatz von 7%, wie bereits mehrfach gefordert, würde Einsparungen bei der GKV von knapp 2,9 Mrd. € bedeuten und damit immerhin eine Größenordnung von knapp 0,3 Beitragssatzpunkten erreichen.

Der Anteil der Apotheken erreicht im Jahr 2009 lediglich einen Wert von 13,9% und der Rohertrag in den Apotheken (Umsatz ohne gesetzliche Abschläge und Steuern) liegt bei knapp 4 Mrd. €. Im Jahr 2009 beträgt damit der durchschnittliche Rohertrag je GKV-Verordnung bei Fertigarzneimitteln 6,29 €. Gemäß GKV-WSG liegt der gesetzliche Apothekenabschlag seit April 2007 bei 2,30 € je verschreibungspflichtige Arzneimittelpackung. Nach Beschluss des Landessozialgerichts Berlin-Brandenburg wurde der Vollzug der Schiedsentscheidung, diesen Abschlag auf 1,75 € herabzusetzen, im Rahmen eines Eilverfahrens angeordnet. Damit fallen rückwirkend für das Jahr 2009 zusätzliche Ausgaben für die GKV in der Größenordnung von rund 310 Mio. € an. Demzufolge würde in einer um diesen Betrag korrigierten Berechnung der Anteil der Apotheken am Gesamtumsatz auf 15,0% ansteigen und der Anteil der gesetzlichen Abschläge entsprechend auf 6,7% sinken.

Der Umsatzanteil der Hersteller erreicht im Jahr 2009 mit 58,8% ein Hoch im Vergleich zu den Vorjahren (2008: 57,8%). Hauptursache hierfür ist die Preisentwicklung, die den 2009 geringfügig angestiegenen Herstellerabschlag in Höhe von 875 Mio. € kompensiert (2008: 870 Mio. €) und somit zu einer Verschiebung der Anteile geführt hat. Der Umsatzanteil des Großhandels beträgt 3,6% im Jahr 2009. Mit der geplanten Änderung der Arzneimittelpreisverordnung im Rahmen des AMNOG soll auch die Großhandelsvergütung auf Festzuschläge umgestellt werden. Wie bei den Apotheken soll die Honorierung des pharmazeutischen Großhandels im Rahmen seines jüngst erhaltenen Versorgungsauftrags (15. AMG-Novelle) nicht vom Preis des Arzneimittels abhängen und ist folgerichtig. Dabei soll die Neufestsetzung der Großhandelsspanne mit einem prozentualen Höchstzuschlag von 1,7% (maximal 20,40 €) sowie einem Fixzuschlag von 0,60 € die GKV nach den Schätzungen im Begründungstext des Gesetzesentwurfs jährlich um circa 340 Mio. € entlasten.

Die gesetzlichen Abschläge haben 2009 lediglich um knapp 62 Mio. € zugenommen. Der Anteil der Abschläge ist im Jahr 2009 auf 7,8% – bzw. nach rückwirkender Neuberechnung des Apothekenabschlags auf 6,7 % – zurückgegangen (2008: 8,1%). Die weiteren Änderungen und Liberalisierungsansätze in der Distribution insbesondere durch das GMG, wie die erste Öffnung des Mehrbesitzverbots durch die Möglichkeit des Betriebs von bis zu drei Filialapotheken sowie die Möglichkeiten des Arzneimittelversands, sind in früheren Publikationen beschrieben (Glaeske et al. 2003, Klauber et al. 2003, Nink und Schröder 2003, Sachverständigenrat zur Begutachtung der Entwicklung im Gesundheitswesen 2005, Nink und Schröder 2007a). Zuletzt hat der EuGH mit seinem Urteil vom 19. Mai 2009 das deutsche Fremd- und Mehrbesitzverbot bestätigt, so dass einer Entstehung von Apothekenketten in Deutschland - anders als von vielen Marktbeteiligten erwartet - durch die europäische Rechtssprechung kein Vorschub geleistet wird.

Zuzahlung der Versicherten

Die Eigenbeteiligung der Versicherten war in den vergangenen Jahren häufig ein Ansatzpunkt für gesetzliche Änderungen. Ab 1993 wurden mit dem Gesundheitsstrukturgesetz erstmals gestaffelte Zuzahlungen eingeführt, zunächst für ein Jahr preisgestaffelt, ab 1994 dann gestaffelt nach Packungsgrößen. Allein in den 90er Jahren wurden die Regelungen fünfmal geändert, was in der Regel eine höhere Belastung der Patienten nach sich gezogen hat (vgl. Nink und Schröder 2004b, Abbildung 4.15).

Mit dem GMG wurden Patienten wieder stärker belastet: Nach den 2004 eingeführten Zuzahlungsregelungen zahlen die Patienten 10% -mindestens jedoch 5 € und höchstens 10 € - des Abgabepreises, darüber hinaus wurden die Befreiungsmöglichkeiten grundsätzlich neu gestaltet. Dies führte zu einem starken Anstieg der Zuzahlungen im Jahr 2004, die jedoch bereits im Jahr 2007 wieder unter den Vor-GMG-

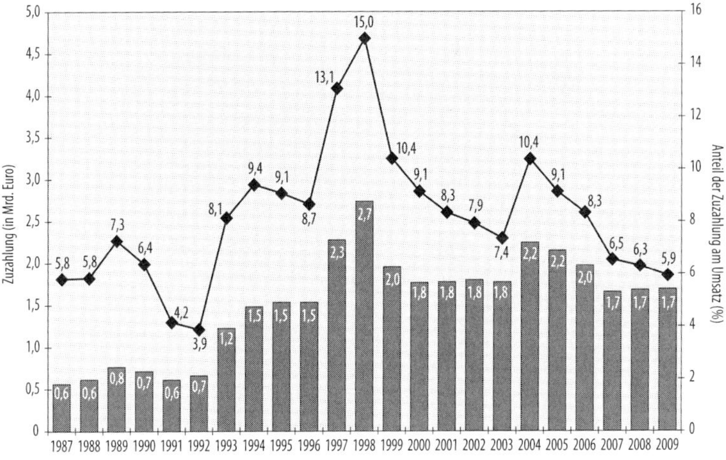

Abbildung 4.15: Eigenbeteiligung der GKV-Versicherten bei Fertigarzneimitteln und Anteil der Zuzahlungen am Umsatz seit 1987

Betrag zurückgefallen sind. Dabei spielen ab dem zweiten Halbjahr 2006 auch die neuen Regelungen des AVWG eine Rolle, nach denen Arzneimittel, deren Preis mehr als 30% unter dem Festbetrag liegt, von der Zuzahlung befreit werden können (siehe oben, vgl. Abbildung 4.2). Infolgedessen ist der Anteil der Zuzahlungen am Arzneimittelumsatz im Jahr 2009 auf 5,9% zurückgegangen, obwohl der Absolutbetrag der Zuzahlungen leicht gestiegen ist (+ 11 Mio. €).

Hierbei muss berücksichtigt werden, dass die vorliegenden Zahlen Zuzahlungen bzw. Zuzahlungsbefreiungen anhand des Verordnungsstatus des in der Apotheke vorgelegten Rezeptes bestimmen. Nachträglich zurückerstattete Zuzahlungen an die Versicherten durch die Kasse können bei diesen Berechnungen genau so wenig berücksichtigt werden wie im Voraus geleistete Zuzahlungen im Rahmen der so genannten „Vorab-Befreiungen“. Hierbei leisten Versicherte, die unterjährig mit einer Befreiung wegen Überforderung rechnen, Vorauszahlungen in Höhe ihrer individuellen Belastungsgrenze an ihre Kasse und werden damit von weiteren Zuzahlungen – vorab – befreit. Diese Praxis hat bereits im Jahr 2005 verstärkt stattgefunden und entlastet Kassen und Versicherte von bürokratischem Aufwand beim Sammeln und Prüfen der Einzelbelege im Rahmen des „normalen“ Befreiungsverfahrens.

Durch die Abschaffung der Härtefallregel und Änderung der „Chronikerregel“ mit dem GMG war der Anteil der zuzahlungspflichtigen Verordnungen zunächst deutlich angestiegen. So waren im Jahr 2004 nur rund 29% aller Verordnungen zu Lasten der GKV von den Zuzahlungen befreit. Im Jahr 2009 ist dieser Anteil auf knapp 54% gestiegen, so dass zum zweiten Jahr in Folge der Anteil des Jahres 2003 von rund 48% übertroffen wird. Ein Grund hierfür ist zunächst in der beschriebenen Praxis der Vorab-Befreiungen zu suchen. Darüber hinaus ist zu vermuten, dass die Versicherten zeitnäher ihre Befreiungen nach Erreichen ihrer individuellen Belastungsgrenzen beantragen. Hinzu kommen seit dem 1.7.2006 (AVWG) die Möglichkeiten der Zuzahlungsbefreiung für Produkte, deren Preise mehr als 30% unter dem Festbetrag (Herstellerabgabepreis) liegen. Auch im Rahmen der Rabattverträge oder von besonderen Versorgungsformen können Zuzahlungsbefreiungen durch die jeweilige Kasse ausgesprochen werden.

Durch die Abschaffung der Härtefallregel sowie die Änderung der „Chronikerregel“ mit dem GMG werden auch finanziell eher schlecht situierte Versicherte mit einer Zuzahlung bis zu der entsprechenden Belastungsgrenze für die Finanzierung der GKV herangezogen. Dies führt einerseits dazu, dass die Zuzahlungen auf mehr „Schultern" verteilt werden, andererseits wird hiermit das Solidarprinzip der GKV – reich zahlt für arm und gesund zahlt für krank – ein Stück weit außer Kraft gesetzt. Die durchschnittliche Zuzahlungsbelastung von rund 23 € je Versicherter ist dabei nur ein unzureichender Indikator, wenn man zusätzlich berücksichtigt, dass sich ein großer Teil der Gesundheitsausgaben auf einen kleinen Teil der Versicherten konzentriert, wie aus verschiedenen Untersuchungen bekannt ist (Winkelhake et al. 2002). Bei den AOK-Arzneimittelumsätzen in Westfalen-Lippe konzentrieren sich beispielsweise 80% des Umsatzes auf nur knapp 18% der Versicherten und 80% der Zuzahlungen auf rund 17% der Versicherten (vgl. Nink und Schröder 2004b).

Nicht berücksichtigt sind in der Berechnung der Zuzahlung weitere Ausgaben für Arzneimittel, die die Versicherten aufgrund des Ausschlusses von nicht verschreibungspflichtigen Arzneimitteln ebenfalls zusätzlich erbringen müssen, soweit diese nicht besonderen Ausnahmeregelungen (OTC-Ausnahmeliste und Kinder) unterliegen.

Die unterschiedlichen gesetzlichen Bestimmungen zur Ausgestaltung der Zuzahlung in den vergangenen Jahren wurden bereits ausführlich diskutiert (vgl. Coca et al 2008b). Mit dem AVWG hat der Gesetzgeber eine vollständige Zuzahlungsbefreiung für besonders preiswerte Festbetragsmedikamente ermöglicht. Dabei war die Intention dieser Neuregelung nicht nur, Patienten auf besonders preiswerte Produkte umzusteuern, sondern vielmehr, den Preiswettbewerb auch unterhalb der Festbeträge zu stärken. Die bisherigen Erfahrungen zeigen, dass diese Regelungen sowohl von Ärzten und Patienten als auch von den betroffenen Herstellern angenommen wurden. Nach einem Rückgang der zuzahlungsbefreiten Arzneimittel im Vorjahr (Stichtag 31.12.2008: 10.900 Packungen von 205 Wirkstoffen) steigt 2009 deren Anzahl auf über 13.100 Arzneimittel aus 216 Wirkstoffgruppen (Stichtag 31.12.2009). Darüber hinaus hat das GKV-WSG die Möglichkeit geschaffen, dass die Kassen ihren Versicherten die Zuzahlung bei Arzneimitteln, für die ein Rabattvertrag mit dem jeweiligen Hersteller besteht, vollständig oder zur Hälfte erlassen, wenn hieraus Einsparungen zu erwarten sind.

Hersteller im deutschen Arzneimittelmarkt 2009

Die pharmazeutische Industrie hat 2009 im deutschen GKV-Fertigarzneimittelmarkt einen Umsatz von 28,5 Mrd. € erzielt. Diese Arzneimittel wurden von knapp 140.000 Vertragsärzten an mehr als 70 Mio. GKV-

4

Tabelle 4.6: Die 50 umsatzstärksten Hersteller im Verordnungsjahr 2009 und die Änderungen gegenüber 2008

		Verordnungen			GKV-Fertig-arzneimittelumsatz		
Rang	Hersteller/ Vertrieb	in Mio.	Anteil in %	Änd. in %	in Mio. €	Anteil in %	Änd. in %
1	Hexal	80,7	12,9	0,3	1.918,3	6,7	2,9
2	Sanofi-Aventis	24,4	3,9	−0,7	1.339,9	4,7	3,9
3	Novartis Pharma	12,3	2,0	−1,6	1.339,0	4,7	10,6
4	Ratiopharm	67,3	10,7	−5,7	1.328,6	4,7	−4,0
5	Kohl Pharma	7,8	1,2	3,8	978,2	3,4	8,8
6	Astra/Zeneca	8,0	1,3	−10,1	868,6	3,0	−2,0
7	Pfizer	6,6	1,1	−5,2	795,8	2,8	2,1
8	Aliud	45,2	7,2	1,1	748,0	2,6	0,3
9	1 A Pharma	35,7	5,7	65,1	675,5	2,4	67,4
10	Boehringer Ingelheim	7,0	1,1	−4,0	635,7	2,2	6,6
11	Novo Nordisk	5,7	0,9	−5,2	574,0	2,0	−0,2
12	Roche Pharma	2,6	0,4	10,6	565,5	2,0	−2,5
13	Abbott	1,0	0,2	−16,1	519,3	1,8	18,6
14	Emra-Med	4,7	0,7	4,0	511,3	1,8	14,1
15	Glaxo Smithkline	5,1	0,8	−5,5	510,3	1,8	2,5
16	Eurim Pharm	4,2	0,7	18,4	507,0	1,8	31,1
17	Bayer Vital	4,6	0,7	−12,3	475,0	1,7	−5,7
18	Merck	8,7	1,4	−0,7	427,8	1,5	2,3
19	Lilly	2,4	0,4	1,9	427,3	1,5	21,4
20	Wyeth	1,6	0,3	−28,4	412,7	1,4	−3,1
21	Janssen Cilag	2,6	0,4	−11,0	412,4	1,4	−1,9
22	MSD Sharp und Dohme	3,2	0,5	−1,7	410,1	1,4	5,3
23	Betapharm	20,6	3,3	9,3	400,6	1,4	−3,3
24	Berlin Chemie	6,9	1,1	−3,6	394,9	1,4	17,3
25	Stadapharm	17,2	2,8	3,0	380,3	1,3	−9,4
26	Essex	4,9	0,8	−1,8	362,3	1,3	−0,2
27	Westen Pharma	1,9	0,3	26,4	345,9	1,2	42,4
28	Biogen Idec	0,2	0,0	3,7	324,4	1,1	15,2
29	Winthrop	16,9	2,7	137,8	313,4	1,1	108,1
30	Nycomed	5,7	0,9	1,8	296,7	1,0	−7,2
31	Mylan Dura	12,0	1,9	−7,1	278,0	1,0	−7,0
32	Mundipharma	1,8	0,3	−0,6	271,8	1,0	20,0
33	Takeda	1,7	0,3	1,6	269,7	0,9	1,0
34	CC-Pharma	0,3	0,1	68,4	267,2	0,9	55,9
35	CT Arzneimittel	10,8	1,7	−10,2	240,9	0,8	−11,4

Tabelle 4.6: Die 50 umsatzstärksten Hersteller im Verordnungsjahr 2009 und die Änderungen gegenüber 2008 (Fortsetzung)

		Verordnungen			GKV-Fertig-arzneimittelumsatz		
Rang	Hersteller/ Vertrieb	in Mio.	Anteil in %	Änd. in %	in Mio. €	Anteil in %	Änd. in %
36	Sandoz	9,0	1,4	-11,1	236,9	0,8	-7,0
37	Schwarz	2,3	0,4	3,8	215,5	0,8	8,9
38	Gilead Sciences	0,2	0,0	-7,9	214,6	0,8	35,6
39	Astellas	3,0	0,5	-6,0	210,0	0,7	5,6
40	Bristol-Myers-Squibb	1,0	0,2	-26,1	206,1	0,7	-13,8
41	Amgen	0,4	0,1	-1,7	202,6	0,7	-3,7
42	Neurax	6,7	1,1	12,4	161,9	0,6	8,5
43	Axicorp	0,8	0,1	36,7	145,9	0,5	61,0
44	Arzneimittelwerk Dresden	3,8	0,6	-11,9	144,2	0,5	-1,3
45	UCB Chemie	2,5	0,4	-0,4	143,1	0,5	10,0
46	Grünenthal	1,8	0,3	-16,4	141,0	0,5	-4,2
47	Gerke Pharma	0,4	0,1	45,3	124,4	0,4	111,8
48	Meda Pharma	3,4	0,5	-5,6	112,6	0,4	0,0
49	ABZ Pharma	5,7	0,9	15,1	110,1	0,4	11,5
50	Actavis	3,8	0,6	-9,0	107,0	0,4	-5,5
	Summe hier	486,9	77,7	3,5	23.002,0	80,7	6,7
	Summe gesamt	626,3		3,0	28.499,4		6,8

4

Versicherte verordnet und in knapp 22.000 öffentlichen Apotheken zu Lasten der 169 Gesetzlichen Krankenkassen abgegeben. Insgesamt waren hieran im Jahr 2009 374 Hersteller mit jeweils einem GKV-Fertigarzneimittelumsatz von mehr als 100.000 € beteiligt.

Informationen über Marktverteilungen wurden in früheren Jahren in erster Linie von Seiten der pharmazeutischen Industrie genutzt, um Analysen der Wettbewerbssituation im deutschen Arzneimittelmarkt vorzunehmen. Doch auch für die anderen Marktbeteiligten haben diese Informationen an Bedeutung gewonnen, insbesondere seitdem die Kassen die Möglichkeit haben, Rabattverträge bezüglich der zu ihren Lasten abgegebenen Arzneimittel mit den pharmazeutischen Unternehmen zu vereinbaren (siehe vorne). Eine der Voraussetzungen dafür, dass entsprechende Vertragsverhandlungen zwischen Krankenkassen und pharmazeutischen Herstellern sinnvoll geführt werden können, ist größere Markttransparenz. So muss die verhandelnde Krankenkasse umfassende Kenntnisse über einzelne Hersteller hinsichtlich Art des Produktsortiments sowie der Preisgestaltung erwerben.

Betrachtet man die umsatzstärksten Hersteller des deutschen Marktes 2009, zeigt sich – wie auf dem Weltmarkt – eine deutliche Marktkonzentration. Dabei erreichen die dargestellten 50 umsatzstärksten pharmazeutischen Anbieter einen Umsatzanteil von 80,7% (2008: 81,0%) und vereinigen 77,7% aller Verordnungen des Jahres 2009 (2008: 76,9%) auf sich (Tabelle 4.6).

Marktführer nach Umsatz ist, wie im Vorjahr, der Generikahersteller Hexal mit rund 1,9 Mrd. Euro, dies entspricht 6,7% am Gesamtumsatz. Nach einem Umsatzanstieg von knapp 4% liegt auf dem zweiten Platz mit einem Umsatz von rund 1,3 Mrd. Euro in 2009 Sanofi-Aventis, ein forschendes Unternehmen, dicht gefolgt von Novartis mit einem deutlicheren Umsatzanstieg von über 10%. Der Generikahersteller Ratiopharm ist – infolge eines Verordnungs- und Umsatzrückgangs im Jahr 2009 – von dem zweiten Platz im Vorjahr auf den vierten Platz zurückgefallen. Seit 2007 gehört Ratiopharm zu den 50 größten Pharmaunternehmen weltweit und ist im Jahr 2009 um neun Ränge auf Platz 42 zurückgefallen. Ursache hierfür war eine Umsatzrückgang von rund 35% (Herstellerumsatz) im weltweiten Pharmamarkt (Pharm Exec 2010). Da im März 2010 Ratiopharm an den israelischen Generikahersteller Teva veräußert wurde, wird 2010 kein deutscher Arzneimittelhersteller mit mehr als 1 Mrd. € Umsatz im GKV-Fertigarzneimittelmarkt vertreten sein.

Nach den Fusions- und Beteiligungswellen der letzten Jahre haben sich große international agierende Firmengruppen gebildet. Berücksichtigt man auch die Herstellerverflechtungen der relevanten Anbieter im deutschen Arzneimittelmarkt, erreichen drei Konzerne mehr als ein Viertel des GKV-Fertigarzneimittelumsatzes:

- die Schweizer Firma Novartis mit zahlreichen Tochterfirmen wie Hexal, Sandoz und 1 A Pharma,
- die Merckle Gruppe, zu der neben Merckle, CT und AbZ Pharma im Jahr 2009 noch Ratiopharm zählte, und
- Sanofi-Aventis, ehemals Aventis – einstmals aus Hoechst und Rhône-Poulenc entstanden – mit Winthrop (Joergens 2008).

Mit der Übernahme von Wyeth hat Pfizer seine Stellung als weltgrößter Pharmahersteller gegenüber der Konkurrenz weiter ausgebaut. Auffallend bei den Fusionen der letzten Jahre ist, dass deutsche Firmen von Konzernen aus der Schweiz, Frankreich oder den USA übernommen werden. So waren im Jahr 2009 in der Liste der 50 umsatzstärksten weltweiten Pharmaunternehmen mit Bayer, Boehringer Ingelheim, Merck und Ratiopharm erneut lediglich vier deutsche Unternehmen zu finden. Die vier deutschen Unternehmen haben im Jahr 2009 7,2% des weltweiten Umsatzes von 550 Mrd. US $ der 50 umsatzstärksten Pharmahersteller umgesetzt (Pharm Exec 2010). Insgesamt hat sich der internationale Pharmamarkt von der Wirtschaftskrise wenig beeindruckt gezeigt und auch 2009 haben mehr als ein Drittel der Top-50-Unternehmen zweistellige prozentuale Zuwachsraten vorzuweisen (Pharm Exec 2010), wie auch das deutsche Unternehmen Boehringer Ingelheim (+12,3%).

Hersteller und ihr Produktsortiment 2009

Insgesamt wurden im Jahr 2009 knapp 2.500 Wirkstoffe mit fast 11.000 verschiedenen Standardaggregaten (siehe Statistischer Anhang, Kapitel 47) verordnet. Das Produktsortiment der einzelnen Hersteller ist naturgemäß davon abhängig, welche Unternehmenspolitik verfolgt wird. So vertreibt beispielsweise die Firma Biogen neben dem Psoriasis-Mittel *Fumaderm* nur zwei hochpreisige Arzneimittel zur Behandlung der multiplen Sklerose: das 1997 eingeführte *Avonex* mit dem Wirkstoff Interferon beta-1a und das 2006 auf den Markt gebrachte *Tysabri* mit dem Wirkstoff Natalizumab. Auch die Firma Amgen hat sich auf gentechnologisch hergestellte Präparate mit einem kleinen, spezialisierten Produktspektrum konzentriert.

Im Gegensatz dazu haben Generikahersteller ein breites Produktsortiment, das wie bei Ratiopharm oder Hexal mehr als 300 Wirkstoffe umfasst, die im Jahr 2009 zu Lasten der GKV verordnet wurden und nur noch von den Reimporteuren übertroffen wird. Umsatzstarke forschende Unternehmen wie z. B. Sanofi-Aventis (115 Wirkstoffe), Novartis Pharma (85 Wirkstoffe) oder Astra/Zeneca (52 Wirkstoffe) bieten dagegen ein deutlich kleineres, häufig auf bestimmte Indikationen konzentriertes Arzneimittelspektrum an.

Darüber hinaus gibt es deutliche Unterschiede in der Verteilung auf Marktsegmente wie Festbeträge, rezeptfreie Arzneimittel, Generika, patentgeschützte, gentechnologische oder umstrittene Arzneimittel (Tabelle 4.7).

Dabei zeigt die Gesamtsumme der 50 umsatzstärksten Firmen in bestimmten Segmenten wie rezeptfreien, umstrittenen, gentechnologischen sowie patentgeschützten Arzneimitteln Unterschiede zum Gesamtmarkt,

Tabelle 4.7: Anteile des GKV-Fertigarzneimittelumsatzes der 50 umsatzstärksten pharmazeutischen Firmen nach Marktsegmenten 2009

Rang	Hersteller/ Vertrieb	Festbetrags-segment	rezept-freie	generika-fähig	patent-schützte	gentech-nologisch	um-strittene
1	Hexal	83,8	1,9	98,3	0,0	1,0	1,9
2	Sanofi-Aventis	47,5	0,7	39,8	54,2	25,8	1,6
3	Novartis Pharma	32,6	0,0	25,2	70,9	5,0	0,9
4	Ratiopharm	86,1	2,5	99,3	0,0	0,5	2,1
5	Kohl Pharma	19,7	0,3	22,4	72,3	16,7	1,5
6	Astra/Zeneca	32,2	0,1	9,4	90,3	–	–
7	Pfizer	11,3	0,2	20,6	76,2	11,6	4,2
8	Aliud	91,4	2,7	99,9	0,0	–	2,8
9	1 A Pharma	90,6	0,8	100,0	0,0	–	0,7
10	Boeringer Ingelheim	9,1	0,0	5,0	73,5	0,1	2,3
11	Novo Nordisk	49,0	–	60,6	39,4	94,4	–
12	Roche Pharma	15,8	0,0	9,8	83,5	43,8	–
13	Abbott	3,4	0,0	2,9	96,3	80,7	0,6
14	Emra-Med	17,5	0,5	24,4	68,8	20,3	1,3
15	Glaxo Smithkline	10,4	0,1	15,2	77,3	3,7	–
16	Eurim Pharm	21,1	0,2	18,3	75,3	13,2	1,5
17	Bayer Vital	17,9	1,4	17,4	80,1	44,0	5,8
18	Merck	26,6	1,7	35,4	63,1	65,9	1,2
19	Lilly	10,0	–	14,2	85,8	42,8	2,2
20	Wyeth	3,4	0,2	20,3	79,7	76,8	–
21	Janssen Cilag	27,8	0,0	59,9	29,9	10,9	0,8
22	MSD Sharp und Dohme	9,7	–	2,1	97,7	–	–
23	Betapharm	89,8	1,1	100,0	0,0	–	0,5
24	Berlin Chemie	76,4	3,6	30,9	69,0	24,8	0,6
25	Stadapharm	81,6	1,9	99,9	0,0	–	1,3
26	Essex	15,1	0,0	14,0	73,7	40,4	2,6
27	Westen Pharma	13,8	0,1	16,6	80,9	14,2	0,5
28	Biogen Idec	–	–	–	88,3	88,3	–
29	Winthrop	87,8	2,5	98,8	0,8	–	1,0
30	Nycomed	86,9	0,0	87,5	8,8	2,2	1,8
31	Mylan Dura	84,1	1,1	99,6	0,0	–	1,6
32	Mundipharma	4,9	0,5	69,5	30,4	–	0,0
33	Takeda	37,2	–	1,0	61,3	–	0,3
34	CC-Pharma	6,3	0,0	4,9	92,2	43,8	0,1
35	CT Arzneimittel	84,2	2,4	98,6	0,0	1,3	2,7

4

Tabelle 4.7: Anteile des GKV-Fertigarzneimittelumsatzes der 50 umsatzstärksten pharmazeutischen Firmen nach Marktsegmenten 2009 (Fortsetzung)

Rang	Hersteller/ Vertrieb	Festbetrags-segment	rezeptfreie	generikafähig	patentschützte	gentechnologisch	umstrittene
36	Sandoz	79,8	3,8	92,5	1,2	4,5	0,9
37	Schwarz	37,8	0,0	8,4	88,0	–	7,8
38	Gilead Sciences	–	–	–	99,6	–	–
39	Astellas	15,6	2,1	27,4	57,5	–	0,7
40	Bristol-Myers-Squibb	22,5	0,0	34,4	64,9	5,6	–
41	Amgen	37,9	–	–	92,6	80,3	–
42	Neurax	83,3	–	100,0	0,0	–	4,1
43	Axicorp	13,3	0,0	26,0	66,9	20,7	0,1
44	Arzneimittelwerk Dresden	37,6	0,5	39,0	2,1	–	0,3
45	UCB Chemie	10,9	4,2	12,7	86,0	0,9	2,8
46	Grünenthal	6,7	0,0	10,6	13,2	–	1,8
47	Gerke Pharma	3,5	0,1	5,8	93,5	38,2	0,4
48	Meda Pharma	58,1	1,4	84,4	9,9	–	5,6
49	ABZ Pharma	89,8	2,0	99,6	0,0	–	1,5
50	Actavis	87,2	0,2	96,2	1,6	0,0	0,7
	Summe hier	43,0	0,9	46,1	49,1	17,8	1,5
	Summe gesamt	41,3	2,3	46,1	46,4	15,8	2,7

4

während im Durchschnitt etwa ein ähnlich hoher Umsatzanteil am Festbetrags- und generikafähigen Markt erreicht wird. Generische Anbieter, wie beispielsweise Hexal, Ratiopharm, Aliud, Betapharm oder Stada sind an ihren hohen Generikaanteilen zu erkennen, die sich auch in einem hohen Festbetragsanteil niederschlagen. Forschende Hersteller, wie beispielsweise Sanofi-Aventis, Novartis, Astra/Zeneca, Pfizer, Boehringer Ingelheim, Roche, Abbott, Glaxo Smithkline, Bayer, Merck, Lilly oder Wyeth, haben hingegen ihren Umsatzschwerpunkt im patentgeschützten Markt mit Umsatzanteilen von über 50% in diesem Segment. Die Analysen beruhen hier ebenfalls auf der erweiterten Klassifikation patentgeschützter Arzneimittel (Details siehe Abschnitt Patentmarkt). Auch Reimporteure wie Kohlpharma, Emra-Med oder Eurim Pharma erreichen hohe Anteile im patentgeschützten Marktsegment, da sie hier ihren Sortimentsschwerpunkt setzen, um Preisunterschiede zwischen den Ländern auszunutzen. Forschende Firmen wie Novo Nordisk oder

Janssen Cilag erreichen mit ihren einstmals patentgeschützten und mittlerweile generikafähigen Wirkstoffen im Jahr 2009 immerhin einen Generikaanteil von mehr als 50%, dieser übertrifft somit bei weitem den Umsatzanteil, der durch patentgeschützte Wirkstoffe erzielt wird. Nur neun Firmen haben einen geringen generikafähigen Umsatzanteil von unter 10%. Die Unternehmensstrategie dieser Hersteller ist primär auf innovative Produkte ausgerichtet.

Erstmalig werden in Tabelle 4.7 auch die Umsatzanteile des gentechnologischen Markts je Hersteller ausgewiesen. Fünf Firmen – Novo Nordisk, Abbott, Wyeth, Biogen und Amgen – weisen einen Umsatzanteil gentechnologischer Arzneimittel am GKV-Fertigarzneimittelumsatz von mehr als 75% auf. Die Firmen Biogen und Amgen konzentrieren sich im Wesentlichen auf gentechnologische Präparate für bestimmte Therapiegebiete. Die forschenden Hersteller Wyeth und Abbott haben wenige hochpreisige gentechnologische Arzneimittel im umfangreicheren Produktsortiment: Wyeth und Abbott erreichen durch den Vertrieb der TNF-Antagonisten Enbrel bzw. Humira bereits jeweils einen Umsatzanteil gentechnologischer Arzneimittel von über 70% ihres GKV-Fertigarzneimittelumsatzes. Bei Novo Nordisk sind mehr als 80% des Anteils am GKV-Fertigarzneimittelumsatz auf häufig verordnete Insuline und Insulinanaloga zurückzuführen.

Rezeptfreie und umstrittene Arzneimittel erreichen bei den 50 umsatzstärksten Herstellern im GKV-Markt erwartungsgemäß kaum relevante Anteile, sondern finden sich neben Generikaherstellern, die ein vollständiges Sortiment auch im OTC-Bereich anbieten, eher bei kleineren Herstellern mit spezifischem Produktspektrum etwa im Bereich der Phytopharmaka. Die Umsatzanteile umstrittener Arzneimittel haben seit Jahren abgenommen. Anders als im Patentmarkt wird in diesem schrumpfenden Segment des Arzneimittelmarkts von 785 Mio. € ein großer Teil des Umsatzes von deutschen Firmen erzielt.

Einsparpotenziale nach Herstellern

Die Analysen des Arzneiverordnungs-Reports zeigen Einsparpotenziale von knapp 4,1 Mrd. € im Jahr 2009, entsprechend 14% des Arzneimittelumsatzes (siehe Tabelle 1.10, Kapitel 1). Auf die 50 umsatzstärksten Anbieter entfallen 79% des gesamten Einsparpotenzials, nach Teilsegmenten 87% des Generika-Einsparpotenzials, 85% bei Analogpräparaten und 39% bei umstrittenen Arzneimitteln (siehe Tabelle 4.8).

Tabelle 4.8: Einsparpotenziale bei Generika, Analogpräparaten und umstrittenen Arzneimitteln des GKV-Fertigarzneimittelumsatzes nach pharmazeutischen Firmen 2009

Rang	Hersteller/Vertrieb	Umsatz 2009 in Mio. €	Einsparpotenzial in % durch Substitution Generika	Analoga	Umstrittene
1	Hexal	1.918	13,9%	6,1%	1,7%
2	Sanofi-Aventis	1.340	6,3%	6,6%	1,1%
3	Novartis Pharma	1.339	2,6%	2,4%	0,6%
4	Ratiopharm	1.329	11,6%	4,9%	1,5%
5	Kohl Pharma	978	3,0%	11,5%	1,2%
6	Astra/Zeneca	869	2,3%	14,9%	–
7	Pfizer	796	2,3%	14,8%	4,2%
8	Aliud	748	2,0%	6,1%	2,5%
9	1 A Pharma	675	2,5%	8,7%	0,6%
10	Boeringer Ingelheim	636	0,2%	0,0%	–
11	Novo Nordisk	574	4,5%	14,7%	–
12	Roche Pharma	565	2,0%	1,6%	–
13	Abbott	519	0,4%	0,2%	–
14	Emra-Med	511	3,1%	10,6%	0,8%
15	Glaxo Smithkline	510	2,3%	1,4%	–
16	Eurim Pharm	507	2,7%	10,9%	1,0%
17	Bayer Vital	475	1,9%	0,5%	–
18	Merck	428	2,9%	2,0%	1,2%
19	Lilly	427	1,4%	42,6%	2,2%
20	Wyeth	413	9,9%	0,7%	–
21	Janssen Cilag	412	7,6%	12,5%	0,8%
22	MSD Sharp und Dohme	410	0,8%	40,2%	–
23	Betapharm	401	4,2%	6,8%	–
24	Berlin Chemie	395	3,8%	4,8%	0,6%
25	Stadapharm	380	3,7%	7,5%	1,1%
26	Essex	362	1,9%	6,5%	2,6%
27	Westen Pharma	346	2,2%	15,5%	0,4%
28	Biogen Idec	324	–	–	–
29	Winthrop	313	6,3%	–	–
30	Nycomed	297	26,0%	1,1%	1,4%
31	Mylan Dura	278	4,8%	7,1%	-
32	Mundipharma	272	11,6%	54,8%	0,0%
33	Takeda	270	0,3%	0,0%	-
34	CC-Pharma	267	0,2%	2,8%	0,1%
35	CT Arzneimittel	241	11,6%	8,0%	2,3%

4

4

Tabelle 4.8: Einsparpotenziale bei Generika, Analogpräparaten und umstrittenen Arzneimitteln des GKV-Fertigarzneimittelumsatzes nach pharmazeutischen Firmen 2009 (Fortsetzung)

Rang	Hersteller/Vertrieb	Umsatz 2009 in Mio. €	Einsparpotenzial in % durch Substitution Generika	Analoga	Umstrittene
36	Sandoz	237	14,0%	–	–
37	Schwarz	215	1,7%	1,1%	7,7%
38	Gilead Sciences	215	–	–	–
39	Astellas	210	4,6%	1,3%	0,5%
40	Bristol-Myers-Squibb	206	10,8%	–	–
41	Amgen	203	–	–	–
42	Neurax	162	2,3%	7,2%	3,7%
43	Axicorp	146	1,7%	14,2%	–
44	Arzneimittelwerk Dresden	144	2,2%	6,9%	0,3%
45	UCB Chemie	143	0,5%	5,3%	1,6%
46	Grünenthal	141	0,7%	–	–
47	Gerke Pharma	124	0,6%	9,7%	0,4%
48	Meda Pharma	113	14,8%	3,8%	5,2%
49	ABZ Pharma	110	2,2%	–	–
50	Actavis	107	3,9%	34,3%	0,6%
	Summe hier	23.002	1.159,1	1.851,2	227,8
	Anteil hier an gesamt	80,7%	86,9%	85,4%	39,1%
	Summe gesamt	28.499,4	1.333,9	2.167,7	582,4

Bei den Generika entfallen bereits 32% des gesamten Einsparpotenzials auf die beiden umsatzstärksten Generikaanbieter Hexal und Ratiopharm. Bei diesen beiden großen Generikaanbietern könnte 14% (bei Hexal) bzw. 12% (bei Ratiopharm) ihres Gesamtumsatzes allein durch preiswertere generische Substitution eingespart werden: Dies würde ihre Bruttoumsätze um 420 Mio. € vermindern. Hingegen kann bei anderen umsatzstarken Generikaherstellern, wie Aliud oder 1 A Pharma, weniger als 3% des Umsatzes durch noch preiswertere Substitution eingespart werden.

Im Marktsegment der Analogpräparate würde das Ausschöpfen der Wirtschaftlichkeitspotenziale insbesondere umsatzstarke ausländische

Hersteller wie Mundipharma, Lilly, MSD Sharp und Dohme, Astra/Zeneca, Pfizer oder Novo Nordisk belasten, die meist zu großen international agierenden Konzernen mit Sitz in den USA gehören. Eine Ausnahme bildet der isländische Hersteller Actavis. Die prozentualen Einsparpotenziale bei umstrittenen Arzneimitteln liegen bei den meisten Herstellern deutlich niedriger. Lediglich Schwarz (7,7%) und Meda Pharma (5,2%) erreichen einen Wert von mehr als 5% des Umsatzanteils.

Bei der Interpretation der Einsparpotenziale ist zu bedenken, dass eventuelle Rabattverträge zwischen Herstellern und Kassen nicht berücksichtigt werden können. Für einzelne Kassen kann sich die oben dargestellte Tabelle für Hersteller, mit denen sie Verträge abgeschlossen hat, vollständig anders darstellen. Dennoch geben die Einsparpotenziale Hinweise, wie sich die Preisstruktur bei den jeweiligen Herstellern darstellt. So können sich hohe ausgehandelte Rabatte möglicherweise dann nicht auszahlen, wenn sie mit hochpreisigen Anbietern abgeschlossen wurden (siehe oben). Außerdem ist darauf hinzuweisen, dass sich die ausgewiesenen Einsparpotenziale auf nationale Listenpreise beziehen. Sie können auch noch deutlich größer sein, wenn man internationale Preisvergleiche mit heranzieht, wie der beispielhafte Vergleich für Deutschland und Schweden verdeutlicht (siehe Kapitel 1).

Detaillierte Darstellungen zum Thema Pharmastandort Deutschland sind in den vergangenen Jahren im Rahmen dieser Publikation vorgestellt worden (vgl. Nink und Schröder 2006, 2007a sowie die Beiträge von Schröder et al. 2006, Häussler und Albrecht 2006, Cassel und Wille 2006 im Rahmen des Gutachtens für das Bundesministerium für Gesundheit).

Literatur

Angell M (2005): Der Pharma-Bluff – Wie innovativ die Pillenindustrie wirklich ist. Kompart-Verlag, Bonn, Bad-Homburg.

Angell M, Relman AS (2002): Patents, profits & American medicine: conflicts of interest in the testing & marketing of new drugs. Daedalus Spring. 102–111.

Arzneimittelkommission der deutschen Ärzteschaft (2008a): Stellungnahme zu „Cost-Sharing-Initiativen“ und „Risk-Share-Verträgen“ zwischen pharmazeutischen Herstellern und Krankenkassen bzw. Kliniken. Berlin. 8. Mai 2008.

Arzneimittelkommission der deutschen Ärzteschaft (2008b): Stellungnahme der Arzneimittelkommission der deutschen Ärzteschaft zu Biosimilars. Berlin. 9. Dezember 2008.

Arznei-Telegramm (2008): Direktverträge zwischen Krankenkassen und Industrie. 1/2008: 1-3.

BASYS (2002): Auswirkungen staatlicher Eingriffe auf das Preisniveau im Bereich Humanarzneimittel. Augsburg.

Beckmann S, Neumann MJ, Nink K, Selke GW (2010): Der Weg zu fairen Pillenpreisen. Gesundheit und Gesellschaft, 4, 13.Jg., 21-26.

BKK Bundesverband (2003): Arzneimittel Vertragspolitik. Essen.

Bundesministerium für Bildung und Forschung (2004): Hochschulmedizin der Zukunft: Ziele und Visionen für die klinische Spitzenforschung. Gemeinsamer Workshop von BMBF, DFG und Wissenschaftsrat am 10./11.Mai 2004.

4 Bundesministerium für Gesundheit (2010): Finanzentwicklung der gesetzlichen Krankenversicherung im Krisenjahr 2009 besser als erwartet. BMG Pressemitteilung vom 10. März 2010. Im Internet aufgesucht am 14.05.2010 unter: http://www.bmg.bund.de/.

Busse R (2008): Internationale Erfahrungen bei der Kosten-Nutzen-Bewertung: eine Übersicht. Vortrag beim workshop „Ethik der Kosten-Nutzen-Bewertung medizinischer Maßnahmen am 28.01.2008 in Berlin. Im Internet aufgesucht am 26.05.2008 unter: http://www.mig.tu-berlin.de/fileadmin/a38331600/2008.lectures/Berlin_2008.01.28._rb__ KostenNutzenBewertung.pdf.

Cassel D, Wille E (2006): Markt- und wettbewerbstheoretische Analyse der Regulierung des GKV-Arzneimittelmarktes. Teil 3 des Gutachtens: Steuerung der Arzneimittelausgaben und Stärkung des Forschungsstandortes für die pharmazeutische Industrie. IGES, Cassel, Wille, WIdO. Gutachten im Auftrag des Bundesministeriums für Gesundheit. Im Internet aufgesucht am 30.06.2009 unter: http://wido.de/fileadmin/wido/downloads/pdf_arzneimittel/wido_arz_gutachten_bmg_0806.pdf.

Coca V, Nink K, Schröder H (2008a): Ökonomische Aspekte des deutschen Arzneimittelmarktes 2006. In: Schwabe U, Paffrath D (Hrsg.): Arzneiverordnungs-Report 2007. Springer-Verlag, Berlin, Heidelberg.

Coca V, Nink K, Schröder H (2008b): Ökonomische Aspekte des deutschen Arzneimittelmarktes 2007. In: Schwabe U, Paffrath D (Hrsg.): Arzneiverordnungs-Report 2008. Springer-Verlag, Berlin, Heidelberg.

Danzon PM, Furukawa MF (2008): International Prices and Availability of Pharmaceuticals in 2005. Health Affairs, 27,1, 221–233.

Danzon PM, Furukawa MF (2003): Prices and Availability of Pharmaceuticals: Evidence from nine countries. Health Affairs, W3, 521–536.

Danzon PM, Ketcham MF (2003): Reference Pricing of Pharmaceuticals for Medicare: Evidence from Germany, the Netherlands and New Zealand. Working Paper 10007. Sep. 2003, Cambridge.

De Joncheere K, Rietveld AH, Huttin C (2003): Experiences with generics. In: Duks MNG, Haaijer-Ruskamp FM, de Joncheere CP, Rietveld AH (eds.) (2003): Drugs and Money. Prices, affordability and cost containment. World Health Organisation. Netherlands.

Deutscher Bundestag (2008): Unterrichtung durch die Bundesregierung. Bericht über die Auswirkungen von Rabattvereinbarungen für Arzneimittel, insbesondere auf die Wirksamkeit der Festbetragsregelung. Drucksache 16/9284 vom 27. Mai 2008.

Deutscher Bundestag (2010): Gesetzentwurf der Fraktionen der CDU/CSU und FDP. Entwurf eines Gesetzes zur Neuordnung des Arzneimittelmarktes in der gesetzlichen Krankenversicherung (Arzneimittelmarktneuordnungsgesetz – AMNOG). Drucksache 17/2413.

Dingermann T, Zündorf I (2007): Biosimilars – ähnlich aber nicht gleich. DAZ, 38, 147, 68-74.

Ess SM, Schneeweiss S, Szucs TD (2003): European healthcare policies for controlling drug expenditure. PharmacoEconomics, 21, 89–103.

Europäische Kommission (2009): Abschlussbericht über den Wettbewerb im Arzneimittelsektor. Im Internet aufgesucht am 30.06.2010 unter: http://ec.europa.eu/competition/sectors/pharmaceuticals/inquiry/communication_de.pdf.

Gagnon MA, Lexchin J (2008): The Cost of Pushing Pills: A New Estimate of Pharmaceutical Promotion Expenditures in the United States. Plos Med 5(1):e1. Im Internet aufgesucht am 30.06.2009 unter: http://medicine.plosjournals.org/perlserv/?request=get-document&doi=10.1371/journal.pmed.0050001.

Garattini L, Tediosi F (2000): A comparative analysis of generic markets in five European countries. Health Policy 51, 149–162.

Garattini L, Motterlini N, Cornago D (2008): Prices and distribution margins of in-patent drugs in pharmacology: A comparison in seven European countries. Health Policy, 85, 305-313.

GKV-Arzneimittelindex (2010): Preisentwicklung auf dem Arzneimittelmarkt. WIdO, Bonn. Im Internet aufgesucht am 24.06.2010 unter: http://wido.de/fileadmin/wido/downloads/pdf_arzneimittel/Preisinfo/wido_arz_preisinfo_0510.pdf.

GKV-Spitzenverband (2009a): Kassenschlager: Auf den Tag genau seit 20 Jahren Arzneimittel-Festbeträge – allein 2009 Entlastungen von 4,3 Mrd. Euro. Pressemeldung vom 19.06.2009. Internet aufgesucht am 24.06.2009 unter: https://www.gkv-spitzenverband.de/PM_20090619_20FB.gkvnet.

GKV-Spitzenverband (2009b): Arzneimittel-Festbeträge für zwei Gruppen festgesetzt und Zuzahlungsbefreiungsgrenzen für eine Festbetragsgruppe festgelegt. Pressemeldung vom 31.08.2009. Im Internet aufgesucht am 24.06.2010 unter: http://www.gkv-spitzenverband.de/PM_2009_08_31.gkvnet.

GKV-Spitzenverband (2010): Fakten und Zahlen. Thema: Arzneimittelfestbeträge. Im Internet aufgesucht am 24.06.2010 unter: http://www.gkv-spitzenverband.de/upload/PM_2010-03-05_Anlage_Faktenpapier_Festbeträge_mit_Tabelle_12302.pdf.

Glaeske G, Klauber J, Lankers CHR, Selke GW (2003): Stärkung des Wettbewerbs in der Arzneimittelversorgung zur Steigerung von Konsumentennutzen, Effizienz und Qualität. Gutachten im Auftrag des Bundesministeriums für Gesundheit und Soziale Sicherung (BMGS). Im Internet aufgesucht am 30.06.2009 unter: http://wido.de/fileadmin/wido/downloads/pdf_arzneimittel/wido_arz_gut-bmgs-lg_0403.pdf.

Hartmann-Besche W (2007): Krankenkassen: Jäger des verborgenen Rabattschatzes. Pharm.Ztg., 28/2007, 152. Jg., 10-14.

Häussler B, Albrecht M (2006): Arzneimittelforschung in Deutschland: Die Qualität Deutschlands als Standort für die forschende pharmazeutische Industrie. Teil 2 des Gutachtens für das Bundesministerium für Gesundheit. Steuerung der Arzneimittelausgaben und Stärkung des Forschungsstandortes für die pharmazeutische Industrie. Berlin.

Hermann C (2010): Erfolgsmodell Arzneimittelrabattverträge. Präsentation im Rahmen der Pressekonferenz vom 30. März 2010, Bundespressekonferenz Berlin.

Hermann C, Wienands F (2010): Arzneimittelrabattverträge: Entwicklung, Nutzen und Versorgungsaspekte eines Erfolgsmodells. Monitot Vresorgungsforschung, 3, 3.Jg., 29-33.

IQWiG (2009): IQWiG legt eine Methode für die Bewertung von Kosten-Nutzen-Verhältnissen vor. Pressemeldung vom 19.10.2009. Im Internet aufgesucht am 24.06.2010 unter: http://www.iqwig.de/iqwig-legt-eine-methode-fuer-die-bewertung-von.970.html.

Jaskulla, E., Weigel, C., Kolominsky-Rabas, P.L. (2006): Bewertung der Kosteneffektivität von Arzneimitteln im internationalen Vergleich. Die Ersatzkasse. 2/2006, 71-73.

Joergens P (2008): Unternehmensverflechtungen in der Deutschen Pharmazeutischen Industrie. Planegg.

4

Kaesbach W (2008): Arzneimittelmarkt: Aus für Rabattverträge? Was sind sinnvolle Alternativen? Präsentation beim Deutscher Generikaverband am 5. Mai 2008 in Berlin.

Kanavos P, Reinhardt U (2003): Reference Pricing for drugs: Is it compatible with U.S. health care? Health Affairs, Volume 22, 16–30.

Kessler DA, Rose JL, Temple RJ, Schapiro R, Griffin JP (1994): Therapeutic-class wars – drug promotion in a competitive marketplace. N. Engl. J. Med. 331, 1350–1353.

Klauber J, Schleert N (2006): Mehr Mut zum Wettbewerb. Gesundheit und Gesellschaft, 4, 9. Jg., 32–39.

Klauber J, Lankers CHR, Selke GW (2003): Reform des Arzneimittelmarktes – Ein Plädoyer für mehr Wettbewerb. Gesundheits- und Sozialpolitik, 5–6/2003.

Kötting C, May U (2008): Rabattverträge. Eine Bilanz des Marktgeschehens, Pharm. Ztg.153. Jahrgang, 15. Mai 2008, S. 2064-2069.

Maag G (2010): Entwicklungen des Pharmamarktes im Dezember und Jahr 2009. IMS-Marktbericht Im Internet aufgesucht am 27.06.2010 unter: http://www.imshealth.de/de/artikel/id/15112.

Marty, F (2006a): Top 100-Medikamente: Arzneimittel-Preisvergleich zwischen der Schweiz, Deutschland, Holland, Dänemark, Grossbritannien, Frankreich, Italien und Österreich. Wintherthur.

Marty, F (20006b): Generika-Preisvergleich innerhalb der Schweiz und international. Wintherthur.

Nink K, Schröder H (2003): Der Arzneimittelmarkt in der Bundesrepublik Deutschland. In: Schwabe U, Paffrath D (Hrsg.): Arzneiverordnungs-Report 2002. Springer-Verlag, Berlin, Heidelberg.

Nink K, Schröder H (2004a): Der Arzneimittelmarkt in der Bundesrepublik Deutschland. In: Schwabe U, Paffrath D (Hrsg): Arzneiverordnungs-Report 2004. Springer-Verlag, Heidelberg, 137–175.

Nink K, Schröder H (2004b): Der Arzneimittelmarkt in der Bundesrepublik Deutschland. In: Schwabe U, Paffrath D (Hrsg): Arzneiverordnungs-Report 2003. Springer-Verlag, Heidelberg, 915–958.

Nink K, Schröder H (2006): Ökonomische Aspekte des deutschen Arzneimittelmarktes 2004. In: Schwabe U, Paffrath D (Hrsg.): Arzneiverordnungs-Report 2005. Springer-Verlag, Berlin, Heidelberg.

Nink K, Schröder H (2007): Ökonomische Aspekte des deutschen Arzneimittelmarktes 2005. In: Schwabe U, Paffrath D (Hrsg.): Arzneiverordnungs-Report 2006. Springer-Verlag, Berlin, Heidelberg.

Nink K, Schröder H (2009): Arzneimittel im Wettbewerb. Gesundheit und Gesellschaft. 9, 12. Jg., 35-41.

Österreichisches Bundesinstitut für Gesundheitswesen (2001): Arzneimittelausgaben. Strategien zur Kostendämpfung in der Europäischen Union, Wien.

Pharm Exec (2010): The Pharm Exec TOP 50. Im Internet aufgesucht am 20.06.2010 unter: http://pharmexec.findpharma.com/pharmexec/data/articlestandard//pharmexec/222010/671415/article.pdf.

Sachverständigenrat zur Begutachtung der Entwicklung im Gesundheitswesen (2005): Koordination und Entwicklung im Gesundheitswesen. Gutachten 2005. Im Internet aufgesucht am 28.06.2005 unter: http://www.svr-gesundheit.de/Gutachten/Gutacht05/Langfassung2.pdf.

Santésuisse (2005): Arzneimittel-Preisvergleich zwischen der Schweiz, Österreich, Frankreich, Italien und Belgien. Im Internet aufgesucht am 30.06.2009 unter: http://www.santesuisse.ch/datasheets/files/200504191017571.pdf.

Schröder H, Nink K, Lankers C (2006): Versorgung, Ausgaben und Wettbewerb im Arzneimittelbereich. Teil 1 des Gutachtens: Steuerung der Arzneimittelausgaben und Stärkung des Forschungsstandortes für die pharmazeutische Industrie. IGES, Cassel, Wille, WIdO. Gutachten im Auftrag des Bundesministeriums für Gesundheit.

Schröder H, Nink K, Coca V, Zawinell A, Brückner G, Ajanovic K (2007): Report oder Atlas? Zur Analyse von Arzneimittelverordnungsdaten. WIdO, Bonn.

Verband forschender Arzneimittelhersteller (2006): Gentechnische Arzneimittel. Im Internet aufgesucht am 25.06.2010 unter: http://www.vfa.de/vfa-bio-de/vb-index.html

Wille E, Cassel D und Ulrich V (2008): Weiterentwicklung des Gesundheitssystems und des Arzneimittelmarktes. Gutachten für den Verband Forschender Arzneimittelhersteller e.V. Berlin, 24. Oktober 2008.

Wasem J, Greß S, Niebuhr D (2005) Regulierung des Marktes für verschreibungspflichtige Arzneimittel im internationalen Vergleich. Gutachten im Auftrag des BAH, Universität Duisburg-Essen.

Winkelhake O, Miegel U, Thormeier K (2002): Die personelle Verteilung von Leistungsausgaben in der Gesetzlichen Krankenversicherung 1998 und 1999. Sozialer Fortschritt 3, 58–61.

Zentner A, Busse R (2010): Von der Bewertung innovativer Arzneimittel zur Preisbildung – wie gehen andere Länder vor? Die Ersatzkasse, 3/2010, 101-103.

4

Teil II
Indikationsgruppen

5. Hemmstoffe des Renin-Angiotensin-Systems

Manfred Anlauf

AUF EINEN BLICK

Verordnungsprofil

Hemmstoffe des Renin-Angiotensin-Systems gehören zu den erfolgreichsten Arzneimitteln zur Behandlung von Hypertonie, Herz- und Nierenkrankheiten. Neben ACE-Hemmern und Angiotensinrezeptorantagonisten gewinnt ein Renininhibitor weitere Marktanteile.

Trend

Die Anstiege 2009 lagen in einem nahezu linearen Trend über die letzten 10 Jahre. Dabei waren 2009 die Steigerungsraten der ACE-Hemmer (9,6%), der Angiotensinrezeptorantagonisten (12,0%) und des Renininhibitors (148%) höher als die der übrigen Antihypertensiva, so dass sie 51% des Verordnungsvolumens der Antihypertensiva ausmachen. Das Verordnungsverhältnis von ACE-Hemmer einerseits, Angiotensinrezeptorantagonisten sowie Renininhibitor andererseits beträgt wie in den Vorjahren 3:1.

Bewertung

Hemmstoffe des Angiotensinsystems werden nach aktuellen Leitlinien als Mittel der Wahl zur antihypertensiven Therapie empfohlen. Eine Überlegenheit der Angiotensinrezeptorantagonisten im Vergleich zu ACE-Hemmern ist nur bei den unerwünschten Wirkungen (insbesondere Husten und Angioödem) belegt, für die Verhinderung koronarer Ereignisse ist sogar eine leichte Unterlegenheit wahrscheinlich. Der neue Renininhibitor Aliskiren bringt nach den derzeitigen Studienergebnissen keine Vorteile.

Aufgrund der niedrigen Preise sind ACE-Hemmer eine besondere Möglichkeit zur Steigerung von Qualität und Wirtschaftlichkeit in der Therapie von Hochdruck, Herz- und Nierenerkrankungen. Das DDD-Kostenverhältnis von ACE-Hemmern zu Angiotensinrezeptorantagonisten betrug 2009 im Mittel 1 zu 7, zum Renininhibitor 1 zu 11. Durch Ablauf des Patentschutzes von Losartan ändert sich zurzeit die Situation für Angiotensinrezeptorantagonisten.

Eine Kombination von ACE-Hemmern und Angiotensinrezeptorantagonisten ist mit besonderen Gefahren verbunden und sollte Einzelfällen von Herzinsuffizienz oder Nephropathie vorbehalten bleiben.

ACE-Hemmer, Angiotensinrezeptorantagonisten und Renininhibitoren sind Hemmstoffe des Renin-Angiotensin-Aldosteron-Systems. Wichtigster Mediator dieses Systems ist Angiotensin II, das über Kurz- und Langzeiteffekte maßgeblich an der Blutdruckregulation beteiligt ist. Angiotensin II ist einer der stärksten direkten Vasokonstriktoren und steigert dadurch den Blutdruck. Zusätzlich hat es zahlreiche indirekte Gefäßeffekte, da es die Freisetzung von Noradrenalin, die adrenale Aldosteronsynthese, die tubuläre Natriumrückresorption und die Bildung von Wachstumsfaktoren (Herzhypertrophie, Remodeling) erhöht. Alle diese Angiotensinwirkungen werden über AT_1-Rezeptoren vermittelt.

ACE-Hemmer, Angiotensinrezeptorantagonisten und Renininhibitoren beeinflussen die Angiotensinwirkungen auf Gefäße, Nieren und Herz auf unterschiedliche Weise. Renininhibitoren hemmen die Bildung von Angiotensin I aus Angiotensinogen. ACE-Hemmer blockieren die Bildung von Angiotensin II durch Hemmung der Konversion aus seinem Vorläufer Angiotensin I. Gleichzeitig verhindern ACE-Hemmer den Abbau von Bradykinin und verlängern dadurch seine vasodilatierenden und antiproliferativen Effekte auf die Gefäße. Angiotensinrezeptorantagonisten (AT_1-Rezeptorantagonisten, Sartane) blockieren selektiv den $Angiotensin_1$-Rezeptor und verhindern dadurch die Wirkungen von Angiotensin II. In den letzten Jahren wurden zahlreiche zusätzliche Facetten des Renin-Angiotensin-Systems beschrieben (Übersicht: Schmieder et al. 2007).

Durch die Blockade in entscheidenden Bereichen des Renin-Angiotensin-Aldosteron-Systems haben ACE-Hemmer, Angiotensinrezeptorantagonisten und Renininhibitoren neben der reinen Blutdrucksenkung wichtige herz-, gefäß- und organprotektive Effekte, die maßgeblich nicht nur zu der erfolgreichen Behandlung der Hypertonie beitragen, sondern auch krankhaften Veränderungen der Hypertonie-Zielorgane entgegenwirken. Seit vielen Jahren reicht daher die Anwendung von ACE-Hemmern und AT_1-Rezeptorantagonisten weit über das ursprüngliche Indikationsgebiet der Hypertonie hinaus und umfasst inzwischen für viele Wirkstoffe auch Herzinsuffizienz, Nephropathie und koronare Herzkrankheit.

Die breite therapeutische Bedeutung der Angiotensinhemmstoffe manifestiert sich in der enormen Zunahme ihrer praktischen Anwendung. In den letzten 10 Jahren ist das Verordnungsvolumen der Hemmstoffe des Renin-Angiotensin-Systems um das 3,1 fache gestiegen, hat 2009 6,8 Milliarden definierte Tagesdosen (DDD) erreicht und

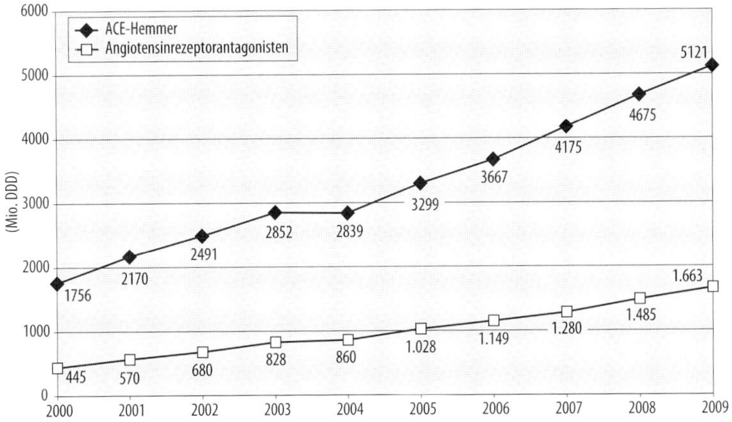

Abbildung 5.1: Verordnungen von ACE-Hemmern und Angiotensinrezeptorantagonisten 2000 bis 2009. Gesamtverordnungen nach definierten Tagesdosen

damit im Vergleich zum Vorjahr wiederum um 10,1% zugenommen (Abbildung 5.1). Mit diesem DDD-Volumen sind die Angiotensinhemmstoffe die am häufigsten angewendete Arzneimittelgruppe in Deutschland.

ACE-Hemmer

ACE-Hemmer zeigen einen weiteren Anstieg der Verordnungen um 446 Mio. definierte Tagesdosen (DDD) (Abbildung 5.1). Der Hauptteil der Patienten wurde mit einem der hier genannten Monopräparate (4006 Mio. DDD, 80%) behandelt, während auf die fixen ACE-Hemmerkombinationen nur 1018 Mio. DDD (20%) entfielen (Tabellen 5.1 bis 5.4).

Monopräparate

Unter den Monopräparaten ist Ramipril der am häufigsten verordnete ACE-Hemmer mit 69% der DDD, gefolgt von Enalapril (18%) und

5

Tabelle 5.1: Verordnungen von Captopril 2009. Angegeben sind die 2009 verordneten Tagesdosen, die Änderungen gegenüber 2008 und die mittleren Kosten je DDD 2009.

Präparat	Bestandteile	DDD in Mio.	Änd. in %	DDD-Kosten in €
Monopräparate				
CaptoHEXAL	Captopril	28,2	(−19,9)	0,18
Captobeta	Captopril	25,3	(+73,4)	0,17
Captopril AL	Captopril	13,3	(−32,6)	0,16
ACE-Hemmer-ratiopharm	Captopril	12,1	(−15,7)	0,18
Captopril- 1 A Pharma	Captopril	5,4	(−18,8)	0,16
Captopril AbZ	Captopril	5,1	(+2,8)	0,16
Captogamma	Captopril	4,5	(−23,3)	0,16
Captopril Sandoz	Captopril	3,0	(−38,5)	0,19
Captopril STADA	Captopril	2,5	(−22,5)	0,17
Captopril Heumann	Captopril	2,5	(−33,4)	0,18
Captodura	Captopril	1,9	(−47,3)	0,21
Captopril Atid	Captopril	1,8	(−64,9)	0,18
Capto-CT	Captopril	1,8	(−25,4)	0,19
Capto-ISIS	Captopril	1,6	(−10,7)	0,25
		109,2	(−13,7)	0,18
Kombinationen				
CaptoHEXAL comp	Captopril Hydrochlorothiazid	21,5	(−18,9)	0,22
Capto comp- 1 A Pharma	Captopril Hydrochlorothiazid	19,4	(+332,3)	0,21
ACE-Hemmer-ratiopharm comp	Captopril Hydrochlorothiazid	6,9	(−23,3)	0,22
Captopril HCT AL	Captopril Hydrochlorothiazid	5,9	(−38,1)	0,20
Captobeta comp	Captopril Hydrochlorothiazid	5,6	(−33,1)	0,21
Captopril HCT Sandoz	Captopril Hydrochlorothiazid	3,9	(−43,3)	0,22
Captopril-HCT STADA	Captopril Hydrochlorothiazid	3,1	(−21,6)	0,21
Captopril comp AbZ	Captopril Hydrochlorothiazid	2,8	(−18,4)	0,21
		69,1	(−4,3)	0,21
Summe		178,3	(−10,2)	0,19

Lisinopril (10%). Ramipril weist wiederum eine deutliche Zunahme auf, Lisinopril stagniert. Deutlich rückläufig ist das kürzer wirkende Captopril. Enalapril, Quinapril und Spirapril sind 2009 ebenfalls weniger verordnet worden, Fosinopril und Benazepril zeigen leichte Zuwächse (Tabelle 5.2).

Unterschiede zwischen den ACE-Hemmern liegen vor allem in der Kinetik. Während Captopril und Lisinopril keine „Prodrugs" sind, werden alle übrigen ACE-Hemmer in der Leber in die aktive Substanz umgewandelt. Die Plasmahalbwertszeiten liegen zwischen 2 (Captopril) und 24 Stunden. Für die Dosierung bei Dauertherapie haben sie jedoch nur eine untergeordnete Bedeutung, eine ein- oder zweimal tägliche Gabe ist in der Regel ausreichend, für Captopril wird eine 2–3mal tägliche Gabe empfohlen.

Fosinopril, in geringerem Maße auch Benazepril, Moexipril, Quinapril, Ramipril, Spirapril und Trandolapril haben neben einem renalen auch einen hepatischen Ausscheidungsweg. Die Unterschiede der ACE-Hemmer in Wirkungen und Nebenwirkungen sind gering. Für die Behandlung der Hypertonie sind alle Präparate, für die Herzinsuffizienz alle Monopräparate außer Cilazapril, das hier nicht mehr vertreten ist, und Spirapril, bei diabetischer Nephropathie Lisinopril und Captopril zugelassen, für kardiovaskuläre Hochrisikopatienten und nicht-diabetische glomeruläre Nephropathie nur Ramipril, bei akutem Herzinfarkt Lisinopril, bei stabiler koronarer Herzkrankheit (KHK) Perindopril, das als Monopräparat hier nicht mehr vertreten ist.

Die mittleren DDD-Kosten für ACE-Hemmermonopräparate lagen im Berichtszeitraum zwischen 0,06 € (Ramipril) und 0,23 € (Spirapril). Im Vergleich zum Vorjahr zeigt sich ein etwa gleich bleibendes Preisniveau. Bei Ramipril– dem zurzeit preiswertesten Antihypertensivum überhaupt – stiegen die jährlichen Ausgaben weniger als die Verordnungszunahme. Die Anteile der Originalpräparate an der Verordnung nicht mehr patentgeschützter Substanzen sind weiter gesunken, selbst wenn ihr Preis z.B. bei Benazepril auf Generikaniveau liegt. Bei Captopril und Lisinopril tauchen die Originalpräparate in dieser Liste nicht mehr auf. Für Enalapril beträgt der Anteil 0,3%, für Ramipril noch 4,4% (Vorjahr 5,4%). Dabei liegen allerdings die DDD-Kosten des Originalpräparates *Delix* mit 0,08 € unter denen der Enalapril- und Lisinoprilgenerika. Zu beachten ist, dass es auch im Generikaanteil hochpreisige Präparate gibt. Beispiele sind *Capto-ISIS* (0,25 €) und *Quinapril HEXAL* (0,20 €).

5

Tabelle 5.2: Verordnungen von langwirkenden ACE-Hemmern 2009 (Monopräparate). Angegeben sind die 2009 verordneten Tagesdosen, die Änderungen gegenüber 2008 und die mittleren Kosten je DDD 2009.

Präparat	Bestandteile	DDD in Mio.	Änd. in %	DDD-Kosten in €
Enalapril				
EnaHEXAL	Enalapril	169,6	(−14,1)	0,15
Enalapril-ratiopharm	Enalapril	94,0	(−20,6)	0,16
Enabeta	Enalapril	93,8	(+93,2)	0,12
Enalapril- 1 A Pharma	Enalapril	80,3	(+140,4)	0,10
Enalapril AL	Enalapril	61,0	(−18,3)	0,11
Enalapril STADA	Enalapril	40,4	(+15,2)	0,11
Enadura/Enalapril dura	Enalapril	37,4	(−26,4)	0,12
Enalapril-CT	Enalapril	13,3	(−34,9)	0,16
Benalapril	Enalapril	13,0	(−16,5)	0,15
Enalapril Sandoz	Enalapril	12,7	(−21,2)	0,14
Enalapril Heumann	Enalapril	12,0	(−9,4)	0,13
Enalagamma	Enalapril	11,8	(+9,3)	0,13
Corvo	Enalapril	9,7	(−15,5)	0,12
Enalapril AAA Pharma	Enalapril	8,9	(−41,0)	0,13
Enalapril-corax	Enalapril	7,8	(−28,4)	0,12
Enalapril AbZ	Enalapril	7,3	(+49,8)	0,11
Enalapril Atid	Enalapril	7,0	(−52,1)	0,10
Jutaxan	Enalapril	5,8	(+12,0)	0,11
Ena-PUREN	Enalapril	5,6	(−50,4)	0,13
Ena-Hennig	Enalapril	4,1	(−7,9)	0,14
Enalapril-TEVA	Enalapril	3,6	(+61,9)	0,10
Enalapril KSK	Enalapril	3,2	(−13,2)	0,13
Xanef	Enalapril	2,2	(−25,0)	0,27
		704,7	(−2,3)	0,13
Lisinopril				
Lisinopril-TEVA	Lisinopril	67,7	(+670,6)	0,12
LisiHEXAL	Lisinopril	63,0	(−3,7)	0,14
Lisinopril-ratiopharm	Lisinopril	60,2	(−14,8)	0,14
Lisinopril AL	Lisinopril	51,0	(+3,3)	0,12
Lisibeta	Lisinopril	26,8	(−21,5)	0,12
Lisinopril STADA	Lisinopril	22,4	(−25,0)	0,13
Lisinopril- 1 A Pharma	Lisinopril	20,8	(−21,1)	0,12
Lisodura	Lisinopril	19,2	(−22,8)	0,11
Lisinopril Heumann	Lisinopril	9,8	(−27,5)	0,13

Tabelle 5.2: Verordnungen von langwirkenden ACE-Hemmern 2009 (Monopräparate). Angegeben sind die 2009 verordneten Tagesdosen, die Änderungen gegenüber 2008 und die mittleren Kosten je DDD 2009. (Fortsetzung)

Präparat	Bestandteile	DDD in Mio.	Änd. in %	DDD-Kosten in €
Lisinopril Sandoz	Lisinopril	9,4	(−27,0)	0,14
Lisinopril-CT	Lisinopril	7,4	(−33,6)	0,15
Lisinopril AbZ	Lisinopril	6,6	(+15,3)	0,12
Lisigamma	Lisinopril	6,2	(−19,8)	0,12
Lisinopril-corax	Lisinopril	6,1	(−56,1)	0,11
Lisi-Hennig	Lisinopril	4,5	(−5,2)	0,15
Lisinopril-Q	Lisinopril	4,2	(−0,7)	0,11
Lisi-PUREN	Lisinopril	3,5	(−23,6)	0,13
Lisi Lich	Lisinopril	3,1	(−20,6)	0,13
		391,8	(−0,0)	0,13
Ramipril				
Rami Lich	Ramipril	579,5	(>1000)	0,06
Ramipril HEXAL	Ramipril	516,6	(−12,7)	0,07
Ramipril- 1 A Pharma	Ramipril	282,9	(+27,5)	0,06
Ramipril-ratiopharm	Ramipril	277,2	(+2,4)	0,07
Ramipril AL	Ramipril	264,1	(+15,0)	0,06
Ramipril beta	Ramipril	238,6	(−0,5)	0,06
Delix/-protect	Ramipril	120,6	(+2,3)	0,08
Ramipril AbZ	Ramipril	90,2	(+82,8)	0,06
Ramipril dura	Ramipril	60,3	(−33,5)	0,06
Ramipril STADA	Ramipril	58,2	(−27,0)	0,06
Ramipril-CT	Ramipril	57,9	(−4,7)	0,07
Ramipril Sandoz	Ramipril	46,7	(−24,3)	0,07
Ramipril-corax	Ramipril	32,3	(−55,2)	0,06
Ramiclair	Ramipril	22,0	(−3,6)	0,06
Ramipril Heumann	Ramipril	18,3	(−1,4)	0,06
Ramigamma	Ramipril	17,6	(−14,8)	0,07
Rami-Q	Ramipril	14,3	(+41,5)	0,07
Ramicard	Ramipril	14,1	(−46,7)	0,06
Ramipril TAD	Ramipril	8,6	(−41,3)	0,07
Ramipril AAA Pharma	Ramipril	7,5	(+17,0)	0,08
Ramipril-ISIS	Ramipril	7,3	(−28,5)	0,06
Ramipril BASICS	Ramipril	6,6	(−63,0)	0,06
Ramipril KSK	Ramipril	6,4	(+16,5)	0,06
		2747,8	(+20,2)	0,06

5

Tabelle 5.2: Verordnungen von langwirkenden ACE-Hemmern 2009 (Monopräparate). Angegeben sind die 2009 verordneten Tagesdosen, die Änderungen gegenüber 2008 und die mittleren Kosten je DDD 2009. (Fortsetzung)

Präparat	Bestandteile	DDD in Mio.	Änd. in %	DDD-Kosten in €
Quinapril				
Quinapril AL	Quinapril	4,6	(+56,0)	0,18
Quinapril HEXAL	Quinapril	4,0	(-14,4)	0,20
Accupro	Quinapril	2,9	(-36,6)	0,21
		11,4	(-5,5)	0,19
Fosinopril				
Fosinopril BASICS	Fosinopril	4,5	(+87,9)	0,18
Fosino-TEVA	Fosinopril	3,8	(+163,3)	0,17
Fosinorm	Fosinopril	2,9	(-59,3)	0,29
		11,3	(+2,3)	0,20
Benazepril				
Benazepril HEXAL	Benazepril	9,1	(+1,6)	0,13
Benazepril- 1 A Pharma	Benazepril	6,3	(+28,2)	0,11
Benazepril AL	Benazepril	5,6	(+73,5)	0,11
Cibacen	Benazepril	4,5	(-37,0)	0,13
		25,5	(+5,2)	0,12
Andere langwirkende ACE-Hemmer				
Quadropril	Spirapril	4,2	(-21,7)	0,23
Summe		3896,8	(+12,9)	0,08

Kombinationen

Kombinationen von ACE-Hemmern mit Diuretika verstärken die Blutdrucksenkung. Als diuretischer Kombinationspartner wird überwiegend Hydrochlorothiazid verwendet. Ausnahmen sind lediglich Kombinationen mit Indapamid (*Preterax/Bipreterax*) oder Piretanid (*Arelix ACE, Ramipril Hexal plus*).

Die Verordnungsentwicklung fixer Diuretikakombinationen war unterschiedlich. Während die Captoprilkombinationen mit einer Ausnahme weiter zurückgingen (Tabelle 5.1), nahmen die Kombinationen langwirkender ACE-Hemmer insgesamt zu durch Zuwächse bei den Ramipril- und Lisinoprilkombinationen (Tabelle 5.3). Diese Fixkombinationen sind im Vergleich zu den Monopräparaten teurer, die DDD-Kosten sind bis zu mehr als viermal so hoch (siehe z. B. Ramiprilkombinationen) wie die der Monopräparate. Mittlere Kostensenkungen im Vergleich zum Vorjahr überschritten in keiner Gruppe 0,01€/DDD. Auch wenn auf Grund der Systematik (s. Kapitel 48) die in einer DDD eines antihypertensiven Kombinationspräparates enthaltene gesamte Substanzmenge häufig größer ist als in der DDD eines Monopräparates, dürfte eine freie Kombination gleicher Dosierung häufig deutlich preiswerter sein. Darüber hinaus ergeben sich durch Generikakombinationen bei den langwirkenden ACE-Hemmer-Diuretika-Kombinationen Einsparpotenziale.

Bei den fixen Kombinationen von ACE-Hemmern und Calciumantagonisten hat sich die Trendwende des Vorjahres mit einer weiteren Zunahme der Verordnungen um 26,7 % (Tabelle 5.4) fortgesetzt. Die Kombination aus einem ACE-Hemmer und einem Calciumantagonisten ist prinzipiell sinnvoll und durch Endpunktstudien gut begründet (s. auch Kapitel Antihypertonika), wenn auch der dabei verwendete Kombinationspartner Amlodipin in den Fixkombinationen fehlt. In den drei Präparaten mit deutlicher Verordnungszunahme wurde der relativ neue Calciumantagonist Lercanidipin verwendet. Seine Kombinationen waren auch preisgünstiger als die übrigen, die ausnahmslos Verordnungsrückgänge zeigten.

Therapeutische Aspekte

Hypertonie. Die Attraktivität der ACE-Hemmer für die Behandlung der Hypertonie besteht u.a. in der guten subjektiven Verträglichkeit, sieht man von dem häufig auftretenden Reizhusten ab, der bei 10–20% der Patienten zum Absetzen zwingt. Mehrere große Hypertoniestudien zeigen, dass ACE-Hemmer bei Langzeitanwendung zumindest genauso wirksam und sicher wie Diuretika und Betarezeptorenblocker sind. Bereits vor 10 Jahren ergab eine Metaanalyse von Vergleichsstudien zur ACE-Hemmertherapie bei Hypertonie (CAPPP, STOP2, UKPDS-HDS), dass bei zusätzlicher Gabe eines ACE-Hemmers Gesamtmortalität, Schlaganfallrate und Häufigkeit koronarer Ereignisse ebenso wie der Blutdruck stärker als unter Placebogabe sanken (Blood Pressure Lowering Treatment Trialists Collaboration 2000). Zwischen ACE-Hemmern einerseits und Diuretika/Betarezeptorenblockern andererseits bestanden für keinen Endpunkt signifikante Unterschiede. Seit dieser Metaanalyse wurden zwei weitere große Vergleichsstudien mit ACE-Hemmern und Diuretika durchgeführt.

Tabelle 5.3: Verordnungen von langwirkenden ACE-Hemmer-Diuretika-Kombinationen 2009. Angegeben sind die 2009 verordneten Tagesdosen, die Änderungen gegenüber 2008 und die mittleren Kosten je DDD 2009.

Präparat	Bestandteile	DDD in Mio.	Änd. in %	DDD-Kosten in €
Ramipril und Diuretika				
Rami Lich comp	Ramipril Hydrochlorothiazid	109,2	(>1000)	0,23
Ramipril HEXAL comp	Ramipril Hydrochlorothiazid	88,4	(–16,7)	0,30
Ramipril-ratiopharm comp	Ramipril Hydrochlorothiazid	48,3	(–25,4)	0,30
Ramiplus AL	Ramipril Hydrochlorothiazid	47,1	(+6,0)	0,23
Ramipril beta comp	Ramipril Hydrochlorothiazid	40,0	(–10,1)	0,24
Ramipril- 1 A Pharma plus	Ramipril Hydrochlorothiazid	38,7	(+18,8)	0,23
Delix plus	Ramipril Hydrochlorothiazid	31,5	(+1,7)	0,30
Ramipril dura plus	Ramipril Hydrochlorothiazid	28,9	(–12,0)	0,23
Ramiplus STADA	Ramipril Hydrochlorothiazid	15,2	(–5,4)	0,23
Ramipril comp AbZ	Ramipril Hydrochlorothiazid	10,6	(–1,1)	0,23
Ramipril HCT Sandoz	Ramipril Hydrochlorothiazid	8,5	(–23,9)	0,30
Ramigamma HCT	Ramipril Hydrochlorothiazid	7,3	(+18,1)	0,24
Ramipril comp-CT	Ramipril Hydrochlorothiazid	7,2	(–29,1)	0,24
Rami-Q comp	Ramipril Hydrochlorothiazid	6,5	(+27,7)	0,23
Ramipril-corax comp	Ramipril Hydrochlorothiazid	6,0	(–56,0)	0,23
Arelix ACE	Ramipril Piretanid	5,3	(–35,7)	0,81
Ramipril HEXAL plus	Ramipril Piretanid	4,3	(+13,7)	0,70
Ramiclair plus	Ramipril Hydrochlorothiazid	4,0	(–14,4)	0,23

Tabelle 5.3: Verordnungen von langwirkenden ACE-Hemmer-Diuretika-Kombinationen 2009. Angegeben sind die 2009 verordneten Tagesdosen, die Änderungen gegenüber 2008 und die mittleren Kosten je DDD 2009. (Fortsetzung)

Präparat	Bestandteile	DDD in Mio.	Änd. in %	DDD-Kosten in €
Ramipril comp Heumann	Ramipril Hydrochlorothiazid	4,0	(+0,3)	0,23
Ramipril HCT TAD	Ramipril Hydrochlorothiazid	3,3	(−26,5)	0,24
Ramicard plus	Ramipril Hydrochlorothiazid	3,3	(−48,6)	0,23
		517,8	(+10,4)	0,27
Enalapril und Hydrochlorothiazid				
EnaHEXAL comp	Enalapril Hydrochlorothiazid	54,1	(−18,4)	0,30
Enalapril plus- 1 A Pharma	Enalapril Hydrochlorothiazid	33,9	(+452,0)	0,23
Enabeta comp	Enalapril Hydrochlorothiazid	18,1	(−36,3)	0,23
Enaplus AL	Enalapril Hydrochlorothiazid	13,3	(+3,9)	0,23
Enalapril-ratiopharm comp	Enalapril Hydrochlorothiazid	13,1	(−9,6)	0,24
Enalapril HCT Sandoz	Enalapril Hydrochlorothiazid	7,8	(+80,9)	0,31
Enadura plus	Enalapril Hydrochlorothiazid	7,1	(−24,8)	0,23
Enalapril-corax comp	Enalapril Hydrochlorothiazid	3,1	(−51,4)	0,23
Enalagamma HCT	Enalapril Hydrochlorothiazid	2,7	(−36,1)	0,24
		153,1	(+0,5)	0,26
Lisinopril und Diuretika				
Lisi Lich comp	Lisinopril Hydrochlorothiazid	28,4	(>1000)	0,23
LisiHEXAL comp	Lisinopril Hydrochlorothiazid	26,8	(−10,3)	0,30
Lisinopril-ratiopharm comp	Lisinopril Hydrochlorothiazid	17,9	(−24,7)	0,30
Lisiplus AL	Lisinopril Hydrochlorothiazid	10,3	(+56,2)	0,22
Lisodura plus	Lisinopril Hydrochlorothiazid	8,7	(−7,0)	0,22

5

5

Tabelle 5.3: Verordnungen von langwirkenden ACE-Hemmer-Diuretika-Kombinationen 2009. Angegeben sind die 2009 verordneten Tagesdosen, die Änderungen gegenüber 2008 und die mittleren Kosten je DDD 2009. (Fortsetzung)

Präparat	Bestandteile	DDD in Mio.	Änd. in %	DDD-Kosten in €
Lisinopril- 1 A Pharma plus	Lisinopril Hydrochlorothiazid	7,9	(+46,3)	0,22
Lisiplus STADA	Lisinopril Hydrochlorothiazid	4,6	(−3,1)	0,22
Lisinopril comp AbZ	Lisinopril Hydrochlorothiazid	4,4	(−0,5)	0,22
Lisinopril HCT Sandoz	Lisinopril Hydrochlorothiazid	3,8	(−30,4)	0,30
Lisinopril comp-CT	Lisinopril Hydrochlorothiazid	3,4	(−30,1)	0,24
Acercomp	Lisinopril Hydrochlorothiazid	3,4	(−38,5)	0,30
Lisigamma HCT	Lisinopril Hydrochlorothiazid	2,9	(−26,9)	0,24
Lisibeta comp	Lisinopril Hydrochlorothiazid	2,5	(−76,2)	0,23
Lisi TAD HCT	Lisinopril Hydrochlorothiazid	2,3	(−24,7)	0,24
		127,2	(+6,1)	0,26
Quinapril und Diuretika				
Quinaplus AL	Quinapril Hydrochlorothiazid	5,4	(+27,8)	0,24
Accuzide	Quinapril Hydrochlorothiazid	5,4	(−42,0)	0,30
Quinapril HEXAL comp	Quinapril Hydrochlorothiazid	4,9	(−3,7)	0,30
Quinapril beta comp	Quinapril Hydrochlorothiazid	3,4	(−7,8)	0,24
Quinaplus STADA	Quinapril Hydrochlorothiazid	2,5	(−1,1)	0,24
		21,5	(−13,0)	0,27
Benazepril und Diuretika				
Benazeplus AL	Benazepril Hydrochlorothiazid	5,9	(+33,7)	0,24
Benazepril HEXAL comp	Benazepril Hydrochlorothiazid	5,7	(−1,9)	0,30
Cibadrex	Benazepril Hydrochlorothiazid	4,6	(−38,8)	0,30

Tabelle 5.3: Verordnungen von langwirkenden ACE-Hemmer-Diuretika-Kombinationen 2009. Angegeben sind die 2009 verordneten Tagesdosen, die Änderungen gegenüber 2008 und die mittleren Kosten je DDD 2009. (Fortsetzung)

Präparat	Bestandteile	DDD in Mio.	Änd. in %	DDD-Kosten in €
Benazepril- 1 A Pharma comp	Benazepril Hydrochlorothiazid	3,8	(+22,0)	0,24
Benazeplus STADA	Benazepril Hydrochlorothiazid	2,2	(+7,4)	0,24
		22,2	(−3,3)	0,27
Weitere ACE-Hemmer und Diuretika				
Preterax/Bipreterax	Perindopril Indapamid	21,7	(+40,1)	0,97
Summe		863,6	(+7,4)	0,28

Tabelle 5.4: Verordnungen von ACE-Hemmer-Calciumantagonisten-Kombinationen 2009. Angegeben sind die 2009 verordneten Tagesdosen, die Änderungen gegenüber 2008 und die mittleren Kosten je DDD 2009.

Präparat	Bestandteile	DDD in Mio.	Änd. in %	DDD-Kosten in €
Carmen ACE	Enalapril Lercanidipin	23,9	(+103,7)	0,63
Delmuno	Ramipril Felodipin	17,2	(−9,3)	0,85
Zanipress	Enalapril Lercanidipin	12,7	(+74,9)	0,63
Eneas	Enalapril Nitrendipin	11,0	(−1,4)	0,85
Zaneril	Enalapril Lercanidipin	8,5	(+94,8)	0,64
Tarka	Trandolapril Verapamil	6,9	(−15,0)	0,85
Unimax	Ramipril Felodipin	4,6	(−13,6)	0,85
Summe		84,9	(+26,7)	0,73

In ALLHAT wurde das Thiaziddiuretikum Chlortalidon mit dem ACE-Hemmer Lisinopril und dem Calciumantagonisten Amlodipin an 33357 Hypertonikern mit mindestens einem weiteren Risikofaktor über 4,9 Jahre verglichen (The ALLHAT Officers and Coordinators 2002) (siehe auch Kapitel 14). Der primäre Endpunkt (tödliche koronare Herzkrankheit, nichttödlicher Herzinfarkt) zeigte keine Unterschiede zwischen den Behandlungen. Bei den sekundären Endpunkten traten mit Lisinopril im Vergleich zu Chlortalidon häufiger Angina pectoris, Herzinsuffizienz und Schlaganfall auf. Wurden bei der Herzinsuffizienz nur Todesfälle und Krankenhauseinweisungen berücksichtigt, was bei der Anlage der Studie sinnvoll ist, waren die Unterschiede nicht mehr signifikant (Davis et al. 2006). Die antihypertensive Medikation vor Studienbeginn hatte wahrscheinlich keinen Einfluss auf die Häufigkeiten der Hospitalisierung wegen Herzinsuffizienz im Studienverlauf (Grimm et al. 2009). Aufzuwiegen ist die signifikant häufigere Diabetesmanifestation unter dem Diuretikum im Vergleich zu Lisinopril bzw. Amlodipin. Das Design von ALLHAT ist aus mehren Gründen kritisiert worden. Die Studienbevölkerung bestand zu einem Drittel aus Schwarzen, der mittlere Body Mass Index (29,7 kg/m^2) und das mittlere Alter (66,9 Jahre) lagen höher als in den oben zitierten Studien. Die bei 60% der Patienten durchgeführte Kombinationsbehandlung entsprach nicht den üblichen Regeln. Chlortalidon hat eine lange Halbwertszeit, so dass sich Compliancefehler weniger als bei dem kürzer wirkenden Lisinopril bemerkbar machen. Das summarische ACE-Hemmerergebnis lässt sich nicht ohne weiteres auf europäische Länder übertragen, da ACE-Hemmer bei Schwarzen einen schwächeren Blutdruckeffekt haben (Saunders et al. 1990).

In einer australischen Studie an Hypertonikern (Weiße, über 65 Jahre, BMI 27 kg/m^2) gelang eine nahezu identische Blutdruckeinstellung unter einer ACE-Hemmer- und einer Diuretika-basierten Behandlung (Wing et al. 2003, ANBP2). Primäre Endpunkte (alle kardiovaskulären Ereignisse, Gesamtmortalität) traten unter ACE-Hemmern seltener als unter Diuretika auf. Eine Subgruppenanalyse zeigte den Vorteil einer ACE-Hemmertherapie jedoch ausschließlich bei Männern nicht bei Frauen.

Die Bedeutung des Kombinationspartners in einer ACE-Hemmertherapie belegt eine Studie an 11506 Hochrisikopatienten, bei denen Benazepril entweder mit Amlodipin oder mit Hydrochlorothiazid kombiniert wurde. Am Ende des Dosierungsintervalls lagen die Blutdruckwerte in beiden Behandlungsarmen um 132/74 mm Hg. Nach drei Jahren traten unter der Amlodipinkombination kombinierte kardiovaskuläre Endpunkte absolut um 2,2 % und relativ um 19,6 % seltener auf als unter der Hydrochlorothiazidkombination (Jamerson et al. ACCOMPLISH 2008). Die Publikation der 24-Stunden-Blutdruckwerte steht weiterhin aus. Von ihr wird eine Antwort auf die Frage erwartet, ob der nächtliche Blutdruck durch Amlodipin stärker gesenkt wurde als durch Hydrochlorothiazid. Auffällig ist, dass trotz der Erfolge von ASCOT-BPLA (Dahlöf et al. 2005 siehe Kapitel 14) und ACCOMPLISH keine Amlodipin-ACE-Hemmer-Kombinationen auf dem deutschen Markt verfügbar sind, dagegen aber einige Amlodipin-Sartankombinationen (siehe unten) für die keine Studien mit harten Endpunkten vorliegen.

Bei der Sekundärprophylaxe nach Schlaganfall an 6105 Patienten war Perindopril allein nicht erfolgreich, sondern nur die Kombination mit Indapamid, die auch einen deutlich stärkeren blutdrucksenkenden Effekt hatte (PROGRESS Collaborative Group 2001). 3845 80jährige und ältere Hypertoniker erhielten entweder Placebo oder Indapamid allein bzw. bei 73,4% der Patienten zusammen mit Perindopril. Während der mittleren Beobachtungszeit von 1,8 Jahren sank die Gesamtmortalität um 21%, die Mortalität an Schlaganfall um 39%, tödliche und nicht-tödliche Herzinsuffizienzen traten um 64% seltener auf (Becket et al. 2008, HYVET).

Herzinsuffizienz. ACE-Hemmer sind fester Bestandteil des Therapiestandards dieser Erkrankung. Bereits in der ersten Studie zur Behandlung von Patienten mit schwerer Herzinsuffizienz (NYHA IV) mit Enalapril wurde die Mortalität innerhalb von 6 Monaten um 40% gesenkt (CONSENSUS Trial Study Group 1987). Eine Analyse der Daten von 12763 Patienten aus verschiedenen Studien zeigte, dass ACE-Hemmer Mortalität, Herzinfarktrate und Klinikseinweisungen bei Patienten mit linksventrikulärer Dysfunktion oder Herzinsuffizienz mit oder ohne durchgemachtem Herzinfarkt senken und daher Teil des Routinevorgehens bei diesen Patienten sein sollten (Flather et al. 2000).

Nephropathie. Nach einigen Studien sind ACE-Hemmer bei diabetischer und nichtdiabetischer Nephropathie besser als andere Antihypertensiva in der Lage, die Progression einer Niereninsuffizienz aufzuhalten (Lewis et al. 1993, Maschio et al. 1996, The GISEN Group 1997, Ruggenenti et al. 1998). In vielen Leitlinien werden deshalb ACE-

Hemmer als Mittel der Wahl zur antihypertensiven Therapie bei Patienten mit Nephropathie empfohlen. Nach einer Metaanalyse von 127 Studien ist ein zusätzlicher nephroprotektiver Effekt der ACE-Hemmer fraglich. Die positiven Effekte der ACE-Hemmer auf renale Endpunkte sollen vor allem auf der Blutdrucksenkung beruhen (Casas et al. 2005). Die Metaanalyse wurde wegen fehlender Differenzierung nach dem Ausmaß der Proteinurie und des Einschlusses der ALLHAT-Daten kritisiert (Mann et al. 2006). Nach einer weiteren Metaanalyse haben ACE-Hemmer wie auch Angiotensinrezeptorantagonisten einen größeren antiproteinurischen Effekt als gleich stark blutdrucksenkende Calciumantagonisten (Kunz et al. 2008, weitere Einzelheiten siehe unten). Zur Frage, ob ein Diuretikum oder ein Calciumantagonist der bessere Kombinationspartner für einen ACE-Hemmer ist, wurde in ACCOMPLISH unter Benazepril plus Amlodipin nahezu eine Halbierung der kombinierten Endpunkte aus Dialysepflichtigkeit und Verdopplung des Serumkreatinins gefunden im Vergleich zu Benazepril plus Hydrochlorothiazid (Bakris et al. 2010). Zu bedenken ist allerdings eine unter der ersten Kombination gering bessere Blutdruckeinstellung, vor allem aber die Möglichkeit, dass es sich bei den Kreatininanstiegen unter der zweiten Kombination auch um potenziell reversible hämodynamische Effekte gehandelt haben könnte (Heerspink und Zeeuw 2010).

Normaler Blutdruck mit leicht erhöhtem kardiovaskulärem Risiko. Wegen der vielfältigen positiven Langzeiterfahrungen mit ACE-Hemmern wurde der Frage nachgegangen, ob die Substanzgruppe geeignet ist, das Auftreten einer Hypertonie zu verhindern bzw. zu verzögern und ob sie zur Senkung des kardiovaskulären Risikos bei älteren Patienten Bestandteil einer bevölkerungsweiten Kombinationsbehandlung („Polypill"-Strategie von Wald und Law 2003) sein könnte, unabhängig von der Blutdruckhöhe. Bei Probanden mit noch-normalem Blutdruck (syst. 130–139 oder diast. 85–89 mm Hg) überschritten während einer dreijährigen Behandlung mit maximal 5 mg Ramipril 34,4% die Normotoniegrenze, in der Kontrollgruppe waren es mit 42,9% signifikant mehr (Lüders et al. PHARAO 2008). Husten trat bei mit Ramipril Behandelten um 4,4% häufiger auf. The Indian Polycap Study (TIPS) (2009) führte bei Probanden mit Blutruckwerten um 135/86 mm Hg zu einer Blutdrucksenkung um 7,4/5,6 mm Hg unter einer Fünffachkombination, die 5 mg Ramipril enthielt neben Thiazid 12,5 mg, Atenolol 50 mg, Simvastatin 20 mg, Aspirin 100 mg. Im Vergleich zu einer Simvastatin-Monotherapie trat Husten um 4,3% häufiger auf.

Angiotensinrezeptorantagonisten

Angiotensinrezeptorantagonisten werden ebenfalls primär zur Behandlung der Hypertonie eingesetzt. Einige Vertreter (Losartan, Valsartan, Candesartan) sind zusätzlich zur Behandlung der Herzinsuffizienz und zur Behandlung bei diabetischer Nephropathie (Irbesartan, Losartan) zugelassen, Losartan zur Schlaganfallprävention bei linksventrikulärer Hypertrophie, Telmisartan seit kurzem wie Ramipril bei kardiovaskulären Hochrisikopatienten.

Unterschiede zwischen den einzelnen Angiotensinrezeptorantagonisten bestehen vor allem in der Pharmakokinetik. Trotz etwas unterschiedlicher Halbwertszeiten wird eine einmal (bei *Lorzaar* auch zweimal) tägliche Gabe empfohlen. Der Prozentsatz renal eliminierter Substanz liegt zwischen 2% (Telmisartan) und 59% (Candesartan). Bei allen anderen Eigenschaften und bei Nebenwirkungen überwiegen aufgrund des gemeinsamen Wirkungsmechanismus die Ähnlichkeiten in der Gesamtgruppe.

Die Verordnungen der Angiotensinrezeptorantagonisten haben auch 2009 die seit 2000 zu beobachtende Dynamik fortgesetzt (Abbildung 5.1). Der Anteil dieser Substanzgruppe an allen Hemmstoffen des Renin-Angiotensin-Systems lag in den letzten Jahren bei konstant bei 24–25%. Weniger beteiligt am Anstieg waren Losartan und Irbesartan. Eprosartan holte am stärksten auf. Mit 42% aller Monopräparate und dem nach Eprosartan und Valsartan dritthöchsten Zuwachs im Vergleich zum Vorjahr ist Candesartan der führende Vertreter (Tabelle 5.5). Es hat die niedrigsten DDD-Kosten, da die 16 mg-Tabletten am häufigsten verordnet werden, die dem Doppelten der WHO-DDD von 8 mg entsprechen.

Fixe Kombinationen, die wie im Vorjahr mit 40% bei den Angiotensinrezeptorantagonisten einen höheren Anteil ausmachen als bei den ACE-Hemmern, legten etwas weniger zu als Monopräparate. Bei 9% der Kombinationen handelt es sich um solche mit Amlodipin, bei den übrigen wurde mit HCT kombiniert. Die Amlodipinkombinationen sind teurer (Tabelle 5.7). Die mittleren Tagesbehandlungskosten für Angiotensinrezeptorantagonisten sind bei den Monopräparaten um 0,03 € gesunken, bei den Kombinationen um 0,03 € gestiegen im Vergleich zum Vorjahr und liegen mit 0,59 € bei den Monopräparaten und 1,08 € bei den Kombinationen deutlich höher als bei den ACE-Hemmerpräparaten (Tabelle 5.5 und 5.6). Als Diuretikum wird ausschließlich Hydrochlorothiazid eingesetzt, das in der Fixkombination mit im Mittel 0,49 € bei mittleren DDD-Kosten von Hydrochlorothiazid von 0,19 € (siehe Kapitel 23, Tabelle 23.1) teuer bezahlt werden muss.

Mit Spannung wird die Preisentwicklung der Gruppe nach Freiwerden von Losartan beobachtet. Zurzeit ist eine DDD von Losartan (50 mg) von mehreren Anbietern bereits zu einem Preis von 0,17 – 0,18 € erhältlich (Gelbe Liste Online 17.5.2010).

Tabelle 5.5: Verordnungen von Angiotensinrezeptorantagonisten 2009. Angegeben sind die 2009 verordneten Tagesdosen, die Änderungen gegenüber 2008 und die mittleren Kosten je DDD 2009.

Präparat	Bestandteile	DDD in Mio.	Änd. in %	DDD-Kosten in €
Losartan				
Lorzaar	Losartan	50,5	(+0,1)	0,84
Valsartan				
Diovan	Valsartan	146,1	(+15,4)	0,54
Provas	Valsartan	45,8	(+29,3)	0,49
Cordinate	Valsartan	18,9	(+31,3)	0,45
		210,7	(+19,5)	0,52
Candesartan				
Atacand	Candesartan	263,1	(+14,2)	0,47
Blopress	Candesartan	152,0	(+20,6)	0,47
		415,1	(+16,5)	0,47
Irbesartan				
Aprovel	Irbesartan	54,9	(+4,6)	0,70
Karvea	Irbesartan	28,9	(-6,2)	0,70
		83,8	(+0,6)	0,70
Olmesartan				
Votum	Olmesartan	82,8	(+0,3)	0,88
Olmetec	Olmesartan	49,6	(+25,3)	0,87
		132,5	(+8,4)	0,88
Telmisartan				
Micardis	Telmisartan	64,7	(+11,4)	0,62
Kinzalmono	Telmisartan	25,2	(+9,7)	0,62
		90,0	(+10,9)	0,62
Eprosartan				
Eprosartan ratiopharm	Eprosartan	9,7	(+107,3)	0,72
Eprosartan-CT	Eprosartan	4,3	(+131,2)	0,72
Teveten	Eprosartan	3,1	(-37,1)	1,01
		17,2	(+48,8)	0,77
Summe		999,9	(+13,4)	0,59

Therapeutische Aspekte

Angiotensinrezeptorantagonisten haben bei vergleichbaren Indikationen keine den ACE-Hemmern überlegene Wirksamkeit. Sie sind daher in der Regel indiziert, wenn bei der Notwendigkeit einer Hemmung des Renin-Angiotensin-Systems ACE-Hemmer wegen Reizhustens unverträglich sind (Arzneimittelkommission der deutschen Ärzteschaft 2004, National Collaborating Centre for Chronic Conditions 2006). Das weitgehende Fehlen des Hustens nach Gabe von Angiotensinrezeptorantagonisten beweist, dass, wie vermutet, die Wirkung der ACE-Hemmer auf den Bradykininstoffwechsel für diese Nebenwirkung verantwortlich ist.

Die Legende von einer Substanzgruppe mit auf Placeboniveau liegender Nebenwirkungsrate ist bereits wegen möglicher fetotoxischer Wirkungen unzutreffend. Hinzugekommen ist jetzt eine Metaanalyse mit der Beobachtung erhöhter Malignomdiagnosen in den Angiotensinrezeptorantagonisten-Armen kontrollierter Interventionsstudien. Bei einer absoluten Risikodifferenz von 1,2% und einer mittleren Studiendauer von 4 Jahren errechnet sich eine nicht belanglose NNH (number needed to harm) von 83 Patienten. Bei dem hierin enthaltenen einzigen verfügbaren Vergleich zwischen einem ACE-Hemmer und einem Angiotensinrezeptorantagonisten betrug die Risikodifferenz jedoch nur 0,3%, eine Kombination der Substanzgruppen scheint dagegen ungünstig zu sein (Sipahi et al. 2010).

Hypertonie. Angiotensinrezeptorantagonisten zeigten in Vergleichsstudien mit ACE-Hemmern und anderen Antihypertonika eine etwa gleich starke antihypertensive Wirkung (Malacco et al. 2004 PREVAIL, Julius et al. 2004 VALUE). Wegen der guten Verträglichkeit wurden im Rahmen einer Studie (Julius et al. 2006 TROPHY) Angiotensinrezeptorantagonisten bereits bei Patienten mit „Prähypertonie" (Blutdruckwerte von 130–139/85–89 mm Hg) eingesetzt. Während einer zweijährigen Behandlung mit 16 mg Candesartan reduzierte sich zwar im Vergleich zur Placebogruppe der Anteil der Patienten, die die Grenze von 140/90 mm Hg überschritten, auf ein Viertel. Nach Absetzen der Behandlung stieg der Blutdruck jedoch rasch wieder auf das Niveau der Unbehandelten an.

Bei Hypertonikern mit linksventrikulärer Hypertrophie zeigte Losartan eine Überlegenheit im Vergleich zum Betarezeptorenblocker Atenolol bei kombinierten kardiovaskulären Ereignissen, insbesondere

Tabelle 5.6: Verordnungen von Angiotensinrezeptorkombinationen 2009. Angegeben sind die 2009 verordneten Tagesdosen, die Änderungen gegenüber 2008 und die mittleren Kosten je DDD 2009.

Präparat	Bestandteile	DDD in Mio.	Änd. in %	DDD-Kosten in €
Losartankombinationen				
Lorzaar plus	Losartan Hydrochlorothiazid	41,6	(−2,0)	1,06
Fortzaar	Losartan Hydrochlorothiazid	8,6	(+4,3)	1,36
		50,2	(−1,0)	1,11
Valsartankombinationen				
Codiovan	Valsartan Hydrochlorothiazid	112,0	(+3,7)	1,10
Provas comp/maxx	Valsartan Hydrochlorothiazid	33,1	(+8,0)	1,14
Cordinate plus	Valsartan Hydrochlorothiazid	10,2	(+12,0)	1,15
		155,3	(+5,1)	1,11
Candesartankombinationen				
Atacand plus/ plus forte	Candesartan Hydrochlorothiazid	86,2	(+5,7)	1,08
Blopress plus/ forte plus	Candesartan Hydrochlorothiazid	53,4	(+7,4)	1,08
		139,6	(+6,3)	1,08
Irbesartankombinationen				
Coaprovel	Irbesartan Hydrochlorothiazid	59,5	(+3,4)	1,10
Karvezide	Irbesartan Hydrochlorothiazid	30,5	(−5,3)	1,08
		90,0	(+0,2)	1,09
Olmesartankombinationen				
Votum plus	Olmesartan Hydrochlorothiazid	48,4	(+0,1)	1,07
Olmetec plus	Olmesartan Hydrochlorothiazid	28,1	(+30,5)	1,06
		76,4	(+9,4)	1,06
Telmisartankombinationen				
Micardis plus	Telmisartan Hydrochlorothiazid	43,8	(+14,3)	1,07
Kinzalkomb	Telmisartan Hydrochlorothiazid	24,1	(+8,2)	1,09
		67,9	(+12,1)	1,08

Tabelle 5.6: Verordnungen von Angiotensinrezeptorkombinationen 2009. Angegeben sind die 2009 verordneten Tagesdosen, die Änderungen gegenüber 2008 und die mittleren Kosten je DDD 2009. (Fortsetzung)

Präparat	Bestandteile	DDD in Mio.	Änd. in %	DDD-Kosten in €
Eprosartankombinationen				
Eprosartan ratiopharm comp.	Eprosartan Hydrochlorothiazid	11,4	(+98,0)	0,78
Eprosartan comp.-CT	Eprosartan Hydrochlorothiazid	4,4	(+111,9)	0,79
Emestar plus	Eprosartan Hydrochlorothiazid	4,2	(−37,4)	1,08
Teveten plus	Eprosartan Hydrochlorothiazid	3,3	(−35,0)	1,05
		23,4	(+18,4)	0,87
Summe		602,7	(+5,8)	1,08

5

Tabelle 5.7: Verordnungen von Kombinationen aus Angiotensinrezeptorantagonisten und Calciumantagonisten 2009. Angegeben sind die 2009 verordneten Tagesdosen, die Änderungen gegenüber 2008 und die mittleren Kosten je DDD 2009.

Präparat	Bestandteile	DDD in Mio.	Änd. in %	DDD-Kosten in €
Exforge	Valsartan Amlodipin	44,5	(+41,3)	1,28
Vocado	Olmesartan Amlodipin	8,4	(neu)	1,21
Sevikar	Olmesartan Amlodipin	6,1	(neu)	1,23
Summe		59,0	(+87,6)	1,27

beim Schlaganfall (Dalhöf et al. 2002, LIFE). Legt man die zu behandelnde Zahl von Patienten zur Verhinderung eines Schlaganfalles (NNT 270 pro Jahr) zugrunde, so ergäbe ein undifferenziertes Umsetzen der antihypertensiven Therapie bei allen Hypertonikern mit linksventrikulärer Hypertrophie zurzeit noch erhebliche Mehrkosten.

Die genannte NNT sinkt jedoch bei Behandlung von Patienten mit vorangegangenem Insult auf 125, bei Patienten mit isolierter systolischer Hypertonie auf 120. Bei über 65jährigen beträgt sie 180, bei Jüngeren bestand keine Überlegenheit des Sartans im Vergleich zum Betablocker (Kizer et al. 2005).

Mit Candesartan fand sich bei 70–87jährigen Hypertoniepatienten im Vergleich zur Kontrolltherapie (Diuretika, Betarezeptorenblocker, Calciumantagonisten) kein signifikanter Unterschied im kombinierten primären Endpunkt (kardiovaskuläre Todesfälle, nichttödliche Schlaganfälle, Herzinfarkte) (Lithell et al. 2003, SCOPE). Lediglich nichttödliche Schlaganfälle traten seltener auf. Der Einsatz von Eprosartan statt Nitrendipin in der antihypertensiven Therapie nach Schlaganfall führte zu einer Reduktion aller Endpunkte von 16,6 auf 13,3 pro Jahr (Schrader et. al 2005, MOSES). In einer Großstudie mit Telmisartan bei jedem zweiten von 20332 Schlaganfallpatienten bestätigte sich eine besondere Wirksamkeit des Sartans nicht. Während der mittleren Beobachtungszeit von 2,5 Jahren waren unter Telmisartan die Raten an erneutem Schlaganfall, kardiovaskulären Ereignissen und neu auftretendem Diabetes mellitus etwas niedriger, aber nicht signifikant (Yusuf et al. PRoFESS 2008).

Vergleichend wurde die Wirksamkeit von Angiotensinrezeptorantagonisten oder ACE-Hemmern jeweils allein oder in Kombination im Ongoing Telmisartan Alone and in Combination with Ramipril Global Endpoint Trial (ONTARGET) an Hochrisikopatienten aber ohne Herzinsuffizienz geprüft (Yusuf 2002, The ONTARGET-Investigators 2008). Das Ergebnis war eine, auch diabetesunabhängige Gleichwertigkeit von Telmisartan und Ramipril, unter Telmisartan allerdings mit weniger Nebenwirkungen. Eine Kombination beider Substanzen führte zu einer etwas stärkeren Blutdrucksenkung mit signifikant häufigeren Hypotonien, Synkopen und Verschlechterung der Nierenfunktion (siehe unten), die Häufigkeit kardiovaskulärer Ereignisse änderte sich dagegen nicht.

Im Vorfeld zu dieser Publikation war von den Blood Pressure Lowering Treatment Trialists (2007) eine Metaregressionsanalyse zur Wirksamkeit von ACE-Hemmern und Angiotensinrezeptorantagonisten vorgelegt worden, ein Verfahren, das indirekte Vergleiche zwischen Substanzgruppen ermöglicht. Dabei zeigten sich die in Studien dokumentierten Über- oder Unterlegenheiten von ACE-Hemmern und Angiotensinrezeptorantagonisten im Vergleich zu anderen Antihypertensiva als weitgehend erklärbar durch Differenzen in den erzielten Blutdruckwerten. Während für die Herzinsuffizienz und den Schlaganfall keine entscheidenden Unterschiede zwischen den hier besprochenen Substanzgruppen gefunden wurden, bewirkten ACE-Hemmer, nicht aber Angiotensinrezeptorantagonisten im Mittel eine etwas stärkere Reduktion des koronaren Risikos als auf Grund der Blutdrucksenkung zu erwarten war (siehe unten).

Herzinsuffizienz und koronare Herzkrankheit. Vergleichsstudien des ACE-Hemmers Captopril und des Angiotensinrezeptorantagonisten Losartan haben keine Überlegenheit für Losartan ergeben, sondern lediglich eine bessere Verträglichkeit (Pitt et al. 2000, Dickstein et al. 2002). Weitere Studien untersuchten, ob wegen der Unterschiede in den Wirkmechanismen eine Kombination von Sartanen mit den übrigen bei Herzinsuffizienz etablierten Substanzgruppen wie ACE-Hemmern und Betarezeptorenblockern sinnvoll ist. Im Valsartan Heart Failure Trial (Val-Heft) an Patienten mit Herzinsuffizienz wurde der Effekt einer relativ hohen Dosis von Valsartan (160 mg zweimal täglich) in Kombination mit einem ACE-Hemmer geprüft. Nach Intention-to-Treat-Analyse sank zwar die Rate kombinierter Endpunkte, wenn die ACE-Hemmerbehandlung um Valsartan und nicht um ein Placebo ergänzt wurde. Die Subgruppenanalyse zeigte jedoch, dass die Signifikanz des Unterschiedes durch jene Studienpatienten bedingt war, die entgegen dem Studienplan keinen ACE-Hemmer sondern nur Valsartan bzw. Placebo erhalten hatten. Wenn Patienten eine Kombination aus ACE-Hemmer und Betarezeptorenblocker bekamen, ergab sich sogar ein Trend zu ungünstigem Studienausgang für Valsartan (Cohn et al. 2001). In der VALIANT-Studie an Patienten mit akutem Herzinfarkt, die zusätzlich eine Herzinsuffizienz oder eine linksventrikuläre Dysfunktion aufwiesen, waren Valsartan und Captopril gleich effektiv, die Kombination beider Substanzen steigerte die Wirksamkeit nicht, erhöhte aber die Rate unerwünschter Wirkungen wie Hypotonie und Niereninsuffizienz (Pfeffer et al. 2003a). Eine negative Interaktion mit einer Betarezeptorenblockertherapie, die etwa ein Drittel der Patienten erhielt, wurde hier jedoch nicht beobachtet. Die bisher umfangreichste placebokontrollierte Studie zum Stellenwert der Angiotensinrezeptorantagonisten bei der Herzinsuffizienz stellt mit 7601 Patienten und einer mittleren Beobachtungszeit von 37,7 Monaten das CHARM-Programm mit Candesartan dar (Pfeffer et al. 2003b, White 2003). Es besteht aus drei Teilen. In „CHARM-Added“ (McMurray et al. 2003) erhielten Patienten mit einer Ejektionsfraktion von $\leq 40\%$ trotz optimaler ACE-Hemmerdosierung zusätzlich bis zu 32 mg Candesartan täglich. Umgerechnet auf ein Jahr mussten 69 Patienten behandelt werden (NNT), um einen kombinierten Endpunkt d.h. kardiovaskulärer Tod oder Krankenhauseinweisung wegen Herzinsuffizienz zu vermeiden. Auf Grund des Risikos in der Vergleichsgruppe betrug die kleinstmögliche NNT 7 (Anlauf 2006). In „CHARM-Alternative" (Granger et al. 2003) wurden bei gleichen Einschlusskriterien, gleichen Endpunkten und gleicher Candesartandosierung Patienten mit einer ACE-Hemmerunverträglichkeit (in 72% Husten) aufgenommen. Die NNT über ein Jahr betrug hier 40 (kleinstmögliche NNT 7). In „CHARM-Preserved" wurden Patienten mit Herzinsuffizienz infolge diastolischer Dysfunktion behandelt (Yusuf et al. 2003), deren Ejektionsfraktion über 40% lag. Etwa jeder zweite erhielt einen Betarezeptorenblocker, jeder fünfte einen ACE-Hemmer. Erst nach statistischer Adjustierung der Ausgangsdaten waren die Krankenhauseinweisungen schwach signifikant unterschiedlich. Im Wesentlichen negativ gingen auch eine ähnliche Studie mit dem ACE-Hemmer Perindopril (PEP-CHF) an über 70jährigen aus (Cleland et al. 2006) sowie eine mit Irbesartan (I-PRESERVE) an über 60jährigen (Massie et al. 2008).

5

Zunehmend bestätigen sich leichte Unterschiede in der kardialen Wirksamkeit zwischen ACE-Hemmern und Sartanen. Nach einer kurzen Studienübersicht (Verma und Strauss 2004) wurde die koronare Morbidität und Mortalität durch Sartane möglicherweise weniger gesenkt als durch ACE-Hemmer. Dabei wird unter anderem eine schädigende Wirkung der Sartane durch eine Überstimulation von AT_2-Rezeptoren diskutiert (Levy 2004). In einer vergleichenden Metaanalyse ergaben sich Belege für eine blutdruckunabhängige koronare Wirksamkeit der ACE-Hemmer, die bei den Sartanen fehlte. ACE-Hemmer, nicht aber Angiotensinrezeptorantagonisten bewirkten im Mittel eine um 9% stärkere Reduktion des koronaren Risikos als auf Grund der Blutdrucksenkung zu erwarten war (Blood Pressure Lowering Treatment Trialists` Collaboration 2007). Ein mit 7% fast ebenso großer Unterschied zu Gunsten von Ramipril in ONTARGET war zwar nicht signifikant, bestätigt aber den zuvor genannten Befund, wenn man die genannte Metaanalyse um diese Daten ergänzt.

Andererseits wurde bei Hypertonie und linksventrikulärer Hypertrophie anhand von Daten der LIFE-Studie eine günstige Wirkung von Losartan im Vergleich zu Atenolol auf die Entstehung (Wachtell et al. 2005b) einer absoluten Arrhythmie und das Auftreten kardiovaskulärer Komplikationen bei Patienten mit absoluter Arrhythmie (Wachtell et al. 2005a) beobachtet. Dagegen verhinderte Valsartan das Wiederauftreten von Vorhofflimmern nicht bei unter umfangreicher Basismedikation normotonen Patienten, von denen nur wenige eine linksventrikuläre Hypertrophie aufwiesen (GISSI-AF Investigators 2009). Die Beobachtungszeit war jedoch mit nur einem Jahr deutlich kürzer als die der LIFE-Studie mit fünf Jahren.

Nephropathie. Es ist von einer weitgehenden Gleichwertigkeit der Sartane und ACE-Hemmer auszugehen. So fanden sich über 5 Jahre keine Unterschiede in der Abnahme der Nierenfunktion bei Typ-2-Diabetikern mit Mikro- oder Makroalbuminurie, wenn Enalapril oder Telmisartan gegeben wurde (Barnett et al. 2004). Auch bei kardiovaskulären Hochrisikopatienten unterschieden sich die Inzidenzen des kombinierten Endpunktes aus Verdopplung des Serumkreatinins, Dialysepflichtigkeit und Tod nicht, wenn Ramipril oder Telmisartan gegeben wurde (Mann et al. ONTARGET 2008) Eine wirkungsvolle Blockade des Renin-Angiotensin-Systems schützt bei diabetischer Nephropathie die Niere offenbar stärker als auf Grund der Blutdrucksenkung zu erwarten ist. In einer aktuellen Metaanalyse wird jedoch ein besonderer renoprotektiver Effekt der Hemmstoffe des Renin-Angiotensinsystems bezweifelt (Casas et al. 2005) (siehe Abschnitt ACE-Hemmer). Eine Metaanalyse von 72 Studien mit 6181 Teilnehmern beschäftigte sich mit der antiproteinurischen Wirkung von Angiotensinrezeptorantagonisten im Vergleich zu Placebo, Calciumantagonisten, ACE-Hemmer und einer Kombination von Angiotensinrezeptorantagonisten mit ACE-Hemmer (Kunz et al. 2008). Dabei war die Kombination überlegen, ACE-Hemmer waren den Angiotensinrezeptorantagonisten gleichwertig, Calciumantagonisten und Placebo ihnen dagegen in gleichem Maße unterlegen. Wegen Unsicherheiten über die negativen Effekte der Behandlungen bezeichnen die Autoren die Anwendbarkeit der Befunde jedoch als begrenzt.

Wegen der unterschiedlichen Wirkmechanismen von ACE-Hemmern und Angiotensinrezeptorantagonisten wurde bei nicht-insulinabhängigen Diabetikern mit Mikroalbuminurie schon im Jahr 2000 gezeigt, dass die Kombination aus Candesartan und Lisinopril Blutdruck und Proteinurie stärker senkten als die Einzelsubstanzen (Mogensen et al. 2000). Es gibt jedoch auch die Beobachtung, dass allein mit einer hochdosierten ACE-Hemmertherapie (z. B. 40 mg Lisinopril) eine optimale Senkung der Proteinurie erreicht werden kann (Laverman et al. 2002). Auch in ONTARGET wurde mit der Kombination aus Ramipril und Telmisartan die Proteinausscheidung stärker gesenkt als unter den

Einzelsubstanzen. Dies war jedoch ohne positive Wirkung auf die entscheidenden kombinierten Endpunkte (siehe oben). Im Gegenteil, ihre Rate erhöhte sich während der 56 monatigen Beobachtung unter der Kombination um 1% signifikant (Mann et al. ONTARGET 2008). In einer Halbjahresstudie an Diabetikern mit Nephropathie wurden erste Erfahrungen mit der Kombination aus einem Sartan (Losartan) und dem Renininhibitor Aliskiren gesammelt (Parving et al. AVOID 2008). Die Vergleichsgruppe erhielt außer Losartan keine weiteren Hemmstoffe des Renin-Angiotensin-Systems (RAS). Infolge der erlaubten Kombinationen mit weiteren Antihypertensiva war die Blutdruckeinstellung in beiden Behandlungsarmen etwa gleich. Als Hinweis auf eine mögliche Nephroprotektion sank unter der zweifachen RAS-Blockade der Albumin-Kreatinin-Quotient um 20%, allerdings waren hierunter Hyperkaliämien um 5,9% häufiger.

Nachdem an einer kleinen Patientengruppe gezeigt wurde, dass Candesartan bei einer Dosissteigerung von 16 auf 32 mg eine zusätzliche antiproteinurische Wirkung hat, ohne den Blutdruck signifikant stärker zu senken (Schmieder et al. 2005), hatte in einer größeren Studie an drei Patientengruppen nach 30 Wochen eine Tagesdosis von 64 mg die Reduktion einer Proteinurie um 17%, eine Dosis von 128 mg eine Reduktion um 33% zur Folge, jeweils verglichen mit 16 mg. Die Wirkungen auf den Blutdruck waren nicht signifikant unterschiedlich, eine Korrelation zwischen den Änderungen von Blutdruck und Proteinurie bestand nicht (Burgess et al. 2009).

Renininhibitoren

Aliskiren (*Rasilez*), der erste orale Renininhibitor, wurde im Arzneiverordnungsreport 2008 (Seite 52–54) vorgestellt (siehe auch Brown 2008). Er ist jetzt zum zweiten Mal in der Liste der meistverordneten Präparate vertreten (Tabelle 5.8) mit sehr deutlichem Zuwachs und Neuaufnahme einer fixen HCT-Kombination. Die DDD-Kosten für das Monopräparat liegen oberhalb der mittleren Sartankosten. Mit jeweils einer DDD von 150 mg wären 2009 etwa 127 000 Patienten zu behandeln gewesen.

Die Blutdrucksenkung in der Mono- und Kombinationstherapie liegt in der Größenordnung der übrigen hier besprochenen Substanzen. Die Verträglichkeit ist nach den bisherigen Erfahrungen wie bei den Sartanen sehr gut, die häufigste Nebenwirkung Durchfälle liegt bei 1 bis 3% und nimmt bei Überschreiten der zugelassenen Dosis

Tabelle 5.8: Verordnungen von Renininhibitoren 2009. Angegeben sind die 2009 verordneten Tagesdosen, die Änderungen gegenüber 2008 und die mittleren Kosten je DDD 2009.

Präparat	Bestandteile	DDD in Mio.	Änd. in %	DDD-Kosten in €
Rasilez	Aliskiren	42,4	(+126,9)	0,86
Rasilez HCT	Aliskiren Hydrochlorothiazid	4,0	(neu)	1,32
Summe		46,4	(+148,3)	0,90

von 300 mg/Tag zu. Wegen des neuen Wirkprinzips muss an die Möglichkeit neuer und überraschender Nebenwirkungen gedacht werden (z. B. Peitz et al. 2009). Ein Vorteil ist eine lange Halbwertszeit von 24 Stunden, Nachteil eine niedrige Bioverfügbarkeit von 2,7%, die bei gleichzeitiger Einnahme einer fettreichen Mahlzeit weiter sinkt. Beachtet werden sollte die pharmakokinetisch begründetet Kontraindikation für eine gleichzeitige Gabe von Aliskiren und Verapamil sowie von Aliskiren und Ciclosporin (P-Glykoprotein-Inhibition). Ein sehr umfangreiches Programm klinischer Studien mit Endpunkten zu Morbidität und Mortalität ist noch nicht abgeschlossen.

Nach derzeitigem Wissensstand bringt der Renininhibitor Aliskiren für die antihypertensive Behandlung keine Vorteile (Kassenärztliche Bundesvereinigung 2008). Auch die Bewertung durch das Scottish Medicines Consortium (2009) ergab die Empfehlung, Aliskiren nicht zur Behandlung der essentiellen Hypertonie innerhalb des National Health Service Scotland anzuwenden.

Ausblick

Der Stellenwert von ACE-Hemmern und Angiotensinrezeptorantagonisten wird unter anderem bei kardiovaskulären Hochrisikopatienten und zum Teil unabhängig von ihrer blutdrucksenkenden Potenz gesehen. The Heart Outcomes Prevention Evaluation Studie (HOPE 2000) wurde vorzeitig abgebrochen, weil bei Hochrisikopatienten ohne Herzinsuffizienz die Gabe von 10 mg Ramipril pro Tag die

Rate von Todesfällen, Herzinfarkten und Schlaganfällen zusammen genommen um 22% reduzierte, dies führte zu einer entsprechenden Zulassungserweiterung für Ramipril (siehe oben). Ähnlich günstige Ergebnisse wurden mit Perindopril (The EURopean trial On reduction of cardiac events with Perindopril, EUROPA 2003), nicht jedoch mit Trandolapril (Pitt et al. PEACE 2004) erzielt. In HOPE lagen die Blutdruckwerte bei Studienbeginn im Mittel bei 139/79 mm Hg und sanken unter der Therapie lediglich auf 136/76 mm Hg. Ramipril erhielt daraufhin als einziger ACE-Hemmer eine erweiterte Indikation für Patienten mit erhöhtem kardiovaskulärem Risiko. Bei einer kleinen Gruppe der HOPE-Patienten zeigte die 24-Stunden-Blutdruckmessung jedoch eine Unterschätzung der tatsächlichen Blutdrucksenkung durch den ACE-Hemmer. Diese erfolgte wegen der abendlichen Gabe des Medikamentes vor allem nachts (Svensson et al. 2001).

Im Telmisartan Randomised AssessmeNt Study in ACE iNtolerant subjects with cardiovascular Disease (The Telmisartan Randomized Assessment Study 2008, TRANSCEND) gelang eine Reproduktion des HOPE-Erfolges mit einem Sartan nur teilweise. Für den primären Endpunkt wurde der kombinierte HOPE-Endpunkt um stationäre Aufnahmen wegen Herzinsuffizienz erweitert. Eine Risikoreduktion um 8% war nicht signifikant. Die HOPE-Endpunkte galten dagegen als sekundär. Ihre Reduktion um 13% war schwach signifikant und führte inzwischen zu einer Erweiterung der Indikation für Telmisartan analog zu Ramipril.

Schon jetzt werden ACE-Hemmer und Sartane häufiger als alle anderen Arzneimittelgruppen angewendet, der erste orale Renininhibitor ist hinzugekommen. Für die Sartane – in der preiswertesten Variante immer noch mehr als sieben Mal so teuer wie der kostengünstigste ACE-Hemmer – ergibt sich insgesamt eine ernüchternde Bilanz. Alle Hoffnungen auf eine Überlegenheit dieser Substanzgruppe bei den kardialen, zerebrovaskulären und renalen Hochdruckfolgen im Vergleich zu ACE-Hemmern blieben unerfüllt. So verbleibt als möglicher Nutzen die Kombination aus Vertretern beider Substanzgruppen bei einer kleinen Gruppe von Patienten und bei deutlich mehr Patienten die Vermeidung des ACE-Hemmer-Hustens. Den Sartan-Einsatz bei jedem vierten Patienten, der einen Hemmstoff des RAS erhält, rechtfertigt dieser Nutzen nicht. Faktisch dämpft die für Sartane zu ziehende Bilanz auch die mit der neuen Gruppe der Renininhibitoren verbundenen Erwartungen. Dabei kommen für sie allerdings neue Überlegungen in Frage (Brown 2008).

An dem begründeten Erfolg der gesamten Substanzgruppe ändern diese Betrachtungen nichts. Zu ihren oben beschriebenen günstigen Wirkungen tritt als weiterer Aspekt des kardiovaskulären Risikos der Diabetes mellitus mit wachsendem epidemiologischem Gewicht. Während unter Diuretika und Betarezeptorenblockern häufiger ein Diabetes auftritt als unter Placebo, wird dies unter ACE-Hemmern und Angiotensinrezeptorantagonisten seltener beobachtet (Metaanalyse: Elliot und Meyer 2007). In der Diabetes Reduction Assessment with Ramipril and Rosiglitazone Medication Studie (The DREAM Trial Investigators 2006) bei Patienten mit erhöhtem Nüchternblutzucker wurde das Auftreten eines manifesten Diabetes mit Ramipril (im Gegensatz zu Rosiglitazon) allerdings nicht verhindert.

Literatur

Anlauf M (2006): Beurteilung von Therapien mit der "number needed to treat". Deutsches Ärzteblatt 103: A3254–3258.

Arzneimittelkommission der Deutschen Ärzteschaft (2004): Empfehlungen zur Therapie der arteriellen Hypertonie. 2. Auflage, Arzneiverordnung in der Praxis, Band 31, Sonderheft 2 (Therapieempfehlungen), Internet: www.akdae.de/35/74_Hypertonie_2004_2Auflage.pdf

Bakris GL, Sarafidis PA, Weir MR, Dahlöf B et al. for the ACCOMPLISH Trial investigators (2010): Renal outcomes with diff erent fixed-dose combination therapies in patients with hypertension at high risk for cardiovascular events (ACCOMPLISH): a prespecifi ed secondary analysis of a randomised controlled trial. Lancet 375: 1173–1181.

Barnett AH, Bain SC, Bouter P, Karlberg B et al (2004): Angiotensin-receptor blockade versus converting-enzyme inhibition in type 2 diabetes and nephropathy. N Engl J Med 351: 1952–1961.

Beckett NS, Peters R, Fletcher AE, Staessen JA et al for the HYVET Study Group (2008): Treatment of hypertension in patients 80 years of age or older. N Engl J Med 358: 1887–1898

Blood Pressure Lowering Treatment Trialists' Collaboration (2000): Effects of ACE inhibitors, calcium antagonists, and other blood-pressure-lowering drugs: results of prospectively designed overviews of randomised trials. Lancet 356: 1955–1964.

Blood Pressure Lowering Treatment Trialists' Collaboration (2007): Blood Pressure dependent and independent effects of agents that inhibit the renin-angiotensin system. J. Hypertension 25: 951–958.

Brown MJ (2008): Aliskiren. Circulation 118: 773–784.

Burgess E, Muirhead N, Rene de Cotret P, Chiu A, et al.; SMART (Supra Maximal Atacand Renal Trial) Investigators (2009): Supramaximal dose of candesartan in proteinuric renal disease. J Am Soc Nephrol. 20: 893–900.

Casas JP, Chua W, Loukogeorgakis S, Vallance P, Smeeth L, Hingorani AD, MacAllister RJ (2005): Effect of inhibitors of the renin-angiotensin system and other antihypertensive drugs on renal outcomes: systematic review and meta-analysis. Lancet 366: 2026–2033.

Cleland JG, Tendera M, Adamus J, Freemantle et al. (2006): The perindopril in elderly people with chronic heart failure (PEP-CHF) study. Eur Heart J. 27:2338–2345.

Cohn JN, Tognoni G for the Valsartan Heart Failure Trial Investigators (2001): A randomized trial of the angiotensin-receptor blocker valsartan in chronic heart failure. N Engl J Med 345: 1667–1675.

CONSENSUS Trial Study Group (1987): Effects of enalapril on mortality in severe congestive heart failure: Results of the Cooperative North Scandinavian Enalapril Survival Study (CONSENSUS). N Engl J Med 316: 1429–1435.

Dahlöf B, Devereux RB, Kjeldsen SE, Julius S, Beevers G, Faire U et al for The LIFE Study Group (2002): Cardiovascular morbidity and mortality in the losartan intervention for endpoint reduction in hypertension study (LIFE): a randomised trial against atenolol. Lancet 359: 995–1003.

Dahlöf B, Sever PS, Neil R, Poulter NP, Wedel H (2005): Prevention of cardiovascular events with an antihypertensive regimen of amlodipine adding perindopril as required versus atenolol adding bendrofumethiazide as required, in the Anglo-Scandinavian Cardiac Outcomes Trial-Blood Pressure Lowering Arm (ASCOT-BPLA): a multicentre randomised controlled trial. Lancet 366: 895–906.

Davis BD, Piller LB, Cutler JA, Curt Furberg C et al. (2006): Role of Diuretics in the Prevention of Heart Failure. The Antihypertensive and Lipid-Lowering Treatment to Prevent Heart Attack Trial. Circulation 113: 2201–2210.

Dickstein K, Kjekshus J, and the OPTIMAAL Steering Committee, for the OPTIMAAL Study Group (2002): Effects of losartan and captopril on mortality and morbidity in high-risk patients after acute myocardial infarction: the OPTIMAAL randomised trial. Lancet 360: 752–60.

Elliott WJ, Meyer PM (2007): Incident diabetes in clinical trials of antihypertensive drugs: a network meta-analysis. Lancet 369: 201–207

Flather MD, Yusuf S, Kober L, Pfeffer M et al (2000): Long-term ACE-inhibitor therapy in patients with heart failure or left-ventricular dysfunction: a systematic overview of data from individual patients. Lancet 355: 1575–1581.:

GISSI-AF Investigators, Disertori M, Latini R, Barlera S, Franzosi MG et al (2009): Valsartan for prevention of recurrent atrial fibrillation.N Engl J Med. 360: 1606–17.

Granger CB, McMurray JJV, Yusuf S, Held P et al (2003): Effects of candesartan in patients with chronic heart failure and reduced left-ventricular systolic function intolerant to angiotensin-converting-enzyme inhibitors: the CHARM-Alternative trial. Lancet 362: 772–776.

Grimm RH, Davis BR, Piller LB, Cutler JA, et al. ALLHAT Collaborative Research Group.(2009): Heart failure in ALLHAT: did blood pressure medication at study entry influence outcome? J Clin Hypertens (Greenwich).11: 466–474.

Heerspink HL, de Zeeuw D (2010): Composite renal endpoints: was ACCOMPLISH accomplished? Lancet 375: 1140–1142.

Jamerson K, Weber MA, Bakris GL, Dahlöf B, et.al. ACCOMPLISH Trial Investigators (2008): Benazepril plus amlodipine or hydrochlorothiazide for hypertension in high-risk patients. N Engl J Med. 359: 2417–2428.

Julius S, Kjeldsen SE, Weber M, Brunner HR, Ekman S, Hansson L, Hua T, Laragh J, McInnes GT, Mitchell L, Plat F, Schork A, Smith B, Zanchetti A; VALUE trial group (2004): Outcomes in hypertensive patients at high cardiovascular risk treated with regimens based on valsartan or amlodipine: the VALUE randomised trial. Lancet 363: 2022–2031.

Julius S, Nesbitt SD, Egan BM. for the Trial of Preventing Hypertension (TROPHY) Study Investigators (2006): Feasibility of treating prehypertension with an angiotensin-receptor blocker. N Engl J Med. 354: 1685–1697.

Kassenärztliche Bundesvereinigung (2008): Wirkstoff aktuell. Aliskiren (Rasilez®). Internet: www.kbv.de/publikationen/116.html

Kizer JR, Dahlöf B, Kjeldsen SE, Julius S et al. (2005): Stroke reduction in hypertensive adults with cardiac hypertrophy randomized to losartan versus atenolol. The Losartan Intervention For Endpoint Reduction in Hypertension Study. Hypertension 45: 46–52.

Kunz R, Friedrich C, Wolbers M, Mann JFE (2008): Meta-analysis: Effect of monotherapy and combination therapy with inhibitors of the renin–angiotensin system on proteinuria in renal disease. Ann Intern Med 148:30–48.

Laverman GD, Navis G, Henning RH, de Jong D, de Zeeuw D (2002): Dual renin-angiotensin system blockade at optimal doses for proteinuria. Kidney Int 62: 1020–1025.

Levy BI (2004): Can angiotensin II Type 2 receptors have deleterious effects in cardiovascular disease? Circulation 109: 8–13.

Lewis EJ, Hunsicker LG, Bain RP, Rohde RD for the Collaborative Study Group (1993): The effect of angiotensin-converting-enzyme inhibition on diabetic nephropathy. N Engl J Med 329: 1456–1462.

Lithell H, Hansson L, Skoog I, Elmfeldt D, Hofman A, Olofsson B et al for the SCOPE Study Group (2003): The Study on Cognition and Prognosis in the Elderly (SCOPE): principal results of a randomized double-blind intervention trial. J Hypertens 21: 875–886.

Lüders S, Schrader J, Berger J, Unger T, Zidek W, Böhm M, Middeke M, Motz W, Lübcke C, Gansz A, Brokamp L, Schmieder RE, Trenkwalder P, Haller H, Dominiak P; PHARAO study group (2008): The PHARAO study: prevention of hypertension with the angiotensin-converting enzyme inhibitor ramipril in patients with high-normal blood pressure – a prospective, randomized, controlled prevention trial of the German Hypertension League. J Hypertens 26: 1487–1496.

Malacco E, Santonastaso M, Vari NA, Gargiulo A, Spagnuolo V, Bertocchi F, Palatini P; Blood Pressure Reduction and Tolerability of Valsartan in Comparison with Lisinopril Study (2004): Comparison of valsartan 160 mg with lisinopril 20 mg, given as monotherapy or in combination with a diuretic, for the treatment of hypertension: the Blood Pressure Reduction and Tolerability of Valsartan in Comparison with Lisinopril (PREVAIL) study. Clin Ther 26: 855–865.

Mann JF, Ritz E, Kunz R (2006): Renoprotective effects of renin-angiotensin-system inhibitors. Lancet 367: 900.

Mann JFE, Schmieder RE, McQueen M, Dyal L et al. on behalf of the ONTARGET investigators (2008): Renal outcomes with telmisartan, ramipril, or both, in people at high vascular risk (the ONTARGET study): a multicentre, randomised, double-blind, controlled trial. Lancet 372: 547–553.

Maschio G, Albert D, Ganin G, Locatelli F, Mann JFE et al (1996): Effect of the angiotensin-converting-enzyme inhibitor benazepril on the progression of chronic renal insufficiency. N Engl J Med 334: 939–945.

Massie BM, Carson PE, McMurray JJ, Komajda M, et al. I-PRESERVE Investigators (2008): Irbesartan in patients with heart failure and preserved ejection fraction. N Engl J Med. 359: 2456–2467.

McMurray JJV, Östergren J, Swedberg K, Granger CB et al (2003): Effects of candesartan in patients with chronic heart failure and reduced left-ventricular systolic function taking angiotensin-converting-enzyme inhibitors: the CHARM-Added trial. Lancet 362: 767–771.

Mogensen CE, Neldam S, Tikkanen I, Oren S, Viskoper R, Watts RW, Cooper ME (2000): Randomised controlled trial of dual blockade of renin-angiotensin system in patients with hypertension, microalbuminuria, and non-insulin dependent diabetes: the Candesartan And Lisinopril Microalbuminuria (CALM) Study. Brit Med J 321: 1440–1444.

5

National Collaborating Centre for Chronic Conditions (2006): Hypertension: management of hypertension in adults in primary care: partial update. London: Royal College of Physicians. Internet: http://guidance.nice. org.uk/CG34/guidance/pdf/English

Parving HH, Persson F, Lewis JB, Lewis EJ, Hollenberg NK; AVOID Study Investigators (2008): Aliskiren combined with losartan in type 2 diabetes and nephropathy. N Engl J Med 358: 2433–2446.

Peitz GJ, Malesker MA, Sojka SG (2009): Aliskiren-Induced QT Interval Prolongation. Southern Medical Journal. 102: 411–412.

Pfeffer MA, McMurray JJV, Velazquez EJ, Rouleau J-L et al for the Valsartan in Acute Myocardial Infarction Trial Investigators (2003a): Valsartan, captopril, or both in myocardial infarction complicated by heart failure, left ventricular dysfunction, or both. N Engl J Med 349: 1893–1906.

Pfeffer MA, Swedberg K, Granger CB, Held P et al (2003b): Effects of candesartan on mortality and morbidity in patients with chronic heart failure: the CHARM-Overall programme. Lancet 362: 559–766.

Pitt B, Poole-Wilson PA, Segal R, Martinez FA et al (2000): Effect of losartan compared with captopril on mortality in patients with symptomatic heart failure: randomised trial – the Losartan Heart Failure Survival Study ELITE II. Lancet 355: 1582–1587.

Pitt B (2004): ACE inhibitors for patients with vascular disease without left ventricular dysfunction – may they rest in PEACE? N Engl J Med 351: 2115–2117.

PROGRESS Collaborative Group (2001): Randomised trial of a perindopril-based blood-pressure-lowering regimen among 6,105 individuals with previous stroke or transient ischaemic attack. Lancet 358: 1033–1041.

Ruggenenti P, Fassi A, Ilieva AP, Bruno S, Iliev IP et al for the Bergamo Nephrologic Diabetes Complications Trial (BENEDICT) Investigators (2004): Preventing microalbuminuria in type 2 diabetes. N Engl J Med 351: 1941–1951.

Saunders E, Weir MR, Kong BW, Hollifield J, Gray J, Vertes V et al (1990): A comparison of the efficacy and safety of a beta-blocker, a calcium channel blocker, and a converting enzyme inhibitor in hypertensive blacks. Arch Intern Med 150: 1707–1713.

Schmieder RE, Klingbeil AU, Fleischmann EH, Veelken R, Delles C (2005): Additional antiproteinuric effect of ultrahigh dose candesartan: a double-blind, randomized, prospective study. J Am Soc Nephrol. 16: 3038–3045.

Schmieder RE, Hilgers KF, Schlaich MP, Schmidt MW (2007): Renin-angiotensin system and cardiovascular risk. Lancet 369: 1208–1219.

Schrader J, Lüders S, Kulschewski A, Hammersen F et al. for the MOSES Study Group (2005): Morbidity and mortality after stroke, eprosartan compared with nitrendipine for secondary prevention. Principal results of a prospective randomized controlled study (MOSES). Stroke 36: 1218–1226.

Scottish Medicines Consortium (2009): Aliskiren, 150mg and 300mg film-coated tablets (Rasilez®) No. (462/08), Novartis Pharmaceuticals UK Ltd. Internet: www.scottishmedicines.org.uk/smc/files/aliskiren%20(Rasilez)% 20FINAL%20DEC%20 08%20for%20website.pdf

Sipahi I, Debanne SM, Rowland DY, Simon DI, Fang JC (2010): Angiotensin-receptor blockade and risk of cancer: meta-analysis of randomised controlled trials. Lancet Oncol. 2010 Jun 11. [Epub ahead of print]

Svensson P, de Faire U, Sleight P, Yusuf S, Jan Östergren J (2001): Comparative effects of ramipril on ambulatory and office blood pressures. A HOPE substudy. Hypertension 38: e28–e32.

The ALLHAT Officers and Coordinators for the ALLHAT Collaborative Research Group (2002): Major outcomes in high-risk hypertensive patients randomized to angiotensin-converting enzyme inhibitor or calcium channel blocker vs diuretic. The Antihypertensive and Lipid-Lowering Treatment to Prevent Heart Attack Trial (ALLHAT). JAMA 288: 2981–2997.

The DREAM Trial Investigators (2006): Effect of ramipril on the incidence of diabetes. N Engl J Med 355: 1551–1562.

The EURopean trial On reduction of cardiac events with Perindopril in stable coronary Artery disease Investigators (2003): Efficacy of perindopril in reduction of cardiovascular events among patients with stable coronary artery disease: randomised, double-blind, placebo-controlled, multicentre trial (the EUROPA study). Lancet 362: 782–788.

The GISEN Group (1997): Randomised placebo-controlled trial of effect of ramipril on decline in glomerular filtration rate and risk of terminal renal failure in proteinuric, non-diabetic nephropathy. Lancet 349: 1857–1863.

The Heart Outcomes Prevention Evaluation (HOPE) Study Investigators (2000): Effects of an angiotensin-converting-enzyme inhibitor, ramipril, on cardiovascular events in high-risk patients. N Engl J Med 342: 145–153.

The Indian Polycap Study (TIPS) (2009): Effects of a polypill (Polycap) on risk factors in middle-aged individuals without cardiovascular disease (TIPS): a phase II, double-blind, randomised trial. Lancet 373: 1341–1351.

The ONTARGET Investigators (2008): Telmisartan, ramipril or both in patients at high risk for vascular events. N Engl J Med 358: 1547–1559.

The Telmisartan Randomised AssessmeNt Study in ACE iNtolerant subjects with cardiovascular Disease (TRANSCEND) Investigators (2008): Effects of the angiotensin-receptor blocker telmisartan on cardiovascular events in high-risk patients intolerant to angiotensin-converting enzyme inhibitors: a randomised controlled trial. Lancet 372: 1174–1183.

Verma S, Strauss M (2004): Angiotensin receptor blockers and myocardial infarction. These drugs may increase myocardial infarction – and patients may need to be told. BMJ 329: 1248–1249.

Wachtell K, Hornestam B, Lehto M, Slotwiner DJ et al (2005a): Cardiovascular morbidity and mortality in hypertensive patients with a history of atrial fibrillation: The Losartan Intervention For End Point Reduction in Hypertension (LIFE) study. J Am Coll Cardiol. 45:705–711.

Wachtell K, Lehto M, Gerdts E, Olsen MH et al (2005b): Angiotensin II receptor blockade reduces new-onset atrial fibrillation and subsequent stroke compared to ate-

nolol: the Losartan Intervention For End Point Reduction in Hypertension (LIFE) study. J Am Coll Cardiol. 45:712–719.
Wald NJ, Law MR (2003) A strategy to reduce cardiovascular disease by more than 80%. BMJ 326: 1419–24.
White HD (2003): Commentary. Candesartan and heart failure: the allure of CHARM. Lancet 362: 754–755.
Wing LMH, Reid MC, Ryan P, Beilin LJ et al for the Second Australian National Blood Pressure Study Group (2003): A comparison of outcomes with angiotensin-converting-enzyme inhibitors and diuretics for hypertension in the elderly. N Engl J Med 348: 583–592.
Yusuf S (2002): From the HOPE to the ONTARGET and the TRANSCEND studies: challenges in improving prognosis. Am J Cardiol 89 (2A): 18A–25A.
Yusuf S, Pfeffer MA, Swedberg K, Granger CB et al (2003): Effects of candesartan in patients with chronic heart failure and preserved left-ventricular ejection fraction: the CHARM-Preserved Trial. Lancet 362: 777–781.
Yusuf S, Diener HC, Sacco RL, Cotton D, Ôunpuu S for the PRoFESS Study Group (2008): Telmisartan to prevent recurrent stroke and cardiovascular Events. N Engl J Med 359:1225–1237.

6. Analgetika

RAINER H. BÖGER UND GERHARD SCHMIDT

AUF EINEN BLICK

Trend

Die Verordnung der Opioidanalgetika hat auch 2009, besonders bei den starken Opioidanalgetika, in Fortsetzung eines langjährigen Trends weiter zugenommen (+5,3%). In der Substitutionsbehandlung opioidabhängiger Personen sind Methadon, Levomethadon und Buprenorphin erneut vermehrt verordnet worden, während die nicht sachgerechte Verwendung von Dihydrocodein kaum noch eine Rolle spielt.

Auch die Verordnungszahlen der nichtopioiden Analgetika sind 2009 weiter angestiegen (+8,5%). Führender Wirkstoff ist Metamizol, das in den letzten 10 Jahren trotz des weiterhin bestehenden Agranulozytoserisikos dreifach häufiger verordnet wurde.

Für die Schmerzbehandlung werden in erster Linie Opioide und nichtopioide Analgetika eingesetzt. Die nichtopioiden Analgetika wirken zusätzlich antipyretisch, einige auch entzündungshemmend. In manchen Fällen bereitet es Schwierigkeiten, eine eindeutige Trennung von Analgetika gegenüber den Antirheumatika und Antiphlogistika vorzunehmen. So wird Acetylsalicylsäure besonders in Deutschland vorzugsweise zur Behandlung von Schmerzen eingesetzt. Sie wirkt aber in höheren Dosen auch antiphlogistisch. Seit mehreren Jahren wird das nichtsteroidale Antiphlogistikum Ibuprofen, neuerdings auch Naproxen und Diclofenac, in geringerer Dosis als rezeptfreies Schmerzmittel verwendet.

Verordnungsspektrum

Die Verordnungsentwicklung von Schmerzmitteln war von 1996 bis 2004 von einem kontinuierlichen Rückgang der nichtopioiden Analgetika und einem gegenläufigen Anstieg der Opioidanalgetika geprägt (in Abbildung 6.1 dargestellt ab 2000). Seit 2005 wird ein

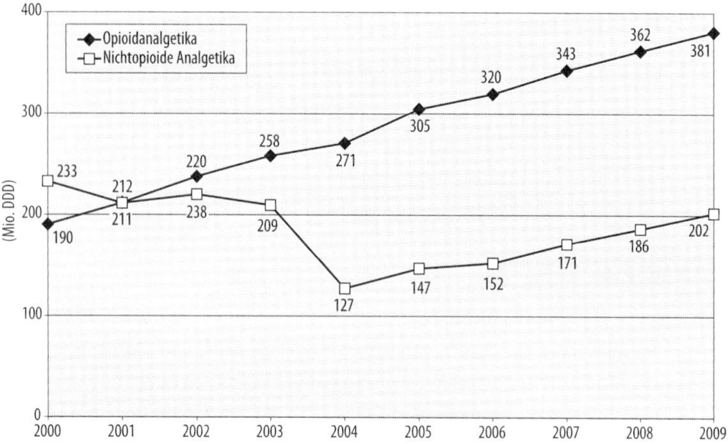

Abbildung 6.1: Verordnungen von Analgetika 2000 bis 2009. Gesamtverordnungen nach definierten Tagesdosen

6

erneutes Ansteigen der Verordnungszahlen bei den nichtopioiden Analgetika beobachtet, das sich auch 2009 fortgesetzt hat. Gründe für diese Entwicklung sind auch in diesem Jahr wieder vor allem die angestiegenen Verordnungen von Oxycodon und Hydromorphon. Dagegen erfuhren Morphinpräparate und das mit Abstand am häufigsten verordnete hochpotente Opioid Fentanyl 2009 nur einen geringeren Verordnungsanstieg. Die Verordnungen des niedrig potenten Opioids Tramadol sind gegenüber dem Vorjahr fast gleich geblieben. Die ebenfalls begrenzt potente Arzneimittelkombination Tilidin/Naloxon ist demgegenüber 2009 deutlich häufiger verordnet worden. Insgesamt ist die Klasse der Opioidanalgetika 2009 angewachsen – ein Trend, der den Empfehlungen zur besseren Umsetzung des WHO-Stufenschemas zur Tumorschmerztherapie und der seit 1998 geltenden Vereinfachung der betäubungsmittelrechtlichen Verordnungsvorschriften entspricht.

Bei nichtopioiden Analgetika sind gegenüber dem Vorjahr die Verordnungszahlen von Paracetamol zurückgegangen, für die rezeptpflichtigen Substanzen Metamizol und Flupirtin dagegen deutlich angestiegen. Damit setzte sich insgesamt der schon im Vorjahr beobachtete Trend fort (Tabelle 6.5).

Opioidanalgetika

Opioidanalgetika werden in der Schmerzbehandlung eingesetzt, wenn nichtopioide Analgetika und nichtsteroidale Antiphlogistika nicht mehr ausreichend wirksam sind. Von besonderer Bedeutung sind die stark wirkenden Opioidanalgetika für die Behandlung von Tumorschmerzen (Tabelle 6.1). Das höchste Verordnungsvolumen entfällt jedoch weiterhin auf die beiden schwach wirksamen Opioidanalgetika Tramadol und Tilidinkombinationen (Tabelle 6.2 und 6.3), die beide von der Betäubungsmittel-Verschreibungsverordnung ausgenommen sind.

Morphin

Morphin ist seit 20 Jahren der Goldstandard in der Stufe 3 des WHO-Stufenschemas der Tumorschmerztherapie (World Health Organization 1986). Dementsprechend wurde in Deutschland lange Zeit ganz überwiegend Morphin verordnet. In der Gruppe der stark wirksamen Opioidanalgetika entfielen noch vor 12 Jahren über 60% der Verordnungen auf Morphin, während andere stark wirkende Opioide (Buprenorphin, Levomethadon) nur eine untergeordnete Rolle spielten (siehe Arzneiverordnungs-Report '97). Im Jahre 2009 sind die Verordnungszahlen für Morphin, das fast nur als orales Retardpräparat zur Behandlung von Tumorschmerzen verschrieben wird, gegenüber dem Vorjahr nur ganz geringfügig angestiegen, so dass der Verordnungsanteil von Morphin an den stark wirkenden Opioidanalgetika jetzt nur noch 13% beträgt (Tabelle 6.1). Diese Entwicklung wurde vor allem dadurch geprägt, dass in den vergangenen Jahren verschiedene Alternativen zu oralem Morphin eingeführt wurden, vor allem neue Arzneiformen von seit langem bekannten Arzneistoffen. Dazu gehören transdermale Präparate von Fentanyl (z. B. *Durogesic*) und Buprenorphin (*Transtec*) sowie neue Retardpräparate von Oxycodon (z. B. *Oxygesic*) und Hydromorphon (z. B. *Palladon*). Das hat in Deutschland dazu geführt, dass im Jahre 2009 etwa die Hälfte der verordneten Tagesdosen auf die transdermalen Präparate entfällt.

Standardmedikation für Tumorschmerzen ist nach der WHO weiterhin die orale Therapie mit retardierten Opioiden, nach Stufenplan, nach der Uhr und sorgfältig abgestimmt auf die individuellen Bedürfnisse des Patienten (World Health Organization 1996). Diese WHO-Empfehlung ist in die Therapieempfehlungen der Arzneimittel-

Tabelle 6.1: Verordnungen stark wirkender Opioidanalgetika 2009. Angegeben sind die 2009 verordneten Tagesdosen, die Änderungen gegenüber 2008 und die mittleren Kosten je DDD 2009.

Präparat	Bestandteile	DDD in Mio.	Änd. in %	DDD-Kosten in €
Morphin				
Morphin-ratiopharm	Morphin	4,4	(+22,4)	2,68
MST/MSR/MSI Mundipharma	Morphin	3,6	(−16,2)	3,44
Morphin HEXAL	Morphin	2,7	(+3,7)	2,81
M-STADA	Morphin	1,9	(−6,1)	2,58
Morphin AL	Morphin	1,4	(+6,5)	2,75
Sevredol	Morphin	1,1	(−1,4)	10,94
Morphin-HCl Krewel	Morphin	1,1	(−2,0)	2,21
Morphin Merck/-retard	Morphin	1,0	(−2,4)	6,39
M beta	Morphin	0,7	(−15,5)	2,56
Morphinsulfat-GRY	Morphin	0,6	(+8,3)	2,95
Morphin Heumann	Morphin	0,4	(+11,7)	2,80
		19,0	(+0,4)	3,52
Buprenorphin				
Transtec	Buprenorphin	8,8	(−14,1)	6,77
Subutex	Buprenorphin	2,9	(−4,2)	5,23
Norspan transdermal	Buprenorphin	1,8	(+34,0)	16,32
Buprenorphin AWD	Buprenorphin	1,2	(>1000)	5,16
Temgesic	Buprenorphin	1,0	(+0,1)	6,54
		15,7	(+0,3)	7,43
Fentanyl				
Fentanyl HEXAL TTS/MAT/S	Fentanyl	14,9	(+2,9)	5,03
Fentanyl-ratiopharm TTS	Fentanyl	7,7	(−10,2)	4,85
Durogesic	Fentanyl	7,0	(−19,0)	6,74
Fentanyl- 1 A Pharma	Fentanyl	6,0	(+108,2)	4,20
Fentanyl-CT	Fentanyl	5,3	(−10,7)	4,65
Fentanyl STADA	Fentanyl	4,9	(+10,3)	4,06
Fentanyl Winthrop	Fentanyl	3,8	(−0,5)	4,54
Matrifen	Fentanyl	3,5	(−2,9)	4,99
Fentanyl-/Fentamat Sandoz	Fentanyl	2,2	(−3,7)	5,02
Fentanyl AbZ	Fentanyl	1,8	(+100,9)	4,07
Fentanyl AWD	Fentanyl	1,4	(+14,7)	4,08
		58,6	(+3,1)	4,92

Tabelle 6.1: Verordnungen stark wirkender Opioidanalgetika 2009. Angegeben sind die 2009 verordneten Tagesdosen, die Änderungen gegenüber 2008 und die mittleren Kosten je DDD 2009. (Fortsetzung)

Präparat	Bestandteile	DDD in Mio.	Änd. in %	DDD-Kosten in €
Oxycodon				
Targin	Oxycodon Naloxon	7,6	(+46,4)	10,78
Oxygesic	Oxycodon	5,7	(−24,4)	10,29
Oxycodon-HCl HEXAL	Oxycodon	3,4	(+18,5)	6,65
Oxycodon beta	Oxycodon	3,3	(+41,4)	5,91
Oxycodon-ratiopharm	Oxycodon	2,3	(+7,0)	6,47
Oxycodon STADA	Oxycodon	1,4	(+2,6)	6,22
Oxycodon Sandoz	Oxycodon	0,2	(+449,3)	9,02
		24,1	(+11,5)	8,70
Hydromorphon				
Palladon	Hydromorphon	9,9	(+11,8)	9,72
Jurnista	Hydromorphon	6,4	(+20,3)	8,52
		16,4	(+15,0)	9,25
Opioide zur Substitution				
L-Polamidon zur Substitution	Levomethadon	4,6	(+5,0)	0,70
Methaddict	Methadon	2,8	(+14,1)	1,00
Suboxone	Buprenorphin Naloxon	0,8	(+15,8)	5,04
		8,2	(+9,0)	1,24
Andere Opioide				
L-Polamidon	Levomethadon	0,8	(+6,6)	1,27
Dipidolor	Piritramid	0,1	(−3,3)	10,11
		0,9	(+5,1)	2,48
Summe		142,8	(+5,3)	5,92

6

kommission der deutschen Ärzteschaft (2007) übernommen worden. Auch nach der amerikanischen Praxisleitlinie der Agency for Health Care Policy and Research (AHCPR) ist die orale Gabe die bevorzugte Form der Analgetikaanwendung, da sie die einfachste und kostengünstigste Methode darstellt (Jacox et al. 1994). Weiterhin hat die Arbeitsgruppe der European Association for Palliative Care (EAPC) in ihrer europäischen Leitlinie darauf hingewiesen, dass Morphin weiterhin der Standard für die Behandlung schwerer Tumorschmerzen ist, das in vielen verschiedenen Arzneiformen verfügbar ist und gegen das andere Opioide zu messen sind (Hanks et al. 2001). Transdermales Fentanyl ist eine wirksame Alternative zu oralem Morphin und sollte für solche Patienten reserviert werden, die einen stabilen Morphinbedarf haben und orales Morphin nicht einnehmen können. Die Therapie mit stark wirkenden Opioidanalgetika hat sich jedoch in vielen Ländern abweichend von den Leitlinien entwickelt. In einer Untersuchung aus Italien wurde beobachtet, dass anstelle von Morphin häufig transdermales Fentanyl als Mittel der ersten Wahl bei Patienten eingesetzt wird, die keine Kontraindikationen für orales Morphin haben, deren Dosis noch nicht titriert wurde und die dazu noch ein instabiles Schmerzprofil aufwiesen (Ripamonti et al. 2006).

Fentanyl

Unter den stark wirkenden Opioiden ist Fentanyl mit Abstand die meistverordnete Substanz. Sie wird in der ambulanten Krankenversorgung ausschließlich zur transdermalen Opioidzufuhr als Membranpflaster verwendet. Das Erstanbieterpräparat (*Durogesic*) ist in der Verordnungshäufigkeit 2009 gegenüber dem Vorjahr erneut zurückgegangen (Tabelle 6.1). Insgesamt ist allerdings die Verordnung von Fentanyl als Pflaster etwas angestiegen. Inzwischen sind 10 weitere preisgünstigere Fentanylpflaster unter den 3000 verordnungsstärksten Präparaten vertreten (Tabelle 6.1). Die transdermale DDD für Fentanyl ist von der WHO im Jahre 2004 von bisher 0,6 mg auf 1,2 mg erhöht worden. Das besonders gut an Haut und Blut-Hirnschranke penetrierende Opioid Fentanyl eignet sich zur Dauertherapie schwerer chronischer Schmerzen, sollte aber nach derzeitigen Leitlinien (siehe oben) nur verwendet werden, wenn die orale Standardmedikation mit Morphin nicht möglich ist (Hanks et al. 2001). Die unerwünschten Wirkungen von Fentanyl am Gastrointestinaltrakt (spastische Obstipation) sind etwas geringer als bei anderen Opioiden, da aufgrund der guten Lipidlöslichkeit von Fentanyl der Dosisanteil, welcher in das Gehirn eindringt, größer ist als bei anderen therapeutisch verwendeten Opioiden. Das Verhältnis von zentralnervöser analgetischer Wirkung zu peripherer Darmmotilitätshemmung ist bei Fentanyl etwas günstiger, was aber durch einen höheren Bedarf von Antihistaminika, vermutlich bedingt durch Hautreaktionen, relativiert wird (Allan et al. 2005).

Fentanyl wird vermehrt auch bei anderen chronischen Schmerzzuständen (z. B. stärkere Rückenschmerzen, neuropathische Schmerzen) verwendet. In einer systematischen Übersicht über die Wirksamkeit von Opioiden bei chronischen Nichttumorschmerzen wurden 41 randomisierte Studien mit 6019 Patienten ausgewertet, in denen orale Opioide durchschnittlich 5 Wochen lang mit Placebo verglichen wurden (Furlan et al. 2006). Opioide waren bei Patienten mit nocizeptiven oder neuropathischen Schmerzen wirksamer als Placebo. Starkwirksame Opioide (Morphin, Oxycodon) waren Naproxen und Nortriptylin nur bei der Schmerzlinderung, nicht aber bei funktionellen Parametern überlegen. Trotz der relativ kurzen Studiendauer brachen mehr als ein Drittel der Schmerzpatienten die Behandlung ab. Ausgewogene Empfehlungen zur Anwendung von Opioiden bei Nichttumorschmerzen gibt auch eine Leitlinie der britischen Schmerzgesellschaft (The Pain Society 2004).

Buprenorphin

Buprenorphinpräparate sind 2009 etwas häufiger verschrieben worden als im Vorjahr (Tabelle 6.1). Demgegenüber ist *Subutex*, das seit 1999 zur Substitutionsbehandlung Opioidabhängiger zur Verfügung steht, weniger häufig als im Vorjahr verordnet worden. Buprenorphin ist ein partieller Agonist an opioiden μ- und κ-Rezeptoren mit hoher Affinität, der nicht durch Morphin oder Heroin vom Rezeptor verdrängt werden kann.

Als transdermale Applikationsform weist Buprenorphin 2009 bei dem Präparat *Transtec* einen deutlichen Verordnungsrückgang auf. Dafür weisen die Präparate Norspan transdermal und das neu auf den Markt gekommene *Buprenorphin AWD* starke Zuwächse auf. Aufgrund der vorliegenden Daten zeigt Buprenorphin in transdermaler Darreichungsform eine lange Wirkdauer. Der beschriebene Ceiling-Effekt spielt in analgetisch relevanten Dosierungen offenbar keine Rolle (Budd 1990). Unerwünschte Wirkungen (zentralnervöse Wirkungen, Obstipation, Atemdepression) traten nach transdermaler Buprenorphingabe im Vergleich zu anderen Opioiden selten auf. So zeigte eine Studie an gesunden Probanden, dass Buprenorphin aufgrund des Ceiling-Effektes auch in hohen Dosierungen im Gegensatz zu Fentanyl keine Apnoe induziert (Dahan et al. 2005).

Oxycodon

Oxycodon weist auch 2009 wieder einen deutlichen Zuwachs gegenüber dem Vorjahr auf. Ähnlich wie Morphin ist es für die orale Dauertherapie schwerer bis sehr schwerer Schmerzen geeignet, hat aber durch eine höhere orale Verfügbarkeit (65%) und eine längere Halbwertszeit (4–6 Stunden) pharmakokinetische Vorteile gegenüber Morphin, die jedoch bei der länger wirkenden Retardform keine Rolle spielen. Oxycodon (z. B. *Oxygesic*) wird als eine Alternative zu Morphin mit einem ähnlichen Wirkungs- und Nebenwirkungsspektrum angesehen (Arzneimittelkommission der deutschen Ärzteschaft 2007, Radbruch und Elsner 2005). Es wird inzwischen deutlich häufiger verordnet als Morphin (Tabelle 6.1). Durch die Verfügbarkeit mehrerer Generika ist der Preisunterschied gegenüber Morphin etwas geringer geworden. Das Kombinationspräparat *Targin*, das neben Oxycodon auch Naloxon enthält, soll die spastische Obstipation vermindern. Es zeigt erneut einen massiven Verordnungszuwachs und macht etwa ein Drittel der Oxycodonverordnungen aus (Tabelle 6.1). Die vermeintliche Besserung der Darmfunktion durch das Kombinationspräparat war jedoch marginal, da die meisten Patienten (45–70%) weiterhin Laxantien benötigten (Placebo 81%) (Meissner et al. 2009a). Gleichzeitig wurden vermehrt Nebenwirkungen beobachtet, die zum Teil als Zeichen eines durch Naloxon induzierten Opioidentzuges erklärbar sind, wie Schwitzen, Diarrhö, Nausea, abdominelle Schmerzen, Unruhe, Muskelspasmen, Kopfschmerzen und Schwindel (Wilcock 2009). Der Hersteller von *Targin* hat das Auftreten von Entzugssymptomen grundsätzlich bestätigt (Meissner 2009b). Aus allen diesen Gründen wird die definierte Tagesdosis (DDD) von *Targin* in Abänderung der bisherigen Berechnungsmethode mit dem DDD-Wert für Oxycodon berechnet (75 mg).

Hydromorphon

Hydromorphon ist ein weiteres klassisches Opioidanalgetikum, das seit 1999 auch als orales Retardpräparat (*Palladon*) mit einer Wirkungsdauer von 12 Stunden am Markt ist. Im Jahre 2006 wurde ein zweites retardiertes Hydromorphonpräparat eingeführt (*Jurnista*), das mit einem oralen osmotischen System eine einmal tägliche Gabe ermöglicht (Drover et al. 2002) und 2009 erneut einen starken Verordnungszuwachs aufwies (Tabelle 6.1). Hydromorphon unterscheidet sich von

Morphin nur durch eine 6-Oxogruppe und ist wie Morphin ein voller μ-Rezeptoragonist. Auch die pharmakokinetischen Eigenschaften (orale Bioverfügbarkeit 40%, Halbwertszeit 2,6 Stunden) sind ähnlich wie bei Morphin. Nach einem Cochrane-Review ist Hydromorphon ein potentes Opioidanalgetikum mit einer etwa achtfach höheren Wirkungsstärke als Morphin und einem ähnlichen Nebenwirkungsprofil wie andere μ-Rezeptoragonisten (Quigley 2002).

Levomethadon und Methadon

Levomethadon (*L-Polamidon*) taucht als Fertigarzneimittel in zwei Positionen auf: Einmal als Analgetikum, bei dem die Verordnungszahlen 2009 gegenüber 2008 auf niedrigem Niveau etwas angestiegen sind, zum anderen zur Substitutionsbehandlung opioidabhängiger Patienten. Bei dieser Verwendung hat die Verordnung von Levomethadon erneut etwas gegenüber dem Vorjahr zugenommen (Tabelle 6.1). Auch das Fertigarzneimittel *Methaddict*, das racemisches Methadon enthält, weist 2009 einen Zuwachs auf.

Wesentlich höher liegen die Verordnungsmengen von racemischem D,L-Methadon in Form von Rezepturen aus Apotheken. Mit der Verwendung von Methadon zur oralen Substitutionsbehandlung von Opioidabhängigen, die 1993 durch eine Änderung der Betäubungsmittel-Verschreibungsverordnung (BtmVV) eingeführt wurde, haben die Methadonrezepturen in den darauffolgenden Jahren stark zugenommen, blieben aber seit 2001 auf einen annähernd konstanten Niveau mit 40–42 Mio. Tagesdosen (siehe Arzneiverordnungs-Report 2006).

Schwach wirksame Opioidanalgetika

Das schwach wirksame, nicht der Betäubungsmittelverschreibung unterliegende Tramadol bleibt mit einer gegenüber dem Vorjahr unveränderten Verordnungshäufigkeit das am meisten verschriebene Opioid als Monopräparat (Tabelle 6.2). Es ist jetzt auch in fixer Kombination mit dem nichtopioiden Paracetamol verfügbar.

Unter den Kombinationspräparaten mit Opioiden nehmen Tilidinkombinationen insofern eine Sonderstellung ein, als sie für die Bekämpfung schwerer Schmerzen in ähnlicher Weise verwendet werden können wie stark wirkende Opioide, die unter der BtmVV stehen.

Tabelle 6.2: Verordnungen schwach wirkender Opioidanalgetika 2009. Angegeben sind die 2009 verordneten Tagesdosen, die Änderungen gegenüber 2008 und die mittleren Kosten je DDD 2009.

Präparat	Bestandteile	DDD in Mio.	Änd. in %	DDD-Kosten in €
Dihydrocodein				
DHC Mundipharma	Dihydrocodein	0,7	(−7,2)	5,49
Tramadol				
Tramadolor	Tramadol	18,8	(−14,8)	1,16
Tramadol STADA	Tramadol	16,0	(+214,1)	1,07
Tramadol AL	Tramadol	13,4	(+6,3)	1,08
Tramadol-ratiopharm	Tramadol	11,2	(−14,2)	1,20
Tramabeta	Tramadol	6,7	(−28,0)	1,11
Tramadol- 1 A Pharma	Tramadol	5,9	(−4,5)	1,11
Tramagit	Tramadol	4,5	(−5,6)	1,03
Tramal	Tramadol	4,5	(−12,2)	1,15
Tramadura	Tramadol	3,4	(−19,7)	1,02
Tramadol Sandoz	Tramadol	2,3	(−15,0)	1,07
Tramadol AbZ	Tramadol	1,7	(−8,2)	1,06
Tramadol-CT	Tramadol	1,3	(−24,5)	1,12
Tramundin	Tramadol	1,0	(−24,2)	1,37
Amadol	Tramadol	0,8	(−34,5)	1,22
Tramadol Heumann	Tramadol	0,3	(−7,9)	1,18
		91,8	(+0,3)	1,12
Tramadolkombinationen				
Zaldiar	Tramadol Paracetamol	2,1	(−8,9)	2,58
Dolevar	Tramadol Paracetamol	0,5	(+21,6)	2,65
		2,6	(−4,7)	2,59
Summe		95,1	(+0,1)	1,19

Durch den Zusatz von Naloxon, welches nach intravenöser Zufuhr die Wirkung von Tilidin antagonisiert, nach oraler Zufuhr jedoch infolge First-pass-Metabolismus weitgehend inaktiviert wird und die analgetische Wirkung von Tilidin ungeschwächt zulässt, sind diese Tilidinkombinationen aus der Bestimmung der BtmVV ausgenommen.

Tabelle 6.3: Verordnungen von Tilidinkombinationen 2009. Angegeben sind die 2009 verordneten Tagesdosen, die Änderungen gegenüber 2008 und die mittleren Kosten je DDD 2009.

Präparat	Bestandteile	DDD in Mio.	Änd. in %	DDD-Kosten in €
Tilidin-ratiopharm plus	Tilidin Naloxon	35,9	(+24,1)	1,05
Tilidin comp STADA	Tilidin Naloxon	21,5	(+27,1)	1,17
Valoron N	Tilidin Naloxon	19,5	(−3,3)	1,45
Tilidin AL comp	Tilidin Naloxon	12,9	(+10,8)	1,12
Tilidin comp HEXAL	Tilidin Naloxon	10,9	(−12,5)	1,44
Tili comp/Tilidin-1 A Pharma	Tilidin Naloxon	8,5	(+47,7)	1,20
Tilidura/Tilidin N dura	Tilidin Naloxon	3,2	(−14,3)	1,14
Tilicomp beta	Tilidin Naloxon	2,6	(−12,8)	1,17
Tilidin N Sandoz	Tilidin Naloxon	2,6	(−34,2)	1,45
Tilidin AbZ	Tilidin Naloxon	1,0	(−1,6)	0,83
Tilidin comp-CT	Tilidin Naloxon	0,8	(+19,4)	1,18
Andolor	Tilidin Naloxon	0,7	(+21,9)	0,80
Summe		120,2	(+10,4)	1,20

6

Die Verordnung aller Tilidinkombinationen weist 2009 gegenüber dem Vorjahr wieder einen deutlichen Zuwachs auf (Tabelle 6.3).

Der Einsatz von *DHC-Mundipharma* (Dihydrocodein) ist gegenüber 2008 erneut zurückgegangen (Tabelle 6.2). Wesentlich mehr Tagesdosen (6,8 Mio. DDD) entfallen auf die als Antitussiva im Handel befindlichen Dihydrocodeinpräparate *Paracodin* und *Tiamon Mono* (siehe Tabelle 17.1). Die Verordnungsmengen sind allerdings nur bedingt vergleichbar, da die nach Herstellerangaben berechnete DDD für

Tabelle 6.4: Verordnungen von Codeinkombinationen 2009. Angegeben sind die 2009 verordneten Tagesdosen, die Änderungen gegenüber 2008 und die mittleren Kosten je DDD 2009.

Präparat	Bestandteile	DDD in Mio.	Änd. in %	DDD-Kosten in €
Codein mit Paracetamol				
Paracetamol comp STADA	Paracetamol Codein	4,2	(+0,3)	1,68
Talvosilen	Paracetamol Codein	1,6	(−7,6)	1,67
Titretta	Paracetamol Codein	1,5	(−3,9)	0,67
Gelonida Schmerz	Paracetamol Codein	0,6	(−28,1)	3,64
Paracetamol AL comp	Paracetamol Codein	0,5	(+23,7)	3,86
Nedolon P	Paracetamol Codein	0,2	(−22,2)	3,66
		8,6	(−4,2)	1,80
Andere Codeinkombinationen				
Voltaren plus	Diclofenac Codein	1,4	(−5,2)	1,68
Combaren	Diclofenac Codein	0,7	(−8,1)	2,77
Azur compositum	Paracetamol Codein Coffein	0,4	(−5,7)	3,02
Dolomo TN	Acetylsalicylsäure Paracetamol Coffein/Codein	0,4	(−28,6)	2,13
Dolviran N	Acetylsalicylsäure Codein	0,1	(−12,7)	5,30
		2,9	(−10,1)	2,30
Summe		11,5	(−5,7)	1,93

DHC-Mundipharma mindestens 120 mg Dihydrocodein (als Hydrogentartrat) entspricht, während die Antitussivapräparate im Mittel nur halb so hoch dosiert sind.

Bei den Kombinationspräparaten von Codein sind die Kombinationen mit Paracetamol in der Verordnungshäufigkeit gegenüber dem

Vorjahr weiter abgesunken (Tabelle 6.4). Nach Metaanalysen verstärkt Codein die analgetische Wirkung von Acetylsalicylsäure (Zhang und Po 1997) und Paracetamol wenig bis gar nicht (Zhang und Po 1996). Bei den anderen Codeinkombinationen ist 2009 ein deutlicherer Rückgang zu verzeichnen.

Nichtopioide Analgetika

Bei den nichtopioiden Analgetika sind von den rezeptfreien und damit nur in Ausnahmefällen zu Lasten der gesetzlichen Krankenversicherung verschreibbaren Substanzen Acetylsalicylsäure etwas angestiegen und Paracetamol deutlich abgesunken. Die zu Lasten der GKV abgerechneten Verordnungszahlen von Paracetamol und Acetylsalicylsäure waren auch in den Jahren zuvor zurückgegangen, weil viele Patienten diese rezeptfreien Analgetika in Form der preiswerten Generika ohne Verordnung selbst bezahlt haben, zumal die Zuzahlungsbeträge meist über dem Gesamtpreis der Packungen lagen. Paracetamol in Fertigpackungen, die mehr als 10 Gramm Paracetamol enthalten, ist wegen der toxischen Wirkung seit 1. April 2009 rezeptpflichtig.

Das rezeptpflichtige Metamizol, welches seit mehr als 10 Jahren kontinuierliche Zunahmen der Verordnung aufweist, ist auch 2009, einem langjährigen Trend folgend, deutlich häufiger verordnet worden (Abbildung 6.2 und Tabelle 6.5).

Es ist immer wieder darauf hingewiesen worden, dass die Gefahr der Sensibilisierung und Auslösung von Agranulozytosen und Schockreaktionen (nach i.v. Gabe) zu einer Einschränkung der Indikation für die Verwendung von Metamizol führen muss. Die zuverlässige schmerzstillende Wirkung von Metamizol durch intravenöse Anwendung z. B. bei Steinkoliken wäre sicherer, wenn nicht durch Einsatz bei leichten Schmerz- und Fieberzuständen die Sensibilisierungsrate gegenüber Pyrazolanalgetika kritiklos gesteigert würde. Obwohl das Anwendungsgebiet von Metamizol aus diesem Grunde erheblich eingeschränkt und die Rezeptpflicht angeordnet wurde (Arzneimittelkommission 1986), und obwohl das damalige Bundesgesundheitsamt 1987 für alle metamizolhaltigen Kombinationspräparate die Zulassung widerrufen hat, hält der Trend zur Mehrverordnung dieser Substanz über die letzten zehn Jahre kontinuierlich an (Abbildung 6.2).

Katadolon enthält den Wirkstoff Flupirtin mit einem vermutlich spinal bedingten analgetischen und muskelrelaxierenden Effekt, der

6

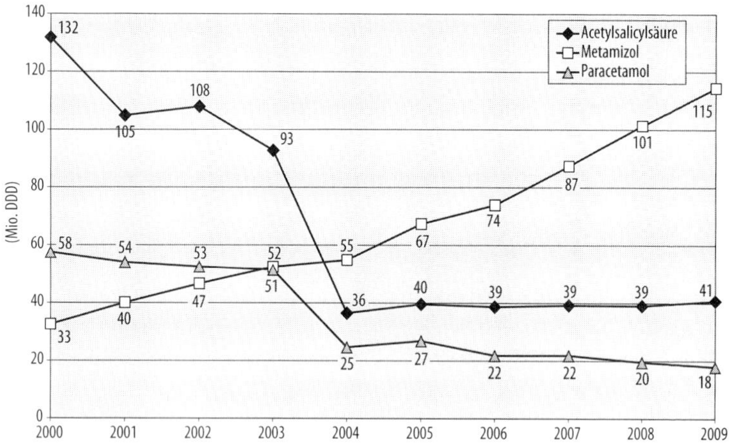

Abbildung 6.2: Verordnungen von Acetylsalicylsäure, Paracetamol und Metamizol 2000 bis 2009. Gesamtverordnungen nach definierten Tagesdosen

allerdings unabhängig von Opioidrezeptoren vermittelt wird (Szelenyi et al. 1989). Die Wirkungsstärke liegt zwischen der von Codein und Morphin. Die Verordnungszahlen von Flupirtin haben 2009 gegenüber dem Vorjahr weiter zugenommen.

Die Prinzipien einer rationalen Schmerztherapie sind nach der Einführung des modifizierten WHO-Stufenschemas (WHO 1986) überarbeitet worden. Nach diesen Empfehlungen sollen möglichst Einzelsubstanzen verwendet werden, solange der Schmerz damit beherrscht werden kann. Reicht die Monotherapie, z. B. mit einem Cyclooxygenasehemmer nicht aus, sollen gemäß Stufe 2 des WHO-Stufentherapieschemas zur Tumorschmerztherapie diese Substanzen mit schwach wirksamen Opioiden kombiniert werden (z. B. Dihydrocodein, Tramadol, Tilidin plus Naloxon). Zur Behandlung schwerster Schmerzen können potente Opioidanalgetika wie Morphin eingesetzt werden, wobei auch hier die Kombination mit einem Cyclooxygenasehemmer beibehalten werden soll.

Erfahrungen aus der Dauertherapie von Schmerzpatienten haben gezeigt, dass Sucht- und Abhängigkeitserscheinungen nicht nennenswert zunehmen. Dies lässt es gerechtfertigt erscheinen, chronische Schmerzpatienten dauerhaft mit retardierten Opioiden zu behandeln. Entscheidend ist jedoch die wiederholte Feststellung und Dokumen-

Tabelle 6.5: Verordnungen von nichtopioiden Analgetika 2009. Angegeben sind die 2009 verordneten Tagesdosen, die Änderungen gegenüber 2008 und die mittleren Kosten je DDD 2009.

Präparat	Bestandteile	DDD in Mio.	Änd. in %	DDD-Kosten in €
Salicylate				
ASS-ratiopharm	Acetylsalicylsäure	22,5	(−11,1)	0,05
ASS- 1 A Pharma	Acetylsalicylsäure	16,6	(+34,5)	0,09
ASS Heumann	Acetylsalicylsäure	1,4	(+24,6)	0,11
Aspirin i.v.	Lysin-Acetylsalicylat	0,2	(−19,1)	8,22
		40,8	(+4,3)	0,12
Paracetamol				
Paracetamol AL	Paracetamol	6,0	(−11,7)	0,46
Paracetamol-ratiopharm	Paracetamol	4,5	(−18,1)	0,47
Paracetamol HEXAL	Paracetamol	2,2	(−9,2)	0,44
Ben-u-ron	Paracetamol	1,6	(+32,1)	0,54
Paracetamol- 1 A Pharma	Paracetamol	1,2	(+1,5)	0,46
Paracetamol STADA	Paracetamol	0,8	(+11,0)	0,86
Paracetamol-CT	Paracetamol	0,6	(−5,1)	0,50
PCM/Paracetamol Lichtenstein	Paracetamol	0,3	(+5,1)	0,40
Paracetamol AbZ	Paracetamol	0,2	(+95,9)	0,37
Paracetamol BC	Paracetamol	0,2	(−44,5)	0,44
Paracetamol beta	Paracetamol	0,1	(−21,1)	0,46
Paracetamol Sandoz	Paracetamol	0,1	(−35,4)	0,42
Paracetamol Heumann	Paracetamol	0,1	(+52,3)	1,01
		17,9	(−8,3)	0,49
Pyrazolderivate				
Novaminsulfon-ratiopharm	Metamizol	41,9	(+5,0)	1,46
Metamizol HEXAL	Metamizol	28,1	(+28,9)	1,58
Novaminsulfon Lichtenstein	Metamizol	23,6	(+2,8)	1,47
Novalgin/ -akut	Metamizol	7,4	(−19,0)	1,59
Novaminsulfon- 1 A Pharma	Metamizol	5,7	(+429,9)	1,29
Metamizol- 1 A Pharma	Metamizol	5,0	(+28,3)	1,70
Novaminsulfon Sandoz	Metamizol	1,5	(−3,4)	1,27
Berlosin	Metamizol	0,8	(−6,3)	2,40
Analgin	Metamizol	0,3	(−3,1)	2,58
Novaminsulfon AbZ	Metamizol	0,3	(>1000)	1,27
		114,5	(+12,9)	1,51
Andere Analgetika				
Katadolon	Flupirtin	25,2	(+10,9)	2,88
Trancolong	Flupirtin	2,3	(+9,0)	2,55
Trancopal Dolo	Flupirtin	1,1	(−1,7)	3,96
		28,6	(+10,2)	2,90
Summe		201,7	(+8,5)	1,33

6

tation von Wirksamkeit und Verträglichkeit. Es gibt keine Einigkeit darüber, ob Analgetika so hoch dosiert werden sollen, dass eine vollständige Schmerzfreiheit erzielt wird („Schmerzgedächtnis löschen"), oder ob eine Schmerzlinderung um mehr als 50% (z. B. anhand einer visuellen Analogskala) in Anbetracht der besseren Verträglichkeit ausreicht. Eine individuelle Abstimmung der Therapie für den jeweiligen Patienten ist notwendig.

Literatur

Allan L, Richarz U, Simpson K, Slappendel R (2005): Transdermal fentanyl versus sustained release oral morphine in strong-opioid naive patients with chronic low back pain. Spine 30: 2484–2490.

Arzneimittelkommission der deutschen Ärzteschaft (1986): Bundesgesundheitsamt schränkt Anwendungsgebiet von Metamizol-haltigen Monopräparaten ein. Dtsch Ärztebl 83: 3267.

Arzneimittelkommission der deutschen Ärzteschaft (2007): Empfehlungen zur Therapie von Tumorschmerzen. AVP-Sonderheft Therapieempfehlungen, 3. Auflage. Internet: www.akdae.de/35/10/66-Tumorschmerzen-2007-3Auflage.pdf

Budd K (1990): Experience with partial antagonists in the treatment of cancer pain. In: Doyle D (Ed). Opioids in the treatment of cancer pain. Royal Society of Medicine, International Congress and Symposium Series No. 146, pp. 51–54.

Dahan A, Yassen A, Bijl H, Romberg R, Sarton E, Teppema L, Olofsen E, Danhof M (2005): Comparison of the respiratory effects of intravenous buprenorphine and fentanyl in humans and rats. Br J Anaesth 94: 825–834.

Drover DR, Angst MS, Valle M, Ramaswamy B, Naidu S, Stanski DR, Verotta D (2002): Input characteristics and bioavailability after administration of immediate and a new extended-release formulation of hydromorphone in healthy volunteers. Anesthesiology 97: 827–836.

Furlan AD, Sandoval JA, Mailis-Gagnon A, Tunks E (2006): Opioids for chronic noncancer pain: a meta-analysis of effectiveness and side effects. CMAJ 174: 1589–1594.

Hanks GW, De Conno F, Cherny N et al (Expert Working Group of the Research Network of the European Association for Palliative Care) (2001): Morphine and alternative opioids in cancer pain: the EAPC recommendations. Br J Cancer 84: 587–593.

Jacox A, Carr DB, Payne R et al (Agency for Health Care Policy and Research (AHCPR) Pharmacological Management) (1994): Recommendations. In: Management of cancer pain. Clinical Practice Guideline No 9. U.S. Department of Health and Human Services, Public Health Service, AHCPR Publication No 94-0592, March, Rockville.

Meissner W, Leyendecker P, Mueller-Lissner S, Nadstawek J, Hopp M, Ruckes C, Wirz S, Fleischer W, Reimer K (2009a): A randomised controlled trial with prolonged-release oral oxycodone and naloxone to prevent and reverse opioid-induced constipation. Eur J Pain 13: 56–64.

Meissner W, Mueller-Lissner S, Nadstawek J, Hopp M, Ruckes C, Wirz S, Fleischer W, Reimer K, Leyendecker P (2009b): Dr. Meissner and colleagues reply to the Letter to the Editor from Andrew Wilcock entitled 'Prolonged-release naloxone can cause systemic opioid withdrawal'. Eur J Pain 13: 1002–1003.

Radbruch L, Elsner F (2005): Palliative Schmerztherapie, Cannabinoide. Internist 46: 1105–1114.

Ripamonti C, Fagnoni E, Campa T, Brunelli C, De Conno F (2006): Is the use of transdermal fentanyl inappropriate according to the WHO guidelines and the EAPC recommendations? A study of cancer patients in Italy. Support Care Cancer 14: 400–407.

Quigley C (2002): Hydromorphone for acute and chronic pain. Cochrane Database Syst Rev. 2002 (1): CD003447.

Szelenyi I, Nickel B, Borbe HO, Brune K (1989): Mode of antinociceptive action of flupirtine in the rat. Br J Pharmacol 97: 835–842.

The Pain Society (2004): Recommendations for the appropriate use of opioids for persistent non-cancer pain. A consensus statement prepared on behalf of the Pain Society, the Royal College of Anaesthetists, the Royal College of General Practitioners and the Royal College of Psychiatrists. March 2004. Internet: www.britishpainsociety.org/pdf/opioids_doc_2004.pdf.

Wilcock A (2009): Prolonged-release naloxone can cause systemic opioid withdrawal. Eur J Pain 13: 1001 (2009).

World Health Organization (WHO) (1986): Cancer Pain Relief. World Health Organization Publications, Geneva, Switzerland.

World Health Organization (WHO) (1996): Cancer pain relief, 2nd edn. World Health Organization Publications, Geneva, Switzerland.

Zhang WY, Po AL (1996): Analgesic efficacy of paracetamol and its combination with codeine and caffeine in surgical pain – a metaanalysis. J Clin Pharm Ther 21: 261–282.

Zhang WY, Po AL (1997): Do codeine and caffeine enhance the analgesic effect of aspirin? A systematic overview. J Clin Pharm Ther 22: 79–97.

7. Antiallergika

Anette Zawinell und Ulrich Schwabe

AUF EINEN BLICK

Verordnungsprofil

Größte Gruppe der Antiallergika sind die Hyposensibilisierungsmittel zur allergenspezifischen Immuntherapie bei allergisch bedingten Atemwegskrankheiten. Danach folgen H_1-Antihistaminika, die vor allem zur Behandlung des Heuschnupfens, der allergischen Bindehautentzündung und der Urtikaria eingesetzt werden.

Trend

Nach dem drastischen Rückgang im Jahr 2004 sind die Verordnungsvolumina der H_1-Antihistaminika bis 2009 kontinuierlich weiter gesunken. Trotzdem ergeben sich durch Substitution teurer H_1-Antihistaminika immer noch Einsparpotenziale. Spezifische Immuntherapeutika zur Hyposensibilisierung werden nach weiteren Zunahmen inzwischen häufiger als H_1-Antihistaminika eingesetzt. Ein großer Teil entfällt allerdings auf Individualrezepturen, die bisher nicht ausreichend belegte Allergenmischungen enthalten.

Antiallergika werden zur Behandlung der allergischen Rhinitis und Konjunktivitis, des Asthma bronchiale, allergischer Hautreaktionen (z. B. Urtikaria, Pruritus) und generalisierter allergischer Krankheiten (z. B. Insektengiftallergien, anaphylaktische Reaktionen) eingesetzt. In diesem Kapitel werden schwerpunktmäßig H_1-Antihistaminika und Hyposensibilisierungsmittel besprochen. Weitere Arzneimittel für allergische Indikationen werden in den Kapiteln über Bronchospasmolytika (Kapitel 19), Corticosteroide (Kapitel 21), Dermatika (Kapitel 22), Ophthalmika (Kapitel 36) und Rhinologika (Kapitel 40) dargestellt. Das Gesamtvolumen der Antihistaminika ist auf 100 Mio. definierte Tagesdosen (DDD) gesunken (Vorjahr 104 Mio. DDD) und hat damit seit 2000 um mehr als die Hälfte abgenommen. Das Verordnungsvolumen der Hyposensibilisierungsmittel ist dagegen 2009 weiter angestiegen und hat damit in den letzten 10 Jahren um nahezu 70% zugenommen (Abbildung 7.1).

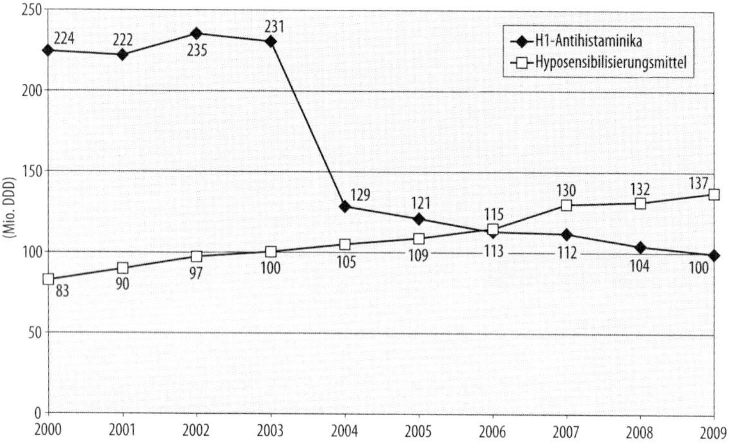

Abbildung 7.1: Verordnungen von Antiallergika 2000 bis 2009. Gesamtverordnungen nach definierten Tagesdosen

H_1-Antihistaminika

Systemisch anwendbare Antihistaminika sind zur Linderung der allergischen Rhinitis und der Urtikaria geeignet. Bei infektiöser Rhinitis sind sie dagegen nur von begrenztem Wert. Hauptsächlich werden wenig sedierende H_1-Antihistaminika verwendet, die deutlich geringere zentrale Effekte als die traditionellen Antihistaminika haben (Tabelle 7.1). Infolgedessen haben sich die wenig sedierenden H_1-Antihistaminika seit langem zur verordnungsstärksten Gruppe entwickelt und sind bis 2003 durch weitere Neueinführungen mit nur wenigen Unterbrechungen kontinuierlich gewachsen. Da ein Großteil der Antihistaminika nicht verschreibungspflichtig ist, hatten sich im Jahre 2004 die Verordnungen als Folge des GKV-Modernisierungs-Gesetzes (GMG) gegenüber dem Vorjahr um mehr als 40% verringert. In den darauffolgenden Jahren nahm das Verordnungsvolumen weiter ab (Abbildung 7.1).

Der Marktanteil der verordneten Tagesdosen der rezeptfreien Präparate von Cetirizin und Loratadin betrug im Jahr 2009 innerhalb der Gruppe der wenig sedierenden H_1-Antihistaminika 16% (Tabelle 7.1). Cetirizin ist der Hauptmetabolit des Tranquilizers Hydroxyzin und scheint nach einigen klinischen Studien in der üblichen therapeutischen Dosis stärker sedierend zu wirken als Loratadin oder Terfenadin, aber

Tabelle 7.1: Verordnungen von wenig sedierenden H_1-Antihistaminika 2009. Angegeben sind die 2009 verordneten Tagesdosen, die Änderungen gegenüber 2008 und die mittleren Kosten je DDD 2009.

Präparat	Bestandteile	DDD in Mio.	Änd. in %	DDD-Kosten in €
Cetirizin				
Cetirizin HEXAL	Cetirizin	4,2	(-5,6)	0,54
Cetirizin-ratiopharm	Cetirizin	2,3	(-18,3)	0,52
Cetirizin AL	Cetirizin	2,0	(+8,5)	0,51
Cetirizin-ADGC KSK Pharma	Cetirizin	1,2	(+17,8)	0,14
Cetirizin beta	Cetirizin	1,2	(-1,8)	0,38
Cetirizin- 1 A Pharma	Cetirizin	1,2	(+25,4)	0,28
Cetirizin STADA	Cetirizin	0,6	(-11,0)	0,48
Cetirizin Sandoz	Cetirizin	0,5	(+12,9)	0,45
		13,2	(-1,6)	0,45
Loratadin				
Lorano	Loratadin	0,7	(-12,0)	0,31
Mizolastin				
Zolim	Mizolastin	2,1	(-15,6)	0,83
Mizollen	Mizolastin	1,6	(-13,1)	0,76
		3,7	(-14,5)	0,80
Azelastin				
Allergodil Nspr., Nspr./AT	Azelastin	1,5	(-11,4)	0,99
Terfenadin				
Terfenadin AL	Terfenadin	0,8	(-10,4)	0,58
Fexofenadin				
Telfast	Fexofenadin	13,1	(-25,4)	0,71
Fexofenadin Winthrop	Fexofenadin	3,8	(neu)	0,65
		17,0	(-3,5)	0,70
Ebastin				
Ebastel	Ebastin	7,1	(-23,5)	0,66
Ebastin Lindopharm	Ebastin	3,0	(+193,7)	0,57
		10,1	(-2,2)	0,63
Weitere wenig sedierende Antihistaminika				
Aerius	Desloratadin	20,2	(-1,9)	0,85
Xusal/-akut	Levocetirizin	18,9	(-14,2)	0,82
Rupafin	Rupatadin	1,4	(>1000)	0,79
		40,6	(-5,1)	0,84
Summe		87,7	(-4,7)	0,72

weniger als die traditionellen Antihistaminika (Spencer et al. 1993). Cetirizin ist nur noch in Form von Generika vertreten, die sich in ihren DDD-Kosten ungewöhnlich stark unterscheiden. *Cetirizin HEXAL* oder *Cetirizin-ratiopharm* sind fast viermal so teuer wie *Cetirizin-ADGC KSK Pharma*.

Fast alle patentgeschützten wenig sedierenden H_1-Antihistaminika zeigten 2009 Verordnungsrückgänge. Desloratadin (*Aerius*) hat Marktanteile verloren, ist aber inzwischen das verordnungshäufigste Präparat der wenig sedierenden H_1-Antihistaminika (Tabelle 7.1). Desloratadin (Descarboethoxyloratadin) ist der aktive Metabolit von Loratadin und hat eine längere Halbwertszeit (27 Stunden) als Loratadin (12 Stunden). Da aber Loratadin in der Leber sowieso fast vollständig in Desloratadin umgewandelt wird und die klinischen Wirkungen somit durch den aktiven Metaboliten vermittelt werden, ergibt sich aus der längeren Pharmakokinetik kein therapeutischer Vorteil. Desloratadin hat daher keinen wesentlichen therapeutischen Zusatznutzen und ist lediglich als Analogpräparat zu bewerten, das die höheren DDD-Kosten (0,85 €) im Vergleich zu Loratadingenerika (0,31 €) nicht rechtfertigt.

Das rezeptpflichtige Nachfolgepräparat Levocetirizin (*Xusal*) ist der enantiomerselektive Wirkstoff des racemischen Cetirizin. In der Anwendung ergeben sich für das R-Isomer jedoch keine klinisch relevanten Vorteile gegenüber racemischem Cetirizin (Hair und Scott 2006).

Ein weiterer verschreibungspflichtiger Vertreter der wenig sedierenden H_1-Antihistaminika ist Fexofenadin (*Telfast*). Seine Verordnungen sind 2009 ebenfalls gesunken (Tabelle 7.1). Fexofenadin wurde als aktiver Metabolit von Terfenadin identifiziert, der die klinische Antihistaminwirkung vermittelt, aber anders als Terfenadin nicht arrhythmogen wirkt. Daher wurde es im Dezember 1997 als Nachfolgepräparat von Terfenadin eingeführt. Das Ursprungsprodukt Terfenadin ist nur noch mit einem Generikum (*Terfenadin AL*) am Markt vertreten (Tabelle 7.1). Im Zusammenhang mit diesem potentiell risikoreichen H_1-Antihistaminikum wurden allein in Großbritannien 21 Todesfälle berichtet (Routledge et al. 1999). Unverständlicherweise sind aber nur die höher dosierten Arzneiformen von Terfenadin (120 mg/Tbl.) nach einer Entscheidung der European Medicines Agency (EMA) wegen ihres arrhythmogenen Potenzials im September 1998 aus dem Handel genommen worden.

Auch die rezeptpflichtigen Präparate von Mizolastin, Azelastin und Ebastin gingen zurück. Die Tagestherapiekosten der patentierten wenig

Tabelle 7.2: Einsparpotenziale 2009 für wenig sedierende H_1-Antihistaminika.

Eigenschaften	Umsatz Mio. €	DDD Mio.	Substitutions-kosten* Mio. €	Einspar-potenzial Mio. €
Cetirizin	5,9	13,2	1,8	4,1
Mizolastin	3,0	3,7	0,5	2,4
Terfenadin	0,5	0,9	0,1	0,4
Levocetirizin	15,6	19,0	2,7	12,9
Desloratadin	17,3	20,3	2,8	14,4
Fexofenadin	11,9	17,0	2,4	9,5
Ebastin	6,4	10,1	1,4	5,0
Rupatidin	1,1	1,4	0,2	0,9
Summe	61,7	85,6	11,9	49,6

*Auf der Basis von DDD-Kosten für Cetirizin-ADGC KSK Pharma (0,14 €)

7

sedierenden H_1-Rezeptorantagonisten liegen mehr als doppelt so hoch wie bei Loratadingenerika und 5-6mal so hoch wie Cetirizingenerika (Tabelle 7.1). Ähnlich hohe Mehrkosten hat auch das 2008 eingeführte Rupatadin (*Rupafin*), das 2009 bereits unter den 3000 meistverordneten Arzneimitteln vertreten ist, obwohl ein klinischer Zusatznutzen nicht gesichert ist (Keam und Plosker 2007).

Mit den Generika von Cetirizin (z. B. *Cetirizin-ADGC KSK Pharma*, DDD-Kosten 0,14 €) können bei den teuren Präparaten der wenig sedierenden H_1-Antihistaminika Einsparpotenziale realisiert werden (Tabelle 7.2). Die höchsten Einsparpotenziale ergeben sich bei den patentgeschützten und rezeptpflichtigen Wirkstoffen Desloratadin (*Aerius*), Levocetirizin (*Xusal*), Fexofenadin (*Telfast*) und Ebastin (*Ebastel*). Insgesamt errechnet sich ein Einsparpotenzial von 50 Mio. €. Diese Summe berücksichtigt nicht die Rabattvereinbarungen einzelner Krankenkassen und ist unter den gegenwärtigen gesetzlichen Bedingungen nicht ohne weiteres realisierbar, weil die Patienten bei rezeptfreien Cetirizingenerika den vollen Packungspreis zahlen müssen. Bei kleinen Packungen des Generikums *Cetirizin-ADGC KSK Pharma* (20 Tbl. 10 mg, 2,99 €) ist das für die Patienten sogar deutlich günstiger als die Mindestzuzahlung von 5 € und bei mittleren Packungen (50 Tbl. 10 mg, 7,00 €) nur eine geringe zusätzliche Belastung. Bei verschreibungspflichtigen Präparaten liegen die Packungspreise dagegen viel höher, wie z. B. *Aerius* (50 Tbl. 5 mg 43,11 €), der Patient braucht aber

Tabelle 7.3: Verordnungen von weiteren Antiallergika 2009. Angegeben sind die 2009 verordneten Tagesdosen, die Änderungen gegenüber 2008 und die mittleren Kosten je DDD 2009.

Präparat	Bestandteile	DDD in Mio.	Änd. in %	DDD-Kosten in €
Sedierende H_1-Antihistaminika				
Fenistil/-retard	Dimetinden	3,7	(-4,7)	1,11
Atarax	Hydroxyzin	3,2	(+3,4)	1,10
Tavegil	Clemastin	0,9	(-4,0)	1,12
AH3 N	Hydroxyzin	0,7	(-6,1)	1,18
		8,5	(-1,9)	1,11
Topische Antihistaminika				
Fenistil Gel	Dimetinden	2,2	(-9,4)	0,42
Summe		10,6	(-3,5)	0,97

7

hier auch die Zuzahlung von 5 € zu zahlen. Aus pharmakologisch-therapeutischen Gründen ist es daher sinnvoll und gut begründbar, dass die Indikationen auf der Ausnahmeliste nach § 34 Abs.1 SGB V um die schwerwiegende allergische Rhinitis, bei der eine topische nasale Behandlung mit Glucocorticoiden nicht ausreichend ist, ergänzt wurden (Bundesministerium für Gesundheit und Soziale Sicherung 2006). Loratadin und Cetirizin verfügen bei dieser Indikation über die beste Evidenz und gelten seit vielen Jahren als Therapiestandard.

Die Verordnungen der sedierenden H_1-Antihistaminika sind im Verordnungsjahr 2009 nahezu konstant geblieben. Erneut rückläufig waren die topischen Antiallergika, die jetzt nur noch mit einem Präparat vertreten sind (Tabelle 7.3). Die lokale Anwendung von Antihistaminika auf der Haut ist aus dermatologischer Sicht problematisch. Sie sind wenig wirksam und können bei längerer Anwendung Sensibilisierungen und Kontaktdermatitiden auslösen (O'Neill und Forsyth 1988, Valsecchi et al. 1994).

Hyposensibilisierungsmittel

Die allergenspezifische Immuntherapie (Hyposensibilisierung) ist eine wirksame Behandlung für Patienten mit allergischer Rhinokonjunktivitis, allergisch bedingtem Asthma bronchiale und Insektengiftallergien (WHO Position Paper 1998, Abramson et al. 2003). Eine Indikation zur Immuntherapie mit Allergenen ist gegeben, wenn eine wirksame Allergenkarenz nicht möglich ist oder eine Arzneitherapie zur Kontrolle von Symptomen nicht ausreicht (Austen 2001). Voraussetzung für die Anwendung ist der Nachweis einer spezifischen Sensibilisierung der Patienten durch Hautteste, der Nachweis der IgE sowie die Ursache dieses Allergens für die Beschwerden der Patienten (z. B. durch Provokationstestung) und die Verfügbarkeit standardisierter Allergenextrakte. Undefinierte Allergengemische (z. B. Hausstaub, Bakterien) sollten nicht eingesetzt werden, da keine Wirksamkeit in kontrollierten Studien nachgewiesen wurde.

Nach den Empfehlungen der Weltgesundheitsorganisation gliedert sich die allergenspezifische Immuntherapie in eine Phase von ansteigenden Allergenkonzentrationen und eine anschließende Erhaltungsphase. Der Trend geht dahin, die zeitaufwendige klassische Behandlung durch spezielle Therapieschemata zu verkürzen. Hier muss jedoch auf eine ausreichende Sicherheit geachtet werden, da Häufigkeit und Schwere der Nebenwirkungen einer allergenspezifischen Immuntherapie abhängig von den Dosierungsschemata sind und die meisten Reaktionen während der Dosissteigerungsphase auftreten (WHO Position Paper 1998, Mellerup et al. 2000). Der aktuelle Stand der spezifischen Immuntherapie ist in der Leitlinie der Deutschen Gesellschaft Allergologie und klinische Immunologie (2009) und der Stellungnahme der Arzneimittelkommission der deutschen Ärzteschaft zur allergenspezifischen Immuntherapie (2007) dargestellt.

Präparate zur spezifischen Immuntherapie sind zur oralen, sublingualen und subkutanen Anwendung verfügbar. Während die orale Applikation vor allem wegen des Allergenabbaus während der gastrointestinalen Passage keinen Effekt zeigt, liegen für Präparate zur sublingualen und subkutanen Anwendung Wirkungsbelege aus Placebo-kontrollierten Studien vor (Canonica und Passalacque 2003, Wilson et al. 2003, Wilson 2005 et al.). Die sublinguale Immuntherapie (SLIT) gewinnt am Markt zunehmend an Bedeutung. Als Vorteile werden aufgeführt, dass die Therapie anwenderfreundlich zu Hause durchgeführt werden kann, dass die schmerzhaften Injektionen entfallen und dass das Risiko von schwerwiegenden Nebenwirkungen geringer ist. Nach Auffassung der deutschen Fachgesellschaften ist aber das gute Dokumentationsniveau der subkutanen Applikationsform bei der SLIT bislang noch nicht erreicht. Für Kinder und Jugendliche wird die Routineanwendung nicht empfohlen. Bei ihnen fehlt bislang der konsistente Nachweis einer klinisch relevanten Wirksamkeit. Auch sind die optimalen Dosierungen zu klären (Arzneimittelkommission der deutschen Ärzteschaft 2007, Deutsche Gesellschaft Allergologie und klinische Immunologie 2009, Ring et al. 2004, Sennekamp et al. 2002).

Unter den 3000 meistverordneten Arzneimitteln sind nur wenige Präparate vertreten. Für eine umfassendere Darstellung der Verordnungsentwicklung der Hyposensibilisierungsmittel wurden 59 Präparate mit mindestens 3000 Verordnungen analysiert (Tabelle 7.4, Tabelle 7.5). Hierbei wurden die definierten Tagesdosen (DDD) der Hyposensibilisierungsmittel anhand der jeweiligen angegebenen Dosierungsschemata der Hersteller in der Fach- oder Gebrauchsinformation für die einzelnen Packungsgrößen berechnet. Gegebenenfalls wurde nach Anfangs- und Fortsetzungsbehandlung unterschieden. Die allergenspezifische Verordnungsanalyse ist therapeutisch bedeutsam, da die Erfolgsaussichten entscheidend von der Art des Allergens geprägt werden. Eine nicht geringere Rolle spielt bei der spezifischen Immuntherapie die über mehrere Jahre notwendige Compliance des Patienten. Auf die Monopräparate entfiel mit 64% der größere Teil der Verordnungen. An erster Stelle standen Gräserpollenextrakte einschließlich Gräser-Getreidemischungen, gefolgt von Milbenpräparaten, Baumpollenpräparaten und Insektengiftpräparaten (Tabelle 7.4).

Insektengiftpräparate

Bei IgE-vermittelten Insektengiftallergien ist die spezifische Immuntherapie ein wirksames Behandlungsverfahren, um anaphylaktische Reaktionen durch Bienen- oder Wespengifte zu verhindern (WHO Position Paper 1998). Entscheidend war die Einführung reiner Giftpräparationen, da Insektengesamtextrakte nicht besser als Placebo wirkten (Hunt et al. 1978). Patienten, bei denen die Hyposensibilisierung mit der Standarddosis von 100 µg nicht ausreichend wirkt, können mit höheren Erhaltungsdosen geschützt werden (Ruëff et al. 2001). Zwei Übersichten zur praktischen Behandlung von Insektengiftallergien wurden publiziert (Moffitt et al. 2004, Golden 2005). Die Verordnungen der Insektengiftpräparate sind 2009 geringfügig gestiegen. Führende Vertreter sind *Alk-depot/lyophil SQ Wespe* und *Alk-depot/lyophil SQ Biene* (Tabelle 7.4).

Tabelle 7.4: Verordnungen von Hyposensibilisierungsmitteln (Monopräparate) 2009. Angegeben sind die 2009 verordneten Tagesdosen, die Änderungen gegenüber 2008 und die mittleren Kosten je DDD 2009

Präparat	Bestandteile	DDD in Mio.	Änd. in %	DDD-Kosten in €
Insektengiftpräparate				
Alk-depot/lyophil SQ Wespe	Allergene aus: Wespengift	7,6	(+2,9)	1,75
Alk-depot/lyophil. SQ Biene	Allergene aus: Bienengift	1,5	(+0,4)	1,51
Venomil Wespe	Wespengift	0,9	(−2,5)	1,68
		10,0	(+1,9)	1,71
Gräserpollenpräparate				
Alk 7/-dep. SQ Gräser+Rog.	Allergene aus: Gräserpollen Roggenpollen	10,3	(−6,6)	1,84
Allergovit Graes./Roggen	Allergoid-Depot aus: Gräserpollen Roggenpollen	3,8	(+2,8)	2,90
Allergovit Graes./Getreide	Allergoid-Depot aus: Gräserpollen Getreidepollen	2,8	(−5,1)	2,67
Grazax Lyo	Allergene aus Gräserpollen	2,5	(+42,3)	3,81
Purethal Gräser	Allergoid-Depot aus: Gräserpollen	2,0	(+7,5)	3,75
Oralair Gräser	Allergenextrakte aus: Gräserpollen	0,9	(+836,1)	3,49
Staloral Gräser + Roggen	Allergenextrakte aus: Gräserpollen Roggenpollen	0,7	(−18,2)	3,99
Purethal Gräser + Getreide	Allgergoid-Depot aus: Gräserpollen Getreidepollen	0,7	(+32,1)	3,74
Novo-Helisen dep.Gräs./Rogg.	Allergenextrakte aus: Gräserpollen Roggenpollen	0,6	(−13,3)	2,90
Staloral Gräser	Allergenextrakt aus: Gräserpollen	0,5	(+108,2)	4,07
Allergovit Graeser	Allergoid-Depot aus: Gräserpollen	0,5	(+23,8)	2,73
TA-Bencard Gräserpollen	Allergenextrakte aus: Gräserpollen	0,4	(−8,0)	4,63

Tabelle 7.4: Verordnungen von Hyposensibilisierungsmitteln (Monopräparate) 2009. Angegeben sind die 2009 verordneten Tagesdosen, die Änderungen gegenüber 2008 und die mittleren Kosten je DDD 2009 (Fortsetzung)

Präparat	Bestandteile	DDD in Mio.	Änd. in %	DDD-Kosten in €
Staloral Gräser/Getreide+Ro.	Allergenextrakte aus: Gräserpollen Getreidepollen	0,2	(−43,8)	3,89
Pollinex quattro Gräser/Rogg	Allergenextrakte aus: Gräserpollen Roggenpollen	0,2	(neu)	16,92
		26,1	(+4,8)	2,84
Milbenpräparate				
Acaroid Milbenallergoid	Allergoid aus: Dermatophag. farinae Dermatop.pteronyssinus	9,1	(+18,8)	1,65
Alk-depot SQ /-Flex SQ Milbe	Allergene aus: Dermatophag. farinae Dermatop.pteronyssinus	6,0	(−6,5)	1,58
Depigoid Milbenmix	Allergenextrakte aus: Dermatophag.farinae Dermatop.pteronyssinus	4,7	(+29,2)	1,88
Novo-Helisen D.farin./ptero.	Allergenextrakte aus: Dermatophag. farinae Dermatop.pteronyssinus	2,4	(−13,3)	1,79
Purethal Milben Mischung	Allergoid-Depot aus: Dermatophag. farinae Dermatop.pteronyssinus	1,3	(+12,0)	3,74
Staloral Milben D.far./D.pt.	Allergenextrakte aus: Dermatophag. farinae Dermatop.pteronyssinus	0,9	(+6,0)	4,03
		24,4	(+8,5)	1,89
Baumpollenpräparate				
Alk 7/-depot SQ Frühblüher	Allergenextrakte aus: Birkenpollen Erlenpollen Haselstrauchpollen	8,1	(−6,1)	1,91
Allergovit Birke/Erle/Haseln	Allergoid-Depot aus: Birkenpollen Erlenpollen Haselstrauchpollen	5,8	(+9,5)	2,76
Purethal-Bäume	Allergoid-Depot aus: Baumpollen	2,1	(+20,8)	3,76

7

Tabelle 7.4: Verordnungen von Hyposensibilisierungsmitteln (Monopräparate) 2009. Angegeben sind die 2009 verordneten Tagesdosen, die Änderungen gegenüber 2008 und die mittleren Kosten je DDD 2009 (Fortsetzung)

Präparat	Bestandteile	DDD in Mio.	Änd. in %	DDD-Kosten in €
Staloral Birke/Erle/Haseln.	Allergenextrakte aus: Birkenpollen Erlenpollen Haselstrauchpollen	1,5	(+13,5)	4,02
Allergovit Birke	Allergoid-Depot aus: Birkenpollen	1,1	(+24,5)	2,70
Alk 7/-depot SQ Birke	Allergene aus: Birkenpollen	0,9	(−0,6)	1,92
Novo-Helisen dep.Birk,Erl, Ha	Allergenextrakte aus: Birkenpollen Erlenpollen Haselstrauchpollen	0,7	(+0,6)	2,76
TA-Bencard Baumpollen	Allergenextrakte aus: Baumpollen	0,4	(+22,8)	4,59
Staloral Birke	Allergenextrakt aus: Birkenpollen	0,4	(+96,5)	4,06
Purethal-Birke	Allergoid-Depot aus: Birkenpollen	0,3	(+33,5)	3,77
Pollinex qu.Birke/Erle/Hasel	Allergenextrakte aus: Birkenpollen Erlenpollen Haselnusspollen	0,2	(neu)	16,92
		21,5	(+6,4)	2,80
Summe		82,1	(+5,9)	2,41

7

Gräserpollenpräparate

Die größte Gruppe der spezifischen Immuntherapeutika zur Hyposensibilisierung bilden die Gräserpollenextrakte (Tabelle 7.4). Ihre Wirksamkeit bei der subkutanen spezifischen Immuntherapie (SCIT) ist nicht nur für die allergische Rhinokonjunktivitis sondern auch für das Asthma bronchiale belegt (Übersicht siehe bei Abramson et al. 2003). Bei 40 Patienten mit Graspollen-induzierter allergischer Rhinitis trat nach subkutaner Immuntherapie eine symptomatische Besserung ein, die noch mehrere Jahre nach Therapieende anhielt (Durham et al. 1999). Bei 205 Kindern mit allergischer Rhinokonjunktivitis infolge Gras- oder Birkenpollenallergie entwickelte sich ein Asthma bronchiale seltener in der Immuntherapiegruppe (20%) als in der Kontrollgruppe (44%) (Möller et al. 2002).

Unter den Gräserpollenextrakten befinden sich zwei Sublingualtabletten (*Grazax Lyo, Oralair Gräser*), die 2009 erneut einen massiven Zuwachs erreichten (Tabelle 7.4). *Grazax Lyo* enthält 15 µg von Grasspollenallergenen aus Phleum pratense, die schon seit langem für die subkutane Immuntherapie benutzt werden. In einer placebokontrollierten Studie an 614 Patienten mit saisonaler Rhinokonjunktivitis wurde der Symptomenscore (Schnupfen, verstopfte Nase, Niesen, Nasenjuckreiz, Augenrötung mit Juckreiz, tränende Augen) im ersten Jahr um 30% gegenüber Placebo vermindert (Dahl et al. 2006). Der klinische Effekt blieb auch im zweiten Jahr der Studie erhalten (Dahl et al. 2008). Initial wurden häufig lokale Reaktionen im Mund (Pruritus, Mundödem, Halsreizung, Niesen) beobachtet, die jedoch nach 1–7 Tagen spontan zurückgingen. Die Ergebnisse waren im Ausmaß ähnlich wie die Effekte, die mit subkutaner Immuntherapie erzielt wurden (Durham 2008).

Eine weitere Sublingualtablette aus fünf verschiedenen Gräserpollen (*Oralair Gräser*) besserte in einer Studie an 628 Patienten rhinokonjunktivale Symptome um 27 % im Vergleich zu Placebo (Didier et al. 2007). Die Studie ist jedoch kein ausreichender Beleg für die Wirksamkeit, da nur 20% der eingeschlossenen Patienten eine Arzneitherapie zur Kontrolle der allergischen Rhinokonjunktivitis benötigten. Für alle übrigen Patienten bestand damit keine Indikation für eine spezifische Immuntherapie (Austin 2001).

7

Milbenpräparate

An zweiter Stelle folgen die Verordnungen der Milbenpräparate. Eine erfolgreiche Hyposensibilisierung wurde in mehreren Placebo-kontrollierten Studien mit definierten Hausstaubmilben (Dermatophagoides pteryssimus, Dermatophagoides farinae) beschrieben (Warner et al. 1978, Bousquet et al. 1988, Olsen et al. 1997). Dagegen wurden mit Milbenmischpräparaten keine konsistenten klinischen Effekte im Vergleich zu Placebokontrollen erzielt (Pichler et al. 1997, Bousquet et al. 1999, Guez et al. 2000). Teilweise wurde die mangelhafte Wirkung mit dem Erfolg einer gleichzeitig eingeleiteten Allergenkarenz erklärt, die natürlich immer versucht werden sollte (Guez et al. 2000). In einer Anschlussstudie über drei Jahre wurde eine Besserung allergenspezifischer Parameter beobachtet, allerdings fehlte hier eine Kontrollgruppe, so dass möglicherweise nur der natürliche Krankheitsverlauf erfasst wurde (Pichler et al. 2001) Die Verordnungen der Milbenpräparate sind 2009 weiter angestiegen.

Baumpollenpräparate

Als weitere klinisch bedeutsame Gruppe folgen die Baumpollenpräparate. Nach epidemiologischen Daten aus mehreren europäischen Ländern ist die Birke ein wesentlicher Pollenallergie-verursachender Baum. In einer Placebo-kontrollierten Zweijahresstudie an 49 Patienten wurde gezeigt, dass eine spezifische Immuntherapie mit Birkenpollenextrakten (*Alutard SQ*) den mittleren Symptomenscore (Schnupfen, Niesen, verstopfte Nase, Augensymptome, Bronchialsymptome) in der Pollensaison von April bis Juni gegenüber Placebo (2,6 versus 4,3) signifikant senkte (Arvidsson et al. 2002). Eine vorangehende Studie mit einer Baumpollenkombination (Holunder, Birke, Haselnuss) war nicht Placebo-kontrolliert (Petersen et al. 1988). Der größte Teil der verordneten Baumpollenpräparate enthält Pollenkombinationen, für die bisher keine Belege aus Placebo-kontrollierten Studien publiziert wurden (Tabelle 7.4).

Kombinationspräparate

Zahlreiche Hyposensibilisierungsmittel werden als Kombinationspräparate überwiegend nach individueller Rezeptur des Arztes verordnet. Bei den meisten Kombinationspräparaten können bis zu maximal vier Allergene vom Arzt für einen Patienten rezeptiert werden. Derartige Mischungen von Allergenextrakten werden in der Immuntherapie von Allergien häufig benutzt, sind aber bisher wenig in kontrollierten Studien untersucht worden. In einer Studie mit einem Fusariumextrakt ist gezeigt worden, dass durch eine Mischung mit Birken- oder Timothypollen eine starke Abnahme der allergenen Potenz durch schnellen und vollständigen Abbau einiger Allergene auftrat, während andere

Tabelle 7.5: Verordnungen von Hyposensibilisierungsmitteln (Kombinationspräparate) 2009. Angegeben sind die 2009 verordneten Tagesdosen, die Änderungen gegenüber 2008 und die mittleren Kosten je DDD 2009.

Präparat	Bestandteile	DDD in Mio.	Änd. in %	DDD-Kosten in €
Depigoid Leti	Allergenextrakte nach individueller Rezeptur	13,9	(+11,3)	1,91
Roxoid	Allergoid-Depot nach individueller Rezeptur	4,4	(+15,8)	1,86
Slit One	Allergenextrakte nach individueller Rezeptur	3,7	(−11,3)	3,85
Sublivac/HD sublivac	Allergenextrakte nach individueller Rezeptur	3,5	(+78,4)	3,21
Tyrosin Tu T.O.P.	Allergenextrakte aus: Pollen Milben Schimmelpilzen Tierepithelien (einzeln od.nach individueller Rezeptur)	3,3	(−13,8)	1,67
Allerbio indiv. Zubereitung	Allergenextrakte nach individueller Rezeptur	3,0	(−6,9)	2,12
Clustoid	Allergoid-Depot nach individueller Rezeptur	1,5	(+47,5)	2,47
Novo-Helisen indiv.Zubereit.	Allergenextrakte nach individueller Rezeptur	1,5	(−22,0)	2,32
Allergovit indiv.Zubereitung	Allergoid-Depot nach individueller Rezeptur	1,2	(−14,5)	4,42
TOL SL	Allergenextrakte nach individueller Rezeptur	1,1	(+5,2)	3,43
Purethal Gräser u. Bäume	Allergoid-Depot aus: Gräserpollen Baumpollen	1,1	(+3,0)	3,76
Alk Specific BU/-N Komb.	Allergene nach individueller Rezeptur	1,1	(−8,6)	1,78
Oralvac plus/-compact	Allergenextrakte nach individueller Rezeptur	1,1	(+1,6)	3,41
Staloral indiv. Zubereitung	Allergenextrakte nach individueller Rezeptur	1,0	(−32,7)	3,96
Depot-HAL F.I.T.	Allergenextrakte aus: Pollen Pilzen Milben Epithelien (einzeln oder nach individueller Rezeptur)	0,7	(−18,1)	3,16

Tabelle 7.5: Verordnungen von Hyposensibilisierungsmitteln (Kombinationspräparate) 2009. Angegeben sind die 2009 verordneten Tagesdosen, die Änderungen gegenüber 2008 und die mittleren Kosten je DDD 2009. (Fortsetzung)

Präparat	Bestandteile	DDD in Mio.	Änd. in %	DDD-Kosten in €
Deposit	Allergenextrakte nach individueller Rezeptur	0,7	(+36,8)	1,63
Avanz Pollen	Allergene aus: Birkenpollen Erlenpollen Haselstrauchpollen Knäuelgraspollen Lolchpollen Wiesenlieschgras-pollen Wiesenschwingel-pollen Roggenpollen	0,6	(neu)	2,48
Purethal Gräser u. Birke	Allergoid-Depot aus: Gräserpollen Birkenpollen	0,6	(+11,8)	3,76
Allergovit Graes./Getr./Baum	Allergoid-Depot aus: Gräserpollen Getreidepollen Baumpollen	0,6	(+5,1)	4,23
Pollinex quattro	Allergenextrakte aus: Gräserpollen Baumpollen Kräuterpollen	0,6	(−50,8)	16,19
Allergovit Graes./Birke/Rogg	Allergoid-Depot aus: Gräserpollen Birkenpollen Roggenpollen	0,4	(−1,2)	4,26
Allerslit	Allergenextrakte aus: Pollen	0,3	(+164,6)	3,54
Sulgen	Allergenextrakte nach individueller Rezeptur	0,3	(+3,0)	3,98
Igevac Pollen	Allergenextrakte nach individueller Rezeptur	0,3	(−18,7)	3,07
Depiquick Allergenextr. 3ml	Allergenextrakte nach individueller Rezeptur	0,1	(+124,4)	8,76
Summe		46,5	(+4,6)	2,72

unbeeinflusst blieben (Hoff et al. 2002). Ein weiterer Hinweis auf die Problematik von Mischpräparaten ist eine amerikanische Studie, in der Mischpräparate mit bis zu sieben Aeroallergenen verwendet wurden. Dabei war die subkutane Immuntherapie in einer kontrollierten Studie über 30 Monate im Vergleich zu einer adäquat durchgeführten Arzneitherapie ohne erkennbaren Nutzen (Adkinson et al. 1997). Individualrezepturen sollten nach Möglichkeit auf Immuntherapien mit seltenen Allergenen beschränkt bleiben, bei denen aus praktischen Gründen – zu kleine Studienkollektive – placebokontrollierte Studien nicht durchgeführt werden können. In keinem Fall sollten perenniale und saisonale Allergene und Pollen- bzw. Hausstaubmilbenallergenen mit Pilzallergenen gemischt werden (Nelson 2007).

Die meisten der in Tabelle 7.5 aufgelisteten Präparate können in Form von Einzelallergenen oder als Mischungen vom Arzt rezeptiert werden. Das Hauptproblem der rezeptierbaren Einzelallergene ist die Tatsache, dass Arzneimittel, die für einzelne Personen aufgrund einer Rezeptur als Therapieallergene gemäß § 21 Abs. 2 AMG hergestellt werden, bis auf einige Ausnahmen keine Zulassung benötigen. Damit sind auch keine Zulassungsstudien zur Wirksamkeit erforderlich. Darüber hinaus ist aus den Verordnungsdaten nicht ersichtlich, ob Einzelallergene oder Mischungen eingesetzt wurden. Um diese Analyse transparent durchführen zu können, wäre es wünschenswert, dass die Arzneimittelhersteller über die jeweiligen Pharmazentralnummern der einzelnen Darreichungsformen eine saubere Trennung in Einzel- und Mischpräparate vornehmen. Ohne eine solche genaue Deklaration der Präparatebestandteile ist nicht sicher beurteilbar, ob die vielen Kombinationspräparate zweckmäßig eingesetzt wurden.

Wesentliches Risiko der Immuntherapie mit Allergenen sind anaphylaktische Reaktionen. In Deutschland wurden im Zusammenhang mit der Anwendung von Therapieallergenen in der Zeit von 1991 bis 2000 drei Todesfälle und 555 schwerwiegende unerwünschte Arzneimittelwirkungen gemeldet (Lüderitz-Püchel et al. 2001). Daher soll dieses Verfahren nur von Ärzten durchgeführt werden, die in der Indikationsstellung erfahren sind, die Anaphylaxiesymptome frühzeitig erkennen und eine geeignete Notfalltherapie einleiten können (WHO Position Paper 1998). Bei der vom Patienten zumeist selber zu Hause durchgeführten sublingualen Extraktanwendung sollte sich der verordnende Arzt von der Verträglichkeit des Präparates für den Patienten vergewissern.

Literatur

Arzneimittelkommission der deutschen Ärzteschaft (2007): Stellungnahme der AkdÄ zur allergenspezifischen Immuntherapie. Dtsch Ärztebl 104: A 3355–3357.

Abramson M, Puy R, Weiner J (2003): Allergen immunotherapy for asthma (Cochrane Review). In: The Cochrane Library, Issue 1, 2003. Oxford: Update Software.

Adkinson NF, Eggleston PA, Eney D, Goldstein EO, Schuberth KC et al. (1997): A controlled trial of immunotherapy for asthma in allergic children. N Engl J Med 336: 324–331.

Arvidsson MB, Löwhagen O, Rak S (2002): Effect of 2-year placebo-controlled immunotherapy on airway symptoms and medication in patients with birch pollen allergy. J Allergy Clin Immunol 109: 777–783.

Austen KF (2001): Allergies, anaphylaxis, and systemic mastocytosis. In: Braunwald E et al. (eds): Harrison's principles of internal medicine. McGraw-Hill Medical Publishing Division, New York, pp. 1913–1922.

Bousquet J, Hejjaoui A, Clauzel AM, Guerin B, Dhivert H, Skassa-Brociek W, Wichel FB (1988): Specific immunotherapy with a standardized Dermatophagoides pteronyssinus extract. II. Prediction of efficacy of immunotherapy. J Allergy Clin Immunol 82: 971–977.

Bousquet J, Scheinmann P, Guinnepain MT, Perrin-Fayolle M, Sauvaget J, Tonnel AB et al. (1999): Sublingual-swallow immunotherapy (SLIT) in patients with asthma due to house-dust mites: a double-blind, placebo-controlled study. Allergy 54: 249–260.

Bundesministerium für Gesundheit und Soziale Sicherung (2006): Bekanntmachung eines Beschlusses des Gemeinsamen Bundesausschusses über eine Änderung der Arzneimittel-Richtlinie in Abschnitt F: „OTC-Übersicht" vom 15. November 2005. BAnz. Nr. 41 (S. 1275) vom 28.02.2006.

Canonica GW, Passalacqua G (2003): Noninjection routes for immunotherapy. J Allerg Clin Immunol 111: 437–448.

Dahl R, Kapp A, Colombo G, de Monchy JG, Rak S, Emminger W, Rivas MF, Ribel M, Durham SR (2006): Efficacy and safety of sublingual immunotherapy with grass allergen tablets for seasonal allergic rhinoconjunctivitis. J Allergy Clin Immunol 118: 434–440.

Dahl R, Kapp A, Colombo G, de Monchy JG, Rak S, Emminger W, Riis B, Grønager PM, Durham SR (2008): Sublingual grass allergen tablet immunotherapy provides sustained clinical benefit with progressive immunologic changes over 2 years. J Allergy Clin Immunol 121: 512–518.

Deutsche Gesellschaft Allergologie und klinische Immunologie (2009): Die spezifische Immuntherapie (Hyposensibilisierung) bei IgE-vermittelten allergischen Erkrankungen. Allergo J 18: 508-37. Im Internet: www.leitlinien.net

Didier A, Malling HJ, Worm M, Horak F, Jäger S, Montagut A, Andre C, Beaumont O de, Melac M (2007): Optimal dose, efficacy, and safety of once-daily sublingual immunotherapy with a 5-grasspollen tablet for seasonal allergic rhinitis. J Allergy Clin Immunol 120:1338-45.

Durham SR (2008): Sublingual immunotherapy: what have we learnt from the 'big trials'? Curr Opin Allergy Clin Immunol 8: 577–584.

Durham SR, Walker SM, Varga EM, Jacobson MR, O'Brian F, Noble W et al. (1999): Long-term clinical efficacy of grass-pollen immunotherapy. N Engl J Med 341: 468–475.

Golden DB (2005): Insect sting allergy and venom immunotherapy: a model and a mystery. J Allergy Clin Immunol 115: 439–47.

Guez S, Vatrinet C, Fadel R, Andre C (2000): House-dust-mite sublingual-swallow immunotherapy (SLIT) in perennial rhinitis: a double-blind, placebo-controlled study. Allergy 55: 369–375.

Hair PI, Scott LJ (2006): Levocetirizine: a review of its use in the management of allergic rhinitis and skin allergies. Drugs 66: 973–996.

Hoff M, Krail M, Kästner M, Haustein D, Vieths S (2002): Fusarium culmorum causes strong degradation of pollen allergens in extract mixtures. J Allergy Clin Immunol 109: 96–101.

Hunt KJ, Valentine MD, Sobotka AK, Benton AW, Amodio FJ, Lichtenstein LM (1978): A controlled trial of immunotherapy in insect hypersensitivity. N Engl J Med 299: 157–161.

Keam SJ, Plosker GL (2007): Rupatadine: a review of its use in the management of allergic disorders. Drugs 67: 457–474.

7

Lüderitz-Püchel U, Keller-Stanislawski B, Haustein D (2001): Neubewertung des Risikos von Test- und Therapieallergenen. Eine Analyse der UAW-Meldungen von 1991 bis 2000. Bundesgesundheitsbl – Gesundheitsforsch – Gesundheitsschutz 44: 709–718.

Mellerup MT, Hahn GW, Poulsen LK, Malling HJ (2000): Safety of allergen-specific immunotherapy. Relation between dosage regimen, allergen extract, disease and systemic side-effects during induction treatment. Clin Exp Allergy. 30: 1423–1429.

Möller C, Dreborg S, Ferdousi HA, Halken S, Høst A, Jacobsen L et al. (2002): Pollen immunotherapy reduces the development of asthma in children with seasonal rhinoconjunctivitis (the PAT-Study). J Allergy Clin Immunol 109: 251–256.

Moffitt JE, Golden DB, Reisman RE, Lee R, Nicklas R, Freeman T, deshazo R, Tracy J, Bernstein IL, Blessing-Moore J, Khan DA, Lang DM, Portnoy JM, Schuller DE, Spector SL, Tilles SA (2004): Stinging insect hypersensitivity: a practice parameter update. J Allergy Clin Immunol 114: 869–886.

Nelson HS (2007): Allergen immunotherapy: where is it now? J Allergy Clin Immunol 119: 769–779.

Olsen OT, Larsen KR, Jacobsan L, Svedsen UG (1997): A 1-year placebo-controlled, double-blind house-dust-mite immunotherapy study in asthmatic adults. Allergy 52: 853–859.

O'Neill SM, Forsyth A (1988): Urticaria. Prescribers J 28: 14–20.

Petersen BN, Janniche H, Munch EP, Wihl JA, Bowadt H, Ipsen H, Lowenstein H (1988): Immunotherapy with partially purified and standardized tree pollen extracts. I. Clinical results from a three-year double-blind study of patients treated with pollen extracts either of birch or combinations of alder, birch and hazel. Allergy 43: 353–362.

Pichler CE, Helbling A, Pichler WJ (2001): Three years of specific immunotherapy with house-dust-mite extracts in patients with rhinitis and asthma: significant improvement of allergen-specific parameters and of nonspecific bronchial hyperreactivity. Allergy 56: 301–306.

Pichler CE, Marquardsen A, Sparholt S, Lowenstein H, Bircher A, Bischof M, Pichler WJ (1997): Specific immunotherapy with Dermatophagoides ptheronyssinus and D. farinae results in decreased bronchial hyperreactivity. Allergy 52: 274–283.

Ring J, Fuchs T, Schultze-Werninghaus G (Hrsg.) (2004) DGAI, ÄDA, DAAU: Weißbuch Allergie in Deutschland, 2. Aufl. Urban und Vogel München.

Routledge PA, Lindquist M, Edwards IR (1999): Spontaneous reporting of suspected adverse reactions to antihistamines: a national and international perspective. Clin Exp Allergy 29 (Suppl 3): 240–246.

Ruëff F, Wenderoth A, Przybilla B (2001): Patients still reacting to a sting challenge while receiving conventional Hymenoptera venom immunotherapy are protected by increased venom doses. J Allergy Clin Immunol 108: 1027–1032.

Sennekamp J, Fuchs Th, Hornung B., Kersten W, Klimek L, Leupold W, Merk H, Rebien W, Schultze-Werninghaus G (2002): Empfehlungen zur praktischen Durchführung der spezifischen Immuntherapie mit Allergenen. Allergo J 11:332-338.

Spencer CM, Faulds D, Peters DH (1993): Cetirizine: a reappraisal of its pharmacological properties and therapeutic use in selected allergic disorders. Drugs 46: 1055–1080.

Valsecchi R, di Landro A, Pansera B, Cainelli T (1994): Contact dermatitis from a gel containing dimethindene maleate. Contact Dermatitis. 30: 248–249.

Warner JO, Price JF, Soothill JF, Hey EN (1978): Controlled trial of hyposensitisation to Dermatophagoides pteronyssinus in children with asthma. Lancet 2: 912–915.

WHO Position Paper (1998): Allergen immunotherapy: therapeutic vaccines for allergic diseases. Allergy 53 (Suppl 1): 1–42.

Wilson DR, Lima MT, Durham SR (2005): Sublingual immunotherapy for allergic rhinitis: systematic review and meta-analysis. Allergy 60: 4–12.

Wilson DR, Torres LI, Durham SR (2003): Sublingual immunotherapy for allergic rhinitis (Cochrane Review). In: The Cochrane Library, Issue 2, 2003. Oxford: Update Software.

8. Antianämika

Klaus Mengel

8

AUF EINEN BLICK

Verordnungsprofil

Der größte Teil der Verordnungen von Antianämika entfällt weiterhin auf Eisenpräparate, die bis auf zwei Ausnahmen nur noch als Monopräparate verordnet werden. An zweiter Stelle folgen die Epoetinpräparate, während die rezeptfreie Folsäure zahlenmäßig eine untergeordnete Rolle spielt.

Trend

Nach den starken Verordnungsrückgängen als Folge des GKV-Modernisierungsgesetzes haben sich die Verordnungen von Eisen- und Folsäurepräparaten auf niedrigem Niveau stabilisiert. Das Verordnungsvolumen der Epoetinpräparate stagnierte auf dem seit 2004 erreichten Niveau, war aber 2009 trotz mehrerer neuer Biosimilars rückläufig. Der weit verbreitete Einsatz von Epoetin bei Tumorpatienten ist nach aktuellen klinischen Studien mit zusätzlichen Risiken belastet (Thromboembolien, erhöhte Mortalität). Die amerikanische Food and Drug Administration hat daher empfohlen, Erythropoese-stimulierende Arzneimittel nur noch während einer myelosuppressiven Therapie mit Zytostatika einzusetzen.

Eine Anämie kann zahlreiche Ursachen haben, die vor Beginn der Therapie mit Antianämika geklärt werden sollten. Am häufigsten ist die Eisenmangelanämie (Blutungen, Eisenmangel oder Resorptionsstörungen). Daneben gibt es sekundäre Anämien bei Leber- oder Nierenkrankheiten, Tumoren, Infektionen oder Zytostatikatherapie sowie weitere Anämieformen mit gestörter Erythrozytenbildung (z. B. aplastische Anämie) und mit gesteigertem Erythrozytenabbau (hämolytische Anämien verschiedener Art).

Unter den 3000 Präparaten, die im Jahr 2009 am häufigsten verordnet wurden, befinden sich in der Gruppe der Antianämika 10 Eisenpräparate, 4 Folsäurepräparate und 8 Epoetinpräparate. Das Verordnungsvolumen der Eisen- und Folsäurepräparate hat sich nach den

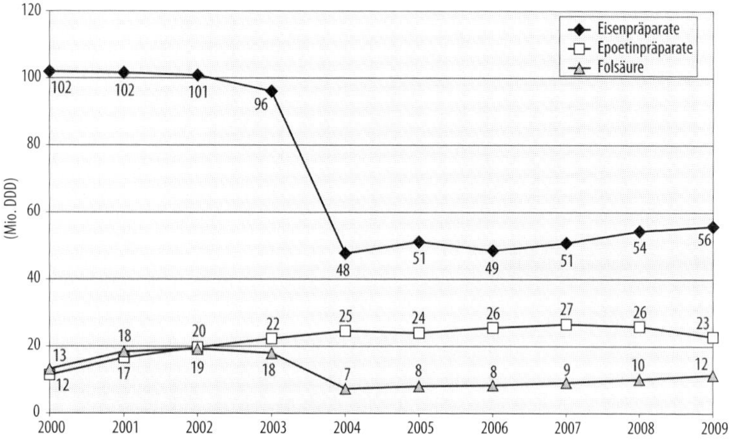

8

Abbildung 8.1: Verordnungen von Antianämika 2000 bis 2009. Gesamtverordnungen nach definierten Tagesdosen

massiven Absenkungen im Jahre 2004 in den letzten Jahren stabilisiert. Die Epoetinpräparate bleiben auf hohem Niveau, wenn auch leicht rückläufig (Abbildung 8.1).

Eisenpräparate

Die Verordnung von Eisenpräparaten blieb bis 2003 relativ konstant, fiel aber 2004 als Folge des GKV-Modernisierungsgesetzes um fast die Hälfte ab. Der Grund für diesen Rückgang ist wenig plausibel. Eisenpräparate sind zwar nicht verschreibungspflichtig, gehören aber als wirksame Standardtherapeutika einer gesicherten Eisenmangelanämie nach der Ausnahmeliste gemäß § 34 Abs. 1 SGB V weiterhin zu den erstattungsfähigen Arzneimitteln.

Orale Eisenpräparate

Die Behandlung einer Eisenmangelanämie sollte möglichst auf oralem Wege und mit zweiwertigen Eisenverbindungen erfolgen. Zweiwertiges Eisen wird wesentlich besser als dreiwertiges resorbiert. Nüchterneinnahme erhöht die Bioverfügbarkeit, aber auch die Nebenwirkungen. Wenn Nebenwirkungen auftreten, kann das Präparat auch nach dem Frühstück eingenommen werden. Da die Kapazität der Erythrozytopoese begrenzt ist, ist es zwecklos, das tägliche orale Eisenangebot von 50–100 mg zu überschreiten (Begemann und Rastetter 1993). Auch die Einzeldosis sollte 50 mg Eisen nicht überschreiten (Wollenberg 2009). Mit höherer Dosierung (WHO-Empfehlung) steigt meist nur noch die Unverträglichkeitsrate. Oft besteht keine ausgesprochene Eile, d. h. die Dauer der oralen Behandlung kann sich bis zur Normalisierung des Blutbildes etwa zwei Monate oder länger hinziehen. In jedem Fall sollte zur Aufsättigung des Speichereisens nochmals über dieselbe Zeit therapiert werden.

Die einfachste und billigste Art der Eisentherapie ist die Anwendung von anorganischem Eisen(II)-sulfat (Wollenberg 2009). Andere Ferrosalze wie Gluconat, Fumarat, Ascorbat, Succinat werden therapeutisch als gleichwertig angesehen (Büchner 2003). Die unterschiedlichen Verbindungen bedingen keine wesentlichen Resorptionsunterschiede im Vergleich zu dem gut resorbierbaren Sulfat.

Das Eisen(II)-glycinsulfat enthaltende *Ferro sanol/duodenal* wird nach wie vor weitaus am häufigsten verordnet (Tabelle 8.1). Die Duodenalform setzt das Eisen erst im Duodenum frei, wodurch lokale Reizerscheinungen im Magen umgangen werden. Einige andere Präparate zeigen auch noch im Dünndarm eine verzögerte Freigabe und erreichen dadurch Darmabschnitte, die Eisen schlechter resorbieren. *Ferro sanol/duodenal* hat jedoch eine genügend hohe Resorptionsquote (Heinrich 1986). *Ferrum Hausmann* (Sirup, Tropfen) bietet den Vorteil der individuellen Dosierung bei Kindern, enthält andererseits dreiwertiges Eisen, das schlecht resorbierbar ist (Kaltwasser et al. 1987).

Die wenig sinnvollen Eisensulfatkombinationen mit Folsäure sind seit Jahren nur noch mit einem Präparat (*Plastulen N/duo*) vertreten, das erneut rückläufig war (Tabelle 8.1). Wenn auch Eisen und Folsäure für die Anämieprophylaxe in der Schwangerschaft grundsätzlich in Frage kommen, benötigen gesunde Schwangere meistens keine Eisensubstitution. Außerdem ist die Supplementation mit einer fixen Eisen/Folsäure-Kombination generell nicht sinnvoll. Folsäure wird im ersten Trimenon benötigt und eine Eisensubstitution kommt erst im zweiten Trimenon in Frage, wenn der Eisenbedarf ansteigt. Ähnliche Überlegungen gelten für die erstmals vertretenen *Ferro sanol comp Kapseln*, die neben Folsäure auch noch Vitamin B_{12} enthalten. Derartige Antianämikakombinationen sind nach den Arzneimittelrichtlinien (Anlage III, § 34 Absatz 1 SGB V) von der Verordnung ausgeschlossen.

Tabelle 8.1: Verordnungen von Eisenpräparaten 2009. Angegeben sind die 2009 verordneten Tagesdosen, die Änderungen gegenüber 2008 und die mittleren Kosten je DDD 2009.

Präparat	Bestandteile	DDD in Mio.	Änd. in %	DDD-Kosten in €
Eisensulfat				
Tardyferon	Eisen(II)sulfat	3,3	(+21,7)	0,60
Haemoprotect	Eisen(II)sulfat	3,0	(-6,7)	0,43
Eisentabl./-drag.-ratiopharm	Eisen(II)sulfat	2,2	(+14,5)	0,49
Dreisafer	Eisen(II)sulfat	1,1	(-16,5)	0,51
Eryfer	Eisen(II)sulfat	0,8	(-29,4)	0,55
		10,5	(+0,9)	0,52
Weitere Eisensalze				
Ferro sanol/duodenal	Eisen(II)glycinsulfat	34,4	(+3,9)	0,57
Ferrum Hausmann Sirup/Tr.	Eisen(III)hydroxid-Polymaltose-Komplex	0,7	(-20,2)	0,70
		35,0	(+3,3)	0,57
Eisensulfatkombinationen				
Plastulen N / -duo	Eisen(II)sulfat Folsäure	2,0	(-13,3)	0,26
Ferro sanol comp	Eisen(II)-glycin-sulfat Folsäure Cyanocobalamin	0,5	(+39,9)	1,08
		2,5	(-5,5)	0,44
Parenterale Eisenpräparate				
Ferrlecit Amp.	Eisen(III)Natrium-gluconat-Komplex	1,4	(+5,5)	11,41
Venofer	Eisen(III)oxid-Saccharose-Komplex	0,2	(+4,2)	21,93
		1,6	(+5,3)	12,82
Summe		49,6	(+2,4)	0,94

8

Parenterale Eisenpräparate

Die parenterale Eisenbehandlung wird nur in seltenen Ausnahmefällen angewendet, wenn eine orale Gabe nicht möglich oder kontraindiziert ist. Grund für diese Zurückhaltung sind zahlreiche Risiken, insbesondere anaphylaktoide Reaktionen schwersten Ausmaßes. Die parenterale

Gabe führt gegenüber der oralen Applikation auch zu keinem besseren Therapieeffekt (Kaltwasser 2003). Ausnahme ist die Eisensubstitution bei Epoetintherapie der renalen Anämie (MacDougall 1999, Thomas et al. 2005). Allen Präparaten gemeinsam ist die Gefahr der Überladung mit freiem Eisen bei zu schneller Injektion, auch weil die Bindungsfähigkeit des Ferritins begrenzt ist.

Ferrlecit Ampullen (Eisengluconatkomplex) waren lange das einzige parenterale Eisenpräparat unter den 3000 meistverordneten Arzneimitteln (Tabelle 8.1). Im Jahre 2005 kamen *Venofer* (Eisensaccharosekomplex) und *CosmoFer* (Eisendextrankomplex) hinzu. Die Eisenkomplexpräparate sind bezüglich ihrer Wirksamkeit vergleichbar, zeigen aber Unterschiede bezüglich der Verträglichkeit. Nach Gabe von Eisendextranpräparaten sind zahlreiche Todesfälle in den USA beschrieben worden (Fishbane 2003). Eisengluconat- und Eisensaccharatkomplexe haben dagegen ein günstigeres Sicherheitsprofil. Das erhöhte Nebenwirkungsrisiko hat vermutlich dazu geführt, dass *CosmoFer* seit 2007 nicht mehr zum Kreise der meistverordneten Arzneimittel gehört.

Folsäure

Folsäurepräparate haben im Vergleich zum Vorjahr nochmals zugelegt (Tabelle 8.2). *Folsan* steht weiterhin an der Spitze. Dieses Präparat ist in zwei Stärken verfügbar (0,4 und 5 mg pro Tbl.). Die Tabletten mit der großen Wirkstoffmenge sind zur Behandlung klinischer Folsäuremangelzustände sowie in besonderen Fällen der Schwangerschaft vorgesehen, während die Tabletten mit 0,4 mg vor allem der Routineprophylaxe in der Schwangerschaft dienen.

Die Verordnung von Folsäure steht zum Teil in Zusammenhang mit der Empfehlung einer präkonzeptionellen Folsäuregabe zur Prävention von Neuralrohrdefekten (Übersicht bei Koletzko und Pietrzik 2004). Ohne zusätzliche Einnahme von Folsäure lässt sich eine wirksame Vorbeugung praktisch nicht erzielen. Vermutlich nehmen nur etwa die Hälfte der Schwangeren Folsäure ein und nur wenige zum richtigen Zeitpunkt (Queißer-Luft und Spranger 2006). Die Entwicklung des Neuralrohrs ist nach dem 28. Tag der Schwangerschaft abgeschlossen. Infolgedessen ist eine wirksame Vorbeugung nur dann zu erzielen, wenn Frauen bereits 4 Wochen vor Beginn einer Schwangerschaft bis etwa 8 Wochen nach deren Eintritt Folsäure einnehmen. Eine längere Einnahme ist unschädlich. Bei Frauen mit anamnestischer Belastung

Tabelle 8.2: Verordnungen von weiteren Antianämika 2009. Angegeben sind die 2009 verordneten Tagesdosen, die Änderungen gegenüber 2008 und die mittleren Kosten je DDD 2009.

Präparat	Bestandteile	DDD in Mio.	Änd. in %	DDD-Kosten in €
Folsäure				
Folsan	Folsäure	4,0	(+17,3)	0,32
Folsäure-ratiopharm	Folsäure	2,8	(+2,0)	0,32
Folcur	Folsäure	1,2	(-5,1)	0,32
Folsäure STADA	Folsäure	1,1	(-0,5)	0,32
		9,1	(+6,8)	0,32
Epoetinpräparate				
Aranesp	Darbepoetin alfa	8,9	(-10,0)	12,77
Neorecormon	Epoetin beta	4,1	(-29,7)	12,08
Erypo	Epoetin alfa	3,2	(-34,8)	12,75
Mircera	Methoxy-Polyethylenglycol-Epoetin beta	1,8	(+97,0)	11,43
Epoetin alfa HEXAL	Epoetin alfa	1,4	(-0,6)	9,67
Silapo	Epoetin zeta	1,2	(+167,5)	9,73
Abseamed	Epoetin alfa	1,1	(+42,8)	9,66
Binocrit	Epoetin alfa	0,6	(+40,6)	9,65
		22,3	(-9,6)	11,94
Summe		31,4	(-5,4)	8,57

8

durch eine vorausgegangene Schwangerschaft mit Neuralrohrdefekt wird eine Folsäuresupplementierung mit einer Dosis von 4–5 mg/Tag empfohlen (Wald 2004). Dadurch lässt sich das Risiko, dass ein weiteres Kind geschädigt wird, um mehr als 80% vermindern.

Neben der Prävention von Neuralrohrdefekten wird seit einigen Jahren empfohlen, bei genetisch bedingter Hyperhomocysteinämie und bei erhöhter Neigung zu thromboembolischen Komplikationen ≥ 0,4 mg Folsäure täglich zu verordnen (Baker und Bick 1999). Aktuelle Metaanalysen kommen aber zu dem Ergebnis, dass die Hyperhomocysteinämie allenfalls ein geringer Risikofaktor für kardiovaskuläre Ereignisse ist (Homocysteine Studies Collaboration 2002, Hanley 2004). In der VISP-Studie an 3680 Patienten wurde zwar der Homocysteinspiegel durch Folsäure, Pyridoxin und Cobalamin gesenkt, aber nicht die Zahl der Schlaganfallrezidive und der koronaren Ereignisse (Toole et al. 2004). Bei Patienten, bei denen zuvor eine erfolgreiche koronare Stent-Implantation durchgeführt worden war, war das Risiko für Restenose durch die Gabe dieser Vitamine sogar erhöht (Lange et al. 2004). Zwei weitere Studien bestätigen den Sachverhalt. In der HOPE-2-Studie mit 5522 Patienten wurde festgestellt, dass die Gabe von Folsäure, Pyridoxin und Cobalamin über 5 Jahre lang die Homocysteinkonzentration im Blut zwar vermindert, die Mortalität kardiovaskulärer Erkrankungen aber nicht verringert (The Heart Outcomes Prevention Evaluation 2006). Desgleichen wurde bei der NORVIT-Studie mit 3749 Herzinfarktpatienten festgestellt, dass die Behandlung mit denselben Vitaminen das Risiko eines erneuten Infarkts nicht verminderte (Bonaa et al. 2006) (s. auch Vitamine und Mineralstoffpräparate, Kapitel 44).

Erythropoetin

Das Glykoprotein Erythropoetin (Epoetin, EPO, rhEPO) wird bei Erwachsenen vorwiegend in den Nieren gebildet und von dort ins Blut sezerniert. Eine Anämie ist der stärkste Anreiz für eine vermehrte Synthese und Freisetzung und damit für eine Stimulation der Erythropoese im Knochenmark. Rekombinante Verbindungen mit gleicher Proteinstruktur werden Epoetine genannt. Rekombinante Verbindungen mit geänderter Proteinstruktur haben noch eine Vorsilbe, z.B. Darbepoetin.

Rekombinantes humanes Epoetin alfa (z. B. *Erypo, Eprex*) wurde 1988 in die Therapie eingeführt. Wenig später folgte Epoetin beta (*NeoRecormon*). Beide Präparate werden in großem Umfang bei Dialysepatienten mit renaler Anämie und bei onkologischen Patienten verwendet. Das 2001 eingeführte Epoetinanalogon Darbepoetin alfa (*Aranesp*) unterscheidet sich von Epoetin in der Struktur des Kernproteins und durch zwei zusätzliche Kohlenhydratketten, die den Abbau des Proteins verzögern und die Halbwertszeit um den Faktor 2–3 verlängern. Dadurch konnte das Dosierungsintervall auf einmal pro Woche bei gleicher Wirksamkeit ohne zusätzliche Therapiekosten verlängert werden (Ibbotson und Goa 2001).

Seit September 2007 ist das langwirkende Methoxy-Polyethylenglycol-Epoetin beta (*Mircera*) im Handel. Durch Integration einer großen Methoxy-Polyethylenglycol-Polymerkette in das Molekül des Wirkstoffs resultiert eine Wirkungsdauer von 4 Wochen. In mehreren Vergleichsuntersuchungen mit Epoetin alfa und beta wurde eine nahezu identische Wirksamkeit und Verträglichkeit nachgewiesen (Curran und McCormack 2008). Die Verordnung hat sich gegenüber dem Vorjahr fast verdoppelt. Epoetin delta (*Dynepo*) ist im Februar 2009 nach nur zweijähriger Marktpräsens nicht mehr vertreten, weil der Hersteller das Präparat aus kommerziellen Gründen vom Markt genommen hat (European Medicines Agency 2009).

Neu hinzugekommen ist Epoetin zeta *(Silapo)*, das als rekombinantes humanes Epoetin in einer CHO-Zelllinie (Chinesische Hamster Ovarialzellen) hergestellt wird. Wie Epoetin alfa und beta kann es intravenös und subkutan angewendet werden, ist bezüglich Wirkungen und unerwünschten Wirkungen mit den anderen Epoetinen äquivalent (Krivoshiev et al. 2010) und gehört zu den preisgünstigen Präparaten.

Das Verordnungsvolumen der Epoetinpräparate hat sich seit 2000 noch einmal verdoppelt, stagniert aber seit 2004 auf hohem Niveau (Abbildung 8.1). Das Umsatzvolumen war 2009 mit 266 Mio. € erstmals rückläufig (Vorjahr 305 Mio. €). Zu diesem Umsatzrückgang hat die steigende Verordnung preisgünstiger Biosimilars beitragen, die inzwischen einen Verordnungsanteil von 19% erreicht haben. Bedeutsam sind aber auch medizinische Gründe. Im Gegensatz zu früher wird bei der Behandlung der renalen Anämie mit Epoetin keine Normalisierung des Hämatokrits mehr angestrebt, sondern ein oberer Hämoglobinwert von 11–12 g/dl (Hörl und Vanrenterghem 2005, Drüeke et al. 2006, Singh et al. 2006).

Weiterhin wurden Epoetinpräparate in großem Umfang zur Behandlung der Tumoranämie eingesetzt. Jedoch profitiert nur ein Teil der Tumorpatienten von einer Epoetintherapie (Marsh und Rascati 1999, Dührsen 2002). Bei normalen Hämoglobinwerten ist die Gabe von Epoetin nicht sinnvoll, da Epoetin-behandelte Patienten mit Kopf-Hals-Tumoren oder Mammakarzinom sogar geringere Überlebensraten als unbehandelte Patienten hatten (Henke et al. 2003, Leyland-Jones 2003). Nach einer ersten Metaanalyse von 27 klinischen Studien mit 3287 Tumorpatienten wurde der Transfusionsbedarf vermindert und möglicherweise die Überlebenszeit verlängert (Bohlius et al. 2005). Eine aktualisierte Metaanalyse von 46 Studien mit 7304 Tumorpatienten ergab keinen Hinweis auf eine Verlängerung der Überlebenszeit (Wilson et al. 2007). In einer weiteren Metaanalyse über 51 Studien mit 13611 Patienten wurde ein erhöhtes Thromboembolierisiko (+57%) und ein erhöhtes Mortalitätsrisiko (+10%) gefunden (Bennett et al. 2008). Als mögliche Ursache wird eine Stimulation des Tumorwachstums über vermehrt exprimierte Epoetinrezeptoren diskutiert. Die amerikanische Food and Drug Administration hat daher empfohlen, Erythropoese-stimulierende Arzneimittel (ESA) nur zur Behandlung der Anämie infolge einer myelosuppressiven Chemotherapie einzusetzen und danach abzusetzen (Food and Drug Administration 2007). Ein potenzielles Krebsrisiko von Epoetin ist möglicherweise noch größer, wenn es von Sportlern als Dopingmittel über lange Zeiträume zur Leistungssteigerung angewendet wird (Tentori und Graziani 2007).

Als Folge des erwünschten therapeutischen Effektes von Epoetin kann es zum sekundären Eisenmangel kommen, falls nicht rechtzeitig mit Gabe von Eisen dem zu erwartenden erhöhten Bedarf vorgebeugt wird (Thomas et al. 2005). Eisen vermindert auch die notwendige Epoetindosis (Fishbane et al. 1999). Weiterhin vermindert werden kann die Epoetindosis, die zur Stützung des gewünschten Hämatokritwerts notwendig ist, durch s.c. Verabreichung von Epoetin im Vergleich zur i.v. Anwendung sowie auch durch lediglich einmal wöchentliche s.c. Gabe (Kaufman et al. 1998, Weiss et al. 2000).

Literatur

Baker WF, Bick RL (1999): Treatment of hereditary and acquired thrombophilic disorders. Semin Thromb Hemost 25: 387–406.

Begemann H, Rastetter J (Hrsg) (1993): Klinische Hämatologie, Kapitel "Anämien". Georg-Thieme-Verlag Stuttgart, New York, S. 237–418.

Bennett CL, Silver SM, Djulbegovic B, Samaras AT, Blau CA, Gleason KJ, Barnato SE, Elverman KM, Courtney DM, McKoy JM, Edwards BJ, Tigue CC, Raisch DW, Yarnold PR, Dorr DA, Kuzel TM, Tallman MS, Trifilio SM, West DP, Lai SY, Henke M (2008): Venous thromboembolism and mortality associated with recombinant erythropoietin and darbepoetin administration for the treatment of cancer-associated anemia. JAMA 299: 914–924.

Bohlius J, Langensiepen S, Schwarzer G, Seidenfeld J, Piper M, Bennett C, Engert A (2005): Recombinant human erythropoietin and overall survival in cancer patients: results of a comprehensive meta-analysis. J Natl Cancer Inst 97: 489–498.

Bonaa KH, Njolstad I, Ueland PM, Schirmer H, Tverdal A et al (NORVIT Trial Investigators) (2006): Homocysteine lowering and cardiovascular events after acute myocardial infarction. N Engl J Med 354: 1578-1588.

Büchner T (2003): Anämien. In: Therapie Innerer Krankheiten (Hrsg Paumgartner G, Steinbeck G). Springer-Verlag Berlin, Heidelberg, New York, 10. Aufl., S. 1015.

Curran MP, McCormack PL (2008): Methoxy polyethylene glycol-epeoetin beta: a review of ist use in the management of anaemia associated with chronic kidney disease. Drugs 68: 1139–1156.

Drüeke TB, Locatelli F, Clyne N, Eckardt KU, Mcdougall IC et al. (2006): Normalization of hemoglobin level in patients with chronic kidney disease and anemia. N Engl J Med 355: 2071–2084.

Dührsen U (2002): Gibt es Indikationen für Erythropoetin in der Onkologie? Dtsch Ärztebl 99: A3470–A3475.

European Medicines Agency (2009): Public statement on Dynepo (epoetin delta). Withdrawal of the marketing authorisation in the European Union. Internet: www.ema.europa.eu/humandocs/PDFs/EPAR/dynepo/12666909 en.pdf

Fishbane S (2003): Safety in iron management. Am J Kidney Dis 41 (5 Suppl): 18–26.

Fishbane S, Mittal SK, Maesaka JK (1999): Beneficial effects of iron therapy in renal failure patients on hemodialysis. Kidney Int 55: 67–70.

Food and Drug Administration (2007): Information for Healthcare Professionals November 8, 2007. Erythropoesis stimulating agents (ESA). Internet: www.fda.gov/cder/drug/InfoSheets/HCP/RHE200711HCP.htm

Hanley DF (2004): The challenge of stroke prevention. JAMA 291: 621–622.

Heinrich HC (1986): Bioverfügbarkeit und therapeutischer Wert oraler Eisen(II)- und Eisen(III)-Präparate. Dtsch Apoth Ztg 126: 681–690.

Henke M, Laszig R, Rube C, Schafer U, Haase KD, Schilcher B, Mose S, Beer KT, Burger U, Dougherty C, Frommhold H (2003): Erythropoietin to treat head and neck cancer patients with anaemia undergoing radiotherapy: randomised, double-blind, placebo-controlled trial. Lancet 362: 1255–1260.

Homocysteine Studies Collaboration (2002): Homocysteine and risk of ischemic heart disease and stroke: a meta-analysis. JAMA 288: 2015–2022.

Hörl WH, Vanrenterghem Y (2005): Optimal treatment of renal anaemia (OPTA): improving the efficacy and efficiency of renal anaemia therapy in haemodialysis patients receiving intravenous epoetin. NephrolDialTransplant 20, Suppl.3: iii25-32.

Ibbotson T, Goa KL (2001): Darbepoetin alfa. Drugs 61: 2097–2104.

Kaltwasser JP (2003): Eisenmangelanämie. In: Berdel WE, Böhm M, Classen M, Diehl V, Kochsiek K, Schmigel W (Hrsg): Innere Medizin. 5. Auflage, Urban & Fischer, München Jena, S. 706–711.

Kaltwasser JP, Werner E, Niechzial M (1987): Bioavailability and therapeutic efficacy of bivalent and trivalent iron preparations. Arzneim Forsch 37: 122–129.

Kaufman JS, Reda DJ, Fye CL, Goldfarb DS, Henderson WG et al. (1998): Subcutaneous compared with intravenous epoetin in patients receiving hemodialysis. N Engl J Med 339: 578–583.

Koletzko B, Pietrzik K (2004): Gesundheitliche Bedeutung der Folsäurezufuhr. Dtsch Ärztebl 101: A 1670–1681.

Krivoshiev S, Wizemann V, Czekalski S, Schiller A, Pljesa S et al. (2010): Therapeutic equivalence of epoetin zeta and alfa, administered s.c., for maintenance treatment of renal anemia. Adv Ther 27: 105–117.

Lange H, Suryapranata H, De Luca G, Böner C, Dille J, Kallmayer K et al (2004): Folate therapy and in-stent restenosis after coronary stenting. N Engl J Med 350: 2673–2681.

Leyland-Jones B; BEST Investigators and Study Group (2003): Breast cancer trial with erythropoietin terminated unexpectedly. Lancet Oncol 4: 459–460.

MacDougall IC (1999): Strategies for iron supplementation: Oral versus intravenous. Kidney Int 55: 61–66.

Marsh WA, Rascati KL (1999): Meta-analyses of the effectiveness of erythropoetin for end-stage renal disease and cancer. Clin Ther 21: 1443–1455.

Queißer-Luft A, Spranger J (2006): Fehlbildungen bei Neugeborenen. Dtsch Ärztebl 103: C2060–2066.

Singh AK, Szczech L, Tang KL, Barnhart H, Sapp S et al. (2006): Correction of anemia with epoetin alfa in chronic kidney disease. N Engl J Med 355: 2085–2098.

Tentori L, Graziani G (2007): Doping with growth hormone/IGF-1, anabolic steroids or erythropoietin: is there a cancer risk? Pharmacol Res 55: 359–369.

The Heart Outcomes Prevention Evaluation (HOPE) 2 Investigators (2006): Homocysteine lowering with folic acid and B vitamins in vascular disease. N Engl J Med 354: 1567–1577.

Thomas L, Thomas C, Heimpel H (2005): Neue Parameter zur Diagnostik von Eisenmangelzuständen. Dtsch Ärztebl 102: A 580–586.

Toole JF, Malinow MR, Chambless LE, Spence JD, Pettigrew LC et al (2004): Lowering homocysteine in patients with ischemic stroke to prevent recurrent stroke, myocardial infarktion, and death: the vitamin intervention for stroke prevention (VISP). JAMA 291: 565–575.

Wald NJ (2004): Folic acid and the prevention of neural-tube defects. N Engl J Med 350: 101–103.

Weiss LG, Clyne N, Divino Fihlho J, Frisenette-Fich C, Kurkus J, Svensson B (2000): The efficacy of once weekly compared with two or three times weekly subcutaneous epoetin ß: results from a randomized controlled multicentre trial. Swedish Study Group. Nephrol Dial Transplant 15: 2014–2019.

Wilson J, Yao GL, Raftery J, Bohlius J, Brunskill S, Sandercock J, Bayliss S, Moss P, Stanworth S, Hyde C (2007): A systematic review and economic evaluation of epoetin alfa, epoetin beta and darbepoetin alfa in anaemia associated with cancer, especially that attributable to cancer treatment. Health Technol Assess 11: 1–220.

Wollenberg P (2009): Eisen – Pharmakotherapie des Eisenmangels. In: Allgemeine und spezielle Pharmakologie und Toxikologie (Hrsg. Aktories K, Förstermann U, Hofmann F, Starke K) Urban & Fischer Verlag München, Jena, 10. Aufl, S. 741–751.

9. Antibiotika und Chemotherapeutika

Winfried V. Kern

AUF EINEN BLICK

Trend

Die Antibiotikaverordnungen haben gegenüber dem Vorjahr erneut leicht zugenommen. Die Steigerung ist wie im letzten Jahr vor allem auf eine häufigere Verordnung von Oralcephalosporinen, namentlich Cefuroximaxetil, zurückzuführen. Wie in den Vorjahren war Amoxicillin das meist verordnete Antibiotikum, und Doxycyclin ist das am zweithäufigsten verordnete Antibiotikum geblieben. Die Verordnungshäufigkeit von Makrolidantibiotika hat zugenommen. Bei den Fluorchinolonen kam es zu einem weiteren Rückgang der Verordnungen von Norfloxacin und Moxifloxacin und zu einem Anstieg der Verordnungen von Ciprofloxacin und Levofloxacin. Die Verordnungsmengen von Virostatika und Antimykotika sind leicht angestiegen.

Bei den antibakteriellen Substanzen kam es 2009 im Vergleich zum Vorjahr erneut zu einer leichten Steigerung des Verordnungsvolumens nach definierten Tagesdosen (DDD) (vgl. Tabelle1.1). Im langjährigen Vergleich ist die Verordnungsmenge einschließlich der des Jahres 2009 jedoch recht konstant. Betalactame, Tetracycline, und Makrolidantibiotika stellen neben den Chemotherapeutika aus dem Bereich der Fluorchinolone (Gyrasehemmer), Sulfonamide, Nitroimidazole und Nitrofurantoin die praktisch bedeutsamsten Gruppen dar.

Hauptindikation für eine antibakterielle Therapie im ambulanten Bereich ist die Atemwegsinfektion. Der Hinweis, dass im Unterschied zur Pneumonie akute obere Atemwegsinfektionen, vor allem die akute Bronchitis, in mehr als 90% der Fälle durch Viren ausgelöst werden und daher keine primäre Indikation für Antibiotika darstellen, bleibt wichtig. Erfahrungen aus der Allgemeinmedizin zeigen, dass es auch in Deutschland durchaus Einsparungspotenziale in der Antibiotikaverordnung gibt (Altiner et al. 2007).

Neben pharmakologischen Eigenschaften des Wirkstoffs sind bei der Auswahl eines Antibiotikums Art und Ort der Infektion, Erregerempfindlichkeit und die klinische Situation des Patienten maßgebend. Folgende Punkte sollten beachtet werden:

- Das pharmakokinetische Profil, das Nebenwirkungsprofil und die klinische Wirksamkeit aus kontrollierten Studien müssen berücksichtigt werden.
- Bei Gleichheit aller Faktoren soll das kostengünstigste Präparat ausgewählt werden.
- Bei schweren Infektionen ist der Versuch einer Erregersicherung sinnvoll; nur so kann in vielen Fällen von einem (unnötig) breit wirksamen Präparat gezielt auf eine weniger breit wirksame Substanz umgestellt werden.

9

Bei den häufigen Atemwegs- und Harnwegsinfektionen, bei denen meist eine empirische („kalkulierte") Therapie (ohne Erregersicherung) eingeleitet wird, bieten viele neuere Wirkstoffe keine wesentlichen Vorteile gegenüber den älteren, weniger kostspieligen Antibiotika. Entscheidend sind in dieser Situation das erwartete Erregerspektrum und die erwartete Erregerempfindlichkeit. Kenntnisse zur aktuellen Situation bezüglich bakterieller Resistenzentwicklung bei den Erregern

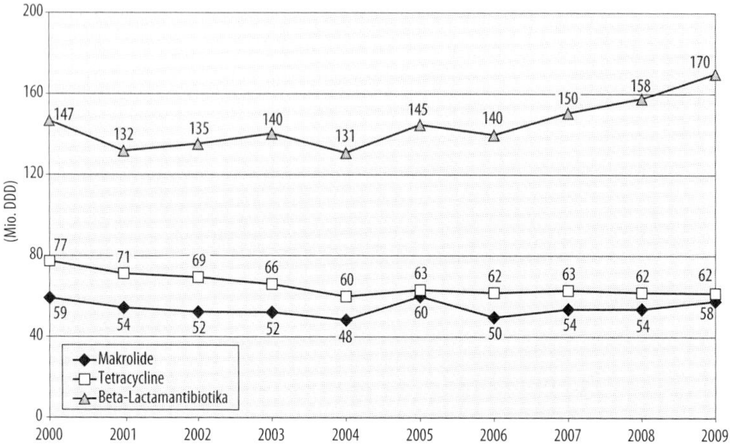

Abbildung 9.1: Verordnungen von Antibiotika 2000 bis 2009. Gesamtverordnungen nach definierten Tagesdosen

ambulant erworbener Infektionen sind somit wichtig. Dies gilt vor allem bezüglich der Empfindlichkeit von Pneumokokken und A-Streptokokken gegenüber Penicillin und Makroliden sowie der Empfindlichkeit von Escherichia coli gegenüber Trimethoprim bzw. Co-trimoxazol und Fluorchinolonen. Deutschland verfügt inzwischen – wie die skandinavischen Länder und Holland seit vielen Jahren – auch um einen Antibiotika-Verbrauchs- und -Resistanzatlas (GERMAP2008), der aktuelle Informationen hierzu bietet.

Die klassischen Betalactamantibiotika (Penicilline, Aminopenicilline, Cephalosporine) stehen seit über 10 Jahren uneingeschränkt an führender Position (Abbildung 9.1). Sie machten auch im Jahr 2009 rund 50% aller verordneten Antibiotikatagesdosen aus. Ihre Dominanz beruht nach über 50jähriger Anwendung auf der bisher unübertroffenen Kombination pharmakologischer Eigenschaften mit einer hohen antibakteriellen Aktivität, geringer Toxizität und der daraus resultierenden großen therapeutischen Breite. Der weitaus größte Teil der Betalactamverordnungen entfällt auf die Aminopenicilline (Abbildung 9.2). Ungewöhnlich ist der deutliche Anstieg der Cephalosporine in den letzten Jahren – gerade auch im vergangenen Jahr 2009.

9

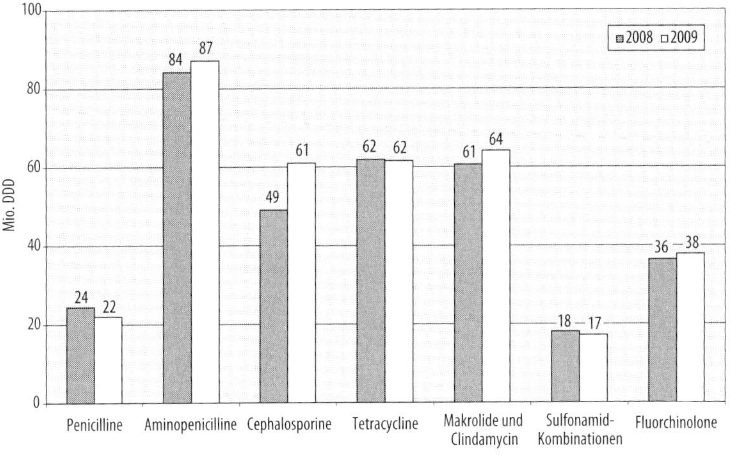

Abbildung 9.2: Verordnungen von Antibiotika und Chemotherapeutika 2009. Gesamtverordnungen nach definierten Tagesdosen

Tetracycline sind wie bisher zweithäufigste Substanzgruppe, gefolgt von Makrolidantibiotika und den Gyrasehemmern (Fluorchinolone) (Abbildung 9.2).

Die Antibiotika und Chemotherapeutika sind unter den 3000 meistverordneten Arzneimitteln mit nahezu 200 Präparaten vertreten (Tabellen 9.1 bis 9.11). Wie in den letzten Jahren ist das starke Wachstum von Generikapräparaten zu beobachten. Unter den Generika wurden überwiegend die preisgünstigen Präparate verordnet.

Betalactamantibiotika

Basispenicilline

Die Gruppe der Oralpenicilline ist im Jahre 2009 gegenüber dem Vorjahr erneut im Verbrauch zurückgegangen (Tabelle 9.1). Bei den Aminopenicillinen ohne Betalactamaseinhibitor entfällt der weitaus größte Teil der Verordnungen auf Amoxicillin. Orales Ampicillin wird zu Recht kaum noch verordnet. Im Vergleich zu den Oralpenicillinen haben die Aminopenicilline ein breiteres Wirkungsspektrum im gramnegativen Bereich (vor allem Haemophilus). Durch die hohen Serum- und Gewebespiegel und hohe Aktivität gerade auch gegenüber Pneumokokken gilt Amoxicillin inzwischen als best geeignetes orales Betalactam bei Pneumonien und wird auch in der Neuauflage der deutschen Leitlinie zur Therapie der ambulant erworbenen Pneumonie als Mittel erster Wahl empfohlen (Höffken et al. 2009). Indikationen sind darüber hinaus obere Atemwegsinfektionen wie Otitis media und akute Sinusitis (DEGAM 2008). Die Tagestherapiekosten von Amoxicillin sind mit 1,00 € im Durchschnitt sehr günstig (Tabelle 9.2).

Aminopenicillin-Betalactamaseinhibitor-Kombinationen

Zwei verschiedene Kombinationspräparate sind zur oralen Verabreichung erhältlich, Amoxicillin/Clavulansäure und Ampicillin/Sulbactam (in Form von Sultamicillin, eine Doppelesterverbindung von Ampicillin und Sulbactam, *Unacid PD oral*).

Vorteil dieser Substanzen im Vergleich zu Amoxicillin ist das um Moraxella, Klebsiella, Staphylococcus aureus und Anaerobier erweiterte Spektrum. Die gelegentlich auftretenden Betalactamase-positiven

Tabelle 9.1: Verordnungen von Penicillinen 2009. Angegeben sind die 2009 verordneten Tagesdosen, die Änderungen gegenüber 2008 und die mittleren Kosten je DDD 2009.

Präparat	Bestandteile	DDD in Mio.	Änd. in %	DDD-Kosten in €
Phenoxymethylpenicillin				
Infectocillin	Phenoxymethyl-penicillin	6,2	(+11,6)	1,59
Penicillin V-ratiopharm	Phenoxymethyl-penicillin	3,5	(−21,8)	1,62
PenHEXAL	Phenoxymethyl-penicillin	2,4	(−12,9)	1,54
Penicillin V AL	Phenoxymethyl-penicillin	2,1	(−10,5)	1,30
Isocillin	Phenoxymethyl-penicillin	1,1	(−27,5)	1,68
Penbeta Mega	Phenoxymethyl-penicillin	0,9	(−20,9)	1,46
Penicillin Sandoz	Phenoxymethyl-penicillin	0,9	(+8,8)	1,52
Penicillin V STADA	Phenoxymethyl-penicillin	0,8	(−15,1)	1,45
Pen Mega- 1 A Pharma	Phenoxymethyl-penicillin	0,8	(+15,1)	1,23
Penicillin V Heumann	Phenoxymethyl-penicillin	0,4	(−8,2)	1,27
Penicillin V dura	Phenoxymethyl-penicillin	0,4	(−29,1)	1,28
Megacillin oral	Phenoxymethyl-penicillin	0,3	(−39,4)	1,85
		19,8	(−9,0)	1,53
Weitere Oralpenicilline				
Infectobicillin	Phenoxymethyl-penicillin-Benzathin	1,3	(−6,4)	4,00
Staphylex	Flucloxacillin	0,2	(−4,7)	13,65
		1,6	(−6,2)	5,39
Summe		21,4	(−8,8)	1,81

Haemophilusspezies werden ebenfalls erfasst, die Hälfte der amoxicillinresistenten Escherichia coli ist empfindlich gegenüber Amoxicillin-Clavulansäure.

9

Tabelle 9.2: Verordnungen von Aminopenicillinen 2009. Angegeben sind die 2009 verordneten Tagesdosen, die Änderungen gegenüber 2008 und die mittleren Kosten je DDD 2009.

Präparat	Bestandteile	DDD in Mio.	Änd. in %	DDD-Kosten in €
Amoxicillin				
Amoxicillin-ratiopharm	Amoxicillin	30,6	(+22,7)	1,02
Amoxi- 1 A Pharma	Amoxicillin	17,7	(+18,1)	0,88
Amoxicillin AL	Amoxicillin	9,6	(−25,4)	0,93
AmoxiHEXAL	Amoxicillin	6,3	(−11,0)	1,15
Amoxicillin Heumann	Amoxicillin	4,1	(−8,0)	0,91
Amoxibeta	Amoxicillin	2,2	(−30,3)	0,88
Infectomox	Amoxicillin	2,1	(−3,2)	1,46
Amoxi-CT	Amoxicillin	1,2	(−9,2)	0,99
Amoxicillin STADA	Amoxicillin	0,9	(−26,5)	1,02
Amoxicillin AbZ	Amoxicillin	0,7	(+5,1)	0,86
Amoxi-Tablinen/Amoxi Lich	Amoxicillin	0,6	(+29,6)	0,98
Jutamox	Amoxicillin	0,6	(−14,4)	0,94
Amoxypen	Amoxicillin	0,6	(−21,2)	1,69
Amoxi Sandoz	Amoxicillin	0,6	(−28,8)	1,03
Amoxi-Wolff	Amoxicillin	0,3	(−39,3)	1,55
		78,3	(+2,6)	1,00
Andere Aminopenicilline				
Unacid PD	Sultamicillin	1,3	(+13,3)	10,42
Ampicillin-ratiopharm	Ampicillin	0,3	(−8,2)	2,25
		1,6	(+8,2)	8,80
Kombinationen				
Amoclav/-forte/Amoxclav	Amoxicillin Clavulansäure	2,0	(+29,6)	6,65
Amoxiclav- 1 A Pharma	Amoxicillin Clavulansäure	0,9	(+74,7)	5,83
Amoxicillin-ratiopharm comp.	Amoxicillin Clavulansäure	0,8	(−20,7)	6,62
Amoxi Clavulan STADA	Amoxicillin Clavulansäure	0,5	(−5,0)	6,14
Amoxi-Clavulan AL	Amoxicillin Clavulansäure	0,5	(+27,3)	6,07
Amoxclav Sandoz	Amoxicillin Clavulansäure	0,4	(−2,1)	6,79

Tabelle 9.2: Verordnungen von Aminopenicillinen 2009. Angegeben sind die 2009 verordneten Tagesdosen, die Änderungen gegenüber 2008 und die mittleren Kosten je DDD 2009. (Fortsetzung)

Präparat	Bestandteile	DDD in Mio.	Änd. in %	DDD-Kosten in €
Amoxiclav-CT	Amoxicillin Clavulansäure	0,2	(+0,7)	6,75
Flanamox	Amoxicillin Flucloxacillin	0,2	(−14,2)	5,27
Amoxidura plus	Amoxicillin Clavulansäure	0,2	(−25,7)	6,19
Amoxicillin plus Heumann	Amoxicillin Clavulansäure	0,2	(+65,8)	6,06
Augmentan	Amoxicillin Clavulansäure	0,2	(−38,4)	9,28
		6,0	(+10,5)	6,44
Summe		86,0	(+3,2)	1,52

9

Nachteile sind die gastrointestinalen Störungen, die häufiger im Vergleich zu Basispenicillinen zu sein scheinen. Insgesamt kam es 2009 wie bereits im Vorjahr zu einer Zunahme der Verordnung dieser Substanzen – die Ursachen hierfür sind nicht klar. Während im Fall von Amoxicillin/Clavulansäure kostengünstige Generika eingesetzt werden (Tabelle 9.2), wurde auch das relativ teure Sultamicillin (Tagesdosiskosten 10,42 €) mit einer Steigerung von 13% vermehrt eingesetzt, obwohl es keine relevanten Vorteile gegenüber der Kombination Amoxicillin/Clavulansäure (durchschnittliche Tagesdosisdurchschnittskosten 6,44 €) bietet.

Cephalosporine

Die Oralcephalosporine zeigten im Jahr 2009 wie im Vorjahr einen deutlichen Verordnungsanstieg um +28% gegenüber dem Vorjahr (Abbildung 9.2). Oralcephalosporine entsprechen in ihrem Wirkungsspektrum weitgehend den Aminopenicillin-Betalactamaseinhibitor-Kombinationen mit Ausnahme der schlechteren Anaerobierwirksamkeit.

Tabelle 9.3: Verordnungen von Cephalosporinen 2009. Angegeben sind die 2009 verordneten Tagesdosen, die Änderungen gegenüber 2008 und die mittleren Kosten je DDD 2009.

Präparat	Bestandteile	DDD in Mio.	Änd. in %	DDD-Kosten in €
Cefaclor				
CEC	Cefaclor	4,2	(+5,1)	2,79
Cefaclor- 1 A Pharma	Cefaclor	2,0	(+52,1)	2,47
Cefaclor-ratiopharm	Cefaclor	1,8	(−22,6)	2,84
Cefaclor BASICS	Cefaclor	1,6	(+362,3)	2,62
Infectocef	Cefaclor	1,4	(+11,0)	2,47
Cefaclor AL	Cefaclor	1,1	(−9,2)	2,44
Cefaclor STADA	Cefaclor	0,7	(−4,5)	2,28
Cefaclor-CT	Cefaclor	0,3	(+0,6)	2,45
Cefaclor Heumann	Cefaclor	0,3	(+5,0)	2,48
Cefaclor Sandoz	Cefaclor	0,2	(−21,5)	2,67
		13,7	(+13,3)	2,63
Cefadroxil				
Grüncef	Cefadroxil	0,7	(−23,5)	3,72
Cefadroxil HEXAL	Cefadroxil	0,7	(−3,4)	3,16
Cefadroxil- 1 A Pharma	Cefadroxil	0,2	(+133,0)	3,37
		1,5	(−8,7)	3,44
Cefuroximaxetil				
Cefuroxim-ratiopharm	Cefuroxim/-axetil	5,8	(+9,5)	1,94
Cefurax	Cefuroximaxetil	5,7	(>1000)	1,56
CefuHEXAL/Cefuroxim HEXAL	Cefuroxim/-axetil	5,5	(+11,1)	2,07
Cefuroxim AL	Cefuroximaxetil	4,4	(+50,9)	1,60
Cefuroxim- 1 A Pharma	Cefuroximaxetil	2,0	(+342,8)	1,67
Cefudura	Cefuroximaxetil	1,8	(+10,0)	1,59
Cefuroxim Heumann	Cefuroximaxetil	1,4	(−8,3)	1,70
Cefuroxim STADA	Cefuroximaxetil	1,2	(+15,3)	1,55
Cefuroxim-CT	Cefuroximaxetil	0,8	(−21,1)	2,00
Cefuroxim Sandoz	Cefuroxim/-axetil	0,7	(−25,8)	1,90
Cefuroxim beta	Cefuroximaxetil	0,7	(−25,3)	1,84
Cefuroxim AbZ	Cefuroximaxetil	0,6	(+99,6)	1,57
Cefurox/Cefaxetil BASICS	Cefuroximaxetil	0,6	(−31,0)	1,81
		31,3	(+40,9)	1,77
Cefixim				
Cefixdura	Cefixim	2,0	(+37,5)	3,35
Cefixim-ratiopharm	Cefixim	1,8	(−5,8)	4,11
Cefixim HEXAL	Cefixim	1,0	(+4,6)	3,85

9

Tabelle 9.3: Verordnungen von Cephalosporinen 2009. Angegeben sind die 2009 verordneten Tagesdosen, die Änderungen gegenüber 2008 und die mittleren Kosten je DDD 2009. (Fortsetzung)

Präparat	Bestandteile	DDD in Mio.	Änd. in %	DDD-Kosten in €
Cefixim- 1 A Pharma	Cefixim	0,6	(+734,7)	3,26
Cefixim AL	Cefixim	0,3	(>1000)	3,40
Cefixim beta	Cefixim	0,3	(+16,4)	3,90
Cefixim STADA	Cefixim	0,2	(+91,2)	3,45
Suprax	Cefixim	0,2	(−34,8)	3,73
Cefixim Sandoz	Cefixim	0,2	(−24,2)	3,86
Infectoopticef	Cefixim	0,1	(−5,0)	3,52
		6,6	(+23,6)	3,68
Cefpodoxim				
Cefpodoxim HEXAL	Cefpodoxim	0,9	(+12,5)	4,44
Cefpodoxim- 1 A Pharma	Cefpodoxim	0,6	(+128,4)	4,15
Cefpodoxim-ratiopharm	Cefpodoxim	0,6	(+33,4)	4,72
Cefpodoxim AL	Cefpodoxim	0,6	(+35,2)	4,12
Cefpodoxim STADA	Cefpodoxim	0,3	(+25,7)	4,05
Orelox	Cefpodoxim	0,3	(−22,9)	4,81
Podomexef	Cefpodoxim	0,3	(−17,6)	4,85
Cefpodoxim dura	Cefpodoxim	0,2	(+11,1)	4,11
Cefpodoxim-CT	Cefpodoxim	0,1	(+16,7)	4,69
Cefpodoxim Sandoz	Cefpodoxim	0,1	(+4,7)	4,18
		4,2	(+21,0)	4,40
Weitere Cephalosporine				
Keimax	Ceftibuten	1,8	(+22,3)	4,01
Cephalexin-ratiopharm	Cefalexin	0,5	(+2,4)	2,99
		2,3	(+16,9)	3,77
Summe		59,6	(+27,5)	2,48

9

Oralcephalosporine werden üblicherweise bei unzureichender Wirksamkeit der Basispenicilline oder bei Penicillinallergie eingesetzt. Inwieweit hier die Gründe für den Verordnungsanstieg zu sehen sind, ist nicht klar.

Das 1978 eingeführte Cefaclor (*Panoral*) hatte seit 1995 eine auffällige Renaissance erlebt und sich bis 2004 als führender Wirkstoff etabliert. Seither wird das kostengünstigere Cefuroximaxetil häufiger verordnet. Diese Substanz ist nun im Jahr 2009 mit einer Steigerung der Verordnungsmenge um mehr als +40% (Vorjahr +49%) wiederholt deutlich angestiegen (Tabelle 9.3). Möglicherweise liegt dies teilweise an der (entsprechend der Empfehlungen) nun häufiger verordneten Tagesdosierung von 2mal 500 mg. Die Substanz hat gegenüber Cefaclor ein im gramnegativen Bereich erweitertes Spektrum und kann so auch als Reserveantibiotikum bei Harnwegsinfektionen eingesetzt werden. Sie wird auch als Reservesubstanz bei der ambulant erworbenen Pneumonie empfohlen.

Die neueren Oralcephalosporine Cefixim und Cefpodoximproxetil sind im Wirkungsspektrum gegenüber Cefuroxim wiederum um gramnegative Bakterien erweitert, wirken gegenüber Pneumokokken jedoch nicht besser als Cefuroximaxetil. Beide Substanzen wurden 2009 deutlich vermehrt (um mehr als +20%) gegenüber dem Vorjahr eingesetzt. Ceftibuten (*Keimax*) ist ein weiteres neues Oralcephalosporin. Eine klinische Überlegenheit gegenüber Cefuroxim bei der Behandlung von Atemwegsinfektionen ist nicht gesichert und auch nicht zu erwarten. Loracarbef (*Lorafem*) ist nach einem weiteren Verordnungsrückgang nicht mehr unter den 3000 verordnungshäufigsten Arzneimitteln vertreten.

Tetracycline

Tetracycline haben ein relativ breites Wirkungsspektrum. Sie sind sehr aktiv gegenüber Haemophilus und Moraxella, wirken gut gegen Erreger der sogenannten atypischen Pneumonie und sind Mittel der Wahl bei der Chlamydienurethritis. Interessanterweise sind Tetracycline auch gegen viele MRSA wirksam und hier auch im Fall von leichten bis mittelschweren Haut- und Weichteilinfektionen einsetzbar (Ruhe und Menon 2007). Die Tetracyclinresistenz von Pneumokokken hat in den letzten Jahren in Deutschland abgenommen. Tetracycline sind hier seit einigen Jahren effektiver als Makrolide.

Doxycyclin ist nach wie vor das meistverordnete Tetracyclin (Tabelle 9.4). Die mittleren Tagestherapiekosten waren auch im Jahre 2009 (0,61 €) im Vergleich zu anderen Substanzen sehr günstig.

Minocyclin hat ein identisches Wirkungsspektrum wie Doxycyclin, es ist jedoch teurer und hat bei einer dem Doxycyclin vergleichbaren Dosierung mehr ZNS-Nebenwirkungen. Minocyclin ist besonders lipophil, was als Vorteil bei der Aknebehandlung angesehen wird, bei der geringere Dosen eingesetzt werden. Es gibt jedoch keine zuverläs-

Tabelle 9.4: Verordnungen von Tetracyclinen 2009. Angegeben sind die 2009 verordneten Tagesdosen, die Änderungen gegenüber 2008 und die mittleren Kosten je DDD 2009.

Präparat	Bestandteile	DDD in Mio.	Änd. in %	DDD-Kosten in €
Doxycyclin				
Doxy- 1 A Pharma	Doxycyclin	14,0	(+29,3)	0,60
Doxycyclin AL	Doxycyclin	13,8	(+1,4)	0,60
Doxycyclin-ratiopharm/Doxy M	Doxycyclin	13,8	(−5,1)	0,65
DoxyHEXAL	Doxycyclin	3,9	(−17,1)	0,63
Doxycyclin STADA	Doxycyclin	2,3	(−16,1)	0,56
Doxyderma	Doxycyclin	1,3	(+2,4)	0,57
Doxycyclin AbZ	Doxycyclin	1,2	(−12,7)	0,57
Doxymono	Doxycyclin	1,2	(−15,4)	0,64
Doxy-CT	Doxycyclin	0,9	(−22,6)	0,62
Doxycyclin Heumann	Doxycyclin	0,7	(−23,5)	0,54
Doxycyclin dura	Doxycyclin	0,5	(+119,8)	0,63
Doxycyclin Sandoz	Doxycyclin	0,4	(−20,0)	0,71
		54,0	(+1,3)	0,61
Minocyclin				
Minocyclin HEXAL	Minocyclin	1,5	(−8,8)	1,17
Skid	Minocyclin	1,2	(−1,6)	1,26
Minocyclin-ratiopharm	Minocyclin	1,2	(−11,1)	1,12
Minocyclin beta	Minocyclin	0,3	(+7,1)	1,29
		4,3	(−6,6)	1,19
Tetracyclin				
Tetracyclin-Wolff	Tetracyclin	0,4	(−12,5)	1,24
Summe		58,6	(+0,6)	0,66

9

sige Evidenz für eine Überlegenheit gegenüber anderen Aknetherapeutika (Garner et al. 2003).

Makrolidantibiotika und Clindamycin

Makrolidantibiotika besitzen eine gute antibakterielle Aktivität gegen grampositive Bakterien mit zusätzlichen Wirkungen gegen Legionellen, Mycoplasma pneumoniae, Campylobacter, Helicobacter und Chlamy-

Tabelle 9.5: Verordnungen von Makrolidantibiotika und Clindamycin 2009. Angegeben sind die 2009 verordneten Tagesdosen, die Änderungen gegenüber 2008 und die mittleren Kosten je DDD 2009.

Präparat	Bestandteile	DDD in Mio.	Änd. in %	DDD-Kosten in €
Erythromycin				
EryHEXAL	Erythromycin	3,1	(+7,7)	1,80
Infectomycin	Erythromycin	1,6	(+9,6)	3,33
Erythromycin-ratiopharm	Erythromycin	0,7	(−10,4)	1,38
Erythromycin STADA	Erythromycin	0,6	(−7,7)	1,74
Erythromycin AL	Erythromycin	0,2	(−1,7)	1,41
		6,2	(+3,8)	2,13
Roxithromycin				
Roxi- 1 A Pharma	Roxithromycin	2,3	(+29,1)	1,98
Roxithromycin AL	Roxithromycin	2,0	(+2,6)	1,97
Roxithromycin-ratiopharm	Roxithromycin	2,0	(−12,8)	2,04
RoxiHEXAL	Roxithromycin	1,9	(+1,6)	2,07
Roxithromycin STADA	Roxithromycin	1,5	(−10,7)	1,95
Romyk	Roxithromycin	1,2	(>1000)	2,03
Roxibeta	Roxithromycin	1,1	(−7,0)	2,03
Roxidura	Roxithromycin	1,1	(−6,6)	2,09
Roxi-CT	Roxithromycin	0,4	(−43,2)	2,05
Roxithro Lich	Roxithromycin	0,4	(+191,6)	2,04
Roxithromycin Heumann	Roxithromycin	0,4	(+1,8)	1,93
Roxithromycin Sandoz	Roxithromycin	0,4	(−21,3)	2,21
Roxithromycin AbZ	Roxithromycin	0,3	(+19,8)	1,97
Rulid	Roxithromycin	0,3	(+57,3)	2,02
Roxi-Q	Roxithromycin	0,3	(−6,5)	1,96
		15,8	(+7,8)	2,02
Clarithromycin				
Clarithromycin HEXAL	Clarithromycin	3,8	(+10,3)	1,66
Clarithromycin-ratiopharm	Clarithromycin	3,6	(+3,7)	1,72
Clarithromycin- 1 A Pharma	Clarithromycin	2,9	(+48,3)	1,62
Clarithromycin AL	Clarithromycin	2,7	(+21,6)	1,66
Clarithrobeta	Clarithromycin	1,9	(+21,9)	1,89
Clarithromycin STADA	Clarithromycin	1,2	(−17,8)	1,65
Clarithromycin dura	Clarithromycin	1,2	(+98,8)	1,77
Clarithromycin BASICS	Clarithromycin	0,8	(−37,7)	1,79
Clarithromycin AbZ	Clarithromycin	0,7	(+4,4)	1,73
Clarithromycin Sandoz	Clarithromycin	0,6	(−23,1)	1,77
Clarilind	Clarithromycin	0,6	(+942,5)	1,68
Klacid	Clarithromycin	0,4	(−41,6)	3,35
Clarithromycin-CT	Clarithromycin	0,4	(−7,2)	1,73
Clarithromycin Heumann	Clarithromycin	0,2	(−10,2)	1,76
		20,9	(+11,0)	1,74

9

Tabelle 9.5: Verordnungen von Makrolidantibiotika und Clindamycin 2009. Angegeben sind die 2009 verordneten Tagesdosen, die Änderungen gegenüber 2008 und die mittleren Kosten je DDD 2009 (Fortsetzung).

Präparat	Bestandteile	DDD in Mio.	Änd. in %	DDD-Kosten in €
Azithromycin				
Azithromycin Sandoz	Azithromycin	2,6	(+61,9)	3,01
Azithromycin-ratiopharm	Azithromycin	1,8	(+2,0)	3,01
Azithromycin AL	Azithromycin	1,8	(+43,7)	2,79
Azithromycin HEXAL	Azithromycin	1,8	(+0,4)	3,09
Zithromax	Azithromycin	1,1	(−11,3)	4,35
Azithromycin Winthrop	Azithromycin	1,0	(+63,0)	2,95
Azithromycin- 1 A Pharma	Azithromycin	0,8	(−16,0)	2,77
Azi-TEVA	Azithromycin	0,5	(+172,5)	2,84
Azithrobeta	Azithromycin	0,5	(−37,7)	2,96
Azithromycin STADA	Azithromycin	0,4	(−26,1)	2,76
Azithromycin dura	Azithromycin	0,4	(+12,4)	2,94
Azithromycin AbZ	Azithromycin	0,3	(+16,2)	2,75
Azithromycin-CT	Azithromycin	0,2	(−37,1)	2,96
		13,3	(+13,4)	3,05
Clindamycin				
ClindaHEXAL	Clindamycin	2,2	(+2,4)	2,77
Clindamycin-ratiopharm	Clindamycin	1,4	(−2,7)	2,64
Clinda-saar	Clindamycin	0,9	(−31,1)	3,11
Clindamycin- 1 A Pharma	Clindamycin	0,7	(+12,2)	2,61
Clindamycin AL	Clindamycin	0,4	(+3,2)	3,58
Clindamycin Sandoz	Clindamycin	0,2	(+5,9)	2,75
Clindabeta	Clindamycin	0,1	(−11,8)	3,59
		5,9	(−4,9)	2,85
Summe		62,1	(+8,2)	2,24

dien. Die Wirkung der meisten Substanzen gegenüber Haemophilus ist nicht überzeugend (Sahm et al. 2000). Seit 1992 wird eine zunehmende Resistenzentwicklung bei Pneumokokken und A-Streptokokken in Deutschland beobachtet (GERMAP2008).

Die Verordnungen haben im Jahr 2009 gegenüber dem Vorjahr etwas zugenommen (+8%) – vor allem zugunsten von Clarithromycin und Azithromycin (Tabelle 9.5). Gegenüber dem Erythromycin besitzen diese neueren Substanzen eine bessere orale Bioverfügbarkeit, und sie gelten als besser verträglich. Auf Arzneimittelinteraktionen und Herzrhythmusstörungen ist zu achten (Simko et al. 2008). Clarithromycin (z. B. *Klacid*) sowie Azithromycin (z. B. *Zithromax*) haben ein dem Roxithromycin vergleichbares Wirkspektrum. Clarithromycin wird zusätzlich als antibiotische Komponente der Tripeltherapie für die Eradikation von Helicobacter pylori bei der Therapie peptischer Ulzera eingesetzt.

Azithromycin hat eine ungewöhnlich hohe Gewebsaffinität und eine lange terminale Halbwertszeit (2–4 Tage), so dass die Substanz noch bis zur vierten Woche nach der letzten Gabe im Urin ausgeschieden wird. Deshalb wirkt eine 3–5tägige Therapie genauso gut wie eine zehntägige Erythromycintherapie.

Sowohl Clarithromycin als auch Azithromycin verändern für Wochen nach Einnahme die orale Mikroflora im Sinne des vermehrten Nachweises von makrolidresistenten Streptokokken (Malhotra-Kumar et al 2007).

Clindamycin hat ein ähnliches Wirkungsspektrum wie die Makrolidantibiotika, ist jedoch teurer und führt häufiger zu gastrointestinalen Nebenwirkungen (z. B. pseudomembranöse Colitis). Anwendung findet Clindamycin bei schweren Anaerobier- und Staphylokokkeninfektionen. Das Verordnungsvolumen ist im Jahr 2009 gegenüber dem Vorjahr etwas zurückgegangen (Tabelle 9.5).

Sulfonamid-Kombinationen und Trimethoprim

Sulfonamide und Trimethoprim bewirken nach dem Prinzip der Sequentialblockade eine synergistische Hemmung der bakteriellen Folsäuresynthese und stellen ein wirksames Kombinationsprinzip mit einem breiten antibakteriellen Wirkungsspektrum dar. Auch aus pharmakokinetischen Gründen ist die Kombination sinnvoll. Beide Komponenten haben ähnliche Eliminationshalbwertszeiten, und beide werden renal eliminiert. Sie sind viele Jahre Mittel der Wahl bei Harnwegsinfektionen gewesen, daneben auch bei Pneumocystis-Pneumonien und einigen anderen opportunistischen Infektionen.

Nach neueren Untersuchungen ist bei Escherichia coli auch in Deutschland eine kritische Resistenzsituation (25–30%) entstanden (GERMAP2008). Diese Daten wurden für Escherichia coli-Isolate von Patientinnen mit unkomplizierten Harnwegsinfektionen bestätigt (Schito et al. 2009), sodass eine Empfehlung zur empirischen Therapie nicht mehr aufrechterhalten werden kann. Alternativen sind Nitrofu-

Tabelle 9.6: Verordnungen von Sulfonamiden und Trimethoprim 2009. Angegeben sind die 2009 verordneten Tagesdosen, die Änderungen gegenüber 2008 und die mittleren Kosten je DDD 2009.

Präparat	Bestandteile	DDD in Mio.	Änd. in %	DDD-Kosten in €
Sulfonamid-Trimethoprim Kombinationen				
Cotrim-ratiopharm	Trimethoprim Sulfamethoxazol	8,5	(+1,6)	1,82
Cotrimoxazol AL	Trimethoprim Sulfamethoxazol	2,5	(+16,1)	1,72
Cotrim- 1 A Pharma	Trimethoprim Sulfamethoxazol	1,8	(+29,5)	1,49
Kepinol	Trimethoprim Sulfamethoxazol	1,4	(−22,3)	1,93
Cotrim HEXAL	Trimethoprim Sulfamethoxazol	1,1	(−37,1)	1,77
Cotrim Sandoz	Trimethoprim Sulfamethoxazol	0,5	(+1,3)	1,80
Cotrim Heumann	Trimethoprim Sulfamethoxazol	0,4	(−39,8)	1,80
Cotrim STADA	Trimethoprim Sulfamethoxazol	0,4	(−34,6)	1,76
Cotrim-CT/-forte	Trimethoprim Sulfamethoxazol	0,3	(−44,5)	1,72
TMS Tabletten/Kindersaft	Trimethoprim Sulfamethoxazol	0,2	(−7,0)	1,81
		16,9	(−4,4)	1,77
Trimethoprim				
Infectotrimet	Trimethoprim	1,3	(−5,7)	2,79
Summe		18,2	(−4,5)	1,84

rantoin sowie Fluorchinolone und – mit Einschränkung Fosfomycin und Cefuroximaxetil.

Co-trimoxazol kann auch zur gezielten Therapie bei akuter Exazerbation einer chronischen Bronchitis, eitriger Otitis media und verschiedenen Enteritiden eingesetzt werden. Die Verordnungen der Trimethoprim-Sulfamethoxazol-Kombination (Co-trimoxazol) waren im Jahr 2009 erneut leicht rückläufig (Tabelle 9.6).

Vergleichsweise selten wird Trimethoprim (*Infectotrimet*) alleine eingesetzt (Tabelle 9.6), obwohl die Substanz bei unkomplizierter Harnwegsinfektion dem Co-trimoxazol in der Wirksamkeit nicht unterlegen zu sein scheint und etwas besser vertragen wird. Die Substanz ist jedoch als Monopräparat teurer als die Kombination in Form von Co-trimoxazol. Sie wird neben Nitrofurantoin in allgemeinmedizinischen Leitlinien bei unkomplizierten Harnwegsinfektionen empfohlen (DEGAM 2009).

Fluorchinolone

Fluorchinolone (Gyrasehemmer) stellen seit einiger Zeit die viertstärkste Verordnungsgruppe dar (nach Betalactamen, Tetracyclinen und Makroliden) und haben in den letzten Jahren einen sehr starken Verordnungsanstieg gezeigt. Dies hat zu einem Resistenzanstieg vor allem bei gram-negativen Erregern geführt. Isolate von Patienten mit rezidivierenden Harnwegsinfektionen und Isolate von Krankenhauspatienten sind nur noch zu 70–80% empfindlich (GERMAP2008), Escherichia coli-Isolate von Patientinnen mit unkomplizierten Harnwegsinfektionen nur noch zu ~86%.

Die Fluorchinolone können in einer therapeutisch ausgerichteten Klassifikation dargestellt werden. Die erste Gruppe bilden die Harnwegs-Fluorchinolone, zu denen Norfloxacin gehört (Tabelle 9.7). Die Verordnungen der Norfloxacinpräparate gingen 2009 im Vergleich zum Vorjahr erneut zurück. Ofloxacin, zu dem eine enantiomerselektive Nachfolgesubstanz (Levofloxacin) zur Verfügung steht, wurde 2009 wieder vermehrt verordnet als im Vorjahr (+7%).

Die nächste Gruppe bilden systemisch anwendbare Fluorchinolone mit breiter Indikation, die heute auch als Standardfluorchinolone bezeichnet werden. Dazu gehören Ciprofloxacin und Levofloxacin (Tabelle 9.7). Ciprofloxacin zeigte auch 2009 eine Verordnungszunahme um nahezu 10% gegenüber dem Vorjahr (Tabelle 9.7). Bei ambulant erworbener Pneumonie, aber auch den meisten anderen ambulant erworbenen Atemwegsinfektionen ist Ciprofloxacin wegen der schlechten Wirksamkeit gegenüber Pneumokokken nicht indiziert (Fuller und Low 2005). Levofloxacin zeigte 2009 einen Verordnungsanstieg um +22% (Tabelle 9.7) und ist mittlerweile das verordnungsstärkste Fluorchinolonpräparat in Deutschland. Die Substanz ist im Vergleich zu Ciprofloxacin wirksamer gegenüber grampositiven Erregern und daher mit Einschränkung auch bei ambulant erworbenen Atemwegsinfektionen eine geeignete therapeutische Alternative. Möglicherweise werden bei dieser Indikation entsprechend verschiedener Empfehlungen inzwischen auch höhere Dosierungen verwendet.

Zur dritten Gruppe der Fluorchinolone mit verbesserter Aktivität gegen grampositive und atypische Erreger sowie gegen Anaerobier („Atemwegsinfektions"-Fluorchinolone) gehört das 1999 eingeführte Moxifloxacin (*Avalox*). Moxifloxacin hat im Vergleich zu Ciprofloxacin und Levofloxacin eine verminderte Aktivität gegen Pseudomonas aeruginosa und andere gramnegative Bakterien (Balfour und Wisemann 1999). Vorteil ist die Halbwertszeit von etwa 12 Stunden mit einmal täglicher Dosierung. Das Präparat hatte rasch eine ungewöhnlich hohe Bedeutung als Reservemittel bei ambulant erworbenen Pneumonien und bei akuten Exazerbationen chronischer Bronchitiden erlangt. Es zeigte 2009 wie bereits im Vorjahr einen deutlichen Verordnungsrückgang (Tabelle 9.7) – am ehesten im Zusammenhang mit Warnhinweisen bezüglich schwerer hepatotoxischer Reaktionen nach oraler Einnahme der Substanz (European Medicines Agency, EMA 2008).

Neu in Diskussion ist ein mit modernen Fluorchinolonen assoziiertes deutlich erhöhtes Risiko für schwere Clostridium difficile-Infektionen – sowohl im Krankenhaus als auch im ambulanten Bereich (Deshpande et al. 2008). Diese Entwicklung wird auch in Europa und Deutschland beobachtet (Kern und Dettenkofer 2009).

Weitere antibakterielle Substanzen

Nitroimidazole

Hauptvertreter der Nitroimidazole ist Metronidazol, das speziell bei Trichomoniasis, Amöbenruhr, Lambliasis und Anaerobierinfektionen wirksam ist. Eine wichtige Indikation ist die sogenannte bakterielle Vaginose (Aminkolpitis). Weiterhin bedeutsam ist der Einsatz im Rahmen der Tripeltherapie des Ulcus ventriculi et duodeni zur Eradikation von Helicobacter pylori. Die Verordnungen der Metronidazolpräparate haben sich 2009 gegenüber dem Vorjahr kaum verändert (Tabelle 9.8).

Tabelle 9.7: Verordnungen von Fluorchinolone (Gyrasehemmern) 2009. Angegeben sind die 2009 verordneten Tagesdosen, die Änderungen gegenüber 2008 und die mittleren Kosten je DDD 2009.

Präparat	Bestandteile	DDD in Mio.	Änd. in %	DDD-Kosten in €
Harnwegs-Fluorchinolone				
Norfloxacin AL	Norfloxacin	0,6	(−17,2)	2,70
NorfloHEXAL	Norfloxacin	0,4	(−21,8)	2,70
Norfloxacin-ratiopharm	Norfloxacin	0,2	(−5,9)	2,35
Norflox- 1 A Pharma	Norfloxacin	0,2	(−4,3)	2,83
Norfloxacin STADA	Norfloxacin	0,2	(−16,9)	2,53
Enoxor	Enoxacin	0,2	(−14,9)	4,85
Norflosal	Norfloxacin	0,2	(+29,7)	2,58
Firin	Norfloxacin	0,2	(−0,9)	2,78
Norflox Sandoz	Norfloxacin	0,1	(−17,2)	2,68
Norfloxacin Heumann	Norfloxacin	0,1	(+45,1)	2,90
		2,5	(−10,3)	2,85
Ciprofloxacin				
Ciprobeta/Uro	Ciprofloxacin	3,8	(+182,1)	3,29
Ciprofloxacin AL	Ciprofloxacin	2,8	(+2,0)	3,07
CiproHEXAL	Ciprofloxacin	2,6	(−16,4)	3,96
Ciprofloxacin-ratiopharm	Ciprofloxacin	2,5	(−2,2)	4,16
Cipro- 1 A Pharma	Ciprofloxacin	1,9	(+52,9)	3,35
Ciprofloxacin AbZ	Ciprofloxacin	0,7	(+15,6)	3,32
Ciprofloxacin STADA	Ciprofloxacin	0,7	(−17,9)	3,36
Ciproflox Sandoz	Ciprofloxacin	0,5	(−7,5)	4,35
Ciprobay	Ciprofloxacin	0,4	(−40,8)	7,83
Ciprodura	Ciprofloxacin	0,4	(−25,4)	3,71
Cipro BASICS	Ciprofloxacin	0,3	(−37,3)	3,16
Keciflox	Ciprofloxacin	0,3	(−7,4)	4,21
Ciproflox-CT	Ciprofloxacin	0,2	(−19,9)	4,51
Cipro-Q	Ciprofloxacin	0,2	(−6,5)	3,18
Ciprofloxacin Heumann	Ciprofloxacin	0,2	(−24,7)	3,36
Ciprofloxacin real	Ciprofloxacin	0,2	(−23,8)	3,30
Ciprofloxacin AWD	Ciprofloxacin	0,1	(−58,0)	3,50
		17,8	(+9,5)	3,64
Ofloxacin				
Ofloxacin AL	Ofloxacin	0,6	(+13,6)	3,64
Ofloxacin-ratiopharm	Ofloxacin	0,6	(+3,1)	3,70
Ofloxacin- 1 A Pharma	Ofloxacin	0,3	(+47,1)	3,21

Tabelle 9.7: Verordnungen von Fluorchinolone (Gyrasehemmern) 2009. Angegeben sind die 2009 verordneten Tagesdosen, die Änderungen gegenüber 2008 und die mittleren Kosten je DDD 2009. (Fortsetzung)

Präparat	Bestandteile	DDD in Mio.	Änd. in %	DDD-Kosten in €
OfloHEXAL	Ofloxacin	0,3	(-1,0)	4,11
Ofloxacin STADA	Ofloxacin	0,2	(-3,5)	3,39
Tarivid/Uro-Tarivid	Ofloxacin	0,1	(-25,8)	4,28
		2,0	(+6,9)	3,67
Weitere Fluorchinolone				
Tavanic	Levofloxacin	10,9	(+21,4)	3,15
Avalox	Moxifloxacin	3,4	(-26,5)	7,22
		14,4	(+5,0)	4,13
Summe		36,6	(+6,0)	3,78

9

Nitrofurantoin

Trotz kritischer Stimmen ist das Verordnungsvolumen von Nitrofurantoin in den letzten Jahren nicht gesunken, da eine Behandlung nach wie vor seitens der Deutschen Gesellschaft für Allgemeinmedizin empfohlen wird (DEGAM 2009). Die Resistenzsituation ist sehr gut. Die Tagestherapiekosten sind vergleichsweise günstig. Die Wirksamkeit ist bei Verlängerung der Behandlung der unkomplizierten Zystitis von drei auf fünf Tage akzeptabel (Cunha 2006).

Die Halbwertzeit von Nitrofurantoin ist sehr kurz (<30 Minuten); die Substanz wird rasch abgebaut, im Urin werden jedoch ausreichend hohe Konzentrationen erreicht. Häufige Nebenwirkungen sind gastrointestinale Unverträglichkeit. Es treten gelegentlich eine Allergie, selten Lupus-ähnliche Syndrome auf. Problematisch sind akute und chronische Lungenreaktionen, zentralnervöse Symptome, und Polyneuropathie. Nitrofurantoin hat bei Tieren zu erhöhten Fehlbildungen geführt. Die Substanz darf nicht angewendet werden bei Überempfindlichkeit, eingeschränkter Nierenfunktion, Polyneuropathie, Schwangerschaft, Glukose-6-Phosphatdehydrogenasemangel (Risiko für hämolytische Anämie), Lungenfibrose. Umstritten ist insbesondere auch die prophylaktische Gabe über einen längeren Zeitraum.

Fosfomycin

Monuril (Fosfomycin-Trometamol) ist ein Reservemedikament zur Therapie von Harnwegsinfektionen; die Substanz, ursprünglich aus Streptomyces-Arten isoliert, wird auch zur parenteralen Therapie bei komplizierten Staphylokokkeninfektionen verwendet. Sie ist in der Regel nur indiziert, wenn eine Penicillin- und Cephalosporinallergie und Resistenz gegen andere Antibiotika oder Multiresistenz vorliegt. Die oft zitierten pharmakokinetischen und pharmakodynamischen Vorteile der Substanz aufgrund ihrer geringen Molekülgrösse sind in klinischen Studien nicht gut dokumentiert. Zunehmende Bedeutung erlangt die Substanz aufgrund der bakteriellen Resistenzentwicklung beispielsweise bei unkomplizierten Harnwegsinfektionen als orale Einmalgabe in Form des Granulates. Das Granulat wird in einer Dosis von 8 g (entsprechend 3 g Fosfomycin) verabreicht. Nur 40% der verabreichten Dosis werden resorbiert; die Substanz wird jedoch nahezu unverändert mit dem Urin ausgeschieden und erreicht hier relativ hohe Konzentrationen. Es gibt auch Erfahrung mit der Substanz in der Behandlung der asymptomatischen Bakteriurie in der Schwangerschaft. Im Vergleich zum Vorjahr wurden 2009 erneut deutlich mehr Tagesdosen (+26%) verordnet (Tabelle 9.8).

Orale Antimykotika

Zu den systemisch wirkenden oralen Antimykotika zählen Fluconazol und Itraconazol; wenig Bedeutung haben Ketoconazol und die neueren aspergilluswirksamen Substanzen Voriconazol (*Vfend*) und Posaconazol (*Noxafil*). Terbinafin ist oral (*Lamisil* und andere) und topisch einsetzbar; es gehört zur Gruppe der Allylamine.

Fluconazol ist eine bewährte, seit vielen Jahren auf dem Markt befindliche Substanz. Nach oraler Gabe wird es innerhalb von zwei Stunden nahezu vollständig resorbiert; die Bioverfügbarkeit ist mit >90% sehr gut. Die Halbwertszeit erlaubt eine einmal tägliche Gabe. Bei der Candidiasis der Mundhöhle oder der Speiseröhre (Soor) ist die Behandlung mit 50 bis 100 mg Fluconazol ausreichend (Reinel et al. 2008), bei vaginaler Candidiasis ist die eine einmalige Gabe von 150 mg wirksam (Hof 2006).

Die Gesamtverordnungsmenge von Fluconazol ist 2009 wiederum angestiegen, Fluconazol wird inzwischen häufiger als Itraconazol verordnet (Tabelle 9.9). Itraconazol wird nach oraler Gabe gut resor-

Tabelle 9.8: Verordnungen sonstiger Chemotherapeutika und Antibiotika 2009. Angegeben sind die 2009 verordneten Tagesdosen, die Änderungen gegenüber 2008 und die mittleren Kosten je DDD 2009.

Präparat	Bestandteile	DDD in Mio.	Änd. in %	DDD-Kosten in €
Nitroimidazole				
Metronidazol AL	Metronidazol	0,5	(+7,6)	4,28
Metronidazol-ratiopharm	Metronidazol	0,3	(+1,5)	4,37
Metronidazol Heumann	Metronidazol	0,2	(+15,5)	5,33
Metronidazol HEXAL	Metronidazol	0,1	(−5,1)	4,46
Arilin oral	Metronidazol	0,1	(−6,4)	5,26
Vagimid oral	Metronidazol	0,1	(−1,5)	4,92
Clont oral	Metronidazol	0,1	(−22,5)	5,92
		1,4	(+1,5)	4,70
Nitrofurantoin				
Nitrofurantoin-ratiopharm	Nitrofurantoin	4,2	(+5,0)	0,59
Nifurantin/Nifuretten	Nitrofurantoin	1,6	(+6,7)	1,10
Uro-Tablinen	Nitrofurantoin	1,5	(+16,3)	0,93
Furadantin	Nitrofurantoin	1,2	(−10,2)	0,90
Nifurantin B6	Nitrofurantoin Vitamin B6	0,3	(+2,6)	2,86
		8,7	(+4,6)	0,85
Andere Mittel				
Nitroxolin MIP Pharma	Nitroxolin	1,0	(+2,1)	4,01
Resochin	Chloroquin	0,9	(−3,2)	0,91
Cysto-Myacyne N	Neomycin	0,2	(+10,8)	4,73
Monuril	Fosfomycin	0,2	(+25,5)	17,43
		2,4	(+2,4)	4,03
Summe		12,5	(+3,8)	1,88

9

biert sofern es zusammen mit einer Mahlzeit eingenommen wird; die Resorptionsquote nach Nüchterngabe liegt lediglich bei 40%. Es steht auch eine Lösung zur Verfügung, die als Hilfsstoff ein Cyclodextrinderivat enthält. Die Lösung muss im Gegensatz zu den Kapseln auf nüchternen Magen eingenommen werden. Die Proteinbindung von Itraconazol ist sehr hoch, die Gewebepenetration ist gut, insbesondere in die Haut und die Nägel lagert sich Itraconazol ein. Es sind eine Reihe von Arzneimittelwechselwirkungen zu beachten.

Tabelle 9.9: Verordnungen systemischer Antimykotika 2009. Angegeben sind die 2009 verordneten Tagesdosen, die Änderungen gegenüber 2008 und die mittleren Kosten je DDD 2009.

Präparat	Bestandteile	DDD in Mio.	Änd. in %	DDD-Kosten in €
Itraconazol				
Itracol/-7 HEXAL	Itraconazol	1,0	(−6,6)	4,90
Fluconazol				
Fluconazol- 1 A Pharma	Fluconazol	0,3	(+75,7)	7,49
Fluconazol-CT	Fluconazol	0,3	(+44,2)	9,44
Fluconazol AL	Fluconazol	0,3	(+20,0)	9,03
Flucoderm	Fluconazol	0,2	(+42,5)	9,28
Fluconazol-ratiopharm	Fluconazol	0,2	(−26,4)	9,10
Fluconazol HEXAL	Fluconazol	0,2	(−28,5)	9,63
		1,5	(+11,3)	8,94
Amphotericin B				
Ampho-Moronal Tabl. etc.	Amphotericin B	2,0	(+1,7)	3,43
Summe		4,5	(+2,6)	5,60

9

Fluconazol und Itraconazol sind auch bei Dermatomykosen und Onychomykosen indiziert. Bei Onychomykosen bewährt hat sich dabei die intermittierende Therapie (meist 1 Woche Einnahme, 3 Wochen Einnahmepause, Wiederholung des Behandlungszyklus) durchgeführt. Itraconazol hat hier Vorteile gegenüber dem Fluconazol.

Das oben erwähnte Terbinafin hat im Vergleich zu den Azolen bei Dermatomykosen und Onychomykosen Vorteile (Bell-Syer et al. 2003). Die Hepatotoxizität ist zu beachten. Sie scheint bei der für Terbinafin empfohlenen kontinuierlichen Gabe höher zu sein als bei intermittierender Gabe der Azole. In der Regel reversible, jedoch als sehr unangenehm empfundene Geschmacksstörungen und Geschmacksverlust stellen die Hauptzahl der unter Terbinafin berichteten unerwünschten Arzneimittelwirkungen dar. Terbinafin wird häufiger verordnet als die Azolpräparate (siehe Tabelle 22.5).

Zu den oralen nicht oder nicht ausreichend systemisch wirksamen Antimykotika gehören die verschiedenen Polyen-Zubereitungen (Nystatin, Amphotericin B), Natamycin und Miconazol. Diese Substanzen werden bei Mundsoor bzw. zur Vorbeugung von (orointestinalen) Schleimhautmykosen eingesetzt. Die im Rahmen dieser Indikation am häufigsten verordnete Substanz war 2009 wie in den Vorjahren Amphotericin B (Tabelle 9.9).

Antiretrovirale Mittel

Als Standardtherapie bei HIV-Infektion wird eine Kombination von mindestens drei antiretroviralen Substanzen empfohlen, die neben zwei Nukleosiden typischerweise einen Proteaseinhibitor oder einen nichtnukleosidischen Reverse-Transkriptase-Inhibitor (NNRTI) enthalten (DAIG/ÖAG 2008). Inzwischen wird als alternativer Kombinationspartner in der Primärtherapie auch der Integrasehemmer Raltegravir empfohlen (DHSS 2009).

Durch die breite Anwendung der hochaktiven antiretroviralen Therapie (HAART) wurde die Prognose HIV-infizierter Patienten entscheidend verbessert. Während die Letalitätsrate von HIV-infizierten Patienten 1995 noch 23% betrug, sank sie in der zweiten Hälfte der 90er Jahre auf <5% und liegt inzwischen noch darunter (Mocroft et al. 2003) – dies gilt nicht für Regionen mit eingeschränkter HAART-Verfügbarkeit. Der Umsatz mit diesen zum Teil innovativen Substanzen ist hoch und betrug 2009 insgesamt 538 Mio. € (vgl. Tabelle 9.10).

9

Mehr als zwanzig Substanzen stehen inzwischen zur Verfügung. Vor allem Substanzen mit langer Halbwertszeit, die eine einmal tägliche Einnahme erlaubt und so die Compliance verbessert, werden zunehmend verordnet. Beispiel ist das einmal täglich zu verabreichende Tenofovir, das als Kombinationspräparat zusammen mit Emtricitabin (*Truvada*) oder inzwischen zusammen mit Emtricitabin und Efavirenz (*Atripla*) zur einmal täglichen Einnahme vermarktet wird (Tabelle 9.10). Die Kombinationspräparate *Truvada* und *Kivexa* sind zu Recht sehr erfolgreich und wurden auch 2009 mit deutlich steigender Tendenz verordnet.

Der in *Kaletra* enthaltene HIV-Proteaseinhibitor Lopinavir hat eine zehnfach höhere antiretrovirale Aktivität als Ritonavir, wird aber so schnell in der Leber inaktiviert, dass keine wirksamen Plasmaspiegel erreicht werden. Erst durch die Kombination mit dem ebenfalls Protease-hemmenden Ritonavir, das gleichzeitig ein starker Hemmstoff des CYP3A4-Enzyms in der Leber ist, werden die Plasmaspiegel von Lopinavir mehr als 100fach erhöht und eine ausreichende Plasmahalbwertszeit erreicht (Hurst und Faulds 2000). Inzwischen werden andere HIV-Proteaseinhibitoren (Atazanavir und Darunavir) als erste Wahl empfohlen,

Tabelle 9.10: Verordnungen antiretroviraler Mittel 2009. Angegeben sind die 2009 verordneten Tagesdosen, die Änderungen gegenüber 2008 und die mittleren Kosten je DDD 2009.

Präparat	Bestandteile	DDD in Mio.	Änd. in %	DDD-Kosten in €
Nukleosid-Reverse-Transkriptase-Inhibitoren (NRTI)				
Truvada	Tenofovir Emtricitabin	5,0	(+26,8)	27,08
Viread	Tenofovir	2,0	(+30,6)	17,42
Atripla	Tenofovir Efavirenz Emtricitabin	1,6	(+77,8)	41,36
Combivir	Lamivudin Zidovudin	1,5	(−14,4)	22,46
Kivexa	Lamivudin Abacavir	1,4	(+6,4)	24,68
Epivir	Lamivudin	0,7	(−13,1)	10,02
Retrovir	Zidovudin	0,3	(−4,3)	14,53
		12,6	(+18,0)	25,22
Nichtnukleosid-Reverse-Transkriptase-Inhibitoren (NNRTI)				
Viramune	Nevirapin	2,1	(+4,9)	14,71
Sustiva	Efavirenz	1,3	(−17,2)	14,40
		3,4	(−4,7)	14,59
Proteasehemmer				
Kaletra	Lopinavir Ritonavir	2,4	(+1,1)	28,16
Reyataz	Atazanavir	1,6	(+20,7)	27,29
Telzir	Fosamprenavir	0,7	(−3,0)	21,67
Invirase	Saquinavir	0,7	(−8,7)	21,30
Prezista	Darunavir	0,6	(+92,8)	32,94
Norvir	Ritonavir	0,4	(+13,3)	22,42
		6,4	(+9,8)	26,65
Summe		22,4	(+11,6)	24,02

9

aber auch nur in Kombination mit Ritonavir. Dementsprechend sind die Verordnungen dieser Substanzen deutlich angestiegen (Tabelle 9.10).

Weitere Virostatika

Aciclovir ist ein Virostatikum zur Behandlung von Herpes-simplex- und Varicella-zoster-Virusinfektionen. Es hemmt nach Phosphorylierung zu Aciclovirtriphosphat die DNS-Polymerase und damit die Virus-DNS-Replikation. Die Bioverfügbarkeit ist gering. Für Varicella-zoster-Virusinfektionen werden sehr viel höhere Dosen benötigt als für Herpes-simplex-Virusinfektionen. Die Verordnung von Aciclovir sowie des bezüglich Bioverfügbarkeit deutlich verbesserten Derivates Valaciclovir (*Valtrex*) hat 2009 erneut zugenommen (Tabelle 9.11).

Die Verordnung des Virostatikums Brivudin (*Zostex*) hat 2009 nur geringfügig zugenommen. Es wird zur Behandlung von Herpes zoster eingesetzt und kann aufgrund einer fast vollständigen Resorption oral gegeben werden. Aufgrund der vereinfachten Einnahme von 1mal täglich 125 mg besitzt es eine gewisse Überlegenheit gegenüber Valaciclovir und Famciclovir insbesondere bei älteren Patienten. Auch hinsichtlich der Entwicklung einer postherpetischen Neuralgie ist es gleichwertig (Gross et al. 2003).

Ribavirin (*Copegus*) ist ein weiteres antivirales Mittel aus der Gruppe der Nukleosidanaloga (Tabelle 9.11). Das Guanosinanalogon wurde bereits Anfang der 70er Jahre synthetisiert. Relativ spät erfolgte die Zulassung von Ribavirin für die Anwendung bei der chronischen Hepatitis C in Kombination mit Interferon alfa (*Roferon*, *Intron A*) und kam mit dieser Indikation 1999 unter dem Handelsnamen *Rebetol* auf den deutschen Markt. Die Substanz ist als *Copegus* für die Kombinationstherapie der chronischen Hepatitis C zusammen mit Peginterferon alfa (*Pegasys*) verfügbar.

Oseltamivir (*Tamiflu*) ist ein zur Therapie und Prophylaxe der Influenza zugelassener oral verabreichbarer Neuraminidaseinhibitor. Die Substanz wird rasch resorbiert und nahezu vollständig in den aktiven Metaboliten (Oseltamivircarboxylat) umgewandelt. Der Wirkstoff wird unverändert renal mit einer Halbwertzeit von etwa 6–10 Stunden eliminiert; eine Dosisanpassung bei Niereninsuffizienz wird empfohlen. Die empfohlene Behandlungsdauer beträgt 5 Tage. Bei prophylaktischer Indikation (postexpositionell) genügt die halbe Tagesdosis bei einer empfohlenen Gesamtbehandlungsdauer von dann 7 Tagen. Übel-

Tabelle 9.11: Weitere Virostatika 2009. Angegeben sind die 2009 verordneten Tagesdosen, die Änderungen gegenüber 2008 und die mittleren Kosten je DDD 2009.

Präparat	Bestandteile	DDD in Mio.	Änd. in %	DDD-Kosten in €
Aciclovir				
Acic Tbl./Amp.	Aciclovir	0,6	(+9,5)	4,44
Aciclovir-ratioph.Tabl./p.i.	Aciclovir	0,6	(-0,2)	4,59
Aciclovir AL	Aciclovir	0,6	(+10,4)	4,30
Aciclovir- 1 A Pharma	Aciclovir	0,4	(+19,3)	4,40
Aciclostad	Aciclovir	0,1	(+5,3)	4,47
Aciclobeta Tabletten	Aciclovir	0,1	(-1,6)	4,56
		2,5	(+7,7)	4,44
Valaciclovir				
Valtrex	Valaciclovir	0,1	(+3,9)	21,40
Ribavirin				
Copegus	Ribavirin	1,5	(+8,7)	28,77
Brivudin				
Zostex	Brivudin	1,1	(+3,1)	14,02
Neuraminidasehemmer				
Tamiflu	Oseltamivir	1,8	(+520,4)	7,62
Summe		6,9	(+35,5)	12,21

9

keit und Erbrechen, vor allem an den ersten beiden Behandlungstagen, sind häufig. Sie lassen sich bei gleichzeitiger Medikamenteneinnahme mit den Mahlzeiten reduzieren. Nach einer britischen Metaanalyse von 24 kontrollierten Studien ist Oseltamivir klinisch wirksam zur Behandlung und Prävention von Grippeinfektionen. Die Evidenz für die Behandlung bestimmter Patientengruppen, insbesondere Risikopatienten, ist jedoch begrenzt und zeigt nur eine Verkürzung der symptomatischen Krankheitsdauer von 10 Stunden (Cooper et al. 2003). Diese Metaanalyse ist inzwischen sehr kritisiert worden, und die bisherige Evidenz für die Wirksamkeit von Oseltamivir gilt inzwischen als umstritten (Jefferson et al. 2009).

Leitlinien zum Einsatz dieser Substanz in Deutschland liegen nicht vor. Die Verfügbarkeit dieser und ähnlicher Substanzen (wie Zanamivir) darf nicht über die Notwendigkeit der jährlichen Influenzaimpfung zur Reduktion von Morbidität und Mortalität hinwegtäuschen. Oseltamivir hatte 2005 sowie 2009 boomhafte Mehrverordnungen mit jeweils mehrfachen Anstiegen gegenüber den jeweiligen Vorjahren verzeichnet – zurückzuführen auf vorsorgliche Verordnungen im Rahmen der Ausbreitung der Vogelgrippe beziehungsweise pandemischen neuen (mexikanischen) Grippe (H1N1v). Der Verbrauch im Jahr 2009 ist um >500% gegenüber dem Vorjahr angestiegen (Tabelle 9.11).

Literatur

Altiner A, Brockmann S, Sielk M, Wilm S, Wegscheider K, Abholz HH (2007): Reducing antibiotic prescriptions for acute cough by motivating GPs to change their attitudes to communication and empowering patients: a cluster-randomized intervention study. J Antimicrob Chemother 60: 638–644.

Balfour JAB, Wiseman LR (1999): Moxifloxacin. Drugs 57: 363–373.

Bell-Syer SEM, Hart R, Crawford F, Torgerson DJ, Tyrell W, Russell I (2006): Oral treatments for fungal infections of the skin of the foot (Cochrane Review). In: The Cochrane Library, Issue 1 2006. Oxford: Update Software.

Cooper NJ, Sutton AJ, Abrams KR, Wailoo A, Turner D, Nicholson KG (2003): Effectiveness of neuraminidase inhibitors in treatment and prevention of influenza A and B: systematic review and meta-analaysis of randomised controlled trials. Brit Med J 326: 1235–1240.

Cunha BA (2006): New uses for older antibiotics: nitrofurantoin, amikacin, colistin, polymyxin B, doxycycline, and minocycline revisited. Med Clin North Am 90: 1089–1107.

DAIG/ÖAG (2008): Deutsch-Österreichische Leitlinien zur antiretroviralen Therapie der HIV-Infektion – Stand September 2008. http://www.daignet.de/site-content/hiv-therapie/leitlinien-1/Leitlinien%20zur%20ART%20im%20 Erwachsenenalter.pdf.

DEGAM (2008): Rhinosinusitis – DEGAM-Leitlinie Nr. 10. http://www.degam.de/typo/uploads/media/Langfassung_Rhinosinusitis-005_gekuerzt.pdf

DEGAM (2009): Brennen beim Wasserlassen – DEGAM-Leitlinie Nr. 1. Update 2009. http://www.degam.de/uploads/media/Brennen_Langfassung_006gesch.pdf

Deshpande A, Pant C, Jain A, Fraser TG, Rolston DD (2008): Do fluoroquinolones predispose patients to Clostridium difficile associated disease? A review of the evidence. Curr Med Res Opin 24: 329–333.

DHSS Panel on Antiretroviral Guidelines for Adults and Adolescents. Guidelines for the use of antiretroviral agents in HIV-1-infected adults and adolescents. December 1, 2009; 1–161. http://www.aidsinfo.nih.gov/ContentFiles/AdultandAdolescentGL.pdf.

European Medicines Agency (EMEA) (2008): Presseerklärung zu Moxifloxacin vom 24. Juli 2008. http://www.emea.europa.eu/pdfs/human/press/pr/ 38292708en.pdf

Fuller JD, Low DE (2005): A review of Streptococcus pneumoniae infection treatment failures associated with fluoroquinolone resistance. Clin Infect Dis 41: 118–121.

Garner SE, Eady EA, Popescu C, Newton J, Li WA (2003): Minocycline for acne vulgaris: efficacy and safety. Cochrane Database Syst Rev 2003 (1): CD002086.

GERMAP2008 – Antibiotika-Resistenz und -Verbrauch. Bericht über den Antibiotikaverbrauch und die Verbreitung von Antibiotikaresistenzen in der Human- und Veterinärmedizin in Deutschland. Herausgegeben von BVL/PEG/Infektiologie Freiburg. http://www.p-e-g.org/econtext/germap2008

Gross G, Schöfer H, Wassilew S, Friese K, Timm A, Guthoff R, Pau HW, Malin JP, Wutzler P, Doerr HW (2003): Herpes zoster guideline of the German Dermatology Society (DDG). J Clin Virol 26: 277–289.

Höffken G, Lorenz J, Kern WV, Welte T, Bauer T, Dalhoff K, Dietrich E, Ewig S, Gastmeier P, Grabein B, Halle E, Kolditz M, Marre R, Sitter H (2009): Epidemiologie, Diagnostik, antimikrobielle Therapie und Management von erwachsenen Patienten mit ambulant erworrbenen tiefen Atemwegsinfektionen (akute Bronchitis, akute Exazerbation einer chronischen Bronchitis, Influenza und andere respiratorische Virusinfektionen) sowie ambulant erworbene Pneumonie. S3-Leitlinie der PEG, DGP, DGI und CAPNETZ. Update2009. Pneumologie 63: e1–68

Hof H (2006): Vaginale Candidose. Gynäkologe 39: 206–213.

Hurst M, Faulds D (2000): Lopinavir. Drugs 60: 1371–1379.

Jefferson T, Jones M, Doshi P, Del Mar C (2009): Neuraminidase inhibitors for preventing and treating influenza in healthy adults: systematic review and meta-analysis. BMJ 339: b5106. doi: 10.1136/bmj.b5106

Kern WV, Dettenkofer M (2009): Nosokomiale Infektionen: Herausforderung MRSA und CDAD. Internist 50: 691–703.

Malhotra-Kumar S, Lammens C, Coenen S, Van Herck K, Goossens H (2007): Effect of azithromycin and clarithromycin therapy on pharyngeal carriage of macrolide-resistant streptococci in healthy volunteers: a randomised, double-blind, placebo-controlled study. Lancet 369: 482–490.

Mocroft A, Ledergerber B, Katlama C, Kirk O, Reiss P, d'Arminio Monforte A, Knysz B, Dietrich M, Phillips AN, Lundgren JD; EuroSIDA study group (2003): Decline in the AIDS and death rates in the EuroSIDA study: an observational study. Lancet 362: 22–29.

Reinel D, Plettenberg A, Seebacher C, Abeck D, Brasch J, Cornely O, Effendy I, Ginter-Hanselmayer G, Haake N, Hamm G, Hipler UC, Hof H, Korting HC, Mayser P, Ruhnke M, Schlacke KH, Tietz HJ (2008): Orale Candidiasis – Leitlinie der Deutschen Dermatologischen Gesellschaft und der Deutschsprachigen Mykologischen Gesellschaft. J Dtsch Dermatol Ges 6: 593–597.

Ruhe JJ, Menon A (2007): Tetracyclines as an oral treatment option for patients with community onset skin and soft tissue infections caused by methicillin-resistant Staphylococcus aureus. Antimicrob Agents Chemother 51: 3298–3303.

Sahm DF, Johnes ME, Hickey ML, Diakun DR, Mani SV, Thornsberry C (2000): Resistance surveillance of Streptococcus pneumoniae, Haemophilus influenzae and Moraxella catarrhalis isolated in Asia and Europe 1997-1998. J Antimicrob Chemother 45: 457–466.

Schito GC, Naber KG, Botto H, Palou J, Mazzei T, Gualco L, Marchese A (2009): The ARESC study: an international survey on the antimicrobial resistance of pathogens involved in uncomplicated urinary tract infections. Int J Antimicrob Agents 34: 407–413.

Simkó J, Csilek A, Karászi J, Lorincz I (2008): Proarrhythmic potential of antimicrobial agents. Infection 36: 194–206.

10. Antidementiva

ULRICH SCHWABE

AUF EINEN BLICK

Trend

Cholinesterasehemmer und Memantin zeigen 2009 einen weiteren Verordnungszuwachs und haben jetzt einen Anteil von 72% am Verordnungsvolumen der Antidementiva erreicht. Traditionelle Antidementiva (Piracetam, Ginkgoextrakt) haben dagegen ihren rückläufigen Trend fortgesetzt.

Bewertung

Die Fehlversorgung mit älteren Antidementiva wurde weiter abgebaut. Der symptomatische Nutzen der Cholinesterasehemmer bei Patienten mit leichter bis mäßiger Alzheimerdemenz ist begrenzt. Trotz positiver Studienbelege gibt es eine fortgesetzte Debatte über den klinischen Nutzen der Cholinesterasehemmer, da die Behandlungseffekte klein sind und in der Praxis nicht immer in Erscheinung treten. Die Anwendung von Memantin wird nach der aktuellen NICE-Leitlinie nur noch im Rahmen klinischer Studien empfohlen.

Die Demenz ist eine Krankheit des höheren Lebensalters und hat sich durch den steigenden Anteil der älteren Bevölkerung in vielen Industrieländern zu einem großen Gesundheitsproblem entwickelt. Auch in den Entwicklungsländern ist in den nächsten Dekaden ein Zuwachs an Demenzpatienten zu erwarten. Häufigste Ursache ist die Alzheimersche Krankheit. Die Prävalenz nimmt ab dem 60. Lebensjahr rasch zu und erreicht bei 85jährigen 24–33% der Bevölkerung (Übersicht bei Blennow et al. 2006). Bei 10% der Demenzkranken liegen potentiell reversible Grundkrankheiten vor, die sich nach rechtzeitiger Diagnose und anschließend spezifischer Therapie teilweise oder vollständig rückbilden können.

Die Alzheimerdemenz ist eine progressive neurodegenerative Krankheit, die zu einem irreversiblen Verlust von Nervenzellen führt. Klinische Symptome sind ein zunehmender Verlust von Gedächtnis,

Urteilsfähigkeit, Orientierung und Sprache. Bei vielen Alzheimerpatienten kommen Verhaltensveränderungen und psychiatrische Störungen hinzu, die eine enorme Belastung für die Betreuungspersonen und die Kosten nach Aufnahme in institutionalisierte Pflegeeinrichtungen darstellen. Nach epidemiologischen Daten leiden in Deutschland ca. 1 Mio. Patienten an dementiellen Erkrankungen, davon 650 000 an der Alzheimerschen Demenz (Bickel 2001). Ungefähr 20% der Alzheimerpatienten haben eine schwere Demenz (Aguero-Torres et al. 1998). Für die nächsten Jahrzehnte wird aufgrund der Altersentwicklung der Bevölkerung eine Steigerung der Zahl der Erkrankten prognostiziert.

Die zurzeit führende Hypothese zur Krankheitsentstehung besagt, dass die kognitiven Störungen durch neuropathologische Änderungen im Gehirn bedingt sind, insbesondere durch Bildung seniler Plaques mit Ablagerungen des Betaamyloidpeptids sowie Neurofibrillenbündel mit phosphoryliertem Tau (Übersicht bei Blennow et al. 2006). Dementsprechend werden Betaamyloid und phosphoryliertes Tau als mögliche zerebrospinale Biomarker zur Früherkennung der Alzheimerschen Demenz untersucht (Blennow et al. 2010). Eine besondere Bedeutung hat die Hypothese des cholinergen Defizits der Alzheimerschen Krankheit bekommen, die bereits vor 30 Jahren aufgestellt wurde (Davies und Maloney 1976). Auffällig ist die Abnahme der Zahl cholinerger Neurone im basalen Vorderhirn (vor allem Nucleus basalis Meynert) und ein entsprechender Verlust cholinerger Axone im Cortex von Alzheimerpatienten. Diese Hirnareale sind mit Lernen, Gedächtnis, Funktionssteuerung, Verhalten und emotionalen Reaktionen assoziiert. Aktuelle Behandlungsstrategien zur Behebung des cholinergen Defizits zielen daher auf eine Steigerung cholinerger Funktionen durch Cholinesterasehemmstoffe, die den Abbau von Acetylcholin oder Butyrylcholin hemmen.

Ein grundsätzliches Problem bei der Beurteilung von Arzneimitteln zur Behandlung der Alzheimerschen Krankheit sind allgemein akzeptierte Kriterien für den Nachweis der therapeutischen Wirksamkeit. In der Richtlinie der Europäischen Gemeinschaft werden als Hauptziele der Behandlung der Alzheimerschen Krankheit eine symptomatische Besserung, eine Progressionsverzögerung der Symptome und eine Primärprävention der Krankheit im präsymptomatischen Stadium genannt (Committee for Proprietary Medicinal Products 1998). Eine symptomatische Besserung wird in drei Beobachtungsebenen (kognitive Endpunkte, Aktivitäten des täglichen Lebens, globale ärztliche Beurteilung) nachgewiesen. Klinische Studien sollen signifikante Unterschiede in mindestens zwei primären Variablen zeigen.

Verordnungsspektrum

Die Cholinesterasehemmstoffe und der NMDA-Rezeptorantagonist Memantin haben die kontinuierliche Aufwärtsentwicklung der letzten Jahre auch im Jahre 2009 wieder fortgesetzt (Abbildung 10.1). Auf die beiden Stoffgruppen entfallen jetzt 72% der verordneten Tagesdosen (DDD) in der Indikationsgruppe der Antidementiva (Vorjahr 61%). In der Gruppe der traditionellen Antidementiva hatte der seit langem rückläufige Trend bei Piracetam und Ginkgoextrakt weitere Verordnungsabnahmen zur Folge.

Cholinesterasehemmer

Die Gruppe der Cholinesterasehemmer hat durch hohe jährliche Steigerungsraten eine beachtliche Marktposition unter den Antidementiva erreicht. Das gilt vor allem für den Umsatzanteil, der mit 209 Mio. € inzwischen 64% des Umsatzes der gesamten Indikationsgruppe ausmacht. Hauptgrund für diese auffällige Umsatzentwicklung sind die hohen Tagestherapiekosten, die siebenfach höher als bei den traditionellen Antidementiva liegen. Nach der im Jahre 1997 erfolgten Ein-

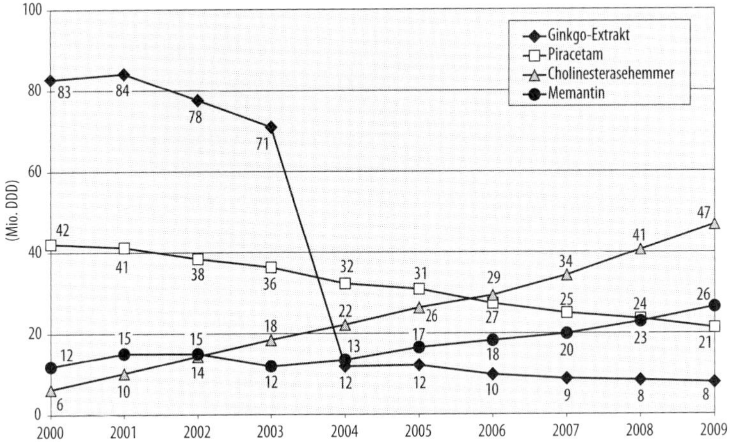

Abbildung 10.1: Verordnungen von Antidementiva 2000 bis 2009. Gesamtverordnungen nach definierten Tagesdosen

Tabelle 10.1: Verordnungen von Cholinesterasehemmern und NMDA-Rezeptorantagonisten 2009. Angegeben sind die 2009 verordneten Tagesdosen, die Änderungen gegenüber 2008 und die mittleren Kosten je DDD 2009.

Präparat	Bestandteile	DDD in Mio.	Änd. in %	DDD-Kosten in €
Cholinesterasehemmer				
Aricept	Donepezil	23,9	(+12,2)	4,07
Reminyl	Galantamin	14,0	(+12,7)	4,58
Exelon	Rivastigmin	8,9	(+29,5)	5,34
		46,8	(+15,3)	4,46
NMDA-Rezeptorantagonisten				
Axura	Memantin	20,4	(+18,1)	3,86
Ebixa	Memantin	6,0	(+8,5)	3,86
		26,5	(+15,8)	3,86
Summe		73,3	(+15,5)	4,25

10

führung von Donepezil (*Aricept*) sind 1998 Rivastigmin (*Exelon*) und 2001 Galantamin (*Reminyl*) hinzugekommen. Mehr als die Hälfte der Verordnungen entfällt weiterhin auf Donepezil (Tabelle 10.1).

Zu Donepezil (*Aricept*) liegen zahlreiche klinische Studien vor. In einem Cochrane-Review über 23 klinische Studien mit 5272 Patienten fanden sich Besserungen kognitiver Funktionen und der Alltagsaktivität und eine positivere globale ärztliche Beurteilung (Birks und Harvey 2006). Eine Langzeitstudie an 565 ambulanten Alzheimerpatienten, die vom britischen National Health Service initiiert wurde, bestätigte die leichten Verbesserungen des kognitiven Status (0,8 Punkte der Mini Mental State Examination, 30-Punkteskala) und der funktionellen Alltagsaktivität (1,0 Punkte der Bristol Activities of Daily Living Scale, 60-Punkteskala) über einen Zeitraum von 2 Jahren (AD2000 Collaborative Group 2004). Dagegen hatte Donepezil nach 3 Jahren keinen signifikanten Nutzen in den primären Endpunkten, Beginn der institutionalisierten Pflegebedürftigkeit (42% der Donepezilpatienten, 44% der Placebopatienten) oder Progression der Alltagsbeeinträchtigung (58% versus 59%). Auch bei Verhaltensstörungen und psychologischen Symptomen der betroffenen Patienten sowie bei der psychischen Belastung der Betreuer wurden keine signifikanten Unterschiede beobachtet. Bei der Behandlung leichter kognitiver Störungen wurde die Progression zur Alzheimerschen Krankheit durch Donepezil in den ersten 12 Monaten geringfügig verzögert, jedoch nicht über einen Zeitraum von 3 Jahren (Petersen et al. 2005, ADCS-Studie).

Der zweite Cholinesterasehemmer Rivastigmin (*Exelon*) ermöglicht ähnlich wie Donepezil eine begrenzte Verbesserung der kognitiven Leistungsfähigkeit. Neben der Acetylcholinesterase wird auch die Butyrylcholinesterase gehemmt. Nach einer Cochrane-Metaanalyse über neun Studien verbessert Rivastigmin im Vergleich zu Placebo kognitive Funktionen, Alltagsaktivität und den Schweregrad in Tagesdosen von 6–12 mg (Birks et al. 2009).

Galantamin (*Reminyl*) bindet zusätzlich zu seiner Acetylcholinesterase-blockierenden Wirkung allosterisch an den nicotinischen Acetylcholinrezeptor und verstärkt dadurch die Wirkung des endogenen Acetylcholins. In einem Cochrane-Review über zehn Studien mit 6805 Patienten zeigte Galantamin konsistente positive Effekte über eine Dauer von 3–6 Monaten (Loy und Schneider 2006). In zwei Studien an Patienten mit leichten kognitiven Störungen hatte Galantamin über einen Zeitraum von zwei Jahren keinen Einfluss auf die Konversion in eine Demenz, erhöhte aber die Mortalität im Vergleich zu Placebo (Winblad et al. 2008).

Trotz der Evidenz aus über 30 kontrollierten Studien und der zusätzlichen klinischen Erfahrung gibt es eine fortgesetzte Debatte über den klinischen Nutzen von Cholinesterasehemmern. Nach aktuellen Metaanalysen sind alle drei Cholinesterasehemmer bei leichter bis mittelschwerer Alzheimerkrankheit wirksam (Birks 2006, Raina et al. 2008, Hansen et al. 2008). Die meisten Studien haben eine bescheidene Besserung kognitiver Symptome um 2,7 Punkte der ADAS-Cog-Subskala und 1,4 MMSE-Punkte gezeigt. Trotz geringfügiger Unterschiede im Wirkungsmechanismus gibt es keine Belege für eine unterschiedliche klinische Wirksamkeit. Auch das Institut für Qualität und Wirtschaftlichkeit im Gesundheitswesen (IQWIG) (2007) hat bestätigt, dass die drei Cholinesterasehemmer bei Patienten mit leichter bis mittelschwerer Alzheimerdemenz einen Nutzen auf kognitive Leistungsfähigkeit und Aktivitäten des täglichen Lebens haben, während für die krankheitsbezogene Lebensqualität und zur Vermeidung einer vollstationären Pflege keine interpretierbaren Daten vorliegen.

Das britische National Institute for Health and Clinical Excellence (NICE) (2007) hat die drei Cholinesterasehemmer in seiner aktualisierten Leitlinie nur für Patienten mit mittelschwerer Alzheimerkrankheit als Therapieoption empfohlen. Eine Behandlung soll nur durch Psychiater, Neurologen und geriatrisch tätige Ärzte mit ausreichenden Erfahrungen begonnen werden. Die Behandlung soll alle 6 Monate überprüft werden und nur fortgesetzt werden, wenn ein MMSE-Punktwert über 10 sowie eine angemessene Wirkung auf globale, funktionelle und verhaltensorientierten Parameter vorliegen. Eine Praxisleitlinie des American College of Physicians und der American Academy of Family Physicians betont, dass die in klinischen Studien beschriebenen Verbesserungen durch Cholinesteraseinhibitoren oder Memantine zwar statistisch signifikant aber klinisch nicht bedeutsam waren (Qaseem et al. 2008). In einer deutschen S3-Leitlinie über Demenzen wird ein besonderer Schwerpunkt auf die Behandlung von psychischen und Verhaltenssymptomen sowie auf psychosoziale Interventionen und nichtpharmakologische Therapieverfahren gelegt (Deutsche Gesellschaft für Psychiatrie, Psychotherapie und Nervenheilkunde, Deutsche Gesellschaft für Neurologie 2009).

NMDA-Rezeptorantagonisten

Seit einiger Zeit werden N-Methyl-D-Aspartat (NMDA)-Antagonisten als weitere Arzneimittel zur Beeinflussung von Lernen und Gedächtnis diskutiert (Marin und Davis 1995). Nach einem Cochrane-Review hat Memantin bei Patienten mit mäßiger bis schwerer Alzheimerdemenz nach 6 Monaten begrenzte positive Effekte und weist eine relativ gute Verträglichkeit auf (McShane et al. 2006). In der Leitlinie des britischen National Institute for Health and Clinical Excellence (NICE) (2007) wird die Anwendung von Memantin aufgrund neuerer Daten nur noch im Rahmen von klinischen Studien empfohlen. Lediglich Patienten mit mittelschwerer bis schwerer Alzheimerkrankheit, die bereits mit Memantin behandelt werden, können befristet weiter behandelt werden.

Ginkgoextrakt

Der langjährige Verordnungsrückgang der Ginkgopräparate hat sich 2009 weiter fortgesetzt (Tabelle 10.2). Ursache ist vermutlich die insgesamt mangelhafte Evidenz für Ginkgopräparate. Nach einem Cochrane-Review gibt es keine konsistente und überzeugende Evidenz, dass Ginkgo trotz akzeptabler Verträglichkeit einen klinisch bedeutsamen Nutzen für Patienten mit Demenz oder leichten kognitiven Störungen hat (Birks und Grimley Evans 2006). Auch in einer neueren placebokontrollierten Studie an 3069 älteren Patienten teilweise mit leichten kognitiven Einschränkungen war Ginkgoextrakt nicht wirksam (DeKosky et al. 2008). Damit stellt sich die Frage, ob Ginkgopräparate überhaupt noch eine Zulassung als Arzneimittel beanspruchen können. In den USA werden Ginkgoextrakte als Nahrungsergänzungsmittel (dietary supplement) vertrieben und tragen den Hinweis, dass diese Produkte nicht für die Diagnose, Behandlung, Heilung oder Prävention irgendeiner Krankheit bestimmt sind.

Piracetam

Piracetam wird weiterhin in beträchtlichem Umfang verordnet (Tabelle 10.2). Auf der Basis tierexperimenteller Befunde wird Piracetam seit 25 Jahren bei Hirnleistungsstörungen älterer Patienten zur Steigerung

Tabelle 10.2: Verordnungen von sonstigen Antidementiva 2009. Angegeben sind die 2009 verordneten Tagesdosen, die Änderungen gegenüber 2008 und die mittleren Kosten je DDD 2009.

Präparat	Bestandteile	DDD in Mio.	Änd. in %	DDD-Kosten in €
Ginkgo-biloba-Extrakt				
Gingium	Ginkgoblätterextrakt	3,4	(+3,9)	1,08
Tebonin	Ginkgoblätterextrakt	2,0	(−12,6)	1,14
Ginkobil-ratiopharm	Ginkgoblätterextrakt	1,7	(−7,7)	1,08
		7,1	(−4,2)	1,09
Piracetam				
Piracetam-neuraxpharm	Piracetam	5,5	(+25,1)	0,45
Piracetam-ratiopharm	Piracetam	4,6	(−12,2)	0,46
Piracetam AL	Piracetam	4,4	(+26,8)	0,41
Piracetam-CT	Piracetam	2,1	(−3,9)	0,42
Nootrop	Piracetam	1,5	(−14,9)	0,61
Piracetam STADA	Piracetam	1,4	(−27,2)	0,39
Piracetam AbZ	Piracetam	1,1	(−16,9)	0,41
		20,6	(+1,3)	0,45
Summe		27,7	(−0,1)	0,61

von Lernen und Gedächtnis in Tagesdosen von 2,4–4,8 g/Tag eingesetzt. Eine Langzeitstudie, die in mehreren Beobachtungsebenen über einen Zeitraum von 12 Monaten durchgeführt wurde, zeigte trotz sehr hoher Dosierung (8 g/Tag) keine Effekte auf den globalen psychopathologischen Status sowie auf Verhalten und Alltagsaktivität (Croisile et al. 1993). Nach einem Cochrane-Review wird die Anwendung von Piracetam bei Demenz oder kognitiven Störungen nicht durch die vorliegende Literatur gestützt (Flicker et al. 2001), während eine Hersteller-gesponserte Übersicht zu einem gegenteiligen Ergebnis kommt (Winblad 2005).

Wirtschaftliche Aspekte

Der Überblick über die Antidementivaverordnungen der letzten 18 Jahre zeigt mehrere auffällige Entwicklungen. Trotz der steigenden Bedeutung dementieller Erkrankungen im höheren Lebensalter haben die Verordnungen von Antidementiva nach den Daten des Arzneiverordnungs-Reports seit 1992 kontinuierlich abgenommen. Damals wurden noch 516 Mio. definierte Tagesdosen (DDD) von Antidementiva mit einem Umsatz von 467 Mio. € verordnet (Arzneiverordnungs-Report 2002, Abbildung 11.1), mit denen rein rechnerisch täglich 1,4 Mio. Patienten behandelt werden konnten. Bis 2009 sind die Antidementiva-DDD um 80% auf 102 Mio. zurückgegangen. Damit können 280 000 Patienten behandelt werden.

Die Verordnungsanalyse hat weiterhin ergeben, dass bei Cholinesterasehemmstoffen und NMDA-Antagonisten eine gegenläufige Entwicklung stattgefunden hat. Hier wurden im Jahr 2009 insgesamt 73 Mio. Tagesdosen mit einem Kostenaufwand von 312 Mio. € verordnet, die für eine Dauerbehandlung von täglich 201 000 Patienten ausreichend sind. Damit sind die Kosten gegenüber früheren Jahren massiv zurückgegangen, so dass die bisher kritisierte Fehlversorgung weiter abgebaut worden ist.

Ausblick

Trotz zunehmender Kenntnisse über die Pathogenese der Alzheimerschen Krankheit ist bisher nicht abschätzbar, ob in naher Zukunft neue Therapieformen entstehen, die den Prozess der Demenzentwicklung aufhalten können. Seit vielen Jahren wird ein präventiver Effekt von nichtsteroidalen Antiphlogistika auf die Entstehung der Alzheimerschen Krankheit diskutiert. Die Ergebnisse sind jedoch widersprüchlich. In einer neueren Fall-Kontrollstudie hatten Langzeitanwender von Ibuprofen ein 50% geringeres Risiko einer Alzheimerdemenz (Vlad et al. 2008). In randomisierten klinischen Studien mit Alzheimerpatienten zeigten dagegen Naproxen und der COX-2-Hemmer Rofecoxib keine Unterschiede gegenüber Placebo (Aisen et al. 2003, Reines et al. 2004). Auch das nichtsteroidale Antiphlogistikum R-Flubiprofen, das zusätzlich die γ-Sekretase und damit die Bildung von β-Amyloid hemmt, hatte in einer Phase-3-Studie bei Alzheimerpatienten keinen Effekt auf den kognitiven Abbau und die zunehmend eingeschränkte Alltagsaktivität (Green et al. 2009).

In zahlreichen weiteren Studien wurde versucht die β-Amyloidablagerungen zu vermindern (Sekretasehemmung, Hemmung der Aggregation von β-Amyloid, immuntherapeutische Strategien) (Übersicht bei Neugroschl und Sano 2010). Besonders enttäuschend war der Abbruch einer klinischen Phase-II-Studie mit einem Alzheimer-Impfstoff (AN-1792) zur Erzeugung von Antikörpern gegen β-Amyloid, da bei 18 von 198 Patienten eine Enzephalomyelitis aufgetreten war (Orgogozo et al. 2003). Die erste neuropathologische Untersuchung bei einer verstorbenen Patientin, die 8 Monate lang eine Immuntherapie mit AN-1792 erhalten hatte, zeigte einen weitgehenden Schwund der β-Amyloidplaques bei jedoch persistierenden Neurofibrillenbündeln und bestätigte die Meningoenzephalitis mit ausgeprägter Makrophageninfiltration (Nicoll et al. 2003). Eine weitere unerwartete Komplikation der β-Amyloid-Immunisierung war eine erhöhte Abnahme des Hirnvolumens bei Antikörperrespondern (Fox et al. 2005).

Zukünftige immuntherapeutische Strategien zielen auf die Aufklärung der Rolle von β-Amyloidautoantikörpern und eine Immuntherapie mit sicheren und verträglichen humanen Immunglobulinen und eine präklinische Prüfung der β-Amyloid-Immuntherapie an Patienten (Dodel et al. 2003, Walker et al. 2005). Durch intravenöse passive Immunisierung mit β-Amyloidantikörpern aus einem humanen Immunglobulinpräparat wurden in einer ersten Pilotstudie an 5 Alzheimerpatienten die β-Amyloidspiegel im Liquor um 30% gesenkt und der ADAS-cog um 3,7 Punkte verbessert (Dodel et al. 2004).

Für die symptomatische Therapie steht bisher eine Reihe von nichtmedikamentösen und medikamentösen Maßnahmen zur Verfügung. Mit der Demenz assoziierte Verhaltensstörungen, wie z. B. Depression,

Unruhe und Angst, können mit milieutherapeutischen und psychotherapeutischen Maßnahmen oder mit spezifischen Psychopharmaka aus dem Bereich der Antidepressiva und Neuroleptika gelindert werden, die wegen ihrer Nebenwirkungen aber problematisch sein können (orthostatische Dysregulation, Verschlechterung der kognitiven Funktionen, extrapyramidale Symptome).

Literatur

AD2000 Collaborative Group (2004): Long-term donepezil treatment in 565 patients with Alzheimer's disease (AD2000): randomised double-blind trial. Lancet 363: 2105–2115.

Aguero-Torres H, Fratiglioni L, Winblad B (1998): Natural history of Alzheimer's disease and other dementias: review of the literature in the light of the findings from the Kungsholmen Project. Int J Geriatr Psychiatry 13: 755–766.

Aisen PS, Schafer KA, Grundman M, Pfeiffer E, Sano M, Davis KL, Farlow MR, Jin S, Thomas RG, Thal LJ; Alzheimer's Disease Cooperative Study (2003): Effects of rofecoxib or naproxen vs placebo on Alzheimer disease progression: a randomized controlled trial. JAMA 289: 2819–2826.

Bickel H (2001): Demenzen im höheren Lebensalter: Schätzungen des Vorkommens und der Versorgungskosten. Z Gerontol Geriat 34: 108–115.

Birks J (2006): Cholinesterase inhibitors for Alzheimer's disease. Cochrane Database Syst Rev. 2006 Jan 25;(1):CD005593.

Birks J, Grimley Evans J (2006): Ginkgo biloba for cognitive impairment and dementia. Cochrane Database Syst Rev. 2007 Apr 18;(2):CD003120.

Birks J, Harvey RJ (2006): Donepezil for dementia due to Alzheimer's disease. Cochrane Database Syst Rev. 2006 Jan 25; (1): CD001190.

Birks J, Grimley Evans J, Iakovidou V, Tsolaki M, Holt FE (2009): Rivastigmine for Alzheimer's disease. Cochrane Database Syst Rev 2: CD001191.

Blennow K, Hampel H, Weiner M, Zetterberg H (2010): Cerebrospinal fluid and plasma biomarkers in Alzheimer disease. Nat Rev Neurol 6: 131–144.

Blennow K, de Leon MJ, Zetterberg H (2006): Alzheimer's disease. Lancet 368: 387–403.

Committee for Proprietary Medicinal Products (CPMP) (1998): Note for guidance on medicinal products in the treatment of Alzheimer's disease.

Croisile B, Trillet M, Fondarai J, Laurent B, Mauguière F, Billardon M (1993): Long-term and high-dose piracetam treatment of Alzheimer's disease. Neurology 43: 301–305.

Davies P, Maloney AJ (1976): Selective loss of central cholinergic neurons in Alzheimer's disease. Lancet 2: 1403.

DeKosky ST, Williamson JD, Fitzpatrick AL, Kronmal RA, Ives DG, Saxton JA, Lopez OL, Burke G, Carlson MC, Fried LP, Kuller LH, Robbins JA, Tracy RP, Woolard NF, Dunn L, Snitz BE, Nahin RL, Furberg CD; Ginkgo Evaluation of Memory (GEM) Study Investigators (2008): Ginkgo biloba for prevention of dementia: a randomized controlled trial. JAMA 300: 2253–2262.

Deutsche Gesellschaft für Psychiatrie, Psychotherapie und Nervenheilkunde, Deutsche Gesellschaft für Neurologie (2009): S3-Leitlinie Demenzen. Internet: www.dgn.org/images/stories/dgn/pdf/s3_leitlinie_demenzen.pdf

Dodel RC, Hampel H, Du Y (2003): Immunotherapy for Alzheimer's disease. Lancet Neurology 2: 215–220.

Dodel RC, Du Y, Depboylu C, Hampel H, Frölich L, Haag A, Hemmeter U, Paulsen S, Teipel SJ, Brettschneider S, Spottke A, Nölker C, Möller HJ, Wei X, Farlow M, Sommer N, Oertel WH (2004): Intravenous immunoglobulins containing antibodies against beta-amyloid for the treatment of Alzheimer's disease. J Neurol Neurosurg Psychiatry 75: 1472–1474.

Flicker L, Grimley Evans G (2001): Piracetam for dementia or cognitive impairment. Cochrane Database Syst Rev. 2001;(2):CD001011.

Fox NC, Black RS, Gilman S, Rossor MN, Griffith SG, Jenkins L, Koller M (2005): Effects of Aβ immunization (AN1792) on MRI measures of cerebral volume in Alzheimer disease. Neurology 64: 1563–1572.

Green RC, Schneider LS, Amato DA, Beelen AP, Wilcock G, Swabb EA, Zavitz KH; Tarenflurbil Phase 3 Study Group (2009): Effect of tarenflurbil on cognitive decline and activities of daily living in patients with mild Alzheimer disease: a randomized controlled trial. JAMA 302: 2557–2564.

Hansen RA, Gartlehner G, Webb AP, Morgan LC, Moore CG, Jonas DE (2008): Efficacy and safety of donepezil, galantamine, and rivastigmine for the treatment of Alzheimer's disease: a systematic review and meta-analysis. Clin Interv Aging 3: 211–225.

10

Institut für Qualität und Wirtschaftlichkeit im Gesundheitswesen (IQWiG) (2007): Nutzenbewertung von Cholinesterasehemmern bei Patienten mit Alzheimer Demenz, auch im Vergleich mit anderen Therapieoptionen. Im Internet unter: www.iqwig.de/download/A05-19A_Abschlussbericht_ Cholinesterasehemmer_bei_Alzheimer_Demenz.pdf

Loy C, Schneider L (2006): Galantamine for Alzheimer's disease and mild cognitive impairment. Cochrane Database Syst Rev. 2006 Jan 25; (1): CD001747.

Marin DB, Davis KL (1995): Experimental therapeutics. In: Bloom FE, Kupfer DJ (eds): Psychopharmacology: The fourth generation of progress. Raven Press Ltd, New York, pp 1417–1426.

McShane R, Areosa Sastre A, Minakaran N (2006): Memantine for dementia. Cochrane Database Syst Rev. 2006 Apr 19;(2):CD003154.

National Institute for Health and Clinical Excellence (2007): NICE technology appraisal guidance 111 (amended): Donepezil, galantamine, rivastigmine (review) and memantine for the treatment of Alzheimer's disease. Includes a review of NICE technology appraisal guidance 19. Im Internet: http://guidance.nice. org.uk/TA111/guidance/pdf/English

Neugroschl J, Sano M (2010): Current treatment and recent clinical research in Alzheimer's disease. Mt Sinai J Med 77: 3–16.

Nicoll JAR, Wilkinson D, Holmes C, Steart P, Markham H, Weller RO (2003): Neuropathology of human Alzheimer disease after immunization with amyloid-β peptide: a case report. Nature Med 9: 448–452.

Orgogozo J-M, Gilman S, Dartigues JF, Laurent B, Puel M, Kirby LC et al. (2003): Subacute meningoencephalitis in a subset of patients with AD after Abeta42 immunization. Neurology 61: 46–54.

Petersen RC, Thomas RG, Grundman M, Bennett D, Doody R, Ferris S, Galasko D, Jin S, Kaye J, Levey A, Pfeiffer E, Sano M, van Dyck CH, Thal LJ; Alzheimer's Disease Cooperative Study Group (2005): Vitamin E and donepezil for the treatment of mild cognitive impairment. N Engl J Med 352: 2379–2388.

Qaseem A, Snow V, Cross JT Jr, Forciea MA, Hopkins R Jr, Shekelle P, Adelman A, Mehr D, Schellhase K, Campos-Outcalt D, Santaguida P, Owens DK; American College of Physicians/American Academy of Family Physicians Panel on Dementia (2008): Current pharmacologic treatment of dementia: a clinical practice guideline from the American College of Physicians and the American Academy of Family Physicians. Ann Intern Med 148:370–378.

Raina P, Santaguida P, Ismaila A, Patterson C, Cowan D, Levine M, Booker L, Oremus M (2008): Effectiveness of cholinesterase inhibitors and memantine for treating dementia: evidence review for a clinical practice guideline. Ann Intern Med 148: 379–397.

Reines SA, Block GA, Morris JC, Liu G, Nessly ML et al (2004): Rofecoxib. No effect on Alzheimer's disease in a 1-year, randomized, blinded, controlled study. Neurology 62: 66–71.

Vlad SC, Miller DR, Kowall NW, Felson DT (2008): Protective effects of NSAIDs on the development of Alzheimer disease. Neurology 70: 1672–1677.

Walker LC, Ibegbu CC, Todd CW, Robinson HL, Jucker M, LeVine H 3rd, Gandy S (2005): Emerging prospects for the disease-modifying treatment of Alzheimer's disease. Biochem Pharmacol 69: 1001–1008.

Winblad B (2005): Piracetam: a review of pharmacological properties and clinical uses. CNS Drug Rev 11: 169–182.

Winblad B, Gauthier S, Scinto L, Feldman H, Wilcock GK, Truyen L, Mayorga AJ, Wang D, Brashear HR, Nye JS; The GAL-INT-11/18 Study Group (2008): Safety and efficacy of galantamine in subjects with mild cognitive impairment. Neurology 70: 2024–2035.

11. Antidiabetika

KLAUS MENGEL

AUF EINEN BLICK

Trend

Die Arzneitherapie des Diabetes mellitus hat in den letzten zehn Jahren stetig zugenommen. Der Zuwachs der Insulinverordnungen betrug in diesem Zeitraum nochmals 70%, vor allem durch den ungebrochenen Anstieg der Insulinanaloga. Die Verordnungen von Metformin sind fast dreifach angestiegen, während die der Sulfonylharnstoffe seit 2000 mit geringen Schwankungen konstant geblieben sind. Unter den neueren oralen Antidiabetika zeigen die Glitazone keine Zuwachsraten mehr, da in neueren Studien ein erhöhtes Herzinfarkt- und Frakturrisiko beobachtet wurde und sogar ein Verbot von Rosiglitazon überlegt wird. Dagegen haben sich die Verordnungen der DPP-4-Hemmer (Sitagliptin, Vildagliptin) trotz einschränkender Therapiehinweise mehr als verdoppelt. Auf deutlich geringerem Niveau nahmen auch Inkretinmimetika (Exenatide, Liraglutid) kräftig zu.

Kosten

Der Umsatz der Antidiabetika ist 2009 um 6% auf 1793 Mio. € gestiegen. Die Einsparpotenziale für insulinotrope Antidiabetika (43 Mio. €), Insuline (42 Mio. €) und Analoginsuline (203 Mio. €) sind weiterhin hoch.

Ziele der Diabetestherapie sind Symptomfreiheit, Verbesserung der Lebensqualität und Vermeidung von Sekundärkomplikationen. Dieses wird nach den Daten mehrerer Studien in erster Linie durch eine möglichst optimale Blutzuckereinstellung erreicht. Für den Typ-1-Diabetes ist die Wirkung der Blutzuckereinstellung durch die DCCT-Studie gesichert (Diabetes Control and Complications Trial Research Group 1993). Eine Nachuntersuchung der Patienten betätigte, dass sogar 17 Jahre nach Beendigung der DCCT-Studie das Risiko für kardiovaskuläre Ereignisse durch die intensivierte Therapie um 42% gesenkt wurde (The Diabetes Control and Complications Trial/Epidemiology of Diabetes Interventions and Complications (DCCT/EDIC) Study Research Group 2005).

Für den Typ-2-Diabetes haben die Ergebnisse der UKPDS-Studie gezeigt, dass eine intensivierte Diabetestherapie mit einem HbA_{1c}-Wert unter 7% über die ersten zehn Jahre nach der Diagnose die Häufigkeit mikrovaskulärer und – in geringerem Ausmaß – makrovaskulärer Komplikationen senkt (UK Prospective Diabetes Study Group 1998a, Stratton et al. 2000). Auch 10 Jahre nach Beendigung der UKPDS-Studie wurde eine andauernde Risikoreduktion für Diabetesendpunkte, Herzinfarkte und Mortalität beobachtet, obwohl die ursprünglichen Unterschiede in der Blutglucosekontrolle (HbA_{1c}) bald verschwunden waren (Holman et al. 2008).

Einige Studien haben jedoch die Grenzen der intensivierten Diabetestherapie (HbA_{1c} <6,5%) beim Typ-2-Diabetes gezeigt. In der ADVANCE-Studie änderten sich kardiovaskuläre Endpunkte und die Mortalität nicht, lediglich die Nephropathie wurde reduziert (The ADVANCE Collaborative Group 2008). In der ACCORD-Studie wurde die Mortalität im Vergleich zur Standardtherapie sogar erhöht (The Action to Control Cardiovascular Risk in Diabetes Study Group 2008). Eine Metaanalyse fünf großer randomisierter Studien mit 33 040 Patienten hat bestätigt, dass die Intensivtherapie lediglich koronare Ereignisse um 15% senkt, während die Häufigkeit von Schlaganfällen und die Mortalität nicht beeinflusst wurden (Ray et al. 2009).

10

Grundlage jeder Diabetestherapie ist die Diätbehandlung des Patienten. Beim Typ-1-Diabetes ist zudem immer die Gabe von Insulin erforderlich. Die Ersteinstellung übergewichtiger Typ-2-Diabetiker gelingt häufig allein durch Diät und Normalisierung des Körpergewichts. Gewichtsabnahme und körperliche Betätigung reduzieren die Progredienz einer gestörten Glucosetoleranz zur Nüchternhyperglykämie um 60% (Tuomilehto et al. 2001). Eine Lebensstiländerung senkte das Diabetesrisiko übergewichtiger Patienten in drei Jahren um 50% (Knowler et al. 2002). Erst bei unzureichendem Erfolg von Diät und Bewegungstherapie ist die Gabe oraler Antidiabetika, im weiteren Verlauf der Erkrankung oft auch von Insulin erforderlich. Als Reaktion auf die neueren Studiendaten wird als Zielwert der Glucosekontrolle in einem Konsensusdokument der amerikanischen und der europäischen Diabetesgesellschaften ein HbA_{1c}-Wert von <7,0% empfohlen (Nathan et al. 2009), während die Deutsche Diabetesgesellschaft immer noch an einem Wert von <6,5% festhält (Mathaei et al. 2009).

In den letzten 20 Jahren hat die Arzneitherapie des Diabetes stetig zugenommen. Allein seit dem Jahre 2000 ist das Verordnungsvolumen von Metformin fast dreifach angestiegen und liegt seit 2 Jahren

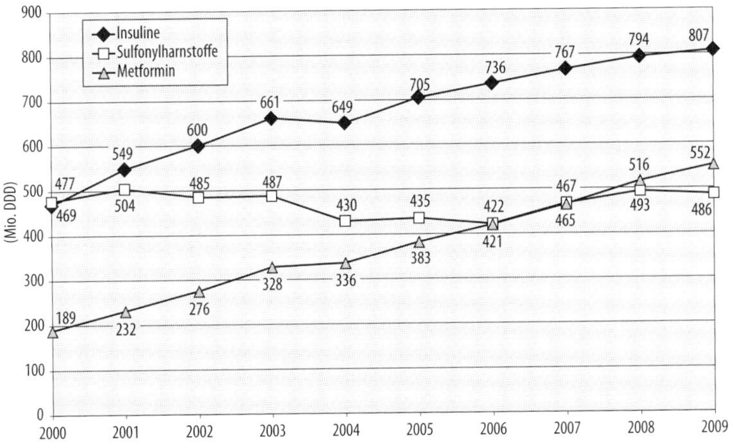

Abbildung 11.1: Verordnungen von Antidiabetika 2000 bis 2009. Gesamtverordnungen nach definierten Tagesdosen

höher als das der Sulfonylharnstoffe, die sich seit 2000 mit geringen Schwankungen auf weitgehend konstantem Niveau bewegten (Abbildung 11.1). Die beiden Hauptvertreter Glibenclamid und Glimepirid entwickelten sich weiterhin gegenläufig. Im gleichen Zeitraum sind die Insulinverordnungen nochmals um 72% angestiegen Der Gesamtumsatz der Antidiabetika ist 2009 um 6% auf 1793 Mio. € gestiegen (siehe Tabelle 1.1).

11

Orale Antidiabetika

Metformin

Metformin ist das Mittel der ersten Wahl für die Behandlung des Typ-2-Diabetes (Nathan et al. 2009, Arzneimittelkommission der deutschen Ärzteschaft 2009). Die Wirkung beruht auf einer Senkung der hepatischen Glucoseabgabe und einer erhöhten peripheren Glucoseutilisation (Stumvoll et al. 1995). Im Gegensatz zu den insulinotropen Antidiabetika löst Metformin keine Hypoglykämien und keine Gewichtszunahme aus und wird daher vor allem für übergewichtige Typ-2-Diabetiker empfohlen. Die Wirksamkeit wurde in zahlreichen Studien bestätigt.

Tabelle 11.1: Verordnungen von Metformin 2009. Angegeben sind die 2009 verordneten Tagesdosen, die Änderungen gegenüber 2008 und die mittleren Kosten je DDD 2009.

Präparat	Bestandteile	DDD in Mio.	Änd. in %	DDD-Kosten in €
Metformin axcount	Metformin	108,2	(>1000)	0,28
Metformin-ratiopharm	Metformin	77,0	(−10,4)	0,32
Metformin HEXAL/Meglucon	Metformin	73,6	(−7,0)	0,35
Metformin AL	Metformin	72,5	(−23,4)	0,28
Metformin- 1 A Pharma	Metformin	44,7	(+35,6)	0,28
Metformin dura	Metformin	23,4	(−22,7)	0,27
Metformin STADA	Metformin	20,4	(−4,3)	0,28
Siofor	Metformin	17,3	(−13,0)	0,35
Glucobon/Metformin -biomo	Metformin	15,7	(−56,0)	0,34
Glucophage	Metformin	12,2	(−22,4)	0,33
Metformin-CT	Metformin	12,0	(+3,8)	0,31
Metformin Sandoz	Metformin	11,1	(−19,7)	0,35
Metformin Heumann	Metformin	10,1	(+0,4)	0,28
Diabesin	Metformin	8,9	(−26,1)	0,35
Met beta	Metformin	8,2	(−31,2)	0,30
Metformin AbZ	Metformin	7,7	(+6,9)	0,28
Juformin	Metformin	5,3	(−7,3)	0,28
Mediabet	Metformin	5,1	(+67,4)	0,34
Metfogamma	Metformin	4,5	(−16,9)	0,35
Metformin BASICS	Metformin	4,3	(−37,4)	0,30
Metformin Lich	Metformin	2,9	(−12,6)	0,34
Metformin KSK	Metformin	1,3	(−8,3)	0,36
Summe		546,6	(+7,3)	0,30

Den wichtigsten Beitrag lieferte die UKPDS-Studie. In einem Zeitraum von 10 Jahren senkte die intensivierte Blutglucosekontrolle mit Metformin die Gesamtletalität von übergewichtigen Typ-2-Diabetikern um 36% im Vergleich zu Patienten, die mit Sulfonylharnstoffen (Glibenclamid, Chlorpropamid) oder Insulin behandelt wurden (UK Prospective Diabetes Study Group 1998b). Die Metformin-behandelten Patienten zeigten außerdem eine geringere Gewichtszunahme und seltener Hypoglykämien. Die Laktatspiegel ändern sich unter den therapeutischen Dosierungen nicht. Bei Beachtung der Kontraindikationen (z. B.

Niereninsuffizienz, Leberfunktionsstörungen, schwere Herzinsuffizienz, respiratorische Insuffizienz) ist das Auftreten einer Laktazidose daher sehr unwahrscheinlich. Die Verordnung von Metformin ist seit über 20 Jahren kontinuierlich angestiegen. Auch 2009 setzte sich der Trend fort (Tabelle 11.1).

Sulfonylharnstoffe

Sulfonylharnstoffderivate sind die wichtigste Gruppe der insulinotropen Antidiabetika (Tabelle 11.2). Sie steigern die Sekretion von Insulin aus den B-Zellen der Pankreasinseln. Eine noch vorhandene Funktionsfähigkeit des Inselorgans ist daher Voraussetzung für ihre Anwendung. Sulfonylharnstoffe sind ähnlich wirksam wie Metformin (HbA_{1c}-Senkung um 1,5%), haben jedoch den Nachteil der Hypoglykämie insbesondere bei älteren Patienten. Außerdem steigt häufig das Körpergewicht (um ca. 2 kg) an (Nathan et al. 2009).

Glibenclamid ist der bislang einzige insulinotrope Wirkstoff, für den ein positives Langzeitergebnis auf diabetische Sekundärkomplikationen nachgewiesen wurde (UK Prospective Diabetes Study Group 1998a). Es kommt daher üblicherweise als zweite orale Medikation in Betracht, wenn eine Lebensstiländerung und Metformin nicht ausreichend wirksam sind (Nathan et al. 2009). Die Anwendung von Glibenclamid ist allerdings dadurch belastet, dass seine Kombination mit Metformin mit einer Zunahme von Diabetes-bedingten Todesfällen assoziiert war (UK Prospective Diabetes Group 1998b). Eine neuere Metaanalyse von Beobachtungsstudien hat zwar bestätigt, dass eine Kombinationstherapie mit Metformin und Sulfonylharnstoffen kardiovaskuläre Risiken erhöht, nicht aber die Mortalität (Rao et al. 2008). Wahrscheinlich haben Patienten, die eine Kombinationstherapie benötigen, eine schneller progrediente Diabetesform oder bereits eine längere Diabetesdauer. Nach einer weiteren Beobachtungsstudie könnte das Risiko einer Metforminkombination von dem verwendeten Sulfonylharnstoff abhängen, da mit Glibenclamid ein höheres Mortalitätsrisiko als mit Glimepirid oder Gliclazid beobachtet wurde (Monami et al. 2006). Mangels Daten aus kontrollierten Studien sind jedoch keine gesicherten Aussagen zu dieser Frage möglich (Arzneimittelkommission der deutschen Ärzteschaft 2009).

Glibenclamid war über 30 Jahre lang der am häufigsten verordnete Sulfonylharnstoff, hat aber nach der Einführung von Glimepirid im Jahre 1996 einen kontinuierlichen Rückgang erfahren (siehe

Tabelle 11.2: Verordnungen von insulinotropen Antidiabetika 2009. Angegeben sind die 2009 verordneten Tagesdosen, die Änderungen gegenüber 2008 und die mittleren Kosten je DDD 2009.

Präparat	Bestandteile	DDD in Mio.	Änd. in %	DDD-Kosten in €
Glibenclamid				
Glib-ratiopharm	Glibenclamid	36,5	(+4,7)	0,22
Gliben HEXAL	Glibenclamid	14,3	(−9,4)	0,21
Maninil	Glibenclamid	13,3	(−21,5)	0,30
Glibenclamid dura	Glibenclamid	10,8	(−23,5)	0,21
Glibenclamid AL	Glibenclamid	10,3	(−19,4)	0,21
Euglucon	Glibenclamid	3,3	(−43,1)	0,26
Glibenclamid Heumann	Glibenclamid	2,3	(−17,7)	0,21
Glibenclamid AbZ	Glibenclamid	2,1	(−30,3)	0,23
Glibenbeta	Glibenclamid	2,0	(−17,0)	0,21
Glibenclamid Sandoz	Glibenclamid	2,0	(−16,1)	0,25
Gliben-CT	Glibenclamid	1,8	(−27,3)	0,25
		98,8	(−12,9)	0,23
Glimepirid				
Glimepirid Winthrop	Glimepirid	97,6	(+252,9)	0,16
Glimepirid-ratiopharm	Glimepirid	53,3	(−21,1)	0,18
Glimepirid HEXAL	Glimepirid	51,9	(−9,5)	0,18
Glimepirid AL	Glimepirid	35,6	(−1,3)	0,16
Glimepirid- 1 A Pharma	Glimepirid	28,2	(+24,4)	0,16
Glimepirid beta	Glimepirid	21,2	(−26,6)	0,15
Amaryl	Glimepirid	17,9	(−28,9)	0,21
Glimepirid dura	Glimepirid	16,5	(−15,6)	0,15
Glimepirid-CT	Glimepirid	10,1	(−30,7)	0,18
Glimepirid STADA	Glimepirid	9,9	(−15,8)	0,16
Glimepirid Sandoz	Glimepirid	6,3	(−32,5)	0,19
Glimepirid Heumann	Glimepirid	5,9	(−28,4)	0,15
Glimepirid AbZ	Glimepirid	5,2	(+0,8)	0,15
Glimegamma	Glimepirid	4,5	(−37,1)	0,16
Glimepirid-biomo	Glimepirid	3,7	(−59,4)	0,16
		367,6	(+5,0)	0,17
Gliquidon				
Glurenorm	Gliquidon	3,8	(−8,5)	0,75
Glinide				
Novonorm	Repaglinid	31,6	(+0,6)	1,29
Starlix	Nateglinid	4,1	(−17,7)	1,86
		35,7	(−1,9)	1,36
Summe		505,9	(+0,4)	0,27

Arzneiverordnungs-Report 2006, Abbildung 12.3). Diese gegenläufige Entwicklung hat sich 2009 durch vermehrte Verordnung von Glimepiridgenerika verstärkt fortgesetzt, die inzwischen preisgünstiger als Glibenclamidgenerika sind (Tabelle 11.2).

Glimepirid verbessert die Stoffwechselkontrolle von Typ-2-Diabetikern vergleichbar wie andere Sulfonylharnstoffe, hat aber keine überlegene Wirkung auf Nüchternplasmaglucose und HbA_{1c}-Werte (Dills und Schneider 1996, Draeger et al. 1996). Die Einführung des Glimepirid wurde mit einer niedrigeren Hypoglykämieinzidenz begründet, insbesondere bei älteren Patienten mit eingeschränkter Nierenfunktion, und der längeren Wirkungsdauer, die eine nur einmalige tägliche Gabe erlauben soll. Diese möglichen Vorteile sind jedoch nicht gut gesichert und werden daher nicht einheitlich beurteilt.

Ein weiteres Sulfonylharnstoffpräparat ist Gliquidon (*Glurenorm*), das ähnlich wie die Glinide (siehe unten) eine kurze Halbwertszeit (1,5 Stunden) hat und vorwiegend biliär eliminiert wird. Seine Verordnungen waren seit 2002 auf niedrigem Niveau kontinuierlich angestiegen, sind aber 2009 wieder rückläufig (Tabelle 11.2).

Glinide

Mit den Gliniden Repaglinid (*NovoNorm*) und Nateglinid (*Starlix*) sollte nach den Angaben der Hersteller ein neues Therapiekonzept, die Mahlzeiten-angepasste Sekretionssteigerung (prandiale Therapie), eingeführt werden. Beide haben eine Eliminationshalbwertszeit von 1–2 Stunden. Repaglinid wird hauptsächlich hepatisch eliminiert, die renale Clearance ist nur bei Patienten mit stark eingeschränkter Nierenfunktion vermindert. Aufgrund der kurzen Wirkdauer könnte man erwarten, dass durch Repaglinid eine bessere Blutzuckereinstellung bei geringerer Hypoglykämiehäufigkeit als mit Glibenclamid erreicht wird (Moses 2000). Eine dreitägige Studie der Herstellerfirma zeigte, dass nach Auslassen der Mittagsmahlzeit in der Glibenclamidgruppe (ohne Dosisreduktion) häufiger Hypoglykämien auftraten als in der Repaglinidgruppe mit gleichzeitigem Fortfall der Mittagsdosis (Damsbo et al. 1999). Bei regelmäßiger Nahrungsaufnahme sind die Vorteile nicht gesichert, da mehrere Vergleichsstudien über 3–12 Monate keine Unterschiede in Stoffwechseleinstellung oder Hypoglykämiehäufigkeit zwischen Repaglinid- und Glibenclamid-behandelten Typ-2-Diabetikern zeigten (Wolffenbüttel et al. 1999, Landgraf et al.

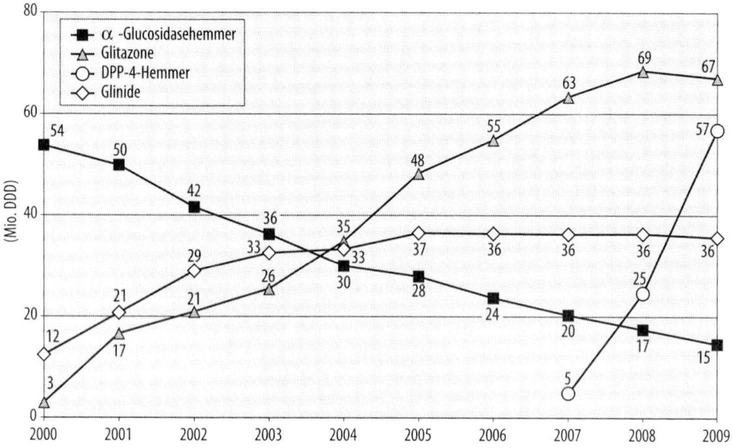

Abbildung 11.2: Verordnungen von weiteren oralen Antidiabetika 2000 bis 2009. Gesamtverordnungen nach definierten Tagesdosen

11

1999, Marbury et al. 1999). Nateglinid wirkte in einer Vergleichsstudie schwächer blutzuckersenkend als Glibenclamid, senkte aber trotzdem nicht die Hypoglykämiehäufigkeit (Hollander et al. 2001). Nach einem Cochrane-Review sind Glinide eine mögliche Alternative bei Unverträglichkeit oder Kontraindikation gegen Metformin, jedoch fehlt eine Evidenz aus Langzeitstudien, insbesondere Daten über die Mortalität (Black et al. 2007).

Die Verordnungen der Glinide hatten 2005 ihren Höhepunkt erreicht, sind aber seitdem leicht rückläufig. Diese Entwicklung hat sich auch 2009 fortgesetzt (Abbildung 11.2, Tabelle 11.2). Neben der mangelhaften Evidenz könnten die hohen Tagestherapiekosten ein Grund sein, die 7–9mal höher als die von Glibenclamid- oder Glimepiridgenerika sind. Daraus ergeben sich unverändert hohe Einsparpotenziale von 39 Mio. € (vgl. Tabelle 1.7).

α-Glucosidasehemmer

Weitere orale Antidiabetika sind die α-Glucosidaseinhibitoren Acarbose und Miglitol (Tabelle 11.3). Diese Substanzen verzögern den

Tabelle 11.3: Verordnungen von weiteren Antidiabetika 2009. Angegeben sind die 2009 verordneten Tagesdosen, die Änderungen gegenüber 2008 und die mittleren Kosten je DDD 2009.

Präparat	Bestandteile	DDD in Mio.	Änd. in %	DDD-Kosten in €
α-Glucosidasehemmer				
Glucobay	Acarbose	13,3	(−17,2)	1,47
Diastabol	Miglitol	1,1	(−17,6)	1,59
		14,5	(−17,2)	1,48
Glitazone				
Actos	Pioglitazon	31,6	(−0,6)	1,91
Avandamet	Rosiglitazon Metformin	15,3	(−9,1)	2,33
Competact	Pioglitazon Metformin	12,8	(+18,3)	2,01
Avandia	Rosiglitazon	7,4	(−18,9)	1,73
		67,1	(−2,1)	2,00
DPP-4-Hemmer				
Januvia	Sitagliptin	18,4	(+7,3)	1,97
Janumet	Sitagliptin Metformin	11,7	(+610,7)	1,98
Velmetia	Sitagliptin Metformin	10,9	(+764,1)	1,99
Xelevia	Sitagliptin	8,4	(+153,0)	1,97
Eucreas	Vildagliptin Metformin	6,3	(+444,1)	2,01
		55,7	(+127,0)	1,98
Inkretinmimetika				
Byetta	Exenatid	7,7	(+33,2)	3,26
Victoza	Liraglutid	1,9	(neu)	4,00
		9,5	(+65,9)	3,40
Summe		146,8	(+26,2)	2,03

Abbau von Di- und Polysacchariden im Darm und hemmen damit die Resorption von Glucose. Acarbose vermindert bei Typ-2-Diabetikern selektiv postprandiale Hyperglykämien und senkt das glykosylierte Hämoglobin (Chiasson et al. 1994, Holman et al. 1999). Zudem reduziert Acarbose nach der STOP-NIDDM-Studie das Fortschreiten von gestörter Glucosetoleranz zu Typ-2-Diabetes um ca. 25% (Chiasson et al. 2002) und scheint auch das Herzinfarktrisiko zu senken (Hanefeld et al. 2004). Der Effekt von Acarbose relativiert sich jedoch dadurch, dass allein durch eine Lebensstiländerung (Gewichtsreduktion, niedrigkalorische Kost, 150 Minuten Bewegung pro Woche) das Diabetesrisiko übergewichtiger Patienten in drei Jahren um 50% gesenkt werden kann (Knowler et al. 2002). Auch die Inzidenz des metabolischen Syndroms wurde durch Lebensstiländerung um 41% im Vergleich zu Placebo gesenkt (Orchard et al. 2005).

Der Einsatz von Acarbose in der Diabetestherapie wird unterschiedlich bewertet. Sie wurde für die Erstbehandlung von diätetisch nicht mehr einstellbaren Typ-2-Diabetikern (Laube 2002) sowie zur Diabetesprävention bei gestörter Glucosetoleranz empfohlen (Scheen 2003). Von anderen Diabetologen wurde jedoch schon sehr früh die Meinung vertreten, dass man ohne Acarbose auskommen kann (Berger et al. 1996). Die Verordnung der α-Glukosidasehemmer hat seit 1996 kontinuierlich abgenommen (Abbildung 11.2, hier dargestellt ab 2000) und ist auch 2009 weiter rückläufig (Tabelle 11.3).

Glitazone

Die Glitazone (Synonym: Thiazolidindione) Rosiglitazon (*Avandia*) und Pioglitazon (*Actos*) sind Agonisten des Peroxisomenproliferator-aktivierten Rezeptor γ (PPARγ) und stellen ein weiteres Therapieprinzip für Typ-2-Diabetiker dar, die unzureichend durch Diät, Bewegung und Metformin eingestellt sind. Glitazone bessern die Insulinresistenz und senken dadurch Nüchternblutzucker und postprandialen Blutzucker sowie HbA_{1c} im Vergleich mit Placebo (Diamant und Heine 2003). Unerwünschte Wirkungen sind Gewichtszunahme und Ödembildung. Glitazone werden in beträchtlichem Umfang auch in Kombination mit Metformin angewendet. Eine besonders starke Zunahme zeigt die fixe Kombination aus Pioglitazon und Metformin (*Competact*), während die entsprechende Kombination mit Rosiglitazon (*Avandamet*) leicht rückläufig war (Tabelle 11.3).

Insgesamt hat der Einsatz der Glitazone erstmals abgenommen (Abbildung 11.2). Immer wieder werden nachteilige Eigenschaften dieser Stoffgruppe bekannt. Zunächst enttäuschten die Ergebnisse der ersten Langzeitstudien. Die PROactive-Studie an 5038 Patienten mit kardiovaskulären Risiken zeigte im primären Endpunkt nach

36 Monaten keinen signifikanten Unterschied zur Placebogruppe (Dormandy et al. 2005). Schlussfolgerungen aus dem leicht positiven Ergebnis eines erst im Laufe der Studie definierten sekundären Endpunktes haben keine ausreichende statistische Beweiskraft für eine Assoziation (Freemantle 2005). Kritisch kommentiert wird das häufige Auftreten von Ödemen und Herzinsuffizienz (Yki-Järvinnen 2005). Erst zwei Jahre nach der Publikation der PROaktive-Studie warnte die Herstellerfirma in einem Rote-Hand-Brief vor einer erhöhten Frakturrate nach Pioglitazon (Takeda Pharma 2007). In einer Expertenkonferenz, die auf Initiative von Takeda Pharma stattfand, wurde dagegen der Standpunkt vertreten, dass Pioglitazon das Risiko für Tod, Herzinfarkt und Schlaganfall bei Typ-2-Diabetikern reduzieren kann (Schernthaner et al. 2009).

Auch für Rosiglitazon sind die Ergebnisse von neuen klinischen Studien und einer Metaanalyse ernüchternd. In der ADOPT-Studie wurde Rosiglitazon (4–8 mg/d) an 4360 kürzlich diagnostizierten Typ-2-Diabetikern mit Metformin (1–2 g/d) und Glibenclamid (7,5–15 mg/d) verglichen. Nach 5 Jahren trat ein Versagen der Monotherapie (Nüchternglucose über 180 mg/dl, primärer Endpunkt) bei 143 Patienten mit Rosiglitazon (15%), 207 Patienten mit Metformin (21%) und 311 Patienten mit Glibenclamid (34%) auf (Kahn et al. 2006). Unter Rosiglitazon traten jedoch häufiger Ödeme (205 Patienten), Gewichtszunahme (100 Patienten) und Frakturen (92 Patienten) als unter Metformin (18, 104 bzw. 59 Patienten) und Glibenclamid (47, 123 bzw. 49 Patienten) auf. In Anbetracht des bescheidenden Blutzuckereffektes und der beträchtlichen Risiken von Rosiglitazon ist Metformin weiterhin das Mittel der Wahl für die Initialtherapie des Typ-2-Diabetes (Nathan 2006).

Eine Metaanalyse von 42 klinischen Studien mit 15115 Patienten ergab für Rosiglitazon ein signifikant erhöhtes Herzinfarktrisiko (+43%) im Vergleich zu Kontrollgruppen (Nissen und Wolski 2007). Nur wenige Wochen später wurde die vom Hersteller gesponserte RECORD-Studie vorzeitig veröffentlicht, die jedoch als ungeplante Zwischenauswertung nicht in der Lage war, die Aussagen der Metaanalyse zu widerlegen (Home et al. 2007). Inzwischen ist bekannt geworden, dass diese Zwischenauswertung nur deshalb veranlasst wurde, weil ein Gutachter das Manuskript von Nissen und Wolski (2007) in Verletzung der Vertraulichkeit an GlaxoSmithKline weitergeleitet hatte. Gegen den Rat der Wissenschaftler dieser Firma entschied sich das Management für die vorzeitige Entblindung und Publikation der Studie (Nissen 2010).

Die komplette RECORD-Studie wurde zwei Jahre später publiziert und zeigte ein erhöhtes Risiko für Herzinsuffizienz und Frakturen, nicht dagegen für Herzinfarkte (Home et al. 2009). Im Zusammenhang mit der RECORD-Studie hatte eine Untersuchungskommission des amerikanischen Senats jedoch herausgefunden, dass die Herstellerfirma schon Jahre vor der RECORD-Studie mögliche kardiale Risiken von *Avandia* (Rosiglitazon) kannte und daher verpflichtet gewesen wäre, Patienten und Ärzte vor diesen Risiken zu warnen (United States Senate 2010). Nach einem internen Bericht der amerikanischen Regierung soll *Avandia* im dritten Quartal 2009 für 304 Todesfälle in den USA verantwortlich sein (Harris 2010). Der Gemeinsame Bundesausschuss (2009a) prüft einen Verordnungsausschluss von Glitazonen zur Behandlung des Typ-2-Diabetes.

DDP-4-Hemmer

Als erster Hemmstoff der Dipeptidylpeptidase-4 (DPP-4) wurde 2007 Sitagliptin (*Januvia*) eingeführt. Als weitere Vertreter dieser Gruppe folgten 2008 Vildagliptin (*Galvus*) und 2009 Saxagliptin (*Onglyza*). Die Gruppe der DPP-4-Hemmer zeigt trotz eines Therapiehinweises durch den Gemeinsamen Bundesausschuss (siehe unten) unerwartet hohe Zuwachsraten (Abbildung 11.2). Auch 2009 haben die Verordnungen gegenüber dem Vorjahr rasant zugenommen (Tabelle 11.3).

DPP-4-Hemmer wirken auf eine zellmembranständige Serinprotease, die den Abbau von Inkretinen einschließlich Glucagon-like Peptide-1 (GLP-1) regelt. Die DPP-4-Hemmung erhöht die zirkulierenden Inkretinspiegel und bewirkt dadurch eine verstärkte Insulinfreisetzung sowie eine Abnahme der Glucagonspiegel. Die Senkung des HbA_{1c} ist geringer als bei der üblichen Initialtherapie mit Metformin (Übersicht bei Richter et al. 2008). Das Risikoprofil von DPP-4-Hemmern ist gering, insbesondere ist das Hypoglykämierisiko niedrig. Zu beachten ist die erhöhte Infektionsgefahr im Zusammenhang mit Sitagliptin.

Die Behandlung mit DPP-4-Hemmern ist jedoch teurer als mit Insulin. Das war vermutlich ein wesentlicher Grund, die Gabe von Sitagliptin auf die Fälle zu beschränken, bei denen die vorhandenen kostengünstigeren Alternativen aufgrund von Kontraindikationen nicht eingesetzt werden können, unverträglich sind oder nicht zu einer adäquaten Blutzuckerkontrolle führen (Gemeinsamer Bundesausschuss 2008a).

Insuline

Humaninsuline

Insulinpräparate werden nach Eintritt und Dauer ihrer Wirkung in drei Gruppen eingeteilt: Kurzwirkende Insuline, Verzögerungsinsuline mit mittellanger Wirkungsdauer und Mischinsuline, die aus kurzwirkenden und verzögert wirkenden Insulinzubereitungen zusammengesetzt sind. Bei den Humaninsulinen wird, um eine problemlose Mischung mit Normalinsulin zu ermöglichen, bevorzugt Protamin als Depotfaktor (NPH-Prinzip) verwendet.

Wichtigste Gruppe der Humaninsuline sind die kurzwirkenden Insuline, die in den letzten 15 Jahren zehnfach mehr verordnet wurden, während die früher bevorzugten Mischinsuline seitdem annähernd konstant geblieben sind. Auch 2009 hat sich die gegenläufige Entwicklung der beiden Gruppen fortgesetzt (Tabelle 11.4). Ursache ist die seit Jahrzehnten erfolgreich etablierte intensivierte Insulintherapie nach dem Basis-Bolus-Prinzip (Holman et al. 1983). Die intensivierte Insulintherapie ist die Standardtherapie beim Typ-1-Diabetes und wird auch bei einem Teil der Typ-2-Diabetiker durchgeführt.

Insulinanaloga

Die Verordnung der Insulinanaloga hat seit der Einführung des ersten Präparates im Jahre 1996 einen rasanten Aufschwung erfahren. Seit 2000 ist die Verordnung mehr als fünffach angestiegen (Abbildung 11.3). Kurzwirkende Analoga des Humaninsulins werden nach s.c. Injektion schneller als reguläre Humaninsulin resorbiert. Die Wirkung setzt bereits nach 15 Minuten ein und hält nur 2–3 Stunden an. Als Vorteile gelten der Fortfall des Spritz-Ess-Abstandes, niedrigere postprandiale Blutzuckerspiegel und die Entbehrlichkeit von Zwischenmahlzeiten zur Vermeidung von Hypoglykämien (Wilde und McTavish 1997). Allerdings kann auch reguläres kurzwirkendes Humaninsulin unmittelbar vor dem Essen injiziert werden, ohne dass signifikante Unterschiede zu der Injektion mit dem konventionellen Spritz-Ess-Abstand im Blutzuckerverlauf auftreten (Scheen et al. 1999). Bei direktem Vergleich der Injektion ohne Spritz-Ess-Abstand bewirkt reguläres Insulin morgens und präprandial geringere Blutzuckerwerte, Insulin lispro dagegen nur postprandial (Gale et al. 2000).

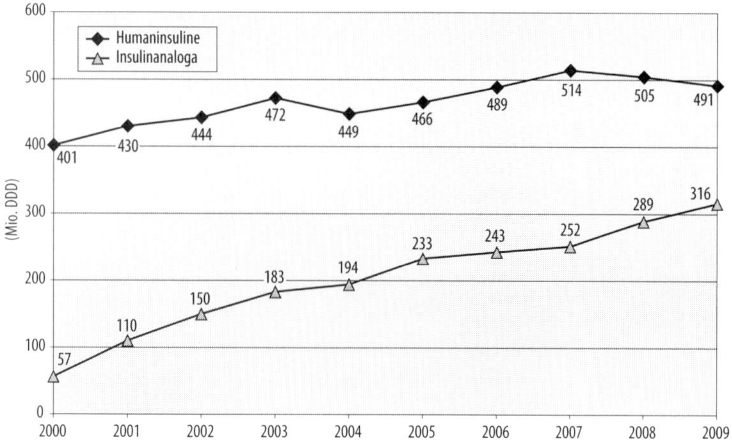

Abbildung 11.3: Verordnungen von Insulinen 2000 bis 2009. Gesamtverordnungen nach definierten Tagesdosen

11

Auf die Langzeitkontrolle des Diabetes ließ sich nur in einem Teil der bisher durchgeführten kontrollierten Studien ein moderater Effekt der Analoga nachweisen. In einem Cochrane-Review über 42 kontrollierte Studien zeigten die Patienten mit Typ-1-Diabetes nur eine geringe Abnahme der HbA_{1c}-Werte von 0,1% zugunsten der kurzwirkenden Insulinanaloga, während bei Patienten mit Typ-2-Diabetes kein Unterschied nachweisbar war (Siebenhofer et al. 2004). Auch bei der Summe aller Hypoglykämien waren die Unterschiede bei beiden Diabetestypen gering. Die Inzidenz schwerer Hypoglykämien betrug beim Typ-1-Diabetes mit den kurzwirkenden Insulinanaloga 20,3 pro 100 Patientenjahre im Vergleich zu 37,2 Episoden mit regulärem Humaninsulin, d.h. ein Unterschied von 0,17 Hypoglykämien pro Patient und Jahr. Bei Typ-2-Diabetes unterschied sich die Hypoglykämiefrequenz nur noch marginal (0,6% versus 2,8% pro 100 Patientenjahre). Das Institut für Wirtschaftlichkeit und Qualität im Gesundheitswesen (IQWIG) (2005) hat in seinem Abschlussbericht über kurzwirkende Insulinanaloga bestätigt, dass keine überzeugenden Belege für eine Überlegenheit kurzwirksamer Insulinanaloga gegenüber Humaninsulin hinsichtlich patientenrelevanter Therapieziele bei der Behandlung des Typ 2 Diabetes mellitus bestehen. Der Gemeinsame Bundesausschuss (2006) hat daraufhin beschlossen, dass kurzwirksame Insulinanaloga zur Behandlung von Typ-2-Diabetespatienten grundsätzlich nur dann verordnungsfähig sind, wenn sie nicht teurer als reguläres Humaninsulin sind. Nach dem daraufhin eingetretenen Rückgang sind die Verordnungen 2008 und 2009 wieder deutlich angestiegen (Tabelle 11.4). Die Insulinhersteller haben mit den meisten Krankenkassen Rabattverträge für kurzwirkende Insulinanaloga abgeschlossen, die eine Lieferung zu Preisen von regulärem Humaninsulin ermöglichen.

Zugenommen hat auch die Verordnung der beiden langwirkenden Insulinanaloga Insulin glargin (*Lantus*) und Insulin detemir (*Levemir*). Schon vor einigen Jahren zeigte ein systematischer Review, dass Insulin glargin die Häufigkeit nächtlicher Hypoglykämien im Vergleich zu NPH-Insulin senkt, aber die Langzeitkontrolle der Blutglucose nicht verbessert, so dass die Inzidenz mikrovaskulärer und kardiovaskulärer Komplikationen des Diabetes wahrscheinlich nicht gesenkt werden (Warren et al. 2004). Auch nach dem Abschlussbericht des Instituts für Qualität und Wirtschaftlichkeit im Gesundheitswesen (IQWIG) (2009) gibt es keinen Beleg für einen Zusatznutzen von langwirkenden Insulinanaloga gegenüber NPH-Insulin. Lediglich bei der basal unterstützten Therapie mit oralen Antidiabetika zeigte sich bezüglich Hypoglykämien ein Beleg für eine Überlegenheit von Insulin glargin gegenüber NPH-Insulin. Der Gemeinsame Bundesausschuss (2009b) hat daraufhin beschlossen, dass langwirksame Insulinanaloga zur Behandlung von Typ-2-Diabetespatienten nicht verordnungsfähig sind, solange sie mit Mehrkosten im Vergleich zu intermediär wirkendem Humaninsulin verbunden sind. Diese Regelungen gelten nicht für Patienten, bei denen im Rahmen einer intensivierten Insulintherapie in Einzelfällen ein hohes Risiko für schwere Hypoglykämien bestehen bleibt. Darüber hinaus gibt es aus drei von vier Beobachtungsstudien Hinweise, dass die Anwendung von Insulin glargin möglicherweise mit einem erhöhten Tumorrisiko assoziiert ist (Smith und Gale 2009).

Insulinanaloga sind im Durchschnitt 34–62% teurer als vergleichbare Humaninsulinpräparate (Tabelle 11.4). Trotz der höheren Verordnungskosten ist der Anteil der Insulinanaloga am Gesamtvolumen der Insulinverordnungen inzwischen auf 39% angestiegen. Die Verordnungskosten aller Insulinpräparate betrugen 2009 1187 Mio. € (Vorjahr 1149 Mio. €). Unter diesen Bedingungen ergeben sich durch Verwendung von Insulingenerika für die regulären Humaninsuline Einsparpotenziale von 42 Mio. € sowie für die Insulinanaloga 203 Mio. €, wobei Kostensenkungen durch Rabattverträge nicht berücksichtigt werden konnten, da die Krankenkassen keine Angaben über die erzielten Ausgabesenkungen mitgeteilt haben.

Tabelle 11.4: Verordnungen von Insulinpräparaten 2009. Angegeben sind die 2009 verordneten Tagesdosen, die Änderungen gegenüber 2008 und die mittleren Kosten je DDD 2009.

Präparat	Bestandteile	DDD in Mio.	Änd. in %	DDD-Kosten in €
Kurzwirkende Insuline				
Actrapid human	Humaninsulin	114,5	(−1,7)	1,25
Insuman Rapid/ -Infusat	Humaninsulin	52,9	(−2,9)	1,27
Berlinsulin H Normal	Humaninsulin	29,9	(+4,7)	1,22
Huminsulin Normal	Humaninsulin	17,1	(+4,9)	1,22
Insulin BBraun/Bbm rat.Rapid	Humaninsulin	10,3	(−4,3)	1,16
		224,6	(−0,8)	1,25
Verzögerungsinsuline				
Protaphane	Humaninsulin	58,7	(−2,3)	1,26
Insuman Basal	Humaninsulin	24,3	(−0,8)	1,25
Berlinsulin H Basal	Humaninsulin	17,5	(+6,3)	1,25
Huminsulin Basal / -Long	Humaninsulin	15,1	(+2,9)	1,22
Insulin BBraun/Bbm rati.Bas.	Humaninsulin	5,7	(−4,0)	1,18
		121,2	(−0,3)	1,25
Mischinsuline				
Actraphane	Humaninsulin	77,4	(−7,1)	1,27
Insuman Comb	Humaninsulin	43,2	(−8,7)	1,25
Berlinsulin H	Humaninsulin	15,0	(−2,7)	1,23
Insulin BBraun/Bbm rat. Comb	Humaninsulin	6,5	(−7,8)	1,17
Huminsulin Profil	Humaninsulin	3,5	(+0,3)	1,20
		145,6	(−7,0)	1,26
Kurzwirkende Insulinanaloga				
Novorapid	Insulin aspart	78,8	(+8,0)	1,68
Humalog	Insulin lispro	67,2	(+3,5)	1,67
Apidra	Insulin glulisin	21,3	(+30,6)	1,70
Liprolog	Insulin lispro	10,4	(+35,1)	1,69
Humalog Mix	Insulin lispro	8,6	(+6,3)	1,69
Novomix	Insulin aspart	6,3	(+2,0)	1,71
Liprolog Mix	Insulin lispro	2,0	(+88,8)	1,73
		194,6	(+9,8)	1,68
Langwirkende Insulinanaloga				
Lantus	Insulin glargin	83,9	(+5,1)	2,03
Levemir	Insulin detemir	37,3	(+17,2)	2,00
		121,2	(+8,5)	2,02
Summe		807,3	(+1,7)	1,47

Inkretinmimetika

Als erster Vertreter der Inkretinmimetika wurde 2007 Exenatide (*Byetta*) zur Behandlung des Typ-2-Diabetes eingeführt. Inkretinmimetika (GLP-1-Agonisten) haben eine ähnliche Aktivität wie das endogene Hormon Glucagon-like-Peptide-1 (GLP-1). Das körpereigene Peptidhormon ist jedoch für die praktische Anwendung nicht geeignet, weil es durch die Dipeptidylpeptidase-4 schnell abgebaut wird und nur eine Halbwertszeit von 1–2 Minuten hat (Übersicht bei Drucker und Nauck 2006). Exenatide, das ursprünglich im Speichel einer amerikanischen Krustenechse (Heloderma suspectum) entdeckt wurde, hat nur eine 50%ige Sequenzhomologie mit dem humanen GLP-1 und ist daher auch kein Substrat der Dipeptidylpeptidase-4. Nach subkutaner Injektion liegt die Bioverfügbarkeit bei 65–75%, so dass eine wesentlich längere Halbwertszeit (2,4 Stunden) und eine längere Wirkungsdauer von etwa 10 Stunden resultiert. Die Senkung des HbA_{1c} beträgt 0,6 bis 0,8%, vorteilhaft ist eine stärkere Gewichtsabnahme als mit Placebo (Übersicht bei Keating 2005). Unter diesen Bedingungen wird mit Exenatide allerdings nur bei einem begrenzten Teil der Patienten (7–34%) der angestrebte HbA_{1c}-Zielwert erreicht.

11

Daher wird bei Versagen der Diabetestherapie mit oralen Antidiabetika in der Regel weiterhin Insulin empfohlen, zumal die Behandlung mit *Byetta* etwa dreimal so teuer wie mit Insulin ist (Tabelle 11.3). Der Einsatz von Exenatide sollte Typ-2-Diabetikern vorbehalten bleiben, bei denen unter Ausschöpfung einer Therapie mit oralen Antidiabetika eine adäquate Blutzuckerkontrolle nicht erreicht werden konnte und die klinischen Befunde bei massivem Übergewicht (BMI >30) vorrangig für eine Insulinresistenz sprechen (Gemeinsamer Bundesausschuss 2008b). Auch auf das Risiko einer akuten Pankreatitis wurde hingewiesen (Arzneimittelkommission der deutschen Ärzteschaft 2008).

Als zweites Inkretinmimetikum wurde 2009 Liraglutid (*Victoza*) eingeführt, ein acyliertes Derivat des humanen GLP-1 mit einer 97%igen Strukturhomologie mit dem nativen Peptid (siehe auch Neue Arzneimittel, Kapitel 2). Durch Änderungen von zwei Aminosäuren und Einführung einer Fettsäure wird die Plasmaalbuminbindung erhöht und damit der Abbau durch die Dipeptidylpeptidase-4 verzögert. Daraus resultiert eine langsamere Anflutung und eine längere Plasmahalbwertszeit von 12,5 Stunden, so dass eine einmal tägliche Gabe möglich ist (Übersicht bei Deacon 2009). In einer direkten Vergleichsstudie bei

Patienten mit Typ-2-Diabetes, die zuvor unzureichend mit oralen Antidiabetika einstellbar waren, senkte die zusätzliche Gabe von Liraglutid (1,8 mg/Tag s.c.) den HbA_{1c} um 1,12% und von Exenatide (10 µg s.c. 2mal/Tag) um 0,79% (Buse et al. 2009, LEAD-6). Auch in dieser Studie war Übelkeit die Hauptnebenwirkung beider Inkretinmimetika, die initial etwa gleich häufig auf (13%) auftrat, sich aber nach 6 Wochen mit Liraglutid schneller als mit Exenatide zurückbildete. Ungeklärt ist die Bedeutung Liraglutid-induzierter C-Zelltumoren der Schilddrüse aus tierexperimentellen Untersuchungen (Joffe 2009), die vermutlich Anlass waren, unerwünschte Ereignisse im Bereich der Schilddrüse in die Fachinformation aufzunehmen.

Da Liraglutid hat keine wesentlichen Vorteile gegenüber der Insulinbehandlung hat, ist für Liraglutid ein ähnlicher Therapiehinweis wie für Exenatide zu erwarten (Gemeinsamer Bundesausschuss 2008b). Die DDD-Kosten von *Victoza* (4,00 €/Tag) sind erheblich teurer als die von Insulin (z. B. *Protaphane* 1,26 €/Tag, siehe Tabelle 11.4). Auch die DDD-Kosten von Exenatide (*Byetta* 3,26 €) sind günstiger als die von Liraglutid (Tabelle 11.3).

Literatur

Arzneimittelkommission der deutschen Ärzteschaft (2009): Empfehlungen zur antihyperglykämischen Therapie des Diabetes mellitus Typ 2. 2. Auflage 2009 Arzneiverordnung in der Praxis, Band 36, Sonderheft 1 (Therapieempfehlungen) März 2009. Internet: www.akdae.de/Arzneimitteltherapie/TE/Archiv/Diabetes.pdf

Arzneimittelkommission der deutschen Ärzteschaft (2008): Pankreatitis unter Exenatid. Dtsch Ärztebl 105: A 409

Berger M, Köbberling J, Windeler J (1996): Wirksamkeit und Wertigkeit der Acarbose. Dtsch Ärztebl 93: B-443–444.

Black C, Donnelly P, McIntyre L, Royle P, Shepherd J, Thomas S (2007): Meglitinide analogues for type 2 diabetes mellitus. Cochrane Database Syst Rev. 2007 Apr 18;(2):CD004654.

Buse JB, Rosenstock J, Sesti G, Schmidt WE, Montanya E, Brett JH, Zychma M, Blonde L; LEAD-6 Study Group (2009): Liraglutide once a day versus exenatide twice a day for type 2 diabetes: a 26-week randomised, parallel-group, multinational, open-label trial (LEAD-6). Lancet 374: 39–47.

Chiasson JL, Josse RG, Hunt JA, Palmason C, Rodger NW et al. (1994): The efficacy of acarbose in the treatment of patients with non-insulin-dependent diabetes mellitus. Ann Intern Med 121: 928–935.

Chiasson JL, Josse RG, Gomis R, Hanefeld M, Karasik A, Laakso M for the STOP-NIDDM Trail Research Group (2002): Acarbose for prevention of type 2 diabetes mellitus: the STOP-NIDDM randomised trial. Lancet 359: 2072–2077.

Damsbo P, Clausen P, Marbury TC, Windfeld K (1999): A double-blind randomized comparison of meal-related glycemic control by repaglinide and glyburide in well-controlled type 2 diabetic patients. Diabetes Care 22: 789–794.
Deacon CF (2009): Potential of liraglutide in the treatment of patients with type 2 diabetes. Vasc Health Risk Manag 5: 199–211.
Diabetes Control and Complications Trial Research Group (1993): The effect of intensive treatment of diabetes on the development and progression of long-term complications in insulin-dependent diabetes mellitus. N Engl J Med 329: 977–986.
Diamant M, Heine RJ (2003): Thiazolidinediones in type 2 diabetes mellitus. Drugs 63: 1373–1405.
Dills DG, Schneider J (1996): Clinical evaluation of glimepiride versus glyburide in NIDDM in a double-blind comparative study. Glimepiride/Glyburide Research Group. Horm Metab Res 28: 426–429.
Dormandy JA, Charbonnel B, Eckland DA, Erdmann E, Massi-Benedetti M et al. (2005): Secondary prevention of macrovascular events in patients with type 2 diabetes in the PROactive Study (PROspective pioglitAzone Clinical Trial In macroVascular Events): a randomised controlled trial. Lancet 366: 1279–1289.
Draeger KE, Wernicke-Panten K, Lomp H-J, Schüler E, Roßkamp R (1996): Long-term treatment of type 2 diabetic patients with the new oral antidiabetic agent glimepiride (Amaryl®): a double-blind comparison with glibenclamide. Horm Metab Res 28: 419–425.
Drucker DJ, Nauck MA (2006): The incretin system: glucagon-like peptide-1 receptor agonists and dipeptidyl peptidase-4 inhibitors in type 2 diabetes. Lancet 368: 1696–1705.
Freemantle N (2005): How well does the evidence on pioglitazone back up researchers' claims for a reduction in macrovascular events? BMJ 331: 836–838.
Gale EAM for the UK Trial Group (2000): A randomized, controlled trial comparing insulin lispro with human soluble insulin in patients with Type 1 diabetes on intensified insulin therapy. Diabetic Med 17: 209–214.
Gemeinsamer Bundesausschuss (2006): Medizinische Versorgung von Diabetes-Typ-2-Patienten gesichert. G-BA schützt Solidargemeinschaft vor überteuerten Pharmapreisen. Pressemitteilung vom 18.07.2006. Im Internet: www.g-ba.de/downloads/39-261-313/2006-07-18-AMR-Insulinanaloga _BAnz.pdf
Gemeinsamer Bundesausschuss (2008a): Beschluss des Gemeinsamen Bundesausschusses über eine Änderung der Arzneimittel-Richtlinie in Anlage 4: Therapiehinweis zu Sitagliptin vom 10. April 2008. Dtsch Ärztebl 105: A 1801–A 1804.
Gemeinsamer Bundesausschuss (2008b): Beschluss des Gemeinsamen Bundesausschusses über eine Änderung der Arzneimittel-Richtlinie in Anlage 4: Therapiehinweis zu Exenatide vom 19. Juni 2008/16. Oktober 2008. Dtsch Ärztebl 106: A 727–A 729.
Gemeinsamer Bundesausschuss (2009a): Beschluss des Gemeinsamen Bundesausschusses über die Einleitung eines Stellungnahmeverfahrens zur Änderung der Arzneimittel-Richtlinie in Anlage III: Glitazone zur Behandlung des Diabetes mellitus Typ 2 Vom 28. Mai 2009. Internet: www.g-ba.de/downloads/39-261-836/2009-05-28-AMR3_Glitazone.pdf
Gemeinsamer Bundesausschuss (2009b): Beschluss des Gemeinsamen Bundesausschusses über eine Änderung der Arzneimittel-Richtlinie (AM-RL): Anlage III – Übersicht der Verordnungseinschränkungen und -ausschlüsse. Lang wirkende

Insulinanaloga zur Behandlung des Diabetes mellitus Typ 2 Vom 18. März 2010. Internet: www.g-ba.de/downloads/39-261-1109/2010-03-18-AMR3_Insulinanaloga_Typ2.pdf

Hanefeld M, Cagatay M, Petrowitsch T, Neuser D, Petzinna D, Rupp M (2004): Acarbose reduziert das Risiko für einen Myocardinfarkt bei Typ 2 Diabetikern: Metaanalyse von sieben Langzeitstudien. European Heart Journal 25: 10–16.

Harris G (2010): Research ties diabetes drug to heart woes. New York Times, February 20, 2010. Internet: www.nytimes.com/2010/02/20/health/policy/ 20avandia.html?pa

Hollander PA, Zheng H, Schwartz SL, Foley JE, Gatlin MR, Dunning BE, Haas SJ (2001): Importance of early insulin secretion. Comparison of nateglinide and glyburide in previously diet-treated patients with type 2 diabetes. Diabetes Care 24: 983–988.

Holman RR, Mayon White V, Orde-Peckar C, Steemson J, Smith B et al. (1983): Prevention of deterioration of renal and sensory-nerve function by more intensive management of insulin-dependent diabetic patients: a two-year randomised prospective study. Lancet: 204–208.

Holman RR, Paul SK, Bethel MA, Matthews DR, Neil HA (2008): 10-year follow-up of intensive glucose control in type 2 diabetes. N Engl J Med 359: 1577–1589.

Holman RR, Cull CA, Turner RC (1999): A randomized double-blind trial of acarbose in type 2 diabetes shows improved glycemic control over 3 years (U.K. Prospective Diabetes Study 44). Diabetes Care 22: 960–964.

Home PD, Pocock SJ, Beck-Nielsen H, Gomis R, Hanefeld M, Jones NP, Komajda M, McMurray JJ (2007): Rosiglitazone evaluated for cardiovascular outcomes – An interim analysis. N Engl J Med 357: 28–38.

Home PD, Pocock SJ, Beck-Nielsen H, Curtis PS, Gomis R, Hanefeld M, Jones NP, Komajda M, McMurray JJ; RECORD Study Team (2009): Rosiglitazone evaluated for cardiovascular outcomes in oral agent combination therapy for type 2 diabetes (RECORD): a multicentre, randomised, open-label trial. Lancet 373: 2125-2135.

Institut für Wirtschaftlichkeit und Qualität im Gesundheitswesen (IQWiG) (2005): Kurzwirksame Insulinanaloga zur Behandlung des Diabetes mellitus Typ 2. Abschlussbericht. Im Internet: www.iqwig.de/index.140.html

Institut für Wirtschaftlichkeit und Qualität im Gesundheitswesen (IQWiG) (2009): Langwirksame Insulinanaloga zur Behandlung des Diabetes mellitus Typ 2. Abschlussbericht. Im Internet: www.iqwig.de/download/A05-03_Abschlussbericht_Langwirksame_Insulinanaloga_bei_Diabetes_mellitus_Typ_2_V1.1.pdf

Joffe HV (2009): Endocrinologic and Metabolic Drugs Advisory Committee Meeting Advisory Committee, April 1 and April 2, 2009. Internet: www.fda.gov/downloads/AdvisoryCommittees/CommitteesMeetingMaterials/Drugs/EndocrinologicandMetabolicDrugsAdvisoryCommittee/UCM151114.pdf

Kahn SE, Haffner SM, Heise MA, Herman WH, Holman RR, Jones NP, Kravitz BG, Lachin JM, O'Neill MC, Zinman B, Viberti G; ADOPT Study Group (2006): Glycemic durability of rosiglitazone, metformin, or glyburide monotherapy. N Engl J Med 355: 2427–1443.

Keating GM (2005): Exenatide. Drugs 65: 1681–1692.

Knowler WC, Barrett-Connor E, Fowler SE, Hamman RF, Lachin JM, Walker EA, Nathan DM; Diabetes Prevention Program Research Group (2002): Reduction in

the incidence of type 2 diabetes with lifestyle intervention or metformin. N Engl J Med 346: 393–403.
Landgraf R, Bilo HJ, Müller PG (1999): A comparison of repaglinide and glibenclamide in the treatment of type 2 diabetic patients previously treated with sulphonylureas. Eur J Clin Pharmacol 55: 165–171.
Laube H (2002): Acarbose. An update of its therapeutic use in diabetes treatment. Clin Drug Invest 22: 141–156.
Marbury T, Huang WC, Strange P, Lebovitz H (1999): Repaglinide versus glyburide: a one-year comparison trial. Diabetes Res. Clin. Pract. 43: 155–166.
Mathaei S, Bierwirth R, Fritsche A, Gallwitz B, Häring HU, Joost HG, Kellerer M, Kloos C, Kunt T, Nauk M, Schernthaner G, Siegel E, Thienel F (2009) Medikamentöse antihyperglykämische Therapie des Diabetes mellitus Typ 2. Update der Evidenzbasierten Leitlinie der Deutschen Diabetes-Gesellschaft. Diabetologie 4: 32–64. Internet: www.deutsche-diabetes-gesellschaft.de/redaktion/mitteilungen/leitlinien/EBL_Dm_Typ2_Update_ 2008.pdf
Monami M, Luzzi C, Lamanna C, Chiasserini V, Addante F, Desideri CM, Masotti G, Marchionni N, Mannucci E (2006): Three-year mortality in diabetic patients treated with different combinations of insulin secretagogues and metformin. Diabetes Metab Res Rev 22 (2006) 477–482.
Moses R (2000): A review of clinical experience with the prandial glucose regulator, repaglinide, in the treatment of type 2 diabetes. Expert Opin Pharmacother 1: 1455–1467.
Nathan DM (2006): Thiazolidinediones for initial treatment of type 2 diabetes? N Engl J Med 355: 2477–2480.
Nathan DM, Buse JB, Davidson MB, Ferrannini E, Holman RR, Sherwin R, Zinman B; American Diabetes Association; European Association for the Study of Diabetes (2009): Medical management of hyperglycaemia in type 2 diabetes mellitus: a consensus algorithm for the initiation and adjustment of therapy: a consensus statement from the American Diabetes Association and the European Association for the Study of Diabetes. Diabetologia 52: 17–30.
Nissen SE (2010): Setting the RECORD straight. JAMA 303: 1194–1195.
Nissen SE, Wolski K (2007): Effect of rosiglitazone on the risk of myocardial infarction and death from cardiovascular causes. Engl J Med 356: 2457–2471.
Orchard TJ, Temprosa M, Goldberg R, Haffner S, Ratner R, Marcovina S, Fowler S; Diabetes Prevention Program Research Group (2005): The effect of metformin and intensive lifestyle intervention on the metabolic syndrome: the Diabetes Prevention Program randomized trial. Ann Intern Med 142: 611–619.
Rao AD, Kuhadiya N, Reynolds K, Fonseca VA (2008): Is the combination of sulfonylureas and metformin associated with an increased risk of cardiovascular disease or all-cause mortality? A meta-analysis of observational studies. Diabetes Care 31: 1672–1678.
Ray KK, Seshasai SR, Wijesuriya S, Sivakumaran R, Nethercott S, Preiss D, Erqou S, Sattar N (2009): Effect of intensive control of glucose on cardiovascular outcomes and death in patients with diabetes mellitus: a meta-analysis of randomised controlled trials. Lancet 373: 1765–1772.
Richter B, Bandeira-Echtler E, Bergerhoff K, Lerch C (2008): Emerging role of dipeptidyl peptidase-4 inhibitors in the management of type 2 diabetes. Vasc Health Risk Manag 4: 753–768.

Scheen AJ (2003): Is there a role for alpha-Glucosidase inhibitors in the prevention of type 2 diabetes mellitus?. Drugs 63: 933–951.

Scheen AJ, Lethiexhe MR, Lefèbvre PJ (1999): Minimal influence of the time interval between injection of regular insulin and food intake on blood glucose control of Type 1 diabetic patients on a basal-bolus insulin scheme. Diabetes Metab 25: 157–162.

Scherntthaner G, Forst T, Gulba D, Haberbosch W, Hanefeld M, Linss G, März W, Mehnert H, Rosak C, Schnell O, Seufert J, Tschöpe D, Erdmann E (2009): Herausforderung Diabetestherapie: Effekte von Glitazonen jenseits der Blutzuckerkontrolle. Dtsch Med Wochenschr 134: 949–954.

Siebenhofer A, Plank J, Berghold A, Narath M, Gfrerer R, Pieber TR (2004): Short acting insulin analogues versus regular human insulin in patients with diabetes mellitus. Cochrane Database Syst Rev. 2004 Oct 18;(4):CD003287.

Smith U, Gale EA (2009): Does diabetes therapy influence the risk of cancer? Diabetologia 52: 1699–1708.

Stratton IM, Adler AI, Neil HA, Matthews DR, Manley SE et al. (2000): Association of glycemia with macrovascular and microvascular complications of type 2 diabetes (UKPDS 35): prospective observational study. Brit Med J 321: 405–412.

Stumvoll M, Nurjhan N, Perriello G, Dailey G, Gerich JE (1995): Metabolic effects of metformin in non-insulin-dependent diabetes mellitus. N Engl J Med 333: 550–554.

Takeda Pharma (2007): Wichtige Sicherheitsinformation zu Frakturen unter Pioglitazon-Einnahme. Internet: www.akdae.de/20/40/Archiv/2007/54-20070402.pdf

The Action to Control Cardiovascular Risk in Diabetes Study Group (2008): Effects of intensive glucose lowering in type 2 diabetes. N Engl J Med 358: 2545–2559 (ACCORD study).

11

The ADVANCE Collaborative Group (2008): Intensive blood glucose control and vascular outcomes in patients with type 2 diabetes. N Engl J Med 358: 2560–2572 (ADVANCE study).

The Diabetes Control and Complications Trial/Epidemiology of Diabetes Interventions and Complications (DCCT/EDIC) Study Research Group (2005): Intensive diabetes treatment and cardiovascular disease in patients with type 1 diabetes. N Engl J Med 353: 2643–2653.

Tuomilehto J, Lindstrom J, Eriksson JG, Valle TT, Hamalainen H et al. for the Finnish Diabetes Prevention Study Group (2001): Prevention of type 2 diabetes mellitus by changes in lifestyle among subjects with impaired glucose tolerance. N Engl J Med 344: 1343–1350.

UK Prospective Diabetes Study (UKPDS) Group (1998a): Intensive glood-glucose control with sulphonylureas or insulin compared with conventional treatment and risk of complications in patients with type 2 diabetes (UKPDS 33). Lancet 352: 837–853.

UK Prospective Diabetes Study (UKPDS) Group (1998b): Effect of intensive blood-glucose control with metformin on complications in overweight patients with type 2 diabetes (UKPDS 34). Lancet 352: 854–865.

United States Senate (2010): Staff Report on GlaxoSmithKline and the Diabetes Drug Avandia. Prepared by the staff of the Committee on Finance, United States Senate, Max Baucus, Chairman, Chuck Grassley, Ranking Member. http://finance.senate.gov/press/Gpress/2010/prg022010a.pdf.

Warren E, Weatherley-Jones E, Chilcott J, Beverley C (2004): Systematic review and economic evaluation of a long-acting insulin analogue, insulin glargine. Health Technol Assess 8: 1–57.
Wilde MI, McTavish D (1997): Insulin Lispro. A review of its pharmacological properties and therapeutic use in the management of diabetes mellitus. Drugs 54: 597–614.
Wolffenbuttel BHR, Landgraf R on behalf of the Dutch and German Repaglinide Study Group (1999): A 1-year multicenter randomized double-blind comparison of repaglinide and glyburide for the treatment of type 2 diabetes. Diabetes Care 22: 463–467.
Yki-Jarvinen H (2006): The PROactive study: some answers, many questions. Lancet 366: 1241–1242.

12. Antiemetika und Antivertiginosa

Karl-Friedrich Hamann

AUF EINEN BLICK

Verordnungsprofil

Antiemetika und Antivertiginosa werden für die Behandlung von Erbrechen und Schwindel eingesetzt. Hauptvertreter sind die H_1-Antihistaminika zur symptomatischen Therapie von Kinetosen bzw. Schwindelzuständen.

Trend

Während die Verordnungen der Dopaminrezeptorantagonisten deutlich abgenommen haben, weisen alle übrigen Arzneimittelgruppen der Antiemetika leichte Zunahmen auf.

Bewertung

Hochwirksame Antiemetika zur Behandlung des Zytostatika-induzierten Erbrechens sind die $5\text{-}HT_3$-Antagonisten und der neu eingeführte Neurokinin-1-Antagonist Aprepitant, der deutlich häufiger verordnet worden ist.

Für die symptomatische Behandlung von Erbrechen und Schwindel stehen mehrere Arzneimittelgruppen zur Verfügung, die in der Regel zerebrale Rezeptoren für Neurotransmitter blockieren. Die weitaus größte Gruppe bilden die klassischen H_1-Antihistaminika, die neben ihren antiallergischen Wirkungen (siehe Kapitel 7) als Antiemetika bei Reisekrankheiten und bei Schwindelzuständen unabhängig von der Ätiologie eingesetzt werden. Weiterhin werden Dopaminantagonisten aus der Gruppe der Benzamide (z. B. Sulpirid) angewandt. Zu dieser Gruppe gehört auch Metoclopramid, das bei den Magen-Darm-Mitteln (siehe Kapitel 32) ausführlich besprochen wird. Besonders wirksame Antiemetika sind $5\text{-}HT_3$-Antagonisten und der erste Neurokinin-1-Antagonist Aprepitant, die speziell bei der Behandlung des Zytostatika-induzierten Erbrechens indiziert sind. Das Verordnungsvolumen der

Antiemetika hat insgesamt gegenüber dem Vorjahr geringfügig zugenommen (Tabelle 12.1).

Antihistaminika

Hauptvertreter ist der Wirkstoff Dimenhydrinat, ein salzartiges Addukt des H_1-Antihistaminikums Diphenhydramin mit dem Xanthinderivat 8-Chlortheophyllin. Er wird überwiegend als Kombinationspräparat mit Cinnarizin (*Arlevert*) angewendet (Tabelle 12.1). Die antiemetische Wirkung von Dimenhydrinat wurde vor allem durch Verminderung des postoperativen Erbrechens nachgewiesen (Eberhart et al. 1999, Welters et al. 2000). Diphenhydramin und andere klassische Antihistaminika mit stark sedierenden Nebenwirkungen wie Chlorphenoxamin oder Promethazin wurden früher oft zum Ausgleich ihres sedativen Effektes mit 8-Chlortheophyllin kombiniert. Nach oraler oder rektaler Gabe dissoziiert Dimenhydrinat im Blut vollständig in Diphenhydramin und 8-Chlortheophyllin. Vermutlich haben Einzeldosen von 23–46 mg 8-Chlortheophyllin, die in 50–100 mg Dimenhydrinat enthalten sind, keine signifikante antisedative Wirkung, zumal die pharmakologische Potenz von 8-Chlortheophyllin weitgehend unbekannt ist. Diese Überlegungen werden auch durch die unverändert starken sedativen Nebenwirkungen von Dimenhydrinat bestätigt. Es wäre also an der Zeit zu überprüfen, ob der 8-Chlortheophyllinzusatz noch gerechtfertigt ist, zumal es zu dieser Frage bis auf eine pharmakokinetische Studie keine kontrollierten Untersuchungen gibt (Gielsdorf et al. 1986). Ein Präparat (*Emesan*) enthält nur Diphenhydramin. Seine Verordnungen haben wie die von *Vomex* und *Vomacur* abgenommen (Tabelle 12.1). Flunarizin, ein Antihistaminikum mit zusätzlichen calciumantagonistischen Eigenschaften, ist in Form eines Generikums auch 2009 in der Gruppe der verordnungshäufigen Arzneimittel vertreten.

In der akuten Phase der Neuritis vestibularis, bei der akuten Menièreattacke und beim physiologischen Reizschwindel (Bewegungskrankheit) werden Antihistaminika als Monopräparate zur symptomatischen Unterdrückung von Übelkeit und Erbrechen empfohlen (Brandt et al. 1998, Baloh 2003). Für eine Langzeittherapie sind sie nicht geeignet, da mit einer Unterdrückung vestibulärer Kompensationsvorgänge gerechnet werden muss. Eine Kombination ist nur begründbar, wenn eine Überlegenheit gegenüber anderen kompensationsfördernden Maßnahmen bewiesen wäre.

Tabelle 12.1: Verordnungen von Antiemetika und Antivertiginosa 2009. Angegeben sind die 2009 verordneten Tagesdosen, die Änderungen gegenüber 2008 und die mittleren Kosten je DDD 2009.

Präparat	Bestandteile	DDD in Mio.	Änd. in %	DDD-Kosten in €
H_1-Antihistaminika				
Arlevert	Dimenhydrinat Cinnarizin	11,1	(+7,2)	2,07
Vomex A/N	Dimenhydrinat	2,8	(−4,8)	1,84
Vomacur	Dimenhydrinat	1,2	(−5,2)	1,62
Flunarizin-CT	Flunarizin	1,2	(+1,8)	0,50
Emesan	Diphenhydramin	0,3	(−48,9)	1,22
		16,5	(+1,8)	1,87
Histaminanaloga				
Betahistin AL	Betahistin	14,2	(+22,0)	0,46
Betahistin-ratiopharm	Betahistin	11,0	(−7,1)	0,43
Vasomotal	Betahistin	11,0	(−6,8)	0,22
Betavert	Betahistin	4,6	(+64,5)	0,34
Betahistin STADA	Betahistin	4,2	(−8,9)	0,44
Aequamen	Betahistin	2,4	(−27,2)	0,41
		47,4	(+3,0)	0,38
Dopaminrezeptorantagonisten				
Vertigo-neogama	Sulpirid	1,1	(−18,2)	0,81
Vergentan	Alizaprid	0,6	(−2,4)	3,63
		1,6	(−13,4)	1,78
5-HT_3-Antagonisten				
Ondansetron HEXAL	Ondansetron	0,3	(+24,3)	22,24
Ondansetron-ratiopharm	Ondansetron	0,3	(+27,1)	21,77
Granisetron HEXAL	Granisetron	0,2	(+8,7)	28,67
Kevatril	Granisetron	0,2	(−32,8)	38,05
Granisetron-ratiopharm	Granisetron	0,2	(+77,9)	26,27
Navoban	Tropisetron	0,2	(−10,9)	25,56
Zofran	Ondansetron	0,1	(−36,5)	32,17
Aloxi	Palonosetron	0,1	(+21,3)	104,54
		1,5	(+2,9)	29,55
Neurokinin-1-Antagonist				
Emend	Aprepitant	0,4	(+18,4)	30,44
Summe		67,5	(+2,3)	1,62

Betahistin

Der weitaus größte Teil der Verordnungen von Antiemetika und Antivertiginosa entfällt auf Betahistin (Tabelle 12.1). Das Strukturanalogon von Histamin wirkt auf zentrale Histaminrezeptoren als schwacher H_1-Rezeptoragonist und stärkerer H_3-Rezeptorantagonist. Es hat gefäßerweiternde sowie kompensationsfördernde Effekte und soll die Durchblutung im Bereich der vertebrobasilären Strombahn und des Innenohres verbessern (Lacour et al 2007). Betahistin ist in zahlreichen klinischen Studien bei Patienten mit Morbus Menière geprüft worden. Die Cochrane Collaboration hat eine Metaanalyse von 7 Studien mit 243 Patienten durchgeführt, die jedoch nicht die hohen von den Gutachtern geforderten Qualitätsstandards erreichten (James und Burton 2001). Die meisten Studien zeigten eine Reduktion von Schwindel und Tinnitus, jedoch ließen sich methodische Fehler nicht ausschließen. Die Erfolgsquoten sind schwierig zu beurteilen, da beim Morbus Menière spontane Remissionen bei 60% der Patienten eintreten und die Attacken nach mehreren Jahren in 80–90% der Fälle sistieren. Trotz dieser Einschränkungen wird Betahistin in Deutschland als Mittel der Wahl bei M. Menière angesehen (Hamann und Arnold 1999, Westhofen 2009). Das zu den teureren Präparaten zählende *Aequamen* hat weiter stark abgenommen wie auch das preisgünstigere *Vasomotal*, während erstaunlicherweise teurere Betahistingenerika deutlich zugelegt haben (Tabelle 12.1).

Dopaminrezeptorantagonisten

Sulpirid ist ein D_2-Dopaminrezeptorantagonist aus der Gruppe der Benzamide, der in hoher Dosierung üblicherweise als Neuroleptikum in der psychiatrischen Pharmakotherapie zur Behandlung wahnhafter Psychosen und chronisch verlaufender Schizophrenien eingesetzt wird (Benkert und Hippius 1996). Für das Präparat *vertigo-neogama* werden akute und chronische Schwindelzustände als Indikation angegeben. Bisher wurde Sulpirid nach einer Medline-Recherche nur bei vestibulärem Spontannystagmus als Parameter einer vestibulären Störung in einer Placebo-kontrollierten Studie geprüft (Mulch 1976), die jedoch keine Daten zur Beeinflussung des Schwindels enthält. Auch aus neurologischer Sicht gehört Sulpirid zu den Arzneimitteln, die bei Schwindelzuständen den klinisch-pharmakologischen Beweis einer signifikanten

Wirkung schuldig geblieben sind (Brandt et al. 1998). Sulpirid ist 2009 deutlich seltener verordnet worden, während *Vergentan*, das teuerste Präparat dieser Gruppe, in seinen Verordnungen leicht abgesunken ist (Tabelle 12.1).

5-HT_3-Antagonisten

Ondansetron (*Zofran*) wurde 1991 als erster selektiver 5-HT_3-Antagonist in die Therapie eingeführt. Es wirkt hervorragend gegen das akute Zytostatika-induzierte Erbrechen, weniger gut gegen das verzögerte Erbrechen. Üblicherweise wird es bei ungenügender Wirkung anderer Antiemetika eingesetzt. Im Vergleich zu Metoclopramid ist Ondansetron stärker wirksam und besser verträglich, da es keine extrapyramidalmotorischen Störungen auslöst. Nachteilig sind die sehr hohen Behandlungskosten (Tabelle 12.1). Während die Generika dieser Stoffklasse Zuwächse aufweisen, sind die Verordnungen der anderen Präparate mit Ausnahme des teuersten, des Palonosetron (*Aloxi*), das zugenommen hat, deutlich rückläufig (Tabelle 12.1).

Neurokinin-1-Antagonist

12

Aprepitant (*Emend*) ist ein Neurokinin-1-Antagonist, der gezielt beim Erbrechen im Rahmen einer Cisplatin-Chemotherapie eingesetzt wird. Allerdings ist bei der Kostenbetrachtung zu berücksichtigen, dass der Wirkstoff im Allgemeinen nur in Kombination mit einem 5-HT_3-Antagonisten und einem Glucocorticoid zur Prophylaxe verwandt wird. Seine Verordnungen haben auch 2009 zugenommen.

Literatur

Baloh RW (2003): Clinical practice. Vestibular neuritis. N Engl J Med 348: 1027–1032.

Benkert O, Hippius H (1996): Psychiatrische Pharmakotherapie, 6. Aufl, Springer-Verlag, Berlin Heidelberg New York, S. 231.

Brandt T, Dichgans J, Diener HC (Hrsg) (1998): Therapie und Verlauf neurologischer Erkrankungen. 3. Aufl, Verlag Kohlhammer, Stuttgart Berlin Köln S. 127–156.

Eberhart LH, Seeling W, Bopp TI, Morin AM, Georgieff M (1999): Dimenhydrinate for prevention of post-operative nausea and vomiting in female in-patients. Eur J Anaesthesiol 16: 284–289.

Gielsdorf W, Pabst G, Lutz D, Graf F (1986): Pharmakokinetik und Bioverfügbarkeit von Diphenhydramin beim Menschen. Arzneimittelforsch 36: 752–756.
Hamann K-F, Arnold W (1999): Menière's disease. In: Büttner U (ed): Vestibular dysfunction and its therapy. Adv ORL 55: 137–168.
James A, Burton MJ. Betahistine for Ménière's disease or syndrome. Cochrane Database of Systematic Reviews 2001, Issue 1. Art. No.: CD001873. DOI: 10.1002/14651858.CD001873.
Lacour M, van de Heyning PH, Novotny M, Tighilet B (2007): Betahistine in the treatment of Ménière's disease. Neuropsychiatr Dis Treat 3: 441–453.
Meyer ED (1985): Zur Behandlung des Morbus Menière mit Betahistindimesilat (Aequamen) - Doppelblindstudie gegen Placebo (Crossover). Laryngol Rhinol Otol 64: 269–272.
Mulch G (1976): Wirkungsvergleich von Antivertiginosa im Doppelblindverfahren. Zum Einfluß von Diazepam, Dimenhydrinat und Sulpirid auf den vestibulären Spontannystagmus des Menschen. Laryngol Rhinol Otol 55: 392–399.
Oosterveld WJ, Blijleven W, Van Elferen LWM (1989): Betahistine versus placebo in paroxysmal vertigo; a double blind trial. J Drug Therapy Res 14: 122–126.
Welters ID, Menges T, Graf M, Beikirch C, Menzebach A, Hempelmann G (2000): Reduction of postoperative nausea and vomiting by dimenhydrinate suppositories after strabismus surgery in children. Anesth Analg 90: 311–314.
Westhofen M (2009): M. Menière. Evidenzen und Kontroversen. HNO 57: 446–454.

13. Antiepileptika

ULRICH SCHWABE

AUF EINEN BLICK

Verordnungsprofil

Entsprechend den derzeitigen Therapieempfehlungen konzentrieren sich 38% der Antiepileptikaverordnungen auf die beiden Standardtherapeutika Carbamazepin und Valproinsäure.

Trend

Auffällig ist das kontinuierliche Wachstum des Verordnungsvolumens von Valproinsäure, das in den letzten 10 Jahren um über 50% zugenommen hat. Weitere hohe Verordnungszuwächse verzeichnet die Gruppe der neuen Antiepileptika, bei denen über 70% der Verordnungen auf die drei führenden Wirkstoffe Gabapentin, Levetiracetam und Pregabalin entfällt.

Bewertung

Die Belege für die Überlegenheit neuer Antiepileptika gegenüber älteren Vertretern sind jedoch relativ spärlich, so dass das britische NICE ihre Anwendung nur bei Kontraindikationen, Arzneimittelinteraktionen oder Unverträglichkeit älterer Mittel sowie für Frauen im fortpflanzungsfähigen Alter empfiehlt. Pregabalin wird fast ausschließlich für die Behandlung neuropathischer Schmerzen angewendet, ohne dass in dieser Indikation Belege für einen Zusatznutzen gegenüber Amitriptylin oder Gabapentin verfügbar sind.

Die Arzneitherapie ist das wichtigste Verfahren zur Behandlung von Epilepsien. Maßgebend für die Auswahl von Antiepileptika sind arzneimittelspezifische Variable (Anfallstyp, Nebenwirkungsprofil, Teratogenität, Pharmakokinetik, Interaktionspotenzial, Arzneiformen) und Patienten-abhängige Faktoren (Alter, Geschlecht, Komedikation, Begleitkrankheiten, genetischer Hintergrund) (McCorry et al. 2004, Glauser et al. 2006). Bei erstmals diagnostizierten Patienten wird eine Anfallsfreiheit wird bei 60–80% der Patienten erreicht (Kwan und San-

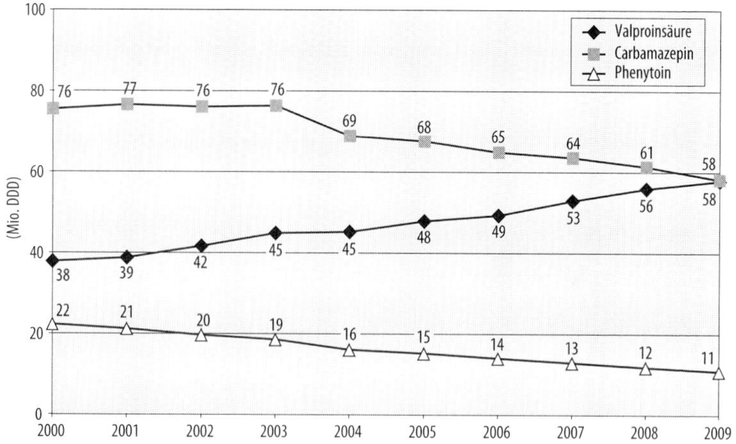

Abbildung 13.1: Verordnungen von Antiepileptika 2000 bis 2009. Gesamtverordnungen nach definierten Tagesdosen

der 2004). Für die Behandlung generalisierter Epilepsien wird derzeit Valproinsäure als Mittel der Wahl empfohlen, für partielle Epilepsien Carbamazepin (National Institute for Clinical Excellence 2004a, French et al. 2004).

13

Entsprechend den derzeitigen Therapieempfehlungen konzentrieren sich die Verordnungen der Antiepileptika auf Carbamazepin und Valproinsäure (Abbildung 13.1), während Phenytoin, Barbiturate und Benzodiazepine eine geringere Rolle spielen. Die Gesamtzahl der verordneten Tagesdosen (DDD) der Antiepileptika betrug im Jahr 2009 304 Mio. DDD (siehe Tabelle 1.1). Daraus errechnet sich eine Zahl von 833 000 Patienten in Deutschland, die eine Dauertherapie mit Antiepileptika erhalten. Das entspricht 1,2% der 70,011 Mio. GKV-Versicherten und liegt damit etwas höher als Prävalenz der Epilepsien bei 0,5–1% der Bevölkerung (McCorry et al. 2004). Denn in zunehmendem Umfang werden einige Antiepileptika (Carbamazepin, Gabapentin, Pregabalin) auch bei Schmerzpatienten eingesetzt. Das Verordnungsvolumen von Carbamazepin und Phenytoin hat in den letzten zehn Jahren kontinuierlich abgenommen, während Valproinsäureverordnungen um 53% angestiegen sind (Abbildung 13.1). Noch deutlicher ist der Anstieg der neueren Antiepileptika, von denen 1998 nur Lamotrigin (6 Mio. DDD) unter den verordnungshäufigsten Arzneimitteln vertreten war, während 2009 von insgesamt sieben Wirkstoffen 149 Mio. DDD verordnet wurden (Tabelle 13.4).

Ältere Antiepileptika

Carbamazepin

Der größte Teil der verordneten Tagesdosen der Antiepileptika entfällt auf Carbamazepin, das bis 2003 ein annähernd konstantes Verordnungsniveau aufwies, seit 2004 jedoch zurückfiel und auch 2009 leicht rückläufig war (Abbildung 13.1, Tabelle 13.1). Seine führende Stellung resultiert aus der sehr guten antiepileptischen Wirkung gegen fokale Anfälle und der zusätzlich möglichen Anwendung bei generalisierten tonisch-klonischen Anfällen. Daher wird Carbamazepin in Leitlinien weiterhin als Mittel der Wahl für die Erstbehandlung fokaler Epilepsien empfohlen (National Institute for Clinical Excellence 2004a, French et al. 2004). Nach einem Cochrane-Review wird Carbamazepin bei annähernd gleicher antiepileptischer Wirksamkeit jedoch häufiger als Lamotrigin wegen Nebenwirkungen abgesetzt (Gamble et al. 2006). Auch in einer mehrjährigen klinischen Studie, die an 1721 Patienten mit partieller Epilepsie mit Mitteln des National Health Service industrieunabhängig durchgeführt wurde, war Lamotrigin klinisch besser wirksam als die Standardsubstanz Carbamazepin (Marson et al. 2007a).

Valproinsäure

Valproinsäure ist ein Antiepileptikum mit breitem Indikationsspektrum gegen generalisierte tonisch-klonische Anfälle und fokale Anfälle. Sie hat sich als Mittel der Wahl mit Evidenzstufe I für partielle und sekundär generalisierte Epilepsie, aber auch bei kindlichen Absencen, juveniler Myoklonusepilepsie und generalisierten Epilepsien erwiesen (National Institute for Clinical Excellence 2004a, French et al. 2004). Bei mehreren gleichzeitig bestehenden Anfallsarten kann sie daher als wirksames Monotherapeutikum eingesetzt werden. In der mehrjährigen klinischen SANAD-Studie, die an 716 Patienten mit generalisierter Epilepsie mit Mitteln des National Health Service industrieunabhängig durchgeführt wurde, war Valproinsäure besser verträglich als Topira-

Tabelle 13.1: Verordnungen von Carbamazepin und Valproinsäure 2009. Angegeben sind die 2009 verordneten Tagesdosen, die Änderungen gegenüber 2008 und die mittleren Kosten je DDD 2009.

Präparat	Bestandteile	DDD in Mio.	Änd. in %	DDD-Kosten in €
Carbamazepin				
Carbamazepin HEXAL	Carbamazepin	9,6	(+2,0)	0,59
Tegretal	Carbamazepin	6,7	(−19,7)	0,86
Carbamazepin-ratiopharm	Carbamazepin	6,3	(+13,9)	0,64
Carbadura	Carbamazepin	6,1	(+10,6)	0,53
Timonil	Carbamazepin	5,5	(−6,8)	0,87
Carbamazepin-neuraxpharm	Carbamazepin	4,7	(−0,9)	0,57
Carbamazepin AL	Carbamazepin	3,5	(+19,7)	0,57
Carbamazepin- 1 A Pharma	Carbamazepin	2,9	(−25,1)	0,60
Carbabeta/- retard	Carbamazepin	2,4	(−34,1)	0,60
Finlepsin	Carbamazepin	1,7	(−4,5)	0,84
Carbamazepin-TEVA	Carbamazepin	1,3	(+29,6)	0,52
Carbamazepin Heumann	Carbamazepin	1,2	(+7,6)	0,58
Carbamazepin Sandoz	Carbamazepin	1,2	(−12,8)	0,57
Carba-CT	Carbamazepin	0,8	(+4,1)	0,67
		53,9	(−3,6)	0,66
Valproinsäure				
Orfiril	Valproinsäure	17,6	(−0,1)	1,08
Ergenyl	Valproinsäure	14,6	(−8,6)	0,81
Valproat chrono Winthrop	Valproinsäure	4,3	(+93,1)	0,75
Valproat HEXAL	Valproinsäure	3,0	(−7,2)	0,87
Valproat-neuraxpharm	Valproinsäure	2,9	(+6,5)	0,79
Valproinsäure-ratiopharm	Valproinsäure	2,3	(−1,1)	0,81
Valpro AL	Valproinsäure	2,1	(+11,3)	0,76
Valpro beta	Valproinsäure	1,9	(+11,1)	0,79
Convulex	Valproinsäure	1,7	(−5,4)	0,80
Valproat-CT	Valproinsäure	1,6	(+6,8)	0,79
Valpro TAD	Valproinsäure	1,2	(+9,7)	0,77
		53,1	(+2,1)	0,89
Summe		107,1	(−0,8)	0,77

mat und besser wirksam als Lamotrigin (Marson et al. 2007b). Weitere Vorteile von Valproinsäure sind geringes Interaktionspotenzial, günstige Behandlungskosten, vielfältige Arzneiformen und eine fast 40jährige Erfahrung in Bezug auf Wirksamkeit und Sicherheit. Bei Frauen im gebärfähigen Alter ist allerdings ein erhöhtes Missbildungsrisiko (insbesondere Neuralrohrdefekte) im Vergleich zu anderen Standardtherapeutika zu beachten. Bei Kleinkindern wird Valproinsäure wegen seltener, potentiell tödlicher Leberschäden mit Vorsicht und nur noch als Monotherapeutikum angewendet.

Das breite Anwendungsspektrum von Valproinsäure bei verschiedenen Epilepsieformen ermöglicht eine zusätzliche Sicherheit, wenn initial keine exakte Diagnose verfügbar ist. Vermutlich haben alle diese positiven Eigenschaften dazu beigetragen, dass die Verordnungen der Valproinsäure in den letzten 10 Jahren um über 50% angestiegen sind (Abbildung 13.1).

Phenytoin

Phenytoin wirkt ohne eine generelle Hemmung zerebraler Funktionen und kann für alle Epilepsieformen mit Ausnahme von Absencen eingesetzt werden. Wie in den vorangehenden Jahren ist die Anwendung weiter zurückgegangen (Abbildung 13.1, Tabelle 13.2), weil die Nebenwirkungen problematischer als mit Carbamazepin oder Valproinsäure sind. Bei der Langzeittherapie sind vor allem reversible Veränderungen an Haut und Schleimhäuten störend, wie z. B. Gingivahyperplasie, Hypertrichose, Hirsutismus und Hautverdickung mit vergröberten Gesichtszügen. Phenytoin wird daher nur noch als Mittel zweiter Wahl bei fokalen Epilepsien empfohlen (National Institute for Clinical Excellence 2004a).

Barbiturate

Barbiturate haben vor fast 100 Jahren wichtige Grundlagen der antiepileptischen Therapie gelegt, spielen aber schon seit längerer Zeit nur noch eine untergeordnete Rolle. Primidon entfaltet seine Wirkung hauptsächlich über den aktiven Metaboliten Phenobarbital. Trotz geringer systemischer Toxizität werden Phenobarbital und Primidon nur noch als Mittel dritter Wahl empfohlen, weil die sedativen Nebenwirkungen die kognitiven Fähigkeiten schon bei therapeutischen Plasmaspiegeln einschränken können, die sonst keine weiteren Unverträglichkeitserscheinungen erkennen lassen (National Institute for Clinical Excellence 2004a).

Tabelle 13.2: Verordnungen von weiteren Antiepileptika 2009. Angegeben sind die 2009 verordneten Tagesdosen, die Änderungen gegenüber 2008 und die mittleren Kosten je DDD 2009.

Präparat	Bestandteile	DDD in Mio.	Änd. in %	DDD-Kosten in €
Phenytoin				
Zentropil	Phenytoin	5,5	(−4,6)	0,30
Phenhydan	Phenytoin	3,2	(−17,7)	0,31
Phenytoin AWD	Phenytoin	2,2	(−1,4)	0,30
		10,8	(−8,3)	0,30
Barbiturate				
Luminal/Luminaletten	Phenobarbital	4,7	(−10,5)	0,56
Mylepsinum	Primidon	2,6	(−5,5)	0,91
Liskantin	Primidon	1,9	(+4,7)	0,90
Primidon Holsten	Primidon	0,7	(−2,6)	0,77
		9,8	(−6,1)	0,73
Benzodiazepine				
Rivotril	Clonazepam	3,6	(+1,6)	1,21
Antelepsin	Clonazepam	0,5	(+2,4)	1,36
		4,1	(+1,7)	1,23
Andere Antiepileptika				
Ospolot	Sultiam	1,6	(−3,2)	2,88
Petnidan	Ethosuximid	0,6	(−4,3)	2,66
		2,2	(−3,5)	2,82
Summe		27,0	(−5,7)	0,81

Benzodiazepine

Clonazepam (*Rivotril*, *Antelepsin*), ein Benzodiazepin mit stärker ausgeprägten krampfhemmenden Eigenschaften, ist in erster Linie bei myoklonischen und atonischen Anfällen indiziert. Bei ungenügender Wirkung von Diazepam und Phenytoin wird es auch beim Status epilepticus eingesetzt. Die Verordnungen der beiden Präparate haben wiederum leicht zugenommen (Tabelle 13.2).

Sultiam

Sultiam (*Ospolot*) ist ein älteres Antiepileptikum aus der Gruppe der Carboanhydrasehemmer, das bereits 1960 in die Therapie eingeführt wurde, aber nur eine geringe Bedeutung hatte. Neuere Studien haben gezeigt, dass es vor allem bei benignen fokalen Epilepsien des Kindesalters (z. B. Rolando-Epilepsie) gut wirksam ist (Groß-Selbeck 1995). Seitdem ist dieses früher wenig beachtete Antiepileptikum unter den häufig verordneten Arzneimitteln vertreten (Tabelle 13.2). Die Verordnungen sind allerdings seit 2006 kontinuierlich zurückgegangen.

Neuere Antiepileptika

Seit 1992 sind in Deutschland 14 neue Antiepileptika in die Therapie eingeführt worden (Tabelle 13.3). Sie bieten zusätzliche Therapieoptionen, gestalten aber die Auswahl auch komplexer. Acht dieser neuen Wirkstoffe waren 2009 unter den 3000 meistverordneten Arzneimitteln vertreten. In der Regel wurden die neuen Antiepileptika zunächst als Zusatztherapie bei nicht ausreichend behandelbaren Epilepsien eingeführt. Inzwischen sind Vigabatrin, Lamotrigin, Gabapentin, Topiramat, Levetiracetam und Oxcarbazepin für Mono- und Zusatztherapie zugelassen. Bisher liegen jedoch nur wenige vergleichende klinische Studien vor, in denen die neuen Substanzen untereinander oder mit den alten Antiepileptika verglichen wurden. Dabei ergab sich, dass bei der Erstbehandlung partieller Anfälle keines der neuen Antiepileptika wirksamer als Carbamazepin war (McCorry et al. 2004, Shorvon 2009). Allerdings hatten die neuen Vertreter meistens ein günstigeres Nebenwirkungsprofil.

Durch die Einführung von neuen Antiepileptika sind die Therapiemöglichkeiten für Patienten und Ärzte verbessert worden, obwohl die Belege für ihre Überlegenheit gegenüber den älteren Vertretern relativ spärlich sind (Hitiris und Brodie 2006). Das hat zu widersprüchlichen Empfehlungen in Leitlinien geführt. So werden in einer Leitlinie amerikanischer Fachgesellschaften für die Erstbehandlung entweder die etablierten Antiepileptika oder neuere Vertreter (Lamotrigin, Oxcarbazepin, Gabapentin oder Topiramat) empfohlen (French et al. 2004). Im Gegensatz dazu folgerte das britische National Institute for Clinical Excellence (NICE) (2004b) aus den Ergebnissen der Monotherapiestudien, dass keine verwertbaren Unterschiede in der Wirksamkeit

Tabelle 13.3: Neuere Antiepileptika

Einführung	Wirkstoff	Präparat	Anwendungsgebiete
1992	Vigabatrin	Sabril	Zusatztherapie, Monotherapie infantiler Spasmen
1993	Lamotrigin	Lamictal	Mono- und Zusatztherapie
1995	Gabapentin	Neurontin	Mono- und Zusatztherapie, neuropathischer Schmerz
1995	Felbamat	Taloxa	Kombinationstherapie
1997	Tiagabin	Gabitril	Zusatztherapie
1998	Topiramat	Topamax	Mono- und Zusatztherapie
2000	Levetiracetam	Keppra	Mono- und Zusatztherapie
2000	Oxcarbazepin	Trileptal	Mono- und Zusatztherapie
2004	Pregabalin	Lyrica	Neuropathischer Schmerz, Zusatztherapie
2005	Zonisamid	Zonegran	Zusatztherapie bei partiellen Anfällen
2007	Rufinamid	Inovelon	Zusatztherapie bei Lennox-Gastaut-Syndrom
2008	Lacosamid	Vimpat	Zusatztherapie bei fokalen Anfällen
2008	Stiripentol	Diacomit	Zusatztherapie bei schwerer myoklonischer Epilepsie im Kindesalter
2009	Eslicarbazepin	Zebinix	Begleittherapie bei partiellen Anfällen

zwischen neueren und älteren Antiepileptika vorliegen. Mit der Kombinationstherapie wird tatsächlich nur selten eine Anfallsfreiheit erreicht. Es gibt auch keine gute Evidenz, dass irgendein Antiepileptikum den anderen bezüglich einer langanhaltenden Anfallsfreiheit überlegen ist. Aus diesem Grunde empfahl NICE (2004b) in seiner Leitlinie, dass neuere Antiepileptika nur für Patienten mit Kontraindikationen, Arzneimittelinteraktionen oder Unverträglichkeit älterer Mittel sowie für Frauen im fortpflanzungsfähigen Alter reserviert werden sollen. Ausführlich werden die Daten der neueren Antiepileptika in Übersichtsarbeiten dargestellt (Wilby et al. 2005, Bialer und White 2010).

Gabapentin

Gabapentin wurde 1995 als Zusatztherapie bei partiellen Anfällen mit und ohne Generalisierung eingeführt und ist seit 1999 auch zur Monotherapie zugelassen. Weiterhin sind seit 2003 sind mehrere Generika vertreten

(Tabelle 13.4). Wirksamkeit und Unbedenklichkeit von Gabapentin für die Monotherapie wurden in drei großen Multizenterstudien nachgewiesen (Beydoun 1999). Gabapentin weist eine strukturelle Ähnlichkeit zu γ-Aminobuttersäure (GABA) auf und erhöht die GABA-Freisetzung.

Seit 2001 ist Gabapentin auch für die Behandlung neuropathischer Schmerzen zugelassen. Bei Patienten mit diabetischer Neuropathie wirkte Gabapentin über einen Zeitraum von 6–8 Wochen geringfügig besser als Placebo (2,5 versus 1,4 Punkte) und ähnlich wie Amitriptylin (52% vs 67% Schmerzlinderung) (Backonja et al. 1998, Morello et al. 1999). Gabapentin ist damit eine Alternative zur Therapie neuropathischer Schmerzen, bietet aber keine Vorteile gegenüber Amitriptylin und ist erheblich teurer.

Lamotrigin

Lamotrigin wurde 1993 als zweiter Vertreter der neuen Antiepileptika eingeführt. Seit 1997 ist es auch zur Monotherapie fokaler und sekundär generalisierter Anfälle zugelassen. Die Verordnungen sind 2009 weiter gestiegen (Tabelle 13.4). Als Phenyltriazinderivat zeigt es strukturelle Verwandtschaft zu den Folatreduktasehemmstoffen Pyrimethamin und Trimethoprim und ist ebenfalls ein schwacher Hemmstoff dieses Enzyms. Seine Hauptwirkung besteht in der Blockade spannungsabhängiger Natriumkanäle und einer daraus resultierenden Hemmwirkung auf die Freisetzung exzitatorischer Neurotransmitter vom Typ des Glutamat. Die Zusatztherapie mit Lamotrigin senkte die Anfallsfrequenz bei 13–67% von sonst therapierefraktären Patienten um mindestens 50% (Goa et al. 1993). Als Monotherapie hat Lamotrigin eine ähnliche Wirksamkeit wie Carbamazepin, ist aber nach einem aktuellen Cochrane-Review besser verträglich (Gamble et al. 2006). Weiterhin hat die SANAD-Studie (siehe oben) gezeigt, dass Lamotrigin bei partieller Epilepsie klinisch deutlich besser wirksam war als die Standardsubstanz Carbamazepin (Marsen et al. 2007a).

Oxcarbazepin

Das im Jahr 2000 eingeführte Oxcarbazepin zeigte 2009 abermals einen Verordnungsrückgang. Als Carbamazepinderivat hat es ein ähnliches Wirkungsspektrum und eine vergleichbare antiepileptische Aktivität

Tabelle 13.4: Verordnungen neuerer Antiepileptika 2009. Angegeben sind die 2009 verordneten Tagesdosen, die Änderungen gegenüber 2008 und die mittleren Kosten je DDD 2009.

Präparat	Bestandteile	DDD in Mio.	Änd. in %	DDD-Kosten in €
Lamotrigin				
Lamotrigin-ratiopharm	Lamotrigin	4,3	(+15,9)	1,31
Lamotrigin HEXAL	Lamotrigin	3,5	(+3,9)	1,92
Lamictal	Lamotrigin	2,8	(−15,6)	2,49
Lamotrigin Desitin	Lamotrigin	2,2	(+8,0)	2,19
Lamotrigin-neuraxpharm	Lamotrigin	1,7	(+60,0)	1,20
Lamotrigin AL	Lamotrigin	1,7	(+37,4)	1,08
Lamotrigin- 1 A Pharma	Lamotrigin	1,6	(+95,7)	1,06
Lamotrigin beta	Lamotrigin	1,3	(+16,2)	1,21
Lamotrigin-biomo	Lamotrigin	1,1	(−6,3)	1,06
		20,2	(+13,2)	1,61
Gabapentin				
Gabapentin HEXAL	Gabapentin	5,9	(+4,5)	2,71
Gabapentin TEVA	Gabapentin	5,7	(>1000)	2,36
Gabapentin-ratiopharm	Gabapentin	4,2	(−19,0)	2,70
Gabapentin- 1 A Pharma	Gabapentin	4,0	(+41,9)	2,43
Gabapentin AL	Gabapentin	2,8	(−3,8)	2,40
Gabapentin beta	Gabapentin	1,8	(+2,0)	2,62
Gabapentin-neuraxpharm	Gabapentin	1,6	(+1,7)	2,34
Neurontin	Gabapentin	1,3	(−31,2)	3,97
Gabapentin-CT	Gabapentin	1,3	(−28,7)	2,73
Gabapentin STADA	Gabapentin	1,0	(−29,4)	2,38
Gabapentin-biomo	Gabapentin	1,0	(−42,8)	2,55
Gabapentin dura	Gabapentin	0,8	(−28,8)	2,30
Gabapentin AbZ	Gabapentin	0,7	(+6,7)	2,34
Gabapentin Sandoz	Gabapentin	0,6	(−17,3)	2,67
		32,7	(+10,7)	2,58
Oxcarbazepin				
Trileptal	Oxcarbazepin	5,5	(−14,2)	2,03
Oxcarbazepin dura	Oxcarbazepin	3,1	(−3,6)	1,54
Timox	Oxcarbazepin	2,4	(−26,1)	2,27
Apydan extent	Oxcarbazepin	1,9	(+170,0)	1,63
		12,9	(−5,1)	1,90

Tabelle 13.4: Verordnungen neuerer Antiepileptika 2009. Angegeben sind die 2009 verordneten Tagesdosen, die Änderungen gegenüber 2008 und die mittleren Kosten je DDD 2009. (Fortsetzung)

Präparat	Bestandteile	DDD in Mio.	Änd. in %	DDD-Kosten in €
Weitere neue Antiepiletika				
Lyrica	Pregabalin	45,7	(+22,2)	4,83
Keppra	Levetiracetam	30,1	(+27,4)	5,64
Topamax	Topiramat	4,7	(−6,8)	10,21
Vimpat	Lacosamid	1,5	(+835,9)	7,22
Zonegran	Zonisamid	1,1	(+12,6)	9,18
		82,9	(+23,6)	5,53
Summe		148,8	(+16,1)	4,03

wie die Ursprungssubstanz. Oxcarbazepin wird in der Leber zu dem aktiven Metaboliten 10-Hydroxycarbazepin reduziert, der primär die antiepileptische Wirkung vermittelt. Oxcarbazepin verursacht weniger unerwünschte Wirkungen und Arzneimittelinteraktionen als Carbamazepin (Übersicht bei LaRoche und Helmers 2004). Nach einem aktuellen Cochrane-Review sind Oxcarbazepin und Carbamazepin bei Patienten mit partiellen Anfällen ähnlich wirksam und verträglich (Koch und Polman 2009). Mit Carbamazepin behandelte Patienten litten seltener unter Übelkeit und Erbrechen.

Levetiracetam

Eine weiterhin kräftige Zuwachsrate zeigt das im Jahr 2000 eingeführte Levetiracetam (*Keppra*), das im August 2006 auch für die Monotherapie partieller Anfälle zugelassen wurde (Tabelle 13.4). Klinisch zeigte Levetiracetam in mehreren Studien als Zusatztherapeutikum höhere Ansprechraten (23–42%) als Placebo (10–17%) (Dooley und Plosker 2000). Als Monotherapeutikum war Levetiracetam bei 579 Patienten mit erstmals diagnostizierter Epilepsie nach 12 Monaten genauso wirksam (Anfallsfreiheit 56,6%) wie Carbamazepin (58,5%) (Brodie et al. 2007). Auch die Abbruchraten zeigten keinen signifikanten Unterschied (14,4% versus 19,2%). Levetiracetam bindet spezifisch an das synaptische Vesikelprotein SVZA und beeinflusst dadurch möglicherweise die Freisetzung inhibitorischer Neurotransmitter (Lynch et al. 2004). Levetiracetam hat ein günstiges pharmakokinetisches Profil und vor allem kaum Arzneimittelinteraktionen. Dadurch ist es als Kombinationspartner in der Polytherapie partieller Anfälle mit und ohne Generalisierung besonders gut geeignet. Nachteilig sind die hohen Tagestherapiekosten.

Topiramat

Topiramat (*Topamax*) wurde 1998 in Deutschland als Zusatztherapie bei bisher therapieresistenten fokalen und sekundär generalisierten Anfällen ab dem 12. Lebensjahr eingeführt. Eine Besonderheit des pharmakologischen Profils von Topiramat ist die Hemmung der neuronalen Erregbarkeit durch Blockade von Glutamatrezeptoren vom AMPA-Typ, die neben einer Natriumkanalblockade und einer benzodiazepinähnlichen Verstärkung $GABA_A$-Rezeptor-vermittelter Hemmwirkungen zur antiepileptischen Wirkung beiträgt. Nach einem Cochrane-Review über 6 Studien mit 743 Patienten wurde bei 46% der Patienten eine mindestens 50%ige Abnahme der Anfallshäufigkeit beobachtet (Jette et al. 2000). Wegen der relativ kurzen Dauer (11–19 Wochen) wurden die bisher vorliegenden Studien nicht als ausreichender Beleg für die Langzeitanwendung von Topiramat angesehen. In der SANAD-Studie war
13
Topiramat im direkten Vergleich mit Valproinsäure und Lamotrigin schlechter verträglich (Marson et al. 2007a, Marson et al. 2007b). Wichtigste Nebenwirkungen sind psychische und kognitive Veränderungen, manchmal mit Wortfindungsstörungen verbunden, Gewichtsabnahme und gelegentlich das Auftreten von Nierensteinen. Die Verordnungen waren 2009 leicht rückläufig.

Pregabalin

Pregabalin (*Lyrica*) wurde 2004 neu eingeführt und ist nach einem weiteren intensiven Wachstum der mit Abstand führende Wirkstoff der neueren Antiepileptika (Tabelle 13.4). Es ein ist ein lipophiles GABA-Derivat mit ähnlichen Eigenschaften wie Gabapentin, wirkt aber nicht auf GABAerge Mechanismen, sondern hemmt durch Bindung an die α_2-δ Untereinheit des spannungsabhängigen Calciumkanals den Depolarisations-abhängigen Calciumeinstrom und moduliert die Freisetzung exzitatorischer Neurotransmitter. Indikationsgebiete sind neuropathische Schmerzen, Zusatztherapie von partiellen Anfällen mit und ohne sekundäre Generalisierung sowie generalisierte Angststörungen. Bei therapieresistenter partieller Epilepsie lag die Ansprechrate bei nahezu 50% und die Anfallsfreiheit bei 3–17% der Patienten (Übersicht bei Brodie 2004).

Pregabalin wird fast ausschließlich (89%) für die Behandlung neuropathischer Schmerzen eingesetzt. Es wurde in zehn kontrollierten Studien an 2750 Patienten mit diabetischer Polyneuropathie oder postherpetischer Neuralgie bis zu 13 Wochen geprüft und war in Dosierungen von 300–600 mg/Tag wirksamer als Placebo (Übersicht bei Eisenberg et al. 2007). Eine 50%ige Schmerzreduktion wurde mit Pregabalin bei 35% der Patienten (versus 18% bei Placebo) erreicht. Ob es besser als trizyklische Antidepressiva oder Gabapentin wirkt, ist bisher unklar, da nur placebokontrollierte Studien publiziert wurden (Attal et al. 2006). In einer bisher nicht publizierten Vergleichsstudie war Pregabalin sogar weniger wirksam als Amitriptylin (European Medicines Agency 2004). Daher ist bisher unklar, welche Vorteile Pregabalin gegenüber Gabapentin bei der Behandlung der diabetischen Neuropathie hat. Wegen der längeren Erfahrungen und der Verfügbarkeit preiswerter Generika wird daher Gabapentin empfohlen (Chong und Hester 2007). Pregabalin ist damit ein weiteres Beispiel für ein Analogpräparat ohne nachgewiesenen therapeutischen Zusatznutzen und abermals gestiegenen DDD-Kosten (4,83 €) im Vergleich zu Standardtherapeutika wie Gabapentin (2,58 €) oder Carbamazepin (0,66 €) (siehe Tabellen 13.1 und 13.4). Die Kassenärztliche Bundesvereinigung (2007) hat daher empfohlen, *Lyrica* zurückhaltend zu verordnen.

Lacosamid

Erstmals ist das 2008 neu eingeführte Lacosamid (*Vimpat*) unter den 3000 verordnungshäufigsten Arzneimitteln vertreten. Bei der Substanz handelt es sich um ein D-Serinanalogon, das keine Strukturverwandtschaft zu anderen Antiepileptika aufweist und in einer Serie von funktionalisierten Aminosäuren als Antiepileptikum geprüft wurde. Bisher gibt es Hinweise, dass Lacosamid die langsame Inaktivierung des spannungsabhängigen Natriumkanals verstärkt, ohne die schnelle Inaktivierung zu beeinflussen, so dass damit eine Stabilisierung einer neuronalen Überaktivität möglich erscheint. Weiterhin kommt als mögliches Bindungsprotein das Collapsin Response Mediator Protein 2 (CRMP 2) in Frage, das an der neuronalen Differenzierung und dem Auswachsen von Axonen beteiligt ist (Übersicht bei Perucca et al. 2008). Lacosamid wurde als Zusatztherapie zu 1–2 Antiepileptika an 418 erwachsenen Patienten mit nicht ausreichend kontrollierten partiellen Anfällen untersucht und senkte die Anfallshäufigkeit dosisabhängig um 10–40% (Ben Menachem et al. 2007). Die Substanz hat ein geringes Interaktionspotenzial mit anderen Antiepileptika, führte aber wegen zentraler Nebenwirkungen häufig zum Therapieabbruch (11–30%).

Literatur

Attal N, Cruccu G, Haanpää M, Hansson P, Jensen TS, Nurmikko T, Sampaio C, Sindrup S, Wiffen P (2006): EFNS guidelines on pharmacological treatment of neuropathic pain. Eur J Neurol 13: 1153–1169.

Backonja M, Beydoun A, Edwards KR, Schwartz SL, Fonseca V, Hes M, et al. for the Gabapentin Diabetic Neuropathy Study Group (1998): Gabapentin for the symptomatic treatment of painful neuropathy in patients with diabetes mellitus. JAMA 280: 1831–1836.

Ben-Menachem E, Biton V, Jatuzis D, Abou-Khalil B, Doty P, Rudd GD (2007): Efficacy and safety of oral lacosamide as adjunctive therapy in adults with partial-onset seizures. Epilepsia 48: 1308–1317.

Beydoun A (1999): Monotherapy trials with gabapentin for partial epilepsy. Epilepsia 40 (Suppl 6): S13–S16.

Bialer M, White HS (2010): Key factors in the discovery and development of new antiepileptic drugs. Nat Rev Drug Discov 9: 68–82.

Brodie MJ (2004): Pregabalin as adjunctive therapy for partial seizures. Epilepsia 45 Suppl 6: 19–27.

Brodie MJ, Perucca E, Ryvlin P, Ben-Menachem E, Meencke HJ (2007): Comparison of levetiracetam and controlled-release carbamazepine in newly diagnosed epilepsy. Neurology 68: 402–408.

Chong MS, Hester J (2007): Diabetic painful neuropathy. Current and future treatment options. Drugs 67: 569–585.

Dooley M, Plosker GL (2000): Levetiracetam. A review of its adjunctive use in the management of partial onset seizures. Drugs 60: 871–893.

Eisenberg E, River Y, Shifrin A, Krivoy N (2007): Antiepileptic drugs in the treatment of neuropathic pain. Drugs 67: 1265–1289.

European Medicines Agency (2004): Europäischer öffentlicher Beurteilungsbericht (EPAR) Lyrica. Scientific discussion. Internet: www.emea.europa.eu/humandocs/PDFs/EPAR/lyrica/084504en6.pdf

French JA, Kanner AM, Bautista J, Abou-Khalil B, Browne T, Harden CL, Theodore WH, Bazil C, Stern J, Schachter SC, Bergen D, Hirtz D, Montouris GD, Nespeca M, Gidal B, Marks WJ Jr, Turk WR, Fischer JH, Bourgeois B, Wilner A, Faught RE Jr, Sachdeo RC,

Beydoun A, Glauser TA; American Academy of Neurology Therapeutics and Technology Assessment Subcommittee; American Academy of Neurology Quality Standards Subcommittee; American Epilepsy Society Quality Standards Subcommittee; American Epilepsy Society Therapeutics and Technology Assessment Subcommittee (2004): Efficacy and tolerability of the new antiepileptic drugs, I: Treatment of new-onset epilepsy: report of the TTA and QSS Subcommittees of the American Academy of Neurology and the American Epilepsy Society. Epilepsia 45: 401–409.

Gamble CL, Williamson PR, Marson AG (2006): Lamotrigine versus carbamazepine monotherapy for epilepsy. Cochrane Database Syst Rev 25(1):CD001031.

Glauser T, Ben-Menachem E, Bourgeois B, Cnaan A, Chadwick D, Guerreiro C, Kalviainen R, Mattson R, Perucca E, Tomson T (2006): ILAE Treatment Guidelines: Evidence-based analysis of antiepileptic drug efficacy and effectiveness as initial monotherapy for epileptic seizures and syndromes. Epilepsia 47: 1094–1120.

Goa KL, Ross SR, Chrisp P (1993): Lamotrigine. A review of its pharmacological properties and clinical efficacy in epilepsy. Drugs 46: 152–176.

Groß-Selbeck G (1995): Treatment of „benign" partial epilepsies of childhood, including atypical forms. Neuropediatrics 26: 45–50.

Hitiris N, Brodie MJ (2006): Modern antiepileptic drugs: guidelines and beyond. Curr Opin Neurol 19: 175–180.

Jette NJ, Marson AG, Kadir ZA, Hutton JL (2000): Topiramate for drug-resistant partial epilepsy. Cochrane Database Syst Rev 2: CD001417.

Kassenärztliche Bundesvereinigung (2007): Wirkstoff AKTUELL. Pregabalin (Lyrica® Hartkapseln).Internet: www.kbv.de/publikationen/116.html

Koch MW, Polman SK (2009): Oxcarbazepine versus carbamazepine monotherapy for partial onset seizures. Cochrane Database Syst Rev. 2009 Oct 7;(4):CD006453.

Kwan P, Sander JW (2004): The natural history of epilepsy: an epidemiological view. J Neurol Neurosurg Psychiatry 75: 1376–1381.

LaRoche SM, Helmers SL (2004): The new antiepileptic drugs: scientific review. JAMA 291: 605–614.

Lynch BA, Lambeng N, Nocka K, Kensel-Hammes P, Bajjalieh SM, Matagne A, Fuks B (2004): The synaptic vesicle protein SV2A is the binding site for the antiepileptic drug levetiracetam. PNAS 101: 9861–9866.

Marson AG, Al-Kharusi AM, Alwaidh M, Appleton R, Baker GA, Chadwick DW, Cramp C, Cockerell OC, Cooper PN, Doughty J, Eaton B, Gamble C, Goulding PJ, Howell SJL, Hughes A, Jackson M, Jacoby A, Kellett M, Lawson GR, Leach JP, Nicolaides P, Roberts R, Shackley P, Shen J, Smith DS, Smith PEM, Tudor Smith C, Vanoli A, Williamson PR, on behalf of the SANAD Study group (2007a): The SANAD study of effectiveness of carbamazepine, gabapentin, lamotrigine, oxcarbazepine, or topiramate for treatment of partial epilepsy: an unblinded randomised controlled trial. Lancet 369: 1000–1015.

Marson AG, Al-Kharusi AM, Alwaidh M, Appleton R, Baker GA, Chadwick DW, Cramp C, Cockerell OC, Cooper PN, Doughty J, Eaton B, Gamble C, Goulding PJ, Howell SJL, Hughes A, Jackson M, Jacoby A, Kellett M, Lawson GR, Leach JP, Nicolaides P, Roberts R, Shackley P, Shen J, Smith DS, Smith PEM, Tudor Smith C, Vanoli A, Williamson PR, on behalf of the SANAD Study group (2007b): The SANAD study of effectiveness of valproate, lamotrigine, or topiramate for generalized and unclassifiable epilepsy: an unblinded randomized controlled trial. Lancet 369: 1016–1026.

McCorry D, Chadwick D, Marson A (2004): Current drug treatment of epilepsy in adults. Lancet Neurol 3: 729–735.

Morello CM, Leckband SG, Stoner CP, Moorhouse DF, Sahagian GA (1999): Randomized double-blind study comparing the efficacy of gabapentin with amitriptyline on diabetic peripheral neuropathy pain. Arch Intern Med 159: 1931–1937.

National Institute for Clinical Excellence (NICE) (2004a): The epilepsies: the diagnosis and management of the epilepsies in adults and children in primary and secondary care. Clinical Guideline 20, issue date: October 2004. Internet: www.nice.org.uk/page.aspx?o=CG020NICEguideline

National Institute for Clinical Excellence (NICE) (2004b): Newer drugs for epilepsy in adults. Technology Appraisal Guidance 76. Internet: www.nice.org.uk/page.aspx?o=ta076guidance

Perucca E, Yasothan U, Clincke G, Kirkpatrick P (2008): Lacosamide. Nat Rev Drug Discov 7: 973–974.

Shorvon SD (2009): Drug treatment of epilepsy in the century of the ILAE: the second 50 years, 1959–2009. Epilepsia 50 Suppl 3: 93–130.

Wilby J, Kainth A, Hawkins N, Epstein D, McIntosh H, McDaid C, Mason A, Golder S, O'Meara S, Sculpher M, Drummond M, Forbes C (2005): Clinical effectiveness, tolerability and cost-effectiveness of newer drugs for epilepsy in adults: a systematic review and economic evaluation. Health Technol Assess 9: 1–157, iii-iv.

14. Antihypertonika

MANFRED ANLAUF

AUF EINEN BLICK

Verordnungsprofil

In diesem Kapitel zu speziellen Antihypertonika werden neben den Empfehlungen zur antihypertensiven Therapie Alpharezeptorenblocker und zentral wirkende Antisympathikotonika sowie Kombinationspräparate von Betarezeptorenblockern und Calciumantagonisten dargestellt.

Trend

Auf diese meist älteren Präparate entfällt im Vergleich zu den wichtigen Gruppen der Antihypertonika (Diuretika, Betarezeptorenblocker, ACE-Hemmer und Angiotensinrezeptorantagonisten, Calciumantagonisten) nur ein kleiner Anteil der Verordnungen. Alle Gruppen zeigen Zuwächse bis auf Calciumantagonisten-Betarezeptorenblocker-Kombinationen. Calciumantagonisten-Diuretika-Kombinationen werden nicht mehr häufig verordnet. Auffällig ist die relative Zunahme direkter Vasodilatatoren.

Eine arterielle Hypertonie besteht trotz sehr guter Behandlungsmöglichkeiten in Deutschland bei einem großen Teil der Bevölkerung. Sie begünstigt das Auftreten von Apoplexie, Demenz, Herzinfarkt, Herzinsuffizienz, Nierenversagen und peripherer arterieller Verschlusskrankheit. Bei mittelschwerer und schwerer Hypertonie ist der günstige Effekt einer konsequenten Arzneitherapie auf die Lebenserwartung des Hochdruckpatienten durch zahlreiche Studien belegt. Bei systolischem Blutdruck zwischen 140 und 159 mm Hg und diastolischem zwischen 90 und 99 mm Hg, der in über 75% aller Fälle mit Hypertonie vorliegt, entscheidet über Nutzen und Indikation einer antihypertensiven Therapie das kardiovaskuläre Gesamtrisiko. Es wird bestimmt von Alter, Geschlecht sowie der Ausprägung aller kardiovaskulären Risikofaktoren und den bereits eingetretenen subklinischen und klinischen Organschäden (ESH/ESC 2007). Hinzu kommen psychosoziale Faktoren und Verhaltensgewohnheiten, die in den meisten Risikoscores unberücksichtigt bleiben. Auch bei niedrigeren Blutdruckwerten z. B. bei Diabetes mellitus kann eine intensivierte Behandlung mit Antihypertensiva sinnvoll sein (ADVANCE Study Group 2007), vor allem bei gleichzeitig vorliegender Nephropathie. Die Prävalenz der Hypertonie steigt mit dem Alter, isolierte systolische Hypertonien werden häufiger als systolisch-diastolische Blutdruckerhöhungen. Auffällig sind auch geschlechtsspezifische und regionale Unterschiede. In Vorpommern betrug die altersstandardisierte Prävalenz der Hypertonie bei Männern 60,1% und bei Frauen 38,5%, dagegen in Augsburg bei Männern 41,1% der und bei Frauen 28,6% (Meisinger et al. 2006). Nachdem kontrollierte Studien gezeigt haben, dass eine antihypertensive Therapie auch im Alter die kardiovaskuläre Morbidität und Mortalität senkt (Übersicht bei Thijs et al. 1992, Anlauf 1994, Staessen et al. 1997, Staessen et al. 2000), werden Studien mit neueren Medikamenten vorzugsweise an Älteren mit hohem kardiovaskulärem Gesamtrisiko vorgenommen (Übersicht bei Anlauf und Weber 2005). Selbst bei über 80jährigen kann antihypertensive Therapie einen günstigen Einfluss auf Morbidität und Mortalität haben (Becket et al. 2008, HYVET) (siehe auch Kapitel 5).

Zur Frage der Indikation einer Pharmakotherapie der Hypertonie empfehlen die Deutsche Liga zur Bekämpfung des hohen Blutdrucks (2008) und die Arzneimittelkommission der Deutschen Ärzteschaft (2009) ebenso wie maßgebliche internationale Institutionen (Chobanian et al. 2003, ESH/ESC 2007, National Collaborating Centre for Chronic Conditions 2006) vor Therapiebeginn eine rechnerische Risikostratifizierung. Hierbei werden neben der Blutdruckhöhe bei wiederholten Messungen weitere kardiovaskuläre Risikofaktoren, insbesondere Rauchgewohnheiten, Fettstoffwechselstörungen und Diabetes mellitus sowie bereits vorliegende Endorganveränderungen berücksichtigt. Eine medikamentöse Therapie sollte erwogen werden, wenn eine Hypertonie bei wiederholten Messungen bestätigt und eine „Praxishypertonie" ausgeschlossen wurde, z. B. durch ambulante Blutdruck-Langzeitmessung. Ein unverzüglicher Beginn ist nach den Empfehlungen der Arzneimittelkommission der Deutschen Ärzteschaft dann notwendig, wenn der Blutdruck 180/110 mm Hg erreicht oder wenn die Blutdruckhöhe zusammen mit den übrigen kardiovaskulären Risiken des Patienten mit einer Wahrscheinlichkeit von über 20% in den nächsten 10 Jahren kardiovaskuläres Ereignis erwarten lassen. Auch bei einem Risiko von 10–20% ist eine antihypertensive Behandlung indiziert, wenn nach dreimonatiger Beobachtung und nichtmedikamentöser Behandlung der

Blutdruck noch 140 mm Hg systolisch oder 90 mm Hg diastolisch erreicht oder übersteigt. Liegt das 10-Jahres-Risiko unter 10% kann in gemeinsamer Abwägung mit dem Patienten nach 3–12 Monaten unbefriedigender nichtmedikamentöser Therapie eine Pharmakotherapie sinnvoll sein. Neben dieser Orientierung von Arzt und Patient am absoluten kardiovaskulären Risiko wird zunehmend die Betrachtung alters- und geschlechtsunabhängiger relativer Risikosteigerungen favorisiert (z. B. in ESH/ESC 2007), eine Strategie, die vor allem für jüngere Patienten gilt. ESH/ESC stellen hierzu fest: Wegen der starken Abhängigkeit vom Alter, kann das absolute Risiko bei jungen Patienten niedrig sein, selbst wenn ein hoher Blutdruck mit zusätzlichen Risikofaktoren vorliegt. Wenn unzureichend behandelt, kann dies jedoch Jahre später zu einem teilweise irreversibel hohen Risiko führen.

Arzneimittelauswahl

Für die medikamentöse Hochdruckbehandlung steht eine große Zahl von Arzneistoffen mit vielfältigen Angriffspunkten zur Verfügung. Bedeutsam für die Auswahl sind Wirksamkeitsnachweis, Wirkungsprofil und Nebenwirkungen sowie zusätzlich bestehende Krankheiten und Gesundheitsrisiken. Vor allem bei koronarer Herzerkrankung, Herzinsuffizienz und Nephropathie können Zusatzwirkungen, z. B. der Betarezeptorenblocker (siehe Kapitel 18) oder der Hemmstoffe des Renin-Angiotensin-Systems (siehe Kapitel 5) genutzt werden (ausführliche Literatur siehe Arzneiverordnungs-Report 2005). Als Therapiestrategien werden die klassische Stufentherapie und die sequentielle Monotherapie sowie die primär niedrig dosierte Kombinationstherapie vor allem bei höherem Ausgangsblutdruck und erhöhtem kardiovaskulärem Risiko eingesetzt.

Geltende Empfehlungen

Nach maßgebenden Leitlinien gelten Diuretika als Standard einer initialen Monotherapie zumindest bei älteren Hochdruckpatienten (Chobanian et al. 2003, Arzneimittelkommission der deutschen Ärzteschaft 2004, ESH/ESC 2007, Deutsche Liga zur Bekämpfung des hohen Blutdrucks 2008).

Nach mehreren großen kontrollierten Studien sind auch ACE-Hemmer (alternativ Angiotensinrezeptorantagonisten) für die Intialtherapie insbesondere bei jüngeren Patienten qualifiziert. Die Unterlegenheit eines ACE-Hemmers in ALLHAT gegenüber einem Diuretikum (The ALLHAT Officers and Coordinators 2002) bestätigte sich in der australischen ANPP2-Studie nicht (Wing et al. 2003) (Einzelheiten siehe Kapitel 5). Angiotensinrezeptorantagonisten sind bis auf eine leichte Unterlegenheit in der Prävention der koronaren Herzkrankheit den ACE-Hemmern gleichwertig und gelten wegen der im Mittel noch deutlich höheren Kosten nur bei Unverträglichkeit von ACE-Hemmern (vor allem Reizhusten) als indiziert (siehe Kapitel 5).

Calciumantagonisten waren beim metaanalytischem Vergleich mit Diuretika und Betarezeptorenblockern zwar bei der Vermeidung des Schlaganfalls tendenziell überlegen, aber bei Herzinsuffizienz unterlegen (Blood Pressure Lowering Treatment Trialists 2000). ALLHAT bestätigte dieses Ergebnis später auch für den langwirkenden Calciumantagonisten Amlodipin (The ALLHAT Officers and Coordinators 2002, Davis et al. 2006).

Zum Stellenwert der Betarezeptorenblocker in der Hochdrucktherapie siehe unten, außerdem wird auf Kapitel 18 verwiesen.

Alpha$_1$-Rezeptorenblocker gelten vorzugsweise als Kombinationspartner in Dreifachkombinationen, nachdem in einer ersten Auswertung der ALLHAT-Studie unter Doxazosin doppelt so häufig eine Herzinsuffizienz auftrat wie unter Chlortalidon und dieser Studienarm daher vorzeitig beendet wurde (The ALLHAT Officers and Coordinators 2000). Auch die klassischen Antisympathotonika (Clonidin, Moxonidin) und direkte Vasodilatatoren (Dihydralazin) sind aufgrund zahlreicher Nebenwirkungen nur noch Reservemittel im Rahmen einer antihypertensiven Dreifachkombination (Arzneimittelkommission der deutschen Ärzteschaft 2004).

In weitgehender Anlehnung an ESH/ESC (2007) betrachtet die Deutsche Liga zur Bekämpfung des hohen Blutdruckes (2008) Diuretika (D), Betablocker (B), Calciumantagonisten (C), ACE-Hemmer (A) und Angiotensinrezeptorantagonisten (AR) als weitgehend gleichwertige Substanzgruppen, die in Abhängigkeit von Begleiterkrankungen und Verträglichkeit einzusetzen sind. Dabei kann jede Gruppe mit jeder kombiniert werden. Die Kombinationen B-A, A-AR und B-AR bedürfen der besonderen Begründung, B-D ist bei Patienten mit metabolischem Syndrom eher zu meiden (siehe unten). Eine Behandlung mit D-C steht nach einer Fall-Kontrollstudie unter dem Verdacht häufigerer Myokardinfarkte als andere Zweifachkombinationen (Boger-Megiddo et al. 2010)

Neuere Entwicklungen

Für Betarezeptorenblocker zeigen Metaanalysen eine Unterlegenheit bei der Verhinderung des Schlaganfalls (Wiysonge et al. 2007, Lindholm et al. 2005 siehe auch Kapitel 18), von dem vor allem ältere Patienten nach einer neueren epidemiologischen Studie offenbar stärker bedroht sind als bisher angenommen (Rothwell et al. 2005). Diese Metaanalysen werden auch dominiert von Studien an älteren Hochrisikopatienten sowie Studien mit Atenolol. Außerdem könnten teilweise Blutdruckdifferenzen zwischen den Behandlungsarmen (Staessen et al. 2000, Staessen und Birkenhäger 2005, Blood Pressure Lowering Treatment Trialists 2007) die gefundenen Wirksamkeitsunterschiede ebenfalls erklären.

Gegen einen uneingeschränkt bevorzugten Einsatz von Diuretika und Betablocker bei unkomplizierter Hypertonie spricht ihre diabetogene Wirkung u.a. wegen der zunehmenden Prävalenz des metabolischen Syndroms vor allem bei jüngeren Patienten. In ALLHAT und ASCOT trat bei Diuretika- bzw. Betarezeptorenblocker-basierter Therapie jährlich pro 140 bis 240 Patienten ein Diabetesfall mehr auf als unter den neueren Antihypertensiva (The ALLHAT Officers and Coordinators 2002, Dahlöf et al. 2005). In einer Netzwerk-Metaanalyse von 22 Studien (Elliott et al. 2007) wurde folgende Rangfolge (nach Odds Ratio) für die Gefährdung aufgestellt, unter Therapie einen Diabetes mellitus zu entwickeln: Diuretika (1), Betarezeptorenblocker (0,9), Placebo (0,77), Calciumantagonisten (0,75), ACE-Hemmer 0,67), Angiotensinrezeptorantagonisten (0,57). Die pathogene Bedeutung der Veränderungen des Glucosestoffwechsels wird unterschiedlich eingeschätzt. Nach Absetzen von Diuretika ist der Diabetes häufig reversibel und kann bei Vermeidung einer Hypokaliämie weitgehend verhindert werden. Die Ergebnisse der wenigen Langzeitbeobachtungen zum kardiovaskulären Risiko der diabetisch gewordenen Patienten (Verdecchia et al. 2004, Kostis et al. 2005 u.a.) sind methodisch problematisch und widersprüchlich.

Wegen dieser Erkenntnisse hat die Diskussion um die optimale Strategie beim Einsatz der unterschiedlichen Gruppen von Antihypertensiva bisher noch nicht zu allgemein akzeptierten Ergebnissen geführt. Wie weit die Überlegungen gehen, zeigt die partiell aktualisierte Hypertonieleitlinie des NICE zum Vorgehen bei neu aufgetretener Hypertonie ohne besondere Begleiterkrankungen: Monotherapie mit einem ACE-Hemmer bei Patienten unter 55 Jahre, bei älteren mit einem Calciumantagonisten oder einem Diuretikum, Zweifachkombination aus ACE-Hemmer und Calciumantagonist bzw. ACE-Hemmer und Diuretikum, Dreifachkombination aus jeweils einem Vertreter der genannten Gruppen, bei Unverträglichkeit Ersatz des ACE-Hemmers durch einen Angiotensinrezeptorantagonisten (National Collaborating Centre for Chronic Conditions 2006). Danach kämen Betarezeptorenblocker ebenso wie Alpharezeptorenblocker erst an vierter Stelle zum Einsatz. Die European Society of Hypertension und die European Society of Cardiology halten dagegen an allen fünf Antihypertensivagruppen so auch an Betarezeptorenblockern als möglichen Erstwahlmedikamenten fest. Die Zweifachkombination aus Diuretikum und Betablocker wird jedoch abgewertet im Vergleich zu den Diuretikakombinationen mit ACE-Hemmer, Angiotensinrezeptorantagonist oder Calciumantagonist sowie der Betarezeptorenblockerkombination mit einem Calciumantagonisten (ESH/ESC 2007).

Der Abschlussbericht des Instituts für Qualität und Wirtschaftlichkeit im Gesundheitswesen (IQWIG) vom 15.7.2009 zum Gutachtenauftrag vom 22.2.2005 „Verschiedene antihypertensive Wirkstoffe als Therapie der ersten Wahl bei Patienten mit essentieller Hypertonie" kommt zu dem Fazit: „Diuretika sind als einzige Wirkstoffgruppe bei der Reduktion der Hypertoniefolge-Komplikationen keiner anderen Wirkstoffgruppe unterlegen und weisen in einzelnen Aspekten Zusatznutzen gegenüber anderen Antihypertensiva auf. In der Gesamtschau der Ergebnisse können Diuretika daher in der Regel als Therapie der ersten Wahl im Sinne der Fragestellung des vorliegenden Berichts angesehen werden" (IQWIG 2009). Hauptkritikpunkte gegen diesen Befund und der daraus abgeleiteten Empfehlung sind eine zu enge Studienauswahl, fehlende Berücksichtigung der Beziehung zwischen dem Ausmaß der Blutdrucksenkung und der Prävention kardiovaskulärer Hochdruckfolgen, mangelnde Berücksichtigung der gewählten Kombinationstherapien, der fehlende Hinweis, dass der ganz überwiegende Teil der Patienten das 50. Lebensjahr überschritten hatte und vier der neun berücksichtigten Diuretikastudien mit dem besonders lang wirksamen und in Deutschland wenig verordneten Chlortalidon vorgenommen wurden.

Verordnungsspektrum

Die in diesem Kapitel dargestellten Antihypertonika beschränken sich auf Kombinationspräparate von Betarezeptorenblockern und Calciumantagonisten sowie auf Alpharezeptorenblocker und Antisympathikotonika. An anderer Stelle werden Diuretika (Kapitel 23), Hemmstoffe

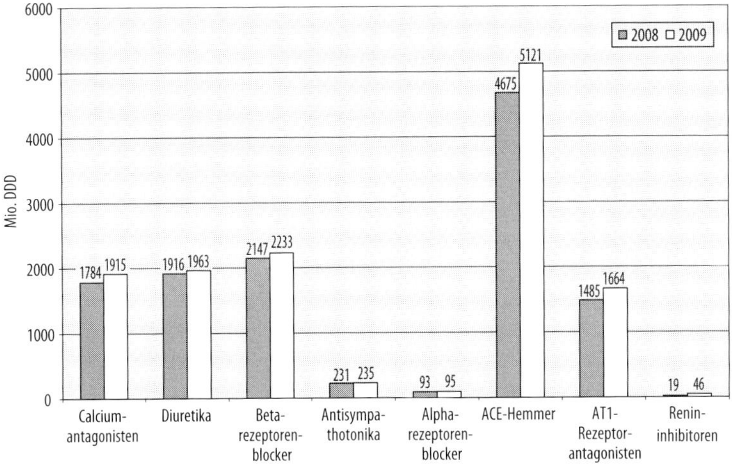

Abbildung 14.1: Verordnungen von Antihypertonika 2009. Gesamtverordnungen nach definierten Tagesdosen

des Renin-Angiotensin-Systems (Kapitel 5) sowie die Monopräparate der Betarezeptorenblocker (Kapitel 18) und Calciumantagonisten (Kapitel 20) dargestellt, die zum überwiegenden Teil und weit mehr als die hier besprochenen Medikamente für die antihypertensive Therapie eingesetzt werden. Abbildung 14.1, in der alle bei der Hochdrucktherapie eingesetzten Arzneimittelgruppen zusammen gefasst sind, zeigt im letzten Jahr eine Zunahme von insgesamt 12,3 Milliarden DDD auf ca. 13,2 Milliarden DDD. Hieran waren alle Substanzgruppen beteiligt, wenn auch mit deutlichen Unterschieden.

Betarezeptorenblockerkombinationen

Die Verordnung von Betarezeptorenblockerkombinationen folgte dem Trend der Vorjahre und stieg im Jahr 2009 vor allem als Folge eines weiteren Zuwachses der Bisoprololpräparate, die über 60% der Verordnungen in diesem Segment ausmachen. Metoprololkombinationen nahmen dagegen geringer zu, Atenololkombinationen gingen zurück (Tabelle 14.1). Betrachtet man einzelne Dosierungen, so zeigt sich, dass einige Hersteller offenbar davon ausgehen, dass auch Patienten mit leichter

Tabelle 14.1: Verordnungen von Betarezeptorenblockerkombinationen 2009. Angegeben sind die 2009 verordneten Tagesdosen, die Änderungen gegenüber 2008 und die mittleren Kosten je DDD 2009.

Präparat	Bestandteile	DDD in Mio.	Änd. in %	DDD-Kosten in €
Metoprololkombinationen				
MetoHEXAL comp	Metoprolol Hydrochlorothiazid	37,0	(−7,5)	0,34
Metoprolol HCT Sandoz	Metoprolol Hydrochlorothiazid	14,0	(+137,1)	0,25
Metoprolol-ratiopharm comp	Metoprolol Hydrochlorothiazid	11,9	(−17,7)	0,20
Metoprolol plus- 1 A Pharma	Metoprolol Hydrochlorothiazid	7,3	(+304,2)	0,45
Beloc comp	Metoprolol Hydrochlorothiazid	7,1	(−26,2)	0,73
Metodura comp	Metoprolol Hydrochlorothiazid	5,9	(−23,7)	0,20
Metostad comp	Metoprolol Hydrochlorothiazid	2,1	(−18,3)	0,20
		85,2	(+4,0)	0,33
Atenololkombinationen				
Tri-Normin	Atenolol Chlortalidon Hydralazin	5,9	(−8,1)	0,74
Atenolol AL comp	Atenolol Chlortalidon	4,8	(−8,0)	0,33
Atenolol-ratiopharm comp	Atenolol Chlortalidon	4,1	(−6,1)	0,33
AteHEXAL comp	Atenolol Chlortalidon	3,3	(−3,9)	0,32
		18,0	(−6,9)	0,46
Bisoprololkombinationen				
BisoHEXAL plus	Bisoprolol Hydrochlorothiazid	42,3	(−17,5)	0,34
Bisoprolol plus- 1 A Pharma	Bisoprolol Hydrochlorothiazid	37,8	(+775,1)	0,25
Bisoprolol-ratiopharm comp	Bisoprolol Hydrochlorothiazid	21,6	(−21,2)	0,33
Bisoplus AL	Bisoprolol Hydrochlorothiazid	17,2	(+11,1)	0,25
Bisoprolol dura plus	Bisoprolol Hydrochlorothiazid	12,7	(−10,5)	0,25

14

Tabelle 14.1: Verordnungen von Betarezeptorenblockerkombinationen 2009. Angegeben sind die 2009 verordneten Tagesdosen, die Änderungen gegenüber 2008 und die mittleren Kosten je DDD 2009. (Fortsetzung)

Präparat	Bestandteile	DDD in Mio.	Änd. in %	DDD-Kosten in €
Concor plus	Bisoprolol Hydrochlorothiazid	7,4	(−14,2)	0,33
Bisobeta comp	Bisoprolol Hydrochlorothiazid	6,8	(+2,1)	0,25
Bisoplus STADA	Bisoprolol Hydrochlorothiazid	4,9	(+5,7)	0,25
Bisoprolol comp. AbZ	Bisoprolol Hydrochlorothiazid	4,8	(+11,4)	0,25
Biso-PUREN comp	Bisoprolol Hydrochlorothiazid	3,6	(−41,1)	0,27
Bisoprolol HCT Sandoz	Bisoprolol Hydrochlorothiazid	3,5	(−27,3)	0,35
Bisoprolol comp-CT	Bisoprolol Hydrochlorothiazid	2,5	(−35,8)	0,33
Biso Lich comp	Bisoprolol Hydrochlorothiazid	2,3	(−1,3)	0,28
		167,5	(+8,7)	0,29
Summe		270,7	(+6,0)	0,32

Hypertonie mit niedrig dosierten Kombinationen eingestellt werden. In der Regel ist die Wirkung der verschiedenen Betarezeptorenblocker auf den Ruheblutdruck bei äquivalenter Dosierung gleich. Unterschiede bestehen dagegen in den Nebenwirkungen. Unter $beta_1$-selektiver Blockade werden unerwünschte Effekte auf die Bronchialmuskulatur, die peripheren Gefäße und, vor allem relevant für Patienten mit metabolischem Syndrom und Diabetiker, den Glucosestoffwechsel seltener beobachtet. Für eine in Metaanalysen sich andeutende Unterlegenheit des Atenolol z.B. im Vergleich zu Metoprolol gibt es keine plausible Erklärung (Lindholm et al. 2005). Die Abhängigkeit der Atenololelimination von der Nierenfunktion dürfte hierfür nicht ausreichen.

Als Diuretikakomponenten der Kombinationen finden sich für Metoprolol sowie Bisoprolol Hydrochlorothiazid, für Atenolol das länger wirkende Chlortalidon, das in ALLHAT eingesetzt wurde. Chlortalidon ist das bestdokumentierte Diuretikum bei arterieller Hypertonie.

Dennoch spielt es bei uns bisher nur eine geringe Rolle. Seine Verordnungen sind in der Kombinationstherapie deutlich häufiger als in Monotherapie (siehe Kapitel 23, Tabelle 23.1).

Die mittleren DDD-Kosten dieser Kombinationen sind mit 0,32 € ungünstiger als ACE-Hemmerkombinationen, bei Monopräparaten ist dies noch wesentlich deutlicher (siehe Kapitel 5 und 20). Bei Metoprololkombinationen ist der Preisunterschied des Originalpräparates (*Beloc comp*) zu den entsprechenden Generika immer noch bedeutend. Das teuerste Generikum lag um 0,25 € über dem preiswertesten und hatte dennoch den größten relativen Verordnungszuwachs. Bei den Bisoprololkombinationen liegt das Originalpräparat *Concor plus* knapp über dem Mittelwert der Gesamtgruppe, dennoch nahm es deutlich ab, während vier von zwölf generischen Konkurrenten zulegten.

Alpha$_1$-Rezeptorenblocker

Die Gesamtgruppe der Alpha$_1$-Rezeptorenblocker wies eine deutlichere Zunahme als im Vorjahr auf, bedingt allerdings durch die Zunahme eines einzigen Präparates. Die Doxazosinpräparate werden nach dem negativen Ergebnis der ALLHAT-Studie (siehe oben) seit Frühjahr 2000 nicht mehr für die Monotherapie und Zweifachkombinationen empfohlen. Eine Ausnahme bilden herzgesunde Männer mit prostatabedingten Miktionsstörungen, die sich unter Doxazosin bessern. Die Originalpräparate von Doxazosin (*Diblocin, Cardular*) sind in dieser Liste nicht mehr vertreten (Tabelle 14.2).

Als Vertreter der Alpha$_1$-Rezeptorenblocker hat das relativ teure *Ebrantil* (Urapidil) weiter zugenommen. Es liegt mit Tagesbehandlungskosten von 1,15 € sogar über denen aller Angiotensinrezeptorantagonisten (Tabelle 5.5). Urapidil wirkt nicht nur alpha$_1$-blockierend, sondern auch geringfügig alpha$_2$-stimulierend und serotoninantagonistisch. Abgenommen hat wiederum Bunazosin (*Andante*). Weiter abnehmende Verschreibungsmengen weist das einzige Prazosinpräparat mit seiner im Vergleich zu Doxazosin deutlich kürzeren Halbwertzeit auf.

Vasodilatatoren

Minoxidil, das seit langem teuerste Antihypertensivum, zeigt 2009 eine weitere Verordnungssteigerung trotz einer Erhöhung der Tageskosten

Tabelle 14.2: Verordnungen von Alpharezeptorenblockern und Vasodilatatoren 2009. Angegeben sind die 2009 verordneten Tagesdosen, die Änderungen gegenüber 2008 und die mittleren Kosten je DDD 2009.

Präparat	Bestandteile	DDD in Mio.	Änd. in %	DDD-Kosten in €
Doxazosin				
Doxazosin STADA	Doxazosin	17,3	(+169,2)	0,37
Doxazosin AL	Doxazosin	11,9	(−1,3)	0,36
Doxazosin-ratiopharm	Doxazosin	10,1	(−10,8)	0,41
Doxacor	Doxazosin	8,0	(−11,0)	0,36
Doxazosin dura	Doxazosin	5,6	(−16,3)	0,40
Doxazosin Sandoz	Doxazosin	3,0	(−18,9)	0,34
Doxazosin-CT	Doxazosin	2,5	(−25,3)	0,41
		58,4	(+11,2)	0,38
Weitere Alpha$_1$-Rezeptorenblocker				
Ebrantil	Urapidil	19,4	(+10,5)	1,15
Andante	Bunazosin	2,5	(−11,5)	0,68
Prazosin-ratiopharm	Prazosin	1,4	(−4,5)	0,54
		23,3	(+6,6)	1,07
Direkte Vasodilatatoren				
Nepresol	Dihydralazin	6,4	(+36,6)	0,84
Lonolox	Minoxidil	1,7	(+9,2)	5,06
		8,1	(+29,9)	1,71
Vasodilatatoren bei pulmonaler Hypertonie				
Revatio	Sildenafil	1,4	(+18,8)	29,22
Tracleer	Bosentan	0,6	(+16,0)	126,91
		2,0	(+17,9)	59,10
Summe		91,8	(+11,6)	1,95

um 0,46 €. Es handelt sich um ein Reserveantihypertensivum, das eine sorgfältige und nicht zu unterbrechende Kombinationsbehandlung mit einem frequenzsenkenden Antihypertensivum, vorzugsweise einem Betarezeptorenblocker, und einem hochdosierten Diuretikum notwendig macht. Die Verordnungszunahme spricht vielleicht dafür, dass man sich seltener vorzeitig mit einer scheinbaren Therapieresistenz des Hochdrucks abfindet und häufiger niedrigere Zielblutdruckwerte anstrebt. Auch Dihydralazin, dessen Verordnung bei hohen Tageskosten stark zugelegt hat, sollte ausschließlich in der Kombinationstherapie verwendet werden (Tabelle 14.2, ohne die Mittel gegen pulmonale Hypertonie, die weiter unten besprochen werden, betragen die mittleren DDD-Kosten 0,67 €).

Calciumantagonistenkombinationen

2009 nahm die Verordnung aller Calciumantagonistenkombinationen mit Betarezeptorenblockern ab mit Ausnahme einer preiswerteren Nifedipin-Atenolol-Kombination (Tabelle 14.3). Kombinationen aus Calciumantagonist und Diuretikum gehören nicht mehr zu den häufig verordneten Arzneimitteln. Eine sehr viel andere Tendenz zeigen die Kombinationen der Calciumantagonisten mit ACE-Hemmern (siehe Tabelle 5.4). Alle fünf Präparate dieser Liste sind Kombinationen aus einem Dihydropyridin-Calciumantagonisten und einem Betarezeptorenblocker. Da Betarezeptorenblocker Herzfrequenz und Herzzeitvolumen senken, ist die Kombination mit vasodilatierenden Dihydropyridinen hämodynamisch gut begründet, zumal hierdurch Tachykardien verhindert werden können.

Antisympathotonika

Die Verordnungen der Antisympathotonika zeigten in Fortsetzung der Tendenz des Vorjahres wieder einen leichten Anstieg durch Zunahme von Methyldopa und Moxonidin, das seit mehreren Jahren mit 86% der DDD der dominierende Vertreter dieser Gruppe ist (Tabelle 14.4). Die blutdrucksenkende Wirkung von Moxonidin wird genauso wie die Wirkung von Clonidin und Methyldopa über postsynaptische Alpha_{2A}-Rezeptoren vermittelt, da beide Substanzen bei Alpha_{2A}-Knockoutmäusen wirkungslos sind (Zhu et al. 1999). Wirkungen und Dosisbereich von Moxonidin sind denen von Clonidin ähnlich. Die Wirkdauer ist jedoch länger, und die Häufigkeit von Nebenwirkungen soll bei leichter bis mittelschwerer Hypertonie niedriger sein. Der Markterfolg von Moxonodin hat jedoch keine Evidenzbasis in einer Senkung kardiovaskulärer Hochdruckkomplikationen. Im Gegensatz zu Betarezeptorenblockern kann die Substanz bei Patienten mit Herzinsuffizienz (NYHA II-IV) sogar gefährlich sein. Nachdem in der

Tabelle 14.3: Verordnungen von Calciumantagonisten-Kombinationen 2009. Angegeben sind die 2009 verordneten Tagesdosen, die Änderungen gegenüber 2008 und die mittleren Kosten je DDD 2009.

Präparat	Bestandteile	DDD in Mio.	Änd. in %	DDD-Kosten in €
Mobloc	Felodipin Metoprolol	12,6	(−9,6)	0,91
Nif-Ten	Nifedipin Atenolol	3,9	(−25,0)	0,54
Nifatenol	Nifedipin Atenolol	3,7	(−8,4)	0,47
Belnif	Nifedipin Metoprolol	2,9	(−10,5)	0,54
Bresben Sandoz	Nifedipin Atenolol	2,3	(+5,9)	0,41
Summe		25,4	(−11,1)	0,70

MOXCON-Studie mit 1934 weniger als die Hälfte der geplanten Patienten eingebracht waren, wurde die Studie abgebrochen, weil in der Moxonidingruppe 54 Patienten gestorben waren, in der Vergleichsgruppe dagegen nur 32 (Cohn et al. 2003). Moxonidin sollte daher auch bei Hochdruckpatienten mit Herzinsuffizienz nicht eingesetzt werden. Die Verordnungsmengen für den klassischen Alpha$_2$-Agonisten Clonidin sind weitgehend konstant, die des seltener verordneten und teureren Methyldopa, des Antihypertensivums der ersten Wahl bei Schwangerschaftshypertonie, gestiegen.

Der Abbau der Reserpin-Diuretikum-Verordnungen setzte sich 2009 fort. Nur noch ein Präparat war im Segment der 3000 verordnungshäufigsten Präparate zu finden. Nimmt man an, dass eine DDD der tatsächlich verordneten Tagesdosis entspricht, erhielten 2009 ca. 36 000 Patienten *Briserin N*. Es besteht kein hinreichender Grund, eine Hochdruckbehandlung mit einer niedrig dosierten Reserpin-Diuretika-Kombination (Reserpin unter 0,25 mg/Tag) völlig zu meiden. Wegen der heute verfügbaren und für den überwiegenden Teil der Hypertoniker besser evaluierten Behandlungsmöglichkeiten sollten keine Patienten mehr auf diese Präparate eingestellt werden. Reserpin-bedingte zentralnervöse Nebenwirkungen sind nicht hinzunehmen.

Tabelle 14.4: Verordnungen von Antisympathotonika 2009. Angegeben sind die 2009 verordneten Tagesdosen, die Änderungen gegenüber 2008 und die mittleren Kosten je DDD 2009.

Präparat	Bestandteile	DDD in Mio.	Änd. in %	DDD-Kosten in €
Methyldopa				
Presinol	Methyldopa	1,2	(+11,0)	1,08
Methyldopa STADA	Methyldopa	0,7	(−3,5)	1,00
		1,9	(+4,8)	1,05
Clonidin				
Clonidin-ratiopharm	Clonidin	9,5	(+2,3)	0,50
Cloni STADA	Clonidin	4,5	(+10,7)	0,41
Catapresan	Clonidin	2,6	(−23,8)	0,59
Haemiton	Clonidin	1,1	(+0,3)	0,79
		17,7	(−0,9)	0,51
Moxonidin				
Moxonidin HEXAL	Moxonidin	36,4	(−17,1)	0,34
Moxonidin AAA Pharma	Moxonidin	33,5	(>1000)	0,27
Moxonidin AL	Moxonidin	21,5	(−2,1)	0,27
Moxonidin-ratiopharm	Moxonidin	20,9	(−23,4)	0,32
Moxodura	Moxonidin	16,7	(+48,6)	0,26
Moxobeta	Moxonidin	14,3	(−9,4)	0,27
Moxonidin- 1 A Pharma	Moxonidin	14,3	(+45,0)	0,27
Moxonidin STADA	Moxonidin	8,3	(−13,1)	0,26
Moxonidin AbZ	Moxonidin	5,4	(+2,8)	0,26
Cynt	Moxonidin	5,4	(−35,0)	0,34
Moxonidin-ISIS	Moxonidin	4,7	(−26,8)	0,26
Moxonidin Sandoz	Moxonidin	4,6	(−26,2)	0,33
Moxonidin-CT	Moxonidin	3,7	(−34,3)	0,32
Moxonidin Heumann	Moxonidin	3,3	(−1,2)	0,26
Moxonidin-corax	Moxonidin	3,1	(−51,1)	0,26
		196,2	(+8,0)	0,29
Reserpinkombinationen				
Briserin N	Clopamid Reserpin	13,1	(−28,5)	0,42
Summe		228,9	(+4,2)	0,32

14

Vasodilatatoren bei pulmonaler Hypertonie

Der Phosphodiesterase-5-Inhibitor Sildenafil (*Revatio*) ist trotz vasodilatierender Eigenschaften kein Arzneimittel zur Behandlung der arteriellen sondern der pulmonalen Hypertonie. Zunächst war es nur zur Behandlung der erektilen Dysfunktion zugelassen. Seit 2005 tritt es unter den meistverordneten Arzneimitteln in Erscheinung, da es auch erfolgreich bei pulmonaler arterieller Hypertonie mit verminderter Bildung von Stickstoffmonoxid (NO) in der pulmonalen Strombahn angewendet wird. In einer Placebo-kontrollierten Doppelblindstudie über 12 Wochen verbesserte Sildenafil (20 mg dreimal täglich) Hämodynamik und körperliche Leistungsfähigkeit der Patienten mit Lungenhochdruck (Galié et al. 2005). Eine weitere Studie mit Crossover-Design bestätigte die Wirksamkeit (Singh et al. 2006). Die DDD-Kosten für *Revatio* sind hoch (Tabelle 14.2).

Noch höher sind die DDD-Kosten für *Tracleer*. 2009 wurden in der GKV hierfür über 76 Mio. € ausgegeben. Es handelt sich um einen Antagonisten des Neurohormons Endothelin, das stark vasokonstriktorisch wirkt sowie Fibrose und Zellproliferation fördert. Seine Wirksamkeit bei pulmonaler Hypertonie belegen bis jetzt neben hämodynamischen Parametern Verlängerungen der 6-Minuten-Gehstrecke in der Regel von weniger als 50 m (Galié et al. 2008). Nach einer Studie des Herstellers korrelierte dies mit einer Verbesserung der Lebensqualität (Strange et al. 2008). Differentialindikationen und Kombinationsmöglichkeiten der verschiedenen bei pulmonaler Hypertonie anzuwendenden Präparate sind weitgehend ungeklärt. Die neunseitige Fachinformation zu *Tracleer* (Januar 2010) charakterisiert ein nicht einfach zu handhabendes Arzneimittel. Ein Teil der Verordnungen könnte durch die weitere Indikation „Reduktion neuer digitaler Ulzerationen bei systemischer Sklerose" bedingt sein. Eine aktuelle placebokontrollierte Studie mit Sildenafil an Patienten mit fortgeschrittener Lungenfibrose, konzipiert zum Nachweis einer 20%igen Verbesserung der 6-Minuten-Gehstrecke, verlief negativ. Lediglich das Ergebnis zu einigen sekundären Endpunkten lassen weitere Untersuchungen aussichtsreich erscheinen (The Idiopathic Pulmonary Fibrosis Clinical Research Network 2010).

Schlussbemerkung

Vorrangig für die Wahl eines Antihypertensivums ist die Wahrscheinlichkeit, mit der Morbidität und Mortalität der Behandelten gesenkt werden. Sie ist, mit wichtigem Einfluss auf die jeweilige NNT umso größer je stärker der Patient durch das Gesamt seiner Risikofaktoren oder bereits manifeste Erkrankungen gefährdet ist (Anlauf und Weber 2005). Die Wirksamkeit von Antihypertensiva ist in zahlreichen kontrollierten Großstudien geprüft worden. Zu den neueren gehören: The ALLHAT Officers and Coordinators 2002, Wing et al. 2003, Dahlöf et al. 2005, The Ontarget Investigators 2008. Umfangreiche Metaanalysen haben unsere Kenntnisse vertieft und ermöglichen weitere allgemeine Schlussfolgerungen, wie den Vorrang der antihypertensiven Wirkung gegenüber besonderen organprotektiven Substanzeigenschaften. Dies gilt allerdings nicht für jedwede Organprotektion wie z.B. den Einsatz von Hemmstoffen des Renin-Angiotensin-Systems bei Herzinsuffizienz oder Nephropathien. Genereller in Frage gestellt wird die Regel durch die Ergebnisse einer Vergleichsstudie eines ACE-Hemmers entweder mit einem Diuretikum oder mit einem Calciumantagonisten (Jamerson et al. ACCOMPLISH 2008, Einzelheiten siehe Kapitel 5). Da seit über fünf Jahren fast ausschließlich Vergleichsstudien zwischen verschiedenen Antihypertensiva publiziert werden, gerät bei Diskussion der differentiellen Nettoeffekte häufig der Basis- oder Bruttonutzen einer antihypertensiven Therapie aus dem Blick. Cum grano salis kann auf Bevölkerungsebene angenommen werden, dass die zurzeit zur Verfügung stehenden Substanzen bei mittelfristiger Anwendung über mehrere Jahre in ihrer präventiven kardiovaskulären Potenz weitgehend gleichwertig sind. Zur Beantwortung der Frage, für welches Antihypertensivum bzw. welche Kombination sich der Arzt im Einzelfall entscheiden soll, tragen kontrollierte Studien ebenso wie deren Metaanalyse häufig nur wenig bei. Begleiterkrankungen, Verträglichkeit, Dosierungshäufigkeit und Preis werden damit zu wichtigen Entscheidungskriterien.

Die Palette der jetzt zur Verfügung stehenden Antihypertensiva kann allerdings so genutzt werden, dass auch niedrige Zielblutdruckwerte erreicht werden. Hierfür sind Großstudien u.a. ALLHAT mit seiner teilweise nicht einmal optimalen Kombinationstherapie aber einer mittleren Blutdruckeinstellung von 135/75 mm Hg, ASCOT, in der eine mittlere Blutdruckeinstellung auf 137/78 mm Hg gelang, und schließlich ACCOMPLISH (Jamerson et al. 2008) mit mittleren Werten um 132/74 mm Hg bei über 11 000 Patienten eindrucksvolle Belege. Damit ist die Frage des optimalen Zielblutdruckes unter Therapie jedoch nicht beantwortet. Einfache pathophysiologische Überlegungen, aber auch zahlreiche Befunde sprechen für ein J-Phänomen d.h. einen

Wiederanstieg des Risikos bei zu niedrigem Druck. Bei Diabetes mellitus Typ 2 mit nach Übereinkunft niedrigen Zielblutdruckwerten senkte eine Einstellung auf Werte unter 120 mm Hg statt unter 140 mm Hg zwar die jährliche Rate kardiovaskulärer Ereignisse absolut um 0,22%, aber nicht signifikant und die Häufigkeit ernster Nebenwirkungen nahm zu (The ACCORD Study Group 2010).

Die in Abbildung 14.1 dargestellten DDD zeigen, dass 2009 insgesamt 7,5% mehr antihypertensiv wirkende Arzneimittel verordnet wurden (Vorjahr 8,4%). Zwar war in den alten Bundesländern von 1980 bis 2002 die Lebenserwartung der Männer um 5,7 Jahre, der Frauen um 4,7 Jahre gestiegen, wobei der Anteil der Herzkreislaufkrankheiten auf 2,6 bzw. 2,2 Jahre geschätzt wird, das Präventionspotenzial insbesondere durch eine wirksame Hochdruckbehandlung war jedoch bei weitem nicht ausgeschöpft (Weiland et al. 2006). Die Bilanzeffekte aus Verordnungsveränderungen, ihre Verteilung auf Hoch- und Niedrigrisikogruppen, d.h. Veränderungen in Unter- und Überversorgung, Einfluss einer Änderung der Selbstbeteiligung der Patienten auf ihre Compliance für Arztbesuche und Medikamenteneinnahme sind weitgehend unklar.

Literatur

ADVANCE Study Group (2007): Effects of a fixed combination of perindopril and indapamide on macrovascular and microvascular outcomes in patients with type 2 diabetes mellitus (the ADVANCE trial): a randomised controlled trial. Lancet 370: 829–840.

Anlauf M (1994): Hypertonie im Alter. MMV Medizin Verlag, München.

Anlauf M, Hense HW (2003): Echte und vermeintliche Sparpotenziale in der Hochdrucktherapie – Neues aus dem Zauberhut. Dtsch Med Wschr 128: 1557–1559.

Anlauf M, Weber F (2005): Bedeutung der Therapie mit Antihypertensiva für die kardiovaskuläre Prävention. In: Bundesärztekammer Berlin (Hrgs): Fortschritt und Fortbildung in der Medizin, Band 29, Deutscher Ärzte-Verlag, Köln.

Arzneimittelkommission der Deutschen Ärzteschaft (2009): Arzneiverordnungen 22. Auflage mmi-Verlag.

Beckett NS, Peters R, Fletcher AE, Staessen JA et al for the HYVET Study Group (2008): Treatment of hypertension in patients 80 years of age or older. N Engl J Med 358: 1887–1898

Blood Pressure Lowering Treatment Trialists' Collaboration (BPLTT 2000): Effects of ACE inhibitors, calcium antagonists, and other blood-pressure-lowering drugs: results of prospectively designed overviews of randomised trials. Lancet 356: 1955–1964.

Blood Pressure Lowering Treatment Trialists` Collaboration (2007): Blood Pressure dependent and independent effects of agents that inhibit the renin-angiotensin system. J. Hypertension 25: 951–958.

14

Boger-Megiddo I, Heckbert SR, Weiss NS, McKnight B, Furberg CD et al (2010): Myocardial infarction and stroke associated with diuretic based two drug antihypertensive regimens: population based case-control study BMJ 340:c103

Chobanian AV, Bakris GL, Black HR, Cushman WC et al (2003): The Seventh Report of the Joint National Committee on Prevention, Detection, Evaluation, and Treatment of High Blood Pressure: The JNC 7 Report. JAMA 289: 2560–2571.

Cohn JN, Pfeffer MA, Rouleau J, Sharpe N et al (2003): Adverse mortality effect of central sympathetic inhibition with sustained–release moxonidine in patients with heart failure. Eur J Heart Fail 5: 659–667.

Dahlöf B, Sever PS, Neil R, Poulter NP, Wedel H (2005): Prevention of cardiovascular events with an antihypertensive regimen of amlodipine adding perindopril as required versus atenolol adding bendrofumethiazide as required, in the Anglo-Scandinavian Cardiac Outcomes Trial-Blood Pressure Lowering Arm (ASCOT-BPLA): a multicentre randomised controlled trial. Lancet 366: 895–906.

Davis BD, Piller LB, Cutler JA, Curt Furberg C et al. (2006): Role of diuretics in the prevention of heart failure. The Antihypertensive and Lipid-Lowering Treatment to Prevent Heart Attack Trial. Circulation 113: 2201–2210.

Deutsche Liga zur Bekämpfung des hohen Blutdrucks (2008): Empfehlungen zur Therapie der arteriellen Hypertonie. Internet: www.Hochdruckliga.de/Hypertonie-Leitlinien (Stand 1.6.2008).

Elliott WJ, Meyer PM (2007).: Incident diabetes in clinical trials of antihypertensive drugs: a network meta-analysis. Lancet 2007; 369: 201–207.

ESH/ESC (2007): 2007 Guidelines for the management of arterial hypertension. J Hypertens 25: 1105–1187.

Galiè, N, Ghofrani HA, Torbicki A, Barst RJ et al (2005): Sildenafil citrate therapy for pulmonary arterial hypertension. N Engl J Med 353: 2148–2157.

Galiè N, Rubin Lj, Hoeper M, Jansa P et al (2008): Treatment of patients with mildly symptomatic pulmonary arterial hypertension with bosentan (EARLY study): a double-blind, randomised controlled trial. Lancet. 371:2093–2100.

Institut für Qualität und Wirtschaftlichkeit im Gesundheitswesen (IQWIG) (2009): Vergleichende Nutzenbewertung verschiedener antihypertensiver Wirkstoffgruppen als Therapie der ersten Wahl bei Patienten mit essentieller Hypertonie Version 1.0 vom 15.7.2009

Jamerson K, Weber MA, Bakris GL, Dahlöf B, et.al. ACCOMPLISH Trial Investigators (2008): Benazepril plus amlodipine or hydrochlorothiazide for hypertension in high-risk patients. N Engl J Med. 359: 2417–2428.

Kostis JB, Wilson AC, Freudenberger RS, et al. (2005): Long-term effect of diuretic-based therapy on fatal outcomes in subjects with isolated systolic hypertension with and without diabetes. Am J Cardiol 95: 29–35.

Lindholm LH, Carlberg B, Samuelsson O (2005): Should betablockers remain first choice in the treatment of primary hypertension? A meta-analysis. Lancet 366: 1545–1553.

Meisinger C, Heier M, Völzke H, Löwel H, Mitusch R, Hense HW, Lüdemann J (2006): Regional disparities of hypertension prevalence and management within Germany. J Hypertens 24: 293–299.

National Collaborating Centre for Chronic Conditions (2006): Hypertension (partial update of CG18). London: Royal College of Physicians. Im Internet: http://guidance.nice.org.uk/CG34/ guidance/pdf/English

Rothwell PM, Coull AJ, Silver LE, Fairhead JF et al (2005): Population-based study of event-rate, incidence, case fatality, and mortality for all acute vascular events in all arterial territories (Oxford Vascular Study). Lancet 366: 1773–1783.

Singh TP, Rohit M, Grover A, Malhotra S, Vijayvergiya R (2006): A randomized, placebo-controlled, double-blind, crossover study to evaluate the efficacy of oral sildenafil therapy in severe pulmonary artery hypertension. Am Heart J 151: 851. e1–5.

Staessen JA, Fagard R, Thijs L, Celis H, Arabidze GG et al (1997): Randomised double-blind comparison of placebo and active treatment for older patients with isolated systolic hypertension. The Systolic Hypertension in Europe (Syst-Eur) Trial Investigators. Lancet 350: 757–764.

Staessen JA, Gasowski J, Wang Lj G, Thijs L et al (2000): Risks of untreated and treated isolated systolic hypertension in the elderly: meta-analysis of outcome trials. Lancet 355: 865–872.

Staessen JA, Birkenhäger WH (2005): Evidence that new antihypertensives are superior to older drugs. Lancet 366: 869–871.

Strange G, Keogh AM, Williams TJ, Wlodarczyk J et al (2008): Bosentan therapy in patients with pulmonary arterial hypertension: the relationship between improvements in 6 minute walk distance and quality of life. Respirology 13: 674–682.

The ACCORD Study Group (2010): Effects of Intensive Blood-Pressure Control in Type 2 Diabetes Mellitus. N Engl J Med 362: 1575–85.

The ALLHAT Officers and Coordinators for the ALLHAT Collaborative Research Group (2000): Major cardiovascular events in hypertensive patients randomized to doxazosin vs chlorthalidone: the antihypertensive and lipid-lowering treatment to prevent heart attack trial (ALLHAT). JAMA 283: 1967–1975.

The ALLHAT Officers and Coordinators for the ALLHAT Collaborative Research Group (2002): Major outcomes in hypertensive patients randomized to angiotensin-converting enzyme inhibitor or calcium channel blocker vs diuretic: the antihypertensive and lipid-lowering treatment to prevent heart attack trial (ALLHAT). JAMA 288: 2981–2997.

The Idiopathic Pulmonary Fibrosis Clinical Research Network (2010): A Controlled Trial of Sildenafil in Advanced Idiopathic Pulmonary Fibrosis. 10.1056/nejmoa1002110 nejm.org

The ONTARGET Investigators (2008): Telmisartan, ramipril or both in patients at high risk for vascular events. N Engl J Med 358: 1547–1559.

Thijs L, Fagard R, Lijnen P, Staessen JA, Van Hoof R, Amery A (1992): A meta-analysis of outcome trials in elderly hypertensives. J Hypertension 10: 1103–1109.

Verdecchia P, Reboldi G, Angeli F, Borgioni C et al. (2004): Adverse Prognostic Significance of New Diabetes in Treated Hypertensive Subjects. Hypertension 43: 963–969.

Weiland SK, Rapp K, Klenk J, Keil U (2006): Zunahme der Lebenserwartung – Größenordnung, Determinanten und Perspektiven. Dtsch Ärztebl 103: A 1072–A 1077.

Wiysonge CS, Bradley H, Mayosi BM, Maroney R, Mbewu A, Opie LH, Volmink J. (2007): Beta-blockers for hypertension (Review). Cochrane Database Syst Rev. 2007 Jan 24;(1): CD002003.

Wing LMH, Reid MC, Ryan P, Beilin LJ et al for the Second Australian National Blood Pressure Study Group (2003): A comparison of outcomes with angiotensin-converting-enzyme inhibitors and diuretics for hypertension in the elderly. N Engl J Med 348: 583–592.

Zhu QM, Lesnick JD, Jasper JR, MacLennan SJ, Dillon MP, Eglen RM, Blue DR (1999): Cardiovascular effects of rilmenidine, moxonidine and clonidine in conscious wild-type and D79N alpha2A-adrenoceptor transgenic mice. Br J Pharmacol 126: 1522–1530.

15. Antikoagulantien und Thrombozytenaggregationshemmer

Lutz Hein

AUF EINEN BLICK

Trend

Nach dem massiven Rückgang im Jahre 2004 sind die Verordnungen der Thrombozytenaggregationshemmer 2009 nur geringfügig angestiegen. Ursache für die Verordnungsabnahme der Acetylsalicylsäure im Jahr 2004 war der Ausschluss nicht verschreibungspflichtiger Arzneimittel aus der vertragsärztlichen Versorgung. Bei den Antikoagulantien sind die Verordnungen der Vitamin-K-Antagonisten (Phenprocoumon, Warfarin) sowie der niedermolekularen Heparine 2009 um 7% gestiegen.

Bewertung

ADP-Rezeptorantagonisten haben lediglich bei kardiologischen Spezialindikationen (Stentimplantation, akutes Koronarsyndrom) in Kombination mit Acetylsalicylsäure einen nachgewiesenen Zusatznutzen. Für die Sekundärprävention von Herzinfarkten und Schlaganfällen ist keine klinisch relevante Überlegenheit gegenüber Acetylsalicylsäure belegt. Bei gastrointestinaler Unverträglichkeit von Acetylsalicylsäure ist die zusätzliche Gabe von Protonenpumpenhemmern wirksamer als das Umsetzen auf Clopidogrel.

Antikoagulantien und Thrombozytenaggregationshemmer werden bei Thrombosen, Embolien und arteriellen Gefäßkrankheiten mit unterschiedlichen therapeutischen Schwerpunkten eingesetzt. Die akute Antikoagulation mit Heparin und die nachfolgende Gabe oraler Vitamin-K-Antagonisten ist die Standardtherapie für akute Venenthrombosen und Lungenembolien. Daneben werden orale Antikoagulantien zur Prophylaxe kardiogener Hirnembolien bei atrialen Thromben und bei arteriosklerotisch bedingten Karotisstenosen angewendet. Niedermolekulare Heparine werden überwiegend zur Prophylaxe thromboembolischer Komplikationen bei immobilisierten Patienten, aber auch zunehmend für die Therapie tiefer Venenthrombosen bei ambulanten Patienten eingesetzt.

Thrombozytenaggregationshemmer sind zur Primär- und Sekundärprophylaxe des Herzinfarkts und transienter ischämischer Attacken

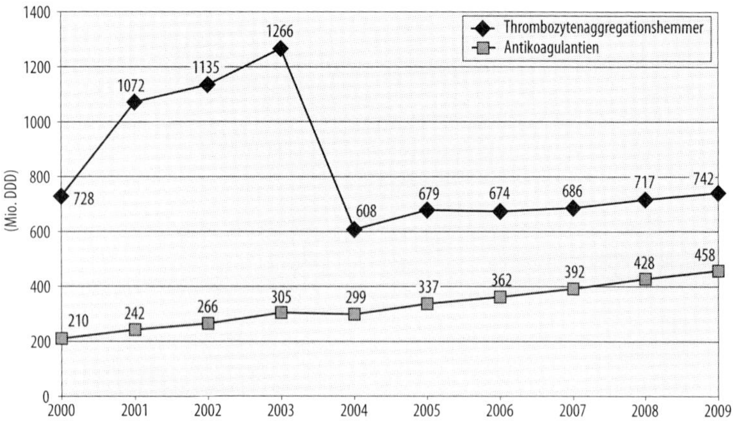

Abbildung 15.1: Verordnungen von Thrombozytenaggregationshemmern und Antikoagulantien 2000 bis 2009. Gesamtverordnungen nach definierten Tagesdosen

(TIA) bei Patienten mit zerebrovaskulären Durchblutungsstörungen indiziert. Wichtigster Vertreter dieser Gruppe ist Acetylsalicylsäure, die bereits in Dosen von 50–100 mg täglich eine irreversible Acetylierung der thrombozytären Cyclooxygenase auslöst und dadurch eine über Tage anhaltende Hemmung der Plättchenaggregation bewirkt. Bei speziellen kardiologischen Indikationen wird der ADP-Rezeptorantagonist Clopidogrel eingesetzt, der den thrombozytären $P2Y_{12}$-ADP-Rezeptor irreversibel inaktiviert und damit die ADP-vermittelte Aggregation hemmt.

Die Verordnungen der Thrombozytenaggregationshemmer nahmen 2009 nach einer Halbierung im Jahr 2004 durch den Ausschluss nicht verschreibungspflichtiger Arzneimittel aus der vertragsärztlichen Verordnung geringfügig um 3,5% gegenüber dem Vorjahr zu (Abbildung 15.1). Die Verordnungen von Vitamin-K-Antagonisten und niedermolekularen Heparinen haben 2009 ebenfalls erneut zugenommen.

Antikoagulantien

Vitamin-K-Antagonisten

Vitamin-K-Antagonisten sind die wichtigsten ambulant angewendeten Antikoagulantien für die Prophylaxe kardiogener Hirnembolien bei atrialen Thromben und arteriosklerotisch bedingten Koronarstenosen. Dagegen gibt es keine ausreichende Evidenz zur routinemäßigen Sekundärprävention transitorischer Attacken und kleinerer Schlaganfälle im Vergleich zur Thrombozytenaggregation mit niedrig dosierter Acetylsalicylsäure (Algra et al. 2001). Bei Patienten mit Arteriosklerose peripherer Arterien bewirkte die Kombination oraler Antikoagulantien mit Thrombozytenaggregationshemmern keine Reduktion kardiovaskulärer Todesfälle, Herzinfarkte oder Schlaganfälle gegenüber der Therapie mit Thrombozytenaggregationshemmern (The Warfarin Antiplatelet Vascular Evaluation Trial Investigators 2007). Hingegen nahm das relative Risiko lebensbedrohlicher Blutungen in der Kombinationsgruppe um das 3,4-fache zu. Als orale Antikoagulantien werden in Deutschland Phenprocoumon (z. B. *Marcumar*, *Falithrom*) und in sehr geringem Umfang auch Warfarin (*Coumadin*) verordnet (Tabelle 15.1). Die Verordnungen dieser Arzneimittel haben im Jahr 2009 gegenüber dem Vorjahr leicht zugenommen (Tabelle 15.1).

Vitamin-K-Antagonisten hemmen die Vitamin-K-abhängige Bildung funktionsfähiger Faktoren des Gerinnungssystems (z. B. Prothrombin) in der Leber und führen damit zu einer überwiegend verminderten Gerinnungsfähigkeit des Blutes als Thromboseschutz. Das Ausmaß der Wirkung wird durch individuelle Faktoren und durch zahlreiche Arzneimittelinteraktionen beeinflusst. Aus diesem Grunde und aufgrund der geringen therapeutischen Breite ist eine kontinuierliche Therapieüberwachung durch Bestimmung des INR-Wertes erforderlich.

Heparine

Für die ambulante Heparinbehandlung werden fast ausschließlich niedermolekulare Heparine verwendet (Tabelle 15.1). Niedermolekulare Heparine sind Heparinfragmente mit gerinnungshemmender Wirkung, die durch Fraktionierung oder Depolymerisierung aus nativem Heparin gewonnen werden. Das mittlere Molekulargewicht beträgt 4 000–6 000 Dalton im Vergleich zu 12 000–15 000 Dalton des unfraktionierten Standardheparins. Daraus resultieren zwei wichtige Vorteile. Ihre Bioverfügbarkeit nach subkutaner Applikation beträgt 87–98% und ist damit 3–6fach höher und wesentlich konstanter als bei unfraktioniertem Heparin, weshalb die gerinnungshemmende Wirkung besser voraussehbar ist. Die längere Halbwertszeit (3–6 Stunden) ermöglicht die einmal tägliche Gabe. Standarddosen zur Thromboseprophylaxe

Tabelle 15.1: Verordnungen von Antikoagulantien und Fibrinolytika 2009. Angegeben sind die 2009 verordneten Tagesdosen, die Änderungen gegenüber 2008 und die mittleren Kosten je DDD 2009.

Präparat	Bestandteile	DDD in Mio.	Änd. in %	DDD-Kosten in €
Vitamin-K-Antagonisten				
Marcumar	Phenprocoumon	186,0	(−3,0)	0,22
Falithrom	Phenprocoumon	80,9	(+5,5)	0,17
Phenpro.-ratiopharm	Phenprocoumon	39,4	(+44,5)	0,17
Marcuphen-CT	Phenprocoumon	20,1	(+10,0)	0,17
Phenprogamma	Phenprocoumon	10,8	(+40,2)	0,17
Phenpro AbZ	Phenprocoumon	5,0	(+24,1)	0,17
Coumadin	Warfarin	3,4	(+10,9)	0,34
		345,6	(+5,1)	0,20
Niedermolekulare Heparine				
Clexane	Enoxaparin	72,6	(+21,3)	2,71
Mono-Embolex	Certoparin	16,9	(+5,3)	4,22
Fraxiparin	Nadroparin	7,8	(−12,8)	3,90
Fragmin	Dalteparin	6,0	(−5,9)	3,21
Innohep	Tinzaparin	4,6	(+17,5)	3,69
		107,9	(+13,4)	3,10
Fondaparinux				
Arixtra	Fondaparinux	3,1	(+25,1)	6,46
Unfraktionierte Heparine				
Heparin-ratiopharm	Heparin	0,9	(+14,1)	3,03
Urokinase				
Urokinase HS medac 10-50.000	Urokinase	0,1	(+3,4)	59,16
Summe		457,6	(+7,1)	0,94

15

können im Allgemeinen ohne Laborkontrollen angewendet werden (Zed et al. 1999).

Insgesamt stehen sechs verschiedene niedermolekulare Heparine zur Verfügung, von denen fünf Heparine zu den 3000 verordnungshäufigsten Arzneimitteln gehören. Das Verordnungsvolumen der Gesamtgruppe hat vor allem durch einen kräftigen Anstieg von Enoxaparin (*Clexane*) und Certoparin (*Mono-Embolex*) zugenommen (Tabelle 15.1). 67% der verordneten Tagesdosen (DDD) entfallen auf Enoxaparin (Tabelle 15.1). Für alle Präparate wurde bei der DDD-Berechnung die WHO-DDD für die Anti-Xa-Wirksamkeit zugrunde gelegt. Wegen der unterschiedlichen Herstellungsverfahren und der dadurch bedingten Aktivitätsunterschiede sind die mit einzelnen Substanzen erzielten Ergebnisse nicht ohne weiteres auf alle niedermolekularen Heparine übertragbar. Darüber hinaus unterscheiden sich die verschiedenen niedermolekularen Heparine in den zugelassenen Indikationen. Allerdings sind in den relativ wenigen Vergleichsstudien keine klinisch bedeutsamen Unterschiede gefunden worden (White and Ginsberg 2003).

Niedermolekulare Heparine sind für die Thromboseprophylaxe in der Allgemeinchirurgie nach einer Metaanalyse (51 Studien, 48624 Patienten) genauso wirksam und sicher wie Standardheparine (Mismetti et al. 2001). Gleiches gilt auch für die Initialbehandlung der tiefen Venenthrombose (Lensing et al. 1995). Bei akuten Koronarsyndromen (instabile Angina pectoris, Non-Q-Wellen-Infarkt) zeigte eine Metaanalyse (12 Studien, 17157 Patienten) keine signifikanten Unterschiede von niedermolekularen Heparinen im Vergleich mit unfraktionierten Heparinen oder untereinander bezüglich Senkung von Herzinfarktrate und Mortalität (Eikelboom et al. 2000). Bezüglich des Blutungsrisikos als wichtigster Nebenwirkung bestehen keine wesentlichen Unterschiede zwischen unfraktionierten und niedermolekularen Heparinen. Das Risiko für eine gefährliche Heparin-induzierte Thrombozytopenie Typ II (HIT II) ist nach einer Metaanalyse etwa 10-fach größer bei Anwendung unfraktionierter Heparine (2,6%) als bei niedermolekularen Heparinen (0,2%) (Martel et al. 2005). Tritt eine HIT II nach Gabe unfraktionierter Heparine auf, bestehen häufig „Kreuzreaktionen" gegenüber den meisten niedermolekularen Heparinen und sehr selten gegenüber dem Heparinoid Danaparoid (Keng 2001).

Mit der einfacheren Handhabung sind die niedermolekularen Heparine auch für die Behandlung ambulanter Patienten einsetzbar. Für ausgewählte Patienten mit tiefen Venenthrombosen ist in mehreren kontrollierten Studien gezeigt worden, dass die häusliche Behandlung mit niedermolekularen Heparinen genauso sicher und effektiv ist wie die stationäre Heparintherapie (Levine et al. 1996, Koopman et al. 1996, Grau et al. 2001). Bei dieser Indikation ist damit eine erhebliche Kostenreduktion trotz der höheren DDD-Kosten der niedermolekularen Heparine möglich (s. Tabelle 15.2). Bei der Langzeitprophylaxe venöser Thromboembolien sind niedermolekulare Heparine möglicherweise genauso wirksam wie Vitamin-K-Antagonisten aber erheblich teurer und kommen daher für diese Indikation nur bei Kontraindikationen von Vitamin-K-Antagonisten in Betracht (Van der Heijden et al. 2002).

Die anfänglich hohe Letalität der gefährlichen Heparin-induzierten Thrombozytopenie Typ II (etwa 30%) hat sich aufgrund der Mitteilungen der Arzneimittelkommission der Deutschen Ärzteschaft deutlich vermindert (5–8%). Die Symptomatik thromboembolischer Komplikationen mit Thrombozytenabfall unter Heparin wird nunmehr frühzeitig erkannt und nach rechtzeitigem Absetzen von Heparin eine entsprechende Ersatzantikoagulation mit rekombinantem Hirudin (Lepirudin) eingeleitet. Als weitere Alternativen stehen das Heparinoid Danaparoid und der direkte, synthetische Thrombininhibitor Argatroban (*Argatra*) (Walenga 2002), der 2005 in Deutschland zugelassen wurde, zur Verfügung. Ein weiteres Hirudinanalogon, Bivalirudin (*Angiox*) ist zur Gerinnungshemmung bei perkutaner Koronarintervention zugelassen. Nachdem der direkte Thrombininhibitor Ximelagatran 2006 wegen schwerer Leberschädigungen aus dem Handel genommen wurde, wurden 2008 mit Dabigatran (*Pradaxa*) und Rivaroxaban (*Xarelto*) oral verfügbare Thrombin- bzw. Faktor Xa-Inhibitoren zur Prophylaxe von Venenthrombosen nach chirurgischem Hüft- oder Kniegelenksersatz zugelassen, die bisher noch nicht unter den verordnungshäufigsten Arzneimitteln erschienen sind.

Fondaparinux (*Arixtra*) verzeichnete in 2009 einen deutlichen Verordnungsanstieg, nachdem es 2002 in die Therapie eingeführt worden war. Das synthetische Pentasaccharid, das die hemmende Wirkung von Antithrombin auf den Faktor Xa verstärkt, ist zur Prophylaxe und Therapie tiefer Venenthrombosen und Lungenembolien sowie zur Therapie akuter Koronarsyndrome zugelassen.

Thrombozytenaggregationshemmer

Acetylsalicylsäure

Nach einer steilen Abnahme um 60% im Jahr 2004 und einer Stabilisierung auf niedrigem Niveau entfällt der Hauptteil der Verordnungen im Jahr 2009 weiterhin auf die Acetylsalicylsäure (Tabelle 15.2). Ursache des Verordnungseinbruchs in 2004 war der grundsätzliche Ausschluss nicht verschreibungspflichtiger Arzneimittel aus der vertragsärztlichen Versorgung. Allerdings steht Acetylsalicylsäure auf der Ausnahmeliste gemäß § 34 Abs. 1 SGB V und ist daher in niedriger Dosis als Thrombozytenaggregationshemmer in der Nachsorge von Herzinfarkt und Schlaganfall sowie nach arteriellen Eingriffen weiterhin verordnungsfähig. Wenn die Verordnungen trotzdem so stark zurückgegangen sind, liegt das im

Tabelle 15.2: Verordnungen von Thrombozytenaggregationshemmern 2009. Angegeben sind die 2009 verordneten Tagesdosen, die Änderungen gegenüber 2008 und die mittleren Kosten je DDD 2009.

Präparat	Bestandteile	DDD in Mio.	Änd. in %	DDD-Kosten in €
Acetylsalicylsäure				
Herz ASS/ASS-TAH -ratiopharm	Acetylsalicylsäure	174,9	(−0,6)	0,04
ASS 100 HEXAL	Acetylsalicylsäure	126,9	(+10,7)	0,04
ASS AL 100 TAH	Acetylsalicylsäure	91,2	(+2,1)	0,03
Aspirin N/-protect	Acetylsalicylsäure	60,0	(+1,8)	0,11
ASS protect/100 STADA	Acetylsalicylsäure	21,7	(+13,7)	0,03
Godamed	Acetylsalicylsäure	17,9	(−10,6)	0,04
ASS-CT TAH	Acetylsalicylsäure	17,6	(−2,8)	0,03
ASS TAD	Acetylsalicylsäure	17,3	(+25,9)	0,04
ASS Sandoz	Acetylsalicylsäure	8,2	(−13,4)	0,03
ASS-Actavis/-Isis	Acetylsalicylsäure	6,3	(−26,3)	0,03
ASS Atid	Acetylsalicylsäure	4,6	(+6,6)	0,07
ASS AbZ protect	Acetylsalicylsäure	3,4	(+137,6)	0,04
		549,8	(+3,1)	0,04
ADP-Rezeptorantagonisten				
Plavix	Clopidogrel	55,9	(−30,7)	2,71
Clopidogrel HEXAL	Clopidogrel	36,5	(+396,4)	1,83
Iscover	Clopidogrel	31,9	(−41,1)	2,66
Clopidogrel-ratiopharm	Clopidogrel	22,4	(+353,0)	1,82
		146,7	(−0,3)	2,34
Kombinationspräparate				
Aggrenox retard	Dipyridamol Acetylsalicylsäure	33,3	(+19,6)	1,71
Summe		729,8	(+3,0)	0,58

15

Wesentlichen daran, dass die meisten niedrig dosierten Acetylsalicylsäurepräparate niedrige Packungspreise aufweisen, die unter der Mindestzuzahlung liegen und damit keine Belastung für die Patienten darstellen.

Für die Herzinfarkt- und Schlaganfallprophylaxe mit niedrig dosierter Acetylsalicylsäure ist der therapeutische Nutzen in zahlreichen Studien belegt und in Metaanalysen evaluiert worden (Antithrombotic Trialists' Collaboration 2002). Laboranalytisch lässt sich bei bis zu 10%

der Behandelten ein fehlendes Ansprechen selbst auf Dosen von 325 mg Acetylsalicylsäure pro Tag nachweisen (Gum et al. 2001). Acetylsalicylsäure-resistente oder „non-responder" Patienten weisen ein 3,5-fach höheres Risiko auf, an kardiovaskulären Leiden zu versterben (Eikelboom et al. 2003). In diesen Fällen erscheint eine ersatzweise oder zusätzliche Gabe von ADP-Rezeptorantagonisten geboten zu sein.

Dipyridamol

Dipyridamol ist ein Nukleosidtransporthemmer, der die zelluläre Adenosinaufnahme hemmt und über erhöhte Adenosinspiegel vasodilatierend und thrombozytenaggregationshemmend wirkt. Um die Verwendung von Dipyridamol zur Sekundärprophylaxe des Schlaganfalls ist eine intensive Diskussion entbrannt. Nach einem Cochrane-Review (26 Studien, 19842 Patienten) wurde keine Evidenz gefunden, dass Dipyridamol allein oder in Kombination mit anderen Thrombozytenaggregationshemmern (hauptsächlich Acetylsalicylsäure) das Risiko für vaskulär bedingte Todesfälle (Schlaganfall, Herzinfarkt andere Gefäßkrankheiten) senkt (De Schryver et al. 2003). Dieses Metaanalyseergebnis beruht fast ausschließlich auf Studien, die mit der früher verwendeten Kombination *Asasantin* (330 mg Acetylsalicylsäure und 75 mg Dipyridamol pro Tablette) durchgeführt wurden.

Aggrenox ist eine Kombination aus retardiertem Dipyridamol (200 mg/Kps.) und Acetylsalicylsäure (25 mg/Kps.), die zweimal täglich eingenommen wird. Mit diesem Kombinationspräparat wurde ein additiver Effekt der beiden Kombinationspartner auf die Sekundärprävention des Schlaganfalls in einer Zweijahresstudie (ESPS-2-Studie) an 6602 Patienten mit einer Reduktion der Schlaganfälle von 250 in der Placebogruppe und 206 Schlaganfälle in der Acetylsalicylsäuregruppe auf 157 Schlaganfälle in der Kombinationsgruppe (–37%) erreicht (Diener et al. 1996). Die Sterblichkeit unterschied sich allerdings nicht zwischen den Versuchsgruppen der ESPS-2-Studie. In der offenen, randomisierten ESPRIT-Studie wurde die Wirksamkeit von Acetylsalicylsäure plus Dipyridamol (200 mg/d) im Vergleich mit Acetylsalicylsäure (30–325 mg/d, mediane Dosis 75 mg/d) zur Sekundärprophylaxe bei Patienten nach transitorischer ischämischer Attacke oder leichtem Schlaganfall getestet (The ESPRIT Study Group 2006). In der Kombination Acetylsalicylsäure und Dipyridamol trat der primäre Endpunkt (vaskulärer Tod, Schlaganfall, Herzinfarkt) seltener auf als nach alleiniger Therapie mit Acetylsalicylsäure. Allerdings brachen in der Kombinationsgruppe deutlich mehr Patienten die Therapie ab, woran vor allem die Kopfschmerzen nach Dipyridamol beteiligt waren.

Die Verordnungen von *Aggrenox* stiegen 2009 weiter kräftig an (Tabelle 15.2). Die Tagestherapiekosten sind 40-fach höher als für Acetylsalicylsäure, liegen aber unter den Kosten für Clopidogrel. In einer systematischen Übersicht über die klinische Effektivität und die Kosten-Nutzen-Relation mehrerer Thrombozytenaggregationshemmer wurde die Kombination aus Acetylsalicylsäure und retardiertem Dipyridamol bei Patienten, die nach einem Schlaganfall nicht behindert waren, als kosteneffektiver als die Monotherapie mit Acetylsalicylsäure angesehen (Jones et al. 2004).

ADP-Rezeptorantagonisten

Clopidogrel wurde im Juli 1998 nach Ticlopidin als zweiter ADP-Rezeptorantagonist eingeführt. Nach dem Patentablauf sind seit August 2008 zahlreiche Clopidogrelgenerika auf den Markt gekommen, von denen bisher zwei unter den verordnungshäufigsten Arzneimitteln vertreten sind (Tabelle 15.2). Während Clopidogrel in den Originalpräparaten *Iscover* und *Plavix* in Form des Hydrogensulfatsalzes vorliegt, sind die Generika als Clopidogrelbesilat verfügbar, welches 2009 bereits einen Marktanteil von 40% erzielte. Zwar zeigen Untersuchungen an gesunden Probanden keinen Unterschied in der Pharmakokinetik und thrombozytenhemmenden Wirkung zwischen den beiden Clopidogrel-Salzen (Neubauer et al. 2009), doch liegen bisher keine Studien über die klinische Wirksamkeit von Clopidogrelbesilat zur Verhinderung kardiovaskulärer Endpunkte vor. Aufgrund von Mängeln im Herstellungsprozess bei einem indischen Produzenten ordneten EMA und BfArM im April 2010 ein Ruhen der Zulassung von in dieser Produktionsstätte hergestelltem Clopidogrelbesilat an (European Medicines Agency 2010).

Clopidogrel ist vor allem bezüglich hämatologischer Nebenwirkungen besser verträglich als Ticlopidin, zeigt aber im Vergleich zu Acetylsalicylsäure nur eine marginale Überlegenheit. In einer großen Studie zur Sekundärprävention ischämischer Ereignisse an 19 185 Patienten betrug das jährliche Risiko für Schlaganfall, Myokardinfarkt oder vaskulär bedingte Todesfälle mit Clopidogrel 5,32% und mit Acetylsalicylsäure 5,82% (CAPRIE Steering Committee 1996). Eine Subgruppenauswertung ergab jedoch nur bei Patienten mit arterieller

Verschlusskrankheit eine signifikante Überlegenheit für Clopidogrel gegenüber Acetylsalicylsäure, während kein signifikanter Unterschied bei Patienten mit Herzinfarkten oder Schlaganfällen bestand. Auch die Gesamtletalität änderte sich nicht signifikant. In der anschließenden Diskussion ist daher wiederholt die Fragestellung der CAPRIE-Studie kritisiert worden, weil nur eine Kombination der beiden Thrombozytenhemmer erfolgversprechend gewesen wäre (Born und Collins 1997).

Inzwischen liegen mehrere klinische Studien zur kombinierten Anwendung von Acetylsalicylsäure und Clopidogrel bei kardiologischen Indikationen vor. In der CURE-Studie traten bei 12562 Patienten mit akutem Koronarsyndrom über einen Zeitraum von 3–12 Monaten in der Clopidogrel-Acetylsalicylsäuregruppe (9,3%) seltener kardiovaskuläre Todesfälle, Herzinfarkte und Schlaganfälle als in der nur mit Acetylsalicylsäure behandelten Gruppe (11,4%) auf. Schwerere Blutungen waren allerdings in der Clopidogrelgruppe wesentlich (3,7% vs. 2,7%) häufiger (The Clopidogrel in Unstable Angina to Prevent Recurrent Events Trial Investigators 2001, Jneid et al. 2003) In der PCI-CURE-Studie (Mehta et al. 2001) wurde erkannt, dass frühzeitiger Behandlungsbeginn (10 Tage vor perkutaner koronarer Intervention) und Verlängerung der Therapiedauer um 8 Monate die Myokardinfarktrate signifikant senken. Die kombinierte Behandlung gilt daher als neuer Therapiestandard für Patienten mit akutem Koronarsyndrom (instabile Angina pectoris, Nicht-ST-Hebungsinfarkt).

Lange bestanden unterschiedliche Ansichten, wie lange Clopidogrel zusätzlich zu Acetylsalicylsäure nach einer koronaren Stentimplantation verabreicht werden soll. Die Leitlinien der Deutschen und Europäischen Gesellschaften für Kardiologie empfehlen zu Vermeidung einer späten Stent-Thrombose eine Therapie mit Clopidogrel und Acetylsalicylsäure für 12 Monate nach Implantation eines beschichteten Stents (Van de Werf et al. 2008; Silber et al. 2010). Die American Heart Association hat zusammen mit weiteren Fachgesellschaften in einer Stellungnahme ebenfalls eine duale Thrombozytenaggregationshemmung für 12 Monate empfohlen und vor allem betont, dass Patienten und Ärzte auf die besonderen Risiken einer vorzeitigen Unterbrechung dieser Prophylaxe hingewiesen werden müssen (Grines et al. 2007). In der gemeinsamen Auswertung der REAL-LATE und ZEST-LATE Studien wurde mehr als ein Jahr nach Implantation von beschichteten Stents kein signifikanter Vorteil einer dualen Plättchenhemmung gegenüber der Monotherapie mit Acetylsalicylsäure gefunden (Park et al. 2010).

Clopidogrel ist eine inaktive Vorstufe, die erst in den Leberzellen in den aktiven Wirkstoff umgewandelt wird. An dieser Aktivierung ist das Cytochrom CYP2C19 wesentlich beteiligt, welches zum einen durch genetische Polymorphismen (Collet et al. 2009, Simon et al. 2009) zur Variabilität des pharmakologischen Effektes beiträgt und zum anderen durch Protonenpumpenhemmer inhibiert werden kann. In zwei Studien mit Patienten, die nach akutem Koronarsyndrom Clopidogrel einnahmen, war das Risiko für einen Re-Infarkt oder erneute Krankenhausaufnahme deutlich erhöht, wenn gleichzeitig Omeprazol oder Rabeprazol eingenommen wurden (Ho et al. 2009, Juurlink et al. 2009). Für die gleichzeitige Einnahme von Clopidogrel mit Pantoprazol konnte diese Interaktion nicht nachgewiesen werden. In einer aktuellen Metaanalyse von 13 Studien konnte kein Zusammenhang zwischen der Einnahme von Protonenpumpenhemmern und der Sterblichkeit gefunden werden (Kwok und Loke 2010). Prospektive, randomisierte klinische Studien, die diese Interaktion untersuchen, liegen bisher nicht vor.

In der CHARISMA-Studie wurden Clopidogrel und Acetylsalicylsäure zur Sekundärprophylaxe bei 15603 kardiovaskulären Risikopatienten getestet (Bhatt et al. 2006). Die Kombination von Clopidogrel und Acetylsalicylsäure zeigte keinen Vorteil gegenüber der Therapie mit Acetylsalicylsäure bezüglich der kardiovaskulären Sterblichkeit und der Häufigkeit von Herzinfarkten und Schlaganfällen. Eine kürzlich erschienene Metaanalyse kommt zu dem Ergebnis, dass die Kombination von Clopidogrel mit Acetylsalicylsäure im Vergleich mit der Acetylsalicylsäure-Monotherapie den kombinierten Endpunkt aus Tod, Reinfarkt und Schlaganfall bei Patienten mit akutem Koronarsyndrom um 15%, bei Patienten mit einer Koronarintervention um 34% reduziert (Bowry et al. 2008). Allerdings nahm das Risiko schwerer Blutungen während einer Kombinationstherapie, die länger als einen Monat dauerte, signifikant zu (Bowry et al. 2008).

Im Rahmen der ACTIVE A-Studie wurde bei Patienten mit Vorhofflimmern, bei denen eine Therapie mit Vitamin-K-Antagonisten nicht indiziert war Clopidogrel (75 mg/Tag) oder Placebo zusätzlich zu Acetylsalicylsäure getestet (The ACTIVE Investigators, 2009). Bei Einnahme von Clopidogrel plus Acetylsalicylsäure traten weniger Schlaganfälle aber mehr schwere Blutungskomplikationen als in der Acetylsalicylsäure-Gruppe auf. Trotz dieser Befunde bleibt die Therapie mit oralen Antikoagulantien nach die vor die wirksamste Option zur Verhinderung zerebraler Insulte bei Patienten mit Vorhofflimmern.

Weiterhin liegt ein erstes Ergebnis zur Sekundärprävention des Schlaganfalls durch kombinierte Anwendung von Clopidogrel und Acetylsalicylsäure vor. In der MATCH-Studie wurden 7599 Patienten nach vorangegangenem Schlaganfall oder transienter ischämischer Attacke (TIA) mit Clopidogrel (75 mg/Tag) allein oder in Kombination mit Acetylsalicylsäure (75 mg/Tag) über 18 Monate behandelt (Diener et al. 2004). Der primäre Endpunkt (Schlaganfall, Herzinfarkt, vaskulärer Tod, Angina pectoris, Verschlechterung einer peripheren arteriellen Verschlusskrankheit) trat in der Clopidogrel/Acetylsalicylsäuregruppe bei 596 Patienten (15,7%) auf und zeigte keinen signifikanten Unterschied im Vergleich zu 636 Patienten (16,7%) in der Clopidogrelgruppe. Die Clopidogrel-Kombinationstherapie erhöhte aber das Risiko lebensbedrohlicher Blutungen gegenüber der alleinigen Clopidogreltherapie (2,6% versus 1,3%). Die Kombination von Acetylsalicylsäure und Clopidogrel hat also bei der Sekundärprävention des Schlaganfalls keinen Zusatznutzen, sondern erhöht die Gefahr lebensbedrohlicher und schwerer Blutungen. In einer systematische Übersichtsarbeit über die klinische Effektivität und die Kosten-Nutzen-Relation mehrerer Thrombozytenaggregationshemmer war Acetylsalicylsäure bei Patienten, die nach einem Schlaganfall behindert waren, die kostengünstigste Therapie, während Clopidogrel oder Dipyridamol als nicht kosteneffektiv angesehen wurden (Jones et al. 2004).

Auch die häufig empfohlene Anwendung von Clopidogrel bei Unverträglichkeit von Acetylsalicylsäure ist keine zweckmäßige Alternative. Patienten, bei denen während der Prävention kardiovaskulärer Krankheiten mit niedrig dosierter Acetylsalicylsäure ein blutendes Magenulkus aufgetreten war, entwickelten nach Umstellung auf Clopidogrel in 12 Monaten wesentlich häufiger rezidivierende Ulkusblutungen (8,6%) als eine zweite Patientengruppe, die zusätzlich zu Acetylsalicylsäure mit Esomeprazol behandelt wurde (0,7%) (Chan et al 2005). Aus diesem Studienergebnis leitet sich die Empfehlung ab, bei gastrointestinaler Unverträglichkeit von Acetylsalicylsäure zusätzlich einen Protonenpumpenhemmer zur Prophylaxe von Magenulzera zu geben.

Literatur

Algra A, de Schryver EL, van Gijn J, Kappelle LJ, Koudstaal PJ (2001): Oral anticoagulants versus antiplatelet therapy for preventing further vascular events after transient ischaemic attack or minor stroke of presumed arterial origin. Cochrane Database Syst Rev 2001 (4): CD 001342.

Antithrombotic Trialists' Collaboration (2002): Collaborative meta-analysis of randomised trials of antiplatelet therapy for prevention of death, myocardial infarction, and stroke in high risk patients. Brit Med J 324: 71–86.

Bhatt DL, Fox KAA, Hacke W, Berger PB, Black HR et al. (2006): Clopidogrel and aspirin versus aspirin alone for the prevention of atherothrombotic events. N. Engl. J. Med. 354: 1706–1717.

Born GVR, Collins R (1997): Aspirin versus clopidogrel: the wrong question? Lancet 349: 806–807.

Bowry ADK, Brookhart MA, Choudhry NK (2008): Meta-analysis of the efficacy and safety of clopidogrel plus aspirin as compared with antiplatelet monotherapy for the prevention of vascular events. Am J Cardiol 101:960-966.

CAPRIE Steering Committee (1996): A randomised, blinded, trial of clopidogrel versus aspirin in patients at risk of ischaemic events (CAPRIE). Lancet 348: 1329–1339.

Chan FK, Ching JY, Hung LC, Wong VW, Leung VK, Kung NN, Hui AJ, Wu JC, Leung WK, Lee VW, Lee KK, Lee YT, Lau JY, To KF, Chan HL, Chung SC, Sung JJ (2005): Clopidogrel versus aspirin and esomeprazole to prevent recurrent ulcer bleeding. N Engl J Med 352: 238–244.

Collet JP, Hulot JS, Pena A et al. (2009): Cytochrome P450 2C19 polymorphism in young patients treated with clopidogrel after myocardial infarction: a cohort study. Lancet 373: 309–317.

De Schryver ELLM, Algra A, van Gijn MD (2003): Cochrane Review: Dipyridamole for preventing major vascular events in patients with vascular disease. Stroke 34: 2072–2080.

Diener HC, Bogousslavsky J, Brass LM, Cimminiello C, Csiba L, Kaste M, Leys D, Matias-Guiu J, Rupprecht HJ; MATCH investigators (2004): Aspirin and clopidogrel compared with clopidogrel alone after recent ischaemic stroke or transient ischaemic attack in high-risk patients (MATCH): randomised, double-blind, placebo-controlled trial. Lancet 364: 331–337.

Diener HC, Cunha L, Forbes C, Sivenius J, Smets P, Lowenthal A (1996): European Stroke Prevention Study. 2. Dipyridamole and acetylsalicylic acid in the secondary prevention of stroke. J Neurol Sci 143: 1–13.

Eikelboom JW, Anand SS, Maimberg K, Weitz JI, Ginsberg JS, Yusuf S (2000): Unfractionated heparin and low-molecular-weight heparin in acute coronary syndrome without ST elevation: a meta-analysis. Lancet 355: 1936–1942.

Eikelboom JW, Hirsh J, Weitz JI, Johnston M, Yi Q, Yusuf S (2003): Aspirin-resistant thromboxane biosynthesis and the risk of myocardial infarction, stroke, or cardiovascular death in patients at high risk for cardiovascular events. Circulation 105: 1650–1655.

European Medicines Agency (2010): European Medicines Agency recommends precautionary recall of batches of clopidogrel-containing medicines from Acino Pharma GmbH. Press Release 25 March 2010. Internet: www.ema.europa.eu/humandocs/PDFs/EPAR/clopidogrel1Apharma/17960610en.pdf

Grau E, Tenias JM, Real E, Medrano J, Ferrer R, Pastor E, Selfa S (2001): Home treatment of deep venous thrombosis with low molecular weight heparin: Long-term incidence of recurrent venous thromboembolism. Am J Hematol 67: 10–14.

Grines CL, Bonow RO, Casey DE Jr, Gardner TJ, Lockhart PB, Moliterno DJ, O'Gara P, Whitlow P; American Heart Association; American College of Cardiology;

Society for Cardiovascular Angiography and Interventions; American College of Surgeons; American Dental Association; American College of Physicians (2007): Prevention of premature discontinuation of dual antiplatelet therapy in patients with coronary artery stents: a science advisory from the American Heart Association, American College of Cardiology, Society for Cardiovascular Angiography and Interventions, American College of Surgeons, and American Dental Association, with representation from the American College of Physicians. Circulation 115: 813–818.

Gum PA, Kottke-Marchant K, Poggio ED, et al. (2001): Profile and prevalence of aspirin resistance in patients with cardiovascular disease. Am J Cardiol 88: 230–235.

Ho PM, Maddox TM, Wang L et al. (2009): Risk of adverse outcomes associated with concomitant use of clopidogrel and proton pump inhibitors following acute coronary syndrome. JAMA 301: 937–944.

Jneid H, Bhatt DL, Corti R, Badimon JJ, Fuster V, Francis GS (2003): Aspirin and clopidogrel in acute coronary syndromes. Therapeutic insights from the CURE study. Arch Intern Med 163: 1145–1153.

Jones L, Griffin S, Palmer S, Main C, Orton V, Sculpher M, Sudlow C, Henderson R, Hawkins N, Riemsma R (2004): Clinical effectiveness and cost-effectiveness of clopidogrel and modified-release dipyridamole in the secondary prevention of occlusive vascular events: a systematic review and economic evaluation. Health Technol Assess (38): iii-iv, 1–196.

Juurlink DN, Gomes T, Ko DT et al. (2009): A population-based study of the drug interaction between proton pump inhibitors and clopidogrel. CMAJ 180: 713–718.

Keng TB (2001): Heparin-induced thrombocytopenia and thrombosis syndrome: in vivo cross-reactivity with danaparoid and successful treatment with r-Hirudin. Br J Haematol 114: 394–396.

Koopman MMW, Prandoni P, Piovella F, Ockelford PA, Brandjes DPM et al. (1996): Treatment of venous thrombosis with intravenous unfractionated heparin administered in the hospital as compared with subcutaneous low-molecular-weight heparin administered at home. N Engl J Med 334: 682–687.

Kwok CS, Loke YK (2010): Meta-analysis: the effects of proton pump inhibitors on cardiovascular events and mortality in patients receiving clopidogrel. Aliment Pharmacol Ther 31:810-823.

Lensing AWA, Prins MH, Davidson BL, Hirsh J (1995): Treatment of deep venous thrombosis with low-molecular-weight heparins: a meta-analysis. Arch Intern Med 155: 601–607.

Levine M, Gent M, Hirsh J, Leclerc J, Anderson D et al. (1996): A comparison of low-molecular-weight heparin administered primarily at home with unfractionated heparin administered in the hospital for proximal deep-vein thrombosis. N Engl J Med 334: 677–681.

Martel N, Lee J, Wells PS (2005): Risk for heparin-induced thrombocytopenia with unfractionated and low-molecular-weight heparin thromboprophylaxis: a meta-analysis. Blood 106: 2710–2715.

Mehta SR, Yusuf S, Peters RJG, Bertrand ME, Lewis BL, Katarajan MK et al. for the Clopidogrel in Unstable angina to prevent Recurrent Events trial (CURE) Investigators (2001): Effects of pretreatment with clopidogrel and aspirin followed by long-term therapy in patients underoing percutaneous coronary intervention: The PCI-CURE study. Lancet 358: 527–533.

Mismetti P, Laporte S, Darmon J-Y, Buchmüller A, Decousus H (2001): Meta-analysis of low molecular weight heparin in the prevention of venous thromboembolism in general surgery. Br J Surg 88: 913–930.

Neubauer H, Krüger JC, Lask S, Endres HG, Pepinghege F, Engelhardt A, Bulut D, Mügge A (2009): Comparing the antiplatelet effect of clopidogrel hydrogensulfate and clopidogrel besylate: a crossover study. Clin Res Cardiol 98:533–540.

Park SJ, Park DW, Kim YH et al., (2010): Duration of dual antiplatelet therapy after implantation of drug-eluting stents. N Engl J Med 362:1374-1382.

Silber S, Borggrefe M, Hasenfuß G et al. (2010): Kommentare zu den Leitlinien der Europäischen Gesellschaft für Kardiologie (ESC) zur Diagnostik und Therapie von Patienten mit ST-Streckenhebungsinfarkt (STEMI). Kardiologie 4: 84-92.

Simon T, Verstuyft C, Mary-Krause M et al. (2009): Genetic determinants of response to clopidogrel and cardiovascular events. N Engl J Med 360: 363–375.

The ACTIVE Investigators (2009): Effect of clopidogrel added to aspirin in patients with atrial fibrillation. N Engl J Med 360: 2066–2078.

The Clopidogrel in Unstable Angina to Prevent Recurrent Events Trial Investigators (2001): Effects of clopidogrel in addition to aspirin in patients with acute coronary syndromes without st-segment elevation. N Engl J Med 345: 494–502.

The ESPRIT Study Group (2006): Aspirin plus dipyridamole versus aspirin alone after cerebral ischemia of arterial origin (ESPRIT): randomised controlled trial. Lancet 367: 1665–1673.

The Warfarin Antiplatelet Vascular Evaluation Trial Investigators (2007): Oral anticoagulant and antiplatelet therapy and peripheral arterial disease. N Engl J Med 357: 217–227.

Van de Werf F, Bax J, Betriu A et al. (2008): Management of acute myocardial infarction in patients presenting with persistent ST-segment elevation: the Task Force on the Management of ST-Segment Elevation Acute Myocardial Infarction of the European Society of Cardiology. Eur Heart J. 29:2909-2945.

Van der Heijden JF, Hutten BA, Büller HR, Prins MH (2002): Vitamin K antagonists or low-molecular-weight heparin for the long term treatment of symptomatic venous thromboembolism (Cochrane Revies). In: The Cochrane Library, Issue 2, 2002. Oxford: Update Software.

Walenga JM (2002): Argatroban therapy does not generate antibodies that alter its anticoagulant activity in patients with heparin-induced thrombocytopenia. Thromb Res 105: 401–405.

White RH, Ginsberg JS (2003): Low-molecular-weight heparins: are thy all the same? Br J Hematol 121: 12–20.

Zed PJ, Tisdale JE, Borzak S (1999): Low-molecular-weight heparins in the management of acute coronary syndromes. Arch Intern Med 159: 1849–1857.

16. Antirheumatika und Antiphlogistika

Rainer H. Böger und Gerhard Schmidt

AUF EINEN BLICK

Trend

Bei den Verordnungen im Gebiet der Antirheumatika und Antiphlogistika dominieren auch 2009 mit klarem Abstand die nichtsteroidalen Antiphlogistika. Unter diesen ist weiterhin Diclofenac die am häufigsten verordnete Substanz. Die Verordnungen der zwei auf dem Markt verbliebenen selektiven Cyclooxygenase-2-Hemmer sind erneut gegenüber dem Vorjahr angestiegen. Insgesamt machen die COX-2-Hemmstoffe 2009 jedoch nur einen geringen Anteil von etwa 8% der Gesamtverordnungen in diesem Indikationsgebiet aus.

Remissionsinduzierende Antirheumatika haben in der Verordnung erneut zugenommen, darunter vor allem die TNF-Antagonisten, deren Verordnungsvolumen gegenüber dem Vorjahr wieder um 22% angestiegen ist.

Aus der Gruppe der Externa („Rheumasalben") sind nach einem erneuten Verordnungsrückgang nur noch 3 dieser Zubereitungen unter den 3000 verordnungsstärksten Präparaten vertreten.

In der Therapie rheumatischer Erkrankungen einschließlich degenerativer Veränderungen werden vorzugsweise nichtsteroidale Antiphlogistika eingesetzt (Abbildung 16.1). Mit ihnen gelingt es, den entzündlichen Prozess zurückzudrängen, die Beweglichkeit zu verbessern und den entzündlichen Schmerz zu vermindern. Für Glucocorticoide (vgl. Kapitel 21) sind in der Therapie der rheumatoiden Arthritis in den letzten Jahren die Indikationen für eine niedrig dosierte Therapie ausgeweitet worden. Die remissionsinduzierenden antirheumatischen Arzneimittel („Disease-modifying antirheumatic drugs", früher auch als „Basistherapeutika" bezeichnet) haben mengenmäßig nur einen geringen, jedoch im Verlauf der letzten Jahre kontinuierlich steigenden Anteil an den Verordnungen der Antirheumatika und Antiphlogistika. Unter ihnen erfahren die gentechnologisch hergestellten TNFα-Antagonisten erneut einen besonders starken Verordnungszuwachs.

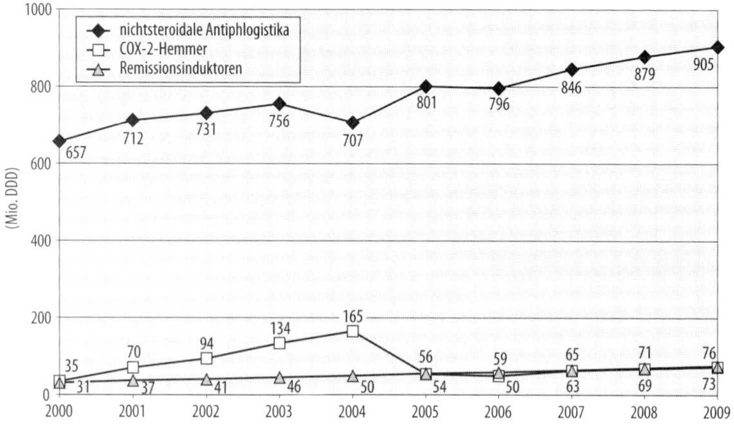

Abbildung 16.1: Verordnungen von nichtsteroidalen Antiphlogistika, COX-2-Hemmern und Remissionsinduktoren 2000 bis 2009. Gesamtverordnungen nach definierten Tagesdosen

Rheumasalben und Einreibungen sind aufgrund ihrer Rezeptfreiheit in der Regel von der Verordnung zu Lasten der gesetzlichen Krankenversicherung seit 2004 ausgenommen und deshalb nur noch mit drei Präparaten vertreten.

Nichtsteroidale Antiphlogistika

16

Nichtsteroidale Antiphlogistika werden seit über 100 Jahren zur Behandlung von Schmerzen und rheumatischen Entzündungen eingesetzt. Als eine der ersten Substanzen wurde die auch heute noch erfolgreiche Acetylsalicylsäure entwickelt (Dreser 1899). Ihre schnelle symptomatische Wirkung auf entzündlich bedingte Schmerzen ist jedoch mit erheblichen Nebenwirkungen vor allem auf den Gastrointestinaltrakt verbunden. Später wurden zahlreiche potentere nichtsteroidale Antiphlogistika in die Therapie eingeführt, die allerdings häufig auch stärkere gastrointestinale Nebenwirkungen hatten. Der gemeinsame Wirkungsmechanismus aller nichtsteroidalen Antiphlogistika besteht in einer Hemmung der Cyclooxygenase, wodurch die Bildung von Prostaglandinen und Thromboxan vermindert wird (Vane 1971). Prostaglandine vermitteln einerseits Schmerz und Entzündungsprozesse, haben gleichzeitig aber auch schleimhautprotektive Effekte im Magendarmtrakt. Die generelle Hemmung der Prostaglandinbildung führt daher zu einer engen Kopplung erwünschter entzündungshemmender Wirkungen und unerwünschter gastrointestinaler Nebenwirkungen. Die Anwendung nichtsteroidaler Antiphlogistika führt bei etwa 1% der Patienten zu Krankenhauseinweisungen wegen Ulkuskomplikationen (Blutungen, Perforationen) mit jährlich tausenden von Todesfällen (Wolfe et al. 1999).

Die Entdeckung einer durch Entzündung induzierbaren Cyclooxygenase war der erste Hinweis auf zwei unterschiedliche Isoformen dieses Enzyms (Fu et al. 1990). Die Cyclooxygenase-1 (COX-1) wird in den meisten Körperzellen konstitutiv gebildet und regelt physiologische Funktionen wie Magenschleimhautprotektion, Thrombozytenaggregation, Nierendurchblutung und Elektrolythaushalt. Die Cyclooxygenase-2 (COX-2) wird in Entzündungszellen durch Zytokine und Endotoxin induziert und vermittelt vor allem Schmerz und Entzündungsprozesse. Dementsprechend entfalten nichtsteroidale Antiphlogistika ihre analgetischen und entzündungshemmenden Wirkungen über eine COX-2-Hemmung. Die typischen unerwünschten gastrointestinalen Nebenwirkungen entstehen jedoch vornehmlich über eine Hemmung der konstitutiven COX-1. Tatsächlich hemmten bereits die bis dahin bekannten nichtsteroidalen Antiphlogistika die beiden Isoenzyme in unterschiedlichem Ausmaß (Mitchell et al. 1993). Klinische Hinweise auf eine unterschiedliche Verträglichkeit wurden in einer britischen Fallkontrollstudie beobachtet (Langman et al. 1994). Das niedrigste Ulkusblutungsrisiko im Vergleich zu Kontrollen zeigten Ibuprofen (2fach) und Diclofenac (4fach), während höhere Risiken für Indometacin (11fach), Piroxicam (14fach) und insbesondere Azapropazon (32fach) beobachtet wurden. Größere Fortschritte in Bezug auf die Verträglichkeit der Therapie mit nichtsteroidalen Antiphlogistika wurden von der Entwicklung selektiver COX-2-Inhibitoren erwartet.

COX-2-Hemmer

Als erster Vertreter wurde Rofecoxib (*Vioxx*) in Deutschland im November 1999 für die Therapie von Schmerzen bei degenerativen Gelenkerkrankungen zugelassen. Im Juni 2000 folgte die Markteinführung von Celecoxib (*Celebrex*), das für degenerative Gelenkerkrankungen und rheumatoide Arthritis zugelassen wurde. Diese neue Gruppe von Antiphlogistika hat mit einer z. B. 8-fachen Selektivität für die COX-2 (Celecoxib) bessere Voraussetzungen, um die Prostaglandin-bedingte Verknüpfung zwischen Entzündungshemmung und Gastrotoxizität differentiell zu beeinflussen. Tatsächlich zeigten kontrollierte Studien, dass die neuen COX-2-selektiven Hemmstoffe wie Celecoxib und Etoricoxib bei gleicher Wirksamkeit auf Schmerz und Entzündungsreaktion ein geringeres Risiko gastrointestinaler unerwünschter Wirkungen aufweisen als nichtselektive nichtsteroidale Antiphlogistika wie z. B. Diclofenac, Ibuprofen und vor allem im Vergleich zu überwiegend COX-1-wirksamen Substanzen wie Naproxen (Emery et al. 1999, Langman et al. 1999, Laine et al. 1999, Hawkey 1999, Hawkey et al. 2000, Bombardier et al. 2000, Silverstein et al. 2000, Schnitzer et al. 2004).

Allerdings wurde COX-2 als konstitutives Enzym auch in Zentralnervensystem, Niere und Magen nachgewiesen. Daher haben sich die Hoffnungen, dass mit den neuen COX-2-selektiven Cyclooxygenasehemmstoffen auch die unerwünschten Wirkungen der nichtsteroidalen Antiphlogistika an der Niere vermieden werden können, nicht erfüllt. Die über die regulierbare COX-2 gebildeten Prostaglandine spielen eine wichtige Rolle bei der Aufrechterhaltung einer adaptierten Filtrations- und Elektrolyttransportleistung unter Belastungssituationen, z. B. Salzüberladung oder Volumenmangel (Eras und Perazella 2001, Brater et al. 2001). Weitere Untersuchungen zeigten auch, dass zwar die Schleimsekretion und der mukosale Blutfluss im Magen von COX-1-gebildeten Prostaglandinen gefördert wird, dass aber die Abheilung bestehender Läsionen in der Magenwand vornehmlich über COX-2-erzeugte Prostaglandine erfolgt (Gretzer et al. 1998). Dies ist verständlich, ist doch ein Ulkus ein lokaler Entzündungsherd, in dem es zur Induktion der COX-2 kommt (Peskar et al. 2001). Darüber kann die klinische Beobachtung erklärt werden, daß auch spezifische COX-2-Hemmer die Abheilung eines bestehenden Ulkus verzögern können (Brzozowski et al. 2001). Vereinzelt sind auch Ulkusperforationen unter der Therapie mit selektiven COX-2-Hemmstoffen gefunden worden (Hawkey 1999). Auch die FDA hat Bedenken über eine mögliche Verzögerung der Ulkusabheilung durch COX-2-selektive Inhibitoren geäußert. Tatsächlich hat eine protokollgemäße Auswertung der CLASS-Studie (Silverstein et al. 2000) für den gesamten Zeitraum von 12 Monaten ähnliche Zahlen von Ulkuskomplikationen in der Celecoxibgruppe wie in den Vergleichsgruppen mit den traditionellen nichtsteroidalen Antiphlogistika gezeigt (Jüni et al. 2002).

Weiterhin bestanden schon kurz nach der Einführung der ersten selektiven COX-2-Hemmer schwerwiegende pharmakologische Bedenken gegen diese Stoffgruppe, da es Hinweise gab, dass sie die positiven kardiovaskulären Effekte von Acetylsalicylsäure aufheben und sogar vermehrt kardiovaskuläre Krankheiten auslösen (DeWitt 1999). Tatsächlich zeigte dann die VIGOR-Studie eine höhere Inzidenz von Herzinfarkten in der Rofecoxibgruppe (0,4%) als in der Kontrollgruppe (0,1%), was jedoch mit einer vermeintlichen koronarprotektiven Wirkung von Naproxen erklärt wurde (Bombardier et al. 2000). Darüber hinaus ergab eine retrospektive Auswertung im Rahmen einer Metaanalyse, dass die Herzinfarktraten in zwei großen COX-2-Hemmer-Studien höher als in den Placebogruppen lagen (Mukherjee et al. 2001). Erst aufgrund der Ergebnisse der APPROVe-Studie, einer Langzeitstudie mit Rofecoxib, die angelegt worden war, um die Effektivität zur Verhinderung des Wiederauftretens von Kolonpolypen zu belegen, wurde aufgrund des auch in dieser Studie erhöhten Risikos von Myokardinfarkten und Schlaganfällen nach einer Therapiedauer von 18 Monaten (Bresalier et al. 2005) Rofecoxib vor der ausführlichen Publikation der Studienergebnisse durch den Hersteller vom Markt genommen (Food and Drug Administration 2004). Nach einer Fall-Kontroll-Studie, die bereits im Vorfeld Kontroversen innerhalb der Food and Drug Administration auslöste, habe die Verordnung von Rofecoxib in der Zeit von 1999 bis 2003 in den USA zusätzlich 88 000 bis 144 000 Fälle von schwerer koronarer Herzkrankheit verursacht (Graham et al. 2005). Neuere Untersuchungen über den Umgang mit ersten Erkenntnissen über die Risiken von Rofecoxib haben ergeben, dass offenbar seitens der herstellenden Industrie Einfluss auf eine frühzeitige Weitergabe dieser Informationen genommen wurde (Psaty und Kronmal 2008). Diese Nachforschungen zeigen auch grundsätzliche Probleme bei der Beeinflussung von Publikationen durch die pharmazeutische Industrie auf (Ross et al. 2008, DeAngelis und Fontanarosa 2008). Eine kürzlich erschienene Studie über den Einfluß der Finanzierung von Arzneimittelstudien auf deren Ergebnisse hat diese Vermutungen nochmals bestätigt (Schott et al. 2010a und 2010b).

Nach der Marktrücknahme von *Vioxx* tauchte die Frage auf, ob auch andere COX-2-Hemmstoffe ein ebenso erhöhtes kardiovaskuläres Risiko aufweisen. Vergleichsstudien zwischen Rofecoxib und Celecoxib hatten zwar gezeigt, dass die kardiovaskulären Risiken bei Celecoxib geringer sind als bei Rofecoxib (Solomon et al. 2004, Kimmel et al. 2005). Bei einer Langzeitstudie zur Prävention kolorektaler Adenome

(APC-Trial) mit Celecoxib zeigte sich jedoch auch für diese Substanz ein dosis- und therapiedauerabhängig erhöhtes Risiko von Myokardinfarkten und Schlaganfällen gegenüber einer Placebobehandlung (Solomon et al. 2005). Daraufhin wurden Anwendungsbeschränkungen vom wissenschaftlichen Ausschuss der Europäischen Arzneimittelagentur EMEA dahingehend beschlossen, dass die Substanzgruppe nicht bei koronarer Herzkrankheit oder vorausgehendem Schlaganfall verwendet werden solle (European Medicines Agency 2005). Schon zuvor hatte die Arzneimittelkommission der deutschen Ärzteschaft (2004) empfohlen, dass COX-2-Hemmstoffe nicht bei weiteren kardiovaskulären Risiken (schwere Hypertonie, periphere Durchblutungsstörungen) sowie vor oder unmittelbar nach chirurgischen Eingriffen eingesetzt werden sollen.

Am 7. April 2005 wurde auch Valdecoxib (*Bextra*) aufgrund einer Empfehlung der amerikanischen FDA von der Herstellerfirma vom Markt genommen (FDA Alert 2005). Es hatten sich auch für diesen COX-2-Hemmstoff kardiovaskuläre Risiken, darüber hinaus aber auch lebensbedrohliche Hautreaktionen ergeben (Meyer 2005). Das erhöhte kardiovaskuläre Risiko nach koronarer Bypassoperation für Valdecoxib (2,0% versus 0,5% in der Placebogruppe) wurde durch eine größere Studie an 1671 Patienten bestätigt (Nussmeier et al. 2005). Nach den Marktrücknahmen von *Vioxx* und *Bextra* wurde schließlich auch Lumiracoxib (*Prexige*) im März 2008 wegen Leberfunktionsstörungen wieder vom Markt genommen, das erst im Januar 2007 zugelassen worden war.

Auch das im September 2004 eingeführte Etoricoxib (*Arcoxia*) ist mit potentiellen kardiovaskulären Risiken belastet, die schon vor einigen Jahren in einem Editorial kritisch analysiert wurden (Day 2002). Weiterhin hat die Europäische Arzneimittelagentur EMA speziell für Etoricoxib als zusätzliche Maßnahme eine Kontraindikation bei Patienten mit Hypertonie und ungenügender Blutdruckkontrolle festgelegt (European Medicines Agency 2005). Eine doppelblinde prospektive Vergleichsuntersuchung ergab für den COX-2-Hemmstoff Etoricoxib und das traditionelle nicht-selektive Antiphlogistikum Diclofenac ein gleich großes Risiko für thrombotische kardiovaskuläre Komplikationen (Cannon et al. 2006).

Die zwei somit noch verfügbaren COX-2-Hemmer Celecoxib und Etoricoxib sind 2009 gegenüber dem Vorjahr häufiger verordnet worden (Tabelle 16.3), wobei insbesondere ein Verordnungszuwachs von Etoricoxib (*Arcoxia*) imponierte. Insgesamt lagen die Verordnungen der COX-2-Hemmstoffe allerdings, nach dem deutlichen Verordnungseinbruch von 2004 zu 2005 erst wieder ungefähr auf dem Niveau von 2001 (Abbildung 16.1).

Nichtselektive Cyclooxygenasehemmer

Nach Kenntnis über das erhöhte kardiovaskuläre Risiko bei den COX-2-Hemmstoffen und der Marktrücknahme der beiden führenden Präparate ist die Verordnung der traditionellen nichtselektiven Cyclooxygenasehemmer um etwa den gleichen Umfang angestiegen, um den die COX-2-Hemmer zurückgegangen sind (Abbildung 16.1). Neben den seit langem bekannten gastrointestinalen Nebenwirkungen bei den nichtselektiven Cyclooxygenasehemmstoffen werden auch andere potentielle Risiken diskutiert, die bisher noch nie ausführlich untersucht wurden. Inzwischen wurde der Verdacht geäußert, dass selbst die klassischen nichtsteroidalen, nichtselektiven Antiphlogistika bei längerdauernder, etwas höher dosierter Anwendung ein erhöhtes kardiovaskuläres Risiko aufweisen (FDA-Statement on Naproxen 2004). Mehrere Studien haben ähnliche kardiovaskuläre Risiken für COX-2-Hemmer gegenüber den traditionellen nichtsteroidalen Antiphlogistika wie Diclofenac und Ibuprofen ergeben (Fosbøl et al. 2009, weitere Literatur bei Shi und Klotz 2008). Die aktuelle Diskussion der Nutzen-Risiko-Bewertung dieser Substanzklasse erscheint damit noch nicht abgeschlossen.

Bei den traditionellen nichtselektiven nichtsteroidalen Antiphlogistika dominiert weiterhin die Substanz Diclofenac mit knapp 51% der Verordnungen (Tabellen 16.1 bis 16.3). Möglicherweise beruht der bevorzugte Einsatz von Diclofenac auf der besseren gastrointestinalen Verträglichkeit, die in einer britischen Fallkontrollstudie beobachtet wurde (Langman et al. 1994). Weiterhin wurde Diclofenac als präferentieller COX-2-Inhibitor identifiziert, woraus sich für diese Substanz ein geringeres Risiko von Gastropathien, Magenulzera und gastrointestinalen Blutungen ableiten lässt. Allerdings hat Diclofenac immer noch eine erhebliche COX-1-Aktivität, so dass bei üblichen therapeutischen Plasmakonzentrationen die Prostaglandinbildung im Magen deutlich gehemmt wird (Cryer und Feldman 1998). Das Auftreten einer dadurch bedingten Gastropathie kann bei Risikopatienten durch den Protonenpumpenhemmer (z. B. Omeprazol) oder das Prostaglandinderivat Misoprostol verringert werden (Chan et al. 2002, Graham et al. 1993). Ebenfalls für diesen Zweck steht ein Kombinationspräparat aus

Tabelle 16.1: Verordnungen von Diclofenacpräparaten 2009. Angegeben sind die 2009 verordneten Tagesdosen, die Änderungen gegenüber 2008 und die mittleren Kosten je DDD 2009.

Präparat	Bestandteile	DDD in Mio.	Änd. in %	DDD-Kosten in €
Monopräparate				
Voltaren	Diclofenac	106,1	(+2,1)	0,39
Diclofenac-ratiopharm	Diclofenac	87,1	(−14,5)	0,40
Diclo- 1 A Pharma	Diclofenac	85,3	(+176,3)	0,39
Diclac	Diclofenac	83,3	(−15,8)	0,41
Diclo KD	Diclofenac	19,5	(−9,2)	0,41
Diclofenac AL	Diclofenac	19,2	(−28,4)	0,45
Diclo Dispers	Diclofenac	8,4	(−40,6)	0,55
Diclofenac Sandoz	Diclofenac	7,1	(−52,1)	0,44
Diclo-Divido	Diclofenac	6,0	(−7,2)	0,32
Rewodina	Diclofenac	4,8	(−11,0)	0,32
Diclofenbeta	Diclofenac	4,4	(−46,1)	0,37
Diclofenac dura	Diclofenac	4,1	(−43,8)	0,37
Diclofenac STADA	Diclofenac	4,0	(−28,9)	0,41
Diclo-CT	Diclofenac	3,2	(−37,1)	0,62
Diclofenac Heumann	Diclofenac	2,1	(+10,1)	0,39
Diclofenac AbZ	Diclofenac	1,9	(−25,4)	0,62
Allvoran	Diclofenac	1,6	(−43,3)	0,27
Dolgit Diclo	Diclofenac	1,3	(+116,6)	0,47
Monoflam	Diclofenac	1,2	(−27,7)	0,32
Jutafenac	Diclofenac	1,0	(−49,8)	0,29
		451,8	(−2,4)	0,40
Kombinationen				
Arthotec	Diclofenac Misoprostol	9,1	(−18,1)	1,08
Summe		460,9	(−2,7)	0,42

16

Diclofenac und Misoprostol (*Arthotec*) zur Verfügung, dessen Verordnungen aber seit mehreren Jahren rückläufig sind. Es sollte nur äußerst gezielt eingesetzt werden, weil Misoprostol seinerseits unerwünschte Wirkungen erzeugt (Diarrhö). Die Verordnungen aller Diclofenacpräparate sind 2009 gegenüber dem Vorjahr etwas zurückgegangen.

Die Gruppe der Ibuprofenpräparate steht nach Diclofenac an zweiter Stelle der Verordnungshäufigkeit nichtsteroidaler Antiphlogisti-

Tabelle 16.2: Verordnungen von Ibuprofenpräparaten 2009. Angegeben sind die 2009 verordneten Tagesdosen, die Änderungen gegenüber 2008 und die mittleren Kosten je DDD 2009.

Präparat	Bestandteile	DDD in Mio.	Änd. in %	DDD-Kosten in €
Ibuprofen				
Ibuflam Lichtenstein	Ibuprofen	71,1	(>1000)	0,58
Ibuprofen AL	Ibuprofen	61,7	(−11,0)	0,56
IbuHEXAL	Ibuprofen	53,3	(−5,4)	0,61
Ibu- 1 A Pharma	Ibuprofen	38,6	(+23,2)	0,58
Ibu-ratiopharm	Ibuprofen	33,7	(−3,8)	0,61
Nurofen	Ibuprofen	16,9	(+28,3)	0,67
Ibubeta	Ibuprofen	13,7	(−21,8)	0,55
Ibuprofen STADA	Ibuprofen	12,8	(−15,1)	0,53
Ibuprofen AbZ	Ibuprofen	11,3	(+7,4)	0,56
Dolormin/-Migräne	Ibuprofen	8,2	(+10,9)	0,53
Ibuprofen-CT	Ibuprofen	7,5	(−14,1)	0,58
Ibu TAD	Ibuprofen	5,7	(−24,4)	0,57
Ibuprofen Sandoz	Ibuprofen	5,5	(−14,7)	0,54
Ibuprofen dura	Ibuprofen	5,0	(−42,3)	0,50
Ibuprofen/Ibu dent Heumann	Ibuprofen	3,2	(−31,9)	0,53
Dolgit /Schmerz Dolgit	Ibuprofen	2,9	(+63,1)	0,66
Esprenit	Ibuprofen	2,4	(+38,4)	0,57
Ibuprofen/Ibu Atid	Ibuprofen	2,2	(−74,4)	0,50
Ibu KD	Ibuprofen	2,0	(+4,1)	0,64
Imbun	Ibuprofen	1,9	(−5,7)	0,86
Dolo-PUREN	Ibuprofen	1,2	(−38,7)	0,82
Ibu KSK	Ibuprofen	0,9	(−0,3)	0,62
Ibuprofen-Actavis	Ibuprofen	0,6	(neu)	0,87
Ibudolor/-Migräne	Ibuprofen	0,2	(−4,7)	0,68
		362,3	(+14,5)	0,58
Dexibuprofen				
Deltaran	Dexibuprofen	1,7	(−15,8)	1,17
Dolomagon	Dexibuprofen	0,5	(−22,7)	1,29
		2,2	(−17,6)	1,20
Summe		364,6	(+14,3)	0,59

16

ka (Tabelle 16.2). Einen großen Anteil haben die niedrig dosierten, nicht verschreibungspflichtigen Präparate, die auch zur analgetischen Behandlung von Dysmenorrhö, Migräne und Kopfschmerzen zugelassen sind. Im Durchschnitt sind sie jedoch fünfmal so teuer wie

Tabelle 16.3: Verordnungen weiterer nichtsteroidaler Antiphlogistika 2009. Angegeben sind die 2009 verordneten Tagesdosen, die Änderungen gegenüber 2008 und die mittleren Kosten je DDD 2009.

Präparat	Bestandteile	DDD in Mio.	Änd. in %	DDD-Kosten in €
Indometacin				
Indomet-ratiopharm	Indometacin	10,3	(−6,1)	0,46
Indometacin AL	Indometacin	2,0	(+24,1)	0,52
Indo-CT	Indometacin	0,9	(−4,9)	0,52
Indometacin BC	Indometacin	0,9	(−21,5)	0,55
		14,2	(−3,9)	0,48
Piroxicam				
Piroxicam-ratiopharm	Piroxicam	2,4	(−20,1)	0,39
Piroxicam AL	Piroxicam	2,1	(+2,5)	0,44
Piroxicam HEXAL	Piroxicam	1,8	(−15,2)	0,44
Piroxicam STADA	Piroxicam	1,0	(−13,1)	0,44
		7,3	(−12,4)	0,42
Acemetacin				
Rantudil	Acemetacin	5,7	(−13,1)	0,93
Acemetacin Heumann	Acemetacin	1,7	(+37,1)	0,64
Acemetacin-CT	Acemetacin	1,2	(−17,1)	0,61
Acemetacin STADA	Acemetacin	1,2	(−20,5)	0,60
		9,8	(−9,0)	0,80
Naproxen				
Naproxen AL	Naproxen	5,6	(+11,9)	0,51
Naproxen HEXAL	Naproxen	5,1	(−1,6)	0,49
Naproxen-CT	Naproxen	1,4	(−18,9)	0,51
Naproxen STADA	Naproxen	1,4	(−8,3)	0,46
Dysmenalgit	Naproxen	0,3	(−7,3)	1,24
		13,8	(+0,2)	0,51
Meloxicam				
Meloxicam AL	Meloxicam	4,6	(+26,9)	0,38
Meloxicam-ratiopharm	Meloxicam	3,8	(−22,4)	0,38
Meloxicam HEXAL	Meloxicam	2,7	(−11,1)	0,37
Meloxicam- 1 A Pharma	Meloxicam	2,6	(+84,7)	0,38
Meloxicam STADA	Meloxicam	1,1	(+4,2)	0,33
		14,8	(+5,5)	0,38

Tabelle 16.3: Verordnungen weiterer nichtsteroidaler Antiphlogistika 2009. Angegeben sind die 2009 verordneten Tagesdosen, die Änderungen gegenüber 2008 und die mittleren Kosten je DDD 2009. (Fortsetzung)

Präparat	Bestandteile	DDD in Mio.	Änd. in %	DDD-Kosten in €
Andere nichtsteroidale Antiphlogistika				
Gabrilen	Ketoprofen	2,3	(−7,2)	0,52
Sympal	Dexketoprofen	2,3	(−7,7)	1,93
Beofenac	Aceclofenac	1,3	(−27,8)	0,84
Protaxon	Proglumetacin	1,1	(−15,3)	0,57
Surgam	Tiaprofensäure	0,7	(−6,9)	0,75
Relifex	Nabumeton	0,7	(−26,2)	0,59
Ambene	Phenylbutazon	0,4	(−2,9)	1,87
		8,8	(−13,7)	1,02
COX-2-Inhibitoren				
Arcoxia	Etoricoxib	51,7	(+11,0)	1,21
Celebrex	Celecoxib	21,7	(−1,1)	1,54
		73,4	(+7,2)	1,30
Summe		142,2	(+1,2)	0,95

entsprechende Acetylsalicylsäureanalgetika. Ibuprofen ist 2009, einer Tendenz der letzten Jahre folgend, erneut deutlich häufiger als im Vorjahr verordnet worden. Das 2001 eingeführte Dexibuprofen (*Deltaran*) wird als wirksames rechtsdrehendes Enantiomer nur halb so hoch wie racemisches Ibuprofen dosiert. Die verminderte Substanzbelastung hat jedoch keine Vorteile für Wirksamkeit und Verträglichkeit. Die orale Bioverfügbarkeit (66%) liegt sogar deutlich niedriger als für das Racemat. Das Verordnungsvolumen ist 2009 erneut zurückgegangen, (Tabelle 16.3). Beide Dexibuprofen Präparate sind etwa doppelt so teuer wie die Ibuprofenpräparate.

Auch die meisten weiteren nichtselektiven, nichtsteroidalen Antiphlogistika sind mit Ausnahme von Naproxen und Meloxicam 2008 deutlich weniger verschrieben worden (Tabelle 16.3). Indometacin zeichnet sich unter den nichtsteroidalen Antiphlogistika durch einen besonders schnellen Wirkungseintritt aus, weist aber gleichzeitig auch besonders intensive unerwünschte Wirkungen auf. In einer Metaanalyse über 45 klinische Studien zeigte Indometacin gastrointestinale

Nebenwirkungen schon nach 7 Tagen, andere nichtsteroidale Antiphlogistika erst nach 2–3 Monaten (Richy et al. 2004).

Piroxicam hat ein wesentlich höheres Risiko von Ulkusblutungen als das präferentiell COX-2-hemmende Diclofenac (Langman et al. 1994). Darüber hinaus hat Piroxicam eine besonders lange Wirkungsdauer (Halbwertszeit 40 Stunden). Die lange Verweildauer im Organismus birgt die Gefahr, dass sich der Wirkstoff selbst bei einmal täglicher Gabe im Körper anreichert und kumulative Überdosierungserscheinungen entstehen. Für viele rheumatische Erkrankungen sind Antiphlogistika mit kurzer Wirkungsdauer besser steuerbar, weil man damit die tageszeitlich stark schwankende Schmerzsymptomatik gezielter unterdrücken kann als mit einem lang wirkenden Therapeutikum. Die EMA empfiehlt daher Anwendungsbeschränkungen für Piroxicam (nur noch zweite Wahl, maximal 20 mg pro Tag, Überprüfung nach 14 Tagen) (European Medicines Agency 2007). Sie sind in den Stufenplanbescheid des Bundesinstituts für Arzneimittel eingegangen und über einen Roten Hand Brief der Ärzteschaft mitgeteilt worden (Piroxicam Rote-Hand-Brief 2007).

Als präferentieller COX-2-Inhibitor wurde 1996 Meloxicam (*Mobec*) in Deutschland zugelassen. Es hemmt die COX-2 zwei- bis dreifach stärker als die COX-1 und weist damit eine dem Diclofenac vergleichbare Selektivität auf. Nach der anfänglichen Euphorie ist die Verordnung dieses Präparates seit 1998 zunächst ständig zurückgegangen. 2009 ist Meloxicam allerdings wie im Vorjahr erneut häufiger verschrieben worden (Tabelle 16.3). Beim Bundesinstitut für Arzneimittel und Medizinprodukte (BfArM) sind zahlreiche Meldungen über gastrointestinale Nebenwirkungen (Ulkusbildung, Magen-Darm-Blutungen), schwere Hautreaktionen und anaphylaktische Reaktionen unter der Therapie mit Meloxicam eingegangen.

16

Alle anderen nichtsteroidalen Antiphlogistika sind 2009 z. T. deutlich seltener verordnet worden. Unter diesen Wirkstoffen fällt auf, dass die Verordnung von Phenylbutazon (*Ambene*) angesichts der Indikationseinschränkung und der Begrenzung der Behandlungsdauer auf eine Woche trotz eines weiteren Rückgangs der Verordnungen gegenüber dem Vorjahr nach wie vor noch relativ hoch ist. Die Menge von 400.000 Tagesdosen bedeutet, dass auch im Jahr 2009 immer noch etwa 57.000 Patienten sieben Tage lang mit 300 mg Phenylbutazon täglich behandelt worden sind, sofern man annimmt, dass die Anwendungsbeschränkung von einer Woche eingehalten wurde.

Remissionsinduzierende Mittel

Die Indikation für die Anwendung remissionsinduzierender Arzneimittel in der Therapie der rheumatoiden Arthritis wird vornehmlich von Rheumatologen gestellt. Für diese Mittel sind zur Risikominderung regelmäßige Kontrolluntersuchungen notwendig. Sie machen daher mengenmäßig nur einen geringen Anteil aus, sind jedoch im Verordnungsvolumen in den letzten 10 Jahren kontinuierlich angestiegen und haben 2005 erstmalig die COX-2-Hemmstoffe überholt (Abbildung 16.1). Diese Entwicklung hat sich 2009 weiter linear fortgesetzt. Zu den remissionsinduzierenden Arzneimitteln gehören Methotrexat (z. B. *Metex, Lantarel*), Sulfasalazin (z. B. *Azulfidine RA*), das Malariamittel Hydroxychloroquin (*Quensyl*) sowie der 1999 eingeführte Pyrimidinsynthesehemmstoff Leflunomid (*Arava*) und die stark wachsende Gruppe der TNFα-Antagonisten, die in einem eigenen Abschnitt dargestellt werden. Einige Remissionsinduktoren (z. B. Sulfasalazin, Methotrexat) werden auch für andere Indikationen verwendet und sind daher auch bei den Mitteln für chronisch entzündliche Darmkrankheiten (siehe Tabelle 32.7) bzw. Zytostatika (siehe Tabelle 30.5) aufgelistet.

Leflunomid (*Arava*) hat sich 2009 nach einem erneuten Verordnungsanstieg gegenüber dem Vorjahr unter den Remissionsinduktoren nach Methotrexat auf dem zweiten Verordnungsrang etabliert und Sulfasalazin erneut übertroffen (Tabelle 16.4). In klinischen Studien an Patienten mit rheumatoider Arthritis wurde die Zahl der geschwollenen und schmerzhaften Gelenke durch Leflunomid nach 24 Wochen um 44–52% gesenkt, durch Placebo dagegen nur um 21–26% (Smolen et al. 1999). Die Verträglichkeit ist allerdings gegenüber anderen langsam wirkenden Antirheumatika wie Methotrexat und Sulfasalazin etwas ungünstiger. In den USA sind in drei Jahren 130 Fälle mit schwerer Lebertoxizität, darunter 12 Todesfälle, nach Gabe von Leflunomid aufgetreten (Charatan 2002). Methotrexat bleibt weiterhin erste Wahl unter den remissionsiduzierenden Arzneimitteln in der Rheumatherapie. Weitere Substanzen dieser Gruppe sollten nur eingesetzt werden, wenn Methotrexat sich als nicht ausreichend wirksam gezeigt hat (Prescrire international 2010).

TNFα-Antagonisten

Die TNFα-Antagonisten, neuerdings auch als „Biologika" bezeichnet, sind als echter Fortschritt für die Behandlung der aktiven rheuma-

Tabelle 16.4: Verordnungen von Remissionsinduktoren 2009. Angegeben sind die 2009 verordneten Tagesdosen, die Änderungen gegenüber 2008 und die mittleren Kosten je DDD 2009.

Präparat	Bestandteile	DDD in Mio.	Änd. in %	DDD-Kosten in €
Methotrexat				
Metex/FS	Methotrexat	15,6	(+1,0)	2,49
Lantarel	Methotrexat	7,8	(−9,7)	1,37
MTX dura	Methotrexat	1,9	(+29,1)	3,51
MTX HEXAL Fertigspritze	Methotrexat	1,8	(+84,6)	3,49
		27,2	(+2,2)	2,31
Sulfasalazin				
Sulfasalazin HEXAL	Sulfasalazin	6,7	(+11,0)	0,81
Azulfidine RA	Sulfasalazin	2,7	(−10,4)	1,03
Pleon	Sulfasalazin	2,0	(−2,3)	0,80
		11,3	(+2,8)	0,86
Weitere Remissionsinduktoren				
Arava	Leflunomid	12,4	(+7,1)	4,53
Quensyl	Hydroxychloroquin	4,6	(+8,2)	0,96
		17,0	(+7,4)	3,56
TNF-Antagonisten				
Humira	Adalimumab	6,6	(+26,5)	64,26
Enbrel	Etanercept	5,9	(+19,1)	61,36
Remicade	Infliximab	4,6	(+17,4)	34,06
		17,1	(+21,4)	55,10
Summe		72,5	(+7,5)	14,80

16

toiden Arthritis, der ankylosierenden Spondylitis und des Morbus Crohn anzusehen. Aufgrund seltener, aber gefährlicher Nebenwirkungen sind sie gemäß den Richtlinien der Deutschen Gesellschaft für Rheumatologie (Manger et al. 2007) nur bei unzureichendem Effekt anderer remissionsinduzierender Mittel indiziert. Danach ist der Einsatz von TNFα-Antagonisten gerechtfertigt, wenn die Therapie mit zumindest zwei konventionellen Basistherapeutika, eines davon Methotrexat, allein oder in Kombination in adäquater Dosis über einen ausreichend langen Zeitraum (in der Regel 6 Monate) versagt hat. Individuelle Besonderheiten (z. B. Kontraindikationen gegen Basistherapeutika, hohe Krankheitsprogression) können einen früheren Einsatz (weniger als 2 Basistherapeutika, weniger als 6 Monate) von TNFα-Antagonisten erforderlich machen. Hauptrisiko ist die damit verbundene verminderte Infektabwehr (Tuberkulose, andere Atemwegsinfektionen).

Das 2000 eingeführte Etanercept (*Enbrel*) ist ein Fusionsprotein aus dem Fc-Anteil von IgG1 und zwei rekombinanten p75-TNFα-Rezeptoren, die genauso wie lösliche TNFα-Rezeptoren den TNFα binden und dadurch inaktivieren. Etanercept und der TNFα-Antikörper Infliximab (*Remicade*), ein humanisierter, ursprünglich muriner Antikörper, sind 2009 weiterhin mit deutlichen Verschreibungszuwächsen vertreten (Tabelle 16.4). Das 2003 eingeführte Adalimumab (*Humira*), ein vollständig humaner Antikörper, weist auch 2009 wieder einen massiven Verordnungszuwachs auf und steht ist mit einem Umsatz von 423 Mio. € weiterhin an der Spitze der umsatzstärksten patentgeschützten Arzneimittel in Deutschland (vgl. Tabelle 1.3). Mit den TNFα-Antagonisten können hochaktive Formen der rheumatoiden Arthritis, der ankylosierenden Spondylitis, aber auch des M. Crohn erfolgreich therapiert werden. Um die Risiken der Verwendung der TNFα-Antagonisten besser zu erfassen, ist für mehrere europäische Länder ein Langzeitregister eingerichtet worden. Für Deutschland ist es beim Deutschen Rheuma-Forschungszentrum in Berlin angesiedelt („RABBIT" Rheumatoide Arthritis-Beobachtung der Biologikatherapie).

Antiarthrotika und sonstige Antiphlogistika

Die Gruppe der Antiarthrotika und sonstigen Antiphlogistika weist 2009, einer stetigen Tendenz der letzten Jahre folgend, einen weiteren Verordnungsrückgang auf. Er betrifft die zwei noch verbliebenen Präparate dieser Gruppe uneinheitlich. Während die Verordnung von Oxaceprol 2009 weiter abgenommen hat, ist sie bei Aniflazym angestiegen (Tabelle 16.5). Vergleichsstudien mit Vertretern dieser Substanzgruppe gegenüber nichtsteroidalen Antiphlogistika wurden ohne adäquate Placebogruppen durchgeführt und entsprechen deshalb nicht den heutigen Anforderungen an den Nachweis der Wirksamkeit für den beanspruchten Indikationsbereich.

Tabelle 16.5: Verordnungen von sonstigen Antirheumatika 2009. Angegeben sind die 2009 verordneten Tagesdosen, die Änderungen gegenüber 2008 und die mittleren Kosten je DDD 2009.

Präparat	Bestandteile	DDD in Mio.	Änd. in %	DDD-Kosten in €
Monopräparate (oral)				
AHP 200	Oxaceprol	1,8	(−6,9)	1,28
Aniflazym	Serrapeptase	0,2	(+4,6)	3,53
		2,0	(−5,6)	1,55
Topische Antirheumatika				
Voltaren topisch	Diclofenac	7,6	(−22,4)	1,45
Traumeel S Salbe	Arnika D3 Calendula Ø Hamamelis Ø Echinacea ang. Ø Echinacea purp. Ø Chamomilla Ø Symphytum D4 Bellis perennis Ø Hypericum D6 Millefolium Ø Aconitum D1 Belladonna D1 Mercurius sol. D6 Hepar sulfuris D6	0,9	(−19,0)	0,29
Diclofenac-ratioph. Gel/Pfla	Diclofenac	0,3	(−41,3)	0,67
		8,8	(−22,8)	1,30
Summe		10,8	(−20,1)	1,35

16

Topische Antirheumatika

Auch die topisch anzuwendenden antirheumatischen Externa fallen, da nicht rezeptpflichtig, seit Anfang 2004 unter die Regelung des Ausschlusses von GKV-Verordnungen. Dadurch erklärt sich auch die erneute massive Abnahme der Verordnungszahlen in 2009, so dass wie im Vorjahr nur noch 3 topische Präparate (2003: 39 Präparate) unter den 3000 verordnungshäufigsten Arzneimitteln vertreten sind (Tabelle 16.5).

Die Verordnungszahlen hatten auch schon in den Vorjahren kontinuierlich abgenommen. Die Aufbringung der nichtsteroidalen Antiphlogistika auf der Haut führt zwar in anwendungsnahen Regionen zu hohen wirksamen Konzentrationen, in tiefen Bereichen (z. B. in den großen Gelenken) sind die erreichten Konzentrationen mit den Plasmaspiegeln identisch (Literatur im Arzneiverordnungs-Report 2004). Außerdem ist die Wirkung zeitlich begrenzt: Nach Anwendung über 14 Tage hinaus ist kein Effekt mehr nachweisbar (Lin et al. 2004).

Literatur

Arzneimittelkommission der deutschen Ärzteschaft (2004): „Aus der UAW-Datenbank": Kardiovaskuläre Nebenwirkungen sind ein Klasseneffekt aller Coxibe: Konsequenzen für ihre künftige Verordnung. Dtsch Ärztebl 101, A 3365.

Bombardier C, Laine L, Reicin A, Shapiro D, Burgos-Vargas R, Davis B et al (2000): Comparison of upper gastrointestinal toxicity of rofecoxib and naproxen in patients with rheumatoid arthritis. N Engl J Med 343: 1520–1528.

Brater DC, Harris C, Redfern JS, Gertz BJ (2001): Renal effects of COX-2 selective inhibitors. Am J Nephrol 21: 1–15.

Bresalier RS, Sandler RS, Quan H, Bolognese JA, Oxenius B, Horgan K et al; Adenomatous Polyp Prevention on Vioxx (APPROVe) Trial Investigators. Cardiovascular events associated with rofecoxib in a colorectal adenoma chemoprevention trial. N Engl J Med 352: 1092–1102.

Brzozowski T, Konturek PC, Konturek SJ, Sliwowski Z, Pajdo R, Drozdowicz D et al (2001): Classic NSAID and selective cyclooxygenase (COX)-1 and COX-2 inhibitors in healing of chronic gastric ulcers. Microsc Res Tech 53: 343–353.

Cannon CP, Curtis SP, Fitzgerald GA, Krum H, Kaur A, Bolognese JA, Reicin AS, Bombardier C, Weinblatt ME, Van Der Heijde D, Erdmann E, Laine L (2006): Cardiovascular outcomes with etoricoxib and diclofenac in patients with osteoarthritis and rheumatoid arthritis in the Multinational Etoricoxib and Diclofenac Arthritis Long-term (MEDAL) programme: a randomised comparison. Lancet 368: 1771–1781.

Chan FK, Hung LC, Suen BY, Wu JC, Lee KC, Leung VK, Hui AJ, To KF, Leung WK, Wong VW, Chung SC, Sung JJ (2002): Celecoxib versus diclofenac and omeprazole in reducing the risk of recurrent ulcer bleeding in patients with arthritis. N Engl J Med 347: 2104–2110.

Charatan F (2002): Arthritis drug should be removed from market, says consumer group. Brit Med J 324: 869.

Cryer B, Feldman M (1998): Cyclooxygenase-1 and cyclooxygenase-2 selectivity of widely used nonsteroidal anti-inflammatory drugs. Am J Med 104: 413–421.

Day R (2002): Another selective COX-2 inhibitor: more questions than answers? J Rheumatol 29: 1581–1582.

DeAngelis CD, Fontanarosa PB (2008): Impugning the integrity of medical science. The adverse effects of industry influence. JAMA 299: 1833–1835.

DeWitt DL (1999): Cox-2-selective inhibitors: the new super aspirins. Mol Pharmacol 55: 625–631.

Dreser H (1899): Pharmakologisches über Aspirin (Acetylsalicylsaüre). PflÜgers Arch 76: 306–318.
Emery P, Zeidler H, Kvien TK, Guslandi M, Naudin R, Stead H et al (1999): Celecoxib versus diclofenac in long term management of rheumatoid arthritis: randomized double blind comparison. Lancet 354: 2106–2111.
Eras J, Perazella MA (2001): NSAIDs and the kidney revistied: are selective cyclooxygenase-2 inhibitors safe? Am J Med Sci 321: 181–190.
European Medicines Agency (2005): Public Statement. European Medicines Agency announces regulatory action on COX-2 inhibitors. Publiziert am 17. Februar 2005 unter: www.emea.eu.int/htms/hotpress/d6275705.htm
European Medicines Agency (2007): Press release. European Medicines Agency recommends restricted use for piroxicam. Publiziert am 25. Juni 2007 unter: www.emea.europa.eu/pdfs/human/press/pr/26514407en.pdf
FDA Alert for Healthcare Professionals (2005): Valdecoxib (marketed as Bextra). Publiziert am 7. April 2005 unter: www.fda.gov/bbs/topics/news/ 2005/NEW01171.html
FDA-Statement (2004): FDA-Statement on Naproxen. Publiziert am 20. Dezember 2004 unter: www.fda.gov/bbs/topics/news/2004/new01148.html
Food and Drug Administration (2004): FDA Public Health Advisory: Safety of Vioxx. Publiziert am 30. September 2004 unter: www.fda.gov/cder/drug/infopage/vioxx/PHA_vioxx.htm
Fosbøl EL, Gislason GH, Jacobsen S, Folke F, Hansen ML, Schramm TK, Sørensen R, Rasmussen JN, Andersen SS, Abildstrom SZ, Traerup J, Poulsen HE, Rasmussen S, Kober L, Torp-Pedersen C (2009): Risk of myocardial infarction and death associated with the use of nonsteroidal anti-inflammatory drugs (NSAIDs) among healthy individuals: A nationwide cohort study. Clin Pharmacol Ther 85: 190-197.
Fu JY, Masferrer JL, Seibert K, Raz A, Needlemam P (1990): The induction and suppression of prostaglandin H2 synthase (cyclooxygenase) in human monocytes. J Biol Chem 265: 16737–16740.
Graham DJ, Campen D, Hui R, Spence M, Cheetham C, Levy G, Shoor S, Ray WA (2005): Risk of acute myocardial infarction and sudden cardiac death in patients treated with cyclo-oxygenase 2 selective and non-selective non-steroidal anti-inflammatory drugs: nested case-control study. Lancet 365: 475–481.
Graham DY, White RH, Moreland LW, Schubert TT, Katz R, Jaszewski R, Tindall E, Triadafilopoulos G, Stromatt SC, Teoh LS (1993): Duodenal and gastric ulcer prevention with misoprostol in arthritis patients taking NSAIDs. Misoprostol Study Group. Ann Intern Med 119: 257–262.
Gretzer B, Ehrlich K, Maricic N, Lambrecht N, Respondek M, Peskar BM (1998): Selective cyclo-oxygenase 2 inhibitors and their influence on the protective effect of a mild irritant in the rat stomach. Brit J Pharmacol 123: 927–935.
Hawkey CJ (1999): COX-2 inhibitors. Lancet 353: 307–314.
Hawkey C, Laine L, Simon T, Beaulieu A, Maldonado-Cocco J, Acevedo E et al (2000): Comparison of the effect of rofecoxib (a cyclooxygenase 2 inhibitor), ibuprofen, and placebo on the gastroduodenal mucosa of patients with osteoarthritis. Arthritis Rheum 43: 370–377.
Jüni P, Rutjes AWS, Dieppe PA (2002): Are selective COX 2 inhibitors superior to traditional non steroidal anti-inflammatory drugs? Brit Med J 324: 1287–1288.

Kimmel SE, Berlin JA, Reilly M, Jaskowiak J, Kishel L, Chittams J, Strom BL (2005): Patients exposed to rofecoxib and celecoxib have different odds of nonfatal myocardial infarction. Ann Intern Med 142: 157–164.

Laine L, Harper S, Simon T, Bath R, Johanson J, Schwartz H et al (1999): A randomized trial comparing the effect of rofecoxib, a cyclooxygenase 2-specific inhibitor, with that of ibuprofen on the gastroduodenal mucosa of patients with osteoarthritis. Gastroenterology 117: 776–783.

Langman MJS, Weil J, Wainwright P, Lawson DH, Rawlins MD et al (1994): Risks of bleeding peptic ulcer associated with individual non-steroidal anti-inflammatory drugs. Lancet 323: 1075–1052.

Langman MJ, Jensen DM, Watson DJ, Harper SE, Zhao PL, Quan H et al (1999): Adverse upper gastrointestinal effects of rofecoxib compared with NSAIDS. JAMA 282: 1929–1933.

Lin J, Zhang W, Jones A, Doherty M (2004): Efficacy of topical non-steroidal antiinflammatory drugs in the treatment of osteoarthritis: metaanalysis of randomised controlled trials. Brit med J 329: 324–326.

Manger B, Michels H, Nüsslein HG, Schneider M, Sieper J und die Kommission Pharmakotherapie der DGRh (2007): Neufassung der Empfehlungen der Kommission Pharmakotherapie der DGRh. Therapie mit Tumornekrosefaktor-hemmenden Wirkstoffen bei entzündlich-rheumatischen Erkrankungen. Z Rheumatol 66: 72–75.

Meyer R (2005): Pfizer nimmt Bextra vom Markt. Dtsch Ärztebl 102: A 1023.

Mitchell JA, Akarasereenont P, Thiemermann C, Flower RJ, Vane JR (1993): Selectivity of nonsteroidal antiinflammatory drugs as inhibitors of constitutive and inducible cyclooxygenase. Proc Natl Acad Sci USA 90: 11693–11697.

Mukherjee D, Nissen SE, Topol EJ (2001): Risk of cardiovascular events associated with selective COX-2 inhibitors. JAMA 286: 954–959.

Nussmeier NA, Whelton AA, Brown MT, Langford RM, Hoeft A, Parlow JL, Boyce SW, Verburg KM (2005): Complications of the COX-2 inhibitors parecoxib and valdecoxib after cardiac surgery. N Engl J Med 352: 1081–1091.

Peskar BM, Maricic N, Gretzera B, Schuligoi B, Schmassmann A (2001): Role of cyclooxygenase-2 in gastric mucosal defense. Life Sci 69: 2993–3003.

Piroxicam Rote-Hand-Brief (2007): Neue Anwendungsbeschränkungen für die systemische Anwendung von Piroxicam aufgrund gastrointestinaler Nebenwirkungen und Hautreaktionen. Internet: www.akdae.de/20/40/Archiv/2007/40-20071011.pdf

Prescribe international 2010: Rheumatoid arthritis: choice of antirheumatic treatment. Prescribe international 19: 30-34.

Psaty BM, Kronmal RA (2008): Reporting mortality findings in trials of rofecoxib for Alzheimer disease or cognitive impairment. A case study based on documents from rofecoxib litigation. JAMA 299: 1813-1817.

Richy F, Bruyere O, Ethgen O, Rabenda V, Bouvenot G, Audran M, Herrero-Beaumont G, Moore A, Eliakim R, Haim M, Reginster JY (2004): Time dependent risk of gastrointestinal complications induced by non-steroidal anti-inflammatory drug use: a consensus statement using a meta-analytic approach. Ann Rheum Dis 63: 759–766.

Ross JS, Hill KP, Egilman DS, Krumholz HM (2008): Guest authorship and ghostwriting in publications related to rofecoxib. A case study of industry documents from rofecoxib litigation. Jama 299: 1800-1812.

Schnitzer TJ, Burmester GR, Mysler E, Hochberg MC, Doherty M, Ehrsam E, Gitton X, Krammer G, Mellein B, Matchaba P, Gimona A, Hawkey CJ; TARGET Study Group (2004): Comparison of lumiracoxib with naproxen and ibuprofen in the Therapeutic Arthritis Research and Gastrointestinal Event Trial (TARGET), reduction in ulcer complications: randomised controlled trial. Lancet 364: 665–674.

Schott G, Pachl H, Limbach U, Gundert-Remy U, Ludwig WD, Lieb K (2010a): Finanzierung von Arzneimittelstudien durch pharmazeutische Unternehmen und die Folgen. Teil 1. Dtsch Ärztebl 107: 279-285.

Schott G, Pachl H, Limbach U, Gundert-Remy U, Ludwig WD (2010b): Finanzierung von Arzneimittelstudien durch pharmazeutische Unternehmen und die Folgen. Teil 2. Dtsch Ärztebl 107: 295-301.

Shi S, Klotz U (2008): Clinical use and pharmacological properties of selective COX-2 inhibitors. Eur J Clin Pharmacol 64: 233-252.

Silverstein FE, Faich G, Goldstein JL, Simon LS, Pincus T, Whelton A et al. (2000): Gastrointestinal toxicity with celecoxib vs nonsteroidal anti-inflammatory drugs for osteoarthritis and rheumatoid arthritis. JAMA 284: 1247–1255.

Smolen JS, Kalden JR, Scott DJ, Rozman B, Kvien TK, Larsen A et al. for the European Leflunomide Study Group (1999): Efficacy and safety of leflunomide compared with placebo and sulphasalazine in active rheumatoid arthritis: a double-blind, randomised, multicentre trial. Lancet 353: 259–266.

Solomon SD, McMurray JJ, Pfeffer MA, Wittes J, Fowler R, Finn P, Anderson WF, Zauber A, Hawk E, Bertagnolli M; Adenoma Prevention with Celecoxib (APC) Study Investigators (2005): Cardiovascular risk associated with celecoxib in a clinical trial for colorectal adenoma prevention. N Engl J Med 352: 1071–1080.

Solomon DH, Schneeweiss S, Glynn RJ, Kiota Y, Levin R, Mogun H, Avorn J (2004): Relationship between selective cyclooxygenase-2 inhibitors and acute myocardial infarction in older adults. Circulation 109: 2068–2073.

Vane JR (1971): Inhibition of prostaglandin synthesis as a mechanism of action for aspirin-like drugs. Nat New Biol 231: 232–235.

Wolfe MM, Lichtenstein DR, Singh G (1999): Gastrointestinal toxicity of nonsteroidal antiinflammatory drugs. N Engl J Med 340: 1888–1899.

17. Antitussiva und Expektorantien

Björn Lemmer

AUF EINEN BLICK

Trend

In den Jahren von 1995 bis 2004 sind die Verordnungen der Antitussiva und der Expektorantien kontinuierlich zurückgegangen. Seit dem Jahr 2006 verbleiben sie mit geringen Jahresschwankungen auf dem gleichen Niveau. Hauptgrund des rückläufigen Trends ist die weiterhin zweifelhafte Wirksamkeit dieser Substanzen.

Kosten

Die Verordnungskosten sind 2009 erstmals wieder leicht angestiegen. Insgesamt sind sie jedoch seit 1995 von 590 Mio. € um 68% auf 191 Mio. € im Jahre 2009 zurückgegangen, so dass durch die zurückhaltende Verordnungsweise 399 Mio. € eingespart wurden.

Antitussiva und Expektorantien werden bei Husten im Rahmen einer akuten oder chronischen Bronchitis angewendet. Dieses Symptom kann bei einer Reihe ätiologisch unterschiedlicher Krankheiten auftreten, die häufigste Ursache ist eine Virusinfektion in den oberen Atemwegen, wie sie bei Erkältungskrankheiten und Grippe vorkommt. Chronischer Husten ist häufig durch Rauchen bedingt. **A**temnot unter Belastung, chronischer **H**usten und vermehrte Schleimbildung (**A**uswurf) sind Leitsymptome (AHA-Symptome) bei der chronisch obstruktiven Lungenerkrankung (COPD), ein Krankheitsbild mit weltweit steigender Morbidität und Mortalität und zunehmender sozioökonomischer Bedeutung.

Verordnungsspektrum

Das früher hohe Verordnungsvolumen der Antitussiva und Expektorantien ist seit 1995 kontinuierlich zurückgegangen. In den letzten 10 Jahren fielen die Verordnungen der Antitussiva – abgesehen von einer kleinen Steigerung 2005 – von 49 Mio. definierten Tagesdosen (DDD)

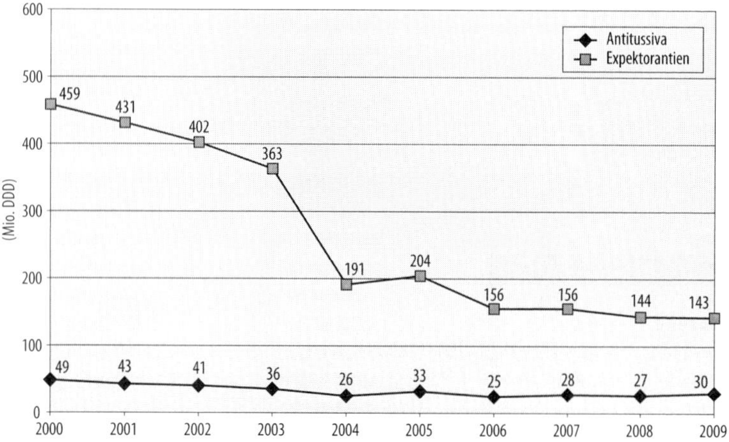

Abbildung 17.1: Verordnungen von Antitussiva und Expektorantien 2000 bis 2009. Gesamtverordnungen nach definierten Tagesdosen

auf 30 Mio. (–38%) und die Verordnungen der Expektorantien von 459 Mio. DDD auf 143 Mio. DDD (–69%) zurück (Abbildung 17.1). Unter den 3000 verordnungshäufigsten Präparaten sind im Jahre 2009 67 Antitussiva und Expektorantien, eins weniger als im Vorjahr.

Antitussiva

Antitussiva werden bei unproduktivem, quälendem und belastenden Husten angewendet, vor allem wenn dieser den Schlaf stört. Starke Antitussiva sind die zentral wirkenden Opioide, die den Hustenreflex durch einen direkten Effekt auf das Hustenzentrum unterdrücken. Relevante unerwünschte Wirkungen dieser Substanzen sind das Abhängigkeitspotenzial, die Atemdepression und die Hemmung der mukoziliären Clearance. Die wichtigsten Antitussiva aus dieser Gruppe sind nach wie vor Codein und Dihydrocodein. In den Verordnungen für 2009 ist Codein mit neun und Dihydrocodein mit zwei Präparaten vertreten. Dextromethorphan ist mit einem Monopräparat vertreten. Noscapin, ein Alkaloid der Papaverinreihe, das antitussive Wirkungen, jedoch nicht die unerwünschten Wirkungen der Opioide hat, ist in einem Monopräparat ent-

Tabelle 17.1: Verordnungen von Antitussiva 2009. Angegeben sind die 2009 verordneten Tagesdosen, die Änderungen gegenüber 2008 und die mittleren Kosten je DDD 2009.

Präparat	Bestandteile	DDD in Mio.	Änd. in %	DDD-Kosten in €
Codein				
Codeinsaft/-Tropfen-CT	Codein	3,2	(+23,8)	2,81
Codicaps mono/Neo	Codein	2,1	(+16,2)	2,48
Bronchicum Mono Codein	Codein	1,2	(+7,6)	2,03
Tryasol Codein	Codein	1,0	(+17,2)	2,78
Optipect Kodein forte	Codein	0,7	(+10,9)	3,00
Codicompren	Codein	0,6	(+11,1)	2,43
Tussoret	Codein	0,5	(+8,1)	2,12
Codeinum phosphoricum BC	Codein	0,4	(+9,1)	3,98
Codeinum phosph. Compr.	Codein	0,4	(+12,8)	2,76
		10,1	(+15,9)	2,65
Dihydrocodein				
Paracodin/N	Dihydrocodein	6,5	(+13,0)	2,97
Tiamon Mono	Dihydrocodein	0,2	(+6,9)	1,61
		6,8	(+12,8)	2,92
Andere Antitussiva				
Capval	Noscapin	8,8	(+23,2)	2,91
Sedotussin	Pentoxyverin	1,5	(−2,7)	1,46
Quimbo	Levodropropizin	1,0	(−18,9)	2,60
Neo Tussan	Dextromethorphan	0,2	(+7,7)	4,11
		11,4	(+14,1)	2,72
Kombinationen				
Longtussin duplex	Codein Guaifenesin	0,2	(+8,8)	3,07
Summe		28,4	(+14,4)	2,74

halten. Wie in den beiden Vorjahren hat die Verordnung von Antitussiva im Jahre 2009 stark zugenommen (Tabelle 17.1).

Monopräparate

Codein und Dihydrocodein gehören zur Gruppe der Opioide und sind seit Jahren die am häufigsten verordneten Antitussiva (Tabelle 17.1). Obwohl Codein in älteren Studien positive Effekte zeigte, war Codein nach einem Cochrane-Review nicht besser wirksam als Placebo (Smith et al. 2008). Zur gleichen Auffassung kommt ein jüngster Übersichtsartikel (Dicpinigaitis 2009).

Führendes Präparat der nichtopioiden Antitussiva ist *Capval* mit dem bereits erwähnten Antitussivum Noscapin, das im Jahre 2009 wieder vermehrt verordnet wurde (Tabelle 17.1). Pentoxyverin (*Sedotussin*) ist ein synthetisches Antitussivum (Tabelle 17.1), dessen Wirksamkeit in klinischen Studien nicht sicher belegt ist. Die Mechanismen der Wirkungen sind nicht bekannt, eine jüngste Medline-Recherche ergab auch keine aussagekräftigen Hinweise auf entsprechend positive Studien trotz einer positiven Bewertung in Aufbereitungsmonographien.

Auch für rezeptfreie Husten- und Erkältungsmittel waren bei Kindern keine klinisch bedeutsamen Unterschiede im Vergleich zu Placebo nachweisbar (American Academy of Pediatrics 1997). Da nach der Anwendung dieser scheinbar harmlosen Produkte zahlreiche Todesfälle beschrieben wurden, ist in den USA eine schärfere Kontrolle durch die Arzneimittelbehörde gefordert worden (Sharfstein et al. 2007).

Kombinationspräparate

In dieser Gruppe ist nur noch ein Präparat aufgeführt (Tabelle 17.2), es erfüllt nicht die Anforderungen, die an therapeutisch begründete Kombinationen zu stellen sind.

Expektorantien

Expektorantien sollen bei produktivem Husten die Sekretion der Bronchialflüssigkeit fördern oder die Viskosität eines verfestigten Bronchialschleims senken. Obwohl diese Idee theoretisch reizvoll ist, herrscht nach wie vor ein Mangel an ausreichend kontrollierten Studien, in denen eine Überlegenheit der Expektorantien gegenüber Placebo bzw. Flüssigkeitszufuhr nachgewiesen wurde. Husten ist das beste Expektorans. Zur Sekretentfernung ist es daher sinnvoll, die Patienten abhusten zu lassen.

In dem Übersichtsartikel der „Cochrane Library" (Poole und Black 2010) werden 28 Studien mit Expektorantien (publizierte und nicht publizierte Daten, davon 14 Studien mit Acetylcystein) bei Patienten mit chronischer Bronchitis oder COPD (chronisch-obstruktiver Lungenerkrankung) bei einer Behandlungsdauer von 2–36 Monaten

Tabelle 17.2: Verordnungen von Expektorantien 2009. Angegeben sind die 2009 verordneten Tagesdosen, die Änderungen gegenüber 2008 und die mittleren Kosten je DDD 2009.

Präparat	Bestandteile	DDD in Mio.	Änd. in %	DDD-Kosten in €
Acetylcystein				
ACC HEXAL	Acetylcystein	35,0	(+7,1)	0,43
NAC-ratiopharm	Acetylcystein	5,4	(−12,7)	0,42
NAC- 1 A Pharma	Acetylcystein	3,7	(+10,8)	0,44
NAC AL	Acetylcystein	3,1	(+12,0)	0,57
Acemuc	Acetylcystein	2,9	(−15,7)	0,50
Fluimucil	Acetylcystein	2,5	(−8,6)	0,96
NAC AbZ	Acetylcystein	0,5	(+17,1)	0,61
		53,2	(+3,0)	0,47
Ambroxol				
AmbroHEXAL	Ambroxol	6,3	(+18,9)	0,39
Mucosolvan	Ambroxol	4,3	(−21,1)	0,55
Ambroxol AL	Ambroxol	4,2	(+7,9)	0,59
Ambroxol- 1 A Pharma	Ambroxol	2,5	(+40,1)	0,53
Ambroxol-ratiopharm	Ambroxol	2,3	(+1,6)	0,62
Ambrobeta	Ambroxol	0,4	(−3,7)	0,62
Ambroxol-CT	Ambroxol	0,2	(+9,9)	0,77
Paediamuc	Ambroxol	0,2	(+12,7)	0,56
Ambroxol Heumann	Ambroxol	0,1	(+2,9)	0,52
Ambroxol STADA	Ambroxol	0,1	(−29,2)	0,62
Lindoxyl	Ambroxol	0,1	(−3,0)	1,33
		20,8	(+4,5)	0,52
Weitere Mukolytika				
Bromhexin Krewel Meuselbach	Bromhexin	0,2	(+19,1)	0,47
Summe		74,2	(+3,4)	0,49

analysiert. Die Autoren kommen zu dem Schluss, dass die Langzeitbehandlung (>zwei Monate) mit einer geringen, aber signifikanten Verminderung akuter Exazerbationen (– 0,04 Exazerbationen pro Patient und Monat) und einer etwas größeren Verringerung der Arbeitsunfähigkeit (–0,56 Tage pro Patient und Monat) einherging. Die Autoren folgern hingegen, dass es keinen überzeugenden Beweis für eine Verbesserung der Lungenfunktion gibt. Weiterhin stellten die Autoren eine signifikante Heterogenität zwischen den Studien fest. Auch eine Cochrane-Übersicht bei ambulanter Versorgung (Smith et al. 2008) kommt zu keinem anderen Ergebnis. Unsere in den bisherigen Auflagen des Arzneiverordnungs-Reports geäußerte kritische Stellungnahme zur Wirksamkeit von Expektorantien (siehe Lemmer 2000) bleibt daher prinzipiell bestehen. Diese Einstellung wird auch durch entsprechende Beiträge in Lehrbüchern der Pharmakologie gestützt, in denen Expektorantien als zweifelhaft wirksam bewertet oder gar nicht erwähnt werden (Lüllmann et al. 2006, Mutschler et al. 2008, Udem 2006, Lemmer und Wettengel 2010, Illes und Allgeier 2005). Dort wird auch übereinstimmend die Meinung vertreten, dass ohne ausreichende Flüssigkeitszufuhr Expektorantien nicht wirken können. Von der französischen Arzneimittelüberwachungsbehörde wurden bereits früher alle Expektorantien, die Acetylcystein (26 Studien), Ambroxol (14 Studien), Bromhexin (2 Studien), Carbocistein (24 Studien) etc. enthalten, als negativ („insuffisant") klassifiziert (Agence Francaise 2001, 2004). Auch die GOLD-Initiative (2009) folgert, dass Mukolytika wegen der kontroversen Datenlage keine allgemeine Anwendung finden sollten.

Daher sollte generell den Ursachen der vermehrten Schleimbildung (z. B. Rauchen, chronische Infekte) nachgegangen werden. Dies gilt vor allem für die COPD, die nach Prognosen der WHO von Rang sechs der häufigsten Todesursachen 1990 im Jahre 2020 auf Platz drei rangieren wird. Beta$_2$-Sympathomimetika und Theophyllin sind nach wie vor bessere Stimulatoren der mukoziliären Clearance als Acetylcystein und Ambroxol.

Acetylcystein

Führender Wirkstoff der Expektorantien ist seit vielen Jahren das Mukolytikum Acetylcystein, auf das im Jahre 2009 mit 7 Präparaten fast 72% der Verordnungen der Monopräparate entfallen (Tabelle 17.2). Die Verordnungen an Acetylcystein nahmen im Jahre 2009 gering zu. Acetylcystein ist ein Mukolytikum mit freien Sulfhydrylgruppen, das nach Inhalation die Viskosität des Bronchialschleims durch Spaltung von Disulfidbrücken erniedrigt. Da inhalatives Acetylcystein bei Asthmapatienten Bronchospasmen auslöst, wird diese Applikationsform von Pulmologen nicht mehr empfohlen. Seitdem ist die orale Gabe in Gebrauch gekommen, obwohl die Bioverfügbarkeit von Acetylcystein nur etwa 10% beträgt (Olsson et al. 1988,

Mutschler et al. 2008) und ein Nachweis von Acetylcystein im Bronchialschleim nicht möglich war (Cotgreave et al. 1987). Als Beleg für die orale Wirksamkeit von Acetylcystein wird oft die Senkung akuter Exazerbationen bei chronischer Bronchitis angegeben. Die Aussagekraft dieser Studien ist aber nur begrenzt, da viele Patienten die Studie nicht beendeten (Multicenter Study Group 1980) oder Nichtraucher, Asthmapatienten und Patienten mit längerfristiger Antibiotikatherapie ausgeschlossen wurden (Boman et al. 1983). Darüber hinaus ist zu beachten, dass der Begriff „Exazerbation" nicht klar definiert ist (Rennard 2003). Eine jüngste Initiative versucht hier Klarheit zu schaffen (Rodriguez-Roisin 2000, Celli et al., 2005, Rodriguez-Roisin 2006), dabei wird für die pharmakologische Behandlung ein „ABC"-Vorgehen (Antibiotika, Bronchodilatatoren, Corticosteroide) vorgeschlagen, Expektorantien werden nicht erwähnt. Fünf weitere Studien zeigten dagegen keine Wirkung von Acetylcystein auf Exazerbationen bei chronischer Bronchitis (Jackson et al. 1984, British Thoracic Society Research Committee 1985, Parr und Huitson 1987, Rasmussen und Glennow 1988, Hansen et al. 1994, Grandjean et al. 2000). Diese Studien waren auch in der Metaanalyse der Cochrane Library (Poole und Black 2010) berücksichtigt worden. Die französischen Behörden haben alle 26 analysierten Studien mit Acetylcystein negativ bewertet (Agence Francaise 2001, 2004). Obwohl einige Placebo-kontrollierte Doppelblindstudien vorliegen (Grandjean et al. 2000), kommt auch die GOLD-Initiative zu der Folgerung, dass für Antioxidantien wie Acetylcystein noch künftige klinische Studien sorgfältig evaluiert werden müssen, bevor eine routinemäßige Verwendung bei COPD empfohlen werden kann (GOLD 2009). Eine solche randomisierte Placebo-kontrollierte Studie (BRONCUS) wurde im Lancet durch Decramer et al. (2005) publiziert. Dabei zeigte sich, dass eine dreijährige tägliche Einnahme von 600 mg Acetylcystein bei 523 Patienten mit COPD weder den Verlauf der Erkrankung, den FEV_1-Wert, noch die jährliche Exazerbationsrate im Vergleich zu Placebo besserte. Die Zweifel an der Wirksamkeit von Acetylcystein werden durch kontrollierte Studien bestätigt, in denen das Mittel bei Beatmungspatienten sogar in Dosen von 3–13g/Tag intravenös verabreicht wurde (Konrad et al. 1995, Domenighetti et al. 1997). Dennoch hatte Acetylcystein keine klinisch signifikanten Effekte auf Lungenfunktion, Bronchialschleim, systemische Oxygenierung und Beatmungsnotwendigkeit. Nach einer jüngsten Medline Recherche (2010) liegen keine neueren Erkenntnisse vor. Nachteilig bei Acetylcystein sind seine relativ häufigen unerwünschten Wirkungen, z. B. allergische und gastrointestinale Reaktionen.

Ambroxol

Ambroxolpräparate wurden im Mittel weniger als halb so viel verordnet wie Acetylcystein enthaltende, die Verordnungszahlen der Ambroxolpräparate nahmen im Mittel zu, bei starken Unterschieden zwischen den Präparaten (Tabelle 17.2). Anders als Acetylcystein hat Ambroxol eine ausreichende orale Bioverfügbarkeit von 50–65%. Als Beleg der Wirksamkeit gilt eine italienische Studie zur Prävention akuter Exazerbationen der chronischen Bronchitis (Olivieri et al. 1987). In einer weiteren Ambroxolstudie wurden die Zeiten der Arbeitsunfähigkeit verkürzt, subjektive Symptome (Atemnot, Husten, Auswurf) und Klinikaufenthalte aber nicht beeinflusst (Cegla 1988). Bei 90 Patienten mit chronischer Bronchitis war in einer randomisierten, Placebo-kontrollierten und doppelblind durchgeführten Studie kein therapeutischer Vorteil von Ambroxol nachweisbar (Guyatt et al. 1987). In einer neueren randomisierten, doppel-blinden, Placebo-kontrollierten Studie bei 242 Patienten mit COPD hatte Ambroxol nach 6 und 12 Monaten ebenfalls keinen signifikanten Effekt auf die Exazerbationen, wie die Kaplan-Meier-Analysen zeigten (Malerba et al. 2004). Neuere Studien liegen nach Medline nicht vor.

Ambroxol gehört aus diesem Grunde nicht zu den Standardtherapeutika der chronischen Bronchitis. Ebenso empfiehlt die GOLD-Initiative Mukolytika wie Ambroxol und Carbocistein aufgrund mangelnder Beweislage nicht bei COPD (GOLD 2009).

Bromhexin

Bromhexin ist nur noch in einem Präparat enthalten und wurde 2009 nur noch gering verordnet (Tabelle 17.2). Auch hier kommt die französische Behörde zu einem negativen Urteil (Agence Francaise 2001, 2004).

Kombinationspräparate mit Antiinfektiva

Die Verordnung von Kombinationspräparaten mit Antiinfektiva wechselt von Jahr zu Jahr mit Abnahmen und Anstiegen, im Jahr 2009 war wie im Vorjahr wieder einmal eine Abnahme zu verzeichnen (Tabelle 17.3) Die in den Kombinationen enthaltenen Antibiotika sind ausreichend dosiert und damit bei entsprechender Empfindlichkeit der Erreger auch wirksam. Der Zusatz der in ihrer Wirkung ungesicherten Expektoranti-

Tabelle 17.3: Verordnungen von Expektorantienkombinationen mit Antibiotika 2009. Angegeben sind die 2009 verordneten Tagesdosen, die Änderungen gegenüber 2008 und die mittleren Kosten je DDD 2009.

Präparat	Bestandteile	DDD in Mio.	Änd. in %	DDD-Kosten in €
Doxycyclin und Ambroxol				
Ambrodoxy	Doxycyclin Ambroxol	5,1	(-11,4)	1,00
Ambroxol AL comp	Doxycyclin Ambroxol	3,2	(+13,5)	1,02
Doxam	Doxycyclin Ambroxol	2,8	(-29,8)	1,10
Ambroxol-ratiopharm comp.	Doxycyclin Ambroxol	1,6	(-13,1)	0,96
Doxy-CT comp	Doxycyclin Ambroxol	1,4	(-23,2)	1,00
Doxy plus STADA	Doxycyclin Ambroxol	0,9	(-9,2)	0,99
Sigamuc	Doxycyclin Ambroxol	0,7	(-16,8)	1,00
		15,7	(-13,1)	1,02
Oxytetracyclin-Kombinationen				
Tetra-Gelomyrtol	Oxytetracyclin Myrtol	1,5	(-34,7)	3,13
Summe		17,2	(-15,6)	1,20

en verteuert jedoch die Therapie unnötig. So sind die Doxycyclinkombinationen (1,02 € pro DDD) im Durchschnitt fast 50% teurer als die Monotherapie mit Doxycyclin (0,61 € pro DDD) (vgl. Tabelle 9.4).

17

Pflanzliche Expektorantien

Unter den pflanzlichen Expektorantien ist die Präparategruppe mit Extrakten aus Efeublättern (Folia Hedera) führend, auf sie entfallen im Jahre 2009 80% der Verordnungen (Tabelle 17.4). Nach einer Medline-Recherche über die letzten 40 Jahre gibt es keine kontrollierten Studien über die Anwendung bei akuten Atemwegskrankheiten. Die Hersteller-

Tabelle 17.4: Verordnungen von pflanzlichen Expektorantien 2009. Angegeben sind die 2009 verordneten Tagesdosen, die Änderungen gegenüber 2008 und die mittleren Kosten je DDD 2009.

Präparat	Bestandteile	DDD in Mio.	Änd. in %	DDD-Kosten in €
Efeublätterextrakt				
Prospan	Efeublätterextrakt	26,0	(+9,5)	0,44
Sinuc	Efeublätterextrakt	2,7	(−15,3)	0,33
Hedelix	Efeublätterextrakt	0,6	(+8,4)	0,88
Sedotussin Efeu	Efeublätterextrakt	0,5	(−1,9)	0,31
Bronchostad Hustenlöser	Efeublätterextrakt	0,3	(−15,9)	0,76
		30,1	(+6,2)	0,44
Thymianextrakt				
Tussamag Husten	Thymianextrakt	0,6	(−0,2)	1,26
Soledum Hustensaft/-Tropfen	Thymianextrakt	0,5	(+8,1)	1,34
Gelobronchial	Thymianextrakt	0,3	(+3,7)	0,76
Melrosum Hustensirup	Thymianextrakt	0,3	(−12,3)	1,36
Aspecton DS	Thymianextrakt	0,1	(−9,4)	1,89
Hustagil Thymian	Thymianextrakt	0,1	(+16,0)	1,45
		1,9	(+0,5)	1,26
Weitere Mittel				
Umckaloabo	Pelargoniumwurzel-extrakt	1,3	(−13,7)	1,81
Gelomyrtol/-forte	Myrtol	0,2	(−3,2)	1,21
		1,5	(−12,6)	1,74
Kombinationen				
Bronchipret Saft/Tropfen	Thymianextrakt Efeublätterextrakt	1,7	(+10,8)	1,53
Bronchicum	Primelwurzelextrakt Thymianextrakt	1,0	(+3,0)	1,70
Sinuforton Saft	Thymianextrakt Primelwurzelextrakt	0,7	(−10,2)	1,39
Monapax Saft/Supp./Tropfen	Sonnentau Ø Hedera helix Ø China D1 Cochenillelaus D1 Kupfersulfat D1 Ipecacuanha D4 Hyoscyamos D4	0,7	(−6,1)	3,62
Eucabal Hustensaft	Thymianextrakt Spitzwegerichextrakt	0,03	(−16,8)	5,46
		4,1	(+1,7)	1,92
Summe		37,6	(+4,5)	0,69

17

firma von *Prospan* hatte im Jahre 2000 mehrere Studien übersandt, die eine therapeutische Wirksamkeit bei der in Anspruch genommenen Indikation (akute Katarrhe der Atemwege, chronisch entzündliche Bronchialerkrankungen) belegen sollten (siehe Arzneiverordnungs-Report 2000). Vier Studien waren unkontrollierte Anwendungsbeobachtungen ohne Placebogruppen. Eine Studie zeigte einen marginalen Effekt, der jedoch wegen kleiner Patientenzahlen und kurzer Prüfdauer (3–5 Tage) kein valider Beleg ist und darüber hinaus bei Asthma bronchiale und nicht bei akuten Atemwegskatarrhen erhoben wurde (Mansfeld et al. 1998). Alle publizierten Studien weisen zahlreiche formale und inhaltliche Mängel auf.

Die Verordnung von Thymianpräparaten hat im Jahre 2009 gering zugenommen (Tabelle 17.4). Hauptinhaltsstoff ist das ätherische Thymianöl mit angeblichen sekretolytischen und broncholytischen Eigenschaften, die jedoch nach einer Medline-Recherche ebenfalls nicht durch klinische Studien belegt sind. Das Myrtol enthaltende Monopräparat (*Gelomyrtol*) ist in den letzten vier Jahren geringer verordnet worden (Tabelle 17.4).

Die Kombinationspräparate enthalten zwei bis sieben Bestandteile. Größtenteils handelt es sich um Kombinationen von Pflanzenextrakten. Sie wurden im Jahre 2009 unverändert gering verordnet (Tabelle 17.4). Die überwiegend homöopathischen Präparate, die unter der Bezeichnung „Grippemittel" bei Husten- und Erkältungskrankheiten angewendet werden (Tabelle 17.5), wurden 2009 erneut geringer verordnet. Viele dieser Präparate stützen sich weiterhin auf die Aufbereitungsmonographien der Kommission E für die phytotherapeutische Therapierichtung des vormaligen Bundesgesundheitsamtes. Als Beleg für die Wirksamkeit galt unter anderem die Aufnahme in angesehene Übersichtsartikel, Handbücher oder Lehrbücher sowie Erfahrungswissen in Verbindung mit aussagekräftigen experimentellen Ergebnissen (Bundesgesundheitsam1981). Damit erfüllten diese Phytotherapeutika zwar die geltenden arzneimittelrechtlichen Voraussetzungen als besondere Therapierichtung, erreichen aber nicht den wissenschaftlichen Standard, der für chemisch definierte Wirkstoffe im Arzneimittelgesetz gefordert wird.

Externe Expektorantien

Die Verordnungen der Expektorantien zur äußeren Anwendung haben in den letzten 12 Jahren von 121 Mio. DDD (siehe Arzneiverord-

Tabelle 17.5: Verordnungen von Grippemitteln, Inhalaten und Brusteinreibungen 2009. Angegeben sind die 2009 verordneten Tagesdosen, die Änderungen gegenüber 2008 und die mittleren Kosten je DDD 2009.

Präparat	Bestandteile	DDD in Mio.	Änd. in %	DDD-Kosten in €
Grippemittel				
Meditonsin Lösung	Aconitum D5 Atropinum sulf. D5 Mercurius cyanatus D8	8,7	(−13,4)	0,25
Ferrum-phosph. comp. Weleda	Aconitum napellus D1 Bryonia D1 Eucalyptus globulus D1 Eupatorium perfoliatum D1 Ferrum phosphoricum D6 Sabadilla D1	0,3	(+4,2)	0,69
Tempil N	Diphenylpyralin Metamfepramon Acetylsalicylsäure	0,3	(+4,5)	3,58
		9,3	(−12,5)	0,36
Inhalate und Brusteinreibungen				
Babix-Inhalat N	Eucalyptusöl Fichtennadelöl	6,2	(−9,4)	0,09
Transpulmin Kinder/-Baby	Eucalyptusöl Kiefernnadelöl	0,5	(−19,3)	0,51
Pari NaCl Inhalationsloesung	isot. Natriumchloridlösung	0,5	(+405,4)	0,71
Eucabal Balsam S	Eucalyptusöl Kiefernnadelöl	0,5	(−10,9)	0,52
Emser Inhalation	Emser Salz	0,2	(−0,4)	1,92
		7,9	(−5,0)	0,23
Summe		17,2	(−9,2)	0,30

nungs-Report '97) auf nunmehr 7,9 Mio. DDD abgenommen (Tabelle 17.5). Diese Präparate enthalten zumeist ätherische Öle, für die keine gezielten, klinisch kontrollierten Untersuchungen über die Wirkungen und Wirksamkeit vorliegen, ihre Anwendung basiert überwiegend auf Empirie (Kurz 1986).

Wirtschaftliche Aspekte

Nach den Einsparungen durch rückläufige Verordnungen der Antitussiva und Expektorantien im Jahre 2008 ist der Umsatz 2009 mit 191 Mio. € (+5,1%) 2009 wieder angestiegen (siehe Tabelle 1.1). Aufgrund einer Kosten-Nutzen-Analyse zur Verwendung von Acetylcystein kommen Grandjean et al. (2000) bereits vor 10 Jahren zu der Folgerung, dass „die Behandlung von Patienten mit chronischer Bronchitis mit Acetylcystein während der Wintermonate teuer ist, sowohl von Seiten der Kostenträger als auch vom gesellschaftlichen Standpunkt".

Nach wie vor muss gefordert werden, dass vor allem der Beseitigung der Ursachen der Erkrankung (z. B. Rauchen, Luftverschmutzung) Beachtung geschenkt werden sollte. Auf die bedrohliche Zunahme der COPD wurde hingewiesen, bei der dem Rauchen ursächlich eine führende Rolle zukommt. Leider sind in den letzten Jahren in dieser Indikation keine Anstrengungen unternommen worden, Phytotherapeutika nach anerkannten klinischen Prüfungsrichtlinien zu untersuchen, um ihren Stellenwert innerhalb der Medizin beurteilen zu können.

Literatur

Agence Francaise de Sécurité Sanitaire des Produits de Santé (2001): Troubles de la sécrétion bronchique. www.agmed.sante.gouv.fr/htm/5/smr/ pneumo/sebron2.htm. Aufgerufen: 9.5.2004.

American Academy of Pediatrics Committee on Drugs (1997): Use of codeine- and dextromethorphan-containing cough remedies in children. Pediatrics 99: 918–920.

Boman G, Bäcker U, Larsson S, Melander B, Wåhlander L (1983): Oral acetylcystein reduces exacerbation rate in chronic bronchitis. Report of a trial organized by the Swedish Society for Pulmonary Diseases. Eur J Respir Dis 64: 405–415.

British Thoracic Society Research Committee (1985): Oral N-acetylcysteine and exacerbation rates in patients with chronic bronchitis and severe airways obstruction. Thorax 40: 832–835.

Bundesgesundheitsamt (1981): Monographieentwürfe für anthroposophische und phytotherapeutische Arzneimittel. Dtsch Apoth Ztg 52: 2910–2913.

Cegla UH (1988): Langzeittherapie über 2 Jahre mit Ambroxol (Mucosolvan) Retardkapseln bei Patienten mit chronischer Bronchitis. Ergebnisse einer Doppelblindstudie an 180 Patienten. Prax Klin Pneumol 42: 715–721.

Celli BR, Calverley PM, Rennard SI, Wouters EF, Agusti A, Anthonisen N, Macnee W, Jones P, Pride N, Rodriguez-Roisin R, Rossi A, Wanner A. (2005). Proposal for a multidimensional staging system for chronic obstructive pulmonary disease. Respir Med 99:1546-1554.

Cotgreave IA, Eklund A, Larsson K, Moldéus PW (1987): No penetration of orally administered N-acetylcysteine into bronchoalveolar lavage fluid. Eur J Respir Dis 70: 73–77.

Decramer M, Rutten-van Molken M, Dekhuijzen PN, Troosters T, van Herwaarden C, Pellegrino R, van Schayck CP, Oliveri D, Del Donno M, De Backer W, Lankhorst I, Ardia A (2005): Effects of N-acetylcysteine on outcomes in chronic obstructive pulmonary disease (Bronchitis Randomized on NAC Cost-Utility Study, BRONCUS): a randomised placebo-controlled trial. Lancet 365: 1552–1560.

Dicpinigaitis PV (2009): Currently available antitussives. Pulm Pharmacol Ther 22:148-151.

Domenighetti G, Suter PM, Schaller MD, Ritz R, Perret C (1997): Treatment with N-acetylcystein during acute respiratory distress syndrome: a randomised, double-blind, placebo-controlled clinical study. J Crit Care 12: 177–182.

Global Initiative for Chronic Obstructive Lung Disease (GOLD) (2009): Global strategy for the diagnosis, management, and prevention of chronic obstructive pulmonary disease. Updated 2009. Mecical Communication Resources, Inc..

Grandjean EM, Berthet PH, Ruffmann R, Leuenberger PH (2000): Efficacy of oral long-term N-acetylcysteine in chronic bronchopulmonary disease: a meta-analysis of published double-blind, placebo-controlled clinical trials. Clin Ther 22: 209–221.

Guyatt GH, Townsend M, Kazim F, Newhouse MT (1987): A controlled trial of ambroxol in chronic bronchitis. Chest 92: 618–620.

Hansen NCG, Skriver A, Brorsen-Riis L, et al (1994): Orally adminstered N-acetylcystein may improve general well-being in patients with mild chronic bronchitis. Resp Med 88: 531–535.

Illes P, Allgeier C (2005): Analgetika – Behandlung von Schmerzen. Anhang: Therapie mit Antitussiva und Expektorantien. In: Aktories K, Förstermann U, Hofmann F, Starke K (Hrsg): Pharmakologie und Toxikologie, 9. Auflage, Urban & Fischer, München, Jena, S. 231–254.

Jackson IM, Barnes J, Cooksey P (1984): Efficacy and tolerability of oral acetylcysteine (Fabrol®) in chronic bronchitis: a double-blind placebo controlled study. J Int Med Res 12: 198–206.

Konrad F, Schoenberg MH, Wiedmann H, Kilian J, Georgieff M (1995): Applikationen von Acetylcystein als Antioxidans und Mukolytikum bei mechanischer Ventilation von Intensivpflegepatienten. Eine prospektive, randomisierte Placebo-kontrollierte Doppelblindstudie. Anaesthesist 44: 651–658.

Kurz H (1986): Expektorantien und Antitussiva. Dtsch Apoth Ztg 126: 1024–1029.

Lemmer B (2000): Antitussiva und Expektorantien. In: Schwabe U, Paffrath D (Hrsg): Arzneiverordnungs-Report 2001, Springer-Verlag, Berlin Heidelberg, S. 234–256.

Lemmer B, Wettengel R (2010): Erkrankungen der Atemwege. In: Lemmer B, Brune K (Hrsg): Pharmakotherapie – Klinische Pharmakologie. 14. Aufl., Springer Verlag, Berlin Heidelberg New York, S. 321-337.

Lüllmann H, Mohr K, Hein L (2006): Pharmakologie und Toxikologie. 16. Auflage, Thieme Verlag, Stuttgart New York, S. 172.

Malerba M, Ponticiello A, Radaeli A, Bensi G, Grassi V (2004): Effect of twelve-months therapy with oral ambroxol in preventing exacerbations in patients with COPD. Double-blind, randomised, mulicenter, placebo-controlled study (the AMETHIST Trial). Pulm Pharmacol Therpeut 17: 27–34.

Mansfeld H-J, Höhre H, Repges R, Dethlefsen U (1998): Therapie des Asthma bronchiale mit Efeublätter-Trockenextrakt. Münch med Wschr 140: 26–30.
Multicenter Study Group (1980): Long-term oral acetylcysteine in chronic bronchitis. A double-blind controlled study. Eur J Respir Dis. 61: 93–108.
Mutschler E, Geisslinger G, Kroemer HK, Ruth P, Schäfer-Korting M (2008): Arzneimittelwirkungen, 9. Aufl., Wissenschaftliche Verlagsgesellschaft Stuttgart, S. 628–629.
Olivieri D, Zavattini G, Tomasini G (1987): Ambroxol for the prevention of chronic bronchitis exacerbations: long-term multicenter trial. Respiration 51: Suppl1, 42–51.
Olsson B, Johansson M, Gabrielsson J, Bolme P (1988): Pharmacokinetics and bioavailability of reduced and oxidized N-acetylcysteine. Eur J Clin Pharmacol 34: 77–82.
Parr GD, Huitson A (1987): Oral fabrol (oral N-acetylcysteine) in chronic bronchitis. Br J Dis Chest 81: 341–349.
Poole PJ, Black PN (2010): Mucolytic agents for chronic bronchitis or chronic obstructive pulmonary disease (Cochrane Review). Cochrane Database of Syst Rev, Feb 17;2:CD001287.
Rasmussen JB, Glennow C (1988): Reduction in days of illness after long-term treatment with N-acetylcysteine controlled-release tablets in patients with chronic bronchitis. Eur Respir J 1: 351–355.
Rennard SI (2003): COPD: treatments benefit patients. Lancet 361: 444–445.
Rodriguez-Roisin R (2000): Toward a consensus definition for COPD exacerbations. Chest 117: 398S–410S.
Rodriguez-Roisin R. (2006). COPD exacerbations.5: management. Thorax 61:535-544.
Sharfstein JM, North M, Serwint JR (2007): Over the counter but no longer under the radar - pediatric cough and cold medications. N Engl J Med 357: 2321–2324.
Smith SM, Schroeder K, Fahey T (2008): Over-the-counter medications for acute cough in children and adults in ambulatory settings. Cochrane Database Syst Rev 1:CD0011831.
Udem BJ (2006) Pharmacotherapy of asthma. In: Brunton LL, Lazo JS, Parker KL (eds) Goodman & Gilman's The Pharmacological Basis of Therapeutics. 11th ed, McGraw-Hill, New York, pp 717–736.

18. Betarezeptorenblocker

Björn Lemmer

AUF EINEN BLICK

Verordnungsprofil

Betarezeptorenblocker spielen eine wichtige Rolle bei der Behandlung kardiovaskulärer Erkrankungen. Hauptindikationen sind arterielle Hypertonie, koronare Herzkrankheit, tachykarde Herzrhythmusstörungen und chronische Herzinsuffizienz. Wichtigste Gruppe sind die β_1-selektiven Betarezeptorenblocker.

Trend

Die Verordnungen der β_1-selektiven Betarezeptorenblocker nahmen in den letzten 10 Jahren um das 2,2-fache zu. Nichtselektive und intrinsisch aktive Wirkstoffe sind dagegen seit mehreren Jahren rückläufig.

Kosten

Der Generikaanteil hat inzwischen 80–97% erreicht. Allerdings bestehen teilweise beachtliche Preisunterschiede zwischen den Präparaten.

Betarezeptorenblocker hemmen die Funktion des sympathischen Nervensystems in allen Organen, die mit adrenergen Betarezeptoren ausgestattet sind. Dazu gehören insbesondere das Herz, die Nieren und die glatte Muskulatur von Bronchien und Muskelgefäßen. Therapeutisch bedeutsam sind die Senkung der Herzfrequenz, des kardialen Sauerstoffverbrauchs, der Reninausschüttung aus der Niere und die Erniedrigung des Augeninnendrucks (vgl. Kapitel 36). Nachteilig kann sich die Betarezeptorenblockade auf die Herzkraft, die kardiale Erregungsleitung, die Bronchialfunktion (Gefahr des Bronchospasmus) und die Gefäßmuskulatur (Durchblutungsstörungen) auswirken.

In den einzelnen Organen sind vor allem zwei Typen von Betarezeptoren von Bedeutung, die durch Betarezeptorenblocker unterschiedlich beeinflusst werden können. Herz und Nieren enthalten überwiegend $Beta_1$-Rezeptoren, Bronchien und Gefäße überwiegend $Beta_2$-Rezeptoren. Allerdings ist zu berücksichtigen, dass das Herz 20–40% funktionell gekoppelte β_2-Rezeptoren besitzt und die Lunge etwa einen 20%igen Anteil an β_1-Rezeptoren aufweist. Im Herzventrikel werden die inotropen Effekte überwiegend über β_1-Rezeptoren vermittelt, die Stimulation der β_2-Rezeptoren erreicht in etwa nur 50–60% des maximalen positiv inotropen Effektes (Brodde 1991). Betarezeptorenblocker werden daher nach ihrer unterschiedlichen Wirkung auf die Rezeptorsubtypen folgendermaßen eingeteilt:

- nichtselektive Betarezeptorenblocker,
- beta$_1$-selektive Betarezeptorenblocker,
- Betarezeptorenblocker mit intrinsischer sympathomimetischer Aktivität (ISA),
- Betarezeptorenblocker mit vasodilatierenden Eigenschaften.

Für die indikative Verwendung und die Abschätzung potentieller unerwünschter Wirkungen von Betarezeptorenblockern ist von Bedeutung, dass die nichtselektiven Blocker die Betarezeptoren in allen Organen hemmen. Beta$_1$-selektive Blocker wirken bevorzugt auf die Beta$_1$-Rezeptoren von Herz und Niere (s. oben), führen weniger leicht zu einer Verlängerung Insulin-bedingter hypoglykämischer Perioden und zu einer Verringerung der Muskeldurchblutung und erzeugen erst in höheren Dosierungen die therapeutisch nicht erwünschte Blockade der Beta$_2$-Rezeptoren in Bronchien und Gefäßen. Die Beta$_1$-Selektivität ist also nur relativ und erfordert daher, dass die üblichen Kontraindikationen für Betarezeptorenblocker weiterhin zu beachten sind. Eine jüngste Metaanalyse von 29 Studien weist darauf hin, dass eine generelle Kontraindikation von beta$_1$-selektiven Betarezeptorenblockern bei leichtem bis mittlerem Asthma oder COPD nicht angebracht scheint, da dabei keine akuten unerwünschten respiratorischen Effekte auftraten, andererseits Patienten mit zusätzlichen kardiovaskulären Erkrankungen von Betarezeptorenblockern profitieren würden (Salpeter et al. 2006). Betarezeptorenblocker mit intrinsischer sympathomimetischer Aktivität (ISA; identisch mit partial-agonistischer Aktivität, PAA) führen in Ruhe zu einer geringeren Abnahme der Herzfrequenz und sollen initial einen geringeren Anstieg von Gefäß- und Bronchialwiderstand bewirken. Betarezeptorenblocker mit ISA sollten heute nicht mehr verwendet werden, sie werden in jüngsten Lehrbüchern sowohl bei der Behandlung der Hypertonie als auch der Herzinsuffizienz nicht mehr aufgeführt (Kreutz und Kolloch, 2010, Eschenhagen und Erdmann, 2010).

Bei der Behandlung der Hypertonie kommt den subtypenspezifischen Unterschieden bei den Betarezeptorenblockern zunehmend eine Bedeutung für den Einsatz bei Patienten mit zusätzlichen Risiken zu (Arzneimittelkommission der Deutschen Ärzteschaft 2009, Chobanian et al. JNC7 2003). Auch bei der Hypertonie sind die β_1-selektiven Rezeptorenblocker zu bevorzugen (Arzneimittelkommission der Deutschen Ärzteschaft 2009, Kreutz und Kolloch 2010). Allerdings ist eine heftige Debatte aufgekommen, die sich mit dem Stellenwert der Betarezeptorenblocker in Stufe I der Therapie befasst. Eine Metaanalyse von 13 kontrollierten Studien kommt zu dem Ergebnis, dass Betarezeptorenblocker nicht mehr erste Wahl bei der Behandlung der primären Hypertonie sein sollten (Lindholm et al. 2005), dies wird in zahlreichen Stellungnahmen zu dieser Studie im Lancet (Correspondence) und durch die Deutsche Hochdruckliga (2008) nicht geteilt. Weiterhin stellt sich die Frage, ob der hydrophile Betarezeptorenblocker Atenolol, der sich nur gering im Gehirn anreichert, den lipophileren, wie z. B. Metoprolol, in seiner Wirkung unterlegen ist (Aursnes et al. 2007). Auch die Arzneimittelkommission der deutschen Ärzteschaft (2009) und die Deutsche Hochdruckliga (2008) stellen fest, dass es keine Standardtherapie der Hypertonie gibt und Betarezeptorenblocker in der Differentialtherapie (z. B. bei Patienten mit koronarer Herzkrankheit, mit Herzinsuffizienz und nach Herzinfarkt) ihre Rolle haben. Hingegen hält das britische National Institute of Health and Clinical Excellence (NICE) (2006) die Betarezeptorenblocker nicht mehr für die Initialtherapie der Hypertonie geeignet, während der amerikanische JNC7-Report die Betarezeptorenblocker neben den Diuretika weiterhin zur Behandlung des ersten Stadiums der Hypertonie empfiehlt (Chobanian et al. 2003). Somit steht der derzeit der Stellenwert der Betarezeptorenblocker bei der Initialtherapie der Hypertonie zur Diskussion.

Beim akuten Herzinfarkt vermindert die frühzeitige intravenöse Applikation von Betarezeptorenblockern die Letalität. Die Inzidenz und Letalität von Reinfarkten und von plötzlichem Herztod kann durch eine Langzeittherapie mit Propranolol, Atenolol oder Metoprolol um 20–30% gesenkt werden (Hohlfeld und Kelm 20). Betarezeptorenblocker sind ebenfalls wirksam in der Prävention eines plötzlichen Herztodes und einer Herzinsuffizienz nach einem Infarkt (Sackner-Bernstein 2005). Eine perioperative Betarezeptorblockade mit retardiertem Metoprolol bei nichtkardialen Eingriffen hatte dagegen in einer großen placebokontrollierten Studie an 8301 Patienten mit kardiovaskulären Risiken keinen Nutzen, da eine Abnahme der Herzinfarktrate (4,2% versus 5,7%) mit einer Zunahme der Mortalität (3,1% versus 2,3%) und der Schlaganfallrate (1,0% versus 0,5%) einherging (POISE Study Group 2008).

Bei chronischer Herzinsuffizienz ist die erfolgreiche Anwendung der Betarezeptorenblockade mit einer Verlängerung der Überlebenszeit gesichert, wie Ergebnisse mit dem nichtselektiven Carvedilol (Packer et al. 2001) sowie mit den $beta_1$-selektiven Betarezeptorenblockern Bisoprolol (CIBIS II Study 1999) und Metoprolol (MERIT-HF Study 1999) zeigten (Übersicht s. Eschenhagen und Erdmann 2010, Kreutz und Kolloch 2010), mit im Mittel einer Verminderung der Mortalität um 33%. Die Wirksamkeit von Carvedilol bestätigt auch eine Metaanalyse bei über 5700 Patienten mit und ohne zusätzlichem Diabetes (Bell et al. 2006). Eine Studie mit Nebivolol bei über 2000 älteren Patienten (≥70 Jahre) mit Herzinsuffizienz zeigte als primären Endpunkt (Gesamtmortalität oder Hospitalisation aufgrund kardiovaskulärer Indikation) eine signifikante Überlegenheit um 12% im Vergleich zu Placebo (SENIORS Studie, Flather et al. 2005). Als sekundärer Endpunkt wurde die Gesamtsterblichkeit allein aber nicht signifikant gesenkt. Das Editorial zu dieser Arbeit kam zu dem Schluss, dass es sich um eine gut geplante Studie handelt, dass man sich derzeit jedoch auf Betarezeptorenblocker stützen sollte, die definitiv bei Herzinsuffizienz wirksam sind (McMurray 2005). Es sollte jedoch berücksichtigt werden, dass wegen Unterschieden im Studiendesign (Alter der Patienten, LVEF, Endpunkte) diese drei Studien nicht direkt miteinander verglichen werden können (Moen und Wagstaff 2006).

Verordnungsspektrum

Im Jahr 2009 waren 87 Präparate mit 10 verschiedenen Betarezeptorenblockern unter den 3000 verordnungshäufigsten Arzneimitteln vertreten (Tabellen 18.1 und 18.2). Es handelt sich ausschließlich um Monopräparate, denn die Kombinationspräparate sind bei den Antihypertonika aufgeführt (vgl. Kapitel 14). Vierzehn weitere Präparate mit fünf verschiedenen Betarezeptorenblockern werden zur Lokaltherapie des Glaukoms eingesetzt (vgl. Kapitel 36). Nach einem geringen Rückgang im Jahre 2004 ist das gesamte Verordnungsvolumen der Betarezeptorenblocker nach definierten Tagesdosen (DDD) in den letzten fünf Jahren kontinuierlich angestiegen (Abbildung 18.1).

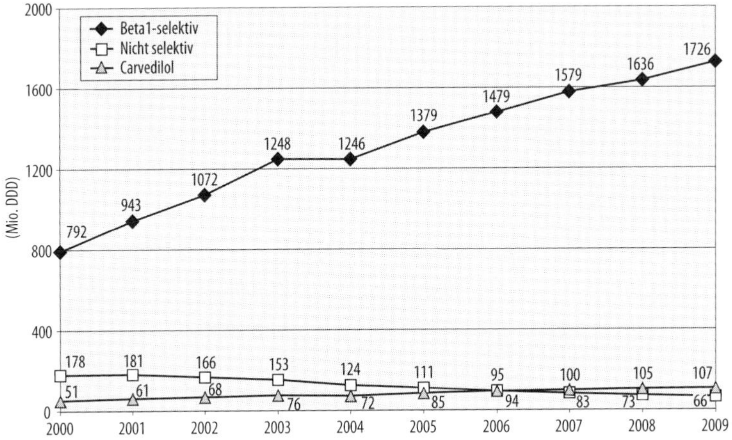

Abbildung 18.1: Verordnungen von Betarezeptorenblockern 2000 bis 2009. Gesamtverordnungen nach definierten Tagesdosen

Beta$_1$-selektive Rezeptorenblocker

Die beta$_1$-selektiven Substanzen stellen seit vielen Jahren die therapeutisch bedeutsamste Gruppe unter den Betarezeptorenblockern dar (Abbildung 18.1). Seit 2000 haben sich die Verordnungen nach DDD mehr als verdoppelt. Auf diese Gruppe entfallen mehr als 90% aller Verordnungen der Betarezeptorenblocker.

Führender Wirkstoff der β_1-selektiven Rezeptorenblocker ist weiterhin Metoprolol. Das früher am häufigsten verordnete Metoprololpräparat, *Beloc*, ist im Jahre 2009 von sechs Generika überholt worden (Tabelle 18.1). Insgesamt sind 19 Metoprololpräparate unter den verordnungshäufigsten 3000 Präparaten vertreten, eines weniger als im Vorjahr.

An zweiter Stelle folgt Bisoprolol, das nun mit 22 Präparaten (eines weniger als 2008) vertreten ist. Bisoprolol zeichnet sich durch eine höhere Beta$_1$-Selektivität aus und wies erneut einen deutlichen Zuwachs in den Verordnungen auf, allerdings mit großen Unterschieden zwischen den einzelnen Präparaten (Tabelle 18.1). Als weitere β_1-selektive Betarezeptorenblocker sind Atenolol (10 Präparate), Talinolol (*Cordanum*), Betaxolol (*Kerlone*) und Nebivolol (8 Präparate) unter den verschreibungshäufigsten Arzneimitteln vertreten. Nebivolol wird bei den Betarezeptorenblockern mit vasodilatierenden Eigenschaften besprochen.

Tabelle 18.1: Verordnungen von $beta_1$-selektiven Betarezeptorenblockern 2009. Angegeben sind die 2009 verordneten Tagesdosen, die Änderungen gegenüber 2008 und die mittleren Kosten je DDD 2009.

Präparat	Bestandteile	DDD in Mio.	Änd. in %	DDD-Kosten in €
Metoprolol				
MetoHEXAL	Metoprolol	283,6	(+2,9)	0,36
Metoprolol-ratiopharm	Metoprolol	97,0	(-16,1)	0,30
Metobeta	Metoprolol	76,3	(+174,0)	0,22
Metoprolol/-succ.-1 A Pharma	Metoprolol	75,7	(+8,2)	0,31
Metoprolol/-succ/-Z AL	Metoprolol	61,7	(-15,2)	0,23
Metodura/Metoprololsucc.dura	Metoprolol	59,4	(+78,1)	0,28
Beloc	Metoprolol	58,9	(-8,2)	0,46
Metoprolol/Meto Succ. Sandoz	Metoprolol	52,6	(-8,7)	0,34
Metoprolol/-Zot STADA	Metoprolol	36,1	(-7,1)	0,29
Meto-Tablinen/-prololsuccin.	Metoprolol	12,3	(-14,3)	0,17
Meprolol	Metoprolol	10,7	(-19,5)	0,20
Metoprolol-CT /-zero /-succ	Metoprolol	9,5	(-31,6)	0,29
Metoprolol AbZ	Metoprolol	9,0	(-6,0)	0,26
Metoprolol Heumann	Metoprolol	7,6	(-13,9)	0,20
Metoprogamma	Metoprolol	6,7	(+13,4)	0,20
Jutabloc	Metoprolol	6,0	(-13,0)	0,20
Meto-Hennig	Metoprolol	4,8	(-19,9)	0,18
Meto-ISIS/-NT	Metoprolol	4,5	(-20,5)	0,30
Metoprolol-corax	Metoprolol	2,7	(-39,7)	0,19
		875,2	(+3,6)	0,31
Bisoprolol				
Biso Lich	Bisoprolol	117,5	(>1000)	0,23
BisoHEXAL	Bisoprolol	115,0	(+18,3)	0,25
Bisoprolol-ratiopharm	Bisoprolol	101,3	(-26,3)	0,29
Bisobeta	Bisoprolol	43,0	(-7,0)	0,24
Bisoprolol- 1 A Pharma	Bisoprolol	36,0	(+8,9)	0,24
Bisoprolol AL	Bisoprolol	33,2	(-11,7)	0,23
Bisoprolol dura	Bisoprolol	29,2	(-24,4)	0,24
Bisoprolol STADA	Bisoprolol	26,4	(-5,2)	0,23
Bisoprolol-CT	Bisoprolol	22,3	(-24,9)	0,35
Concor	Bisoprolol	22,3	(-12,3)	0,51
Bisoprolol Sandoz	Bisoprolol	18,8	(-2,5)	0,25
Bisoprolol Heumann	Bisoprolol	12,1	(-15,7)	0,24
Bisoprolol-corax	Bisoprolol	11,5	(-51,5)	0,23
Bisogamma	Bisoprolol	7,7	(+2,2)	0,23
Biso-Hennig	Bisoprolol	7,4	(-1,5)	0,22
Biso-PUREN	Bisoprolol	4,4	(-22,3)	0,24

Tabelle 18.1: Verordnungen von $beta_1$-selektiven Betarezeptorenblockern 2009. Angegeben sind die 2009 verordneten Tagesdosen, die Änderungen gegenüber 2008 und die mittleren Kosten je DDD 2009. (Fortsetzung)

Präparat	Bestandteile	DDD in Mio.	Änd. in %	DDD-Kosten in €
Bisoprolol AbZ	Bisoprolol	4,2	(-29,0)	0,23
Jutabis	Bisoprolol	4,0	(-11,1)	0,23
Bisoprolol AAA Pharma	Bisoprolol	3,9	(-27,7)	0,24
Bisoprolol TAD	Bisoprolol	2,8	(-38,7)	0,24
Bisoprolol-TEVA	Bisoprolol	2,5	(-66,7)	0,23
Bisoprolol KSK	Bisoprolol	2,2	(-6,6)	0,24
		628,0	(+7,0)	0,26
Atenolol				
Atenolol-ratiopharm	Atenolol	15,9	(-9,0)	0,27
AteHEXAL	Atenolol	12,1	(+10,9)	0,26
Atenolol AL	Atenolol	11,3	(-5,7)	0,25
Atenolol- 1 A Pharma	Atenolol	5,4	(-3,1)	0,23
Atenolol STADA	Atenolol	3,6	(-12,1)	0,23
Atebeta	Atenolol	3,0	(-21,8)	0,26
Atenolol Sandoz	Atenolol	2,7	(-17,7)	0,27
Tenormin	Atenolol	2,5	(-32,2)	0,30
Atenolol Heumann	Atenolol	2,3	(-7,3)	0,25
Atenolol-CT	Atenolol	2,0	(-14,1)	0,25
		60,8	(-7,4)	0,26
Nebivolol				
Nebivolol STADA	Nebivolol	46,8	(+193,7)	0,15
Nebivolol-ratiopharm	Nebivolol	23,9	(+54,7)	0,16
Nebivolol AL	Nebivolol	19,4	(+335,7)	0,16
Nebilet	Nebivolol	15,4	(-61,1)	0,36
Nebivolol HEXAL	Nebivolol	7,5	(-21,8)	0,16
Nebivolol- CT	Nebivolol	4,4	(+9,9)	0,16
Nebivolol Heumann	Nebivolol	2,9	(+579,0)	0,23
Nebivolol Sandoz	Nebivolol	2,1	(-33,8)	0,16
		122,5	(+32,1)	0,18
Weitere Wirkstoffe				
Cordanum	Talinolol	14,4	(-10,1)	0,27
Kerlone	Betaxolol	6,6	(-14,6)	0,26
		21,0	(-11,6)	0,27
Summe		1707,5	(+5,8)	0,28

Nichtselektive Betarezeptorenblocker

In der Gruppe der nichtselektiven Betarezeptorenblocker haben die Verordnungen der Propranololpräparate 2009 weiter abgenommen. (Tabelle 18.2). Das bisher in dieser Gruppe aufgelistete Sotalol verfügt über zusätzliche Eigenschaften eines Klasse-III-Antiarrhythmikums (Anderson und Prystowsky 1999) und ist ausschließlich für die Behandlung von Herzrhythmusstörungen zugelassen. Es wird daher bei den Antiarrhythmika dargestellt (Herztherapeutika, Kapitel 27).

Betarezeptorenblocker mit intrinsischer Aktivität (ISA)

In dieser Gruppe sind vier Präparate vertreten, ihre Verordnung nahm 2009 ähnlich wie in den Vorjahren stark ab (Tabelle 18.2). *Selectol, Celiprolol-ratiopharm* und *Celipro Lich* enthalten den Betarezeptorenblocker Celiprolol, einen $beta_1$-selektiven Antagonisten mit gering $beta_2$-selektiv agonistischer und vasodilatierender Wirkungsqualität. Insgesamt entfällt nur noch weniger als 1% aller Verordnungen von Betarezeptorenblockern auf Präparate mit intrinsischer Aktivität.

Betarezeptorenblocker mit vasodilatierenden Eigenschaften

Carvedilol ist ein nichtselektiver Betarezeptorenblocker mit zusätzlich vasodilatierenden Eigenschaften, die auf einer Blockade von adrenergen $alpha_1$-Rezeptoren basiert. Unter klinischen Bedingungen überwiegt die Betarezeptorenblockade. Im Jahre 2009 nahmen die Verordnungen wie im Vorjahr erneut zu (Tabelle 18.2). Nach erfolgreichen Studien bei schwerer Herzinsuffizienz mit dem Nachweis der Verminderung der Mortalität (Packer et al. 2001) ist Carvedilol auch für diese Indikation zugelassen worden (s. Eschenhagen und Erdmann 2010). Eine jüngste Metaanalyse bei über 5700 Patienten, die an einer Herzinsuffizienz litten (mit und ohne zusätzlichem Diabetes), bestätigt einen Überlebensgewinn unter Carvedilol (Bell et al. 2006).

Hinsichtlich der Vergleichbarkeit der Wirksamkeit verschiedener Betarezeptorenblocker bei Herzinsuffizienz ist zu bedenken: In der COMET-Studie, einer klinischen Vergleichsstudie an 3029 Patienten mit chronischer Herzinsuffizienz über 58 Monate wurde festgestellt, dass Carvedilol (Zieldosis: 2mal 25 mg/Tag) die Gesamtmortalität

Tabelle 18.2: Verordnungen von nichtselektiven Betarezeptorenblockern 2009. Angegeben sind die 2009 verordneten Tagesdosen, die Änderungen gegenüber 2008 und die mittleren Kosten je DDD 2009.

Präparat	Bestandteile	DDD in Mio.	Änd. in %	DDD-Kosten in €
Propranolol				
Obsidan	Propranolol	7,1	(-5,8)	0,78
Propra-ratiopharm	Propranolol	4,4	(-1,5)	0,83
Dociton	Propranolol	4,1	(+3,0)	0,86
Propranolol AL	Propranolol	3,6	(+2,7)	0,65
Propranolol STADA	Propranolol	0,8	(-5,5)	0,60
Propranolol-GRY	Propranolol	0,6	(+5,1)	1,48
		20,6	(-1,4)	0,80
Intrinsische Aktivität				
Celipro Lich	Celiprolol	4,6	(-2,5)	0,15
Celiprolol-ratiopharm	Celiprolol	3,9	(-6,4)	0,15
Selectol	Celiprolol	3,2	(-25,5)	0,26
Visken	Pindolol	0,6	(-3,7)	0,92
		12,4	(-10,9)	0,22
Alpha- und Betarezeptorenblocker				
Carvedilol- 1 A Pharma	Carvedilol	26,6	(+260,2)	0,41
Carvedilol HEXAL	Carvedilol	23,9	(-15,0)	0,49
Carvedilol-ratiopharm	Carvedilol	12,2	(-25,7)	0,57
Carvedilol AL	Carvedilol	11,2	(+3,4)	0,42
Carvedilol dura	Carvedilol	6,0	(+14,2)	0,41
Carvedilol beta	Carvedilol	5,0	(-46,5)	0,37
Carvedilol STADA	Carvedilol	4,3	(-11,2)	0,41
Carvedilol Sandoz	Carvedilol	3,1	(-24,5)	0,52
Carvedilol AAA Pharma	Carvedilol	1,9	(-4,5)	0,45
Carvedilol AbZ	Carvedilol	1,7	(+2,8)	0,44
Carvedilol-CT	Carvedilol	1,6	(-37,0)	0,58
Carvedigamma	Carvedilol	1,6	(+2,7)	0,45
Carvedilol-corax	Carvedilol	1,5	(-20,9)	0,40
Carvedilol-ISIS	Carvedilol	1,4	(-22,6)	0,39
Carve TAD	Carvedilol	1,1	(-30,7)	0,43
		103,1	(+3,7)	0,45
Summe		136,1	(+1,4)	0,48

stärker als Metoprolol (Zieldosis: 2mal 50 mg/Tag) senkt (relative Risikoreduktion 17%, 88 Todesfälle weniger) (Poole-Wilson et al. 2003). In dem begleitenden Editorial wird jedoch betont (Dargie 2003), dass eine äquivalente Betarezeptorenblockade durch die verwendete Metoprololzieldosis nicht sichergestellt war, da sie nur halb so hoch lag wie in der MERIT-HF Study (1999) mit einer täglichen Zieldosis von 200 mg Metoprolol, die eine vergleichbare Mortalitätsreduktion um 34% wie die COPERNIKUS-Studie mit Carvedilol (2mal 25 mg/Tag) (Packer et al. 2001) gezeigt hatte. Dies weist auf eine Unterdosierung von Metoprolol in COMET im Vergleich zu MERIT-HF hin. Damit scheint die Feststellung, dass Carvedilol dem Metoprolol in der Überlebensrate bei Herzinsuffizienz überlegen ist, nicht substantiiert zu sein.

Nebivolol ist ein langwirkender β_1-selektiver Betarezeptorenblocker mit zusätzlichen vasodilatierenden Eigenschaften, die auf einer endothelabhängigen NO-Freisetzung beruhen (Bowman et al. 1994, Moen und Wagstaff 2006). Die Freisetzung von NO trägt zur Verbesserung der endothelialen Dysfunktion bei (Tzemos et al. 2001). Nebivolol scheint die NO-Freisetzung unter Bindung an Östrogenrezeptoren mit konsekutiver Stimulation der endothelialen NO-Synthase zu fördern (Grundt et al. 2007).

Wirtschaftliche Aspekte

Die Generika der Betarezeptorenblocker spielen im Verordnungsvolumen eine zunehmende Rolle. Auf die Nachfolgepräparate entfallen im Jahre 2009 inzwischen bei Metoprolol 97%, Atenolol 96%, Bisoprolol 96%, Nebivolol 87% und Propranolol 80% der verordneten Tagesdosen (Tabellen 18.1 und 18.2), bei allen eine Zunahme seit 2007. Der Preisvergleich bei den Metroprololpräparaten zeigt, dass die Unterschiede in den Tageskosten mit 0,17–0,46 € am größten sind. Die Spanne ist aber auch bei Präparaten mit Atenolol (0,23–0,30 €), Bisoprolol (0,22–0,51 €), Nebivolol (0,15–0,36 €) und Propranolol (0,65–1,48 €) ausgeprägt. Weitaus am teuersten sind die Tageskosten bei Propranololpräparaten mit im Mittel 0,80 €, gefolgt von Carvedilolpräparaten (0,45 €), preisgünstige Präparate sind Bisoprolol (0,26 €), Atenolol (0,26 €) und Nebivolol (0,18 €).

Da Indikationsziele (Herzrhythmusstörungen, Angina pectoris, Hypertonie, Herzinsuffizienz, Sekundärprophylaxe nach Myokardinfarkt, Mitralklappenprolaps, etc.) durch β_1-selektive Betarezeptorenblocker ohne ISA erreicht werden, könnten im Prinzip teure Analogpräparate durch preisgünstige Generika ersetzt werden.

Literatur

Anderson JL, Prystowsky EN (1999): Sotalol: An important new antiarrhythmic. Am Heart J 137: 388–409.

Aursnes I, Osnes J-B, Tvede IF, Gasemyr J, Natvig B (2007): Does atenolol differ from other ß-adrenergic blockers? BMC Clin Pharmacol 7:4.

Arzneimittelkommission der deutschen Ärzteschaft (2009): 23. Arterielle Hypertonie: Arzneiverordnungen. 22. Aufl., Medizinische Medien Informations GmbH, Neu-Isenburg: S 597–628.

Bell DS, Lukas MA, Holdbruck FK, Fowler MB (2006): The effect of carvedilol on mortality risk in heart failure patients with diabetes: results of a meta-analysis. Curr Med Res Opin 22: 287–296.

Bowman AJ, Chen CP, Ford GA (1994): Nitric oxide mediated venodilator effects of nebivolol. Brit J Clin Pharmacol 38: 199–204.

Brodde OE (1991): Beta 1- and beta 2-adrenoceptors in the human heart: properties, function, and alterations in chronic heart failure. Pharmacol Rev 43: 203–242.

Chobanian AV, Bakris GL, Black HR, et al (2003): Joint National Committee on Prevention, Detection, Evaluation, and Treatment of High Blood Pressure. National Heart, Lung, and Blood Institute; National High Blood Pressure Education Program Coordinating Committee. Seventh report of the Joint National Committee on Prevention, Detection, Evaluation, and Treatment of High Blood Pressure (JNC7). Hypertension 42: 1206–1252. http://www.nhlbi.nih.gov/guidelines/hypertension/.

CIBIS II Study (1999): The cardiac insufficiency bisoprolol study II (CIBIS II): a randomised trial. Lancet 353: 9–13.

Dargie HJ (2003): β-Blockers in heart failure. Lancet 362: 2–3.

Deutsche Hochdruckliga - Deutsche Hypertonie Gesellschaft (2008): Leitlinien zur Behandlung der arteriellen Hypertonie. Stand Juni 2008. http://www.leitlinien.net/046-001.pdf.

Eschenhagen T, Erdmann E (2010): 16. Herzinsuffizienz. In: Lemmer B, Brune K (Hrsg): Pharmakotherapie – Klinische Pharmakologie, 14. Auflage, Springer, Heidelberg New York, S. 229–243.

Flather MC, Shibata MC, Coats AJS et al (2005): Randomized trial to determine the effect of nebivolol on mortality and cardiovascular hospital admission in elderly patients with heart failure (SENIORS). Eur Heart J 26: 215–225.

Grundt C, Meier K, Grundt A, Lemmer B (2007): Evidence for an estradiol-agonistic action of nebivolol in spontaneously hypertensive rats. J Hypertens 25: 1001–1007.

Hohlfeld T, Kelm M (2010): 17. Koronare Herzkrankheit. In: Lemmer B, Brune K (Hrsg): Pharmakotherapie – Klinische Pharmakologie, 14. Auflage, Springer, Heidelberg New York, S. 245–257.

Kreutz R, Kolloch R (2010): Arterielle Hypertonie. In: Lemmer B, Brune K (Hrsg): Pharmakotherapie – Klinische Pharmakologie, 14. Auflage, Springer Verlag, Berlin Heidelberg New York, S. 197–218.

Lindholm LH, Carlberg B, Samuelsson O (2005): Should beta blockers remain first choice in the treatment of primary hypertension? A meta-analysis. Lancet 366: 1545–1553.

McMurray J (2005): Making sense of SENIORS. Eur Heart J 26: 203–206.

MERIT-HF Study (1999): Effect of metoprolol CR/XL in chronic heart failure: Metoprolol CR/XL randomised intervention trial in congestive heart failure. Lancet 353: 2001–2007.

Moen MD, Wagstaff AJ (2006): Nebivolol – a review of its use in the management of hypertension and chronic heart failure. Drugs 66: 1389–1409.

National Institute of Health and Clinical Excellence (NICE) (2006): Management of hypertension in adults in primary care: partial update. Im Internet unter: guidance.nice.org.uk/CG34/niceguidance/pdf/English

Packer M, Coats AJS, Fowler MB, Katus HA et al (2001): Effect of carvedilol on survival in severe chronic heart failure. N Engl J Med 344: 1651–1658.

Poole-Wilson PA, Svedberg K, Cleland JGF, Lenarda A, Hanrath P, Komajda M et al (2003): Comparison of carvedilol and metoprolol on clinical outcomes in patients with chronic heart failure in the Carvedilol Or Metoprolol European Trial (COMET): randomised controlled trial. Lancet 362: 7–13.

POISE Study Group (2008): Effects of extended-release metoprolol succinate in patients undergoing non-cardiac surgery (POISE trial) a randomized controlled trial. Lancet 371: 1839–1847.

Sackner-Bernstein J (2005): Reducing the risks of sudden death and heart failure post myocardial infarction: utility of optimized pharmacotherapy. Clin Cardiol 28 (11 Suppl 1): I19–27.

Salpeter S, Ormiston T, Salpeter E, Wood-Baker R (2006): Cardioselective beta-blockers for reversible airway disease. The Cochrane Library, The Cochrane Collaboration Volume (1), 2006.

Tzemos N, Lim PO, MacDonald TM (2001): Nebivolol reverses endothelial dysfunction in essential hypertension: a randomized, double-blind, crossover study. Circulation 104: 511–514.

19. Bronchospasmolytika und Antiasthmatika

Björn Lemmer

AUF EINEN BLICK

Verordnungsprofil

Betasympathomimetika bilden traditionell die größte Arzneimittelgruppe in der Asthmatherapie. Die Domäne der kurzwirkenden Substanzen ist die inhalative Akutbehandlung der Atemnot. Langwirkende Betasympathomimetika werden jetzt überwiegend in Kombinationspräparaten mit inhalativen Glucocorticoiden verordnet.

Trend

Die Verordnungen kurzwirkender Betasympathomimetika waren seit 1999 rückläufig, da sie entsprechend den aktuellen Therapieleitlinien offenbar seltener zur Dauertherapie sondern vermehrt als Bedarfsmedikation angewendet werden. Seit dem Jahre 2004 ist ihre Verordnung hingegen gleich geblieben. Die langwirkenden Betasympathomimetika sollten wegen Hinweisen auf erhöhte Mortalität unter einer Monotherapie nur in Kombination mit inhalativen Glucocorticoiden gegeben werden.
Die Theophyllinverordnungen gingen im Jahre 2009 weiter zurück, während die Verordnungen der inhalativen Glucocorticoide erneut zunahmen. Unter den inhalativen Anticholinergika wurde Tiotropiumbromid weiterhin vermehrt verordnet. Es wird vor allem bei der chronisch-obstruktiven Lungenkrankheit eingesetzt.

Bronchospasmolytika werden zur Behandlung des Asthma bronchiale und der chronisch-obstruktiven Lungenkrankheit (COPD) eingesetzt. Bei beiden Erkrankungen ist es das Ziel, die Bronchialobstruktion, die beim Asthma besser reversibel ist als bei der COPD, zu reduzieren. Im Spätstadium der COPD mit Ateminsuffizienz, Emphysem und Cor pulmonale sollen die Symptome so weit wie möglich gebessert werden.

Asthma bronchiale ist eine entzündliche Erkrankung der Atemwege mit bronchialer Hyperreaktivität und variabler Atemwegsobstruktion. Die Mechanismen, die der bronchialen Übererregbarkeit zugrunde liegen, sind vielfältig, in ihrer Bedeutung für das Krankheitsgeschehen aber immer noch nicht eindeutig abgeklärt (Expert Panel Report

3 2007, Buhl et al. 2006). Asthmatische Anfälle pflegen in 70–80% der Fälle vor allem nachts aufzutreten (Smolensky et al. 2007). Eine Zunahme der zirkadianen Tag-Nacht-Amplitude der Flussrate in den Atemwegen ist symptomatisch für den Schweregrad der Erkrankung. Asthmabeschwerden in der Nacht und den frühen Morgenstunden sind ein besonders wichtiger Indikator einer unzureichenden Asthmakontrolle (Expert Panel Report 3 2007, Arzneimittelkommission der deutschen Ärzteschaft 2009, Buhl et al. 2006, Smolensky et al. 2007, Buhl 2008). Weltweit scheint die Asthmaprävalenz zuzunehmen, während der Schweregrad und die Zahl der Klinikeinweisungen rückläufig sind, letzteres in zeitlichem und wohl auch in kausalem Zusammenhang mit der Einführung und zunehmenden Verordnung inhalativer Glucocorticoide. Grundlage für eine erfolgreiche Arzneitherapie ist in erster Linie die Ausschaltung auslösender Faktoren. Beim allergischen Asthma bronchiale gehört dazu die Allergenkarenz. Beim saisonalen Asthma ist nur in der Beschwerdephase eine Dauertherapie erforderlich. Beim häufigen endogenen Asthma sind allerdings die Ursachen nicht bekannt.

Die COPD, ein Krankheitsbild mit zunehmender sozioökonomischer Bedeutung, ist gekennzeichnet durch eine progressive, kaum reversible Atemwegsobstruktion, bedingt durch strukturelle Veränderungen in den Atemwegen (obstruktive Bronchitis) und im Lungenparenchym (Emphysem). Auch bei der COPD spielt eine chronische Entzündung eine Rolle, die aber ein vom Asthma unterschiedliches Muster der Entzündungszellen und -mediatoren aufweist (Barnes 2008). Bei der COPD müssen ein Rauchverzicht konsequent eingehalten und rezidivierende Atemwegsinfektionen sowie eine berufliche Staubexposition vermieden werden. Überschneidungen zwischen Asthma und COPD sind vorhanden.

Entsprechend einer internationalen Übereinkunft und den Empfehlungen der Deutschen Atemwegsliga basiert das Prinzip der Therapie des Asthma bronchiale auf einem Stufenschema mit einer entzündungshemmenden Dauertherapie und bedarfsorientierter Verwendung von Bronchospasmolytika (Expert Panel Report 3 2007, Lemmer und Wettengel 2010, Undem 2006, Arzneimittelkommission der deutschen Ärzteschaft 2009, Buhl et al. 2006, Vogelmeier et al. 2007). Gemäß dem Schweregrad der Erkrankung wird ein vierstufiges Behandlungsschema empfohlen, wobei zunehmend einer „step-down"-Therapie der Vorzug gegeben wird, die mit einer hochdosierten Therapie zwecks rascher Rückbildung der Symptome beginnt und dann langsam bis zur niedrigsten Erhaltungsstufe abgebaut wird. Grundsätzlich teilt man die zur Therapie eingesetzten Arzneimittel in zwei Gruppen ein: Zur symptomatischen Akutbehandlung (Bedarfsmedikation, „Reliever“) werden als Mittel der Wahl kurzwirksame inhalative $Beta_2$-Sympathomimetika, ggf. Anticholinergika als Alternative bei Unverträglichkeit von $Beta_2$-Sympathomimetika empfohlen. Obwohl der Wirkungseintritt der systemischen Glucocorticoide verzögert ist, werden sie bei Asthmaexazerbationen auch als Reliever eingesetzt. Zur Dauermedikation („Controller“) und Kontrolle des Krankheitsgeschehens werden antiinflammatorisch wirkende inhalative und systemische Glucocorticoide sowie lang wirksame $Beta_2$-Sympathomimetika und retardiertes Theophyllin verwendet. Degranulationshemmer wie Cromoglicinsäure kommen heute lediglich als Alternative bei leichtem Asthma im Kindesalter in Betracht. Ketotifen wird von der deutschen Atemwegsliga nicht mehr aufgeführt. Als weiteres therapeutisches Prinzip stehen Leukotrienantagonisten zur Verfügung, von denen Montelukast (*Singulair*) als erster Vertreter in Deutschland zugelassen wurde.

Kurzwirkende $Beta_2$-Sympathomimetika sollten nicht regelmäßig, sondern nur bei Bedarf eingesetzt werden. Frühzeitig wird der Einsatz von inhalativen Glucocorticoiden empfohlen. Bei stärkeren Beschwerden werden zusätzlich Theophyllin, Anticholinergika oder orale Glucocorticoide vorgeschlagen. Langwirkende $Beta_2$-Sympathomimetika sind zur Dauertherapie indiziert, wenn kurzwirksame Substanzen häufiger als zweimal pro Tag benötigt werden. Sie sind allerdings nur zusammen mit einer regelmäßigen Therapie mit inhalativen Glucocorticoiden zugelassen, da ein Wechsel der Kombinationstherapie auf eine Monotherapie mit langwirkenden Betasympathomimetika allein die Asthmakontrolle erheblich verschlechtern kann.

Bei den Schweregraden 2–4 der COPD wird entsprechend einem Stufenschema (Global Strategy for the Diagnosis, Management, and Prevention of COPD 2008, Vogelmeier et al. 2007, Lemmer und Wettengel 2010) eine Langzeittherapie empfohlen. Dabei stehen Anticholinergika und $Beta_2$-Sympathomimetika nach Bedarf im Vordergrund, bei fehlender Besserung sind Behandlungsversuche mit Theophyllin und inhalativen Glucocorticoide indiziert. Als Erfolgskriterien gelten die Besserung der Symptome, die günstige Beeinflussung der Lungenfunktion und die reduzierte Häufigkeit von Exazerbationen. In Stufe 4 ist eine Polytherapie angezeigt, zusätzlich häufig eine Sauerstofflangzeittherapie und evtl. chirurgische Maßnahmen.

Verordnungsspektrum

Nach steigendem Verordungsverhalten bis 1995 nahmen die verordneten Tagesdosen der Bronchospasmolytika und Antiasthmatika seit 1996 kontinuierlich ab, blieben aber in den letzten fünf Jahren unverändert (Abbildung 19.1). Allerdings ergaben sich starke Verschiebungen zwischen den Gruppen. Da aus den vorliegenden Daten nicht hervorgeht, ob sie beim Asthma oder der COPD eingesetzt wurden, ist eine detaillierte Analyse hinsichtlich dieser Krankheitsbilder, obwohl wünschenswert, nicht möglich.

Die bei Asthma und COPD zugelassenen Präparate lassen sich mehreren pharmakologischen Stoffklassen zuordnen. Wie schon in den Vorjahren bilden die Beta$_2$-Sympathomimetika die therapeutisch bedeutsamste Gruppe, die fast 40% aller Verordnungen in DDD umfasst. Als weitere wichtige Gruppen folgen die Glucocorticoide, die Anticholinergika und die Xanthinpräparate. Letztere nahmen erneut in den Verordnungen ab, während die Anticholinergika nun am dritthäufigsten verordnet wurden, vor allem durch den starken Zuwachs von Tiotropiumbromid. Antiallergika bilden mit Ketotifen nur noch eine kleine Randgruppe. Die Leukotrienantagonisten sind mit einem Präparat vertreten.

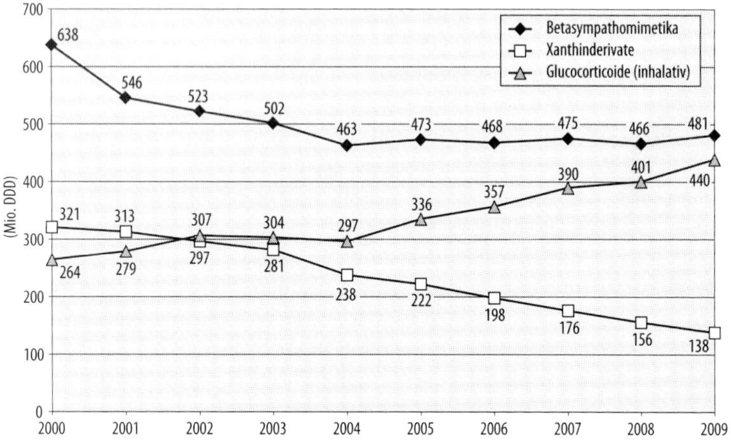

19

Abbildung 19.1: Verordnungen von Bronchospasmolytika und Antiasthmatika 2000 bis 2009. Gesamtverordnungen nach definierten Tagesdosen

$Beta_2$-Sympathomimetika

$Beta_2$-Sympathomimetika werden nach wie vor am häufigsten bei der Behandlung von Bronchialobstruktionen eingesetzt. Sie sind die wirksamsten Bronchospasmolytika. Neben ihrem bronchodilatatorischen Effekt verstärken sie die mukoziliäre Clearance und vermindern die mikrovasale Exsudation und die Freisetzung von Entzündungsmediatoren. Neuere Studien zeigen, dass die regelmäßige Gabe von $Beta_2$-Sympathomimetika bei bestimmungsgemäßem Gebrauch keine vermehrten Risiken, aber auch keine Vorteile gegenüber einer Bedarfstherapie mit sich bringt. Daher wird sowohl beim Asthma als auch bei der COPD die symptomorientierte, bedarfsweise Anwendung eines inhalativen $Beta_2$-Sympathomimetikums empfohlen (Expert Panel Report 3 2007, Global Strategy for the Diagnosis, Management, and Prevention of COPD 2008, Buhl et al. 2006). Bei Asthma ist ab Schweregrad zwei zusätzlich die regelmäßige Anwendung eines inhalativen Glucocorticoids indiziert.

Unabdingbar ist nach wie vor, dass der Patient durch Schulung (richtige Inhalationstechnik, Verwendung von Inhalationshilfen, Peak-Flow-Messungen, Dokumentation von Symptomen und Arzneimittelverbrauch) und ärztlich geführte Selbstbehandlung lernen muss, seine Erkrankung zu verstehen, um einen optimalen Therapieerfolg zu erreichen (Buhl et al. 2006).

Kurzwirkende $Beta_2$-Sympythomimetika

Die Verordnungen der kurzwirksamen inhalativen $Beta_2$-Sympathomimetika nahmen nach einem Rückgang im Vorjahr im Jahre 2009 leicht zu, vor allem zurückzuführen auf das dominierende Salbutamol (Tabelle 19.1). Erneut ist auffällig ist, dass die Veränderungen innerhalb der Salbutamol-haltigen Präparate, auf die fast 80% der inhalativen Monopräparate entfielen, von Abnahmen bis zu deutlichen Zunahmen reichen, die weder pharmakologisch noch über den Preis erklärbar sind.

Wie auch in den letzten acht Jahren gingen die Verordnungen der fixen Kombinationen kurzwirkender inhalativer Betasympathomimetika mit Ipratropiumbromid oder Cromoglicinsäure weiter zurück (Tabelle 19.1). Die Verordnung kurzwirkender Kombinationspräparate entfällt überwiegend auf *Berodual*, das erneut abnahm. Es enthält neben dem $Beta_2$-Sympathomimetikum Fenoterol das Anticholinergikum Ipratro-

Tabelle 19.1: Verordnungen von kurzwirkenden inhalativen Sympathomimetika 2009. Angegeben sind die 2009 verordneten Tagesdosen, die Änderungen gegenüber 2008 und die mittleren Kosten je DDD 2009.

Präparat	Bestandteile	DDD in Mio.	Änd. in %	DDD-Kosten in €
Salbutamol				
SalbuHEXAL	Salbutamol	46,2	(+29,2)	0,51
Salbutamol-ratiopharm	Salbutamol	34,4	(+4,8)	0,56
Salbutamol STADA	Salbutamol	25,0	(+17,0)	0,45
Sultanol inhalativ	Salbutamol	14,3	(-15,8)	0,63
Apsomol Inhalat	Salbutamol	13,5	(-22,8)	0,45
Salbutamol-CT	Salbutamol	10,2	(+48,3)	0,55
Bronchospray	Salbutamol	9,9	(-18,6)	0,51
Salbulair / -N	Salbutamol	6,0	(+5,7)	0,63
Salbu/Salbutamol Sandoz	Salbutamol	3,7	(+45,6)	0,58
Salbutamol AL	Salbutamol	2,7	(+37,3)	1,90
Ventilastin Novolizer	Salbutamol	1,9	(+7,0)	0,62
Cyclocaps Salbutamol	Salbutamol	1,1	(-5,3)	0,43
Epaq Dosieraerosol	Salbutamol	0,9	(+51,9)	0,47
Pädiamol	Salbutamol	0,3	(-23,3)	2,36
		170,2	(+8,0)	0,55
Weitere Sympathomimetika				
Berotec/N	Fenoterol	40,0	(+1,3)	0,33
Aerodur Turbohaler	Terbutalin	3,2	(-10,5)	0,44
		43,2	(+0,3)	0,34
Kombinationen				
Berodual/-N	Ipratropiumbromid Fenoterol	113,8	(-1,2)	0,65
Allergospasmin	Cromoglicinsäure Reproterol	12,6	(-5,1)	1,42
Aarane/ N	Cromoglicinsäure Reproterol	11,6	(-8,1)	1,41
		137,9	(-2,2)	0,79
Summe		351,3	(+2,8)	0,62

19

piumbromid (siehe unten). Die Kombination eines $Beta_2$-Sympathomimetikums mit Ipratropiumbromid kann sinnvoll sein (Undem 2006), weil Fenoterol einen schnelleren Wirkungseintritt hat, während Ipratropiumbromid in der Wirkung langsamer einsetzt, aber länger anhält.

Allergospasmin-Aerosol und *Aarane/N* enthalten neben einem Beta$_2$-Sympathomimetikum das Antiallergikum Cromoglicinsäure. Letzteres wird zwar aufgrund seiner entzündungshemmenden Eigenschaften bei Allergenexposition in Stufe 2 des internationalen und nationalen Stufenplans zur Behandlung des Asthma bronchiale aufgeführt, (Expert Panel Report 3 2007), allerdings nur versuchsweise alternativ zu Glucocorticoiden bei Kindern (Lemmer und Wettengel 2010), da seine Wirksamkeit deutlich geringer ist als die der Glucocorticoide. Zur kombinierten Anwendung von Cromoglicinsäure mit Reproterol liegen überwiegend ältere Kurzzeitstudien mit kleinen Patientenzahlen vor, in denen Cromoglicinsäure keinen zusätzlichen Effekt auf die Besserung der Lungenfunktion durch die Beta$_2$-Sympathomimetika hatte. Nur bei Kindern mit Anstrengungsasthma hatte die einmalige Gabe der Kombination einen etwas günstigeren Akuteffekt als die alleinige Gabe von Reproterol (von Berg et al. 2002). Die von den Herstellerfirmen empfohlene Daueranwendung dieser fixen Kombinationen ist damit nicht Evidenz-basiert.

Langwirkende Beta$_2$-Sympathomimetika

Die langwirkenden Beta$_2$-Sympathomimetika (LABA) sind für die Dauertherapie und bei Patienten mit nächtlichem Asthma oder häufiger Bedarfsmedikation grundsätzlich nur in Kombination mit inhalativen Glucocorticoiden indiziert (Expert Panel Report 3 2007, Lemmer und Wettengel 2010, Arzneimittelkommission der deutschen Ärzteschaft 2009, Buhl et al. 2006). Aktuelle Studien (SMART) schließen nach wie vor eine erhöhte Mortalität unter einer Salmeroltherapie nicht aus, besonders scheinen afrikanische Amerikaner betroffen zu sein (Nelson et al. 2006, Cates and Cates 2008). Eine aktuelle Metaanalyse der amerikanischen Food and Drug Administration (FDA) von 110 Studien mit über 60 000 Patienten hat bestätigt, dass langwirkende Beta$_2$-Sympathomimetika mit einem höheren Risiko asthmabedingter Todesfälle, Intubation und Krankenhausaufnahme assoziiert sind (Kuehn 2009, Levenson 2008). Die FDA hat nun am 18.2.2010 die Verwendung von LABAs als Monotherapie beim Asthma von Kindern und Erwachsenen untersagt (FDA Press Release 2010). Die Deutsche Atemwegsliga ist ebenfalls der Auffassung, dass die langwirkenden Beta$_2$-Sympathomimetika ein Gefahrenpotenzial besitzen, und dass bei der Langzeittherapie mit Salmeterol und Formoterol der Asthma-

Tabelle 19.2: Verordnungen von langwirksamen inhalativen $Beta_2$-Sympathomimetika 2009. Angegeben sind die 2009 verordneten Tagesdosen, die Änderungen gegenüber 2008 und die mittleren Kosten je DDD 2009.

Präparat	Bestandteile	DDD in Mio.	Änd. in %	DDD-Kosten in €
Salmeterol				
Serevent	Salmeterol	7,0	(-8,6)	1,85
Aeromax	Salmeterol	1,2	(-14,0)	1,93
		8,2	(-9,4)	1,86
Formoterol				
Foradil	Formoterol	24,8	(-4,3)	1,47
Formatris	Formoterol	16,8	(+18,6)	1,30
Formotop	Formoterol	14,6	(+28,0)	1,32
Formoterol-ratiopharm	Formoterol	13,8	(+8,8)	1,00
Formo Lich	Formoterol	9,9	(+8,8)	1,05
Oxis	Formoterol	7,1	(-15,5)	1,63
Formoterol STADA	Formoterol	6,6	(+3,8)	1,06
Forair	Formoterol	5,0	(+33,4)	1,41
Formoterol HEXAL	Formoterol	4,6	(+10,4)	1,06
Formoterol-CT	Formoterol	4,1	(+32,4)	1,03
		107,3	(+8,3)	1,27
Summe		115,6	(+6,8)	1,31

schweregrade III und IV die Kombination mit einer antientzündlichen Substanz obligat ist (Gillissen et al. 2007).

Während die Verordnungen von Salmeterol erneut stark abnahmen, wurden Formoterolpräparate wie auch schon in den Vorjahren mehr verordnet und haben inzwischen 93% des Verordnungsvolumens der langwirkende $Beta_2$-Sympathomimetika erreicht (Tabelle 19.2). Der größere Teil der Verordnungen entfällt auf die Kombinationen mit Glucocorticoiden (Tabelle 19.4).

Systemische $Beta_2$-Sympathomimetika

19

Die systemischen $Beta_2$-Sympathomimetika nahmen 2009 zwar zu, ihre Verordnungszahlen spielen in der Therapie aber keine Rolle (Tabelle 19.3). Wie in früheren Jahren entfallen die meisten Verordnun-

Tabelle 19.3: Verordnungen von systemischen $Beta_2$-Sympathomimetika 2009. Angegeben sind die 2009 verordneten Tagesdosen, die Änderungen gegenüber 2008 und die mittleren Kosten je DDD 2009.

Präparat	Bestandteile	DDD in Mio.	Änd. in %	DDD-Kosten in €
Monopräparate				
Volmac	Salbutamol	2,5	(+50,4)	0,46
Spiropent	Clenbuterol	1,5	(−3,3)	0,78
Terbutalin AL	Terbutalin	1,2	(+5,8)	0,57
Salbubronch	Salbutamol	0,9	(+136,5)	6,65
Gutron	Midodrin	0,2	(+1,9)	4,41
Fastjekt	Epinephrin	0,1	(−27,0)	22,88
Anapen	Epinephrin	0,03	(+129,9)	162,60
		6,5	(+25,8)	2,71
Kombinationen				
Spasmo-Mucosolvan	Clenbuterol Ambroxol	5,4	(−19,0)	2,77
Summe		11,9	(+0,7)	2,74

gen auf *Spasmo-Mucosolvan*, eine Kombination von Clenbuterol mit dem Mukolytikum Ambroxol. Kontrollierte klinische Studien zu dieser Kombination wurden nach einer Medline-Recherche nicht publiziert. $Beta_2$-Sympathomimetika sollen vorzugsweise inhalativ angewandt werden, da sie in dieser Applikationsweise sicherer, wirksamer und mit weniger unerwünschten Wirkungen behaftet sind (Undem 2006, Expert Panel Report 3 2007, Buhl et al. 2006).

Glucocorticoide

Glucocorticoide werden frühzeitig bei der Behandlung des Asthma bronchiale in inhalativer Form empfohlen (Expert Panel Report 3 2007, Buhl et al. 2006, Smolensky et al. 2007), da sie in alle Prozesse der Entzündungsreaktion eingreifen. Glucocorticoide müssen in der Dauertherapie regelmäßig angewendet werden. Um die systemischen Nebenwirkungen möglichst gering zu halten, soll zunächst immer die inhalative Anwendung erfolgen. Dafür stehen topisch stark wirksame

Glucocorticoide zur Verfügung. Die Berechnung der definierten Tagesdosen basiert einheitlich auf den WHO-DDD für die Dosieraerosole, Trockenpulver und Inhalationslösungen von Beclometason (0,8 mg), Budesonid (0,8 mg) und Fluticason (0,6 mg). Inwieweit eine unterschiedliche Galenik der Präparate bzw. der Inhalationstechnik des Patienten (z. B. Pulver, Teilchenspektrum, Aerosol, Autohaler) oder Treibgase die effektiven Dosen bzw. die Lungendeposition modifizieren können, bleibt abzuklären bzw. durch die WHO festzulegen.

Auch bei inhalativen Glucocorticoiden sind lokale und systemische unerwünschte Wirkungen zu bedenken (Krögel et al. 2007). Vor allem nach Einführung der Therapie mit inhalativen Glucocorticoiden wurde bei asthmatischen Kindern eine Hemmung des Längenwachstums und der Nebennierenfunktion befürchtet. Auch die neuere Literatur ist widersprüchlich (The Childhood Asthma Management Program Research Group CAMP 2000, Expert Panel Report 3 2007, Krögel et al. 2007). Die überwiegende Meinung geht aber heute dahin, dass niedrige Dosen (<400 µg Beclometason-Äquivalent/Tag), mit denen die Mehrzahl der Fälle von leichtem bis mäßigem Asthma effektiv behandelt werden, auch bei Kindern in den empfohlenen Dosen mit minimalem Risiko unerwünschter Wirkungen auf das Wachstum, die Knochendichte und den Cortisolspiegel einhergehen (Pedersen 2006). Bei höheren Tagesdosen sollte, um eine orale Candidiasis zu vermeiden, ein Spacer verwendet und der Mund nach Inhalation ausgespült werden. Verwendung von Spacern verbessert auch die Wirkstoffdeposition in der Lunge. Dies betrifft allerdings nicht das Prodrug Ciclesonid.

Auf Budesonidpräparate entfallen 2009 über 73% aller Verordnungen der inhalativen Monopräparate der Glucocorticoide (Tabelle 19.4). Die Verordnungen von Budesonid und Beclometason nahmen zu. Dagegen gingen die Verordnungen von Ciclesonid und Fluticason weiterhin zurück (Tabelle 19.4). Die DDD-Kosten der inhalativen Glucocorticoidpräparate variieren erheblich (0,39 € bis 5,56 €) (Tabelle 19.4).

Die Verordnungen der langwirkenden inhalativen Kombinationspräparate nahmen 2009 erneut zu (Tabelle 19.4). In mehreren klinischen Studien an Erwachsenen und Kindern ist nachgewiesen worden, dass diese fixen Kombinationen genauso wirksam sind (Evidenzstufe 2) wie die Einzelkomponenten (Buhl et al. 2006). Für diese Kombinationen ist also der Komponentennachweis gemäß den klassischen Kriterien nach Crout (1974) erfüllt. Allerdings ist die wünschenswerte Flexibilität bei der Wahl der Dosierung der Einzelkomponenten schwieriger umzusetzen.

Tabelle 19.4: Verordnungen von inhalativen Glucocorticoiden 2009. Angegeben sind die 2009 verordneten Tagesdosen, die Änderungen gegenüber 2008 und die mittleren Kosten je DDD 2009.

Präparat	Bestandteile	DDD in Mio.	Änd. in %	DDD-Kosten in €
Beclometason				
Ventolair	Beclometason	16,5	(+17,1)	0,66
Junik	Beclometason	8,1	(-7,6)	0,64
Beclometason-ratiopharm	Beclometason	5,1	(+23,7)	0,82
Sanasthmax	Beclometason	2,0	(-16,6)	2,25
BecloHEXAL	Beclometason	1,5	(-2,3)	0,74
Beclometason-CT	Beclometason	1,4	(+12,1)	0,79
Aerobec	Beclometason	1,3	(+9,6)	0,57
		36,0	(+7,7)	0,77
Budesonid				
Novopulmon	Budesonid	40,0	(+14,5)	0,39
Budes	Budesonid	27,3	(+6,7)	0,59
Budiair	Budesonid	21,0	(+30,8)	0,65
Budecort	Budesonid	11,7	(+9,2)	0,62
Pulmicort	Budesonid	8,5	(-17,7)	1,80
Miflonide	Budesonid	7,3	(+2,4)	0,69
Budesonid-ratiopharm	Budesonid	4,5	(-23,2)	0,55
Cyclocaps Budesonid	Budesonid	3,7	(+6,8)	0,62
Budesonid Sandoz	Budesonid	3,5	(+35,5)	0,52
Pulmax	Budesonid	2,2	(+14,2)	0,66
Budenobronch	Budesonid	0,5	(+190,6)	5,56
		130,2	(+9,7)	0,65
Fluticason				
Flutide	Fluticason	5,9	(-6,1)	1,27
Ciclesonid				
Alvesco	Ciclesonid	5,4	(-13,1)	0,62
Kombinationen				
Symbicort	Budesonid Formoterol	103,5	(+9,1)	2,69
Viani	Fluticason Salmeterol	87,0	(+4,1)	2,78
Atmadisc	Fluticason Salmeterol	31,3	(+4,6)	2,72
Foster	Beclometason Formoterol	22,9	(+76,0)	1,91
Inuvair	Beclometason Formoterol	14,2	(+83,0)	1,90
		258,9	(+13,0)	2,61
Summe		436,4	(+10,8)	1,83

Die intermittierende oder langfristige orale Anwendung von Glucocorticoiden ist entsprechend dem Stufenschema erst indiziert, wenn alle übrigen arzneitherapeutischen Maßnahmen versagen. Die inhalative Gabe wird dabei fortgesetzt, um die Dosis der systemischen Glucocorticoide möglichst gering zu halten (Expert Panel Report 3 2007). Bei schwer zu kontrollierendem Asthma mit nächtlichen Beschwerden kann die Tagesdosis des systemischen Glucocorticoids auf 2/3 am Morgen and 1/3 am Abend verteilt werden (Buhl et al. 2006). Auch bei instabilem chronischem Asthma wird nach einer kurzzeitigen Verordnung von oralen Corticosteroiden eine Langzeittherapie lediglich mit hohen inhalativen Dosen angestrebt.

Xanthinderivate

Retardiertes Theophyllin wird als leicht bis mäßig wirksamer Bronchodilatator angesehen, sein Stellenwert in der Therapie des Asthma hat abgenommen. Bei nächtlichen Symptomen ist eine abendliche Dosissteigerung bzw. eine abendliche hohe Einmaldosis sinnvoll (Arzneimittelkommission der deutschen Ärzteschaft 2009, Lemmer und Wettengel 2010, Smolensky et al. 2007).

Unter den verordnungshäufigsten Xanthinderivaten finden sich bis auf ein Theophyllin-Ethylendiamin-Präparat (*Aminophyllin*) nur reine Theophyllinpräparate (Tabelle 19.5). Letzteren ist generell der Vorzug zu geben. Die Verordnung von Theophyllin war 2009 erneut stark rückläufig, nur einige Generika hatten Zuwächse zu verzeichnen. Die mittleren Tageskosten der oralen Theophyllinpräparate variieren zwischen 0,22 € und 0,64 €, wobei, wie in früheren Jahren, die Verordnungshäufigkeit offensichtlich nicht mit den DDD-Kosten korreliert (Tabelle 19.5). Extrem hohe DDD-Kosten haben *Aminophyllin Altana* und *Bronchoparat Amp*, auf die aber weniger als 0,5% der Verordnungen entfielen (Tabelle 19.5). Es ist gerade bei Theophyllin zu beachten, dass sich verschiedene Retardformulierungen in Geschwindigkeit und Ausmaß der Resorption, ihrer Bioverfügbarkeit und ihrem pharmakokinetischen Profil unterscheiden (Lemmer 1990, Schmidt 1994, Undem 2006). Weiterhin wurden in gut kontrollierten Studien für verschiedene Theophyllinpräparate tageszeitabhängige Unterschiede in ihrer Kinetik nachgewiesen (Smolensky et al. 2007). Damit ist ein Präparateaustausch im Rahmen der Aut-idem-Regelung nicht empfehlenswert (Arzneimittelkommission der deutschen Ärzteschaft 2009).

Tabelle 19.5: Verordnungen von Xanthinderivaten 2009. Angegeben sind die 2009 verordneten Tagesdosen, die Änderungen gegenüber 2008 und die mittleren Kosten je DDD 2009.

Präparat	Bestandteile	DDD in Mio.	Änd. in %	DDD-Kosten in €
Theophyllin-ratiopharm	Theophyllin	35,8	(−3,5)	0,22
Bronchoretard	Theophyllin	23,4	(−20,7)	0,29
Theophyllin AL	Theophyllin	20,9	(+9,9)	0,28
Tromphyllin	Theophyllin	11,0	(−15,3)	0,23
Euphylong	Theophyllin	6,7	(−36,2)	0,33
Theophyllin HEXAL	Theophyllin	6,3	(+0,3)	0,26
Uniphyllin	Theophyllin	6,0	(−19,4)	0,27
Theophyllin STADA	Theophyllin	5,9	(−30,1)	0,23
Theophyllin Lindopharm	Theophyllin	3,8	(+48,4)	0,20
Solosin	Theophyllin	3,1	(−11,0)	0,64
Afonilum	Theophyllin	3,0	(−27,8)	0,29
Theophyllin Sandoz	Theophyllin	2,6	(−9,4)	0,24
Theophyllin Heumann	Theophyllin	2,2	(−12,8)	0,27
Contiphyllin retard	Theophyllin	2,1	(+26,5)	0,23
Theophyllin dura	Theophyllin	2,0	(+123,0)	0,25
Theo-CT	Theophyllin	1,2	(−43,7)	0,31
Aminophyllin Altana	Theophyllin-Ethylendiamin	0,6	(−15,8)	1,06
Bronchoparat Amp.	Theophyllin	0,1	(−10,0)	5,10
Summe		136,8	(−10,3)	0,27

Auch die oberste deutsche Arzneimittelbehörde hat festgestellt, dass Bronchodilatatoren, einschließlich der Methylxanthine, zu den Arzneimitteln mit problematischer Bioverfügbarkeit gehören (Bundesinstitut für Arzneimittel und Medizinprodukte 1998).

Anticholinergika

Anticholinergika sind Mittel der ersten Wahl bei der COPD (Global Strategy for the Diagnosis, Management, and Prevention of COPD 2008, Vogelmeier et al. 2007, Arzneimittelkommission der deutschen Ärzteschaft 2009). Beim Asthma gelten sie als Medikamente der zweiten Wahl (Expert Panel Report 3 2007, Buhl et al. 2006). Sie stellen eine

Tabelle 19.6: Verordnungen von Anticholinergika und Antiallergika 2009. Angegeben sind die 2009 verordneten Tagesdosen, die Änderungen gegenüber 2008 und die mittleren Kosten je DDD 2009.

Präparat	Bestandteile	DDD in Mio.	Änd. in %	DDD-Kosten in €
Anticholinergika				
Spiriva	Tiotropiumbromid	130,5	(+15,2)	2,02
Atrovent	Ipratropiumbromid	11,9	(−14,2)	1,47
		142,4	(+12,0)	1,98
Ketotifen				
Ketof	Ketotifen	1,0	(−6,0)	0,56
Leukotrienantagonisten				
Singulair	Montelukast	30,9	(−4,9)	2,14
Summe		174,3	(+8,4)	2,00

Alternative dar für die relativ seltenen Patienten, die inhalative $Beta_2$-Sympathomimetika schlecht tolerieren.

Die Verordnungen der Anticholinergika nahmen auch 2009, wie bereits in den Vorjahren, deutlich zu (Tabelle 19.6). Das langwirkende Tiotropiumbromid (*Spiriva*) weist 2009 wieder deutlich mehr Verordnungen auf, während die Verordnungen von Ipratropiumbromid weiter abnahmen. Tiotropiumbromid ist in Deutschland jedoch nur für die COPD zugelassen.

Die erste große placebo-kontrollierte Langzeitstudie mit Tiotropiumbromid (UPLIFT) an 5993 COPD-Patienten über vier Jahre zeigte eine Verbesserung der Lungenfunktion, der Lebensqualität und der Exazerbationen, jedoch wurde der Abfall des FEV_1 nicht verhindert (Tashkin et al. 2008). In einer Metaanalyse an 14783 Patienten mit COPD wurde nach inhalativen Anticholinergika bei einer kleinen Zahl von Patienten (Anticholinergika: 135, Kontrolltherapie: 83) ein erhöhtes Risiko für kardiovaskuläre Mortalität und Herzinfarkte gefunden (Singh et al. 2008). Im Gegensatz dazu wird in einem jüngsten systematischen Übersichtsartikel kein erhöhtes kardiovaskuläres Risiko unter Tiotropiumbromid gefunden (Rodrigo et al. 2009). Auch ein aktueller Übersichtartikel betont die Wirksamkeit und Sicherheit von Tiotropiumbromid bei der Behandlung der COPD (Tashkin 2010).

Antiallergika

In der Gruppe der Antiallergika ist nur noch ein Ketotifenpräparat enthalten (Tabelle 19.6). Wie andere, ältere H_1-Antihistaminika hat der Wirkstoff Ketotifen eine ausgeprägte sedierende Wirkung. Er wird von der Deutschen Atemwegsliga nicht mehr erwähnt und wird nur noch gering verordnet.

Leukotrienantagonisten

Leukotrienantagonisten werden als Zusatzmedikation zur Behandlung bei leichten bis mittelschweren Formen (Stufe 2–3) des Asthma bronchiale eingesetzt (Expert Panel Report 3 2007, Lemmer und Wettengel 2010, Buhl et al. 2006). *Singulair* enthält als Wirkstoff Montelukast, einen Antagonisten am Cysteinyl-Leukotrien-Rezeptorsubtyp $CysLT_1$. *Singulair* hatte nach einer geringen Zunahme im Vorjahr im Jahr 2009 eine Abnahme zu verzeichnen (Tabelle 19.6), die Tageskosten sind mit 2,14 € sehr hoch. Montelukast hat entzündungshemmende Wirkungen, allerdings nur bei etwa 50–60% der Patienten, schützt partiell vor Belastungsasthma und reduziert die bronchiale Hyperreaktivität. Der Bedarf an $Beta_2$-Sympathomimetika und topischen Glucocorticoiden soll reduziert werden. *Singulair* ist zur Zusatzbehandlung bei Kindern im Alter von 2–5 Jahren zugelassen. Montelukast wird durch Cytochrom P450 3A4 metabolisiert. Daher ist Vorsicht bei gleichzeitiger Verordnung von Pharmaka angebracht, die CYP3A4 induzieren, wie Phenytoin, Phenobarbital und Rifampicin. Montelukast sollte nicht zur Behandlung eines akuten Asthmaanfalls eingesetzt werden.

Die Beurteilung der Leukotrienantagonisten ist derzeit nicht einheitlich: Die Cochrane Library, die aus 137 Studien 10 randomisierte kontrollierte vergleichende Studien von Antileukotrienen mit inhalierten Corticoiden bis 1999 analysierte, folgerte, dass Antileukotriene hinsichtlich Zahl der Exazerbationen vergleichbar, inhalierbare Steroide jedoch in der Verbesserung der Lungenfunktion überlegen seien (Ducharme und Hicks 2001). Eine Cochrane-Analyse zur Bewertung einer zusätzlichen Therapie mit langwirkenden Betaagonisten (LABA) bzw. Antileukotrienen bei Patienten, die unzureichend mit inhalierbaren Glucocorticoiden eingestellt waren, zeigte eine Überlegenheit der LABA gegenüber den Antileukotrienen (Ducharme et al. 2006). Gleiches wurde nun auch bei Kindern nachgewiesen (Joos et al. 2008).

Weiterhin ist zu beachten, dass bei einer Umstellung von einer niedrigen Dosis eines inhalativen Glucocorticoids auf Montelukast das Risiko einer Verschlechterung der Asthmakontrolle besteht (Buhl et al. 2006).

Literatur

Arzneimittelkommission der deutschen Ärzteschaft (2009): 29. Asthma bronchiale und andere Atemwegserkrankungen: Arzneiverordnungen. 22. Aufl., Medizinische Medien Informations GmbH, Neu-Isenburg: S 771–800.

Barnes PJ: (2008). Immunology of asthma and chronic obstructive pulmonary disease. Nat Rev Immunol 8: 183–192.

Buhl R, Berdel D, Criée CP et al. (2006): Leitlinie zur Diagnostik und Therapie von Patienten mit Asthma. Pneumologie 60: 139–177.

Buhl R (2008) Atemwegserkrankungen: Moderne Therapiekonzepte für adäquate Behandlungsstrategien. J. Pharmakol Ther. 17:95.

Bundesinstitut für Arzneimittel und Medizinprodukte (BfArM) (1998): Arzneimittel mit problematischer Bioverfügbarkeit. 9. Bekanntmachung gemäß §26, Abs. 3 AMG vom 19.1.1998.

Cates CJ, Cates MJ (2008): Regular treatment with salmeterol for chronic asthma: serious adverse events. Cochrane Database Syst Rev, July 16: CD006363.

Crout JR (1974): Fixed combination prescription drugs: FDA policy. J Clin Pharmacol 14: 249–254.

Derendorf H, Hübner M, Drewelow B et al (2007): Ciclesonid – Pharmakokinetische und pharmakodynamische Eigenschaften. Arzneimitteltherapie 25: 89–94.

Ducharme FM, Hicks GC (2001): Anti-leukotriene agents compared to inhaled corticosteroids in the management of recurrent and/or chronic asthma. The Cochrane Library , Issue 2. Oxford: Update Software.

Ducharme FM, Lasserson TJ, Cates CJ (2006): Lang-acting beta2-agonists versus anti-leukotrienes as add-on therapy to inhaled corticosteroids for chronic asthma. Cochrane Database Syst Rev, Oct 18: CD003137.

Expert Panel Report 3: Guidelines for the Diagnosis and Management of Asthma (2007): http://www.nhlbi.nih.gov/guidelines/asthma/index.htm.

FDA Press Release (2010): FDA announces new safety controls for long-acting beta agonists, medications used to treat asthma. http://www.fda.gov/NewsEvents/Newsroom/PressAnnouncements/ucm200931.htm.

Gillissen A, Berdel D, Buhl R et al (2007): $ß_2$-Sympathomimetika: Gefahren in der Asthmatherapie? Lehren aus der SMART1-Studie. Dtsch Med Wochenschr 132: 33–39.

Gillissen A, Gessner C, Hoheisel G, Juergens U (2008): Indikationen und Limitationen einer fixen Kombinationstherapie mit inhalativen Kortikosteroiden und langwirksamen ß2-Mimetika bei der chronisch-obstruktiven Lungenerkrankung (COPD). [Friend or foe: combination therapy with inhaled corticosteroids and long-acting beta2-agonists in chronic obstructive pulmonary disease (COPD)]. Pneumologie 62:430–437.

Global Strategy for the Diagnosis, Management, and Prevention of COPD, Global Initiative for Chronic Obstructive Lung Disease (GOLD) (2008): http://www.goldcopd.org.

Joos S, Miksch A, Szecsenyi J, Wieseler B, Grouven U, Kaiser T, Schneider A (2008). Montelukast as add-on therapy to inhaled corticosteroids in the treatment of mild to moderate asthma: a systematic review. Thorax 63: 453–462.

Krögel C, Förster M, Walter R, Henzgen M, Reißig A (2007): Inhalierbare Glucocorticoide zur Behandlung des Asthma bronchiale. Arzneimitteltherapie 25: 414–423.

Kuehn BM (2009): FDA panel: ban 2 popular asthma drugs. JAMA 301: 365–366.

Lemmer B (1990): Chronopharmakologische Aspekte der Theophyllintherapie. In: Blume H (Hrsg.): Bioäquivalenz retardierter Theophyllin-Fertigarzneimittel. Govi, Frankfurt, S. 75–82.

Lemmer B, Wettengel R (2010): 22. Erkrankungen der Atemwege. In: Lemmer B, Brune K (Hrsg): Pharmakotherapie – Klinische Pharmakologie. 14. Aufl, Springer Verlag, Berlin Heidelberg New York, S. 323–337.

Levenson M. (2008). Long-Acting Beta-Agonists and Adverse Asthma Events Meta-Analysis. Statistical Briefing Package for Joint Meeting of the Pulmonary-Allergy Drugs Advisory Committee, Drug Safety and Risk Management Advisory Committee and Pediatric Advisory Committee on December 10–11, 2008. Internet: http://www.fda.gov/ohrms/dockets/ac/08/ briefing/2008-4398b1-01-FDA.pdf.

Nelson HS, Weiss ST, Bleeker ER et al. (2006): The salmeterol multicenter asthma research trial: a comparison of unusual pharmacotherapy for asthma or usual pharmacology plus salmeterol. Chest 129: 15–26.

Pedersen S (2006): Clinical safty of inhaled corticosteroids for asthma in children – an update of long-term trials. Drug Safety 29: 599–612.

Rodrigo GJ, Castro-Rodriguez JA, Nannini LJ, Plaza Moral V, Schiavi EA (2009): Tiotropium and risk for fatal and nonfatal cardiovascular events in patients with chronic obstructive pulmonary disease: a systematic review with meta-analysis. Respir Med 103: 1421–1429.

Schmidt H (1994): Retardtheophyllin ist nicht gleich Retardtheophyllin. Atemwegs-Lungenkr 20: 223–231.

Singh S, Loke YK, Furberg CD (2008): Inhaled anticholinergics and risk of major adverse cardiovascular events in patients with chronic obstructive pulmonary disease: a systematic review and meta-analysis. JAMA 300: 1439–1450.

Smolensky M, Lemmer B, Reinberg A (2007): The chronobiology and chronotherapy of allergic rhinitis and bronchial asthma. Adv Drug Del Rev 59: 852–882.

Tashkin DP (2010). Long-acting anticholinergic use in chronic obstructive pulmonary disease: efficacy and safety. Curr Opin Pulm Med 16: 97–105.

Tashkin DP, Celli B, Senn S, Burkhadt D, Kesten S, Menjoge S, Decramer M (2008): A 4-year trial of tiotropium in chronic pulmonary disease. N Engl J Med 359: 1543–1554.

The Childhood Asthma Management Program Research Group [CAMP 2000] (2000): Long-term effects of budesonide or nedocromil in children with asthma. N Engl J Med 343: 1054–1063.

Undem BJ (2006): Pharmacotherapy of asthma. In: Brunton LL, Lazo JS, Parker KL (eds.): Goodman & Gilman's The Pharmacological Basis of Therapeutics, 11th ed, McGraw Hill, New York, pp. 717–736.

Vogelmeier C, Buhl R, Criée CP et al (2007): Leitlinie der Deutschen Atemwegsliga und der Deutschen Gesellschaft für Pneumologie und Beatmungsmedizin zur Diagnostik und Therapie von Patienten mit chronisch obstruktiver Bronchitis und Lungenemphysem (COPD). Pneumologie 61: 323–340 (Teil 1); 394–409 (Teil 2).

von Berg A, Albrecht B, Darlath W, Voß HW, Berdel D (2002): Intraindividuelle, randomisierte Doppelblindstudie zum Vergleich des protektiven Effektes zwischen verschiedenen Anwendungsformen von DNCG und Reproterol bei Kindern mit Anstrengungsasthma. Allergologie 25: 557–564.

20. Calciumantagonisten

Thomas Eschenhagen

AUF EINEN BLICK

Verordnungsprofil

Hauptgruppen der Calciumantagonisten sind die Dihydropyridine und die relativ stärker kardiodepressiv wirkenden Substanzen Verapamil und Diltiazem.

Trend

Das Gesamtverordnungsvolumen hat 2009 wieder deutlich zugenommen. Dies ist vor allem einer Zunahme der langwirkenden Dihydropyridine zu verdanken, während das kurzwirksame Nifedipin und die Calciumantagonisten vom Verapamiltyp weiter abgenommen haben.

Kosten

Amlodipin ist weiterhin der kostengünstigste Calciumantagonist und liegt in einem ähnlichen Bereich wie die generischen ACE-Hemmer.

Calciumantagonisten hemmen am Herzen und an der glatten Muskulatur den Einstrom von Calciumionen aus dem Extrazellulärraum. Dies führt zu einer Vasodilatation (vorwiegend der arteriellen Gefäße) und am Herzen zu einer Abnahme von Kontraktionskraft und Herzfrequenz, die allerdings durch eine adrenerge Gegenregulation infolge der Vasodilatation kompensiert wird. Bei Calciumantagonisten vom Nifedipintyp (Dihydropyridine) bewirkt dieser als ungünstig anzusehende Mechanismus nicht selten sogar eine reflektorische Tachykardie.

Die Abnahme von Herzkraft und Herzfrequenz einerseits und die Gefäßerweiterung andererseits sind qualitativ bei allen Calciumantagonisten gleich. Allen Calciumantagonisten gemeinsam ist auch, dass die Vasodilatation im Vergleich zur Kardiodepression bei niedrigeren Konzentrationen auftritt. Allerdings ist der Abstand zwischen vasodilatierend und kardiodepressiv wirkenden Konzentrationen unterschiedlich. Bei einigen Dihydropyridinen (z. B. Felodipin, Nisoldipin und Nitrendipin) ist der Abstand 10- bis 100-fach, bei Nifedipin und Amlodipin etwa 3- bis 10-fach und bei Verapamil und Diltiazem 1- bis 3-fach. Diese quantitativen Unterschiede rechtfertigen den weit verbreiteten Nomenklaturunterschied „gefäßwirksame" und „herzwirksame" Calciumantagonisten nicht. Ein qualitativer Unterschied besteht nur in Bezug auf die AV-Überleitung, die Calciumantagonisten vom Verapamil- und Diltiazemtyp hemmen, die Dihydropyridine jedoch nicht.

Verordnungsspektrum

Das Gesamtverordnungsvolumen der Calciumantagonisten hat 2009 weiter zugenommen. Das ist auf die Dihydropyridine zurückzuführen, deren Verordnungen sich in den letzten 10 Jahren fast verdoppelt haben, während die Calciumantagonisten vom Verapamiltyp kontinuierlich rückläufig waren (Abbildung 20.1). Unter den 3000 verordnungshäufigsten Arzneimitteln befinden sich im Jahre 2009 82 Präparate mit Calciumantagonisten (Tabellen 20.1 bis 20.3). Mit einer Verordnungshäufigkeit von 1915 Mio. DDD sind sie nach Angiotensinhemmstoffen, Betarezeptorenblockern und Diuretika die viertstärkste kardiovaskuläre Indikationsgruppe (vgl. Tabelle 1.1).

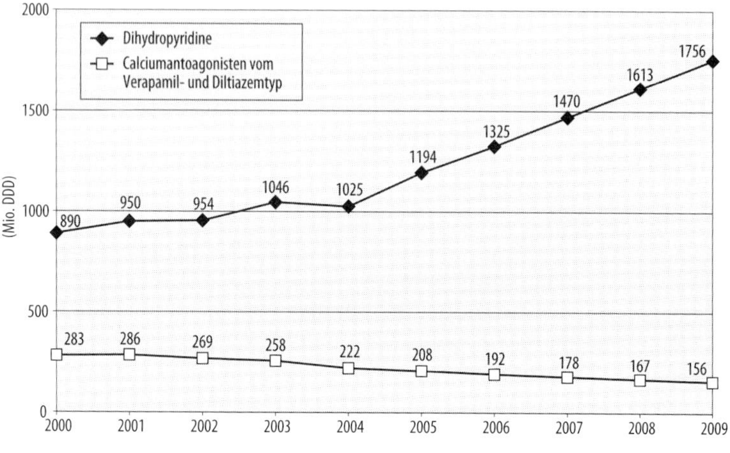

Abbildung 20.1: Verordnungen von Calciumantagonisten 2000 bis 2009. Gesamtverordnungen nach definierten Tagesdosen

Tabelle 20.1: Verordnungen von Calciumantagonisten (Verapamil-Typ) 2009. Angegeben sind die 2009 verordneten Tagesdosen, die Änderungen gegenüber 2008 und die mittleren Kosten je DDD 2009.

Präparat	Bestandteile	DDD in Mio.	Änd. in %	DDD-Kosten in €
Verapamil				
VeraHEXAL	Verapamil	31,0	(–15,8)	0,37
Verapamil-ratiopharm	Verapamil	18,7	(–25,7)	0,36
Verapamil AL	Verapamil	15,7	(+1,7)	0,36
Vera Lich	Verapamil	14,3	(>1000)	0,35
Isoptin	Verapamil	11,3	(–16,7)	0,41
Veramex	Verapamil	10,6	(+252,5)	0,40
Verapamil- 1 A Pharma	Verapamil	10,1	(–11,8)	0,35
Verapamil Hennig	Verapamil	2,8	(–13,5)	0,34
Verapamil Sandoz	Verapamil	2,5	(–30,4)	0,36
Falicard	Verapamil	2,5	(–16,6)	0,51
Verabeta	Verapamil	1,8	(–78,4)	0,45
Verapamil BASICS	Verapamil	1,5	(–36,6)	0,35
Verapamil AbZ	Verapamil	1,4	(–18,5)	0,36
Durasoptin	Verapamil	1,3	(–56,0)	0,39
		125,3	(–4,6)	0,37
Diltiazem				
DiltaHEXAL	Diltiazem	5,8	(+8,7)	0,47
Diltiazem-ratiopharm	Diltiazem	5,0	(–6,6)	0,47
Diltiazem AL	Diltiazem	3,8	(+6,8)	0,47
Dilzem	Diltiazem	2,7	(–27,5)	0,58
Diltiazem STADA	Diltiazem	1,7	(–3,3)	0,43
Diltaretard	Diltiazem	1,1	(+6,6)	0,43
Diltiazem- 1 A Pharma	Diltiazem	0,9	(+33,0)	0,44
		20,9	(–2,0)	0,48
Gallopamil				
Procorum	Gallopamil	1,9	(+2,6)	1,06
Summe		148,1	(–4,2)	0,40

Verapamil- und Diltiazemverordnungen haben deutlich abgenommen, was unter anderem mit dem relativ hohen Preis, vielleicht aber auch mit dem hohen Interaktionspotenzial zu tun haben dürfte (Tabelle 20.1). Auch die Verordnung des kurzwirksamen Nifedipins ist gegenüber 2008 wiederum deutlich zurückgegangen und macht damit nur noch 4% der Verordnungen an Dihydropyridinen aus (Tabelle 20.2). Diese Entwicklung ist sinnvoll.

Tabelle 20.2: Verordnungen von kurzwirkenden Dihydropyridinen 2009. Angegeben sind die 2009 verordneten Tagesdosen, die Änderungen gegenüber 2008 und die mittleren Kosten je DDD 2009.

Präparat	Bestandteile	DDD in Mio.	Änd. in %	DDD-Kosten in €
NifeHEXAL	Nifedipin	20,6	(−13,2)	0,26
Nifical	Nifedipin	8,2	(+827,9)	0,32
Nifedipin AL	Nifedipin	8,1	(−22,7)	0,27
Nifedipin-ratiopharm	Nifedipin	7,7	(−13,2)	0,34
Corinfar	Nifedipin	5,4	(−15,9)	0,32
Adalat	Nifedipin	5,1	(−13,7)	0,35
Duranifin	Nifedipin	4,3	(−20,3)	0,31
Nifedipin Sandoz	Nifedipin	4,0	(−21,0)	0,24
Nifedipin STADA	Nifedipin	3,6	(−19,2)	0,24
Nifedipin- 1 A Pharma	Nifedipin	2,6	(−20,1)	0,20
Summe		69,7	(−6,5)	0,29

In der Gruppe der langwirkenden Dihydropyridine gab es 2009 wiederum eine ausgeprägte Verschiebung zugunsten von Amlodipin (Abbildung 20.2). Zusammengenommen machen die langwirkenden Dihydropyridine 2009 86% der Verordnungen aus (Tabelle 20.3, Abbildung 20.1).

Wirtschaftliche Gesichtspunkte

Durch die verstärkte Verordnung von Amlodipingenerika und weitere geringe Preissenkungen (mittlere DDD-Kosten von 0,12 auf 0,11 €) sind 2009 trotz des deutlich gestiegenen Verordnungsvolumens von Amlodipin die Gesamtkosten der Calciumantagonisten mit 322 Mio. € sogar leicht zurückgegangen (siehe Tabelle 1.1). Dieser Trend ist erfreulich und wird sich wahrscheinlich fortsetzen. Bei DDD-Kosten von 0,09 € für das günstigste Amlodipinpräparat gibt es heute keinen überzeugenden Grund mehr, auf das kürzer wirkende und schneller anflutende Nitrendipin umzustellen, wenn eine länger anhaltende Wirkung benötigt wird (mittlere DDD 0,19 €; Tabelle 20.3). Weitere Einsparungen

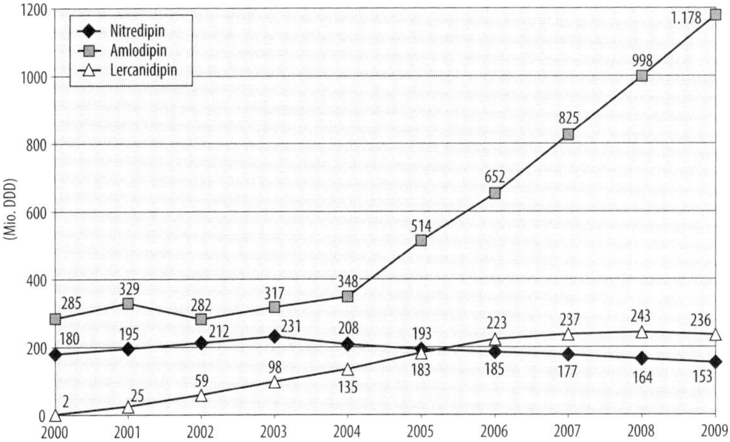

Abbildung 20.2: Verordnungen von langwirkenden Calciumantagonisten 2000 bis 2009. Gesamtverordnungen nach definierten Tagesdosen

lassen sich durch Umstellung der deutlich teureren Felodipin (DDD 0,32 €), Nisoldipin (DDD 0,63 €), Nilvadipin (DDD 0,42 €) sowie Isradipin (DDD 0,53 €) erzielen, für die der Nachweis therapeutischer Vorteile fehlt.

Therapeutische Gesichtspunkte

Klassische Indikationen für Calciumantagonisten sind die koronare Herzkrankheit, die arterielle Hypertonie und beim Verapamil- und Diltiazemtyp supraventrikuläre Tachyarrhythmien. Gallopamil ist das Methoxyderivat des Verapamil mit ähnlichen Wirkungen wie Verapamil. Nimodipin, ein Dihydropyridin, ist nur bei hirnorganisch bedingten Leistungsstörungen im Alter zugelassen.

Alle Calciumantagonisten wirken über ihre gefäßerweiternde, nachlastsenkende Wirkung antianginös und antihypertensiv. In ihrem sonstigen Wirkungsspektrum sind die einzelnen Calciumantagonisten jedoch nicht identisch. Wegen der Reflextachykardie können Dihydropyridine gut mit Betarezeptorenblockern kombiniert werden, während dies wegen der Gefahr von AV-Blockierungen und Hemmung der kardialen Kontraktionskraft bei Calciumantagonisten vom

Tabelle 20.3: Verordnungen langwirkender Dihydropyridine 2009. Angegeben sind die 2009 verordneten Tagesdosen, die Änderungen gegenüber 2008 und die mittleren Kosten je DDD 2009.

Präparat	Bestandteile	DDD in Mio.	Änd. in %	DDD-Kosten in €
Nitrendipin				
Nitrendipin-ratiopharm	Nitrendipin	29,5	(−18,7)	0,18
Nitrendipin Apogepha	Nitrendipin	29,1	(>1000)	0,19
Nitrendipin AL	Nitrendipin	27,5	(−21,5)	0,17
Nitrepress	Nitrendipin	13,5	(−17,9)	0,19
Nitrendipin- 1 A Pharma	Nitrendipin	9,4	(−11,0)	0,18
Nitrendipin STADA	Nitrendipin	9,2	(−17,5)	0,17
Nitrendipin Sandoz	Nitrendipin	5,7	(−24,7)	0,18
Nitrendipin beta	Nitrendipin	4,8	(−38,9)	0,18
Nitrendipin-corax	Nitrendipin	3,9	(−58,0)	0,17
Nitrendipin Heumann	Nitrendipin	3,2	(−34,1)	0,17
Nitregamma	Nitrendipin	3,0	(−23,4)	0,18
Nitrendipin-CT	Nitrendipin	2,5	(−35,7)	0,18
Nitrendipin dura	Nitrendipin	2,4	(+163,2)	0,17
Jutapress	Nitrendipin	2,4	(−8,1)	0,17
Bayotensin	Nitrendipin	0,8	(−8,2)	2,38
		147,1	(−3,0)	0,19
Amlodipin				
Amlodipin HEXAL	Amlodipin	231,9	(+11,3)	0,12
Amlodipin Dexcel	Amlodipin	228,0	(>1000)	0,09
Amlodipin/-N ratiopharm	Amlodipin	177,8	(−4,9)	0,12
Amlodipin AL	Amlodipin	116,7	(−4,2)	0,09
Amlodipin- 1 A Pharma	Amlodipin	82,3	(+43,4)	0,09
Amlobeta	Amlodipin	53,1	(−13,4)	0,11
Amlodipin dura	Amlodipin	51,4	(−12,5)	0,11
Amlodipin STADA	Amlodipin	48,8	(−18,8)	0,09
Amlodipin/Amlobesilat Sandoz	Amlodipin	30,1	(−21,9)	0,12
Amlodipin/-N -CT	Amlodipin	25,7	(−20,1)	0,12
Amlodipin/-besilat AbZ	Amlodipin	23,6	(−21,5)	0,10
Amlodigamma/top	Amlodipin	20,0	(+9,1)	0,11
Amlo-Q	Amlodipin	10,6	(+24,6)	0,11
Amlodipin Heumann	Amlodipin	10,6	(−10,2)	0,09
Amloclair	Amlodipin	10,3	(−7,9)	0,09
Amlo TAD	Amlodipin	8,8	(−28,2)	0,12
Amlodipin-corax	Amlodipin	8,3	(−56,6)	0,11

Tabelle 20.3: Verordnungen langwirkender Dihydropyridine 2009. Angegeben sind die 2009 verordneten Tagesdosen, die Änderungen gegenüber 2008 und die mittleren Kosten je DDD 2009. (Fortsetzung)

Präparat	Bestandteile	DDD in Mio.	Änd. in %	DDD-Kosten in €
Amlodipin BASICS	Amlodipin	7,1	(–53,7)	0,11
Amlo-ISIS	Amlodipin	5,2	(–28,6)	0,11
Amlodipin AAA Pharma	Amlodipin	4,8	(–32,0)	0,12
Amlo TEVA	Amlodipin	4,4	(+12,4)	0,10
Norvasc	Amlodipin	4,2	(–25,2)	0,58
		1163,7	(+18,9)	0,11
Felodipin				
Felodipin-ratiopharm	Felodipin	19,9	(–18,5)	0,32
Felodipin AL	Felodipin	19,9	(+48,1)	0,32
Felodipin dura	Felodipin	11,6	(+50,4)	0,31
Felocor	Felodipin	10,3	(–17,4)	0,33
Felodipin- 1 A Pharma	Felodipin	6,6	(+36,1)	0,31
Felodipin STADA	Felodipin	6,6	(–19,9)	0,31
Felodipin Sandoz	Felodipin	3,7	(–25,6)	0,33
		78,6	(+3,3)	0,32
Lercanidipin				
Carmen	Lercanidipin	190,4	(–2,7)	0,17
Corifeo	Lercanidipin	45,2	(–4,4)	0,17
		235,6	(–3,0)	0,17
Weitere Wirkstoffe				
Baymycard	Nisoldipin	6,3	(–11,0)	0,63
Escor	Nilvadipin	4,6	(–23,1)	0,41
Nivadil	Nilvadipin	3,1	(+7,6)	0,42
Vascal	Isradipin	2,2	(–9,1)	0,53
		16,3	(–11,8)	0,51
Summe		1641,3	(+11,8)	0,14

Verapamil- und Diltiazemtyp kontraindiziert ist. Weiterhin erlaubt die unterschiedlich ausgeprägte kompensatorische Kardiostimulation differenzialtherapeutische Überlegungen insofern, als Verapamil und Diltiazem vor allem bei Patienten mit höherer Herzfrequenz, Dihydropyridine dagegen bei solchen mit Bradykardie eingesetzt werden. Dihydropyridine können bei Patienten mit zusätzlicher Störung der Sinusknotenfunktion eingesetzt werden, Verapamil und Diltiazem dagegen nicht. Die unterschiedliche Beeinflussung des AV-Knotens hat keine Bedeutung für die antihypertensive und antiischämische Wirkung der Calciumantagonisten.

Alle Calciumantagonisten werden gut aus dem Magen-Darm-Trakt resorbiert, unterliegen jedoch einem beträchtlichen First-pass-Metabolismus, so dass ihre Bioverfügbarkeit relativ gering ist. Der Metabolismus verläuft über das enterale und hepatische CYP3A4 Isoenzym, was insbesondere bei dem starken CYP3A4-Hemmer Verapamil zu Arzneimittelinteraktionen z. B. mit Statinen, Erythromycin, Clarithromycin, HIV-Proteaseinhibitoren, Ciclosporin und vielen anderen führt. Verapamil hemmt zusätzlich das enterale p-Glykoprotein (MDR1) und verursacht darüber einen Anstieg der Bioverfügbarkeit von Digoxin, Ciclosporin, Tacrolimus und vielen anderen. Das hohe Interaktionspotenzial mahnt zur zurückhaltenden Verordnung von Verapamil.

Die langwirkenden Calciumantagonisten, insbesondere Amlodipin, Felodipin und Lercanidipin, haben neben der längeren Wirkdauer einen relativ langsamen Wirkungseintritt und verursachen damit nur eine geringe oder keine reflektorische Tachykardie. Dies ist als therapeutischer Vorteil gegenüber dem kurzwirkenden Nifedipin anzusehen ist, das heute bei instabiler Angina pectoris und akutem Myokardinfarkt innerhalb der ersten vier Wochen nach Infarkteintritt kontraindiziert ist. Schnell freisetzende Arzneiformen von Nifedipin dürfen auch bei Hypertonie und chronischer Angina pectoris nur noch eingesetzt werden, wenn andere Arzneimittel nicht angezeigt sind (Arzneimittelkommission der deutschen Ärzteschaft 1997). Sie sind damit praktisch obsolet (Ausnahme Prinzmetal-Angina). Lercanidipin scheint seltener zu Unterschenkelödemen zu führen als Amlodipin oder andere Dihydropyridine der 1. Generation (Felodipin, Nifedipin; Makarounas-Kirchmann et al. 2009) und bietet sich daher insbesondere bei Patienten mit Ödemen unter der Therapie mit Amlodipin als Alternative an. Dabei ist allerdings zu beachten, dass auch die häufig praktizierte gleichzeitige Gabe eines Hemmstoffs des Renin-Angiotensin-Systems zu einer Reduktion der Ödemrate führt.

Amlodipin und Felodipin können im Gegensatz zu anderen Calciumantagonisten auch bei Patienten mit eingeschränkter linksventrikulärer Funktion eingesetzt werden, weil sie in klinischen Studien keinen negativen Einfluss auf die Prognose hatten (Packer et al. 1996, Cohn et al. 1995, The Defiant-II Research Group 1997). Die ALLHAT-Studie hat gezeigt, dass Amlodipin bei Hypertoniepatienten mit mindestens einem weiteren Risikofaktor die Zahl der Herzinfarkte und die Gesamtletalität nicht anders beeinflusste als das Diuretikum Chlortalidon oder der ACE-Hemmer Lisinopril (The ALLHAT Officers and Coordinators 2002). Die unter Amlodipin in der ALLHAT-Studie beobachtete höhere Rate an Herzinsuffizienz ist auch bei Lisinopril gesehen worden und mit einiger Wahrscheinlichkeit auf das Studiendesign zurückzuführen. Sie sollte nicht überbewertet werden. In einer Placebo-kontrollierten Vergleichsstudie an Patienten mit koronarer Herzkrankheit und normalem Blutdruck (CAMELOT) hat Amlodipin bei gleicher Blutdrucksenkung und ähnlicher Verträglichkeit (mehr Ödeme, weniger Husten) bezüglich der Senkung kardiovaskulärer Ereignisse sogar besser abgeschnitten als Enalapril (Nissen et al. 2004). In der ASCOT-BPA Studie war bei Hypertonikern mit mindestens drei weiteren Risikofaktoren ein auf der Erstgabe von Amlodipin basiertes Therapieregime (zweite Stufe + Perindopril) einem primär auf dem Betarezeptorenblocker Atenolol (zweite Stufe + Thiazid) basierten überlegen, allerdings zum Teil auch aufgrund der im Mittel stärkeren Blutdrucksenkung (Dahlöf et al. 2005).

Nitrendipin war in der Placebo-kontrollierten Syst-Eur-Studie bei älteren Hypertonikern mit einer Senkung der Schlaganfallshäufigkeit (um 42%) assoziiert, allerdings ohne Senkung der Gesamtletalität (Staessen et al. 1997). Bei der Untergruppe der Patienten mit Diabetes und systolischer Hypertonie wurde die Gesamtletalität um 55% gesenkt (Tuomilehto et al. 1999). Zusammengefasst haben die neueren Daten die in den 90er Jahren aufkommenden Zweifel an der Wirksamkeit und Sicherheit langwirkender Calciumantagonisten bei Hypertonie ausgeräumt.

Bei der koronaren Herzkrankheit ist die Bedeutung der Calciumantagonisten in den letzten Jahren ähnlich wie die der Nitrate zurückgegangen. Dies hat mehrere Gründe. Einerseits hat die symptomatische medikamentöse antianginöse Therapie insgesamt an Bedeutung gegenüber interventionellen und sekundärprophylaktischen Therapiemaßnahmen (Lipidsenkung, Thrombozytenaggregationshemmung) verloren. Zweitens werden Betarezeptorenblocker seit vielen Jahren als erste Wahl für die Angina-pectoris-Prophylaxe empfohlen, wenn keine Kontraindikationen vorliegen (Deutsche Gesellschaft für Kardiologie 2003, Nationale Versorgungsleitlinie 2006), da für Betarezeptorenblocker, nicht aber für Calciumantagonisten und Nitrate, bei verschiedenen

Formen der koronaren Herzkrankheit (Zustand nach Infarkt, Herzinsuffizienz) eine Verbesserung der Prognose erwiesen ist. Schließlich ist die Therapie mit Betarezeptorenblockern bei der koronaren Herzkrankheit mit weniger unerwünschten Wirkungen assoziiert als die mit Calciumantagonisten (Heidenreich et al. 1999).

Literatur

Arzneimittelkommission der deutschen Ärzteschaft (1997): Calciumantagonisten vom 1,4-Dihydropyridin-Typ. Dtsch Ärztebl 22: C-1122–C-1123.

Cohn JN, Ziesche SM, Loss LE, Anderson GF, V-HeFT Study Group (1995): Effect of felodipine on short-term exercise and neurohormone and long-term mortality in heart failure: Results of V-HeFT VIII. Circulation 92: 1–143.

Dahlöf B, Sever PS, Poulter NR, Wedel H, Beevers DG, Caulfield M, Collins R, Kjeldsen SE, Kristinsson A, McInnes GT, Mehlsen J, Nieminen M, O'Brien E, Ostergren J; ASCOT Investigators (2005): Prevention of cardiovascular events with an antihypertensive regimen of amlodipine adding perindopril as required versus atenolol adding bendroflumethiazide as required, in the Anglo-Scandinavian Cardiac Outcomes Trial-Blood Pressure Lowering Arm (ASCOT-BPLA): a multicentre randomised controlled trial. Lancet. 366: 895–906.

Deutsche Gesellschaft für Kardiologie (2003): Leitlinien zur Behandlung der chronischen koronaren Herzkrankheit. Z Kardiol 92: 501–521.

Heidenreich PA, McDonald KM, Hastie T, Fadel B, Hagan V, Lee BK, Hlatky MA (1999): Meta-analysis of trials comparing β-blockers, calcium antagonists, and nitrates for stable angina. JAMA 281: 1927–1936.

Makarounas-Kirchmann K, Glover-Koudounas S, Ferrari P (2009): Results of a meta-analysis comparing the tolerability of lercanidipine and other dihydropyridine calcium channel blockers. Clin Ther 31: 1652–1663.

Nationale Versorgungsleitlinie Chronische KHK. September 2006. Internet: http://www.versorgungsleitlinien.de/themen/khk/pdf/nvl_khk_kurz.pdf

Nissen SE, Tuzcu EM, Libby P, Thompson PD, Ghali M, Garza D, Berman L, Shi H, Buebendorf E, Topol EJ; CAMELOT Investigators (2004): Effect of antihypertensive agents on cardiovascular events in patients with coronary disease and normal blood pressure: the CAMELOT study: a randomized controlled trial. JAMA 292: 2217–2225.

Packer M, O'Connor CM, Ghali JK, Pressler ML, Carson PE et al (1996): Effect of amlodipine on morbidity and mortality in severe chronic heart failure. N Engl J Med 335: 1107–1114.

Staessen JA, Fagard R, Thijs L, Celis H, Arabidze GG et al (1997): Randomised double-blind comparison of placebo and active treatment for older patients with isolated systolic hypertension. The Systolic Hypertension in Europe (Syst-Eur) Trial Investigators. Lancet 350: 757–764.

The ALLHAT Officers and Coordinators for the ALLHAT Collaborative Research Group (2002): The Antihypertensive and Lipid-Lowering Treatment to Prevent Heart Attack Trial. Major outcomes in high-risk hypertensive patients randomized

to angiotensin-converting enzyme inhibitor or calcium channel blocker vs diuretic: The Antihypertensive and Lipid-Lowering Treatment to Prevent Heart Attack Trial (ALLHAT). JAMA 288: 2981–2997.
The DEFIANT-II Research Group (1997): Doppler flow and echocardiography in functional cardiac insufficiency: assessment of nisoldipine therapy. Results of the DEFIANT-II Study. Eur Heart J 18: 31–40.
Tuomilehto J, Rastenyte D, Birkenhäger WH, Thjs L, Antikainen R et al (1999): Effects of calcium-channel blockade in older patients with diabetes and systolic hypertension. N Engl J Med 340: 677–684.

21. Corticosteroide

Ulrich Schwabe

AUF EINEN BLICK

Verordnungsprofil

Corticosteroide werden überwiegend als Glucocorticoide zur Entzündungshemmung und Immunsuppression eingesetzt, während die Hormonsubstitution mit dem Nebennierenrindenhormon Cortisol und dem Mineralocorticoid Fludrocortison nur einen sehr kleinen Teil der Verordnungen (2,3%) betrifft.

Trend

Bei den Glucocorticoiden hat die Verordnung des Standardpräparats Prednisolon aufgrund seiner pharmakokinetischen und preislichen Vorteile 2009 weiter zugenommen (+7,8%), während die Verordnungen der teureren Präparate von Prednison (–4,5%) und Methylprednisolon (–2,1%) weiter abnahmen. Glucocorticoidkombinationen sind nur noch mit einem Präparat vertreten.

Als Corticosteroide werden die natürlichen Steroidhormone der Nebennierenrinde und ihre synthetischen Derivate bezeichnet. Nach ihren vorherrschenden Wirkungen auf den Kohlenhydratstoffwechsel und den Elektrolythaushalt werden sie in Glucocorticoide und Mineralocorticoide eingeteilt. Sie haben ein weites Spektrum physiologischer und pharmakologischer Wirkungen. In niedrigen physiologischen Mengen dienen sie zur Hormonsubstitution bei *Nebennierenrindeninsuffizienz*, wie z. B. bei Morbus Addison und adrenogenitalem Syndrom. Bei diesen Indikationen wird Cortisol (Hydrocortison) als natürliches Nebennierenrindenhormon bevorzugt, weil es glucocorticoide und mineralocorticoide Eigenschaften vereinigt.

In höheren pharmakologischen Dosen werden synthetische Glucocorticoide eingesetzt, um *Entzündungserscheinungen* und *immunologische Reaktionen* zu unterdrücken. Hier wird Prednisolon aus der Gruppe der nichtfluorierten Glucocorticoide als Standardsteroid verwendet, weil es nur noch geringe mineralocorticoide Aktivität besitzt und am längsten in die Therapie eingeführt ist. Zu den wichtigsten Indikationen gehören rheumatische und allergische Krankheiten, Asthma bronchiale und Kollagenosen. Inhalative Glucocorticoide werden bei den Bronchospasmolytika und Antiasthmatika (Kapitel 19) besprochen, topische Glucocorticoide bei den Dermatika (Kapitel 22) und den Ophthalmika (Kapitel 36). Wegen der Risiken der Langzeitbehandlung werden orale Glucocorticoide zur Entzündungshemmung nur bei Versagen anderer Therapiemöglichkeiten und immer nur möglichst kurzfristig eingesetzt.

Verordnungsspektrum

Glucocorticoide werden in nichtfluorierte und fluorierte Glucocorticoide sowie Depotpräparate eingeteilt. Die Verordnungen nichtfluorierter Glucocorticoide haben seit 2000 weiter stetig zugenommen (Abbildung 21.1). Die fluorierten Glucocorticoide zeigen seit 2003 auf niedrigem Niveau leichte Zuwächse, während die Depotpräparate in den letzten zehn Jahren annähernd konstant blieben. Damit haben sich die nichtfluorierten Glucocorticoide eindeutig als therapeutische Option durchgesetzt. In der gesamten Indikationsgruppe ist das Verordnungsvolumen nach definierten Tagesdosen (DDD) im Jahr 2009 wieder leicht auf 397 Mio. DDD (+3,6%) angestiegen (vgl. Tabelle 1.1).

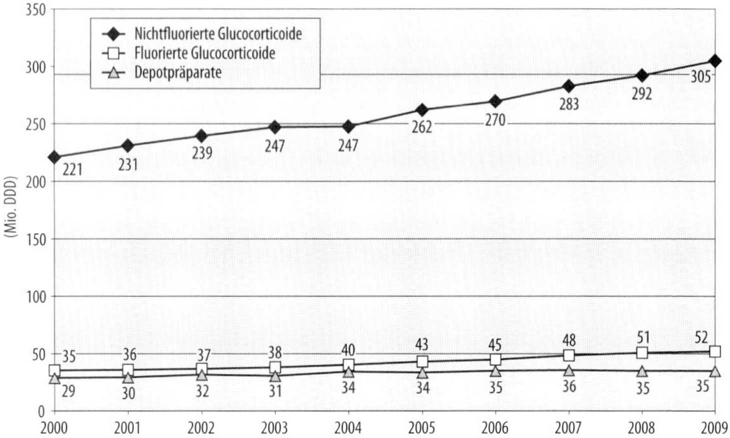

Abbildung 21.1: Verordnungen von Glucocorticoiden 2000 bis 2009. Gesamtverordnungen nach definierten Tagesdosen

Nichtfluorierte Glucocorticoide

In der Gruppe der nichtfluorierten Glucocorticoide entfallen inzwischen 75% der Verordnungen auf Prednisolonpräparate (Tabelle 21.1). Prednisolon hat im Vergleich zu dem natürlichen Nebennierensteroid Cortisol (Hydrocortison) nur noch eine geringe Mineralocorticoidaktivität und löst daher seltener Natriumretention, Ödembildung und Hypokaliämie aus. Darüber hinaus hat Prednisolon pharmakokinetische Vorteile gegenüber seinem Prodrug Prednison, weil es bereits die aktive Wirkform darstellt, während Prednison biologisch inaktiv ist und erst durch die hepatische 11β-Hydroxysteroiddehydrogenase in seinen aktiven Metaboliten Prednisolon umgewandelt werden muss. Da diese Umwandlung ca. eine Stunde benötigt, wirkt Prednisolon bei akuten Therapieindikationen schneller als Prednison. Außerdem hat Prednisolon nach oraler Gabe eine höhere Bioverfügbarkeit als Prednison (Kamada et al. 1997). Die pharmakologisch-therapeutischen Vorteile des Prednisolons haben sich schon weitgehend in der praktischen Therapie durchgesetzt, da die Prednisolonpräparate wesentlich häufiger als die Prednisonpräparate verordnet werden (Tabelle 21.1). Zusätzlich ist damit eine Kosteneinsparung verbunden, da Prednisolonpräparate im Durchschnitt billiger als alle anderen Glucocorticoide sind.

An zweiter Stelle folgen die Prednisonpräparate mit dem Hauptvertreter *Decortin*. Sie sind durchschnittlich 53% teurer als die Prednisolonpräparate, was in Anbetracht der pharmakokinetischen Vorteile von Prednisolon schwer verständlich ist. Ein besonderes teures Prednisonpräparat ist *Rectodelt*, für das eine rektale Bioverfügbarkeit von nur knapp 30% gemessen wurde. Die Suppositorien wurden bisher zu 90% an Kinder verordnet, ohne dass sie entsprechend als Kinderarzneiformen gekennzeichnet sind. Vom Hersteller wird für Kinder an erster Stelle die Anwendung bei Pseudo-Krupp (akute stenosierende Laryngotracheitis) genannt. Nach einem Cochrane-Review ist der therapeutische Nutzen von Glucocorticoiden bei dieser Indikation in mehreren kontrollierten Studien nachgewiesen worden (Russel et al. 2004). Oral appliziertes Dexamethason ist bei leichtem bis mittelschwerem Pseudo-Krupp gut wirksam (Übersicht bei Bjornson und Johnson 2008). In Deutschland werden immer noch Prednisonsuppositorien empfohlen (NN 2004), zu denen keine kontrollierten Studien publiziert wurden. Die Verordnungen von *Rectodelt* haben 2009 zugenommen (Tabelle 21.1).

An dritter Stelle stehen die Methylprednisolonpräparate mit *Urbason* als führendem Handelspräparat (Tabelle 21.1). Die Verordnungen sind

Tabelle 21.1: Verordnungen von nichtfluorierten Glucocorticoiden 2009. Angegeben sind die 2009 verordneten Tagesdosen, die Änderungen gegenüber 2008 und die mittleren Kosten je DDD 2009.

Präparat	Bestandteile	DDD in Mio.	Änd. in %	DDD-Kosten in €
Prednisolon				
Prednisolon AL	Prednisolon	75,5	(+23,3)	0,24
Prednisolon JENAPHARM	Prednisolon	34,3	(+22,9)	0,26
PredniHEXAL oral	Prednisolon	30,2	(-11,7)	0,25
Decortin H	Prednisolon	25,7	(-7,6)	0,24
Prednisolon/Prednigalen	Prednisolon	13,4	(+19,1)	0,33
Prednisolon-ratiopharm Tabl.	Prednisolon	13,1	(-13,4)	0,26
Predni H Tablinen	Prednisolon	11,3	(+6,7)	0,25
Dermosolon	Prednisolon	6,2	(+51,2)	0,25
Prednisolut/-L	Prednisolon	5,3	(-4,4)	0,89
Prednisolon acis	Prednisolon	3,7	(+0,1)	0,23
Solu-Decortin H	Prednisolon	3,1	(-10,6)	1,24
Predni H Inj./Lichtenstein N	Prednisolon	1,2	(-14,7)	1,10
Predni-blue	Prednisolon	1,1	(-28,2)	0,27
Infectocortikrupp	Prednisolon	0,2	(+14,1)	7,51
Klismacort Rektal	Prednisolon	0,1	(+11,2)	10,43
		224,4	(+7,8)	0,30
Prednison				
Decortin	Prednison	23,2	(-8,3)	0,31
Prednison HEXAL	Prednison	11,0	(-10,8)	0,25
Prednison GALEN	Prednison	2,7	(-0,1)	0,28
Prednison-ratiopharm	Prednison	1,9	(+59,5)	0,32
Predni-Tablinen	Prednison	1,7	(+30,7)	0,32
Cutason	Prednison	1,3	(+23,7)	0,33
Rectodelt	Prednison	1,1	(+4,9)	7,07
		42,9	(-4,5)	0,46
Methylprednisolon				
Urbason/-solubile	Methylprednisolon	10,6	(-15,7)	0,76
Methylprednisolon JENAPHARM	Methylprednisolon	6,0	(+62,4)	0,52
M-PredniHEXAL	Methylprednisolon	3,7	(-20,2)	0,51
Predni-M-Tablinen	Methylprednisolon	2,3	(-6,9)	0,52
Metypred GALEN	Methylprednisolon	1,7	(-0,3)	0,93
Methylprednisolon AL	Methylprednisolon	1,5	(+14,7)	0,53
		25,7	(-2,1)	0,64

Tabelle 21.1: Verordnungen von nichtfluorierten Glucocorticoiden 2009. Angegeben sind die 2009 verordneten Tagesdosen, die Änderungen gegenüber 2008 und die mittleren Kosten je DDD 2009. (Fortsetzung)

Präparat	Bestandteile	DDD in Mio.	Änd. in %	DDD-Kosten in €
Hydrocortison				
Hydrocortison JENAPHARM	Hydrocortison	4,2	(+10,4)	1,20
Hydrocortison GALEN	Hydrocortison	1,1	(+0,1)	1,14
Hydrocortison Hoechst	Hydrocortison	1,0	(−20,4)	1,57
		6,3	(+2,3)	1,25
Weitere Glucocorticoide				
Syntestan	Cloprednol	1,2	(−6,9)	0,90
Summe		300,6	(+4,8)	0,37

2009 geringfügig gesunken. Die DDD-Kosten liegen im Durchschnitt doppelt so hoch wie für Prednisolonpräparate, ohne dass wesentliche therapeutische Unterschiede dokumentiert sind. Noch teurer ist das natürliche Nebennierenrindenhormon Hydrocortison (Cortisol), das ausschließlich zur Substitution bei Nebenniereninsuffizienz eingesetzt wird.

Clopreduol (*Syntestan*) ist ein weiteres Prednisolonderivat mit überwiegend glucocorticoider Aktivität. Das Steroid hat im Vergleich zu Prednisolonpräparaten dreimal so hohe Tagestherapiekosten, die nicht durch entsprechende Vorteile belegt sind. Bei älteren Patienten soll der Calciumverlust der Knochen nach Clopreduol geringer als nach Prednison sein (Medici und Rüegsegger 1990). Der bei einer kleinen Untergruppe postmenopausaler Frauen erhobene Unterschied (4,5%) ist jedoch nicht verwertbar, weil sich bereits die Ausgangswerte der Knochendichte wesentlich stärker unterschieden (24%).

Fluorierte Glucocorticoide

Fluorierte Glucocorticoide haben im Gegensatz zu Prednisolon keine mineralocorticoiden Wirkungen. Die Wirkungsdauer von Betamethason und Dexamethason ist erheblich länger als die von Prednisolon. Sie werden daher für die gezielte Hypophysenhemmung eingesetzt, sind aber für die übliche einmal morgendliche Dosierung am Gipfelpunkt der zirkadianen Rhythmik nicht geeignet. Vorteilhaft ist die längere Wirkungsdauer bei der intraartikulären Lokaltherapie, für die mehrere Dexamethasonpräparate eingesetzt werden. Die Verordnungen von Dexamethason nahmen 2009 geringfügig zu (Tabelle 21.2).

Depotpräparate

Die intramuskuläre Injektion von Depotcorticosteroiden bei Heufieber und anderen Allergien wurde schon vor 30 Jahren als nebenwirkungsreiches Verfahren mit fragwürdigen Indikationen kritisiert (Köbberling 1979). Im Vergleich zur oralen Therapie sind die atrophischen Veränderungen an Haut, Knochen und Muskulatur (sogenannte „Triamcinolonlöcher") bei Langzeitgabe besonders ausgeprägt. Die intramuskulären Depotpräparate sollten zum Schutz der Patienten verboten werden. In Großbritannien wurde eine Hüftgelenksnekrose nach mehrjährigen Depotinjektionen beschrieben (Nasser und Ewan 2001). Eine dänische Übersichtsarbeit bestätigte, dass die Dokumentation der intramuskulären Depotherapie mit Glucocorticoiden bei allergischer Rhinitis überraschend mangelhaft ist (Mygind et al. 2000).

Dagegen ist der Nutzen einer intraartikulären Injektion eines Glucocorticoids bei aktivierter Arthrose für einen Zeitraum von 2–3 Wochen gut dokumentiert (Bellamy et al. 2006). Trotz der intraartikulären Injektion wird die endogene Cortisolproduktion über einen Zeitraum von 10–30 Tagen supprimiert und der zirkadiane Rhythmus der hypothalamisch-hypophysären Steuerung der Nebennierenrinde gestört (Huppertz und Pfuller 1997). Wenn in schwersten Fällen akuter Periarthropathien Ruhigstellung, Kryotherapie und systemische Gabe von nichtsteroidalen Antiphlogistika nicht ausreichend sind, kann eine gezielte periartikuläre Injektion von Glucocorticoiden hilfreich sein. Allerdings entfällt nur ein kleiner Teil der Verordnungen von Triamcinolonacetonid auf Arzneiformen, die ausschließlich für die sinnvolle intraartikuläre und intrafokale Anwendung angeboten werden. Die Depotcorticosteroide zur intramuskulären systemischen Anwendung werden wegen dieser Abgrenzungsprobleme trotzdem weiterhin als Arzneimittel mit unumstrittener Wirksamkeit klassifiziert. Die Verordnungen der Depotpräparate haben 2009 leicht zugenommen.

Tabelle 21.2: Verordnungen von fluorierten Glucocorticoiden und Mineralocorticoiden 2009. Angegeben sind die 2009 verordneten Tagesdosen, die Änderungen gegenüber 2008 und die mittleren Kosten je DDD 2009.

Präparat	Bestandteile	DDD in Mio.	Änd. in %	DDD-Kosten in €
Dexamethason				
Fortecortin	Dexamethason	13,2	(-6,6)	0,38
Dexamethason JENAPHARM	Dexamethason	11,5	(+10,0)	0,39
Dexamethason/Dexa-ratiopharm	Dexamethason	8,0	(-5,0)	0,37
Dexagalen/Dexamethason GALEN	Dexamethason	6,5	(+3,6)	0,36
Dexa-CT	Dexamethason-dihydrogenphosphat	3,4	(+16,9)	0,43
DexaHEXAL	Dexamethason-dihydrogenphosphat	1,7	(-5,9)	0,80
Lipotalon	Dexamethasonpalmitat	0,9	(-4,1)	3,42
Dexabene	Dexamethason-dihydrogenphosphat	0,4	(-8,6)	1,06
Dexaflam	Dexamethason-dihydrogenphosphat	0,3	(-13,3)	1,57
		45,9	(+0,4)	0,47
Weitere fluorierte Glucocorticoide				
Celestan/Celestamine N	Betamethason	2,1	(+9,9)	1,94
Depotpräparate				
TriamHEXAL	Triamcinolonacetonid	16,3	(-0,3)	0,27
Triam Injekt Lichtenstein	Triamcinolonacetonid	12,8	(+2,2)	0,30
Volon A Kristallsusp.	Triamcinolonacetonid	3,4	(+1,9)	0,59
Diprosone Depot	Betamethason-dihydrogenphosphat/-dipropionat	1,0	(-3,3)	0,71
		33,5	(+0,7)	0,33
Kombinationspräparate				
Supertendin	Dexamethasonacetat Lidocain	1,2	(-7,6)	1,43
Mineralocorticoide				
Astonin H	Fludrocortison	3,0	(-0,3)	0,69
Summe		85,8	(+0,6)	0,47

Mineralocorticoide

Das Mineralocorticoid Fludrocortison (*Astonin H*) ist das derzeit einzige verfügbare Mineralocorticoid, das bei nicht ausreichender Wirkung von Hydrocortison zur zusätzlichen Substitution bei Morbus Addison und adrenogenitalem Syndrom mit Salzverlust eingesetzt wird. Daneben wird es bei konstitutioneller Hypotonie empfohlen, hat aber wegen ausgeprägter Wasserretention und Hypokaliämie bei dieser Indikation nur einen begrenzten therapeutischen Nutzen.

Literatur

Bellamy N, Campbell J, Robinson V, Gee T, Bourne R, Wells G (2005): Intraarticular corticosteroid for treatment of osteoarthritis of the knee. Cochrane Database Syst Rev 19(2):CD005328.

Bjornson CL, Johnson DW (2008): Croup. Lancet 371: 329–339.

Huppertz HI, Pfuller H (1997): Transient suppression of endogenous cortisol production after intraarticular steroid therapy for chronic arthritis in children. J Rheumatol 24: 1833–1837.

Kamada AK, Wiener MB, LaVallee NM, Bartoszek SM., Selner JC, Szefler SJ (1997): A pharmacokinetic comparison of two oral liquid glucocorticoid formulations. Pharmacotherapy 17: 353–356.

Köbberling J (1979): Gefahren der Depotkortikoid-Therapie. Internist Welt 4: 118–122.

Medici TC, Rüegsegger P (1990): Does alternate-day cloprednol therapy prevent bone loss? A longitudinal double-blind, controlled clinical study. Clin Pharmacol Ther 48: 455–466.

Mygind N, Laursen LC, Dahl M (2000): Systemic corticosteroid treatment for seasonal allergic rhinitis: a common but poorly documented therapy. Allergy 55: 11–15.

Nasser SMS, Ewan PW (2001): Depot corticosteroid treatment for hay fever causing avascular necrosis of both hips. BMJ 322: 1589–1591.

NN (2004): Erste Hilfe bei Pseudo-Krupp. MMW-Fortschr Med 146 (Nr. 31–32): 51.

Russell K, Wiebe N, Saenz A, Ausejo SM, Johnson D, Hartling L, Klassen TP (2004): Clucocorticoids for croup. Cochrane Database Syst Rev 2004(1):CD001955.

22. Dermatika

Uwe Fricke

AUF EINEN BLICK

Verordnungsprofil

Die Verordnungen von Dermatika halten sich bereits seit Jahren auf stabilem Niveau. Am häufigsten werden Corticosteroide verordnet. Auf sie allein entfällt 2009 bereits fast die Hälfte der verordneten Tagesdosen aller Dermatika. Die übrigen Stoffgruppen wurden mit einem Anteil von knapp 0,9% (Antivirale Dermatika) bis 14% (Dermatologische Antimykotika) deutlich seltener verordnet.

Trend

Die Verordnungen in den einzelnen Marktsegmenten entsprechen – soweit ohne Kenntnis der individuellen Diagnosen beurteilbar – weitgehend nationalen und internationalen Therapieempfehlungen. Zunahmen finden sich bei den mittelstark bzw. stark wirksamen Corticosteroiden, den dermatologischen Antimykotika und den Antipsoriatika. Rückläufig waren dagegen abermals die Verordnungen der schwach wirksamen Corticosteroide, der Antibiotika und Antiseptika, der entzündungshemmenden und juckreizstillenden Mittel sowie der überwiegend nicht rezeptpflichtigen und damit zu Lasten der gesetzlichen Krankenversicherungen nicht verordnungsfähigen Hautschutz-/Pflegemittel und sonstigen Dermatika.

Verordnungsspektrum

Dermatika zählen in Deutschland zu den verordnungsstärksten Arzneimitteln. Ihre Anwendungsgebiete sind sehr unterschiedlich. Entsprechend heterogen sind die Stoffklassen, die von den Corticosteroidexterna über die Antimykotika – sofern präferenziell zur Behandlung von Dermato- bzw. Onychomykosen zugelassen – sowie die Wundbehandlungsmittel bis zu den Hautschutz- und Pflegemitteln reichen (Abbildung 22.1). Antimykotika mit anderen Indikationen finden sich in Kapitel 9 (Antibiotika und Chemotherapeutika), Kapitel 26 (Gynäkologika) sowie in Kapitel 34 (Mund- und Rachentherapeutika).

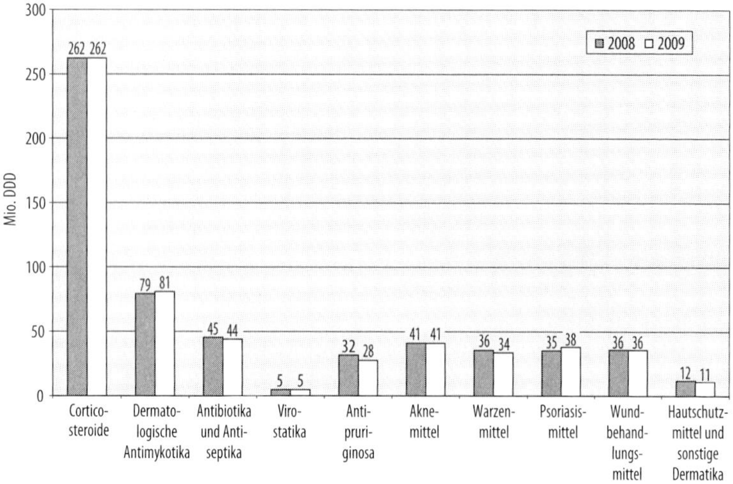

Abbildung 22.1: Verordnungen von Dermatika und Wundbehandlungsmitteln 2009. Gesamtverordnungen nach definierten Tagesdosen

Dermatika wurden entgegen dem langjährigen Trend wie im Vorjahr auch 2009 in nahezu sämtlichen Marktsegmenten wieder häufiger verordnet. Verordnungsstärkste Gruppe sind nach wie vor die Corticosteroide, auf die fast die Hälfte der verordneten Tagesdosen aller Dermatika entfällt (Abbildung 22.1). Die übrigen Stoffgruppen weisen mit einem Anteil von ca. 0,9% (Antivirale Mittel) bis 14% (Dermatologische Antimykotika) eine deutlich geringere Verordnungshäufigkeit auf. Auf die Wundbehandlungsmittel entfallen auch 2009 insgesamt 6% der Verordnungen des gesamten Marktsegments. Die in dieser Gruppe zusammengefassten Präparate werden nachfolgend aus pharmakologisch-praktischen Gründen zum Teil in dem eigenständigen Abschnitt Wundbehandlungsmittel (Tabelle 22.15), zum Teil unter antiseptikahaltigen Dermatika (Tabelle 22.8) besprochen.

Corticosteroidexterna

Glucocorticoide werden in der Dermatologie insbesondere wegen ihrer antiphlogistischen und antiproliferativen Wirkung bei zahlreichen Hauterkrankungen, z. B. bei atopischer Dermatitis und anderen nicht infizierten

Ekzemen, bei Psoriasis, entzündlichen Lichtdermatosen oder bei juckenden Hauterkrankungen, eingesetzt und nehmen daher in der externen Therapie eine zentrale Stellung ein. Dennoch sollten sie zurückhaltend eingesetzt werden. Corticosteroide können keine Krankheiten heilen, sie unterdrücken lediglich die Symptome. Bei falscher Indikation, z. B. bei der Akne, der Rosazea und insbesondere bei Infektionskrankheiten wie Virusinfekte, Tuberkulose, Tinea oder Pyodermie, sind sie eher schädlich und können dann den Patienten gefährden. Eine zu lange Anwendung oder die Wahl der falschen Wirkstärke ruft unerwünschte, z. T. irreversible Wirkungen oder Krankheitswechsel hervor. In der Fachliteratur finden sich daher immer wieder Hinweise auf einen kritischen Einsatz von Glucocorticoiden, sowohl in Bezug auf die Indikation als auch im Hinblick auf das einzusetzende Steroid (Hornstein und Nürnberg 1985, Hengge et al. 2006, Deutsche Dermatologische Gesellschaft 2009a).

Die heute verfügbaren Corticosteroide werden nach ihren erwünschten entzündungshemmenden und unerwünschten atrophisierenden Wirkungen in mehrere Gruppen eingeteilt (Hengge et al. 2006, Tadicherla et al. 2009). Sie reichen von schwach wirksamen Steroiden wie Hydrocortison (siehe Tabelle 22.1) mit entsprechend geringem Risiko unerwünschter Wirkungen bis zu den fluorierten Corticosteroiden mit hoher Wirksamkeit wie Clobetasol (siehe Tabelle 22.3), die dann aber bei längerer Anwendung auch das Risiko erheblicher unerwünschter Wirkungen in sich bergen, bei Clobetasol sogar schon nach wenigen Tagen. Da vergleichende Untersuchungen zur Wirksamkeit topischer Corticosteroide fehlen und konzentrationsabhängige Verschiebungen von einer Gruppe in die andere möglich sind, sollte eine solche Einteilung allerdings nur als grobe Richtlinie angesehen werden. Neuere Glucocorticoide wie Prednicarbat, Methylprednisolonaceponat (siehe Tabelle 22.2) und Mometasonfuroat (siehe Tabelle 22.3) weisen nach derzeitiger Kenntnis hinsichtlich ihres Nutzen-Risiko-Verhältnisses Vorteile vor klassischen Vertretern auf, was zu einer alternativen Einteilung der topischen Glucocorticoide geführt hat (Deutsche Dermatologische Gesellschaft 2009a). Auf der Basis eines „Therapeutischen Index“ (TIX), der das Verhältnis von erwünschten zu unerwünschten, insbesondere atrophogenen Wirkungen, widerspiegelt, werden danach lediglich zwei Kategorien unterschieden. Kategorie 1 erfasst Glucocorticosteroide, deren Verhältnis von erwünschten zu unerwünschten Wirkungen etwa ausgeglichen ist, z. B. Hydrocortison (TIX 1,0), Triamcinolonacetonid (TIX 1,06), Betamethasonvalerat (TIX 1,2) und Clobetasolpropionat (TIX 1,5). In Kategorie 2 finden sich Glucocorticosteroide, bei denen

Tabelle 22.1: Verordnungen schwach wirksamer Corticosteroide 2009 (Monopräparate). Angegeben sind die 2009 verordneten Tagesdosen, die Änderungen gegenüber 2008 und die mittleren Kosten je DDD 2009.

Präparat	Bestandteile	DDD in Mio.	Änd. in %	DDD-Kosten in €
Hydrocortison				
Hydrogalen	Hydrocortison	3,0	(−5,5)	0,64
Hydrocortison HEXAL	Hydrocortison	2,1	(+14,3)	0,57
Linolacort Hydro/Linola akut	Hydrocortison	1,4	(−8,6)	0,49
Hydro-/Hydrocortison Heum.	Hydrocortison	0,6	(−0,7)	0,64
Hydrocutan	Hydrocortison	0,5	(−26,4)	0,80
Fenistil Hydrocort	Hydrocortison	0,4	(−4,2)	0,53
		8,0	(−3,0)	0,60
Prednisolon				
Linola H N /-H fett N	Prednisolon	6,9	(−5,0)	0,48
Prednisolon LAW	Prednisolon	2,2	(−5,2)	0,40
Lygal Kopftinktur N	Prednisolon	0,4	(−8,4)	1,30
		9,5	(−5,2)	0,50
Dexamethason				
Dexamethason LAW	Dexamethason	1,4	(−3,1)	0,40
Dexa Loscon mono	Dexamethason	0,8	(−8,3)	1,05
		2,2	(−5,0)	0,63
Summe		19,6	(−4,3)	0,55

die erwünschten gegenüber den unerwünschten Wirkungen deutlich überwiegen (TIX 2,0), z. B. Hydrocortisonbutyrat, Methylprednisolonaceponat, Mometasonfuroat und Prednicarbat. Bislang hat sich diese Einteilung jedoch gegen die nach dermatopharmakologischen Kriterien vorgenommene Klassifikation in 4–7 Wirkstärkegruppen nicht durchgesetzt. Auch von der verwendeten Grundlage (Galenik) ist die Wirkintensität der Lokalcorticosteroide abhängig (Tadicherla et al. 2009). Darüber hinaus können Hautbeschaffenheit und Lokalisation einer Dermatose die Kinetik der Glucocorticoide beeinflussen und damit Ursache potenzieller lokaler und systemischer Nebenwirkungen sein.

Um das Risiko unerwünschter Wirkungen möglichst gering zu halten, werden stark bis sehr stark wirksame Glucocorticoide in der Regel nur kurzfristig und kleinflächig angewendet. Schwach wirksame Corticosteroide eignen sich dagegen auch für eine längerfristige und großflächige Anwendung bzw. für eine Applikation bei Kindern. Die Lokaltherapie sollte zunächst mit dem am stärksten wirksamen Präparat begonnen werden, das die Dermatose unter Berücksichtigung der Lokalisation und Ausprägung zulässt. Die weitere Behandlung erfolgt mit dem schwächsten, gerade noch effektiven Glucocorticoid. Schließlich wird die Therapie im Wechsel mit einer steroidfreien Basissalbe/creme fortgeführt (Intervalltherapie), bis eine ausschließlich pflegende Nachbehandlung möglich ist (Ring und Fröhlich 1985, Hengge et al. 2006). Eine andere Strategie zur Risikominderung bei länger erforderlichem Einsatz von Lokalcorticosteroiden, z.B. bei Patienten mit atopischer Dermatitis, ist die diskontinuierliche Applikation nach erfolgreicher Behandlung eines akuten Schubs. So wurde in Untersuchungen mit Fluticason (Berth-Jones et al. 2003) bzw. Methylprednisolonaceponat (Peserico et al. 2008) gezeigt, dass eine 2-mal wöchentliche Anwendung der Corticosteroide ausreicht, die Rezidivhäufigkeit im Vergleich mit einer ausschließlichen Emollentientherapie deutlich zu senken.

Monopräparate

Corticosteroidhaltige Lokaltherapeutika werden ganz überwiegend als Monopräparate verschrieben (Tabellen 22.1 bis 22.3). Die Verordnungen haben sich 2009 insgesamt auf dem Niveau des Vorjahres gehalten. Rückläufig waren erneut die Verordnungen der schwach wirksamen Corticosteroide (Tabelle 22.1), die zum Teil (in Zubereitungen < 1%, z.B. *Fenistil Hydrocort*, *Linola akut*) apothekenpflichtig und damit nicht zu Lasten der GKV verordnungsfähig sind (Ausnahmen siehe Gemeinsamer Bundesausschuss 2010, Arzneimittel-Richtlinie, Abschnitt F, § 12). Der Einsatz der schwach wirksamen Glucocorticoide entspricht allgemeinen Therapieempfehlungen (siehe oben).

Innerhalb der Gruppe der mittelstark wirksamen Corticosteroide (Tabelle 22.2) werden unter Sicherheitsaspekten die nichthalogenierten Doppelester Prednicarbat und Methylprednisolonaceponat (*Advantan*) als besonders günstig eingestuft (Deutsche Dermatologische Gesellschaft 2009a). Sie werden in der Haut oder nach Resorption in der Leber rasch abgebaut, so dass atrophogene Wirkungen und Systemeffekte nur schwach ausgeprägt sind (Schäfer-Korting et al. 1996, Ruzicka 2006). Darüber hinaus sind sie besonders preisgünstig und machen daher wohl auch bereits 70% der verordneten DDD dieses Marktsegments aus.

Tabelle 22.2: Verordnungen mittelstark wirksamer Corticosteroide 2009 (Monopräparate). Angegeben sind die 2009 verordneten Tagesdosen, die Änderungen gegenüber 2008 und die mittleren Kosten je DDD 2009.

Präparat	Bestandteile	DDD in Mio.	Änd. in %	DDD-Kosten in €
Triamcinolonacetonid				
Triamgalen	Triamcinolonacetonid	8,0	(−3,6)	0,67
Kortikoid-ratiopharm/F	Triamcinolonacetonid	3,4	(−4,4)	0,84
Triam Salbe/Creme Lichtenst.	Triamcinolonacetonid	2,6	(−15,3)	0,81
Volon A/Volonimat	Triamcinolonacetonid	1,1	(+32,0)	0,75
		15,1	(−4,2)	0,74
Hydrocortisonbutyrat				
Alfason	Hydrocortisonbutyrat	4,9	(−4,7)	0,86
Laticort	Hydrocortisonbutyrat	4,1	(−16,1)	0,52
		9,1	(−10,3)	0,70
Prednicarbat				
Dermatop	Prednicarbat	21,8	(−25,4)	0,41
Prednitop	Prednicarbat	18,2	(+57,4)	0,44
Prednicarbat acis	Prednicarbat	5,3	(+20,3)	0,42
		45,3	(+0,3)	0,43
Andere Corticosteroide				
Advantan	Methylprednisolon-aceponat	27,5	(+11,0)	0,44
Kaban/Kabanimat	Clocortolon	4,4	(−3,9)	0,39
Decoderm Creme etc.	Flupredniden	1,3	(+2,6)	0,74
Cerson	Flumetason	1,3	(−8,0)	0,38
		34,4	(+7,7)	0,45
Summe		103,9	(+0,9)	0,50

Auch stark wirksame Corticosteroide (Tabelle 22.3) wurden in 2009 insgesamt häufiger verordnet als im Vorjahr. Den Spitzenplatz in diesem Marktsegment nimmt nach wie vor der halogenierte Glucocorticoidmonoester Mometasonfuroat (*Ecural*) ein. Das mit demselben Inhaltsstoff erstmals vertretene *Momegalen* steht nur als Lösung zur Behandlung entzündlicher Erkrankungen der Kopfhaut zur Verfügung. Auch Mometasonfuroat hat – ähnlich den oben erwähnten Doppelestern – ein besonders günstiges Nutzen-Risiko-Verhältnis (Deutsche Dermatolo-

Tabelle 22.3: Verordnungen stark und sehr stark wirksamer Corticosteroide 2009 (Monopräparate). Angegeben sind die 2009 verordneten Tagesdosen, die Änderungen gegenüber 2008 und die mittleren Kosten je DDD 2009.

Präparat	Bestandteile	DDD in Mio.	Änd. in %	DDD-Kosten in €
Betamethason				
Betagalen	Betamethasonvalerat	15,1	(+0,4)	0,64
Soderm	Betamethasonvalerat	9,8	(+20,9)	0,67
Beta Creme/Salbe/Lotio	Betamethasonvalerat	3,5	(−4,2)	0,59
Betnesol-V	Betamethasonvalerat	3,0	(−19,9)	0,77
Deflatop	Betamethasonvalerat	2,0	(−0,8)	0,61
Betacreme/-Salbe KSK	Betamethasonvalerat	1,1	(−26,6)	0,56
Diprosis	Betamethasondipropionat	1,1	(−0,5)	0,60
Diprosone Creme etc.	Betamethasondipropionat	0,9	(−6,9)	0,60
Bemon	Betamethasonvalerat	0,6	(+1,5)	0,59
		37,2	(+1,0)	0,65
Fluocinolonacetonid				
Jellin	Fluocinolonacetonid	2,7	(−8,8)	0,58
Flucinar	Fluocinolonacetonid	0,9	(+6,4)	0,57
		3,6	(−5,3)	0,57
Mometason				
Ecural	Mometason	31,4	(+3,5)	0,48
Momegalen	Mometason	1,6	(+461,6)	0,43
		33,0	(+7,8)	0,48
Andere stark wirksame Corticosteroide				
Amciderm	Amcinonid	2,6	(−5,9)	0,64
Topisolon	Desoximetason	1,5	(−5,3)	0,64
Nerisona	Diflucortolon	0,6	(−2,8)	0,71
Topsym/-F	Fluocinonid	0,6	(−7,8)	0,75
		5,3	(−5,6)	0,66
Sehr stark wirksame Corticosteroide				
Karison	Clobetasol	10,1	(+12,8)	0,46
Clobegalen	Clobetasol	6,3	(+7,6)	0,44
Clarelux	Clobetasol	5,7	(+4,9)	0,24
Dermoxin/Dermoxinale	Clobetasol	4,3	(−39,6)	0,49
Clobetasol acis	Clobetasol	0,9	(+22,1)	0,45
Clobex	Clobetasol	0,6	(+20,4)	2,00
		27,9	(−2,4)	0,45
Summe		106,9	(+1,5)	0,54

gische Gesellschaft 2009a), da es systemisch rasch inaktiviert wird (Schäfer-Korting et al. 1996).

Unter den Corticosteroiden mit sehr starker Wirksamkeit (Tabelle 22.3) dominieren seit Jahren Clobetasol-haltige Lokaltherapeutika. Sie haben bis auf das abermals stark rückläufige *Dermoxin/Dermoxinale* wie in den Vorjahren stark zugenommen. Sehr stark wirksame Lokalcorticoide sollten nur kurzfristig eingesetzt werden (siehe oben).

Corticosteroidkombinationen

Die Verordnungen glucocorticoidhaltiger Kombinationen waren – wie in den Vorjahren – auch 2009 rückläufig (Tabelle 22.4). Erneut häufiger verordnet wurden lediglich *Soderm plus* und *Betamethason HEXAL*

Tabelle 22.4: Verordnungen corticosteroidhaltiger Dermatikakombinationen 2009. Angegeben sind die 2009 verordneten Tagesdosen, die Änderungen gegenüber 2008 und die mittleren Kosten je DDD 2009.

Präparat	Bestandteile	DDD in Mio.	Änd. in %	DDD-Kosten in €
Corticosteroide und Salicylsäure				
Soderm plus	Betamethason Salicylsäure	3,0	(+1,7)	0,65
Betadermic	Betamethason Salicylsäure	2,6	(−8,5)	0,62
Betamethason HEXAL comp.	Betamethason Salicylsäure	2,0	(+9,0)	0,62
Diprosalic	Betamethason Salicylsäure	1,1	(−9,1)	1,16
Elosalic	Mometason Salicylsäure	1,1	(−5,7)	1,46
Volon A Tinktur N	Triamcinolonacetonid Salicylsäure	0,8	(−12,6)	1,31
Alpicort	Prednisolon Salicylsäure	0,7	(−7,0)	1,11
		11,4	(−3,2)	0,84
Andere Corticosteroidkombinationen				
Hydrodexan/-S	Hydrocortison Harnstoff	0,9	(−11,3)	1,08
Summe		12,3	(−3,8)	0,86

comp, beide besonders preiswerte Fertigarzneimittel innerhalb dieses Marktsegments. Der Einsatz von Glucocorticoidkombinationen, insbesondere antibiotika- und antiseptikahaltiger Kombinationen (siehe dort) sowie antimykotikahaltiger Kombinationen (siehe dort), wird in der dermatologischen Fachliteratur insgesamt kontrovers diskutiert. Lediglich Kombinationen von Glucocorticoiden mit Salicylsäure oder Harnstoff (Tabelle 22.4) werden bei mit Hyper- bzw. Parakeratosen einhergehenden Hauterkrankungen, einschließlich der Psoriasis vulgaris, vorbehaltlos positiv bewertet. Bei diesen Kombinationen wird die Wirksamkeit des Corticosteroids infolge verbesserter Penetration erhöht, so dass prinzipiell auf schwächer wirksame Corticosteroide zurückgegriffen und damit der Einsatz stark wirksamer Corticosteroide mit entsprechend hohem Risiko unerwünschter Wirkungen umgangen werden kann (Hengge et al. 2006, Deutsche Dermatologische Gesellschaft 2009b).

Antimykotika

Antimykotika werden in der Dermatologie hauptsächlich als Lokaltherapeutika eingesetzt. Einziges orales Antimykotikum ausschließlich zur Behandlung von Dermatomykosen ist Terbinafin (Tabelle 22.5), das mit erweiterter Indikation (zusätzlich bei Candidainfektionen der Haut) auch als Lokaltherapeutikum eingesetzt werden kann. Da Terbinafin in topischer Form jedoch nicht verschreibungspflichtig ist, finden sich seit Inkrafttreten des GKV-Modernisierungs-Gesetzes (GMG) am 1. Januar 2004 keine entsprechenden Präparate unter den 3000 meist verordneten Fertigarzneimitteln. Auch andere Lokalantimykotika (Tabelle 22.5, Tabelle 22.6) gehören mit Ausnahme von Ciclopirox und den corticosteroidhaltigen Kombinationen (Tabelle 22.6) zu den nicht verschreibungspflichtigen Arzneimitteln und sind damit ebenfalls seit 2004 von der vertragsärztlichen Versorgung ausgeschlossen. Lediglich Verordnungen für Kinder bis zum vollendeten 12. Lebensjahr sowie für Jugendliche mit Entwicklungsstörungen bis zum vollendeten 18. Lebensjahr sind von dieser Regelung ausgenommen (Gemeinsamer Bundesausschuss 2010). Der seit 2004 zu beobachtende drastische Verordnungsrückgang in diesem Marktsegment um mehr als 50% war somit politisch gewollt und ist daher nachvollziehbar. In den darauf folgenden Jahren hatte sich das Verordnungsverhalten dann etwa auf diesem Niveau stabilisiert. Seit 2007 haben die Verordnungen dermatologischer Antimykotika jedoch

Tabelle 22.5: Verordnungen dermatologischer Antimykotika 2009 (Monopräparate). Angegeben sind die 2009 verordneten Tagesdosen, die Änderungen gegenüber 2008 und die mittleren Kosten je DDD 2009.

Präparat	Bestandteile	DDD in Mio.	Änd. in %	DDD-Kosten in €
Clotrimazol				
Clotrimazol AL Creme etc.	Clotrimazol	0,5	(−4,3)	0,30
Fungizid-ratioph. Creme etc.	Clotrimazol	0,3	(−13,0)	0,48
		0,8	(−7,5)	0,36
Ciclopirox				
Batrafen Creme etc.	Ciclopirox	7,1	(−10,4)	0,92
Ciclopirox HEXAL	Ciclopirox	1,9	(+9,9)	0,98
Ciclopirox-ratiopharm	Ciclopirox	1,8	(−8,2)	0,93
Sebiprox	Ciclopirox	1,5	(−7,6)	0,35
Ciclopoli	Ciclopirox	1,3	(−7,5)	0,90
		13,6	(−7,1)	0,87
Nystatin				
Nystaderm Creme etc.	Nystatin	0,4	(−5,0)	0,79
Candio-Hermal Creme etc.	Nystatin	0,3	(−20,0)	0,80
		0,7	(−12,5)	0,79
Miconazol				
Mykoderm Miconazolcreme	Miconazol	0,5	(+5,0)	0,40
Micotar Creme etc.	Miconazol	0,4	(+4,4)	0,65
		0,9	(+4,7)	0,51
Terbinafin (oral)				
Terbinafin HEXAL	Terbinafin	2,2	(+12,2)	1,47
Terbinafin AL	Terbinafin	2,1	(+52,3)	1,34
Terbinafin-ratiopharm	Terbinafin	1,7	(+12,6)	1,44
Dermatin	Terbinafin	1,6	(+32,5)	1,51
Terbinafin- 1 A Pharma	Terbinafin	1,4	(+81,4)	1,37
Amiada	Terbinafin	0,9	(−24,3)	1,45
Terbiderm	Terbinafin	0,8	(+68,6)	1,43
Terbinafin Sandoz	Terbinafin	0,8	(−15,7)	1,46
		11,5	(+21,5)	1,43
Summe		27,5	(+3,3)	1,07

allmählich wieder zugenommen, ein Trend, der sich auch 2009 fortgesetzt hat (Abbildung 22.1) und vor allem auf die verstärkte Verordnung oraler Terbinafinpräparate (Tabelle 22.5) sowie der topischen Antimykotikakombinationen (Tabelle 22.6) zurückzuführen ist. Rückläufig waren unter den Monopräparaten vor allem die apothekenpflichtigen und damit nicht allgemein zu Lasten der GKV verordnungsfähigen Clotrimazol- und Nystatin-haltigen Topika. Das bereits im Vorjahr stark rückläufige Nystatin-haltige Monopräparat *Mykoderm Heilsalbe* ist seit März 2010 außer Handel und wird nun unter identischem Handelsnamen als Kombinationspräparat mit Zinkoxid – siehe Tabelle 22.6 – vertrieben. Andererseits wurden die ebenfalls apothekenpflichtigen *Mykoderm Miconazolcreme* und *Micotar* häufiger verordnet als im Vorjahr. Deutlich rückläufig waren bis auf *Ciclopirox HEXAL* ferner die Ciclopirox-haltigen Präparate.

Therapeutische Aspekte

Pilzinfektionen werden klinisch-diagnostisch und therapeutisch nach ihrer Lokalisation und der Art der Erreger unterschieden. Am häufigsten sind oberflächliche Mykosen der Haut und Hautanhangsorgane sowie der Schleimhäute. Organmykosen sind in unseren Breiten deutlich seltener, haben aber bei Patienten mit erworbener Immunschwäche (AIDS) erhebliche Bedeutung und sind auch im Rahmen einer immunsuppressiven Therapie zu beachten.

Dermatomykosen werden durch Dermatophyten, Hefen und andere Sprosspilze sowie durch Schimmelpilze ausgelöst. Eine herabgesetzte Immunabwehr oder ein Diabetes mellitus können begünstigend wirken (Mayser et al. 2004). Auch eine Schädigung des Hautmilieus oder begleitend gegebene Arzneimittel wie Antibiotika, Glucocorticoide oder Immunsuppressiva können die Infektion fördern. Glucocorticoide verschleiern darüber hinaus das klinische Bild (Hengge et al. 2006).

Entsprechend der Bedeutung von Pilzinfektionen der Haut und Schleimhäute werden Antimykotika überwiegend als Lokaltherapeutika verordnet (siehe oben). Nystatin und Miconazol werden in oraler Darreichungsform auch bei orointestinalen Candidainfektionen eingesetzt (siehe Kapitel 34 Mund- und Rachentherapeutika). Zur Behandlung von Organmykosen stehen neben Amphotericin B und Flucytosin vor allem die Azolantimykotika Fluconazol, Itraconazol, Ketoconazol, Posaconazol und Voriconazol sowie die Echinocandine Caspofungin und Anidulafungin zur Verfügung (siehe Kapitel 9 Antibiotika und Chemotherapeutika). Die Azolantimykotika Fluconazol und Itraconazol sind in oraler Darreichungsform – sofern eine lokale Therapie nicht anspricht – auch bei Pilzinfektionen der Haut und Hautanhangsgebilde und bei vulvovaginalen Mykosen (siehe Kapitel 26 Gynäkologika) indiziert. Ketoconazol spielt infolge gravierender hepatotoxischer Nebenwirkungen heute praktisch keine Rolle mehr. Darüber hinaus kann zur oralen Behandlung von Dermatophytosen der Haut und Nägel das Allylaminderivat Terbinafin (Tabelle 22.5) eingesetzt werden. Das lange Jahre als Standard geltende, jedoch nur bei Dermatophyteninfektionen wirksame Griseofulvin ist dagegen weitgehend durch neuere Antimykotika verdrängt worden, die insbesondere den Vorteil einer kürzeren Behandlungsdauer aufweisen (González et al. 2007, Andrews und Burns 2008). Lediglich bei Kindern wird Griseofulvin noch eingesetzt (Möhrenschlager et al. 2005), da Fluconazol nur bei fehlender therapeutischer Alternative bei Kindern ab dem 1. Lebensjahr angewendet werden darf und Itraconazol (außer wenn bei Kindern der erwartete Nutzen die möglichen Risiken überwiegt) bzw. Terbinafin nur zur Anwendung bei Erwachsenen zugelassen sind.

Systemisch wirksame, orale Antimykotika werden insbesondere bei großflächigen oder häufig rezidivierenden Pilzinfektionen der Haut und Hautanhangsgebilde wie der Onychomykose sowie bei immundefizienten Patienten mit opportunistischen Infektionen eingesetzt. Zusätzlich können ggf. topische Antimykotika nützlich sein (Gupta und Cooper 2008). Nachteilig sind einige gravierende unerwünschte Wirkungen der oralen Antimykotika. Bei den neueren Substanzen fehlen darüber hinaus ausreichende Langzeiterfahrungen. Günstiger ist das therapeutische Spektrum bei den topischen Arzneimitteln, vor allem durch die Entwicklung sogenannter Breitbandantimykotika (Crawford und Hollis 2007).

Lokale Antimykotika

Bei Pilzerkrankungen der Haut können prinzipiell alle Lokalantimykotika (Tabelle 22.5) eingesetzt werden, wenn auch – je nach Wirkungsspektrum der Substanzen – die individuellen Anwendungsgebiete zum Teil erheblich voneinander abweichen und die möglicherweise unterschiedliche Verträglichkeit des jeweiligen Vehikels zu berücksichtigen ist.

Die Azolantimykotika (Clotrimazol, Miconazol) haben ein breites Wirkungsspektrum, das nahezu alle menschen- und tierpathogenen Pilze umfasst. Ihr Wirkungstyp ist fungistatisch. Azolantimykotika können bei Infektionen durch Dermatophyten, Hefen und Schimmelpilze eingesetzt werden (Dinnendahl und Fricke 2010). Das gleiche breite Wirkungsspektrum wie die Azolantimykotika weist auch Ciclopirox auf (Gupta und Skinner 2003). Dagegen besitzt Nystatin nur ein schmales Wirkungsspektrum und erfasst im wesentlichen Candidaarten. Entsprechend ist Nystatin nur bei Candidamykosen indiziert. Der Wirkungstyp ist fungistatisch, in höherer Konzentration auch fungizid (Dinnendahl und Fricke 2010).

Die topische Behandlung von Onychomykosen (Nagelbefall <50%) ist wenig effektiv und wird daher nur eingeschränkt (z.B. in Kombination mit oralen Antimykotika) bzw. vorwiegend zur Prophylaxe nach erfolgreicher Behandlung der Onychomykose empfohlen (Lecha et al. 2005, Deutsche Dermatologische Gesellschaft und Deutschsprachige Mykologische Gesellschaft 2006). Ciclopirox als Nagellack – wenn auch bei insgesamt geringeren mykologischen Heilungsraten von 52,6% – gegenüber den oralen Antimykotika Fluconazol (mykologische Heilungsraten 65,6%), Griseofulvin (41,1%), Itraconazol (kontinuierliche Gabe 66,3%, Pulstherapie 70,8%) und Terbinafin (76,9%) durchaus Vorteile auf. Dabei werden für den amerikanischen Markt inklusive der ärztlichen Behandlungskosten Einsparmöglichkeiten zwischen 40% und 80% pro Fall angegeben (Gupta 2002). Äquieffektiv ist Amorolfin (*Loceryl*) als Nagellack (Baran und Kaoukhov 2005). Erhöhte mykologische und klinische Heilungsraten lassen sich bei kombinierter Anwendung eines oralen Antimykotikums (Griseofulvin, Itraconazol, Terbinafin) mit einem Lokalantimykotikum (Amorolfin, Ciclopirox, Tioconazol) erzielen (Baran et al. 2008a, b).

Orale Antimykotika

Einziges, ausschließlich bei Dermatomykosen eingesetztes orales Antimykotikum ist Terbinafin (Tabelle 22.5). Es gehört zur Gruppe der Allylamine und ist oral und lokal einsetzbar. Allylamine haben ein ähnlich breites Wirkungsspektrum wie die Azolantimykotika (siehe oben). Der Wirkungstyp ist gegenüber Dermatophyten und Schimmelpilzen fungizid, gegen Candida albicans fungistatisch. Verglichen mit den Azolantimykotika ergeben sich leichte Vorteile bei Infektionen mit Dermatophyten und Schimmelpilzen. Hefen sind weniger empfindlich, daher ist Terbinafin bei Candidosen oral nicht wirksam und in dieser Darreichungsform nur zugelassen zur Behandlung von Dermatophyteninfektionen der Füße und des Körpers sowie der Finger- und Zehennägel (Darkes et al. 2003). In topischer Darreichungsform kann Terbinafin dagegen auch bei Candidosen und Pityriasis versicolor eingesetzt werden. Bei Dermatophyteninfektionen der Haut und der Füße ist Terbinafin Griseofulvin überlegen und anderen Antimykotika wie Ketoconazol, Fluconazol oder Itraconazol klinisch zumindest äquivalent (Bell-Syer et al. 2006).

Bei Onychomykosen ist Terbinafin nicht nur wirksamer als Griseofulvin, sondern auch effektiver als Fluconazol und Itraconazol (Haugh et al. 2002, Roberts et al. 2003, Gupta et al. 2004). Ausgenommen sind allerdings Nagelinfektionen durch Hefen und Schimmelpilze, bei denen Azolantimykotika wie Itraconazol eingesetzt werden müssen (Crawford et al. 2002, Darkes et al. 2003). Eine systemische Behandlung von Onychomykosen ist erforderlich bei Pilzbefall der Nagelmatrix sowie einem Nagelbefall > 50% (Lecha et al. 2005, Deutsche Dermatologische Gesellschaft und Deutschsprachige Mykologische Gesellschaft 2006). Die Behandlung ist langwierig (Fingernägel 4–6 Monate, Fußnägel 12–18 Monate) und die Raten vollständiger Heilung, auch mit modernen Antimykotika, sind mit 25–50% enttäuschend gering (Baran und Kaoukhov 2005). Für Terbinafin werden mykologische und klinische Rezidive in 21–23% der Fälle angegeben. Mit einer Rezidivhäufigkeit von 48–53% deutlich ungünstiger ist dagegen Itraconazol einzustufen. Terbinafin gilt daher als „First-line-Therapie“ mit Itraconazol als nächst besserer Alternative (Bristow und Baran 2006). Wie Itraconazol kann Terbinafin intermittierend eingesetzt werden, effektiver ist allerdings die kontinuierliche Gabe (Warshaw et al. 2005, Sigurgeirsson et al. 2006). Letztere gilt daher als Therapie der Wahl bei Dermatophyten-Onychomykose (Casciano et al. 2003).

Von Vorteil sind die relativ schnelle Abheilung unter Terbinafin und eine vergleichsweise geringe Rezidivrate. Letztere beruht möglicherweise auf der hohen Konzentration im Nagelkeratin und der langsamen Rückverteilung aus dem Gewebe. Dies würde auch die nach Absetzen von Terbinafin weiter zunehmende Heilungsrate erklären. Relativ häufig sind gastrointestinale Beschwerden wie Völlegefühl, Übelkeit, Bauchschmerzen und Durchfall. Auch Hautreaktionen mit Exanthemen und Urtikaria sowie selten Erythema exsudativum multiforme, Stevens-Johnson-Syndrom und toxische epidermale Nekrolyse bzw. Lyell-Syndrom sind beschrieben. Ferner wurden Transaminasenanstiege, Hepatitis und Leberschäden beobachtet. Besonders störend sind lang anhaltende, wenngleich reversible Geschmacksveränderungen bis hin zu vollständigem Geschmacksverlust sowie ebenfalls reversible Störungen des Farbsinns, was bei unbekannter pathophysiologischer Ursache auf neurotoxische Schädigungen hinweist (Darkes et al. 2003).

Auch auf psychiatrische Störungen mit Depressionen, Angststörungen, Panikreaktion, Unruhezustände und Suizidversuch wurde hingewiesen (Arzneimittelkommission der deutschen Ärzteschaft 2006).

Antimykotikakombinationen

Corticosteroidhaltige Antimykotikakombinationen (Tabelle 22.6) werden in der Fachliteratur eher kritisch beurteilt. In der Regel sind die bei Pilzerkrankungen der Haut auftretenden Reizerscheinungen bzw. Entzündungsreaktionen als normale Abwehrmaßnahmen des Organismus anzusehen, die prinzipiell mit der Vernichtung der Erreger abklingen. Eine gleichzeitige Behandlung mit Corticosteroiden ist somit nicht nur überflüssig, sondern kann aufgrund ihrer immunsuppressiven Wirkung Ursache eines letztlich atypischen klinischen Erscheinungsbildes sein („Tinea incognita"). Da die Entzündungsreaktionen zudem meist nur geringgradig sind, steht in unkomplizierten Fällen der Vorteil ihrer etwas rascheren Unterdrückung (Erbagci 2004, Möhrenschlager et al. 2005) in keinem Verhältnis zu den Nachteilen, die aus der Blockierung der lokalen Abwehrreaktionen resultieren können (Alston et al. 2003, Erbagci 2004). Corticosteroidhaltige Antimykotikakombinationen werden überwiegend von Allgemeinmedizinern, Internisten und Kinderärzten verordnet (Fleischer und Feldman 1999), während Hautärzte in 96% der Fälle Monopräparate bevorzugen (Erbagci 2004). In den Leitlinien der dermatologischen und mykologischen Fachgesellschaften ist eine Behandlung von Pilzerkrankungen der Haut mit Antimykotikakombinationen nicht erwähnt (Deutsche Dermatologische Gesellschaft und Deutschsprachige Mykologische Gesellschaft 2008). Insbesondere bei Windeldermatitis sowie bei immunsupprimierten Patienten gelten corticosteroidhaltige Antimykotikakombinationen als kontraindiziert. Auch eine Anwendung bei Kindern unter 12 Jahren sowie die Applikation im Gesicht, im Perineum und Inguinalbereich sowie in der Achselhöhle sollte vermieden werden (Erbagci 2004).

Die zinkoxidhaltigen Kombinationen (Tabelle 22.6) sind dagegen eher positiv einzuschätzen. Sie werden aus fachtherapeutischer Sicht als Mittel der Wahl bei Candidainfektionen der Haut und im Ano-Genitalbereich (z. B. bei Windeldermatitis) angesehen (Ring und Fröhlich 1985, Deutsche Dermatologische Gesellschaft et al. 2005), wobei Zinkoxid durch seinen abdeckenden und trocknenden Effekt die Abheilung begünstigen kann.

22

Tabelle 22.6: Verordnungen dermatologischer Antimykotika 2009 (Kombinationen). Angegeben sind die 2009 verordneten Tagesdosen, die Änderungen gegenüber 2008 und die mittleren Kosten je DDD 2009.

Präparat	Bestandteile	DDD in Mio.	Änd. in %	DDD-Kosten in €
Zinkoxidhaltige Kombinationen				
Multilind Heilpaste	Nystatin Zinkoxid	3,1	(−5,3)	0,66
Mykoderm Heilsalbe	Nystatin Zinkoxid	1,6	(+114,7)	0,49
Mykundex Heilsalbe	Nystatin Zinkoxid	1,0	(−6,2)	0,69
Infectosoor Zinksalbe	Miconazol Zinkoxid	0,8	(+2,2)	2,65
Antifungol HEXAL Heilpaste	Clotrimazol Zinkoxid	0,7	(+0,4)	0,38
		7,1	(+9,7)	0,81
Corticosteroidhaltige Kombinationen				
Decoderm tri	Miconazol Flupredniden	12,2	(+5,4)	1,55
Lotricomb	Clotrimazol Betamethason	11,8	(+4,7)	0,89
Baycuten HC	Clotrimazol Hydrocortison	5,2	(−3,5)	1,32
Epipevisone	Econazol Triamcinolonacetonid	2,9	(−2,4)	1,16
Vobaderm	Miconazol Flupredniden	2,5	(+9,1)	1,70
Nystalocal	Nystatin Chlorhexidin Dexamethason	1,3	(+79,3)	2,21
Nystaderm comp.	Nystatin Hydrocortison	0,9	(−1,3)	1,69
Travocort	Isoconazol Diflucortolon	0,7	(+3,6)	1,43
Candio-Hermal Plus	Nystatin Flupredniden	0,6	(+0,8)	2,30
Imazol comp.	Clotrimazol Hexamidindiisethionat Prednisolon	0,3	(−6,5)	1,52
		38,4	(+4,6)	1,33
Summe		45,5	(+5,3)	1,25

Antibiotika/Antiseptika

Die Verordnung antibiotischer Lokaltherapeutika ist seit Jahren rückläufig (Abbildung 22.1). Ein besonders deutlicher Einschnitt war 2004 aufgrund des GKV-Modernisierungs-Gesetzes (GMG) und des damit verbundenen Ausschlusses aller nicht verschreibungspflichtiger Arzneimittel (mit Ausnahmen, siehe Gemeinsamer Bundesausschuss 2010) aus der vertragsärztlichen Versorgung mit einem Rückgang der Verordnungen gegenüber den Vorjahren um mehr als 50% zu verzeichnen. Inzwischen haben sich die Verordnungen bei insgesamt weiterhin kontinuierlichen leichten Rückgängen vor allem der antiseptikahaltigen Dermatika (Tabelle 22.8) auf diesem niedrigen Niveau stabilisiert. Zugenommen haben – wie in den Vorjahren – lediglich die Verordnungen der antibiotikahaltigen Monopräparate (Tabelle 22.7).

Antibiotika

Der Einsatz topischer Antibiotika (Tabelle 22.7) wird in der Fachliteratur zurückhaltend bewertet. Dabei werden vor allem Resistenzentwicklungen und Sensibilisierungen gefürchtet (Sunderkötter et al. 2006). Grundsätzlich gilt die Regel, nach Möglichkeit nur solche Antibiotika lokal einzusetzen, die systemisch nicht verwendet werden (Hornstein und Nürnberg 1985, Thaçi und Schöfer 2005). Damit scheiden in der Regel Antibiotika wie Chloramphenicol, Fusidinsäure (siehe jedoch unten), Gentamicin und Tetracycline (siehe Tabelle 22.7) für einen topischen Einsatz aus. Die Verordnungen waren in 2009 partiell rückläufig (*Leukase N*, *Sulmycin*), allerdings stehen dem auch zum Teil nicht unbeträchtliche Steigerungen gegenüber (*Gentamycin medphano*, *Refobacin*, *Ungt. Oxytetracyclini SR Ley*). Insbesondere auf die obsolete Anwendung von Chloramphenicol (siehe Tabelle 22.9) sollte nicht zuletzt wegen häufig auftretender Kontaktsensibilisierungen (Menezes de Padua et al. 2008) ganz verzichtet werden.

Fusidinsäure steht in Deutschland ausschließlich in topischer Darreichungsform zur Verfügung und gilt als eines der wirksamsten Antibiotika bei durch Staphylococcus aureus hervorgerufenen Hautinfektionen wie Impetigo, Follikulitis oder Furunkulose (Wilkinson 1998). Primär resistente Staphylokokkenstämme sind selten. Eine rasche Resistenzentwicklung unter der Therapie ist jedoch möglich. Resistenzraten bis zu 68% sind beschrieben (Dobie und Gray 2004).

22

Tabelle 22.7: Verordnungen von antibiotikahaltigen Dermatika 2009 (Monopräparate). Angegeben sind die 2009 verordneten Tagesdosen, die Änderungen gegenüber 2008 und die mittleren Kosten je DDD 2009.

Präparat	Bestandteile	DDD in Mio.	Änd. in %	DDD-Kosten in €
Fusidinsäure				
Fucidine Salbe etc.	Fusidinsäure	4,3	(–4,8)	2,00
Fusicutan	Fusidinsäure	1,5	(+44,2)	3,02
		5,8	(+4,6)	2,27
Aminoglykoside				
Gentamycin Cr./Slb.medphano	Gentamicin	1,2	(+4,8)	1,48
Refobacin Creme	Gentamicin	1,1	(+0,5)	2,03
Leukase N Puder/Salbe	Framycetin	0,6	(–7,1)	1,17
Sulmycin	Gentamicin	0,6	(–5,2)	1,43
		3,6	(–0,5)	1,59
Metronidazol				
Metrogel/-creme/-lotion	Metronidazol	5,6	(+4,0)	0,92
Rosiced	Metronidazol	1,3	(+27,8)	1,04
		6,9	(+7,8)	0,94
Mupirocin				
Infectopyoderm	Mupirocin	0,8	(+3,5)	2,97
Turixin	Mupirocin	0,7	(+13,5)	2,11
		1,5	(+8,2)	2,54
Andere Antibiotika				
Ungt. Oxytetracyclini SR Ley	Oxytetracyclin	0,3	(+13,4)	1,56
Tyrosur Gel/Puder	Tyrothricin	0,1	(–5,8)	1,69
		0,4	(+7,8)	1,59
Summe		18,3	(+5,1)	1,64

Eine Kreuzresistenz mit anderen Antibiotika besteht nicht (Stille et al. 2005). Die Verordnungen in diesem Marktsegment haben insgesamt zugenommen. Therapeutische Alternativen mit vergleichbarer Wirksamkeit sind Mupirocin (Dobie und Gray 2004, Geria und Schwartz 2010) und Retapamulin (*Altargo*) (Oranje et al. 2007).

Mupirocin ist als *Infectopyoderm* zur Behandlung bakterieller Hautinfektionen mit empfindlichen Erregern wie Staphylococcus aureus (einschl. methicillinresistenter Stämme) zugelassen, das wirkstoffidentische *Turixin* zur Elimination von Staphylokokken aus der Nasenschleimhaut. In der Behandlung der Impetigo ist Mupirocin einer oralen Therapie mit Erythromycin überlegen (George und Rubin 2003, Koning et al. 2006). Bei intranasaler Anwendung verhinderte Mupirocin in einer Intensivstation das Auftreten einer Infektion mit Methicillin-resistenten Staphylococcus aureus (Muller et al. 2005) und konnte bei chronischen Exazerbationen einer Rhinosinusitis den Einsatz parenteraler Antibiotika ersetzen (Solares et al. 2006). Kreuzresistenzen oder Kreuzallergien mit anderen Antibiotika bestehen aufgrund der abweichenden chemischen Struktur nicht (Thaçi und Schöfer 2005). Eine sekundäre Resistenzentwicklung bei längerdauernder Anwendung ist beschrieben (Stille et al. 2005). Die Verordnungen von *Turixin* haben trotz des höheren Preises und der kleineren Packung (3 g Salbe 2% 48,83 €) stärker als die von *Infectopyoderm* (30 g Salbe 2% 29,90 €) zugenommen.

Der Einsatz von Metronidazol (Tabelle 22.7) zur Lokalbehandlung der Rosacea ist durch zahlreiche kontrollierte klinische Studien gesichert. Im Vordergrund steht vor allem die signifikante Besserung entzündlicher Läsionen (Papeln, Pusteln) sowie des Erythems, während Teleangiektasien kaum oder gar nicht beeinflusst werden. Vergleichende Studien belegen darüber hinaus eine klinische Äquivalenz mit oralen Tetracyclinen. Metronidazol ist nach einer kleineren klinischen Studie auch zur Rezidivprophylaxe geeignet. Rezidive nach Absetzen der Therapie sind nicht häufiger als nach oraler Gabe von Tetracyclinen (Conde et al. 2007). Metronidazol wird nach topischer Applikation kaum resorbiert, und die Serumkonzentrationen liegen in der Regel unterhalb der Erfassungsgrenze. Systemische Nebenwirkungen (z. B. Alkoholintoleranz) sind daher nicht zu erwarten (McClellan und Noble 2000). Die Verordnungen haben wie in den Vorjahren zugenommen. Therapeutische Alternativen bei vergleichbarer klinischer Effektivität und Verträglichkeit sind Azelainsäure (van Zuuren et al. 2007) und Adapalen (siehe Aknemittel).

Tyrothricin (*Tyrosur*) wird bei infizierten und infektionsgefährdeten Hautverletzungen oder Wunden sowie bei Verbrennungen etc. eingesetzt. Tyrothricin (Gemisch aus 70–80% Tyrocidin und 20–30% Gramicidin) ist ein Polypeptidantibiotikum mit guter Wirksamkeit auf grampositive Kokken und Stäbchen. Es besteht keine Kreuzresistenz mit anderen Antibiotika. Die Sensibilisierungsgefahr ist gering (Hornstein und Nürnberg 1985, Stille et al. 2005). *Tyrosur* ist nicht verschreibungspflichtig und damit primär von der Erstattungspflicht der gesetzlichen Krankenversicherung (GKV) ausgeschlossen. Die Verordnungen von *Tyrosur* sind seit Jahren rückläufig und orientieren sich darüber hinaus möglicherweise an den Ausnahmeregelungen der Arzneimittel-Richtlinie, Abschnitt F, § 12 (Gemeinsamer Bundesausschuss 2010).

Antiseptika

Zur Behandlung bakterieller (und mykotischer) Hautinfektionen werden auch bereits jahrzehntelang bekannte Lokalantiseptika wie Ethacridinlaktat, Octenidin oder Povidon-Iod (Tabelle 22.8) sowie – mit eher strenger Indikation und überwiegend als Magistralrezepturen – Fuchsin, Methylrosaniliniumchlorid (Gentianaviolett), Methylviolett (Pyoctanin) und Brillantgrün (Malachitgrün) eingesetzt (Eifler-Bollen und Fluhr 2005). Als nachteilig (mit Ausnahmen) gelten der in der Regel fehlende Wirksamkeitsnachweis, die ausgeprägte Toxizität und das hohe Allergiepotenzial dieser Mittel (Kujath und Michelsen 2008). Auch ist ihre kosmetische Akzeptanz infolge Verfärbung der Haut gering. Darüber hinaus bestehen – insbesondere bei Povidon-Iod – Anwendungsbeschränkungen im Kindesalter sowie bei Patienten mit Schilddrüsenerkrankungen (Ring und Fröhlich 1985, Korting 1995, Eifler-Bollen und Fluhr 2005). Ethacridinlactat (*Rivanol*) führt ebenfalls häufig zu Kontaktallergien und wird wegen seines negativen Nutzen-Risiko-Verhältnisses nicht mehr empfohlen (Eifler-Bollen und Fluhr 2005). Die Verordnungen Povidon-Iod- und Ethacridinhaltiger Fertigarzneimittel (Tabelle 22.8) waren bis auf *PVP-Jod AL* und das erstmals vertretene *PVP-Jod HEXAL* wie in den Vorjahren rückläufig.

Octenidin in Kombination mit Phenoxyethanol (*Octenisept*) besitzt bakterizide (grampositive und gramnegative Erreger, einschl. *Staphylococcus aureus* und *Pseudomonas aeruginosa*) und fungizide (Dermatophyten, Hefen) Eigenschaften und wird zur adjuvanten Wundbehandlung sowie zur Unterstützung bei Interdigitalmykosen eingesetzt (Christiansen 1988). Eine kleine unkontrollierte Studie an 15 Patienten belegt die Wirksamkeit von Octenidin auch bei Nagelinfektionen durch *Pseudomonas aeruginosa* (Rigopoulos et al. 2009), und eine prospektive, randomisierte Fall-Kontrollstudie weist bei akuten vulvovaginalen Candidainfektionen eine Clotrimazol etwa vergleichbare Wirksamkeit aus (Friese et al. 2003). Darüber hinaus ist Octenidin nach einer In-

Tabelle 22.8: Verordnungen von antiseptikahaltigen Dermatika 2009 (Monopräparate). Angegeben sind die 2009 verordneten Tagesdosen, die Änderungen gegenüber 2008 und die mittleren Kosten je DDD 2009.

Präparat	Bestandteile	DDD in Mio.	Änd. in %	DDD-Kosten in €
Povidon-Iod				
Betaisodona Salbe etc.	Povidon-Iod	2,0	(-17,2)	0,60
PVP Jod AL	Povidon-Iod	0,5	(+17,9)	0,43
Polysept Lösung/Salbe	Povidon-Iod	0,3	(-13,7)	0,45
PVP Jod HEXAL	Povidon-Iod	0,3	(+12,2)	0,49
Freka-cid	Povidon-Iod	0,2	(-24,2)	0,66
		3,2	(-11,1)	0,55
Andere Antiseptika				
Octenisept	Octenidin Phenoxyethanol	2,9	(+2,4)	0,68
Furacin Sol	Nitrofural	0,9	(-0,6)	1,04
Rivanol	Ethacridinlactat	0,9	(-6,6)	0,64
		4,7	(-0,0)	0,74
Summe		7,9	(-4,8)	0,67

vitro-Studie (Müller und Kramer 2008) bezogen auf das Verhältnis von mikrobizider zu zytotoxischer Wirkung (sog. Biokompatibilitäts-Index) unter verschiedenen untersuchten Antiseptika wie Benzalkoniumchlorid, Cetylpyridiniumchlorid, Chlorhexidindigluconat, Povidon-Iod, Triclosan u.a. der günstigste Vertreter dieser Stoffgruppe. Unerwünschte Wirkungen sind gelegentliche Hautirritationen. Auch über Kontaktdermatitiden wurde berichtet (Calow et al. 2009). Bei unsachgemäßer Anwendung sind über Wochen und Monate anhaltende ödematöse Schwellungen und zum Teil nekrotische Gewebeschädigungen beschrieben. Auf eine bestimmungsgemäße Anwendung ist daher zu achten. Demnach darf *Octenisept* bei Wundspülungen nicht unter Druck in das Gewebe eingebracht werden. Ferner ist darauf zu achten, dass jederzeit ein Abfluss gewährleistet ist (Schülke & Mayr GmbH 2008).

Nitrofural (*Furacin-Sol*) ist als einziger Vertreter unter den aufgeführten Antiseptika verschreibungspflichtig und wird ebenfalls im Wesentlichen zur Lokalbehandlung infizierter Wunden und Ulzera sowie bei Verbrennungen eingesetzt. Es wirkt bei lokaler Anwendung bakterizid auf Staphylokokken, Streptokokken, Escherichia coli, Enterobacter, Klebsiella und Proteus, nicht dagegen auf Pseudomonas aeruginosa. Allergische Reaktionen (Kontaktekzem) sind möglich. Eine Dauertherapie sollte wegen onkogener Eigenschaften unterbleiben (Korting 1995, Stille et al. 2005). Die Verordnung von *Furacin-Sol* ist seit Jahren rückläufig.

Antibiotika-/Antiseptika-haltige Kombinationen

Ähnlich kontrovers wie bei den Monopräparaten wird in der Fachliteratur auch der Einsatz topischer antibiotika-/antiseptikahaltiger Kombinationen beurteilt. So wird zwar vereinzelt z.B. bei superinfizierten Dermatosen initial eine kurzzeitige kombinierte Anwendung von Glucocorticoiden mit einem Antibiotikum oder Antiseptikum (Tabelle 22.9) befürwortet, obwohl letztlich eine einheitliche Penetration der einzelnen Wirkstoffe in die Haut und damit die antiinfektive Wirksamkeit des entsprechenden Kombinationspartners nicht sichergestellt sind (Hornstein und Nürnberg 1985). Die rasch einsetzende Wirkung der Corticosteroidkomponente kann jedoch durchaus den initialen Behandlungserfolg vor allem bei Infektionen mit Dermatophyten begünstigen. Allerdings darf sie nicht zu einer unerwünschten Langzeittherapie verführen (Erbagci 2004). Aus diesem Grund und weil bis heute unklar ist, ob pathogene Keime (insbesondere *Staphylococcus aureus*) das ekzematöse Geschehen überhaupt beeinflussen, wird allgemein eine kritische Haltung empfohlen (Ring und Fröhlich 1985, Korting 1995, Niedner 1998, Deutsche Dermatologische Gesellschaft et al. 2008). Neuere Befunde einer möglicherweise ätiologisch bedeutsamen Rolle von Staphylokokkentoxinen bei einigen Formen der atopischen Dermatitis (Boguniewicz und Leung 2010, Schlievert et al. 2010) lassen günstige Studienergebnisse mit fixen Lokalkombinationen aus Antibiotika und Glucocorticoiden gegebenenfalls in einem neuen Licht erscheinen. Ekzeme mit deutlichen Zeichen einer bakteriellen Superinfektion könnten so ggf. eine Indikation zur Therapie mit systemischen Antibiotika darstellen (Deutsche Dermatologische Gesellschaft et al. 2008). Gänzlich abgelehnt wird eine Kombination von Lokalcorticosteroiden mit Antibiotika/Antiseptika und Antimyzetika (Ring und Fröhlich 1985, Niedner 1998). Ein entsprechendes und in den Vorjahren häufig verordnetes Fertigarzneimittel (*Lokalison antimikrobiell N*) wurde im Juni 2008 vom Markt genommen.

Tabelle 22.9: Verordnungen antibiotika-/antiseptikahaltiger Dermatika 2009 (Kombinationen). Angegeben sind die 2009 verordneten Tagesdosen, die Änderungen gegenüber 2008 und die mittleren Kosten je DDD 2009.

Präparat	Bestandteile	DDD in Mio.	Änd. in %	DDD-Kosten in €
Corticosteroidhaltige Kombinationen				
Diprogenta	Betamethasondipropionat Gentamicin	5,0	(+3,3)	1,31
Jellin-Neomycin	Fluocinolonacetonid Neomycin	2,4	(−6,4)	1,45
Fucicort	Betamethasonvalerat Fusidinsäure	2,1	(+4,0)	3,79
Sulmycin mit Celestan-V	Betamethasonvalerat Gentamicin	1,2	(−2,6)	2,39
Decoderm comp.	Flupredniden Gentamicin	0,9	(+4,9)	1,37
Leioderm P	Prednisolon Chinolinolsulfat	0,8	(−9,4)	1,35
Locacorten-Vioform	Flumetason Clioquinol	0,6	(+2,0)	1,82
Duogalen	Flumetason Triclosan	0,4	(+4,5)	1,76
		13,3	(+0,2)	1,87
Sonstige Kombinationen				
Ichthoseptal	Chloramphenicol Natriumbitumino-sulfonat	1,5	(−2,1)	0,84
Nebacetin	Neomycin Bacitracin	0,4	(−45,0)	4,11
		1,9	(−15,3)	1,50
Summe		15,2	(−2,0)	1,82

Vor einer ungezielten Anwendung Gentamicin-haltiger Lokaltherapeutika (*Decoderm comp.*, *Diprogenta*, *Sulmycin mit Celestan V*) wird ebenfalls gewarnt, da auf der Haut resistente Pseudomonasstämme entstehen können, die schließlich Anlass zu schwer therapierbaren Infektionen innerer Organe oder sogar zu einer Pseudomonassepsis geben könnten (Gloor 1982).

Schließlich sind auch Neomycin-haltige Kombinationen (Tabelle 22.9) bei jahrelangem, unkontrolliertem Einsatz, insbesondere bei Patienten mit Unterschenkelekzemen, durch häufig auftretende Kontaktsensibilisierungen belastet (Ring und Fröhlich 1985, Thaçi und Schöfer 2005, Menezes de Padua et al. 2008). Kreuz- bzw. Koreaktionen mit anderen Aminoglykosidantibiotika, z. B. Gentamicin und Framycetin, sowie mit dem Polypeptidantibiotikum Bacitracin sind beschrieben (Hornstein und Nürnberg 1985, Thaçi und Schöfer 2005). Die seit Jahren rückläufigen topischen Kombinationen *Nebacetin* und *Neobac* sind seit September 2009 nicht mehr im Handel.

Virostatika

Die Verordnungen antiviraler Dermatika haben sich 2009 insgesamt auf dem Niveau der Vorjahre gehalten (siehe Abbildung 22.1). Lediglich die Verordnungen von Imiquimod (*Aldara*) und Podophyllotoxin (*Condylox*) haben weiter zugenommen (Tabelle 22.10).

Aciclovir-haltige Fertigarzneimittel werden bei Infektionen durch Herpes-simplex-Viren eingesetzt. Vehikel-kontrollierte Studien an Patienten mit rezidivierendem Herpes labialis zeigen selbst bei Applikation innerhalb einer Stunde nach Auftreten der ersten klinischen Symptome keinen signifikanten Einfluss (Raborn et al. 1989, Spruance und Kriesel 2002) bzw. allenfalls marginale Auswirkungen (Opstelten et al. 2008) auf Schmerzdauer, Verkrustungs- bzw. Erscheinungsdauer. In der Therapie des Herpes genitalis ist die systemische Anwendung der topischen Applikation überlegen (Hornstein und Nürnberg 1985), so dass letztere in einschlägigen Empfehlungen erst gar nicht erwähnt wird (Petersen et al. 1999).

Aldara und *Condylox* (Tabelle 22.10) sind bei Infektionen mit humanen Papillomaviren (Condylomata acuminata, Feigwarzen) indiziert. Während Podophyllotoxin bereits seit den 1970er Jahren therapeutisch eingesetzt wird (von Krogh 1978), wurde Imiquimod mit gleicher Indikation erst 1998 eingeführt. Auch zur Behandlung von aktinischen Keratosen (siehe dort) und des superfiziellen Basalzellkarzinoms ist letzteres neuerdings zugelassen. Podophyllotoxin ist ein Glykosid aus den Rhizomen von Podophyllum-Arten und wirkt über eine Bindung an Tubulin antimitotisch. Imiquimod besitzt durch Bindung an den Toll-like Rezeptor 7 eine immunmodulatorische Wirkung, die letztlich zur Synthese proinflammatorischer Zytokine wie IFN-α, IL-12 und TNF-α und damit verbundenen zu lokalen Entzündungsreaktionen sowie zu einer Hochregulation der T_h1-T-Helferzell-vermittelten Im-

Tabelle 22.10: Verordnungen von antiviralen Dermatika 2009. Angegeben sind die 2009 verordneten Tagesdosen, die Änderungen gegenüber 2008 und die mittleren Kosten je DDD 2009.

Präparat	Bestandteile	DDD in Mio.	Änd. in %	DDD-Kosten in €
Aciclovir				
Aciclovir-ratiopharm Creme	Aciclovir	0,9	(−10,1)	0,81
Acic Creme	Aciclovir	0,6	(+0,3)	1,19
Aciclovir Creme - 1 A Pharma	Aciclovir	0,5	(+19,0)	0,82
Aciclobeta Creme	Aciclovir	0,2	(+11,8)	1,50
		2,2	(−0,1)	0,97
Andere antivirale Mittel				
Aldara	Imiquimod	1,7	(+4,2)	4,40
Condylox	Podophyllotoxin	0,5	(+11,1)	2,45
		2,2	(+5,6)	3,97
Summe		4,4	(+2,7)	2,46

munantwort führt. Darüber hinaus sind antineoplastische und apoptotische Wirkungen beschrieben (Lee et al. 2007). Bei Patienten mit Condylomen liegen die kompletten Remissionsraten nach placebokontrollierten Doppelblindstudien bei 3-mal wöchentlicher topischer Applikation bei 50% (vs. 11% unter Vehikel). Frauen sprechen mit kompletten Remissionsraten von 72% (vs. 33%) deutlich besser auf die Therapie an als Männer (Gupta et al. 2005). Mit 50–77% ähnliche Remissionsraten weist auch Podophyllotoxin (2-mal täglich über 3 Tage/Woche) auf (von Krogh und Longstaff 2001). Direkte Vergleichsstudien liegen nicht vor. Nach einer Metaanalyse von 12 (Imiquimod) bzw. 9 (Podophyllotoxin) randomisierten, kontrollierten klinischen Studien ergab sich jedoch mit 50% (Imiquimod) versus 56% (Podophyllotoxin) kein signifikanter Unterschied in den klinischen Heilungsraten. Allerdings fanden sich unter Podophyllotoxin häufiger als unter Imiquimod schwerwiegende unerwünschte Wirkungen (Yan et al. 2006). Über den Einsatz bei äußerlichen Feigwarzen hinaus ist Imiquimod auch in der Behandlung des Basalzellkarzinoms hochwirksam. Bei 5- bzw. 7-tägiger Therapie pro Woche über 12 Wochen resultieren histologische Heilungsraten im Bereich von 80% (vs. 3% unter Vehikelapplikation), bei 2-mal täglicher Applikation liegen die Heilungsraten sogar bei 100%

(Sapijaszko 2005). Unerwünschte Wirkungen sind häufig (50–60%), überwiegend lokaler Natur und bestehen vor allem in Juckreiz und Hautirritationen. In seltenen Fällen sind auch systemische Nebenwirkungen wie grippeähnliche Symptome, Angioödeme und Exazerbationen einer bestehenden Psoriasis beschrieben (Lee et al. 2007).

Antiphlogistika und Antipruriginosa

Die Verordnungen entzündungshemmender und juckreizstillender Dermatika waren in 2009 wie in den Vorjahren insgesamt deutlich rückläufig (Abbildung 22.1). Die in Tabelle 22.11 gelisteten Fertigarzneimittel sind bis auf die Calcineurinantagonisten (*Elidel*, *Protopic*) und das Steinkohlenteer-haltige *Tarmed* nicht verschreibungspflichtig und damit mit Ausnahmen (Gemeinsamer Bundesausschuss 2010, Arzneimittel-Richtlinie, Abschnitt F, § 12) nicht zu Lasten der GKV verordnungsfähig. Häufiger als im Vorjahr verordnet wurde lediglich *Protopic*. Neu unter den 3000 meist verordneten Fertigarzneimitteln ist *Duradermal* (Bufexamac). Bufexamac-haltige Fertigarzneimittel (siehe dort) sind seit Mai 2010 nicht mehr im Handel.

Calcineurinantagonisten

Pimecrolimus (*Elidel*) ist in topischer Darreichungsform als Zweitwahlmittel bei Patienten über 2 Jahren zur Kurzzeit- sowie intermittierenden Langzeitbehandlung des leichten bis mittelschweren Ekzems indiziert, wenn topische Corticosteroide unwirksam sind oder nicht eingesetzt werden dürfen, z.B. im Gesicht und Halsbereich oder wegen Intoleranz. Gleiches gilt für *Protopic*, das aber zur Behandlung des mittelschweren bis schweren atopischen Ekzems (einschließlich Erhaltungstherapie bei Patienten mit >4 Exazerbationen/Jahr) zugelassen ist. Die Anwendung sollte möglichst kurzfristig und über längere Zeiträume (≤ 12 Monate) nur intermittierend erfolgen.

Die Calcineurinantagonisten sind mindestens genauso gut wirksam wie die Standardtherapie mit topischen Glucocorticoiden, jedoch ohne die damit verbundenen Risiken der Langzeittherapie (Hautatrophie, Hypopigmentation). Außerdem können Tacrolimus und Pimecrolimus im Gegensatz zu den Corticosteroiden auch im Gesicht und Halsbereich, z. B. beim periorbitalen Ekzem, angewendet werden (Deutsche

Tabelle 22.11: Verordnungen entzündungshemmender und juckreizstillender Lokaltherapeutika 2009. Angegeben sind die 2009 verordneten Tagesdosen, die Änderungen gegenüber 2008 und die mittleren Kosten je DDD 2009.

Präparat	Bestandteile	DDD in Mio.	Änd. in %	DDD-Kosten in €
Calcineurinantagonisten				
Elidel	Pimecrolimus	2,3	(-6,0)	3,14
Protopic	Tacrolimus	1,9	(+7,9)	3,47
		4,3	(-0,1)	3,29
Bufexamac				
Parfenac	Bufexamac	0,5	(-31,2)	0,37
Duradermal	Bufexamac	0,4	(+6,1)	0,36
		0,9	(-18,1)	0,36
Gerbstoff				
Tannosynt	Gerbstoffe	6,8	(-19,3)	0,18
Tannolact	Gerbstoffe	2,1	(-12,4)	0,42
		8,9	(-17,8)	0,24
Andere Monopräparate				
Tarmed	Steinkohlenteer	5,7	(-8,2)	0,15
Anaesthesulf Lotio	Polidocanol	3,0	(-16,4)	0,26
		8,7	(-11,2)	0,19
Kombinationspräparate				
Optiderm	Polidocanol Harnstoff	2,2	(-20,9)	0,31
Summe		24,9	(-13,2)	0,75

Dermatologische Gesellschaft und Berufsverband Deutscher Dermatologen 2009). Nach einer Metaanalyse ist Tacrolimus potenter als Pimecrolimus (Yan et al. 2008), was sich auch im unterschiedlichen Zulassungsstatus widerspiegelt (siehe oben).

Die Inzidenz unerwünschter Ereignisse unter Pimecrolimus und Tacrolimus ist etwa vergleichbar. Dennoch brechen in der Pimecrolimus-Gruppe mehr Patienten die Behandlung wegen unzureichender Wirksamkeit oder Nebenwirkungen ab (Paller et al. 2005, Fleischer et al. 2007). Am häufigsten sind ein anfangs auftretendes Hautbrennen am Applikationsort und Pruritus. Ein signifikant erhöhtes Infektionsrisiko (z. B. Herpes simplex, Zoster, Eczema herpeticum, Impetigo) besteht insbesondere bei pädiatrischen Patienten. Erfahrungen zur Langzeitverträglichkeit fehlen. Kürzlich beschriebene Nebenwirkungen wie rosaceiforme Dermatitis im Rahmen einer Behandlung entzündlicher Dermatosen im Gesicht unter der Therapie mit Tacrolimus und Pimecrolimus nach wenigen Tagen bis 2–3 Wochen (Antille et al. 2004, Gorman und White 2005, El Sayed et al. 2006) sowie das Auftreten einer Myopathie mit Verdacht auf eine Rhabdomyolyse bei einer Patientin nach 2-jähriger Behandlung mit *Protopic 0,1%* (Arzneimittelkommission der deutschen Ärzteschaft 2005a) geben Anlass zu erhöhter Aufmerksamkeit. Präklinische Studien weisen darüber hinaus auf eine mögliche Photokarzinogenität hin (Williams 2002). Pimecrolimus und Tacrolimus dürfen daher nicht mit einer UV-Therapie kombiniert werden und bei Anwendung im Gesicht ist ein Sonnenschutz unerlässlich. Aufgrund neuerer tierexperimenteller Studien an Ratten, Mäusen und Affen hat die US-amerikanische Arzneimittelbehörde FDA ferner auf ein dosisabhängiges Karzinomrisiko nach topischer bzw. oraler Gabe hoher Dosen von Pimecrolimus oder Tacrolimus hingewiesen (U.S. Food and Drug Administration 2005). Sowohl Tacrolimus als auch Pimecrolimus werden nach topischer Applikation resorbiert. Obwohl in klinischen Studien bei den meisten Patienten keine messbaren Serumkonzentrationen erreicht wurden, sind sowohl bei Erwachsenen wie auch bei Kindern zum Teil Serumspiegel gemessen worden, die dem therapeutischen Bereich von Tacrolimus bei Transplantatempfängern entsprachen oder sogar überstiegen (Qureshi und Fischer 2006). Der FDA liegen aus Postmarketing-Beobachtungen (bis November 2004) unter der Behandlung mit Pimecrolimus 10 und nach Lokalbehandlung mit Tacrolimus 18 Verdachtsfälle von malignen Tumoren vor, darunter Lymphome, malignes Melanom, Basalzellkarzinom (Basaliom) und Plattenepithelkarzinom. Die FDA moniert die aggressive Vermarktung der beiden Calcineurinantagonisten, die offensichtlich zu einer nicht zugelassenen First-line-Therapie sowie zu einer nicht gesicherten Langzeitbehandlung und zu Off-Label-Verordnungen bei Kindern unter 2 Jahren geführt hat (Qureshi und Fischer 2006). In einem daraufhin verfügten Warnhinweis (Black Box Warning) fordert die FDA aus Vorsichtsgründen die strenge Beachtung der zugelassenen Indikationen und Kontraindikationen (siehe oben). Einen umsichtigen Einsatz der beiden Calcineurinantagonisten empfiehlt auch das Arzneimittelkomitee (CHMP) der Europäischen Arzneimittelbehörde (EMA 2006). Ein entsprechender Warnhinweis wurde inzwischen in die jeweiligen Fachinformationen aufgenommen. Mittel der Wahl bei akuten Schüben der atopischen Dermatitis bleiben damit die stadiengerecht verwendeten topischen Corticosteroide, nicht zuletzt auch wegen der 5–10fach geringeren Tagesbehandlungskosten (Ellis et al. 2003, Buys 2007).

Bufexamac

Bufexamac-haltige Dermatika (Tabelle 22.11) zeigen nach meist älteren Untersuchungen keine oder eine kaum bessere Wirkung als Placebo (Schnuch et al. 2005, Schnuch et al. 2009). Dem zweifelhaften Nutzen steht das Risiko von z. T. schweren Kontaktallergien gegenüber (Menezes de Padua et al. 2008). Von einem Einsatz Bufexamac-haltiger Zubereitungen wird daher abgeraten (Arzneimittelkommission der deutschen Ärzteschaft 2005b, Schnuch et al. 2005). Im Rahmen eines Stufenplanverfahrens des Bundesinstituts für Arzneimittel und Medizinprodukte (BfArM) zur Abwehr von Gefahren durch Arzneimittel (Stufe II) wurde das Nutzen-/Schaden-Verhältnis insgesamt negativ beurteilt und im November 2009 ein Widerruf der Zulassungen Bufexamac-haltiger Arzneimittel in sämtlichen Indikationen veranlasst. Am 22. April 2010 hat die Europäische Arzneimittelbehörde (European Medicines Agency, EMA) aufgrund des negativen Nutzen/Risikoverhältnisses europaweit den Entzug der Zulassung für Bufexamac empfohlen. In Deutschland haben die Hersteller Bufexamac-haltiger Dermatika und Proktologika im Zuge des Stufenplanverfahrens freiwillig auf die Zulassung verzichtet. Nach gültiger Rechtslage konnten damit entsprechende Fertigarzneimittel noch bis Ende 2012 abverkauft werden. Während die Firma Ratiopharm als einziges pharmazeutisches Unternehmen mit sofortiger Wirkung den Vertrieb eingestellt hatte, wollten die übrigen Hersteller offensichtlich die Abverkaufsfrist nutzen. Dem ist das BfArM mit Feststellungsbescheid vom 5. Mai 2010 entgegengetreten, sodass Bufexamac-haltige Fertigarzneimittel trotz des erklärten Verzichts mit sofortiger Wirkung nicht mehr in den Verkehr gebracht werden dürfen. Das BfArM hat daraufhin den Abverkauf dieser Präparate untersagt.

Gerbstoff

Trotz Verordnungsausschluss nach der Arzneimittel-Richtlinie (Gemeinsamer Bundesausschuss 2010) wurden auch 2009 Gerbstoffpräparate (*Tannosynt*, *Tannolact*) verordnet, wenn auch seit Jahren mit deutlich abnehmender Tendenz. Synthetischer Gerbstoff ist ein wasserlösliches Mischkondensationsprodukt aus Phenol- und Kresolsulfonsäure, Harnstoff und Formaldehyd und wird bei entzündlichen, nässenden und juckenden Hautkrankheiten eingesetzt. Er soll an der Haut in niedriger Konzentration entquellend und in höherer Konzentration durch Proteinfällung adstringierend, gerbend und Schorf bildend wirken. Darüber hinaus werden antimikrobielle, antientzündliche und juckreizstillende Effekte angenommen (Fölster-Holst und Latussek 2007). Nach einer Medline-Recherche stützt sich die Anwendung lediglich auf einen älteren Erfahrungsbericht (Post und Jänner 1971).

Andere Antiphlogistika und Antipruriginosa

Die übrigen lokal angewendeten antientzündlichen und juckreizstillenden Dermatika werden in der Dermatologie sehr unterschiedlich beurteilt. Allgemein anerkannt ist lediglich die entzündungshemmende Wirkung von Steinkohlenteer (*Tarmed*) und sulfonierten Destillationsprodukten des Schieferöls (Hornstein und Nürnberg 1985, Korting 1995), die nach einer placebokontrollierten Probandenstudie der antiinflammatorischen Wirkung einer 0,5%igen Hydrocortison-Creme entspricht (Warnecke und Wendt 1998). Stark wirksamen Glucocorticoiden wie Clobetasolpropionat war Steinkohlenteer (beide als Shampoo) dagegen nach einer neueren randomisierten, Untersucherverblindeten klinischen Studie an 162 Patienten mit mittelschwerer bis schwerer Psoriasis der Kopfhaut unterlegen (Griffiths et al. 2006). Ein karzinogenes Potenzial besteht nur bei mehrjähriger, kontinuierlicher Anwendung. Die Applikation teerhaltiger Externa sollte auf 3 Wochen beschränkt werden.

Polidocanol (*Anaesthesulf*) besitzt lokalanästhetische und juckreizstillende Eigenschaften, kann aber auch selbst sensibilisierend wirken (Uter et al. 2000, Menezes de Padua et al. 2008). *Optiderm* enthält neben Polidocanol zusätzlich Harnstoff und wird vor allem bei Kindern mit Neurodermitis als Corticoid einsparendes Externum genutzt. Der topische Einsatz von Lokalanästhetika, insbesondere von Benzocain, wird wegen der geringen antipruritischen Potenz und der Neigung zu Kontaktsensibilisierungen (Menezes de Padua et al. 2008) weitgehend abgelehnt. Bei Anwendung von Benzocain auf größeren Wundflächen besteht darüber hinaus die Gefahr einer Methämoglobinbildung (Ring und Fröhlich 1985, Mutschler et al. 2008). Obwohl nicht verschreibungspflichtig, sind topische Anästhetika und harnstoffhaltige Dermatika wie *Optiderm* unter bestimmten Bedingungen durch die GKV erstattungsfähig (Gemeinsamer Bundesausschuss 2010).

Aknemittel

Die Verordnungen der Aknemittel haben sich 2009 insgesamt auf dem Niveau der Vorjahre stabilisiert (Abbildung 22.1). Nicht verschreibungspflichtige und damit nicht zu Lasten der GKV erstattungsfähige Arzneimittel sind unter den 3000 meist verordneten Fertigarzneimitteln seit Inkrafttreten des Gesetzes zur Modernisierung der gesetzlichen Krankenversicherung (GKV-Modernisierungsgesetz - GMG) am 1. Januar 2004 nicht mehr vertreten (Tabelle 22.12). Topische Aknemittel wurden 2009 wie im Vorjahr überwiegend seltener verordnet. Steigerungen wiesen insbesondere die in den einzelnen Marktsegmenten jeweils preisgünstigeren Fertigarzneimittel (z.B. *Inderm*, *Erydermec*, *Aureomycin*) auf. Auch unter den topischen Kombinationen wurden die preisgünstigeren Präparate (*Duac Akne*, *Epiduo*) abermals häufiger verordnet. Mit Ausnahme von *Aknormin* rückläufig waren auch die oralen Retinoide.

Für die Behandlung der Akne ist im Einzelfall ein therapeutischer Stufenplan nach Schweregrad, Vorherrschen verschiedener Effloreszenzen (Komedonen, Papeln, Pusteln, Knötchen, Knoten) und Verlauf festgelegt, der zunächst eine topische Monotherapie, bei Therapieresistenz oder schweren Aknefällen die Kombination mehrerer Topika vorsieht (Deutsche Dermatologische Gesellschaft 1998, Harper 2008, Thiboutot 2008a). Bei schwerer zystischer Akne (Acne conglobata) oder bei Akneformen, die auf eine Lokalbehandlung nicht ansprechen, sind auch orale Retinoide wie Isotretinoin (Tabelle 22.12) indiziert (Thielitz et al. 2006).

Topische Aknemittel

In der lokalen Behandlung der Akne gelten Retinoide wie Tretinoin (in *Aknemycin Plus*), Isotretinoin (*Isotrex*) und Adapalen (*Differin*) sowie Benzoylperoxid (in *Duac Akne, Epiduo*) als Mittel der Wahl (Zaenglein und Thiboutot 2006, Harper 2008, Thiboutot 2008a, Thielitz und Gollnick 2008). Isotretinoin wird bei schweren Formen der Akne auch systemisch eingesetzt (siehe unten).

22

Tabelle 22.12: Verordnungen von Aknemitteln 2009. Angegeben sind die 2009 verordneten Tagesdosen, die Änderungen gegenüber 2008 und die mittleren Kosten je DDD 2009.

Präparat	Bestandteile	DDD in Mio.	Änd. in %	DDD-Kosten in €
Erythromycin				
Aknemycin Lösung/Salbe	Erythromycin	1,2	(−5,9)	1,03
Inderm	Erythromycin	1,1	(+3,5)	0,81
Erydermec	Erythromycin	0,5	(+3,7)	0,90
Aknefug-EL	Erythromycin	0,4	(−22,1)	0,94
		3,3	(−4,1)	0,92
Clindamycin				
Basocin	Clindamycin	0,7	(−14,1)	1,31
Andere Antibiotika				
Nadixa	Nadifloxacin	0,7	(−1,1)	1,61
Aureomycin Salbe etc.	Chlortetracyclin	0,7	(+1,3)	1,04
		1,3	(+0,1)	1,33
Topische Retinoide				
Differin	Adapalen	3,4	(−21,7)	0,66
Isotrex	Isotretinoin	1,1	(−13,2)	0,89
		4,5	(−19,7)	0,72
Andere topische Mittel				
Skinoren	Azelainsäure	3,3	(+1,1)	1,31
Topische Kombinationen				
Duac Akne	Clindamycin Benzoylperoxid	11,2	(+5,6)	0,93
Epiduo	Adapalen Benzylperoxid	3,5	(+89,6)	0,94
Isotrexin Gel	Erythromycin Isotretinoin	1,8	(−14,1)	1,03
Zineryt	Erythromycin Zinkacetat	1,4	(−11,2)	1,32
Aknemycin Plus	Erythromycin Tretinoin	1,0	(−14,1)	1,05
Aknemycin Emulsion	Erythromycin Ammoniumbitumino-sulfonat	0,2	(−14,7)	2,24
		19,1	(+8,9)	0,99

Tabelle 22.12: Verordnungen von Aknemitteln 2009. Angegeben sind die 2009 verordneten Tagesdosen, die Änderungen gegenüber 2008 und die mittleren Kosten je DDD 2009. (Fortsetzung)

Präparat	Bestandteile	DDD in Mio.	Änd. in %	DDD-Kosten in €
Orale Retinoide				
Aknenormin	Isotretinoin	2,8	(+6,2)	1,26
Isotret HEXAL	Isotretinoin	1,5	(−11,5)	1,28
Isotretinoin-ratiopharm	Isotretinoin	1,4	(−2,0)	1,28
		5,6	(−1,0)	1,27
Summe		37,8	(+0,5)	1,04

Retinoide dürfen wegen ihrer teratogenen Eigenschaften auch in topischer Darreichungsform nicht während der Schwangerschaft (und Stillperiode) eingesetzt werden. Das größte teratogene Potenzial unter den Retinoiden hat Tretinoin. In schweren Fällen wird die Kombination einer abendlichen Anwendung von Tretinoin mit der morgendlichen Applikation von Benzoylperoxid empfohlen. Eine gleichzeitige Anwendung sollte aber wegen eines dann möglichen Wirkungsverlustes vermieden werden (Gollnick et al. 2003, Zaenglein und Thiboutot 2006).

Azelainsäure (*Skinoren*) ist eine natürlich vorkommende C_9-Dicarbonsäure mit antibakteriellen und entzündungshemmenden Eigenschaften, die zu einer Normalisierung der gestörten follikulären Keratinisierung führt. Ein Einfluss auf die Talgproduktion fehlt. Kontrollierte klinische Studien zeigen eine anderen topischen Aknemitteln wie Benzoylperoxid, Tretinoin oder den Antibiotika Clindamycin und Erythromycin äquivalente Wirksamkeit. Wie mit diesen sind erste klinische Besserungen nach etwa vier Wochen zu erwarten. Patienten mit papulopustulöser Akne und Komedonen-Akne sprechen am besten an (Gollnick et al. 2003, Worret und Fluhr 2006, Thiboutot 2008b).

Topische Antibiotika sind bei entzündlichen Akneformen indiziert, sollten aber nicht als Monotherapie, sondern stets in Kombination mit Benzoylperoxid (z.B. *Duac Akne*), topischen Retinoiden wie Tretinoin (z.B. *Aknemycin plus*) oder Isotretinoin (z.B. *Isotrexin*), bei Retinoidunverträglichkeit alternativ mit Azelainsäure, angewandt werden. Dies steigert die Effektivität, verkürzt die Behandlungsdauer und verzögert bzw. verhindert die Resistenzentwicklung (Zaenglein und Thiboutot

2006). Nach Besserung des Befundes (Rückgang der Entzündung) sollte das Antibiotikum unter Fortsetzung der Retinoidtherapie abgesetzt werden. Ist eine Besserung innerhalb von 6–8 Wochen nicht eingetreten, sollte die Therapie insgesamt umgestellt werden. Mittel der ersten Wahl sind Clindamycin und Erythromycin (Tabelle 22.12). Auch Benzoylperoxid und – weniger ausgeprägt – Azelainsäure besitzen antibakterielle Eigenschaften gegenüber Propionibakterien (Worret und Fluhr 2006). Topische Tetracycline (*Aureomycin*) sind kaum wirksam und sollten auch wegen spezifischer Nebenwirkungen nicht mehr eingesetzt werden (Tan 2004, Worret und Fluhr 2006). Auch das 2004 zur lokalen Aknetherapie in den Markt eingeführte *Nadixa* (Nadifloxacin) gilt aufgrund der im Vergleich mit Erythromycin deutlich geringeren In-vitro-Aktivität gegen Propionibacterium acnes sowie der zu erwartenden weiteren Ausbreitung der Chinolonresistenz nicht nur als „überflüssig, sondern sogar als bedenkliche Neuentwicklung", zumal zur Behandlung der Akne zahlreiche andere, bewährte Wirkstoffe zur Verfügung stehen (Lohde und Stahlmann 2004).

Die zur Aknebehandlung eingesetzten topischen Kombinationen (Tabelle 22.12) werden unterschiedlich beurteilt. Ammoniumbituminosulfonat-haltige Fertigarzneimittel (*Aknemycin*) sollten wegen ihrer potenziellen photo- und nephrotoxischen Wirkung sowie wegen einer möglichen Teerakne (Korting 1995) bei Anwendung im Gesicht nur nach sorgfältiger Nutzen-Risiko-Abwägung eingesetzt werden (siehe auch Psoriasismittel). Andererseits sind Antibiotikakombinationen wie *Duac Akne*, *Aknemycin Plus* und *Isotrexin* der jeweiligen Monotherapie hinsichtlich Wirksamkeit (schnellere Abheilung, höhere Heilungsraten) und Verträglichkeit häufig überlegen (Worret und Fluhr 2006, Zaenglein und Thiboutot 2006, Korting und Schöllmann 2009). Der Zusatz von Zinksalzen zu Erythromycin (*Zineryt*) steigert nach einer direkt vergleichenden Doppelblindstudie die Wirksamkeit des Antibiotikums (Tan 2004, Haider und Shaw 2004) und verhindert darüber hinaus möglicherweise die Entwicklung einer antibakteriellen Resistenz (Goulden 2003, Korting und Schöllmann 2009).

Orale Aknemittel

Bei schwerer zystischer Akne (Acne conglobata) oder bei Akneformen, die auf eine Lokalbehandlung nicht ansprechen, sind nach Versagen einer kombinierten Gabe oraler Antibiotika mit topischen Aknemitteln (Retinoide, Benzoylperoxid) orale Retinoide wie Isotretinoin (Tabelle 22.12) Mittel der Wahl (Thielitz et al. 2006). Zu beachten ist bei letzteren jedoch wieder das nicht unerhebliche teratogene Potenzial, das eine Anwendung während der Schwangerschaft sowie bei gebärfähigen Frauen ohne strenge Kontrazeption ausschließt. Ferner liegen unter der Behandlung mit Isotretinoin Berichte über Depressionen, Psychosen und in seltenen Fällen auch über Suizide vor. Dies hat inzwischen zu einer Änderung der Fachinformation geführt. Die Bewertung dieser Einzelfälle ist aber kontrovers (Marqueling und Zane 2007, Azoulay et al. 2008). So konnten einige Untersuchungen keine Kausalität nachweisen (Thielitz et al. 2006, Marqueling und Zane 2007). Auch können schwere Akneformen selbst zu Depressionen mit Suizid führen. Schließlich ist in Einzelfällen unter der Therapie mit oralen Isotretinoin-Präparaten ein deutlicher Anstieg der Kreatinkinase beschrieben und mit dem potenziellen Risiko einer Rhabdomyolyse in Zusammenhang gebracht worden (Landau et al. 2001, Guttman-Yassky et al. 2003, Kaymak 2008). Bei einem Anstieg der Cholesterin- und Triglyzeridkonzentration im Blut ist die Indikation zu überprüfen. Weiterhin ist zu beachten, dass Isotretinoin in oraler Darreichungsform nicht zusammen mit oralen Tetracyclinen (Hirndrucksteigerung) kombiniert werden darf.

Warzenmittel, Keratoplastika und Mittel zur Behandlung aktinischer Keratasen

Die Verordnung von Warzenmitteln, Keratoplastika und Mittel zur Behandlung aktinischer Keratasen hat 2009 gegenüber dem Vorjahr insgesamt abgenommen (Abbildung 22.1). Ursache ist offensichtlich der weitere Verordnungsrückgang der nicht verschreibungspflichtigen und damit nicht generell (Ausnahmen siehe Gemeinsamer Bundesausschuss 2010) zu Lasten der GKV verordnungsfähigen Arzneimittel dieses Marktsegments. Deutlich häufiger als im Vorjahr wurden dagegen abermals die rezeptpflichtigen Mittel *Solaraze* und, *Efudix* verordnet (Tabelle 22.13).

Salicylsäure

In der Lokalbehandlung von Warzen gelten Salicylsäurezubereitungen als einfaches und wirksames Verfahren (Gibbs und Harvey 2006). Ein besonders praktikables Vorgehen ist der Einsatz von Salicylsäurepflas-

22

Tabelle 22.13: Verordnungen von Warzenmitteln, Keratoplastika und Mittel zur Behandlung aktinischer Keratasen 2009. Angegeben sind die 2009 verordneten Tagesdosen, die Änderungen gegenüber 2008 und die mittleren Kosten je DDD 2009.

Präparat	Bestandteile	DDD in Mio.	Änd. in %	DDD-Kosten in €
Salicylsäure				
Guttaplast	Salicylsäure	2,8	(−10,9)	0,11
Verrucid	Salicylsäure	1,3	(−8,8)	0,26
		4,1	(−10,3)	0,16
Fluorouracil				
Efudix	Fluorouracil	0,3	(+14,1)	5,07
Kombinationen				
Verrumal	Salicylsäure Fluorouracil Dimethylsulfoxid	23,3	(−2,8)	0,37
Duofilm	Salicylsäure Milchsäure	3,5	(−6,0)	0,12
Clabin N/plus	Salicylsäure Milchsäure	1,5	(−6,0)	0,15
		28,3	(−3,4)	0,32
Diclofenac				
Solaraze	Diclofenac	5,0	(+65,1)	2,71
Summe		37,6	(+1,5)	0,65

tern (Ring und Fröhlich 1985). Dementsprechend gehört *Guttaplast* seit vielen Jahren zu den führenden Präparaten dieser Gruppe und ist darüber hinaus auch eine sehr preisgünstige Behandlungsform. Für Zusätze wie Milchsäure (in *Clabin*, *Duofilm*) wurde die Wirksamkeit im Rahmen der Nachzulassung nicht verschreibungspflichtiger Arzneimittel durch die U.S.-amerikanische Zulassungsbehörde (FDA) nicht belegt (Walluf-Blume 1991).

Verrumal enthält neben Salicylsäure zusätzlich Fluorouracil. Letzteres ist ein Zytostatikum mit begrenzter Evidenz einer Wirksamkeit bei kutanen Warzen (Gibbs und Harvey 2006) und gilt mit dieser Indikation in der dermatologischen Fachliteratur eher als Zweitwahlmittel. Zytostatika sollten nur kleinflächig, zeitlich auf 10–14 Tage begrenzt und nicht während der Schwangerschaft eingesetzt werden (Hornstein und Nürnberg 1985, Ring und Fröhlich 1985). Bei Dihydropyrimidindehydrogenase-Defizienz sind auch nach topischer Behandlung mit 5-Fluoruracil Neutropenien und Thrombozytopenien mit lebensbedrohenden Komplikationen beschrieben (Johnson et al. 1999).

Mittel zur Behandlung aktinischer Keratosen

Aktinische Keratosen gelten nach neueren Erkenntnissen als Carcinoma in situ der Haut mit möglichem Übergang in ein Plattenepithelkarzinom. Grundlage jeder nichtinvasiven Therapie sollte daher eine sichere Differenzialdiagnose mit gegebenenfalls histologischen Kontrollen zur Diagnose und Beurteilung des therapeutischen Erfolges sein. Zur Behandlung stehen verschiedene Optionen zur Verfügung: Exzision, Kryotherapie, photodynamische Therapie sowie die lokale Anwendung von 5-Fluorouracil (*Efudix*), Diclofenac (*Solaraze*) und Imiquimod (siehe Virostatika) (Hauschild et al. 2006, McIntyre et al. 2007). Randomisierte, Vehikel-kontrollierte Doppelblindstudien belegen nach 2-mal täglicher Behandlung mit Diclofenac in einem Hyaluronsäure-haltigen Gel (*Solaraze*) über 90 Tage komplette Remissionen von 47% (vs. 19% unter Placebo). Unerwünschte Wirkungen liegen mit bis zu 80% im Bereich der Vehikelapplikation und bestehen im Wesentlichen in Juckreiz, Hautrötung, trockener Haut sowie Kontaktdermatitis (McIntyre et al. 2007). Die Wirkung von Diclofenac beruht nach tierexperimentellen Befunden auf einem antiproliferativen, angiostatischen und proapoptotischen Effekt, der über eine Hemmung der Cyclooxygenase(COX)-2-vermittelten Prostaglandinsynthese zustande kommen soll (Hauschild et al. 2006, Merk 2007). Hyaluronsäure verzögert die Penetration von Diclofenac durch die Haut und erhöht so dessen Verfügbarkeit in der Epidermis. Die Serumkonzentration von Diclofenac nach topischer Applikation liegt bei ca. 1% der nach oraler Gabe beobachteten Werte (Jarvis und Figgitt 2003, Merk 2007). Dennoch gibt es Hinweise auf gastrointestinale Blutungen nach Anwendung eines Diclofenacgels (Anonymus 2002).

Als pharmakologische Alternative wird topisches 5-Fluorouracil (*Efudix*) eingesetzt. Im Halbseitenvergleich wiesen Diclofenac und 5-Fluorouracil mit kompletten Abheilungen in 83% der Fälle (vs. 70% unter Fluorouracil) bei allerdings besserer Verträglichkeit von Diclofenac eine ähnliche Wirksamkeit auf (Hauschild et al. 2006). Systemische Effekte bis hin zu toxischen Agranulozytosen auch nach topischer

Applikation sind unter 5-Fluorouracil beobachtet worden (Johnson et al. 1999). Preiswerte und schnell durchführbare Therapiealternativen sind die Kürettage und die Kryotherapie, letztere mit Erfolgsraten bis zu 99% (Hauschild et al. 2006).

Auch Imiquimod (*Aldara*) führt nach randomisierten, placebokontrollierten Doppelblindstudien bei 3-mal wöchentlicher lokaler Anwendung über 12–16 Wochen in 50% der Fälle (vs. 5% unter Vehikel) zu einer vollständigen Abheilung der Läsionen (Falagas et al. 2006, Hadley et al. 2006). Mit histologischen Heilungsraten von 73% war Imiquimod darüber hinaus nach 3-mal wöchentlicher Behandlung über 4 Wochen im direkten Vergleich sowohl der Kryotherapie (histologische Abheilung 32%) als auch einer 2-mal täglichen Behandlung mit einer 5%igen 5-Fluorouracil-Salbe (histologische Heilungsrate 67%) überlegen. Die Unterschiede zwischen den Behandlungsgruppen werden mit dauerhaften Heilungsraten von 28% (Kryotherapie), 54% (5-Fluorouracil) und 73% (Imiquimod) noch deutlicher, wenn man die Ergebnisse einer 12-monatigen Follow-up-Periode berücksichtigt, die für die Kontrollgruppen (Kryotherapie, 5-Fluorouracil) eine vergleichsweise hohe Rate an Rezidiven sowie neuen Läsionen ausweist. Ferner wies die Behandlung mit Imiquimod auch das beste kosmetische Ergebnis auf (Krawtschenko et al. 2007).

Eine weitere Behandlungsoption stellt die photodynamische Therapie in Verbindung mit einem Photosensibilisator wie Methylaminolevulinat (*Metvix*) dar, mit der bei besserem kosmetischen Ergebnis ähnliche Erfolgsraten (69–93%) erzielt werden wie mit der Kryotherapie oder CO_2-Laser (Hauschild et al. 2006, McIntyre et al. 2007).

Psoriasismittel

Die Verordnung der Psoriasismittel hat wie in den Vorjahren auch 2009 insgesamt weiter zugenommen (Abbildung 22.1). Dies ist vor allem auf die verstärkte Verordnung corticosteroidhaltiger Calcipotriol-Kombinationen zurückzuführen, während die Monopräparate rückläufig waren (Tabelle 22.14). Sie vereinen die Vorteile einer (sequenziell) kombinierten Anwendung der Vitamin-D_3-Analoga mit Corticosteroiden (siehe Vitamin-D_3-Analoga). Unter den oralen Psoriasismitteln hat *Fumaderm* die positive Entwicklung der Vorjahre fortgesetzt. Seltener als im Vorjahr wurde dagegen 2009 erneut das orale Retinoid *Neotigason* verordnet.

Tabelle 22.14: Verordnungen von Psoriasismitteln 2009. Angegeben sind die 2009 verordneten Tagesdosen, die Änderungen gegenüber 2008 und die mittleren Kosten je DDD 2009.

Präparat	Bestandteile	DDD in Mio.	Änd. in %	DDD-Kosten in €
Vitamin-D-Analoga				
Psorcutan	Calcipotriol	3,9	(−24,7)	1,13
Calcipotriol HEXAL	Calcipotriol	3,3	(+41,0)	0,68
Daivonex	Calcipotriol	2,3	(−15,7)	1,15
Curatoderm	Tacalcitol	1,8	(−18,0)	0,99
		11,3	(−9,3)	0,98
Kombinationspräparate				
Psorcutan Beta	Calcipotriol Betamethason	8,6	(+8,6)	1,14
Daivobet	Calcipotriol Betamethason	7,7	(+8,5)	1,14
Xamiol	Calcipotriol Betamethason	1,5	(neu)	1,19
		17,8	(+18,4)	1,15
Orale Psoriasismittel				
Fumaderm	Ethylhydrogenfumarat Dimethylfumarat	4,5	(+13,1)	8,53
Neotigason	Acitretin	0,9	(−4,0)	4,59
		5,4	(+9,7)	7,85
Summe		34,5	(+6,4)	2,14

Therapeutische Aspekte

Die Behandlung der Psoriasis erfolgt entsprechend allgemeinen Therapieempfehlungen primär lokal. Vor allem bei leichteren Erkrankungsformen, die bei etwa 75% aller Psoriasispatienten vorliegen und mit einer Ausdehnung der Psoriasisherde auf insgesamt maximal 5–10% der Hautoberfläche einhergehen, steht die Lokaltherapie im Vordergrund. Bei mittelschwerer bis schwerer Psoriasis mit über 5–10% Ausdehnung der Psoriasisherde werden systemische Antipsoriatika oder kombinierte Therapieverfahren notwendig (Pariser et al. 2007, Deutsche Dermatologische Gesellschaft 2009b). Aufgrund der nach wie vor ungeklärten Pathogenese erfolgt die Behandlung der Schuppenflechte weitgehend symptomatisch. Die überlegene Wirksamkeit von Immunsuppressiva wie Ciclosporin bzw. der TNF-α- oder Interleukinantagonisten bei schwersten Formen der Psoriasis weist auf eine zentrale Rolle der T-Lymphozyten in der Pathogenese und damit auf eine Autoimmunreaktion hin (Griffiths und Barker 2007).

Die Lokaltherapie erfolgt im Wesentlichen mit stark bis sehr stark wirksamen Glucocorticoiden (Tabelle 22.2 und 22.3), Vitamin-D3-Analoga (Tabelle 22.14) und Dithranol, das hauptsächlich in der Klinik und je nach Befund meist in Kombination mit Salicylsäure oder Harnstoff angewandt wird. Eine besonders hohe Akzeptanz hat die sog. Minutentherapie (Deutsche Dermatologische Gesellschaft 2009b). Auch teerhaltige Präparate (Tabelle 22.11) sowie topische Retinoide wie Tazaroten werden angewandt. Darüber hinaus werden im Rahmen eines Therapiemanagements auch Emollentia, z. B. Basiscremes und -salben, gegebenenfalls mit Zusätzen von Harnstoff (3–10%) oder Salicylsäure (3–10%), sowie rückfettende Ölbäder (Tabelle 22.16) eingesetzt (Wohlrab 2006). Eine große Bedeutung hat ferner die Phototherapie bzw. Photochemotherapie (UVB, UVB_{311nm}, Re-SUP, PUVA) (Deutsche Dermatologische Gesellschaft 2009b). In randomisierten, kontrollierten Vergleichsstudien wurde der Vorteil von UVB_{311nm} vor der traditionellen Breitband-UVB nachgewiesen (Schneider et al. 2007). Im Vergleich zu PUVA ergab sich allerdings eine eher geringere klinische Heilungsrate. Andererseits ist bei langfristiger PUVA-Therapie ein erhöhtes Hautkrebsrisiko zu bedenken. Gleichzeitige orale Gabe von Retinoiden wie Acitretin (siehe unten) (Re-SUP) oder lokale Applikation von Dithranol kann die Effektivität der selektiven UV-Therapie steigern. Auch die kombinierte Anwendung von Vitamin-D_3-Analoga (siehe dort) verbessert die Ansprechrate (Deutsche Dermatologische Gesellschaft 2009b). Zur Entfernung der Schuppen wird insbesondere zu Beginn der Behandlung 2–10%ige Salicylsäure-Vaseline eingesetzt. Obwohl nicht verschreibungspflichtig, sind Salicylsäure-haltige Zubereitungen (mind. 2% Salicylsäure) mit dieser Indikation nach den Richtlinien des Gemeinsamen Bundesausschusses (G-BA) über die Verordnung von Arzneimitteln in der vertragsärztlichen Versorgung (Arzneimittel-Richtlinie/AM-RL) zu Lasten der GKV verordnungsfähig (Gemeinsamer Bundesausschuss 2010). Sie dienen jedoch weniger der eigenständigen Behandlung der Psoriasis als vielmehr der Resorptionsverbesserung anderer Antipsoriatika, insbesondere von Glucocorticoiden (Lebwohl 1999). Eine entschuppende Wirkung haben auch 1–3%ige Kochsalzbäder bzw. andere NaCl-haltige Zubereitungen oder Ölbäder, z. B. *Linola-Fett-N* (siehe Hautschutz- und Pflegemittel).

Die systemische Therapie bleibt schweren, therapieresistenten Formen der Psoriasis vorbehalten, z. B. der chronisch aktiven, großflächigen Plaque-Psoriasis, der pustulösen Psoriasis, der psoriatischen Erythrodermie sowie allen Formen der Psoriasisarthritis, die durch nichtsteroidale Antiphlogistika nicht behandelbar sind. Eine Indikation ist allerdings erst dann gegeben, wenn durch die Lokaltherapie kein akzeptabler Hautzustand mehr erreichbar ist. Prinzipiell stehen Immunsuppressiva wie Ciclosporin oder Methotrexat, Retinoide wie Acitretin (*Neotigason*), Fumarsäurealkylester (siehe unten) sowie bei Versagen der systemischen Standardtherapie TNFα-Antagonisten wie Infliximab (*Remicade*), Etanercept (*Enbrel*), Adalimumab (*Humira*) oder der Interleukinantagonist Ustekinumab (*Stelara*) zur Verfügung (Pariser et al. 2007, Deutsche Dermatologische Gesellschaft 2009b). Allerdings finden sich in der Literatur auch mehrere Fälle einer unter der Therapie mit TNF-α-Antagonisten neu aufgetretenen Psoriasis oder Verschlimmerung einer bereits vorbestehenden Psoriasis in der Regel 1–2 Monate bis zu 1 Jahr nach Beginn der Behandlung (De Gannes et al. 2007, Fiorentino 2007, Ubriani und Van Voorhees 2007). Für den mit gleicher Indikation im September 2004 zugelassenen humanisierten monoklonalen Antikörper Efalizumab (*Raptiva*) wurde im Juni 2009 wegen schwerer Nebenwirkungen, darunter 3 Fälle (2 mit tödlichem Ausgang) einer progressiven multifokalen Leukenzephalopathie (PML), der Widerruf der Zulassung verfügt (EMA 2009). Orale Glucocorticoide sind wegen der Gefahr schwerer Rezidive sowie der möglichen Umwandlung der Psoriasis in eine pustulöse oder erythrodermische Form obsolet (Braun-Falco et al. 2005).

Vitamin-D_3-Analoga

Vitamin-D_3-Analoga gelten als Mittel der Wahl, insbesondere im Rahmen der Erhaltungstherapie bei leichter und mittelschwerer Psoriasis (Deutsche Dermatologische Gesellschaft 2009b). Chemisch stehen Calcipotriol (*Calcipotriol HEXAL, Daivonex, Psorcutan*) und Tacalcitol (*Curatoderm*) dem natürlichen Vitamin-D-Hormon Calcitriol nahe, das unter dem Handelsnamen *Silkis* ebenfalls zur Lokaltherapie der

Psoriasis zugelassen ist. Aufgrund seines ungünstigen Sicherheitsprofils wird es jedoch in den USA und im Vereinigten Königreich (UK) nicht mehr vermarktet (Mason et al. 2002). Vitamin-D_3-Analoga wirken antiproliferativ und hemmen die Akkumulation von Neutrophilen sowie die Funktion von T-Lymphozyten, einschließlich der IL-1 induzierten T-Zell-Aktivierung. Klinisch sind die Vitamin-D_3-Analoga etwas schwächer wirksam als die stark wirksamen Glucocorticoide (siehe Tabelle 22.3) bzw. ihnen therapeutisch weitgehend äquivalent. Dem Anthranolderivat Dithranol sind sie jedoch deutlich überlegen. Am besten untersucht ist Calcipotriol. Vitamin-D_3-Analoga führen bei Patienten mit leichter bis mittelschwerer Psoriasis vulgaris innerhalb weniger Wochen in 30–50% der Fälle zu einer deutlichen Besserung oder vollständigen Abheilung der Hautläsionen. Bei Anwendung in besonders sensiblen Arealen, z. B. im Gesicht, wird alternativ zum dann kontraindizierten Calcipotriol wegen seines geringeren irritativen Potenzials Tacalcitol empfohlen, das zudem gegenüber Calcipotriol (2-mal tägliche Anwendung) den Vorteil der nur einmal täglichen Applikation aufweist. Allerdings ist Tacalcitol im direkten Vergleich dann etwas schwächer wirksam als Calcipotriol (Deutsche Dermatologische Gesellschaft 2009b).

Vitamin-D_3-Analoga sind auch zusätzlich zu UV B oder in freier Kombination mit Corticosteroiden angewandt worden und waren dann wirksamer als UV B allein oder die jeweilige Monotherapie (Deutsche Dermatologische Gesellschaft 2009b). Vorteil einer sequenziellen Therapie von Vitamin-D_3-Analoga und topischen Corticosteroiden ist eine verbesserte Wirksamkeit bei gleichzeitiger Minimierung unerwünschter Wirkungen. Klinische Studien belegen unter diesen Bedingungen nach 6-monatiger Behandlung Remissionsraten von 76% (Placebo 40%) (Koo 2005). Kontrollierte klinische Doppelblindstudien (Guenther 2004, Schmitt und Meurer 2006) bestätigen diese Befunde auch für die neu eingeführte Fixkombination aus Calcipotriol und Betamethasondipropionat. Die Anwendungsdauer sollte einen Zeitraum von 4 Wochen nicht überschreiten. Weitere Anwendungsbeschränkungen entsprechen den Empfehlungen für die Monotherapie mit den Vitamin-D_3-Analoga. Nicht kombiniert werden darf Calcipotriol mit Salicylsäure, da das Vitamin-D_3-Derivat im sauren Milieu rasch inaktiviert wird (Patel et al. 1998). Zu beachten sind ferner mögliche Störungen des Calciumhaushaltes durch die Vitamin-D_3-Analoga und damit verbundene Anwendungsbeschränkungen (siehe Arzneiverordnungs-Report 2006).

Acitretin

Acitretin ist ein Derivat der Vitamin-A-Säure und der aktive Metabolit von Etretinat (*Tigason*, außer Handel), dem es nach direkt vergleichenden Untersuchungen an Patienten mit schwerer Psoriasis in seiner Wirksamkeit auch klinisch entspricht. Im Vergleich mit anderen systemischen Antipsoriatika wird die Monotherapie mit Acitretin als nur mäßig wirksam beurteilt. Zwar kann die Wirksamkeit durch Dosiserhöhung verbessert werden, allerdings nehmen dann auch die Häufigkeit und Intensität unerwünschter Wirkungen sowie die Therapieabbruchraten deutlich zu. Die kombinierte Anwendung von Acitretin und Phototherapie (UVB, PUVA) steigert die Effektivität bei gleichzeitiger (durch Dosisreduktion erzielter) Verbesserung der Verträglichkeit. Als Monotherapie, insbesondere in niedriger Dosierung, wird Acitretin mangels ausreichender Wirksamkeit nicht empfohlen (Deutsche Dermatologische Gesellschaft 2009b). Hinzu kommen teratogene Eigenschaften, die nicht nur *unter der Therapie* mit Acitretin, sondern auch *nach Beendigung* der Behandlung über mindestens 2 Jahre einen sicheren Konzeptionsschutz erfordern. Zu beachten ist ferner, dass Acitretin die empfängnisverhütende Wirkung niedrig dosierter Gestagenpräparate (Minipille) abschwächen kann. Auch suizidale Tendenzen scheinen – wie schon im Kapitel „Aknemittel" erwähnt – verstärkt zu werden (Arican et al. 2006).

Fumarsäurederivate

Ist eine alleinige äußerliche Therapie nicht ausreichend, kann zur oralen Anwendung bei mittelschweren bis schweren Formen der Psoriasis vulgaris auch eine Dimethylfumaratkombination (*Fumaderm*) eingesetzt werden. Eine Zulassung in anderen Ländern, z. B. in den U.S.A. oder in Großbritannien, besteht derzeit nicht.

Fumaderm ist ein Gemisch eines Dimethylesters und eines Monoethylesters der Fumarsäure sowie dessen Calcium-, Magnesium- und Zinksalzes. Der Wirkungsmechanismus ist nicht endgültig geklärt. Als wichtigste Zielstruktur gilt das Immunsystem, wobei insbesondere die Wirkung von Dimethylfumarat auf das Glutathionsystem von Immunzellen und die damit verbundene Beeinflussung von Signalkaskaden für die klinische Wirksamkeit von Bedeutung sein soll (Mrowietz et al. 2009). Klinische Erfahrungen beruhen auf Fallbeschreibungen und auf den Ergebnissen von zwei placebokontrollierten Studien mit nur geringen Fallzahlen. Danach kommt es unter der Therapie mit *Fumaderm* über 16 Wochen zu einer Reduktion des Psoriasis Area and Severity Index (PASI) zwischen 50% und 80% (Deutsche Dermatologische Gesellschaft 2009b). Eine zusätzliche Lokalbehandlung mit Calcipotriol vermindert den PASI nach einer Doppelblindstudie an insgesamt 143 Patienten mit schwerer, chronischer Plaque-Psoriasis nach 13wöchiger Behandlung um 76% (vs. 52% unter Vehikelapplikation) (Gollnick et al. 2002). Randomisierte klinische Vergleichsstudien gegen andere systemische Antipsoriatika liegen bisher nicht vor und erschweren so die Beurteilung der therapeutischen Wertigkeit von *Fumaderm* (Naldi und Griffiths 2005).

Auffällig ist unter der Therapie mit *Fumaderm* die mit 39% (vs. 58% unter Placebo) hohe Zahl von Therapieabbrüchen aufgrund von Therapieversagen, Krankheitsverschlimmerung oder unerwünschten Wirkungen (Altmeyer et al. 1994). Eine neuere retrospektive Langzeitstudie weist eine permanente Abbruchrate von 58% und eine temporäre Abbruchrate von 29% aus. Unerwünschte Wirkungen sind danach mit 73% insgesamt sehr häufig. Bis zu 42% der Patienten klagten über gastrointestinale Störungen wie Durchfall, Übelkeit und andere Beschwerden, bei 55% der Patienten kam es zu Gesichtsrötung und Hitzegefühl. Eine relative Lymphozytopenie wurde in 76% der Fälle beobachtet. In einem Fall wurde unter diesen Bedingungen ein Kaposi-Sarkom mit Nachweis von humanem Herpesvirus Typ 8 (HHV-8) diagnostiziert, das sich nach Absetzen von *Fumaderm* ohne weitere Therapiemaßnahmen zurückbildete. Eine vorübergehende Eosinophilie fand sich bei 14% und erhöhte Leberwerte sind bei 25% der Patienten aufgetreten (Hoefnagel et al. 2003). Auf Veränderungen des Blutbildes (Leukopenie, Lymphopenie, Eosinophilie) sowie ein erhöhtes Risiko nephrotoxischer Wirkungen durch Fumarsäurederivate wurde bereits früher hingewiesen. Ferner ist in einem Fall in engem zeitlichen Zusammenhang mit der Behandlung mit Fumarsäureestern eine Panzytopenie aufgetreten, die infolge einer Sepsis zum Tode geführt hat. Kontrollen des Blutbildes und der Leber- und Nierenfunktion vor Therapiebeginn sowie in den ersten 4-12 Wochen in 2wöchigen, danach in 4wöchigen Abständen sind obligat. Wegen der bekannt gewordenen unerwünschten Arzneimittelwirkungen und der umstrittenen Wirksamkeit kann die Behandlung mit Fumarsäureestern nicht vorbehaltlos empfohlen werden (Arzneimittelkommission der deutschen Ärzteschaft 1999, van de Kerkhof 2006).

Wundbehandlungsmittel

Die Verordnungen der Wundbehandlungsmittel haben sich 2009 auf das Niveau des Vorjahres eingestellt (Abbildung 22.1). Zugenommen haben lediglich die Wundauflagen. Neu in diesem Marktsegment ist *Urgotül Silver* (Tabelle 22.15). Alle aufgeführten Mittel sind mit Ausnahme der Sulfodiazin-Silber-haltigen Mittel (*Flammazine*, *Urgotül S. Ag.*) sowie von *Iruxol N* nicht verschreibungspflichtig und daher lediglich bei Verordnung für Kinder unter 12 Jahren sowie für entwicklungsgestörte Jugendliche unter 18 Jahren zu Lasten der GKV verordnungsfähig (Gemeinsamer Bundesausschuss 2010).

Therapeutische Aspekte

Entsprechend den Phasen der Wundheilung lassen sich Wundbehandlungsmittel in Mittel zur Reinigung, Granulationsförderung und Förderung der Epithelisierung unterscheiden. Sie werden im Wesentlichen bei chronischen, schlecht heilenden Wunden eingesetzt. Traumatische Wunden bedürfen in der Regel keiner zusätzlichen Therapie, sie heilen nach chirurgischer Primärversorgung spontan ab (Kujath und Michelsen 2008). Auch bei chronischen Wunden wird die Behandlung der Grundkrankheit, z. B. beim Ulcus cruris die möglichst weitgehende Beseitigung der chronisch venösen Mikro- und Makrozirkulationsstörung durch Kompressionsverbände, als wesentliche Voraussetzung gesehen (Hornstein und Nürnberg 1985, Knapp 1995, Korting 1995).

Zur Wundreinigung und Wunddesinfektion werden neben lokalchirurgischen Maßnahmen, Ausduschen der Wunde, ggf. unter Zusatz von Antiseptika wie Octenidin (siehe Tabelle 22.8) und Umschlägen mit hypertoner Kochsalzlösung unter anderem proteolytische und kollagenolytische Enzyme wie Clostridiopeptidase (*Iruxol N*) zum Abbau nekrotischer Belege eingesetzt (siehe unten).

Dexpanthenol

Die Verordnungen von Dexpanthenol waren 2009 wie in den Vorjahren weiter rückläufig. Objektive Untersuchungen zur Wirksamkeit von Dexpanthenol liegen nicht vor, Ergebnisse experimenteller und klinischer Studien sind uneinheitlich (Ebner et al. 2002). Kontaktallergien auf

22

Tabelle 22.15: Verordnungen von Wundbehandlungsmitteln 2009. Angegeben sind die 2009 verordneten Tagesdosen, die Änderungen gegenüber 2008 und die mittleren Kosten je DDD 2009.

Präparat	Bestandteile	DDD in Mio.	Änd. in %	DDD-Kosten in €
Dexpanthenol				
Panthenol Lichtenstein	Dexpanthenol	2,1	(+1,3)	0,15
Panthenol-ratiopharm	Dexpanthenol	2,0	(−14,3)	0,19
Bepanthen Wund- u. Heilsalbe	Dexpanthenol	1,1	(−11,1)	0,33
Panthenol-CT	Dexpanthenol	0,8	(−0,5)	0,14
		6,0	(−6,9)	0,19
Zinkoxidpräparate				
Mirfulan	Lebertran Zinkoxid	2,4	(−2,5)	0,35
Mitosyl	Zinkoxid	0,8	(−14,4)	0,29
Zinkoxid/Zinkpaste LAW	Zinkoxid	0,6	(−0,4)	0,22
		3,9	(−5,0)	0,31
Wundauflagen				
Urgotül/-comfort	Vaseline Carmellose	5,3	(+20,8)	1,54
Oleo-Tüll	Vaseline	1,7	(+10,8)	1,08
Actisorb Silver	Silber-Aktivkohle	1,1	(−12,5)	4,14
Sofra-Tüll sine	Vaseline Wollwachs	1,0	(+3,1)	1,14
Urgotül Silver	Vaseline Carmellose Silbersalz	1,0	(+22,6)	3,22
Urgotül S.Ag.	Sulfadiazin-Silber Vaseline Carmellose	0,7	(−8,2)	3,71
		10,9	(+11,0)	1,99
Weitere Wundbehandlungsmittel				
Flammazine	Sulfadiazin-Silber	5,2	(−2,3)	0,43
Iruxol N	Clostridiopeptidase	4,1	(−8,5)	0,70
Algoplaque	Carmellose	0,9	(−4,1)	2,24
Hametum Salbe etc.	Hamamelisextrakt	0,2	(−23,7)	0,57
Kamillin-Extern Robugen	Kamillenblütenextrakt	0,1	(−9,6)	1,96
		10,4	(−5,6)	0,70
Summe		31,2	(−0,6)	1,01

Dexpanthenol sind beschrieben (Schulze-Dirks und Frosch 1988, Hahn et al. 1993). Eine randomisierte klinische Studie an Patienten mit Kehlkopfkarzinom bzw. Brustkrebs (jeder Patient diente als eigene Kontrolle) erbrachte durch *Bepanthen Roche* (Dexpanthenol) keine beschleunigte Abheilung radiogener Hautschäden gegenüber unbehandelten Kontrollarealen (Løkkevik et al. 1996). Eine Vergleichsstudie an 46 Säuglingen mit Windeldermatitis fand unter Dexpanthenol- bzw. Zinkoxid-haltiger Salbe gegenüber einer wirkstofffreien Salbe einen verminderten transepithelialen Wasserverlust, aber keinen klinischen Unterschied zwischen den Behandlungsgruppen (Wananukul et al. 2006). Auch eine experimentell durch Natriumlaurylsulfat induzierte Hautschädigung zeigte unter Dexpanthenol trotz verbesserter Hydratisierung der Haut keinen klinischen Unterschied zu Placebo (Biro et al. 2003).

Silber

Silberhaltige Zubereitungen waren wie in den Vorjahren auch 2009 rückläufig. Sie werden bei infizierten oder infektionsgefährdeten Wunden, z. B. bei Dekubitus, Ulcus cruris oder diabetischem Fuß bzw. nach Verbrennungen, Verbrühungen und Verätzungen eingesetzt. Silberionen wirken bakterizid. In-vitro-Studien weisen jedoch in Abhängigkeit von der pharmazeutischen Zubereitung erhebliche Unterschiede in der Effektivität aus. So ist 0,5% Silbernitratlösung kaum antibakteriell wirksam. Etwas stärker, aber immer noch relativ schwach ausgeprägt, ist auch die antibakterielle Effektivität von 1% Sulfadiazin-Silber. Die stärkste antibakterielle Wirkung weist eine mit Silber beschichtete Auflage auf (Wright et al. 1998). Partiell bestätigt werden diese Befunde durch klinische Beobachtungen (Tredget et al. 1998, Sibbald et al. 2003, Lansdown 2004). Insgesamt fehlen jedoch randomisierte, kontrollierte Studien, die eine klare Beurteilung der klinischen Wirksamkeit topischer Silberpräparate erlauben (Bergin und Wraight 2006, Storm-Versloot et al. 2010). Problematisch sind Kontaktallergien und eine verzögerte Reepithelialisierung unter Sulfadiazin-Silber (Singer und Dagum 2008). In einer älteren Übersicht finden sich nach topischer Applikation von Sulfadiazin-Silber Hautausschläge, Fieber, Tachykardie sowie Leukopenien, aber auch Leukozytose (Lunan 1975). Außerdem kann Sulfadiazin-Silber nach lokaler Anwendung resorbiert werden und wie andere Sulfonamide systemische Nebenwirkungen auslösen (Sweetman 2009).

Clostridiopeptidase

Ein häufig verordnetes Fertigarzneimittel ist auch *Iruxol N* (Tabelle 22.15). Als Nachfolgepräparat von *Iruxol* enthält es nach Herausnahme von Chloramphenicol nur noch Clostridiopeptidasen (Clostridium histolyticum collagenase), die Kollagen und andere Proteine abbauen und damit dazu beitragen sollen, dass nekrotisches Material entfernt und die Reparationsphase schneller eingeleitet werden kann (Niedner und Ziegenmeyer 1992). Eine neuere Übersicht findet jedoch nur schwache Belege für die Wirksamkeit eines enzymatischen Wunddebridements (Smith 2008). Die Verordnungen von *Iruxol N* sind seit Jahren rückläufig.

Wundauflagen

Zur Wundabdeckung wird eine nahezu unübersehbare Zahl verschiedenster Wundauflagen angeboten. Allen gemeinsam ist der Versuch, die physiologische Wundheilung durch Erhaltung eines feuchten Wundmilieus zu unterstützen (Palfreyman et al. 2007). Man unterscheidet inaktive (konventionelle), interaktive und (bio)aktive (aus Transplantatmaterialien bestehende) Wundauflagen (Kujath und Michelsen 2008). Als inaktive Wundauflagen werden Mullkompressen, Vliese oder Wundgaze eingesetzt. Sie besitzen eine hohe Saugfähigkeit und werden zur Erhaltung eines feuchten Milieus in der Regel mit physiologischer Kochsalzlösung getränkt und mit einer wasserdichten Folie abgedeckt. Vorteile sind ihre hohe Saugfähigkeit und der niedrige Preis. Nachteilig sind ein mögliches Austrocknen der Wunde und das Verkleben mit dem Wundgrund, wodurch frisches Granulationsgewebe beim (für den Patienten sehr schmerzhaften) Verbandwechsel zerstört werden kann. Interaktive Wundauflagen wie Alginate, Hydrokolloide, mit Salben imprägnierte Gaze oder silberhaltige Auflagen (Tabelle 22.15) ermöglichen aufgrund ihrer besonderen Materialeigenschaften optimale Bedingungen der Wundheilung und werden entsprechend den jeweiligen Wundheilungsphasen eingesetzt. Vorteile bestehen in einem selteneren und weitgehend schmerzfreien Verbandwechsel. Allerdings führen Hydrokolloide, Alginate, Schaumverbände und Hydrogele nach einer Metaanalyse von 42 kontrollierten, randomisierten Vergleichsstudien nicht zu einer besseren Wundheilung als inaktive Verbände, die lediglich ein feuchtes Milieu gewährleisten (Palfreyman et al. 2007). Bei den silberhaltigen Wundauflagen sind darüber hinaus die oben (siehe Silber) angeführten Risiken zu beachten. Als (bio)aktive Wundauflagen finden Hautersatzfolien Verwendung. Sie sind bei schlecht heilenden, chronischen Wunden, z.B. venösen und diabetischen Beinulzera, indiziert, bei denen eine langfristige konventionelle Wundbehandlung ineffektiv war. Als Abdeckung ist ein Sekundärverband erforderlich. Der Einsatz aktiver Wundauflagen wird trotz hoher Kosten, limitierter Datenlage und fehlender prospektiver klinischer Studien als kosteneffektiv angesehen (Langer und Rogowski 2009).

Zinkoxid

Zur Abdeckung der Wundränder und Hautpflege stehen neben wirkstofffreien Cremes auch Zinkoxid-haltige Zubereitungen (Tab. 22.15) zur Verfügung. Sie wirken adstringierend, austrocknend und exsudatbindend und werden außer zur Randabdeckung von Ulcera crurum vor allem in der Säuglings- und Kleinkinderpflege, bei Windeldermatitis, subakuten intertriginösen Entzündungen oder bei Dekubitalläsionen eingesetzt und sind nach kontrollierten klinischen Studien wirksam (Strömberg und Ågren 1984, Niedner und Ziegenmeyer 1992, Lansdown et al 2007). Eine neuere randomisierte Doppelblindstudie an Patienten mit einer Steißbeinzyste (n=53), die postoperativ eine 3%ige topische Zinkoxidzubereitung gegen Placebo prüfte, fand allerdings keinen signifikanten Unterschied in den mittleren Heilungszeiten (54 vs. 62 Tage, p=0,32). Lediglich der zusätzlich notwendige Antibiotikaverbrauch war unter Zinkoxid signifikant vermindert (Ågren et al. 2006). Zinkpaste gilt als obsolet (Kujath und Michelsen 2008). Nach einer systematischen Übersicht haben neben Zinkoxidzubereitungen nur noch Dextranomer und Cadexomer-Iod positive Resultate in kontrollierten Studien erbracht (Bradley et al. 1999). Für weitere Wundbehandlungsmittel liegen dagegen keine ausreichenden Wirksamkeitsbelege vor.

Andere Wundbehandlungsmittel

Hamamelisextrakt (*Hametum*) wird zur Anwendung bei leichten Hautverletzungen, lokalen Entzündungen, Verbrühungen, Verbrennungen, Sonnenbrand, zur Wundpflege bei Säuglingen und bei Hämorrhoiden ausgeboten. Er hat nach experimentellen Untersuchungen antiphlogistische und antivirale Eigenschaften, die sich allerdings klinisch nicht bestätigen ließen (Korting et al. 1995). Eine Beobachtungsstudie an 309 Kindern mit kleineren Hautverletzungen, Windeldermatitis oder begrenzten Entzündungen der Haut hat wegen fehlender Placebokontrolle keine Aussagekraft (Wolff und Kieser 2007).

Auch Kamillenblütenextrakt (*Kamillin-Extern Robugen*) wird bei Haut- und Schleimhautentzündungen, infizierten Wunden sowie zur Nachbehandlung offener Abszesse und eröffneter Furunkel eingesetzt. Hinweise auf antiphlogistische Wirkungen von Kamillenextrakten ergeben sich derzeit ebenfalls nur aus experimentellen Studien (Korting 1995, Ammon et al. 1996). Nach einer randomisierten, Arzt-verblindeten klinischen Studie an Patienten mit Brustkrebs (jeder Patient diente als eigene Kontrolle) führt die Behandlung mit einer Kamillenblütenextrakt-haltigen Creme nicht zu einer beschleunigten Abheilung radiogener Hautschäden gegenüber Kontrollarealen (Maiche et al. 1991, Wickline 2004).

Hautschutz- und Pflegemittel

Die Wirksamkeit einer lokalen Behandlung von Hautkrankheiten wird nur selten vom pharmakologischen Wirkstoff allein bestimmt. Eine wesentliche Bedeutung hat in der Dermatologie auch der Wirkstoffträger, also die galenische Grundlage (Ring und Fröhlich 1985, Korting 1995). Aus diesem Grund gehörten Basistherapeutika sowie Hautschutz- und Pflegemittel über viele Jahre zu den häufig verordneten Dermatika, darunter vor allem Basiszubereitungen corticosteroidhaltiger Externa und Harnstoffpräparate. Die Verordnung war jedoch seit 1997 deutlich rückläufig, in verstärktem Maße ab 2004 als Auswirkung des GKV-Modernisierungs-Gesetzes, da dieses Marktsegment ausschließlich durch nicht verschreibungspflichtige Arzneimittel repräsentiert wird.

Das hat dazu geführt, dass 2009 mit *Linola/-Fett* nur noch ein Fertigarzneimittel in diesem Marktsegment unter den 3000 meistverordneten Arzneimitteln vertreten ist (Tabelle 22.16). Es wird zur unterstützenden Behandlung trockener oder schuppender Dermatosen wie Psoriasis und Neurodermitis eingesetzt und im Rahmen des Behandlungskonzepts von Patienten mit über Jahre bestehender therapiebedürftiger Psoriasis vulgaris auch empfohlen (Deutsche Dermatologische Gesellschaft 2009b), zusätzlich auch bei seborrhoischer Haut, berufsbedingten Hautschäden sowie zur Corticosteroid-freien Inter-

Tabelle 22.16: Verordnungen von Hautschutz-/Pflegemitteln und sonstigen Dermatika 2009. Angegeben sind die 2009 verordneten Tagesdosen, die Änderungen gegenüber 2008 und die mittleren Kosten je DDD 2009.

Präparat	Bestandteile	DDD in Mio.	Änd. in %	DDD-Kosten in €
Hautschutz- und Pflegemittel				
Linola/-Fett	Ungesättigte Fettsäuren	6,8	(-9,0)	0,60
Sonstige Dermatika				
Crinohermal fem	Estradiol Flupredniden	1,5	(-9,9)	0,59
Vagantin	Methanthelinium	1,3	(+19,1)	1,69
Linola Gamma	Nachtkerzensamenöl	0,6	(-21,3)	0,50
		3,4	(-3,6)	0,99
Summe		10,2	(-7,2)	0,73

vallbehandlung von Dermatosen. Die diskontinuierliche topische Corticosteroidbehandlung (Tandem- bzw. Intervalltherapie) ist allgemein akzeptiert, da sich unerwünschte Wirkungen der Glucocorticoidtherapie mildern oder sogar vermeiden lassen (siehe Corticosteroidexterna). Auch einer möglichen Tachyphylaxie gegenüber Lokalcorticoiden soll sie entgegenwirken (Hornstein und Nürnberg 1985, Korting 1995, Niedner 1998, Wohlrab 2006).

Sonstige in der Dermatologie eingesetzte Mittel

Crinohermal fem wurde bis Ende 2003 für die Indikation Alopezie ausgeboten und stand aus diesem Grund auf der Liste der Lifestyle-Arzneimittel (Arzneimittel-Richtlinie Anlage 8, jetzt Anlage II). Seit dem 29. Dezember 2003 besteht für dieses Präparat eine Zulassung „Zur symptomatischen Behandlung von mäßig ausgeprägten Entzündungen der Kopfhaut, die auf ein mittelstarkes Glucocorticosteroid ansprechen. Hierbei kann auch die Anzahl dystrophischer Kopfhaare und die Telogenhaarrate gesenkt werden." Im Vordergrund steht damit die Glucocorticoidwirkung, was letztlich zu einer Streichung aus der Liste der Lifestyle-Arzneimittel geführt hat. Der Beitrag von Estradiol bleibt nach wie vor zweifelhaft (Hoffmann und Happle 2000). *Crinohermal fem* wurde wie in den Vorjahren auch 2009 seltener verordnet (Tabelle 22.16).

Nachtkerzensamenöl (Gamolensäure) (*Linola Gamma*) wird bei trockener Haut eingesetzt. Nach einem Übersichtsartikel ergeben sich bei Patienten mit atopischem Ekzem keine Hinweise auf einen klinischen Vorteil von topischem Nachtkerzensamenöl gegenüber der Vehikelkontrolle (Hoare et al. 2000). Die Verordnungen waren 2009 wie in den Vorjahren weiter rückläufig.

Methantheliniumbromid (*Vagantin*) ist ein orales Anticholinergikum, das seit 1951 bei fokaler Hyperhidrosis eingesetzt wird. Als weitere Indikationen werden Reizblase, Ulcus ventriculi et duodeni, Gastritis, Reizmagen, vermehrte Bewegungsvorgänge im Magen- und Darmbereich und Reizkolon in Anspruch genommen. Als quarternäres Ammoniumsalz wird es schlecht resorbiert und besitzt wahrscheinlich eine nur geringe Bioverfügbarkeit. Weitergehende Erkenntnisse zur Pharmakokinetik liegen nicht vor (Dinnendahl und Fricke 2010). Zur Anwendung bei übermäßigem Schwitzen liegt neben einer Fallbeschreibung (Fuchslochner und Rzany 2002) lediglich eine randomisierte, placebokontrollierte Doppelblindstudie derselben Arbeitsgruppe an insgesamt 41 Patienten vor (Hund et al. 2004). Eingeschlossen waren Patienten mit mindestens seit einem Jahr bestehender fokaler Hyperhidrosis der Achseln oder Hände. Die Patienten wurden über 4 Wochen entweder mit 2mal täglich 50 mg Methantheliniumbromid oder Placebo behandelt. Die Schweißproduktion wurde vor und unter der Behandlung gravimetrisch (wiegen des über eine Minute auf Filterpapier aufgefangenen Schweißes) bestimmt. Als Ergebnis wird eine signifikante Verminderung der axillären Schweißproduktion angegeben. Im Bereich der Hände konnten keine Unterschiede zwischen der Verum- und der Placebogruppe festgestellt werden. Die Verordnungen von *Vagantin* haben 2009 wie in den Vorjahren überdurchschnittlich zugenommen.

Literatur

Ågren MS, Ostenfeld U, Kallehave F, Gong Y, Raffn K, Crawford ME, Kiss K, Friis-Møller A, Gluud C, Jorgensen LN (2006): A randomized, double-blind, placebo-controlled multicenter trial evaluating topical zinc oxide for acute open wounds following pilonidal disease excision. Wound Repair Regen 4: 526-535.

Alston SJ, Cohen BA, Braun M (2003): Persistent and recurrent tinea corporis in children treated with combination antifungal/corticosteroid agents. Pediatrics 111: 201–203.

Altmeyer PJ, Matthes U, Pawlak F, Hoffmann K, Frosch PJ, Ruppert P et al. (1994): Antipsoriatic effect of fumaric acid derivatives. Results of a multicenter double-blind study in 100 patients. J Am Acad Dermatol 30: 977–981.
Ammon HPT, Sabieraj J, Kaul R (1996): Kamille. Mechanismus der antiphlogistischen Wirkung von Kamillenextrakten und -inhaltsstoffen. Dtsch Apoth Ztg 136: 1821–1834.
Andrews MG, Burns M (2008): Common tinea infections in children. Am Fam Physician 77: 1415-1420.
Anonymus (2002): New treatments for actinic keratoses. Medical Letter 44: 57–58.
Antille C, Saurat JH, Lübbe J (2004): Induction of rosaceiform dermatitis during treatment of facial inflammatory dermatoses with tacrolimus ointment. Arch Dermatol 140: 457-460.
Arican O, Sasmaz S, Ozbulu O (2006): Increased suicidal tendency in a case of psoriasis vulgaris under acitretin treatment. J Eur Acad Dermatol Venerol 20: 464-465.
Arzneimittelkommission der deutschen Ärzteschaft (1999): Nutzen und Risiken durch Fumarsäure-Ester bei der Therapie der Psoriasis. Dtsch Ärztebl 96: A-721.
Arzneimittelkommission der deutschen Ärzteschaft (2005a): Myopathie nach Tacrolimus-Salbe (Protopic®). Dtsch Ärztebl 102: A3138.
Arzneimittelkommission der deutschen Ärzteschaft (2005b): Allergisches Kontaktekzem unter Bufexamac. Dtsch Ärztebl 102: A3285.
Arzneimittelkommsission der deutsche Ärzteschaft (2006) Psychiatrische Reaktionen nach Terninafin (Lamisil®). Dtsch Ärztebl 103: A3432.
Aschoff R, Wozel G, Meurer M (2003): Aktuelle Aspekte der topischen Psoriasisbehandlung. Hautarzt 54: 237–241.
Azoulay L, Blais L, Koren G, LeLorier J, Bérard A (2008): Isotretinoin and the risk of depression in patients with acne vulgaris: a case-crossover-study. J Clin Psychiatry 69: 526-532.
Baran R, Kaoukhov A (2005): Topical antifungal drugs fort he treatment of onychomycosis: an overview of current strategies for monotherapy and combination therapy. J Eur Acad Dermatol Venerol 19: 21–29.
Baran R, Hay RJ, Garduno JI (2008a): Review of antifungal therapy and the severity index for assessing onychomycosis: part I. J Dermatolog Treat 19: 72-81.
Baran R, Hay RJ, Garduno JI (2008b): Review of antifungal therapy, part II: treatment rationale, including specific patient populations. J Dermatolog Treat 19: 168-175.
Bell-Syer SEM, Hart R, Crawford F, Torgerson DJ, Tyrell W, Russell I (2006): Oral treatments for fungal infections of the skin of the foot (Cochrane Review). In: The Cochrane Library, Issue 1 2006. Oxford: Update Software.
Bergin SM, Wraight P (2006): Silver based dressings and topical agents for treating diabetic foot ulcers. Cochrane Darabase Syst Rev 2008 Jan 25:CD005082.
Berth-Jones J, Damstra RJ, Golsch S, Livden JK, Van Hooteghem O, Allegra F, Parker CA,; Multinational Study Group (2003): Twice weekly fluticasone propionate added to emollient maintenance treatment to reduce risk of relapse in atopic dermatitis: randomised, double-blind, parallel group study. Brit Med J 326: 1367–1373.
Biro K, Thaci D, Ochsendorf FR, Kaufmann R, Boehncke W-H (2003): Efficacy of dexpanthenol in skin protection against irritation: a double-blind, placebo-controlled study. Contact Dermatitis 49: 80–84.
Boguniewicz M, Leung DY (2010): Recent insights into atopic dermatitis and implications for management of infectious complications. J Allergy Clin Immunol 125: 4-13.

Bradley M, Cullum N, Sheldon T (1999): The debridement of chronic wounds: a systematic review. Health Technol Assess 3: 1–78.

Braun-Falco O, Plewig G, Wolff HH, Burgdorf WHC, Landthaler M (2005): Dermatologie und Venerologie, 5. Auflage. Springer Medizin Verlag, Heidelberg.

Bristow IR, Baran R (2006): Topical and oral combination therapy for toenail onychomycosis. An updated review. J Am Podiatr Med Associat 96: 116–119.

Buys LM (2007): Treatment options for atopic dermatitis. Am Fam Physician 75: 523–528.

Calow T, Oberle K, Bruckner-Tuderman L, Jakob T, Schumann H (2009): Contact dermatitis due to use of Octenisept(R) in wound care. J Dtsch Dermatol Ges 7: 759–765.

Casciano J, Amaya K, Doyle J, Arikian S, Shear N, Haspel M, Kahler K (2003): Economic analysis of oral and topical therapies for onychomycosis of the toenails and fingernails. Manag Care 12: 47–54.

Christiansen B (1988): Untersuchungen über die Wirksamkeit eines Hautdesinfektionsmittels mit kationenaktivem Zusatz. Zbl Bakt Hyg B 186:368-374.

Conde JF, Yelverton CB, Balkrishnan R, Fleischer AB Jr, Feldman SR (2007): Managing rosacea: a review of the use of metronidazole alone and in combination with oral antibiotics. J Drugs Dermatol 6: 495-498.

Crawford F, Young P, Godfrey C, Bell-Syer SEM, Hart R, Brunt E, Russel I (2002): Oral treatments for toenail onychomycosis. Arch Dermatol 138: 811–816.

Crawford F, Hollis S (2007): Topical treatments for fungal infections of the skin and nails of the foot. Cochrane Database Syst Rev 2007 Jul 18 (3): CD001434.

Darkes MJM, Scott LJ, Goa KL (2003): Terbinafine. A review of its use in onychomycosis in adults. Am J Clin Dermatol 4: 39–65.

Daschner F (1987): Sind Lokalantibiotika bei Hautinfektionen sinnvoll? Arzneiverordnung 4: 41–46.

De Gannes GC, Ghoreishi M, Pope J, Russell A, Bell D, Adams S, Shojania K, Martinka M, Dutz JP (2007): Psoriasis and pustular dermatitis triggered by TNF-α inhibitors in patients with rheumatologic conditions. Arch Dermatol 143: 223–231.

Deutsche Dermatologische Gesellschaft (1998): Akne und ihre Subtypen. Leitlinien der Deutschen Dermatologischen Gesellschaft. AWMF-Leitlinien-Register Nr. 013/017, http://leitlinien.net.

Deutsche Dermatologische Gesellschaft (2009a): Topische Dermatotherapie mit Glukokortikoiden – Therapeutischer Index. AWMF-Leitlinien-Register Nr. 013/034, http://leitlinien.net.

Deutsche Dermatologische Gesellschaft (2009b): Therapie der Psoriasis vulgaris. Leitlinien der Deutschen Dermatologischen Gesellschaft. AWMF-Leitlinien-Register Nr. 013/001, http://leitlinien.net.

Deutsche Dermatologische Gesellschaft und Berufsverband Deutscher Dermatologen (2009): Therapie des atopischen Ekzems mit Calcimeurin-Inhibitoren. AWMF-Leitlinien-Register Nr. 013/037, http://leitlinien.net.

Deutsche Dermatologische Gesellschaft und Deutschsprachige Mykologische Gesellschaft (2008): Tinea der freien Haut. AWMF-Leitlinien-Register Nr. 013-002. http://leitlinien.net/

Deutsche Dermatologische Gesellschaft, Deutschsprachige Mykologische Gesellschaft und Berufsverband der Deutschen Dermatologen (2005): Candidose der Haut. AWMF-Leitlinien-Register Nr. 013/005, http://leitlinien.net.

Deutsche Dermatologische Gesellschaft, Deutschsprachige Mykologische Gesellschaft und Berufsverband der Deutschen Dermatologen (2006): Onychomykose. AWMF-Leitlinien-Register Nr. 013/003, http://leitlinien.net.

Deutsche Dermatologische Gesellschaft, Österreichische Gesellschaft für Dermatologie und Venerologie, Arbeitskreis Pharmaökonomie in der Dermatologie et al. (2008): Neurodermitis, AWMF-Leitlinien-Register Nr. 013/027, http://leitlinien.net.

Dinnendahl V, Fricke U (Hrsg.) (2010): Arzneistoff-Profile, Basisinformation über arzneilich wirksame Wirkstoffe. Stammlieferung 1982 mit 1. bis 23. Erg.-Lieferung 2010, Govi-Verlag Pharmazeutischer Verlag GmbH, Eschborn.

Dobie D, Gray J (2004): Fusidic acid resistance in *Staphylococcus aureus*. Arch Dis Child 89: 74-77.

Ebner F, Heller A, Rippke F, Tausch I (2002): Topical use of dexpanthenol in skin disorders. Am J Clin Dermatol 3: 427–433.

Eifler-Bollen R, Fluhr JW (2005): Antimikrobiell wirksame Magistralrezepturen. Stellenwert in der Praxis und kritische Anmerkungen. Hautarzt 56: 752–758.

Ellis C, Luger T, Abeck D, Allen R, Graham-Brown RA, De Prost Y et al. (2003): International Consensus Conference on Atopic Dermatitis II (ICCAD II): clinical update and current treatment strategies. Br J Dermatol 148 (Suppl 63): 3–10.

El Sayed F, Ammoury A, Dhaybi R, Bazex J (2006): Rosaceiform eruption to pimecrolimus. J Am Acad Dermatol 54: 548–550.

Erbagci Z (2004): Topical therapy for dermatophytoses. Should corticosteroids be included? Am J Clin Dermatol 5: 375–384.

European Medicines Agency (EMA) (2006): European Medicines Agency recommends cautious use of Protopic/Protopy and Elidel. http://www.emea.europa.eu/pdfs/general/direct/pr/9888206en.pdf

European Medicines Agency (EMA) (2009): Raptiva (efalizumab) – Withdrawal of the marketing authorisation in the European Union. http:// www.emea.europa.eu/humandocs/PDFs/EPAR/raptiva/48710709en.pdf

Falagas ME, Angelousi AG, Peppas G (2006): Imiquimod for the treatment of actinic keratosis: A meta-analysis of randomized controlled trials. J Am Acad Dermatol 55: 537–538.

Fiorentino DF (2007): The yin and yang of TNF-α inhibition. Arch Dermatol 143: 233–236.

Fleischer AB jr, Abramovits W, Breneman D, Jaracz E; US/Canada tacrolimus ointment study group (2007): Tacrolimus ointment is more effective than pimecrolimus cream in adult patients with moderate to very severe atopic dermatitis. J Dermatol Treat 18: 151-157.

Fleischer AB, Feldman SR (1999): Prescription of high-potency corticosteroid agents and clotrimazole-betamethasone dipropionate by pediatricians. Clin Ther 10: 1725–1731.

Fölster-Holst R, Latussek E (2007): Synthetic tannins in dermatology--a therapeutic option in a variety of pediatric dermatoses. Pediatr Dermatol 24: 296-301.

Friese K, Neumann G, Siebert J (2003): Topical antiseptics as an alternative in the treatment of acute vulvovaginal candidosis. Arch Gynecol Obstet 268: 194-197.

Fuchslochner M, Rzany B (2002): Orale anticholinerge Therapie der fokalen Hyperhidrose mit Methantheliniumbromid (Vagantin®). Hautarzt 53: 151-152.

Gemeinsamer Bundesausschuss (2010): Richtlinie des Gemeinsamen Bundesausschusses über die Verordnung von Arzneimitteln in der vertragsärztlichen Versorgung

22

(Arzneimittel-Richtlinie/AM-RL) in der Fassung vom 18. Dezember 2008/22. Januar 2009, veröffentlicht im Bundesanzeiger 2009, Nr. 49a, zuletzt geändert am 17. Dezember 2009, veröffentlicht im Bundesanzeiger 2010 Nr. 39: S. 996, in Kraft getreten am 12. März 2010.http://www.g-ba.de/downloads/62-492-420/AM-RL-2009-12-17_3.pdf.

George A, Rubin G (2003): A systematic review and mety-analysis of treatments for impetigo. Br J Gen Pract 53: 480–487.

Geria AN, Schwartz RA (2010): Impetigo update: new challenges in the era of methicillin resistance. Cutis 85: 65-70.

Gibbs S, Harvey I (2006): Topical treatments for cutaneous warts. Cochrane Database of Systematic Reviews 2006, Issue 3. Art. No.: CD001781. DOI: 10.1002/14651858.CD001781.pub2.

Gloor M (1982): Pharmakologie dermatologischer Externa. Springer-Verlag, Berlin Heidelberg New York.

Gollnick H, Altmeyer P, Kaufmann R, Ring J, Christophers E, Pavel S, Ziegler J (2002): Topical calcipotriol plus oral fumaric acid is more effective and faster acting than oral fumaric acid monotherapy in the treatment of severe chronic plaque psoriasis vulgaris. Dermatology 205: 46–53.

Gollnick H, Cunliffe W, Berson D, Dreno B, Finlay A, Leyden JJ, Shalita AR, Thiboutot D (2003): Management of acne: a report from a Global Alliance to Improve Outcomes in Acne. J Am Acad Dermatol 49 (1 Suppl): S1–S37.

González U, Seaton T, Bergus G, Jacobson J, Martínez-Monzón C.(2007): Systemic antifungal therapy for tinea capitis in children. Cochrane Database Syst Rev. 2007 Oct 17;(4):CD004685.

Gorman CR, White SW (2005): Rosaceiform dermatitis as a complication of treatment of facial seborrhoic dermattis with 1% pimecrolimus cream. Arch Dermatol 141: 1168.

Goulden V (2003): Guidelines for the management of acne vulgaris in adolescents. Paediatr. Drugs 5: 301–313.

Griffiths CE, Barker JN (2007): Pathogenesis and clinical features of psoriasis. Lancet 370: 263-271.

Griffiths CE, Finlay AY, Fleming CJ, Barker JN, Mizzi F, Arsonnaud S (2006): A randomized, investigator-masked clinical evaluation of the efficacy and safety of clobetasol propionate 0.05% shampoo and tar blend 1% shampoo in the treatment of moderate to severe scalp psoriasis. J Dermatolog Treat 17: 90-95.

Guenther LC (2004): Fixed-dose combination therapy for psoriasis. Am J Clin Dermatol 5: 71–77.

Gupta AK (2002): Treatment of dermatophyte toenail onychomycosis in the United States. A pharmacoeconomic analysis. J Am Pediatr Med Assoc 92: 272–286.

Gupta AK, Cherman AM, Tyring SK (2005): Viral and nonviral uses of imiquimod: A review. J Cut Med Surg 8: 338–352.

Gupta AK, Cooper EA (2008): Update in antifungal therapy of dermatophytosis. Mykopathologia 166: 353-367.

Gupta AK, Cooper EA, Ryder JE, Nicol KA, Chow M, Chaudhry MM (2004): Optimal management of fungal infections of the skin, hair, and nails. Am J Clin Dermatol 5: 225–237.

Gupta AK, Skinner AR (2003): Ciclopirox fort he treatment of superficial fungal infections: a review. Int J Dermatol 42 (Suppl 1): 3–9.

Guttman-Yassky E, Hayek T, Muchnik L, Bergman R (2003): Acute rhabdomyolysis and myoglobinuria associated with isotretinoin treatment. Int J Dermatol 42: 499-500

Hadley G, Derry S, Moore RA (2006): Imiquimod for actinic keratosis: systematic review and meta-analysis. J Invest Dermatol 126: 1251–1255.

Hahn C, Röseler S, Fritzsche R, Schneider R, Merk HF (1993): Allergic contact reaction to dexpanthenol: lymphocyte transformation test and evidence for microsomal-dependent metabolism of the allergen. Contact Dermatitis 28: 81–83.

Haider A, Shaw JC (2004): Treatment of acne vulgaris. JAMA 292: 726–735.

Haugh M, Helou S, Boissel JP, Cribier BJ (2002): Terbinafine in fungal infections of the nails: a meta-analysis of randomized clinical trials. Br J Dermatol 147: 118–121.

Hauschild A, Kähler KC, Egberts F (2006): Moderne Behandlungsoptionen bei aktinischen Keratosen der Haut. Dtsch Med Wochenschr 131: 447–452.

Harper JC (2008): Tailoring individualized treatment plans fpr acne. Cutis 81 (1 Suppl): 23-25.

Hengge UR, Ruzicka T, Schartz RA, Cork MJ (2006): Adverse effects of topical glucocorticosteroids. J Am Acad Dermatol 54: 1–15.

Hoare C, Li Wan Po A, Williams H (2000): Systematic review of treatments for atopic eczema. Health Technol Assess 4: 1–191.

Hoefnagel JJ, Thio HB, Willemze R, Bouwes Bavinck JN (2003): Long-term safety aspects of systemic therapy with fumaric acid esters in severe psoriasis. Br J Dermatol 149: 363–369.

Hoffmann R, Happle R (2000): Current understanding of androgenetic alopecia. Part II: clinical aspects and treatment. Eur J Dermatol 10: 410–417.

Hornstein OP, Nürnberg E (Hrsg) (1985): Externe Therapie von Hautkrankheiten. Pharmazeutische und medizinische Praxis. Georg Thieme Verlag, Stuttgart New York.

Hund M, Sinkgraven R, Rzany B (2004) Randomisierte, plazebokontrollierte klinische Doppelblindstudie zur Wirksamkeit und Verträglichkeit der oralen Therapie mit Methantheliniumbromid (Vagantin®) bei fokaler Hyperhidrose. J Dtsch Dermatol Ges 2: 343-349.

Jarvis B, Figgitt DP (2003): Topical 3% diclofenac in 2.5% hyaluronic acid gel. A review of its use in patients with actinic keratoses. Am J Clin Dermatol 4: 203–213.

Johnson MR, Hageboutros A, Wang K, High L, Smith JB, Diasio RB (1999): Life-threatening toxicity in a dihydropyrimidine dehydrogenase-deficient patient after treatment with topical 5-fluorouracil. Clin Cancer Res 5: 2006–2011.

Kaymak Y (2008): Creatine phosphokinase values during isotretinoin treatment for acne. Int J Dermatol 47: 398-401.

Knapp U (1995): Grundlagen der Wundheilung und Wundbehandlung. Med Monatsschr Pharm 18: 219–230.

Koning S, Verhagen AP, Suijlekom-Smit LWA, Morris A, Butler CC, Wouden JC (2006): Interventions for impetigo (Cochrane Review). In: The Cochrane Library, 2006 Issue 2. The Cochrane Collaboration, John Wiley & Sons, Ltd.

Koo JYM (2005): New developments in topical sequential therapy for psoriasis. Skin Therapy Lett 10: 1–4.

Korting HC (1995): Dermatotherapie: ein Leitfaden. Springer-Verlag, Berlin Heidelberg New York.

Korting HC, Schäfer-Korting M., Klövekorn W., Klövekorn G., Martin C., Laux P. (1995): Comparative efficacy of hamamelis distillate and hydrocortisone cream in atopic eczema. Eur J Clin Pharmacol 48: 461–465.

Korting HC, Schöllmann C (2009): Management der Acne vulgaris: Fokus auf Clindamycin und Zink. Hautarzt 60: 42-47.

Krawtchenko N, Roewert-Huber J, Ulrich M, Mann I, Sterry W, Stockfleth E (2007): A randomised study of topical 6% imiquimod vs. Topical 5-fluorouracil vs. Cryosurgery in immunocompetent patients with actinic keratoses: a comparison of clinical and histological outcomes including 1-year follow-up. Br J Dermatol 157 (Suppl 2): 34-40.

Kujath P, Michelsen A (2008): Wunden – von der Physiologie zum Verband. Dtsch Ärztebl 105: 239-248.

Landau M, Mesterman R, Ophir J, Mevorah B, Alcalay J, Harel A, Nevo Y (2001): Clinical significance of markedly elevated serum creatine kinase levels in patients with acne on isotretinoin. Acta Derm Venereol 81: 350-352.

Langer A, Rogowski W (2009): Systematic review of economic evaluations of human cell-derived wound care products for the treatment of venous leg and diabetic foot ulcers. BMC Health Services Research 2009, 9:115 (doi:10.1186/1472-6963-9-115)

Lansdown AB (2004): A review of the use of silver in wound care: facts and fallacies. Br J Nurs 13 (6 Suppl): S6–S19.

Lansdown AB, Mirastschijski U, Stubbs N, Scanlon E, Ågren MS (2007): Zinc in wound healing: theoretical, experimental, and clinical aspects. Wound Repair Regen 15: 2-16.

Lebwohl M (1999): The role of salicylic acid in the treatment of psoriasis. Int J Dermatol 38: 16–24.

Lecha M, Effendy I, Feuilhade de Chauvin M, Di Chiacchio N, Baran R (2005): Treatment options – development of consensus guidelines. J Eur Acad Dermatol Venereol 19 (Suppl 1): 25–33.

Lee S, Selva D, Huilgol SC, Goldberg RA, Leibovitch I (2007): Pharmacological treatments for basal cell carcinoma. Drugs 67: 915–934.

Leung DYM (2001): Atopic dermatitis and the immune system: The role of superantigens and bacteria. J Am Acad Dermatol 45: S13–S16.

Lohde H, Stahlmann R (Hrsg.) (2004): Nadifloxacin – irrationaler Einsatz eines Fluorchinolons zur lokalen Aknetherapie. Zeitschr Chemother 25: 27–29.

Løkkevik E, Skovlund E, Reitan JB, Hannisdal E, Tanum G (1996): Skin treatment with Bepanthen cream versus no cream during radiotherapy. Acta Oncol 35: 1021–1026.

Lunan HN (1975): Topical treatment of the burn patient. Am J Hosp Pharm 32: 599–605.

Maiche AG, Gröhn P, Mäki-Hokkonen H (1991): Effect of chamomile cream and almond ointment on acute radiation skin reaction. Acta Oncol 30: 395–396.

Marqueling AL, Zane LT (2007): Depression and suicidal behavior in acne patients treated with isotretinoin: a systematic review. Semin Cutan Med Surg 26: 210-220.

Mason J, Mason AR, Cork MJ (2002): Topical preparations for the treatment of psoriasis: a systematic review. Br J Dermatol 146: 351–364.

Mayser P, Hensel J, Thoma W, Podobinska M, Geiger M, Ulbricht H Haak T (2004): Prevalence of fungal foot infections in patients with diabetes mellitus type 1 – underestimation of moccasin-type tinea. Exp Clin Endocrinol Diabetes 112: 264–268.

McClellan KJ, Noble S (2000): Topical metronidazole. A review of its use in rosacea. Am J Clin Dermatol 1: 191–199.

McIntyre WJ, Downs MR, Bedwell SA (2007): Treatment options for actinic keratoses. Am Fam Physician 76: 667-671.

Menezes de Padua CA, Schnuch A, Nink K, Pfahlberg A, Uter W (2008): Allergic contact dermatitis to topical drugs – epidemiological risk assessment. Pharmacoepidemiol Drug Saf 2008 Mar 26, Epub ahead of print.

Merk HF (2007): Topical diclofenac in the treatment of actinic keratoses. Int J Dermatol 46: 12–18.

Möhrenschlager M, Seidl HP, Ring J, Abeck D (2005): Pediatric tinea capitis. Recognition and management. Am J Clin Dermatol 6: 203–213.

Mrowietz U, Rostami-Yazdi M, Neureither M, Reich K (2009): 15 Jahre Fumaderm: Fumarsäureester für die systemische Behandlung der mittelschweren und schweren Psoriasis vulgaris. JDDG 7 (Suppl 2): S3-S16.

Müller G, Kramer A (2008) Biocompatibility index of antiseptic agents by parallel assessment of antimicrobial activity and cellular cytotoxicity. Antimicrob Chemother 61: 1281–1287.

Muller A, Talon D, Potier A, Belle E, Cappelier G, Bertrand X (2005): Use of intranasal mupirocin to prevent methicillin-resistant Staphylococcus aureus infection in intensive care units. Critical Care 9: R246–R250.

Mutschler E, Geisslinger G, Kroemer HK, Ruth P, Schäfer-Korting M (2008): Mutschler Arzneimittelwirkungen, Lehrbuch der Pharmakologie und Toxikologie, 9. Auflage. Wissenschaftliche Verlagsgesellschaft mbH, Stuttgart.

Naldi L, Griffiths CEM (2005): Traditional therapies in the management of moderate to severe chronic plaque psoriasis: an assessment of the benefits and risks. Br J Dermatol 152: 597–615.

Niedner R (1998): Kortikoide in der Dermatologie. UNI-MED Verlag, Bremen.

Niedner R, Ziegenmeyer J (Hrsg) (1992): Dermatika. Therapeutischer Einsatz, Pharmakologie und Pharmazie. Wissenschaftliche Verlagsgesellschaft, Stuttgart.

Opstelten W, Neven AK, Eekhof J (2008): Treatment and prevention of herpes labialis. Can Fam Physician 54: 1683-1687.

Oranje AP, Chosidow O, Sacchidanand S, Todd G, Singh K, Scangarella N, Shawar R, Twynholm M; TOC100224 Study Team (2007): Topical retapamulin ointment, 1%, versus sodium fusidate ointment, 2%, for impetigo: a randomized, observer-blinded, noninferiority study. Dermatology 215: 331-340.

Palfreyman S, Nelson EA, Michaels JA (2007): Dressings for venous leg ulcers: systematic review and mety-analysis. Br Med J 335: 244-248.

Paller AS, Lebwohl M, Fleischer AB jr, Antaya R, Langley RG, Kirsner RS, Blum RR, Rico MJ, Jaracz E, Crowe A, Linowski GJ; US/Canada Tacrolimus Ointment Study Group (2005): Tacrolimus ointment is more effective than pimecrolimus cream with a similar safety profile in the treatment of atopic dermatitis: results from 3 randomized, comparative studies. J Am Acad Dermatol 52: 810-822.

Pariser DM, Bagel J, Gelfand JM, Korman NJ, Ritchlin CT, Strober BE, Van Voorhees AS, Young M, Rittenberg S, Lebwohl MG, Horn EJ, for the Psoriasis Foundation (2007): National Psoriasis Foundation clinical consensus on disease severity. Arch Dermatol 143: 239–242.

Patel B, Siskin S, Krazmien R, Lebwohl M (1998): Compatibility of calcipotriene with other topical medications. J Am Acad Dermatol 38: 1010–1011.

Peserico A, Städtler G, Sebastian M, Fernandez RS, Vick K, Bieber T (2008): Reduction of relapses of atopic dermatitis with methylprednisolone aceponate cream twice

22

weekly in addition to maintenance treatment with emollient: a multicentre, randomized, double-blind, controlled study. Br J Dermatol 158:801,807.
Petersen EE, Doerr HW, Gross G, Petzoldt D, Weissenbacher ER, Wutzler P (1999): Der Herpes genitalis. Dtsch Ärztebl 96: A-2358–A2364.
Post B, Jänner M (1971): Zur Indikation der Gerbstofftherapie in der Dermatologie. Klinische Erfahrungen mit Tannosynt. Ther Ggw 110: 1477–1494.
Qureshi AA, Fischer MA (2006): Topical calcineurin inhibitors for atopic dermatitis – Balancing clinical benefit and possible risks. Arch Dermatol 142: 633–637.
Raborn GW, McGaw WT, Grace M, Eng P, Percy J, Samuels S (1989): Herpes labialis treatment with acyclovir 5% modified aqueous cream: A double-blind, randomized trial. Oral Surg. Oral Med Oral Pathol Oral Radiol Endod 67: 676–679.
Rigopoulos D, Rallis E , Gregoriou S , Larios G, Belyayeva Y, Gkouvi K , Katsambas A (2009): Treatment of Pseudomonas nail infections with 0.1% octenidine dihydrochloride solution. Dermatology 218: 67–68.
Ring J, Fröhlich HH (1985): Wirkstoffe in der dermatologischen Therapie, 2. Aufl, Springer-Verlag, Berlin Heidelberg.
Roberts DT, Taylor WD, Boyle J (2003): Guidelines for treatment of onychomycosis. Br J Dermatol 148: 402–410.
Ruzicka T (2006): Methylprednisolone aceponate in eczema and other inflammatory skin disorders – a clinical update. Int J Clin Pract 60: 85–92.
Sapijaszko MJA (2005): Imiquimod 5% cream (Aldara®) in the treatment of basal cell carcinoma. Skin Ther Lett 10: 2–5.
Schäfer-Korting M, Schmid MH, Korting HC (1996): Topical glucocorticoids with improved risk-benefit ratio. Drug Safety 14: 375–385.
Schlievert PM, Strandberg KL, Lin YC, Peterson ML, Leung DY (2010): Secreted virulence factor comparison between methicillin-resistant and methicillin-sensitive Staphylococcus aureus, and its relevance to atopic dermatitis. J Allergy Clin Immunol 125: 39-49.
Schmitt J, Meurer M (2006): Topische Kombinationstherapien bei Psoriasis. Stellenwert von Calcitriol und Vitamin-D-Analoga. Hautarzt 57: 679–684.
Schneider LA, Hinrichs R, Scharfetter-Kochanek K (2007): Indikationen zur UVB-Phototherapie. Dtsch Med Wochenschr 132: 888–891.
Schnuch A, Gefeller O, Uter W (2005): Eine heimtückische und häufige Nebenwirkung: Kontaktallergien durch das Ekzemtherapeutikum Bufexamac. Ergebnisse des IVDK. Dtsch Med Wochenschr 130: 2881–2886.
Schnuch A, Szliska C, Uter W (2009): Allergisches Gesichtsekzem. Auswertungen des IVDK und Literaturübersicht. Hautarzt 60: 13-21.
Schülke & Mayr GmbH (2008): Wichtige Information zur Arzneimittelsicherheit von Octenisept® (Octenidinhydrochlorid, Phenoxyethanol) – Oedematöse Schwellungen und Gewebeschädigungen nach Einbringen unter Druck in Stichwunden bei handchirurgischen Eingriffe. Rote Hand Brief 13. Februar 2008, http://www.akdae.de/20/40/20080213.pdf.
Schulze-Dirks A, Frosch PJ (1988): Kontaktallergie auf Dexpanthenol. Hautarzt 39: 375–377.
Sibbald RG, Orsted H, Schultz GS, Coutts P, Keast D, International Wound Bed Preparation Advisory Board, Canadian Chronic Wound Advisory Board (2003): Preparing the wound bed 2003: focus on infection and inflammation. Ostomy Wound Manage 49: 23–51.

Sigurgeirsson B, Elewski BE, Rich PA, Opper C, Cai B, Nyirady J, Bakshi R (2006): Intermittent versus continuous terbinafine in the treatment of toenail onychomycosis: A randomaized, double-blind comparison. J Dermatol Treatm 17: 38–44.
Singer AJ, Dagum AB (2008): Current management of acute cutaneous wounds. N Engl J Med 359: 1037-1046.
Smith RG (2008): Enzymatic debriding agents: an evaluation of the medical literature. Ostomy Wound Manage 54: 16-34.
Solares CA, Batra PS, Hall GS, Citardi MJ (2006): Treatment of chronic rhinosinusitis exacerbations due to methicillin-resistant Staphylococcus aureus with mupirocin irrigations. Am J Otolaryngol 27: 161–165.
Spruance SI, Kriesel JD (2002): Treatment of herpes simplex labialis. Herpes 9: 64–69.
Stille W, Brodt HR, Groll AH, Just-Nübling G (2005): Antibiotika-Therapie. Klinik und Praxis der antiinfektiösen Behandlung, 11. Auflage. Schattauer, Stuttgart-New York.
Storm-Versloot MN, Vos CG, Ubbink DT, Vermeulen H (2010): Topical silver for preventing wound infection. Cochrane Database Syst Rev 2010 Mar 17;3:CD006478.
Strömberg HE, Ågren MS (1984): Topical zinc oxide treatment improves arterial and venous leg ulcers. Br J Dermatol 111: 461–468.
Sunderkötter C, Herrmann M, Jappe U (2006): Antimikrobielle Therapie in der Dermatologie. J Dtsch Dermatol Ges 4: 10–26.
Sweetman SC (ed) (2009): Martindale 36: The Complete Drug Reference, 36th ed, Pharmaceutical Press, London.
Tadicherla S, Ross K, Shenefelt PD, Fenske NA (2009): Topical corticosteroids in dermatology. J Drugs Dermatol 8: 1093-1105.
Tan H-H (2004): Topical antibacterial treatments for acne vulgaris. Comparative review and guide to selection. Am J Clin Dermatol 5: 79–84.
Thaçi D, Schöfer H (2005): Topische Antibiotika zur Therapie von Hautinfektionen. Hautarzt 56: 381–396.
Thiboutot DM (2008 a): Overview of acne and its treatment. Cutis 81 (1 Suppl): 3-7.
Thiboutot DM (2008 b): Versatility of azelaic acid 15% gel in treatment of inflammatory acne vulgaris. J Drugs Dermatol 7: 13-16.
Thielitz A, Gollnick H (2008): Topical retinoids in acne vulgaris: update on efficacy and safety. Am J Clin Dermatol 9: 369-381.
Thielitz A, Kratheim A, Gollnick H (2006): Update in retinoid therapy of acne. Dermatol Ther 19: 272–279.
Tredget EE, Shankowsky HA, Groeneveld A, Burrell R (1998): A matched-pair, randomized study evaluating the efficacy and safety of Acticoat silver-coated dressing for the treatment of burn wounds. J Burn Care Rehabil 19: 531–537.
Ubriani R, Van Voorhees AS (2007): Onset of psoriasis during treatment with TNF-α antagonists: a report of 3 cases. Arch dermatol 143: 270–272.
U.S. Food and Drug Adminstration (2005): Elidel (pimecrolimus) Cream and Protopic (tacrolimus) Ointment. http://www.fda.gov/cder/drug/advisory/elidel_protopic.htm.
Uter W, Geier J, Fuchs T (2000): Contact allergy to polidocanol, 1992 to 1999. J All Clin Immunol 106: 1203–1204.
van de Kerkhof (2006): Consistent control of psoriasis by continuous long-term therapy: the promise of biological treatments. J Eur Acad Dermatol Venereol 20: 639–650.

van Zuuren EJ, Gupta AK, Gover MD, Graber M, Hollis S (2007): Systematic review of rosacea treatments. J Am Acad Dermatol 56: 107-1015.

von Krogh G (1978): Topical treatment of penile condylomata acuminata with podophyllin, podophyllotoxin and colchicine. A comparative study. Acta Derm Venereol 58: 163-168.

von Krogh G, Longstaff E (2001): Podophyllin office therapy against condyloma should be abandoned. Sex Transm Inf 77: 409-412.

Walluf-Blume D (1991): Aufbereitung und Nachzulassung von OTC-Arzneimitteln in den USA 1990. Pharm Ind 53: 152–158.

Wananukul S, Limpongsanuruk W, Singalavanija S, Wisuthsarewong W (2006): Comparison of dexpanthenol and zinc oxide ointment with ointment base in the treatment of irritant diaper dermatitis from diarrhea: a multicenter study. J Med Assoc Thai 89: 1654-1658.

Warnecke J, Wendt A (1998): Anti-inflammatory action of pale sulfonated shale oile (ICHTHYOL pale) in UVB erythema test. Inflamm Res 47: 75–78.

Warshaw EM, Fett DD, Bloomfield HE, Grill JP, Nelson DB, Quintero V, Carver SM, Zielke GR, Lederle FA (2005): Pulse versus continuous terbinafine for onychomycosis: a randomized, double-blind, controlled study. J Am Acad Dermatol 53: 578–584.

Wickline MM (2004): Prevention and treatment of acute radiation dermatitis: a literature review. Oncol Nurs Forum 31: 237-247.

Wilkinson JD (1998): Fusidic acid in dermatology. Br J Dermatol 139 (Suppl 53): 37–40.

Williams H (2002): New treatments for topic dermatitis. Brit Med J 324: 1533–1534.

Wohlrab J (2006): Basistherapie der Psoriasis vulgaris. Hautarzt 57: 661–665.

Wolff HH, Kieser M (2007): Hamamelis in children with skin disorders and skin injuries: results of an observational study. Eur J Pediatr 166: 943-948.

Worret WI, Fluhr JW (2006): Acne therapy with topical benzoyl peroxide, antibiotics and azelaic acid. J Dtsch Dermatol Ges 4: 293–300.

Wright JB, Lam K, Burrell RE (1998): Wound management in an era of increasing bacterial antibiotic resistance: A role for topical silver treatment. Am J Infect Control 26: 572–577.

Yan J, Chen SL, Wang HN, Wu TX (2006): Meta-analysis of 5% imiquimod amd 0,5% podophyllotoxin in the treatment of condylomata acuminata. Dermatology 213: 218-223.

Yan J, Chen SL, Wang HN, Zhou W, Wang FS (2008): Meta-analysis of tacrolimus ointment for atopic dermatitis in pediatric patients. Pediatr Dermatol 25: 117-120.

Zaenglein AL, Thiboutot DM (2006): Expert Committee recommendations for acne managemant. Pediatrics 118: 1188–1199.

23. Diuretika

HARTMUT OSSWALD UND BERND MÜHLBAUER

AUF EINEN BLICK

Trend

Von den Diuretika werden hauptsächlich Schleifendiuretika und Thiazide verordnet. Aldosteronantagonisten folgen mit deutlichem Abstand. Schleifendiuretika sind weiterhin und mit steigender Tendenz die dominierende Gruppe der Diuretika und machten 2009 gut 60% der verordneten Tagesdosen dieser Gruppe aus. Der Verordnungsumfang von Thiaziden als Monopräparate steigt seit Jahren nur geringfügig, während sich der seit 10 Jahren zu beobachtenden Rückgang ihrer Kombinationen mit kaliumsparenden Diuretika weiter fortgesetzt hat. Der Einsatz von Spironolacton als Monopräparat hat weiter deutlich zugenommen, während seine Kombination mit Furosemid gegenüber 2009 weniger verordnet wurde.

Bewertung

Die Verordnung von Diuretika ist ein fester Bestandteil der Therapie von Hypertonie und Herzinsuffizienz. Die Zunahme dieser Herz- Kreislauferkrankungen macht sich daher auch im steigenden Verordnungsvolumen der Diuretika bemerkbar. Die Abnahme der Verordnungen von fixen Kombinationen von Thiaziden mit kaliumsparenden Diuretika spiegelt den Fortschritt der Pharmakotherapie der Herz-Kreislauferkrankungen wieder.

Diuretika werden zur Behandlung von Erkrankungen eingesetzt, bei denen das therapeutische Ziel die Verminderung des Extrazellulärvolumens durch Vermehrung der Ausscheidung von Salz und Wasser ist. Die Hauptindikationen sind arterielle Hypertonie, Herzinsuffizienz sowie Ödeme kardialer, hepatischer und renaler Genese.

Diuretika vergrößern den Harnfluss vor allem über eine Hemmung der Rückresorption von Natrium und Chlorid in der Niere. Die einzelnen Gruppen von Diuretika wirken an verschiedenen Tubulusabschnitten des Nephrons und unterscheiden sich in Stärke und Dauer ihrer diuretischen Wirkung. Bei Thiaziden und ihren Analoga tritt die Wirkung relativ langsam ein, sie wirken 6 bis 72 Stunden. Ihre maximale Wirkungsstärke liegt bei einer Ausscheidung von etwa 5–10% der glomerulären Filtrationsrate. Die Wirkung von Schleifendiuretika tritt schneller ein und ist in der Regel kürzer. Sie sind stärker wirksam als Thiazide und können bis zu 30% des glomerulären Filtrats zur Ausscheidung bringen. Sie sind auch noch bei eingeschränkter Nierenfunktion wirksam.

Kaliumsparende Diuretika führen zu einer Hemmung der Kaliumausscheidung, während ihre natriuretische Wirkung sehr schwach ausgeprägt ist. Ihre therapeutische Bedeutung besteht daher vor allem in der Korrektur der Hypokaliämien, wie sie bei der diuretischen Therapie mit Thiaziden und Schleifendiuretika entstehen können. Aus diesem Grunde werden sie ausschließlich in Kombination mit den beiden anderen Diuretikagruppen angewendet. Der Aldosteronantagonist Spironolacton hat ebenfalls eine hemmende Wirkung auf die Kaliumausscheidung und wurde früher hauptsächlich bei Hyperaldosteronismus eingesetzt. Nach den Ergebnissen einer großen kontrollierten Studie (Pitt et al. 1999) verbessert Spironolacton in Dosen bis 25 mg täglich zusätzlich zur Standardtherapie mit Diuretika, ACE-Inhibitoren und Herzglykosiden die Prognose der schweren Herzinsuffizienz. Bei diesen niedrigen Dosen von Spironolacton scheint das Risiko von Hyperkaliämien eher gering zu sein.

Verordnungsspektrum

Schleifendiuretika sind seit über 10 Jahren die am häufigsten verordnete Gruppe aller Diuretika und haben nach einem leichten Verordnungsrückgang im Jahre 2004 in den letzen fünf Jahren wieder deutlich zugelegt. Die Thiazidmonopräparate stabilisierten sich nach einer langjährigen Zunahme seit 2003 auf konstantem Niveau. Bei den Thiazidkombinationen hat sich die seit vielen Jahren rückläufige Entwicklung auch 2009 fortgesetzt (Abbildung 23.1). Als Grund wird der zunehmende Einsatz von ACE-Hemmern und AT_1-Rezeptorantagonisten gesehen, die über die Verringerung der Aldosteronsekretion ebenfalls antikaliuretisch wirken. In der gesamten Indikationsgruppe der Diuretika ist das Verordnungsvolumen 2009 leicht auf 1963 Mio. DDD (+2,4%) angestiegen (vgl. Tabelle 1.1).

23

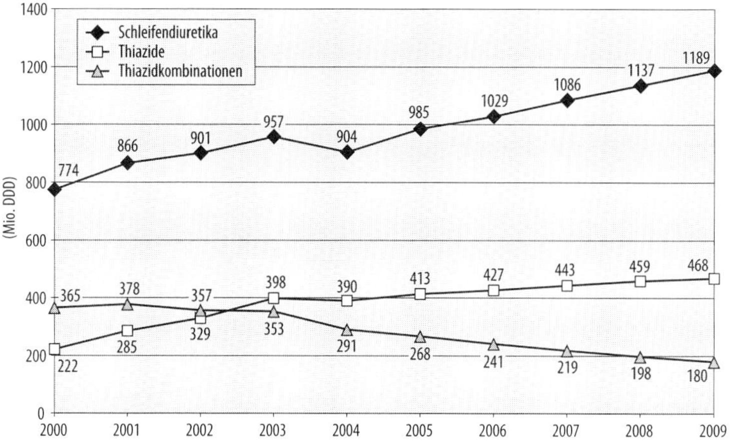

Abbildung 23.1: Verordnungen von Diuretika 2000 bis 2009. Gesamtverordnungen nach definierten Tagesdosen

Thiazide und Thiazidanaloga

Thiaziddiuretika sind in der Gruppe der 3000 am häufigsten angewandten Präparate mit vier Wirkstoffen vertreten (Tabelle 23.1), die sich in ihrem Wirkungsprofil deutlich voneinander unterscheiden.

Hydrochlorothiazid hat insgesamt, wie schon im Vorjahr, einen leichten Verordnungszuwachs erfahren. Das Originalpräparat (*Esidrix*) hat dagegen stark abgenommen, obwohl kein wesentlicher Preisunterschied zu den Generika mehr besteht. Die Veränderungen in der Verordnungsrate von Hydrochlorothiazidgenerika differieren stark.

Chlortalidon (*Hygroton*) entspricht in seinem natriuretischen Wirkprofil dem Hydrochlorothiazid, weist aber eine wesentlich längere Halbwertszeit von 47 Stunden auf, die im Alter zunehmen kann. Der Gefahr der Kumulation und der Wechselwirkungen mit anderen Pharmaka steht die stabilere Wirkungsdauer auch bei gelegentlichem Vergessen der Einnahme gegenüber. Chlortalidon findet sich seit 2004 auf der Liste der 3000 verordnungsstärksten Arzneimittel in Deutschland. Dies dürfte auf seinem durch die ALLHAT-Studie demonstrierten therapeutischen Nutzen beruhen (The ALLHAT Officers and Coordinators 2003). Nach den Kriterien der Evidenz-basierten Medizin

23

Tabelle 23.1: Verordnungen von Thiaziddiuretika 2009 (Monopräparate). Angegeben sind die 2009 verordneten Tagesdosen, die Änderungen gegenüber 2008 und die mittleren Kosten je DDD 2009.

Präparat	Bestandteile	DDD in Mio.	Änd. in %	DDD-Kosten in €
Hydrochlorothiazid				
HCT beta	Hydrochlorothiazid	120,6	(+134,7)	0,18
HCT HEXAL	Hydrochlorothiazid	90,1	(-18,7)	0,19
HCT- 1 A Pharma	Hydrochlorothiazid	57,6	(-13,6)	0,19
HCT-CT	Hydrochlorothiazid	28,2	(-32,1)	0,17
HCT-ratiopharm	Hydrochlorothiazid	13,4	(-24,0)	0,17
HCT Sandoz	Hydrochlorothiazid	5,5	(-19,7)	0,19
HCT-ISIS	Hydrochlorothiazid	3,2	(-53,6)	0,19
HC TAD	Hydrochlorothiazid	3,2	(-14,7)	0,17
HCT-gamma	Hydrochlorothiazid	2,5	(-54,2)	0,17
Disalunil	Hydrochlorothiazid	2,2	(-23,2)	0,21
Esidrix	Hydrochlorothiazid	2,0	(-34,6)	0,21
HCT AL	Hydrochlorothiazid	1,6	(neu)	0,20
		330,0	(+4,2)	0,19
Xipamid				
Xipamid HEXAL	Xipamid	33,6	(+0,4)	0,17
Xipamid AL	Xipamid	19,9	(+9,1)	0,16
Xipamid beta	Xipamid	12,8	(-12,8)	0,14
Xipamid-ratiopharm	Xipamid	11,0	(-6,6)	0,17
Aquaphor	Xipamid	10,4	(-28,4)	0,18
Xipamid- 1 A Pharma	Xipamid	10,2	(+54,6)	0,17
Xipamid-CT	Xipamid	3,6	(-12,1)	0,17
Xipamid STADA	Xipamid	3,5	(-17,2)	0,17
Xipamid Sandoz	Xipamid	2,4	(-12,3)	0,16
		107,4	(-2,7)	0,16
Indapamid				
Natrilix	Indapamid	5,1	(-28,8)	0,54
Indapamid-CT	Indapamid	4,1	(+7,7)	0,31
Indapamid AL	Indapamid	2,3	(+199,2)	0,50
		11,4	(-2,3)	0,45
Chlortalidon				
Hygroton	Chlortalidon	6,7	(+3,7)	0,14
Summe		455,6	(+2,3)	0,19

sind diese Erkenntnisse nicht ohne weiteres auf Hydrochlorothiazid zu übertragen, was von der Mehrheit der Ärztinnen und Ärzte Deutschlands aber offensichtlich so gehandhabt wird.

Das Thiazidanalogon Xipamid ist in seinem Wirkungseintritt und der Wirkungsdauer dem Hydrochlorothiazid ähnlich, hat aber in höheren Dosierungen (40–80 mg) eine etwas stärkere diuretische Wirkung und kann daher auch bei niereninsuffizienten Patienten eingesetzt werden kann (Oßwald et al. 2004). Das Originalpräparat *Aquaphor* hat auch 2009 einen deutlichen Verordnungsrückgang hinnehmen müssen, der jedoch wie schon im Vorjahr durch Xipamidgenerika weitgehend kompensiert wurde (Tabelle 23.1).

Indapamid ist bis zu einer Tagesdosis von 2,5 mg ein Antihypertensivum ohne diuretische Wirkung. In höheren Dosierungen von 5 mg ruft es einen den Thiaziden ähnlichen diuretischen Effekt hervor, der jedoch die blutdrucksenkende Wirkung nicht steigert (Oßwald et al. 2004). Es kann auch in niedriger Dosierung Hypokaliämien auslösen. Das Verordnungsvolumen dieses überdurchschnittlich teuren Diuretikums ist wie schon in den Vorjahren 2009 zurückgegangen (Tabelle 23.1).

Insgesamt stellen Thiazidmonopräparate 2009 25% der Diuretikaverordnungen dar. Dieser gering erscheinende Prozentsatz sollte jedoch nicht darüber hinwegtäuschen, dass diese Substanzgruppe häufig in Fixkombination mit anderen Antihypertensiva (z. B. ACE-Inhibitoren und AT_1-Rezeptorantagonisten) angewandt wird und ein bewährtes Therapieprinzip darstellt (siehe Abschnitt therapeutische Aspekte).

Thiazidkombinationen

Auch 2009 sind die fixen Kombinationen von Thiaziddiuretika mit kaliumsparenden Diuretika weniger als im Vorjahr verordnet worden, so dass ihr Anteil auf 9% aller Diuretikaverordnungen zurückfiel (Abbildung 23.1). Dies beruht vermutlich auf der bereits erwähnten hohen Verordnungshäufigkeit von ACE-Inhibitoren und AT_1-Rezeptorantagonisten bei der Behandlung von Herzinsuffizienz und arterieller Hypertonie. Kombinationspräparate mit Triamteren waren stärker rückläufig als Amiloridkombinationen (Tabellen 23.2 und 23.3). Spitzenreiter der fixen Kombinationen von Hydrochlorothiazid mit Triamteren ist auch 2009 trotz weiterhin rückläufiger Verordnungszahlen *Dytide H*, während *Moduretik* als Kombination mit Amilorid nicht mehr vertreten ist (Tabelle 23.2 und 23.3).

23

Tabelle 23.2: Verordnungen von Triamterenkombinationen 2009. Angegeben sind die 2009 verordneten Tagesdosen, die Änderungen gegenüber 2008 und die mittleren Kosten je DDD 2009.

Präparat	Bestandteile	DDD in Mio.	Änd. in %	DDD-Kosten in €
Mit Hydrochlorothiazid				
Dytide H	Hydrochlorothiazid Triamteren	28,3	(–11,1)	0,18
Triamteren comp-CT	Hydrochlorothiazid Triamteren	22,4	(–2,8)	0,16
Triamteren comp-ratiopharm	Hydrochlorothiazid Triamteren	15,2	(–7,5)	0,16
Triamteren HCT AL	Hydrochlorothiazid Triamteren	15,1	(–9,6)	0,16
Tri.-Thiazid STADA	Hydrochlorothiazid Triamteren	12,9	(–18,1)	0,17
Triampur comp/forte	Hydrochlorothiazid Triamteren	11,0	(–9,9)	0,18
Triamteren HCT Sandoz	Hydrochlorothiazid Triamteren	8,7	(–8,6)	0,17
Triarese	Hydrochlorothiazid Triamteren	6,8	(–6,5)	0,17
Triamteren HCT beta	Hydrochlorothiazid Triamteren	6,4	(+73,9)	0,17
Diuretikum Verla	Hydrochlorothiazid Triamteren	5,7	(–24,5)	0,17
Nephral	Hydrochlorothiazid Triamteren	2,9	(–2,6)	0,17
		135,6	(–7,9)	0,17
Mit Thiazidanaloga				
Dehydro tri mite/ -sanol tri	Triamteren Bemetizid	11,5	(–4,8)	0,35
Neotri	Triamteren Xipamid	2,8	(–11,5)	0,42
Diucomb	Triamteren Bemetizid	2,5	(–12,2)	0,38
		16,8	(–7,1)	0,36
Summe		152,4	(–7,8)	0,19

Tabelle 23.3: Verordnungen von Amiloridkombinationen 2009. Angegeben sind die 2009 verordneten Tagesdosen, die Änderungen gegenüber 2008 und die mittleren Kosten je DDD 2009.

Präparat	Bestandteile	DDD in Mio.	Änd. in %	DDD-Kosten in €
Amilorid comp-ratiopharm	Hydrochlorothiazid Amilorid	5,6	(+10,9)	0,15
Amilorid HCT AL	Hydrochlorothiazid Amilorid	5,2	(+10,3)	0,15
Diursan	Hydrochlorothiazid Amilorid	4,7	(−1,1)	0,15
Amilorid HCT Sandoz	Hydrochlorothiazid Amilorid	2,8	(−11,2)	0,15
Amiloretik	Hydrochlorothiazid Amilorid	2,8	(−22,0)	0,15
Summe		21,1	(−0,7)	0,15

Schleifendiuretika

Die Verordnung von Schleifendiuretika hat nach einem kurzfristigen Rückgang im Jahre 2004 den stetig ansteigenden Trend auch 2009 fortgesetzt (Abbildung 23.1). Wie schon im Vorjahr beruht der Verordnungsanstieg in erster Linie auf der deutlichen Zunahme von Torasemid, obwohl die mittleren DDD-Kosten immer noch fast doppelt so hoch liegen wie die von Furosemid (Tabelle 23.4). Neben den Originalpräparaten *Unat* und *Torem* sind inzwischen zahlreiche generische Präparate auf der Liste der 3000 am häufigsten verordneten Arzneimittel erschienen. Die Entwicklung der Verschreibungshäufigkeit innerhalb der Gruppe ist heterogen und lässt sich nicht stringent auf eine Kostenorientierung zurückführen, da auch Präparate mit vergleichsweise hohen DDD-Kosten hohe Steigerungsraten aufweisen (Tabelle 23.4). Allerdings muss, wie auch bei Furosemid, berücksichtigt werden, dass DDD-Kosten ein verfälschtes Bild abgeben können, wenn bestimmte Präparate auch als hochdosierte Arzneiformen (z. B. 200 mg) bei niereninsuffizienten Patienten eingesetzt werden. Aus methodischen Gründen werden die Tagesdosen hochdosierter Präparate auf die WHO-DDD von 15 mg umgerechnet und weisen dadurch niedrigere DDD-Kosten auf.

23

Tabelle 23.4: Verordnungen von Schleifendiuretika 2009. Angegeben sind die 2009 verordneten Tagesdosen, die Änderungen gegenüber 2008 und die mittleren Kosten je DDD 2009.

Präparat	Bestandteile	DDD in Mio.	Änd. in %	DDD-Kosten in €
Furosemid				
Furobeta	Furosemid (h)	114,4	(+398,7)	0,12
Furosemid-ratiopharm	Furosemid (h)	90,5	(−24,4)	0,14
Furorese	Furosemid (h)	88,9	(−13,2)	0,12
Furosemid- 1 A Pharma	Furosemid (h)	82,4	(+8,0)	0,11
Furosemid AL	Furosemid (h)	72,6	(−28,2)	0,12
Furosemid Heumann	Furosemid (h)	17,8	(−15,2)	0,12
Furo-CT	Furosemid (h)	13,7	(−31,1)	0,14
Furosemid STADA	Furosemid (h)	13,6	(−26,6)	0,12
Furosemid Sandoz	Furosemid (h)	10,8	(−28,0)	0,14
Furosemid dura	Furosemid	9,2	(−31,1)	0,14
Lasix	Furosemid (h)	8,6	(−27,8)	0,18
Furosemid AbZ	Furosemid (h)	6,4	(−15,7)	0,14
Furosal	Furosemid (h)	3,4	(−50,9)	0,13
Jufurix	Furosemid	2,6	(−3,2)	0,14
		535,0	(−0,9)	0,13
Torasemid				
Torasemid- 1 A Pharma	Torasemid (h)	196,1	(+177,7)	0,18
Torasemid HEXAL	Torasemid (h)	138,3	(−18,7)	0,19
Torasemid-ratiopharm	Torasemid (h)	72,4	(−7,8)	0,26
Torasemid AL	Torasemid (h)	71,1	(+1,7)	0,21
Torasemid STADA	Torasemid (h)	25,3	(+27,3)	0,23
Torasemid dura	Torasemid	22,8	(+34,3)	0,26
Torem	Torasemid (h)	14,1	(−57,1)	0,37
Torasemid beta	Torasemid	12,8	(−30,0)	0,29
Torasemid AbZ	Torasemid	12,0	(+62,9)	0,28
Torasemid Sandoz	Torasemid (h)	11,1	(−25,3)	0,22
Torasemid AAA Pharma	Torasemid (h)	10,5	(−5,0)	0,20
Torasemid-CT	Torasemid	8,8	(−11,2)	0,35
Toragamma	Torasemid (h)	5,8	(−10,3)	0,17
Torasemid-corax	Torasemid	4,5	(−30,6)	0,28
Torasemid Heumann	Torasemid	3,5	(+44,7)	0,29
Torasemid AWD/Toracard	Torasemid	3,2	(−38,6)	0,27
Unat	Torasemid (h)	1,8	(−66,8)	0,31
Torasemid-Actavis	Torasemid	1,8	(−34,2)	0,29
Torasemid TAD	Torasemid	1,5	(−14,9)	0,27
		617,6	(+12,0)	0,21

Tabelle 23.4: Verordnungen von Schleifendiuretika 2009. Angegeben sind die 2009 verordneten Tagesdosen, die Änderungen gegenüber 2008 und die mittleren Kosten je DDD 2009. (Fortsetzung)

Präparat	Bestandteile	DDD in Mio.	Änd. in %	DDD-Kosten in €
Piretanid				
Piretanid HEXAL	Piretanid	8,5	(+0,9)	0,32
Arelix	Piretanid	7,9	(−33,7)	0,40
Piretanid- 1 A Pharma	Piretanid	4,3	(+9,7)	0,32
Piretanid AL	Piretanid	3,0	(+25,7)	0,31
		23,7	(−11,1)	0,35
Summe		1176,4	(+5,3)	0,18

Bei den mit (h) gekennzeichneten Präparaten handelt es sich um Schleifendiuretika mit hochdosierten Arzneiformen.

Nach wie vor fehlen zweifelsfreie Belege für eine Überlegenheit von Torasemid gegenüber Furosemid. Die diuretische Wirkung von Torasemid tritt im Vergleich zu Furosemid verzögert ein und hält etwas länger an, was von einigen Autoren als vorteilhaft angesehen wird. Für Torasemid wird als weiterer Vorteil gegenüber Furosemid die bessere Bioverfügbarkeit angeführt. Die von der Herstellerfirma des Originalpräparates herangezogenen Studien zur Pharmakoökonomie bzw. Lebensqualität (Spannheimer et al. 1998, Stroupe et al. 2001) genügen aufgrund methodischer Schwächen wie fehlender Verblindung nicht den allgemeinen wissenschaftlichen Standards und werden zudem durch andere Untersucher nicht bestätigt. So zeigte sich in einer weiteren Studie keine wesentlich unterschiedliche Lebensqualität unter Torasemid im Vergleich zu Furosemid (Noe et al. 1999). In anderen Untersuchungen war bei Patienten mit Herzinsuffizienz keine pharmakologische Differenz, z. B. anhand einer veränderten Natriumausscheidung, zu beobachten (Scheen et al. 1986, Düsing und Piesche 1990, Stauch und Stiehl 1990, Vargo et al. 1995). Von insgesamt zehn klinischen Vergleichsstudien wurden signifikante Unterschiede zwischen Furosemid und Torasemid nur in zwei Studien beobachtet. In der Einjahresstudie von Murray et al. (2001) war die Klinikswiederaufnahme herzinsuffizienter Patienten in der Torasemidgruppe (17%) niedriger als in der Furosemidgruppe (32%). Wegen des offenen Studiendesigns und des subjektiv beeinflussbaren Endpunktes ist das Ergebnis jedoch nicht aussagekräftig. Das gleiche gilt für die Aszitesstudie von Gentilini et al. (1993) wegen zu geringer Patientenzahl. Völlig ohne Aussagekraft ist die früher besonders stark zur Bewerbung herangezogene sogenannte TORIC-Studie (Cosin et al. 2003). Hier wurden die Daten von zwei Armen einer nicht randomisierten offenen Anwendungsbeobachtung so ausgewertet, dass der Eindruck einer echten kontrollierten klinischen Prüfung entsteht. Schließlich fehlt ein Beleg dafür, dass eine pharmakokinetische Überlegenheit von Torasemid gegenüber Furosemid bei den hohen Dosen besteht, die bei niereninsuffizienten Patienten eingesetzt werden. Unter diesen Bedingungen ist die Halbwertszeit von Furosemid auf bis zu 24 Stunden verlängert, nicht jedoch bei Torasemid (Wilcox 2002).

Die Verordnungen von Piretanid spielen nur eine untergeordnete Rolle und waren auch 2009 weiter rückläufig (Tabelle 23.4).

Aldosteronantagonisten

Spironolacton ist ein kompetitiver Antagonist des Mineralocorticoids Aldosteron. Durch Verminderung der Natriumreabsorption im Tubulussystem wird die Natriumausscheidung verstärkt und die Kaliumausscheidung gesenkt. Der diuretische Effekt von Spironolacton ist gering. Er setzt am zweiten Tag ein und erreicht sein Maximum nach 3–5 Tagen. Die klassische Indikation von Spironolacton ist die Behandlung des primären und sekundären Hyperaldosteronismus sowie die Therapie von Ödemen bei chronischer Herzinsuffizienz, Leberzirrhose und nephrotischem Syndrom, wenn andere Diuretika nicht ausreichend wirksam waren. Nach den Ergebnissen der RALES-Studie verringert Spironolacton, zusätzlich zur Standardtherapie gegeben, die Mortalität bei schwerer Herzinsuffizienz (Pitt et al. 1999). Als Ursache für diesen günstigen Effekt wird zurzeit diskutiert, dass Spironolacton die Aldosteron-bedingte Steigerung der Fibroblastenproliferation im Myokard hemmt. Während der Therapie mit Spironolacton muss grundsätzlich der Serumkaliumspiegel kontrolliert werden, weil auch bei gleichzeitiger Gabe von Thiaziden oder Schleifendiuretika eine Hyperkaliämie auftreten kann. Angesichts der niedrigen Spironolactontagesdosen in dieser Indikation (12,5 bis 25 mg) wurde diese Gefahr bisher als gering erachtet. Eine neuere Studie zeigte jedoch kürzlich unter Behandlung

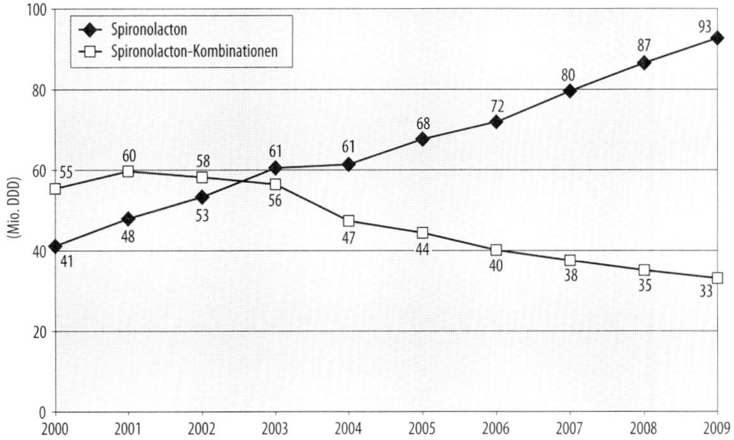

Abbildung 23.2: Verordnungen von Aldosteronantagonisten 2000 bis 2009. Gesamtverordnungen nach definierten Tagesdosen

mit Spironolacton eine durchaus ernstzunehmende Rate an Hyperkaliämien, gekoppelt mit einem Anstieg der Zahl der Klinikeinweisungen (Juurlink et al. 2004). Somit sollte auch in der täglichen Praxis nach wie vor die engmaschige Kaliumspiegelkontrolle nicht vernachlässigt und die Risikofaktoren für Hyperkaliämien beachtet werden.

Die Verordnungsfrequenz der Spironolactonmonopräparate hat auch 2009 den seit Jahren beobachteten kontinuierlichen Anstieg fortgesetzt. Seit 2000 hat sich das Verordnungsvolumen mehr als verdoppelt (Abbildung 23.2). Das ist vor allem auf die hinzugekommene Indikation der schweren Herzinsuffizienz zurückzuführen. Der Zuwachs im Jahr 2009 betraf hauptsächlich Generikapräparate, wobei auffällt, dass das doppelt so teure Originalpräparat *Aldactone* im Vergleich zum Vorjahr wieder zunahm (Tabelle 23.5).

Die Verordnung der Spironolactonkombinationen ist 2009 wie im Vorjahr leicht zurückgegangen. Die unterschiedliche Wirkungsdauer von Furosemid (4–6 Std.) und von Spironolacton (48–72 Std.) erfordert in der Praxis eine genaue Beobachtung des angestrebten Kombinationseffektes, um Entgleisungen der Elektrolyte zu vermeiden.

Das DDD-Volumen des 2004 auf den Markt gekommenen Aldosteronantagonisten Eplerenon (*Inspra*) hat sich gegenüber dem Vorjahr um 25% erhöht (Tabelle 23.5). Er soll nicht über die unerwünschten

Tabelle 23.5: Verordnungen von Aldosteronantagonisten 2009. Angegeben sind die 2009 verordneten Tagesdosen, die Änderungen gegenüber 2008 und die mittleren Kosten je DDD 2009.

Präparat	Bestandteile	DDD in Mio.	Änd. in %	DDD-Kosten in €
Spironolacton				
Spirobeta	Spironolacton	18,1	(+723,7)	0,30
Spironolacton AL	Spironolacton	16,1	(−9,4)	0,30
Spironolacton-ratiopharm	Spironolacton	13,8	(−25,5)	0,35
Spironolacton HEXAL	Spironolacton	8,9	(−16,4)	0,37
Spironolacton Heumann	Spironolacton	6,8	(+8,2)	0,30
Spironolacton AAA Pharm	Spironolacton	5,1	(+35,8)	0,31
Aldactone Tabl./Kaps.	Spironolacton	4,9	(+7,9)	0,72
Spironolacton dura	Spironolacton	4,4	(−23,6)	0,29
Spiro-CT	Spironolacton	3,2	(−36,9)	0,35
Verospiron	Spironolacton	2,0	(+2,1)	0,52
Spironolacton STADA	Spironolacton	0,9	(−25,1)	0,41
		84,2	(+8,4)	0,35
Eplerenon				
Inspra	Eplerenon	5,2	(+25,0)	5,36
Spironolactonkombinationen				
Spiro comp-ratiopharm	Spironolacton Furosemid	20,2	(−3,0)	0,37
Furorese comp	Spironolacton Furosemid	6,9	(−5,1)	0,36
Spironolacton comp.Heumann	Spironolacton Furosemid	2,3	(+14,5)	0,36
		29,3	(−2,4)	0,37
Summe		118,7	(+6,1)	0,57

antiandrogenen und progestagenen Nebenwirkungen von Spironolacton verfügen. Von der europäischen Zulassungsbehörde erhielt die Substanz eine sehr eingeschränkte Zulassung: Die Behandlung der Herzinsuffizienz bei stabilen Patienten mit linksventrikulärer Dysfunktion (LVEF ≤ 40 %) und klinischen Zeichen einer Herzinsuffizienz nach kürzlich aufgetretenem Herzinfarkt zusätzlich zu einer Standardtherapie mit Betarezeptorenblockern und ACE-Inhibitoren oder AT_1-Angiotensinrezeptorantagonisten. In den Vereinigten Staaten ist

Eplerenon dagegen auch zur Behandlung der Hypertonie zugelassen. Zu begrüßen ist, dass bereits für die Zulassungsstudie klinisch relevante Endpunkte der kardiovaskulären Mortalität und Morbidität gewählt wurden. In dieser an über 6600 Patienten durchgeführten Studie reduzierte die Zusatztherapie mit Eplerenon die Mortalität und Morbidität im Vergleich zur Placebogruppe, auch wenn der absolute Unterschied mit 2,3% relativ gering war. Die Rate schwerer Hyperkaliämien war in der Eplerenongruppe signifikant um 1,6% gegenüber Placebo erhöht. Weitere Nebenwirkungen waren Hypotonie, Diarrhö und Nausea (Pitt et al. 2003).

Wirtschaftliche Aspekte

Der Verordnungsanteil der Generika von patentfreien Diuretika ist trotz des schon vorher bestehenden hohen Niveaus auch 2009 weiter gestiegen. Die Generikaanteile bei Hydrochlorothiazid, Furosemid und Spironolacton liegen über 90%. Damit erscheinen bei den Standarddiuretika die generischen Einsparmöglichkeiten als ausgeschöpft. Bei Torasemid ist der Generikaanteil noch geringfügig steigerungsfähig, angesichts der ähnlichen DDD-Kosten würde aber nur noch eine generelle Preissenkung in der gesamten Gruppe zu einer wesentlichen Kostenersparnis führen. Dies würde auch den weitaus größten Anteil der potentiellen Einsparmöglichkeiten bei den Diuretika ausmachten. Daher ist das Einsparpotenzial in dieser Gruppe begrenzt. Nach wie vor verteuert die aktuelle Arzneimittelpreisverordnung mit einer fixen Apothekenabgabegebühr die grundsätzlich günstigen Tagestherapiekosten von Diuretika erheblich.

Therapeutische Aspekte

Die Thiazide haben durch die günstigen Ergebnisse der ALLHAT-Studie mit dem Thiazidanalogon Chlortalidon weiteren Auftrieb erhalten (The ALLHAT Officers and Coordinators 2003). Eine erhebliche Unterstützung haben die ALLHAT-Ergebnisse durch eine Metaanalyse von 42 klinischen Studien mit 192 478 Patienten erhalten, in der niedrig dosierte Diuretika die wirksamste Behandlung zur Senkung der kardiovaskulären Morbidität und Mortalität der Hypertonie waren (Psaty et al. 2003). Beides wurde in den Empfehlungen des amerikanischen

National High Blood Pressure Education Program (JNC 7 Report) berücksichtigt, Thiaziddiuretika initial für die Behandlung der meisten Patienten mit unkomplizierter Hypertonie allein oder in Kombination mit anderen Antihypertonika einzusetzen (Chobanian et al. 2003).

Auch in Deutschland zeichnet sich ein verstärkter Einsatz von Thiaziddiuretika in den vergangenen zehn Jahren ab. Das Verordnungsvolumen der Thiaziddiuretika als Monopräparate hat sich seit 2000 verdoppelt (Abbildung 23.1). Um den vollen Verordnungsumfang der Thiaziddiuretika richtig einzuschätzen, müssen die zahlreichen Kombinationen mit anderen Antihypertensiva mitberücksichtigt werden, die vor allem in der Hochdrucktherapie eingesetzt werden. Insgesamt resultiert dann ein beachtliches Verordnungsvolumen von 2462 Mio. DDD, das sich wie folgt zusammensetzt:

– Thiazidmonopräparate (Abbildung 23.1)	468 Mio. DDD
– Thiazidkombinationen mit kaliumsparenden Diuretika (Abbildung 23.1)	180 Mio. DDD
– Thiazidkombinationen mit Betarezeptorenblockern (Tabelle 14.1)	271 Mio. DDD
– Thiazidkombinationen mit Reserpin (Tabelle 14.4)	13 Mio. DDD
– Thiazidkombinationen mit Captopril (Tabelle 5.1)	69 Mio. DDD
– Thiazidkombinationen mit langwirkenden ACE-Hemmern (Tabelle 5.3)	854 Mio. DDD
– Thiazidkombinationen mit AT_1-Antagonisten (Tabelle 5.6)	603 Mio. DDD
– Thiazidkombinationen mit Renininhibitoren (Tabelle 5.8)	4 Mio. DDD

Damit liegt das Verordnungsvolumen von Thiaziddiuretika weitaus höher als die 1189 Mio. DDD der Schleifendiuretika (Abbildung 23.1), die fast ausschließlich als Monotherapeutika verordnet werden. Weiterhin zeigt diese Zusammenstellung, dass 84% der Verordnungen von Thiaziddiuretika auf Kombinationspräparate entfallen. Darüber hinaus erlauben diese Daten keine Abschätzung darüber, wie viele Verordnungen der Monopräparate wirklich als Monotherapie oder in freier Kombination mit anderen Antihypertonika verwendet werden.

Das hohe Verordnungsvolumen von Schleifendiuretika hängt zum Teil damit zusammen, dass ein großer Anteil der verordneten DDD auf hochdosierte Arzneiformen für niereninsuffiziente Patienten entfallen. Ob diese stark wirksamen Mittel in allen übrigen Fällen einer

Diuretikatherapie indiziert sind, ist fraglich. Bei intakter Nierenfunktion sind Thiazide erste Wahl zur Diuretikatherapie. Bei den inzwischen üblichen niedrigen Dosierungen von Thiaziden spielen die metabolischen Nebeneffekte nach einer aktuellen Übersichtarbeit von 59 Studien mit 58 520 Patienten keine wesentliche Rolle mehr, da die blutzuckersteigernde Wirkung der Diuretika durch eine ausreichende Behandlung der Hypokaliämie weitgehend verhindert wird (Zillich et al. 2006).

Literatur

Chobanian AV, Bakris GL, Black HR, Cushman WC et al (2003):The Seventh Report of the Joint National Committee on Prevention, Detection, Evaluation, and Treatment of High Blood Pressure: The JNC 7 Report. JAMA 289: 2560–2571.

Cosin J, Diez J, TORIC investigators (2003): Torasemide in chronic heart failure: results of the TORIC study. Eur J Heart Fail 4: 507–513.

Düsing R, Piesche L (1990): Second line therapy of congestive heart failure with torasemide. Prog Pharmacol Clin Pharmacol 8: 105–120.

Gentilini P, Laffi G, La Villa G, Carloni V, Foschi M, Romanelli RG, Marra F (1993): Torasemide in the treatment of patients with cirrhosis and ascites. Cardiovasc Drugs Ther 7 (Suppl 1): 81–85.

Juurlink DN, Mamdani MM, Lee DS, Kopp A, Austin PC, Laupacis A, Redelmeier DA (2004): Rates of hyperkalemia after publication of the Randomized Aldactone Evaluation Study. N Engl J Med 351: 543–551.

Murray MD, Deer MM, Ferguson JA, Dexter PR, Bennett SJ, Perkins SM et al (2001): Open label randomized trial of torsemide compared with furosemide therapy for patients with heart failure. Am J Med 111: 513–520.

Noe LL, Vreeland MG, Pezzella SM, Trotter JP (1999): A pharmacoeconomic assessment of torsemide and furosemide in the treatment of patients with congestive heart failure. Clin Ther 21: 854–866.

Oßwald H, Vallon V, Luippold G, Gleiter CH (2004): Diuretika – Physiologie, Pharmakologie und klinische Anwendungen. Wissenschaftliche Verlagsgesellschaft, Stuttgart

Pitt B, Zannad F, Remme WJ, Cody R, Castaigne A, Perez A, Palensky J, Wittes J (1999): The effect of spironolactone on morbidity and mortality in patients with severe heart failure. Randomized Aldactone Evaluation Study Investigators. N Engl J Med 341: 709–717.

Pitt B, Remme W, Zannad F, Neaton J, Martinez F, Roniker B, Bittman R, Hurley S, Kleiman J, Gatlin M; Eplerenone Post-Acute Myocardial Infarction Heart Failure Efficacy and Survival Study Investigators (2003): Eplerenone, a selective aldosterone blocker, in patients with left ventricular dysfunction after myocardial infarction. N Engl J Med 348: 1309–1321.

Psaty BM, Lumley T, Furberg CD, Schellenbaum G, Pahor M, Alderman MH, Weiss NS (2003): Health outcomes associated with various antihypertensive therapies used as first-line agents: a network meta-analysis. JAMA 289: 2534–2544.

Scheen AJ, Vancrombreucq JC, Delarge J, Luyckx AS (1986): Diuretic activity of torasemide and furosemide in chronic heart failure: a comparative double blind crossover study. Eur J Clin Pharmacol 31 (Suppl) : 35–42.
Spannheimer A, Goertz A, Dreckmann-Behrendt B (1998): Comparison of therapies with torasemide or furosemide in patients with congestive heart failure from a pharmacoeconomic viewpoint. Int J Clin Pract 52: 467–471.
Stauch M, Stiehl L (1990): Controlled, double-blind clinical trial on the efficacy and tolerance of torasemide in comparison with furosemide in patients with congestive heart failure – a multicenter study. Prog Pharmacol Clin Pharmacol 8: 121–126.
Stroupe KT, Forthofer MM, Brater DC, Murray MD (2000): Healthcare costs of patients with heart failure treated with torasemide or furosemide. Pharmacoeconomics. 17: 429–440.
The ALLHAT Officers and Coordinators for the ALLHAT Collaborative Research Group (2003). Major outcomes in high-risk hypertensive patients randomized to angiotensin-converting enzyme inhibitor or calcium channel blocker vs diuretic: The Antihypertensive and Lipid-Lowering Treatment to Prevent Heart Attack Trial (ALLHAT). JAMA 288: 2981–2997.
Vargo DL, Kramer WG, Black PK, Smith WB, Serpas T, Brater DC (1995): Bioavailability, pharmacokinetics, and pharmacodynamics of torsemide and furosemide in patients with congestive heart failure. Clin Pharmacol Ther 57: 601–609.
Wilcox CS (2002): New insights into diuretic use in patients with chronic renal disease. J Am Soc Nephrol 13: 798–805.
Zillich AJ, Garg J, Basu S, Bakris GL, Carter BL (2006): Thiazide diuretics, potassium, and the development of diabetes: a quantitative review. Hypertension 48: 219–224.

24. Durchblutungsfördernde Mittel

Ulrich Schwabe

AUF EINEN BLICK

Trend

Die Verordnungen durchblutungsfördernder Arzneimittel haben seit 1992 um 85% abgenommen. Auch 2009 ist das Verordnungsvolumen erneut zurückgegangen. Hauptursache ist die fragliche Wirksamkeit der Vasodilatatoren, die eine Anwendung nach den aktuellen Therapieempfehlungen nicht mehr rechtfertigen.

Bewertung

Bei Patienten mit peripheren arteriellen Durchblutungsstörungen sind in erster Linie nicht medikamentöse Maßnahmen wie systematisches Gehtraining und Verzicht auf Rauchen sowie die Behandlung von Risikofaktoren (Diabetes, Hypertonie, Hypercholesterinämie) indiziert. Auch beim akuten Hörsturz haben durchblutungsfördernde Mittel keine nachgewiesene Wirksamkeit.

Durchblutungsfördernde Mittel haben ihre einst führende Position bei der Behandlung peripherer arterieller Durchblutungsstörungen verloren. Seit 1992 ist das Verordnungsvolumen um 85% zurückgegangen. Damit wurde die praktische Arzneitherapie kontinuierlich an die neuen therapeutischen Möglichkeiten angepasst. Die Mehrzahl der Präparate ist zwar nach dem Arzneimittelgesetz zugelassen worden, hat aber nur einen fraglichen klinischen Nutzen für die Behandlung der peripheren arteriellen Verschlusskrankheit und der Claudicatio intermittens (Hiatt 2002). Wesentliche Komponenten einer optimalen Behandlung der peripheren Verschlusskrankheit ist die Senkung von Risikofaktoren durch Aufgabe des Rauchens, Senkung erhöhter Cholesterinwerte, Behandlung eines bestehenden Diabetes mellitus und Normalisierung eines erhöhten Blutdrucks (Hiatt 2001, Arzneimittelkommission der deutschen Ärzteschaft 2004, Hirsch et al. 2006, Arain und Cooper 2008). Wichtigste nichtmedikamentöse Maßnahme ist ein systematisches Gehtraining. So ist in einer Cochrane-Übersicht gezeigt worden, dass durch eine Übungsbehandlung bei den meisten Patienten mit Claudicatio ein klinisch bedeutsamer Anstieg der Gehstrecke (150%) erreicht werden kann (Leng et al. 2000). Darüber hinaus ist die Arzneitherapie mit Thrombozytenaggregationshemmern und ACE-Hemmern in Betracht zu ziehen. Acetylsalicylsäure schützt vor schweren klinischen Folgeerscheinungen (Herzinfarkt, Schlaganfall, kardiovaskulärer Tod) in einer Tagesdosis von 75–100 mg (Antithrombotic Trialists' Collaboration 2002). Die zusätzliche Gabe eines weiteren Thrombozytenaggregationshemmers zu Acetylsalicylsäure bringt bei einigen kardiovaskulären Krankheiten einen zusätzlichen klinischen Nutzen. Für die periphere arterielle Verschlusskrankheit gibt es bisher keine aussagekräftigen Daten aus klinischen Studien (Hiatt und Krantz 2006).

Vorrangige Maßnahmen in frühen Krankheitsstadien (I und II), in denen keine unmittelbare Gefahr durch Gangrän oder Amputation droht, sind daher systematisches Gehtraining und die Bekämpfung vaskulärer Risikofaktoren, vor allem des Rauchens. Ein britischer Angiologe hat diese Empfehlung in einem klassischen Editorial in fünf Worte gefasst: „Stop smoking and keep walking" (Housley 1988). Eine Kohortenstudie an 417 Patienten mit peripherer arterieller Verschlusskrankheit hat bestätigt, dass ein dreimal wöchentliches Gehtraining den jährlichen Funktionsverlust signifikant vermindert (McDermott et al. 2006). Als weitere Risikofaktoren sind Hypertonie, Diabetes und Hypercholesterinämie bedeutsam. So zeigen Daten der 4S-Studie, dass Simvastatin auch nichtkoronare Ereignisse beeinflusst und das Risiko einer neuen oder verschlechterten Claudicatio intermittens um 38% senkt (Pedersen et al. 1998).

Bei nicht mehr tolerablen Beschwerden durch die Claudicatio sind bereits im Stadium II strombahnwiederherstellende Verfahren (transluminale Angioplastie ggf. mit Stentimplantation, Thrombolyse, Operation) in Betracht zu ziehen. Eine Wiener Arbeitsgruppe hat in einer Studie an 104 Patienten mit schwerer Claudicatio nach Stenose oder Verschluss der Femoralarterie 12 Monate nach Stentimplantation eine geringere Restenoserate als nach Angioplastie (37% versus 63%) beschrieben (Schillinger et al. 2006). Grundsätzlich indiziert sind lumeneröffnende Maßnahmen im Stadium III und IV bei zufriedenstellender Operabilität oder guten Voraussetzungen zur Katheterbehandlung.

Obwohl die periphere arterielle Verschlusskrankheit kontinuierlich fortschreitet, ist der klinische Verlauf in Bezug auf die lokalen Symptome in den meisten Fällen erstaunlich gutartig. Wesentlich größer ist das Morbiditäts- und Mortalitätsrisiko durch die häufig gleichzeitig bestehende koronare Herzkrankheit oder andere kardiovaskuläre Krankheiten. Nach Diagnose einer Claudicatio intermittens kommt es nur bei einem Viertel der Patienten zu einer progredienten Verschlechterung, die schließlich bei 1–3,3% aller Claudicatiopatienten eine größere Amputation erfordert (Norgren et al. 2007). In Deutschland wurden nach Daten des statistischen Bundesamtes 55 705 Patienten im Jahre 2006 amputiert, darunter größere Amputationen bei 16 480 Patienten mit peripherer Verschlusskrankheit (Gutacker et al. 2010).

Verordnungshäufigkeit

Die verbesserten Behandlungsmöglichkeiten der peripheren arteriellen Verschlusskrankheit wirken sich zunehmend auf die praktische Arzneitherapie aus. Seit 1992 sind die Verordnungen der wichtigsten durchblutungsfördernden Arzneimittel von 252 Mio. definierten Tagesdosen (DDD) (siehe Arzneiverordnungs-Report 2002) auf 37 Mio. DDD im Jahr 2009 zurückgegangen (Abbildung 24.1, Tabelle 24.1). In der Restgruppe der 13 Präparate haben nur noch Pentoxifyllin und Naftidrofuryl einen erkennbaren, aber weiter rückläufigen Verordnungsumfang (Tabelle 24.1). Lediglich das 2007 eingeführte Cilostazol (*Pletal*) hat einen weiteren Zuwachs erfahren. Buflomedil hat immer nur eine untergeordnete

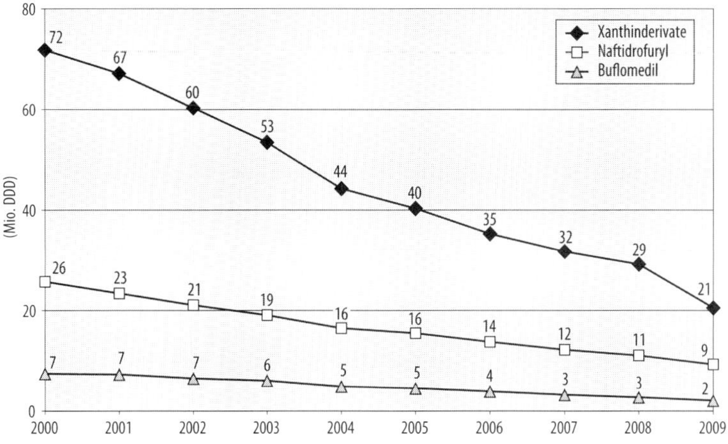

Abbildung 24.1: Verordnungen von durchblutungsfördernden Mitteln 2000 bis 2009. Gesamtverordnungen nach definierten Tagesdosen

Tabelle 24.1: Verordnungen durchblutungsfördernder Mittel 2009. Angegeben sind die 2009 verordneten Tagesdosen, die Änderungen gegenüber 2008 und die mittleren Kosten je DDD 2009.

Präparat	Bestandteile	DDD in Mio.	Änd. in %	DDD-Kosten in €
Pentoxifyllin				
Pentoxifyllin-ratiopharm	Pentoxifyllin	6,4	(-29,0)	0,54
Trental	Pentoxifyllin	3,5	(-35,9)	0,80
Pentoxifyllin AL	Pentoxifyllin	3,3	(-22,9)	0,37
PentoHEXAL	Pentoxifyllin	2,5	(-12,8)	0,44
Pentoxifyllin Sandoz	Pentoxifyllin	1,1	(-38,1)	0,46
Durapental	Pentoxifyllin	1,0	(-26,8)	0,48
		17,7	(-28,1)	0,54
Naftidrofuryl				
Dusodril	Naftidrofuryl	3,7	(-20,8)	1,37
Naftilong	Naftidrofuryl	2,5	(-9,3)	0,97
Nafti-ratiopharm	Naftidrofuryl	1,6	(-14,0)	0,91
Nafti-CT	Naftidrofuryl	0,7	(-3,2)	0,80
Nafti Sandoz	Naftidrofuryl	0,6	(-17,8)	0,87
		9,0	(-15,4)	1,11
Buflomedil				
Buflomedil-CT	Buflomedil	0,6	(-6,2)	0,86
Cilostazol				
Pletal	Cilostazol	4,5	(+48,0)	2,38
Summe		31,8	(-18,3)	0,96

Rolle gespielt und ist nur noch mit einem Präparat vertreten. Insgesamt sind die Arzneimittelausgaben durch eine Neuorientierung der Therapie peripherer Durchblutungsstörungen seit 1992 von 783 Mio. € auf 31 Mio. € im Jahre 2009, d. h. um über 95%, zurückgegangen.

Pentoxifyllin

Pentoxifyllin ist ein Xanthinderivat, das als Vasodilatator schwerpunktmäßig bei peripheren Durchblutungsstörungen eingesetzt wird. Diese Indikation ist in zahlreichen klinischen Untersuchungen geprüft worden, von denen einige Hinweise auf eine Wirksamkeit erbracht haben.

Die Ergebnisse haben dazu geführt, dass Pentoxifyllin von der Food and Drug Administration in den USA zugelassen worden ist.

Trotz statistisch signifikanter Unterschiede ist aber das Ausmaß der Wirksamkeit seit langem umstritten (Transparenzkommission 1983). Die Zweifel an der therapeutischen Wirksamkeit haben auch viele weitere Studien nicht ausräumen können. Mehrere Übersichtsarbeiten kommen zu dem Ergebnis, dass die begrenzte Qualität vieler Daten eine zuverlässige Bewertung der Wirksamkeit von Pentoxifyllin ausschließt und dass die Durchschnittseffekte relativ klein waren (Radack und Wyderski 1990, Girolami et al. 1999, De Backer et al. 2000, Hiatt 2002). Weiterhin wird hervorgehoben, dass strukturierte Übungsprogramme die schmerzfreie Gehstrecke erhöhen (Leng et al. 2000). Durch Einstellen des Rauchens wurden die postoperativen Ergebnisse von lumeneröffnenden Maßnahmen verbessert und die Komplikationen der peripheren Verschlusskrankheit vermindert.

Eine weitere Indikation, bei der immer noch Pentoxifyllin eingesetzt wird, sind Innenohrfunktionsstörungen, insbesondere der Hörsturz. Schon vor vielen Jahren ist in einer Placebo-kontrollierten Studie an 382 Patienten gezeigt worden, dass keine klinisch relevanten Unterschiede zwischen einer Infusionsbehandlung mit Pentoxifyllin plus Dextran, Pentoxifyllin oder physiologischer Kochsalzlösung bei der Rückbildung des Hörverlustes über einen Zeitraum von vier Wochen bestehen (Probst et al. 1992). Eine Metaanalyse von Studien mit Vasodilatatoren bestätigt dieses Ergebnis (Conlin und Parnes 2007a und 2007b). Eine aufwendige zehntägige Rheophorese zusammen mit Pentoxifyllin zeigte keinen Unterschied zur Standardtherapie mit Glucocorticoiden (Mösges et al. 2009). Seit langem liegen praktische Erfahrungen über eine hohe altersabhängige Spontanheilungsrate des Hörsturzes von 68–89% vor (Weinaug 1984). Auch der Wert der in den USA häufig praktizierten Steroidbehandlung des akuten Hörsturzes ist nach einem Cochrane-Review wegen widersprüchlicher Daten unklar (Wei et al. 2006). Mangels besserer Alternativen wird daher immer noch eine kurzfristige orale Gabe von Glucocorticoiden (Prednisolon 60 mg/Tag, 10 Tage) mit anschließendem Ausschleichen empfohlen (Schreiber et al. 2010).

Naftidrofuryl

Naftidrofuryl ist ein durchblutungsförderndes Mittel, für das eine Vasodilatation über eine 5-HT_2-Rezeptor-blockierende Wirkung an der glatten Gefäßmuskulatur und eine Verbesserung von Sauerstoff- und Glucoseaufnahme geltend gemacht wird. In klinischen Studien wurde eine Verlängerung der maximalen Gehstrecke beobachtet (Barradell und Brogden 1996). Ähnlich wie bei Pentoxifyllin waren die Effekte sehr variabel und erreichten bis auf eine neuere Studie (Boccalon et al. 2001) nicht das Ausmaß der Gehstreckenzunahmen, die durch Gehtraining erzielbar sind. Die Verordnungen der Naftidrofurylpräparate sind im Jahr 2009 insgesamt weiter rückläufig gewesen (Tabelle 24.1).

Buflomedil

Buflomedil ist ein durchblutungsförderndes Mittel, für dessen Wirkung eine Alpharezeptorblockade, eine bessere Verformbarkeit der Erythrozyten und eine hemmende Wirkung auf die Thrombozytenaggregation geltend gemacht werden. Nach einem Cochrane-Review gibt es nur wenig Evidenz für eine therapeutische Wirksamkeit von Buflomedil bei Claudicatio intermittens (De Backer et al. 2001).

Cilostazol

Cilostazol (*Pletal*) ist ein selektiver Hemmstoff der Phosphodiesterase III, der im Januar 2007 in Deutschland für die Behandlung der peripheren arteriellen Verschlusskrankheit eingeführt wurde, aber schon seit vielen Jahren in Japan (seit 1988) und in den USA (seit 1999) angewendet wird. Ein Cochrane-Review über 7 Studien hat gezeigt, dass Cilostazol die initiale Gehstrecke um 31 bis 41 m verlängert (Robless et al. 2008). Es hatte damit ähnliche Effekte wie Naftidrofuryl, ist aber deutlich weniger wirksam als regelmäßiges Gehtraining (Girolami et al. 1999). Trotz des hohen Preises hat das DDD-Volumen 2009 noch einmal zugenommen (Tabelle 24.1).

Literatur

Antithrombotic Trialists' Collaboration (2002): Collaborative meta-analysis of randomised trials of antiplatelet therapy for prevention of death, myocardial infarction, and stroke in high risk patients. Brit Med J 324: 71–86.

Arain FA, Cooper LT (2008): Peripheral arterial disease: diagnosis and management. Mayo Clin Proc 83: 944–949

Arzneimittelkommission der deutschen Ärzteschaft (2004): Empfehlungen zur Therapie der peripheren arteriellen Verschlusskrankheit (pAVK). 3. Auflage. Arzneiverordnung in der Praxis, Band 31 Sonderheft 3. Im Internet unter: www.akdae.de/35/72_pAVK_2004_3Auflage.pdf

Barradell LB, Brogden RN (1996): Oral naftidrofuryl. A review of its pharmacology and therapeutic use in the management of peripheral occlusive arterial disease. Drugs Aging 8: 299–322.

Boccalon H, Lehert P, Mosnier M (2001): Effect of naftidrofuryl on physiological walking distance in patients with intermittent claudication. Ann Cardiol Angéiol 50: 175–182.

Conlin AE, Parnes LS (2007a): Treatment of sudden sensorineural hearing loss: I. A systematic review. Arch Otolaryngol Head Neck Surg 133: 573–581.

Conlin AE, Parnes LS (2007b): Treatment of sudden sensorineural hearing loss: II. A Meta-analysis. Arch Otolaryngol Head Neck Surg 133: 582–586.

De Backer TL, Van der Stichele RH, Warie HH, Bogaert MG (2000): Oral vasoactive medication in intermittent claudication: utile or futile? Eur J Clin Pharmacol 56: 199–206.

De Backer TL, Vander Stichele RH, Bogaert MG (2001): Buflomedil for intermittent claudication. Cochrane Database Syst Rev (1):CD000988.

Girolami B, Bernardi E, Prins MH, Wouter ten Cate J, Hettiarachchi R et al. (1999): Treatment of intermittent claudication with physical training, smoking cessation, pentoxifylline, or nafronyl. Arch Intern Med 159: 337–345.

Gutacker N, Neumann A, Santosa F, Moysidis T, Kröger K (2010): Amputations in PAD patients: data from the German Federal Statistical Office. Vasc Med 15: 9–14.

Hiatt WR (2001): Medical treatment of peripheral arterial disease and claudication. N Engl J Med 344: 1608–1621.

Hiatt WR (2002): Pharmacological therapy for peripheral arterial disease and claudication. J Vasc Surg 36: 1283–1291.

Hiatt WR, Krantz MJ (2006): Masterclass series in peripheral arterial disease. Antiplatelet therapy for peripheral arterial disease and claudication. Vasc Med 11: 55–60.

Hirsch AT, Haskal ZJ, Hertzer NR, et al. (2006): ACC/AHA 2005 guidelines for the management of patients with peripheral arterial disease (lower extremity, renal, mesenteric, and abdominal aortic): executive summary: a collaborative report from the American Association for Vascular Surgery/Society for Vascular Surgery, Society for Cardiovascular Angiography and Interventions, Society for Vascular Medicine and Biology, Society of Interventional Radiology, and the ACC/AHA Task Force on Practice Guidelines (Writing Committee to Develop Guidelines for the Management of Patients with Peripheral Arterial Disease). J Am Coll Cardiol 47: 1239–312.

Housley E (1988): Treating claudication in five words. Brit Med J 296: 1483–1484.

Gutacker N, Neumann A, Santosa F, Moysidis T, Kröger K (2010): Amputations in PAD patients: data from the German Federal Statistical Office. Vasc Med 15: 9–14.

Leng GC, Fowler B, Ernst E (2000): Exercise for intermittent claudication. Cochrane Database Syst Rev (2): CD000990.

McDermott MM, Liu K, Ferrucci L, Criqui MH, Greenland P, Guralnik JM, Tian L, Schneider JR, Pearce WH, Tan J, Martin GJ (2006): Physical performance in peripheral arterial disease: a slower rate of decline in patients who walk more. Ann Intern Med 144: 10–20.

Mösges R, Köberlein J, Heibges A, Erdtracht B, Klingel R, Lehmacher W; for the RHEO-ISHL Study Group (2009): Rheopheresis for idiopathic sudden hearing loss: results from a large prospective, multicenter, randomized, controlled clinical trial. Eur Arch Otorhinolaryngol 266: 943–953.

Norgren L, Hiatt WR, Dormandy JA, Nehler MR, Harris KA, Fowkes FG; TASC II Working Group, Bell K, Caporusso J, Durand-Zaleski I, Komori K, Lammer J, Liapis C, Novo S, Razavi M, Robbs J, Schaper N, Shigematsu H, Sapoval M, White C, White J, Clement D, Creager M, Jaff M, Mohler E 3rd, Rutherford RB, Sheehan P, Sillesen H, Rosenfield K (2007): Inter-Society Consensus for the Management of Peripheral Arterial Disease (TASC II). Eur J Vasc Endovasc Surg Suppl 1: S1–75.

Pedersen TR, Kjekshus J, Pyörälä K, Olsson AG, Cook TJ et al. (1998): Effect of Simvastatin on ischemic signs and symptoms in the Scandinavian Simvastatin Survival Study (4S). Am J Cardiol 81: 333–335.

Probst R, Tschopp K, Ludin E, Kellerhals B, Podvinec M, Pfaltz CR (1992): A randomized, double-blind, placebo-controlled study of dextran/pentoxifylline medication in acute acoustic trauma and sudden hearing loss. Acta Otolaryngol 112: 435–443.

Radack K, Wyderski RJ (1990): Conservative management of intermittent claudication. Ann Intern Med 113: 135–146.

Robless P, Mikhailidis DP, Stansby GP (2008): Cilostazol for peripheral arterial disease. Cochrane Database Syst Rev. 2008 Jan 23;(1):CD003748

Schillinger M, Sabeti S, Loewe C, Dick P, Amighi J, Mlekusch W, Schlager O, Cejna M, Lammer J, Minar E (2006): Balloon angioplasty versus implantation of nitinol stents in the superficial femoral artery. N Engl J Med 354: 1879–1888.

Schreiber BE, Agrup C, Haskard DO, Luxon LM. (2010): Sudden sensorineural hearing loss. Lancet 375: 1203–1211.

Transparenzkommission (1983): Transparenzliste für das Teilgebiet periphere arterielle Durchblutungsstörungen. Bundesanzeiger Nr. 169 vom 9.9.1983.

Wei BP, Mubiru S, O'Leary S (2006): Steroids for idiopathic sudden sensorineural hearing loss. Cochrane Database Syst Rev. 2006 Jan 25;(1):CD003998. Review.

Weinaug P (1984): Die Spontanremission beim Hörsturz. HNO 32: 346–351.

25. Gichtmittel

Bernd Mühlbauer und Gerhard Schmidt

AUF EINEN BLICK

Verordnungsprofil

Die spezifische Arzneitherapie der Gicht umfasst Allopurinol, Colchicin und Benzbromaron. Standardmittel für die chronische Gicht ist Allopurinol. Es ist 2009 genau so häufig verordnet worden wie im Vorjahr.

Trend

Auf Allopurinol entfallen 95% der Verordnungen. Beim akuten Gichtanfall wird Colchicin (1% der Verordnungen) eingesetzt. Die in dieser Situation ebenfalls wirksamen nichtsteroidalen Antirheumatika werden in der Zusammenstellung dieses Kapitels nicht erfasst. Die Verordnungen des Urikosurikums Benzbromaron haben 2009 leicht zugenommen. Bei der Kombination von Allopurinol und Benzbromaron ist ein Verordnungsrückgang eingetreten.

Gicht ist eine Stoffwechselkrankheit, die mit erhöhten Harnsäurespiegeln im Serum einhergeht. Diese sind zunächst symptomlos. Gichtkomplikationen entstehen durch kristalline Ausfällung der Harnsäure. In der Synovia von Gelenken führt dies zu schmerzhaften Gichtanfällen, im Gewebe zu immunologischer Reaktion mit Knötchenbildung (Tophi), in der Niere zu Uratsteinen.

Basis der Therapie ist eine Diät mit reduzierter Purinzufuhr. Der größte Teil der Harnsäure stammt jedoch aus dem körpereigenen Purinmetabolismus. Nach epidemiologischen Untersuchungen erhöhen Übergewicht und erheblicher Alkoholkonsum, unabhängig von der Harnsäureserumkonzentration, das Risiko eines Gichtanfalls (Lin et al. 2000). Neben purinarmer Kost sind daher Gewichtreduktion und Einschränkung des Alkoholkonsums wichtige nichtmedikamentöse Maßnahmen. Die asymptomatische Hyperurikämie erfordert keine routinemäßige Arzneitherapie, da viele hyperurikämische Patienten keine Gichtanfälle entwickeln und umgekehrt die Harnsäurespiegel bei einem akuten Gichtanfall im Normalbereich liegen können (Zhang et al. 2006a). Trotzdem ist die Hyperurikämie mit einem Harnsäurespiegel über 6 mg/dl ein wichtiger Risikofaktor der Gicht. Vor dem ersten Gichtanfall sind Tophi oder Nierenschäden selten nachweisbar.

Die medikamentöse Therapie der symptomatisch gewordenen Gicht zielt auf die Behandlung des akuten Gichtanfalls und auf die dauerhafte Senkung der Harnsäurespiegel. Sie gliedert sich in drei Therapieprinzipien: Unterdrückung der zum Gichtanfall führenden Entzündungsreaktion, Hemmung der Harnsäurebildung durch Urikostatika und Förderung der Harnsäureausscheidung durch Urikosurika. Die European League Against Rheumatism (EULAR) hat gut begründete evidenzbasierte Empfehlungen zur Diagnose und Therapie der Gicht entwickelt (Zhang et al. 2006a, Zhang et al. 2006b).

Für die Therapie des *akuten Gichtanfalls* kommen Colchicin und nichtsteroidale Antiphlogistika (z. B. Indometacin, Diclofenac) in Frage. Beide sind wirksam zur Linderung der akuten Gichtsymptome, haben aber auch ihre spezifischen Nebenwirkungen (Zhang et al. 2006b). Colchicin kann insbesondere in höheren Dosierungen schwere Durchfälle auslösen, bei nichtsteroidalen Antiphlogistika besteht ein erhöhtes Risiko gastrointestinaler Blutungen. Üblicherweise werden nichtsteroidale Antiphlogistika verwendet. Diese Präferenz beruht jedoch mehr auf Tradition und persönlicher Erfahrung, da beide Behandlungen nicht direkt miteinander verglichen wurden. Bei Kontraindikationen gegen Colchicin oder nichtsteroidale Antiphlogistika sind systemische Glucocorticoide (Prednisolon, Triamcinolon) mit gutem Erfolg gegeben worden, wenn auch keine überzeugenden Belege für diese Therapie existieren (Janssens et al. 2008). Mit Colchicin in geringeren Dosierungen ist auch eine effektive Prophylaxe von Gichtanfällen möglich.

Eine harnsäuresenkende Dauertherapie der *symptomatisch gewordenen Gicht* ist bei Patienten nach wiederholten Gichtanfällen, Gichtarthropathie, Tophi oder radiologischen Veränderungen indiziert (Zhang et al. 2006b). Ziel der Harnsäuresenkung ist die Auflösung bestehender Harnsäureablagerungen und die Prävention neuer Ablagerungen. Als Grenzwert wurde ein Harnsäurespiegel über 6 mg/dl definiert, der etwas unter dem Löslichkeitsprodukt der Harnsäure bei Körpertemperatur und neutralem pH liegt. Zur Senkung der Harnsäurespiegel wird entweder die Harnsäurebildung durch Xanthinoxidasehemmstoffe wie Allopurinol reduziert oder die renale Harnsäureausscheidung durch Urikosurika wie Benzbromaron gesteigert. Letztere sind bei Patienten mit eingeschränkter Nierenfunktion und Gichtnephropathie kontraindiziert.

Bislang nicht befriedigend geklärt ist die ausreichende Allopurinoldosis (Übersicht bei Sundy 2010). Eine Steigerung der üblichen Tagesdosis von 300 auf 600 mg erhöhte die Ansprechrate von 26% auf 78%. Eine weitere Möglichkeit der Effektsteigerung könnte der nach pharmakologischen Daten wirksamere Xanthinoxidasehemmer Febuxostat (*Adenuric*) darstellen, der im Februar 2010 eingeführt wurde. Allerdings muss sich dieser im Vergleich zu Allopurinol siebenmal teurere Wirkstoff in der Praxis erst noch bewähren. Insbesondere muss das Sicherheitsprofil verfolgt werden, da sich in Zulassungsstudien Hinweise auf ein erhöhtes kardiovaskuläres Risiko ergaben (European Medicines Agency 2008). Daher sollte dieses Medikament Fällen vorbehalten bleiben, in denen Allopurinol nicht verschrieben werden kann oder in hoher Dosierung keine ausreichende Wirkung zeigt.

Verordnungsspektrum

Die Gichtmittel bilden mit 18 Präparaten unter den 3000 am häufigsten verordneten Arzneimitteln ein kleines Indikationsgebiet (Tabelle 25.1). Nicht in der Auswertung dieses Kapitels erfasst sind nichtsteroidale Antirheumatika (siehe Antirheumatika und Antiphlogistika, Kapitel 16) und Glucocorticoide (siehe Corticosteroide, Kapitel 21), mit denen sich ebenfalls eine wirkungsvolle Behandlung von Gichtanfällen durchführen lässt. Bis auf zwei Colchicinpräparate, ein Benzbromaronpräparat und ein Kombinationspräparat aus Allopurinol und Benzbromaron sind nur Allopurinol-Monopräparate vertreten. Allopurinolpräparate repräsentieren 95% der verordneten Tagesdosen und sind 2009 gegenüber dem Vorjahr nicht verändert. Trotz fehlender Preisunterschiede zum Originalpräparat (*Zyloric*) dominieren Generika. Benzbromaron weist leicht gestiegene Verordnungszahlen gegenüber dem Vorjahr auf (Tabelle 25.1).

Neben den Allopurinolmonopräparaten findet sich 2009 noch ein Kombinationspräparat aus Allopurinol und Benzbromaron auf der Liste der 3000 häufigsten Verordnungen (Tabelle 25.1). Aus theoretischen Gründen könnte es sinnvoll erscheinen, die Prinzipien Xanthinoxidasehemmung und Urikosurie zu kombinieren, um dadurch eine Wirkungssteigerung zu erzielen oder eine Dosisreduktion der Einzelsubstanzen zu ermöglichen. In der Praxis ist diese Kombination jedoch problematisch, weil Benzbromaron die Ausscheidung des wirksamen Metaboliten von Allopurinol (Oxipurinol) erhöht (Löffler et al.

Tabelle 25.1: Verordnungen von Gichtmitteln 2009. Angegeben sind die 2009 verordneten Tagesdosen, die Änderungen gegenüber 2008 und die mittleren Kosten je DDD 2009.

Präparat	Bestandteile	DDD in Mio.	Änd. in %	DDD-Kosten in €
Allopurinol				
Allobeta	Allopurinol	79,3	(+296,7)	0,23
Allopurinol-ratiopharm	Allopurinol	72,9	(-21,4)	0,25
Allopurinol AL	Allopurinol	59,1	(-23,5)	0,25
Allopurinol HEXAL	Allopurinol	50,5	(-14,2)	0,25
Allopurinol- 1 A Pharma	Allopurinol	23,5	(+4,3)	0,25
Allopurinol Heumann	Allopurinol	15,2	(-6,8)	0,25
Allo-CT	Allopurinol	10,0	(-31,9)	0,24
Allopurinol STADA	Allopurinol	8,8	(-22,1)	0,20
Allopurinol Sandoz	Allopurinol	7,8	(-21,8)	0,24
Allopurinol AbZ	Allopurinol	4,8	(-15,7)	0,24
Zyloric	Allopurinol	4,2	(-14,9)	0,24
Allopurinol dura	Allopurinol	4,2	(-27,2)	0,19
Cellidrin	Allopurinol	3,8	(+41,4)	0,23
Remid	Allopurinol	2,1	(-43,8)	0,24
		346,1	(-0,1)	0,24
Colchicin				
Colchicum-Dispert	Herbstzeitlosen-samenextrakt	2,6	(+3,0)	1,25
Colchysat Bürger	Herbstzeitlosen-blütenextrakt	1,4	(-3,5)	0,83
		4,0	(+0,6)	1,10
Benzbromaron				
Benzbromaron AL	Benzbromaron	8,5	(+0,5)	0,17
Kombinationspräparate				
Allo. comp-ratiopharm	Allopurinol Benzbromaron	7,2	(-5,1)	0,22
Summe		365,8	(-0,2)	0,25

1983). Daher sollte es besonderen Indikationen (z.B. schnelle Senkung besonders hoher Harnsäurespiegel) vorbehalten bleiben und nicht zur Standardtherapie in Form fixer Kombinationen verwendet werden.

Colchicin ist ein Alkaloid aus Blüten und Samen der Herbstzeitlose. Es wird für die Akuttherapie des Gichtanfalls und die vorübergehende Anfallsprophylaxe zu Beginn einer medikamentösen Therapie zur

Harnsäuresenkung eingesetzt. In Deutschland werden die Pflanzenextrakte der Herbstzeitlose verwendet, während in anderen Ländern das Reinalkaloid als Handelspräparat zur Verfügung steht. Die Verordnungszahlen der Colchicinpräparate sind gegenüber dem Vorjahr leicht gestiegen (Tabelle 25.1).

Literatur

European Medicines Agency (2008): CHMP Assessment Report for Adenuric. Internet: http://www.ema.europa.eu/humandocs/PDFs/EPAR/adenuric/H-777-en6.pdf

Janssens H, Lucassen P, Van de Laar F, Janssen M, Van de Lisdonk E (2008): Systemic corticosteroids for acute gout. Cochrane Database Syst Rev. 2008 Apr 16; (2): CD005521.

Lin KC, Lin HY, Chou P (2000): Community based epidemiological study on hyperuricemia and gout in Kin-Hou. J Rheumatol 27: 1045–1050.

Löffler W, Simmonds HA, Gröbner W (1983): Gout and uric acid nephropathy: Some new aspects in diagnosis and treatment. Klin Wochenschr 61: 1223–1239.

Sundy JS (2010): Progress in the pharmacotherapy of gout. Curr Opin Rheumatol 22: 188–193.

Zhang W, Doherty M, Pascual E, Bardin T, Barskova V, Conaghan P, Gerster J, Jacobs J, Leeb B, Lioté F, McCarthy G, Netter P, Nuki G, Perez-Ruiz F, Pignone A, Pimentão J, Punzi L, Roddy E, Uhlig T, Zimmermann-Gòrska I; EULAR Standing Committee for International Clinical Studies Including Therapeutics (2006a): EULAR evidence based recommendations for gout. Part I: Diagnosis. Report of a task force of the Standing Committee for International Clinical Studies Including Therapeutics (ESCISIT). Ann Rheum Dis 65: 1301–1311.

Zhang W, Doherty M, Bardin T, Pascual E, Barskova V, Conaghan P, Gerster J, Jacobs J, Leeb B, Lioté F, McCarthy G, Netter P, Nuki G, Perez-Ruiz F, Pignone A, Pimentão J, Punzi L, Roddy E, Uhlig T, Zimmermann-Gòrska I; EULAR Standing Committee for International Clinical Studies Including Therapeutics (2006b): EULAR evidence based recommendations for gout. Part II: Management. Report of a task force of the EULAR Standing Committee for International Clinical Studies Including Therapeutics (ESCISIT). Ann Rheum Dis 65: 1312–1324.

26. Gynäkologika

ULRICH SCHWABE

AUF EINEN BLICK

Verordnungsprofil

Der weitaus überwiegende Teil der Gynäkologikaverordnungen entfällt auf die topischen Sexualhormone, die 2009 nahezu unverändert waren. Erneut rückläufig waren dagegen Antiinfektiva, Ovulationsauslöser, Uterusmittel und dopaminerge Prolaktinhemmer.

In der Indikationsgruppe Gynäkologika stehen Mittel zur Behandlung von klimakterischen Beschwerden und gynäkologischen Infektionen im Vordergrund. Die größte Gruppe bilden die gynäkologischen Sexualhormonpräparate zur topischen Applikation. Systemisch applizierbare Sexualhormonpräparate werden im Kapitel 42 besprochen. Kleinere Indikationsgruppen bilden die Antiinfektiva, Ovulationsauslöser, Uterusmittel und Prolaktinhemmer.

Gynäkologische Antiinfektiva

Gynäkologische Antiinfektiva werden zur Lokaltherapie von Infektionen des äußeren Genitale eingesetzt. Im Vordergrund steht dabei die Kolpitis, die oft mit einer Vulvitis oder Urethritis kombiniert auftritt und als Hauptsymptom vaginalen Fluor aufweist. Die häufigsten Erreger sind Candida albicans, Trichomonas vaginalis und Enterobakterien. Nicht selten liegen Mischinfektionen vor, die eine gezielte Therapie vor allem initial erschweren.

Eine *Candidakolpitis* tritt überwiegend als Folge anderer Grundkrankheiten oder Veränderungen auf (Diabetes mellitus, Gravidität, Ovulationshemmer, Antibiotikatherapie). Zur lokalen Behandlung wird in erster Linie Clotrimazol eingesetzt, das teilweise zu den nicht verschreibungspflichtigen Arzneimitteln gehört und daher wesentlich

Tabelle 26.1: Verordnungen von gynäkologischen Antiinfektiva 2009. Angegeben sind die 2009 verordneten Tagesdosen, die Änderungen gegenüber 2008 und die mittleren Kosten je DDD 2009.

Präparat	Bestandteile	DDD in Mio.	Änd. in %	DDD-Kosten in €
Clotrimazol				
Kadefungin	Clotrimazol	1,1	(-26,7)	2,44
Antifungol Vaginal	Clotrimazol	0,6	(+26,5)	2,59
Canifug Vaginal	Clotrimazol	0,5	(-28,2)	2,45
Mykofungin Vaginal	Clotrimazol	0,3	(+113,7)	2,29
Fungizid-ratiopharm Vaginal	Clotrimazol	0,2	(-0,2)	3,21
		2,7	(-11,2)	2,51
Andere Imidazolderivate				
Inimur myko Vaginal	Ciclopirox	0,5	(-12,3)	2,43
Gyno-Daktar	Miconazol	0,2	(-3,6)	2,41
Gyno Mykotral	Miconazol	0,2	(+126,8)	1,68
Gyno-Pevaryl	Econazol	0,2	(-9,8)	4,54
		1,2	(+2,4)	2,60
Andere Antimykotika				
Arilin Vaginal	Metronidazol	0,9	(-1,4)	4,95
Vagimid/N	Metronidazol	0,04	(+7,2)	9,82
Clont Vaginal	Metronidazol	0,03	(-10,9)	9,82
		1,0	(-1,4)	5,32
Antibiotika				
Sobelin Vaginal	Clindamycin	0,4	(-17,6)	3,24
Andere Antiinfektiva				
Inimur	Nifuratel	0,6	(-3,0)	3,72
Summe		5,9	(-6,8)	3,17

seltener verordnet wurde. Bei den rezeptpflichtigen Imidazolderivaten haben sich die Verordnungen durch die Einführung des preisgünstigen Miconazolpräparates *Gyno Mykotral* stabilisiert (Tabelle 26.1).

Die *Trichomoniasis* gehört zu den sexuell übertragbaren Krankheiten und wird in erster Linie mit Metronidazol behandelt, das 2009 erneut rückläufig war. Bei *bakterieller Vaginose* (Aminkolpitis) wird ebenfalls Metronidazol empfohlen. Ähnlich wirksam wie Metronidazol ist bei dieser Indikation die topische Applikation von Clindamycin (Joesoef et

Tabelle 26.2: Verordnungen topischer Sexualhormonpräparate 2009. Angegeben sind die 2009 verordneten Tagesdosen, die Änderungen gegenüber 2008 und die mittleren Kosten je DDD 2009.

Präparat	Bestandteile	DDD in Mio.	Änd. in %	DDD-Kosten in €
Östrogene				
Ovestin Creme/Ovula	Estriol	78,3	(-2,9)	0,08
Oekolp vaginal	Estriol	67,6	(+0,7)	0,16
Linoladiol N Creme	Estradiol	43,4	(-4,6)	0,07
Estriolsalbe	Estriol	18,9	(-0,0)	0,07
Xapro	Estriol	15,4	(+11,7)	0,06
Cordes Estriol	Estriol	12,9	(+0,8)	0,07
Oestro-Gynaedron M	Estriol	12,2	(+3,4)	0,09
Estriol fem JENAPHARM	Estriol	6,9	(-4,9)	0,31
Ortho-Gynest	Estriol	2,7	(-1,8)	0,33
Vagifem	Estradiol	1,2	(-6,5)	1,82
		259,5	(-0,9)	0,11
Gestagene				
Progestogel	Progesteron	3,5	(-1,3)	0,66
Kombinationspräparate				
Linoladiol-H N Creme	Estradiol Prednisolon	3,9	(-1,1)	0,77
Gynoflor	Estriol L. acidophilus	0,6	(+1,0)	3,20
		4,5	(-0,8)	1,08
Summe		267,6	(-0,9)	0,14

26

al. 1999). Auch Nifuratel (*Inimur*) war weniger wirksam und schlechter verträglich als Metronidazol (Evans und Catterall 1970).

Topische Sexualhormonpräparate

Topische Sexualhormonpräparate enthalten mit einer Ausnahme nur Östrogene. Estriol und Estradiol werden erfolgreich im Rahmen der postmenopausalen Östrogentherapie als Lokaltherapeutika bei atrophischen urogenitalen Veränderungen eingesetzt. Hauptindikationen sind die Folgen von Genitalatrophien und postmenopausalen Dysurien. Östrogene

Tabelle 26.3: Verordnungen von weiteren Gynäkologika 2009. Angegeben sind die 2009 verordneten Tagesdosen, die Änderungen gegenüber 2008 und die mittleren Kosten je DDD 2009.

Präparat	Bestandteile	DDD in Mio.	Änd. in %	DDD-Kosten in €
Ovulationsauslöser				
Clomifen-ratiopharm	Clomifen	2,4	(+3,8)	0,36
ClomHEXAL	Clomifen	2,0	(-11,6)	0,38
		4,3	(-3,8)	0,37
Uterusmittel				
Methergin	Methylergometrin	0,8	(-43,8)	1,24
Prolaktinhemmer				
Bromocriptin-ratiopharm 2,5	Bromocriptin	0,6	(-10,8)	1,11
Summe		5,7	(-13,4)	0,57

werden nach vaginaler und kutaner Applikation schnell resorbiert und haben im Vergleich zur systemischen Therapie eine bessere symptomatische Wirkung (Long et al. 2006). Die Verordnungen topischer Östrogene haben sich auch 2009 nur wenig verändert (Tabelle 26.2).

Topisches Progesteron (*Progestogel*) wird vom Hersteller bei prämenstrueller Mastodynie zur lokalen Applikation auf der Brust empfohlen. Die Anwendung beruht auf der bisher nicht bewiesenen Annahme, dass beim prämenstruellen Syndrom ein relativer Progesteronmangel vorliegt (Gath und Iles 1988). Progesteron wird zwar zu 10% durch die Haut resorbiert, aber auch schnell zu unwirksamen Metaboliten abgebaut. Tatsächlich wirkte eine 1%-Progesteroncreme gegen zyklusbedingte Brustschmerzen nicht besser als Placebo (McFadyen et al. 1989). Auch in einer weiteren Studie an 80 postmenopausalen Frauen hatte transdermal appliziertes Progesteron trotz leichter Steigerung der Progesteronspiegel im Plasma keine messbaren Effekte auf postmenopausale Symptome (Wren et al. 2003).

Ovulationsauslöser

Clomifen (*ClomHexal, Clomifen-ratiopharm*) ist ein Antiöstrogen aus der Gruppe der Stilbene, das durch Blockade inhibitorischer Östrogenrezeptoren in Hypothalamus und Hypophyse die Gonadorelin- und Gonadotropinsekretion steigert und dadurch eine Ovulation bei anovulatorischen Zyklen auslöst. Die Verordnungen von Clomifen haben 2009 leicht abgenommen (Tabelle 26.3).

Uterusmittel

Als Uterusmittel sind Arzneimittel zusammengefasst, die in der Geburtshilfe eingesetzt werden, um die Motilität der glatten Uterusmuskulatur zu steigern oder zu hemmen (Tabelle 26.3). Methylergometrin (*Methergin*) gehört zur Gruppe der Mutterkornalkaloide und bewirkt eine langanhaltende Kontraktion des Uterus. Hauptindikation ist die postpartale Uterusatonie, insbesondere Uterusblutungen nach Plazentaablösung. Die Verordnungshäufigkeit von *Methergin* ging 2009 im Vergleich zum Vorjahr stark zurück, weil die fiktive Zulassung von *Methergin Dragees* im Januar 2009 erloschen ist (Pharmazeutische Zeitung 2008).

Prolaktinhemmer

Dopaminrezeptoragonisten aus der Gruppe der Sekalealkaloide werden in der Gynäkologie bei hyperprolaktinämischen Zuständen eingesetzt. An erster Stelle der Anwendungsgebiete stehen immer noch primäres und sekundäres Abstillen, obwohl diese Präparate nur noch bei Versagen anderer Maßnahmen eingesetzt werden sollen. Dementsprechend sind die Verordnungen schon seit 1994 um mehr als 80% zurückgegangen. Diese rückläufige Entwicklung hat sich 2009 bei dem letzten noch verbliebenen Bromocriptinpräparat fortgesetzt (Tabelle 26.3).

Literatur

Evans BA, Catterall RD (1970): Nifuratel compared with metronidazole in the treatment of trichomonal vaginitis. BMJ 2: 335–336.

Gath D, Iles S (1988): Treating the premenstrual syndrome. Brit Med J 297: 237–238.

Joesoef MR, Schmid GP, Hillier SL (1999): Bacterial vaginosis: review of treatment options and potential clinical indications for therapy. Clin Infect Dis 28 (Suppl 1): S57–S65.

Long CY, Liu CM, Hsu SC, Wu CH, Wang CL, Tsai EM (2006): A randomized comparative study of the effects of oral and topical estrogen therapy on the vaginal

vascularization and sexual function in hysterectomized postmenopausal women. Menopause 13: 737–743.
McFadyen IJ, Forrest APM, Raab GM, Macintyre CCA (1989): Progesterone cream for cyclic breast pain. Brit Med J 289: 931.
Pharmazeutische Zeitung (2008): Rückruf Methergin Dragees alle Chargen. Pharm Ztg 153 (Nr.51/52): Seite 139.
Wren BG, Champion SM, Willets K, Manga RZ, Eden JA (2003): Transdermal progesterone and its effect on vasomotor symptoms, blood lipid levels, bone metabolic markers, moods, and quality of life for postmenopausal women. Menopause 10: 13–18.

27. Herztherapeutika

THOMAS ESCHENHAGEN

AUF EINEN BLICK

Trend

Herzglykoside sind in ihren Verordnungszahlen von 2000 bis 2009 um etwa 50%, Antiarrhythmika um 40% und Koronarmittel um etwa 60% zurückgegangen. Für alle Gruppen fehlt Evidenz für prognostisch günstige Wirkungen, dazu haben Antiarrhythmika und Herzglykoside eine niedrige therapeutische Breite mit potentiell lebensbedrohlichen Nebenwirkungen. Die Zahl der häufig verwendeten Substanzen ist inzwischen überschaubar gering.

Die 2008 eingeführte Einteilung in „Herztherapeutika" umfasst die früheren Gruppen Antiarrhythmika, Kardiaka und Koronarmittel. Die Klassifikation orientiert sich primär an therapeutischen Kriterien und weniger an pharmakologischen Wirkungen, da Nitrate und Molsidomin ihren Hauptangriffspunkt nicht am Herzmuskel oder den Koronarien, sondern an peripheren Gefäßen haben. Die Zusammenfassung folgt dem ATC-System der WHO und ist wegen des kontinuierlichen Rückgangs der Verordnungen in den drei Bereichen angemessen.

Herzglykoside

Herzglykoside sind positiv inotrop wirkende Arzneimittel zur Behandlung der Herzinsuffizienz mit zusätzlich antiarrhythmischen Eigenschaften. Die Bedeutung der Herzglykoside insgesamt nimmt mit dem erfolgreichen Einsatz von ACE-Hemmern, Betarezeptorenblockern und Aldosteronantagonisten bei der Herzinsuffizienz und Betarezeptorenblockern beim Vorhofflimmern weiter ab.

Verordnungsspektrum

Wie in den vorangehenden Jahren nahm die Verordnungshäufigkeit in der gesamten Indikationsgruppe 2009 gegenüber dem Vorjahr um 5% ab (Abbildung 27.1, Tabelle 27.1). Damit sind die Herzglykosidverordnungen in den letzten 10 Jahren um über 50% zurückgegangen, während die Verordnungen von ACE-Hemmern (siehe Kapitel 5), Betarezeptorenblockern (siehe Kapitel 18) und Diuretika (siehe Kapitel 23) zunahmen. Unter den häufig verordneten Digitalisglykosiden dominiert zunehmend Digitoxin. Dies ist durchaus kritisch zu sehen, da Normalwerte der Plasmakonzentration und kontrollierte Studien zur klinischen Wirksamkeit (harte Endpunkte) fehlen.

Therapeutische Gesichtspunkte

Herzglykoside werden bei der chronischen Herzinsuffizienz und zur Reduktion der Kammerfrequenz bei Vorhofflimmern eingesetzt. Für Digoxin (und nur für dieses!) ist gezeigt worden, dass es die Notwendigkeit von Krankenhausaufnahmen bei Herzinsuffizienz senkt. Die Letalität wurde nicht signifikant gesenkt (The Digitalis Investigation Group 1997). Daher können sie zwar im NYHA-Stadien III und IV

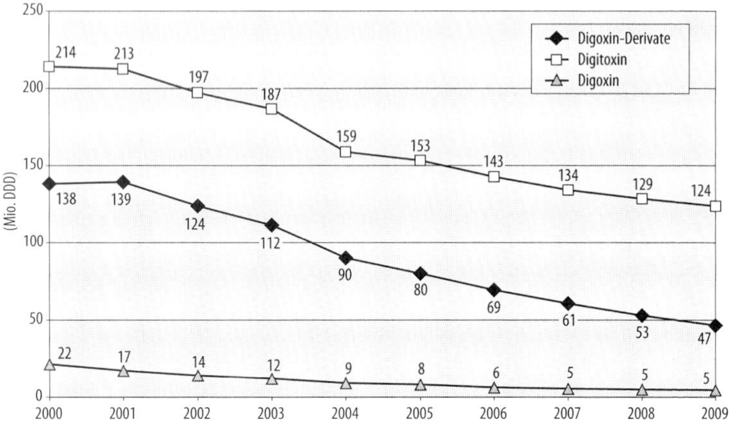

Abbildung 27.1: Verordnungen von Herzglykosiden 2000 bis 2009. Gesamtverordnungen nach definierten Tagesdosen

verordnet werden, müssen aber nicht. Klarer ist die Indikation bei Herzinsuffizienz mit Vorhofflimmern, wo sie auch ab NYHA I empfohlen werden (Hoppe et al. 2005). Allerdings sind Herzglykoside auch hier zunehmend zweite Wahl, da sie anders als Betarezeptorenblocker die Anfallsfrequenz bei paroxysmalem Flimmern nicht senken und die Senkung der Kammerfrequenz unter körperlicher Belastung deutlich geringer ist als die von Betarezeptorenblockern.

Herzglykoside haben eine bekannte geringe therapeutische Breite und lebensbedrohliche Nebenwirkungen, vor allem Herzrhythmusstörungen. Aktuelle Studien zeigen, dass die Häufigkeit an Herzglykosidüberdosierungen zwar abgenommen hat, nach einer Studie in den Niederlanden aber immer noch bei 0,04% aller Krankenhauseinweisungen oder 1,94 Krankenhauseinweisungen/1000 Patientenjahre liegt (Aarnoudse et al. 2007). Interessanterweise war die Rate bei Frauen um 40% höher als bei Männern, ein Befund, der in einer deutschen Studie bestätigt wurde (Schmiedl et al. 2007). Frauen erhielten hier in einem

Tabelle 27.1: Verordnungen von Herzglykosiden 2009. Angegeben sind die 2009 verordneten Tagesdosen, die Änderungen gegenüber 2008 und die mittleren Kosten je DDD 2009.

Präparat	Bestandteile	DDD in Mio.	Änd. in %	DDD-Kosten in €
Digoxin				
Lanicor	Digoxin	2,5	(-8,7)	0,17
β-Acetyldigoxin				
Novodigal Tabl.	β-Acetyldigoxin	16,4	(-18,8)	0,38
β-Acetyldigoxin-ratiopharm	β-Acetyldigoxin	9,7	(+23,3)	0,35
Digostada	β-Acetyldigoxin	8,3	(+0,7)	0,35
Digox-CT	β-Acetyldigoxin	2,0	(-27,5)	0,32
		36,4	(-6,9)	0,36
Metildigoxin				
Lanitop	Metildigoxin	9,5	(-15,9)	0,32
Digitoxin				
Digimerck	Digitoxin	63,8	(-3,2)	0,20
Digitoxin AWD	Digitoxin	49,3	(-1,8)	0,21
Digimed	Digitoxin	10,7	(-13,7)	0,19
		123,8	(-3,7)	0,21
Summe		172,1	(-5,2)	0,24

deutlich höheren Prozentsatz eine zu hohe Tagesdosis von Digitoxin (>1 µg/kg). Diese Daten weisen auf die Notwendigkeit einer körpergewichtsadaptierten Digitoxindosis hin, was problematisch ist, da es zwei der drei häufig verordneten Digitoxinpräparate (*Digitoxin AWD, Digimed*) zurzeit nur in der 0,07 mg Dosis gibt. Insbesondere für schlanke Frauen steht daher zurzeit nur *Digimerck pico* (0,05 mg) zur Verfügung und sollte bevorzugt eingesetzt werden.

Digoxin und Digoxinderivate sind in entsprechender galenischer Zubereitung gut bioverfügbar und ausreichend gut steuerbar. Allerdings muss bei Digoxinpräparaten die Dosis bei eingeschränkter Nierenfunktion und damit insbesondere im Alter reduziert werden, was bei Digitoxin nicht der Fall ist. Retrospektive Auswertungen weisen darauf hin, dass niedrige Digoxin-Plasmakonzentrationen (0,5–0,8 ng/ml) mit einem Vorteil, höhere (>1,2 ng/ml) aber mit einem signifikanten Überlebensnachteil einhergingen (Rathore et al. 2003). Die bisherigen „Normalwerte" von 0,8–2,0 ng/ml müssen daher als zu hoch gelten. Leider fehlen derartige Informationen zu Digitoxin, ebenso wie eine prospektive Überprüfung der niedrigen Digoxindosen. Eine weitere Nachauswertung der DIG-Studie hat aber gezeigt, dass Digoxingabe in den ersten 12 Monaten im gesamten Kollektiv mit einer signifikanten Abnahme der Gesamtletalität verbunden war (Ahmed et al. 2009). Dieser überraschende Befund lässt sich möglicherweise damit erklären, dass die insgesamt zu hohen Dosen im ersten Jahr bei im Schnitt jüngeren Patienten mit besserer Nierenfunktion noch zu „therapeutischen" Plasmakonzentrationen führten. Diese Daten lassen wiederum eine prospektive Studie dringend erforderlich erscheinen.

Anhand des Verordnungsvolumens von 176 Mio. DDD lässt sich abschätzen, dass etwa 480 000 Patienten eine Dauertherapie mit Herzglykosiden erhalten. Dies erscheint angesichts des therapeutischen Stellenwerts einer Herzinsuffizienz-Prävalenz von 2 Millionen und einer mindestens ebensolchen Häufigkeit von chronischem Vorhofflimmern ein angemessener Wert.

Wirtschaftliche Gesichtspunkte

Die DDD-Kosten der Herzglykoside waren 2009 im Vergleich zum Vorjahr stabil (Tabelle 27.1). Digitoxinpräparate sind im Schnitt mit 0,21 €/Tag deutlich günstiger als Digoxinderivate (0,32–0,38 €/Tag), was wahrscheinlich für den zunehmenden Gebrauch von Digitoxin mitverantwortlich ist. Es erstaunt aber, dass Digoxin, das den niedrigsten DDD-Preis (0,17 €/Tag) und die mit Abstand beste Datenlage aufweist, am wenigsten verordnet wird.

Antiarrhythmika

Antiarrhythmika werden zur Behandlung von tachykarden Rhythmusstörungen verwendet und hier hauptsächlich bei Vorhofflimmern. Die wichtigsten Antiarrhythmika sind Betarezeptorenblocker, weil sie – bei allerdings anderer Indikation – lebensverlängernd wirken. Sie werden aber in der Regel nicht primär als Antiarrhythmika verordnet und werden daher unter Betarezeptorenblockern besprochen (Kapitel 18). Ausnahme ist das Klasse III-Antiarrhythmikum Sotalol, das zusätzliche betarezeptorenblockierende Wirkung hat (im L-Enantiomer) und 2010 erstmalig unter den Antiarrhythmika besprochen wird (Tabelle 27.2). Bradyarrhythmien werden vorwiegend nichtmedikamentös behandelt, Parasympatholytika wie Ipratropiumbromid oder Betasympathomimetika sind nur überbrückend geeignet. Lebensbedrohliche tachykarde Herzrhythmusstörungen werden heute nichtmedikamentös durch Implantation von Defibrillatoren/Cardiovertern (ICD) behandelt (Moss et al. 2002, Sanders et al. 2005). Antiarrhythmika werden zusätzlich eingesetzt, um häufige Auslösungen des ICDs zu verhindern. Antiarrhythmika werden in Anlehnung an Vaughan Williams (1975) nach ihren elektrophysiologischen Wirkungen in vier Klassen eingeteilt: 27

I. *Membranstabilisierende Substanzen* bewirken eine Hemmung des schnellen Natriumeinstroms. Die einzelnen Substanzen unterscheiden sich in der Beeinflussung der Aktionspotenzialdauer, Nebenwirkungen sowie ihrer Verweildauer am Kanal. *Chinidinartige* (Klasse I A) verbreitern das Aktionspotenzial aufgrund einer zusätzlichen Kaliumkanal-Hemmung, während solche vom *Lidocaintyp* (Klasse I B) das Aktionspotenzial geringgradig verkürzen. *Flecainid* und *Propafenon* (Klasse I C) beeinflussen die Aktionspotenzialdauer nicht wesentlich und weisen chinidin- und lidocainähnliche Eigenschaften auf. Bei Propafenon kommen noch betarezeptorenblockierende Eigenschaften hinzu.

II. *Betarezeptorenblocker* hemmen vor allem die durch Calciumionen vermittelten arrhythmogenen und herzfrequenzsteigernden Wirkungen von Catecholaminen. Sie sind die einzigen Antiarrhythmika, für die lebensverlängernde Wirkungen bei strukturellen Herzerkrankungen nachgewiesen sind.

III. *Repolarisationshemmende Substanzen* verbreitern durch Hemmung von Kaliumauswärtsströmen das Aktionspotenzial und führen dadurch zu einer Verlängerung der Refraktärzeit. In diese Gruppe gehören Amiodaron und der Betarezeptorenblocker Sotalol.

IV. *Calciumantagonisten* blockieren den langsamen Calciumeinstrom. Prototypen dieser Gruppe sind Verapamil und Diltiazem.

Mit ähnlicher Indikation wie Calciumantagonisten werden Herzglykoside und (akut) Adenosin wegen ihrer negativ dromotropen Wirkung am AV-Knoten eingesetzt. Sie bilden eine eigene Antiarrhythmika-Klasse V.

Die traditionelle Einteilung der Antiarrhythmika darf in ihrer Bedeutung für die klinische Differentialtherapie nicht überschätzt werden, da sich die Wirksamkeit einer Substanz bei einer bestimmten Arrhythmieform nur bedingt vorhersagen läßt. Eine Vorbedingung jeder antiarrhythmischen Medikation ist eine eindeutige kardiologische Diagnose und eine Klassifikation der Rhythmusstörung. Aufgrund der allen Antiarrhythmika eigenen proarrhythmischen Wirkungen muß die Indikationsstellung streng erfolgen. Dies gilt insbesondere für eine Kombinationstherapie, die, wenn überhaupt, nur mit Substanzen aus verschiedenen Klassen durchgeführt werden sollte (z. B. Amiodaron + Betarezeptorenblocker).

Verordnungsspektrum

Unter den 3000 am häufigsten verordneten Präparaten befinden sich 2009 26 Antiarrhythmika inklusive Sotalol. Gegenüber 11 verschiedenen Substanzen 1994 erscheinen 2009 nur noch 5, die Klasse-III-Antiarrhythmika Amiodaron und Sotalol sowie die Natriumkanalblocker Flecainid (Klasse IC), Detajmium (Klasse IA) sowie Propafenon (Klasse IC) in dieser Liste (Tabelle 27.2).

Das Gesamtverordnungsvolumen der Antiarrhythmika ist seit 2000 von 185 auf 110 Mio. DDD zurückgegangen (–41%). Dieser Abwärtstrend ist aber durch zunehmende Verordnung von Amiodaron gebremst worden (Abbildung 27.2). Die Natriumkanalblocker der Klasse I C machen etwa 20% des Marktsegments aus. Sie werden vermutlich überwiegend bei supraventrikulären Arrhythmien eingesetzt. Bemerkenswert ist die gestiegene Bedeutung von Amiodaron, dessen Verordnung seit 2000 gegen den Trend um fast 100% zugenommen hat

Tabelle 27.2: Verordnungen von Antiarrhythmika 2009. Angegeben sind die 2009 verordneten Tagesdosen, die Änderungen gegenüber 2008 und die mittleren Kosten je DDD 2009.

Präparat	Bestandteile	DDD in Mio.	Änd. in %	DDD-Kosten in €
Detajmium				
Tachmalcor	Detajmium	0,6	(−9,0)	4,39
Flecainid				
Tambocor	Flecainid	3,2	(−23,9)	1,33
Flecadura	Flecainid	2,5	(+19,9)	1,07
Flecainid HEXAL	Flecainid	2,5	(+9,2)	1,24
Flecainid- 1 A Pharma	Flecainid	1,9	(+86,8)	1,08
Flecainidacetat AL	Flecainid	1,7	(+83,0)	1,07
Flecainid-ISIS	Flecainid	1,2	(−16,9)	1,06
Flecainid-ratiopharm	Flecainid	1,1	(+9,1)	1,20
		14,1	(+8,6)	1,17
Propafenon				
Propafenon AL	Propafenon	2,4	(−6,3)	0,49
Propafenon-ratiopharm	Propafenon	2,2	(−5,1)	0,49
Rytmonorm	Propafenon	1,6	(−10,7)	0,66
Propafenon HEXAL	Propafenon	1,6	(+0,2)	0,49
		7,8	(−5,7)	0,52
Amiodaron				
Amiodaron-ratiopharm	Amiodaron	6,3	(−12,9)	0,73
Amiodaron AL	Amiodaron	6,0	(−3,7)	0,68
Amiodaron Heumann	Amiodaron	5,9	(+323,7)	0,68
Amiodaron/Amio HEXAL	Amiodaron	5,6	(−9,7)	0,72
Amiodura	Amiodaron	5,4	(+108,4)	0,68
Amiodaron/Amiod- 1 A Pharma	Amiodaron	3,7	(+2,4)	0,69
Cordarex	Amiodaron	3,2	(−36,0)	0,95
Amiodaron STADA	Amiodaron	2,1	(−26,6)	0,68
		38,2	(+8,8)	0,72
Sotalol				
SotaHEXAL	Sotalol	14,9	(−10,8)	0,30
Sotalol-ratiopharm	Sotalol	9,5	(−11,5)	0,29
Sotalol AL	Sotalol	6,2	(−11,9)	0,29
Sotabeta	Sotalol	2,3	(−19,5)	0,30
Sotalex	Sotalol	2,2	(−23,0)	0,39
Sotalol- 1 A Pharma	Sotalol	1,5	(+3,8)	0,31
		36,6	(−12,1)	0,30
Summe		97,3	(−1,4)	0,63

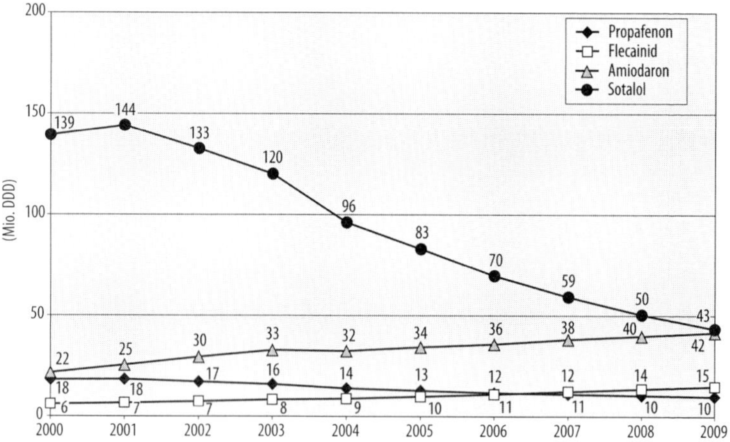

Abbildung 27.2: Verordnungen von Antiarrhythmika 2000 bis 2009. Gesamtverordnungen nach definierten Tagesdosen

(Abbildung 27.2). Dagegen ist die Verordnung von Sotalol seit 2001 um 70% zurückgegangen.

Therapeutische Gesichtspunkte

Die Gruppe der Antiarrhythmika bietet besondere Auffälligkeiten, nachdem in der CAST-Studie bei Patienten nach Myokardinfarkt mit Flecainid oder Encainid mehr Todesfälle als bei der Placebogruppe beobachtet worden waren (Echt et al. 1991). Dies hat 1989 zu einer Zulassungsbeschränkung für Flecainid geführt, die 1993 auf alle Antiarrhythmika der Klassen I A und I C sowie in abgeschwächter Form auf die Substanzen der Klassen I B und III ausgedehnt worden ist. Außerdem wurde ein Hinweis auf den fehlenden lebensverlängernden Effekt in die Gebrauchsinformation aufgenommen. Insgesamt hat sich die Erkenntnis durchgesetzt, dass Klasse I Antiarrhythmika bei struktureller Herzkrankheit, z. B. Herzinsuffizienz oder koronarer Herzkrankheit nach abgelaufenem Infarkt, mehr Schaden als Nutzen bewirken. Zur Verhinderung des arrhythmogenen plötzlichen Herztodes sind nichtmedikamentöse Maßnahmen wie die Implantation eines elektrischen Defibrillators/Kardioverters (ICD) der medikamentösen Therapie überlegen und relativ kosteneffektiv (Moss et al. 2002, Sanders et al. 2005). Häufig werden Amiodaron oder Betarezeptorenblocker adjuvant zur Reduktion der Auslösewahrscheinlichkeit von ICD-Schocks verordnet.

In den letzten Jahren sind mit dem besseren Verständnis der molekularen Ursachen des genetisch bedingten LQT-Syndroms auch die durch Arzneimittel verursachten Formen des LQT-Syndroms in das Bewusstsein gelangt. Viele der proarrhythmischen Wirkungen von Antiarrhythmika sind Folge einer Hemmung kardialer Kaliumkanäle mit Aktionspotenzialverlängerung und dem Risiko für *Torsade de pointes*-Arrhythmien. Dies gilt nicht nur für das Klasse III-Antiarrhythmikum Sotalol, sondern auch für Chinidin („Chinidinsynkope") und andere Vertreter der Klasse 1A (Ajmalin, Disopyramid, Procainamid) sowie in geringerem Umfang auch für Amiodaron.

Amiodaron hat neben seiner Kaliumkanal-blockierenden, Klasse III-Wirkung ein breites Spektrum von Wirkungen auf Natrium- und Calciumkanäle sowie Alpha- und Betarezeptoren. Daher ist sein arrhythmogenes Potenzial geringer als das anderer Antiarrhythmika. Trotz seiner unerwünschten Wirkungen auf die Schilddrüsenfunktion u.a. wegen des hohen Iodgehalts von etwa 35% und seiner Einlagerung in zahlreiche Gewebe (cave Lungenfibrose) wird es vor allem zur Behandlung sonst therapierefraktärer symptomatischer supraventrikulärer und ventrikulärer Rhythmusstörungen eingesetzt. Dies ist nachvollziehbar, denn die Nebenwirkungen von Amiodaron sind dosisabhängig, bei den zurzeit verwendeten niedrigen Dosen in der Regel tolerabel (z. B. Corneaablagerungen) und meist reversibel. Allerdings hatte Amiodaron in klinischen Studien an Patienten mit Herzinsuffizienz oder Vorhofflimmern keinen positiven Effekt auf die Überlebensprognose (Bardy et al. 2005, Roy et al. 2008).

2010 neu auf den Markt gekommen ist Dronedaron (*Multaq*), ein jodfreies Derivat von Amiodaron. Die Substanz hatte in den bisherigen Studien eine gegenüber Amiodaron um 50% geringere Wirksamkeit bei Vorhofflimmern (64% vs. 42% Wiederauftreten von Vorhofflimmern), aber auch weniger Nebenwirkungen (Le Heuzey et al. 2010, DIONYSOS). Eine vorangehende Studie an Patienten mit Herzinsuffizienz NYHA IV und schwerer linksventrikulärer Dysfunktion musste wegen erhöhter kardialer Mortalität nach Gabe von Dronedaron abgebrochen werden (Kober et al. 2008, ANDROMEDA). Zulassungsrelevant war die ATHENA Studie bei Patienten mit Vorhofflimmern, bei der Dronedaron einen kombinierten Endpunkt aus Hospitalisierung wegen kardiovaskulärer Indikation und Tod gegenüber Placebo relativ um 24% senkte (Hohnloser et al. 2009). Der Endpunkt ist naturgemäß von der Rate an

Hospitalisierung getrieben, die Gesamtmortalität wurde jedoch nicht gesenkt, allerdings auch nicht wie bei anderen Antiarrhythmika erhöht.

Die bei weitem häufigste Indikation für eine antiarrhythmische Therapie ist das Vorhofflimmern. Betarezeptorenblocker reduzieren bei permanentem Vorhofflimmern die Kammerfrequenz, bei paroxysmalem Vorhofflimmern vermindern sie auch die Anfallshäufigkeit. Sie sind daher Mittel der Wahl. Flecainid wird, bei strukturell gesundem Herzen, zunehmend als Standby-Medikation zur Unterbrechung von Anfällen empfohlen. Studien zur Rezidivprophylaxe nach Cardioversion haben gezeigt, dass sowohl eine dauerhaft gegebene Fixkombination aus Chinidin und Verapamil (*Cordichin*) als auch Sotalol wenig effektiv in der Verhinderung von erneutem Vorhofflimmern sind und mit einer Zunahme lebensbedrohlicher Herzrhythmusstörungen, bei Sotalol vor allem *torsade de pointes*, assoziiert waren (Fetsch et al. 2004, Patten et al. 2004). Zusammen mit der AFFIRM-Studie (Wyse et al. 2002) sprechen diese Daten dafür, dass man sich bei Vorhofflimmern in der Regel auf eine Kontrolle der Frequenz und Antikoagulation beschränken und die medikamentöse Rhythmuskontrolle auf hochsymptomatische Patienten beschränken sollte (Roy et al. 2008). Die Studien begründen auch die rückgehenden Verordnungen von Sotalol (Abbildung 27.2). Bei hochsymptomatischen Patienten ist die Indikation zur kurativen Vorhofflimmerablation zu erwägen (Hocini et al. 2005).

Koronarmittel

In der Indikationsgruppe Koronarmittel sind Arzneimittel zur *symptomatischen* Behandlung der koronaren Herzkrankheit zusammengefasst. Die wichtigsten Vertreter dieser Gruppe sind organische Nitrate und Molsidomin (NO-Donatoren). Hinzukommen Trapidil und neuerdings Ivabradin. Außer Koronarmitteln werden zur symptomatischen Behandlung der koronaren Herzkrankheit Calciumantagonisten (siehe Kapitel 20), unter symptomatischen und prognostischen Gesichtspunkten vor allem Betarezeptorenblocker (siehe Kapitel 18) und Statine (siehe Kapitel 31) verwendet.

Die seit Jahren rückläufige Verordnung der Koronarmittel hat sich auch 2009 fortgesetzt (Abbildung 27.3). Standardmittel zur Kupierung des akuten Angina-pectoris-Anfalls ist Glyceroltrinitrat. Mengenmäßig bedeutsamer ist die Verordnung der Langzeitnitrate Isosorbiddinitrat (ISDN) und Isosorbidmononitrat (ISMN) sowie Molsidomin zur sym-

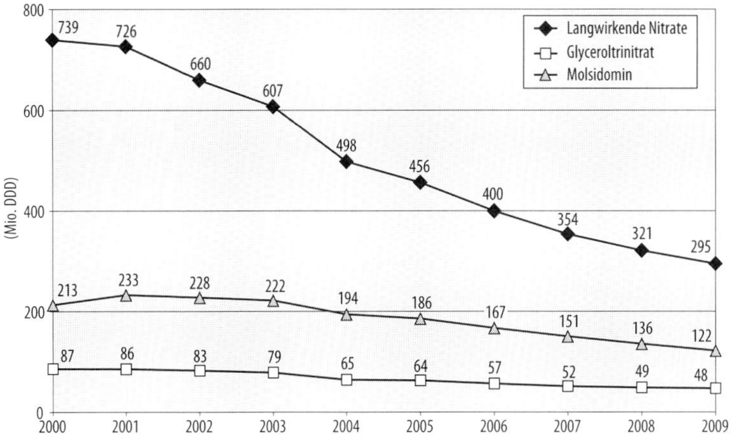

Abbildung 27.3: Verordnungen von Koronarmitteln 2000 bis 2009. Gesamtverordnungen nach definierten Tagesdosen

27

ptomatischen antianginösen Dauertherapie. Pentaerythrityltetranitrat (PETN) wurde auch 2009 wieder mehr eingesetzt. Die aus tierexperimentellen Daten erwarteten Vorteile gegenüber anderen Nitraten sind bisher nicht in Endpunktstudien nachgewiesen, eine prospektive Studie läuft gerade.

Verordnungsspektrum

Unter den 3000 am häufigsten verordneten Arzneimitteln sind im Jahr 2009 34 Koronarmittel vertreten (Tabellen 27.3 und 27.4). Das Verordnungsvolumen nach definierten Tagesdosen (DDD) hat in der ganzen Indikationsgruppe gegenüber dem Vorjahr abermals abgenommen und sich damit gegenüber 2000 mehr als halbiert (Abbildung 27.3). Dies erscheint sinnvoll, da es für NO-Donatoren in der Dauertherapie keine überzeugenden Belege für eine Reduktion von kardiovaskulärer Morbidität und Letalität gibt, sie also im Gegensatz zu den Betarezeptorenblockern rein symptomatisch wirken.

Auffallend ist die stetige Zunahme von Pentaerythrityltetranitrat (PETN, *Pentalong*), das wahrscheinlich weniger Toleranz auslöst als Isosorbiddinitrat (ISDN) und Isosorbidmononitrat (ISMN).

Tabelle 27.3: Verordnungen von Nitraten 2009. Angegeben sind die 2009 verordneten Tagesdosen, die Änderungen gegenüber 2008 und die mittleren Kosten je DDD 2009.

27

Präparat	Bestandteile	DDD in Mio.	Änd. in %	DDD-Kosten in €
Glyceroltrinitrat				
Nitrolingual	Glyceroltrinitrat	37,7	(−2,3)	0,52
Nitrangin	Glyceroltrinitrat	7,2	(−4,6)	0,41
Corangin Nitro	Glyceroltrinitrat	1,2	(−10,3)	0,48
		46,1	(−2,9)	0,50
Isosorbiddinitrat				
Isoket	Isosorbiddinitrat	53,0	(+2,1)	0,26
ISDN STADA	Isosorbiddinitrat	18,4	(−14,4)	0,16
ISDN AL	Isosorbiddinitrat	9,6	(−12,3)	0,25
ISDN-ratiopharm	Isosorbiddinitrat	9,5	(−32,6)	0,26
ISDN HEXAL	Isosorbiddinitrat	5,7	(−8,0)	0,24
ISDN-CT	Isosorbiddinitrat	4,7	(−45,3)	0,29
ISDN Sandoz	Isosorbiddinitrat	1,4	(−25,8)	0,25
		102,3	(−11,1)	0,24
Isosorbidmononitrat				
ISMN AL	Isosorbidmononitrat	19,1	(+16,0)	0,18
ISMN STADA	Isosorbidmononitrat	18,4	(+79,4)	0,18
Corangin	Isosorbidmononitrat	12,1	(−11,5)	0,21
IS 5 mono-ratiopharm	Isosorbidmononitrat	11,5	(−30,8)	0,20
Isomonit	Isosorbidmononitrat	9,6	(−21,3)	0,18
Monobeta	Isosorbidmononitrat	5,5	(−37,7)	0,18
Monoclair	Isosorbidmononitrat	5,0	(−42,4)	0,18
ISMN Sandoz	Isosorbidmononitrat	4,7	(−26,0)	0,19
ISMN AbZ	Isosorbidmononitrat	2,6	(−20,9)	0,19
ISMN-CT	Isosorbidmononitrat	2,3	(−40,7)	0,21
ISMN Heumann	Isosorbidmononitrat	1,9	(−17,7)	0,21
ISMN- 1 A Pharma	Isosorbidmononitrat	1,6	(−29,1)	0,27
Ismo	Isosorbidmononitrat	1,2	(−31,8)	0,37
		95,7	(−10,4)	0,19
Pentaerythrityltetranitrat				
Pentalong	Pentaerythrityl-tetranitrat	85,8	(+8,4)	0,58
Summe		329,9	(−5,3)	0,35

Tabelle 27.4: Verordnungen von Molsidomin und anderen Mitteln 2009. Angegeben sind die 2009 verordneten Tagesdosen, die Änderungen gegenüber 2008 und die mittleren Kosten je DDD 2009.

Präparat	Bestandteile	DDD in Mio.	Änd. in %	DDD-Kosten in €
Molsidomin				
MolsiHEXAL	Molsidomin	28,7	(-31,2)	0,19
Corvaton	Molsidomin	23,7	(+69,8)	0,22
Molsidomin STADA	Molsidomin	18,3	(+8,5)	0,16
Molsidomin AL	Molsidomin	17,6	(-12,9)	0,16
Molsidomin- 1 A Pharma	Molsidomin	12,0	(+1,3)	0,16
Molsidomin Heumann	Molsidomin	8,5	(-31,3)	0,23
Molsibeta	Molsidomin	6,8	(-26,3)	0,16
		115,5	(-8,4)	0,19
Weitere Mittel				
Procoralan	Ivabradin	6,3	(+80,6)	2,39
Rocornal	Trapidil	3,4	(-12,8)	1,70
Cardiodoron	Hyoscyamus niger herba Onopordum acanth. flos Primula veris flos	3,0	(+18,5)	0,40
		12,7	(+28,2)	1,74
Summe		128,2	(-5,7)	0,34

27

In der Gruppe der Koronarmittel spielt der Phosphodiesterasehemmer Trapidil (*Rocornal*) eine abnehmende Rolle, während der neue Hemmstoff des Schrittmacherstroms If, Ivabradin, seit seiner Zulassung 2007 einen Markteinteil von etwa 1,4% erobert hat (Tabelle 27.4).

Therapeutische Gesichtspunkte

Die Tabellen 27.3 und 27.4 zeigen, dass zur symptomatischen Therapie der koronaren Herzkrankheit Molsidomin, ISDN, ISMN und PETN in etwa gleich häufig verwendet werden. Mit ISDN und ISMN kann eine wirksame Anfallsprophylaxe durchgeführt werden. Allerdings ist zur Vermeidung einer Toleranzentwicklung zu beachten, dass die Dosis nicht zu hoch gewählt und dass ein nitratfreies bzw. nitratarmes

Intervall eingehalten wird. Das wird am besten dadurch erreicht, dass die Nitrate *un*gleichmäßig über den Tag verteilt eingenommen werden (z. B. morgens und mittags). ISMN hat gegenüber ISDN lediglich theoretische Vorzüge, z. B. eine höhere Bioverfügbarkeit, die jedoch praktisch, außer bei der Dosisfindung, keine Bedeutung besitzen. Außerdem ist ISMN wegen seiner relativ langsamen Resorption auch bei sublingualer Applikation im Gegensatz zu ISDN nicht zur Behandlung akuter Angina-pectoris-Anfälle geeignet. ISMN ist in diesem Sinne also kein „Universalpräparat".

Molsidomin wirkt ähnlich wie die Nitrate, soll aber nach experimentellen Daten eine geringere Toleranzentwicklung induzieren, weil aus Molsidomin das letztlich in der Zelle wirkende Stickstoffmonoxid (NO) nichtenzymatisch freigesetzt wird. Vergleichsstudien zeigen jedoch, dass die antiischämischen Effekte nicht nur von Isosorbiddinitrat, sondern auch von Molsidomin bereits nach 1–4 Tagen deutlich abgeschwächt sind (Wagner et al. 1991, Lehmann et al. 1998). Deshalb ist auch die zeitweise gängige Kombination von Isosorbiddinitrat am Tag mit Molsidomin in der Nacht nicht ausreichend begründet und nicht durch Studien belegt. Grundsätzlich problematisch an Molsidomin ist, dass es keine kontrollierten Endpunktstudien gibt.

PETN wird wie GTN, aber im Gegensatz zu ISDN und ISMN, über die Aldehyddehydrogenase 2 bioaktiviert (Wenzel et al. 2006) und verursacht nach Studien an Tieren und an Freiwilligen (Jurt et al. 2001, Gori et al. 2003) weniger oder gar keine Toleranz. Ob sich dies in einen klinischen relevanten Vorteil gegenüber den anderen Nitraten umsetzt, müssen klinische Studien klären.

Der Stellenwert des PDE-Hemmers Trapidil ist weiterhin unklar. Trapidil wirkt positiv inotrop und venodilatatorisch und hemmt die Thrombozytenaggregation. Damit unterscheidet es sich in seinem Wirkungsspektrum von den übrigen Koronarmitteln (Mest 1990). Es ist in seiner antianginösen Wirkung ISDN vergleichbar, die Häufigkeit von Kopfschmerz scheint jedoch geringer zu sein (Meinertz und Lehmacher 2006). Im Gegensatz zu einer offenen Studie, nach der Trapidil die Prognose von Patienten mit koronarer Herzkrankheit verbessert (Hirayama et al. 2003), hatte die Substanz in einer Placebo-kontrollierten Studie an Patienten nach elektiver Ballondilatation mit und ohne Stent keinen Einfluss auf das Risiko von Tod, Myokardinfarkt oder Reinterventionen (Maresta et al. 2005).

Ivabradin hemmt spezifisch den Schrittmacherstrom If im Sinusknoten des Herzens. Dies senkt die Herzfrequenz und damit den Energieverbrauch, ohne negative Inotropie. Studien weisen auf eine Betarezeptorenblockern vergleichbare Verlängerung der symptomfreien Belastungszeit hin (Tardif et al. 2005, Tardif 2007). In der ersten Endpunktstudie (Fox et al. 2008) an Patienten mit stabiler Angina pectoris und eingeschränkter linksventrikulärer Funktion hatte die zusätzliche Gabe von Ivabradin (zu Betarezeptorenblockern) keinen Einfluss auf den primären Endpunkt aus kardiovaskulärem Tod und Hospitalisierung wegen Infarkt oder Verschlechterung einer Herzinsuffizienz. Dennoch erfolgte im Herbst 2009 eine Indikationserweiterung auf Patienten, die mit einer optimalen Betablockerdosis unzureichend eingestellt sind und deren Herzfrequenz >70 Schläge pro Minute ist. Diese Zulassung stützt sich auf retrospektive Subgruppenanalysen und ist kritisch zu sehen.

Wirtschaftliche Gesichtspunkte

Die Preisunterschiede zwischen den beiden Langzeitnitraten ISDN und ISMN, die noch vor wenigen Jahren bei über 60% lagen, sind heute praktisch aufgehoben (Tabelle 27.3). Für PETN (*Pentalong*) gibt es keine generische Alternative. Allerdings ist zu fragen, ob die Datenlage den gegenüber dem günstigsten ISDN >3-fachen Preis rechtfertigt (Einsparpotenzial 33 Mio. €). Noch stärker gilt dies für das mit DDD-Kosten von 1,70 € besonders teure Trapidil. Das ebenfalls sehr teure Ivabradin konkurriert nicht mit den Koronarmitteln, sondern den Betarezeptorenblockern. Insgesamt ist das Einsparpotenzial im Bereich der Koronarmittel durch Umstellung eher gering und am ehesten durch Überprüfung der Indikation gegeben.

Literatur

Aarnoudse AL, Dieleman JP, Stricker BH (2007): Age- and gender-specific incidence of hospitalisation for digoxin intoxication. Drug Saf 30: 431–436.

Ahmed A, Waagstein F, Pitt B, White M, Zannad F, Young JB, Rahimtoola S (2009): Effectiveness of Digoxin in Reducing One-Year Mortality in Chronic Heart Failure in the Digitalis Investigation Group Trial. Am J Cardiol 103: 82-87.

Bardy GH, Lee KL, Mark DB, Poole JE, Packer DL, Boineau R et al. (2005): Amiodaron or an implantable cardioverter-defibrillator for congestive heart failure. N Engl J Med 352: 225-237.

Echt DS, Liebson PR, Mitchell LB, Peters RW, Obias-Manno D, Barker AH et al. (1991): Mortality and morbidity in patients receiving encainide, flecainide, or placebo. N Engl J Med 324: 781–788.

Fetsch T, Bauer P, Engberding R, Koch HP, Lukl J, Meinertz T, Oeff M, Seipel L, Trappe HJ, Treese N, Breithardt G (2004): Prevention of atrial fibrillation after cardioversion: results of the PAFAC trial. Eur Heart J. 25: 1385–94.

Fox K, Ford I, Steg PG, Tendera M, Ferrari R (2008) Ivabradine for patients with stable coronary artery disease and left-ventricular dysfunction (BEAUTIFUL): a randomised, double-blind, placebo-controlled trial. Lancet 372: 807-816.

Gori T, Al-Hesayen A, Jolliffe C, Parker JD (2003): Comparison of the effects of pentaerythritol tetranitrate and nitroglycerin on endothelium-dependent vasorelaxation in male volunteers.Am J Cardiol 91: 1392–1394.

Hirayama A, Kodama K, Yui Y, Nonogi H, Sumiyoshi T, Origasa H, Hosoda S, Kawai C, Japan Multicenter Investigation for Cardiovascular Diseases-Mochida Investigators (2003): Effect of trapidil on cardiovascular events in patients with coronary artery disease (results from the Japan Multicenter Investigation for Cardiovascular Diseases-Mochida [JMIC-M]). Am J Cardiol 92: 789–793.

27

Hocini M, Jais P, Sanders P, Takahashi Y, Rotter M, Rostock T, Hsu LF, Sacher F, Reuter S, Clementy J, Haissaguerre M (2005): Techniques, evaluation, and consequences of linear block at the left atrial roof in paroxysmal atrial fibrillation: a prospective randomized study. Circulation 112: 3688–3696.

Hohnloser SH, Crijns HJ, van Eickels M, Gaudin C, Page RL, Torp-Pedersen C, Connolly SJ; ATHENA Investigators (2009): Effect of dronedarone on cardiovascular events in atrial fibrillation. N Engl J Med 360: 668–678.

Hoppe UC, Bohm M, Dietz R, Hanrath P, Kroemer HK, Osterspey A, Schmaltz AA, Erdmann E (2005): Leitlinien zur Therapie der chronischen Herzinsuffizienz. Z Kardiol 94: 488–509.

Jurt U, Gori T, Ravandi A, Babaei S, Zeman P, Parker JD (2001): Differential effects of pentaerythritol tetranitrate and nitroglycerin on the development of tolerance and evidence of lipid peroxidation: a human in vivo study. J Am Coll Cardiol 38: 854–859.

Køber L, Torp-Pedersen C, McMurray JJ, Gøtzsche O, Lévy S, Crijns H, Amlie J, Carlsen J; Dronedarone Study Group (2008): Increased mortality after dronedarone therapy for severe heart failure. N Engl J Med 358: 2678–2687.

Lehmann G, Reiniger G, Beyerle A, Schomig A (1998): Clinical comparison of antiischemic efficacy of isosorbide dinitrate and molsidomine. J Cardiovasc Pharmacol 31: 25–30.

Le Heuzey JY, De Ferrari GM, Radzik D, Santini M, Zhu J, Davy JM (2010): A short-term, randomized, double-blind, parallel-group study to evaluate the efficacy and safety of dronedarone versus amiodarone in patients with persistent atrial fibrillation: The DIONYSOS Study. J Cardiovasc Electrophysiol 2010 April 6. [Epub ahead of print].

Maresta A, Balducelli M, Latini R, Bernardi G, Moccetti T, Sosa C, Barlera S, Varani E, Ribeiro da Silva EE, Monici Preti A, Maggioni AP; STARC II Investigators (2005): Starc II, a multicenter randomized placebo-controlled double-blind clinical trial of trapidil for 1-year clinical events and angiographic restenosis reduction after coronary angioplasty and stenting. Catheter Cardiovasc Interv. 64: 375–382.

Meinertz T, Lehmacher W for the Trapidil/ISDN Study Group (2006): Trapidil is as effective as isosorbidedinitrate for treating stable angina pectoris – a multinational, multicenter, double-blind, randomized study. Clin Res Cardiol. 95: 217–223.

Mest HJ (1990): Trapidil: a potent inhibitor of platelet aggregation. J Drug Dev 3: 143–149.

Moss AJ, Zareba W, Hall WJ, Klein H, Wilber DJ, Cannom DS, Daubert JP, Higgins SL, Brown MW, Andrews ML for the Multicenter Automatic Defibrillator Implantation Trial II Investigators (2002): Prophylactic implantation of a defibrillator in patients with myocardial infarction and reduced ejection fraction. N Engl J Med. 346: 877–883.

Patten M, Maas R, Bauer P, Luderitz B, Sonntag F, Dluzniewski M, Hatala R, Opolski G, Muller HW, Meinertz T; SOPAT Investigators (2004) Suppression of paroxysmal atrial tachyarrhythmias--results of the SOPAT trial. Eur Heart J 25: 1395–404.

Rathore SS, Curtis JP, Wang Y, Bristow MR, Krumholz HM (2003): Association of serum digoxin concentration and outcomes in patients with heart failure. JAMA 289: 871–878.

Roy D, Talajic M, Nattel S, Wyse DG, Dorian P, Lee KL et al. (2008) Rhythm control versus rat control for atrial fibrillation and heart failure. N Engl J Med 358: 2667-2677.

Sanders GD, Hlatky MA, Owens DK (2005): Cost-effectiveness of implantable cardioverter-defibrillators. N Engl J Med 353: 1471-80.

Schmiedl S, Szymanski J, Rottenkolber M, Hasford J, Thurmann PA (2007) Re: Age- and gender-specific incidence of hospitalisation for digoxin intoxication. Drug Saf 30:1171–1173; author reply 1173–1174.

The Digitalis Investigation Group (1997): The effect of digoxin on mortality and morbidity in patients with heart failure. N Engl J Med 336: 525–533.

Tardif JC (2007): Clinical results of I(f) current inhibition by ivabradine. Drugs 67 Suppl 2: 35-41.

Tardif JC, Ford I, Tendera M, Bourassa MG, Fox K (2005): Efficacy of ivabradine, a new selective I(f) inhibitor, compared with atenolol in patients with chronic stable angina. Eur Heart J 26: 2529–2536.

Vaughan Williams EM (1975): Classification of antidysrhythmic drugs. Pharmac Ther B 1: 115–138.

Wagner F, Gohlke-Barwolf C, Trenk D, Jähnchen E, Roskamm H (1991): Differences in the antiischaemic effects of molsidomine and isosorbide dinitrate (ISDN) during acute and short-term administration in stable angina pectoris. Eur Heart J 12: 994–999.

Wenzel P, Hink U, Oelze M, Seeling A, Isse T, Bruns K, Steinhoff L, Brandt M, Kleschyov AL, Schulz E, Lange K, Weiner H, Lehmann J, Lackner KJ, Kawamoto T, Munzel T, Daiber A (2007): Number of nitrate groups determines reactivity and potency of organic nitrates: a proof of concept study in ALDH-2-/- mice. Br J Pharmacol 150: 526–33.

Wyse DG, Waldo AL, DiMarco JP, Domanski MJ, Rosenberg Y, Schron EB, Kellen JC, Greene HL, Mickel MC, Dalquist JE, Corley SD; Atrial Fibrillation Follow-up Investigation of Rhythm Management (AFFIRM) Investigators (2002): A comparison of rate control and rhythm control in patients with atrial fibrillation. N Engl J Med 347: 1825–1833.

28. Hypnotika und Sedativa

Martin J. Lohse und Bruno Müller-Oerlinghausen

AUF EINEN BLICK

Trend

Auffälligste Entwicklung der Schlafmittel ist der seit 1992 zu beobachtende starke Verordnungsrückgang um etwa 70%. Seit 2004 hat sich der Rückgang der Hypnotikaverordnungen verlangsamt. Sehr deutlichen Rückgängen bei den Benzodiazepinen standen insgesamt leicht zunehmende Verordnungen bei den Benzodiazepinagonisten Zolpidem und Zopiclon gegenüber.

Bewertung

Die Umschichtung zu den kurzwirksamen Z-Substanzen ist durch ihre selektivere hypnotische Wirkung und das vermutlich geringere Abhängigkeitspotenzial gerechtfertigt. Mit dem GKV-Modernisierungsgesetz sind die Verordnungen pflanzlicher Hypnotika zu Lasten der GKV weitgehend weggefallen. Ob pflanzliche Schlafmittel eine substanzbezogene Wirkung haben, ist weiterhin nicht gesichert.

Die Diagnostik und Therapie von Schlafstörungen ist heute sehr differenziert. Dazu hat vor allem eine detaillierte Unterteilung der Schlafstörungen, ausgehend von Klassifikationen wie dem DSM-IV, der ICD-10 und der International Classification of Sleep Disorders (ICSD) beigetragen (Schenck et al. 2003, Becker et al. 2004, Sateia und Nowell 2004). Eine differenzierte Diagnostik ist auch in der 2009 aktualisierten S3-Leitlinie der Deutschen Gesellschaft für Schlafmedizin (DGSM) (2009) enthalten, die nicht industriegesponsort ist.

Die Klassifikation von Schlafstörungen erfolgt nach ICSD (Becker et al. 2004). Die jüngste Überarbeitung ICSD-2 (American Academy of Sleep Medicine 2005) unterteilt im Wesentlichen in Insomnien, Hypersomnien, Parasomnien und Schlaf-bezogene Bewegungsstörungen sowie weitere Formen (z. B. Atmungsstörungen). In der Gruppe der Insomnien sind die Schlafstörungen zusammengefasst, bei denen eine unzureichende Erholungsfunktion des Schlafes vorliegt. Sie gehen einher mit einer Beschwerde des nicht-erholsamen Schlafes und geben zur Verordnung von Hypnotika Anlass. Die Leitlinie der DGSM weist kritisch darauf hin, dass bislang kaum Therapiestudien vorliegen, welche die differenzierten ICSD-2 Kriterien berücksichtigen.

Im Vordergrund der Beschwerden steht die subjektive Wahrnehmung des nicht erholsamen Schlafes, wobei einerseits mangelnder nächtlicher Schlaf und andererseits eine übermäßige Tagesschläfrigkeit im Vordergrund stehen kann (Becker et al. 2004). Über die Häufigkeit solcher Schlafstörungen gibt es unterschiedliche Angaben. Einige Autoren gehen von bis zu einem Drittel der Bevölkerung aus (Terzano et al. 2003). Dabei wird die Prävalenz von Hypersomnien (EDS) mit bis zu 12% (Happe 2003), die des restless leg Syndroms mit 4–15% (Garcia-Borreguero et al. 2004, Schapira 2004) angegeben. Epidemiologische Untersuchungen aus den 90er Jahren berichten über eine Insomnie-Prävalenz von 15% bis 35% in Deutschland (Weyerer und Dilling 1991, Hohagen et al. 1993, Simen et al. 1995). Klagen über gestörten Schlaf finden sich nach einer norwegischen Studie bei 9–25% der über 55 Jahre alten Bevölkerung (Sivertsen et al. 2006). Auf Grund niedrigerer Zahlen in jüngeren Studien mit schärferen Kriterien (siehe Sateia und Nowell 2004, Ohayon 2002) geht die genannte Leitlinie der DGSM von 10% chronischen insomnischen Beschwerden in der Allgemeinbevölkerung aus. Bei einem Drittel handelt es sich um eine primäre Insomnie. Chronische Insomnien sind Ursache einer reduzierten Lebensqualität und eingeschränkter psychosozialer Funktionsfähigkeit. Sie implizieren ein erhöhtes Risiko für psychische und möglicherweise internistische Krankheiten.

Die Therapie der Schlafstörungen orientiert sich so weit möglich an ihren Ursachen. Während bei Schlafapnoen in jüngerer Zeit vor allem die Anwendung von positivem Atemdruck (nasal continuous positive airway pressure, nCPAP) propagiert wird, stehen z. B. beim restless leg Syndrom (Garcia-Borreguero et al. 2004, Schapira 2004) Dopaminagonisten und bei primären Hypersomnien (Black et al. 2004) Stimulantien im Vordergrund (Wiegand 2003, Becker et al. 2004). Alle diese Therapieaspekte sind mit den im vorliegenden Kapitel besprochenen Arzneimitteln nicht erfasst.

Die nachstehend diskutierten Hypnotika werden zur symptomatischen Therapie von Schlafstörungen, vor allem bei intrinsischen Dyssomnien, eingesetzt. Die Abgrenzung zu den Tranquillantien, die vorwiegend tagsüber eingenommen werden, ist pharmakologisch betrachtet oft willkürlich und beruht weitgehend auf Marketingaspekten (vgl. Psychopharmaka, Kapitel 39). Bei vielen Wirkstoffen muss aufgrund der langen

Halbwertszeit auch bei Verwendung als Hypnotikum mit einer Sedation während des auf die Einnahme folgenden Tages gerechnet werden.

Die Behandlungsbedürftigkeit ist vor allem bei solchen Patienten gegeben, deren Schlafstörungen über einen Monat mindestens dreimal pro Woche auftreten und zur Einbuße in der Tagesbefindlichkeit und Leistungsfähigkeit führen oder starken Leidensdruck, Unruhegefühle, Reizbarkeit, Angst, Depressivität, Erschöpfung und Müdigkeit auslösen (Clarenbach et al. 1995, Becker et al. 2004, Leitlinie der Deutschen Gesellschaft für Schlafmedizin 2009).

Jüngere Studien und Metaanalysen haben gezeigt, dass kognitiv-verhaltenstherapeutische Interventionen wirksam sind und die Behandlung mit Hypnotika einer verhaltenstherapeutischen Intervention unterlegen ist (Sateia und Nowell 2004). So zeigte eine placebokontrollierte Untersuchung aus Harvard an 63 Erwachsenen in jüngerem und mittleren Alter, dass Verhaltenstherapie (cognitive behavioural therapy, CBT) nicht nur einen größeren therapeutischen Effekt hatte als eine medikamentöse Behandlung, sondern dass die Effekte auch andauerten (Jacobs et al. 2004). Nach einer englischen Untersuchung ist ein solcher Ansatz auch im Kontext von Allgemeinpraxen durchführbar (Morgan et al. 2003). Zu vergleichbaren Ergebnissen kommt eine norwegische Studie (Sivertsen et al. 2006). In einer Metaanalyse waren die Effekte von Hypnotika signifikant von Placebo verschieden aber quantitativ klein (z. B. verlängert sich die Schlafzeit bei über 60-Jährigen um nicht mehr als 25 Minuten) und bei älteren Patienten mit unerwünschten Wirkungen (vor allem psychomotorische und kognitive) assoziiert (Glass et al. 2005). Eine Übersicht der American Academy of Sleep Medicine (Morin et al. 2006) fasst die zahlreichen positiven Studien zur Wirksamkeit von psychologischen und verhaltenstherapeutischen Maßnahmen zusammen, stellt aber auch fest, dass es noch keine standardisierten, durch Nicht-Spezialisten anwendbare Verfahren gibt.

Die hauptsächliche Indikation für Hypnotika besteht in der kurzfristigen (in der Regel nicht mehr als 4 Wochen) Anwendung im Sinne einer Überbrückungsmaßnahme. Über die Wirksamkeit einer längerfristigen Verwendung von Hypnotika gibt es kaum Daten, obwohl sie in der Praxis häufig vorkommt (Sateia und Nowell 2004). Eine längerfristige Anwendung scheint möglich, wenn die Medikamentengabe nicht täglich sondern im Sinne einer „bedarfsregulierten Intervalltherapie“ erfolgt. Unter diesen Bedingungen blieb zum Beispiel in einer kontrollierten Studie Zolpidem über 12 Wochen wirksam (Perlis et al. 2004).

Verordnungsspektrum

Die Hypnotika gliedern sich im Wesentlichen in drei Gruppen auf (Abbildung 28.1): Benzodiazepine, chemisch andersartige Benzodiazepinrezeptoragonisten (Nichtbenzodiazepine oder Z-Substanzen: Zopiclon, Zolpidem, Zaleplon) und pflanzliche Präparate. Daneben gibt es noch chemisch unterschiedliche Substanzen, die als Hypnotika eingesetzt werden können. Von ihnen finden sich lediglich Chloralhydrat (*Chloraldurat*) und das Antihistaminikum Doxylamin (*Sedaplus*) unter den 3000 verordnungshäufigsten Arzneimitteln. Bedeutsame Entwicklungen hat es seit vielen Jahren nicht mehr gegeben. Das klinische Wirkungsprofil des S-Enantiomers Eszopiclon dürfte sich von Zopiclon nicht relevant unterscheiden (Klotz 2006). Zur kurzzeitigen Behandlung von Schlafstörungen bei Patienten über 55 Jahre wurde das Hormon Melatonin 2007 von der EMA zugelassen. Die Studien zeigen eine schwache Wirkung, die Sicherheitsdaten sind unzureichend (European Medicines Agency 2007), der Preis ist hoch.

Insgesamt sind die Verordnungen von Hypnotika und Sedativa seit 1992 von 463 Mio. definierten Tagesdosen (DDD) (s. Arzneiverordnungs-Report 2002) auf 131 Mio. DDD im Jahre 2009 um mehr als 70% zurückgegangen. Die Abbildung 28.1 erfasst diesen Prozess für die letz-

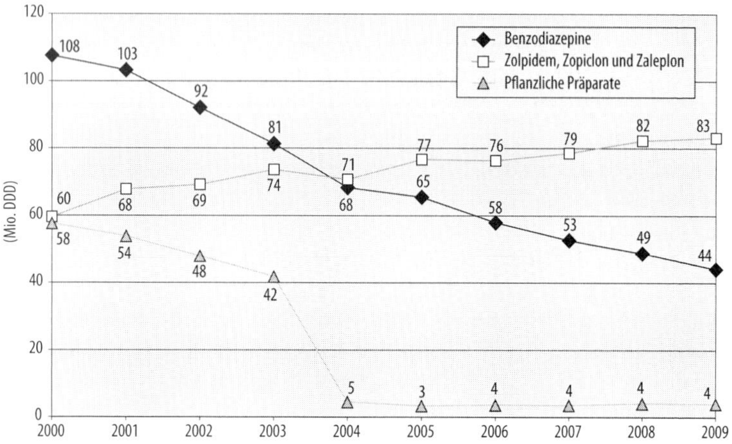

Abbildung 28.1: Verordnungen von Hypnotika und Sedativa 2000 bis 2009. Gesamtverordnungen nach definierten Tagesdosen

ten 10 Jahre. Der Verordnungsrückgang betraf 2004 in Folge des GKV-Modernisierungsgesetzes vor allem pflanzliche Hypnotika, aber auch die Benzodiazepine, jedoch nicht die neueren Substanzen Zolpidem und Zopiclon. Durch diese Verschiebungen wurde das Verordnungsvolumen der kurzwirkenden Benzodiazepinrezeptoragonisten deutlich größer als das der langwirkenden Benzodiazepine (Tabelle 28.2). Dieser Trend setzte sich seit 2005 mit deutlichen Rückgängen bei den Benzodiazepinen und geringen Zunahmen bei den Benzodiazepinagonisten fort.

Die Gesamtzahl der Verordnungen von Hypnotika im Rahmen der GKV von 131 Mio. Tagesdosen entspricht 2009 etwa 360 000 Patienten pro Tag. Im Vergleich zu den oben genannten epidemiologischen Zahlen für Schlafstörungen ist die Zahl der mit Hypnotika Behandelten demnach gering. Ob und ggf. wie die übrigen Patienten behandelt werden ist bisher unzureichend untersucht. Es kann vermutet werden, dass viele Menschen auch bei hartnäckigen Schlafstörungen deswegen nicht den Weg zum Arzt nehmen und dass in einer nicht unbeträchtlichen Zahl von Fällen statt Hypnotika auch sedierende Antidepressiva wie z. B. Mirtazapin (Shen et al. 2006) oder niederpotente Neuroleptika (vgl. Kapitel 39) verordnet werden. Während einige kontrollierte Studien für die Wirksamkeit sedierender Antidepressiva sprechen, fehlen entsprechende Belege für die Neuroleptika, vor deren Anwendung für primäre Insomnien eher gewarnt werden muss (Leitlinie der Deutschen Gesellschaft für Schlafmedizin 2009). Im Übrigen gibt es Hinweise darauf, dass mehr als die Hälfte von Zolpidem und Zopiclon über Privatrezepte verordnet wird (Hoffmann et al. 2009).

Benzodiazepine

Für den Einsatz von Benzodiazepinen als Hypnotika ist bei insgesamt ähnlichen Eigenschaften dieser Substanzen die Wirkdauer bislang der entscheidende Parameter für die differentialtherapeutische Anwendung. Deshalb werden sie in Präparate mit kurzer, mittlerer und langer Wirkdauer unterteilt. Dabei ist es wichtig zu wissen, dass die Wirkdauer nicht nur durch die Halbwertszeit der Wirksubstanz, sondern auch durch Umverteilungsprozesse, aktive Metaboliten sowie nicht zuletzt durch patientenbezogene Variablen bestimmt ist. Zu Letzteren zählt auch, dass die meisten pharmakokinetischen Daten an jungen Gesunden erhoben sind, dass aber der Metabolismus der meisten Benzodiazepine durch Leberfunktionsstörungen und ganz allgemein im Alter

Tabelle 28.1: Verordnungen kurzwirkender Benzodiazepine und Benzodiazepinrezeptoragonisten 2009. Angegeben sind die 2009 verordneten Tagesdosen, die Änderungen gegenüber 2008 und die mittleren Kosten je DDD 2009.

28

Präparat	Bestandteile	DDD in Mio.	Änd. in %	DDD-Kosten in €
Zolpidem				
Zolpidem-ratiopharm	Zolpidem	7,6	(-3,3)	0,77
Zolpidem AL	Zolpidem	7,0	(+8,8)	0,75
Zoldem	Zolpidem	3,6	(-1,1)	0,78
Zolpidem- 1 A Pharma	Zolpidem	3,6	(+24,2)	0,72
Zolpidem STADA	Zolpidem	3,5	(-13,6)	0,73
Stilnox	Zolpidem	2,5	(-17,3)	1,00
Zolpidem dura	Zolpidem	1,1	(-23,3)	0,70
Zolpidem-neuraxpharm	Zolpidem	1,0	(+0,1)	0,75
Zolpidem Sandoz	Zolpidem	1,0	(-13,9)	0,79
Bikalm	Zolpidem	0,7	(-19,1)	1,26
Zolpidem AbZ	Zolpidem	0,5	(+8,1)	0,72
Zolpidem-CT	Zolpidem	0,4	(-7,8)	0,80
		32,5	(-2,2)	0,78
Zopiclon				
Zopiclon AL	Zopiclon	11,4	(+12,1)	0,75
Zopiclon-ratiopharm	Zopiclon	11,0	(+0,8)	0,82
Zop	Zopiclon	6,5	(+10,4)	0,79
Zopiclodura	Zopiclon	3,8	(-2,7)	0,75
Zopiclon STADA	Zopiclon	3,7	(-0,6)	0,74
Zopiclon-CT	Zopiclon	3,2	(-1,9)	0,87
Zopiclon-neuraxpharm	Zopiclon	2,4	(+13,1)	0,83
Zopiclon AbZ	Zopiclon	1,8	(+15,8)	0,75
Zopiclon Sandoz	Zopiclon	1,3	(-19,8)	0,85
Zopiclon beta	Zopiclon	1,0	(+5,3)	0,75
Ximovan	Zopiclon	1,0	(-22,2)	1,10
		47,3	(+3,7)	0,79
Weitere Benzodiazepinrezeptoragonisten				
Lendormin	Brotizolam	3,6	(-9,7)	0,74
Halcion	Triazolam	1,2	(-9,8)	0,90
Sonata	Zaleplon	0,3	(-14,0)	1,54
		5,1	(-10,0)	0,82
Summe		84,8	(+0,4)	0,79

massiv verlangsamt sein kann (Klotz 1995). Dies gilt in geringerem Ausmaß für solche Substanzen, die direkt glukuronidiert werden und die deshalb mit größerer Sicherheit dosiert werden können: Lormetazepam, Oxazepam und Temazepam. Jedoch gilt Oxazepam wegen seiner relativ langsamen Resorption nicht als ideales Einschlafmittel.

Empfohlen werden bei Einschlafstörungen Präparate mit kurzer Wirkdauer, bei Durchschlafstörungen solche mit mittlerer Wirkdauer. Besonders bei langwirkenden Benzodiazepinen muss auch am nächsten Tage mit einer Sedation gerechnet werden. Sehr kurz wirkende Benzodiazepine wie Triazolam verursachen tagsüber möglicherweise Unruhe- und Angstzustände (Lader 1987). Für spezielle Indikationen können Präparate mit langer Wirkdauer gelegentlich von Nutzen sein. Es besteht dabei aber die Gefahr der Kumulation. Neben der Bedeutung der Wirkdauer ist ein schneller Wirkungseintritt für die Anwendung als Hypnotikum günstig.

Bei den Benzodiazepinen mit kurzer Wirkdauer haben sich die verordneten Tagesdosen von Brotizolam (*Lendormin*) und Triazolam (*Halcion*) wie schon seit vielen Jahren weiter verringert (Tabelle 28.1). Bei den Benzodiazepinen mit mittlerer und langer Wirkdauer sind die verordneten DDDs 2009 nochmals deutlich zurückgegangen (Tabelle 28.2).

Benzodiazepinrezeptoragonisten

Die Benzodiazepinrezeptoragonisten Zopiclon, Zolpidem und Zaleplon sind chemisch den Benzodiazepinen nicht verwandte Substanzen, die ebenfalls an Rezeptoren des γ-Aminobuttersäure (GABA)-regulierten Chloridkanals angreifen, jedoch an anderer Stelle als die Benzodiazepine. Daher ergeben sich insgesamt den Benzodiazepinen pharmakologisch ähnliche Eigenschaften. Die Halbwertszeiten betragen 3–6 Stunden für Zopiclon, 2–3 Stunden für Zolpidem und nur eine Stunde für Zaleplon. Damit haben diese Substanzen kaum oder praktisch keine Wirkungen mehr am nächsten Morgen.

Zolpidem bindet im Vergleich zu den Benzodiazepinen nur an die Subtypen des GABA/Benzodiazepinrezeptors, die die α1-Untereinheit enthalten (Crestani et al. 2000). Diese Selektivität stellt vermutlich die Basis für ein unterschiedliches pharmakologisches Profil dar. Tierexperimentelle Studien und die bisher verfügbaren klinischen und epidemiologischen Daten deuten auf ein geringeres Abhängigkeitsrisiko von Zopiclon und Zolpidem. Eine Analyse von weltweit publizierten Fällen

Tabelle 28.2: Verordnungen von mittel- und langwirksamen Benzodiazepinhypnotika 2009. Angegeben sind die 2009 verordneten Tagesdosen, die Änderungen gegenüber 2008 und die mittleren Kosten je DDD 2009.

Präparat	Bestandteile	DDD in Mio.	Änd. in %	DDD-Kosten in €
Lormetazepam				
Lormetazepam AL	Lormetazepam	5,8	(−4,8)	0,42
Lormetazepam-ratiopharm	Lormetazepam	5,0	(−2,5)	0,44
Noctamid	Lormetazepam	4,6	(−23,9)	0,40
		15,3	(−10,8)	0,42
Temazepam				
Planum	Temazepam	2,9	(−29,0)	0,69
Remestan	Temazepam	2,0	(−17,2)	0,86
Temazep-CT	Temazepam	1,4	(+149,7)	0,97
		6,3	(−11,2)	0,80
Nitrazepam				
Nitrazepam AL	Nitrazepam	2,7	(−4,1)	0,42
Nitrazepam-neuraxpharm	Nitrazepam	1,1	(+2,1)	0,39
Radedorm	Nitrazepam	0,7	(−21,4)	0,59
		4,5	(−6,0)	0,44
Flunitrazepam				
Flunitrazepam-ratiopharm	Flunitrazepam	2,9	(−5,0)	0,64
Fluninoc	Flunitrazepam	1,5	(−8,9)	0,63
Flunitrazepam-neuraxpharm	Flunitrazepam	1,1	(−7,0)	0,64
Rohypnol	Flunitrazepam	1,0	(−23,5)	0,68
Flunitrazepam- 1 A Pharma	Flunitrazepam	0,6	(−6,0)	0,62
		7,3	(−9,3)	0,64
Flurazepam				
Dalmadorm	Flurazepam	1,4	(−19,9)	0,80
Flurazepam real Dolorgiet	Flurazepam	0,8	(+34,9)	0,66
Staurodorm Neu	Flurazepam	0,8	(−26,6)	0,92
		3,1	(−12,2)	0,79
Summe		36,5	(−10,1)	0,56

von Missbrauch und Abhängigkeit kommt zu dem Schluss, dass die Substanzen relativ sicher sind und Missbrauchsgefahr im Wesentlichen nur bei Patienten mit bekannten Abhängigkeiten sowie psychiatrischen Patienten besteht (Hajak et al. 2003). Neuere Publikationen geben jedoch Hinweise, dass Benzodiazepinrezeptoragonisten über längere Zeit und in höheren Dosen als empfohlen verordnet wurden und damit ein höheres Abhängigkeitsrisiko aufweisen, als bisher angenommen wurde (Cimolai 2007, Hoffmann et al. 2008). Die WHO hat bisher aus unbekannten Gründen nur Zolpidem auf die Liste IV im Sinne der Wiener Konvention gesetzt, was bedeutet, dass aus der Sicht der WHO das Missbrauchs- und Abhängigkeitsrisiko von Zolpidem demjenigen von Benzodiazepinen gleichgestellt wird. Verschiedentlich wurden Schlafwandeln und psychiatrische Nebenwirkungen im Zusammenhang mit der Einnahme von Zolpidem beobachtet (Anonym 2007).

Der 1999 eingeführte „ultrakurz" wirkende Benzodiazepinagonist Zaleplon (*Sonata*), das in dieser Wirkgruppe teuerste Präparat, hat sich in Deutschland nicht durchsetzen können, ganz im Gegensatz zu den USA. Es scheint bei uns auch nicht stark beworben zu werden. Die bisherigen Daten sprechen für eine gute Wirksamkeit bei Einschlafstörungen und geringe Beeinträchtigung von Psychomotorik und Gedächtnis (Dooley und Plosker 2000). Bisherige Publikationen stellen das Fehlen von Hangover und Reboundeffekten und damit die Möglichkeit, Schlafstörungen direkt zum Zeitpunkt ihres Auftretens zu behandeln, heraus (Lader 2001, Heydorn 2000). In den USA scheint derweil das Zopiclon-Stereoisomer (Eszopiclon, *Lunesta*) erhebliche Marktanteile zu gewinnen. Angeblich wird bei länger dauernder Gabe keine Toleranz beobachtet.

Insgesamt haben sich die Hinweise bestätigt, dass Zolpidem und Zopiclon ein günstigeres Nutzen/Risiko-Verhältnis haben als klassische Benzodiazepine. Von beiden Substanzen ist inzwischen eine kaum übersehbare Zahl von Präparaten am Markt. Trotz ihres weiterhin im Vergleich zu Benzodiazepinen höheren Preises hat die Verordnung dieser Präparate mit guten Gründen die Benzodiazepine als Schlafmittel im Jahr 2004 erstmals überholt (Abbildung 28.1), wobei sich 2009 eine leichte Verordnungsabnahme von Zolpidem im Vergleich zu einer geringen Zunahme des länger wirkenden Zopiclon zeigt (Tabelle 28.1).

Chloralhydrat

Die Verordnungen von *Chloraldurat* (Tabelle 28.3) zeigten viele Jahre einen wellenförmigen Verlauf, im letzten Jahrzehnt waren sie insgesamt rückläufig. Dieser Trend war auch 2009 zu beobachten. Chloralhydrat ist bei leichteren Schlafstörungen interessant, weil es praktisch keine

Störungen der Schlafphasen verursacht. In verkapselter Form ist es für Patienten im Allgemeinen akzeptabel, obwohl auch bei dieser Darreichungsform gastrointestinale Nebenwirkungen auftreten können. Eine geringe therapeutische Breite und mögliche kardiovaskuläre Nebenwirkungen begrenzen aber die Verwendung dieses Arzneimittels besonders bei kardiovaskulären Risikopatienten.

Antihistaminika

Antihistaminika (H_1-Rezeptorenblocker) sind Sedativa/Hypnotika mit langsamer Anflutung über einen Zeitraum von 2–4 Stunden und im Vergleich zu den Benzodiazepinen geringerer hypnotischer Wirkungsstärke (Glass et al. 2003). Hypnotika aus der Gruppe der Antihistaminika sind bei oraler Gabe nicht verschreibungspflichtig, da sie – trotz ausgeprägter anticholinerger und antiadrenerger Wirkungen – eine relativ geringe akute Toxizität haben. Als weiterer Vorteil wird das geringe Abhängigkeitspotenzial angesehen. Als einziges Präparat der Antihistaminika ist Doxylamin (*Sedaplus*), das als Saft auch Kindern verschrieben werden kann, mit einem sehr kleinen Verordnungsvolumen vertreten (Tabelle 28.3).

Melatonin

Melatonin (*Circadin*) ist nach einem starken Anstieg 2009 erstmals unter den 3000 meistverordneten Arzneimitteln vertreten (Tabelle 28.3). Es wurde vermutlich wegen seines anderen Wirkungsmechanismus oder bei Jetlag-bedingten Schlafstörungen in Höhe von 1,2 Mio. DDD verordnet. Das Präparat wurde für die kurzzeitige Behandlung der primären, durch schlechte Schlafqualität gekennzeichneten Insomnie bei Patienten ab 55 Jahren zugelassen, obwohl die Studienlage widersprüchlich ist. In einer Metaanalyse von 17 placebokontrollierten Studien senkte Melatonin die Schlaflatenz um 4 Minuten und verlängerte die Schlafdauer um 13 Minuten (Brzezinski et al. 2005). Eine weitere Metaanalyse von 14 placebokontrollierten Studien kam zu dem Ergebnis, dass Melatonin für die Behandlung der meisten primären Schlafstörungen bei vierwöchiger Anwendung nicht wirksam ist (Buscemi et al 2005). In einer neueren dreiwöchigen, placebokontrollierten Studie an 170 ambulanten Patienten über 55 Jahre verbesserte retardiertes

Tabelle 28.3: Verordnungen weiterer Hypnotika 2009. Angegeben sind die 2009 verordneten Tagesdosen, die Änderungen gegenüber 2008 und die mittleren Kosten je DDD 2009.

Präparat	Bestandteile	DDD in Mio.	Änd. in %	DDD-Kosten in €
Chloralhydrat				
Chloraldurat	Chloralhydrat	1,8	(−12,7)	1,28
Antihistaminika				
Sedaplus	Doxylamin	0,2	(+1,2)	1,46
Melatonin				
Circadin	Melatonin	1,2	(+171,5)	1,26
Homöopathika				
Viburcol N	Chamomilla D1 Belladonna D2 Plantago major D3 Pulsatilla D2 Calc. carb. Hahnem. D8	1,2	(−16,9)	0,77
Summe		4,3	(+6,6)	1,14

Melatonin die Schlafqualität und die morgendliche Wachheit (Lemoine et al. 2007). Nach Auffassung der EMA ist das Produkt wirksam, wenn auch das Ausmaß der Wirkung nur gering ist (European Medicines Agency 2007). Damit ist die therapeutische Wertigkeit von Melatonin bei den primären Insomnien kritisch zu beurteilen.

Zur Behandlung des Jetlag ist das Präparat nicht zugelassen. In den USA ist unretardiertes Melatonin als Nahrungsergänzungsmittel erhältlich und dürfte eine Wirksamkeit bei Jetlag nach sehr langen Fernflügen haben, vor allem ostwärts, sofern es vorschriftsmäßig eingenommen wird (Herxheimer und Petrie 2002).

Pflanzliche Präparate

Pflanzliche Präparate aus Baldrian, Melisse, Hopfen etc. werden in der traditionellen Phytotherapie zur Behandlung von Schlaflosigkeit seit langem eingesetzt. Ihre Wirkung ist nicht ausreichend belegt. Von vielen Autoren werden sie im Wesentlichen als (Pseudo-)Placebos eingestuft. Durch das GKV-Modernisierungsgesetz sind die rezeptfreien pflanzlichen Hypnotika praktisch nicht mehr zu Lasten der GKV verordnungsfähig. Damit ist von den bis 2004 verordneten „alternativen" Arzneimitteln nur noch ein homöopathisches Mittel vertreten.

Literatur

American Academy of Sleep Medicine (2005): The international classification of sleep disorders. 2nd Ed.

Anonym (2007): Zolpidem (Stilnox u. a.): Schlafwandeln, „Schlafessen" und „Schlaffahren". Arzneitelegramm 38: 31–32.

Becker HF, Mayer G, Penzel T (2004): Schlafstörungen und schlafbezogene Atmungsstörungen. Internist 45: 57–81.

Black JE, Brooks SN, Nishino S (2004): Narcolepsy and syndromes of primary excessive daytime somnolence. Semin Neurol 24: 271–282.

Brzezinski A, Vangel MG, Wurtman RJ, Norrie G, Zhdanova I, Ben-Shushan A, Ford I (2005): Effects of exogenous melatonin on sleep: a meta-analysis. Sleep Med Rev 9: 41–50.

Buscemi N, Vandermeer B, Hooton N, Pandya R, Tjosvold L, Hartling L, Baker G, Klassen TP, Vohra S (2005): The efficacy and safety of exogenous melatonin for primary sleep disorders. A meta-analysis. J Gen Intern Med 20: 1151–1158.

Cimolai N (2007): Zopiclone: is it a pharmacologic agent for abuse? Can Fam Physician 53: 2124–2129.

Clarenbach P, Steinberg R, Weeß HG, Berger M, Hajak G et al (1995): Empfehlungen zu Diagnostik und Therapie der Insomnie. Deutsche Gesellschaft für Schlafforschung und Schlafmedizin DGSM. Nervenarzt 66: 723–729.

Crestani F, Martin JR, Möhler H, Rudolph U (2000): Mechanism of action of the hypnotic zolpidem in vivo. Br J Pharmacol 131: 1251–1254.

Deutsche Gesellschaft für Schlafforschung und Schlafmedizin (DGSM) (2009): S3-Leitlinie Nicht erholsamer Schlaf/Schlafstörungen. Somnologie 13: 4–160. Internet: www.charite.de/dgsm/dgsm/downloads/akkreditierung_ergebnisqualitaet/S3-Leitlinie_Nicht_erholsamer_Schlaf-Schlafstoerungen.pdf

Dooley M, Plosker GL (2000): Zaleplon: a review of its use in the treatment of insomnia. Drugs 60: 413–445.

Englert S, Linden M (1998): Differences in self-reported sleep complaints in elderly persons living in the community who do or do not take sleep medication. J Clin Psychiatry 59: 137–144.

European Medicines Agency (2007): Circadin. Europäischer öffentlicher Beurteilungsbericht (EPAR). Internet: www.emea.europa.eu/humandocs/ PDFs/EPAR/circadin/H-695-en6.pdf

Garcia-Borreguero D, Odin P, Schwarz C (2004): Restless legs syndrome: an overview of the current understanding and management. Acta Neurol Scand 109: 303–317.

Glass JR, Sproule BA, Herrmann N, Streiner D, Busto UE (2003): Acute pharmacological effects of temazepam, diphenhydramine, and valerian in healthy elderly subjects. J Clin Psychopharmacol 23: 260–268.

Glass J, Lanctot KL, Herrmann N, Sproule BA, Busto UE (2005) : Sedative hypnotics in older people with insomnia : meta-analysis of risks and benefits. Br Med J 331: 1169

Hajak G, Müller WE, Wittchen HU, Pittrow D, Kirch W (2003): Abuse and dependence potential for the non-benzodiazepine hypnotics zolpidem and zopiclone: a review of case reports and epidemiological data. Addiction 98: 1371–1378.

Happe S (2003): Excessive daytime sleepiness and sleep disturbances in patients with neurological diseases: epidemiology and management. Drugs 63: 2725–2737.

Herxheimer A, Petrie KJ (2002): Melatonin for the prevention and treatment of jet lag. Cochrane Database Syst Rev. 2002; (2): CD001520

Heydorn WE (2000): Zaleplon – a review of a novel sedative hypnotic used in the treatment of insomnia. Expert Opin Investig Drugs 9: 841–858.

Hoffmann F, Scharffetter W, Glaeske G (2009): Verbrauch von Zolpidem und Zopiclon auf Privatrezepten zwischen 1993 und 2007. Nervenarzt 80: 578–583.

Hoffmann F, Pfannkuche M, Glaeske G (2008): Hochverbrauch von Zolpidem und Zopiclon Querschnittsstudie auf Basis von Krankenkassendaten. Nervenarzt 79: 67–72.

Hohagen F, Rink K, Käppler C, Schramm E, Riemann D, Weyerer S, Berger M (1993): Prevalence and treatment of insomnia in general practice. European Archives of Psychiatry and Clinical Neuroscience 242: 329–336.

Jacobs GD, Pace-Schott EF, Stickgold R, Otto MW (2004): Cognitive behavior therapy and pharmacotherapy for insomnia: a randomized controlled trial and direct comparison. Arch Intern Med 164: 1888–1896.

Klotz U (1995): Benzodiazepin-Hypnotika; Pharmakokinetik. In: Riederer P, Laux G, Pöldinger W (Hrsg): Neuropsychopharmaka, Bd 2. Springer-Verlag, Wien, S. 135–139.

Klotz U (2006): Eszopiclon (Lunesta®, Estorra®) vs. Zopiclon. Arzneiverordnung in der Praxis 33: 15–16.

Lader M (1987): Clinical Pharmacology of Benzodiazepines. Ann Rev Med 38: 19–28.

Lader MH (2001): Implications of hypnotic flexibility on patterns of clinical use. Int J Clin Pract 116 (Suppl): 14–19.

Lemoine P, Nir T, Laudon M, Zisapel N (2007): Prolonged-release melatonin improves sleep quality and morning alertness in insomnia patients aged 55 years and older and has no withdrawal effects. J Sleep Res 16: 372–380.

Morgan K, Dixon S, Mathers N, Thompson J, Tomeny M (2003): Psychological treatment for insomnia in the management of long-term hypnotic drug use: a pragmatic randomised controlled trial. Br J Gen Pract 53: 923–928.

Morin CM, Bootzin RR, Buysse DJ, Edinger JD, Espie CA, Lichstein KL (2006): Psychological and behavioral treatment of insomnia. Sleep 29: 1398–1414.

Ohayon MM (2002): Epidemiology of insomnia: what we know and what we still need to learn. Sleep Med Rev 6: 97–111.

Perlis ML, McCall WV, Krystal AD, Walsh JK (2004): Long-term, non-nightly administration of zolpidem in the treatment of patients with primary insomnia. J Clin Psychiatry 65: 1128–1137.

Sateia MJ, Nowell PD (2004): Insomnia. Lancet. 364: 1959–73.

Schenck CH, Mahowald MW, Sack RL (2003): Assessment and management of insomnia. JAMA 289(19): 2475–2479.

Schapira AH (2004): Restless legs syndrome: an update on treatment options. Drugs 64: 149–158.

Shen J, Chung SA, Kayumov L, Moller H, Hossain N, Wang X et al (2006): Polysomnographic and symptomatological analyses of major depressive disorder patients treated with mirtazapine. Can J Psychiatry 51: 27–34.

Simen S, Hajak G, Schlaf G, Westenhöfer J, Rodenbeck A, Bandel B, Pudel V, Rüther E (1995): Chronifizierung von Schlafbeschwerden. Nervenarzt 66: 686–695.

Sivertsen B, Omvik S, Pallesen S, Bjorvatn B, Havik OE, Kvale G, Nielsen GH, Nordhus IH (2006): Cognitive behavioral therapy vs zopiclone for treatment of chronic primary insomnia in older adults: a randomized controlled trial. JAMA 295: 2851–2858.

Terzano MG, Rossi M, Palomba V, Smerieri A, Parrino L (2003): New drugs for insomnia: comparative tolerability of zopiclone, zolpidem and zaleplon. Drug Saf 26: 261–282.

Weyerer S, Dilling H (1991): Prevalence and treatment of insomnia in the community: Results from the upper Bavarian field study. Sleep 14: 392–398.

Wiegand MH (2003): Arzneimittelbehandlung von Schlafstörungen im Alter. Internist 44: 1187–1192.

29. Hypophysen- und Hypothalamushormone

Ulrich Schwabe

AUF EINEN BLICK

Verordnungsprofil

Hauptvertreter der Hypophysen- und Hypothalamushormone sind Wachstumshormon, Somatostatin, Gonadotropinpräparate und Vasopressinanaloga. Wachstumshormonpräparate haben ihre bisherige Aufwärtsentwicklung fortgesetzt und sind mit einem Umsatz von 203 Mio. € die umsatzstärkste Gruppe der Hypophysen- und Hypothalamushormone. Leichte Zunahmen zeigen auch Somatostatinanaloga (70 Mio. €). Follitropinpräparate (52 Mio. €) wurden etwas mehr verordnet, liegen aber immer noch erheblich unter dem Niveau vor der Einführung der geänderten Kostenregelungen für die künstliche Befruchtung im Jahre 2004. Die Verordnungen der Vasopressinanaloga für die Behandlung des zentralen Diabetes insipidus waren erneut leicht rückläufig.

Hormone der Hypophyse und des Hypothalamus sind die zentralen Steuerungshormone für endokrine Drüsen und somatische Körperfunktionen. So regeln einige Hypophysenhormone die periphere Hormonproduktion in Schilddrüse, Nebennierenrinde und Gonaden, andere steigern Wachstum, Laktation, peripheren Gefäßtonus und renale Wasserrückresorption. Die Steuerung der hypophysären Hormonfreisetzung erfolgt einerseits zentral durch die übergeordneten Releasinghormone und Hemmstoffe des Hypothalamus, andererseits bei einigen Hypophysenhormonen durch die peripheren Hormone der endokrinen Drüsen über eine inhibitorische Feedbackregulation.

Hypophysen- und Hypothalamushormone sind ursprünglich in erster Linie als Diagnostika für die Funktionsprüfung endokriner Organe eingesetzt worden. Seit 1993 hat auch ihre therapeutische Bedeutung stark zugenommen. Besonders zu nennen ist die Hemmung gonadotroper Funktionen durch Gonadorelinanaloga bei der hormonsuppressiven Behandlung des Prostatakarzinoms, die Substitution des Wachstumshormonmangels und die ovarielle Stimulation mit Gonadotropinen zur Behandlung der weiblichen Infertilität im Rahmen der In-vitro-Fertilisation.

Verordnungsspektrum

Die Bestimmungen des GKV-Modernisierungs-Gesetzes zur künstlichen Befruchtung (§ 27 Abs. 3, SGB V) haben 2004 zu tiefgreifenden Veränderungen geführt, da die Behandlungskosten für die künstliche Befruchtung nur noch zu 50% von den Krankenkassen übernommen werden. Die Arzneimittelausgaben für Hypophysen- und Hypothalamushormone haben sich nach dem tiefen Einbruch im Jahre 2004 (290 Mio. €) in den folgenden Jahren wieder erholt und sind 2009 auf 417 Mio. € angestiegen (2008: 387 Mio. €). Es sind relativ teure Arzneimittel mit Tagestherapiekosten bis zu 100 €. Wegen der geringen Zahl der verordneten Präparate wurde die Verordnungsanalyse auf Präparate mit mindestens 3000 Verordnungen ausgedehnt und damit 28 Präparate erfasst.

Gonadorelinpräparate

Neben dem natürlichen Gonadotropin-Releasinghormon (Gonadorelin, GnRH, LHRH) werden synthetische Gonadorelinanaloga eingesetzt, die aufgrund ihrer stärkeren Wirkung und längeren Wirkungsdauer die hypophysären Gonadorelinrezeptoren desensitisieren und dann als funktionelle Gonadorelinantagonisten die hypophysäre Gonadotropinsekretion und die nachgeschaltete gonadale Steroidsynthese hemmen.

Präparate von Goserelin (*Zoladex-Gyn*) und Leuprorelin (*Trenantone Gyn*, *Enantone Gyn*) werden für die Behandlung der Endometriose und des Uterus myomatosus eingesetzt. Ein weiterer Vertreter dieser Gruppe ist Nafarelin (*Synarela*), das zweimal täglich als Nasenspray appliziert wird. Es wird ebenfalls für die hormonsuppressive Therapie der Endometriose eingesetzt. Außerdem wird es für die Vorbereitung der assistierten Fertilisation zur Ausschaltung der endogenen Gonadotropinausschüttung verwendet. Darüber hinaus werden Gonadorelinanaloga in großem Umfang für die hormonsuppressive Therapie des fortgeschrittenen Prostatakarzinoms eingesetzt (siehe Immuntherapeutika und Zytostatika, Kapitel 30).

Mit der Einführung der beiden Gonadorelinantagonisten Cetrorelix (*Cetrotide*) und Ganirelix (*Orgalutran*) besteht die Möglichkeit einer

Tabelle 29.1: Verordnungen von Gonadorelin- und Gonadotropinpräparaten 2009. Angegeben sind die 2009 verordneten Tagesdosen, die Änderungen gegenüber 2008 und die mittleren Kosten je DDD 2009.

Präparat	Bestandteile	DDD in Mio.	Änd. in %	DDD-Kosten in €
Gonadorelinanaloga				
Zoladex-GYN	Goserelin	0,92	(−15,2)	6,62
Trenantone-Gyn	Leuprorelin	0,83	(−1,8)	5,50
Synarela	Nafarelin	0,51	(+1,1)	4,20
Enantone-Gyn	Leuprorelin	0,51	(−6,2)	5,92
Kryptocur	Gonadorelin	0,23	(+4,8)	6,47
Decapeptyl Gyn/-N	Triptorelin	0,15	(−5,2)	7,55
		3,16	(−6,1)	5,85
Gonadorelinantagonisten				
Orgalutran	Ganirelix	0,03	(+26,1)	50,96
Cetrotide	Cetrorelix	0,03	(−8,2)	48,23
		0,06	(+8,0)	49,73
Choriongonadotropin				
Predalon	Choriongonadotropin	1,85	(−13,5)	0,62
Brevactid	Choriongonadotropin	1,18	(+414,8)	0,69
Ovitrelle	Choriongonadotropin alfa	0,03	(−8,3)	52,74
		3,06	(+27,6)	1,18
Follitropinpräparate				
Puregon	Follitropin beta	0,43	(+3,7)	44,53
Menogon	Menotropin	0,39	(−1,2)	33,63
Gonal	Follitropin alfa	0,38	(+4,2)	45,91
Pergoveris	Lutropin alfa Follitropin alfa	0,02	(−1,5)	105,17
		1,22	(+2,2)	42,57
Summe		7,50	(+6,9)	10,27

29

direkten Blockade hypophysärer Gonadorelinrezeptoren (Tabelle 29.1). Dieses neue Behandlungsprinzip wirkt schneller und führt seltener zu ovarieller Überstimulation, ist allerdings wesentlich teurer als die indirekt wirkenden Gonadorelinagonisten. Die Schwangerschaftsrate ist mit beiden Verfahren gleich. Im Jahre 2009 sind die Verordnungen lediglich bei *Ganirelix* erneut deutlich angestiegen (Tabelle 29.1).

Gonadotropine

Die Gonadotropine des Hypophysenvorderlappens werden als gonadale Steuerungshormone für zahlreiche Indikationen eingesetzt. Follitropin (Follikelstimulierungshormon, FSH) stimuliert die Follikelreifung im Ovar und die Spermatogenese im Hoden. Lutropin (Luteinisierungshormon, LH) erhöht die ovarielle Steroidsynthese und induziert in der Zyklusmitte den Eisprung. In den Leydigzellen des Hodens stimuliert Lutropin die androgene Steroidsynthese. Choriongonadotropin ist ein weiteres Gonadotropin, das in der Plazenta gebildet wird und vorwiegend luteotrope Aktivität hat. Alle drei Gonadotropine werden in aktiver Form über die Niere ausgeschieden und können aus dem Harn durch Aufreinigung gewonnen werden.

Das am häufigsten verordnete Gonadotropin ist das aus Schwangerenharn gewonnene Choriongonadotropin (*Choragon, Predalon, Brevactid*). Wegen seiner LH-Aktivität ist es das bevorzugte Lutropinpräparat. In der Gynäkologie wird es zur Ovulationsauslösung nach eingetretener Follikelreifung im Rahmen der assistierten Fertilisation und in der Kinderheilkunde bei Kryptorchismus und bei verzögerter Pubertätsentwicklung zur Steigerung der Gonadenfunktion eingesetzt. Das rekombinante humane Choriongonadotropin alfa (*Ovitrelle*) hat bis auf eine bessere lokale Verträglichkeit keine Vorteile gegenüber den aus Schwangerenharn gewonnenen Präparaten (International Recombinant Human Chorionic Gonadotropin Study Group 2001), ist aber 80fach teurer (Tabelle 29.1).

Hauptindikation der Follitropinpräparate ist die weibliche Infertilität. Dabei werden sie zur Stimulation des Follikelwachstums bei hypo- oder normogonadotroper Ovarialinsuffizienz sowie zur kontrollierten ovariellen Überstimulation zur Vorbereitung einer In-vitro-Fertilisation (IVF) eingesetzt. Außerdem werden sie zur Stimulation der Spermiogenese bei hypogonadotropem Hypogonadismus zusammen mit humanem Choriongonadotropin verwendet.

Follitropinpräparate wurden etwas mehr verordnet (+2,2%), liegen aber mit einem Umsatz von 52 Mio. € immer noch erheblich unter dem Niveau von 161 Mio. € vor der Einführung der 2004 geänderten Kostenregelungen für die künstliche Befruchtung. Führendes Präparat ist nach einem weiteren Anstieg das rekombinante Gonadotropin *Puregon* (Follitropin beta) (Tabelle 29.1). Dichtauf folgt Menotropin (*Menogon*), ein humanes Menopausengonadotropin (hMG, Urogonadotropin), das aus dem Harn postmenopausaler Frauen gewonnen wird und zu gleichen Teilen Follitropin und Lutropin enthält. In den ersten Vergleichsstudien von gereinigtem Menotropin und rekombinantem Follitropin wurde als Vorteil des rekombinanten Präparates hervorgehoben, dass es in geringeren Dosen und mit kürzeren Behandlungszeiten bis zum Erreichen der Ovulation eingesetzt werden könne (Frydman et al. 2000). Ein Cochrane-Review über 14 klinische Studien mit 2612 Patientinnen ergab jedoch keine Belege dafür, dass Unterschiede zwischen humanem Menotropin und humanem rekombinantem Follitropin bezüglich Schwangerschaftsinduktion oder Lebendgeburten bestehen (Mochtar et al. 2007). Neuere randomisierte Studien an IVF-Patientinnen zeigten für die Geburtenraten ebenfalls keinen Unterschied zwischen beiden Hormonpräparaten (Baker et al. 2009, Pacchiarotti et al. 2010).

Aus pharmakologischer Sicht ist es wünschenswert, dass gerade für das schwierige Gebiet der assistierten Konzeption qualitativ hochstehende Präparate eingesetzt werden. Auch sind rekombinante Produkte einfacher anzuwenden, aber sie sind 34% teurer als gereinigte Präparate. Wenn also Kosten von Bedeutung sind, gibt es immer noch einen Platz für die Anwendung von Menotropin zur Ovulationsinduktion (Van Wely et al. 2005). Durch eine Substitution der beiden rekombinanten Follitropine (*Gonal, Puregon*) durch Menotropin (*Menogon*) ergibt sich trotz des starken Verordnungsrückgangs noch ein Einsparpotenzial von 21 Mio. € (siehe Kapitel 1, Tabelle 1.7). Auch in Frankreich wurde auf die erheblichen Einsparmöglichkeiten durch die Verwendung von Menotropin hingewiesen (de Mouzon et al. 2004).

Wachstumshormon

Wachstumshormon ist ein weiteres Hormon des Hypophysenvorderlappens. Seine wichtigste Indikation ist die Behandlung des hypophysären Minderwuchses. Die im Jahre 1985 eingeführten gentechnischen Präparate haben eindrucksvolle Erfolge bei der Steigerung des Längenwachstums von Kindern mit hypophysärem Minderwuchs ermöglicht. Die Behandlung wird für Kinder mit nachgewiesenem Wachstumshormonmangel, Turner-Syndrom und Prader-Willi-Syndrom empfohlen (National Institute for Clinical Excellence 2002). Nach Erreichen der

Tabelle 29.2: Verordnungen von Wachstumshormonen und weiteren Hypophysenhormonen 2009. Angegeben sind die 2009 verordneten Tagesdosen, die Änderungen gegenüber 2008 und die mittleren Kosten je DDD 2009.

Präparat	Bestandteile	DDD in Mio.	Änd. in %	DDD-Kosten in €
Wachstumshormone				
Genotropin	Somatropin	2,30	(+3,3)	39,68
Norditropin	Somatropin	1,42	(+7,8)	40,20
Humatrope	Somatropin	0,61	(+3,9)	38,76
Saizen	Somatropin	0,46	(+14,9)	41,24
Nutropinaq	Somatropin	0,30	(+16,4)	39,23
		5,09	(+6,3)	39,83
Wachstumshormonantagonist				
Somavert	Pegvisomant	0,18	(+10,3)	99,42
Somastatinanaloga				
Sandostatin	Octreotid	1,02	(+5,7)	68,27
ACTH-Analoga				
Synacthen	Tetracosactid	0,02	(−11,7)	10,44
Vasopressinanaloga				
Minirin	Desmopressin	2,41	(−12,3)	4,35
Nocutil	Desmopressin	1,17	(+6,6)	3,76
Desmospray/-tabs	Desmopressin	0,90	(+31,1)	4,21
Desmogalen	Desmopressin	0,56	(−3,5)	1,50
Desmopressin TAD	Desmopressin	0,20	(−8,7)	1,50
		5,24	(−1,7)	3,79
Summe		11,55	(+2,5)	26,88

Zielgröße kann die Somatropinbehandlung normalerweise beendet werden (Savage et al. 2004). Die Behandlungskosten liegen mit ca. 14.000 € pro Jahr weiterhin sehr hoch.

Seit 1996 ist Wachstumshormon auch zur Substitution des Wachstumshormonmangels bei Erwachsenen zugelassen. In kontrollierten Studien bei Erwachsenen mit Somatropinmangel gibt es Hinweise auf eine erhöhte Knochendichte, eine verbesserte Leistungsfähigkeit der Muskulatur und eine Senkung des Körperfettgehalts. In der Leitlinie des britischen National Institute for Clinical Excellence (2003) werden genaue Kriterien für eine Substitution angegeben. Ein Problem sind vor allem die hohen Behandlungskosten von Somatropin bei Erwachsenen (ca. 40.000 € pro Jahr). Als Antiagingtherapie bei gesunden Erwachsenen ist Wachstumshormon wegen zahlreicher Nebenwirkungen nicht geeignet (Liu et al. 2007). Die Altersanalyse der hier erfassten Somatropinverordnungen zeigt, dass fast ausschließlich Kinder und Jugendliche bis zu einem Lebensalter von 20 Jahren mit Wachstumshormon behandelt wurden. Die Verordnungen der fünf Somatropinpräparate haben 2009 erneut leicht zugenommen (Tabelle 29.2). Als schwer nachweisbare Substanz wird Wachstumshormon auch beim Doping zur sportlichen Leistungssteigerung missbraucht (Striegel und Simon 2007).

Somatostatinanaloga

Somatostatin hemmt die Freisetzung anderer Peptidhormone aus dem Hypophysenvorderlappen und dem Gastrointestinaltrakt. Octreotid (*Sandostatin*) ist ein Somatostatinanalog mit stärkerer und längerer Wirkung und wird zur symptomatischen Therapie endokrin aktiver Tumoren des Gastrointestinaltrakts sowie bei Akromegalie eingesetzt.

Wachstumshormonantagonist

Der Wachstumshormonantagonist Pegvisomant (*Somavert*) wurde 2003 zur Behandlung der Akromegalie auf den Markt gebracht und zeichnet sich durch eine überlegene therapeutische Wirksamkeit gegenüber anderen arzneitherapeutischen Verfahren (Dopaminagonisten, Somatostatinanaloga) aus. Im Hinblick auf den ungeklärten Einfluß von Pegvisomant auf die Hypophysentumorgröße ist die Anwendung nur bei Versagen von Operation, Bestrahlung oder Somatostatinanaloga (z.B. Octreotid) indiziert (Übersicht bei Melmed 2006).

Vasopressinanaloga

Desmopressin ist ein Derivat des Hyopohysenhinterlappenhormons Vasopressin (Adiuretin) mit verstärkter antidiuretischer Wirkung ohne wesentliche blutdrucksteigernde Aktivität. Hauptindikation ist der zentrale Diabetes insipidus. Außerdem kann es bei Hämophilie A zur

Steigerung der Faktor-VIII-Gerinnungsaktivität eingesetzt werden. Die Verordnungen der fünf am Markt vertretenen Präparate waren 2009 erneut leicht rückläufig (Tabelle 29.2).

Literatur

Baker VL, Fujimoto VY, Kettel LM, Adamson GD, Hoehler F, Jones CE, Soules MR J (2009): Clinical efficacy of highly purified urinary FSH versus recombinant FSH in volunteers undergoing controlled ovarian stimulation for in vitro fertilization: a randomized, multicenter, investigator-blind trial. Fertil Steril 91: 1005–1011.

De Mouzon J, Allavena E, Schmitt C, Frappe M (2004): In vitro fertilization in France: economic aspects and influence of the gonadotropin choice (urinary vs. recombinant) on cost. Gynecol Obstet Fertil 32: 508–518. [Article in French].

Frydman R, Howles CM, Truong F (2000): A double-blind, radomized study to compare recombinant human follicle stimulating hormone (FSH; Gonal-F) with highly purified urinary FSH (Metrodin HP) in women undergoing assisted reproductive techniques including intracytoplasmic sperm injection. The French Multicentre Trialists. Hum Reprod 15: 520–525.

International Recombinant Human Chorionic Gonadotropin Study Group (2001): Induction of ovulation in World Health Organization group II anovulatory women undergoing follicular stimulation with recombinant human follicle-stimulating hormone: a comparison of recombinant human chorionic gonadotropin (rhCG) and urinary hCG. Fertil Steril 75: 1111–1118.

Liu H, Bravata DM, Olkin I, Nayak S, Roberts B, Garber AM, Hoffman AR (2007): Systematic review: the safety and efficacy of growth hormone in the healthy elderly. Ann Intern Med 146: 104–115.

Melmed S (2006): Acromegaly. N Engl J Med 355: 2558–2573.

Mochtar M, Van der Veen, Ziech M, van Wely M (2007): Recombinant Luteinizing Hormone (rLH) for controlled ovarian hyperstimulation in assisted reproductive cycles. Cochrane Database Syst Rev. 2007 Apr 18; (2): CD005070.

National Institute for Clinical Excellence (NICE) (2002): Guidance on the use of human growth hormone (somatropin) in children with growth failure. Technology Appraisal No. 42. Internet: www.nice.org.uk/page.aspx?o= TA042guidance

National Institute for Clinical Excellence (NICE) (2003): Human growth hormone (somatropin) in adults with growth hormone deficiency. Technology Appraisal 64. Internet: www.nice.org.uk/page.aspx?o=TA064guidance

Pacchiarotti A, Sbracia M, Frega A, Selman H, Rinaldi L, Pacchiarotti A (2010): Urinary hMG (Meropur) versus recombinant FSH plus recombinant LH (Pergoveris) in IVF: a multicenter, prospective, randomized controlled trial. Fertil Steril. 2010 May 25. [Epub ahead of print].

Savage MO, Drake WM, Carroll PV, Monson JP (2004): Transitional care of GH deficiency: when to stop GH therapy. Eur J Endocrinol 151 Suppl 1: S61–65.

Striegel H, Simon P (2007): Doping: High-Tech-Betrug im Sport. Internist: 48: 737–742.

Van Wely M, Yding Andersen C, Bayram N, van der Veen F (2005): Urofollitropin and ovulation induction. Treat Endocrinol 4: 155–165.

30. Immuntherapeutika und Zytostatika

W. Jens Zeller

AUF EINEN BLICK

Verordnungsprofil

Hauptgruppen der Immuntherapeutika sind Zytokine (Interferone, koloniestimulierende Faktoren) und Immunsuppressiva. Betainterferone werden in weiter steigendem Umfang zur Behandlung der multiplen Sklerose eingesetzt, Alfainterferone vor allem bei der Hepatitis C. Hauptindikation der Immunsuppressiva ist die Prophylaxe von Abstoßungsreaktionen bei transplantierten Patienten.

Bei den Zytostatika erscheinen wegen der kleinen Verordnungszahlen nur ein Alkylans sowie Methotrexat, Mercaptopurin, Capecitabin, Imatinib, Erlotinib, Sunitinib, Hydroxycarbamid und das bei essentieller Thrombozythämie eingesetzte Anagrelid. Zuwächse zeigen die monoklonalen Antikörper Bevacizumab und Rituximab, Trastuzumab ist rückläufig. Bei den Hormonantagonisten sind vier Gonadorelinanaloga und drei Aromatasehemmer vertreten.

Bewertung

Homöopathische und bakterielle Immunstimulantien werden wegen nicht ausreichender Wirksamkeitsbelege und allergisch bedingter Nebenwirkungen kritisch betrachtet. Ihre Verordnungen sind 2009 deutlich rückläufig. Auch die Mistelpräparate, für die kein eindeutiger Wirksamkeitsnachweis vorliegt, wurden 2009 weniger verordnet.

Immuntherapeutika und Zytostatika werden traditionell gemeinsam in einem Kapitel dargestellt, weil es mehrere Überschneidungen zwischen beiden Arzneimittelgruppen gibt. In zunehmendem Maße werden auch immuntherapeutische Prinzipien in der Tumortherapie eingesetzt. Die größte Gruppe unter den Immuntherapeutika bilden die Immunsuppressiva gefolgt von den Interferonen und den Immunmodulatoren (Abbildung 30.1). Bei den Zytostatika sind die Gesamtverordnungen 2009 angestiegen. Auch die Hormonantagonisten wurden mehr verordnet (Abbildung 30.1). Trotz der seit 2002 erweiterten Analyse auf die

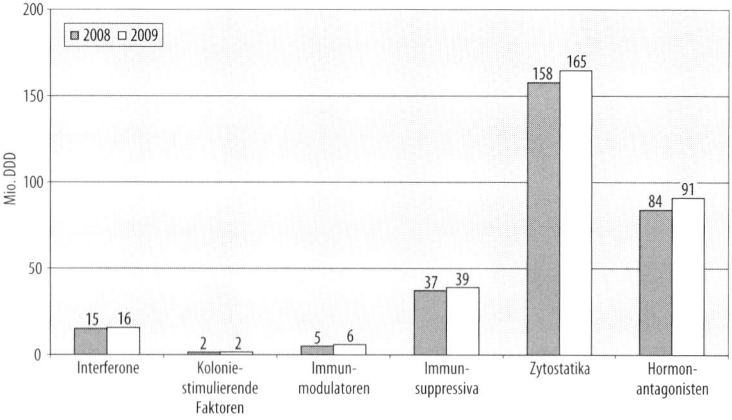

Abbildung 30.1: Verordnungen von Immuntherapeutika und Zytostatika 2009. Gesamtverordnungen nach definierten Tagesdosen

3000 verordnungshäufigsten Arzneimittel fällt nur ein kleiner Anteil von ambulant verordneten Zytostatika in die Gruppe der häufig verordneten Arzneimittel.

Immuntherapeutika

Zytokine (Interferone und koloniestimulierende Faktoren)

Als Interferone werden Stoffe mit weitgehend glykosylierter Proteinstruktur bezeichnet, denen die Aufgabe zukommt, Zellen vor einer Virusinfektion zu schützen. Insbesondere sind das bevorzugt in den Monozyten gebildete Interferon alfa-2a und die in Fibroblasten synthetisierten Interferone beta-1a und beta-1b sowie das früher als Consensus-Interferon bezeichnete Interferon alfacon-1 mit seinen antiviralen, antiproliferativen und immunmodulatorischen Eigenschaften von Interesse. Induktoren für die körpereigene Stimulation der Interferonsynthese sind neben Viren aus Bakterienoberflächen stammende Lipopolysaccharide. Betainterferone werden insgesamt in weiter steigendem Umfang zur Behandlung der multiplen Sklerose verwendet (Rieckmann et al. 2004, Goodin 2008, Multiple Sclerosis Therapy Consensus Group MSTCG 2008) (Tabelle 30.1).

Tabelle 30.1: Verordnungen von Interferonen und koloniestimulierenden Faktoren 2009. Angegeben sind die 2009 verordneten Tagesdosen, die Änderungen gegenüber 2008 und die mittleren Kosten je DDD 2009.

Präparat	Bestandteile	DDD in Mio.	Änd. in %	DDD-Kosten in €
Interferone				
Avonex	Interferon beta-1a	4,0	(+4,8)	58,61
Betaferon	Interferon beta-1b	4,0	(−6,0)	54,17
Rebif	Interferon beta-1a	3,5	(+6,1)	76,34
Pegasys	Peginterferon alfa-2a	1,6	(+3,4)	40,79
		13,1	(+1,4)	59,92
Koloniestimulierende Faktoren				
Neulasta	Pegfilgrastim	1,3	(+9,1)	81,37
Neupogen	Filgrastim	0,1	(−34,9)	195,55
Granocyte	Lenograstim	0,1	(−13,0)	216,20
		1,5	(+0,9)	100,43
Immunmodulatoren				
Copaxone	Glatirameracetat	4,5	(+15,3)	52,89
Tysabri	Natalizumab	1,5	(+20,4)	79,85
		5,9	(+16,5)	59,56
Summe		20,6	(+5,3)	62,85

Das pegylierte Alfainterferon *Pegasys* (Peginterferon alfa-2a) wurde häufiger verordnet. Es wird vorzugsweise in Kombination mit Ribavirin (*Rebetol, Copegus*) zur Behandlung der chronischen Hepatitis B und C eingesetzt (Poynard et al. 2009).

Die koloniestimulierenden Faktoren (CSF) fördern die Differenzierung von Stammzellen und Vorläuferzellen des hämatopoetischen Systems (Makrophagen/Monozyten-Vorläuferzellen: M-CSF; Neutrophile-Granulozyten-Vorläuferzellen: G-CSF, Granulozyten-, Monozyten-, Megakaryozyten-Vorläuferzellen: GM-CSF; Filgrastim (r-MetHuG-CSF), sein pegyliertes Analogon Pegfilgrastim sowie Lenograstim (rHuG-CSF) werden bei Tumorpatienten eingesetzt, die chemo- oder strahlentherapeutisch behandelt werden, um den Granulozytenabfall zumindest teilweise zu verhindern und damit auch die Behandlungsdauer zu verkürzen (Crawford et al. 2009). Das Verordnungsvolumen von Pegfilgrastim (*Neulasta*) nahm zu, während das von Lenograstim (*Granocyte*) und Filgrastim (*Neupogen*) abnahm. Die Therapiekosten, die auf der Basis der WHO-DDD berechnet werden, sind bei allen drei Vertretern der koloniestimulierenden Faktoren sehr hoch, insbesondere aber bei *Neupogen* und *Granocyte* (Tabelle 30.1).

Immunmodulatoren

Die Verordnung des Immunmodulators Glatirameracetat (*Copaxone*) hat erneut deutlich zugenommen (Tabelle 30.1). Das Präparat besteht aus synthetischen Aminosäurepolymeren und wird zur Behandlung der schubförmig remittierenden multiplen Sklerose (RRMS) eingesetzt. Eine Studie zur Langzeittherapie der RRMS mit Glatirameracetat erbrachte nach 15 Jahren eine durchschnittliche Verringerung der jährlichen Schubrate in der kontinuierlich behandelten Patientenkohorte von 1,12 auf 0,25 (Ford et al. 2010). Weiterhin zeigten zwei große randomisierte Vergleichsstudien eine vergleichbare Wirksamkeit von Glatirameracetat und Betainterferonen bezogen auf die primären Studienendpunkte (Dauer bis zum 1. Schub bzw. Senkung des Schubrisikos) (Mikol et al. 2008, O'Connor et al. 2009).

Die Verordnungen des selektiven Immunmodulators Natalizumab (*Tysabri*) sind erneut angestiegen (Tabelle 30.1). Natalizumab ist ein monoklonaler Antikörper gegen das T-Zelladhäsionsmolekül α4-Integrin, der zur Behandlung der hochaktiven, schubförmig verlaufenden multiplen Sklerose zugelassen ist. Natalizumab blockiert Oberflächenrezeptoren von Immunzellen, die für deren Auswanderung aus Blutgefäßen in Entzündungsregionen von Bedeutung sind. Dadurch werden neue Entzündungsherde im Gehirn und im Rückenmark verhindert. Natalizumab hat wegen des Risikos der Entwicklung einer progressiven multifokalen Leukenzephalopathie (PML), einer opportunistischen Virusinfektion, welche gewöhnlich zum Tod oder zu einer schweren Behinderung führt, und anderen gravierenden unerwünschten Begleitwirkungen eine streng zu beachtende enge Zulassung erhalten (vgl. Arzneiverordnungs-Report 2007, Kapitel Neue Arzneimittel). Wegen der gefährlichen Risiken und der hohen Kosten hat der Gemeinsame Bundesausschuss (2008) einen Therapiehinweis zur wirtschaftlichen Verordnung zu Natalizumab beschlossen. Trotzdem sind die Verordnungen von *Tysabri* 2009 massiv angestiegen.

Tabelle 30.2: Verordnungen von Immunglobulinen 2009. Angegeben sind die 2009 verordneten Tagesdosen, die Änderungen gegenüber 2008 und die mittleren Kosten je DDD 2009.

Präparat	Bestandteile	DDD in Mio.	Änd. in %	DDD-Kosten in €
Synagis	Palivizumab	0,9	(+20,0)	48,25
Octagam	Immunglobulin, human	0,3	(+7,5)	147,69
Intratect	Immunglobulin, human	0,2	(+0,0)	140,79
Rhophylac	Anti-D(rh)-Immunglobulin	0,1	(+35,7)	79,90
Summe		1,5	(+15,2)	82,00

Immunglobuline

Immunglobuline sind zur Substitutionstherapie bei Immunmangelkrankheiten (z. B. kongenitale Agammaglobulinämie, sekundäre Hypogammaglobulinämie) und zur Immunmodulation bei idiopathischer thrombozytopenischer Purpura, Guillain-Barré-Syndrom und Kawasaki-Syndrom zugelassen. Alles sind ausgesprochen seltene Krankheiten. Trotzdem ist das DDD-Volumen dieser Präparategruppe insgesamt erneut angestiegen (Tabelle 30.2). Nicht erfasst werden weitere Verordnungen, die über Direktlieferverträge der Krankenkassen mit Krankenhäusern und Spezialambulanzen abgewickelt werden.

Immunsuppressiva

Immunsuppressiva werden bei Organtransplantationen und Autoimmunerkrankungen weiterhin in steigendem Maße angewendet (Tabelle 30.3). Die einzelnen Wirkstoffe haben sich jedoch unterschiedlich entwickelt. Der größte Teil des Verordnungsvolumens entfällt auf Azathioprin, ein Immunsuppressivum aus der Gruppe der Purinanaloga, das über Wechselwirkungen mit dem Nukleinsäurestoffwechsel die Zahl der Lymphozyten verringert. Das Verordnungsvolumen von Azathioprin hat 2009 zugenommen.

Dagegen ist das Verordnungsvolumen der Ciclosporinpräparate rückläufig. Das speziell für die Behandlung schwer behandelbarer Formen von Autoimmunkrankheiten (rheumatoide Arthritis, Psoria-

Tabelle 30.3: Verordnungen von Immunsuppressiva 2009. Angegeben sind die 2009 verordneten Tagesdosen, die Änderungen gegenüber 2008 und die mittleren Kosten je DDD 2009.

Präparat	Bestandteile	DDD in Mio.	Änd. in %	DDD-Kosten in €
Ciclosporin				
Sandimmun	Ciclosporin	4,3	(-5,5)	14,31
Cicloral/Ciclosporin HEXAL	Ciclosporin	0,6	(-3,4)	10,25
		4,9	(-5,3)	13,82
Azathioprin				
Azathioprin- 1 A Pharma	Azathioprin	4,8	(+201,7)	1,34
Azathioprin-ratiopharm	Azathioprin	2,7	(-31,3)	1,73
Imurek	Azathioprin	2,6	(-10,6)	1,81
Azathioprin AL	Azathioprin	2,1	(+18,2)	1,32
Azathioprin beta	Azathioprin	1,8	(+39,4)	1,34
Azathioprin HEXAL	Azathioprin	1,6	(-19,9)	1,85
Azathiodura/Azathioprin dura	Azathioprin	1,0	(-25,7)	1,35
		16,6	(+11,4)	1,52
Weitere Immunsuppressiva				
CellCept	Mycophenolsäure	5,5	(+4,1)	14,89
Prograf	Tacrolimus	4,6	(+0,7)	24,99
Myfortic	Mycophenolsäure	1,4	(+18,1)	15,04
Certican	Everolimus	0,9	(+31,0)	22,10
		12,4	(+5,8)	19,16
Summe		33,9	(+6,6)	9,75

sis, Uveitis) eingeführte *Immunosporin* ist 2009 nicht mehr vertreten. Ciclosporin hemmt in einer frühen Phase die antigeninduzierte Differenzierung von T-Zellen über eine herabgesetzte Gentranskription von Interleukin-2, Interleukin-3 und Interferon-γ.

Mycophenolatmofetil (*CellCept, Myfortic*) ist ein Prodrug, welches im Organismus zur aktiven Mycophenolsäure umgewandelt wird. Es hemmt ein Schlüsselenzym der Purinsynthese, die Inosinmonophosphatdehydrogenase. Dieses Enzym wird vor allem in T- und B-Lymphozyten wirksam, während andere Zelltypen die in ihnen enthaltenen Purine wiederverwerten können. Über diesen Mechanismus kommt es zu einer selektiven Hemmung der DNS-Synthese von Lymphozyten.

Tabelle 30.4: Verordnungen von homöopathischen und bakteriellen Immunstimulantien 2009. Angegeben sind die 2009 verordneten Tagesdosen, die Änderungen gegenüber 2008 und die mittleren Kosten je DDD 2009.

Präparat	Bestandteile	DDD in Mio.	Änd. in %	DDD-Kosten in €
Homöopathische Mittel				
Contramutan/-D/-N	Echin. Angustifolia Ø Aconitum Ø Belladonna Ø Eupatorium Perfol. Ø	0,4	(−5,6)	5,43
Bakterielle Mittel				
Broncho-Vaxom	Bakterienlysat aus Haemophilus influenzae Diplococcus pneumoniae Klebsiella pneumoniae Klebsiella ozaenae Staphylococcus aureus Streptococcus pyogenes und viridans Neiseria catarrhalis	1,6	(−18,7)	0,60
Uro-Vaxom	E.coli-Fraktionen	1,5	(−28,7)	1,23
Symbioflor 1	Enterococcus faecalis	0,4	(−30,2)	1,70
		3,5	(−24,7)	1,00
Summe		3,9	(−23,2)	1,45

Auf diese Weise verlängert Mycophenolsäure die Transplantatakzeptanz und verhindert akute und chronische Abstoßungsreaktionen. Seine Verordnung hat 2009 weiter zugenommen.

Tacrolimus (*Prograf*) gehört zu den Makroliden und bindet wie Ciclosporin an ein „FK-binding"-Protein, einen zytosolischen Rezeptor (Immunophil). Seine Wirkungen ähneln denen von Ciclosporin, sein Verordnungsvolumen hat 2009 leicht zugenommen.

Neu erfasst ist *Certican* (Everolimus), ein mTOR (mammalian target of rapamycin)-Inhibitor, der in Kombination mit anderen Immunsuppressiva (Cyclosporin, Kortikosteroide) zur Vermeidung der Transplantatabstoßung (z. B. nach Nierentransplantation) eingesetzt wird. Everolimus hemmt (u. a.) die Proliferation von T-Lymphozyten.

Bedeutung hat der mTOR-Signalweg auch in der Onkologie. Antitumoreffekte von Everolimus (*Afinitor*) beim fortgeschrittenen Nierenzellkarzinom führten 2009 zur Zulassung für die Behandlung des fortgeschrittenen Nierenzellkarzinoms nach Versagen einer Behandlung mit Sunitinib oder Sorafenib (Übersicht bei Otto 2009).

Immunstimulanzien

Als Immunstimulanzien werden pflanzliche Mittel und bakterielle Mittel sowie Homöopathika verordnet. Ihre Verordnungen waren bereits 2004 nach dem Ausschluss nicht verschreibungspflichtiger Arzneimittel aus der vertragsärztlichen Versorgung durch das GKV-Modernisierungs-Gesetz drastisch zurückgegangen. Unter den 3000 meistverordneten Arzneimitteln befanden sich 2009 noch drei bakterielle Mittel (*Broncho-Vaxom, Uro-Vaxom, Symbioflor 1*) und die homöopathische Kombination *Contramutan*, deren Verordnungen gegenüber dem Vorjahr deutlich zurückgingen (Tabelle 30.4).

Zytostatika

Der größte Teil der Zytostatikaverordnungen entfällt auf 5 klassische zytostatische Wirkstoffe einschließlich eines oralen Prodrugs von 5-Fluorouracil (Capecitabin) sowie auf die Tyrosinkinaseinhibitoren Imatinib, Erlotinib und Sunitinib. Das Verordnungsvolumen in der Gruppe der monoklonalen Antikörper ist dagegen relativ klein. Eine große Zahl der kostenintensiven Zytostatika hat nur kleine Verordnungszahlen bei ambulanten Patienten und wird unter diesen Bedingungen nicht erfasst. Ebenfalls nicht erfasst werden Zytostatikarezepturen, die mit einem Umsatzvolumen von 1,7 Mrd. € (siehe Tabelle 47.2) mehrfach höher liegen und 2009 erneut stärker zugenommen haben (+ 9,9%) als die hier aufgelisteten Fertigarzneimittel (Tabelle 30.5).

Alkylanzien

Das Verordnungsvolumen von Temozolomid ist 2009 weiter gestiegen. Temozolomid ist ein alkylierendes Zytostatikum aus der Gruppe der Triazenanaloga zur Behandlung des rezidivierenden oder progredienten malignen Glioms nach Versagen der Standardtherapie. Es hat eine hohe orale Bioverfügbarkeit von 96%, passiert rasch die Bluthirnschranke

Tabelle 30.5: Verordnungen von Zytostatika 2009. Angegeben sind die 2009 verordneten Tagesdosen, die Änderungen gegenüber 2008 und die mittleren Kosten je DDD 2009.

Präparat	Bestandteile	DDD in Mio.	Änd. in %	DDD-Kosten in €
Alkylantien				
Temodal	Temozolomid	0,9	(+4,8)	100,43
Antimetabolite				
MTX/ Methotrexat HEXAL	Methotrexat	27,5	(+11,0)	0,37
Xeloda	Capecitabin	1,5	(+5,5)	27,94
MTX HEXAL Injekt	Methotrexat	0,5	(–9,6)	8,58
Puri-Nethol	Mercaptopurin	0,4	(+5,8)	6,96
		30,0	(+10,2)	2,01
Tyrosinkinaseinhibitoren				
Glivec	Imatinib	1,9	(+10,5)	139,62
Tarceva	Erlotinib	0,8	(+10,6)	84,45
Sutent	Sunitinib	0,6	(+6,2)	158,11
		3,3	(+9,7)	130,15
Ribonukleotidreduktasehemmer				
Litalir	Hydroxycarbamid	1,9	(–10,3)	6,98
Syrea	Hydroxycarbamid	1,1	(+49,6)	6,01
		3,0	(+5,5)	6,62
Anagrelid				
Xagrid	Anagrelid	0,8	(+8,2)	22,73
Monoklonale Antikörper				
Herceptin	Trastuzumab	0,4	(–12,2)	111,51
Mabthera	Rituximab	0,3	(+11,3)	127,43
Avastin	Bevacizumab	0,2	(+1,4)	156,81
		0,9	(–2,4)	126,57
Mesna				
Uromitexan	Mesna	0,3	(–5,8)	11,21
Mistelpräparate				
Iscador	Mistelkrautextrakt	4,3	(–8,5)	2,86
Helixor	Mistelkrautextrakt	3,2	(–6,3)	2,27
Abnobaviscum	Mistelkrautextrakt	1,0	(–0,3)	3,19
		8,5	(–6,8)	2,68
Summe		47,5	(+6,0)	15,96

30

und erreicht im Liquor ca. 30% der Plasmaspiegel. Die Kombination von Temozolomid mit einer Strahlentherapie erhöhte bei 573 Patienten mit erstmals diagnostiziertem Glioblastom die mittlere Überlebenszeit auf 14,6 Monate im Vergleich zu 12,1 Monaten bei alleiniger Strahlentherapie, ohne dass die Toxizität wesentlich anstieg (Stupp et al. 2005).

Antimetabolite

Methotrexat ist ein Zytostatikum und Immunsuppressivum aus der Gruppe der Folsäureantagonisten, das aufgrund einer hohen Affinität zur Dihydrofolatreduktase als Antimetabolit die Bildung der Tetrahydrofolsäure hemmt. Als Zytostatikum wird es vor allem in zahlreichen Therapieschemata zur Behandlung von Leukämien und soliden Tumoren (z. B. Mammakarzinom) eingesetzt. Insgesamt nahmen die Methotrexatverordnungen 2009 zu (Tabelle 30.5).

Auch das oral angewendete Prodrug *Xeloda* (Capecitabin), das in drei Stufen enzymatisch in 5-Fluorouracil umgewandelt wird, wurde 2009 häufiger verordnet. Es wird in der Monotherapie (metastasiertes Kolorektalkarzinom, metastasiertes Mammakarzinom) und in der Kombinationstherapie (metastasiertes Mammakarzinom) eingesetzt. Das Verordnungsvolumen des Purinantagonisten 6-Mercaptopurin (*Puri-Nethol*) nahm 2009 ebenfalls zu.

Tyrosinkinaseinhibitoren

Der Tyrosinkinaseinhibitor *Glivec* (Imatinib) wurde 2009 häufiger verordnet und nimmt ca. 36% des Umsatzvolumens aller hier erfassten Zytostatika ein. Imatinib wird bei der Philadelphia-Chromosom-positiven chronischen myeloischen Leukämie, in der chronischen Phase nach Versagen einer Interferon-alfa-Therapie, in der akzelerierten Phase oder in der Blastenkrise eingesetzt. Weiterhin wird *Glivec* (Imatinib) bei der Behandlung fortgeschrittener gastrointestinaler Stromatumoren (GIST) verwendet (Peggs und Mackinnon 2003, Hohenberger et al. 2003, Blay 2009).

Gleichfalls häufiger verordnet wurde Erlotinib (*Tarceva*), ein Tyrosinkinaseinhibitor des epidermalen Wachstumsfaktorrezeptors (EGFR/HER1), der wie Imatinib zu den kleinmolekularen Antagonisten gehört. Es wird beim nichtkleinzelligen Bronchialkarzinom eingesetzt (Shepherd et al. 2005).

Erstmals erfasst ist der Multikinasehemmer Sunitinib (*Sutent*). Sunitinib wirkt antiangiogenetisch (Hemmung von VEGF-und PDGF-Rezeptoren) und induziert direkte Antitumoreffekte. Sunitinib gehört zur Standardtherapie des metastasierten Nierenzellkarzinoms und ist Therapie der Wahl bei metastasierten gastrointestinalen Stromatumoren (GIST) nach Imatinib-Versagen (Motzer et al. 2007, Demetri et al. 2006).

Hydroxycarbamid

Hydroxycarbamid (*Litalir, Syrea*) ist ein Hemmstoff der Ribonukleosiddiphosphatreduktase und blockiert dadurch in der S-Phase die DNS-Synthese. Wesentliche Indikationen sind die chronische myeloische Leukämie und weitere myeloproliferative Erkrankungen (Polycythaemia vera rubra und essentielle Thrombozythämie). Die Verordnungen von Hydroxycarbamid haben 2009 leicht zugenommen (Tabelle 30.5).

Anagrelid

Die Verordnungen von Anagrelid (*Xagrid*) haben 2009 zugenommen; es ist ein Imidazo-Chinazolinderivat, das bei Risikopatienten mit essentieller Thrombozythämie eingesetzt wird, wenn diese ihre bisherige Therapie nicht vertragen oder nicht ausreichend darauf ansprechen. Anagrelid senkt die erhöhte Thrombozytenzahl durch Hemmung der Megakaryozytenreifung; der genaue Wirkungsmechanismus ist noch unbekannt. Im direkten Vergleich mit der Standardtherapie war es weniger wirksam (Harrison et al. 2005). Daher ist Hydroxycarbamid in Kombination mit niedrig dosierter Acetylsalicylsäure weiterhin die Primärtherapie der essentiellen Thrombozythämie.

Monoklonale Antikörper

Trastuzumab (*Herceptin*) wird zur Behandlung des metastasierenden Mammakarzinoms als Antagonist des Wachstumsfaktorrezeptors HER-2 (Human epidermal growth factor receptor-2) eingesetzt; seine Verordnungen sind rückläufig. Es handelt sich um einen monoklonalen Antikörper, der nach Bindung an HER2-überexprimierende Mammakarzinomzellen offenbar auf verschiedenen Wegen seine therapeutische Wirkung entfaltet: direkte Teilungs- und Wachstumshemmung, Aktivierung des Immunsystems, Kombinationswirkung mit Chemotherapie (z. B. Paclitaxel).

Der monoklonale Antikörper Bevacizumab (*Avastin*), der VEGF, einen Wachstumsfaktor der Gefäßneubildung, blockiert und dadurch das Gefäßwachstum innerhalb solider Tumoren hemmt, ist zugelassen zur Behandlung metastasierter kolorektaler Karzinome, inoperabler fortgeschrittener nichtkleinzelliger Bronchialkarzinome (außer Plattenepithelkarzinome) sowie zur Behandlung von Mammakarzinomen und fortgeschrittenen oder metastasierten Nierenzellkarzinomen; seine Verordnungen nahmen leicht zu.

Rituximab (*MabThera*) ist ebenfalls ein monoklonaler Antikörper, der bereits vor ca. 10 Jahren zur Therapie des CD20-positiven Non-Hodgkin-Lymphoms eingeführt wurde. Der Antikörper ist gegen das Oberflächenantigen CD20 gerichtet, das auf Prä-B-Zellen, reifen B-Lymphozyten und B-Zellen des Non-Hodgkin-Lymphoms frühe Schritte im Aktivierungsprozess des Zellzyklus und der Zelldifferenzierung reguliert. Nach Bindung des CD20-Antikörpers kommt es zur B-Zelllyse, woraus ein schneller und über 6–9 Monate anhaltender B-Zellverlust resultiert. Bei therapierefraktärem Non-Hodgkin-Lymphom wurde bei 48% der Patienten eine Remission erreicht. Seit 2006 ist Rituximab auch bei Patienten mit rheumatoider Arthritis zugelassen, die ungenügend auf andere krankheitsmodifizierende Antirheumatika einschließlich TNF-Antagonisten angesprochen haben. Vermutlich hat diese Zusatzindikation zu dem weiteren starken Anstieg der Verordnungen beigetragen (Tabelle 30.5).

Mistelpräparate

Ein erneut abnehmender Teil der Verordnungen entfällt auf die rezeptfreien Mistelpräparate (Tabelle 30.5). Sie sind nach der Ausnahmeliste gemäß § 34 Abs. 1 SGB V weiterhin verordnungsfähig. Als Indikationen werden Geschwulstkrankheiten und begleitende Störungen blutbildender Organe angegeben. Die bisher vorliegenden Daten reichen unseres Ermessens nicht aus, um eine tumorhemmende Wirksamkeit der Mistelextrakte beim Menschen eindeutig zu belegen. Obwohl einige klinische Studien einen Vorteil für die Misteltherapie zeigten, hatte die Mehrzahl der Studien methodische

Tabelle 30.6: Verordnungen von Hormonantagonisten 2009. Angegeben sind die 2009 verordneten Tagesdosen, die Änderungen gegenüber 2008 und die mittleren Kosten je DDD 2009.

Präparat	Bestandteile	DDD in Mio.	Änd. in %	DDD-Kosten in €
Leuprorelin				
Trenantone	Leuprorelin	13,7	(+1,5)	6,14
Eligard	Leuprorelin	12,7	(+21,6)	2,93
		26,3	(+10,3)	4,60
Weitere Gonadorelinanaloga				
Profact	Buserelin	6,6	(-4,7)	6,07
Zoladex	Goserelin	4,4	(-36,9)	6,28
Pamorelin	Triptorelin	2,8	(+47,0)	5,91
		13,8	(-12,9)	6,11
Aromatasehemmer				
Arimidex	Anastrozol	25,0	(+6,6)	5,97
Femara	Letrozol	15,6	(+28,0)	6,02
Aromasin	Exemestan	7,7	(+2,1)	6,24
		48,3	(+11,8)	6,03
Summe		88,4	(+6,6)	5,61

Mängel (siehe hierzu Ernst et al. 2003, Kienle et al. 2003, Kienle und Kiene 2004).

Insgesamt kann zur Misteltherapie die Schlussfolgerung gezogen werden, dass ein eindeutiger Beweis der Wirksamkeit von Mistelextrakten bei menschlichen Tumoren nicht vorliegt und ggf. weiteren Studien vorbehalten sein muss.

Hormonantagonisten

Als Hormonantagonisten werden in diesem Kapitel Gonadorelinanaloga und Aromatasehemmer für onkologische Indikationen dargestellt. Antiöstrogene (Tamoxifen, Fulvestrant) zur Behandlung des metastasierten Mammakarzinoms sind im Kapitel Sexualhormone enthalten

30

(Kapitel 42). Weitere Gonadorelinanaloga für gynäkologische Indikationen werden traditionell im Kapitel Hypophysen- und Hypothalamushormone (Kapitel 29) dargestellt.

Hauptindikation der Gonadorelinanaloga ist die hormonsuppressive Therapie des fortgeschrittenen Prostatakarzinoms, durch die der Testosteronplasmaspiegel auf Kastrationsniveau gesenkt wird. Außerdem werden Gonadorelinanaloga zur endokrinen Therapie des fortgeschrittenen Mammakarzinoms bei prä- und perimenopausalen Patientinnen eingesetzt. Führende Präparate sind Leuprorelin (*Trenantone*, *Eligard*), Goserelin (*Zoladex*) und Buserelin (*Profact*), die für die Langzeittherapie des Prostatakarzinoms eingesetzt werden (Tabelle 30.6). Goserelin und Leuprorelin sind Wirkstoffe mit einer relativ langen Halbwertszeit und werden daher als subkutane Depotimplantate im Abstand von drei Monaten (*Zoladex*, *Trenantone*) injiziert. Auch Buserelin (*Profact*) kann beim Prostatakarzinom trotz einer kürzeren Halbwertszeit als Depotimplantat alle drei Monate gegeben werden. Neu erfasst ist Triptorelin (*Pamorelin*), ebenfalls ein Depotpräparat für die Behandlung des fortgeschrittenen hormonabhängigen Prostatakarzinoms. Die Verordnungen der Gonadorelinanaloga nahmen 2009 insgesamt leicht zu (Tabelle 30.6).

Die Verordnungen des Antiandrogens Bicalutamid (*Casodex*) gingen 2009 weiter zurück, so dass es nicht mehr bei den 3000 meistverordneten Arzneimitteln erfasst wird.

Die drei Aromatasehemmer Anastrozol (*Arimidex*), Letrozol (*Femara*) und Exemestan (*Aromasin*), deren Haupteinsatzgebiet das fortgeschrittene Mammakarzinom bei postmenopausalen Frauen ist, nahmen auch 2009 deutlich zu (Tabelle 30.6).

Literatur

Blay JY (2009): New paradigms in gastrointestinal stromal tumour management. Ann Oncol 20 (Suppl 1): i18–24.

Crawford J, Armitage J, Balducci L, Bennett C, Blayney DW, Cataland SR, Dale DC, Demetri GD, Erba HP, Foran J, Freifeld AG, Goemann M, Heaney ML, Htoy S, Hudock S, Kloth DD, Kuter DJ, Lyman GH, Michaud LB, Miyata SC, Tallman MS, Vadhan-Raj S, Westervelt P, Wong MK; National Comprehensive Cancer Network (2009): Myeloid growth factors. J Natl Compr Canc Netw 7: 64–83.

Demetri GD, van Oosterom AT, Garrett CR et al. (2006): Efficacy and safety of sunitinib in patients with advanced gastrointestinal stromal tumour after failure of imatinib: a randomised controlled trial. Lancet 368, 1329-1338.

Ernst E, Schmidt K, Steuer-Vogt MK (2003): Mistletoe for cancer? A systematic review of ranomised clinical trials. Int J Cancer 107: 262–267.

Ford C, Goodman AD, Johnson K et al. (2010): Continuous long-term immunomodulatory therapy in relapsing multiple sclerosis: results from the 15-year analysis of the US prospective open-lable study of glatiramer acetate. Mult Scler 16: 342–350.

Gemeinsamer Bundesausschuss (2008): Bekanntmachung eines Beschlusses des Gemeinsamen Bundesausschusses über eine Änderung der Arzneimittel-Richtlinie in Anlage 4: Therapiehinweis zu Natalizumab vom 16. Oktober 2008. Internet: www.g-ba.de/downloads/39-261-737/2008-10-16-AMR4-Natalizumab_BAnz.pdf

Goodin DS (2008): Disease-modifying therapy in multiple sclerosis: update and clinical implications. Neurology 71(24 Suppl 3): S8–13.

Harrison CN, Campbell PJ, Buck G, Wheatley K, East CL, Bareford D, Wilkins BS, van der Walt JD, Reilly JT, Grigg AP, Revell P, Woodcock BE, Green AR; United Kingdom Medical Research Council Primary Thrombocythemia 1 Study (2005): Hydroxyurea compared with anagrelide in high-risk essential thrombocythemia. N Engl J Med 353: 33–45.

Hohenberger P, Reichardt P, Stroszczynski C, Schneider U, Hossfeld DK (2003): Gastrointestinale Stromatumoren – Tumorentität und Therapie mit Imatinib. Dtsch Ärztebl 100: A1612–A1618.

Kienle GS, Berrino F, Büssing A, Portalupi E, Rosenzweig S, Kienle H (2003): Mistletoe in cancer. A systematic review on controlled clinical trials. Eur J Med Res 8: 109–119.

Kienle GS, Kiene H (2004): Klinische Studien zur Misteltherapie onkologischer Erkrankungen. Dtsch Zeitschr Onkol 36: 17–24.

Mikol DD, Barkhof F, Chang P et al. (2008): Comparison of subcutaneous interferon beta-1a with glatiramer acetate in patients with relapsing multiple sclerosis (the REbif vs Glatiramer Acetate in Relapsing MS Disease [REGARD] study): a multicentre, randomised, parallel, open-label trial. Lancet Neurol 7: 903–914.

Motzer RJ, Hutson TE, Tomczak P et al. (2007): Sunitinib versus interferon alfa in metastatic renal-cell carcinoma. N Engl J Med 356, 115-124.

Multiple Sclerosis Therapy Consensus Group (MSTCG), Wiendl H, Toyka KV, Rieckmann P, Gold R, Hartung HP, Hohlfeld R (2008): Basic and escalating immunomodulatory treatments in multiple sclerosis: current therapeutic recommendations. J Neurol 255: 1449–1463.

O'Connor P, Filippi M, Arnason B et al. (2009): 250 microg or 500 microg interferon beta 1-b versus 20 mg glatiramer acetate in relapsing-remitting multiple sclerosis: a prospective, randomised, multicentre study. Lancet Neurol 8: 889–897.

Otto T (2009): mTOR-Inhibition- Ein neuer Wirkmechanismus in der Onkologie, UNI-MED, Bremen, London, Boston.

Peggs K, Mackinnon S (2003): Imatinib Mesylate – The new gold standard for treatment of chronic myeloid leukemia. N Engl J Med 348: 1048–1050.

Poynard T, Colombo M, Bruix J, Schiff E, Terg R, Flamm S, Moreno-Otero R, Carrilho F, Schmidt W, Berg T, McGarrity T, Heathcote EJ, Gonçales F, Diago M, Craxi A, Silva M, Bedossa P, Mukhopadhyay P, Griffel L, Burroughs M, Brass C, Albrecht J; Epic Study Group (2009): Peginterferon alfa-2b and ribavirin: effective in patients with hepatitis C who failed interferon alfa/ribavirin therapy. Gastroenterology 136(5): 1618–1628.

Rieckmann P, O'Connor P, Francis GS, Wetherill G, Alteri E (2004): Haematological effects of interferon-beta-1a (Rebif®) therapy in multiple sclerosis. Drug Safety 27: 745–756.

Shepherd FA, Rodrigues Pereira J, Ciuleanu T, Tan EH, Hirsh V, Thongprasert S, Campos D, Maoleekoonpiroj S, Smylie M, Martins R, van Kooten M, Dediu M, Findlay B, Tu D, Johnston D, Bezjak A, Clark G, Santabárbara P, Seymour L; National Cancer Institute of Canada Clinical Trials Group (2005: Erlotinib in previously treated non-small-cell lung cancer. N Engl J Med 353: 123–132.

Stupp R, Mason WP, van den Bent MJ, Weller M, Fisher B, Taphoorn MJ et al; European Organisation for Research and Treatment of Cancer Brain Tumor and Radiotherapy Groups; National Cancer Institute of Canada Clinical Trials Group (2005): Radiotherapy plus concomitant and adjuvant temozolomide for glioblastoma. N Engl J Med 352: 987–996.

31. Lipidsenkende Mittel

Gerald Klose und Ulrich Schwabe

AUF EINEN BLICK

Verordnungsprofil

Die Verordnungen der Statine haben 2009 erneut kräftig zugenommen. Simvastatin hat seine dominierende Stellung durch einen Zuwachs von 13% weiter ausgebaut und erreichte damit 85% der Statinverordnungen. Diese Entwicklung beruht auf der hervorragenden Wirkung in der Prävention der koronaren Herzkrankheit. Ezetimibpräparate und Fibrate waren dagegen rückläufig.

Bewertung

Nach weiteren Zunahmen haben Statine 2009 ein Verordnungsvolumen erreicht, das die tägliche Behandlung von 3,8 Millionen Patienten mit Standarddosierungen ermöglicht. Der Cholesterinresorptionshemmer Ezetimib verstärkt die Cholesterinsenkung durch Statine, hatte aber in vier klinischen Studien keine zusätzlichen Effekte auf kardiovaskuläre Endpunkte.

Kosten

Die Kosten der lipidsenkenden Mittel haben 2009 trotz gestiegener Verordnungen sogar abgenommen, da die Generikapreise nochmals gefallen sind. Durch Substitution teurer Simvastatinpräparate und Analogpräparate besteht ein zusätzliches Einsparpotenzial von 369 Mio. €.

Erhöhte Cholesterinwerte der Low-Density-Lipoproteine (LDL-Cholesterin) gehören zusammen mit arterieller Hypertonie, Diabetes mellitus und Zigarettenkonsum zu den wichtigsten Risikofaktoren kardiovaskulärer Krankheiten. Zahlreiche kontrollierte klinische Studien dokumentieren, dass eine Senkung des LDL-Cholesterinspiegels die Risiken der koronaren Herzkrankheit vermindert. Daher ist die cholesterinsenkende Therapie zentraler Bestandteil Evidenz-basierter Leitlinien zur Prävention der koronaren Herzkrankheit (z. B. National Cholesterol Education Program 2002, update Grundy et al. 2004, National Institute for Health and Clinical Excellence 2008, Deutsche Gesellschaft für Kardiologie 2007, Van de Werf et al. 2008) Das Ausmaß des therapeutischen Nutzens korreliert mit der LDL-Cholesterinsenkung und dem globalen Risiko für kardiovaskuläre und zerebrovaskuläre Ereignisse. Als Basis der cholesterinsenkenden Therapie werden die Patienten nach ihrem koronaren Risiko in vier Risikokategorien klassifiziert (Grundy et al. 2004):

1. *Hohes Risiko*: Bestehende koronare Herzkrankheit (KHK) oder KHK-Risikoäquivalente (periphere arterielle Verschlusskrankheit, abdominales Aortenaneurysma, Carotisarterienstenose, Diabetes und 2 oder mehr Risikofaktoren) (10-Jahresrisiko über 20%)
2. *Mäßig hohes Risiko*: 2 oder mehr Risikofaktoren (Zigarettenrauchen, Hypertonie, niedriges HDL-Cholesterin unter 40 mg/dl, familiäre Belastung mit vorzeitiger KHK, Alter (Männer über 45 Jahre, Frauen über 55 Jahre) (10-Jahresrisiko 10–20%)
3. *Mäßiges Risiko*: 2 oder mehr Risikofaktoren (10-Jahresrisiko <10%)
4. *Niedriges Risiko*: 0–1 Risikofaktoren

Als Therapieziele sind für die jeweiligen Risiken LDL-Cholesterinkonzentrationen von 160 mg/dl, 130 mg/dl, 130 mg/dl und <100 mg/dl definiert worden. Ein Therapieziel von <100 mg/dl gilt grundsätzlich für Post-Infarkt-Patienten. Diabetes mellitus wird wegen des hohen kardiovaskulären Risikos als Äquivalent der koronaren Herzkrankheit aufgefasst und beinhaltet entsprechend das LDL-Behandlungsziel von 100 mg/dl, auch wenn noch keine makrovaskulären Gefäßkomplikationen klinisch manifest sind.

In der Prävention der koronaren Herzkrankheit war die Cholesterinsenkung mit Statinen (HMG-CoA-Reduktasehemmern) besonders erfolgreich. Den entscheidenden Durchbruch lieferte die 4S-Studie (Scandinavian Simvastatin Survival Studygroup 1994). Über einen Zeitraum von 5,4 Jahren wurde durch Simvastatin (mittlere Tagesdosis 27 mg) bei 4444 Koronarpatienten erstmals eine Senkung der Gesamtletalität von 11,5% auf 8,2% (relative Risikoreduktion um 30%) erreicht, wobei die Abnahme der koronaren Todesfälle um 42% ausschlaggebend war. Eine Metaanalyse von 14 randomisierten Statinstudien mit 90 056 Teilnehmern zeigte, dass die Gesamtmortalität pro Mol LDL-Senkung um 12% gesenkt wurde (CTT, Cholesterol Treatment Trialists Collaborators 2005). In einer weiteren Metaanalyse der Cholesterol Treatment Trialists Collaborators (2008) wurden in diesem Studienpool bei Diabetikern ähnliche Risikoreduktionen durch die

Statintherapie festgestellt. Während die Evidenz für die Behandlung mit Statinen inzwischen im Prinzip unumstritten ist, wird die Behandlungsstrategie kontrovers diskutiert.

Die Cholesterinsenkung wird nach den meisten Leitlinien üblicherweise mit einer zielwertorientierten Therapie („Treat-to-target") durchgeführt. Daneben wurde die Strategie einer festgelegten Statindosis („Strategie der festen Dosis", „Fire and forget approach") entwickelt. Sie beruht auf der Verschreibung einer fixen und erprobten Standarddosis eines Statins für Patienten mit einem hohen Risiko für kardiovaskuläre Krankheiten ohne weitere Cholesterinbestimmungen oder Dosisanpassungen (Shepherd 2002). Der Ausgangspunkt der Strategie der fixen Statindosis war die aus vielen klinischen Studien bekannte Tatsache, dass zwischen den Wirkungen der cholesterinsenkenden Behandlung und dem Sterblichkeitsrisiko durch einen Herzinfarkt keine lineare sondern eine kurvilineare Beziehung besteht. Bei hohen Cholesterinwerten führt eine cholesterinsenkende Behandlung zu einer deutlich größeren Abnahme der Todesfälle als bei geringen Cholesterinwerten. Zwei Drittel der maximal möglichen Cholesterinsenkung werden bereits mit der Standarddosis eines Statins erreicht, während eine Dosisverdoppellung des Statins nur noch eine zusätzliche Cholesterinsenkung um 5–6% ergibt. Tatsächlich sind in 11 der 14 großen Statinstudien, die von Cholesterol Treatment Trialists' (CTT) Collaborators (2005) analysiert wurden, feste Statindosen ohne Dosisanpassung benutzt worden. Auch Studien mit hohen Statindosen haben keine eindeutigen Belege für eine zielwertorientierte Cholesterinsenkung erbracht. In der PROVE IT-Studie an Patienten mit koronarer Herzkrankheit und akutem Koronarsyndrom wurde der primäre kombinierte Endpunkt (Tod, Herzinfarkt, Revaskularisierungen, Schlaganfall) durch eine zweijährige hochdosierte Therapie mit Atorvastatin (80 mg/Tag) um 3,9% im Vergleich zur Pravastatingruppe (40 mg/Tag) gesenkt (Cannon et al. 2004). Die Studie wurde allerdings vom Institut für Qualität und Wirtschaftlichkeit im Gesundheitswesen (2005) wegen fehlerhafter Auswertungen der Patientenzahlen kritisiert. Daraufhin wurde eine Korrektur der Patientenzahlen publiziert (Correction 2006). Inzwischen ist eine Metaanalyse von 7 Studien mit intensivierter Statintherapie erschienen, die durch die verstärkte Cholesterinsenkung eine zusätzliche Abnahme des Herzinfarkt- und Schlaganfallrisikos aber nicht der Gesamtmortalität ergab (Josan et al. 2008). Es gab jedoch keine ausreichende Evidenz für definierte LDL-Zielwerte oder positive Daten für eine Kombinationstherapie. Auch eine Dreijahresstudie bei Typ-2-Diabetikern lieferte nach aggressiver LDL-Cholesterinsenkung auf 70 mg/dl und systolischer Blutdrucksenkung auf 115 mm Hg keine klinisch relevanten Ergebnisse (Howard et al. 2008, SANDS). Trotz erfolgreicher Senkung kardiovaskulärer Parameter (Intimamediadicke der Carotis, linksventrikuläres Herzgewicht) wurden klinische Endpunkte in dieser relativ kleinen Studie nicht geändert. Stattdessen traten nach aggressiver antihypertensiver Therapie mehr unerwünschte Arzneimittelnebenwirkungen als nach der Standardtherapie auf.

Seit längerer Zeit werden zusätzliche entzündungshemmende Wirkungen der Statine diskutiert, welche die entzündliche Komponente der Atherosklerose über sogenannte pleiotrope lipidunabhängige Effekte modulieren (Schönbeck und Libby 2004). Neben der vorherrschenden Wirkung auf das LDL-Cholesterin senken Statine auch das C-reaktive Protein (CRP), ein Akute-Phase-Protein, das bei akuten und chronischen Entzündungsvorgängen zytokinabhängig in der Leber gebildet wird. Nach Statintherapie hatten Koronarpatienten mit niedrigem CRP-Plasmaspiegel eine geringere Progression der Atherosklerose und weniger Herzinfarktrezidive als Patienten mit hohen CRP-Werten (Nissen et al. 2005, Ridker et al. 2005). Trotz intensiver Diskussionen ist bisher ungeklärt, ob cholesterinunabhängige (pleiotrope), aber dosisabhängige Effekte der Statine eine zusätzliche Rolle für die Senkung kardiovaskulärer Risiken spielen (Shaw et al. 2009). Für die Strategie der festen Dosis können einfachere Handhabbarkeit und wirtschaftliche Vorteile geltend gemacht werden. Um die Evidenz stärkerer LDL-Senkung oder statinabhängiger weiterer gefäßbiologischer Effekte für Hochrisikopatienten „mitzunehmen", müssten die feste Dosis und das Statin so gewählt werden, dass in keiner Patientengruppe das Risiko einer Untertherapie oder einer Übertherapie mit höheren Nebenwirkungen besteht.

Grundlagen lipidsenkender Therapie sind eine Ernährungsumstellung durch Fettrestriktion und Fettmodifikation sowie vermehrte körperliche Aktivität. Sie reichen für das bei geringem Risiko empfohlene Behandlungsziel von 160 mg/dl LDL-Cholesterin oft aus. Leitlinien räumen für die medikamentöse Therapie bis zu einem LDL-Cholesterin von 190 mg/dl einen Ermessensspielraum entsprechend den individuellen Umständen des Patienten ein. Darüber hinaus sollten die Patienten motiviert werden, alle anderen Risikofaktoren für die Entstehung einer Arteriosklerose abzubauen. Dazu gehört die Aufgabe des Rauchens, Behandlung einer bestehenden Hypertonie und Gewichtsreduktion bei Übergewicht oder Adipositas.

Der lipidsenkende Erfolg nichtmedikamentöser Maßnahmen als Basistherapie ist gut belegt. Kontrollierte klinische Endpunktstudien zur Wirksamkeit nichtmedikamentöser Maßnahmen sind bislang nur begrenzt bewertbar. Daten der Women's Health Initiative dämpfen Erwartungen zum Nutzen, nachdem eine sehr fettarme Ernährung (20 % der Kalorien) sich bei einem Follow-up von 8,1 Jahren bei 48.835 Teilnehmern weder auf das Karzinom- noch auf das Herzerkrankungsrisiko auswirkte (Howard et al. 2006). Schon früher ist in der Lyon Diet Heart Study an 605 Patienten nach Herzinfarkt gezeigt worden, dass eine mediterrane Kost einen eindrucksvollen klinischen Nutzen hat, da die kardiale Mortalität und die Herzinfarktrate um 68% im Vergleich zu Normalkost gesenkt wurde (de Lorgeril et al. 1999).

Verordnungsspektrum

Die Verordnungen lipidsenkender Mittel haben 2009 erneut um 9,3% zugenommen (vgl. Tabelle 1.1). Hauptgrund ist ein weiterer Anstieg der Statine um 11% (Abbildung 31.1). Die seit 1992 beobachtete Abwärtsentwicklung der Fibrate, hier dargestellt ab 2000, setzte sich 2009 weiter fort. Bei den Statinen ist zu beachten, dass die definierten 31

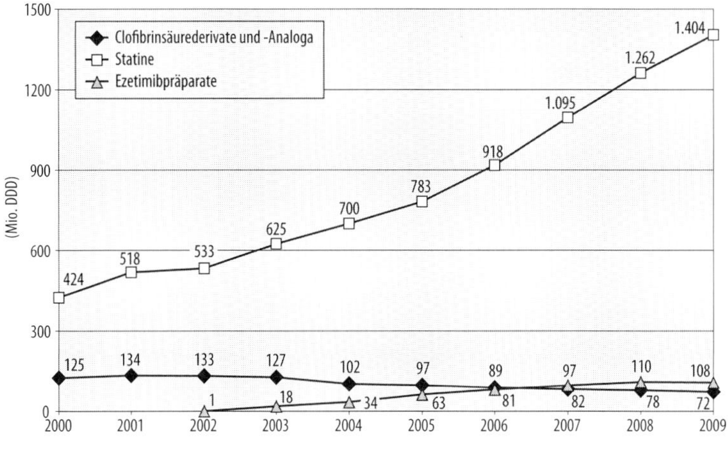

Abbildung 31.1: Verordnungen von lipidsenkenden Mitteln 2000 bis 2009. Gesamtverordnungen nach definierten Tagesdosen

Tagesdosen (DDD) für alle Wirkstoffe in Anpassung an die neuen, ab Januar 2009 geltenden DDD-Werte der WHO (Simvastatin 30 mg, Lovastatin 45 mg. Pravastatin 30 mg, Fluvastatin 60 mg, Atorvastatin 20 mg) geändert wurden. Durch diese Neudefinition ist der direkte Vergleich mit früher veröffentlichten Werten nicht möglich, jedoch sind die in Abbildung 31.1 und in den Tabellen 31.1 und 31.2 gezeigten Daten durchgängig mit den aktuellen DDD-Werten berechnet worden. Die Kosten der Lipidsenker sind 2009 trotz gestiegener Verordnungen auf 729 Mio. € (–0,9%) gesunken (vgl. Tabelle 1.1).

Statine

Der Anteil der Statine an den Verordnungen der lipidsenkenden Pharmaka ist weiter angestiegen. Der Hauptschub der Verordnungszunahme beruht 2009 abermals auf Simvastatin (Tabelle 31.1). Die meisten Simvastatingenerika haben nochmals einen starken Zuwachs erfahren, während das Originalpräparat *Zocor* nicht mehr unter den 3000 führenden Arzneimitteln vertreten ist (Tabelle 31.1). Erstmals erscheint Rosuvastatin (*Crestor*) in der Gruppe der Statine, das wegen Sicherheitsbedenken erst mit mehrjähriger Verzögerung in Deutschland eingeführt wurde (siehe Kapitel 2, Neue Arzneimittel). Trotz überlegener pharmakodynamischer Eigenschaften hatte Rosuvastatin keinen Effekt auf kardiovaskuläre Endpunkte bei Herzinsuffizienz und Dialysepatienten. Nur bei Probanden ohne erhöhte Cholesterinwerte aber mit erhöhten CRP-Werten senkte Rosuvastatin einen kombinierten Endpunkt (Herzinfarkt, Schlaganfall, arterielle Revaskularisierungen, stationär behandelte instabile Angina pectoris, kardiovaskuläre Mortalität) über einen Zeitraum von 1,9 Jahren auf 0,77% pro 100 Patientenjahre im Vergleich zu Placebo (1,36%) (Ridker et al. 2008, JUPITER). Insgesamt erweitert und bestätigt die JUPITER-Studie die Evidenz für den Nutzen kardiovaskulärer Prävention durch Statine. Hochrechnungen auf diese Therapiemöglichkeit lassen einerseits einen relevanten Ausgabenanstieg erwarten, bedürfen aber andererseits einer Subtraktion durch Krankheitsvermeidung wieder eingesparter Kosten (Klose et al. 2010). Allerdings ist die absolute Risikoreduktion gering, so dass 95 Patienten 2 Jahre behandelt werden müssen, um ein Ereignis zu verhindern (Ridker et al. 2008). Somit kostet bei den hohen Therapiekosten von Rosuvastatin (1,18 €) ein verhindertes Ereignis 81 800 €.

Tabelle 31.1: Verordnungen von Simvastatin 2009. Angegeben sind die 2009 verordneten Tagesdosen, die Änderungen gegenüber 2008 und die mittleren Kosten je DDD 2009.

Präparat	Bestandteile	DDD in Mio.	Änd. in %	DDD-Kosten in €
Simvastatin- 1 A Pharma	Simvastatin	311,5	(+529,5)	0,25
SimvaHEXAL	Simvastatin	273,9	(−4,4)	0,33
Simvastatin-ratiopharm	Simvastatin	124,3	(+0,8)	0,34
Simvabeta	Simvastatin	119,4	(−21,8)	0,27
Simvastatin AL	Simvastatin	96,6	(−1,5)	0,25
Simvastatin/Simva dura	Simvastatin	46,5	(−22,1)	0,28
Simvastatin STADA	Simvastatin	36,9	(−4,9)	0,25
Simvastatin Sandoz	Simvastatin	29,6	(−19,5)	0,33
Simvastatin Heumann	Simvastatin	13,8	(−12,2)	0,25
Simva BASICS	Simvastatin	13,8	(−47,7)	0,33
Simvastatin-CT	Simvastatin	13,5	(−10,8)	0,33
Simvastatin Q-Pharm	Simvastatin	13,5	(−15,1)	0,26
Simva TAD	Simvastatin	12,6	(−38,9)	0,32
Simvastatin AbZ	Simvastatin	10,7	(+5,5)	0,26
Simvastatin-corax	Simvastatin	9,8	(−55,2)	0,31
Simvastatin real	Simvastatin	9,5	(+433,9)	0,25
Simvalip	Simvastatin	9,4	(−29,8)	0,27
Simva-Hennig	Simvastatin	8,4	(−15,5)	0,28
Simvastatin AAA Pharma	Simvastatin	7,1	(−59,3)	0,34
Simvagamma	Simvastatin	6,6	(−11,3)	0,34
Simvastatin-ISIS	Simvastatin	5,8	(−49,0)	0,30
Simvastatin KSK	Simvastatin	5,7	(+9,8)	0,34
Simvastatin-TEVA	Simvastatin	4,3	(−4,7)	0,24
Simvastatin AWD/Simvacard	Simvastatin	3,3	(−33,4)	0,29
Bel Simvastatin	Simvastatin	2,9	(−30,4)	0,26
Simvadoc	Simvastatin	2,4	(−20,6)	0,40
Summe		1191,9	(+13,0)	0,29

31

Bis auf Pravastatin haben alle anderen Statine abgenommen (Tabelle 31.2). Insgesamt wurden 1404 Mio. definierte Tagesdosen von Statinen im Jahre 2009 verschrieben, die eine tägliche Behandlung von 3,8 Mio. Patienten mit Standarddosen ermöglichen. Nach den Daten über das Herzinfarktgeschehen der 18–80jährigen Wohnbevölkerung in Deutschland beträgt die Lebenszeitprävalenz für einen Herzinfarkt

Tabelle 31.2: Verordnungen weiterer Statine 2009. Angegeben sind die 2009 verordneten Tagesdosen, die Änderungen gegenüber 2008 und die mittleren Kosten je DDD 2009.

Präparat	Bestandteile	DDD in Mio.	Änd. in %	DDD-Kosten in €
Pravastatin				
Pravastatin-ratiopharm	Pravastatin	19,5	(−10,1)	0,45
Pravastatin HEXAL	Pravastatin	19,4	(+3,4)	0,44
Pravastatin- 1 A Ph./Pralip	Pravastatin	11,1	(+56,1)	0,34
Pravastatin dura	Pravastatin	9,6	(+23,4)	0,33
Pravastatin AL	Pravastatin	8,4	(+13,2)	0,33
Pravastatin-CT	Pravastatin	6,0	(−10,8)	0,45
Pravastatin STADA	Pravastatin	4,9	(−14,9)	0,33
Pravastatin AbZ	Pravastatin	3,4	(+32,7)	0,33
Pravastatin Sandoz	Pravastatin	3,2	(−13,5)	0,45
Pravabeta	Pravastatin	2,3	(−32,4)	0,34
		87,8	(+3,4)	0,40
Fluvastatin				
Locol	Fluvastatin	28,5	(−39,7)	0,40
Fluvastatin HEXAL	Fluvastatin	13,8	(>1000)	0,38
Cranoc	Fluvastatin	9,3	(−40,3)	0,39
Fluvastatin-1 A Pharma	Fluvastatin	3,1	(>1000)	0,38
Fluvastatin-ratiopharm	Fluvastatin	2,4	(+408,8)	0,42
Fluvastatin beta	Fluvastatin	1,6	(+182,4)	0,42
Fluvastatin AL	Fluvastatin	1,1	(+472,1)	0,44
		59,9	(−8,6)	0,39
Lovastatin				
LovaHEXAL	Lovastatin	1,9	(−5,7)	0,71
Lovastatin-ratiopharm	Lovastatin	1,5	(−18,8)	0,69
Lovastatin- 1 A Pharma	Lovastatin	1,3	(+37,6)	0,51
		4,7	(−2,2)	0,65
Atorvastatin				
Sortis	Atorvastatin	19,2	(−19,5)	1,08
Rosuvastatin				
Crestor	Rosuvastatin	14,2	(neu)	1,18
Summe		185,8	(+3,7)	0,53

2,45% (Wiesner et al. 1999), so dass sich bei 70,012 Mio. GKV-Versicherten eine Zahl von 1,5 Mio. Herzinfarktträgern ergibt. Nach den aktuellen Verordnungsdaten von 2009 kommt eine cholesterinsenkende Therapie nicht nur den Patienten für die Sekundärprävention der koronaren Herzkrankheit sondern auch weiteren Risikogruppen zu gute.

Cholesterinresorptionshemmer

Der Cholesterinresorptionshemmer Ezetimib (*Ezetrol*) wurde im November 2002 als erster Vertreter einer neuen Klasse von cholesterinsenkenden Arzneimitteln in Deutschland eingeführt. Zusammen mit Statinen bewirkt Ezetimib eine zusätzliche Senkung des LDL-Cholesterins, wurde aber bisher nur zurückhaltend empfohlen, da klinische Endpunktstudien fehlten. Dieser Mangel wird in allen nationalen und internationalen Leitlinien betont. Im Jahre 2009 waren die Verordnungen von *Ezetrol* und dem Kombinationspräparat *Inegy* erstmals rückläufig (Tabelle 31.3). Das ist vermutlich durch die enttäuschenden Ergebnisse mehrerer Studien mit kardiovaskulären Endpunkten bedingt. In der zweijährigen ENHANCE-Studie an 720 Patienten mit familiärer Hypercholesterinämie hatte Ezetimib in Kombination mit hochdosiertem Simvastatin (80 mg/Tag) trotz verstärkter Senkung des LDL-Cholesterins im Vergleich zur Monotherapie mit Simvastatin keinen zusätzlichen Effekt auf die Intimamediadicke der Carotis (Kastelein et al. 2008). Als Erklärung kommen fehlende Beeinflussbarkeit schon normaler Intimamediadicke, fehlender Nutzen der Substanz oder fehlender Nutzen der stärkeren LDL-Cholesterinsenkung in Betracht. Auch in der SEAS-Studie an 1873 Patienten mit Aortenstenose hatte die Ezetimib-Simvastatin-Kombination keine signifikanten Effekte auf den primären Endpunkt der kardiovaskulären Ereignisse (Rossebø et al. 2008). Auffälligerweise trat in der Ezetimib-Simvastatin-Gruppe häufiger Krebs auf. Nach der vorzeitigen Zwischenauswertung von zwei weiteren Ezetimib-Studien (SHARP und IMPROVE-IT) gibt es keine Bestätigung für ein erhöhtes Krebsrisiko durch Ezetimib, allerdings mit der Einschränkung, dass die bisher ausgewerteten Zeiträume für eine gesicherte Bewertung zu kurz sind (Peto et al. 2008). Die amerikanische FDA hat inzwischen eine eigene Sicherheitsanalyse über potentielle Krebsrisiken von Ezetimib durchgeführt und nimmt an, dass ein erhöhtes Krebsrisiko unwahrscheinlich ist (Food and Drug Administration 2009). Gleichzeitig wurden Ärzte und Patienten aufgerufen, der Meldung von Nebenwirkungen verstärkte Aufmerksamkeit zukommen zu lassen.

Nach den Empfehlungen der Editorials zur ENHANCE-Studie (Brown und Taylor 2008, Drazen et al. 2008), soll Ezetimib allenfalls nur noch als Reservemittel bei Unverträglichkeit anderer Cholesterinsenker (Nicotinsäure, Colestyramin, Fibrate) in Betracht gezogen werden. Damit hat die Ezetimib-Simvastatin-Kombination nach den bisher vorliegenden Ergebnissen keinen Zusatznutzen im Vergleich zu bereits verfügbaren Arzneimitteln und ist lediglich als teures Analogpräparat zu bewerten.

Diese Einschätzung wird durch zwei weitere kleine klinische Studien bestätigt. In einer mexikanischen Studie an 90 koronaren Hochrisikopatienten wurde die Intimamediadicke der Carotis durch Pravastatin, Simvastatin oder Simvastatin plus Ezetimib vermindert, ohne dass signifikante Unterschiede in den drei Untersuchungsgruppen festgestellt werden konnte (Meaney et al 2009, VYCTOR). In einer weiteren Vergleichstudie an 208 statinbehandelten Koronarpatienten mit LDL-Cholesterinwerten unter 100 mg/dl wurde die zusätzliche Gabe von Ezetimib und retardierter Nicotinsäure auf die karotidale Intimamediadicke untersucht. Die Studie wurde nach Erreichen des primären Endpunktes vorzeitig abgebrochen, weil mit Nicotinsäure eine deutliche Abnahme der Intimamediadicke erreicht wurde, während Ezetimib trotz stärkerer LDL-Senkung eine paradoxe Zunahme der Intimamediadicke verursachte (Taylor et al. 2009, ARBITER 6-HALTS).

Clofibrinsäurederivate und Analoga

Die Verordnungen der Clofibrinsäurederivate waren auch 2009 weiter rückläufig (Abbildung 31.1). Verordnet wurden nur noch Bezafibrat- und Fenofibratpräparate (Tabelle 31.3). Fibrate senken bevorzugt erhöhte Triglyzeridspiegel, während die cholesterinsenkende Wirkung weniger stark ausgeprägt ist. Bezafibrat hatte in einer Studie an 3090 Patienten über einen Zeitraum von 6,2 Jahren keine Effekte auf kardiale Endpunkte (Herzinfarkt, plötzlicher Herztod) (The Bezafibrate Infarction Prevention BIP Study Group 2000). In einer weiteren Endpunktstudie an 9795 Patienten mit Typ-2-Diabetes verfehlte Fenofibrat bei Typ 2 Diabetes die Signifikanz für den primären Endpunkt (The FIELD Study Investigators 2005). Aufmerksamkeit finden Wirksamkeitsdaten bezüglich tertiärer Endpunkte. Diese betreffen mikrovaskuläre Komplikationen wie Retinopathie und die Zehen-Amputationsrate (Keech et al. 2007, Rajamani et al. 2009). Es bleibt abzuwarten, ob die in diesem Jahr publizierten negativen Fibratdaten in der ACCORD-Studie zu einem weiteren Verordnungsrückgang führen werden (The ACCORD Study Group 2010).

Tabelle 31.3: Verordnungen von Fibraten und anderen lipidsenkenden Mitteln 2009. Angegeben sind die 2009 verordneten Tagesdosen, die Änderungen gegenüber 2008 und die mittleren Kosten je DDD 2009.

Präparat	Bestandteile	DDD in Mio.	Änd. in %	DDD-Kosten in €
Bezafibrat				
Bezafibrat AL	Bezafibrat	6,0	(-5,0)	0,45
Bezafibrat-ratiopharm	Bezafibrat	5,9	(-8,1)	0,44
Bezafibrat HEXAL	Bezafibrat	2,2	(-2,9)	0,43
Befibrat	Bezafibrat	1,8	(+15,5)	0,44
Beza/Bezafibrat- 1 A Pharma	Bezafibrat	1,5	(+11,1)	0,43
Bezafibrat STADA	Bezafibrat	1,4	(-6,7)	0,45
Bezafibrat Heumann	Bezafibrat	1,3	(+17,3)	0,47
		20,1	(-2,1)	0,44
Fenofibrat				
Fenofibrat HEXAL	Fenofibrat	9,1	(-12,5)	0,42
Cil	Fenofibrat	8,3	(-8,1)	0,39
Durafenat	Fenofibrat	6,6	(-3,5)	0,33
Lipidil	Fenofibrat	5,0	(-7,6)	0,58
Fenofibrat-ratiopharm	Fenofibrat	4,1	(+0,2)	0,33
Fenofibrat AL	Fenofibrat	3,1	(+4,0)	0,32
Normalip	Fenofibrat	2,5	(-11,0)	0,48
Fenofibrat Heumann	Fenofibrat	2,3	(-6,2)	0,33
		41,1	(-6,9)	0,40
Cholesterinresorptionshemmer				
Inegy	Ezetimib Simvastatin	78,9	(-0,6)	2,17
Ezetrol	Ezetimib	29,1	(-3,6)	1,85
		108,0	(-1,4)	2,09
Nicotinsäurepräparate				
Niaspan	Nicotinsäure	1,2	(-5,9)	2,29
Colestyramin				
Colestyramin-ratiopharm	Colestyramin	0,6	(+17,6)	1,83
Omega-3-Fettsäuren				
Omacor	Omega-3-triglyceride	3,1	(+32,7)	2,13
Zodin	Omega-3-triglyceride	2,0	(+15,2)	2,16
		5,1	(+25,3)	2,14
Summe		176,1	(-2,2)	1,51

Nicotinsäure

Nicotinsäure (*Niaspan*) wurde auch 2009 geringfügig weniger verordnet (Tabelle 31.3). Sie wird zur Behandlung von Fettstoffwechselstörungen bei Unverträglichkeit von Statinen oder in Kombination mit Statinen bei deren unzureichender Wirkung eingesetzt. Nicotinsäure ist eines der ältesten lipidsenkenden Mittel und gehört zur Gruppe der Lipolysehemmstoffe der Triglyzeridspaltung im Fettgewebe. Daraus resultiert eine verminderte Fettsäureveresterung in der Leber und nach 1–4 Tagen eine Senkung der Plasmatriglyzeride um 20–80%. Das LDL-Cholesterin fällt erst nach 3–4 Wochen um 10–15%, das HDL-Cholesterin steigt um 20–30% an. Nicotinsäure ist daher besonders für Patienten mit niedrigem HDL-Cholesterin und Hypertriglyzeridämie geeignet. Bei Herzinfarktpatienten senkte unretardierte Nicotinsäure in einer älteren 6-Jahresstudie kardiovaskuläre Ereignisse (Herzinfarkt, Schlaganfälle, Koronarchirurgie) von 12,2% auf 8,9% (relative Risikoreduktion 27%) (Coronary Drug Project 1975). Die Anwendung von Nicotinsäure wird jedoch durch zahlreiche Nebenwirkungen (Flush, gastrointestinale Störungen, Hautpigmentierung) begrenzt. Mit dem Retardpräparat *Niaspan*, das einmal täglich eingenommen wird, scheinen die Probleme etwas geringer zu sein (Grundy et al. 2002). Ob sich die 2009 zugelassene fixe Kombination mit dem Prostaglandin D_2-Antagonisten Laropiprant (*Tredaptive*) als überlegen erweist, bleibt abzuwarten. Nicotinsäure wird als Reservemittel bei Hochrisikokonstellationen befürwortet (National Cholesterol Education Program 2002). Trotzdem sollte bei behandlungsbedürftiger Hypercholesterinämie primär ein Statin mit nachgewiesener Senkung der Mortalität eingesetzt werden, denn mit retardierter Nicotinsäure liegen keine entsprechenden Endpunktstudien vor (NN 2006).

Wirtschaftliche Gesichtspunkte

Durch den nochmaligen Verordnungsanstieg der Simvastatingenerika sind weitere Kosteneinsparungen realisiert worden. Wenn teure Simvastatinpräparate und Analogpräparate durch kostengünstige Simvastatingenerika mit den Preisen des Jahres 2010 substituiert werden (Stand Mai 2010), sind weiterhin hohe Wirtschaftlichkeitsreserven erkennbar (Tabelle 31.4). Die höchsten Einsparpotenziale hat die Ezetimib-Simvastatin-Kombination *Inegy* mit 158 Mio. € gefolgt von Simvastatin

Tabelle 31.4: Einsparpotenziale für Statinpräparate 2010.

Wirkstoffe	Umsatz 2009 Mio. €	DDD 2009 Mio.	Substitutions-kosten*, Mio. €	Einspar-potenzial Mio. €
Simvastatin	345,7	1191,9	202,6	143,1
Pravastatin	35,1	87,8	14,9	20,2
Fluvastatin	23,4	59,9	10,2	13,2
Lovastatin	3,1	4,7	0,8	2,3
Atorvastatin	20,7	19,2	3,3	17,4
Rosuvastatin	16,8	14,2	2,4	14,4
Ezetimib + Simvastatin	171,2	78,9	13,4	157,8
Summe	616,0	1456,6	247,6	368,4

*Auf der Basis von DDD-Kosten für Simvastatin-TEVA 20 mg 100 Tbl. 11,33 € (0,17 €/DDD) nach Gelber Liste online vom 17.05.2010

(144 Mio. €) und weiteren Statinen. Dementsprechend ergibt sich für die Statinpräparate ein rechnerisches Einsparpotenzial von 368 Mio. €, wenn die Therapieziele mit der Standardtherapie erreicht werden. Diese Summe liegt höher als das Einsparvolumen, das auf der Basis der tatsächlich verordneten Packungsgrößen des Jahres 2009 berechnet wurde (Kapitel 1, Tabelle 1.7), weil die Preise der Simvastatingenerika bis Mai 2010 weiter gesenkt wurden. Da die Verordnungskosten der Statinpräparate 2009 insgesamt 616 Mio. € (Vorjahr 674 Mio. €) betrugen, können mit Simvastatingenerika in Zukunft nochmals 40% der Arzneimittelausgaben in diesem therapeutisch bedeutsamen Indikationsgebiet eingespart werden.

Literatur

Brown BG, Taylor AJ (2008): Does ENHANCE diminish confidence in lowering LDL or in ezetimibe? N Engl J Med 358: 1504–1507.

Cannon CP, Braunwald E, McCabe CH, Rader DJ, Rouleau JL et al. for the Pravastatin or Atorvastatin Evaluation and Infection Therapy – Thrombolysis in Myocardial Infarction 22 Investigators (2004): Comparison of intensive and moderate lipid lowering with statins after acute coronary syndromes. N Engl J Med 350: 1495–1504.

Cholesterol Treatment Trialists' (CTT) Collaborators (2005): Efficacy and safety of cholesterol-lowering treatment: prospective meta-analysis of data from 90 056 participants in 14 randomised trials of statins. Lancet 366: 1267–1278.

Cholesterol Treatment Trialists' (CTT) Collaborators, Kearney PM, Blackwell L, Collins R, Keech A, Simes J, Peto R, Armitage J, Baigent C (2008): Efficacy of cholesterol-lowering therapy in 18,686 people with diabetes in 14 randomised trials of statins: a meta-analysis. Lancet 371: 117–125.

Coronary Drug Project (1975): Clofibrate and niacin in coronary heart disease. JAMA 231: 360–381.

Correction (2006): N Engl J Med 354: 778.

De Lorgeril M, Salen P, Martin J-L, Monjaud I, Delaye J, Mamelle N (1999): Mediterranean diet, traditional risk factors, and the rate of cardiovascular complications after myocardial infarction. Circulation 99: 779–785.

Deutsche Gesellschaft für Kardiologie –Herz- und Kreislaufforschung (2007): Leitlinie Risikoadjustierte Prävention von Herz- und Kreislauferkrankungen. Internet: http://leitlinien.dgk.org/images/pdf/leitlinien_volltext/2007-10_Risikoadjustierte.pdf

Drazen JM, Jarcho JA, Morrissey S, Curfman GD (2008): Cholesterol lowering and ezetimibe. N Engl J Med 358: 1507–1508.

Food and Drug Administration (2009): Follow-Up to the August 2008 Early Communication About an Ongoing Safety Review of Ezetimibe/Simvastatin (marketed as Vytorin), Simvastatin (marketed as Zocor) and Ezetimibe (marketed as Zetia) – FDA Investigates a Report from the SEAS Trial [12-22-2009]. Internet: www.fda.gov/Drugs/DrugSafety/PostmarketDrugSafetyInformationforPatientsandProviders/DrugSafetyInformationfor HeathcareProfessionals/ucm194964.htm

Grundy SM, Cleeman JI, Merz CN, Brewer HB, Clark LT et al.; National Heart, Lung, and Blood Institute; American College of Cardiology Foundation; American Heart Association (2004): Implications of recent clinical trials for the National Cholesterol Education Program Adult Treatment Panel III guidelines. Circulation 110: 227–239.

31

Grundy SM, Vega GL, McGovern ME, Tulloch BR, Kendall DM, Fitz-Patrick D, Ganda OP, Rosenson RS, Buse JB, Robertson DD, Sheehan JP; Diabetes Multicenter Research Group (2002): Efficacy, safety, and tolerability of once-daily niacin for the treatment of dyslipidemia associated with type 2 diabetes: results of the assessment of diabetes control and evaluation of the efficacy of niaspan trial. Arch Intern Med 162: 1568–1576.

Howard BV, Van Horn L, Hsia J, Manson JE, Stefanick ML et al (2006): Low-fat dietary pattern and risk of cardiovascular disease: the Women's Health Initiative Randomized Controlled Dietary Modification Trial. JAMA 295: 655–666.

Howard BV, Roman MJ, Devereux RB, Fleg JL, Galloway JM, Henderson JA, Howard WJ, Lee ET, Mete M, Poolaw B, Ratner RE, Russell M, Silverman A, Stylianou M, Umans JG, Wang W, Weir MR, Weissman NJ, Wilson C, Yeh F, Zhu J (2008): Effect of lower targets for blood pressure and LDL cholesterol on atherosclerosis in diabetes: the SANDS randomized trial. JAMA 299: 1678–1689.

Institut für Qualität und Wirtschaftlichkeit im Gesundheitswesen (2005): Nutzenbewertung der Statine unter besonderer Berücksichtigung von Atorvastatin. Internet: www.iqwig.de/publikationen-des-iqwig.114.html

Josan K, Majumdar SR, McAlister FA (2008): The efficacy and safety of intensive statin therapy: a meta-analysis of randomized trials. CMAJ 178: 576–584.

Kastelein JJ, Akdim F, Stroes ES, Zwinderman AH, Bots ML, Stalenhoef AF, Visseren FL, Sijbrands EJ, Trip MD, Stein EA, Gaudet D, Duivenvoorden R, Veltri EP, Marais

AD, de Groot E; ENHANCE Investigators (2008): Simvastatin with or without ezetimibe in familial hypercholesterolemia. N Engl J Med 358: 1431–1443.

Keech AC, Mitchell P, Summanen PA, O'Day J, Davis TME, Moffitt MS, Taskinen MR, Simes RJ, Tse D, Laatikainen LT, d'Emden MC, Crimet DC, O'Conell RL, Colman PG for the FIELD study investigators (2007): Effect of fenofibrate on the need for laser treatment for diabetic retinopathy (FIELD study): a randomized controlled trial. Lancet 370: 1678–1697.

Klose G, März W, Grammer TB, Nitschmann S (2010): Rosuvastatin zur Primärprävention vaskulärer Komplikationen – Juipter-Studie. Internist (Berl) 51: 103–106.

Meaney A, Ceballos G, Asbun J, Solache G, Mendoza E, Vela A, Meaney E (2009): The VYtorin on Carotid intima-media thickness and overall arterial rigidity (VYCTOR) study. J Clin Pharmacol 49: 838–847.

National Cholesterol Education Program (NCEP) Expert Panel on Detection, Evaluation, and Treatment of High Blood Cholesterol in Adults (Adult Treatment Panel III) (2002): Third Report of the National Cholesterol Education Program (NCEP) Expert Panel on Detection, Evaluation, and Treatment of High Blood Cholesterol in Adults (Adult Treatment Panel III) final report. Circulation 106: 3143–3421. http://www.nhlbi.nih.gov/guidelines/cholesterol/index.htm

National Institute for Health and Clinical Excellence (2008): Lipid modification Cardiovascular risk assessment and the modification of blood lipids for the primary and secondary prevention of cardiovascular disease http://www.nice.org.uk/nicemedia/live/11982/40689/40689.

Nissen SE, Tuzcu EM, Schoenhagen P, Crowe T, Sasiela WJ, Tsai J et al.; Reversal of Atherosclerosis with Aggressive Lipid Lowering (REVERSAL) Investigators (2005): Statin therapy, LDL cholesterol, C-reactive protein, and coronary artery disease. N Engl J Med 352: 29–38.

NN (2006): Nicotinic acid: new/old drug. Immediate or sustained release: too risky for a drug with no proven benefit. Prescrire Int 15: 213–216.

Peto R, Emberson J, Landray M, Baigent C, Collins R, Clare R, Califf R (2008): Analyses of cancer data from three ezetimibe trials. N Engl J Med 359:1357–1366.

Rajamani K, Colman PG, Ping Li, L, Best JD, Voysey M, d'Emden CD, Laakso, M, John RB on behalf of the FIELD study investigators (2009): Effect of fenofibrate on amputation events in people with type 2 diabetes mellitus (FIELD study):a prespecified analysis of a randomized controlled trial. Lancet 373: 1780–1788.

Ridker PM, Cannon CP, Morrow D, Rifai N, Rose LM, McCabe CH, Pfeffer MA, Braunwald E; Pravastatin or Atorvastatin Evaluation and Infection Therapy-Thrombolysis in Myocardial Infarction 22 (PROVE IT-TIMI 22) Investigators (2005): C-reactive protein levels and outcomes after statin therapy. N Engl J Med 352: 20–28.

Ridker PM, Danielson E, Fonseca FA, Genest J, Gotto AM Jr, Kastelein JJ, Koenig W, Libby P, Lorenzatti AJ, MacFadyen JG, Nordestgaard BG, Shepherd J, Willerson JT, Glynn RJ; JUPITER Study Group (2008): Rosuvastatin to prevent vascular events in men and women with elevated C-reactive protein. N Engl J Med 359: 2195–2207.

Rossebø AB, Pedersen TR, Boman K, Brudi P, Chambers JB, Egstrup K, Gerdts E, Gohlke-Bärwolf C, Holme I, Kesäniemi YA, Malbecq W, Nienaber CA, Ray S, Skjaerpe T, Wachtell K, Willenheimer R; SEAS Investigators (2008): N Engl J Med 359: 1343–1356.

Scandinavian Simvastatin Survival Study Group (1994): Randomized trial of cholesterol lowering in 4444 patients with coronary heart disease. The Scandinavian Simvastatin Survival Study (4S). Lancet 344: 1383–1389.

Schönbeck U, Libby P (2004): Inflammation, immunity, and HMG-CoA reductase inhibitors: statins as antiinflammatory agents? Circulation 109 (Suppl II): II 18–26.

Shaw SM, Fildes JE, Yonan N, Williams SG (2009): Pleiotropic effects and cholesterol-lowering therapy. Cardiology 112): 4–12.

Shepherd J (2002): Resource management in prevention of coronary heart disease: optimising prescription of lipid-lowering drugs. Lancet 359: 2271–2273.

Taylor AJ, Villines TC, Stanek EJ, Devine PJ, Griffen L, Miller M, Weissman NJ, Turco M (2009): Extended-release niacin or ezetimibe and carotid intima-media thickness. N Engl J Med 361: 2113–2122.

The ACCORD Study Group (2010): Effects of combination lipid therapy in type 2 diabetes mellitus. N Engl J Med 362: 1563–1574.

The Bezafibrate Infaction prevention (BIP) Study Group (2000): Secondary prevention by raising HDL cholesterol and reducing triglycerides in patients with coronary artery disease: the Bezafibrate Infaction Prevention (BIP) study. Circulation 102: 21–27.

The FIELD study investigators (2005): Effects of long-term fenofibrate therapy on cardiovascular events in 9795 people with type 2 diabetes mellitus (the FIELD study): randomised controlled trial. Lancet 366: 1849–1861.

Van de Werf F, Bax J, Betriu A, Blomstrom-Lundqvist C, Crea F, Falk V, Filippatos G, Fox K, Huber K, Kastrati A, Rosengren A, Steg PG, Tubaro M, Verheugt F, Weidinger F, Weis M (2008): Management of acute myocardial infarction in patients presenting with persistent ST-segment elevation: the Task Force on the Management of ST-Segment Elevation Acute Myocardial Infarction of the European Society of Cardiology. Eur Heart J 29: 2909–2945.

Wiesner G, Grimm J, Bittner E (1999): Zum Herzinfarktgeschehen in der Bundesrepublik Deutschland: Prävalenz, Inzidenz, Trend, Ost-West-Vergleich. Gesundheitswesen 61 (Sonderheft 2): S72–S78.

32. Magen-Darm-Mittel und Laxantien

Joachim Mössner

AUF EINEN BLICK

Verordnungsprofil

Bedeutsamste Gruppe der Magen-Darm-Mittel sind mit großem Abstand vor allen anderen Präparategruppen nach wie vor die Protonenpumpenhemmer. Zweitgrößte Gruppe, aber in deutlichem Abstand der Verordnungen und mit weiter fallender Tendenz, sind die H_2-Rezeptorenblocker. Die Verordnung anderer Magen-Darm-Mittel, insbesondere gegen chronisch-entzündliche Darmkrankheiten, blieb im Wesentlichen unverändert. Kleinere Verordnungsvolumina entfallen auf Laxantien, Antidiarrhoika, Pankreasenzyme und Spasmolytika.

Trend

Die Verordnungen von Protonenpumpeninhibitoren haben sich in den letzten 10 Jahren um das mehr als Sechsfache erhöht. Ihre Haupteinsatzgebiete sind Refluxkrankheit und Magen-Duodenal-Ulkus. Vermutlich werden Protonenpumpeninhibitoren in Ermangelung anderer therapeutischer Konzepte auch bei dem sehr häufigen Reizmagen-Syndrom eingesetzt, obgleich für diese Indikation die wissenschaftliche Evidenz nahezu fehlt. H_2-Rezeptorantagonisten zeigen einen weiteren Abwärtstrend der Verordnungen. Antacida sind als rezeptfreie Ulkustherapeutika praktisch bedeutungslos für die ärztliche Verordnung geworden.

Kosten

Auf Ulkustherapeutika entfallen mit 1058 Mio. € (2008: 1139 Mio. €) mehr als drei Viertel des Umsatzes der Magen-Darm-Mittel. Ein Einsparvolumen der Analogpräparate wurde durch Substitution mit Generika sowie durch die Festbetragsregelung erzielt. Das Analogpräparat Esomeprazol liegt noch deutlich über dem Preis der anderen Präparate und zeigt 2009 einen drastischen Abfall der Verordnungen.

Als Magen-Darm-Mittel werden verschiedene Arzneimittelgruppen zur Behandlung von Krankheiten des Gastrointestinaltrakts zusammengefasst. Das weitaus größte Verordnungsvolumen nach definierten

Tagesdosen (DDD) entfällt wieder auf die Protonenpumpenhemmer, mit deutlichem Abstand gefolgt von H_2-Rezeptorantagonisten, motilitätssteigernden Mitteln (Prokinetika), Medikamenten gegen chronisch entzündliche Darmerkrankungen und Laxantien, während die übrigen Arzneimittelgruppen nur eine untergeordnete Rolle spielen (Abbildung 32.1). Das Verordnungsvolumen der Protonenpumpeninhibitoren hat auch 2009 weiter linear zugenommen, das der H_2-Rezeptorantagonisten weiter abgenommen (Abbildung 32.2). In diesem Indikationsbereich sind z. B. Antibiotika (mit Ausnahme eines Kombinationspräparates *ZacPac*, vgl. Tabelle 32.1) nicht enthalten, die zur Eradikationstherapie von Helicobacter pylori eingesetzt werden. Ebenso fehlen Corticosteroidpräparate (mit Ausnahme von Budesonid und Hydrocortisonacetat; Tabelle 32.6). TNF-Antagonisten, die bei entzündlichen Darmerkrankungen zur Anwendung kommen, werden im Kapitel Antirheumatika und Antiphlogistika (Kapitel 16) dargestellt. Immunsuppressiva, wie Azathioprin sowie Zytostatika zur Behandlung gastrointestinaler Neoplasien inklusive Inhibitoren verschiedener Tyrosinkinasen wie Erlotinib (Pankreaskarzinom), Sorafenib (hepatozelluläres Karzinom, Imatinib (gastrointestinale Stromatumoren) oder mono-

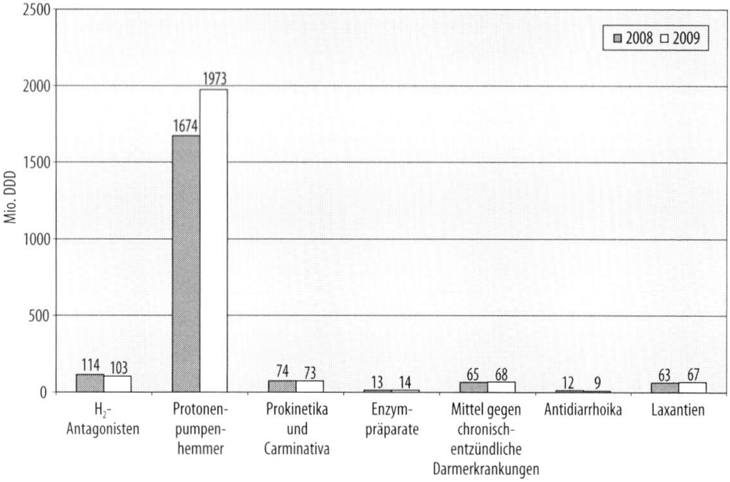

Abbildung 32.1: Verordnungen von Magen-Darm-Mitteln 2009. Gesamtverordnungen nach definierten Tagesdosen

klonale Antikörper gegen VEGF (Bevacizumab) oder EGF-Rezeptoren (Cetuximab, Panitumumab) (metastasiertes kolorektales Karzinom), werden im Kapitel Immuntherapeutika und Zytostatika dargestellt (Kapitel 30). Alpha-Interferone und Virostatika, die in der Therapie der akuten und chronischen Hepatitis C, der chronischen Hepatitis B und der Delta-Hepatitis eingesetzt werden, werden ebenfalls im Kapitel Immuntherapeutika und Zytostatika (Kapitel 30) bzw. im Kapitel Antibiotika und Chemotherapeutika (Kapitel 9) besprochen.

Ulkustherapeutika

Mit der Entdeckung der Rolle von Helicobacter pylori für die Ulkusentstehung und dem Nachweis, dass die Eradikation die Heilung von Ulcera ventriculi und Ulcera duodeni fördert und die Rezidivrate bei Patienten mit der Ulkuskrankheit relevant senkt, hat sich die Ulkustherapie grundlegend gewandelt. Die Behandlung des Magen- und Zwölffingerdarmgeschwüres besteht bei Nachweis von Helicobacter pylori in einer siebentägigen Therapie mit einem Protonenpumpeninhibitor und zwei antimikrobiell wirksamen Substanzen. Es werden Eradikationsraten in Studien von etwa 90% erreicht (Labenz et al. 1996), in klinischer Praxis um 80% (Wolle und Malfertheiner 2007). Durch die erfolgreiche Eradikation von Helicobacter pylori kann die infektionsbedingte Ulkuskrankheit geheilt werden. Bei Therapieversagern, z. B. aufgrund von Resistenzen gegen Clarithromycin oder Metronidazol, stehen weitere Antibiotikakombinationen, die z. B. Rifabutin oder Gyrasehemmer wie Levofloxacin enthalten, zur Verfügung. Diesbezüglich wird auf die veröffentlichte S3-Leitlinie der Deutschen Gesellschaft für Verdauungs- und Stoffwechselkrankheiten (Fischbach et al. 2009) verwiesen.

Die Fünf-Jahres-Rezidivrate nach Beendigung einer erfolgreichen Eradikationstherapie liegt in den westlichen Industrienationen mit hohem Hygienestandard zwischen 5% und 10%. Zwar handelt es sich bei der Ulkuskrankheit, sofern sie nicht durch die Einnahme von nichtsteroidalen Antiphlogistika hervorgerufen wird, überwiegend um eine Infektionskrankheit, es ist aber bislang nicht gelungen einen Impfstoff sowohl zur Prävention als auch zur Therapie der Infektion insbesondere für Länder der Dritten Welt zu entwickeln.

Die Standardtherapie zur Eradikation von Helicobacter pylori besteht jetzt seit vielen Jahren in der siebentägigen Einnahme eines Protonenpumpeninhibitors am Morgen und am Abend in der Standarddosis (z. B. Omeprazol 2mal 20 mg) zusammen mit zwei Antibiotika, entweder Amoxicillin 2mal 1 g und Clarithromycin 2mal 500 mg (Lind et al. 1999, MACH 2-Studie) (sogenannte französische Triple-Therapie) oder statt Amoxicillin (z. B. bei Penicillinallergie) Metronidazol 2mal 400 oder 500 mg täglich (sogenannte italienische Triple-Therapie). Als alternative Erstlinienprotokolle können eine sequentielle Therapie (Protonenpumpeninhibitor plus Amoxicillin Tag 1–5 gefolgt von Protonenpumpeninhibitor plus Clarithromycin plus Imidazolderivat Tag 6–10) ebenso wie andere Vierfachtherapien ohne Sequenzaufbau berücksichtigt werden (Zullo et al. 2007). Das Anlegen einer Kultur und die Durchführung einer Resistenztestung vor Einleitung einer Eradikationstherapie sind nicht erforderlich. Eine empirische Erstlinientherapie ist weiterhin gerechtfertigt, da aufgrund der nach wie vor günstigen Resistenzsituation in Deutschland eine sehr gute Wirksamkeit (>80%) erwartet werden kann. Nach einem Versagen der Primärtherapie wird eine Resistenztestung und eine darauf gestützte Zweitlinientherapie empfohlen, sofern eine erneute Endoskopie erfolgt (Fischbach et al. 2009). In Deutschland muss gegebenenfalls, ähnlich wie in Frankreich, mit einer steigenden Clarithromycinresistenz, derzeit bei 5–10%, gerechnet werden (Ellenrieder et al. 1999). Bei Therapieversagern kann die Clarithromycinresistenz auf 50% ansteigen. In einer Studie an einer kleinen Patientenzahl mit peptischen Ulzera (20 Patienten) zeigten Lüth et al. (2001), dass eine viertägige Eradikationstherapie mit Rabeprazol (2mal 20 mg/Tag), Clarithromycin (2mal 500 mg/Tag) und Amoxicillin (2mal 1000 mg/Tag) bei 90% der Patienten zur Eradikation führte. Diese Eradikationsrate war vergleichbar mit den Ergebnissen der siebentägigen Therapieschemata.

Im Falle eines Therapieversagens mit dem Behandlungsregime der MACH 2-Studie wäre, wie in anderen Ländern Europas, eine Vierfachtherapie über zwei Wochen mit einem Protonenpumpenhemmer 2mal täglich, Bismutcitratkomplex 120 mg 4mal täglich, Tetracyclin 500 mg 4mal täglich und Metronidazol 400 mg 3mal täglich angezeigt. Bismutcitrat ist allerdings in Deutschland nicht mehr erhältlich. Mit diesem Behandlungsregime werden nach Versagen der Primärtherapie immerhin noch Eradikationsraten von 75% erzielt (Lee et al. 1999). Alternativ kann daher die Kombination aus Rifabutin 120 mg 2mal täglich, Amoxicillin 1 g 2mal täglich und der Standarddosis eines Protonenpumpeninhibitors 2mal täglich über 14 Tage empfohlen werden. Auch Gyrasehemmer, wie Levofloxacin, sind in der Kombinationstherapie der Helicobacter pylori Infektion erfolgreich. In einer deutschen

Studie war bei vorausgegangenen gescheiterten Eradikationsversuchen als „Rescue-Therapy“ eine einwöchige tägliche Einmaltherapie der Kombination aus Rifabutin 300 mg, Moxifloxacin 400 mg und Esomeprazol 40 mg in ca. 80% erfolgreich (Miehlke et al. 2008). Bei Therapieversagern nach der französischen oder italienischen Triple-Therapie sollte aber eine Helicobacter pylori Resistenzbestimmung erfolgen. Wann eine H. pylori Resistenzbestimmung erfolgen sollte und welche weiteren Therapieoptionen, z. B. Sequenztherapie, zur Verfügung stehen, kann in der S3-Leitlinie nachgelesen werden (Fischbach et al. 2009).

Nach der Maastricht III Konferenz und der deutschen S-3-Leitlinie wird eine H. pylori Eradikation heute empfohlen: bei 1) Patienten mit Magen- oder Duodenalulkus, 2) niedriggradigem mukosaassoziiertem Lymphom (MALT), 3) Patienten mit atrophischer Gastritis, 4) erstgradig Verwandten von Patienten mit Magenkarzinom, 5) Patienten mit unklarer Eisenmangelanämie, 6) Patienten mit chronisch idiopathischer thrombozytopenischer Purpura. Rezidivierende Abdominalbeschwerden bei Kindern stellen als „Test and Treat“-Strategie keine Indikation dar (Malfertheiner et al. 2007). Eine H. pylori Eradikation stellt einen gewissen Schutz vor Geschwüren dar, wenn Patienten neu mit einer Therapie mit nichtsteroidalen Antirheumatika (NSAR) beginnen.

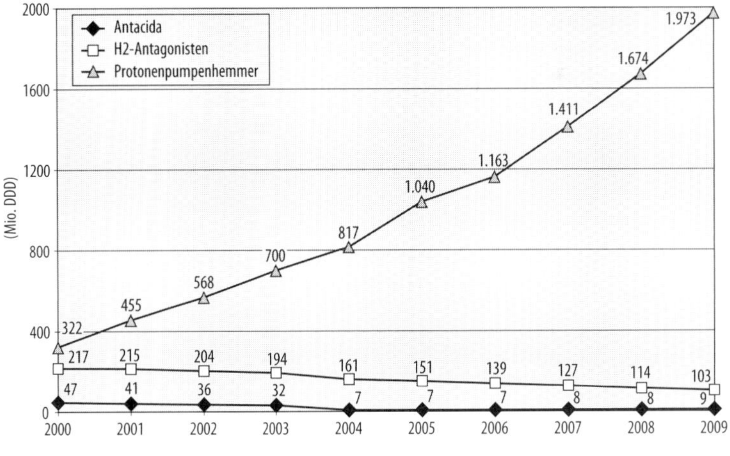

Abbildung 32.2: Verordnungen von Ulkustherapeutika 2000 bis 2009. Gesamtverordnungen nach definierten Tagesdosen

Die Eradikation ist aber als Schutz vor einem NSAR-induziertem Ulkus weniger effizient als eine Prophylaxe mit Protonenpumpeninhibitoren (siehe unten). Die Inzidenz des H. pylori induzierten Ulkus geht aber kontinuierlich zurück. Dies ist wahrscheinlich auf den steigenden Prozentsatz nicht infizierter Personen aufgrund des gestiegenen Hygienestandards in den Industrienationen zurückzuführen.

Dennoch ist seit 2000 die Verordnung von Ulkustherapeutika von 586 Mio. Tagesdosen auf 2,1 Mrd. € im Jahr 2009 angestiegen (Abbildung 32.2). Dieser Anstieg ist ausschließlich auf die zunehmende Verordnung von Protonenpumpenhemmern zur Therapie der Refluxkrankheit und wahrscheinlich auch zur Prophylaxe von Magen-Duodenalläsionen durch nichtsteroidale Antiphlogistika zurückzuführen. Trotzdem sind die Kosten der Ulkustherapeutika 2009 auf 1058 Mio. € (–7,1%) zurückgegangen (vgl. Tabelle 1.1), da die DDD-Kosten der Protoneninhibitoren weiter auf 0,51 € gesunken sind (Vorjahr 0,65 €).

Protonenpumpeninhibitoren

Zwar nimmt nach epidemiologischen Erhebungen die Refluxkrankheit in den Industrienationen zu; aber sicher nicht um das Sechsfache in den letzten 10 Jahren um diesen kontinuierlichen Anstieg der Verordnung von Protonenpumpenhemmern zu erklären, zumal ja auch das durch Helicobacter pylori verursachte Ulkusleiden in den gleichen Ländern immer seltener vorkommt. Dies dürfte mit dem Rückgang der Helicobacter pylori-Prävalenz erklärt sein. Vermutlich werden Protonenpumpenhemmer, in Ermangelung anderer Medikamente, bei dem sehr häufigen Krankheitsbild des Reizmagensyndroms eingesetzt (siehe unten). Ferner werden Protonenpumpenhemmer, vielleicht auch zu unkritisch, zur Prophylaxe von gastrointestinalen Arzneimittelnebenwirkungen, insbesondere bei nichtsteroidalen Antiphlogistika, eingesetzt.

Die weitere Aufwärtsentwicklung der Verordnung von Protonenpumpenhemmern beruht 2009 vor allem auf einer starken Zunahme der Pantoprazolgenerika (Tabelle 32.1). Die Verordnung von Esomeprazol nahm dagegen drastisch ab, da der Hersteller dieses Präparates den Preis nicht den anderen Analogpräparaten und Generika anpasste. Zur weiteren Kostensenkung sollte einerseits kritisch evaluiert werden, ob in der jeweiligen klinischen Situation ein Protonenpumpenhemmer wirklich indiziert ist. Andererseits ist nicht nachvollziehbar, nur aufgrund der Festpreisregelung, ein innerhalb dieser Preisvorgabe „teures" Generikum einem noch preiswerteren vorzuziehen. Hier gäbe es erhebliche weitere Einsparmöglichkeiten, wenn nur das preiswerteste Generikum konsequent verordnet würde. Investitionen in die Forschung zur Entwicklung eines Medikaments müssen ja bei den Generikaherstellern nicht „belohnt" werden und randomisierte Vergleichsstudien bezüglich der Qualität der Galenik der Präparate liegen nicht vor. Warum gerade teure Generika (*Omep, Omeprazol-ratiopharm*) und sogar das Originalpräparat *Antra* Zuwachsraten verzeichnen, ist nicht nachvollziehbar. Möglicherweise verbergen sich dahinter Rabattverträge, die jedoch der Öffentlichkeit nicht bekannt gemacht werden und daher bezüglich möglicher Einspareffekte nicht überprüfbar sind. Die höchsten Zuwachsraten sind aber in der Tat bei den preiswertesten Generika zu verzeichnen.

Der vermehrte klinische Einsatz von Protonenpumpenhemmern reflektiert einerseits die Wirksamkeit dieser Substanzen bei der Ulkuskrankheit, der Refluxkrankheit und bei der Prävention und Therapie von Erosionen und Ulzerationen, die unter der Einnahme von nichtsteroidalen Antirheumatika im Magen und Duodenum entstehen (Übersicht bei Stedman und Barclay 2000). Andererseits nimmt die Refluxkrankheit in den Industrienationen sicher nicht so zu, um diesen weiteren Anstieg der Verordnung von Protonenpumpenhemmern zu erklären, zumal ja auch das durch Helicobacter pylori verursachte Ulkusleiden in den gleichen Ländern immer seltener vorkommt. Protonenpumpenhemmer werden wahrscheinlich bei dem sehr häufigen Krankheitsbild der „funktionellen Dyspepsie", dem Reizmagen-Syndrom eingesetzt, obgleich für diese Indikation die wissenschaftliche Evidenz nur durch wenige Arbeiten belegt ist (Peura et al. 2007, van Zanten et al. 2006). 32

Für alle verfügbaren Protonenpumpeninhibitoren ist ihre Effizienz nachgewiesen, die aus zahlreichen Studien abzuleiten ist. Zur Langzeittherapie der Refluxkrankheit reichen häufig niedrigere Dosierungen der Protonenpumpeninhibitoren. So zeigte Esomeprazol (20 mg/Tag) bei der Erhaltungstherapie der Refluxösophagitis eine Überlegenheit gegenüber Pantoprazol (20 mg/Tag) (Labenz et al. 2005). Zur Langzeittherapie einer nichterosiven Refluxösophagitis ist auch eine sogenannte Bedarfstherapie mit einem Analogpräparat wie Esomeprazol, Pantoprazol oder Rabeprazol zu empfehlen (Bour et al. 2005). Generika der Protonenpumpeninhibitoren haben hierfür bislang noch keine Zulassung. Man darf aber annehmen, dass sich in der Praxis aus Kostengründen über diese fehlende Zulassung der Generika hinweggesetzt wird.

Tabelle 32.1: Verordnungen von Protonenpumpenhemmern 2009. Angegeben sind die 2009 verordneten Tagesdosen, die Änderungen gegenüber 2008 und die mittleren Kosten je DDD 2009.

Präparat	Bestandteile	DDD in Mio.	Änd. in %	DDD-Kosten in €
Omeprazol				
Omep	Omeprazol	289,9	(+4,8)	0,63
Omeprazol-ratiopharm	Omeprazol	165,6	(+1,9)	0,62
Omeprazol AL	Omeprazol	142,8	(−2,7)	0,42
Omeprazol- 1 A Pharma	Omeprazol	97,1	(+50,9)	0,40
Omeprazol STADA	Omeprazol	76,4	(−14,2)	0,46
Omeprazol dura	Omeprazol	60,4	(−16,7)	0,46
Omeprazol-biomo	Omeprazol	50,2	(−34,0)	0,44
Omeprazol Heumann	Omeprazol	37,6	(+50,3)	0,45
Omeprazol AbZ	Omeprazol	33,5	(+60,7)	0,42
Omebeta	Omeprazol	32,9	(−16,4)	0,48
Omeprazol-CT	Omeprazol	30,5	(+12,1)	0,62
Omeprazol KSK	Omeprazol	28,1	(+467,2)	0,58
Omeprazol Sandoz	Omeprazol	26,0	(−16,5)	0,62
Ome-Q	Omeprazol	22,5	(+9,2)	0,47
Ome TAD	Omeprazol	11,9	(−24,9)	0,52
Omeprazol/Ome Hennig	Omeprazol	10,1	(+124,2)	0,46
Ome-nerton	Omeprazol	9,9	(+17,7)	0,48
Omeprazol TEVA/Elac	Omeprazol	8,5	(+8,7)	0,42
Omeprazol BASICS	Omeprazol	6,9	(−30,8)	0,54
Antra	Omeprazol	5,6	(+26,2)	0,96
Omeprazol axcount	Omeprazol	4,8	(+37,1)	0,41
Omeprazol Flexopharm	Omeprazol	2,9	(>1000)	0,36
Omegamma	Omeprazol	2,4	(−39,4)	0,63
Ome Lich	Omeprazol	2,0	(−19,7)	0,64
Omedoc	Omeprazol	1,6	(−13,3)	0,65
		1160,2	(+3,6)	0,53
Pantoprazol				
Pantozol	Pantoprazol	210,3	(−34,9)	0,59
Pantoprazol Nyc	Pantoprazol	175,8	(>1000)	0,47
Pantoprazol HEXAL	Pantoprazol	89,1	(neu)	0,32
Pantoprazol-ratiopharm	Pantoprazol	38,5	(neu)	0,31
Pantoprazol TAD	Pantoprazol	30,5	(neu)	0,27
Pantoprazol - 1 A Pharma	Pantoprazol	26,2	(neu)	0,26
Pantoprazol AL	Pantoprazol	25,3	(neu)	0,27
Rifun	Pantoprazol	22,0	(−39,7)	0,59

Tabelle 32.1: Verordnungen von Protonenpumpenhemmern 2009. Angegeben sind die 2009 verordneten Tagesdosen, die Änderungen gegenüber 2008 und die mittleren Kosten je DDD 2009. (Fortsetzung)

Präparat	Bestandteile	DDD in Mio.	Änd. in %	DDD-Kosten in €
Pantoprazol STADA	Pantoprazol	12,9	(neu)	0,30
Pantoprazol-CT	Pantoprazol	9,9	(neu)	0,30
Pantoprazol beta	Pantoprazol	8,0	(neu)	0,29
Pantoprazol Winthrop	Pantoprazol	7,4	(neu)	0,28
Pantoprazol-biomo	Pantoprazol	7,3	(neu)	0,24
Pantoprazol Sandoz	Pantoprazol	6,6	(neu)	0,32
Pantoprazol Hennig	Pantoprazol	5,4	(neu)	0,28
Pantoprazol dura	Pantoprazol	3,9	(neu)	0,28
Pantoprazol Actavis	Pantoprazol	3,7	(neu)	0,30
Pantopra-Q	Pantoprazol	3,4	(neu)	0,30
Pantoprazol TEVA	Pantoprazol	3,3	(neu)	0,26
Pantoprazol Heumann	Pantoprazol	3,3	(neu)	0,28
Pantoprazol AbZ	Pantoprazol	2,9	(neu)	0,27
Zacpac	Pantoprazol Amoxicillin Clarithromycin	1,1	(–17,3)	14,62
		697,0	(+93,2)	0,46
Lansoprazol				
Lansoprazol HEXAL	Lansoprazol	7,8	(–10,1)	0,53
Lansoprazol-ratiopharm	Lansoprazol	7,2	(–19,6)	0,53
Lansoprazol- 1 A Pharma	Lansoprazol	6,3	(+38,5)	0,36
Agopton	Lansoprazol	5,8	(–22,0)	0,57
Lansoprazol AL	Lansoprazol	4,5	(+2,6)	0,36
Lansoprazol AbZ	Lansoprazol	3,5	(+53,6)	0,36
Lansoprazol dura	Lansoprazol	3,1	(–3,4)	0,36
Lansoprazol-CT	Lansoprazol	2,5	(–21,1)	0,54
Lansoprazol STADA	Lansoprazol	2,5	(–12,3)	0,36
		43,0	(–5,1)	0,46
Weitere Protonenpumpenhemmer				
Nexium	Esomeprazol	31,0	(–72,3)	0,90
Pariet	Rabeprazol	21,3	(+2,5)	0,56
		52,3	(–60,5)	0,76
Summe		1952,5	(+17,7)	0,51

Bei abgeheilter erosiver Refluxösophagitis ist eine Dauertherapie mit Protonenpumpeninhibitoren der Bedarfstherapie aber zur Prophylaxe des Ösophagitisrezidivs überlegen (Sjöstedt et al. 2005). Die Ergebnisse klinischer Studien haben Eingang in maßgebende nationale und internationale Leitlinien und Therapieempfehlungen gefunden (Arzneimittelkommission der deutschen Ärzteschaft 2006, DeVault et al. 2005, Koop et al. 2005, Malfertheiner et al. 2007, National Institute for Clinical Excellence 2004).

Protonenpumpenhemmer werden auch zunehmend zur Prophylaxe von Magen-/Duodenalläsionen bei Gabe nichtsteroidaler Antiphlogistika oder Acetylsalicylsäure eingesetzt. Unter der Einnahme von nichtsteroidalen Antiphlogistika geben 10–60% der behandelten Patienten gastrointestinale Symptome an, wobei jedoch keineswegs alle diese Patienten in einer endoskopischen Untersuchung Schleimhautläsionen aufweisen. Bei Langzeitanwendung nichtsteroidaler Antiphlogistika treten bei 10–20% der behandelten Patienten Schleimhautläsionen auf. Das Risiko einer signifikanten Komplikation (z. B. einer Blutung) liegt bei 1–4% pro Jahr unter einer Dauertherapie mit nichtsteroidalen Antiphlogistika. Die Letalität einer dadurch induzierten Blutung liegt bei 5–10% (Wolfe et al. 1999).

Die prophylaktische Gabe von Misoprostol oder eines Protonenpumpeninhibitors, wie Omeprazol oder Esomeprazol, vermindert die Häufigkeit des Auftretens von Ulzerationen und von lebensgefährlichen Komplikationen dieser Ulzerationen (wie z. B. Perforation und Blutung) unter der Einnahme nichtsteroidaler Antiphlogistika (Hawkey et al. 1998). Während der anschließenden sechsmonatigen Erhaltungstherapie traten jedoch unter Omeprazol deutlich weniger Rezidive und seltener Nebenwirkungen auf als unter Misoprostol. Da bei der großen Zahl der Verschreibungen nichtsteroidaler Antiphlogistika eine generelle Prävention gastroduodenaler Läsionen mit Omeprazol zu erheblichen Mehrkosten führen würde, sollen nur jene Patienten eine Präventivtherapie erhalten, bei denen das Risiko für die Ausbildung von Komplikationen besonders hoch ist, wie z. B. Patienten, die älter als 60 Jahre sind, Patienten mit früher aufgetretener gastrointestinaler Blutung, Patienten mit bekannter Ulkuskrankheit und Patienten, die gleichzeitig Corticosteroide oder Antikoagulantien erhalten. Durch die Verordnung von selektiven Cyclooxygenase-2-Inhibitoren kann die Häufigkeit gastrointestinaler Nebenwirkungen gegenüber nichtselektiven Cyclooxygenaseinhibitoren vermindert werden (Bombardier et al. 2000). In der Prävention von Ulzerationen durch nicht selektive nichtsteroidale Antiphlogistika, z. B. Diclofenac, ist die gleichzeitige Gabe des Protonenpumpenhemmers Omeprazol ähnlich wirksam wie der selektive COX-2-Hemmer Celecoxib (Chan et al. 2002). Aufgrund kardiovaskulärer Komplikationen wurden allerdings Rofecoxib und Valdecoxib vom Markt genommen. Auch unter Celecoxib ist das kardiovaskuläre Risiko erhöht. Es ist daher vorauszusehen, dass klassischen, sogenannten traditionellen nichtsteroidalen Antiphlogistika in Kombination mit einem Protonenpumpenhemmer gegenüber einem COX-2-Hemmer nach wie vor der Vorzug gegeben wird, obgleich auch das potentielle kardiovaskuläre Risiko nichtselektiver nichtsteroidaler Antirheumatika neu überdacht werden muss. Das Risiko von Dünndarmläsionen durch nichtsteroidale Antiphlogistika lässt sich mit Protonenpumpeninhibitoren nicht reduzieren. Möglicherweise ist dies eine „Indikationsnische" für Coxibe, sobald das kardiovaskuläre Risiko der Coxibe und vielleicht auch der traditionellen nichtsteroidalen Antiphlogistika besser angegeben werden kann. Kommt es unter niedrig dosierter Acetylsalicylsäure zur Prävention kardiovaskulärer Krankheiten zu einer Ulkusblutung ist der Ersatz durch Clopidogrel keine Alternative. Auch hier ist die prophylaktische Gabe eines Protonenpumpeninhibitors überlegen (Chan et al. 2005).

Aufgrund der extrem hohen Zahl an Verordnungen von Protonenpumpenhemmern sind vielleicht die vermehrten Berichte von Nebenwirkungen wie Oberschenkelhalsfrakturen, Osteoporose, Infektionen teilweise erklärt. Nach wie vor muss aber konstatiert werden, dass es sich bei den Protonenpumpeninhibitoren um sehr sichere Medikamente handelt.

Eine unverändert kontroverse Diskussion hat sich zur Frage möglicher Stentthrombosen infolge von Arzneimittelinteraktionen der Protonenpumpeninhibitoren mit Clopidogrel entwickelt, da sie in der Leber das Cytochrom-P450-Enzym CYP2C19 hemmen, das wesentlich an der Bildung des aktiven Metaboliten von Clopidogrel beteiligt ist (Einzelheiten siehe Thrombozytenaggregationshemmer, Kapitel 15).

H_2-Rezeptorantagonisten

Bei den H_2-Rezeptorantagonisten sind die verordneten Tagesdosen nach einem Maximum 1998/1999 von Jahr zu Jahr weiter rückläufig gewesen (Abbildung 32.2). Der Hauptteil der Verordnungen entfällt auf Ranitidin, während Famotidin nur eine untergeordnete Rolle

Tabelle 32.2: Verordnungen von H_2-Antagonisten und weiteren Ulkusmitteln 2009. Angegeben sind die 2009 verordneten Tagesdosen, die Änderungen gegenüber 2008 und die mittleren Kosten je DDD 2009.

Präparat	Bestandteile	DDD in Mio.	Änd. in %	DDD-Kosten in €
Ranitidin				
Ranitidin- 1 A Pharma	Ranitidin	17,8	(+112,2)	0,32
Ranitidin-ratiopharm	Ranitidin	15,7	(−23,4)	0,39
Ranitidin AL	Ranitidin	14,9	(−26,4)	0,32
Ranitic	Ranitidin	13,2	(−21,1)	0,42
Ranidura	Ranitidin	11,0	(+129,4)	0,32
Ranibeta	Ranitidin	7,6	(−23,2)	0,34
Ranitidin STADA	Ranitidin	3,7	(−27,9)	0,31
Ranitidin Sandoz	Ranitidin	2,0	(−32,9)	0,36
Ranitidin Heumann	Ranitidin	1,4	(−22,0)	0,32
Ranitidin AbZ	Ranitidin	1,3	(−28,6)	0,33
		88,7	(−4,0)	0,35
Famotidin				
Fadul	Famotidin	1,5	(−10,6)	0,37
Famotidin-ratiopharm	Famotidin	1,4	(−11,9)	0,37
Famobeta	Famotidin	1,3	(−17,3)	0,38
		4,3	(−13,2)	0,38
Weitere Ulkusmittel				
Gastrozepin	Pirenzepin	1,8	(+10,0)	0,65
Ulcogant	Sucralfat	1,1	(+7,5)	1,89
Tepilta Suspension	Oxetacain Aluminiumhydroxid Magnesiumhydroxid	0,9	(−7,2)	5,13
		3,9	(+4,6)	2,09
Summe		96,8	(−4,1)	0,42

spielt (Tabelle 32.2). Sie werden oft bei Nicht-Ulkuserkrankungen, wie z. B. der funktionellen Dyspepsie (Nichtulkus-Dyspepsie, Reizmagen-Syndrom), der nichterosiven Refluxkrankheit (Stadium 0 nach Savary und Miller) und gelegentlich auch zur Magensäuresekretionshemmung bei der Eradikationstherapie eingesetzt. Die 2009 wieder etwas gestiegene Verordnung des Muskarinrezeptorantagonisten Pirenzepin, eines sehr schwach wirksamen Inhibitors der Magensäuresekretion, ist wissenschaftlich nicht zu erklären. Auch die Verordnung von Sucralfat hat etwas zugenommen, die des Antacidums *Tepilta*, welches zusätzlich ein Lokalanästhetikum enthält, hat auch 2009 weiter abgenommen.

Spasmolytika

Spasmolytika werden zur Lösung krampfartiger Schmerzen im Bereich von Magen, Darm, Gallenwegen, Harnwegen und des weiblichen Genitale eingesetzt. Wichtigste Gruppe sind die Anticholinergika (Antimuskarinika, Parasympatholytika), die Kontraktionen cholinerg innervierter glatter Muskeln über eine Blockade muskarinischer Acetylcholinrezeptoren hemmen. Hauptvertreter dieser neurotropen Spasmolytika sind Atropin, Scopolaminderivate und synthetische Anticholinergika. Während die natürlichen Belladonnaalkaloide Atropin und Scopolamin eine gute Bioverfügbarkeit aufweisen, ist die therapeutische Wirksamkeit vieler synthetischer Anticholinergika nur nach parenteraler Injektion, aber nicht nach oraler oder rektaler Gabe ausreichend belegt. Viele der pharmakologisch wirksamen Substanzen erreichen aufgrund geringer Resorption oder hoher präsystemischer Elimination keine wirksamen Plasmaspiegel.

Spasmolytika sind nach dem massiven Einbruch der Verordnungen im Jahre 2004 zu einer kleinen Randgruppe mit nur noch wenigen Präparaten geschrumpft. Das Verordnungsvolumen ist seit 1992 von 63 Mio. DDD (Arzneiverordnungs-Report 2002) auf 10 Mio. DDD zurückgegangen (Abbildung 32.3). Mebeverin (*Duspatal*, *Mebeverin-dura*) ist weiterhin das am häufigsten verordnete Spasmolytikum (Tabelle 32.3). Es gehört zur Gruppe der myotropen Spasmolytika und wird speziell für die Behandlung des Reizdarmsyndroms eingesetzt.

Das fehlende exakte Verständnis der Pathogenese erklärt, dass die Therapie des Reizdarmsyndroms leider nur symptomatisch ist. Die Therapie gliedert sich in Allgemeinmaßnahmen, wie ärztliche Führung und Ernährungsempfehlungen, einen medikamentösen Therapiearm und eine „psychosomatische Grundversorgung". Zu den Allgemeinmaßnahmen zählen die „positive Diagnose", Aufklärung über das Krankheitsbild, Abbau von „Krebsangst" und die Vermeidung wiederholter Diagnostik. Bezüglich Ernährungsempfehlungen fehlen gesicherte Daten. Empfohlen wird, fette Speisen, Alkohol, Hülsenfrüchte

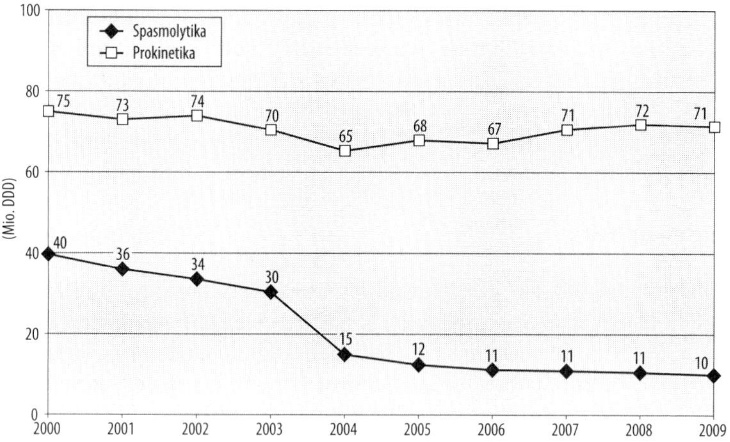

Abbildung 32.3: Verordnungen von Spasmolytika und Prokinetika 2000 bis 2009. Gesamtverordnungen nach definierten Tagesdosen

32

und weitere nichtlösliche Ballaststoffe zu meiden. Bei Reizdarmsyndrom mit Obstipation bieten sich zur Initialbehandlung osmotische und sekretorisch-antiresorptive Mittel wie Lactulose und Polyethylenglycol (PEG) an; bei Reizdarmsyndrom mit Diarrhö Loperamid. Bei Schmerzen kommen Anticholinergika (z. B. Butylscopolaminiumbromid, Trospiumchlorid) oder muskulotrope Spasmolytika (z.B. Mebeverin) zum Einsatz. Eine Wirksamkeit ist möglich, die Studienlage aber widersprüchlich, bezüglich der Anticholinergika wie Butylscopolaminiumbromid und der muskulotropen Spasmolytika wie Mebeverin. Auch bezüglich der Behandlung mit Antidiarrhoika, wie Loperamid, und mit Psychopharmaka, wie trizyklische Antidepressiva, legen mehrere Studien eine Wirksamkeit nahe. Dies gilt auch für selektive Serotonin-Wiederaufnahme-Hemmer wie Citalopram oder Fluoxetin. Nach den „NICE-guidelines" wird der Einsatz von trizyklischen Antidepressiva als Stufe 2 empfohlen, wenn eine Behandlung mit Laxantien, Loperamid und Spasmolytika versagt hat (National Institute for Health and Clinical Excellence 2008).

Bei der Suche nach einer auf pathogenetischen Überlegungen basierten Therapie steht 5-HT (5-Hydroxytryptamin, Serotonin), ein Neurotransmitter und parakrines Signalmolekül im Mittelpunkt des Interesses. Die Aktivierung von 5-HT-Rezeptoren afferenter Neuronen

Tabelle 32.3: Verordnungen von Spasmolytika 2009. Angegeben sind die 2009 verordneten Tagesdosen, die Änderungen gegenüber 2008 und die mittleren Kosten je DDD 2009.

Präparat	Bestandteile	DDD in Mio.	Änd. in %	DDD-Kosten in €
Mebeverin				
Duspatal/- retard	Mebeverin	4,7	(-9,3)	1,03
Mebeverin dura	Mebeverin	3,9	(+14,4)	0,95
		8,5	(+0,1)	0,99
Weitere Spasmolytika				
Paveriwern	Mohnpflanzenextrakt	0,8	(-18,3)	1,20
Buscopan	Butylscopolamin	0,3	(-2,0)	2,76
		1,0	(-14,6)	1,61
Summe		9,6	(-1,7)	1,06

vermittelt die Wahrnehmung von Eingeweideschmerzen. Die Freisetzung von 5-HT erhöht die sekretorische und motorische Aktivität des Darms. Alosetron ist ein 5-HT_3-Rezeptorantagonist. Diese Rezeptorblockade reduziert die abdominelle Schmerzwahrnehmung, die Kolonmotilität und die intestinale Sekretion. Die Substanz war in kontrollierten prospektiven Studien bei nicht obstipierten Frauen mit Reizdarmsyndrom Placebo überlegen. Wegen der möglichen Nebenwirkung einer ischämischen Colitis wurde die Substanz in den USA mit Auflagen versehen. Bei Reizdarmsyndrom mit Obstipation wurde Tegaserod, ein 5-HT_4-Rezeptorpartialagonist in Studien untersucht. Die Stimulation dieses Rezeptors wirkt prokinetisch und reduziert Obstipation, Schmerzen und Blähungen. Die Unterschiede zu Placebo sind offensichtlich nicht so überzeugend, dass die Behörden in Deutschland, vielleicht auch in Anbetracht des potentiellen Nebenwirkungsprofils dieser Medikamente, eine Zulassung bislang nicht aussprachen. Trotz des hohen Leidensdrucks der Patienten mit Reizdarmsyndrom wird der Einsatz von Medikamenten mit potentiellen Nebenwirkungen bei einer Erkrankung „an der man nicht stirbt" gescheut.

Das Reizdarmsyndrom hat eine hohe Ansprechquote für eine Placebobehandlung (20–70%), deren Effekt bis zu einem Jahr anhält (Talley 2003). Eine Metaanalyse von 24 klinischen Studien mit Spasmolytika beim Reizdarm hat dieses Ergebnis zumindest teilweise bestätigt. Si-

Tabelle 32.4: Verordnungen von Prokinetika und Carminativa 2009. Angegeben sind die 2009 verordneten Tagesdosen, die Änderungen gegenüber 2008 und die mittleren Kosten je DDD 2009.

Präparat	Bestandteile	DDD in Mio.	Änd. in %	DDD-Kosten in €
Metoclopramid				
MCP AL	Metoclopramid	17,2	(+0,1)	1,25
MCP-ratiopharm	Metoclopramid	12,9	(-19,7)	1,23
MCP HEXAL	Metoclopramid	6,0	(-15,2)	1,28
MCP STADA	Metoclopramid	5,9	(+288,3)	1,21
MCP-CT	Metoclopramid	3,7	(-0,4)	1,10
MCP- 1 A Pharma	Metoclopramid	3,4	(+46,1)	1,51
Gastrosil	Metoclopramid	2,5	(-9,1)	1,08
MCP beta	Metoclopramid	1,7	(-41,9)	1,53
Paspertin	Metoclopramid	1,1	(-37,3)	1,27
MCP Sandoz	Metoclopramid	1,1	(-24,9)	1,14
Gastronerton	Metoclopramid	0,8	(+29,9)	1,89
MCP dura	Metoclopramid	0,2	(+88,7)	1,53
		56,4	(-1,8)	1,26
Domperidon				
Domperidon HEXAL	Domperidon	3,9	(+11,7)	1,04
Motilium	Domperidon	2,4	(-10,8)	1,66
Domperidon AL	Domperidon	2,3	(-8,8)	1,00
Domperidon- 1 A Pharma	Domperidon	1,6	(+73,8)	1,00
Domperidon-ratiopharm	Domperidon	1,3	(-5,3)	0,99
Domperidon AbZ	Domperidon	0,6	(+20,5)	0,99
		12,1	(+5,1)	1,14
Pflanzliche Mittel				
Iberogast	Bittere Schleifenblume Angelikawurzel Kamillenblütenextrakt Kümmeltinktur Schöllkrauttinktur Mariendistelfrüchte-tinktur Melissenblättertinktur Süßholzwurzeltinktur Pfefferminzblätter-tinktur	1,8	(-8,4)	1,25
Carum Carvi Wala	Atropa belladonna D2 Chamomilla recutita ø Nicotiana tabacum D4	0,5	(-2,9)	1,50
		2,3	(-7,3)	1,30

32

Tabelle 32.4: Verordnungen von Prokinetika und Carminativa 2009. Angegeben sind die 2009 verordneten Tagesdosen, die Änderungen gegenüber 2008 und die mittleren Kosten je DDD 2009. (Fortsetzung)

Präparat	Bestandteile	DDD in Mio.	Änd. in %	DDD-Kosten in €
Dimeticon				
Sab simplex	Dimeticon	1,6	(-11,5)	1,91
Lefax	Dimeticon	0,9	(-8,4)	1,94
Espumisan	Dimeticon	0,2	(-10,3)	1,91
		2,7	(-10,4)	1,92
Summe		73,5	(-1,3)	1,27

gnifikante Effekte der Spasmolytika wurden für Schmerzerleichterung gefunden, obwohl die Unterschiede zwischen Placebo (41% der Patienten) und Spasmolytika (53%) nur gering waren (Poynard et al. 2001). In einer jetzt schon 6 Jahre alten Metaanalyse hatten fast alle Spasmolytika und insbesondere Mebeverin keine signifikanten Effekte bei der Behandlung des Reizdarmsyndroms (Lesbros-Pantoflickova et al. 2004).

32

Butylscopolamin (*Buscopan*) ist ein Scopolaminderivat aus der Gruppe der neurotropen Spasmolytika (Tabelle 32.3). Nach parenteraler Gabe ist Butylscopolamin (20 mg i.v.) bei Kolikschmerzen durch Gallensteine sicher wirksam, allerdings langsamer als Metamizol oder Tramadol (Schmieder et al. 1993). Die Wirksamkeit der oralen oder rektalen Gabe ist nicht durch kontrollierte Studien dokumentiert. Die Verordnungen von *Buscopan* sind auch 2009 weiter zurückgegangen, da das Präparat nicht verschreibungspflichtig und damit nur noch bei Kindern zu Lasten der gesetzlichen Krankenversicherung verordnungsfähig ist. Wenig dokumentiert sind auch die Wirkungen von *Paveriwern* (Mohnpflanzenextrakt) (Tabelle 32.3).

Motilitätssteigernde Mittel

Die Verordnung motilitätssteigernder Mittel ist in den letzten Jahren nahezu konstant geblieben (Abbildung 32.3). Hauptvertreter ist unver-

Tabelle 32.5: Verordnungen von Pankreatinpräparaten 2009. Angegeben sind die 2009 verordneten Tagesdosen, die Änderungen gegenüber 2008 und die mittleren Kosten je DDD 2009.

Präparat	Bestandteile	DDD in Mio.	Änd. in %	DDD-Kosten in €
Kreon	Pankreatin	6,8	(+9,7)	4,54
Pangrol	Pankreatin	2,9	(+5,9)	4,05
Panzytrat	Pankreatin	1,3	(−1,9)	4,49
Ozym	Pankreatin	1,0	(−11,9)	4,64
Pankreatin-ratiopharm	Pankreatin	0,6	(+3,8)	4,23
Summe		12,7	(+5,2)	4,41

ändert Metoclopramid, das vor allem zur Behandlung von Übelkeit und Erbrechen eingesetzt wird (Bouras und Scolapio 2004). Dagegen wird die Anwendung bei diabetischer Gastroparese angesichts des problematischen Nebenwirkungsprofils bei Langzeittherapie kontrovers beurteilt (Smith und Ferris 2003). Das pflanzliche Kombinationspräparat *Iberogast* wird auf Rezept nur noch bei Kindern verordnet, während es bei Erwachsenen trotz positiver placebokontrollierter Studien als rezeptfreies Präparat nicht mehr erstattungsfähig ist (Tabelle 32.5).

Carminativa

Unter den Carminativa werden Simeticonpräparate und pflanzliche Mittel mit ätherischen Ölen zusammengefasst, welche die Magen-Darm-Motorik anregen und dadurch Völlegefühl und Blähungen beseitigen sollen. Im Vordergrund steht die Verordnung von Simeticon. Bei dieser Substanz handelt es sich um Polydimethylsiloxan (Dimeticon), das mit Siliciumdioxid aktiviert wurde und wegen seiner oberflächenspannungssenkenden Wirkung als Entschäumer verwendet wird. Dieses Mittel hat unter anderem die Indikation Meteorismus mit gastrointestinalen Beschwerden und wird zur Entfernung abnormer Gasansammlungen im Gastrointestinaltrakt empfohlen. Simeticon ist auch speziell bei Säuglingskoliken geprüft worden, war aber nicht besser wirksam als Placebo (Metcalf et al. 1994). Zur Vorbereitung diagnostischer Untersuchungen im Abdominalbereich liegen ältere positive Studiendaten vor

(Sudduth et al. 1995, Kark et al. 1995). Die Verordnung von Dimeticon hat auch 2009 weiter abgenommen.

Pankreasenzympräparate

Pankreasenzympräparate werden zur Behandlung der exokrinen Pankreasinsuffizienz im fortgeschrittenen Stadium benötigt, z. B. bei chronischer Pankreatitis oder Pankreaskarzinom. Eine Enzymsubstitution ist erst dann indiziert, wenn die tägliche Stuhlfettausscheidung 15 g überschreitet oder der Patient an Gewicht abnimmt. Indikationsbereiche sind die chronische Pankreatitis und ein Zustand nach ausgedehnten Pankreasoperationen. Nach Magenresektionen, insbesondere Gastrektomien, kann es zu einer funktionellen Pankreasinsuffizienz im Rahmen einer pankreaticocibalen Dyssynchronie kommen. Auch hier können Pankreasenzyme eingesetzt werden. Placebo-kontrollierte Vergleichsstudien, ob sich das Körpergewicht heben lässt, liegen allerdings nicht vor. Ein weiterer wichtiger Einsatzbereich ist die Therapie der Maldigestion bei Mukoviszidose (zystische Fibrose).

Zur Substitution wird meist Pankreatin vom Schwein verwendet. Für den therapeutischen Erfolg ist der Lipasegehalt der Enzympräparate von Bedeutung. Als Richtdosis werden 80 000 FIP-Einheiten Lipase pro Mahlzeit angegeben, d. h. 240 000 Einheiten pro Tag. Es ist erforderlich, dass diese Präparate galenisch so hergestellt werden, dass sie bei der Passage durch den Magen nicht durch die Salzsäure inaktiviert werden. In der Galenik haben sich säuregeschützte Mikrotabletten oder Mikropellets mit einem Durchmesser nicht über 2 mm bewährt. Es sind aber auch Pankreatinpräparate ohne Säureschutz erhältlich und Präparate mit einem Säureschutz um lediglich die gesamte Kapsel. „Kopf-an-Kopf" doppelblinde Vergleichsstudien, die einen Vorteil der Pankreatinpräparate in Form säuregeschützter Mikropellets oder Minitabletten gegenüber den säuregeschützten „Monolithen" belegen, fehlen. Aufgrund tierexperimenteller Daten ist es aber unwahrscheinlich, dass sich säuregeschützte „Monolithen" zeitgleich mit dem Chymus in das Duodenum entleeren und dort ihre Enzyme zeitgerecht freisetzen. Mikrobielle säureresistente Lipasen werden immer noch in Studien überprüft (Borowitz et al. 2006).

Die Verschreibung von Pankreatinpräparaten hat 2009 wieder etwas zugenommen (Tabelle 32.5). Ihre Verschreibung wird nur erstattet, wenn eine Pankreasinsuffizienz nachgewiesen wird. Unter den zahlreichen direkten und indirekten Pankreasfunktionsuntersuchungsmöglichkeiten inklusive Bestimmung der Fettausscheidung im drei Tage gesammelten Stuhl, ist praktisch nur noch die Bestimmung der Pankreaselastase im Stuhl in Deutschland möglich und üblich. Diese Bestimmung ist aber bei Diarrhö unterschiedlicher Genese oft falsch pathologisch. Ferner wird die Stuhlelastase erst pathologisch bei mittelschwerer bis schwerer Pankreasinsuffizienz. Der Pankreasenzyme verschreibende Arzt steht daher vor einem Dilemma. Er sollte bei einem Patienten mit durch ein bildgebendes Verfahren gesicherter chronischer Pankreatitis und Gewichtsverlust mit oder ohne Diarrhö, die Krankenkasse überzeugen, dass ein Therapieversuch mit einem Pankreatinpräparat sinnvoll wäre. Enzympräparate werden aber vielfach ungerechtfertigt zur Behandlung dyspeptischer Beschwerden wie Druck- und Völlegefühl eingesetzt. Die Verschreibung unter dieser Indikation ist jetzt erschwert. Die Behandlung dieser Beschwerden mit Enzympräparaten ist nicht nur ineffektiv, sondern auch zu teuer, selbst wenn bei einigen Patienten eine therapeutische Wirksamkeit über einen Placeboeffekt anzunehmen ist.

Mittel gegen chronisch-entzündliche Darmerkrankungen

Sulfasalazin, Mesalazin, Olsalazin sind therapeutisch wirksam bei der Behandlung des Morbus Crohn und der Colitis ulcerosa. Diese Substanzen beeinflussen nicht nur die akute Entzündungsphase, sondern sie reduzieren, als Langzeitprophylaxe, auch Rezidive bei der Colitis ulcerosa, nicht jedoch beim Morbus Crohn. Die Verschreibung von Mesalazin hat weiter, wie bereits in den Vorjahren auch 2009 etwas zugenommen (Tabelle 32.6). Die Verschreibung von Sulfasalazin hat auch 2009 weiter abgenommen. Diese Substanz wird außerdem als remissionsinduzierendes Medikament bei der rheumatoiden Arthritis eingesetzt (siehe Kapitel 16).

Als weitere Gruppe werden in der Tabelle 32.6 Glucocorticoide aufgeführt. Budesonid (*Budenofalk, Entocort*) wird infolge eines hohen First-Pass-Effekts in der Leber rasch metabolisiert und hat daher geringere systemische Nebenwirkungen. Es kann bei entzündlichen Darmerkrankungen mit Befall des terminalen Ileums oral oder mit Befall des Rektosigmoids als Klysma verabreicht werden. In einer Dosis von 9 mg/Tag lässt sich unter Budesonid bei Morbus Crohn eine Remission erreichen (Rutgeerts et al. 1994). Budesonid verhindert jedoch nicht Rezidive, kann aber die Remissionsdauer nach initialer Therapie verlängern. Budesonid erwies sich ebenfalls als nicht wirk-

Tabelle 32.6: Verordnungen von Mitteln gegen chronisch-entzündliche Darmerkrankungen 2009. Angegeben sind die 2009 verordneten Tagesdosen, die Änderungen gegenüber 2008 und die mittleren Kosten je DDD 2009

Präparat	Bestandteile	DDD in Mio.	Änd. in %	DDD-Kosten in €
Sulfasalazin				
Azulfidine	Sulfasalazin	1,8	(-6,6)	1,04
Mesalazin				
Salofalk	Mesalazin	31,1	(+1,3)	1,98
Claversal	Mesalazin	11,4	(+1,0)	2,07
Pentasa	Mesalazin	9,8	(+12,4)	1,71
Mezavant	Mesalazin	1,7	(+319,3)	1,78
		54,0	(+5,6)	1,94
Glucocorticoide				
Budenofalk	Budesonid	4,3	(+14,1)	5,14
Colifoam	Hydrocortison	3,1	(-2,6)	0,82
Entocort	Budesonid	2,3	(+5,0)	5,24
		9,7	(+6,1)	3,77
Summe		65,4	(+5,3)	2,19

sam bei der Verhinderung von Rezidiven eines Morbus Crohn nach vorausgegangener chirurgischer Behandlung (Hellers et al. 1999). Die topische Steroidtherapie mit Hydrocortisonacetat hat etwas abgenommen. Klysmen (Budesonid, Hydrocortisonacetat) stellen eine effektive Behandlungsform vorwiegend bei linksseitig lokalisierten entzündlichen Darmerkrankungen dar.

Weiterhin kommen bei der Behandlung des schwergradigen Morbus Crohn und der Colitis ulcerosa TNF-Antagonisten wie Infliximab (*Remicade*) oder Adalimumab (*Humira*) (Zulassung noch nicht bei Colitis ulcerosa) in Frage, wenn bei chronisch aktivem Verlauf oder Fistelbildung die Therapie mit Glucocorticoiden und Immunsuppressiva, wie Azathioprin, nicht angesprochen hat. Gleiches gilt für Patienten mit schwerer aktiver Colitis ulcerosa mit ungenügendem Ansprechen auf eine konventionelle Therapie. Die Verordnung von TNF-Antagonisten inklusive ihrer Zulassung und Kontraindikationen für verschiedene Erkrankungen, wird bei den Antirheumatika und Antiphlogistika (Kapitel 16, Tabelle 16.4) dargestellt.

Antidiarrhoika

Nach Angaben der Krankenkassen leiden etwa 30% der Bevölkerung mindestens einmal jährlich unter einer Durchfallerkrankung. Etwa 70% der Betroffenen warten ab oder kurieren sich mit Hausmitteln, 31% suchen ihren Hausarzt auf, durchschnittlich allerdings erst zwei Tage nach dem Auftreten der Diarrhö (Caspary et al. 1995). Grundlage der Behandlung akuter Durchfallerkrankungen ist eine ausreichende Zufuhr von Flüssigkeit und Salzen, die vorzugsweise als enterale Elektrolytlösungen gegeben werden sollen. Die Anwendung von Arzneimitteln aus der Gruppe der obstipierenden Mittel und Chemotherapeutika ist nur dann notwendig, wenn die allgemeinen Maßnahmen nicht ausreichen, und sollte mit Vorsicht erfolgen. In der Gruppe der Antidiarrhoika sind die Verordnungen 2009 im Vergleich zum Vorjahr in allen Präparategruppen rückläufig (Abbildung 32.1). Die meisten Präparate sind nicht verschreibungspflichtig und damit auch nicht mehr erstattungsfähig. Das nicht resorbierbare Antibiotikum Rifaximin, welches die Zulassung zur Prophylaxe der Reisediarrhö hat, ist nach wie vor noch nicht aufgeführt. In einer kürzlich publizierten Studie zeigte sich dieses Antibiotikum auch Placebo überlegen in der Therapie der hepatischen Enzephalopathie (Bass et al. 2010).

Loperamid

Loperamid wird weitaus am häufigsten verordnet (Tabelle 32.7). Es wirkt über eine Stimulation der Opioidrezeptoren im Darm. Neben der Hemmung der Propulsivmotorik vermindert Loperamid auch die intestinale Flüssigkeitssekretion. Häufiges Anwendungsgebiet für Loperamid ist die Reisediarrhö, wobei es hier sicherlich nur selten indiziert ist. Opioide sollten keinesfalls bei bakteriellen Darminfektionen eingesetzt werden, die mit hohem Fieber und blutiger Diarrhö einhergehen. Bei Kindern unter zwei Jahren ist die Substanz kontraindiziert.

Probiotika

Das Trockenhefepräparat Saccharomyces boulardii wurde 2009 etwas weniger als in den Vorjahren verordnet, ebenso verschiedene Bakterienpräparate (Tabelle 32.7). Probiotische Mikroorganismen (Lactobacillus

Tabelle 32.7: Verordnungen von Antidiarrhoika 2009. Angegeben sind die 2009 verordneten Tagesdosen, die Änderungen gegenüber 2008 und die mittleren Kosten je DDD 2009.

Präparat	Bestandteile	DDD in Mio.	Änd. in %	DDD-Kosten in €
Loperamid				
Lopedium	Loperamid	1,4	(−12,4)	2,26
Loperamid-ratiopharm	Loperamid	1,0	(−21,8)	2,22
Imodium	Loperamid	0,8	(−37,7)	2,29
Loperamid AL	Loperamid	0,6	(+10,9)	1,86
Loperamid- 1 A Pharma	Loperamid	0,6	(+17,8)	2,26
Loperamid STADA	Loperamid	0,3	(−14,9)	2,09
Loperhoe	Loperamid	0,2	(−8,0)	2,41
Loperamid Heumann	Loperamid	0,2	(+4,7)	2,20
Loperamid-CT	Loperamid	0,2	(−17,4)	1,97
		5,5	(−14,5)	2,19
Hefepräparate				
Perenterol	Saccharomyces boulard.	1,0	(−9,1)	2,76
Perocur	Saccharomyces boulard.	0,3	(−4,9)	1,90
		1,3	(−8,1)	2,55
Bakterienpräparate				
Mutaflor Kapseln	Escherichia coli	1,0	(−1,7)	1,98
Lacteol	Lactobacillus acidophilus	0,4	(−58,3)	1,58
Mutaflor Suspension	Escherichia coli	0,2	(−32,9)	5,66
Infectodiarrstop LGG mono	Lactobacillus rhamnosus	0,1	(−39,1)	2,36
		1,7	(−31,3)	2,28
Weitere Mittel				
Oralpädon 240	Natriumchlorid Kaliumchlorid Glucose Natriumhydrogencitrat	0,8	(+2,9)	1,89
Tiorfan	Racecadotril	0,4	(−37,1)	4,06
Infectodiarrstop LGG	Lactobacillus rham. Natriumcitrat Kaliumchlorid Natriumchlorid Glucose	0,3	(+34,6)	5,36
Uzara/-N	Uzarawurzelextrakt	0,1	(−43,2)	1,61
Pentofuryl	Nifuroxazid	0,1	(−30,3)	2,76
Diarrhoesan	Apfelpektin Kamillenblütenextrakt	0,1	(−42,4)	8,07
		1,8	(−17,3)	3,26
Summe		10,3	(−17,6)	2,43

rhamnosus, Lactobacillus acidophilus, Escherichia coli Stamm Nissle 1917) und probiotische Hefepräparate (Saccharomyces boulardii) sind in zahlreichen kleineren Studien untersucht worden, größere Interventionsstudien fehlen jedoch. Die Ergebnisse sind nicht ausreichend, um spezifische Empfehlungen für die klinische Anwendung von Probiotika zur Behandlung der Diarrhö zu geben (Übersicht bei de Vrese und Marteau 2007). E. coli Nissle erwies sich allerdings als ebenso wirksam in der Rezidivprophylaxe der Colitis ulcerosa wie 5-ASA (Kruis et al. 2004). In einer placebokontrollierten Studie aus den Niederlanden kam es unter Probiotika in der Therapie der akuten Pankreatitis zu einer erhöhten Letalität, die durch Darmischämien erklärt war (Besselink et al. 2008).

Laxantien

Die Gruppe der Laxantien umfasst in ihrem Wirkungsmechanismus unterschiedliche Substanzen wie Quellstoffe, Lactulose, hydragoge Laxantien (z. B. Bisacodyl), Gleitmittel und salinische Laxantien in Form von Klysmen (Tabellen 32.8 und 32.9). Da Laxantien im Wesentlichen bei Patienten mit intaktem Kolon zum Einsatz kommen, sollten nach ausführlicher Beratung und diätetischer Empfehlungen von schlackenreicher Kost und reichlich Flüssigkeit vorrangig Quellstoffe verordnet werden.

Die Gruppe der Laxantien zeigt auch 2009 ein angestiegenes Verordnungsvolumen (Abbildung 32.1). Alle Präparate sind nicht verschreibungspflichtig und damit nur noch zur Behandlung von Krankheiten im Zusammenhang mit Tumorleiden, Divertikulose, Mukoviszidose sowie bei Behandlung mit Phosphatbindern und Opioiden erstattungsfähig.

Der überwiegende Anteil der verordneten Tagesdosen entfällt auf Lactulosepräparate, die nach Versagen diätetischer Maßnahmen und von Quellstoffen indiziert sind. Lactulose ist ein schwer resorbierbares Disaccharid, das im Darmlumen osmotisch Flüssigkeit bindet und erst im Dickdarm bakteriell zu Milchsäure und Essigsäure gespalten wird. Durch die kolonspezifische Wirkung werden potentielle Risiken anderer Laxantien vermieden. Lactulose wird bei der hepatischen Enzephalopathie zur Steigerung der enteralen Ammoniakelimination eingesetzt (Prasad et al. 2007). Insbesondere Lactuloseeinläufe sind nach akuter Varizenblutung bei portaler Hypertension in der Prophylaxe der hepa-

Tabelle 32.8: Verordnungen von Laxantien (Monopräparate) 2009. Angegeben sind die 2009 verordneten Tagesdosen, die Änderungen gegenüber 2008 und die mittleren Kosten je DDD 2009.

Präparat	Bestandteile	DDD in Mio.	Änd. in %	DDD-Kosten in €
Quellstoffe				
Mucofalk	Plantago-ovata-Samenschalen	1,4	(+6,3)	0,56
Lactulose				
Lactulose AL	Lactulose	8,5	(+9,4)	0,34
Lactulose-ratiopharm	Lactulose	5,8	(−3,6)	0,36
Lactulose HEXAL	Lactulose	2,7	(+2,8)	0,35
Lactulose- 1 A Pharma	Lactulose	2,7	(+6,4)	0,34
Lactulose STADA	Lactulose	2,6	(−11,7)	0,34
Bifiteral	Lactulose	1,6	(−26,5)	0,38
		23,9	(−0,6)	0,35
Hydragoge Laxantien				
Laxoberal	Natriumpicosulfat	5,0	(−7,9)	0,26
Laxans-ratiopharm Pico	Natriumpicosulfat	3,6	(+24,6)	0,16
Dulcolax	Bisacodyl	1,4	(+2,4)	0,51
		10,1	(+3,3)	0,26
Gleitmittel				
Babylax	Glycerol	0,2	(−7,1)	1,46
Glycilax	Glycerol	0,2	(−7,0)	0,77
		0,4	(−7,1)	1,12
Klistiere				
Freka Clyss	Natriumphosphat	0,5	(+6,9)	1,84
Summe		36,2	(+0,7)	0,36

tischen Enzephalopathie etabliert. Die Lactuloseverordnungen haben 2009 etwas abgenommen (Tabelle 32.8).

Auch die Verordnungen von Laxantienkombinationen sind 2009 weiter angestiegen, vor allem aufgrund einer weiteren Zunahme von Macrogolkombinationen (Tabelle 32.9). Da diese Präparate auch zur Koloskopievorbereitung von Gastroenterologen eingesetzt werden, könnte die Zunahme der Verordnung auf einer größeren Zahl von Vorsorge-Koloskopien beruhen.

Tabelle 32.9: Verordnungen von Laxantienkombinationen 2009. Angegeben sind die 2009 verordneten Tagesdosen, die Änderungen gegenüber 2008 und die mittleren Kosten je DDD 2009.

Präparat	Bestandteile	DDD in Mio.	Änd. in %	DDD-Kosten in €
Macrogol-Kombinationen				
Movicol Pulver	Macrogol Natriumchlorid Natriumhydrogen-carbonat Kaliumchlorid	17,1	(+17,4)	1,35
Macrogol HEXAL	Macrogol Natriumchlorid Natriumhydrogen-carbonat Kaliumchlorid	2,4	(+28,7)	1,01
Macrogol dura	Macrogol Natriumchlorid Natriumhydrogen-carbonat Kaliumchlorid	0,9	(+101,1)	1,00
Isomol Pulver	Macrogol Natriumchlorid Natriumhydrogen-carbonat Kaliumchlorid	0,7	(−13,8)	1,58
		21,1	(+19,4)	1,30
Weitere Kombinationen				
Microklist	Natriumcitrat Natriumlaurylsulfo-acetat Sorbitol	1,6	(+0,4)	1,47
Lecicarbon CO2-Laxans	Natriumhydrogen-carbonat Natriumdihydrogen-phosphat	0,7	(−1,6)	0,51
		2,3	(−0,2)	1,18
Summe		23,3	(+17,2)	1,29

32

Literatur

Arzneimittelkommission der deutschen Ärzteschaft (2009): Arzneiverordnungen. Empfehlungen zur rationalen Pharmakotherapie. 22. Auflage, Medizinische Medien Informations GmbH (MMI) Neu-Isenburg, S. 823–835.

Bass NM, Mullen KD, Sanyal A, Poordad F, Neff G, Leevy CB, Sigal S, Sheikh MY, Beavers K, Frederick T, Teperman L, Hillebrand D, Huang S, Merchant K, Shaw A, Bortey E, Forbes WP (2010): Rifaximin treatment in hepatic encephalopathy. N Engl J Med 362: 1071–1081.

Besselink MG, van Santvoort HC, Buskens E, Boermeester MA, van Goor H, Timmerman HM, Nieuwenhuijs VB, Bollen TL, van Ramshorst B, Witteman BJ, Rosman C, Ploeg RJ, Brink MA, Schaapherder AF, Dejong CH, Wahab PJ, van Laarhoven CJ, van der Harst E, van Eijck CH, Cuesta MA, Akkermans LM, Gooszen HG; Dutch Acute Pancreatitis Study Group (2008): Probiotic prophylaxis in predicted severe acute pancreatitis: a randomised, double-blind, placebo-controlled trial. Lancet; 371: 651–659.

Bombardier C, Laine L, Reicin A et al (2000): Comparison of upper gastrointestinal toxicity of rofecoxib and naproxen in patients with rheumatoid arthritis. N Engl J Med 343: 1520–1528.

Borowitz D, Goss CH, Stevens C, Hayes D, Newman L, O'Rourke A, Konstan MW, Wagener J, Moss R, Hendeles L, Orenstein D, Ahrens R, Oermann CM, Aitken ML, Mahl TC, Young KR, Dunitz J, Murray FT (2006): Safety and preliminary clinical activity of a novel pancreatic enzyme preparation in pancreatic insufficient cystic fibrosis patients. Pancreas 32: 258–263.

Bour B, Staub JL, Chousterman M, Labayle D, Nalet B, Nouel O, Pariente A, Tocque E, Bonnot-Marlier S (2005): Long-term treatment of gastro-oesophageal reflux disease patients with frequent symptomatic relapses using rabeprazole: on-demand treatment compared with continuous treatment. Aliment Pharmacol Ther 21: 805–12.

Bouras EP, Scolapio JS (2004): Gastric motility disorders: management that optimizes nutritional status. J Clin Gastroenterol 38: 549–557.

Caspary WF, Lüpke NP, Oldiges FJ, Wahle K (1995): Diarrhoe in der ärztlichen Praxis. Münch Med Wochenschr 137: 411–415.

Chan FK, Hung LC, Suen BY, Wu JC, Lee KC, Leung VK, Hui AJ, To KF, Leung WK, Wong VW, Chung SC, Sung JJ (2002): Celecoxib versus diclofenac and omeprazole in reducing the risk of recurrent ulcer bleeding in patients with arthritis. N Engl J Med 347: 2104–2110.

Chan FK, Ching JY, Hung LC, Wong VW, Leung VK, Kung NN, Hui AJ, Wu JC, Leung WK, Lee VW, Lee KK, Lee YT, Lau JY, To KF, Chan HL, Chung SC, Sung JJ (2005): Clopidogrel versus aspirin and esomeprazole to prevent recurrent ulcer bleeding. N Engl J Med 352: 238–244.

DeVault KR, Castell DO; American College of Gastroenterology (2005): Updated guidelines for the diagnosis and treatment of gastroesophageal reflux disease. Am J Gastroenterol 100: 190–200.

De Vrese M, Marteau PR (2007): Probiotics and prebiotics: effects on diarrhea. J Nutr 137 (3 Suppl 2): 803S–811S.

Ellenrieder V, Boeck W, Richter C, Marre R, Adler G, Glasbrenner B (1999): Prevalence of resistance to clarithromycin and its clinical impact on the efficacy of Helicobacter pylori eradication. Scand J Gastroenterol 34: 750–756.

Fischbach W, Malfertheiner P, Hoffmann JC, Bolten W, Bornschein J, Götze O, Höhne W, Kist M, Koletzko S, Labenz J, Layer P, Miehlke S, Morgner A, Peitz U, Preiss JC, Prinz C, Rosien U, Schmidt WE, Schwarzer A, Suerbaum S, Timmer A, Treiber G, Vieth M. (2009): S3-Leitlinie "Helicobacter pylori und gastroduodenale Ulkuskrankheit." Z Gastroenterol 47: 68–102.

Hawkey CJ, Karrasch JA, Szczepanski L, Walter DG, Barkun A et al (1998): Omeprazole compared with misoprostol for ulcers associated with nonsteroidal antiinflammatory drugs. Omeprazole versus Misoprostol for NSAID-induced Ulcer Management (OMNIUM) Study Group. N Engl J Med 338: 727–734.

Hellers G, Cortot A, Jewell D et al (1999): Oral budesonide for prevention of postsurgical recurrence in Crohn's disease. Gastroenterology 116: 294–300.

Kark W, Krebs-Richter H, Hotz J (1995): Improving the effect of orthograde colonic lavage with golytely solution by adding dimethicone. Z Gastroenterol 33: 20–23.

Koop H, Schepp W, Muller-Lissner S, Madisch A, Micklefield G, Messmann H, Fuchs KH, Hotz J (2005): Gastroösophageale Refluxkrankheit – Ergebnisse einer evidenzbasierten Konsensuskonferenz der Deutschen Gesellschaft für Verdauungs- und Stoffwechselkrankheiten. Z Gastroenterol 43: 165–194.

Kruis W, Fric P, Pokrotnieks J, Lukás M, Fixa B, Kascák M, Kamm MA, Weismueller J, Beglinger C, Stolte M, Wolff C, Schulze J (2004): Maintaining remission of ulcerative colitis with the probiotic Escherichia coli Nissle 1917 is as effective as with standard mesalazine. Gut 53: 1617-1623.

Labenz J, Armstrong D, Lauritsen K, Katelaris P, Schmidt S, Schutze K, Wallner G, Juergens H, Preiksaitis H, Keeling N, Naucler E, Adler J, Eklund S (2005): Esomeprazole 20 mg vs. pantoprazole 20 mg for maintenance therapy of healed erosive oesophagitis: results from the EXPO study. Aliment Pharmacol Ther 22: 803–811.

Labenz J, Tillenburg B, Peitz U, Köhl H, Becker T et al (1996): Ulcusheilung durch Helicobacter-pylori-Eradikation: Genügt eine Woche Therapie? Dtsch Med Wochenschr 121: 3–8.

Lee JM, Breslin NP, Hyde DK, Buckley MJ, O'Morain CA (1999): Treatment options for Helicobacter pylori infection when proton pump inhibitor-based triple therapy fails in clinical practice. Aliment Pharmacol Ther 13: 489–496.

Lesbros-Pantoflickova D, Michetti P, Fried M, Beglinger C, Blum AL (2004): Metaanalysis: The treatment of irritable bowel syndrome. Aliment Pharmacol Ther 20: 1253–1269.

Lind T, Mégraud F, Unge P, Bayerdörffer E, O'Morain C, Spiller R, van Zenten S et al (1999): The MACH 2 study: Role of omeprazole in eradication of Helicobacter pylori with I-week triple therapies. Gastroenterology 116: 248–253.

Lüth S, Teyssen S, Kölbel CB, Singer MV (2001): 4 day triple therapy with rabeprazole, amoxicillin and clarithromycin in the eradication of Helicobacter pylori in patients with peptic ulcer disease. Z Gastroenterol 39: 279–285.

Malfertheiner P, Megraud F, O'Morain C, Bazzoli F, El-Omar E, Graham D,Hunt R, Rokkas T, Vakil N, Kuipers EJ (2007):Current concepts in the management of Helicobacter pylori infection: the Maastricht III Consensus Report. Gut 56: 772–781.

Metcalf TJ, Irons TG, Sher LD, Young PC (1994): Simethicone in the treatment of infant colic: a randomized placebo-controlled multicenter trial. Pediatrics 94: 29–34.

Miehlke S, Schneider-Brachert W, Kirsch C, Morgner A, Madisch A, Kuhlisch E, Haferland C, Bästlein E, Jebens C, Zekorn C, Knoth H, Stolte M, Lehn N (2008): One-week once-daily triple therapy with esomeprazole, moxifloxacin, and rifabutin for eradication of persistent Helicobacter pylori resistant to both metronidazole and clarithromycin. Helicobacter. 13: 69–74.

National Institute for Clinical Excellence (2004): Dyspepsia: management of dyspepsia in adults in primary care. Clinical Guideline 17. Internet: www.nice.org.uk/page.aspx?o=CG017NICEguideline

National Institute for Health and Clinical Excellence (2008): Clinical practice guideline: Irritable bowel syndrome in adults: Diagnosis and management of irritable bowel syndrome in primary care. Internet: www.nice.org.uk/nicemedia/live/11927/39746/39746.pdf

Peura DA, Gudmundson J, Siepman N, Pilmer BL, Freston J (2007): Proton pump inhibitors: effective first-line treatment for management of dyspepsia. Dig Dis Sci 52: 983–987.

Poynard T, Regimbeau C, Benhamou Y (2001): Meta-analysis of smooth muscle relaxants in the treatment of irritable bowel syndrome. Aliment Pharmacol Ther 15: 355–361.

Prasad S, Dhiman RK, Duseja A, Chawla YK, Sharma A, Agarwal R (2007): Lactulose improves cognitive functions and health-related quality of life in patients with cirrhosis who have minimal hepatic encephalopathy. Hepatology 45: 549–559.

Rutgeerts P, Löfberg R, Malchow H et al (1994): A comparison of budesonide with prednisolone for active Crohn's disease. N Engl J Med 331: 842–845.

Schmieder G, Stankov G, Zerle G, Schinzel S, Brune K (1993): Observer-blind study with metamizole versus tramadol and butylscopolamine in acute biliary colic pain. Arzneim Forsch 43: 1216–1221.

Sjöstedt S, Befrits R, Sylvan A, Harthon C, Jörgensen L, Carling L, Modin S, Stubberöd A, Toth E, Lind T (2005): Daily treatment with esomeprazole is superior to that taken on-demand for maintenance of healed erosive oesophagitis. Aliment Pharmacol Ther 22: 183–191.

Smith DS, Ferris CD (2003): Current concepts in diabetic gastroparesis. Drugs 63: 1339–1358.

Stedman CA, Barclay ML (2000): Review article: comparison of the pharmacokinetics, acid suppression and efficacy of proton pump inhibitors. Aliment Pharmacol Ther 14: 963–978.

Sudduth RH, DeAngelis S, Sherman KE, McNally PR (1995): The effectiveness of simethicone in improving visibility during colonoscopy when given with a sodium phosphate solution: a double-bind randomized study. Gastrointest Endosc 42: 413–415.

Talley NJ (2003): Evaluation of drug treatment in irritable bowel syndrome. Br J Clin Pharmacol 56: 362–369.

van Zanten SV, Armstrong D, Chiba N, Flook N, White RJ, Chakraborty B, Gasco A (2006): Esomeprazole 40 mg once a day in patients with functional dyspepsia: the randomized, placebo-controlled "ENTER" trial. Am. J Gastroenterol 101: 2096–2106. Erratum in: Am J Gastroenterol. 2006; 101: 2171.

Wolfe MM, Lichtenstein DR (1999): Gastrointestinal toxicity of nonsteroidal antiinflammatory drugs. N Engl J Med 340: 1888–1899.

Wolle K, Malfertheiner P (2007): Treatment of Helicobacter pylori. Best Pract Res Clin Gastroenterol 21: 315–324.

Zullo A, De Francesco V, Hassan C, Morini S, Vaira D (2007): The sequential therapy regimen for Helicobacter pylori eradication: a pooled-data analysis. Gut 56: 1353–1357.

33. Migränemittel

Judith Günther

AUF EINEN BLICK

Trend

Seit Jahren unangefochten dominieren die Triptane die Behandlung akuter Migräneanfälle aufgrund ihrer gut belegten therapeutischen Wirksamkeit und fehlender therapeutischer Alternativen mit vergleichbarem Nutzen. Bei den Migränemitteln gehen mittlerweile mehr als 80% der verordneten Tagesdosen auf das Konto der Triptane. Die Leitsubstanz Sumatriptan ist am besten untersucht und hält 2009 die Hälfte aller Triptanverordnungen. Andere Triptane haben nur geringe klinische Vorteile, sind aber vierfach teurer als preisgünstige Sumatriptangenerika.

Für alle anderen Migränemittel ergeben sich 2009 dagegen deutliche Verordnungsrückgänge, so dass nur noch 3 weitere Präparate unter den meistverordneten Arzneimitteln vertreten sind, zwei fixe Kombinationen aus Paracetamol und Metoclopramid sowie das Migräneprophylaktikum Topiramat.

Migränemittel werden zur Anfallskupierung eingesetzt. Typisch für die Migräne ist der anfallsartig auftretende Halbseitenkopfschmerz, häufig verbunden mit Appetitlosigkeit (nahezu in allen Fällen), Übelkeit (in 80% der Fälle), Erbrechen (in 40 bis 50% der Fälle) und Lichtscheu (in 60% der Fälle). Die Ursache der Migräne ist genetisch bedingt, bei 60–70% der betroffenen Patienten lässt sich eine familiäre Belastung nachweisen. Bei 15% der Patienten leiten Aura-Symptome visueller und sensorischer Natur den Anfall ein. Frauen sind mit 12–14% häufiger betroffen als Männer mit 6–8%. Die Krankheitshäufigkeit ist zwischen dem 35. und dem 45. Lebensjahr am höchsten. In dieser Zeitspanne sind Frauen etwa dreimal häufiger betroffen als Männer (Evers et al. 2008). Bei Frauen ist nicht selten ein Zusammenhang mit der Menstruation zu beobachten. Als Auslösefaktoren für einzelne Attacken kommen Stress, hormonelle Faktoren und bestimmte Nahrungsmittel wie tyraminhaltige Speisen (Schokolade und Hartkäse) sowie Alkohol in Frage. Insgesamt handelt es sich um ein Krankheitsbild, das sich anhand der Anamnese leicht von anderen Kopfschmerzformen abgrenzen lässt (Diener et al. 2008).

Schmerzfreiheit bzw. die deutliche Besserung von Kopfschmerzen zwei Stunden nach Medikamenteneinnahme sowie eine reproduzierbare Wirkung bei zwei bis drei Migräneattacken gelten derzeit als Kriterien für eine erfolgreiche medikamentöse Therapie des akuten Migräneanfalls. Leichte Migräneanfälle sind mit den üblichen Analgetika und Antiemetika gut zu beeinflussen. Bei schweren Migräneattacken stehen seit 1993 spezifische Migränemittel aus der Gruppe der 5-$HT_{1B/1D}$-Rezeptoragonisten (Triptane) zur Verfügung. Zusätzlich zu Sumatriptan (*Imigran*) sind in den nachfolgenden Jahren sechs weitere Triptane auf den Markt gekommen, um bestimmte pharmakologische Eigenschaften von Sumatriptan zu verbessern, wie beispielsweise seine geringe Bioverfügbarkeit, die kurze Halbwertszeit und seine geringe Lipophilie.

Eine Migräneprophylaxe ist aufgrund empirischer Erkenntnisse indiziert, wenn drei oder mehr Migräneanfälle pro Monat auftreten, eine Zunahme der Attackenfrequenz beobachtet wird, regelmäßig Migräneattacken auftreten, die länger als 72 Stunden anhalten oder auf eine angemessene Akuttherapie nicht ausreichend ansprechen, besonders schwere Krankheitsfälle mit langanhaltenden Auren vorliegen, sowie Schmerz- und Migränemittel an mehr als zehn Tagen im Monat eingenommen werden müssen. Als Ziel einer prophylaktischen Behandlung soll die Anfallshäufigkeit, die Dauer und die Schwere von Migräneanfällen reduziert werden. Maßnahmen zur Migräneprophylaxe werden als erfolgreich angesehen, wenn die Anzahl von Migräneattacken unter der Behandlung um 50% zurückgeht (Evers et al. 2008). Mittel der Wahl sind in diesen Fällen Betarezeptorenblocker (z. B. Propranolol und Metoprolol), die im Kapitel 18 besprochen werden. Alternativ werden auch der Calciumantagonist Flunarizin oder das Antiepileptikum Topiramat eingesetzt. Klinisch erprobt ist auch Valproinsäure, ebenfalls ein Antiepileptikum, das allerdings noch keine Zulassung zur Migräneprophylaxe in der Europäischen Union erhalten hat. Nach einem systematischen Review zur prophylaktischen Wirksamkeit von Antiepileptika liegen für Topiramat und Valproinsäure die meisten Studiendaten vor. Beiden Wirkstoffen wird – allerdings immer noch auf Grundlage einer vergleichsweise geringen Studienanzahl – eine Wirksamkeit für die Prophylaxebehandlung attestiert (Chronicle et al. 2004).

Bei Kindern und Jugendlichen ist der Einsatz von Antiepileptika aufgrund methodischer Unzulänglichkeiten und ungenügender Evidenz nicht zu begründen. Valproinsäure verringert die Anfallsfrequenz nicht besser als Scheinmedikament, und ob Topiramat hier überlegen ist, ist noch nicht ausreichend nachgewiesen (Apostol et al. 2009, Bakola et al. 2009).

Triptane

Triptane sind als selektive Serotoninrezeptoragonisten (5-$HT_{1B/1D}$) die wirksamsten Mittel für eine akute Migränetherapie. Über vaskuläre Serotoninrezeptoren bewirken sie eine Vasokonstriktion großer Hirngefäße, arteriovenöser Anastomosen und von Duragefäßen. Daneben hemmen sie die neurogene Entzündung im Migräneanfall durch eine verminderte Freisetzung proinflammatorischer Neurotransmitter aus perivaskulären Trigeminusfasern. Im Gegensatz zu den Sekalealkaloiden können sie zu jedem Zeitpunkt innerhalb der Attacke eingenommen werden. Sie wirken am effektivsten, wenn sie möglichst früh während eines Migräneanfalls eingesetzt werden. Die Einnahme sollte aber nur dann erfolgen, wenn sicher von einer Migräneattacke ausgegangen werden kann, da die Mittel bei Spannungskopfschmerz unwirksam sind. Triptane lindern zudem die migränetypischen Symptome wie Übelkeit, Erbrechen, Lichtscheu und Lärmempfindlichkeit. Alle Triptane haben ein ähnliches Wirkungsprofil, unterscheiden sich aber in der Pharmakokinetik und damit in Wirkungsdauer und Häufigkeit des Wiederauftretens von Migräneanfällen. Auch Triptane können bei zu häufiger Anwendung die Attackenfrequenz erhöhen und zu einem Arzneimittel-induzierten Dauerkopfschmerz führen. Ihre Anwendung wird daher auf höchstens 10 Tage im Monat begrenzt.

Triptane bestimmen mit über 80% der verordneten Tagesdosen aufgrund ihrer gut belegten Wirksamkeit völlig zu Recht die Therapie akuter Migräneanfälle. In den letzten 10 Jahren hat sich ihr Verordnungsvolumen fast verdreifacht (Abbildung 33.1). Die deutlichen Zuwächse gehen dabei allein auf das Konto von Sumatriptan, das mittlerweile mit acht generischen Zubereitungen unter den meist verordneten Mitteln vertreten ist. Alle anderen Triptane stagnieren vermutlich aufgrund ihrer im Vergleich zu preisgünstigen Sumatriptangenerika im Durchschnitt vierfach höheren Tagestherapiekosten (Tabelle 33.1).

Das am besten untersuchte Triptan ist Sumatriptan, der erste Vertreter dieser Wirkstoffgruppe. Er lindert in Dosen von 50–100 mg oral bei 50–70% der Patienten die Beschwerden innerhalb von 2 Stunden.

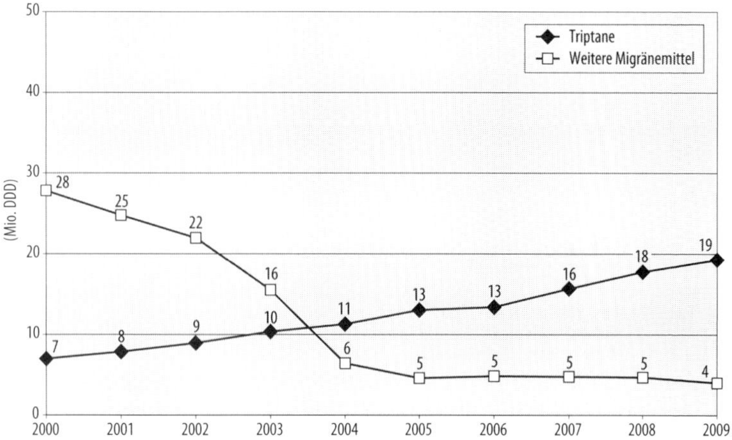

Abbildung 33.1: Verordnungen von Migränemitteln 2000 bis 2009. Gesamtverordnungen nach definierten Tagesdosen

33

Bei Übelkeit und Erbrechen können 25 mg rektal oder 10–20 mg als Nasenspray eingesetzt werden. Besonders wirksam ist die subkutane Injektion, nach der sich die Symptome bereits nach 60 Minuten bei 70 bis 80% der Patienten zurückbilden. Wegen der kurzen Halbwertszeit von zwei Stunden treten 12 Stunden nach oraler Gabe bei 30–40% der Patienten erneut Migränekopfschmerzen auf, bei denen eine zweite Gabe wiederum wirksam ist.

Die neueren Triptane Zolmitriptan (*AscoTop*), Naratriptan (*Naramig*), Rizatriptan (*Maxalt*), Almotriptan (*Almogran*), Frovatriptan (*Allegro*) und Eletriptan (*Relpax*) haben eine höhere orale Bioverfügbarkeit und eine längere Halbwertszeit als Sumatriptan. Die günstigeren pharmakokinetischen Eigenschaften der neueren Verbindungen bieten jedoch im individuellen Fall nicht immer einen klinischen Vorteil. So ist das sehr lange wirkende Naratriptan weniger wirksam als Sumatriptan, hat aber auch weniger Nebenwirkungen. Seit April 2006 kann dieser Wirkstoff in einer Kleinpackung von 2 Tabletten als nicht verordnungspflichtiges Mittel auch ohne Rezept erworben werden. Naratriptan eignet sich besonders bei Patienten, die unter Sumatriptan mit ausgeprägten Nebenwirkungen reagiert haben, sowie bei Patienten mit langen und regelmäßig wiederauftretenden Attacken (Bomhof et al. 1999, Diener et al. 2008, Evers et al. 2008).

Tabelle 33.1: Verordnungen von 5-$HT_{1B/1D}$-Rezeptoragonisten 2009. Angegeben sind die 2009 verordneten Tagesdosen, die Änderungen gegenüber 2008 und die mittleren Kosten je DDD 2009.

Präparat	Bestandteile	DDD in Mio.	Änd. in %	DDD-Kosten in €
Sumatriptan				
Sumatriptan HEXAL	Sumatriptan	1,9	(+2,2)	2,14
Sumatriptan-ratiopharm	Sumatriptan	1,7	(+4,7)	2,15
Sumatriptan- 1 A Pharma	Sumatriptan	1,3	(+67,5)	1,87
Sumatriptan AL	Sumatriptan	0,9	(+25,5)	1,94
Sumatriptan dura	Sumatriptan	0,9	(+70,3)	1,73
Imigran	Sumatriptan	0,7	(-19,1)	10,92
Sumatriptan beta	Sumatriptan	0,7	(-1,7)	1,85
Sumatriptan Actavis	Sumatriptan	0,6	(>1000)	2,21
Sumatriptan AbZ	Sumatriptan	0,3	(+46,1)	1,85
		9,0	(+23,1)	2,73
Weitere Triptane				
Ascotop	Zolmitriptan	3,1	(-0,6)	6,37
Maxalt	Rizatriptan	2,8	(+1,6)	7,97
Allegro	Frovatriptan	1,6	(-3,7)	6,65
Naramig	Naratriptan	0,6	(+0,4)	7,82
Almogran	Almotriptan	0,5	(-7,3)	6,95
Relpax	Eletriptan	0,4	(-1,3)	8,62
		8,9	(-0,9)	7,14
Summe		18,0	(+9,9)	4,93

33

Ähnliches gilt auch für Frovatriptan, dessen Wirkung erst nach 2 bis 4 Stunden eintritt und dann lange anhält. Frovatriptan erreicht in der Akutbehandlung von Migräneattacken 2 Stunden nach der Anwendung nicht die Erfolgsquoten von Sumatriptan oder Eletriptan, hat aber eine geringere Rezidivrate als diese. Das Mittel eignet sich daher am ehesten für Patienten mit langsam einsetzenden und lang andauernden Migräneattacken. Rizatriptan ist in der höheren Dosierung (10 mg) wirksamer als Sumatriptan (100 mg), führt aber in dieser Dosierung auch häufiger zum Wiederauftreten der Kopfschmerzen.

Almotriptan wirkt ebenso gut wie Sumatriptan und unterscheidet sich in seinem Nebenwirkungsprofil nicht von einem Scheinmedikament (Spierings et al. 2001, Diener et al. 2008). Zolmitriptan weist im Vergleich zu Sumatriptan eine praktisch identische Wirksamkeit und Verträglichkeit auf (Gruffyd-Jones et al. 2001). Eletriptan zeigt 2 Stunden nach Verabreichung insbesondere in der höheren Dosierung von 80 mg bessere Ansprechraten und eine verbesserte Symptomkontrolle als Sumatriptan und Zolmitriptan, es treten aber auch mehr Nebenwirkungen auf (Sandrini et al. 2002, Steiner et al. 2003). Nach einer Metaanalyse von 53 Triptanstudien sind alle Triptane wirksam und gut verträglich. Rizatriptan (10 mg), Eletriptan (2mal 40 mg) und Almotriptan (12,5 mg) haben die höchsten Erfolgsquoten (Ferrari et al. 2001). Nach wie vor gilt aber Sumatriptan als Standardsubstanz mit den längsten klinischen Erfahrungen und der größten Variationsbreite in Applikationsart und Dosis (Diener et al. 2008, Evers et al. 2008).

Unter der Behandlung mit Triptanen wurden schwerwiegende Nebenwirkungen bei Patienten mit kardialen Vorerkrankungen beobachtet, aus denen sich die Anwendungsbeschränkungen ableiten lassen. So dürfen die Wirkstoffe nicht bei Patienten mit Herzinfarkt in der Vorgeschichte oder solchen mit symptomatischer, ischämischer Herzkrankheit, Koronarspasmen, peripherer arterieller Verschlusskrankheit, Morbus Raynaud oder mittelschwerem bis schwerem Bluthochdruck bzw. leichtem unkontrolliertem Bluthochdruck eingesetzt werden. Bei Patienten mit Schlaganfall oder transitorischen ischämischen Attacken (TIA) ist Vorsicht geboten (Arzneimittelkommission der deutschen Ärzteschaft 1995). In seltenen Fällen können Triptane als Serotoninrezeptoragonisten bei Komedikation mit selektiven Serotonin-Rückaufnahme-Inhibitoren (SSRI) oder Serotonin-Noradrenalin-Rückaufnahme-Inhibitoren (SNRI) ein lebensgefährliches Serotoninsyndrom auslösen (Soldin und Tonning 2008).

Topiramat

Gegenüber dem Vorjahr gehen die Verordnungen für *Topamax Migräne* mit dem auch antiepileptisch wirkenden Wirkstoff Topiramat erstmals seit seiner Einführung deutlich zurück. Das Mittel ist zur Migräneprophylaxe bei Erwachsenen zugelassen, wenn eine Therapie mit Betarezeptorenblockern kontraindiziert ist oder nicht ausreichend wirksam war. Ein Cochrane-Review zur Wirksamkeit verschiedener Antiepileptika in der Migräneprophylaxe findet vier Untersuchungen zu Topiramat, die für den Wirkstoff gegenüber einer Placebobehandlung eine Reduktion der Migräneanfallsfrequenz nachweisen

(Chronicle et al. 2004). Seither wurden weitere placebokontrollierte Studien veröffentlicht, die ebenfalls eine therapeutische Wirksamkeit von Topiramat bei der Migräneprophylaxe zeigten (Brandes et al. 2006, Diener et al. 2007, Silberstein et al. 2007). Die klinischen Studien finden für Topiramat in der 100 mg Dosis konsistente Ergebnisse, bei Dosisreduktion auf 50 mg war kein signifikanter Effekt nachweisbar, eine Dosiserhöhung auf 200 mg steigerte den therapeutischen Effekt nicht sicher, verursachte aber vermehrt unerwünschte Wirkungen (Wenzel et al. 2006). In Zusammenhang mit seiner migräneprophylaktischen Wirkung werden verschiedene Wirkkomponenten von Topiramat genannt, so z. B. seine hemmenden bzw. modulierenden Eigenschaften auf Natrium- oder Calciumkanäle, sowie seine antagonisierende Wirkung auf exzitatorische Glutamatrezeptoren. Als unerwünschte Wirkungen werden vor allem Parästhesien und zentralnervöse Nebenwirkungen wie Gedächtnis- und Sprachstörungen, Stimmungsschwankungen bis hin zur Depression sowie Geschmacksstörungen berichtet. Vergleichsuntersuchungen von Topiramat mit einem Betarezeptorenblocker, den Standardmedikamenten in der Migräneprophylaxe, ermöglichen aufgrund methodischer Schwächen und geringer Kollektivgröße bislang keine abschließende Bewertung des therapeutischen Stellenwertes von Topiramat. In einer Nicht-Unterlegenheitsstudie war Topiramat dem Antidepressivum Amitriptylin, das lediglich als Mittel der zweiten Wahl zur Migräneprophylaxe empfohlen wird, nicht unterlegen (Dodick et al. 2009). Patienten unter Topiramat verzeichneten nach 6 Behandlungsmonaten eine leichte Gewichtsreduktion (2,4 kg), während unter Amitriptylin eine leichte Gewichtszunahme (2,4 kg) auftrat.

Kombinationspräparate

Kombinationsarzneimittel wurden gegenüber dem Vorjahr erneut seltener verordnet und sind 2009 nur noch mit zwei Präparaten vertreten (Tabelle 33.2). Fixe Kombinationen sind nach heutigen Therapievorstellungen in aller Regel nicht empfehlenswert (Krobot et al. 1999; Diener et al. 2008). Seit 1999 sind die Verordnungen der Kombinationspräparate insgesamt um ca. 88% zurückgegangen (vgl. Arzneiverordnungs-Report 2000).

Für die initiale Therapie des Migräneanfalls wird die freie Kombination von Analgetika mit prokinetischen Antiemetika empfohlen. Als Therapieprinzipien kommen dabei die analgetische Wirkung des

Tabelle 33.2: Verordnungen von weiteren Migränemitteln 2009. Angegeben sind die 2009 verordneten Tagesdosen, die Änderungen gegenüber 2008 und die mittleren Kosten je DDD 2009.

Präparat	Bestandteile	DDD in Mio.	Änd. in %	DDD-Kosten in €
Topiramat				
Topamax Migräne	Topiramat	1,4	(−15,9)	4,07
Metoclopramidkombinationen				
Migränerton	Paracetamol Metoclopramid	1,0	(−13,3)	1,96
Migraeflux MCP	Paracetamol Metoclopramid	0,5	(−9,8)	1,70
		1,5	(−12,1)	1,87
Summe		2,9	(−13,9)	2,92

33

Paracetamols sowie die periphere Wirkung des Metoclopramids auf die Magenmotorik (bessere Resorption des Paracetamols) und dessen zentrale Wirkung (Unterdrückung des Brechreizes) zum Tragen. Die Substanz blockiert zentrale Dopaminrezeptoren und wirkt zusätzlich auf Serotoninrezeptoren. Metoclopramid ist auch in Kombination mit Acetylsalicylsäure gut wirksam. In einer kontrollierten Studie wurde nachgewiesen, dass die Kupierung eines Migräneanfalls mittels Acetylsalicylsäure und Metoclopramid fast ebenso effektiv gelingt wie mit oral verabreichtem Sumatriptan (Tfelt-Hansen et al. 1995, Kirthi et al. 2010). Für die fixe Kombination aus Paracetamol und Metoclopramid liegen nur wenige publizierte, methodisch aber unzulängliche Studien vor (Becker et al. 1988, Becker et al. 1992, Dexter et al. 1985). Sie bietet gegenüber der freien Kombination der Wirkstoffe keine Vorteile, da die Einzelkomponenten zeitversetzt eingenommen werden sollen und die Halbwertszeiten von Paracetamol (2 Std.) und Metoclopramid (5 Std.) unterschiedlich sind. Metoclopramid wirkt bei Migräneattacken auf die Übelkeit besser als Placebo, führt jedoch nicht zu einer signifikanten Verstärkung der Paracetamolwirkung (Tfelt-Hansen et al. 1980). Darüber hinaus genügt bei geringeren Migränesymptomen meist die alleinige Gabe eines Analgetikums zur Kupierung des Migräneanfalls (Diener et al. 2008, Evers et al. 2008).

Bei Migränepatienten verursacht eine regelmäßige Einnahme von Analgetika- sowie Sekalealkaloidkombinationen häufig Dauerkopfschmerzen (Dichgans et al. 1984). Auch ein Triptan-induzierter Dauerkopfschmerz wird beobachtet (Kaube et al. 1994, Limmroth et al. 1999, Katsarava et al. 2001). Insgesamt scheint die Dauer und der Schweregrad der Entzugssymptomatik von der Art der zuvor überdosierten Kopfschmerzmedikation abzuhängen (Katsarava et al. 2001). So scheinen Triptane bei Daueranwendung rascher zu einem Dauerkopfschmerz (2–3 Einnahmejahre) zu führen als Sekalealkaloide (3–5 Einnahmejahre) oder Analgetika (5–10 Einnahmejahre) (Diener und Katsarava 2001). In gleicher Reihenfolge nehmen auch die Dauer des Entzuges sowie die Häufigkeit des Gebrauchs von Notfallmedikation während eines Entzuges zu.

Literatur

Apostol G, Cady RK, Laforet GA, Robieson WZ, Olson E, Abi-Saab WM, Saltarelli M (2008): Divalproex extended-release in adolescent migraine prophylaxis: results of a randomized, double-blind, placebo-controlled study. Headache 48: 1012–1025.

Arzneimittelkommission der deutschen Ärzteschaft (1995): Kontraindikation bei Sumatriptan beachten. Dtsch Ärztebl 92: A-1546–47.

Bakola E, Skapinakis P, Tzoufi M, Damigos D, Mavreas V (2009) Anticonvulsant drugs for pediatric migraine prevention: an evidence-based review. Eur J Pain. 13: 893-901.

Becker A, Buck W, Vögtle-Junkert U (1988): Analgesie und Antiemese - Therapieziele in der Migränebehandlung. Med Welt 39: 473–476.

Becker A, Berner G, Leuschner F, Vögtle-Junkert U (1992): Pharmakokinetische Aspekte zur Kombination von Metoclopramid und Paracetamol. Arzneim-Forschg 42: 552–555.

Bomhof M, Paz J, Legg N, Allen C, Vandormael K, Patel K (1999): Comparison of rizatriptan 10 mg vs naratriptan 2.5 mg in migraine. Eur Neurol 42: 173–179.

Brandes JL, Kudrow DB, Rothrock JF, Rupnow MF, Fairclough DL, Greenberg SJ (2006): Assessing the ability of topiramate to improve the daily activities of patients with migraine. Mayo Clin Proc 81: 1311-1319.

Chronicle EP, Mulleners WM (2004) Anticonvulsant drugs for migraine prophylaxis. Cochrane Database of Systematic Reviews 2004, Issue 3. Art. No.: CD003226. DOI: 10.1002/14651858.CD003226.pub2.

Dexter SL, Graham AN, Johnston E, Ratcliffe DM, Wilkinson MI, Rose AJ (1985) Double-blind crossover study of Paramax in the acute treatment of common and classical migraine. Br J Clin Prac 1985;39(10):388-392.

Dichgans J, Diener HC, Gerber WD, Verspohl EJ, Kukiolka H, Kluck M (1984): Analgetika-induzierter Dauerkopfschmerz. Dtsch Med Wochenschr 109: 369–373.

Diener HC, Katsarava Z (2001): Medication overuse headache. Curr Med Res Opin 17 Suppl 1: s17–s21.

33

Diener HC, Bussone G, Van Oene J, Lahaye M, Schwalen S, Goadsby P; TOPMAT-MIG-201(TOP-CHROME) Study Group (2007): Topiramate reduces headache days in chronic migraine: a randomized, double-blind, placebo-controlled study. Cephalalgia 27: 814–823.

Diener H, Fritsche G, Obermann M, Limmroth V, May A, Pfaffenrath V et al. (2008) Therapie der Migräne. In: Diener H, Putzki N (Hrsg.) Leitlinien für Diagnostik und Therapie in der Neurologie; 4. überarbeitete Auflage 2008, Georg Thieme Verlag Stuttgart 654 ff.

Dodick DW, Freitag F, Banks J et al; for the CAPSS-277 Investigator Group (2009): Topiramate versus amitriptyline in migraine prevention: A 26-week, multicenter, randomized, double-blind, double-dummy, parallel-group noninferiority trial in adult migraineurs. Clin Ther. 31: 542-559.

Evers S, May A, Fritsche G et al. (2008): Akuttherapie und Prophylaxe der Migräne. Leitlinie der deutschen Migräne- und Kopfschmerzgesellschaft und der Deutschen Gesellschaft für Neurologie. Nervenheilkunde 27: 933-949.

Ferrari MD, Roon KI, Lipton RB, Goadsby PJ (2001): Oral triptans (serotonin 5-HT_{1-B1D} agonists) in acute migraine treatment: a meta-analysis of 53 trials. Lancet 358: 1668–1675.

Gruffyd-Jones K, Kies B, Middleton A, Mulder LJ, Rosjo O, Millson DS (2001): Zolmitriptan versus sumatriptan for the acute oral treatment of migraine: a randomized, double-blind, international study. Eur J Neurol 8: 237–245.

Katsarava Z, Fritsche G, Muessig M, Diener HC, Limmroth V (2001): Clinical features of withdrawal headache following overuse of triptans and otherheadache drugs. Neurology 57: 1694–1698.

Kaube H, May A, Diener HC, Pfaffenrath V (1994): Sumatriptan. Brit Med J 308: 1573–1574.

Kirthi V, Derry S, Moore RA, McQuay HJ (2010) Aspirin with or without an antiemetic for acute migraine headaches in adults. Cochrane Database Syst Rev. 2010 Apr 14; 4: CD008041.

Krobot KJ, Steinberg HW, Pfaffenrath V (1999): Migraine prescription density and recommendations. Results of the PCAOM study. Cephalalgia 19: 511–519.

Limmroth V, Kazawara Z, Fritsche G, Diener HC (1999): Headache after frequent use of serotonin agonists zolmitriptan and naratriptan. Lancet 353: 378.

Sandrini G, Farkkila M, Burgess G, Forster E, Haughie S, Eletriptan Steering Committee (2002): Eletriptan vs sumatriptan: a double-blind, placebo-controlled, multiple migraine attack study. Neurology 59: 1210–1217.

Silberstein SD, Lipton RB, Dodick DW, Freitag FG, Ramadan N, Mathew N,Brandes JL, Bigal M, Saper J, Ascher S, Jordan DM, Greenberg SJ, Hulihan J (2007): Topiramate Chronic Migraine Study Group. Efficacy and safety of topiramate for the treatment of chronic migraine: a randomized, double-blind, placebo-controlled trial. Headache 47: 170–180.

Soldin OP, Tonning JM; Obstetric-Fetal Pharmacology Research Unit Network (2008): Serotonin syndrome associated with triptan monotherapy. N Engl J Med 358: 2185–2186.

Spierings EL, Gomez-Mancilla B, Grosz DE, Rowland CR, Whaley FS, Jirgens KJ (2001): Oral almotriptan vs oral sumatriptan in the abortive treatment of migraine: a double-blind, randomized, parallel-group, optimum-dose comparison. Arch Neurol 58: 944–950.

Steiner TJ, Diener HC, MacGregor EA, Schoenen J, Muirheads N, Sikes CR (2003): Comparative efficacy of eletriptan and zolmitriptan in the acute treatment of migraine. Cephalalgia 23: 942–952.

Tfelt-Hansen P, Herny P, Mulder LJ, Scheldewaert RG, Schoenen J, Chazot G (1995): The effectiveness of combined oral lysine acetylsalicylate and metoclopramide compared with oral sumatriptan for migraine. Lancet 346: 923–926.

Tfelt-Hansen P, Olesen J, Aebelholt-Krabbe A, Melgaard B, Veilis B (1980): A double blind study of metoclopramide in the treatment of migraine attacks. J Neurol Neurosurg Psychiatry 43: 369–371.

Wenzel RG, Schwarz K, Padiyara RS (2006): Topiramate for migraine prevention. Pharmacotherapy 26: 375–387.

34. Mund- und Rachentherapeutika

Judith Günther

AUF EINEN BLICK

Trend

Mund- und Rachentherapeutika sind laut SGB V als Bagatellarzneimittel bis auf einige Ausnahmen von der vertragsärztlichen Verordnung an Personen nach dem vollendeten 18. Lebensjahr ausgeschlossen. Aber erst nach dem Ausschluss verschreibungsfreier Mittel aus der Erstattung sind die Verordnungen von Mund- und Rachentherapeutika 2004 drastisch zurückgegangen und stagnieren seitdem auf niedrigem Niveau.

Bewertung

Zur Behandlung von Pilzinfektionen im Mund- und Rachenraum werden sinnvollerweise antimykotische Lokaltherapeutika eingesetzt. Dagegen gibt es für Antiseptika, Antiphlogistika und zahlreiche Kombinationspräparate keine ausreichenden Belege für eine therapeutische Wirksamkeit.

Mund- und Rachentherapeutika werden zur Behandlung von Infektionen und schmerzhaften Schleimhautaffektionen des Mund- und Rachenraumes eingesetzt. In der Regel werden diese Infektionen durch Viren ausgelöst, so dass der Einsatz antiseptisch oder lokal antibiotisch wirkender Präparate nicht angezeigt ist. Bei der Behandlung der weit überwiegenden Zahl der selbstlimitierenden Infektionen in Mund und Rachen stehen daher Maßnahmen zur subjektiven Linderung der Symptomatik im Vordergrund. Auch bei der Anwendung von Tabletten und Pastillen zum Lutschen trägt vermutlich vor allem der vermehrte Speichelfluss zur positiven Beeinflussung subjektiver Beschwerden bei.

Die nicht selten im Gefolge von Virusinfektionen auftretenden Candidabesiedlungen müssen gezielt mit Antimykotika therapiert werden. Für eine lokale Therapie verbleibt schätzungsweise ein Anteil von ca. 20% der Erkrankungen im Mund- und Rachenbereich, die primär oder sekundär durch Bakterien ausgelöst werden. Nachgewiesene bakterielle Infektionen, insbesondere Infektionen durch β-hämolysierende

Streptokokken, bedürfen aufgrund möglicher Spätfolgen wie rheumatischem Fieber und Perikarditis in jedem Fall einer systemischen Antibiotikatherapie. Darüber hinaus sollten differentialdiagnostisch ernsthafte Erkrankungen wie Agranulozytose, Diphtherie, Tumoren und Mandelabszesse ausgeschlossen werden.

Verordnungsspektrum

Nach dem drastischen Rückgang im Jahre 2004 war das Verordnungsvolumen der Mund- und Rachentherapeutika auch im Jahr 2009 weiter geringfügig rückläufig (Abbildung 34.1). Seit der Neufassung der Arzneimittelrichtlinien im Januar 2004 dürfen apothekenpflichtige nicht verschreibungspflichtige Arzneimittel nach §34, Abs. 1 Satz 2 SGB V nicht mehr zu Lasten der gesetzlichen Krankenversicherung verordnet werden, es sei denn, es handelt sich um Arzneimittel, die bei der Behandlung schwerwiegender Erkrankungen als Therapiestandard gelten. Von dieser Regelung sind lediglich Kinder bis zum vollendeten 12. Lebensjahr und Jugendliche mit Entwicklungsstörungen bis zum vollendeten 18. Lebensjahr ausgenommen. Als schwerwiegende Erkrankungen gelten in diesem Zusammenhang Pilzinfektionen im

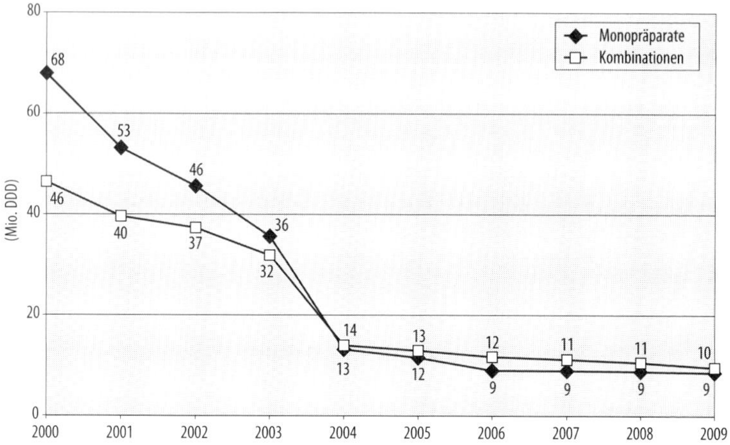

Abbildung 34.1: Verordnungen von Mund- und Rachentherapeutika 2000 bis 2009. Gesamtverordnungen nach definierten Tagesdosen

Mund- und Rachenraum sowie Mundtrockenheit im Zusammenhang mit onkologischen und Autoimmunerkrankungen, die den Einsatz verschreibungsfreier Antimykotika bzw. des synthetischen Speichels rechtfertigen würden. Ergänzend gilt §34 Abs.1 Satz 6 des SGB V, wonach auch die verschreibungspflichtigen Mund- und Rachentherapeutika nicht an Versicherte verordnet werden dürfen, die das 18. Lebensjahr vollendet haben, es sei denn, es handelt sich um Pilzinfektionen, geschwürige Erkrankungen der Mundhöhle oder Maßnahmen nach chirurgischen Eingriffen im Hals-Nasen-Ohrenbereich.

Therapeutische Aspekte

Antimykotika

Pilzinfektionen im Mund- und Rachenraum benötigen eine kausale antimykotische Therapie. Eine Behandlung mit Antiseptika ist nicht angezeigt, da die Wirkstoffkonzentrationen in den Präparaten häufig unter den jeweiligen minimalen Hemmkonzentrationen liegen. Die im Mundraum auftretenden Pilzinfektionen werden fast ausschließlich durch Candidaarten verursacht. 25–65% der Gebissträger haben eine candidabedingte Stomatitis. Bei onkologischen Patienten mit geschwächtem Immunsystem liegt die Inzidenz oropharyngealer Candidosen zwischen 15% und 60%. Patienten mit HIV-Infektion entwickeln oropharyngeale Candidosen in 7% bis 48% der Fälle, im fortgeschrittenen Stadium der Erkrankung sind 90% der Patienten betroffen. Orale Candidosen bei Neugeborenen finden sich mit 14% vier Wochen nach der Geburt am häufigsten. Bei immunkompetenten Neugeborenen heilt eine Candidose in aller Regel nach 3–8 Wochen spontan aus. Schwerwiegender verlaufen dagegen diese Erkrankungen bei Frühgeborenen oder Säuglingen mit ernsten Erkrankungen sowie bei Kindern und Erwachsenen mit Immunschwäche (CKS 2009).

Zur lokalen Antimykose stehen Amphotericin B (*Ampho-Moronal Lutschtbl.*), Miconazol und Nystatin zur Verfügung (Tabelle 34.1). Amphotericin B erfasst neben Hefen auch dimorphe Pilze und einige Aspergillusarten. Der Wirkstoff wirkt in niedriger Dosierung fungistatisch, in höherer Dosierung fungizid und wird bei oraler Anwendung nicht resorbiert. Die Verordnungen von *Ampho Moronal Lutschtabletten*, die ausschließlich zur Behandlung und Prophylaxe oraler Pilzinfektionen eingesetzt werden, sind 2009 gegenüber dem Vorjahr leicht angestiegen.

Tabelle 34.1: Verordnungen von antimykotikahaltigen Mund- und Rachentherapeutika 2009. Angegeben sind die 2009 verordneten Tagesdosen, die Änderungen gegenüber 2008 und die mittleren Kosten je DDD 2009.

Präparat	Bestandteile	DDD in Mio.	Änd. in %	DDD-Kosten in €
Amphotericin B				
Ampho-Moronal Lutschtabl.	Amphotericin B	1,6	(+4,0)	2,34
Nystatin				
Nystatin Lederle Filmtbl.etc	Nystatin	0,1	(−18,1)	2,67
Moronal Susp./Drag.	Nystatin	0,1	(−2,8)	2,92
Nystaderm/-S	Nystatin	0,1	(−7,8)	2,88
Mykundex Drag. etc.	Nystatin	0,1	(−11,7)	3,08
		0,4	(−10,6)	2,87
Miconazol				
Mykoderm Mundgel	Miconazol	0,1	(−7,1)	2,88
Infectosoor Mundgel	Miconazol	0,1	(−10,7)	3,88
Micotar Mundgel	Miconazol	0,1	(−4,5)	3,14
Daktar Mundgel	Miconazol	0,1	(−10,6)	2,82
		0,4	(−8,3)	3,23
Summe		2,3	(−0,7)	2,57

34

Miconazol ist ein Azolantimykotikum mit breitem Wirkspektrum, das aufgrund seiner geringen Bioverfügbarkeit (< 25%) in oraler Darreichungsform nur zur Behandlung orointestinaler Candidosen geeignet ist. Der Wirkungstyp ist fungistatisch. Trotz der geringen Bioverfügbarkeit von miconazolhaltigen Mundgelen können relevante Interaktionen mit oralen Antikoagulantien, Sulfonylharnstoffen und Statinen wie Simvastatin auftreten.

Nystatin hat ein schmales Wirkungsspektrum und erfasst im wesentlichen Candidaarten. Der Wirkstoff wirkt in niedriger und mittlerer Dosierung fungistatisch und wird kaum resorbiert. Er kommt in Form von Mundgelen, Suspensionen und Dragees ausschließlich zur Behandlung orointestinaler Candidosen zum Einsatz. 2009 wurden sowohl miconazol- wie auch nystatinhaltige Mittel im Vergleich zum Vorjahr wieder etwas seltener verordnet (Tabelle 34.1).

Aufgrund der Evidenz aus klinischen Studien wird Miconazol zur Therapie oropharyngealer Candidosen bei Kindern unter 16 Jahren mittlerweile als Mittel der Wahl angesehen, da der Wirkstoff bei dieser Patientengruppe besser und sicherer wirkt als Nystatin. Für Amphotericin B liegen keine validen Studien für die Behandlung von Kindern vor. Auch bei älteren immunkompetenten Patienten wird zunächst Miconazol als Mittel der Wahl bei Pilzinfektionen im Mund empfohlen. Nystatin wird eingesetzt, wenn Miconazol nicht angewendet werden kann. Auch Amphotericin B kann dann eingesetzt werden, allerdings ist eine Behandlungsdauer von 14 Tagen zu beachten. Bei immunsupprimierten Patienten oder Patienten mit schweren Grunderkrankungen wie z. B. Diabetes wird bei großflächigen oder schweren Pilzinfektionen im Mund die systemische Anwendung von Azolantimykotika wie Fluconazol empfohlen (siehe Tabelle 9.8, Kapitel Antibiotika und Chemotherapeutika) (CKS 2009).

Sonstige Monopräparate

Als einziges Lokalanästhetikum findet sich 2009 Lidocain (*Dynexan Mundgel*) unter den 3000 meistverordneten Mitteln. Bei wenig bis mittelstark ausgeprägten, schmerzhaften Läsionen der Mundschleimhaut können Lokalanästhetika nach den Ergebnissen placebokontrollierter Studien zur kurzzeitigen Schmerzlinderung eingesetzt werden (Kasaj et al. 2007). Da in der Regel mit der Schmerzlinderung ein subjektiver Endpunkt erhoben wird, kann eine Überschätzung der therapeutischen Wirksamkeit bei unzureichender Verblindung nicht ausgeschlossen werden (Noseworthy et al. 1994).

Topische Glucocorticoide werden bei rekurrierender aphthöser Stomatitis, bei oralem Lichen planus sowie oralem Erythema migrans eingesetzt (CKS 2007a, Gonsalves et al. 2007). Sie verkürzen möglicherweise die Heilungsdauer von oralen Ulcera und reduzieren damit einhergehende Schmerzen. Die Evidenzlage hierfür ist allerdings verbesserungsbedürftig, da methodisch hochwertige klinische Studien fehlen. Die längerfristige Anwendung von Glucocorticoiden auf Schleimhäuten sollte ebenso kritisch betrachtet werden wie die topische Anwendung bei entzündlichen Hautkrankheiten (s. Kapitel 22, Dermatika und Wundbehandlungsmittel).

Benzydamin (*Tantum Verde*) soll lokal angewendet antiphlogistisch und lokalanästhetisch wirken. Die Substanz wird aber auch resorbiert und kann zu einer Vielzahl von Nebenwirkungen führen, wie z. B. Brechreiz, Übelkeit, Schlafstörungen und Hautkomplikationen. Nach einem Review der Cochrane Collaboration von Studien zum Einsatz von Benzydamin bei Krebspatienten unter Chemo- bzw. Strahlentherapie hatte Benzydamin keinen sicheren Nutzen (Worthington et al. 2007). Auch eine internationale Arbeitsgruppe zur Supportivmedizin kommt zu dem Schluss, dass aufgrund fehlender Belege für eine therapeutische Wirksamkeit die Anwendung antiinflammatorischer Maßnahmen bei therapiebedingter Mukositis nicht Bestandteil von Leitlinienempfehlungen sein kann (Lalla et al. 2006). Bei der Behandlung von Aphthen reduzierte Benzydamin weder die Anzahl der Läsionen, noch konnte der Wirkstoff die Schmerzen signifikant senken (Matthews et al. 1987). In einem systematischen Review zum postoperativen Einsatz von Benzydamin nach Tonsillektomie finden sich ebenfalls keine ausreichenden Belege für eine analgetische oder entzündungshemmende Wirksamkeit (Fedorowicz et al. 2010). Trotz mangelhafter Belege wurde *Tantum verde* auch 2009 wieder häufiger verordnet und ist weiterhin das am häufigsten eingesetzte Mund- und Rachentherapeutikum (Tabelle 34.2).

Für den Nachweis einer therapeutischen Wirksamkeit antiseptischer Mund- und Rachentherapeutika fehlen aussagekräftige kontrollierte klinische Studien. Antiseptika können in höheren Dosierungen zu Schleimhautreizungen bis hin zu Läsionen der Mundschleimhaut führen. Daher sind die Wirkstoffe besonders in Lutschtabletten häufig unterdosiert. Vor Neufassung der Arzneimittelrichtlinien wurden 2003 noch 6 verschiedene antiseptische Mund- und Rachentherapeutika mit einem Gesamtvolumen von 9,1 Mio. Tagesdosen verordnet. 2009 findet sich aus dieser Wirkstoffgruppe nur noch Hexetidin unter den Hiträngen mit einem weiter rückläufigen Verordnungsvolumen (Tabelle 34.2). Die Datenlage zu Hexetidin ist widersprüchlich. Nach In-Vitro-Untersuchungen wirkt Hexetidin schwächer und deutlich kürzer als Chlorhexidin (Guiliana et al. 1997, Harper et al. 1995, Raetzke 1993). Eine 0,1 %ige Hexetidinlösung war bei Patienten mit Aphthen nicht effektiver als Placebo und hatte keinen zusätzlichen Nutzen für die Mundhygiene oder die Zahnfleischgesundheit (Chadwick et al. 1991). Nach einer weiteren klinischen Studie zeigt eine 0,1%ige Hexetidinlösung gegenüber Placebobehandlung aber eine signifikante Verringerung von Zahnfleischentzündungen und -blutungen (Sharma et al. 2003). Nach einer britischen Therapieempfehlung zur Behandlung rekurrierender oraler Aphthen wird lediglich Chlorhexidin als Therapieoption mit zufriedenstellender Evidenzlage genannt (CKS 2007a). Für die Gingivitis- und Parodontitisbehandlung wird die klinische Relevanz positiver Studienberichte zu Chlorhexidin und Hexetidin in Frage gestellt (CKS 2007b).

Tabelle 34.2: Verordnungen von weiteren Mund- und Rachentherapeutika 2009. Angegeben sind die 2009 verordneten Tagesdosen, die Änderungen gegenüber 2008 und die mittleren Kosten je DDD 2009.

Präparat	Bestandteile	DDD in Mio.	Änd. in %	DDD-Kosten in €
Monopräparate				
Tantum Verde Lsg/Lutsch	Benzydamin	2,5	(+11,7)	1,21
Dynexan Mundgel	Lidocain	1,6	(-4,3)	0,38
Dontisolon D	Prednisolon	0,6	(-22,1)	0,69
Volon A Haftsalbe	Triamcinolonacetonid	0,4	(-1,0)	1,93
Hexoral	Hexetidin	0,1	(-4,0)	1,92
		5,1	(+0,3)	0,97
Kombinationen				
Lemocin	Tyrothricin Cetrimoniumbromid Lidocain	1,5	(+6,9)	1,04
Kamistad/-N	Lidocain Kamillenblütenauszug	1,4	(-16,1)	0,19
Tonsipret	Capsicum annum Dil. D3 Guaiacum Dil. D3 Phytolacca americana ø	1,2	(-3,0)	0,74
Osanit	Magnesium phosph. C6 Calcium carb."Hahnemanni" C8 Chamomilla D6 Calcium phosph. D12 Ferrum phosporicum C8	0,8	(-12,5)	0,32
Imupret	Eibischwurzel Kamillenblüten Zinnkraut Walnußblätter Schafgarbenkraut Eichenrinde Löwenzahnkraut	0,6	(-18,8)	1,18
Tonsiotren H	Atropin. sulf. D5 Hepar sulf. D3 Kalium bichrom. D4 Silicea D2 Merc. biiodat. D8	0,4	(-14,0)	0,49
Dolo-Dobendan	Cetylpyridiniumchlorid Benzocain	0,2	(-5,8)	2,02
		6,1	(-8,3)	0,69
Summe		11,2	(-4,6)	0,81

Kombinationspräparate

Kombinationspräparate werden häufiger verordnet als Monopräparate, obwohl die Beleglage für die therapeutische Wirksamkeit der Kombinationen noch ungünstiger ist als bei den Einstoffpräparaten (Tabelle 34.2).

Die Kombination von Antiseptika mit einem Lokalanästhetikum kann in Einzelfällen sinnvoll sein, um stark schmerzende Affektionen zu lindern. In der Regel sind hierfür aber Monotherapeutika mit einem verträglichen Lokalanästhetikum ausreichend. Das Lokalanästhetikum Benzocain (*Dolo-Dobendan*) ist jedoch aufgrund einer möglichen Paragruppenallergie als Lokaltherapeutikum auf der Schleimhaut nicht geeignet. Auch Cetrimoniumbromid (*Lemocin*) kann als quartäre Ammoniumverbindung bei wiederholter Anwendung bei einigen Patienten eine Hypersensibilisierung verursachen. Cetylpyridiniumchlorid (*Dolo-Dobendan*) kann zudem die Wundheilung hemmen. Das Lokalantibiotikum Tyrothricin (*Lemocin*) wirkt gegen grampositive Bakterien, erreicht allerdings kaum die minimale Hemmkonzentration. Daher wird die Verwendung von Tyrothricin in Lutschtabletten negativ beurteilt (Fricke et al. 1990, Daschner 1999, Daschner und Frank 2004). Für die Kombination aus Lidocain mit einem Kamillenblütenextrakt (*Kamistad N*) fehlen Studien, die die Überlegenheit der Kombination gegenüber einer Monotherapie mit Lidocain allein belegen. 2009 sinken im Vergleich zum Vorjahr die Verordnungen pflanzlicher sowie homöopathischer Mund- und Rachentherapeutika z.T. deutlich. Nach wie vor finden sich 3 homöopathische Mittel unter den 3000 meist verordneten Mitteln, die vor allem in der pädiatrischen Praxis bei Zahnungsbeschwerden und Erkrankungen der oberen Atemwege eingesetzt werden. Klinische Studien, die die therapeutische Wirksamkeit dieser Mittel nachweisen, fehlen. Auch für *Imupret,* eine phytotherapeutische Kombination aus 7 verschiedenen Pflanzenextrakten fehlen valide Untersuchungen zur therapeutischen Wirksamkeit.

Literatur

Chadwick B, Addy M, Walker DM (1991): Hexetidine mouthrinse in the management of minor aphthous ulceration and as adjunct to oral hygiene. Br Dent J 171: 83–87.

CKS (2007a): Aphthous ulcer, Version 1.2; http://www.cks.nhs.uk/aphthous_ulcer; letzter Zugriff 28.04.2010.

CKS (2007b): Gingivitis and plaque associated periodontitis, Version 1.1; http://cks.library.nhs.uk/gingivitis_and_periodontitis; letzter Zugriff 28.04.2010.

CKS (2009): Candida Oral. Version 1.1; http://cks.library.nhs.uk/candida_oral; letzter Zugriff 28.04.2010.

Daschner F, Frank U (2004): Antibiotika am Krankenbett, 12. Auflage, Springer-Verlag Berlin Heidelberg New York, S. 226.

Daschner F (1999): Desinfektionsmittel im Rachen von Kindern? Intern. Praxis 1/99 Jahrgang 39: 185–186.

Fedorowicz Z, Al-Muharraqi MA, Nasser M, Al-Harthy N (2010): Oral rinses, mouthwashes and sprays for improving recovery following tonsillectomy. Cochrane Database of Systematic Reviews 2010, Issue 1. Art. No.: CD007806. DOI: 10.1002/14651858.CD007806.pub2.

Fricke U, Keseberg A, Liekfeld H (1990): Empfehlungen für die Selbstmedikation; Leitsymptom Halsschmerz. Pharm Ztg 135: 28–31.

Giuliana G, Pizzo G, Milici ME, Musotto GC, Giangreco R (1997) In vitro antifungal properties of mouthrinses containing antimicrobial agents. J Periodontol. 68: 729–733.

Gonsalves WA, Chi AC, Neville BW (2007) Common Oral Lesions: Part I. Superficial Mucosal Lesions. Am Fam Physician 75: 501–507.

Harper PR, Milsom S, Wade W, Addy M, Moran J, Newcombe RG (1995) An approach to efficacy screening of mouthrinses: studies on a group of French products (II). Inhibition of salivary bacteria and plaque in vivo. J Clin Periodontol 22: 723–727.

Kasaj A, Heib A, Willershausen B (2007) Effectiveness of a topical salve (Dynexan) on pain sensitivity and early wound healing following nonsurgical periodontal therapy. Eur J Med Res. 12: 196–199.

Lalla RV, Schubert MM, Bensadoun RJ, Keefe D (2006) Anti-inflammatory agents in the management of alimentary mucositis. Support Care Cancer 14: 558–565.

Matthews RW, Scully CM, Levers BG, Hislop WS (1987) Clinical evaluation of benzydamine, chlorhexidine, and placebo mouthwashes in the management of recurrent aphthous stomatitis. Oral Surg Oral Med Oral Pathol 63: 189–191.

Noseworthy JH, Ebers GC, Vandervoort MK, Farquhar RE, Yetisir E, Roberts R (1994) The impact of blinding on the results of a randomized, placebo-controlled multiple sclerosis clinical trial. Neurology 44: 16–20.

Raetzke P (1993): Chlorhexidin. Ein Wirkstoff bereichert die Zahnheilkunde. Dtsch Apoth Ztg 133: 3997–4000.

Sharma NC, Galustians HJ, Qaqish J, Charles CH, Vincent JW, McGuire JA (2003) Antiplaque and antigingivitis effectiveness of a hexetidine mouthwash. J Clin Periodontol 30: 590–594.

Worthington HV, Clarkson JE, Eden OB (2007): Interventions for preventing oral mucositis for patients with cancer receiving treatment. Cochrane Database Syst Rev. 2007 Oct 17;(4):CD000978.

35. Muskelrelaxantien

Judith Günther

AUF EINEN BLICK

Trend

Die Verordnungen an Muskelrelaxantien sind nach 2008 auch im Jahr 2009 angewachsen. Dieser Verordnungszuwachs betrifft nahezu alle vertretenen muskelrelaxierenden Wirkstoffe. Nach wie vor hält das peripher muskelrelaxierend wirkende Botulinumtoxin vor Tetrazepam seine Spitzenposition als der am häufigsten verordnete Wirkstoff. Aber auch ältere zweifelhaft wirksame Mittel wie Tolperison und Methocarbamol wurden 2009 häufiger verordnet.

Bewertung

Botulinumtoxin stellt ein wirksames therapeutisches Werkzeug bei lokalisierten Dystonien wie schwerem Lidkrampf, Schiefhals sowie hemifaszialem Spasmus dar. Baclofen wird erfolgreich bei zentral bedingter Spastik der Skelettmuskulatur eingesetzt, Tetrazepam bei lokalen entzündlich oder degenerativ bedingten Muskelverspannungen. Nach einer aktuellen Entscheidung der europäischen Zulassungsbehörde EMA wiegt der Nutzen eines tolperisonhaltigen Mittels (*Mydeirson*) dessen Risiken nicht auf.

Therapeutisch werden peripher und zentral wirkende Muskelrelaxantien unterschieden. Während peripher wirkende Muskelrelaxantien klinisch vor allem zur Muskelrelaxation bei Narkose eingesetzt werden, kommen zentral wirkende Muskelrelaxantien überwiegend bei der Behandlung krankhafter Tonuserhöhungen der Skelettmuskulatur zur Anwendung.

Periphere Muskelrelaxantien lassen sich nach ihrem Wirkmechanismus in depolarisierende (z. B. Suxamethoniumchlorid) und nichtdepolarisierende Muskelrelaxantien (z. B. Tubocurarin, Cisatracurium, Mivacurium und Rocuronium etc.) einteilen. An den Nikotinrezeptoren der Peripherie wirken die depolarisierenden Muskelrelaxantien als Agonisten, die nichtdepolarisierenden Substanzen als Antagonisten. Beide Wirkgruppen hemmen gleichermaßen die neuromuskuläre Übertragung an der motorischen Endplatte der Skelettmuskulatur und führen so zu einer Erschlaffung der quergestreiften Muskulatur. Hinzu kommen Substanzen, die die periphere Acetylcholinfreisetzung an den präsynaptischen Nervenendigungen der motorischen Endplatte verhindern (Botulinumtoxin) oder postsynaptisch die elektromechanische Kopplung hemmen (Dantrolen).

Zentral wirkende Muskelrelaxantien (Myotonolytika) vermindern den Tonus der Skelettmuskulatur durch Veränderung der neuronalen Übertragungsraten in den absteigenden und segmental-spinalen, polysynaptischen Neuronensystemen. Auf die neuromuskuläre Übertragung an der motorischen Endplatte der Skelettmuskulatur haben sie keinen Einfluss. Nicht für alle Myotonolytika sind genauer Angriffsort und zellulärer Wirkmechanismus geklärt. Grundsätzlich lassen sich zwei Indikationen für den Einsatz zentraler Muskelrelaxantien unterscheiden.

Die *spastische Tonuserhöhung der Skelettmuskulatur* ist durch zentralmotorische Störungen bedingt und tritt beispielsweise bei Schlaganfall oder multipler Sklerose auf. Durch eine einschleichende Dosierung von Muskelrelaxantien wird versucht, die bestehende Spastik zu reduzieren, ohne dass die meist gleichzeitig bestehenden Lähmungserscheinungen zu stark hervortreten. Eine wirksame Therapie ist mit den zentral angreifenden Mitteln Baclofen, Diazepam, Tetrazepam und Tizanidin möglich. Schwächere Wirkungen hat das direkt auf die Muskulatur wirkende Dantrolen.

Des Weiteren können *lokale Muskelverspannungen* durch Entzündungen, Verletzungen oder degenerative Wirbelsäulenerkrankungen ausgelöst werden. Sie reagieren in den meisten Fällen auf Ruhigstellung, physikalische Maßnahmen und Analgetika wie Acetylsalicylsäure oder Paracetamol. Schmerzhafte Muskelspasmen, die die Funktion beeinträchtigen und nicht ausreichend auf konservative Maßnahmen ansprechen, können zeitlich begrenzt mit zentral wirksamen Muskelrelaxantien aus der Gruppe der Benzodiazepine (Diazepam, Tetrazepam) behandelt werden. Eine häufig auftretende unerwünschte Wirkung der Myotonolytika ist die ausgeprägte Sedierung, die den therapeutischen Einsatz dieser Mittel begrenzt.

Verordnungsspektrum

Im Vergleich zum Vorjahr setzt sich 2009 bei den Muskelrelaxantien ein leichter Verordnungsanstieg fort. So werden Tetrazepam, Baclofen, Botulinumtoxin und Tizanidin als therapeutisch etablierte Wirkstoffe etwas häufiger verordnet. Einen deutlicheren Zuwachs kann Tolperison verzeichnen, das seit 2007 in dreifach höher dosierter Einzelapplikation (*Viveo*) als das Original und seit Anfang 2008 auch als Generikum mit 50 mg bzw. 150 mg Tolperison je Einzelapplikation zur Verfügung steht. In der Gruppe der „anderen Muskelrelaxantien" wurde Methocarbamol häufiger eingesetzt, während Pridinol, und Dantrolen erneut Rückgänge aufweisen. Das umstrittene Muskelrelaxans Mephenesin wurde Ende 2008 aus dem Handel genommen und ist nicht mehr unter den meistverordneten Mitteln vertreten. Als Nachfolgeprodukt wurde ein Methocarbamol-haltiges Mittel (*Dolovisano Methocarbamol*) eingeführt.

Botulinumtoxin

Botulinumtoxin steht weiterhin an der Spitze aller Muskelrelaxantien (Tabelle 35.1). Der Wirkstoff blockiert durch Spaltung des Vesikelproteins SNAP-25 (Synaptosomen-assoziiertes Protein, das an die Neurotransmitterfreisetzung aus den Vesikeln beteiligt ist) die periphere Acetylcholinfreisetzung an den präsynaptischen Nervenendigungen und führt damit zu einer irreversiblen Hemmung der neuromuskulären Übertragung. Nach Anwendung des Toxins wird erst durch die Bildung neuer Nervenendigungen eine erneute Impulsübertragung ermöglicht. Damit ist bei regional begrenzter Anwendung des Mittels eine längerandauernde Wirkung garantiert. Botulinumtoxin A ist als *Dysport* zur Therapie des schweren Lidkrampfes mit koexistierender hemifazialer Dystonie sowie zur Therapie des Schiefhalses mit Beginn im Erwachsenenalter und der Armspastik infolge eines Schlaganfalles zugelassen. *Botox* kann darüber hinaus bei infantiler Zerebralparese sowie bei Hyperhidrosis axillaris eingesetzt werden, die die Lebensqualität stark einschränkt und mit topischen Maßnahmen nicht ausreichend behandelbar ist.

Die Beleglage zur symptomatischen Behandlung von Blepharospasmus, Torticollis und fokaler Spastizität nach Schlaganfall ist nach systematischer Zusammenführung der vorhandenen Studienergebnisse zufriedenstellend (Costa et al. 2004, Costa et al. 2005, Cardoso et al. 2005, Elia et al. 2009). Es liegen Studien zur Behandlung der Zerebralparese bei Kindern über Beobachtungszeiträume bis zu 12 Monaten vor, die eine Verbesserung der Gelenkbeweglichkeit gegenüber Placebo zeigen. Ergänzend zur Standardtherapie (Physiotherapie,

Tabelle 35.1: Verordnungen von Muskelrelaxantien 2009. Angegeben sind die 2009 verordneten Tagesdosen, die Änderungen gegenüber 2008 und die mittleren Kosten je DDD 2009.

Präparat	Bestandteile	DDD in Mio.	Änd. in %	DDD-Kosten in €
Tetrazepam				
Tetrazepam-ratiopharm	Tetrazepam	5,0	(+1,1)	1,19
Tetrazepam AL	Tetrazepam	3,9	(+10,5)	1,44
Tetrazepam HEXAL	Tetrazepam	3,4	(+6,6)	1,14
Tetrazepam- 1 A Pharma	Tetrazepam	2,9	(+39,0)	1,30
Tetrazepam beta	Tetrazepam	1,4	(-9,8)	1,02
Musaril	Tetrazepam	1,0	(-28,2)	0,99
Tetrazepam STADA	Tetrazepam	0,9	(+1,8)	0,99
Tetrazepam AbZ	Tetrazepam	0,9	(+4,9)	1,15
Tetramdura	Tetrazepam	0,9	(-19,0)	1,04
Tetrazepam-neuraxpharm	Tetrazepam	0,8	(+0,9)	0,78
Tetrazep-CT	Tetrazepam	0,5	(+1,7)	1,48
Tetrazepam Sandoz	Tetrazepam	0,4	(-18,0)	0,84
		22,0	(+3,2)	1,19
Baclofen				
Baclofen-ratiopharm	Baclofen	6,8	(+7,3)	0,70
Baclofen dura	Baclofen	4,6	(+6,3)	0,71
Lioresal	Baclofen	2,5	(-6,0)	2,39
Baclofen AWD	Baclofen	2,0	(-7,7)	0,68
Baclofen AL	Baclofen	1,2	(+3,4)	0,52
		17,1	(+2,7)	0,93
Botulinumtoxin				
Botox	Botulinumtoxin Typ A	20,7	(+7,9)	1,11
Dysport	Botulinumtoxin Typ A	18,2	(+5,0)	1,37
		38,9	(+6,5)	1,23
Tolperison				
Mydocalm	Tolperison	4,9	(-32,9)	1,58
Tolperison HEXAL	Tolperison	4,4	(+33,2)	1,72
Viveo	Tolperison	3,1	(+16,7)	1,37
Tolperison HCl STADA	Tolperison	1,5	(neu)	1,40
Tolperison HCl AL	Tolperison	1,2	(neu)	1,43
Tolperison HCl dura	Tolperison	0,4	(neu)	1,58
		15,4	(+16,6)	1,55

Tabelle 35.1: Verordnungen von Muskelrelaxantien 2009. Angegeben sind die 2009 verordneten Tagesdosen, die Änderungen gegenüber 2008 und die mittleren Kosten je DDD 2009. (Fortsetzung)

Präparat	Bestandteile	DDD in Mio.	Änd. in %	DDD-Kosten in €
Tizanidin				
Sirdalud	Tizanidin	3,7	(−10,6)	1,13
Tizanidin TEVA	Tizanidin	0,6	(+295,0)	0,86
		4,2	(−0,4)	1,09
Methocarbamol				
Ortoton	Methocarbamol	1,7	(+3,2)	2,79
Dolovisano Methocarbamol	Methocarbamol	0,7	(+370,4)	2,38
		2,4	(+32,4)	2,67
Andere Muskelrelaxantien				
Myoson	Pridinol	1,4	(−5,5)	2,98
Dantamacrin	Dantrolen	0,9	(−2,2)	1,87
		2,3	(−4,3)	2,55
Summe		102,3	(+6,4)	1,28

Redressionsgipse und Orthesen) wird eine Behandlung mit Botulinumtoxin im frühen Kindesalter als sinnvoll angesehen (Kirschner et al. 2001), um den Muskeltonus und die Spastizität zu vermindern und dadurch die muskuläre Funktionsfähigkeit zu erhöhen. Auch nach einem aktualisierten Cochrane Review lassen sich durch eine adjuvante Therapie mit Botulinumtoxin bei Kindern mit Zerebralparese die körperliche Beeinträchtigung vermindern sowie der Aktivitätsgrad der Betroffenen steigern, ohne dass sich allerdings relevante Verbesserung in Lebensqualität oder bei der Selbsteinschätzung ergeben (Hoare et al. 2010).

Tetrazepam

An zweiter Stelle folgt das Benzodiazepinderivat Tetrazepam (Tabelle 35.1). Tetrazepam hat ähnliche muskelrelaxierende und sedierende Eigenschaften wie das seit langem für diese Indikation eingesetzte

Standardtherapeutikum Diazepam. Auch im Abhängigkeitspotenzial unterscheidet sich Tetrazepam nicht wesentlich von anderen langwirksamen Benzodiazepinen, so dass auch für diesen Wirkstoff eine Begrenzung der Behandlungsdauer anzustreben ist. Nach tierexperimentellen Daten hat Tetrazepam sogar eine geringere myotonolytische Gesamtwirkung als Diazepam (Simiand et al. 1989). Allerdings soll Tetrazepam aufgrund einer geringeren Sedation eine höhere Selektivität für die Muskelrelaxation aufweisen. Eine Bestätigung dieser lediglich tierexperimentellen Beobachtungen einer französischen Arbeitsgruppe durch klinische Vergleichsstudien gegenüber Diazepam steht nach einer Medline-Recherche weiterhin aus (Simiand et al. 1989, Keane et al. 1988a, Keane et al. 1988b). Trotz der steigenden Verwendung von Generika ist die Verordnung von Tetrazepam-haltigen Therapeutika aber immer noch 2,5-fach teurer als Diazepam (0,47 €/Tag, vgl. Tabelle 39.2) und könnte daher sicher in den meisten Fällen durch Diazepam substituiert werden.

Baclofen

Baclofen ist nur bei zentral bedingter spastischer Tonuserhöhung der Muskulatur indiziert, beispielsweise zur symptomatischen Behandlung der Spastizität bei multipler Sklerose und traumatischen oder neoplastisch bedingten Rückenmarkserkrankungen bzw. anderen Krankheitszuständen mit zentral bedingter Spastizität. Es handelt sich um das am stärksten wirksame Arzneimittel in dieser Indikation.

Andere Muskelrelaxantien

Das zentralwirkende Muskelrelaxans Tolperison (*Mydocalm*) ist für die Behandlung schmerzhafter Muskelverspannungen und Spastik in Folge neurologischer Erkrankungen zugelassen. Der Wirkstoff wurde bereits vor mehr als 40 Jahren entwickelt und gelangte 1994 unter die meistverordneten Arzneimittel. Nach Einführung mehrerer Generika zeigt Tolperison seit 2008 einen deutlichen Verordnungsanstieg (Tabelle 35.1). Die therapeutische Wirksamkeit von Tolperison ist auch nach einer neueren Übersichtsarbeit nicht ausreichend belegt (Quasthoff et al. 2008; nähere Informationen siehe AVR 2009). Es liegen nur wenige randomisiert kontrollierte Studien mit widersprüchlichen Ergebnissen vor. Die European Medicines Agency (2009) hat nach einer aktuellen Bewertung der derzeit verfügbaren Daten und nach interner wissenschaftlicher Dikussion festgestellt, dass der Nutzen eines tolperisonhaltigen Mittels (*Myderison*) die Risiken nicht aufwiegt. Daher wurde gefordert, dass in den Mitgliedstaaten keine Marktzulassung erteilt wird und die in Ungarn bestehende Zulassung zurückgenommen wird.

Sirdalud enthält den Wirkstoff Tizanidin, welcher dem Clonidin strukturverwandt ist und ähnliche sedative und hypotensive Nebenwirkungen hat. Die Wirksamkeit bei zentral und peripher bedingten Muskelspasmen ist belegt. Es gilt daher als sinnvolle Alternative zu Baclofen bei Patienten mit spinal bedingter Spastizität (Chou et al. 2004).

Pridinol (*Myoson*) wird in die Gruppe der Muskelrelaxantien eingruppiert, ist aber pharmakologisch ein Anticholinergikum (Waelbroeck et al. 1993). Es wurde bereits als Myotonolytikum (*Lyseen-Hommel*) und als Parkinsonmittel angeboten (*Parks 12 Hommel*). Pridinol wird in Deutschland nur noch unter dem Namen *Myoson* als Muskelrelaxans vertrieben. Für die in Anspruch genommenen Indikationen (Muskelspasmen, Krankheiten des rheumatischen Formenkreises, nächtliche Beinkrämpfe, Torticollis) finden sich nach aktueller Medline-Recherche keine aussagekräftigen kontrollierten Studien.

Methocarbamol (*Ortoton*) ist ein zentral wirkendes Myotonolytikum mit sedierenden und anxiolytischen Eigenschaften. Nach einer neueren Übersichtsarbeit ist die Evidenzlage für Methocarbamol hinsichtlich der therpeutischen Wirksamkeit bei Muskelverspannungen im Vergleich zu Plazebo inkonsistent, im Vergleich zu Standardtherapeutika fehlen aussagekräftige Studiendaten zu Wirksamkeit und Verträglichkeit ganz (Chou et al. 2004).

Dantrolen (*Dantamacrin*) gehört zu den peripher wirkenden Muskelrelaxantien und wird bei Spastik der Skelettmuskulatur infolge von Hirn- und Rückenmarksschädigungen eingesetzt. Die Substanz setzt den Muskeltonus durch partielle Blockade der Freisetzung von Calciumionen aus dem longitudinalen System herab. Dantrolen wirkt potentiell hepatotoxisch und kann Paresen verstärken. Darüber hinaus liegen zum Nachweis einer Verbesserung der Muskelspastik von Dantrolen nur begrenzte bzw. widersprüchliche Daten vor. Ein systematischer Review kommt zum Schluss, dass Dantrolen klinisch zwar häufig zur Verbesserung der Muskelspastik bei multipler Sklerose eingesetzt wird, seine Überlegenheit gegenüber Placebo jedoch nicht ausreichend belegt ist (Shakespeare et al. 2003). Dantrolen sollte daher nur unter strengster Indikationsstellung verordnet werden und nur dann, wenn die Muskelspastik mit Standardtherapeutika wie z. B. Baclofen, Tizanidin oder Diazepam nicht zu beherrschen ist (Deutsche Gesellschaft für Neurologie 2008).

Literatur

Cardoso E, Rodrigues B, Lucena R, Oliveira IR, Pedreira G, Melo A (2005): Botulinum toxin type A for the treatment of the upper limb spasticity after stroke: a meta-analysis. Arq Neuropsiquiatr 63: 30–33.

Chou R, Peterson K, Helfand M (2004): Comparative efficacy and safety of skeletal muscle relaxants for spasticity and musculoskeletal conditions: a systematic review. J Pain Symptom Manage 28: 140–175.

Costa J, Espírito-Santo CC, Borges AA, Ferreira J, Coelho MM, Moore P, Sampaio C (2004) Botulinum toxin type A therapy for blepharospasm. Cochrane Database of Systematic Reviews 2004, Issue 2. Art. No.: CD004900. DOI: 10.1002/14651858.CD004900.pub2.

Costa J, Espírito-Santo CC, Borges AA, Ferreira J, Coelho MM, Moore P, Sampaio C (2005) Botulinum toxin type A therapy for cervical dystonia. Cochrane Database of Systematic Reviews 2005, Issue 1. Art. No.: CD003633. DOI: 10.1002/14651858.CD003633.pub2.

Deutsche Gesellschaft für Neurologie (2008): Leitlinie Spastik. http://www.dgn.org/images/stories/dgn/leitlinien/LL2008/ll08kap_096.pdf Letzter Zugriff 11. Mai 2010

Elia AE, Filippini G, Calandrella D, Albanese A (2009) Botulinum neurotoxins for post-stroke spasticity in adults: a systematic review. Mov Disord 24: 801–812.

European Medicines Agency (2009): Questions and answers on the referral for Myderison tablets containing tolperisone hydrochloride 50 and 150 mg. Internet: www.ema.europa.eu/pdfs/human/referral/myderison/ha_281118q&a.pdf

Hoare BJ, Wallen MA, Imms C, Villanueva E, Rawicki HB, Carey L (2010) Botulinum toxin A as an adjunct to treatment in the management of the upper limb in children with spastic cerebral palsy (UPDATE). Cochrane Database of Systematic Reviews 2010, Issue 1. Art. No.: CD003469. DOI: 10.1002/14651858.CD003469.pub4.

Keane RE, Simiand J, Morre M, Biziere K (1988a): Tetrazepam: a benzodiazepine which dissociates sedation from other benzodiazepine activities. I. Psychopharmacological profile in rodents. J Pharmacol Exp Ther 245: 692–698.

Keane RE, Bachy A, Morre M, Biziere K (1988b): Tetrazepam: a benzodiazepine which dissociates sedation from other benzodiazepine activities. II. In vitro and in vivo interactions with benzodiazepine binding sites. J Pharmacol Exp Ther 245: 699–705.

Kirschner J, Berweck S, Mall V, Korinthenberg R, Heinen F (2001): Botulinumtoxin – Neue Therapieoption für Kinder mit Zerebralparese. Dtsch Ärztebl 98: A3375–A3379.

Quasthoff S, Möckel C, Zieglgänsberger W, Schreibmayer W (2008): Tolperisone: A typical representative of a class of centrally acting muscle Relexnants with less sedative side effects. CNS Neurol Therap 14: 107–119.

Shakespeare DT, Boggild M, Young C (2003) Anti-spasticity agents for multiple sclerosis. Cochrane Database of Systematic Reviews 2003, Issue 4. Art. No.: CD001332. DOI: 10.1002/14651858.CD001332.

Simiand J, Keane PE, Biziere K, Soubrie P (1989): Comparative study in mice of tetrazepam and other centrally active skeletal muscle relaxants. Arch Int Pharmacodyn Ther 297: 272–285.

Waelbroeck M, Camus J, Tastenoy M, Lambrecht G, Mutschler E, Kropfgans M et al (1993): Thermodynamics of antagonist binding to rat muscarinic M2 receptors: antimuscarinics of the pridinol, sila-pridinol, diphenidol and sila-diphenidol type. Br J Pharmacol 109: 360–370.

36. Ophthalmika

MARTIN J. LOHSE

AUF EINEN BLICK

Trend

Bei den Ophthalmika dominieren seit vielen Jahren die Glaukommittel, die neben den „klassischen" Betarezeptorenblockern und den Cholinergika vor allem neue Therapieprinzipien umfassen (lokal wirkende Carboanhydrasehemmer, selektive Alpha$_2$-Agonisten und Prostaglandinderivate). Bei den meisten übrigen Gruppen von Ophthalmika sind die Verordnungen durch das GKV-Modernisierungsgesetz 2004 drastisch gesunken, so bei den Filmbildnern, Sympathomimetika, Antiallergika, Vitaminpräparaten und den zweifelhaft wirksamen Antikataraktika. Im Jahre 2009 sind die Verordnungen von Ophthalmika wiederum in fast allen Arzneimittelgruppen praktisch konstant geblieben, bei wieder zunehmenden Verordnungen von Glaukommitteln. Interessante Neuentwicklungen zur Behandlung der altersbedingten Makuladegeneration gehören bisher noch nicht zu den verordnungshäufigsten Arzneimitteln.

Die Indikationsgruppe der Ophthalmika umfaßt Präparate, die in aller Regel lokal angewendet werden. Abbildungen 36.1 und 36.2 geben als Übersichten die wichtigsten Arzneimittelgruppen des Gesamtmarktes wieder. Beim Vergleich mit älteren Werten muss bedacht werden, dass 1997 entsprechend den WHO-Empfehlungen einige definierte Tagesdosen (DDD) neu festgelegt wurden. So wurde z. B. bei allen Glaukommitteln eine beidseitige Therapie angenommen.

Die Ophthalmika umfassen zahlreiche unterschiedliche Arzneimittelgruppen. In den letzten beiden Jahrzehnten ist es dabei zu beträchtlichen Verschiebungen gekommen. Während früher von den DDD fast zwei Drittel auf Glaukommittel, Antikataraktika und Sympathomimetika entfielen, dominierten bis 2003 neben den Glaukommitteln vor allem die Filmbildner (Abbildung 36.2). Durch das GKV-Modernisierungsgesetz hat es seit 2004 starke Veränderungen gegeben. So sind die Verordnungen zu Lasten der GKV vor allem bei den Filmbildnern, aber auch bei Sympathomimetika, Antiallergika, Antikataraktika und Vitaminen

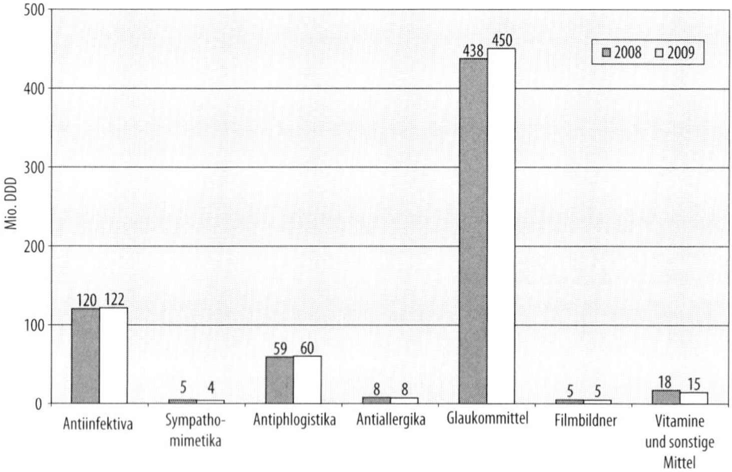

Abbildung 36.1: Verordnungen von Ophthalmika 2009. Gesamtverordnungen nach definierten Tagesdosen

weitgehend eingebrochen. Damit verbleiben unter den GKV-Verordnungen neben den stark dominierenden Glaukommitteln im Wesentlichen nur noch die Antiinfektiva und die Antiphlogistika. Bei diesen Veränderungen ist bemerkenswert, dass einige durchaus fragwürdige, aber verschreibungspflichtige Ophthalmika weiterhin zu Lasten der GKV verordnet werden können, während andere medizinisch gut begründete Arzneimittel von den Patienten selbst gezahlt werden müssen. So führte die aufgehobene Erstattungsfähigkeit der Filmbildner, die beim Syndrom des trockenen Auges (Keratokonjunktivitis sicca) indiziert sind, zum fast völligen Verschwinden aus dem GKV-Arzneimittelmarkt.

In der Ophthalmologie hat es in den letzten Jahren eine Reihe von interessanten Neuentwicklungen gegeben. Die neueren Glaukommittel – Brimonidin, lokal anwendbare Carboanhydrasehemmer und Prostaglandine – sind inzwischen fest etabliert. Die fraglos spannendsten Neuentwicklungen gibt es auf dem bisher sehr unbefriedigenden Gebiet der Augenerkrankungen mit Gefäßneubildungen wie Makuladegeneration: Mit Pegaptanib (*Macugen*) steht seit 2006 ein RNA-Aptamer zur Verfügung (Holz und Martini 2007). Deutlich wirksamer ist eine Blockade des „Vascular Endothelial Growth Factor" (VEGF). Diese lässt sich mit dem für die Indikation Makuladegeneration zugelassenen

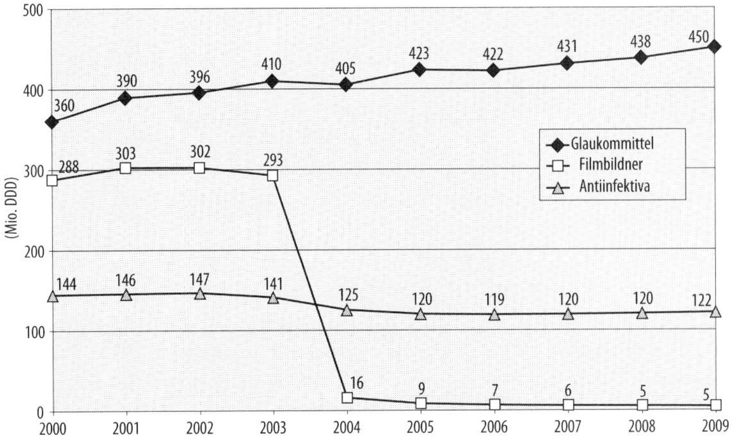

Abbildung 36.2: Verordnungen von Ophthalmika 2000 bis 2009. Gesamtverordnungen nach definierten Tagesdosen

und sehr teuren humanisierten Antikörperfragment Ranibizumab (*Lucentis*), aber wohl auch mit dem hierfür nicht zugelassenen, sehr viel preisgünstigeren Krebsmittel Bevacizumab (*Avastin*) erreichen, einem humanisierten Antikörper (Steinbrook 2006, Lynch und Cheng 2007). In der schwierigen Diskussion um preisgünstigen „off label"-Einsatz und die Notwendigkeit klinischer Studien und Zulassungen zeichnet sich ab, dass *Lucentis* bei denjenigen Indikationen eingesetzt wird, wo es zugelassen ist, während *Avastin* weltweit „off label" bei den vielen anderen Erkrankungen mit Gefäßneubildungen im Auge eingesetzt wird (Gunther und Altaweel 2009). Trotz ihrer medizinischen (und daneben auch gesundheitspolitischen) Bedeutung liegen die Verordnungszahlen dieser Medikamente noch zu niedrig, um im hier untersuchten Segment der verordnungshäufigsten Arzneimittel aufzutauchen. Die im Folgenden besprochenen Arzneimittel sind dagegen alle schon zum Teil seit sehr langer Zeit, zumindest aber seit Jahren etabliert.

Antiinfektiva

Antiinfektive Ophthalmika (Tabellen 36.1 und 36.2) werden zur Behandlung von Infektionen des vorderen Augenabschnittes eingesetzt. Diese

Infektionen äußern sich zumeist als Konjunktivitiden. Virale und bakterielle Konjunktivitis lassen sich klinisch kaum unterscheiden, wenn auch morgendlich verklebte Augen sowie das Fehlen von Juckreiz und von Konjunktivitiden in der Anamnese eine bakterielle Genese nahelegen (Rietveld et al. 2004). Daher erklärt sich die insgesamt geringe Wirksamkeit von Antibiotika wohl wesentlich auch durch die hohe Prävalenz (>50%) von nichtbakteriellen Konjunktivitiden. Verschiedenste bakterielle Erreger können eine Konjunktivitis auslösen. Eine jüngere spanische Untersuchung bei Kindern im ambulanten Bereich fand vor allem Haemophilus und Streptokokken, daneben Staphylokokken, aber auch gramnegative Erreger (Orden Martinez et al. 2004). Resistenzen gegen Antibiotika nehmen zu. In einer älteren Resistenzstudie aus den USA wurde folgende Reihenfolge der Wirksamkeit bestimmt: Chloramphenicol, Bacitracin plus Polymyxin B, Gentamicin, Gyrasehemmstoffe, Neomycin, Erythromycin (Everett et al. 1995). Die genannte Studie aus Spanien sowie eine große Untersuchung aus Brasilien (Chalita et al. 2004) fanden gute Wirksamkeit für Gyrasehemmer und Chloramphenicol. Die Sensitivität gegenüber Gentamicin und Tobramycin nahm ab, die gegenüber Amikacin und Neomycin nahm zu. Jüngere Daten unterstützen die Beobachtung zunehmender Multiresistenzen und berichten über besondere Wirksamkeit neuerer Fluorchinolone (Koss et al. 2007).

Experimentelle (Behrens-Baumann und Begall 1993) wie auch klinische Untersuchungen (Isenberg et al. 2002) zeigten, dass Antiseptika wie Ethacridin (*Biseptol*) oder Povidon-Iod zu schnellerer Elimination der Bakterien und Regression der Symptome führten als Antibiotika. Zu einem ähnlichen Schluss kam eine Übersicht der Cochrane Database (Sheikh et al. 2000) sowie eine jüngere Übersicht (Rose 2007), nach der Antibiotika zwar die Heilung zu beschleunigen scheinen, jedoch das Endergebnis nicht beeinflussen. Daher empfehlen die Richtlinien der American Academy of Ophthalmology (http://www.aao.org/aao/education/library/ppp/upload/Conjunctivitis.pdf) einfach die Gabe des billigsten Antibiotikums. Eine randomisierte Studie aus Praxen in Großbritannien kommt zu dem Schluss, die beste Strategie sei der verzögerte Einsatz von Antibiotika, und nur dann, wenn Symptome persistieren (Everitt et al. 2006). In einer Studie mit Levofloxacin gegen Placebo berichteten Hwang et al. (2003) dagegen, dass auch das Endergebnis bei Levofloxacin besser sei. In den meisten Fällen sollte eine lokale antibiotische Behandlung des Auges eine Woche nicht überschreiten.

Bei schweren Infektionen des vorderen Augenabschnittes, etwa Keratitis, ist dagegen eine antibiotische Therapie dringend geboten. Bei schweren Hornhautulzera ist ein Antibiogramm erforderlich, während in weniger schweren Fällen empirisch mit Breitspektrumantibiotika behandelt werden kann (Robert und Adenis 2001).

Monopräparate

Die Verordnungen von antibiotischen Monopräparaten waren auch 2009 im Wesentlichen stabil (Tabelle 36.1). Trotz zunehmender Resistenz und Überwiegen grampositiver Erreger spielen nach wie vor die Aminoglykoside Kanamycin und Gentamicin eine wesentliche Rolle, nach kontinuierlichen Abnahmen liegen jetzt aber die neueren Gyrasehemmer (Fluorchinolone) vorn. Die zunehmende Bedeutung der Gyrasehemmer ist durch die Resistenzlage, gute lokale Penetration und geringe unerwünschte Wirkungen gerechtfertigt (O'Brien et al. 1995, Hanioglu-Kargi et al. 1998), wobei zunehmende Resistenzen gegen ältere Substanzen beobachtet werden (Koss et al. 2007). Abnahmen gab es bei dem teureren Ciprofloxacin. Levofloxacin soll etwas wirksamer sein als das racemische Ofloxacin (Schwab et al. 2003); letzteres stellt aber mit dem *Floxal* vermutlich wegen der guten Wirksamkeit und auch auf Grund des günstigen Preises das mit Abstand dominierende Präparat unter den antibiotischen Ophthalmika dar. Eine kontrollierte Studie mit Levofloxacin zeigte, dass die dreimal tägliche Gabe ausreicht (Szaflik et al. 2009). Noch preisgünstiger und mit starken Zunahmen stellt sich das *Vigamox* (Moxifloxacin) dar. Neben den Gyrasehemmern findet sich seit einigen Jahren die Fusidinsäure (*Fucithalmic*), die vor allem gegen Staphylokokken wirksam ist, nur zweimal täglich angewendet werden muss und in einigen Studien gute Wirksamkeit zeigte (etwa Jackson et al. 2002).

Ophthalmische Virostatika stellen ein kleines, in seinen Indikationen und seiner Wirksamkeit gut definiertes Segment von Arzneimitteln dar, in dem ein Aciclovirpräparat sowie nach deutlichen Zunahmen ein Präparat mit Ganciclovir vertreten sind (Tabelle 36.1).

Kombinationspräparate

Die antiinfektiven Kombinationspräparate umfassen Kombinationen verschiedener lokal wirksamer Antibiotika (Tabelle 36.1), vor allem aber Kombinationen mit Glucocorticoiden (Tabelle 36.2). Ihre Verordnungen waren 2009 weitgehend stabil.

Tabelle 36.1: Verordnungen antiinfektiver Ophthalmika 2009. Angegeben sind die 2009 verordneten Tagesdosen, die Änderungen gegenüber 2008 und die mittleren Kosten je DDD 2009.

Präparat	Bestandteile	DDD in Mio.	Änd. in %	DDD-Kosten in €
Gentamicin				
Refobacin Augensalbe/Tropf.	Gentamicin	8,7	(–2,1)	0,63
Gentamicin-POS	Gentamicin	5,4	(–8,1)	0,71
Gentamycin AS medphano	Gentamicin	2,3	(+10,2)	0,59
Gent-Ophtal	Gentamicin	1,8	(+13,3)	0,66
Gentamytrex	Gentamicin	0,7	(–26,1)	0,62
Terramycin N Gentamicin	Gentamicin	0,3	(–23,8)	1,11
		19,1	(–2,8)	0,66
Kanamycin				
Kanamytrex	Kanamycin	5,1	(–15,4)	0,94
Kanamycin-POS	Kanamycin	4,4	(+4,5)	0,84
Kan-Ophtal	Kanamycin	1,7	(+8,0)	0,73
		11,2	(–5,1)	0,87
Fluorchinolone				
Floxal	Ofloxacin	25,0	(+6,5)	0,68
Vigamox	Moxifloxacin	3,3	(+90,3)	0,50
Oftaquix/-sine	Levofloxacin	0,9	(–28,1)	0,79
Ciloxan	Ciprofloxacin	0,3	(–6,0)	1,33
		29,4	(+10,1)	0,67
Weitere Antibiotika				
Fucithalmic	Fusidinsäure	3,1	(–10,1)	0,60
Oxytetracyclin-AS JENAPHARM	Oxytetracyclin	0,8	(–7,0)	1,50
		3,9	(–9,5)	0,77
Antibiotikakombinationen				
Ecolicin	Erythromycin Colistin	5,9	(–11,1)	0,66
Polyspectran	Polymyxin B Bacitracin Neomycin	3,1	(–2,4)	1,23
		9,0	(–8,3)	0,86
Virostatika				
Acic-Ophtal	Aciclovir	0,3	(–15,0)	2,37
Virgan	Ganciclovir	0,2	(+32,3)	2,14
		0,5	(+0,3)	2,27
Summe		73,1	(+0,4)	0,74

Tabelle 36.2: Verordnungen antiinfektiver Ophthalmikakombinationen mit Glucocorticoiden 2009. Angegeben sind die 2009 verordneten Tagesdosen, die Änderungen gegenüber 2008 und die mittleren Kosten je DDD 2009.

Präparat	Bestandteile	DDD in Mio.	Änd. in %	DDD-Kosten in €
Dexamethasonkombinationen				
Dexa-Gentamicin	Gentamicin Dexamethason	17,1	(-3,2)	0,79
Isopto-Max	Neomycin Polymyxin B Dexamethason	10,7	(+2,0)	1,34
Dexa-Polyspectran	Neomycin Polymyxin B Dexamethason	7,4	(-8,7)	0,79
Dexagent Ophtal	Gentamicin Dexamethason	6,2	(+69,8)	0,78
Dexamytrex	Gentamicin Dexamethason	5,1	(-19,4)	0,86
Tobradex	Tobramycin Dexamethason	3,0	(+21,4)	0,41
Corti Biciron N	Oxytetracyclin Dexamethason	0,7	(-2,5)	0,51
Dispadex comp.	Neomycin Dexamethason	0,5	(+15,5)	0,71
Terracortril Dexagenta	Gentamicin Dexamethason	0,4	(-23,2)	1,13
		51,2	(+1,4)	0,89
Prednisolonkombinationen				
Oxytetracycl.Pred. JENAPHARM	Oxytetracyclin Prednisolon	1,8	(-3,9)	1,31
Aquapred/-N Augentropfen	Chloramphenicol Prednisolon	1,7	(-17,9)	0,35
		3,5	(-11,3)	0,84
Summe		54,6	(+0,5)	0,88

Die Kombinationen von nur lokal anwendbaren Antibiotika sind seit langem etabliert und in ihren Wirkungen dokumentiert. Häufig angewendet werden Präparate mit Polymyxin B, Neomycin bzw. Bacitracin, die ein relativ hohes Allergisierungs- und Reizungspotenzial haben, sowie die Kombination Erythromycin/Colistin (*Ecolicin*) mit relativ ungünstiger Resistenzlage. Eine jüngere kontrollierte Vergleichsstudie an Kindern und Jugendlichen zeigte wesentlich schnellere Abheilungsraten mit einem Gyrasehemmer als mit einem Polymyxin B-Kombinationspräparat (Granet et al. 2008).

Auch 2009 erfreuten sich die Kombinationen von Antibiotika und Glucocorticoiden ungebrochener Beliebtheit (Tabelle 36.2), wobei es allerdings innerhalb dieses Segments einige Umschichtungen gab. Diese Präparate machen nach wie vor einen großen Teil, etwas über 40%, der Verordnungen von Antibiotika in der Ophthalmologie aus. Ganz überwiegend werden hier Dexamethason-haltige Präparate verwendet. Die Verschreibung solcher Pharmaka „vereinfacht" die Diagnostik, da sowohl bei allergischer als auch bakterieller Genese einer Konjunktivitis mit einer Besserung zu rechnen ist. Durch die Kombination von Antibiotika und Glucocorticoiden erhofft man eine Abnahme von Entzündungserscheinungen und ein besseres Endergebnis. Die Richtlinien der American Academy of Ophthalmology für die bakterielle Keratitis betonen aber, dass hierfür die wissenschaftliche Evidenz fehle (http://www.aao.org/aao/education/library/ppp/upload/Bacterial-Keratitis.pdf). Bei bakterieller Keratitis können Glucocorticoide die Reepithelialisierung verlangsamen (Srinivasan et al. 2009). Eine ungezielte Verwendung von Glucocorticoiden am Auge kann wegen ihrer Risiken in den meisten Fällen nicht begründet werden.

Sympathomimetika

Alphasympathomimetika werden zur symptomatischen Therapie besonders bei chronischen Reizzuständen der Bindehaut, die keine spezifische Diagnose erlauben, eingesetzt. Ihre Wirkung beruht im Wesentlichen auf der Verengung von Gefäßen und damit einer Abschwellung der Schleimhäute. Seit 2004 können diese preisgünstigen Arzneimittel in der Regel nicht mehr zu Lasten der GKV verordnet werden und haben nur noch sehr kleine Verordnungsvolumina (Abbildung 36.1).

Antiphlogistische Ophthalmika

Glucocorticoide werden in der Ophthalmologie bei verschiedenen entzündlichen Erkrankungen der Cornea, Sklera und Iris und zur Unterdrückung von Narbenwucherungen an Lidern und Cornea eingesetzt. *Nicht* indiziert sind sie in der Regel bei infektiöser Konjunktivitis (siehe oben). Die Gefahren ihrer Anwendung am Auge liegen in dem Aufflammen von infektiösen Prozessen, besonders Pilzinfektionen. Bei längerer Anwendung können Glaukome ausgelöst werden, bei prädisponierten Patienten vereinzelt auch schon innerhalb weniger Wochen. Nach Anwendung über ein oder mehrere Jahre können sich Linsentrübungen entwickeln. Grundsätzlich gewarnt werden muss vor der Anwendung von Glucocorticoiden, wenn die Hornhaut nicht intakt ist. Aus diesen Gründen sollte jede längerdauernde Anwendung von Glucocorticoiden am Auge sorgfältig überwacht werden.

Zum Einsatz kommen verschiedene Glucocorticoide, die sich nicht nur in ihrer Potenz, sondern auch in ihrer Resorbierbarkeit erheblich unterscheiden. So ist die Resorption von Prednisolonacetat (*Inflanefran, Ultracortenol*) höher als die von Phosphatsalzen der Glucocorticoide (*Dexa-sine*). Dagegen ist – gleiche Resorption vorausgesetzt – die Potenz von Dexamethason deutlich höher als die von Prednisolon und Hydrocortison. In den Kombinationspräparaten mit Sympathomimetika und Antibiotika (Tabelle 36.2) findet vor allem Dexamethason Verwendung, häufig in Form der schlechter resorbierten Phosphatsalze. Bei den Monopräparaten (Tabelle 36.3) dagegen überwiegt die Verwendung von Prednisolonacetat. Ein plausibler Grund für diese Unterschiede ist nicht erkennbar. Zur verbesserten symptomatischen Wirkung können Glucocorticoide mit Alphasympathomimetika kombiniert werden (*Dexa-Biciron, Efemolin*). Auf den symptomatischen Charakter dieser Kombination wurde oben bereits hingewiesen. Bedenklich ist, dass mit diesen Kombinationen der Wegfall der Kostenübernahme bei den Alphasympathomimetika (s.o.) umgangen werden kann; die niedrigen und noch weiter abnehmenden Verordnungszahlen dieser Präparate sprechen allerdings nicht für eine solche Substitution. Die Verordnungen von Glucocorticoiden waren 2009 weitgehend stabil (Tabellen 36.2 und 36.3).

Als Alternative zu Glucocorticoiden werden bei verschiedenen Indikationen auch vermehrt nichtsteroidale Antiphlogistika (Schalnus 2003) wie Diclofenac (*Voltaren ophtha*), Indometacin (*Indocolir*) und Ketorolac (*Acular*) eingesetzt (Tabelle 36.3). Sie werden hauptsächlich zur Entzündungshemmung nach Operationen sowie zur Vermeidung intraoperativer Miosis eingesetzt, bei denen ihre antiinflammatorische Potenz der der Glucocorticoide gleichkommt (Wright et al. 1997). Bei den Zahlen ist zu bedenken, dass diese Therapie ganz wesentlich auch in der Klinik durchgeführt wird. Der Versuch, Ketorolac auch zur Therapie der viralen Konjunktivitis einzusetzen, war nicht erfolgreich (Shiuey et al. 2000).

Tabelle 36.3: Verordnungen von antiphlogistischen Ophthalmika 2009. Angegeben sind die 2009 verordneten Tagesdosen, die Änderungen gegenüber 2008 und die mittleren Kosten je DDD 2009.

Präparat	Bestandteile	DDD in Mio.	Änd. in %	DDD-Kosten in €
Prednisolon				
Predni-POS	Prednisolon	18,2	(+9,7)	0,18
Inflanefran	Prednisolon	7,5	(−2,7)	0,86
Predni-Ophtal	Prednisolon	3,7	(+1,3)	0,35
Prednisolon AS JENAPHARM	Prednisolon	3,1	(−3,1)	0,32
Ultracortenol	Prednisolon	1,0	(−24,0)	1,07
		33,5	(+3,2)	0,39
Dexamethason				
Dexa EDO/Dexagel	Dexamethason	3,9	(+4,8)	0,88
Totocortin	Dexamethason	2,8	(−22,8)	0,33
Dexa-sine	Dexamethason	2,4	(+0,4)	1,02
Dexapos	Dexamethason	1,6	(+6,0)	0,80
Dexamethason AS JENAPHARM	Dexamethason	0,7	(−1,8)	0,68
Isopto-Dex	Dexamethason	0,5	(−1,6)	0,82
		11,9	(−4,6)	0,76
Hydrocortison				
Ficortril	Hydrocortison	1,2	(−3,1)	1,25
Hydrocortison-POS N	Hydrocortison	0,7	(−4,4)	2,14
		1,9	(−3,6)	1,59
Fluorometholon				
Fluoropos	Fluorometholon	1,8	(+32,3)	0,41
Efflumidex	Fluorometholon	0,9	(−4,2)	0,82
		2,7	(+17,8)	0,55
Glucocorticoidkombinationen				
Dexa Biciron	Dexamethason Tramazolin	0,8	(−6,4)	0,68
Efemolin	Fluorometholon Tetryzolin	0,7	(−6,0)	0,63
		1,5	(−6,2)	0,66
Nichtsteroidale Antiphlogistika				
Acular	Ketorolac	3,2	(+4,3)	0,73
Voltaren ophtha	Diclofenac	2,3	(−1,1)	0,85
Indo/Indocolir	Indometacin	1,3	(−8,0)	0,76
		6,8	(−0,1)	0,78
Summe		58,3	(+1,2)	0,56

Antiallergika

Für die Therapie allergischer Erkrankungen steht eine Reihe von Substanzen zur Verfügung (Bielory 2002). Langsam eintretende Wirkungen haben die vor allem prophylaktisch eingesetzten Mastzellstabilisatoren Cromoglicinsäure und die schneller wirkenden Nedocromil und Lodoxamid. Die Verordnungen dieser Präparate sind mit dem GKV-Modernisierungsgesetz stark zurückgegangen, so dass viele Präparate gar nicht mehr vertreten sind (Tabelle 36.4). Im Vergleich zu 2003 gingen die Verordnungen von Cromoglicinsäure von 12,7 auf unter 1,0 Mio. DDD zurück.

Nur zum Teil kompensiert wurden diese Abnahmen durch Zunahmen des seit einigen Jahren auch in der Ophthalmologie verwendeten Ketotifen, das bei Asthma bronchiale schon lange etabliert ist und dem neben einer Degranulationshemmung noch eine Reihe weiterer Wirkmechanismen zugesprochen werden. Klinisch-experimentell hat es sich der Cromoglicinsäure bei viel schnellerem Wirkungseintritt als gleichwertig erwiesen (Greiner et al. 2002), in mehreren Vergleichsstudien war es aber verschiedenen Antihistaminika unterlegen (etwa Lai et al. 2002). Kidd et al. (2003) berichteten dagegen über eine bessere Wirkung als Levocabastin.

Tabelle 36.4: Verordnungen von antiallergischen Ophthalmika 2009. Angegeben sind die 2009 verordneten Tagesdosen, die Änderungen gegenüber 2008 und die mittleren Kosten je DDD 2009.

Präparat	Bestandteile	DDD in Mio.	Änd. in %	DDD-Kosten in €
Degranulationshemmer				
Zaditen ophtha	Ketotifen	2,5	(−1,7)	0,81
CromoHEXAL Augentropfen	Cromoglicinsäure	0,7	(−12,8)	0,19
		3,2	(−4,5)	0,67
H_1-Antihistaminika				
Opatanol	Olopatadin	1,3	(−6,5)	0,79
Livocab Augentropfen	Levocabastin	0,8	(−5,3)	0,44
		2,2	(−6,1)	0,66
Summe		5,4	(−5,1)	0,66

Lokal anwendbare H_1-Antihistaminika wirken bei Konjunktivitis schneller und länger als die Mastzellstabilisatoren (Bielory et al. 2005). Zur Verfügung steht inzwischen eine ganze Reihe von Substanzen, wobei Olopatadin und Levocabastin am häufigsten eingesetzt werden. Ob unter ihnen therapeutisch relevante Unterschiede bestehen, wie es einige Studien nahelegen, ist ungewiss. Allerdings sind die Ergebnisse insgesamt nicht wesentlich besser als bei anderen antiallergisch wirkenden Substanzen, wozu die hohe Placeborate von 30–80% beiträgt (Noble und McTavish 1995).

Glaukommittel

Als Glaukom wird eine Anzahl von ätiologisch verschiedenen Krankheiten bezeichnet, deren gemeinsames Kennzeichen ein individuell zu hoher Augeninnendruck ist, aus dem die Gefahr von zunehmenden Gesichtsfeldausfällen resultiert. Dabei ist es wichtig zu berücksichtigen, dass sich auch bei normalem Druck ein Glaukom entwickeln kann. Selbst in entwickelten Ländern weiß etwa die Hälfte der Glaukompatienten nicht von ihrer Erkrankung (Quigley 1996). In Deutschland leiden etwa 800 000 bis 900 000 Menschen am Glaukom, die Dunkelziffer nicht diagnostizierter Glaukomfälle wird noch einmal fast so hoch eingeschätzt (Dietlein et al. 2009).

Bei erhöhtem Augeninnendruck und bei Glaukom gibt es eine Reihe medikamentöser und chirurgischer Therapien (Costagliola et al. 2009a, 2009b, Weinreb and Khaw 2004, Webers et al. 2008). Große Studien aus den letzten Jahren dienten dem Vergleich dieser Strategien und der Definition der Therapieziele. Ein Befund der Ocular Hypertension Treatment Study (OHTS) ist, dass die Senkung des asymptomatischen erhöhten Augeninnendruck das Auftreten von Gesichtsfelddefekten verhindern oder verzögern kann – mithin dass auch ohne Symptome eine Behandlung angezeigt sein dürfte (Kass et al. 2002). Ob dies angesichts der hohen Kosten bei allen solchen Patienten durchgeführt werden soll, wird allerdings bezweifelt (Pfeiffer 2005). Neueste Daten der OHTS-Studie belegen allerdings, dass eine frühe medikamentöse Therapie signifikant das Auftreten von Glaukomschäden erniedrigt, und zwar von 22% auf 16% bei 13-jähriger Beobachtungszeit; der Effekt einer frühzeitigen Medikation war besonders groß bei Hochrisiko-Patienten (40% vs. 28%; Kass et al. 2010). Zweitens hat sich gezeigt, dass das Gesichtsfeld bei symptomatischen Patienten umso besser erhalten wird, je niedriger der Augeninnendruck ist. Erst bei einem Augeninnendruck unter 14 mm Hg blieb es in etwa stabil (The AGIS Investigators 2000). Dies spricht für eine aggressive Therapie zumindest bei fortgeschrittenem Glaukom. Drittens zeigt die CIGTS-Studie die Gleichwertigkeit von medikamentöser und chirurgischer Therapie (Feiner et al. 2003), wobei die chirurgischen Therapien zunehmend besser werden und durch optimierte Nachsorge noch weiter verbessert werden könnten (Grehn 2008). Die 5-Jahres-Daten der CIGTS-Studie deuten auf eine geringfügige, für den Visus allerdings nicht relevante Überlegenheit eines operativen Vorgehens (Parrish et al. 2009). Letztlich kann derzeit aber keine eindeutige Empfehlung gegeben werden, wie eine Glaukomtherapie begonnen werden soll (Dietlein et al. 2009). In dem von der European Glaucoma Society (2008) empfohlenen Therapiestufenplan steht die medikamentöse Augeninnendrucksenkung vor der Laserchirurgie des Trabekelwerkes und vor der (filtrierenden) Glaukomchirurgie.

In der medikamentösen Therapie des Glaukoms stehen verschiedene Gruppen von Arzneimitteln zur Auswahl, die entweder den Kammerwasserabfluss erhöhen (Cholinergika) oder die Kammerwasserproduktion reduzieren (Betarezeptorenblocker, $Alpha_2$-Sympathomimetika). Neuere Therapiemöglichkeiten stellen das stark $alpha_2$-selektive Brimonidin, die lokal wirksamen Carboanhydrasehemmer Dorzolamid und Brinzolamid sowie die Prostaglandinderivate Latanoprost, Travoprost, Bimatoprost und neuerdings Tafluprost dar (Weinreb and Khaw 2004, Webers et al. 2008, Costagliola et al. 2009a, 2009b, Uusitalo et al. 2010).

Die DDD für die Glaukommittel sind entsprechend den DDD der WHO definiert. Bei Pilocarpinpräparaten wurden sie auf 0,4 ml (4 Tr. täglich), bei Betarezeptorenblockern auf 0,2 ml (2 Tr. täglich), bei allen anderen Präparaten entsprechend den Herstellerempfehlungen festgelegt. Dabei bezieht sich die DDD auf *zwei* Augen, auch wenn Glaukome bei etwa einem Drittel der Patienten nur einseitig bestehen. Für die Eindosispackungen wurde angenommen, dass eine Packung pro Tag verwendet wird, auch wenn strikt genommen wegen der Gefahr bakterieller Kontamination bei jeder Applikation eine neue Packung angebrochen werden sollte.

Nach deutlichen Steigerungen in den achtziger Jahren haben sich die Verordnungen von Glaukommitteln seit 1992 stabilisiert, seit 2000 haben sie aber noch einmal um 25% zugenommen (Abbildung 36.2). Angesichts der vermuteten Dunkelziffer unerkannter Glaukome ist dieser Trend zu begrüßen. Anhand der Glaukomverordnungen von 450 Mio DDD ergibt sich auch bereits eine Zahl von medikamentös behandelten Glaukompatienten von über 1,2 Mio. – also deutlich mehr als die oben angegebene Schätzung von 800 000 bis 900 000.

Unter den verschiedenen Arzneimittelgruppen haben sich die bisher beobachteten Umschichtungen fortgesetzt: weiterhin eine wichtige Rolle der Betarezeptorenblocker, inzwischen eine Randstellung der Cholinergika und eine kontinuierliche, inzwischen abgeschwächte Zunahme bei den neuen Therapieprinzipien, die jetzt die führende Position bei Glaukom darstellen. Jüngere Empfehlungen gehen dahin, die Therapie mit Prostaglandinanaloga zu beginnen, und bei ungenügender Wirksamkeit diese mit Betarezeptorenblockern, Alpha$_2$-Rezeptoreagonisten oder topischen Carboanhydrasehemmern zu kombinieren (Whitson 2007). Unter den Leitsubstanzen der verschiedenen Arzneimittelgruppen scheint Latanoprost wirksamer zu sein als Dorzolamid, während Brimonidin offenbar zwar gleich wirksam ist, aber mehr unerwünschte Wirkungen zeigt (Hodge et al. 2008).

Die Langzeiterfolge der medikamentösen Therapie im Vergleich mit operativem Vorgehen können erst nach Abschluss der derzeit laufenden großen Studien beurteilt werden. Aktuelle Empfehlungen zum praktischen Vorgehen finden sich in den Richtlinien der American Academy of Ophthalmology (http://www.aao.org/aao/education/library/ppp/upload/Primary-Open-Angle-Glaucoma.pdf), ebenso wie die oben erwähnten Leitlinien der European Glaucoma Society (2008). Theoretische Überlegungen haben zu laufenden Versuchen geführt, das Fortschreiten des Glaukomschadens durch Neuroprotektiva zu hemmen (Chidlow et al. 2007). Bisher gibt es aber keine Evidenz, dass irgendein derzeit verfügbares Medikament bei Glaukom eine Neuroprotektion bewirkt; eine jüngste Cochrane-Analyse kommt zu dem Schluss, dass es derzeit kein neuroprotektives Wirkprinzip bei Glaukom gibt (Sena et al. 2010).

Cholinergika

Die klassische Therapie mit Cholinergika – allein oder in Kombination mit Betarezeptorenblockern – verliert wegen unerwünschter Wirkungen zunehmend an Bedeutung: Miosis mit Sehstörung in der Dämmerung und bei Linsentrübungen sowie, besonders bei jungen Patienten, akkommodative Myopie und Ziliarmuskelspasmus. Ganz überwiegend

Tabelle 36.5: Verordnungen von Cholinergika und Alpha$_2$-Sympathomimetika 2009. Angegeben sind die 2009 verordneten Tagesdosen, die Änderungen gegenüber 2008 und die mittleren Kosten je DDD 2009.

Präparat	Bestandteile	DDD in Mio.	Änd. in %	DDD-Kosten in €
Cholinergika				
Pilomann	Pilocarpin	3,1	(−5,2)	0,28
Pilocarpin Ankerpharm	Pilocarpin	2,2	(−32,5)	0,23
Spersacarpin	Pilocarpin	1,6	(+38,7)	0,24
		6,8	(−10,2)	0,26
Clonidin				
Clonid-Ophtal	Clonidin	17,6	(+3,2)	0,20
Isoglaucon	Clonidin	4,0	(−22,6)	0,23
		21,6	(−2,8)	0,21
Brimonidin				
Alphagan	Brimonidin	7,5	(−55,6)	0,85
Brimonidin HEXAL	Brimonidin	2,4	(neu)	0,70
Brimonidin AL	Brimonidin	1,7	(neu)	0,70
Brimonidintartrat- 1A Pharma	Brimonidin	1,6	(+303,5)	0,72
		13,2	(−23,4)	0,79
Summe		41,5	(−11,6)	0,40

wird Pilocarpin benutzt, dessen Verordnungen 2009 bei den Monopräparaten (Tabelle 36.5) wie auch den Kombinationen mit Betarezeptorenblockern (Tabelle 36.6) nochmals abgenommen haben.

Alpha$_2$-Sympathomimetika

36

Bei den Alpha$_2$-Sympathomimetika wurden 2002 die klassischen Clonidinpräparate (*Isoglaucon*, *Clonid-Ophtal*) vom stärker alpha$_2$-selektiv wirkenden Brimonidin (*Alphagan*) als führendem Präparat abgelöst (Tabelle 36.5), seit 2004 führt dagegen insgesamt wieder das deutlich preisgünstigere Clonidin. Auch bei der lokalen Anwendung dieser Substanzen ist an die Möglichkeit systemischer Nebenwirkungen, Blutdruckabfall und Sedation, zu denken (Nordlund et al. 1995). Brimonidin erwies sich in einer großen Studie als dem Timolol (0,5%)

Tabelle 36.6: Verordnungen von Betarezeptorenblockern 2009. Angegeben sind die 2009 verordneten Tagesdosen, die Änderungen gegenüber 2008 und die mittleren Kosten je DDD 2009.

Präparat	Bestandteile	DDD in Mio.	Änd. in %	DDD-Kosten in €
Timolol				
TimoHEXAL	Timolol	35,5	(+40,6)	0,22
Tim-Ophtal	Timolol	29,4	(-21,6)	0,24
Timo-Comod	Timolol	13,1	(+6,2)	0,22
Nyogel	Timolol	6,6	(-4,3)	0,24
Timomann/Timo EDO	Timolol	5,2	(-41,3)	0,29
Arutimol	Timolol	5,0	(-26,8)	0,22
Timolol - 1 A Pharma	Timolol	4,7	(+213,0)	0,20
Timolol CV	Timolol	4,1	(-47,9)	0,24
Timo-Stulln	Timolol	3,6	(+50,6)	0,25
Timo Vision	Timolol	3,5	(+322,6)	0,20
		110,7	(+0,5)	0,23
Andere Betarezeptorenblocker				
Betamann	Metipranolol	8,5	(-6,0)	0,26
Vistagan	Levobunolol	5,4	(-11,6)	0,26
Betoptima	Betaxolol	2,0	(-13,1)	0,37
Arteoptic	Carteolol	1,7	(-10,0)	0,24
		17,5	(-9,0)	0,27
Kombinationen				
Combigan	Brimonidin Timolol	7,5	(+2,8)	0,96
Normoglaucon	Pilocarpin Metipranolol	3,4	(-11,7)	0,40
Fotil	Pilocarpin Timolol	1,6	(-3,3)	0,60
		12,5	(-2,3)	0,76
Summe		140,7	(-1,1)	0,28

überlegen, ohne Effekte auf Blutdruck oder Herzfrequenz zu zeigen; allerdings wurden bei über 10% der Patienten lokale allergische Reaktionen beobachtet (Katz 1999). In der laufenden Low-pressure Glaucoma Treatment Studie (LoGTS) wird Brimonidin (0,2%) gegen Timolol (0,5%) bei Glaukompatienten mit niedrigem Augeninnendruck getestet (Krupin et al. 2005).

Betarezeptorenblocker

Betarezeptorenblocker dominierten über lange Zeit die medikamentöse Therapie des Glaukoms. Als Standard gilt dabei Timolol, von dem zahlreiche Generika am Markt sind. Keiner der neueren Betarezeptorenblocker hat sich - bei insgesamt guter Wirksamkeit - im Vergleich mit Timolol als überlegen erwiesen (Sorensen und Abel 1996, Watson et al. 2001). Allerdings berichteten kürzlich Grieshaber und Flammer (2010) in einer Literaturübersicht, dass Betaxolol bei geringerer Augeninnendrucksenkung eine bessere Wirkung auf den Erhalt des Sehvermögens habe als Timolol; dies interpretieren sie als Beleg für substanzspezifische Wirkungen wie auch für die Notwendigkeit, Studien nicht allein auf den Surrogatparameter des Augeninnendrucks zu stützen.

Auch die Anwendung von Betarezeptorenblockern kann systemische Nebenwirkungen mit sich bringen. Daher stellen insbesondere Asthma bronchiale und AV-Überleitungsstörungen Kontraindikationen dar. Lokale Nebenwirkung der Therapie mit Betarezeptorenblockern kann ein Sicca-Syndrom sein, das vor allem bei Kontaktlinsenträgern zu Problemen führt. Mit dem Aufkommen von Alternativen ist diskutiert worden, ob die Betarezeptorenblocker wegen ihrer im Vergleich zu neueren Medikamenten geringeren Wirkung noch in der primären Therapie indiziert sind (Goldberg 2002). In diesem Zusammenhang ist es interessant zu sehen, dass wie schon in den Vorjahren auch 2009 die Verordnungen von Betarezeptorenblockern leicht zurückgegangen sind (Tabelle 36.6), während gleichzeitig die Verordnungen der neueren, stärker wirksamen Arzneimittel weiter zugenommen haben (Tabelle 36.7).

Carboanhydrasehemmer

Der systemisch angewandte Carboanhydrasehemmstoff Acetazolamid (*Glaupax, Diamox*) spielt nur noch bei akuten Anfällen und in der kurzfristigen Glaukomtherapie eine Rolle. Bei der Dauertherapie dominieren dagegen lokal anwendbare Präparate wie das 1995 eingeführte Dorzolamid (*Trusopt*), dessen Wirksamkeit und Verträglichkeit gut dokumentiert sind (Herkel und Pfeiffer 2001). Es wird sowohl als Monopräparat als auch in Kombinationen, vor allem mit Betarezeptorenblockern (z. B. in *Cosopt*) eingesetzt. Ein zweiter lokal anwendbarer Carboanhydrasehemmstoff ist Brinzolamid, das als Monotherapie zweimal täglich (gegenüber dreimal täglich bei Dorzolamid) angewen-

Tabelle 36.7: Verordnungen von Carboanhydrasehemmern und Prostaglandinderivaten 2009. Angegeben sind die 2009 verordneten Tagesdosen, die Änderungen gegenüber 2008 und die mittleren Kosten je DDD 2009.

Präparat	Bestandteile	DDD in Mio.	Änd. in %	DDD-Kosten in €
Carboanhydrasehemmerpräparate				
Azopt	Brinzolamid	44,3	(+3,9)	0,75
Cosopt	Dorzolamid Timolol	36,4	(−5,1)	1,04
Trusopt/-S	Dorzolamid	13,5	(−3,1)	1,27
Azarga	Brinzolamid Timolol	8,4	(neu)	0,91
Diamox	Acetazolamid	0,7	(−5,6)	1,48
Glaupax	Acetazolamid	0,6	(+23,9)	1,59
		103,9	(+8,0)	0,94
Prostaglandinderivate				
Xalatan	Latanoprost	64,6	(−0,4)	0,99
Travatan	Travoprost	24,6	(−1,0)	0,93
Xalacom	Latanoprost Timolol	17,6	(+1,9)	1,10
Lumigan	Bimatoprost	17,6	(+1,0)	0,80
DuoTrav	Travoprost Timolol	10,8	(+14,5)	0,99
Ganfort	Bimatoprost Timolol	9,7	(+54,5)	0,88
Taflotan	Tafluprost	8,2	(+399,6)	0,95
		153,1	(+8,0)	0,96
Summe		257,0	(+8,0)	0,95

36

det werden kann, besser verträglich und preisgünstiger ist (Cvetkovic und Perry 2003) und inzwischen das führende Monopräparat darstellt.

Prostaglandinderivate

Eine weitere neue Therapiemöglichkeit zur Behandlung des Weitwinkelglaukoms stellen die Prostaglandinanaloga dar, die – anders als die meisten Glaukommittel – eine Erhöhung des Kammerwasserabflusses bewirken. Latanoprost (*Xalatan*) war das erste solche Präparat. Es zeichnet sich durch gute therapeutische Wirksamkeit aus, aber auch durch lokale Nebenwirkungen mit Pigmentierungen der Iris bei bis zu 10% der Patienten sowie Wachstum und Pigmentierungen von Lidhaaren (Ravinet et al. 2003, Perry et al. 2003). Über Einzelfälle der Reaktivierung von Herpes-simplex-Infektionen wurde berichtet (Wand et al. 1999). Nach einer Metaanalyse ist Latanoprost dem Dorzolamid in seiner Wirksamkeit überlegen, während es gleich wirksam wie Brimonidin, aber besser verträglich ist (Hodge et al. 2008).

Zwei neuere Prostaglandinderivate, Travoprost (*Travatan*) und Bimatoprost (*Lumigan*) wurden ebenfalls erfolgreich eingeführt (Tabelle 36.7). Die deutlichen Zuwächse der Verordnungen dieser Präparate sind also durch zahlreiche Studien gut begründet. Eine bessere Wirksamkeit der neueren Substanzen zeigte sich in manchen früheren Studien; neuere Daten sprechen eher für Gleichwertigkeit (Parrish et al. 2003, Yildirim et al. 2008). Ein weiteres Prostaglandinderivat ist das Tafluprost, das bei vergleichbarer Wirksamkeit (Uusitalo et al. 2010) deutliche Verordnungszuwächse zeigte. Insgesamt stellen die Prostaglandinderivate die bedeutsamste Neuerung in der Glaukomtherapie dar und werden derzeit als Mittel der ersten Wahl angesehen. Es ist deshalb zu begrüßen, dass ihre Verordnungen mit kontinuierlichen Steigerungen die der Betarezeptorenblocker inzwischen fast erreicht haben.

Mydriatika und sonstige Ophthalmika

Mydriatika

Als Mydriatika kommen im Prinzip sowohl Alphasympathomimetika als auch Anticholinergika in Frage. Unter den verordnungshäufigsten Arzneimitteln finden sich jedoch nur die beiden Anticholinergika Scopolamin und Atropin mit abnehmenden Verordnungszahlen. Sie werden vor allem zur Ausschaltung der Akkommodation für diagnostische Zwecke aber auch zur Ruhigstellung von Iris und Ziliarkörper bei Entzündungen des vorderen Augenabschnittes (z. B. Iritis) eingesetzt.

Sonstige Mittel

Als „sonstige Mittel" sind Präparate aufgelistet, die keiner der bisher aufgeführten Arzneimittelgruppen zugeordnet werden können. Bei diesen überwiegend rezeptpflichtigen und damit erstattungsfähigen Präparaten sind die Rückgänge moderat ausgefallen, obwohl ihre Wirksamkeit viel fraglicher ist als die der Filmbildner.

Bei den vitaminhaltigen Ophthalmika sind nur noch zwei Dexpanthenol-haltige Präparate unter den 3000 verordnungshäufigsten Präparaten zu finden (Tabelle 36.8). Diese Präparate dürften im wesentlichen ähnlich wie die Filmbildner indifferent wirken und z. B. zur Reduktion von Fremdkörpergefühl besonders bei abendlicher Gabe geeignet sein, auch wenn für Dexpanthenol-haltige Tränenflüssigkeit spezifische Wirkungen berichtet wurden (Göbbels und Gross 1996).

Calciumdobesilat ist 2009 nur noch mit einem Präparat (*Dexium*) vertreten, für das seit langem eine Verminderung der Kapillarpermeabilität und eine Vermehrung der NO-Produktion und ein Anwendungsanspruch bei venöser Insuffizienz, Hämorrhoiden aber auch diabetischer Retinopathie geltend gemacht wird. In einer zweijährigen

Tabelle 36.8: Verordnungen von Mydriatika und sonstigen Ophthalmika 2009. Angegeben sind die 2009 verordneten Tagesdosen, die Änderungen gegenüber 2008 und die mittleren Kosten je DDD 2009.

Präparat	Bestandteile	DDD in Mio.	Änd. in %	DDD-Kosten in €
Mydriatika				
Atropin-POS	Atropin	1,9	(−11,7)	0,15
Boro-Scopol/-N	Scopolamin	1,7	(−1,8)	0,26
		3,6	(−7,2)	0,20
Sonstige Mittel				
Bepanthen Roche Augen/Nasen	Dexpanthenol	4,3	(−6,8)	0,16
Corneregel	Dexpanthenol	2,2	(−10,3)	0,08
Dexium	Calciumdobesilat	2,1	(−16,1)	0,39
Euphrasia Augentropf. Weleda	Euphrasia D3	1,7	(−6,8)	0,11
Euphrasia Augentropfen Wala	Euphrasia D2 Rosae aetherol. D7	0,5	(+1,5)	0,95
		10,8	(−9,2)	0,22
Summe		14,4	(−8,7)	0,21

klinischen Studie wurde aber kein Unterschied zwischen Calciumdobesilat (1,5 g/Tag) und Placebo auf die Progression der diabetischen Retinopathie beobachtet (Haas et al. 1995). Deutlich aber doch bemerkenswert langsam sind die Verordnungen der Calciumdobesilatpräparate von 33 Mio. DDD im Jahr 1997 auf nunmehr 2,1 Mio. DDD gefallen.

Literatur

Behrens-Baumann W, Begall T (1993): Antiseptics versus antibiotics in the treatment of the experimental conjunctivitis caused by staphylococcus aureus. Ger J Ophthalmol 2: 409–411.

Bielory L (2002): Ocular allergy guidelines: a practical treatment algorithm. Drugs 62: 1611–1634.

Bielory L, Lien KW, Bigelsen S (2005): Efficacy and tolerability of newer antihistamines in the treatment of allergic conjunctivitis. Drugs 65: 215–28.

Chalita MR, Hofling-Lima AL, Paranhos A Jr, Schor P, Belfort R Jr (2004): Shifting trends in in vitro antibiotic susceptibilities for common ocular isolates during a period of 15 years. Am J Ophthalmol 137: 43–51.

Chidlow G, Wood JP, Casson RJ (2007): Pharmacological neuroprotection for glaucoma. Drugs 67: 725–759.

Costagliola C, dell'Omo R, Romano MR, Rinaldi M, Zeppa L, Parmeggiani F (2009a): Pharmacotherapy of intraocular pressure: part I. Parasympathomimetic, sympathomimetic and sympatholytics. Expert Opin Pharmacother. 10: 2663-2677.

Costagliola C, dell'Omo R, Romano MR, Rinaldi M, Zeppa L, Parmeggiani F (2009b): Pharmacotherapy of intraocular pressure – part II. Carbonic anhydrase inhibitors, prostaglandin analogues and prostamides. Expert Opin Pharmacother. 10: 2859-2870.

Cvetkovic RS, Perry CM (2003): Brinzolamide: a review of its use in the management of primary open-angle glaucoma and ocular hypertension. Drugs Aging 20: 919–947.

Dietlein TS, Hermann MM, Jordan JF (2009): Medikamentöse und chirurgische Therapie des Glaukoms. Dtsch Ärztebl Int 106: 597–606.

European Glaucoma Society: Terminologie und Handlungsrichtlinien für die Glaukome. 3.rd ed. (2008), DOGMA, Savona, Italien (www.eugs.org/eng/EGS_guidelines.asp).

Everett SL, Kowalski RP, Karenchak LM, Landsittel D, Day R, Gordon YL (1995): An in vitro comparison of the susceptibilities of bacterial isolates from patients with conjunctivitis and blepharitis to newer and established topical antibiotics. Cornea 14: 382–387.

Everitt HA, Little PS, Smith PW (2006): A randomised controlled trial of management strategies for acute infective conjunctivitis in general practice. Brit med J 333: 321.

Feiner L, Piltz-Seymour JR; Collaborative Initial Glaucoma Treatment Study (2003): Collaborative Initial Glaucoma Treatment Study: a summary of results to date. Curr Opin Ophthalmol 14: 106–111.

Göbbels M, Gross D (1996): Klinische Studie der Wirksamkeit einer Dexpanthenolhaltigen künstlichen Tränenflüssigkeit (Siccaprotect) bei der Behandlung des trockenen Auges. Klin Monatsbl Augenheilkd 209: 84–88.
Goldberg I (2002): Should beta blockers be abandoned as initial monotherapy in chronic open angle glaucoma? The controversy. Br J Ophthalmol 86: 691–692.
Granet DB, Dorfman M, Stroman D, Cockrum P (2008): A multicenter comparison of polymyxin B sulfate/trimethoprim ophthalmic solution and moxifloxacin in the speed of clinical efficacy for the treatment of bacterial conjunctivitis. J Pediatr Ophthalmol Strabismus 45: 340–349.
Grehn F (2008): Chirurgie des primären Offenwinkelglaukoms. Klin Monatsbl Augenheilkd 225: 30–38.
Greiner JV, Michaelson C, McWhirter CL, Shams NB (2002): Single dose of ketotifen fumarate .025% vs 2 weeks of cromolyn sodium 4% for allergic conjunctivitis. Adv Ther 19: 185–193.
Grieshaber MC, Flammer J (2010): Is the medication used to achieve the target intraocular pressure in glaucoma therapy of relevance?-an exemplary analysis on the basis of two beta-blockers. Prog Retin Eye Res. 29: 79-93.
Gunther JB, Altaweel MM (2009): Bevacizumab (avastin) for the treatment of ocular disease. Surv Ophthalmol 54: 372–400.
Haas A, Trummer G, Eckhardt M, Schmut O, Uyguner I, Pfeiffer KP (1995): Einfluß von Kalziumdobesilat auf die Progression der diabetischen Retinopathie. Klin Monatsbl Augenheilkd 207: 17–21.
Hanioglu-Kargi S, Basci N, Soysal H, Bozkurt A, Gursel E, Kayaalp O (1998): The penetration of ofloxacin into human aqueous humor given by various routes. Eur J Ophthalmol 8: 33–36.
Herkel U, Pfeiffer N (2001): Update on topical carbonic anhydrase inhibitors. Curr Opin Ophthalmol 12: 88–93.
Hodge WG, Lachaine J, Steffensen I, Murray C, Barnes D, Foerster V, Ducruet T, Morrison A (2008): The efficacy and harm of prostaglandin analogues for IOP reduction in glaucoma patients compared to dorzolamide and brimonidine: a systematic review. Br J Ophthalmol 92: 7–12.
Holz F, Martini B (2007): Pegaptanib. Intravitreale Injektion bei neovaskulärer altersabhängiger Makuladegeneration. Arzneimitteltherapie 25: 47–50.
Hwang DG, Schanzlin DJ, Rotberg MH, Foulks G, Raizman MB; Levofloxacin Bacterial Conjunctivitis Place-controlled Study Group (2003): A phase III, placebo controlled clinical trial of 0.5% levofloxacin ophthalmic solution for the treatment of bacterial conjunctivitis. Br J Ophthalmol. 87: 1004–1009.

Isenberg SJ, Apt L, Valenton M, Del Signore M, Cubillan L, Labrador MA et al (2002): A controlled trial of povidone-iodine to treat infectious conjunctivitis in children. Am J Ophthalmol 134: 681–688.
Jackson WB, Low DE, Dattani D, Whitsitt PF, Leeder RG, MacDougall R (2002): Treatment of acute bacterial conjunctivitis: 1% fusidic acid viscous drops vs. 0.3% tobramycin drops. Can J Ophthalmol 37: 228–237.
Kass MA, Heuer DK, Higginbotham EJ, Johnson CA, Keltner JL, Miller JP et al (2002): The Ocular Hypertension Treatment Study: a randomized trial determines that topical ocular hypotensive medication delays or prevents the onset of primary open-angle glaucoma. Arch Ophthalmol 120: 701–713.

Kass MA, Gordon MO, Gao F, Heuer DK, Higginbotham EJ, Johnson CA, Keltner JK, Miller JP, Parrish RK, Wilson MR; Ocular Hypertension Treatment Study Group (2010): Delaying treatment of ocular hypertension: the ocular hypertension treatment study. Arch Ophthalmol. 128: 276-287.

Katz LJ (1999): Brimonidine tartrate 0.2% twice daily vs timolol 0.5% twice daily: 1-year results in glaucoma patients. Brimonidine Study Group. Am J Ophthalmol 127: 20–26.

Kidd M, McKenzie SH, Steven I, Cooper C, Lanz R; Australian Ketotifen Study Group (2003): Efficacy and safety of ketotifen eye drops in the treatment of seasonal allergic conjunctivitis. Br J Ophthalmol 87: 1206–1211.

Koss MJ, Eder M, Blumenkranz MS, Klauss V, Ta CN, de Kaspar HM (2007): Wirksamkeit neuer Fluorchinolone gegenüber der bakteriellen Normalflora der Bindehaut. Ophthalmologe 104: 21-27

Krupin T, Liebmann JM, Greenfield DS, Rosenberg LF, Ritch R, Yang JW; Low-Pressure Glaucoma Study Group (2005): The Low-pressure Glaucoma Treatment Study (LoGTS) study design and baseline characteristics of enrolled patients. Ophthalmology 112: 376–85.

Lai DS, Lue KH, Hsieh JC, Lin KL, Lee HS (2002): The comparison of the efficacy and safety of cetirizine, oxatomide, ketotifen, and a placebo for the treatment of childhood perennial allergic rhinitis. Ann Allergy Asthma Immunol 89: 589–598.

Lynch SS, Cheng CM (2007): Bevacizumab for neovascular ocular diseases. Ann Pharmacother. 41: 614–625.

Noble S, McTavish D (1995): Levocabastine. An update of its pharmacology, clinical efficacy and tolerability in the topical treatment of allergic rhinitis and conjunctivitis. Drugs 50: 1032–1049.

Nordlund JR, Pasquale LR, Robin AL et al (1995): The cardiovascular, pulmonary, and ocular hypotensive effects of 0.2% brimonidine. Arch Ophthalmol 113: 77–83.

O'Brien TP, Maguire MG, Fink NE, Alfonso E, McDonnell P (1995): Efficacy of ofloxacin vs cefazolin and tobramycin in the therapy for bacterial keratitis. Arch Ophthalmol 113: 1257–1265.

Orden Martinez B, Martinez Ruiz R, Millan Perez R (2004): Bakterielle Konjunktivitis: Prävalenz von Pathogenen und ihre Antibiotikaresistenz [Artikel auf Spanisch]. An Pediatr (Barc) 61: 32–36.

Parrish RK, Palmberg P, Sheu WP and the XLT Study Group (2003): A comparison of latanoprost, bimatoprost, and travoprost in patients with elevated intraocular pressure: a 12-week, randomized, masked-evaluator multicenter study. Am J Ophthalmol 135: 688–703.

Parrish RK, Feuer WJ, Schiffman JC, Lichter PR, Musch DC; CIGTS Optic Disc Study Group (2009): Five-year follow-up optic disc findings of the Collaborative Initial Glaucoma Treatment Study. Am J Ophthalmol 147: 717–724.

Perry CM, McGavin JK, Culy CR, Ibbotson T (2003): Latanoprost: an update of its use in glaucoma and ocular hypertension. Drugs Aging 20: 597–630.

Pfeiffer N (2005): Ergebnisse der „Ocular hypertension treatment study" (OHTS) Ophthalmologe 102: 230–234.

Quigley HA (1996): Number of people with glaucoma worldwide. Brit J Ophthalmol 80: 389–393.

Ravinet E, Mermoud A, Brignoli R (2003): Four years later: a clinical update on latanoprost. Eur J Ophthalmol 13: 162–175.

Rietveld RP, ter Riet G, Bindels PJ, Sloos JH, van Weert HC (2004): Predicting bacterial cause in infectious conjunctivitis: cohort study on informativeness of combinations of signs and symptoms. Brit med J 329: 206–210.

Robert PY, Adenis JP (2001): Comparative review of topical ophthalmic antibacterial preparations. Drugs 61: 175–185.

Rose P (2007): Management strategies for acute infective conjunctivitis in primary care: a systematic review. Expert Opin Pharmacother 8: 1903-1921

Schalnus R (2003): Topical nonsteroidal anti-inflammatory therapy in ophthalmology. Ophthalmologica 217: 89–98.

Schwab IR, Friedlaender M, McCulley J, Lichtenstein SJ, Moran CT; Levofloxacin Bacterial Conjunctivitis Active Control Study Group (2003): A phase III clinical trial of 0.5% levofloxacin ophthalmic solution versus 0.3% ofloxacin ophthalmic solution for the treatment of bacterial conjunctivitis. Ophthalmology 110: 457–465.

Sena DF, Ramchand K, Lindsley K (2010): Neuroprotection for treatment of glaucoma in adults. Cochrane Database Syst Rev. 2010: CD006539.

Sheikh A, Hurwitz B, Cave J (2000): Antibiotics versus placebo for acute bacterial conjunctivitis. Cochrane Database Syst Rev 2000: CD001211

Shiuey Y, Ambati BK, Adamis AP (2000): A randomized, double-masked trial of topical ketorolac versus artificial tears for treatment of viral conjunctivitis. Ophthalmology 107: 1512–1517.

Steinbrook R (2006): The price of sight — ranibizumab, bevacizumab, and the treatment of macular degeneration. New Engl J Med 355: 1409–1412.

Sorensen SJ, Abel SR (1996): Comparison of the ocular beta-blockers. Ann Pharmacother 30: 43–54.

Srinivasan M, Lalitha P, Mahalakshmi R, Prajna NV, Mascarenhas J, Chidambaram JD, Lee S, Hong KC, Zegans M, Glidden DV, McLeod S, Whitcher JP, Lietman TM, Acharya NR (2009): Corticosteroids for bacterial corneal ulcers. Br J Ophthalmol 93: 198–202.

Szaflik J, Szaflik JP, Kaminska A; Levofloxacin Bacterial Conjunctivitis Dosage Study Group (2009): Clinical and microbiological efficacy of levofloxacin administered three times a day for the treatment of bacterial conjunctivitis. Eur J Ophthalmol 19: 1–9.

The AGIS Investigators (2000): The advanced glaucoma intervention study (AGIS): 7. The relationship between control of intraocular pressure and visual field deterioration. Am J Ophthalmol 130: 429–440.

Uusitalo H, Pillunat LE, Ropo A (2010) Efficacy and safety of tafluprost 0.0015% versus latanoprost 0.005% eye drops in open angle glaucoma and ocular hypertension: 24-month results of a randomized, double-masked phase III study. Acta Ophthalmol. 88: 12-19.

Wand M, Gilbert CM, Liesegang TJ (1999): Latanoprost and herpes simplex keratitis. Am J Ophthalmol 127: 602–604.

Watson PG, Barnett MF, Parker V, Haybittle J (2001): A 7 year prospective comparative study of three topical beta blockers in the management of primary open angle glaucoma. Br J Ophthalmol 85: 962–968.

Webers CA, Beckers HJ, Nuijts RM, Schouten JS (2008): Pharmacological management of primary open-angle glaucoma: second-line options and beyond. Drugs Aging 25: 729–759.

Weinreb RN (2007): Glaucoma neuroprotection: What is it? Why is it needed? Can J Ophthalmol 42: 396–398.

Whitson JT (2007): Glaucoma: a review of adjunctive therapy and new management strategies. Expert Opin Pharmacother 8: 3237–3249.

Wright M, Butt Z, McIlwaine G, Fleck B (1997): Comparison of the efficacy of diclofenac and betamethasone following strabismus surgery. Brit J Ophthalmol 81: 299–301.

Yildirim N, Sahin A, Gultekin S (2008): The effect of latanoprost, bimatoprost, and travoprost on circadian variation of intraocular pressure in patients with open-angle glaucoma. J Glaucoma 17: 36–39.

37. Osteoporosemittel

Ulrich Schwabe und Reinhard Ziegler

AUF EINEN BLICK

Verordnungsprofil

Hauptvertreter der Osteoporosemittel sind Bisphosphonate, die in der Onkologie auch dem Schutz vor Knochenmetastasen dienen. Leitsubstanz der Bisphosphonate ist Alendronsäure, auf die jetzt 67% des Verordnungsvolumens dieser Stoffgruppe entfallen. Auf Risedronsäure entfallen 19%. Mit weitem Abstand folgen Raloxifen und Strontiumranelat sowie Fluoridpräparate mit deutlich rückläufiger Tendenz.

Calciumpräparate werden weiterhin als Basistherapeutika vor allem in Kombination mit Vitamin D eingesetzt, auch wenn sie nur einen bescheidenen Effekt auf die Frakturrate haben und vor allem bei Vitamin-D-Mangel wirksam sind. Weitere Calciumpräparate sind als Phosphatbinder zur Behandlung der Hyperphosphatämie bei Hämodialysepatienten von Bedeutung.

Grundlage der Behandlung der Osteoporose sind (neben Schmerzmitteln) nichtmedikamentöse Maßnahmen und eine ausreichende Zufuhr von Calcium und Vitamin D als Basistherapie (Rizzoli et al. 2008a). Die spezifische Osteoporosetherapie stützt sich auf den Einsatz der knochenabbauhemmenden Antiresorptiva (Bisphosphonate, Östrogene, selektive Estrogen-Rezeptor-Modulatoren, Calcitonin) und der knochenaufbaufördernden Osteoanabolika (Fluoride, Strontiumranelat, Teriparatid, Parathormon) (Übersicht bei Fassbender et al. 2006). Strontiumranelat hat sowohl antiresorptive als auch osteoanabole Eigenschaften. Östrogene sind nach der aktuellen Risikobewertung und entsprechenden Leitlinien nur noch zur Osteoporoseprävention zugelassen, wenn andere Mittel unverträglich oder kontraindiziert sind. Die Bedeutung der früher dominierenden Fluoride geht seit vielen Jahren zurück. Von den neueren bei der Differentialtherapie der Osteoporose einsetzbaren Medikamenten erreicht das Parathormonanalogon Teriparatid vermutlich wegen des hohen Preises trotz günstiger Effekte (Keaveny et al. 2007), aber auch wegen der ungeklärten Osteosarkominduktion bei Ratten, derenthalben die Therapie beim Menschen auf zwei Jahre limitiert ist (Taskjian und Goltzman 2008), noch nicht die Schwelle der ausreichend häufigen Verschreibung zur Aufnahme in diese Analyse. Gleiches gilt für das Parathormongesamtmolekül 1-84.

In dem folgenden Abschnitt werden zunächst die Calciumpräparate dargestellt. Dabei wird auch die Anwendung von Calciumpräparaten als Phosphatbinder sowie die neue Gruppe der Calcimimetika bei der Behandlung des Hyperparathyreoidismus einbezogen. Danach folgt ein weiterer Abschnitt über spezielle Osteoporosemittel, in dem Bisphosphonate, Strontiumranelat und Fluoride sowie andere Osteoporosemittel wie Raloxifen, Teriparatid und Parathyroidhormon abgehandelt werden.

Calciumpräparate

Calciumsalze werden bei nutritiven oder malabsorptionsbedingten Calcium- und Vitamin-D-Mangelzuständen sowie substitutiv-adjuvant bei der Therapie der Osteoporose und des Hypoparathyreoidismus eingesetzt. Die empfohlene tägliche Calciumzufuhr beträgt für Erwachsene 1000 mg, für Schwangere, Stillende und postmenopausale Frauen, die keine Östrogensubstitution erhalten, sowie für Männer und Frauen im Alter über 65 Jahre 1500 mg (NIH Consensus Conference 1994). Diese Mengen werden ohne weiteres durch den Calciumgehalt der üblichen Ernährung gedeckt. Besonders calciumreich sind Milch, Milchprodukte (Käse, Joghurt, Quark, Schokolade, Eiscreme) und viele Gemüse. Für eine ausreichende Calciumaufnahme wird Vitamin D in seiner wirksamen Form als 1,25-Dihydroxycolecalciferol benötigt. Bei funktionierender Calciumhomöostase hat eine den Bedarf übersteigende Calciumzufuhr beim gesunden Organismus keinen Nutzen.

Leichtere Calciummangelerkrankungen können infolge unzureichender Zufuhr oder leichter Resorptionsstörungen entstehen. Sie sollten primär durch eine ausreichende Calciumaufnahme mit der Nahrung (Milchprodukte) behandelt werden, bevor Calciumpräparate in Betracht gezogen werden. Chronische Calciummangelzustände infolge Hypoparathyreoidismus, Rachitis, Osteomalazie und Malabsorptionszuständen müssen dagegen mit Colecalciferol (Vitamin D_3) oder seinen Metaboliten (bei ungenügender Aktivität der renalen 1α-Hydroxylase, z. B. bei terminaler Niereninsuffizienz) behandelt werden, um die intestinale Calciumresorption zu erhöhen. Die Calciumpräparate dienen in derartigen Situationen der Garantie eines ausreichenden bzw. optimierten Angebotes. Der verschreibende Arzt muss unbedingt nach geschätztem Bedarf verordnen. Die Bedeutung des Calciums und des Vitamin D als „Basistherapie" bei der Osteoporose ist heute unbestritten (Ziegler 2002, Arzneimittelkommission der Deutschen Ärzteschaft 2008). Kombinationen von Fluorid plus Calcium plus Vitamin D oder Bisphosphonate plus Calcium oder Bisphosphonate plus Vitamin D werden angeboten. In Substitutionsdosen reduzieren Calcium und Colecalciferol bei alten Menschen Frakturen relevant. Bei gesunden postmenopausalen Frauen erhöht die Supplementation mit Calcium und Vitamin D die Knochendichte, aber auch das Risiko von Nierensteinen, Hüftfrakturen wurden jedoch nicht vermindert (Jackson et al. 2006).

Für die orale Substitutionsbehandlung wird in erster Linie Calciumcarbonat empfohlen, da es 40% Calcium enthält. Wegen des geringeren Calciumgehaltes sind Calciumlaktat (13%), Calciumgluconat (9%) und Calciumglucobionat (6,6%) weniger für die orale Therapie geeignet (American Medical Association 1986). Für die Beurteilung der verordneten Calciumpräparate sind daher ein ausreichender Calciumgehalt und eine entsprechende Dosierungsempfehlung von Bedeutung. Legt man den Richtwert von 1000 mg Calcium pro Tag zugrunde, dann sind inzwischen fast alle Calciumpräparate ausreichend hoch dosiert, um in 1–2 Tagesdosen das Optimum zu erfüllen.

Ein in diesem Ausmaß überraschender Befund war die Halbierung der Verordnung der rezeptfreien Calciumpräparate im Jahre 2004 (Abbildung 37.1). Eine leichte Erholung findet seit 2005 statt; sie beträgt gegenüber dem Tiefstand von 2004 jetzt +31%. Hier dürfte eine Unsicherheit der Verschreiber mitbeteiligt sein, in welchen Fällen Calcium bei der Osteoporosetherapie unverzichtbar ist. Denn die Präparate stehen auf der Ausnahmeliste gemäß § 34 Abs. 1 SGB V und sind daher bei der Behandlung der manifesten Osteoporose weiterhin verordnungsfähig. Nach den gültigen Empfehlungen begleitet die Basistherapie aus Calcium und Vitamin D alle anderen differenzierten Medikamente, seien es Raloxifen (SERM), Bisphosphonate, Calcitonine, Fluoride, Teriparatid, Strontiumranelat oder unter speziellen Bedingungen auch Östrogene (Arzneimittelkommission der deutschen Ärzteschaft 2008). Nachdem allein die Verordnungen für Bisphosphonate, Fluoride, Raloxifen und Strontiumranelat nunmehr bei 237 Mio. DDD liegen, ist zu befürchten, dass die notwendige begleitende Basistherapie nur eingeschränkt erfolgt. Die Verordnungen von „nur" 127 Mio. DDD an Calciumpräparaten, die ja auch noch die Fälle ein-

Tabelle 37.1: Verordnungen von Calciumpräparaten 2009. Angegeben sind die 2009 verordneten Tagesdosen, die Änderungen gegenüber 2008 und die mittleren Kosten je DDD 2009.

Präparat	Bestandteile	DDD in Mio.	Änd. in %	DDD-Kosten in €
Monopräparate				
Calcium-Sandoz Brausetabl.	Calciumcarbonat Calciumlactogluconat	8,8	(−4,7)	0,22
Calcium HEXAL	Calciumcarbonat	3,6	(+4,8)	0,47
Calcium Verla Btbl./Ftbl.	Calciumcarbonat	1,9	(+9,2)	0,35
Calcium beta Brause.	Calciumcarbonat	1,4	(+11,5)	0,44
		15,8	(+0,2)	0,31
Vitamin-D-Kombinationen				
Calcimagon-D3	Calciumcarbonat Colecalciferol	17,2	(−18,0)	0,58
Calcivit D	Calciumcarbonat Colecalciferol	12,4	(+16,3)	0,39
Calcium-Sandoz D	Calciumcarbonat Colecalciferol	11,7	(+84,5)	0,39
Calcigen D	Calciumcarbonat Colecalciferol	8,7	(+3,4)	0,33
Ideos	Calciumcarbonat Colecalciferol	8,4	(+16,6)	0,64
Calcilac BT/ -KT	Calciumcarbonat Colecalciferol	7,6	(+20,0)	0,43
Calcium D3 STADA	Calciumcarbonat Colecalciferol	7,5	(−5,2)	0,39
Calcicare D3	Calciumcarbonat Colecalciferol	5,5	(−21,0)	0,31
Calcium dura Vit. D3	Calciumcarbonat Colecalciferol	4,2	(+20,6)	0,38
Calcium-D3 AL	Calciumcarbonat Colecalciferol	4,2	(+31,3)	0,34
Osteoplus	Calciumcarbonat Colecalciferol	3,9	(−29,5)	0,44
Ossofortin forte	Calciumcarbonat Colecalciferol	3,9	(−11,8)	0,66
Calcium D 3-CT	Calciumcarbonat Colecalciferol	3,1	(+131,3)	0,46
Calcium D3-ratiopharm	Calciumcarbonat Colecalciferol	2,6	(−0,9)	0,51

Tabelle 37.1: Verordnungen von Calciumpräparaten 2009. Angegeben sind die 2009 verordneten Tagesdosen, die Änderungen gegenüber 2008 und die mittleren Kosten je DDD 2009. (Fortsetzung)

Präparat	Bestandteile	DDD in Mio.	Änd. in %	DDD-Kosten in €
Calcium D3 beta	Calciumcarbonat Colecalciferol	2,4	(+1,1)	0,37
Sandocal D	Calciumcarbonat Colecalciferol	2,3	(–7,3)	0,52
		105,6	(+5,4)	0,45
Summe		121,3	(+4,7)	0,43

schließen, bei denen Calcium/Vitamin D ohne zusätzliches weiteres Antiosteoporotikum eingesetzt wird (Osteoporose Typ II), lassen auf ein echtes Versorgungsdefizit schließen. Zwar kann in einem Teil der Behandlungsfälle durch eine diffizile Ernährungsanamnese und den Verweis auf Nahrungsquellen bzw. ausreichende Besonnung etc. ein gröberes Defizit vermieden werden. Ob dieses Potenzial aber entsprechend differenziert (und zeitraubend!) ausgeschöpft wird, bleibt zu belegen. Ob am Verordnungsrückgang auch Patienten selbst beteiligt sind, indem sie auf den Arztbesuch (Praxisgebühr!) und die notwendige Verschreibung verzichten, kann nur spekuliert werden.

Wie es bei der Basistherapie der Osteoporose empfohlen wird (Ziegler 2002), hat sich seit einigen Jahren ein stärkerer Trend zu Kombinationen von Calcium mit Vitamin D entwickelt, der sich auch unter den Bedingungen des Jahres 2009 gehalten hat (Tabelle 37.1). Die wirtschaftlich sinnvolle Mindestdosis von 500 mg Calcium pro Tag erreicht inzwischen die Mehrzahl der Präparate.

Phosphatbinder

Die Arzneitherapie des sekundären Hypoparathyreoidismus bei chronischer Niereninsuffizienz besteht in erster Linie in einer Senkung des Serumphosphatspiegels sowie einer Gabe von Calciumsalzen und Vitamin D. Die Gesamtgruppe hat neuerlich zugenommen (diesmal +15%). Zur Phosphatsenkung werden neben der Reduktion der Phosphatauf-

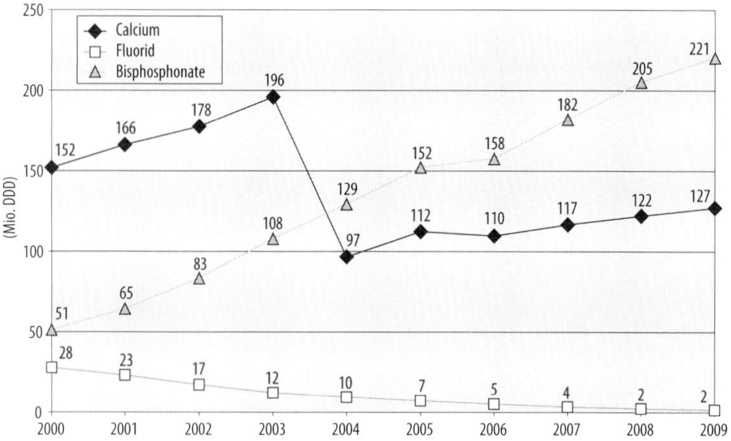

Abbildung 37.1: Verordnungen von Osteoporosemitteln und Calciumpräparaten 2000 bis 2009. Gesamtverordnungen nach definierten Tagesdosen

nahme mit der Nahrung calciumhaltige Phosphatbinder wie Calciumacetat (z. B. *Calciumacetat-Nefro, Calcet, Calciumacetat Kyramed*) zur Hemmung der enteralen Phosphatresorption eingesetzt (Tabelle 37.2). Calciumhaltige Phosphatbinder sind zwar preisgünstig, haben aber den störenden Nebeneffekt, dass sie den Calciumspiegel im Serum erhöhen und die Calciumablagerung in Arterien verstärken.

Calciumfreie Polymere wie Sevelamer (*Renagel*) korrigieren die Hyperphosphatämie bei Hämodialysepatienten ohne gesteigerte Calciumablagerungen in den Gefäßwänden. Bisher ist jedoch ungeklärt, ob Sevelamer die Mortalität senkt. In einer klinischen Studie an 2103 Hämodialysepatienten zeigten Sevelamer und calciumhaltige Phosphatbinder keine signifikanten Unterschiede in der Gesamtmortalität (Suki et al. 2006, DCOR), ein Überlebensvorteil mit Sevelamer ergab sich lediglich aus einer retrospektiven Auswertung der RIND-Studie (Block et al. 2007). In Anbetracht des ungesicherten klinischen Zusatznutzens spricht auch wenig dafür, dass die hohen Kosten von Sevelamer gerechtfertigt sind (Manns et al. 2007). *Renagel* hat zehnfach höhere DDD-Kosten als die Calciumpräparate, steht aber im oberen Verordnungsbereich der Phosphatbinder (Tabelle 37.2).

Zunehmend verschrieben wird das 2006 eingeführte Lanthancarbonat (*Fosrenol*), ein weiterer Phosphatbinder, der zur Vermeidung einer

Tabelle 37.2: Verordnungen von Phosphatbindern und Calcimimetika 2009. Angegeben sind die 2009 verordneten Tagesdosen, die Änderungen gegenüber 2008 und die mittleren Kosten je DDD 2009.

Präparat	Bestandteile	DDD in Mio.	Änd. in %	DDD-Kosten in €
Calciumacetat				
Calciumacetat-Nefro	Calciumacetat	1,8	(-3,1)	1,01
Calcet	Calciumacetat	0,8	(>1000)	0,94
Calciumacetat Kyramed	Calciumacetat	0,5	(+7,1)	0,96
		3,2	(+30,5)	0,98
Weitere Phosphatbinder				
Fosrenol	Lanthan(III)-carbonat	2,0	(+19,6)	9,18
Renagel	Sevelamer	2,0	(-0,7)	12,63
Anti-Phosphat	Aluminiumhydroxid	0,5	(-11,3)	5,46
		4,5	(+5,7)	10,26
Calcimimetika				
Mimpara	Cinacalcet	2,4	(+16,1)	16,65
Summe		10,1	(+15,0)	8,86

Hyperphosphatämie bei Dialysepatienten mit chronischer Niereninsuffizienz indiziert ist. Ein Vorteil gegenüber den standardmäßig eingesetzten Calciumsalzen ist die Vermeidung der damit verbundenen Hyperkalzämie. Allerdings wird Lanthancarbonat nach oraler Gabe ähnlich wie Aluminium aus dem Darm resorbiert und akkumuliert nach Langzeitgabe in Leber, Knochen, Niere und Gehirn. Potentielle Risiken der Lanthandeposition werden kontrovers diskutiert (Drüeke 2007, Brancaccio und Cozzolino 2007). Nachteilig sind die neunfach höheren Therapiekosten, so dass der neue Wirkstoff nur für solche Patienten reserviert werden sollte, die nicht befriedigend mit Calciumsalzen einstellbar sind.

Calcimimetika

Seit 2005 ist das Calcimimetikum Cinacalcet (*Mimpara*) unter den 3000 verordnungshäufigsten Arzneimitteln vertreten, das zur Senkung des Calciumserumspiegels bei sekundärem Hyperparathyreoidismus und Nebenschilddrüsenkarzinom eingesetzt wird (Tabelle 37.2). Seine

Verschreibung hat trotz des hohen Preises neuerlich kräftig zugenommen. Mit Cinacalcet steht erstmals eine elegante Möglichkeit zur Verfügung, den Parathormonspiegel zu senken, ohne die Serumspiegel von Calcium und Phosphat zu erhöhen. Die calcimimetische Wirkung von Cinacalcet wird über eine erhöhte Empfindlichkeit des calciumsensitiven Rezeptors der Nebenschilddrüse vermittelt. Normalerweise wird der Rezeptor durch erhöhtes extrazelluläres Calcium aktiviert, wodurch die Parathormonsekretion gesenkt wird. Unter dem Einfluss des Calcimimetikums signalisiert der Calciumrezeptor schon bei normalem Calciumspiegel einen höheren Wert, so dass die Sekretion von Parathormon abnimmt. In einer 26-wöchigen Studie an Hämodialysepatienten mit sekundärem Hyperparathyreoidismus senkte Cinacalcet den Parathormonspiegel um 43%, während in der Placebogruppe ein Anstieg bei 9% der Patienten eintrat. Den primären Endpunkt (Senkung des Parathormonspiegels auf Werte ≤ 250 pg/ml) erreichten unter Cinacalcet 43% (versus 5% unter Placebo) der Patienten (Block et al. 2004). Bei Patienten mit einem Nebenschilddrüsenkarzinom reduzierte Cinacalcet die erhöhten Calciumserumspiegel in einer kleinen offenen Studie sogar in 71% der Fälle (Silverberg et al. 2004). Die Behandlung mit *Mimpara* ist aber sehr teuer und kommt daher nur bei Versagen der Standardtherapie mit Phosphatbindern in Frage.

Spezielle Osteoporosemittel

Bisphosphonate

Eines der Prinzipien der Osteoporosetherapie ist die Hemmung der verstärkten Resorption von Knochengewebe durch die sogenannten Antiresorptiva. Aus dieser Gruppe werden neben den stark rückläufigen Östrogenen und Calcitoninen in erster Linie Bisphosphonate verordnet. Ein prinzipieller Unterschied in der Wirkung besteht bei letzteren nicht. Hinsichtlich Zuverlässigkeit der Wirkung sind jedoch die Bisphosphonate den Calcitoninen überlegen. Sie haben auch den Vorteil günstigerer Behandlungskosten. Die aktuelle Zurückhaltung gegenüber den Östrogenen (Brustkrebsrisiko) wie auch in den USA (Hersh et al. 2004) kommt sicher der Bisphosphonatverschreibung zugute. Zu achten ist auf eine enge Indikationsstellung, um ein ungünstiges Kosten-Nutzen-Verhältnis zu vermeiden (Schousboe et al. 2005).

An führender Stelle steht Alendronsäure (meistens 70 mg wöchentlich) mit nun auch Zehnjahresdaten zur Therapiesicherheit (Bone et al. 2004), auf die jetzt 67% der Verordnungen der Bisphosphonate entfallen (Tabelle 37.3). Danach folgen Risedronsäure (*Actonel*) mit etwa gleich bleibenden Verordnungen und einem Anteil von 19% sowie mit stark steigender Tendenz das 2005 eingeführte *Bonviva* (Ibandronsäure) für die einmal monatliche orale bzw. die parenterale Gabe. Alendronsäure, Risedronsäure und Ibandronsäure haben ähnliche Wirkungen. Das erklärt auch den anhaltenden Trend zur Verordnung von Alendronsäuregenerika, deren DDD-Kosten jetzt im Durchschnitt bei 0,87 € liegen und damit gegenüber dem Vorjahr nochmals gesunken sind.

Zoledronsäure (*Zometa*) und Ibandronsäure (*Bondronat*) sind vor allem bei tumorinduzierter Hyperkalzämie indiziert und werden bei dieser Indikation alle 3–4 Wochen infundiert. Die für diese Mittel angegebenen DDD-Kosten (Tabelle 37.3) beziehen sich nach der WHO-Methode auf einen Therapiezyklus von 4 Wochen. Zoledronsäure (*Aclasta*) wurde 2005 außerdem zur einmal jährlichen Infusionsbehandlung der postmenopausalen Osteoporose und des Morbus Paget eingeführt und ist 2009 erstmals unter den häufig verordneten Arzneimitteln vertreten (Tabelle 37.3). Mit dieser Applikationsform wurde bei Patienten mit Hüftfrakturen die Häufigkeit neuer klinischer Frakturen im Vergleich zu Placebo gesenkt (8,6% versus 13,9%) (Lyles et al. 2007). Die Diskussion um die Induktion von Kieferosteonekrosen vor allem bei Tumorpatienten und intravenöser Bisphosphonatgabe mit einer geschätzten Häufigkeit von 20.000 bis 100.000 Behandlungsjahre hält an (Rizzoli et al. 2008b, Favia et al. 2009).

Strontiumranelat

Strontiumranelat (*Protelos*) ist seit 2005 unter den meistverordneten Arzneimitteln vertreten und nahm 2009 jedoch nicht weiter zu (Tabelle 37.4). Anders als die derzeit hauptsächlich eingesetzten Antiresorptiva (Bisphosphonate, Raloxifen) vereinigt dieses neue Antiosteoporotikum sowohl abbauhemmende (antiresorptive) als auch anbaustimulierende Eigenschaften. Strontiumranelat hat eine deutlich höhere orale Bioverfügbarkeit (25%) als die Bisphosphonate und eine für die Dauertherapie vorteilhafte Eliminationshalbwertszeit von 60 Stunden. Wirbelfrakturen wurden nach 3jähriger Gabe von Strontiumranelat (2 g/Tag) absolut um 11,9% entsprechend einer relativen Risikoreduktion um

Tabelle 37.3: Verordnungen von Bisphosphonaten 2009. Angegeben sind die 2009 verordneten Tagesdosen, die Änderungen gegenüber 2008 und die mittleren Kosten je DDD 2009.

Präparat	Bestandteile	DDD in Mio.	Änd. in %	DDD-Kosten in €
Alendronsäure				
Alendronsäure AL	Alendronsäure	34,1	(+201,4)	0,71
Alendron-HEXAL	Alendronsäure	30,4	(−1,2)	0,99
Alendron beta	Alendronsäure	22,0	(−15,3)	0,72
Alendronsäure-ratiopharm	Alendronsäure	13,9	(−24,4)	0,98
Fosavance MSD	Alendronsäure Colecalciferol	11,4	(+8,5)	1,25
Alendronsäure STADA	Alendronsäure	7,6	(−27,1)	0,72
Alendronsäure dura	Alendronsäure	6,8	(+575,6)	0,71
Fosamax	Alendronsäure	3,9	(−40,6)	1,50
Alendron Sandoz	Alendronsäure	3,0	(−16,9)	0,99
Alendronsäure AbZ	Alendronsäure	2,4	(−6,0)	0,73
Alendronsäure AWD	Alendronsäure	2,3	(−51,5)	0,72
Alendronsäure-CT	Alendronsäure	2,0	(−35,0)	0,72
Alendro-Q	Alendronsäure	2,0	(+10,9)	0,73
Alendronsäure Heumann	Alendronsäure	1,7	(+13,8)	0,72
		143,6	(+8,4)	0,87
Risedronsäure				
Actonel 5/35/75	Risedronsäure	17,8	(−11,1)	1,40
Actonel plus Calcium	Risedronsäure Calciumcarbonat	11,6	(−11,7)	1,43
Actonel plus Calcium D	Risedronsäure Calciumcarbonat Colecalciferol	10,8	(+53,9)	1,42
		40,1	(+0,0)	1,42
Ibandronsäure				
Bonviva Fertigspritze	Ibandronsäure	11,2	(+39,4)	1,73
Bonviva	Ibandronsäure	10,6	(−1,8)	1,56
		21,8	(+15,8)	1,65
Zoledronsäure				
Aclasta	Zoledronsäure	9,7	(+67,7)	1,56
Mittel für skelettbezogene Tumorkrankheiten				
Zometa	Zoledronsäure	0,3	(+9,2)	350,13
Bondronat Infusionsflasche	Ibandronsäure	0,1	(+2,4)	364,48
		0,4	(+7,1)	354,24
Summe		215,6	(+9,2)	1,75

Tabelle 37.4: Verordnungen von weiteren Osteoporosemitteln 2009. Angegeben sind die 2009 verordneten Tagesdosen, die Änderungen gegenüber 2008 und die mittleren Kosten je DDD 2009.

Präparat	Bestandteile	DDD in Mio.	Änd. in %	DDD-Kosten in €
Strontiumranelat				
Protelos	Strontium ranelat	7,7	(-0,6)	1,70
Raloxifen				
Evista	Raloxifen	6,5	(-4,6)	1,61
Summe		14,2	(-2,5)	1,66

41% gesenkt (Meunier et al. 2004). Bei Osteopenie (ohne vorbestehende Fraktur) betrug die Bruchverminderung 59% (Seeman et al. 2008). Auch nichtvertebrale Frakturen wurden absolut um 1,7% (relativ um 13%) vermindert (Reginster et al. 2005). Bei Patientinnen mit erhöhtem Risiko für venöse Thromboembolien soll Strontiumranelat nur mit besonderer Vorsicht angewandt werden. Der Verordnungsstillstand beim Strontiumranelat trotz eines anderen Wirkungsmechanismus könnte Folge vereinfachter Therapierichtlinien sein (Compton 2009).

Fluoridpräparate

Fluoride dienen der Behandlung der primären Osteoporose mit langsamem Umsatz. Sie stimulieren die Knochenneubildung möglicherweise jedoch genetisch bedingt unterschiedlich stark (Mousny et al. 2006). Als Volldosis sind 20 mg Fluorid in Gestalt von Monofluorphosphat anzusehen, beziehungsweise 33–36 mg Fluorid als Natriumfluorid (75–80 mg). Die Therapiezeit beträgt 2–4 Jahre. Der Abnahmetrend bei Fluoriden seit einem Jahrzehnt beträgt mittlerweile über 90% (Abbildung 37.1).

Hauptgrund dürfte die weitere Umstellung auf andere Therapieprinzipien sein, vor allem auf die Bisphosphonate. Addiert man die 221 Mio. DDD für Bisphosphonate und die 2 Mio. DDD für Fluoride sowie die Verordnungen von Raloxifen (*Evista, Optruma*) in Höhe von 6,5 Mio. DDD (siehe Tabelle 37.4) und die von Strontiumranelat (*Protelos*) in Höhe von 7,7 Mio. DDD hinzu, werden mittlerweile 237 Mio. DDD für spezielle Osteotherapeutika verordnet. Dabei haben die Kosten der Verschreibungen (Umsatz) nicht mehr stärker zugenommen, da eine Umschichtung zu den Bisphosphonaten vor allem in der Form der Alendronsäuregenerika stattfindet (Tabelle 37.3).

Weitere Osteoporosemittel

Der selektive Östrogenrezeptormodulator (SERM) Raloxifen (*Evista, Optruma*) zeigte 2009 erneut eine weitere Verordnungsabnahme. Es wird als selektiver Östrogenrezeptormodulator (SERM) klassifiziert, der den Knochen- und Lipidstoffwechsel ähnlich wie Östrogene beeinflusst, gleichzeitig aber als Östrogenantagonist auf Gebärmutter und Brustdrüse wirkt. In einer Placebo-kontrollierten Studie an 7705 postmenopausalen Frauen mit Osteoporose wurde das Wirbelkörperfrakturrisiko über einen Zeitraum von drei Jahren durch Raloxifen um 30–50% gesenkt. Nichtvertebrale Frakturen wurden auch in Nachfolgestudien nicht beeinflusst (Ensrud et al. 2008). Das Thromboserisiko wurde dreifach erhöht.

Das Parathormonanalog Teriparatid (*Forsteo*), das 2003 in Deutschland auf den Markt kam, hat eine deutlicher den Knochenaufbau stimulierender Potenz, gehört aber wegen seiner speziellen Indikation und seines sehr hohen Preises bisher noch nicht zu den häufig verordneten Arzneimitteln. Gleiches gilt für das rekombinante Parathyroidhormon (*Preotact*). In absehbarer Zeit wird mit einem völlig neuen Therapieprinzip zu rechnen sein, dem Osteoklastogenese hemmenden Antikörper Denosumab, der den Rezeptoraktivator des Nuklearfaktor κB Liganden (RANKL) bindet und dadurch osteoporotische Frakturen vermindert (Lewiecki et al. 2007).

37

Literatur

American Medical Association (1986): Agents affecting calcium metabolism. In: Drug Evaluations, 6th ed, Saunders Company, Philadelphia, pp. 827–839, 885–902.

Arzneimittelkommission der Deutschen Ärzteschaft (2008): Empfehlungen zur Therapie und Prophylaxe der Osteoporose. Arzneiverordnung in der Praxis (Sonderheft 34S), 2. Auflage. Im Internet: www.akdae.de/35/83_Osteoporose_2008_2Auflage.pdf

Block GA, Martin KJ, de Francisco AL, Turner SA, Avram MM, Suranyi MG, Hercz G, Cunningham J, Abu-Alfa AK, Messa P, Coyne DW, Locatelli F, Cohen RM,

Evenepoel P, Moe SM, Fournier A, Braun J, McCary LC, Zani VJ, Olson KA, Drueke TB, Goodman WG (2004): Cinacalcet for secondary hyperparathyroidism in patients receiving hemodialysis. N Engl J Med 350: 1516–1525.
Block GA, Raggi P, Bellasi A et al. (2007): Mortality effect of coronary calcification and phosphate binder choice in incident hemodialysis patients. Kidney Int 71: 438–441.
Bone HG, Hosking D, Devogelaer D et al (2004): Ten years' experience with alendronate for osteoporosis in postmenopausal women. N Engl J Med 350: 1189–1199.
Brancaccio D, Cozzolino M (2007): Lanthanum carbonate: time to abandon prejudices? Kidney Int 71: 190–192.
Compston J (2009): Recent advances in the management of osteoporosis. Clin Med 9: 565–569.
Djavan B, Thompson I, Michel MS, Waldert M, Seitz C (2004): Chemoprävention des Prostatakarzinoms. Urologe A 43: 557–561.
Drüeke TB (2007): Lanthanum carbonate as a first-line phosphate binder: the „cons". Semin Dial 20: 329–332.
Ensrud KE, Stock JL, Barrett-Connor E, Grady D, Mosca L, Khaw KT, Zhao Q, Agnusdei D, Cauley JA (2008): Effects of raloxifene on fracture risk in postmenopausal women: the Raloxifene Use for the Heart Trial. J Bone Miner Res 23: 112–120.
Fassbender WJ, Stumpf UC, Jockenhövel F (2006): Evidenzbasierte medikamentöse Therapie der Osteoporose. Med Klinik 101 Sondernr. 1: 178–181.
Favia G, Pilolli GP, Maiorano E (2009): Histologic and histomorphometric features of bisphosphonate-related osteonecrosis of the jaws: an analysis of 31 cases with confocal laser scanning microscopy. Bone 45: 406–413.
Hersh AL, Stefanick ML, Stafford RS (2004): National use of postmenopausal hormone therapy. Annual trends and response to recent evidence. JAMA 291: 47–53.
Jackson RD, LaCroix AZ, Gass M, Wallace RB, Robbins J, Lewis CE et al.; Women's Health Initiative Investigators (2006): Calcium plus vitamin D supplementation and the risk of fractures. N Engl J Med 354: 669–683.
Keaveny TM, Donley DW, Hoffmann PF et al. (2007): Effects of teriporatide and alendronate on vertebral strength as assessed by finite element modeling of QCT scars in women with osteoporosis. J Bone Miner Res 21: 149–157.
Lewiecki EM, Miller PD, McClung MR, Cohen SB, Bolognese MA, Liu Y, Wang A, Siddhanti S, Fitzpatrick LA; AMG 162 Bone Loss Study Group (2007): Two-year treatment with denosumab (AMG 162) in a randomized phase 2 study of postmenopausal women with low BMD. J Bone Miner Res 22: 1832–1841.
Lyles KW, Colon-Emeric CS, Magaziner JS, Adachi JP, Pieger CF, Mautalen C et al. (2007): Zoledronic acid and clinical fractures and mortality after hip fracture. N Engl J Med 357: 1799–1810.
Manns B, Klarenbach S, Lee H, Culleton B, Shrive F, Tonelli M (2007): Economic evaluation of sevelamer in patients with end-stage renal disease. Nephrol Dial Transplant. 2007 Jun 25; [Epub ahead of print]
Meunier PJ, Roux C, Seeman E et al (2004): The effects of strontium ranelate on the risk of vertebral fracture in women with postmenopausal osteoporosis. N Engl J Med 350: 459–486.
Mousny M, Bouse X, Wise L et al. (2006): The genetic influence on bone susceptibility to fluoride. Bone 39: 1283–1289.
NIH Consensus Conference (1994): Optimal calcium intake. JAMA 272: 1942–1948.

Reginster JY, Seeman E, De Vernejoul MC, Adami S, Compston J, Phenekos C, Devogelaer JP, Curiel MD, Sawicki A, Goemaere S, Sorensen OH, Felsenberg D, Meunier PJ (2005): Strontium ranelate reduces the risk of nonvertebral fractures in postmenopausal women with osteoporosis: Treatment of peripheral osteoporosis (TROPOS) Study. J Clin Endocrinol Metab 90: 2816–2822.
Rizzoli R, Boonen S, Brandi ML, Burlet N, Delmas P, Reginster JY (2008a): The role of calcium and vitamin D in the management of osteoporosis. Bone 42: 246–249.
Rizzoli R, Burlet N, Cahall D, Delmas PD, Eriksen EF, Felsenberg D, Grbic J, Jontell M, Landesberg R, Laslop A, Wollenhaupt M, Papapoulos S, Sezer O, Sprafka M, Reginster JY (2008b): Osteonecrosis of the jaw and bisphosphonate treatment for osteoporosis. Bone 42: 841–847.
Ross EA, Tian J, Abboud H, Hippensteel R, Melnick JZ, Pradhan RS, Williams LA, Hamm LL, Sprague SM (2008): Oral paricalcitol for the treatment of secondary hyperparathyroidism in patients on hemodialysis or peritoneal dialysis. Am J Nephrol 28: 97–106.
Schousboe JT, Nyman JA, Kane RL, Eusrud KE (2005): Cost-effectiveness of alendronate therapy for osteopenic postmenopausal women. Ann Intern Med 142: 734–741.
Seeman E, Devogelaer J-P, Lorenc R, Spector T, Brixeu K, Balogh A et al. (2008): Strontium ranelate reduces the risk of vertebral fractures in patients with osteopenia. J Bone Miner Res 23: 433–438.
Silverberg SJ, Fairman C, Bilezikian JP et al. (2004): Cinacalcet HCl effectively treats hypercalcemia in patients with parathyroid carcinoma (abstract no. SA495). J Bone Miner Res 19 Suppl. 1: S103.
Suki W, Zabaneh R, CangianoJ, Reed J, Fischer D, Garrett L, Ling B, Chasan-Taber S, Dillon M, Blair A, Burke S (2006): A prospective, randomized trial assessing the impact on outcomes of sevelamer in dialysis patients. The DCOR trial. Nephrol Dial Transplant 21 (Suppl 4): 145–146.
Tashjian AH Jr, Goltzman D (2008): On the interpretation of rat carcinogenicity studies for human PTH(1-34) and human PTH(1-84). J Bone Miner Res 23: 803–811.
Ziegler R (2002): Osteoporose: aktuelle Diagnostik und Therapie. Orthopädische Praxis 38: 570–577.

38. Parkinsonmittel

ULRICH SCHWABE

AUF EINEN BLICK

Trend

Levodopapräparate sind die führenden Vertreter der Parkinsonmittel. Sie haben 2009 weiter zugenommen und umfassen jetzt 43% des Verordnungsvolumens. An zweiter Stelle folgen die Dopaminrezeptoragonisten mit abermals deutlichen Verordnungszunahmen der Nichtergolinderivate. Ergolinderivate sind nur noch mit einem Bromocriptinpräparat vertreten. Auch die Verordnungen von Anticholinergika und Amantadin waren 2009 erneut rückläufig.

Bewertung

Die Langzeittherapie mit Levodopa verursacht Dyskinesien und motorische Fluktuationen, die durch Dosisfraktionierung und adjuvante Therapie reduziert werden können. Daher werden Dopaminrezeptoragonisten als initiale Monotherapie für Patienten unter 70 Jahren zur Verzögerung der motorischen Störungen empfohlen. Zu beachten sind stärkere dopaminerge Nebenwirkungen, geringere symptomatische Wirkung und höhere Kosten durch die Dopaminrezeptoragonisten. Ergolinderivate sind wegen Herzklappenveränderungen nur noch Mittel zweiter Wahl. Anticholinergika werden wegen der Beeinträchtigung kognitiver Fähigkeiten bei älteren Patienten nur noch zurückhaltend eingesetzt.

Die Parkinsonsche Krankheit ist eine fortschreitende neurologische Erkrankung des extrapyramidalmotorischen Systems, von der 1% der Bevölkerung über 65 Jahre betroffen ist. Ursache ist eine in ihrer Ätiologie unbekannte Degeneration von Nervenzellen in der Substantia nigra, die zu einem „striatalen" Dopaminmangelsyndrom führt und mit einer erhöhten cholinergen Aktivität einhergeht. Die klassischen Symptome sind Akinese, Rigor und Tremor. Daneben treten zunehmend nichtmotorische Symptome wie vegetative und kognitive Störungen ins Blickfeld, die mit den derzeit verfügbaren Therapieoptionen weniger gut beeinflussbar sind (Übersicht bei Lees et al. 2009).

Ziel der Arzneitherapie ist es, das fehlende Dopamin zu substituieren und die gesteigerte cholinerge Aktivität zu dämpfen. Levodopa ist weiterhin das wirksamste Parkinsonmittel und hat daher in allen Stadien der Parkinsontherapie eine wichtige Rolle (Lees et al. 2009). Es bessert vor allem die Akinese, während Rigor wenig und Tremor kaum ansprechen. Problematisch sind jedoch extrapyramidalmotorische Nebenwirkungen wie Wirkungsverlust, Dyskinesien, On-off-Fluktuationen und paradoxe Akinesien („Freezing") bei der Langzeittherapie. Daher wird in den heutigen Empfehlungen ein möglichst frühzeitiger Einsatz von Dopaminrezeptoragonisten als initiale Monotherapie für jüngere Patienten (unter 70 Jahren) oder als Kombinationstherapie mit Levodopa vorgeschlagen (Deutsche Gesellschaft für Neurologie 2008, Lees et al. 2009, Scottish Intercollegiate Guidelines Network 2010).

Neben der symptomatischen Therapie wird seit vielen Jahren eine Neuroprotektion angestrebt, d. h. eine Modifikation des Krankheitsverlaufs durch einen verzögerten Schwund dopaminerger Neurone im Striatum von Parkinsonpatienten nach Gabe neuroprotektiver Substanzen. Neben Glutamatantagonisten und antiapoptotischen Mitteln sind vor allem selektive Hemmstoffe der Monoaminoxidase B (MAO-B) untersucht worden (siehe Abschnitt MAO-B-Hemmer). In klinischen Studien hat jedoch keine der Substanzen einen echten neuroprotekti-

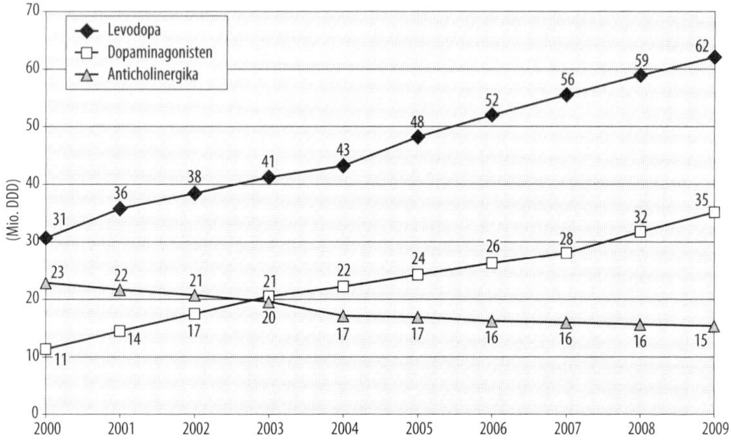

38

Abbildung 38.1: Verordnungen von Parkinsonmitteln 2000 bis 2009. Gesamtverordnungen nach definierten Tagesdosen ven Effekt gezeigt, da eine sichere Unterscheidung symptomatischer Effekte von krankheitsmodifizierenden Eigenschaften bisher nicht gelungen ist. Die Misserfolge sind auch dadurch bedingt, dass die Pathogenese der Parkinsonschen Krankheit bis auf seltene familiäre Formen weiterhin unbekannt ist (Übersicht bei Obeso et al. 2010).

Das Verordnungsvolumen der Parkinsonmittel ist 2009 weiter auf 144 Mio. DDD (+3,7%) angestiegen (vgl. Tabelle 1.1). Levodopapräparate haben in den letzten zehn Jahren nach einem kontinuierlichen Anstieg auf das Doppelte zugenommen und haben jetzt einen Anteil von 43% am Verordnungsvolumen der Parkinsonmittel (Abbildung 38.1). Dopaminagonisten sind im gleichen Zeitraum mehr als dreifach angestiegen, während Anticholinergika um 35% abgenommen haben.

Dopaminerge Mittel

Levodopapräparate

Levodopa wird ausschließlich in Kombination mit Hemmstoffen der Dopadecarboxylase (Benserazid, Carbidopa) verwendet, die den peripheren Stoffwechsel von Levodopa hemmen und dadurch die zerebrale Verfügbarkeit von Levodopa als Vorstufe von Dopamin erhöhen. Durch diese sinnvolle Kombination werden wesentlich geringere Dosierungen von Levodopa benötigt und seine peripheren vegetativen Nebenwirkungen vermindert. Trotz dieser Verbesserung führt die Langzeittherapie mit Levodopa zu Dyskinesien und motorischen Fluktuationen, die sich nach fünf Jahren bei 30–50% der Patienten entwickeln (Koller und Tse 2004). Eine übliche Strategie ist die Dosisfraktionierung sowie die adjuvante Therapie mit Dopaminagonisten unter gleichzeitiger Reduktion der Levodopadosis.

Die Hälfte der Verordnungen entfällt auf die Levodopakombinationen mit Benserazid. Neben dem Originalpräparat *Madopar* sind drei preisgünstigere Generikapräparate vertreten, die bisher jedoch nur 35% der Verordnungen erreicht haben (Tabelle 38.1). Daneben gibt es mit *Restex* eine weitere Levodopakombination, die ausschließlich zur Behandlung des Restless-Legs-Syndroms (Syndrom der unruhigen Beine) angewendet wird. Das Präparat kam im Jahr 2000 auf den Markt und wies 2009 wieder einen Verordnungsanstieg auf. Levodopapräparate werden schon seit 20 Jahren zur Behandlung des Restless-Legs-Syndroms eingesetzt und haben sich in mehreren Studien als wirksam erwiesen (Schapira 2004). Problematisch sind Reboundphänomene und eine Verstärkung der Beinunruhe (Augmentation) nach höheren Dosen und längerer Anwendung von Levodopa.

Die zweite Levodopakombination enthält den Decarboxylasehemmer Carbidopa, der ähnliche Wirkungen wie Benserazid hat. Auch hier gibt es neben dem Originalpräparat *Nacom* mehrere preisgünstige Generika, die inzwischen einen Anteil von über 90% an den Verordnungen erreicht haben (Tabelle 38.1).

Dopaminrezeptoragonisten

Die Gruppe der führenden Dopaminrezeptoragonisten hat 2009 erneut deutlich zugenommen (Tabelle 38.2). Fast ausschließlich werden Nichtergolinderivate verordnet. Ergolinderivate sind nur noch mit einem Bromocriptinpräparat vertreten.

Ropinirol (*Requip*) wurde 1997 als erster Vertreter der Nichtergolinderivate eingeführt. In einer fünfjährigen Vergleichsstudie wurden bei initialer Ropiniroltherapie deutlich seltener Dyskinesien als mit Levodopa (20% versus 45%) beobachtet (Rascol et al. 2000). Nach Ablauf des Patents ist inzwischen eine retardierte Arzneiform eingeführt worden, die eine einmal tägliche Gabe ermöglicht.

Als zweiter Vertreter der Nichtergolinderivate kam Pramipexol (*Sifrol*) 1998 auf den Markt. Es unterscheidet sich von den Sekalealkaloidderivaten Bromocriptin und Pergolid durch eine präferentielle Affinität zum D_3-Rezeptorsubtyp. In einer Vergleichsstudie über 4 Jahre löste die initiale Monotherapie mit Pramipexol seltener Dyskinesien als Levodopa (47% versus 63%) aus (The Parkinson Study Group 2004). Allerdings besserte Levodopa die Parkinsonsymptomatik stärker als Pramipexol (2,0 versus –3,2 Skalenpunkte). Außerdem traten unter Pramipexol häufiger Schläfrigkeit und Ödeme auf. Pramipexol und Ropirinol haben plötzliche Schlafattacken bei Autofahrern ausgelöst und dadurch zu Verkehrsunfällen geführt (Frucht et al. 1999). Die Patienten müssen daher über die ausgeprägte Tagesschläfrigkeit und Störungen der Impulskontrolle (Spielsucht, Essanfälle, zwanghaftes Kaufverhalten, Hypersexualität) informiert werden (Scottish Intercollegiate Guidelines Network 2010).

Der transdermal anwendbare Dopaminrezeptoragonist Rotigotin (*Neupro*) ermöglicht eine einmal tägliche Applikation, hatte aber in einer direkten Vergleichsstudie geringere Erfolgsquoten als oral ver-

Tabelle 38.1: Verordnungen von Levodopapräparaten 2009. Angegeben sind die 2009 verordneten Tagesdosen, die Änderungen gegenüber 2008 und die mittleren Kosten je DDD 2009.

Präparat	Bestandteile	DDD in Mio.	Änd. in %	DDD-Kosten in €
Levodopa und Benserazid				
Madopar	Levodopa Benserazid	11,6	(-4,5)	2,23
Restex	Levodopa Benserazid	7,6	(+6,7)	2,62
Levopar	Levodopa Benserazid	4,5	(+16,3)	1,78
Levodopa comp. B STADA	Levodopa Benserazid	1,2	(+3,8)	1,70
PK-Levo	Levodopa Benserazid	0,6	(-27,2)	2,14
		25,5	(+1,5)	2,24
Levodopa und Carbidopa				
Levodop-neuraxpharm	Levodopa Carbidopa	5,9	(+34,8)	1,19
Dopadura C	Levodopa Carbidopa	4,7	(+78,3)	1,26
Levocomp/-retard	Levodopa Carbidopa	3,3	(+0,0)	1,45
Levodopa-ratiopharm comp	Levodopa Carbidopa	3,1	(-9,1)	1,45
Nacom	Levodopa Carbidopa	1,9	(-35,6)	2,06
Levobeta/-retard	Levodopa Carbidopa	1,7	(+1,3)	1,16
Levo-C AL	Levodopa Carbidopa	1,1	(-17,1)	1,38
Isicom	Levodopa Carbidopa	0,9	(-11,0)	1,01
Levodopa comp-CT	Levodopa Carbidopa	0,9	(-33,6)	1,34
Levodopa Carbidopa Sandoz	Levodopa Carbidopa	0,9	(+1,3)	1,44
Levodopa/Carbidopa STADA	Levodopa Carbidopa	0,9	(-16,1)	1,43
Levocarb-GRY	Levodopa Carbidopa	0,6	(-36,0)	1,02
		25,9	(+3,7)	1,35
Summe		51,4	(+2,6)	1,79

abreichtes Ropinirol (European Medicines Agency 2006, Giladi et al. 2007). Über einen Zeitraum von 6 Monaten erreichten 30% der Placebopatienten, 52% der Rotigotinpatienten und 68% der Ropinirolpatienten eine 20%ige Verbesserung der UPDRS-Skala (Unified Parkinson's Disease Rating Scale). Rotigotin wird daher als Rückschritt in der Parkinsontherapie angesehen (Anonymus 2008).

Die Umschichtung zu den Nichtergolinderivaten ist wegen fibrotischer Herzveränderungen unter Ergolinderivaten gut begründet. Das erhöhte Risiko für derartige Valvulopathien wurde in einer Kohortenstudie an 11 417 Parkinsonpatienten (Schade et al. 2007) und einer echokardiografischen Untersuchung an 155 Parkinsonpatienten beschrieben (Zanattini et al. 2007).

COMT-Hemmer

Hemmstoffe der Catechol-O-Methyltransferase (COMT) sind eine neuere Klasse von Arzneimitteln zur Behandlung des Morbus Parkinson. Die COMT katalysiert in zahlreichen Geweben den Abbau endogener Catecholamine, aber auch der therapeutisch eingesetzten Dopaminvorstufe Levodopa zu inaktiven Metaboliten. COMT-Hemmer vermindern bei der Komedikation mit Levodopapräparaten den Abbau von Levodopa zu 3-O-Methyldopa. Dadurch wird die Bioverfügbarkeit von Levodopa um 40–90% erhöht und seine Eliminationshalbwertszeit verlängert, so dass die Wirkungsdauer zunimmt und weniger motorische Fluktuationen resultieren. Nach einem Cochrane-Review können Tolcapon und Entacapon bei motorischen Komplikationen der Levodopatherapie eingesetzt werden, um Off-Fluktuationen zu reduzieren, die Levodopadosis zu senken und motorische Behinderungen etwas zu verbessern (Deane et al. 2004). Diese Bewertung beruht allerdings nur auf einer bestenfalls mittelgradigen Evidenz.

COMT-Hemmer sind bei uns weiterhin nur mit Entacapon (*Comtess, Stalevo*) unter den 3000 meistverordneten Arzneimitteln vertreten. Tolcapon (*Tasmar*) ist nach der Wiederzulassung durch die European Medicines Agency (EMA) (2004) zwar seit März 2005 im unter erhöhten Sicherheitsauflagen wieder Handel, wurde aber bisher nur wenig verordnet. Das Mittel war 1997 als erster COMT-Hemmer für die Zusatzbehandlung des Morbus Parkinson eingeführt worden. Schon ein Jahr später hatte die EMA das Ruhen der Zulassung wegen tödlicher Hepatitiden verfügt.

Tabelle 38.2: Verordnungen von Dopaminrezeptoragonisten, -antagonisten und COMT-Hemmern 2009. Angegeben sind die 2009 verordneten Tagesdosen, die Änderungen gegenüber 2008 und die mittleren Kosten je DDD 2009.

Präparat	Bestandteile	DDD in Mio.	Änd. in %	DDD-Kosten in €
Dopaminrezeptoragonisten				
Sifrol	Pramipexol	15,5	(+8,8)	11,48
Requip	Ropinirol	7,9	(+14,0)	6,10
Neupro	Rotigotin	2,8	(-1,0)	11,53
Clarium	Piribedil	1,2	(+95,3)	12,77
Ropinirol dura	Ropinirol	0,9	(>1000)	4,55
Bromocriptin HEXAL	Bromocriptin	0,1	(+1,9)	7,87
		28,4	(+14,9)	9,80
Dopaminrezeptorantagonisten				
Tiaprid-neuraxpharm	Tiaprid	1,7	(-3,8)	2,19
Tiaprid AL	Tiaprid	1,2	(+21,1)	2,04
Tiaprid HEXAL	Tiaprid	0,8	(+7,1)	2,26
Tiaprid- 1 A Pharma	Tiaprid	0,6	(+123,5)	1,97
Tiapridex	Tiaprid	0,6	(-45,9)	2,22
		5,0	(+0,0)	2,14
COMT-Hemmer				
Stalevo	Levodopa Carbidopa Entacapon	8,7	(+18,1)	7,00
Comtess	Entacapon	2,1	(-15,4)	7,08
		10,8	(+9,6)	7,02
MAO-B-Hemmer				
Azilect	Rasagilin	4,0	(+37,7)	4,97
Summe		48,1	(+13,5)	7,99

Entacapon ist aufgrund einer geringeren Lipophilie in therapeutisch verwendeten Dosierungen ausschließlich peripher wirksam, während Tolcapon auch die zerebrale COMT hemmt. Mit Tolcapon wurden bereits bei der klinischen Prüfung in Placebo-kontrollierten Studien gelegentlich Leberenzymanstiege (4% der Fälle) beobachtet. Dagegen fanden sich bei Entacapon keine signifikanten Leberenzymanstiege im Vergleich zu Placebo-behandelten Patienten (Arnold und Kupsch 2000). Der Verordnungszuwachs beruht 2009 wiederum allein auf der Dreifachkombination mit Levodopa und Carbidopa (*Stalevo*) (Tabelle 38.2). Nach den Empfehlungen der American Academy of Neurology wird Entacapon an erster Stelle (Evidenz Level A) zur Behandlung von Levodopa-induzierten motorischen Fluktuationen (Off-time) empfohlen (Pahwa et al. 2006).

MAO-B-Hemmer

Selegilin (*Movergan*) wurde vor über 20 Jahren als erster selektiver Hemmstoff der Monoaminoxidase-B (MAO-B) in die Therapie des Morbus Parkinson eingeführt. Die Hemmung des Enzyms vermindert den zerebralen Abbau von Dopamin und kann die Wirkung von Levodopa verlängern. Dadurch gelingt es, dosisabhängige Fluktuationen der Motilität zu mildern und den Wirkungsverlust im Laufe der Langzeittherapie zu reduzieren. Weiterhin wurde in einer Placebo-kontrollierten Studie an 800 unbehandelten Parkinsonpatienten untersucht, ob Selegilin neuroprotektive Wirkungen hat. Gemessen wurde der Eintritt Parkinson-bedingter Behinderungen, die eine Behandlung mit Levodopa erforderlich machten (primärer Endpunkt). Durch Selegilin wurde der Beginn der Levodopatherapie um 9 Monate verzögert, vermutlich jedoch durch seine symptomatischen Effekte (The Parkinson Study Group 1993, DATATOP). Später wurde in einer offenen britischen Studie über 5,6 Jahre eine um 60% erhöhte Mortalität bei der Kombination von Levodopa mit Selegilin im Vergleich zur alleinigen Levodopatherapie beobachtet (Lees 1995, PDRGUK). Das führte in Großbritannien, aber auch in Deutschland zu einem schnellen Verordnungsrückgang, so dass *Movergan* seit 1998 bei uns nicht mehr unter den verordnungshäufigsten Arzneimitteln vertreten ist. Eine spätere Zehnjahresauswertung der PDRGUK-Studie ergab dagegen keine gesicherte kausale Beziehung zwischen Selegilin und einer erhöhten Mortalität (Lees et al. 2001). Eine Metaanalyse von 17 Studien mit 3525 Patienten betätigte, dass MAO-B-Hemmer krankheitsbedingte Funktionsstörungen, Levodopatherapie und motorische Fluktuationen ohne substantielle Nebenwirkungen oder erhöhte Mortalität vermindern (Ives et al. 2004). Die Mortalitätsdaten stammten aus insgesamt 9 Studien (8 Selegilin, 1 Lazabemid). Selegilin ist damit eine weitere gut belegte Option für die Behandlung Levodopa-bedingter motorischer Fluktuationen.

Rasagilin (*Azilect*) wurde auch 2009 wieder mehr verordnet (Tabelle 38.2). Das pharmakologisch aktive R-Isomer von Rasagilin hemmt eine rekombinante humane MAO-B mit hundertfacher Selektivität im Vergleich zur MAO-A, während das S-Isomer nur eine schwache und nicht selektive MAO-Hemmung bewirkt (Übersicht bei Chen und Swope 2005). Die Wirksamkeit wurde in drei klinischen Studien gegenüber Placebo nachgewiesen (Parkinson Study Group 2004, TEMPO; Parkinson Study Group 2005, PRESTO; Rascol et al. 2005, LARGO).

Auch mit Rasagilin ist die Frage einer möglichen neuroprotektiven Wirkung untersucht worden. In der ADAGIO-Studie wurden 1176 bisher unbehandelte Parkinsonpatienten im Frühstadium 18 Monate mit Rasagilin (1 oder 2 mg/Tag, Frühstart) oder zunächst 9 Monate mit Placebo und erst anschließend 9 Monate mit Rasagilin (1 oder 2 mg/Tag, Spätstart) behandelt (Olanow et al. 2010). In der Frühstartgruppe verschlechterten sich die Parkinsonsymptome weniger als in der Spätstartgruppe. Der Unterschied betrug aber nur 2 Punkte der UPDRS-Skala (Umfang 0 bis 176 Punkte) und wurde nur mit der 1 mg Dosis beobachtet. Daher wurde auch mit Rasagilin keine gesicherte neuroprotektive Wirkung nachgewiesen (Ahlskog und Uitti 2010). Auch wurden keine Vergleichsuntersuchungen mit Selegilin durchgeführt. Aus diesem Grunde kann die neue Substanz nicht für die Routinetherapie empfohlen werden, zumal die Tagestherapiekosten von *Azilect* 4,97 € betragen und damit 12-fach höher als die von Selegilin liegen (z. B. *Selegilin AL* 0,42 €/DDD).

Dopaminrezeptorantagonisten

Tiapridex (Tiaprid) ist ein D_2-Dopaminrezeptorantagonist aus der Gruppe der Benzamide, der bisher bei Dyskinesien verschiedener Ursachen eingesetzt wurde. Die Berichte über die klinische Wirksamkeit bei Dyskinesien nach Gabe von Levodopapräparaten sind widersprüchlich. In einer kontrollierten Studie zur Dosisfindung wurde keine signifikante Abnahme Levodopa-induzierter Hyperkinesen beobachtet, wenn niedrige Tiapriddosen verwendet wurden, die nicht von einer gleichzeitigen Zunahme der Parkinsonsymptomatik begleitet waren (Mejer Nielsen 1983). Das ist vermutlich der Grund für die Änderung der Zulassung von *Tiapridex*, für das jetzt nur noch Neuroleptika-induzierte Spätdyskinesien als Anwendungsgebiet angegeben werden. Für die Anwendung bei Chorea Huntington liegen nur begrenzte Studiendaten vor. Auch die Anwendung bei kindlichen Ticstörungen gehört nicht mehr zu den zugelassenen Anwendungsgebieten. Die Verordnungen von Tiapridpräparaten haben sich 2009 nicht geändert (Tabelle 38.2).

Amantadin

Amantadin wirkt schwächer, aber schneller als Levodopa und erzeugt weniger unerwünschte Wirkungen. Amantadin erhöht die synaptische Verfügbarkeit von Dopamin und blockiert N-Methyl-D-Aspartat-Rezeptoren. Nach einem Cochrane-Review stammt ein großer Teil der Daten über die Wirksamkeit von Amantadin aus nicht kontrollierten Studien, so dass die Analyse von sechs randomisierten Studien keine ausreichende Evidenz für die Wirksamkeit und Sicherheit von Amantadin bei der Behandlung von Parkinsonpatienten lieferte (Crosby et al. 2003). Die Verordnungen von Amantadin haben 2009 weiter abgenommen (Tabelle 38.3).

Tabelle 38.3: Verordnungen von Anticholinergika und Amantadin 2009. Angegeben sind die 2009 verordneten Tagesdosen, die Änderungen gegenüber 2008 und die mittleren Kosten je DDD 2009.

Präparat	Bestandteile	DDD in Mio.	Änd. in %	DDD-Kosten in €
Anticholinergika				
Akineton	Biperiden	5,7	(-1,1)	0,82
Biperiden-neuraxpharm	Biperiden	4,2	(-1,3)	0,71
Sormodren	Bornaprin	3,2	(-1,0)	0,75
Parkopan	Trihexyphenidyl	1,5	(-0,0)	0,66
Tremarit	Metixen	0,5	(-12,5)	1,86
		15,0	(-1,5)	0,79
Amantadin				
Amantadin AL	Amantadin	4,0	(+8,9)	0,34
PK-Merz	Amantadin	3,2	(-28,8)	0,38
Amantadin HEXAL	Amantadin	2,5	(-4,3)	0,39
Amantadin-neuraxpharm	Amantadin	2,3	(-13,0)	0,35
Amantadin-ratiopharm	Amantadin	1,7	(-16,7)	0,34
		13,7	(-11,5)	0,36
Summe		28,7	(-6,5)	0,59

Anticholinergika

Anticholinergika sind bei der Parkinsonschen Krankheit insgesamt weniger effektiv als dopaminerge Mittel. Bei älteren Patienten sollen Anticholinergika wegen der Beeinträchtigung kognitiver Fähigkeiten vermieden werden (Silver und Ruggieri 1998). Nach einem Cochrane-Review über neun Placebo-kontrollierte Studien wirkten Anticholinergika besser als Placebo auf motorische Funktionen, eine kombinierte Analyse war jedoch wegen der Heterogenität der Daten nicht möglich (Katzenschlager et al. 2003). In der Mehrzahl der analysierten Studien traten ebenfalls kognitive und neuropsychiatrische Störungen auf.

Wenn die Verordnungen der Anticholinergika immer relativ hoch liegen, so beruht das auf dem hohen Anteil von Biperiden (*Akineton, Biperiden-neuraxpharm*). Es wird vermutlich weitaus häufiger für das medikamentös ausgelöste Parkinsonoid benötigt, das nach Gabe von Neuroleptika bei der Behandlung von schizophrenen Psychosen in Form von Frühdyskinesien auftritt. Die Verordnungen der Anticholinergika sind 2009 erneut zurückgegangen (Tabelle 38.3).

Literatur

Ahlskog JE, Uitti RJ (2010): Rasagiline, Parkinson neuroprotection, and delayed-start trials: still no satisfaction? Neurology74: 1143–1148.

Anonymus (2008): Rotigotine: Parkinson's disease: a step backward. Prescrire Int 17: 60.

Arnold G, Kupsch A (2000): Hemmung der Catechol-O-Methyltransferase. Optimierung der dopaminergen Therapie beim idiopathischen Parkinsonsyndrom mit Entacapone. Nervenarzt 71: 78–83.

Chen JJ, Swope DM (2005): Clinical pharmacology of rasagiline: a novel, second-generation propargylamine for the treatment of Parkinson disease. J Clin Pharmacol 45: 878–894.

Crosby NJ, Deane KH, Clarke CE (2003): Amantadine in Parkinson's disease. Cochrane Database Syst Rev. 2003;(1):CD003468.

Deane KH, Spieker S, Clarke CE (2004): Catechol-O-methyltransferase inhibitors for levodopa-induced complications in Parkinson's disease. Cochrane Database Syst Rev. 2004 Oct 18;(4): CD004554.

Deutsche Gesellschaft für Neurologie (2008): Parkinson-Syndrome. Internet: www.dgn.org/images/stories/dgn/leitlinien/LL2008/ll08kap_009.pdf

European Medicines Agency (EMA) (2004): EMEA public statement on the lifting of the suspension of the marketing authorisation for tolcapone (Tasmar). Internet: www.emea.eu.int/pdfs/human/press/pus/1185404en.pdf

38

European Medicines Agency (EMA) (2006): Rotigotin. Europäischer öffentlicher Beurteilungsbericht (EPAR). Internet: www.emea.eu.int/humandocs/PDFs/EPAR/neupro/ 062606de1.pdf

Frucht S, Rogers JD, Greene PE, Gordon MF, Fahn S (1999): Falling asleep at the wheel: motor vehicle mishaps in persons taking pramipexole and ropinirole. Neurology 52: 1908–1910.

Giladi N, Boroojerdi B, Korczyn AD, Burn DJ, Clarke CE, Schapira AH; SP513 investigators (2007): Rotigotine transdermal patch in early Parkinson's disease: a randomized, double-blind, controlled study versus placebo and ropinirole. Mov Disord 22: 2398–2404.

Ives NJ, Stowe RL, Marro J, Counsell C, Macleod A, Clarke CE, Gray R, Wheatley K (2004): Monoamine oxidase type B inhibitors in early Parkinson's disease: meta-analysis of 17 randomised trials involving 3525 patients. BMJ 329: 593–599.

Katzenschlager R, Sampaio C, Costa J, Lees A (2003): Anticholinergics for symptomatic management of Parkinson's disease. Cochrane Database Syst Rev. 2003;(2): CD003735.

Koller WC, Tse W (2004): Unmet medical needs in Parkinson's disease. Neurology 62 (Suppl 1): S1–8.

Lees AJ (1995): Comparison of therapeutic effects and mortality data of levodopa and levodopa combined with selegiline in patients with early, mild Parkinson's disease. Parkinson's Disease Research Group of the United Kingdom. BMJ 311: 1602–1607.

Lees AJ, Hardy J, Revesz T (2009): Parkinson's disease. Lancet 373: 2055–2066.

Lees AJ, Katzenschlager R, Head J, Ben-Shlomo Y (2001): Ten-year follow-up of three different initial treatments in de-novo PD: a randomized trial. Neurology 57: 1687–1694.

Mejer Nielsen B (1983): Tiapride in levodopa-induced involuntary movements. Acta Neurol Scand 67: 372–375.

Obeso JA, Rodriguez-Oroz MC, Goetz CG, Marin C, Kordower JH, Rodriguez M, Hirsch EC, Farrer M, Schapira AH, Halliday G (2010): Missing pieces in the Parkinson's disease puzzle. Nat Med 16: 653–661.

Olanow CW, Rascol O, Hauser R, Feigin PD, Jankovic J, Lang A, Langston W, Melamed E, Poewe W, Stocchi F, Tolosa E; ADAGIO Study Investigators (2009): A double-blind, delayed-start trial of rasagiline in Parkinson's disease. N Engl J Med 361: 1268–1278.

Pahwa R, Factor SA, Lyons KE, Ondo WG, Gronseth G, Bronte-Stewart H, Hallett M, Miyasaki J, Stevens J, Weiner WJ; Quality Standards Subcommittee of the American Academy of Neurology (2006): Practice Parameter: treatment of Parkinson disease with motor fluctuations and dyskinesia (an evidence-based review): Report of the Quality Standards Subcommittee of the American Academy of Neurology. Neurology 66: 983–995.

Parkinson Study Group (2004): A controlled, randomized, delayed-start study of rasagiline in early Parkinson disease. Arch Neurol 61: 561–566.

Parkinson Study Group (2005): A randomized placebo-controlled trial of rasagiline in levodopa-treated patients with Parkinson disease and motor fluctuations: the PRESTO study. Arch Neurol 62: 241–248.

Rascol O, Brooks DJ, Korczyn AD, De Deyn PP, Clarke CE, Lang AE for The 056 Study Group (2000): A five-year study of the incidence of dyskinesia in patients with early Parkinson's disease who were treated with ropinirole or levodopa. N Engl J Med 342: 1484–1491.

Rascol O, Brooks DJ, Melamed E, Oertel W, Poewe W, Stocchi F, Tolosa E; LARGO study group (2005): Rasagiline as an adjunct to levodopa in patients with Parkinson's disease and motor fluctuations (LARGO, Lasting effect in Adjunct therapy with Rasagiline Given Once daily, study): a randomised, double-blind, parallel-group trial. Lancet 365: 947–954.

Schade R, Andersohn F, Suissa S, Haverkamp W, Garbe E (2007): Dopamine agonists and the risk of cardiac-valve regurgitation. N Engl J Med 356: 29–38.

Schapira AH (2004): Restless legs syndrome: an update on treatment options. Drugs 64: 149–158.

Scottish Intercollegiate Guidelines Network (2010): Diagnosis and pharmacological management of Parkinson's disease. A national clinical guideline. Internet: www.sign.ac.uk/pdf/sign113.pdf

Silver DE, Ruggieri S (1998): Initiating therapy for Parkinson's disease. Neurology 50 (Suppl 6): S18–S22; discussion S44–S48.

The Parkinson Study Group (1993): Effects of tocopherol and deprenyl on the progression of disability in early parkinson's disease. N Engl J Med 328: 176–183.

The Parkinson Study Group (2004): Pramipexole vs levodopa as initial treatment for Parkinson disease: a 4-year randomized controlled trial. Arch Neurol 61: 1044–1053.

Zanettini R, Antonini A, Gatto G, Gentile R, Tesei S, Pezzoli G (2007): Valvular heart disease and the use of dopamine agonists for Parkinson's disease. N Engl J Med 356: 39–46.

39. Psychopharmaka

Martin J. Lohse und Bruno Müller-Oerlinghausen

AUF EINEN BLICK

Trend

Die Verordnungsstruktur der Psychopharmaka hat sich in den letzten 10 Jahren auffällig verändert. Die Verordnungen der früher führenden Tranquillantien sind seit vielen Jahren rückläufig. Umgekehrt haben sich die Antidepressivaverordnungen in dieser Zeit mehr als verdoppelt. Dieser fast lineare Anstieg setzte sich 2009 durch eine Zunahme bei den selektiv wirkenden Antidepressiva fort. Im Durchschnitt haben die Verordnungen der Antidepressiva in der letzten Dekade jährlich um 15% zugenommen. Auch die Verordnung „atypischer" Neuroleptika ist wieder angestiegen. Erstmals kaum zugenommen haben die Verordnungen von Psychostimulanzien einschließlich Atomoxetin.

Bewertung

Die qualitativen Verordnungsveränderungen entsprechen teilweise bisherigen Empfehlungen nationaler und internationaler Leitlinien. Ob freilich das weiter steigende Verordnungsvolumen noch rationalen Kriterien gehorcht, sollte kritisch hinterfragt werden. So sind Antidepressiva nach neuesten unabhängigen Leitlinien nicht mehr Mittel der ersten Wahl bei leichten Depressionen. Auch bringen die wenigen neu zugelassenen Antidepressiva keinen therapeutischen Vorteil. Nutzen, Risiken und Kosten sogenannter atypischer Neuroleptika werden aufgrund neuer Studienergebnisse ebenfalls zunehmend kritisch diskutiert. Die Ausweitung der neuroleptischen Therapie in immer mehr psychiatrische Anwendungsfelder gibt Grund zur Sorge. Die aktuelle NICE-Leitlinie zur Schizophreniebehandlung zeigt sich auffallend restriktiv hinsichtlich der Anwendung von Neuroleptika.

Die Psychopharmaka lassen sich in fünf Gruppen unterteilen (Abbildung 39.1): Tranquillantien (ganz überwiegend Benzodiazepine), Antidepressiva, Neuroleptika und Psychostimulanzien sowie pflanzliche Psychopharmaka (überwiegend Johanniskrautextrakte). Hinzu kommen verschiedene kleinere Gruppen, so die vorzugsweise zur

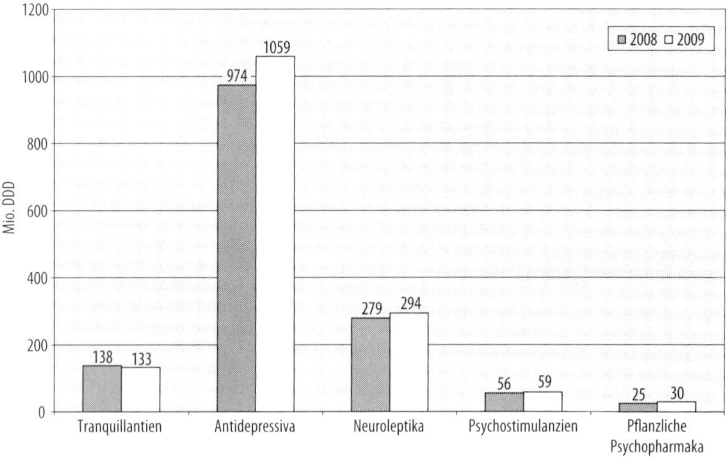

Abbildung 39.1: Verordnungen von Psychopharmaka 2009. Gesamtverordnungen nach definierten Tagesdosen

Langzeittherapie bzw. Prophylaxe affektiver Störungen eingesetzten sog. „Stimmungsstabilisierer" wie z.B. Lithiumsalze und bestimmte Antiepileptika (z.B. Carbamazepin, Lamotrigin).

Alle fünf Gruppen von Psychopharmaka werden für eine Vielzahl von Indikationen eingesetzt, die in den letzten eineinhalb Jahrzehnten vor allem bei den Antidepressiva deutlich erweitert wurden. Zunehmend versuchen die Hersteller „atypischer" Neuroleptika auch im Markt der Langzeitmedikation bipolarer, also affektiver Psychosen Fuß zu fassen. Dies ist ebenso kritisch zu sehen wie die Propagierung von Neuroleptika zur „Frühprävention" schizophrener Psychosen (Moncrieff 2008). Besonders bedenklich erscheint die steigende Verordnung von Neuroleptika (z. B. Olanzapin) bei Älteren sowie bei Kindern und Jugendlichen, weitgehend im Off-label-use (Hach et al. 2004, Anonym 2008a, Rani et al. 2009, Vitiello et al. 2009). Beunruhigend ist auch die zunehmend durch neuere Publikationen noch unterstützte Kombination verschiedener Psychopharmaka, z. B. die gleichzeitige Gabe mehrerer Neuroleptika bzw. Antidepressiva bei verschiedenen Indikationen, z. B. die „Augmentation" eines selektiven Serotonin-Rückaufnahme-Inhibitors (SSRI) durch Quetiapin bei „therapieresistenter" Angststörung (Frye et al. 2000, Clark et al. 2002, Grohmann et al. 2004, Simon et al. 2008). Sie wird vermutlich durch das Argument der angeblich besseren Verträglichkeit atypischer Neuroleptika erheblich befördert. Da es kaum belastbare Belege für einen „Mehrgewinn" (basierend auf dem Nutzen-Risiko-Kosten-Quotienten) dieser vielerorts praktizierten polypharmazeutischen Strategien gibt, müssen sie als bedenklich angesehen werden. Sie können in dieser Häufigkeit kaum noch unter dem Signum eines „individuellen Heilversuchs" klassifiziert werden (Tranulis et al. 2008). Die Deutsche Gesellschaft für Soziale Psychiatrie (2009) hat kürzlich in einem Memorandum für einen restriktiven und verantwortungsvollen Umgang mit Antipsychotika plädiert, während die Deutsche Gesellschaft für Psychiatrie, Psychotherapie und Nervenheilkunde (DGPPN) (2010) diese angebliche „Falschdarstellung" kritisiert hat.

Verordnungsspektrum

Das Verordnungsspektrum des Jahres 2009 ist wiederum geprägt durch die vermehrte Verordnung kostenintensiver neuerer Antidepressiva (Abbildung 39.1). Deutliche Zuwächse verzeichnen auch moderne Neuroleptika, während die Psychostimulanzienverordnungen weniger als in den Vorjahren zugenommen haben. Die starken Rückgänge bei den pflanzlichen Psychopharmaka in den vergangenen Jahren enden jetzt in einer Stagnation von z. B. Johanniskrautpräparaten.

Die zeitliche Betrachtung der einzelnen Psychopharmakagruppen des Gesamtmarkts (Abbildung 39.2) zeigt für die Tranquillantien seit vielen Jahren eine kontinuierliche Abnahme der Verordnungen. Bei den Neuroleptika ist es seit 2005 zu einem deutlichen Anstieg gekommen. Dieser Trend zur Mehrverordnung von Neuroleptika sollte kritisch hinterfragt werden auch im Hinblick auf die kardiovaskuläre Mortalität neuroleptisch behandelter Patienten (Weinmann et al. 2009, Ray et al. 2009). Hier bereitet die u. a. stark beworbene und auch in Deutschland zunehmende Anwendung von Neuroleptika bei depressiven und manisch-depressiven Patienten Sorge (Gentile 2007, Moncrieff 2008). Die seit vielen Jahren ungebrochene Zunahme der Verordnungen von Antidepressiva war auch im Jahr 2009 wieder zu beobachten. Die Verordnungen von Antidepressiva haben sich in den letzten zehn Jahren mehr als verdoppelt und in den letzten fünfzehn Jahren mehr als verdreifacht. Dieser fast lineare Anstieg entspricht einer Verordnungszunahme von ca. 15% jährlich. Vermutlich ist diese Entwicklung auf die Ausweitung

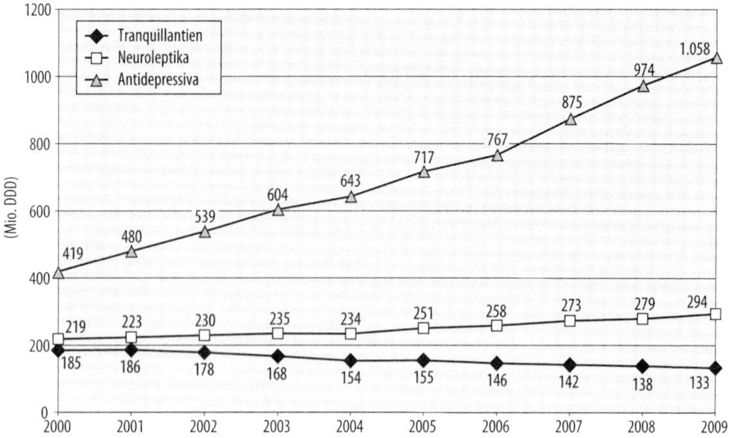

Abbildung 39.2: Verordnungen von Psychopharmaka 2000 bis 2009. Gesamtverordnungen nach definierten Tagesdosen

des Indikationsspektrums und verstärkte Langzeitbehandlung (Reid und Barbui 2010), aber auch auf die vielfachen Anstrengungen, die Diagnostik der Depression in der allgemeinmedizinischen Praxis zu verbessern, zurückzuführen (Kessler et al. 2005). Freilich dürfte die auf allen Ebenen der Beeinflussung arbeitende Werbestrategie der Hersteller auch eine bedeutsame Rolle spielen (Anonym 2009). Sie reflektiert sich auch in den Empfehlungen nationaler und internationaler Fachgesellschaften. Prominente Mitglieder des Collegium Internationale Neuropsychopharmacologicum (CINP) haben dafür das Konsensusdokument von CINP (Sartorius et al. 2007) scharf kritisiert (z. B. Ban 2008).

Tranquillantien

Tranquillantien werden bevorzugt zur Dämpfung von Angst- und Spannungszuständen, jedoch auch im Kontext antimanischer und antidepressiver Therapie eingesetzt. Gegenwärtig werden hierzu ganz überwiegend Benzodiazepine verwendet. Die bisher verfügbaren Benzodiazepine erscheinen pharmakodynamisch und von ihrem klinischen Wirkprofil her nicht unterschiedlich, wenn auch die Heterogenität der GABA/Benzodiazepinrezeptoren ebenso wie die Entwicklung der

Benzodiazepinrezeptoragonisten (Zolpidem u.ä., s. Kapitel 28) die prinzipielle Möglichkeit solcher Unterschiede nahe legen. Sehr verschieden ist bei den derzeit als Tranquillantien eingesetzten Benzodiazepinen dagegen die Pharmakokinetik, die deshalb als vornehmliches Kriterium der Klassifikation dient.

Unter den 3000 verordnungshäufigsten Arzneimitteln befindet sich eine große Zahl von Präparaten, die sich bei den mittellang wirkenden Benzodiazepinen aber auf lediglich vier Wirkstoffe (Tabelle 39.1) und bei den lang wirkenden Präparaten im wesentlichen auf Diazepam konzentrieren (Tabelle 39.2). Im Verlauf der letzten 15 Jahre hat sich die Verordnung von Benzodiazepin-Tranquillantien im Rahmen der vertragsärztlichen Praxis ungefähr halbiert. Dieser Trend hat sich 2009 nur noch bei Oxazepam und den langwirkenden Benzodiazepinen fortgesetzt. Lorazepam steht neben Diazepam an der Spitze der Verordnungen von Tranquillantien und wird gerne auch zur Therapie manischer und anderer psychotischer Zustände eingesetzt. Die beobachteten Abnahmen schließen freilich nicht aus, dass diese Substanzen möglicherweise in erheblichem Umfang auf Privatrezept verordnet wurden (Hoffmann et al. 2006). Die Arzneimittelkommission der deutschen Ärzteschaft (2008) hat in einem Newsletter die privaten Krankenkassen und Apotheker aufgefordert, Verordnungsdaten zu abhängigkeitserzeugenden Arzneimitteln zur Verfügung zu stellen, um feststellen zu können, ob sich Trends zum abhängigen Verhalten in bestimmtem Patientengruppen darstellen.

Buspiron (*Bespar*) ist mit einem sehr kleinen, aber trotz der hohen DDD-Kosten deutlich angestiegenen Verordnungsvolumen das einzige Nicht-Benzodiazepin in diesem Marktsegment (Tabelle 39.1). Innerhalb der mittellang wirkenden Tranquillantien nimmt es aufgrund seines abweichenden Wirkungsmechanismus und Nebenwirkungsprofils, insbesondere des fehlenden Abhängigkeitsrisikos, eine Sonderstellung ein. Die anxiolytische Wirkung setzt verzögert (ca. 10–14 Tage) ein und ist wohl geringer ausgeprägt als bei den Benzodiazepinen. Gute Wirksamkeitsnachweise existieren für die Behandlung der generalisierten Angststörung mit Buspiron, sofern die Patienten zuvor keine Erfahrungen mit Benzodiazepinen gemacht hatten (Rickels und Rynn 2002). Buspiron wird auch zur Augmentation bei der Depressionstherapie benutzt (Trivedi et al. 2006).

Die Therapie der Angststörungen dürfte zunehmend durch die Verordnung von Antidepressiva bzw. Opipramol erfolgen. Die Therapieempfehlungen und die aktuellen Darstellungen in den „Arzneiver-

Tabelle 39.1: Verordnungen mittellang wirkender Tranquillantien 2009. Angegeben sind die 2009 verordneten Tagesdosen, die Änderungen gegenüber 2008 und die mittleren Kosten je DDD 2009.

Präparat	Bestandteile	DDD in Mio.	Änd. in %	DDD-Kosten in €
Bromazepam				
Bromazanil	Bromazepam	10,2	(+2,8)	0,61
Bromazepam AL	Bromazepam	2,5	(+1,5)	0,60
Bromazepam-ratiopharm	Bromazepam	2,0	(−6,8)	0,60
Bromazepam dura	Bromazepam	1,6	(>1000)	0,55
Normoc	Bromazepam	1,5	(−19,3)	0,55
Bromazep-CT	Bromazepam	1,1	(−10,2)	0,57
Bromazepam- 1 A Pharma	Bromazepam	1,1	(+8,7)	0,60
Gityl	Bromazepam	0,6	(−5,2)	0,56
Lexotanil	Bromazepam	0,6	(−21,6)	0,82
		21,2	(+5,2)	0,60
Oxazepam				
Oxazepam-ratiopharm	Oxazepam	5,0	(−7,9)	0,89
Oxazepam AL	Oxazepam	2,1	(−5,8)	1,31
Oxazepam-neuraxpharm	Oxazepam	1,2	(+1,9)	0,49
Oxazepam HEXAL	Oxazepam	1,1	(+0,9)	1,37
Praxiten	Oxazepam	1,1	(−12,6)	0,67
Oxa-CT	Oxazepam	1,0	(−8,0)	0,81
Adumbran	Oxazepam	0,8	(−18,5)	1,31
Durazepam	Oxazepam	0,8	(−6,6)	0,51
Oxazepam- 1 A Pharma	Oxazepam	0,6	(+9,7)	1,36
Oxazepam STADA	Oxazepam	0,5	(−11,8)	1,32
		14,1	(−6,7)	0,97
Lorazepam				
Tavor	Lorazepam	15,0	(−3,7)	0,80
Lorazepam-ratiopharm	Lorazepam	8,3	(+6,0)	0,65
Lorazepam-neuraxpharm	Lorazepam	6,8	(+1,9)	0,65
Lorazepam dura	Lorazepam	6,0	(+12,3)	0,67
Tolid	Lorazepam	0,7	(+28,2)	0,71
		36,8	(+2,3)	0,72
Alprazolam				
Alprazolam-ratiopharm	Alprazolam	2,9	(+2,0)	0,54
Alprazolam AL	Alprazolam	2,7	(+12,6)	0,43
Tafil	Alprazolam	2,4	(−18,3)	0,56

Tabelle 39.1: Verordnungen mittellang wirkender Tranquillantien 2009. Angegeben sind die 2009 verordneten Tagesdosen, die Änderungen gegenüber 2008 und die mittleren Kosten je DDD 2009. (Fortsetzung)

Präparat	Bestandteile	DDD in Mio.	Änd. in %	DDD-Kosten in €
Alprazolam-TEVA	Alprazolam	1,3	(+10,9)	0,45
Alprazolam AbZ	Alprazolam	0,5	(+21,1)	0,81
		9,8	(+0,5)	0,52
Buspiron				
Busp	Buspiron	1,0	(+5,8)	1,45
Summe		83,0	(+1,2)	0,71

ordnungen“ der Arzneimittelkommission der deutschen Ärzteschaft (2006a, 2009) zur Behandlung von Angsterkrankungen geben eine Orientierung zum Stellenwert verschiedener Substanzklassen (Anxiolytika, Antidepressiva, Neuroleptika) sowie verschiedener Psychotherapieformen. Eine neue S3-Leitlinie der Fachgesellschaften soll Ende 2010 erscheinen.

Antidepressiva

Antidepressiva können prinzipiell bei allen Formen depressiver Störungen eingesetzt werden, wobei die Wertigkeit der verschiedenen therapeutischen Strategien von der genaueren diagnostischen Zuordnung abhängig ist.

Depressionen müssen nicht in jedem Fall medikamentös behandelt werden, da es gut validierte nichtmedikamentöse Behandlungsverfahren gibt (vgl. Bschor und Adli 2009). Für mild ausgeprägte Depressionen stellen Antidepressiva laut neuen Leitlinien nicht mehr das Mittel der ersten Wahl zur Primärtherapie dar (Arzneimittelkommission der deutschen Ärzteschaft 2006a, Hegerl und Schönknecht 2009, Deutsche Gesellschaft für Psychiatrie, Psychotherapie und Nervenheilkunde 2009). Ihre Wirksamkeit ist begrenzt und zudem relativ unspezifisch (Leon et al. 1993). Im Durchschnitt beträgt der absolute Unterschied der Responserate zwischen Antidepressiva und Placebo 20%, gemessen

Tabelle 39.2: Verordnungen lang wirkender Tranquillantien 2009. Angegeben sind die 2009 verordneten Tagesdosen, die Änderungen gegenüber 2008 und die mittleren Kosten je DDD 2009.

Präparat	Bestandteile	DDD in Mio.	Änd. in %	DDD-Kosten in €
Diazepam				
Diazepam-ratiopharm	Diazepam	19,1	(−3,5)	0,43
Diazepam STADA	Diazepam	4,4	(+4,4)	0,30
Diazepam/Diazep AbZ	Diazepam	3,0	(+18,8)	0,43
Valocordin-Diazepam	Diazepam	2,0	(−3,9)	0,43
Faustan	Diazepam	1,4	(−18,3)	0,56
Diazep-CT	Diazepam	0,9	(+19,1)	0,37
Diazepam Desitin	Diazepam	0,3	(−9,2)	6,16
		31,0	(−1,1)	0,47
Chlordiazepoxid				
Radepur	Chlordiazepoxid	0,5	(−7,4)	1,17
Medazepam				
Rudotel	Medazepam	3,3	(−4,8)	0,73
Rusedal	Medazepam	0,5	(−28,5)	0,84
		3,8	(−8,5)	0,75
Andere Benzodiazepine				
Tranxilium	Dikaliumclorazepat	4,1	(−7,9)	0,72
Frisium	Clobazam	2,5	(−3,5)	0,76
Demetrin/Mono Demetrin	Prazepam	0,7	(−8,4)	1,03
		7,3	(−6,5)	0,77
Summe		42,6	(−2,8)	0,55

üblicherweise an der Hamilton Depression Skala (Snow et al. 2000, Walsh et al. 2002). Dies macht den Nachweis der Wirksamkeit und noch mehr den von Wirksamkeitsunterschieden zwischen verschiedenen Antidepressiva schwierig. Entsprechend wurde schon länger kritisch kommentiert, dass die Wirksamkeit von Antidepressiva überschätzt werde (Moncrieff 2001, Oeljeschläger und Müller-Oerlinghausen 2004, Bschor 2008). Eine Metaanalyse zur Wirksamkeit und Verträglichkeit von Antidepressiva in der hausärztlichen Praxis fand Responderraten von 56-69% unter Verum vs. 42-47% unter Placebo. NNT für NSMRI betrug ca. 4%, für SSRI 6% (Aroll 2005). Neuere Metaanalysen legen nahe, dass bei nur leicht oder mittel ausgeprägten Depressionen der Placeboanteil der Gesamtwirkung im Vordergrund steht (Kirsch et al. 2008, Arzneimittelkommission der deutschen Ärzteschaft 2008). Auch resultieren drastisch geringere Effektstärken bei fast allen Antidepressiva, wenn die von den Herstellern nicht publizierten Studien zur Bewertung mit herangezogen werden (Turner et al. 2008). Die EMA hat auf diese Probleme inzwischen defensiv, wenngleich argumentativ schwach geantwortet (Broich 2009). Schließlich ist eine Senkung der suizidbedingten Übersterblichkeit durch Antidepressiva bis heute nicht belegt (Anonym 2005a, Moncrieff und Kirsch 2005, Bschor 2008).

Die klinische Testung neuer aufgrund theoretischer Überlegungen entwickelter Wirkprinzipien hat bislang enttäuscht (Baghai et al. 2006). Die Einführung immer „neuer" Antidepressiva stellt bisher keine „Bereicherung" des therapeutischen Armentariums im Sinne wichtiger Alternativen bei primärer Therapieresistenz dar. Das dürfte nach den bisher bekannt gewordenen Studienergebnissen auch für Agomelatin, einen Melatoninrezeptoragonisten (Dolder et al. 2008) oder für Desvenlafaxin (Anonym 2008b) gelten. Im Falle von Agomelatin, dessen potentielle Hepatotoxizität der Klärung bedarf, scheint die klinische Wirksamkeit eher schwach zu sein. Die Kassenärztliche Bundesvereinigung (2010) bewertet es eindeutig als Mittel zweiter oder dritter Wahl. Breite Fortschritte in der Behandlung depressiver Patienten sind in den kommenden Jahren nicht primär von neuen Substanzen zu erwarten, sondern von optimiertem Umgang mit den vorhandenen Antidepressiva einschließlich rationaler Dosierungsstrategien unter Einschluss von Plasmaspiegelbestimmungen, Vermeidung von (Pseudo-) Therapieresistenz sowie rationaler Kombinations- bzw. Augmentationsstrategien (Oeljeschläger und Müller-Oerlinghausen 2004, Arzneimittelkommission der deutschen Ärzteschaft 2006a).

2009 wurden mit 1058 Mio. DDD nochmals 9% mehr Antidepressiva verordnet als im Jahr zuvor (Abbildung 39.2). Diese Steigerungsraten müssen kritisch fragen lassen, inwieweit sie tatsächlich eine Zunahme rational begründeter Indikationen reflektieren, d. h. ob hier nur das früher beklagte „diagnostische und therapeutische Defizit" beim Umgang mit depressiven Patienten endlich kompensiert wird. Die Vermutung liegt nahe, dass zusätzliche Anwendungsgebiete insbesondere für neuere Antidepressiva erschlossen werden. Die andersartigen unerwünschten Wirkungen und über die Depression hinausgehende zugelassene Indikationen (z. B. Zwangssyndrome, Essstörungen) sollen höhere Verordnungszahlen rechtfertigen. Es fragt sich freilich, wie die Verordnungszahlen aussähen, wenn schwach ausgeprägte Depressionen, wie sie in der allgemeinmedizinischen Praxis häufig sind und bei denen die Wirksamkeit von Antidepressiva fraglich ist, primär nicht mit Antidepressiva behandelt würden (siehe oben). Die fragwürdige Validität psychiatrischer Diagnosen wurde vor einigen Jahren kritisch am Beispiel des Sisi-Syndroms und der Verflechtung seiner Erfinder mit Marketinginteressen eines Antidepressivaherstellers dargestellt (Burgmer et al. 2003). Der Entschluss für oder gegen eine medikamentöse Therapie sollte gemeinsam mit dem aufgeklärten Patienten im Sinne einer partizipatorischen Entscheidungsfindung getroffen werden (Bschor und Adli 2009).

Nichtselektive Monoamin-Rückaufnahme-Inhibitoren (NSMRI)

Der bereits in den Vorjahren sichtbare Trend zur Stagnation bei den nichtselektiven Monoamin-Rückaufnahme-Inhibitoren (NSMRI) hat sich auch 2009 fortgesetzt (Abbildung 39.3). Amitriptylin und Doxepin dominieren als die klassischen „trizyklischen" Substanzen mit stärker sedierenden Wirkungen, zu denen auch das häufig verordnete

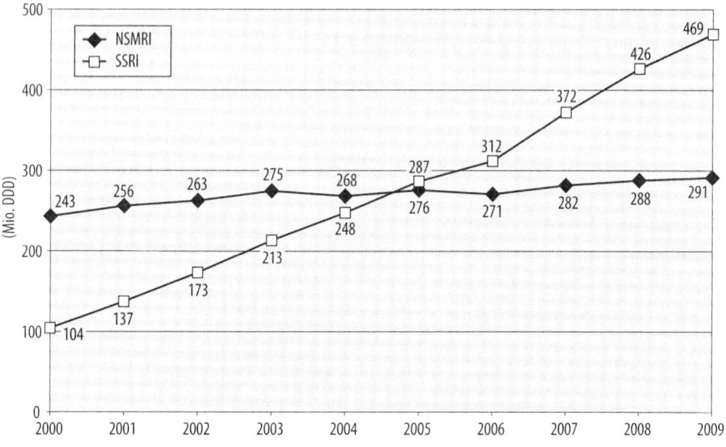

Abbildung 39.3: Verordnungen von Antidepressiva 2000 bis 2009. Gesamtverordnungen nach definierten Tagesdosen

Trimipramin (Lapierre 1989) zu rechnen ist (Tabelle 39.3). Die Verordnungen dieser Substanzen, für die zahlreiche preiswerte Generika am Markt sind, haben 2009 wiederum etwas zugenommen. In einer Metaanalyse zeigte sich bei Auswertung von 186 kontrollierten Studien für Amitriptylin im Vergleich zu SSRIs eine etwas schlechtere Verträglichkeit (Barbui und Hotopf 2001, Arzneimittelkommission der deutschen Ärzteschaft 2006a). Die Autoren wiesen darauf hin, dass entsprechend systematischen Übersichten auch niedriger dosierte NSMRIs, die dann weniger Nebenwirkungen hätten, in der Wirksamkeit sich nicht von SSRIs unterscheiden. Die Vorteile von Nortriptylin (zuverlässige Dosierung über Plasmaspiegelmessungen, günstigeres Risikoprofil bei älteren Patienten) werden von der deutschen Ärzteschaft offenbar kaum genutzt.

Mit wiederum zunehmender Tendenz wird weiterhin Opipramol in großem Umfang verordnet (Tabelle 39.4), dessen antidepressive Wirksamkeit unzureichend belegt ist. Für diese Substanz, der Affinität zu sigma-Rezeptoren und Histamine-H_1-Rezeptoren (häufige Nebenwirkung Müdigkeit) nachgesagt wird, finden sich überhaupt keine kontrollierten Studien zur antidepressiven Wirksamkeit in PubMed. In jeweils einer positiven Studie zu den Indikationen „somatoforme Störung" und „generalisierte Angststörung" zeigten sich signifikante Effekte gegenüber Placebo (Volz et al. 2000, Möller et al. 2001). Allerdings unterscheidet sich in der ersten Studie die Abnahme an somatischer bzw. psychischer Angst quantitativ nur marginal von denen der Placebogruppe nach sechswöchiger Medikation (Volz et al. 2000). Als Vorteil von Opipramol kann gelten, dass es im Gegensatz zu Benzodiazepinen keine Abhängigkeit erzeugt. Dies gilt aber auch für klassische bei Angststörungen eingesetzte Antidepressiva, deren Wirksamkeit viel besser belegt ist (Arzneimittelkommission der deutschen Ärzteschaft 2003). Insgesamt ist die hohe Beliebtheit von Opipramol aus klinisch-pharmakologischer Sicht unverständlich.

Selektive Serotonin-Rückaufnahme-Inhibitoren (SSRI)

Die Wirksamkeit von SSRI bei der Depression unterscheidet sich nicht von der klassischer Antidepressiva (siehe oben). Große unabhängige Metaanalysen u. a. der Cochrane Collaboration haben weder einen Wirksamkeitsunterschied noch einen relevanten Unterschied bei den Behandlungsabbrüchen zwischen NSMRI, SSRI und ande-

Tabelle 39.3: Verordnungen nichtselektiver Monoaminrückaufnahmehemmer (trizyklische Antidepressiva) 2009. Angegeben sind die 2009 verordneten Tagesdosen, die Änderungen gegenüber 2008 und die mittleren Kosten je DDD 2009.

Präparat	Bestandteile	DDD in Mio.	Änd. in %	DDD-Kosten in €
Amitriptylin				
Amitriptylin-neuraxpharm	Amitriptylin	44,9	(+13,1)	0,41
Amineurin	Amitriptylin	24,9	(+16,6)	0,47
Saroten	Amitriptylin	10,1	(−16,5)	0,33
Amitriptylin beta	Amitriptylin	4,1	(−44,7)	0,62
Amitriptylin dura	Amitriptylin	4,0	(+7,7)	0,43
Amitriptylin-CT	Amitriptylin	3,5	(−9,8)	0,39
Syneudon	Amitriptylin	3,1	(−8,9)	0,41
		94,5	(+3,4)	0,43
Doxepin				
Doxepin-neuraxpharm	Doxepin	13,0	(+11,8)	0,52
Doxepin- 1 A Pharma	Doxepin	10,1	(+135,1)	0,49
Doxepin AL	Doxepin	6,6	(−17,8)	0,36
Doxepin dura	Doxepin	5,7	(−3,5)	0,48
Doxepin-ratiopharm	Doxepin	4,6	(−18,6)	0,55
Aponal	Doxepin	3,5	(−3,4)	0,87
Doxepin beta	Doxepin	3,3	(−24,0)	0,58
Doneurin	Doxepin	3,0	(−30,2)	0,57
Mareen	Doxepin	2,7	(−15,8)	0,38
Doxepin Sandoz	Doxepin	0,9	(−39,0)	0,61
Doxepin Holsten	Doxepin	0,8	(−30,3)	0,46
		54,2	(+1,1)	0,52
Trimipramin				
Trimipramin-neuraxpharm	Trimipramin	9,8	(+19,5)	0,76
Stangyl	Trimipramin	5,9	(+51,0)	0,93
Trimineurin	Trimipramin	4,0	(−17,5)	0,80
Trimipramin- 1 A Pharma	Trimipramin	3,7	(+7,6)	0,60
Trimipramin AL	Trimipramin	3,2	(−19,7)	0,59
Trimipramin beta	Trimipramin	1,9	(−27,1)	0,53
Trimidura	Trimipramin	1,8	(−19,3)	0,48
Trimipramin-biomo	Trimipramin	0,9	(−47,2)	0,68
Herphonal	Trimipramin	0,5	(−12,3)	0,82
		31,6	(+0,7)	0,73

Tabelle 39.3: Verordnungen nichtselektiver Monoaminrückaufnahmehemmer (trizyklische Antidepressiva) 2009. Angegeben sind die 2009 verordneten Tagesdosen, die Änderungen gegenüber 2008 und die mittleren Kosten je DDD 2009. (Fortsetzung)

Präparat	Bestandteile	DDD in Mio.	Änd. in %	DDD-Kosten in €
Amitriptylinoxid				
Amioxid-neuraxpharm	Amitriptylinoxid	6,7	(−2,5)	0,24
Equilibrin	Amitriptylinoxid	2,3	(−9,2)	0,23
		9,0	(−4,3)	0,24
Clomipramin				
Anafranil	Clomipramin	4,1	(−6,8)	0,67
Clomipramin-neuraxpharm	Clomipramin	2,3	(+6,0)	0,67
Clomipramin-ratiopharm	Clomipramin	1,8	(−5,6)	0,67
		8,1	(−3,3)	0,67
Summe		197,4	(+1,7)	0,50

ren neueren Antidepressiva feststellen können (Barbui und Hotopf et al. 2001, Geddes et al. 2001, MacGillivray et al. 2003). Neuere Metaanalysen weisen darauf hin, dass zwar das Nebenwirkungsprofil der neueren Antidepressiva ähnlich ist, sich jedoch bezüglich der Ausprägung einzelner Effekte deutliche Unterschiede zwischen den einzelnen Wirkstoffen finden (Gartleitner et al. 2008). Bei stationären Patienten bzw. schwerer Depression ist die Wirksamkeit von NSMRI im Vergleich zu SSRI eher größer (Anderson 2000). Dementsprechend empfiehlt das American College of Physicians, dass, falls eine antidepressive Therapie begonnen werden soll, das adäquate moderne Antidepressivum unter Berücksichtigung der Patientenpräferenz, des individuellen Nebenwirkungsprofils und der Kosten ausgewählt wird (Quaseem et al. 2008).

Bei den Antidepressiva vom SSRI-Typ hat sich der Trend zur bevorzugten Verordnung neuerer Substanzen fortgesetzt (Tabelle 39.5). Die eindeutigen Gewinner sind 2009 weiterhin Citalopram und das ebenfalls zunehmend verordnete Sertralin, die den Vorteil eines geringen Interaktionspotenzials besitzen. Auch Escitalopram *(Cipralex)*, das Stereoisomer von Citalopram, wurde 2009 mit deutlich steigender Tendenz verordnet (Tabelle 39.5). Angesichts des 3–4fach höheren Preises

Tabelle 39.4: Verordnungen weiterer nichtselektiver Monoaminorückaufnahmehemmer 2009. Angegeben sind die 2009 verordneten Tagesdosen, die Änderungen gegenüber 2008 und die mittleren Kosten je DDD 2009.

Präparat	Bestandteile	DDD in Mio.	Änd. in %	DDD-Kosten in €
Maprotilin				
Maprotilin-neuraxpharm	Maprotilin	1,4	(+21,2)	0,42
Maprotilin-ratiopharm	Maprotilin	1,3	(−1,0)	0,40
Maprolu	Maprotilin	1,1	(−36,9)	0,41
		3,8	(−10,1)	0,41
Imipramin				
Imipramin-neuraxpharm	Imipramin	2,6	(−0,5)	0,56
Opipramol				
Opipramol-neuraxpharm	Opipramol	16,7	(+5,3)	0,40
Insidon	Opipramol	10,7	(−11,5)	0,59
Opipramol AL	Opipramol	10,4	(+49,1)	0,42
Opipramol HEXAL	Opipramol	6,8	(−7,4)	0,47
Opipramol- 1 A Pharma	Opipramol	5,8	(+88,4)	0,44
Opipramol-ratiopharm	Opipramol	4,8	(−11,9)	0,48
Opipramol dura	Opipramol	4,0	(−3,3)	0,39
Opipramol beta	Opipramol	3,8	(+20,6)	0,45
Opipramol-biomo	Opipramol	2,6	(−25,4)	0,40
Opipramol AbZ	Opipramol	2,4	(+58,3)	0,46
Opipram	Opipramol	2,1	(+5,6)	0,42
Opipramol STADA	Opipramol	1,6	(+0,7)	0,42
Opipramol-CT	Opipramol	1,3	(−16,2)	0,50
Opipramol Sandoz	Opipramol	0,9	(−22,4)	0,47
		74,0	(+6,6)	0,45
Trazodon				
Trazodon-neuraxpharm	Trazodon	0,9	(+17,1)	1,30
Trazodon HEXAL	Trazodon	0,6	(+11,4)	1,29
Thombran	Trazodon	0,5	(−6,1)	1,89
		2,0	(+8,8)	1,44
Weitere Wirkstoffe				
Nortrilen	Nortriptylin	2,5	(−1,6)	0,79
Summe		84,9	(+5,2)	0,49

ist dies rational schwer zu begründen. Verschiedene Zulassungsbehörden kamen zu dem Schluss, dass die Behauptung des Herstellers, das Enantiomer wirke stärker und schneller als das Racemat methodisch nicht haltbar ist (Svensson und Mansfield 2004). In einem metaanalytischen Vergleich von 12 neueren Antidepressiva hatten Escitalopram und Sertralin gegenüber anderen häufig verwendeten Antidepressiva Vorteile in der Wirksamkeit und Verträglichkeit (Cipriani et al. 2009). Sertralin wurde als beste Wahl für die die Initialbehandlung einer Depression wegen der guten Ausgewogenheit von Nutzen, Verträglichkeit und Kosten favorisiert.

Als stark beworbener Vorteil der SSRI gilt ihre niedrige akute Toxizität im Hinblick auf das hohe Suizidrisiko depressiver Patienten. Allerdings spielen nach epidemiologischen Studien aus verschiedenen Ländern Antidepressiva bei Suiziden keine große Rolle (Müller-Oerlinghausen und Berghöfer 1999). Metaanalysen deuteten auf ein erhöhtes Suizidrisiko unter SSRI (Healy 2003). Auch bei gesunden Probanden wurde eine suizidalitätsinduzierende Wirkung von Sertralin beobachtet (Healy 2000). Eine Metaanalyse klinischer Studien von Antidepressiva bei Kindern und Jugendlichen wies auf eine Überschätzung der Effizienz bei Unterschätzung von unerwünschten Wirkungen und Risiken hin (Jureidini et al. 2004). Eine neue epidemiologische Studie aus Kanada hat ebenfalls ein erhöhtes Suizidrisiko unter SSRI im Vergleich zu NSMRI wahrscheinlich gemacht (Juurlink et al. 2006). Vermutlich besteht ein publication bias bei der Bewertung von SSRI, wobei ungünstige Risiko-Nutzen-Profile teilweise nicht veröffentlicht bzw. seitens der Zulassungsbehörden nicht berücksichtigt wurden (Whittington et al. 2004, Healy 2006b, Turner et al. 2008). Die Food and Drug Administration (2007) hat zur Behandlung mit Antidepressiva neue Richtlinien veröffentlicht, die zu sorgfältiger individueller Nutzen/Risiko-Analyse und enger Überwachung vor allem bei Beginn und bei Absetzen antidepressiver Therapie anhalten. Die FDA hat zudem für alle Hersteller von Antidepressiva eine neue „black box“-Warnung vorgeschrieben, dass nicht nur für Kinder und Jugendliche, sondern auch für Erwachsene bis zum 24. Lebensjahr ein erhöhtes Risiko suizidalen Verhaltens besteht. Erstaunlich spät hat die EMA ihre schon im Mai 2007 beschlossene Empfehlung ihrer Pharmacovigilance Working Party publiziert, in den Packungsbeilagen für SSRIs auf das erhöhte Suizidrisiko auch bei jungen Erwachsenen hinzuweisen. Kritik an diesen behördlichen Entscheidungen wurde von der pharmakopsychiatrischen Sektion der Word Psychiatric

Tabelle 39.5: Verordnungen selektiver Serotonin-Rückaufnahme-Inhibitoren 2009. Angegeben sind die 2009 verordneten Tagesdosen, die Änderungen gegenüber 2008 und die mittleren Kosten je DDD 2009.

Präparat	Bestandteile	DDD in Mio.	Änd. in %	DDD-Kosten in €
Citalopram				
Citalopram- 1 A Pharma	Citalopram	62,1	(+234,9)	0,35
Citalopram HEXAL	Citalopram	37,3	(+2,1)	0,46
Citalopram AL	Citalopram	25,9	(+15,7)	0,36
Citalopram-ratiopharm	Citalopram	19,5	(−22,5)	0,46
Citalopram-neuraxpharm	Citalopram	17,3	(+89,8)	0,35
Citalopram dura/Citadura	Citalopram	16,7	(−20,0)	0,34
Citalopram-biomo	Citalopram	14,4	(−13,9)	0,34
Cipramil	Citalopram	8,2	(−26,6)	1,37
Citalopram STADA	Citalopram	6,9	(+10,8)	0,35
Citalopram beta	Citalopram	6,8	(−14,5)	0,40
Citalon	Citalopram	5,2	(−32,2)	0,34
Citalopram Sandoz	Citalopram	4,7	(−13,6)	0,46
Citalopram AbZ	Citalopram	3,8	(+17,2)	0,35
Citalopram Hormosan	Citalopram	3,5	(−15,0)	0,33
Citalopram-CT	Citalopram	2,9	(−25,7)	0,45
Citalopram Heumann	Citalopram	2,3	(−16,3)	0,35
Citalopram TAD	Citalopram	2,2	(−23,5)	0,35
Citalo-Q	Citalopram	2,0	(+18,5)	0,37
		241,7	(+17,1)	0,41
Fluoxetin				
Fluoxetin HEXAL	Fluoxetin	8,9	(+5,1)	0,35
Fluoxetin-neuraxpharm	Fluoxetin	7,7	(+12,1)	0,31
Fluoxetin- 1 A Pharma	Fluoxetin	7,4	(+15,1)	0,32
Fluoxetin-ratiopharm	Fluoxetin	6,5	(−27,4)	0,35
Fluoxetin beta	Fluoxetin	6,1	(+13,4)	0,32
Fluoxetin AL	Fluoxetin	4,9	(+52,7)	0,29
Fluxet	Fluoxetin	1,8	(−5,1)	0,29
		43,3	(+5,0)	0,32
Paroxetin				
Paroxetin- 1 A Pharma	Paroxetin	14,0	(+302,5)	0,29
Paroxat	Paroxetin	10,0	(−20,7)	0,40
Paroxetin-ratiopharm	Paroxetin	6,0	(−26,6)	0,41
Paroxetin beta	Paroxetin	4,5	(−38,4)	0,28
Paroxedura	Paroxetin	2,9	(−24,1)	0,28

Tabelle 39.5: Verordnungen selektiver Serotonin-Rückaufnahme-Inhibitoren 2009. Angegeben sind die 2009 verordneten Tagesdosen, die Änderungen gegenüber 2008 und die mittleren Kosten je DDD 2009. (Fortsetzung)

Präparat	Bestandteile	DDD in Mio.	Änd. in %	DDD-Kosten in €
Paroxetin-neuraxpharm	Paroxetin	2,7	(+6,8)	0,29
Paroxetin AL	Paroxetin	2,2	(+41,7)	0,31
		42,3	(+7,3)	0,33
Sertralin				
Sertralin Hormosan	Sertralin	10,9	(+953,0)	0,37
Sertralin HEXAL	Sertralin	9,3	(+9,1)	0,42
Sertralin-ratiopharm	Sertralin	7,1	(-12,1)	0,43
Sertralin dura	Sertralin	6,1	(-8,4)	0,37
Sertralin AL	Sertralin	5,8	(+7,9)	0,38
Sertralin- 1 A Pharma	Sertralin	4,5	(+28,5)	0,38
Sertralin-neuraxpharm	Sertralin	4,2	(+3,0)	0,36
Zoloft	Sertralin	4,0	(-32,1)	1,12
Sertralin-biomo	Sertralin	3,2	(-20,7)	0,35
		55,1	(+16,8)	0,44
Escitalopram				
Cipralex	Escitalopram	47,5	(+13,3)	1,27
Summe		429,8	(+14,3)	0,49

Association geäußert (Möller et al. 2008). Eine neue große Studie der psychiatrischen Pharmakovigilanz-Forschergruppe AMSP weist auf typische Warnsymptome eines drohenden Entstehens von Suizidalität unter SSRI hin (Stübner et al. 2010).

Serotonin-Noradrenalin-Rückaufnahme-Inhibitoren (SNRI)

Trotz Einführung zahlreicher Generika sind die Zuwächse bei Venlafaxin nur noch gering (Tabelle 39.6). Metaanalysen weisen auf eine im Vergleich zu SSRI etwas höhere Wirksamkeit bzw. höhere Zahl von Vollremissionen unter Venlafaxin hin (Thase et al. 2001, Smith et al. 2002, Thase 2003), wobei freilich Venlafaxin nicht effektiver als NSMRI, insbesondere Amitriptylin oder Clomipramin ist und seine „duale" 39

Wirkung sich erst in höherer Dosierung zeigt. Die angeblichen Vorteile von Venlafaxin gegenüber SSRI sind gering und von fraglicher Relevanz. Sie werden zudem durch eine erhöhte Nebenwirkungsrate konterkariert (Kassenärztliche Bundesvereinigung 2008). Auch das Institut für Qualität und Wirtschaftlichkeit im Gesundheitswesen (IQWiG) (2009) hat keinen generellen Zusatznutzen von Venlafaxin feststellen können. Im Vergleich zu SSRI wurden mehr Therapieabbrüche beobachtet (Anonym 2010a).

Erstaunlich schnell hat sich das neu eingeführte Duloxetin (*Cymbalta*) trotz seines hohen Preises etabliert, das zunächst als *Yentreve* zur Behandlung der Belastungsinkontinenz eingeführt wurde. Es wurde 2009 um 19% häufiger als im Vorjahr verordnet. Sein Vorteil soll angeblich in einer besonderen analgetischen Wirkungskomponente liegen, welche sich aber in einer Metaanalyse nicht bestätigen ließ (Spielmans 2008). Ein Vergleich mit der gut belegten analgetischen Wirksamkeit von NSMRI fehlt. Die klinische Wirksamkeit ist nicht besser als bei bisherigen Antidepressiva (European Medicines Agency 2005, Anonym 2006a). Ein Drittel der zur Zulassung vorgelegten Studien erbrachte negative Resultate, die nicht publiziert waren (Nemeroff et al. 2002). Der Hersteller versucht weitere Indikationen wie Fibromyalgie, generalisierte Angststörung etc. zu rekrutieren (Anonym 2009). Die Food and Drug Administration (2008) hat über eine größere Zahl akuter Blasenentleerungsstörungen unter Duloxetin informiert.

Noradrenalin-Rückaufnahme-Inhibitoren (NaRI)

Der selektive Noradrenalin-Rückaufnahme-Hemmstoff Reboxetin wurde trotz des relativ hohen Preises und der nicht belegten Wirksamkeit (Anonym 2010a) erneut häufiger als im Vorjahr aber insgesamt relativ wenig verordnet (Tabelle 39.6). Nur eine der acht zur Zulassung bei der FDA vorgelegten Studien war eindeutig positiv (Medawar et al. 2004). In einem metaanalytischen Vergleich von 12 neueren Antidepressiva war Reboxetin signifikant weniger wirksam als alle anderen geprüften Antidepressiva (Cipriani et al. 2009). Auch das IQWiG sieht die Wirksamkeit als nicht erwiesen an. Auffällig ist die starke Zunahme der Verordnungen von Bupropion in 2009. Diese Substanz wird u. a. auch zur Raucherentwöhnung eingesetzt und besitzt eine Methamphenaminstruktur, die möglicherweise seine stimulierende und suizidalitätsinduzierende Wirkung erklärt.

Tabelle 39.6: Verordnungen weiterer selektiver Rückaufnahme-Inhibitoren 2009. Angegeben sind die 2009 verordneten Tagesdosen, die Änderungen gegenüber 2008 und die mittleren Kosten je DDD 2009.

Präparat	Bestandteile	DDD in Mio.	Änd. in %	DDD-Kosten in €
Venlafaxin				
Trevilor	Venlafaxin	30,3	(−58,2)	2,29
Venlafaxin beta	Venlafaxin	8,0	(>1000)	0,74
Venlafaxin HEXAL	Venlafaxin	7,6	(>1000)	0,96
Venlafaxin-ratiopharm	Venlafaxin	6,1	(>1000)	0,92
Venlafaxin Winthrop	Venlafaxin	3,6	(>1000)	0,78
Venlafaxin- 1 A Pharma	Venlafaxin	3,5	(>1000)	0,72
Venlafaxin STADA	Venlafaxin	3,1	(>1000)	0,74
Venlafaxin Hormosan	Venlafaxin	2,8	(>1000)	0,65
Venlafaxin- CT	Venlafaxin	2,5	(>1000)	0,90
Venlafaxin dura	Venlafaxin	2,4	(>1000)	0,71
Venlafaxin-neuraxpharm	Venlafaxin	1,9	(>1000)	0,78
Venlafaxin AL	Venlafaxin	1,7	(>1000)	0,72
Venlafaxin-biomo	Venlafaxin	1,7	(>1000)	0,69
		75,1	(+2,1)	1,40
Duloxetin				
Cymbalta	Duloxetin	33,2	(+14,4)	3,25
Ariclaim	Duloxetin	1,5	(+492,4)	3,82
		34,7	(+18,5)	3,27
Noradrenalin-Rückaufnahme-Inhibitoren (NaRI)				
Elontril	Bupropion	6,5	(+47,2)	1,15
Edronax	Reboxetin	3,8	(−2,4)	1,85
Solvex	Reboxetin	3,0	(+9,0)	2,22
		13,3	(+20,3)	1,59
Summe		123,1	(+8,1)	1,95

Alpha$_2$-Antagonisten

Die Verordnungen von Mirtazapin haben wiederum stark zugenommen (Tabelle 39.7). Es hat weniger exzitatorisch toxische Wirkungen und wird vermutlich wegen seiner sedierenden Wirkungen relativ breit eingesetzt (Gibbons et al. 2007). Eine Vergleichsstudie gegen Paroxetin zeigte gleiche Wirksamkeit mit möglicherweise schnellerem Wirkungseintritt, der angeblich nicht allein mit der stärkeren sedierenden Wirkung erklärt werden kann (Baghai et al. 2006, Benkert et al. 2000). Die Kombination von Mirtazapin plus Paroxetin war in einer kleinen Studie wirksamer als die jeweilige Monotherapie (Blier et al. 2009). Gewichtszunahme scheint unter Mirtazapin häufiger als unter anderen neueren Antidepressiva aufzutreten (Gartlehner et al. 2008).

Lithiumpräparate

Klar umrissen in Indikationen wie auch Nebenwirkungen ist die Anwendung von Lithiumpräparaten zur Prophylaxe von manisch-depressiven Phasen und zur Therapie von Manien (Schöpf und Müller-Oerlinghausen 2005, Anonym 2003, Bauer et al. 2006). Die Verordnungen sind in den vergangenen Jahren weitgehend konstant geblieben (Tabelle 39.7). Insgesamt dürfte die Zahl der Lithium-behandelten Patienten in der Bundesrepublik angesichts des auch volkswirtschaftlich eindrucksvollen Nutzens dieser Prophylaxe zu niedrig liegen. Dies bleibt irritierend angesichts der von Arzneimittelherstellern unterstützten Ausweitung der Diagnose „bipolare Störung" insbesondere auch im Kindes- und Jugendalter (Healy 2006a, Moreno et al. 2007). Zu vielen Spekulationen und Hoffnungen Anlass geben die in den letzten Jahren entdeckten neuroprotektiven Eigenschaften von Lithium (Bauer et al. 2006).

Ob es zu Lithiumsalzen wirksame Alternativen der Phasenprophylaxe unipolarer und bipolarer Depressionen gibt, ist wiederholt untersucht worden. Carbamazepin ist als Phasenprophylaktikum dem Lithium generell nicht gleichwertig, hat jedoch bei bestimmten Verlaufsformen Vorteile (Hirschfeld und Kasper 2004). Für einige SSRIs und SNRIs ist auch die rezidivprophylaktische Wirksamkeit bei unipolaren Depressionen recht gut belegt, obwohl die Studiendauer für eine valide Aussage fast immer zu kurz ist (Hansen et al. 2008). Eine ausgezeichnete rezidivprophylaktische Wirksamkeit wurde in einer Dreijahresstudie mit hochdosiertem Imipramin nachgewiesen (Frank et al. 1990). Eine große prospektive deutsche Langzeitstudie fand eine bessere Rezidivprophylaxe über 2,5 Jahre mit Lithium im Vergleich zu Amitriptylin (Greil et al. 1996). Die Wirksamkeit von Valproat und neueren Antikonvulsiva (Gabapentin, Topiramat) in der Phasenprophylaxe von bipolaren Störungen ist gegenwärtig nicht ausreichend belegt (Macritchie et al. 2001, Dinan 2002). Die lange erwarteten

Tabelle 39.7: Verordnungen weiterer Antidepressiva 2009. Angegeben sind die 2009 verordneten Tagesdosen, die Änderungen gegenüber 2008 und die mittleren Kosten je DDD 2009.

Präparat	Bestandteile	DDD in Mio.	Änd. in %	DDD-Kosten in €
Mirtazapin				
Mirtazapin- 1 A Pharma	Mirtazapin	24,6	(+263,9)	0,59
Mirtazapin STADA	Mirtazapin	14,9	(+13,2)	0,59
Mirtazapin HEXAL	Mirtazapin	14,5	(+3,7)	0,72
Mirtazapin-ratiopharm	Mirtazapin	12,5	(-6,3)	0,72
Mirtazapin AL	Mirtazapin	11,7	(+2,3)	0,59
Mirtazapin dura	Mirtazapin	9,0	(+20,0)	0,57
Mirtazapin-neuraxpharm	Mirtazapin	6,3	(+13,3)	0,59
Remergil	Mirtazapin	5,9	(-22,2)	1,91
Mirtazapin beta	Mirtazapin	4,8	(-13,0)	0,64
Mirtazapin-biomo	Mirtazapin	3,7	(-25,5)	0,57
Mirtazapin-CT	Mirtazapin	3,3	(-30,0)	0,72
Mirtazapin Sandoz	Mirtazapin	3,2	(+40,7)	0,78
Mirta TAD	Mirtazapin	2,6	(+5,4)	0,59
Mirtazapin AbZ	Mirtazapin	2,3	(-14,4)	0,58
Mirtazelon	Mirtazapin	2,2	(-35,1)	0,58
Mirta Lich	Mirtazapin	1,5	(-20,3)	0,61
		123,1	(+14,6)	0,69
MAO-Inhibitoren				
Jatrosom N	Tranylcypromin	2,7	(+4,6)	1,21
Lithiumsalze				
Quilonum	Lithium	15,2	(+0,7)	0,54
Hypnorex	Lithium	4,2	(-2,4)	0,61
Lithium Apogepha	Lithium	0,9	(-6,4)	0,70
		20,3	(-0,3)	0,56
Melatonerge Antidepressiva				
Valdoxan	Agomelatin	4,1	(neu)	2,13
Summe		150,2	(+15,3)	0,72

Ergebnisse der BALANCE-Studie erbringen keine bessere Wirksamkeit der Kombination von Valproat plus Lithium als die Lithiummonotherapie (The BALANCE Investigators and Collaborators 2010). Deshalb erstaunt die im Juli 2005 erfolgte Zulassung von Valproat in

Deutschland für diese Indikation, ohne dass valide Studien vorgelegt wurden. Vielmehr erfolgte die Zulassung auf der Basis eines angeblich zureichend etablierten Gebrauchs in anderen Ländern. Die EMA wird deshalb diese Indikation vermutlich korrigieren (Anonym 2010b). Hingegen ist für Lamotrigin eine depressionspräventive Wirksamkeit bei Patienten mit bipolaren Störungen in zwei großen Studien gezeigt worden, die zur Zulassung in dieser Indikation geführt hat (Goodwin et al. 2004).

Eine suizidpräventive Wirksamkeit bei Patienten mit affektiven Psychosen vom uni- oder bipolaren Typ ist bislang nur für Lithiumsalze eindeutig belegt worden (Müller-Oerlinghausen et al. 2003, Ernst und Goldberg 2004, Cipriani et al. 2005, Gonzales-Pinto et al. 2006). Für erhebliche Irritation insbesondere in den USA, wo inzwischen ohne zureichende Evidenz vor allem Valproat zur Phasenprophylaxe bipolarer Patienten eingesetzt wird, sorgte eine große epidemiologische Untersuchung, in der eine 2,7-fach höhere Suizidrate bei Valproat- im Vergleich zu Lithium-behandelten Patienten beschrieben wurde (Goodwin et al. 2003). Erste Hinweise deuten auf eine möglicherweise auch suizidpräventive Wirksamkeit von Antikonvulsiva bei bipolaren Störungen (Søndergård et al. 2008).

Eine praktisch wichtige, in kontrollierten Studien gut belegte Anwendung von Lithium ist die leider nicht ausreichend bekannte Augmentationsstrategie, d. h. die Kombination mit Lithium bei auf Antidepressiva nicht befriedigend ansprechenden Patienten (Bauer und Dopfner 1999, Arzneimittelkommission der deutschen Ärzteschaft 2006a).

Neuroleptika

Neuroleptika (Antipsychotika) werden primär zur Behandlung schizophrener und manischer Psychosen eingesetzt. Jedoch werden sie zunehmend auch bei anderen Indikationen, z. B. Erregungszuständen im Rahmen oligophrener Syndrome, im geriatrischen Bereich oder bei chronischen Schmerzzuständen und häufig auch in Kombination mit anderen Psychopharmaka (siehe oben) verwendet. Die wesentliche neuroleptische Wirkung besteht in der Abschwächung produktiver psychotischer Symptome. Keineswegs benötigt jeder schizophrene Patient eine neuroleptische Therapie (Weinmann 2008). Auf diesem Hintergrund ist bemerkenswert, wie restriktiv und vorsichtig sich die jüngste Leitlinie des NICE zur Schizophrenie zur adäquaten Verordnung von

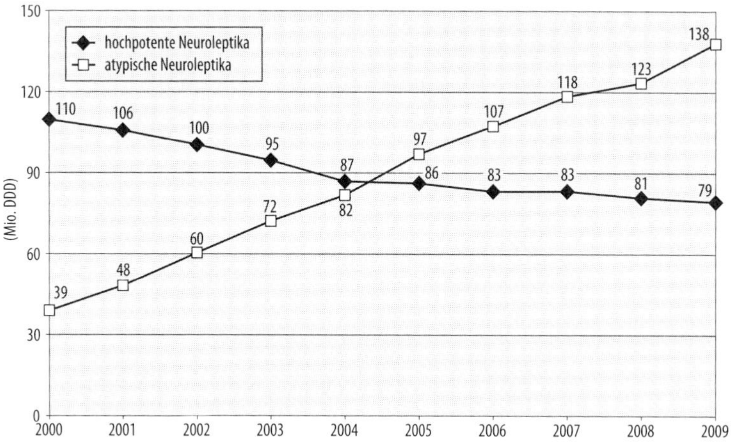

Abbildung 39.4: Verordnungen von Neuroleptika 2000 bis 2009. Gesamtverordnungen nach definierten Tagesdosen

Neuroleptika äußert und welch hoher Stellenwert psychotherapeutischen Strategien zugemessen wird (National Institute of Health and Clinical Excellence 2009). Darauf hat kürzlich die Deutsche Gesellschaft für Soziale Psychiatrie (2009) nochmals hingewiesen.

Neuroleptika werden nach verschiedenen Kriterien unterteilt: Nach ihrer chemischen Klasse, nach ihrer pharmakologischen Potenz, und in „typische" und „atypische". Vielfältig und kontrovers werden derzeit Pro und Kontra der weltweit besonders umsatzstarken atypischen Neuroleptika diskutiert. Nach massiven Anstiegen der Verordnung werden sie seit 2005 häufiger als konventionelle hochpotente Neuroleptika verordnet (Abbildung 39.4). Für diese zunehmend stärkere Verordnung werden verschiedene Argumente ins Feld geführt. Diese gründen sich in erster Linie auf Befunde mit dem ursprünglichen atypischen Neuroleptikum Clozapin und werden dann häufig unkritisch auf andere angeblich ebenfalls „atypische" Substanzen übertragen. In der EUFEST-Studie zeigte sich keine generell bessere Wirksamkeit der neueren Substanzen (Kahn et al. 2008).

Clozapin erweist sich trotz der Notwendigkeit engmaschiger Kontrollen wegen möglicher Blutbildschäden weiterhin als eine unverzichtbare Substanz in der Psychiatrie. In den verschiedensten Literaturanalysen hat sich immer wieder herausgestellt, dass Clozapin die einzige Substanz ist, die tatsächlich eine größere Wirksamkeit auch bei anderweitig therapieresistenten Patienten und eine besonders niedrige Rate an extrapyramidalmotorischen Störungen auch im Vergleich zu niedrig/mittel potenten Neuroleptika besitzt. Der besondere Vorteil von Clozapin besteht darin, dass Spätdyskinesien darunter praktisch nicht vorkommen (Kane et al. 1988).

Die intensive Suche nach Clozapin-ähnlichen Wirkstoffen hat zur Einführung von Risperidon (1994) und Olanzapin (1996) geführt. Risperidon (6 mg) war in Phase-III-Studien ähnlich wirksam wie Haloperidol bei geringeren extrapyramidalmotorischen Wirkungen (Chouinard et al. 1993, Marder und Meibach 1994). In einer weiteren kontrollierten Studie wurden Haloperidol, Risperidon und Olanzapin als gleich wirksam und gegenüber Aripiprazol, Quetiapin, Ziprasidon deutlich überlegen gefunden (McCue et al. 2006). Für eine besonders günstige Beeinflussung der Negativsymptomatik durch Atypika finden große vergleichende Studien keine Evidenz (Geddes et al. 2000, Davidson et al. 2009).

Limitierend für den Therapieerfolg bei der medikamentösen Behandlung der Schizophrenie ist neben der begrenzten Effektivität des Psychopharmakons vor allem die mangelhafte Compliance des Patienten. In der CATIE-Studie (Lieberman et al. 2005) über 18 Monate wurden die Atypika Olanzapin, Quetiapin, Risperidon und Ziprasidon mit dem Phenothiazin Perphenazin (z. B. *Decentan*) verglichen. Etwa drei Viertel der Patienten setzten ihr Neuroleptikum ab. Olanzapin wurde länger eingenommen als die übrigen Präparate. Die Zeit bis zum Therapieabbruch aufgrund nicht akzeptierter unerwünschter Wirkungen war jedoch bei den verschiedenen Präparaten nicht unterschiedlich. Gewichtszunahme war bei Olanzapin häufiger Anlass als bei anderen Substanzen, die Medikation abzusetzen. Extrapyramidalmotorische Störungen kamen in allen Gruppen gleich häufig vor, jedoch wurde Perphenazin aufgrund dieser unerwünschten Wirkungen am häufigsten abgesetzt. Bei der Besserung der Krankheitssymptome war Olanzapin den übrigen Präparaten überlegen. In einer Anschlussstudie bei Patienten, die die Behandlung mit einem Atypikum wegen Ineffektivität abgebrochen hatten und auf ein anderes Neuroleptikum umgestellt wurden, war Clozapin, wie zu erwarten, anderen Präparaten (Olanzapin, Quetiapin, Risperidon) überlegen (McEvoy et al. 2006). In einer weiteren Anschlussstudie nach zunächst erfolgloser Behandlung mit einem atypischen Neuroleptikum brachen 74% der Patienten die Umstellung auf ein anderes Atypikum ab (Stroup et al.

2006). Die Patienten nahmen Olanzapin (6,3 Monate) und Risperidon (7 Monate) länger ein als Quetiapin (4 Monate) oder Ziprasidon (2,8 Monate). Eine Besserung des psychopathologischen Befundes wurde nur bei Einnahme von Olanzapin und Risperidon erreicht. In einer neuen Übersicht fassen die Autoren der CATIE-Studie ihre bisherigen Ergebnisse zusammen und setzen sich detailliert mit der Kontroverse um CATIE auseinander. Als Fragezeichen lassen sie stehen, dass möglicherweise die Ergebnisse sich nicht auf Patienten mit hohem Risiko einer Spätdyskinesie generalisieren lassen (Swartz et al. 2008).

In einer weiteren öffentlich geförderten CUTLASS1-Studie (Jones et al. 2006) fand sich ebenfalls kein relevanter Vorteil einer Behandlung mit „Atypika" im Vergleich zu konventionellen Neuroleptika bezüglich Lebensqualität und psychiatrischer Symptomatik über ein Jahr. Schließlich hat auch eine kontrollierte deutsche Studie des „Kompetenznetz Schizophrenie" keinen Unterschied im Hinblick auf relevante Verlaufsparameter zwischen Patienten, die jeweils 2–4 mg Risperidon bzw. Haloperidol erhielten, entdecken können. Nur motorische Störungen waren in der Haloperidolgruppe geringfügig häufiger (Gaebel et al. 2007).

Diese ernüchternden Studienergebnisse werden durch eine neue Metaanalyse über 150 Studien dahingehend bestätigt, dass sich von neun untersuchten neueren Substanzen nur vier (Amisulprid, Clozapin, Olanzapin, Risperidon) signifikant von den älteren Neuroleptika unterscheiden (Leucht et al. 2009).

Als praktische Konsequenz aus dieser Unsicherheit ergibt sich, dass für jeden Patienten das für ihn optimale Neuroleptikum unter besonderer Berücksichtigung seines individuellen Risikoprofils ausgewählt werden sollte (Royal College of Psychiatrists, British Psychological Society 2006, Naber und Dose 2006, Leucht et al. 2003).

Das National Institute for Clinical Excellence (NICE) hat im Januar 2006 in seiner Leitlinie die Verordnung atypischer Neuroleptika bei der Ersttherapie und beim Vorliegen nicht akzeptabler Nebenwirkungen unter einer bisherigen Medikation mit typischen Neuroleptika empfohlen (Royal College of Psychiatrists, British Psychological Society 2006). Andererseits wird von NICE nicht empfohlen, Patienten, die bisher mit typischen Neuroleptika gut eingestellt sind, auf atypische Neuroleptika umzustellen. Auf den Mangel an aussagekräftigen Langzeitstudien bei dieser Indikation wird deutlich hingewiesen (NICE: Technology Appraisal Guidance No. 43. Web: www.nice.org.uk). Weder die therapeutische Überlegenheit noch die Kosteneffektivität atypischer Neuroleptika ist bislang überzeugend belegt (Leucht et al. 2003, Lieberman et al. 2005, Leucht et al. 2009). Insbesondere bleibt die oft behauptete bessere Wirkung auf die kognitiven Störungen schizophrener Patienten zweifelhaft (Goldberg und Gomar 2009, Davidson et al. 2009).

Hochpotente und niedrigpotente typische Neuroleptika

Bei den hochpotenten Neuroleptika hat die Verordnungshäufigkeit insgesamt ein wenig abgenommen (Tabelle 39.8). Bei den niedrigpotenten Neuroleptika ergaben sich leichte Zuwächse (Tabelle 39.9). Das gilt insbesondere für das in der Geriatrie gern eingesetzte Pipamperon. Auch wenn von verschiedenen Seiten anders lautend argumentiert wird, spricht der aktuelle Literaturstand doch dafür, dass kostengünstige, typische Neuroleptika (inkl. ihrer mittelpotenten Vertreter wie z. B. Perazin) nach wie vor zur Behandlung psychotischer Störungen effektiv und sicher angewendet werden können, nicht aber als „Tranquillantien".

Atypische Neuroleptika

Bei den atypischen Neuroleptika haben die Verordnungen im Gegensatz zum Vorjahr kräftig zugenommen (Tabelle 39.10). Wie schon oben ausgeführt, ist der Begriff „atypisch" inzwischen zum Werbeargument geworden und hinsichtlich seiner pharmakologischen und klinischen Bedeutung kritisch zu hinterfragen. Offenbar kann ein ganzes Spektrum von „Atypikalität" diskutiert werden (Stip 2000). Wesentliches Kriterium ist die geringere Häufigkeit sowohl früher als auch später extrapyramidaler Störwirkungen im Vergleich zu klassischen Neuroleptika (Correll et al. 2004). Der Stellenwert von atypischen bzw. klassischen Neuroleptika ist aber insgesamt Gegenstand anhaltender Diskussion, u. a. auch im Hinblick auf die metabolischen Risiken vieler Atypika, die insbesondere bei der Verordnung für Kinder und Jugendliche zu berücksichtigen sind (Correll et al. 2009).

Massiv zugenommen haben die Verordnungen von Olanzapin (*Zyprexa*), das durch eine Entscheidung des Bundesgerichtshofes im Dezember 2008 in Deutschland wieder unter Patentschutz gestellt wurde, so dass 2009 alle Olanzapingenerika vom Markt genommen werden mussten und die Verordnungen des Originalpräparates wieder anstiegen. Das Präparat ist auch für die Behandlung der akuten Manie zugelassen sowie

Tabelle 39.8: Verordnungen hochpotenter Neuroleptika 2009. Angegeben sind die 2009 verordneten Tagesdosen, die Änderungen gegenüber 2008 und die mittleren Kosten je DDD 2009.

Präparat	Bestandteile	DDD in Mio.	Änd. in %	DDD-Kosten in €
Haloperidol				
Haldol	Haloperidol	8,0	(−7,5)	0,65
Haloperidol-neuraxpharm	Haloperidol	3,2	(+19,9)	0,50
Haloperidol HEXAL	Haloperidol	2,7	(−5,8)	0,41
Haloperidol-ratiopharm	Haloperidol	2,6	(−10,7)	0,52
Haloperidol-GRY	Haloperidol	1,0	(+12,5)	0,49
Haloper-CT	Haloperidol	0,6	(−0,8)	0,52
Haloperidol STADA	Haloperidol	0,3	(−13,8)	0,87
		18,4	(−2,9)	0,56
Benperidol				
Benperidol-neuraxpharm	Benperidol	9,0	(+3,9)	0,25
Fluphenazin				
Fluphenazin-neuraxpharm	Fluphenazin	5,5	(−1,7)	0,48
Lyogen/Depot	Fluphenazin	2,7	(−6,1)	1,08
		8,2	(−3,2)	0,68
Fluspirilen				
Fluspi	Fluspirilen	1,9	(−5,8)	1,52
Fluspirilen beta	Fluspirilen	0,7	(−3,5)	1,32
Imap	Fluspirilen	0,5	(−31,1)	1,89
		3,2	(−10,7)	1,53
Thioridazin				
Thioridazin-neuraxpharm	Thioridazin	0,7	(−8,7)	1,26
Melleril/Melleretten	Thioridazin	0,6	(−12,3)	1,95
		1,3	(−10,4)	1,57
Perazin				
Perazin-neuraxpharm	Perazin	12,8	(+3,3)	0,48
Taxilan	Perazin	2,4	(−25,6)	0,55
		15,2	(−2,7)	0,49
Weitere hochpotente Neuroleptika				
Fluanxol	Flupentixol	9,6	(+1,2)	1,18
Ciatyl-Z	Zuclopenthixol	5,3	(−0,0)	1,02
Orap	Pimozid	1,0	(−6,3)	0,77
Decentan	Perphenazin	0,5	(−5,7)	1,73
		16,5	(+0,1)	1,12
Summe		71,8	(−1,9)	0,71

Tabelle 39.9: Verordnungen niedrigpotenter Neuroleptika 2009. Angegeben sind die 2009 verordneten Tagesdosen, die Änderungen gegenüber 2008 und die mittleren Kosten je DDD 2009.

Präparat	Bestandteile	DDD in Mio.	Änd. in %	DDD-Kosten in €
Promethazin				
Promethazin-neuraxpharm	Promethazin	20,6	(+6,2)	0,46
Atosil	Promethazin	6,1	(-6,1)	0,82
Proneurin	Promethazin	3,3	(-1,2)	0,52
Prothazin Rodleben Pharma	Promethazin	2,2	(-2,9)	0,60
Prothazin Ph.Wernigerode	Promethazin	0,3	(-2,9)	1,11
		32,4	(+2,2)	0,55
Melperon				
Melperon-neuraxpharm	Melperon	3,4	(+120,3)	2,17
Melperon-ratiopharm	Melperon	1,7	(-26,6)	2,41
Melneurin	Melperon	1,7	(-16,2)	2,15
Melperon AL	Melperon	1,6	(-14,6)	2,95
Melperon Lindopharm	Melperon	0,9	(>1000)	2,31
Melperon beta	Melperon	0,7	(-40,4)	2,14
Melperon-CT	Melperon	0,5	(-32,4)	2,05
Melperon- 1 A Pharma	Melperon	0,5	(+25,0)	1,95
Melperon STADA	Melperon	0,4	(-33,9)	2,95
Eunerpan	Melperon	0,4	(-18,9)	3,99
Melperon Sandoz	Melperon	0,3	(-31,4)	2,36
Melperon dura/Melperomerck	Melperon	0,1	(-62,3)	2,94
		12,2	(+2,4)	2,39
Sulpirid				
Sulpirid HEXAL	Sulpirid	1,0	(+13,4)	2,12
Sulpirid AL	Sulpirid	0,7	(-7,3)	2,50
Sulpirid- 1 A Pharma	Sulpirid	0,6	(+21,8)	2,26
Sulpirid-neuraxpharm	Sulpirid	0,5	(-6,4)	1,91
Sulpirid-ratiopharm	Sulpirid	0,5	(-14,5)	2,36
Sulpivert	Sulpirid	0,3	(-8,6)	2,33
Sulpirid-CT	Sulpirid	0,3	(-8,0)	2,38
Sulpirid beta	Sulpirid	0,2	(-25,1)	2,12
		4,1	(-2,0)	2,24
Levomepromazin				
Levomepromazin-neuraxpharm	Levomepromazin	2,3	(-3,5)	1,45
Neurocil	Levomepromazin	0,8	(-9,5)	2,00
Levium	Levomepromazin	0,6	(+14,6)	1,12
		3,8	(-2,5)	1,52

Tabelle 39.9: Verordnungen niedrigpotenter Neuroleptika 2009. Angegeben sind die 2009 verordneten Tagesdosen, die Änderungen gegenüber 2008 und die mittleren Kosten je DDD 2009. (Fortsetzung)

Präparat	Bestandteile	DDD in Mio.	Änd. in %	DDD-Kosten in €
Pipamperon				
Pipamperon-neuraxpharm	Pipamperon	3,5	(+10,9)	2,09
Pipamperon HEXAL	Pipamperon	2,8	(+41,0)	2,37
Dipiperon	Pipamperon	1,9	(−34,9)	2,31
Pipamperon- 1 A Pharma	Pipamperon	1,1	(+59,0)	2,09
		9,3	(+6,3)	2,22
Chlorprothixen				
Chlorprothixen-neuraxpharm	Chlorprothixen	3,4	(+0,7)	0,95
Truxal	Chlorprothixen	2,4	(−5,9)	1,14
Chlorprothixen Holsten	Chlorprothixen	0,9	(+19,0)	0,81
		6,6	(+0,2)	1,00
Weitere niedrigpotente Neuroleptika				
Dominal	Prothipendyl	3,3	(+9,1)	1,62
Summe		71,7	(+2,3)	1,32

für die Langzeitprophylaxe solcher bipolarer Patienten, die zuvor auf den Wirkstoff während einer akuten manischen Phase positiv angesprochen haben. Im Hinblick auf die unter Olanzapin beobachtete teilweise massive Gewichtszunahme und das diabetogene Risiko sollte die Indikation zur Langzeitmedikation bei bipolaren Patienten sicher nur sehr kritisch gestellt werden. Dies gilt auch für andere Atypika: „Mehr Licht als Schatten“ ist ein Review betitelt, der sich kritisch dieser Indikation widmet (Gentile 2007). Die Zunahme des Körpergewichts kann unter Olanzapin exzessive Ausmaße von 30 kg und mehr erreichen (Wetterling 2001, American Diabetes Association et al. 2004). Das gilt auch für Erstbehandlungen von 12 bis 52 Wochen Dauer (Patel et al. 2009).

Zugenommen haben auch die Verordnungen von Risperidon. Neben der oral anwendbaren Form von Risperidon ist mittlerweile auch eine Depotform mit komplexer Pharmakokinetik im Handel (Kane et al. 2003), deren Nutzen noch nicht beurteilt werden kann. Eine Besonderheit unter atypischen Neuroleptika stellt die durch Risperidon dosisabhängig induzierte Hyperprolaktinämie dar, die sich auch kli-

Tabelle 39.10: Verordnungen atypischer Neuroleptika 2009. Angegeben sind die 2009 verordneten Tagesdosen, die Änderungen gegenüber 2008 und die mittleren Kosten je DDD 2009.

Präparat	Bestandteile	DDD in Mio.	Änd. in %	DDD-Kosten in €
Clozapin				
Clozapin-neuraxpharm	Clozapin	4,0	(−8,4)	1,93
Clozapin HEXAL	Clozapin	2,7	(+4,0)	2,11
Clozapin- 1 A Pharma	Clozapin	1,8	(+40,2)	1,77
Leponex	Clozapin	1,7	(−19,1)	2,23
Clozapin beta	Clozapin	1,2	(+32,1)	1,89
Clozapin-ratiopharm	Clozapin	1,0	(+10,1)	2,07
Clozapin dura	Clozapin	0,9	(+15,4)	1,63
		13,3	(+2,8)	1,97
Amisulprid				
Amisulprid Lich	Amisulprid	3,2	(+228,2)	1,70
Amisulprid AL	Amisulprid	1,7	(+4,5)	1,66
Amisulprid HEXAL	Amisulprid	1,2	(−8,1)	2,35
Solian	Amisulprid	0,9	(−36,9)	2,63
		7,0	(+30,1)	1,93
Olanzapin				
Zyprexa	Olanzapin	32,7	(+210,9)	7,94
Risperidon				
Risperdal	Risperidon	8,8	(−18,4)	13,98
Risperidon STADA	Risperidon	4,2	(+403,4)	1,77
Risperidon AL	Risperidon	4,1	(+147,3)	1,80
Risperidon-ratiopharm	Risperidon	2,6	(+9,6)	2,83
Risperidon HEXAL	Risperidon	2,2	(+3,2)	2,82
Risperidon- 1 A Pharma	Risperidon	1,7	(+74,5)	1,89
Risperidon beta	Risperidon	1,3	(−22,5)	1,92
Risperidon-neuraxpharm	Risperidon	1,0	(+8,7)	2,04
Risperidon Heumann	Risperidon	0,6	(+18,4)	1,80
Risperidon Winthrop	Risperidon	0,6	(−27,9)	2,11
Risperidon dura	Risperidon	0,5	(−5,7)	1,76
Risperidon-CT	Risperidon	0,5	(−44,7)	3,03
Risperidon Actavis	Risperidon	0,5	(−37,9)	2,00
Risperidon Sandoz	Risperidon	0,4	(+9,8)	2,90
		29,0	(+14,9)	5,74

Tabelle 39.10: Verordnungen atypischer Neuroleptika 2009. Angegeben sind die 2009 verordneten Tagesdosen, die Änderungen gegenüber 2008 und die mittleren Kosten je DDD 2009. (Fortsetzung)

Präparat	Bestandteile	DDD in Mio.	Änd. in %	DDD-Kosten in €
Weitere atypische Neuroleptika				
Seroquel	Quetiapin	33,3	(+24,7)	7,79
Abilify	Aripiprazol	8,0	(+17,4)	10,79
Zeldox	Ziprasidon	5,3	(+1,5)	7,02
Invega	Paliperidon	3,2	(+11,7)	6,68
Nipolept	Zotepin	0,8	(−7,8)	1,54
		50,6	(+19,2)	8,02
Summe		132,6	(+37,3)	6,57

nisch symptomatisch manifestieren kann (Volovka et al. 2004). Weiterhin führten Olanzapin und Risperidon in placebokontrollierten Studien bei älteren Patienten mit Demenz zu erhöhter Sterblichkeit und häufigeren zerebrovaskulären Ereignissen. Mittlerweile wurden auch in Deutschland die Produktinformationen von *Risperdal* und *Zyprexa* um entsprechende Warnhinweise ergänzt. In diesem Zusammenhang ist auch der Hinweis auf das erhöhte Risiko thromboembolischer Ereignisse bei älteren Patienten unter atypischen Neuroleptika wichtig (Hägg et al. 2008, Wolter et al. 2009). Die oft geübte Multimedikation könnte in diesem Kontext eine bedenkliche Rolle spielen, wenngleich eine neue epidemiologische Studie diese Assoziation nicht bestätigte (Baandrup et al. 2010).

Paliperidon (*Invega*) ist ein galenisch retardierter Metabolit von Risperidon. Die pharmakokinetischen Unterschiede zur Muttersubstanz (Laux et al. 2009) werden vom Gemeinsamen Bundesausschuss nicht als Innovation bewertet, so dass Paliperidon in die gleiche Festbetragsgruppe wie Risperidon eingeordnet wurde (Bundesministerium für Gesundheit 2009). Wenig später hat die Herstellerfirma *Invega* vom Markt genommen.

Das größte Volumen haben inzwischen die Verordnungen des 2000 eingeführten Quetiapin (*Seroquel*) erreicht. 2009 nahmen sie nochmals um 25% zu (Tabelle 39.10). Unterschiede der Wirksamkeit von Quetiapin im Vergleich zu typischen Neuroleptika wurden auch in einer neuen Metaanalyse nicht gefunden (Leucht et al. 2009). Das Nebenwirkungsprofil ist deutlich different von Olanzapin oder Risperidon (Tandon und Jibson 2003). Orthostatische Störungen, Somnolenz sowie Hinweise auf Blutbildungsstörungen und Katarakte mahnen zur Wachsamkeit (Kassenärztliche Bundesvereinigung 2006). Gleiches gilt für schwere neurologische Störungen (Walder et al. 2009).

Ziprasidon (*Zeldox*) hat eine relativ geringe Affinität zu D_2-Rezeptoren und eine ausgeprägte antiserotoninerge Wirkung, es hemmt außerdem die Wiederaufnahme von Serotonin und Noradrenalin. Nachteilig ist die durch Ziprasidon häufiger als durch andere atypische Neuroleptika ausgelöste QT-Intervallverlängerung im EKG, die freilich durch das unverständlicherweise wieder zugelassenen Sertindol (*Serdolect*) noch übertroffen wird (Food and Drug Administration 2009). Es ist deshalb bei Patienten mit QT-Intervallverlängerung, Myokardinfarkt, Herzinsuffizienz und Herzrhythmusstörungen sowie bei Wechselwirkungen mit QT-Invervall-verlängernden Arzneimitteln kontraindiziert. Ziprasidon wurde 2009 etwa wie im Vorjahr verschrieben (Tabelle 39.10).

Aripiprazol (*Abilify*) ist ein partieller Agonist an Dopamin- und $5HT_{1A}$-Rezeptoren und ein Agonist an $5HT_2$-Rezeptoren. Das Verordnungsvolumen erhöhte sich 2009 trotz des hohen Preises um 17,4%, obwohl die Wirksamkeit bei Schizophrenie insgesamt nicht gut belegt ist (Anonym 2005b). Der Partialagonismus an Dopaminrezeptoren bedingt möglicherweise die Auslösung von Psychosen und führt damit häufig zum Behandlungsabbruch. Etwa drei Viertel der spontan gemeldeten Nebenwirkungen stellen psychiatrische Reaktionen dar (Arzneimittelkommission der deutschen Ärzteschaft 2006b). Die Weisheit der EMA, ausgerechnet diese Substanz auch zur Behandlung manischer Phasen zuzulassen, mag somit kritisch hinterfragt werden.

Psychostimulanzien

Das Verordnungsvolumen des Stimulans Methylphenidat (z. B. *Ritalin*) hat 2009 nur wenig zugenommen (Abbildung 39.5, Tabelle 39.11). Ausgelöst wurden die Steigerungen in den letzten eineinhalb Jahrzehnten vermutlich durch den begründeten Verdacht, dass in Deutschland bei der Indikation Aufmerksamkeitsdefizit-Hyperaktivitätsstörung (ADHS) Psychostimulanzien lange Zeit unterverordnet wurden (Elliger et al. 1990). Offensichtlich setzt sich diese Auffassung in Angleichung an internationale Trends jetzt durch, nachdem die Wirksamkeit in

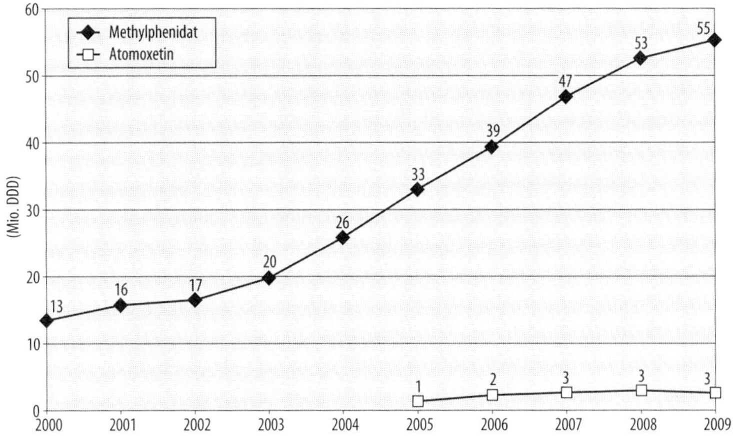

Abbildung 39.5: Verordnungen von Psychostimulantien 2000 bis 2009. Gesamtverordnungen nach definierten Tagesdosen

zahlreichen Studien dokumentiert wurde. So unterstreicht die MTA-Studie den Stellenwert gerade der medikamentösen Therapie bei hyperkinetischer Verhaltensstörung im Vergleich zu nichtmedikamentösen Ansätzen (MTA Cooperative Group 1999). Allerdings hat die Nachbeobachtung nach 3 Jahren gezeigt, dass trotz Behandlung mit Methylphenidat erheblich mehr Kinder straffällig wurden (27,1% versus 7,4% bei Nichterkrankten) und dass auch der Drogenkonsum häufiger war (17,4% versus 7,8%) (Molina et al. 2007).

Aufgrund bekannt gewordener Vorfälle muss vor der Verordnung überhöhter Dosen sowie laxer Indikationsstellung gewarnt werden. Eine exakte, möglichst kinderpsychiatrisch abgesicherte Diagnose und eine sorgfältige Verlaufskontrolle sind Voraussetzungen für die Verordnung (Remschmidt 2005, Jans et al. 2010). Nach einer retrospektiven Datenbankanalyse aus Nordbaden befanden sich jedoch weniger als 15% der ADHS-Patienten in kontinuierlicher Behandlung eines Fachspezialisten (Schlander 2007). Häufiger aufgetretene optische Halluzinationen, plötzliche Todesfälle und nichttödliche kardiovaskuläre Ereignisse sind abklärungsbedürftig (Gould 2009). Insbesondere gilt das für Wachstumsstörungen bei Vorschulkindern (Swanson et al. 2006), zumal tierexperimentell mit hohen Dosen von Methylphenidat negative Effekte auf die Hirnreifung beobachtet wurden (Grund et al.

Tabelle 39.11: Weitere Psychopharmaka 2009. Angegeben sind die 2009 verordneten Tagesdosen, die Änderungen gegenüber 2008 und die mittleren Kosten je DDD 2009.

Präparat	Bestandteile	DDD in Mio.	Änd. in %	DDD-Kosten in €
Methylphenidat				
Medikinet/Medikid	Methylphenidat	23,7	(+0,3)	1,74
Concerta	Methylphenidat	13,8	(+0,2)	1,79
Ritalin/-LA	Methylphenidat	7,9	(+42,4)	1,73
Equasym	Methylphenidat	4,9	(+1,2)	1,75
Methylpheni TAD	Methylphenidat	2,3	(−3,9)	1,08
Methylphenidat HEXAL	Methylphenidat	2,1	(+4,8)	1,11
Methylphenidat- 1 A Pharma	Methylphenidat	0,5	(+56,2)	1,12
		55,3	(+5,1)	1,69
Weitere Psychostimulantien				
Strattera	Atomoxetin	2,6	(−12,3)	9,29
Vigil	Modafinil	0,7	(+18,9)	8,56
		3,3	(−6,9)	9,12
Mittel zur Behandlung von Alkoholfolgekrankheiten				
Distraneurin	Clomethiazol	0,7	(−11,9)	2,67
Campral	Acamprosat	0,6	(−6,4)	2,85
		1,3	(−9,4)	2,75
Johanniskraut				
Laif	Johanniskraut	21,5	(+50,2)	0,44
Neuroplant	Johanniskraut	3,5	(+85,1)	0,60
Jarsin	Johanniskraut	2,7	(−35,1)	0,53
		27,7	(+36,3)	0,47
Summe		87,5	(+12,4)	1,60

2006). Kombinierte Behandlung mit Stimulanzien reduziert nicht die durch Neuroleptika verursachten metabolischen Risiken (Penzner et al. 2009).

Die Verordnung von Atomoxetin (*Strattera*) hat 2009 abgenommen (Tabelle 39.11). Es wurde 2005 bei ADHS als selektiver Hemmstoff des präsynaptischen Noradrenalintransporters neu zugelassen. Seine Wirksamkeit gilt als geringer als die von Methylphenidat (Jans et al. 2010). Die häufigsten unerwünschten Wirkungen sind gastrointestinale Störungen, Tachykardie und Blutdruckanstieg. Auch Krampfanfälle, erhöhte Suizidalität und Leberschäden gehören zum Risikoprofil. Atomoxetin unterliegt nicht der BtMVV. Da jedoch bei Patienten mit ADHS kein erhöhtes Missbrauchsrisiko besteht, ist es fraglich, ob dies einen Fortschritt für die Behandlung bedeutet.

Ein großes Problem stellt zunehmend die Behandlung des ADHS bei Erwachsenen dar. Nach neueren Erkenntnissen behalten etwa 25% der ADHS-Patienten im Gegensatz zu früheren Ansichten Symptome auch im Erwachsenenalter. Bei Erwachsenen ist aber hier keine der genannten Substanzen zur Primärtherapie zugelassen. Daher findet hier ein zunehmender „off-label"-Einsatz von Stimulanzien statt, obwohl die Studienlage eine Wirksamkeit nahe legt (Mészáros et al. 2009). Bei komorbider Suchtkrankheit wird die Indikation kontrovers diskutiert (Paslakis et al. 2010).

Mittel zur Behandlung von Alkoholfolgekrankheiten

Die Verordnungen von Clomethiazol (*Distraneurin*) sind 2009 wiederum rückläufig (Tabelle 39.11). Zur ambulanten Behandlung bei Alkohol- oder Medikamentenabhängigen ist es kontraindiziert. Die Gründe für die ambulante Verschreibung dieses Präparates sind unklar.

Acamprosat (*Campral*) ist ein schwacher Antagonist an NMDA-Rezeptoren, der Alkoholwirkungen vermindern und dadurch die Abstinenzfähigkeit verbessern kann (Croisant und Mann 2004). Das Präparat soll nur im Gesamtkonzept einer Alkoholentwöhnung verwendet werden und kommt vor allem bei chronisch stabilem Trinkverhalten in Frage (Müller-Oerlinghausen 2001). Die kontrollierte Studie von Sass et al. (1996) erbrachte eine doppelt so hohe Abstinenzrate wie unter Placebo (43% vs. 21%). Dieser Unterschied blieb auch in der Nachbeobachtungsphase bestehen. Zwei weitere Untersuchungen gegen Placebo ergaben widersprüchliche Resultate. Während eine italienische Studie (Tempesta et al. 2000) einen signifikanten Unterschied fand (58% abstinent über 6 Monate gegen 45% unter Placebo), zeigte sich in einer britischen Studie, bei der die Behandlung später begann, kein Effekt (Chick et al. 2000). Eine österreichische Studie fand, dass Acamprosat nur bei bestimmten Formen des Alkoholabusus wirksam ist (Lesch et al. 2001). Aus der Gesamtheit der bislang durchgeführten klinischen Studien soll sich eine bessere rückfallverhütende Wirksamkeit als nach Naltrexon ergeben (Fritze 2009). Die Verordnungen von Acamprosat haben 2009 aus schwer erfindlichen Gründen wiederum abgenommen (Tabelle 39.11), obwohl die Substanz nach den derzeit gültigen Arzneimittelrichtlinien in der GKV verordnet werden kann.

Pflanzliche Psychopharmaka

Von den pflanzlichen Psychopharmaka wurden 2009 nur noch drei Johanniskrautpräparate verordnet (Tabelle 39.11). Auch nach dem GKV-Modernisierungsgesetz ist Johanniskrautextrakt zur Behandlung mittelschwerer depressiver Episoden verordnungsfähig.

Die Frage der Wirkungen von Johanniskraut aber auch seiner unerwünschten Wirkungen ist in den vergangenen Jahren vielfach untersucht worden (Di Carlo et al. 2001). Positive Wirkungen wurden für Johanniskrautextrakte bei leichten bis mäßig ausgeprägten Depressionen in einer Reihe von Metaanalysen festgestellt (z. B. Linde et al. 2005). Amerikanische und deutsche Therapieleitlinien äußern allerdings Skepsis gegenüber den positiven Befunden, da hier ein eindeutiger „publication bias", also die bevorzugte Publikation positiver Daten, nachzuweisen sei (Williams et al. 2000, Arzneimittelkommission der deutschen Ärzteschaft 2006a). Die neue S3-Leitlinie „Unipolare Depression hält einen Behandlungsversuch mit Johanniskraut bei leichter oder mittelschwerer Depression für vertretbar (Deutsche Gesellschaft für Psychiatrie, Psychotherapie und Nervenheilkunde 2009).

Pflanzliche Präparate werden oft als besonders verträglich und nebenwirkungsarm angesehen. Es ist deshalb bemerkenswert, dass zum Johanniskraut eine ganze Reihe von zum Teil lebensbedrohlichen Interaktionen berichtet worden sind (Zhou et al. 2004, Literatur zu den Einzelfällen s. Arzneiverordnungs-Report 2004). Dazu gehören starke Reduktionen der Plasmaspiegel von z.B. Ciclosporin, Digoxin, Indinavir, Phenprocoumon, Simvastatin und Warfarin.

Literatur

American Diabetes Association; American Psychiatric Association; American Association of Clinical Endocrinologists; North American Association for the Study of Obesity (2004): Consensus development conference on antipsychotic drugs and obesity and diabetes. Diabetes Care 27: 596–601.

Anderson IM (2000): Selective serotonin reuptake inhibitors versus tricyclic antidepressants: a meta-analysis of efficacy and tolerability. J Affect Disord 58: 19–36.

Anonym (2003): Lithium-Therapie bei der manisch-depressiven Erkrankung: Immer noch der Standard? Arzneimittelbrief 37: 49–51.
Anonym (2004): Escitalopram. Un isomère du citalopram, sans aucun avantage thérapeutique. Rev Prescrire 24: 325–328.
Anonym (2005a): Antidepressiva: lebensgefährliche Placebos? Arznei-telegramm 36: 45–47.
Anonym (2005b): Aripiprazole. Prescrire International 14: 163.
Anonym (2006a): Duloxetine: new indication. Depression and diabetic neuropathy: too many adverse effects. Prescrire Int 15: 168–172.
Anonym (2008a): Kinder: Neuroleptikagebrauch steigt. Arzneitelegramm 39: 69–70.
Anonym (2008b): Desvenlafaxin (Pritiq). Biological Therapies in Psychiatry 31: 21–22.
Anonym (2009): Psychopanacea? Prescrire Internat 18: 53.
Anonym (2010a): Neuere Befunde zur Pharmakotherapie schwerer Depressionen. Arzneimittelbrief 44: 33–36.
Anonym (2010b): Bipolare Störung: Lithium (Quilonum u.a.) plus Valproinsäure (Orfiril u.a.)? Arzneitelegramm 41: 28–29.
Arroll B, Macgillivray S, Ogston S, Reid I, Sullivan F, Williams B, Crombie I (2005): Efficacy and tolerability of tricyclic antidepressants and SSRIs compared with placebo for treatment of depression in primary care: a meta-analysis. Ann Fam Med 3: 449–456.
Arzneimittelkommission der deutschen Ärzteschaft (Hrsg) (2006a): Empfehlungen zur Therapie der Depression. 2. Auflage. Arzneiverordnung in der Praxis. Band 33, Sonderheft1, Juli 2006. Internet: www.akdae.de/Arzneimitteltherapie/TE/Archiv/Depression.pdf
Arzneimittelkommission der deutschen Ärzteschaft (2006b): Hypersexualität unter Aripiprazol. Deutsches Ärzteblatt 103: A3518.
Arzneimittelkommission der deutschen Ärzteschaft (2008): Stellenwert von Antidepressiva in der Depressionsbehandlung. Arzneiverordnung in der Praxis 35: 42–43.
Arzneimittelkommission der deutschen Ärzteschaft (Hrsg) (2009): Arzneiverordnungen. 22. Auflage, Medizinische Medien Informations GmbH (MMI), Neuisenburg. Seite 407–437.
Baandrup L, Gasse C, Jensen VD, Glenthoj BY, Nordentoft M, Lublin H, Fink-Jensen A, Lindhardt A, Mortensen PB (2010): Antipsychotic polypharmacy and risk of death from natural causes in patients with schizophrenia: a population-based nested case-control study. J Clin Psychiatry 71: 103–108.
Baghai TC, Volz HP, Möller HJ (2006): Drug treatment of depression in the 2000s: An overview of achievements in the last 10 years and future possibilities. World J Biol Psychiatry 7: 198–222.
Ban TA (2008): Comment on: ‚antidepressant medications and other treatments of depressive disorders: a CINP Task Force report based on a review of evidence'. Int J Neuropsychopharmacol 11: 583–585; author reply 587–889.
Barbui C, Hotopf M (2001): Amitriptyline vs. the rest: still the leading antidepressant after 40 years of randomised controlled trials. Brit J Psychiatry 178: 129–144.
Bauer M, Dopfner S (1999): Lithium augmentation in treatment-resistant depression: meta-analysis of placebo-controlled studies. J Clin Psychopharmacol 19: 427–434.
Bauer M, Grof P, Müller-Oerlinghausen B (eds.) (2006) Lithium in Neuropsychiatry: The Comprehensive Guide. Taylor & Francis Books Ltd, Abingdon.

Benkert O, Szegedi A, Kohnen R (2000): Mirtazapine compared with paroxetine in major depression. J Clin Psychiatry 61: 656–663.

Blier P, Gobbi G, Turcotte JE, de Montigny C, Boucher N, Hébert C, Debonnel G (2009): Mirtazapine and paroxetine in major depression: a comparison of monotherapy versus their combination from treatment initiation. Eur Neuropsychopharmacol 19: 457–465.

Broich K; Committee for Medicinal Products for Human Use (2009): Committee for Medicinal Products for Human Use (CHMP) assessment on efficacy of antidepressants. Eur Neuropsychopharmacol 19: 305–308.

Bschor T (2008): Antidepressiva: Mythen und Fakten. Sozialpsychiatr Informationen 38: 24–28.

Bschor T, Adli M (2009): Therapie depressiver Erkrankungen. Dtsch Ärztebl 105: A 782-A 792.

Bundesministerium für Gesundheit (2009): Bekanntmachung eines Beschlusses des Gemeinsamen Bundesausschusses über eine Änderung der Arzneimittel-Richtlinie: Anlage IX – Festbetragsgruppenbildung und Anlage X – Aktualisierung der Vergleichsgrößen Antipsychotika, andere, Gruppe 1, in Stufe 2 vom 18. Juni 2009. Internet: www.g-ba.de/downloads/39-261-848/2009-06-18-AMR-IX-Antispsychotika_BAnz.pdf

Burgmer M, Driesch G, Heuft G (2003): Das „Sisi-Syndrom" – eine neue Depression? Nervenarzt 74: 440–444.

Chick J, Howlett H, Morgan MY, Ritson B (2000): United Kingdom Multicentre Acamprosate Study (UKMAS): a 6-month prospective study of acamprosate versus placebo in preventing relapse after withdrawal from alcohol. Alcohol Alcohol 35: 176–187.

Chouinard G, Jones B, Remington G, Bloom D, Addington D et al (1993): A Canadian multicenter placebo-controlled study of fixed doses of risperidone and haloperidol in the treatment of chronic schizophrenic patients. J Clin Psychopharmacol 13: 25–40.

Cipriani A, Furukawa TA, Salanti G, Geddes JR, Higgins JP, Churchill R, Watanabe N, Nakagawa A, Omori IM, McGuire H, Tansella M, Barbui C (2009): Comparative efficacy and acceptability of 12 new-generation antidepressants: a multiple-treatments meta-analysis. Lancet 373: 746–758.

Cipriani A, Pretty H, Hawton K, Geddes JR (2005): Lithium in the prevention of suicidal behavior and all-cause mortality in patients with mood disorders: a systematic review of randomized trials. Am J Psychiatry 162: 1805–1819.

Clark RE, Bartels SJ, Mellman TA, Peacock WJ (2002: Recent trends in antipsychotic combination therapy of schizophrenia and schizoaffective disorder: implications for state mental health policy. Schizophr Bull 28: 75–84.

Correll CU, Manu P, Olshanskiy V, Napolitano B, Kane JM, Malhotra AK (2009): Cardiometabolic risk of second-generation antipsychotic medications during first-time use in children and adolescents. JAMA 302: 1765–1773.

Correll CU, Leucht S, Kane JM (2004): Lower risk for tardive dyskinesia associated with second-generation antipsychotics: a systematic review of 1-year studies. Am J Psychiatry 161: 414–425.

Croissant B, Mann K (2004): Pharmakologische Rückfallprophylaxe bei Alkoholabhängigkeit. Psychoneuro 30: 30–36.

Davidson M, Galderisi S, Weiser M, Werbeloff N, Fleischhacker WW, Keefe RS, Boter H, Keet IP, Prelipceanu D, Rybakowski JK, Libiger J, Hummer M, Dollfus S, López-

Ibor JJ, Hranov LG, Gaebel W, Peuskens J, Lindefors N, Riecher-Rössler A, Kahn RS (2009): Cognitive effects of antipsychotic drugs in first-episode schizophrenia and schizophreniform disorder: a randomized, open-label clinical trial (EUFEST). Am J Psychiatry 166: 675–682.

Deutsche Gesellschaft für Psychiatrie, Psychotherapie und Nervenheilkunde (DGPPN) (2010): Stellungnahme zum „Memorandum der Deutschen Gesellschaft für Soziale Psychiatrie (DGSP) zur Anwendung von Antipsychotika" vom 2. Juni 2010. Internet: media.dgppn.de/mediadb/media/dgppn/pdf/stellungnahmen/2010/stn-2010-06-02-stellungnahme-zum-memorandum-dgsp.pdf

Deutsche Gesellschaft für Psychiatrie, Psychotherapie und Nervenheilkunde (DGPPN) (2009): S3-Leitlinie/Nationale VersorgungsLeitlinie Unipolare Depression. Internet: media.dgppn.de/mediadb/media/dgppn/pdf/leitlinien/s3-nvl-unipolare-depression-lf.pdf

Deutsche Gesellschaft für Soziale Psychiatrie (DGSP) (2009): DGSP-Memorandum zur Anwendung von Antipsychotika. Soziale Psychiatrie 34: 50–51.

Di Carlo G, Borreli F, Ernst E, Izzo AA (2001): St John's wort: Prozac from the plant kingdom. Trends Pharmacol Sci 22: 292–297.

Dinan TG (2002): Lithium in bipolar mood disorder. Evidence suggests that lithium should still be first choice for prophylactic treatment. Brit Med J 324: 988–989.

Dolder CR, Nelson M, Snider M (2008): Agomelatine treatment of major depressive disorder. Ann Pharmacother 42: 1822–1831.

Elliger TJ, Trott GE, Nissen G (1990): Prevalence of psychotropic medication in childhood and adolescence in the Federal Republic of Germany. Pharmacopsychiatry 23: 38–44.

European Medicines Agency (2005): Cymbalta Public Assessment Report. Scientific Discussion 27.1.2005. Internet: www.emea.eu.int/humandocs/Humans/EPAR/cymbalta/cymbalta.htm

Ernst CL, Goldberg JF (2004): Antisuicide properties of psychotropic drugs: a critical review. Harv Rev Psychiatry 12: 14–41.

Food and Drug Administration (2007): Antidepressant use in children, adolescents and adults 02.05.2007. Internet: www.fda.gov/Drugs/DrugSafety/InformationbyDrugClass/UCM096273

Food and Drug Administration (FDA) (2007): FDA proposes new warnings about suicidal thinking, behaviour in young adults to take antidepressant medications. http://www.fda.gov/bbs/topics/NEWS/2007/NEW01624.html.

Food and Drug Administration (FDA) (2008): Drug Safety Newsletter 1: 22–24.

Frank E, Kupfer DJ, Perel JM (1990): Three-years outcomes for maintenance therapies in recurrent depression. Arch Gen Psychiatry 47: 1093–1099.

Fritze J (2009): Psychopharmaka-Verordnunge: Ergebnisse und Kommentare zum Arzneiverordnungsreport 2008. Psyhopharmakotherapie 16: 121-133.

Frye MA, Ketter TA, Leverich GS, Huggins T, Lantz C, Denicoff KD, Post RM (2000): The increasing use of polypharmacotherapy for refractory mood disorders: 22 years of study. J Clin Psychiatry 61: 9–15.

Gaebel W, Riesbeck M, Wölwer W, Klimke A, Eickhoff M, von Wilmsdorff M, Jockers-Scherübl MC, Kühn KU, Lemke M, Bechdolf A, Bender S, Degner D, Schlösser R, Schmidt LG, Schmitt A, Jäger M, Buchkremer G, Falkai P, Klingberg S, Köpcke W, Maier W, Häfner H, Ohmann C, Salize HJ, Schneider F, Möller HJ; German Study Group on First-Episode Schizophrenia (2007): Maintenance treatment with risperidone or low-dose haloperidol in first-episode schizophrenia: 1-year results of a randomized controlled trial within the German Research Network on Schizophrenia. J Clin Psychiatry 68: 1763–1774.

Gartlehner G, Thieda P, Hansen RA, Gaynes BN, Deveaugh-Geiss A, Krebs EE, Lohr KN (2008): Comparative risk for harms of second-generation antidepressants: a systematic review and meta-analysis. Drug Saf 31: 851–865.

Geddes J, Freemantle N, Harrison P et al (2000): Atypical antipsychotics in the treatment of schizophrenia: systematic overview and meta-regression analysis. Brit Med J 321: 1371–1376.

Geddes JR, Freemantle N, Mason J, Eccles MP, Boynton J (2001): SSRIs versus other antidepressants for depressive disorder. Update Software Ltd Oxford, The Cochrane Library – Issue 1.

Gentile S (2007): Atypical antipsychotics for the treatment of bipolar disorders. CNS Drugs 21: 367–387.

Gibbons RD, Brown CH, Hur K, Marcus SM, Baumikh DK, Erkenmann JJ (2007): Early evidence on the effects of regulators' suicidality warnings on prescriptions and suicide in children and adolescents. Am J Psychiatry 164: 1356–1363.

Goldberg TE, Gomar JJ (2009): Targeting cognition in schizophrenia research: from etiology to treatment. Am J Psychiatry 166: 631–634.

Gonzalez-Pinto A, Mosquera F, Alonso M, López P, Ramírez F, Vieta E, Baldessarini RJ (2006): Suicidal risk in bipolar I disorder patients and adherence to long-term lithium treatment. Bipolar Disord 8: 618–24

Goodwin FK, Fireman B, Simon GE, Hunkeler EM, Lee J, Revicki D (2003): Suicide risk in bipolar disorder during treatment with lithium and divalproex. JAMA 290: 1467–1473.

Goodwin GM, Bowden CL, Calabrese JR, Grunze H, Kasper S et al (2004): A pooled analysis of 2 placebo-controlled 18-month trials of lamotrigine and lithium maintenance in bipolar I disorder. J Clin Psychiatry 65: 432–441.

Gould MS, Walsh BT, Munfakh JL, Kleinman M, Duan N, Olfson M, Greenhill L, Cooper T (2009): Sudden death and use of stimulant medications in youths. Am J Psychiatry 166: 992–1001.

Greil W, Ludwig-Mayerhofer W, Erazo N, Engel RR, Czernik A et al (1996): Comparative efficacy of lithium and amitriptyline in the maintenance treatment of recurrent unipolar depression: a randomised study. J Affect Disord 40: 179–190.

Grohmann R, Engel RR, Geissler KH, Rüther E (2004): Psychotropic drug use in psychiatric inpatients: recent trends and changes over time-data from the AMSP study. Pharmacopsychiatry 37 Suppl 1: S27–38.

Grund T, Lehmann K, Bock N, Rothenberger A, Teuchert-Noodt G (2006): Influence of methylphenidate on brain development--an update of recent animal experiments. Behav Brain Funct 10: 2.

Hach I, Rentsch A, Krappweis J, Kirch W (2004: Psychopharmakaverordnungen an älteren Patienten. Z Gerontol Geriatr 37: 214–220.

Hägg S, Bate A, Stahl M, Spigset O (2008): Associations between venous thromboembolism and antipsychotics. A study of the WHO database of adverse drug reactions. Drug Saf 31: 685–694.

Hamann J, Ruppert A, Auby P, Pugner K, Kissling W (2003): Antipsychotic prescribing patterns in Germany: a retrospective analysis using a large outpatient prescription database. Int Clin Psychopharmacol 18: 237–242.

Hansen R, Gaynes B, Thieda P, Gartlehner G, Deveaugh-Geiss A, Krebs E, Lohr K (2008): Meta-analysis of major depressive disorder relapse and recurrence with second-generation antidepressants. Psychiatr Serv 59: 1121–1130.
Healy D (2000): Emergence of antidepressant induced suicidality. Primary Care in Psychiatry1: 23–28.
Healy D (2003): Lines of evidence on the risks of suicide with selective serotonin reuptake inhibitors. Psychother Psychosom 72: 71–79.
Healy D (2006a): The latest mania: selling bipolar disorders. PLoS Med 3: e185.
Healy (2006b): Did regulators fail over selective serotonin reuptake inhibitors? BMJ 333: 92–95.
Hegerl U, Schönknecht P (2009): Subdiagnostische Depressionen. Gibt es Behandlungen mit klinisch relevanten Effekten? Nervenarzt 80: 532–539.
Hirschfeld RM, Kasper S (2004): A review of the evidence for carbamazepine and oxcarbazepine in the treatment of bipolar disorder. Int J Neuropsychopharmacol. 7: 507–522.
Hoffmann F, Glaeske D, Scharffetter W (2006): Zunehmender Hypnotikaverbrauch auf Privatrezepten in Deutschland. Sucht 52: 360–366.
Institut für Qualität und Wirtschaftlichkeit im Gesundheitswesen (IWiG) (2009): Selektive Serotonin- und Noradrenalin-Wiederaufnahmehemmer (SNRI) bei Patienten mit Depressionen. Abschlussbericht A05-20A. Stand 17.06.2009. Internet: www.iqwig.de/download/A05-20A_Abschlussbericht_SNRI_bei_Patienten_mit_Depressionen.pdf
Jans T, Warnke A (2010): Die britische NICE-Guidance zu Diagnose und Therapie der Aufmerksamkeitsdefizit-/Hyperaktivitätsstörung (ADHS) im Kindes-, Jugend- und Erwachsenenalter. Arzneiverordnung in der Praxis. 37: 4–6.
Jones PB, Barnes TR, Davies L, Dunn G, Lloyd H, Hayhurst KP, Murray RM, Markwick A, Lewis SW (2006): Randomized controlled trial of the effect on Quality of Life of second- vs first-generation antipsychotic drugs in schizophrenia: Cost Utility of the Latest Antipsychotic Drugs in Schizophrenia Study (CUtLASS 1). Arch Gen Psychiatry 63: 1079–1087.
Jureidini JN, Doecke CJ, Mansfield PR, Haby MM, Menkes DB, Tonkin AL (2004): Efficacy and safety of antidepressants for children and adolescents. BMJ 328: 879–883.
Juurlink DN, Mamdani MM, Kopp A, Redelmeier DA (2006): The risk of suicide with selective serotonin reuptake inhibitors in the elderly. Am J Psychiatry 163: 813–821.
Kahn RS, Fleischhacker WW, Boter H, Davidson M, Vergouwe Y, Keet IP, Gheorghe MD, Rybakowski JK, Galderisi S, Libiger J, Hummer M, Dollfus S, López-Ibor JJ, Hranov LG, Gaebel W, Peuskens J, Lindefors N, Riecher-Rössler A, Grobbee DE; EUFEST study group (2008): Effectiveness of antipsychotic drugs in first-episode schizophrenia and schizophreniform disorder: an open randomised clinical trial. Lancet 371: 1085–1097.
Kane J, Honigfeld G, Singer J, Meltzer H (1988): Clozapine for the treatment-resistant schizophrenic. Arch Gen Psychiatry 45: 789–796.
Kane JM, Eerdekens M, Lindenmayer JP, Keith SJ, Lesem M, Karcher K (2003): Long-acting injectable risperidone: efficacy and safety of the first long-acting atypical antipsychotic. Am J Psychiatry 160: 1125–1132.
Kassenärztliche Bundesvereinigung (2006): Wirkstoff aktuell: Quetiapin (Seroquel®). Ausgabe 05/2006. Internet: www.akdae.de/Arzneimitteltherapie/WA/Archiv/Quetiapin.pdf

Kassenärztliche Bundesvereinigung (2008): Wirkstoff aktuell: Venlafaxin (Trevilor®). Ausgabe 03/2008. Internet: www.akdae.de/Arzneimitteltherapie/WA/Archiv/Venlafaxin.pdf

Kassenärztliche Bundesvereinigung (2010): Agomelatin. Wirkstoff aktuell, Ausgabe 05/2010 Internet: www.akdae.de/Arzneimitteltherapie/WA/Archiv/Agomelatin.pdf

Kessler RC, Demler O, Frank RG, Olfson M, Pincus HA, Walters EE et al (2005): Prevalence and treatment of mental disorders, 1990 to 2003. N Engl J Med 352:2515–2523.

Kirsch I, Deacon BJ, Huedo-Medina TB et al. (2008): Initial severity and antidepressant benefit: a meta-analysis of data submitted to the Food and Drug Administration. PloS Med 5: e45.

Lapierre YD (1989): A review of trimipramine 30 years of clinical use. Drugs 38 (suppl 1): 17–24.

Laux G, Müller WE, Eckermann G et al (2009): Paliperidon EL – eine klinisch-pharmakologische Differenzierung gegenüber Risperidon. Psychopharmakotherapie 16: 70–78.

Leon AC, Shear MK, Portera L, Klerman GL (1993): Effect size as a measure of symptom-specific drug change in clinical trials. Psychopharmacol Bull 29: 163–167.

Lesch OM, Riegler A, Gutierrez K, Hertling I, Ramskogler K, Semler B et al (2001): The European acamprosate trials. Conclusions for research and therapy. J Biomed Sci 8: 89–95.

Leucht S, Corves C, Arbter D, Engel RR, Li C, Davis JM (2009): Second-generation versus first-generation antipsychotic drugs for schizophrenia: a meta-analysis. Lancet 373: 31–41.

Leucht S, Wahlbeck K, Hamann J, Kissling W (2003): New generation antipsychotics versus low-potency conventional antipsychotics: a systematic review and meta-analysis. Lancet 361: 1581–1589.

Lieberman JA, Stroup TS, McEvoy JP, Swartz MS, Rosenheck RA, Perkins DO, Keefe RS, Davis SM, Davis CE, Lebowitz BD, Severe J, Hsiao JK; Clinical Antipsychotic Trials of Intervention Effectiveness (CATIE) Investigators (2005): Effectiveness of antipsychotic drugs in patients with chronic schizophrenia. N Engl J Med 353: 1209–1233.

Linde K, Berner M, Egger M, Mulrow C (2005): St John's wort for depression: meta-analysis of randomised controlled trials. Br J Psychiatry 186: 99–107.

MacGillivray S, Arroll B, Hatcher S, Ogston S, Reid I, Sullivan F et al (2003): Efficacy and tolerability of selective serotonin reuptake inhibitors compared with tricyclic antidepressants in depression treated in primary care: systematic review and meta-analysis. Brit Med J 326: 1014–1019.

Macritchie KAN, Geddes MR, Scott J, Haslam DRS, Goodwin GM (2001): Valproic acid, valproate and divalproex in the maintenance treatment of bipolar disorders. Cochrane Review. In: The Cochrane Library Issue 3. Oxford, Updated Software.

Marder SR, Meibach RC (1994): Risperidone in the treatment of schizophrenia. Am J Psychiatry 151: 825–835.

McCue RE, Waheed R, Urcuyo L et al. (2006): Comparative effectiveness of second-generation antipsychotics and haloperidol in acute schizophrenia. Brit J Psychiatry 189: 433–440.

McEvoy JP, Lieberman JA, Stroup TS, Davis SM, Meltzer HY, Rosenheck RA, Swartz MS, Perkins DO, Keefe RS, Davis CE, Severe J, Hsiao JK; CATIE Investigators

(2006): Effectiveness of clozapine versus olanzapine, quetiapine, and risperidone in patients with chronic schizophrenia who did not respond to prior atypical antipsychotic treatment. Am J Psychiatry 163: 600–610.

Medawar C, Hardon A, Herxheimer A (2004): Depressing research. Lancet 363: 2087.

Mészáros A, Czobor P, Bálint S, Komlósi S, Simon V, Bitter I (2009): Pharmacotherapy of adult attention deficit hyperactivity disorder (ADHD): a meta-analysis. Int J Neuropsychopharmacol 12: 1137–1147.

Molina BSG, Florey K, Hinshaw SP, Greiner, AR, Arnold E, Swanson JM, Hechtman L, Jensen PS, Vitiello B, Hoza B, Pelham WE, Elliot GR, Wells KC, Abikoff HB, Gibbons RD, Marcus S, Conners CK, Epstein JN, Greenhill LL, March JS, Newcorn JH, Severe JB, Wigal T (2007): Delinquent behavior and emerging substance use in the MTA at 36 months: Prevalence, course, and treatment effects. J Am Acad Child Adolesc Psychiatry 46: 1028–1040.

Möller HJ, Baldwin DS, Goodwin G, Kasper S, Okasha A, Stein DJ, Tandon R, Versiani M; WPA Section on Pharmacopsychiatry (2008): Do SSRIs or antidepressants in general increase suicidality? WPA Section on Pharmacopsychiatry: consensus statement. Eur Arch Psychiatry Clin Neurosci 258 Suppl 3: 3–23.

Möller H-J, Volz HP, Reimann IW, Stoll KD (2001): Opipramol for the treatment of generalized anxiety disorder: a placebo-controlled trial including an alprazolam-treated group. J Clin Psychopharmacol 21: 59–65.

Moncrieff J (2001): Are antidepressants overrated? A review of methodological problems in antidepressant trials. J Nerv Ment Dis 189: 288–295.

Moncrieff J (2008): Steht die Psychiatrie zum Verkauf an? Sozialpsychiatr Informationen 38: 8–18.

Moncrieff J, Kirsch I (2005): Efficacy of antidepressants in adults. BMJ 331: 155–157.

Moreno C, Laje G, Blanco C, Jiang H, Schmidt AB, Olfron M (2007): National trends in the outpatient diagnosis and treatment of bipolar disorders in youths. Arch Gen Psychiatry 64: 1032–1039.

MTA Cooperative Group (1999): A 14-month randomized clinical trial of treatment strategies for attention-deficit/hyperactivity disorder. Arch Gen Psychiat 56: 1073–1086.

Müller-Oerlinghausen B (2001): Abhängigkeit und Mißbrauch von Substanzen. Dtsch Ärztebl 98: A1625–A1627.

Müller-Oerlinghausen B, Berghöfer A (1999): Antidepressants and suicidal risk. J Clin Psychiatry 60 (suppl 2): S94–S99.

Müller-Oerlinghausen B, Berghöfer A, Ahrens B (2003): The antisuicidal and mortality-reducing effect of lithium prophylaxis: consequences for guidelines in clinical psychiatry. Can J Psychiatry 48: 433–439.

Naber D, Dose M (2006): Pro und Kontra: Grundsätzlicher Vorrang für Atypica. Psychiatr Praxis 32: 163–166.

National Institute of Health and Clinical Excellence (NICE) (2009): Schizophrenia. Core interventions in the treatment and management of schizophrenia in primary and secondary care (update). National Clinical Practice Guideline Number 82 (March 2009). Internet: http://www.nice.org.uk/ nicemedia/pdf/CG82FullGuideline.pdf

Nemeroff CB, Schatzberg AF, Goldstein DJ, Detke MJ, Mallinckrodt C, Lu Y, Tran PV (2002): Duloxetine for the treatment of major depressive disorder. Psychopharmacol Bull 36: 106–132.

Oeljeschläger B, Müller-Oerlinghausen B (2004): Wege zur Optimierung der individuellen antidepressiven Therapie. Deutsches Ärzteblatt 101: A 1337–1340.

Paslakis G, Kiefer F, Diehl A, Alm B, Sobanski E (2010): Methylphenidat. Therapieoption bei ADHS und Suchterkrankungen im Erwachsenenalter. Nervenarzt. 2010 Mar;81(3):277–88.

Patel JK, Buckley PF, Woolson S, Hamer RM, McEvoy JP, Perkins DO, Lieberman JA, For The Cafe Investigators (2009): Metabolic profiles of second-generation antipsychotics in early psychosis: Findings from the CAFE study. Schizophr Res 111: 9–16.

Penzner JB, Dudas M, Saito E, Olshanskiy V, Parikh UH, Kapoor S, Chekuri R, Gadaleta D, Avedon J, Sheridan EM, Randell J, Malhotra AK, Kane JM, Correll CU (2009): Lack of effect of stimulant combination with second-generation antipsychotics on weight gain, metabolic changes, prolactin levels, and sedation in youth with clinically relevant aggression or oppositionality. J Child Adolesc Psychopharmacol 19: 563–573.

Qaseem A, Snow V, Denberg TD, Forciea MA, Owens DK; Clinical Efficacy Assessment Subcommittee of American College of Physicians (2008): Using second-generation antidepressants to treat depressive disorders: a clinical practice guideline from the American College of Physicians. Ann Intern Med 149: 725–733.

Rani F, Murray ML, Byrne PJ, Wong IC (2008): Epidemiologic features of antipsychotic prescribing to children and adolescents in primary care in the United Kingdom. Pediatrics 121: 1002–1009.

Reid S, Barbui C (2010): Long term treatment of depression with selective serotonin reuptake inhibitors and newer antidepressants. BMJ 340: c1468.

Remschmidt H, Global ADHD Working Group (2005): Global consensus on ADHD/HKD. Eur Child Adolesc Psychiatry 14: 127–137.

Rickels K, Rynn M (2002): Pharmacotherapy of generalized anxiety disorder. J Clin Psychiatry 63 (Suppl 14): 9–16.

Royal College of Psychiatrists, British Psychological Society (2006): Schizophrenia. Full national clinical guideline on core interventions in primary and secondary care. Internet: http://guidance.nice.org.uk/CG1/guidance/pdf/ English

Sartorius N, Baghai TC, Baldwin DS, Barrett B, Brand U, Fleischhacker W, Goodwin G, Grunze H, Knapp M, Leonard BE, Lieberman J, Nakane Y, Pinder RM, Schatzberg AF, Svestka J, Baumann P, Ghalib K, Markowitz JC, Padberg F, Fink M, Furukawa T, Fountoulakis KN, Jensen P, Kanba S, Riecher-Rössler A (2007): Antidepressant medications and other treatments of depressive disorders: a CINP Task Force report based on a review of evidence. Int J Neuropsychopharmacol 10 Suppl 1: S1–207.

Sass H, Soyka M, Mann K, Zieglgansberger W (1996): Relapse prevention by acamprosate. Results from a placebo-controlled study on alcohol dependence. Arch Gen Psychiatry 53: 673–680.

Schlander M (2007): Aktuelle Daten zur medizinischen Versorgung von Kindern und Jugendlichen mit ADHS in Deutschland – Administrative Prävalenz, beteiligte Arztgruppen und Arzneimitteltherapie. Psychoneuro 33: 412–415.

Schöpf J, Müller-Oerlinghausen B (2005): Standardpräparate der Psychopharmakotherapie. Lithium. 2. Aufl. Springer-Verlag, Berlin Heidelberg New York.

Simon NM, Connor KM, LeBeau RT, Hoge EA, Worthington JJ 3rd, Zhang W, Davidson JR, Pollack MH (2008): Quetiapine augmentation of paroxetine CR for the treatment of refractory generalized anxiety disorder: preliminary findings. Psychopharmacology (Berl) 197: 675–681.

Smith D, Dempster C, Glanville J, Freemantle N, Anderson I (2002): Efficacy and tolerability of venlafaxine compared with selective serotonin reuptake inhibitors and other antidepressants: a meta-analysis. Br J Psychiatry 180: 396–404.

Snow V, Lascher S, Mottur-Pilson C, for the American College of Physicians – American Society of Internal Medicine (2000): Clinical guideline I. Pharmacological treatment of acute major depression and dysthymia. Ann Int Med 132: 739–742.

Søndergård l; Lopez AG, Kessing LU (2008): Mood-stabilizing pharmacological treatment in bipolar disorder and risk of suicide. Bipol Dis 10: 87–94.

Spielmans GI (2008): Duloxetine does not relieve painful psychological symptoms in depression. A metaanalysis. Psychother Psychosom 77: 12–16.

Stip E (2000): Novel antipsychotics: issues and controversies. Typicality of atypical neuroleptics. J Psychiatry Neurosci 25: 137–153.

Stroup TS, Lieberman JA, McEvoy JP, Swartz MS, Davis SM, Rosenheck RA, Perkins DO, Keefe RS, Davis CE, Severe J, Hsiao JK; CATIE Investigators (2006): Effectiveness of olanzapine, quetiapine, risperidone, and ziprasidone in patients with chronic schizophrenia following discontinuation of a previous atypical antipsychotic. Am J Psychiatry 163: 611–622.

Stübner S, Grohmann R, von Strahlendorff I, Rüther E, Möller HJ, Müller-Oerlinghausen B, Engel R, Horvarth A, Greil W (2010): Suicidality as a rare advserse event of antidepressant medication. Report from the AMSP Multicenter Drug Surveillance Project. J Clin Psychiatry (in press).

Svensson S, Mansfield PR (2004): Escitalopram: superior to citalopram or a chiral chimera? Psychother Psychosom 73: 10–16.

Swanson J, Greenhill L, Wigal T, Kollins S, Stehli A, Davies M, Chuang S, Vitiello B, Skrobala A, Posner K, Abikoff H, Oatis M, McCracken J, McGough J, Riddle M, Ghuman J, Cunningham C, Wigal S (2006): Stimulant-related reductions of growth rates in the PATS. J Am Acad Child Adolesc Psychiatry 45: 1304–1313.

Swartz MS, Stroup TS, McEvoy JP, Davis SM, Rosenheck RA, Keefe RS, Hsiao JK, Lieberman JA (2008): What CATIE Found: Results From the Schizophrenia Trial. Psychiatr Serv 59: 500–506.

Tandon R, Jibson MD (2003): Efficacy of newer generation antipsychotics in the treatment of schizophrenia. Psychoneuroendocrinology 28: 9–26.

Tempesta E, Janiri L, Bignamini A, Chabac S, Potgieter A (2000): Acamprosate and relapse prevention in the treatment of alcohol dependence: a placebo-controlled study. Alcohol Alcohol 35: 202–209.

Thase ME (2003): Effectiveness of antidepressants: comparative remission rates. J Clin Psychiatry 64 (Suppl 2): 3–7.

Thase ME, Entsuah R, Rudolph RL (2001): Remission rates during treatment with venlafaxine or selective reuptake inhibitors. Br J Psychiatry 178: 234–241.

The BALANCE investigators and collaborators, Geddes JR, Goodwin GM, Rendell J, Azorin JM, Cipriani A, Ostacher MJ, Morriss R, Alder N, Juszczak E (2010): Lithium plus valproate combination therapy versus monotherapy for relapse prevention in bipolar I disorder (BALANCE): a randomised open-label trial. Lancet 375: 385–395.

Tranulis C, Skalli L, Lalonde P, Nicole L, Stip E (2008): Benefits and risks of antipsychotic polypharmacy: an evidence-based review of the literature. Drug Saf 31: 7–20.

Trivedi MH et al. STAR*D Study Team (2006): Evaluation of outcomes with citalopram for depression using measurement-based care in STAR*D: implications for clinical practice. Am J Psychiatry 163: 28–40.

Turner EH, Matthews AM, Linardatos E et al. (2008): Selective publication of antidepressant triuals and its influence on apparent efficacy. N Engl J Med 358: 252–260.

Vitiello B, Correll C, van Zwieten-Boot B, Zuddas A, Parellada M, Arango C (2009): Antipsychotics in children and adolescents: increasing use, evidence for efficacy and safety concerns. Eur Neuropsychopharmacol 19: 629–635.

Volovka J, Czobor P, Cooper TB, Sheitman B, Lindenmayer JP et al. (2004): Prolactin levels in schizophrenia and schizoaffective disorder patients treated with clozapine, olanzapine, risperidone, or haloperidol. J Clin Psychiatry 65: 57–61.

Volz HP, Möller HJ, Reimann I, Stoll K (2000): Opipramol for the treatment of somatoform disorders. Results from a placebo-controlled trial. Eur Neuropsychopharmacol 10: 211–217.

Walder A, Greil W, Baumann P (2009): Drug-induced Pisa syndrome under quetiapine. Prog Neuropsychopharmacol Biol Psychiatry 33: 1286–1287.

Walsh BT, Seidman SN, Sysko R, Gould M (2002): Placebo response in studies of major depression. Variable, substantial and growing. JAMA 287: 1840–1847.

Weinmann S (2008): Erfolgsmythos Psychopharmaka. Warum wir Medikamente in der Psychiatrie neu bewerten müssen. Psychiatrie Verlag, Bonn.

Weinmann S, Read J, Aderhold V (2009): Influence of antipsychotics on mortality in schizophrenia: systematic review. Schizophr Res 113: 1–11.

Wetterling T (2001): Bodyweight gain with atypical antipsychotics. A comparative review. Drug Saf 24: 59–73.

Whittington CJ, Kendall T, Fonagy P, Cottrell D, Colgrove A, Boddington E (2004): Selective serotonin reuptake inhibitors in childhood depression: systematic review of published versus unpublished data. Lancet 363: 1341–1345.

Williams JWJr, Mulrow CD, Chiquette E, Hitchcock Noël P, Aguilar C, Cornell J (2000): Clinical guideline, part 2. A systematic review of newer pharmacotherapies for depression in adults: Evidence report summary. Ann Intern Med 132: 743–756.

Wolter D (2009): Risiken von Antipsychotika im Alter speziell bei Denzen. Eine Übersicht. Zschr. Gerontopsychologie u -psychiatrie 22: 17–56.

Zhou S, Chan E, Pan SQ, Huang M, Lee EJ (2004): Pharmacokinetic interactions of drugs with St John's wort. J Psychopharmacol 18: 262–76.

40. Rhinologika und Otologika

KARL-FRIEDRICH HAMANN

AUF EINEN BLICK

Verordnungsprofil

Rhinologika werden lokal zur symptomatischen Linderung der behinderten Nasenatmung bei Nasenschleimhautentzündungen eingesetzt. Die weitaus größte Gruppe bilden die schleimhautabschwellenden Sympathomimetika mit 62% der Verordnungen. Otologika werden entweder zur lokalen Antibiotikatherapie bei Entzündungen des äußeren Ohrs eingesetzt oder als Lokalanästhetika zur symptomatischen Therapie des Ohrschmerzes.

Bewertung

Die topischen Sympathomimetika gehören zu den nicht verschreibungspflichtigen Arzneimitteln und werden daher fast nur noch bei Kindern verordnet. Topische Glucocorticoide sind bei allergischer Rhinitis zuverlässig wirksam. Für die Lokaltherapie der Otitis externa stehen mit der der Einführung von Ciprafloxacin-Ohrentropfen erstmals gut wirksame Monopräparate zur Verfügung. Die nur symptomatisch wirksamen Lokalanästhetikakombinationen zeigen weiter Verordnungsabnahmen.

Mit Rhinologika und Otologika werden Arzneimittel zusammengefasst, die überwiegend lokal bei verschiedenen Erkrankungen des äußeren Ohres und des Mittelohres sowie bei bestimmten Erkrankungen der Nasenhaupthöhlen und bei Beteiligung der Nasennebenhöhlen eingesetzt werden. Die Beliebtheit der Lokaltherapeutika geht auf den alten Volksglauben zurück, Krankheiten dort behandeln zu müssen, wo sie sich bemerkbar machen. Der Hauptteil der Verordnungen fällt weiterhin auf Sympathomimetika und glucocorticoidhaltige Rhinologika, während alle anderen Rhinologika und auch die Otologika eine geringere Rolle spielen (Abbildung 40.1). Gegenüber dem Vorjahr sind die Verordnungen der rhinologischen Sympathomimetika und glucocorticoidhaltigen Rhinologika gering angestiegen, die der Otologika und sonstigen Rhinologika leicht rückläufig.

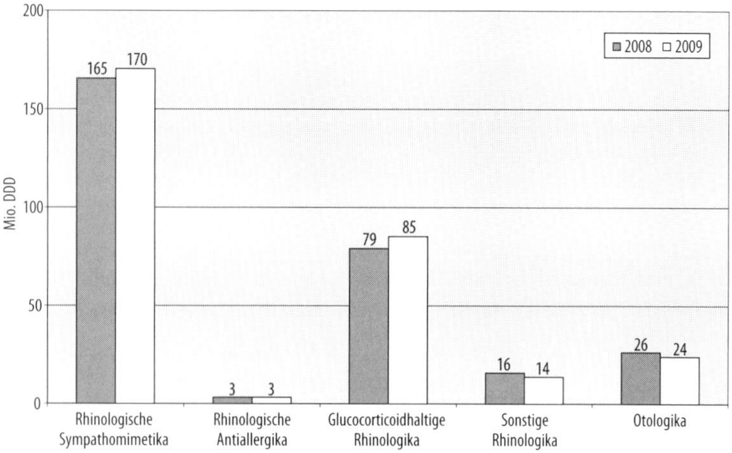

Abbildung 40.1: Verordnungen von Rhinologika und Otologika 2009. Gesamtverordnungen nach definierten Tagesdosen

Rhinologika und Otologika zählen, bezogen auf die Einzelverordnung, zu den preiswerten Therapeutika, erreichen jedoch relativ hohe Umsätze, weil sie in der Behandlung von sehr häufig auftretenden Erkrankungen zum Einsatz kommen.

Rhinologika

Im Vordergrund der symptomatischen Behandlung mit Rhinologika steht die Beseitigung der behinderten Nasenatmung. Sie ist das am meisten störende Symptom aller Rhinitisformen, wobei in manchen Fällen noch Niesreiz und eine Hypersekretion der Schleimhäute hinzukommen. Zur lokalen Applikation stehen schleimhautabschwellende Alphasympathomimetika, Corticosteroide und Antiallergika zur Verfügung. Darüber hinaus gibt es Präparate zur systemischen Anwendung, Homöopathika oder Kombinationen von Alphasympathomimetika und Antihistaminika. Letztere besitzen eher Nebenwirkungen als die Lokaltherapeutika. Die bei manchen Rhinitisformen eingesetzten Sekretomukolytika werden bei den Expektorantien (siehe Kapitel 17) abgehandelt.

Die im Zusammenhang mit banalen Erkältungskrankheiten auftretende *akute Rhinitis* ist im Allgemeinen harmlos und weist eine hohe Selbstheilungsrate auf. Der Gesichtspunkt einer Vorbeugung von Komplikationen in den Nasennebenhöhlen und die durch starke Blutfüllung der Schleimhäute bedingte „verstopfte Nase“ machen je nach Leidensdruck dennoch eine Therapie notwendig. Sinnvoll ist die kurzfristige Anwendung von Alphasympathomimetika. Durch ihren abschwellenden Effekt lässt sich zum einen die Nasenluftpassage selbst verbessern, zum anderen werden auch die Ostien der Nasennebenhöhlen für den natürlichen Selbstreinigungsmechanismus frei gemacht. Schließlich muss man auch versuchen, ein Zuschwellen der Ostien der Tuba Eustachii zu verhindern und so den Mittelohr-Belüftungsmechanismus aufrechtzuerhalten, damit kein lästiger Ohrendruck entsteht. Die Therapiedauer sollte sieben Tage nicht überschreiten, damit nicht durch den vasokonstriktorischen Effekt eine trophische Störung der Schleimhaut mit anschließender Nekrosebildung auftritt. Dieser Gesichtspunkt gewinnt vor allem bei langanhaltenden Beschwerden an Bedeutung.

Der Begriff „nasale Hyperreaktivität“ umfasst alle übersteigerten Reaktionsformen der Nasenschleimhaut auf physikalische, chemische oder pharmakologische Reize, die zu den bekannten Symptomen Obstruktion, Sekretion und Niesreiz führen (Bachert 1997). Sie beruht auf unterschiedlichen, sich teilweise überlappenden Pathomechanismen. Dazu gehören auch die allergische Rhinitis und die früher sog. „vasomotorische Rhinitis“, der neben lokalen Reizfaktoren auch psychosomatische Faktoren zugrunde liegen können.

Die Behandlung der nasalen Hyperreaktivität richtet sich, wenn möglich, nach Ätiologie und Pathogenese, vor allem aber gegen die dominierenden Symptome (Bachert 1996). Zur medikamentösen Therapie werden Degranulationshemmer (Cromoglicinsäure), die am besten prophylaktisch anzuwenden sind, topische und systemische Corticosteroide, Alphasympathomimetika sowie topische und systemische Antihistaminika eingesetzt. Vorzugsweise werden die wenig sedierenden Antihistaminika eingesetzt (siehe Kapitel 7, Antiallergika).

Alphasympathomimetika

Die Sympathomimetika haben mit weiteren Verordnungszunahmen ihre Position als weitaus größte therapeutische Gruppe (62% Anteil) unter den Rhinologika ausgebaut (Abbildung 40.1). Der Hauptteil der

Tabelle 40.1: Verordnungen rhinologischer Alphasympathomimetika 2009. Angegeben sind die 2009 verordneten Tagesdosen, die Änderungen gegenüber 2008 und die mittleren Kosten je DDD 2009.

Präparat	Bestandteile	DDD in Mio.	Änd. in %	DDD-Kosten in €
Xylometazolin				
Nasenspray/-etc.-ratiopharm	Xylometazolin	55,9	(+8,3)	0,07
Nasengel/Spray/Tropfen AL	Xylometazolin	26,9	(+16,3)	0,08
Olynth	Xylometazolin	25,0	(-9,1)	0,08
Otriven Lösung etc.	Xylometazolin	20,1	(-5,0)	0,08
Nasenspr./-tropf.E/K HEXAL	Xylometazolin	12,0	(+20,7)	0,07
Tussamag Nasenspray	Xylometazolin	4,3	(+17,4)	0,07
Snup/-akut	Xylometazolin	1,1	(+5,3)	0,07
		145,2	(+5,3)	0,08
Andere Sympathomimetika				
Nasivin	Oxymetazolin	14,8	(-2,3)	0,15
Otriven Baby	Phenylephrin	1,2	(-12,3)	0,18
		16,1	(-3,2)	0,15
Kombinationen				
Nasic	Xylometazolin Dexpanthenol	8,6	(-12,0)	0,22
Summe		169,8	(+3,4)	0,09

Verordnungen entfällt weiterhin auf die vier führenden Xylometazolinpräparate *Nasengel/Spray/Tropfen-ratiopharm*, *Nasengel/Spray/Tropfen AL*, *Olynth* und *Otriven* (Tabelle 40.1). Alle Wirkstoffe gehören zur Gruppe der Alpha$_1$-Sympathomimetika und gelten als therapeutisch gleichwertig. Die beiden bisher am häufigsten verordneten Xylometazolinpräparate haben zugenommen, während andere Sympathomimetika nur eine untergeordnete Rolle spielen. Das Kombinationspräparat *Nasic* hat weiter abgenommen. Alle diese Präparate sind nicht verschreibungspflichtig und sind daher seit Inkrafttreten des GKV-Modernisierungsgesetzes nur noch für Kinder bis zu 12 Jahren zu Lasten der gesetzlichen Krankenversicherung verordnungsfähig.

Die schleimhautabschwellenden Sympathomimetika ermöglichen eine sichere Linderung der behinderten Nasenatmung, wie sie bei

Tabelle 40.2: Verordnungen von rhinologischen Antiallergika 2009. Angegeben sind die 2009 verordneten Tagesdosen, die Änderungen gegenüber 2008 und die mittleren Kosten je DDD 2009.

Präparat	Bestandteile	DDD in Mio.	Änd. in %	DDD-Kosten in €
Degranulationshemmer				
CromoHEXAL Nspr., Nspr./AT	Cromoglicinsäure	0,4	(–19,4)	1,17
H_1-Antihistaminika				
Livocab Nspr., Nspr./AT	Levocabastin	0,5	(–14,4)	2,81
Summe		0,9	(–16,8)	2,04

akuter Rhinitis im Rahmen von Erkältungskrankheiten, aber auch bei der allergischen Rhinitis auftritt. Allerdings kommt es bei diesen Substanzen zu einem Reboundphänomen nach 4–6 Stunden mit verstärkter Schleimhautschwellung, die eine erneute Anwendung notwendig macht. Um diesen Circulus vitiosus nicht zu stabilisieren, sollte die Anwendung auf sieben Tage begrenzt sein, maximal auf 14 Tage (Günnel und Knothe 1973).

Hinzu kommt, dass der vasokonstriktorische Effekt bei Daueranwendung zu einer Mangeldurchblutung der Schleimhaut führt und damit zu einer Beeinträchtigung ihrer Hauptfunktion, der Schleimbildung. Die Folge davon ist, dass weniger Schleim produziert wird. Die Nase trocknet aus, es kommt zur Borkenbildung, in extremen Fällen zusätzlich zu Nekrosen mit dem Endbild einer Ozäna (Stinknase). Um einem Missbrauch vorzubeugen, sollten die Sympathomimetika zur rhinologischen Anwendung nur in kleinsten Packungen von 10 ml verschrieben werden.

Antiallergika

Die Bedeutung der lokal wirksamen Antiallergika hat auch 2009 abgenommen, da sie nicht verschreibungspflichtig und damit nur noch bei Kindern bis zu 12 Jahren zu Lasten der gesetzlichen Krankenversicherung erstattungsfähig sind (Tabelle 40.2). Während die Cromoglicinsäure als Degranulationshemmer prophylaktisch das Auftreten allergischer Symptome verhindern soll, wird der relativ teure H_1-Antagonist Levocabastin, dessen Verordnungen deutlich abgenommen haben, bedarfsorientiert nur bei vorhandenen Symptomen eingesetzt. Im Gegensatz zu manchen systemisch verabreichten Antiallergika ist für diese topisch applizierten Substanzen nicht mit sedierenden Nebenwirkungen zu rechnen.

Glucocorticoide

Lokal applizierte Glucocorticoide besitzen zwar zuverlässige Wirkungen in der Behandlung der allergischen Rhinitis, manche sind aber je nach Wirkstoff nicht frei von systemischen Nebenwirkungen (Myginol und Andersson 2006). Der Wirkungseintritt ist allerdings langsam. Corticosteroide können auch zu einer Schrumpfung von Nasenpolypen führen.

Hinter dem mit weitem Abstand führenden Mometason (*Nasonex*) hat Budesonid 2009 durch Mehrverordnung preiswerter Generika seine Position als zweitgrößter Wirkstoff weiter ausgebaut (Tabelle 40.3). Die meisten Wirkstoffe (Budesonid, Flunisolid, Beclometason, Mometason, Fluticason) zeigen neben der guten lokalen Wirkung keine systemischen Corticosteroidnebenwirkungen. Triamcinolon wird als zilienhemmend eingestuft (Merkus et al. 2001). Es gibt keine eindeutige Evidenz, dass eines der verschiedenen topisch angewendeten Glucocorticoide eine überlegene Wirkung hat (Waddell et al. 2003). Gleiches gilt mit Ausnahme von Dexamethason auch für das Nebenwirkungsprofil, insbesondere wachstumshemmende Wirkungen bei Kindern. Unter diesen Bedingungen sind ohne Einschränkungen bei Wirksamkeit und Verträglichkeit deutliche Kostensenkungen möglich, wenn relativ teure Präparate durch preisgünstige Budesonidgenerika oder Flunisolid substituiert werden.

Die Präparate *Dexa-Rhinospray M* und *Dexa-Siozwo* enthalten Dexamethason. Für diese Substanz ist bekannt, dass mit systemischen Nebenwirkungen zu rechnen ist. Nach Anwendung Dexamethasonhaltiger Nasentropfen sind wiederholt Fälle von iatrogenem Cushing-Syndrom und Nebennierenrindensuppression beschrieben worden (Fuchs et al. 1999). Die Anwendung solcher Präparate erscheint trotz der relativ geringen Dexamethasonmengen nicht mehr gerechtfertigt, da andere Corticosteroide ohne solche Nebenwirkungen zur Verfügung stehen. Die Verordnungen der Dexamethasonpräparate haben erneut deutlich abgenommen (Tabelle 40.3).

Tabelle 40.3: Verordnungen von glucocorticoidhaltigen Rhinologika 2009. Angegeben sind die 2009 verordneten Tagesdosen, die Änderungen gegenüber 2008 und die mittleren Kosten je DDD 2009.

Präparat	Bestandteile	DDD in Mio.	Änd. in %	DDD-Kosten in €
Beclometason				
Beclorhinol	Beclometason	2,4	(-1,7)	0,70
Beclometason-ratioph. nasal	Beclometason	2,1	(+8,8)	0,60
Beclomet Nasal Orion	Beclometason	1,1	(+4,2)	0,66
Beclometason-CT Nasenspray	Beclometason	0,9	(+39,6)	0,46
Beconase	Beclometason	0,9	(-29,4)	0,68
		7,4	(+1,0)	0,63
Budesonid				
Budes Nasenspray	Budesonid	14,8	(+25,9)	0,38
Aquacort Nasenspray	Budesonid	2,6	(+0,1)	0,36
Pulmicort Topinasal	Budesonid	2,4	(-7,2)	0,67
		19,8	(+16,8)	0,41
Triamcinolonacetonid				
Rhinisan	Triamcinolonacetonid	9,3	(+13,0)	0,64
Nasacort	Triamcinolonacetonid	0,7	(-6,7)	0,79
		10,0	(+11,3)	0,65
Dexamethason				
Dexa Rhinospray Mono	Dexamethason	0,4	(-52,6)	1,64
Dexa Siozwo mit Dexamethason	Dexamethason	0,4	(-7,8)	1,03
		0,8	(-39,0)	1,36
Fluticason				
Avamys	Fluticasonfuroat	2,2	(+111,4)	0,98
Flutica -TEVA	Fluticason	2,1	(+43,8)	0,61
Flutide Nasal	Fluticason	1,4	(-15,6)	0,79
		5,7	(+37,3)	0,80
Weitere Glucocorticoide				
Nasonex	Mometason	31,9	(+5,2)	0,87
Syntaris	Flunisolid	7,5	(-8,4)	0,58
		39,4	(+2,3)	0,81
Summe		83,0	(+7,6)	0,69

Sonstige Rhinologika

Selbst hergestellte Salzlösungen oder Fertigpräparate wie *Emser Salz Nase* und *Olynth Salin* haben keine direkten Wirkungen auf die Durchgängigkeit der Nase, bewirken aber durch eine pH-Verschiebung eine Alkalisierung des Schleimes und damit eine Verflüssigung. Besonders bei lang anhaltenden Rhinitiden mit starker Borkenbildung kommt dieses rational begründete Therapieprinzip in Frage. Alle Salzlösungen haben als rezeptfreie Präparate in ihren Verordnungen bis auf *Emser Salz Nase*, das deutlich zugelegt hat, abgenommen (Tabelle 40.4).

Vitamine haben keine spezifischen pharmakologischen Wirkungen bei lokaler Applikation auf die Nasenschleimhaut. Der Dexpanthenolspray (*Nasicur*), der nach einer kontrollierten Studie bei Rhinitis sicca wirksamer als Placebo war (Kehrl und Sonnemann 1998), ist deutlich weniger verordnet worden (Tabelle 40.4).

In der Gruppe der Adstringentien ist nur noch Silbereiweißacetyltannat vertreten, das durch seinen eiweißfällenden Effekt eine „Abdichtung" der Schleimhaut bewirken soll. Für dieses Präparat stiegen die Verordnungen geringfügig.

Die Verordnungen der pflanzlichen und homöopathischen Rhinologika waren bereits 2004 um mehr als 70% zurückgegangen, da alle diese Präparate nicht verschreibungspflichtig und damit außer bei Kindern unter 12 Jahren nicht mehr zu Lasten der gesetzlichen Krankenversicherung verordnungsfähig sind. Im Jahre 2009 ist es zu einer weiteren Abnahme der Verordnungen der drei noch vertretenen Kombinationspräparate gekommen (Tabelle 40.4).

Das pflanzliche Kombinationspräparat *Sinupret* hat 1997 die Nachzulassung erhalten, obwohl die als Wirksamkeitsnachweis vorgelegten Daten keiner strengen wissenschaftlichen Überprüfung standhalten (Chibanguza et al. 1984, Neubauer und März 1994, Ernst et al. 1997). Fünf verschiedene Inhaltsstoffe sollen antivirale, antiinflammatorische und sekretolytische Wirkungen besitzen, deren pharmakologische Zuordnung jedoch nicht nachvollziehbar ist. Für die homöopathischen Kombinationspräparate sind keine spezifischen pharmakologischen Wirkungen bekannt. Die relativ häufige Anwendung des Homöopathikums *Euphorbium compositum Spray N* beruht wahrscheinlich auch darauf, dass es vielfach als Placebo angesehen wird. Das Argument, dass diese Produkte als Placebo wegen des Fehlens von Nebenwirkungen eingesetzt werden können, wird bedenklich bei ernsten Erkrankungen, bei denen eine wirkungsvolle Therapie versäumt wird.

Tabelle 40.4: Verordnungen sonstiger Rhinologika 2009. Angegeben sind die 2009 verordneten Tagesdosen, die Änderungen gegenüber 2008 und die mittleren Kosten je DDD 2009.

Präparat	Bestandteile	DDD in Mio.	Änd. in %	DDD-Kosten in €
Salzlösungen				
Emser Salz Nase	Emser Salz	2,1	(+30,0)	0,32
Rhinomer	Meerwasser	0,4	(-60,3)	0,51
Olynth salin	Natriumchlorid	0,3	(-55,1)	0,68
		2,7	(-13,7)	0,38
Vitaminpräparate				
Nasicur/Nasic Cur	Dexpanthenol	0,7	(-22,6)	0,19
Adstringentien				
Rhinoguttae Argenti Leyh	Silbereiweiß-Acetyltannat	0,7	(+1,9)	0,70
Kombinationen				
Sinupret	Enzianwurzel Schlüsselblumenblüten Ampferblätter Holunderblüten Eisenkraut	3,5	(-3,7)	1,38
Euphorbium comp. SN/Spray	Euphorbium D4 Pulsatilla D2 Mercurius biiod. D8 Hepar sulfuris D10 Argentum nitr. D10 Luffa operculata D2	2,1	(-14,3)	0,54
Sinusitis Hevert SL	Apis D4 Baptisia D4 Cinnabaris D3 Echinacea D2 Hepar sulfuris D3 Kalium bichromic. D8 Lachesis D8 Luffa D4 Mercurius bijodatus D9 Silicea D2 Spongia D6	0,1	(-5,0)	3,07
		5,7	(-7,9)	1,10
Summe		9,8	(-10,1)	0,81

Otologika

Otologika sind Arzneimittel zur topischen Applikation in den äußeren Gehörgang. Sie werden eingesetzt zur Behandlung des Ohrekzems, der Otitis externa und zur Vorbereitung einer operativen Therapie der chronischen Otitis media. Für die Therapie der *akuten* Otitis media sind Otologika *nicht* geeignet, da diese Substanzen den Ort der Erkrankung wegen des geschlossenen Trommelfells nicht erreichen können.

Bei der *Otitis externa* handelt es sich um eine banale Entzündung der Haut des äußeren Gehörgangs. Sie wird meist verursacht durch Bakterien, die über Mikroläsionen in die Haut eindringen können. Im Allgemeinen tritt die Otitis externa als diffuse Form auf, ganz selten als Gehörgangsfurunkel. Wegen der entzündlich bedingten Schwellung kommt es zu starken Schmerzen mit erheblichem Leidensdruck. Die Abschwellung der Gehörgangshaut selbst bringt meist schon den gewünschten Erfolg und Abheilung der Entzündung.

Die *chronische Mittelohrentzündung* entsteht, von Ausnahmen abgesehen, als primär chronische Erkrankung. Sie ist gekennzeichnet durch einen mesotympanalen oder epitympanalen Defekt, durch den es immer wieder zum Eindringen von Mikroorganismen und damit zum Aufflammen der Entzündung kommt. Die chronische Mittelohrentzündung macht sich fast nie durch Schmerzen bemerkbar als vielmehr durch eine pathologische Ohrsekretion und Schwerhörigkeit. Die sinnvolle Therapie einer chronischen Mittelohrentzündung besteht in der Tympanoplastik. Allerdings sind die Erfolgschancen von tympanoplastischen Operationen sehr vom Reizzustand der Mittelohrschleimhaut abhängig. Man versucht daher immer, eine chronische Mittelohrentzündung ohne akute Reizzeichen zu operieren. Dieser Gesichtspunkt berechtigt zur Vorbehandlung mit Otologika, die das Ziel hat, die pathologische Ohrsekretion zum Stillstand zu bringen.

Antibiotika

In der Therapie der Otitis externa diffusa kommen Präparate mit dem Ziel einer lokalen antibiotischen Wirkung zur Anwendung. Wegen des Keimspektrums, das sich hauptsächlich aus Pseudomonas aeruginosa und Proteus zusammensetzt, werden in zunehmendem Maße Fluorchinolone eingesetzt. Nach einem Cochrane-Review von fünf Studien sind

Tabelle 40.5: Verordnungen von Otologika 2009. Angegeben sind die 2009 verordneten Tagesdosen, die Änderungen gegenüber 2008 und die mittleren Kosten je DDD 2009.

Präparat	Bestandteile	DDD in Mio.	Änd. in %	DDD-Kosten in €
Antibiotika				
Ciloxan Ohren	Ciprofloxacin	3,3	(+7,4)	1,34
Panotile cipro	Ciprofloxacin	1,9	(+14,4)	1,97
		5,2	(+9,8)	1,57
Antibiotikakombinationen				
Polyspectran HC	Polymyxin B Bacitracin Hydrocortison	2,3	(-5,6)	0,80
Dexa-Biofenicol N	Dexamethason Chloramphenicol Tetracain	0,8	(-5,9)	0,72
		3,1	(-5,6)	0,78
Lokalanästhetikakombinationen				
Otobacid N	Dexamethason Cinchocain Butandiol	3,7	(-5,8)	1,88
Otalgan	Phenazon Procain	1,6	(-25,2)	0,38
		5,4	(-12,7)	1,42
Sonstige Kombinationen				
Otovowen	Aconitum D6 Capsicum D4 Chamomilla Ø Echinacea purp. Ø Hydrastis D4 Hydrargyrum D6 Jodum D4 Natrium tetraboracicum D4 Sambucus nigra Ø Sanguinaria Ø	1,7	(-15,9)	1,51
Summe		15,3	(-5,1)	1,35

Fluorchinolone bei der Behandlung der chronischen Mittelohrentzündung wirksamer als andere Lokalantibiotika (Acuin et al. 2000).

Seit Herbst 2003 sind Ciprofloxacin-haltige Ohrentropfen eingeführt worden. Zugelegt haben *Ciloxan Ohren* wie auch das teurere *Panotile cipro* (Tabelle 40.5). Abgenommen haben die beiden Antibiotikakombinationen *Polyspectran HC*, das neben Polymyxin B noch das Antibiotikum Bacitracin enthält, und die Chloramphenicol-haltige Kombination *Dexa-Biofenicol N*. In den Kombinationspräparaten ist ein Corticosteroid enthalten, das die akuten Entzündungserscheinungen zurückdrängen soll. Nach heutiger Auffassung stellen Viruserkrankungen wie der Zoster oticus keine absolute Kontraindikation für Corticosteroide dar.

Lokalanästhetikakombinationen

Die Lokalanästhetikakombinationen *Otobacid N* und *Otalgan* werden mit dem Ziel einer lokalen Schmerzbehandlung eingesetzt. Selbst wenn der lokalanästhetische Effekt wegen der geringen Resorption durch die Haut nur schwach ist, wird er durch das abschwellende Agens unterstützt. Reicht diese Therapie nicht aus, müssen systemisch wirkende Analgetika zusätzlich eingesetzt werden.

In dem Kombinationspräparat *Otobacid N* ist zusätzlich zu dem Lokalanästhetikum (Cinchocain) Dexamethason enthalten. Es wird bevorzugt beim Ohrekzem zur Behandlung des Juckreizes palliativ eingesetzt. Seine Verordnungen sind wie auch die von *Otalgan* abgefallen (Tabelle 40.6).

Homöopathika

Weiterhin ist mit *Otovowen* ein Homöopathikum als Otologikum vertreten, dessen Verordnungen weiter abgenommen haben. Es gilt aber, dass pharmakologische Wirkungen ebenso wenig nachgewiesen sind wie die Wirksamkeit.

Literatur

Acuin J, Smith A, Mackenzie I (2000): Interventions for chronic supportive otitis media. Cochrane Database Syst Rev 2000 (2): CD000473.

Bachert C (1996): Klinik der Umwelterkrankungen von Nase und Nasennebenhöhlen. Eur Arch Otorhinolaryngol (Suppl I): 75–153.

Bachert C (1997): Die nasale Hyperreaktivität. HNO 45: 189–201.

Chibanguza G, März R, Sterner W (1984): Zur Wirksamkeit und Toxizität eines pflanzlichen Sekretolytikums und seiner Einzeldrogen. Arzneim-Forsch 34: 32–36.

Ernst E, März RW, Sieder C (1997): Akute Bronchitis: Nutzen von Sinupret. Fortschr Med 115: 52–53.
Fuchs M, Wetzig H, Kertscher F, Täschner R, Keller E (1999): Iatrogenes Cushing-Syndrom und Mutatio tarda durch Dexamethason-haltige Nasentropfen. HNO 47: 647–650.
Günnel F, Knothe J (1973): HNO-Therapiefibel. Steinkopff, Darmstadt.
Kehrl W, Sonnemann U (1998): Dexpanthenol-Nasenspray als wirksames Therapieprinzip zur Behandlung der Rhinitis sicca anterior. Laryngorhinootologie 77: 506–512.
Merkus P, Romeijn SG, Verhoef JC, Merkus F, Schouwenburg PF (2001): Classification of cilio-inhibiting effects of nasal drugs. Laryngoscope 111: 595–602.
Myginol N, Andersson M (2006): Topical glucosteroides in rhinitis: clinical aspects. Acta Otolaryngol 126: 1022–1029.
Neubauer N, März RW (1994): Placebo-controlled, randomized double-blind clinical trial with Sinupret® sugar coated tablets on the basis of a therapy with antibiotics and decongestant nasal drops in acute sinusitis. Phytomedicine 1: 177–181.
Waddell AN, Patel SK, Toma AG, Maw AR (2003): Intranasal steroid sprays in the treatment of rhinitis: is one better than another? J Laryngol Otol 117: 843–845.

41. Schilddrüsentherapeutika

Reinhard Ziegler und Ulrich Schwabe

AUF EINEN BLICK

Verordnungsprofil

Krankheiten der Schilddrüse werden mit Schilddrüsenhormonen, Iodsalzen und Thyreostatika behandelt. Die größte Gruppe der Schilddrüsentherapeutika sind die Schilddrüsenhormone, die bei der Schilddrüsenunterfunktion und beim Iodmangelkropf eingesetzt werden. Als zweitgrößte Gruppe folgen die Iodsalze zur Strumaprophylaxe. Wesentlich seltener und jetzt langsamer abnehmend werden Thyreostatika zur Hemmung der Hormonproduktion bei Schilddrüsenüberfunktion eingesetzt.

Trend

Nach Anstiegen über Jahre und einem kurzfristigen Absinken in 2004 steigen die Verschreibungen für Schilddrüsenhormone seitdem kontinuierlich an. Auch der Einbruch bei den Iodsalzen ist seit 2005 zum Stillstand gekommen. Zwei Komponenten können eine Rolle spielen: (a) die Anerkennung des fortbestehenden therapeutischen Bedarfs, (b) vermehrte Selbstmedikation bei Iodsalzen.

Schilddrüsentherapeutika werden eingesetzt, um eine Unterfunktion zu substituieren bzw. bei Tendenz zur Unterfunktion eine Kropfprophylaxe zu betreiben oder eine Überfunktion der Schilddrüse zu behandeln. Dementsprechend werden innerhalb dieser Indikationsgruppe drei Arzneimittelgruppen unterschieden. Schilddrüsenhormone werden gegeben, um bei Unterfunktion die mangelnde Hormonbildung der Drüse zu substituieren. Sie dienen auch der TSH-Absenkung bei der endemischen Struma infolge Iodfehlverwertung oder Iodmangel. Bei letzterem werden bevorzgt Iodidpräparate verabreicht, insbesondere solange die Struma noch nicht regressiv bzw. knotig verändert ist. Thyreostatika werden bei Schilddrüsenüberfunktion gegeben, um eine übermäßige Hormonproduktion der Schilddrüse zu blockieren.

Die weitaus häufigste Schilddrüsenerkrankung in Deutschland ist der Iodmangelkropf, der bei 30% der Bevölkerung, entsprechend ca.

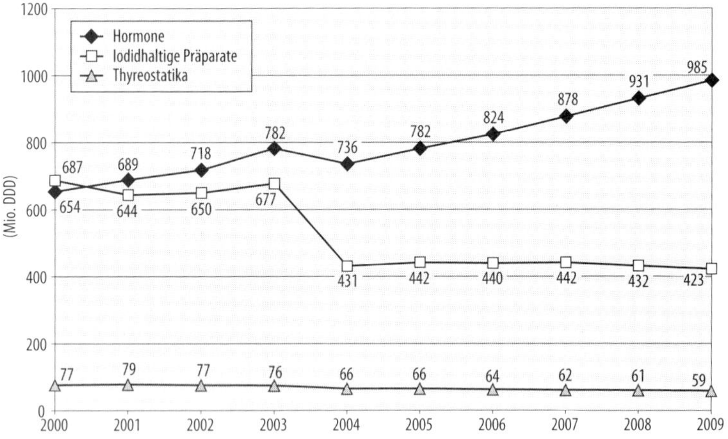

Abbildung 41.1: Verordnungen von Schilddrüsentherapeutika 2000 bis 2009. Gesamtverordnungen nach definierten Tagesdosen

25 Millionen Strumaträgern, nachgewiesen worden ist. Bedeutsam ist auch die Hypothyreose, die bei älteren Frauen bis zu 20% vorkommt und oft durch eine Autoimmunthyreoiditis (Hashimoto Thyreoiditis) bedingt ist. Seltener dagegen ist die Schilddrüsenüberfunktion, die insgesamt nur 5% bis 10% aller Schilddrüsenerkrankungen ausmacht.

Die langsame Abnahme der Verschreibungen von Thyreostatika gegenüber den Maxima von 1995 und 1996 mit 84 Mio. definierten Tagesdosen (DDD) (siehe Arzneiverordnungs-Report 2005, Abbildung 45.1) hat auch 2009 angehalten, ist aber kontinuierlich langsamer geworden (Abbildung 41.1). Hier scheint das Maximum der Demaskierung der Autonomien durch Iodexposition bleibend unterschritten zu sein. Dies wäre ein gutes Zeichen, dass die Folgen des früher noch stärkeren Iodmangels in dieser Hinsicht allmählich immer weiter abnähmen.

Verordnungsspektrum

Die Verlaufsbeobachtung der definierten Tagesdosen (DDD) zeigt 2009 bei den Hormonen eine weitere Erholung. Die iodhaltigen Präparate umfassen sowohl die reinen Iodidpräparate als auch die Kombinationen von Iodid plus Schilddrüsenhormon. Der Einbruch bei dieser wichtigen Therapie, die ja vor allem der immer noch nicht optimalen Strumaprophylaxe und Strumatherapie dient, war bedenklich. Im Vergleich zu der den Erfordernissen entsprechenden Iodversorgung z. B. in den USA (Soldin et al. 2003) oder Österreich (Lind et al. 2002) könnte sich Deutschland etwas gefangen haben (Meng und Scriba 2002). Es bleibt der Wunsch nach weiterer Verbesserung, da ein wirksames System der Iodversorgung über das Speisesalz wie in der Schweiz (Hess et al. 2001) bei uns weiterhin fehlt. Immerhin ist der Einbruch von 2004 zum Stillstand gekommen. Seit 2005 nehmen die DDD der überwiegend der Strumatherapie und Strumaprophylaxe dienenden Medikamente weiter vor allem zugunsten der Hormone zu (Abbildung 41.1). Der Zuwachs bei den Hormonen beträgt gegenüber 2004 immerhin 34%. Durchaus positive Komponenten könnten beim Stillstand der Iodidverordnungen sein: einmal die Auswirkung einer verbesserten Iodidversorgung mit der Nahrung mit der Folge der Abnahme der Notwendigkeit einer medikamentösen Verschreibung sowie eine schärfere Indikationsstellung im Sinne des Wegfalls unnötiger Verschreibungen. Immerhin scheint jetzt bei Erwachsenen (18–70 Jahre) nach dem vorangegangenen Nachwendeeinbruch der Iodversorgung z. B. in den neuen Bundesländern das WHO-Versorgungsziel seit 2005 erreicht zu sein (Hampel et al. 2010).

Unter den 3000 verordnungshäufigsten Arzneimitteln finden sich 28 Schilddrüsentherapeutika. Das Angebot ist vielfältig und umfasst neben neun Levothyroxinpräparaten ein Liothyroninpräparat, zwei Hormonkombinationen, vier Kombinationen von Schilddrüsenhormon mit Iodid, vier Iodidpräparate und schließlich acht Thyreostatika. Der weitaus größte Teil der Verordnungen entfällt auf Schilddrüsenhormone, gefolgt von den stärker reduzierten Iodidpräparaten, während der Anteil der Thyreostatika nur sehr gering ist und 2009 gegenüber dem Vorjahr neuerlich leicht abgenommen hat, so dass die gesamte Abnahme gegenüber dem Höchststand von 1997 mit 84 Mio. DDD jetzt 30% beträgt (Abbildung 41.1).

Bei den iodhaltigen Monopräparaten ist zu beachten, dass 2006 die definierte Tagesdosis (DDD) in Anpassung an die Herstellerempfehlungen von bisher 0,2 mg auf 0,15 mg geändert wurde. Durch diese Neudefinition ist der direkte Vergleich mit früher veröffentlichten Werten nicht möglich, jedoch sind die in Abbildung 41.1 gezeigten Daten durchgängig mit dem aktuellen DDD-Wert berechnet worden.

Schilddrüsenhormone

Bei den Schilddrüsenhormonen entfällt der Hauptteil der verordneten Tagesdosen auf die drei führenden Monopräparate *L-Thyroxin Henning*, *L-Thyrox HEXAL* und *Euthyrox* (Tabelle 41.1). Bei den Kombinationspräparaten von Liothyronin (Triiodthyronin) und Levothyroxin haben die Verschreibungen gegenüber 2008 erneut leicht abgenommen.

Hauptindikation ist die Hypothyreose, insbesondere bei deutlich erhöhten TSH-Werten (über 5 µU/ml) und positiven TPO-Antikörpern als Zeichen einer Autoimmunthyreoiditis (Gärtner und Reincke 2008). In den meisten Empfehlungen wird dem Monopräparat Levothyroxin eindeutig der Vorzug gegeben. Bei der Langzeittherapie ist ein gleichmäßiger Hormonspiegel im Serum durch das pharmakologisch langlebige Levothyroxin (Halbwertszeit 5 bis 8 Tage) wesentlich besser zu erreichen als durch das kurzlebige Liothyronin (Halbwertszeit 1 bis 2 Tage). Bei der Verwendung von Kombinationspräparaten beider Schilddrüsenhormone entstehen unerwünschte Spitzen des Triiodthyroninspiegels im Serum (Saravanan et al. 2007) mit entsprechend unerwünschten Nebenwirkungen bei höherer Dosierung. Beim „Härtetest" der Schilddrüsenhormontherapie, der Substitution der Hypothyreose, bestätigt die Metaanalyse von 11 Studien, dass die Zugabe von Liothyronin keine Vorteile erkennen lässt (Grozinsky-Glasberg et al. 2006). Auch nach Thyroidektomie wurden mit alleiniger Gabe von Levothyroxin normale Triiodthyroninspiegel erreicht (Jonklaas et al. 2008). Zu beachten ist bei der Einstellung von Frauen mit Hypothyreose, dass eine Schwangerschaft den Substitutionsbedarf für Levothyroxin erhöht (Alexander et al. 2004). Möglicherweise verbessert die Einnahme von Levothyroxin zur Schlafenszeit (22 Uhr) gegenüber der üblichen Zufuhr 30 Minuten vor dem Frühstück die Utilisierung des Hormons (Bolk et al. 2007). Magensäuremangel kann dagegen die Levothyroxinresorption vermindern (Centanni et al. 2006). Eine ähnliche Verminderung droht offenbar bei Einnahme des Levothyroxins vor dem Früstück mit Kaffee anstelle von Wasser (Benvega et al. 2008).

Iodidhaltige Präparate

Iodhaltige Präparate zeigten 2004 einen bemerkenswerten Einbruch, haben sich danach aber auf dem neuem Niveau stabilisiert (Abbildung 41.1). Die reinen Iodidsalze zeigen dagegen einen weiteren

Tabelle 41.1: Verordnungen von Schilddrüsenhormonen und Kaliumiodid 2009. Angegeben sind die 2009 verordneten Tagesdosen, die Änderungen gegenüber 2008 und die mittleren Kosten je DDD 2009.

Präparat	Bestandteile	DDD in Mio.	Änd. in %	DDD-Kosten in €
Levothyroxin				
L-Thyroxin Henning	Levothyroxin	392,5	(+10,7)	0,25
L-Thyrox HEXAL	Levothyroxin	213,2	(+14,8)	0,24
Euthyrox	Levothyroxin	173,7	(-0,3)	0,25
L-Thyroxin beta	Levothyroxin	50,8	(+4,1)	0,22
Eferox	Levothyroxin	48,2	(-6,5)	0,24
L-Thyroxin-ratiopharm	Levothyroxin	42,2	(-20,0)	0,27
L-Thyroxin AL	Levothyroxin	15,9	(+30,3)	0,28
Berlthyrox	Levothyroxin	8,0	(-8,9)	0,25
L-Thyroxin-CT	Levothyroxin	1,8	(-50,4)	0,29
		946,3	(+6,0)	0,24
Liothyronin				
Thybon	Liothyronin	1,0	(-1,9)	0,66
Hormonkombinationen				
Novothyral	Liothyronin Levothyroxin	28,2	(-2,2)	0,22
Prothyrid	Liothyronin Levothyroxin	8,8	(+0,9)	0,27
		37,0	(-1,5)	0,23
Schilddrüsenhormone plus Iodid				
Thyronajod	Levothyroxin Kaliumiodid	232,0	(+1,5)	0,22
Jodthyrox	Levothyroxin Kaliumiodid	44,3	(+0,1)	0,22
L-Thyrox Jod HEXAL	Levothyroxin Kaliumiodid	44,0	(-11,1)	0,17
Eferox Jod	Levothyroxin Kaliumiodid	9,5	(+94,7)	0,17
		329,8	(+0,8)	0,21
Kaliumiodid				
Jodetten	Kaliumiodid	27,0	(-13,5)	0,03
Jodid Tabletten	Kaliumiodid	26,6	(+19,7)	0,04
Jodid-ratiopharm	Kaliumiodid	17,2	(-24,0)	0,04
Jodid HEXAL	Kaliumiodid	14,9	(-12,2)	0,04
		85,8	(-7,9)	0,04
Summe		1399,8	(+3,6)	0,22

Rückgang (Tabelle 41.1). Hauptgrund dürfte der Ausschluss rezeptfreier Präparate aus der vertragsärztlichen Versorgung durch das GKV-Modernisierungs-Gesetz seit Januar 2004 sein. Allerdings gehören Iodidpräparate zur Behandlung von Schilddrüsenkrankheiten zu den Arzneimitteln der Ausnahmeliste gemäß § 34 Abs. 1 SGB V und sind damit weiterhin verordnungsfähig.

Iodid wird vor allem zur Substitution bei Patienten mit Iodmangelstruma empfohlen, da die Behandlung mit Levothyroxin in TSH-suppressiver Dosierung den Iodmangel in der Schilddrüse verstärkt und eine Knotenbildung nicht verhindert (Gärtner und Reincke 2008). Für ein Jahr kann eine Kombination mit Levothyroxin in nicht TSH-suppressiver Dosierung eingesetzt werden. Die unterschiedlichen Angriffspunkte der beiden Prinzipien rechtfertigen ihre Kombination (Schumm-Draeger und Grünwald 2003). Die Verordnungen der Kombinationspräparate aus Levothyroxin und Kaliumiodid haben abermals leicht zugenommen, wobei gewisse Umverteilungen bei den Generika stattfinden (Tabelle 41.1).

Thyreostatika

Bemerkenswerterweise ist die seit 1996 anhaltende Abnahme der Thyreostatika-DDD von bisher 30% insgesamt immer noch nicht ganz zum Stillstand gekommen (ab 2000 dargestellt in Abbildung 41.1). In berechtigter Interpretation dürfte das Erreichen und Überschreiten des Gipfels der Thyreostatikaverschreibungen bedeuten, dass die Demaskierung von Autonomien durch Iodidexposition abnimmt, wie es jüngst in Dänemark nach Erreichen einer verbesserten Iodversorgung gesehen wurde (Cerqueira et al. 2009).

Für die medikamentöse Therapie der Schilddrüsenüberfunktion werden unter den 3000 meistverordneten Arzneimitteln acht Präparate eingesetzt (Tabelle 41.2). Trotz gewisser Umschichtungen zwischen einzelnen Präparaten blieb die Versorgungslage stabil. Carbimazol wird im Organismus in seinen aktiven Metaboliten Thiamazol umgewandelt. Da es Carbimazol-refraktäre Fälle gibt, die auf Thiamazol ansprechen, wird empfohlen, nur mit dem aktiven Metaboliten zu behandeln. Außerdem ist Thiamazol (10 mg) in äquimolaren Mengen 2–3fach billiger als das Prodrug Carbimazol (15 mg). Eine untergeordnete Rolle spielt Propylthiouracil (*Propycil*), das wegen seiner kurzen Halbwertszeit mehrmals täglich gegeben werden muss, ggf. aber bei der Behand-

Tabelle 41.2: Verordnungen von Thyreostatika 2009. Angegeben sind die 2009 verordneten Tagesdosen, die Änderungen gegenüber 2008 und die mittleren Kosten je DDD 2009.

Präparat	Bestandteile	DDD in Mio.	Änd. in %	DDD-Kosten in €
Carbimazol				
Carbimazol HEXAL	Carbimazol	14,2	(+9,5)	0,32
Carbimazol Henning	Carbimazol	7,1	(−22,7)	0,36
		21,3	(−3,9)	0,33
Thiamazol				
Thiamazol HEXAL	Thiamazol	15,6	(+7,9)	0,17
Methizol	Thiamazol	11,1	(−3,2)	0,31
Favistan	Thiamazol	3,6	(−27,8)	0,11
Thiamazol Henning	Thiamazol	2,9	(−4,6)	0,22
		33,2	(−2,3)	0,21
Propylthiouracil				
Propycil	Propylthiouracil	1,4	(−1,5)	0,58
Perchlorat				
Irenat	Natriumperchlorat	1,4	(+3,0)	0,57
Summe		57,3	(−2,7)	0,28

lung von Schwangeren Vorteile hat. Beim Natriumperchlorat (*Irenat*) ist eine leichte Zunahme vermutlich Ausdruck der prophylaktischen Verabreichung vor der Gabe iodhaltiger Kontrastmittel.

Wirtschaftliche Aspekte der Kropfbehandlung

Unter den Schilddrüsenpräparaten haben sich die Verordnungen der Hormonpräparate erfreulicherweise weiter erholt, Iodide haben leicht abgenommen. Es ist anzunehmen, dass der größte Teil der Patienten diese Behandlung als Strumaprophylaxe gegen den Iodmangelkropf benötigt hat. Angesichts der hohen Kropfhäufigkeit in der Bundesrepublik kann man davon ausgehen, dass sogar 40 Mio. Menschen potentiell behandlungsbedürftig sind. Damit ist möglich, dass die Therapie mit Schilddrüsenpräparaten in den kommenden Jahren immer noch nicht optimal ist. Sehr genau sind die Iodidverordnungen mit ihrem Abnahmetrend zu beobachten, um einer ungünstigen „Iodidmüdigkeit" durch Aufklärung entgegenzusteuern (Scriba und Gärtner 2000). Wichtig sind immer wieder aufklärende Appelle auch an die Ärzte, dass die Iodprophylaxe kein Risiko darstellt.

Angesichts des endemischen Iodmangels in Deutschland haben Endokrinologen seit langem gefordert, eine wirksame Iodprophylaxe bei der Bevölkerung durchzuführen. Als Methode der Wahl bietet sich die Kropfprophylaxe mit iodiertem Speisesalz an. Hier stagniert der Iodsalzanteil seit 1996 leider bei „nur" 70% (Meng und Scriba 2002). In unseren Nachbarländern wie Österreich, Schweiz, der ehemaligen Tschechoslowakei und der ehemaligen DDR wurde die Iodsalzprophylaxe bereits mit großem Erfolg eingeführt. In Schweden ist der Kropf seit Einführung der Iodsalzprophylaxe weitgehend beseitigt. Allerdings ist anzumerken, dass die Iodsalzprophylaxe oder auch Iodidgabe bei der seltenen Strumaform der Iodfehlverwertung nicht wirksam ist.

Es ist ausgerechnet worden, dass das Gesundheitswesen pro Jahr mehr als eine Mrd. € für die ambulante Diagnostik und Behandlung von Schilddrüsenerkrankungen ausgibt (Pfannenstiel 1998). Mit der gesetzlichen Iodsalzprophylaxe könnten mittelfristig also erhebliche finanzielle Aufwendungen im Gesundheitswesen eingespart werden (vermutlich 70%, d. h. 700 Mio. € pro Jahr), ganz abgesehen von dem Gewinn an Lebensqualität durch den Fortfall der Dauertherapie mit Hormonpräparaten, die Abnahme der Häufigkeit von Strumaoperationen und von Radioiodtherapien (bei Autonomie). Immerhin darf seit einiger Zeit auch iodiertes Speisesalz für Fertiglebensmittel verwendet werden. Dennoch wird das beibehaltene Freiwilligkeitsprinzip eine grundlegende Verbesserung verhindern. Tragisch war die Entwicklung in den neuen Bundesländern. Dort war durch gesetzliche Salziodierung die endemische Struma im drastischen Rückgang. 1990 brachte die Abschaffung der wirksamen Maßnahmen den neuen Ländern die Iodmangelstruma mitsamt ihren Kosten zurück (Meng, persönliche Mitteilung). Ermutigend sind Trendstudien, die für eine Mitarbeit der Lebensmittelindustrie in Gestalt der Iodsalzverwendung sprechen (Hampel et al. 2010). Interessant ist, dass die Verbesserung der Iodversorgung die Demaskierung anderer Risikofaktoren für die Struma wie z.B. das Rauchen erlaubt: die Umsetzung in eine gesündere Lebensweise (Nicht-Rauchen) würde Ausgaben für Medikamente einsparen helfen (Völzke et al. 2005).

Auch wenn aus dem Absinken der Thyreostatika-Verschreibungskurve eine „Morgenröte" der Verbesserung der Iodversorgung abgelesen werden könnte, sollte dies nicht als Signal missverstanden werden, in den Bemühungen um eine weitere Optimierung nachzulassen.

Literatur

Alexander EK, Marquesee E, Lawrence J et al (2004): Timing and magnitude of increases in levothyroxine requirements during pregnancy in women with hypothyroidism N Engl J Med 351: 241–249.

Benvenga S, Bartolone L, Pappalardo MA, Russo A, Lapa D, Giorgianni G, Saraceno G, Trimarchi F (2008): Altered intestinal absorption of L-thyroxine caused by coffee. Thyroid 18: 293–301.

Bolk N, Visser TJ, Kalsbeek A et al. (2007): Effects of evening vs morning thyroxine ingestion on serum thyroid hormone profiles in hypothyroid patients. Clin Endocrinol 66: 43–48.

Centanni M, Garganol L, Canettieri G et al. (2006): Thyroxine in goiter, helicobacter pylori infection, and chronic gastritis. N Engl J Med 354: 1787–1795.

Cerqueira C, Knudsen N, Ovesen L, Perrild H, Rasmussen LB, Laurberg P, Jørgensen T (2009): Association of iodine fortification with incident use of antithyroid medication – a Danish Nationwide Study. J Clin Endocrinol Metab 94: 2400–2405.

Grozinsky-Glasberg S, Fraser A, Nashoni E et al. (2006): Thyroxine-triiodothyronine combination therapy versus thyroxine monotherapy for clinical hypothyroidism: Meta-analysis of randomized controlled trials. J Clin Endocrinol Metab 91: 2692–2699.

Gärtner R, Reincke M (2008): Substitution von Schilddrüsenhormonen. Internist 49: 538–544.

Hampel R, Bennöhr G, Gordalla A, Below H (2010): Urinary iodide excretion in adults in germany 2005 meets WHO target. Exp Clin Endocrinol Diabetes 118: 254–257.

Hess SY, Zimmermann MB, Torresani T, Burgi H, Hurrell RF (2001): Monitoring the adequacy of salt iodization in Switzerland: a national study of school children and pregnant women. Eur J Clin Nutr 55: 162–166.

Jonklaas J, Davidson B, Bhagat S, Soldin SJ (2008): Triiodothyronine levels in athyreotic individuals during levothyroxine therapy. JAMA 299: 769–777.

Lind P, Kumnig G, Heinisch M, Igerc C, Mikosch P, Gallowitsch HJ et al (2002): Iodine supplementation in Austria: Methods and results. Thyroid 12: 903–907.

Meng W, Scriba PC (2002): Jodversorgung in Deutschland. Dtsch Ärztebl 99: A2560–A2564.

Pfannenstiel P (1998): The cost of continuing deficiency in Germany and the potential cost benefit of iodine prophylaxis. IDD Newsletter 14: 11–12.

Saravanan P, Siddique H, Simmons DJ, Greenwood R, Dayan CM (2007): Twenty-four hour hormone profiles of TSH, free T3 and free T4 in hypothyroid patients on combined T3/T4 therapy. Exp Clin Endocrinol Diabetes 115: 261–267.

Schumm-Draeger P-M, Grünwald F (2003): Aspekte der Kombinationstherapie. Dtsch Ärztebl 100: C427–C428.

Scriba PC, Gärtner R (2000): Risiken der Iodprophylaxe? Dtsch Med Wschr 125: 671–675.
Soldin OP, Soldin SJ, Pezzullo JC (2003): Urinary idodine percentile ranges in the United States. Clin Chim Acta 328: 185–190.
Völzke H, Schwahn C, Kohlmann T et al. (2005): Risk factors for goiter in a previously iodine-deficient region. Exp Clin Endocrinol Diabetes 113: 507–515.

42. Sexualhormone

ULRICH SCHWABE

AUF EINEN BLICK

Verordnungsprofil

Die wichtigsten Gruppen der Sexualhormone sind Östrogenpräparate und Kontrazeptiva. Danach folgen mit weitem Abstand Gestagene, Antiöstrogene und Androgene.

Trend

Die Verordnungen der Östrogenpräparate zur Hormonersatztherapie in der Postmenopause sind seit 1999 um 68% zurückgegangen. Damit werden die neuen Therapieempfehlungen zur postmenopausalen Hormonersatztherapie in zunehmendem Maße umgesetzt. Hormonale Kontrazeptiva zeigen dagegen seit 10 Jahren eine weitgehende Konstanz.

Bewertung

Die Zurückhaltung bei der postmenopausalen Hormonersatztherapie beruht auf einer strengeren Nutzen-Risiko-Bewertung der Östrogene, da früher beobachtete koronarprotektive Wirkungen in neueren randomisierten Studien nicht bestätigt wurden. Nach den aktuellen Leitlinien ist die Hormonersatztherapie nur noch bei klimakterischen Ausfallserscheinungen (z. B. vasomotorische und urogenitale Symptome) und nicht mehr zur langfristigen Osteoporoseprophylaxe indiziert. Sie soll so niedrig dosiert und so kurz wie möglich gegeben werden.

Sexualhormone werden zur Behandlung von Störungen der Sexualfunktion bei Mann und Frau eingesetzt. Sie dienen in erster Linie zur Substitution einer ungenügenden körpereigenen Hormonproduktion, aber auch zur Hemmung der Hormonproduktion durch Änderung der zentralen Regulationsvorgänge im Zwischenhirn und der Hypophyse. Neben vielen anderen Anwendungen sind Sexualhormone und ihre entsprechenden Antihormone bei der Therapie von Sexualhormonabhängigen Tumoren von Bedeutung.

Im Einzelnen lassen sich Sexualhormone in Androgene, Anabolika, Antiandrogene, Östrogene, Gestagene und Antiöstrogene einteilen. Darüber hinaus werden Östrogen-Gestagen-Kombinationen in großem Umfang für die hormonale Kontrazeption eingesetzt. Kontrazeptiva sind seit 1992 in dieser Indikationsgruppe vertreten, weil sie seitdem bei weiblichen Versicherten bis zum vollendeten 20. Lebensjahr auf Kassenrezept verordnet werden können.

Das diesjährige Verordnungsspektrum der Sexualhormone ist vor allem von dem weiteren Rückgang der Östrogene als Folge der neuen Therapieempfehlungen zur postmenopausalen Hormonersatztherapie geprägt (Abbildung 42.1). Auf die Östrogene entfällt mit 35% weiterhin der größte Teil des Verordnungsvolumens der Sexualhormone von 1051 Mio. DDD (siehe Tabelle 1.1). Die seit dem Jahr 1999 eingetretene Abnahme hat sich 2009 in abgeschwächter Form fortgesetzt, so dass jetzt gegenüber dem damaligen Spitzenwert eine Reduktion um 68% eingetreten ist. Die Entwicklung der hormonalen Kontrazeptiva zeigt dagegen eine weitgehende Konstanz, wenn auch seit 2000 eine geringfügige Abnahme eingetreten ist. Alle übrigen Sexualhormonpräparate (Androgene, Antiandrogene, Antiöstrogene, Gestagene) spielen nur eine untergeordnete Rolle.

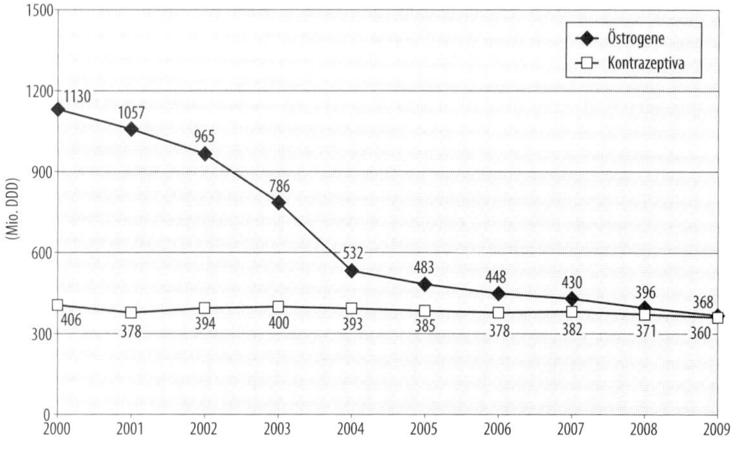

Abbildung 42.1: Verordnungen von Sexualhormonen 2000 bis 2009. Gesamtverordnungen nach definierten Tagesdosen

Androgene

Androgene werden zur Substitutionstherapie bei Hypogonadismus eingesetzt. Beim primären Hypogonadismus ist eine Dauertherapie mit lang wirksamen Testosteronpräparaten erforderlich. Beim sekundären Hypogonadismus, der durch Gonadotropinmangel infolge von hypothalamischen oder hypophysären Störungen bedingt ist, werden Behandlungspausen eingelegt, um eine reaktive Stimulation des zentralen Steuerungssystems der Hormonsekretion zu induzieren. Bei psychisch bedingten Potenzstörungen ist die Zufuhr von Androgenen unwirksam. Testosteron und seine Derivate haben außerdem anabole und somatische Wachstumswirkungen.

Weiter kräftig zugenommen hat die Verordnung von *Nebido* (Tabelle 42.1), ein Testosteronundecanoat zur Langzeittherapie (1mal 1000 mg i.m. alle 12 Wochen), das den Testosteronspiegel nach den bisherigen Ergebnissen über einen Zeitraum bis zu 27 Monaten im Normbereich hält (Schubert et al. 2004). Ebenfalls ausgeprägt ist die Zunahme des transdermalen Testosteronpräparates *Testogel*. Es wird einmal pro Tag mit einer Dosis von 25–50 mg auf die Haut von Schulter, Armen oder Bauch aufgetragen und hat in dieser Form eine Resorptionsquote von 9–14%. *Testoviron* ist ein Testosteronester zur intramuskulären Injektion für einen Zeitraum von 2–5 Wochen. Im Vergleich zum Vorjahr haben die Verordnungen erneut abgenommen.

Antiandrogene

Antiandrogene verdrängen männliche Hormone von ihrem Rezeptor und heben dadurch ihre Wirkung auf. Sie werden eingesetzt, um androgenbedingte Krankheitszustände zu behandeln. Dazu gehören beim Mann das Prostatakarzinom, männliche Hypersexualität und Sexualdeviation. Wesentlich häufiger werden Cyproteronkombinationen mit Ethinylestradiol bei Frauen zur Behandlung von Hirsutismus, Akne vulgaris und androgenetischem Haarausfall eingesetzt. Die Gruppe der Cyproteronkombinationen hat 2009 trotz Zuwächsen bei zwei Generika erneut abgenommen (Tabelle 42.1).

Tabelle 42.1: Verordnungen von Androgenen und Antiandrogenen 2009. Angegeben sind die 2009 verordneten Tagesdosen, die Änderungen gegenüber 2008 und die mittleren Kosten je DDD 2009.

Präparat	Bestandteile	DDD in Mio.	Änd. in %	DDD-Kosten in €
Androgene				
Nebido	Testosteronundecanoat	6,1	(+21,8)	1,67
Testogel	Testosteron	2,3	(+18,6)	2,07
Testoviron	Testosteronenantat	1,1	(−19,6)	1,12
		9,5	(+14,3)	1,71
Cyproteronacetat				
Androcur	Cyproteron	0,7	(−34,3)	3,20
Cyproteronkombinationen				
Bella HEXAL	Cyproteronacetat Ethinylestradiol	11,9	(+6,7)	0,26
Juliette	Cyproteronacetat Ethinylestradiol	6,1	(−14,5)	0,26
Climen	Cyproteronacetat Estradiolvalerat	5,4	(−12,1)	0,40
Cyproderm	Cyproteronacetat Ethinylestradiol	4,8	(−3,4)	0,26
Attempta-ratiopharm	Cyproteronacetat Ethinylestradiol	3,6	(+37,0)	0,25
Diane	Cyproteronacetat Ethinylestradiol	3,4	(−34,3)	0,35
		35,1	(−5,4)	0,29
Summe		45,3	(−2,6)	0,63

Östrogene

Östrogene regeln zusammen mit den Gestagenen die Reproduktionsvorgänge bei der Frau, induzieren die Pubertätsveränderungen und erhalten die Funktion der Sexualorgane. Zu den therapeutisch wichtigen Wirkungen der Östrogene gehört die Proliferation der Schleimhaut in Uterus und Vagina sowie die Förderung der Knochenmineralisation.

Hauptindikation der natürlichen Östrogene ist die postmenopausale Hormonsubstitution. Ursprünglich wurde sie primär zur Linderung typischer vasomotorischer Beschwerden eingesetzt. Lange Zeit galt sie nach den Ergebnissen zahlreicher Beobachtungsstudien auch als aussichtsreiche Strategie, um Osteoporose (Cauley et al. 1995), koronare Herzkrankheit (Grodstein et al. 2000) und altersbedingte Hirnleistungsstörungen (Tang et al. 1996) zu verhindern oder wenigstens hinauszuzögern.

Neuere randomisierte Studien haben jedoch die früheren Beobachtungsergebnisse nicht bestätigt. So hat die erste randomisierte Studie an 2763 postmenopausalen Frauen mit koronarer Herzkrankheit keinen Effekt einer Östrogensubstitution über 4,1 Jahre nachgewiesen (Hulley et al. 1998, HERS). Nach den Ergebnissen der Women's Health Initiative an 16608 Frauen waren die gesundheitlichen Risiken insgesamt höher als der Nutzen einer kombinierten Östrogen-Gestagen-Substitution (Writing Group for the Woman's Health Initiative Investigators 2002). Daher musste diese erste randomisierte, Placebo-kontrollierte Studie nach 5,2 Jahren vorzeitig abgebrochen werden. Im Einzelnen lag das Risiko für eine koronare Herzkrankheit 29%, Brustkrebs 26%, Schlaganfall 41% und Lungenembolie 133% höher. Niedriger lag nur das Risiko für kolorektales Karzinom (–37%), Korpuskarzinom (–17%) und Oberschenkelfrakturen (–33%). Der absolute Risikoüberschuss ist mit einem Ereignis pro 100 Frauen in 5 Jahren zwar gering, aber das eigentliche Ziel der Hormonersatztherapie, die Gesundheit zu erhalten, wurde gerade nicht erreicht. Die Endauswertung des primären Endpunktes der WHI-Studie (nichttödliche Herzinfarkte, koronare Mortalität) hat bestätigt, dass die kombinierte Hormonersatztherapie das Risiko einer koronaren Herzkrankheit bei gesunden postmenopausalen Frauen erhöht, insbesondere im ersten Jahr nach Behandlungsbeginn (Manson et al. 2003).

Im Februar 2004 wurde auch der Studienarm mit der Östrogenmonotherapie wegen fehlenden Nutzens vorzeitig vor dem geplanten Studienende zwischen Oktober 2004 und März 2005 durch die National Institutes of Health (NIH) abgebrochen. Konjugierte equine Östrogene (0,625 mg/Tag) erhöhten das Schlaganfallsrisiko bei 10739 postmenopausalen hysterektomierten Frauen in 6,8 Jahren signifikant um 39% (276 Fälle) und das Lungenembolierisiko um 34% (85 Fälle) (Womens Health Initiative Steering Committee 2004). Das Risiko für Hüftfrakturen wurde um 39% (102 Fälle) reduziert. Die Risikoreduktionen für koronare Herzkrankheit (-9%) und Brustkrebs (-23%) waren nicht signifikant. Zwei aktuelle Schlussauswertungen haben die Ergebnisse bestätigt. Auch die Monotherapie mit equinen Östrogenen bot bei gesunden hysterektomierten Frauen in der Postmenopause keinen Schutz gegen Herzinfarkte und koronare Mortalität, da eine Analyse der Altersabhängigkeit einzelner Risiken bei 50–59jährigen Patientinnen zwar einen Trend für ein vermindertes koronares Risiko ergab, der jedoch nicht signifikant war (Hsia et al. 2006). Eine weitere Analyse der Altersabhängigkeit der kardiovaskulären Risiken in der WHI-Studie ergab bei jüngeren Frauen kein zusätzliches koronares Risikos, bestätigte aber, dass das Schlaganfallsrisiko nicht davon abhing, wie viele Jahren seit der Menopause vergangen waren (Rossouw et al. 2007). Eine posthoc-Analyse der WHI-Studie zum Lungenkarzinom hat ergeben, dass die Inzidenz durch die Hormonersatztherapie nicht erhöht wird, wohl aber die Mortalität, vor allem durch das nichtkleinzellige Lungenkarzinom (Chlebowski et al. 2009). Die neueren Ergebnisse bestätigen die derzeitigen Empfehlungen, die Hormonersatztherapie für die kurzfristige Linderung vasomotorischer Symptome einzusetzen, um die verschiedenen Risiken durch eine längerfristige Anwendung gering zu halten.

Auch in einer britischen Studie zur Hormonersatztherapie stieg das Brustkrebsrisiko an. Hochgerechnet würden sich aus dieser Studie mit Östrogen-Gestagenkombinationen in 10 Jahren 19 zusätzliche Mammakarzinome pro 1000 Anwenderinnen ergeben (Million Women Study Collaborators 2003). Bei Östrogenmonopräparaten traten 5 zusätzliche Mammakarzinome pro 1000 Anwenderinnen auf. Weiterhin wurde durch die Hormonersatztherapie auch das Risiko eines Ovarialkarzinoms um 20% erhöht (Million Women Study Collaborators 2007).

Die Ergebnisse der Studien haben entscheidenden Einfluss auf die derzeitigen Therapieempfehlungen für die Hormonersatztherapie gehabt. Nach Leitlinien bleibt die Behandlung von klimakterischen Symptomen (z. B. vasomotorische und urogenitale Symptome) die Hauptindikation für die Hormonersatztherapie (NAMS Advisory Panel 2003). Die Behandlung sollte mit der niedrigsten wirksamen Dosis und so kurz wie möglich, aber so lange wie notwendig erfolgen. Bei der Prävention chronischer Krankheiten (koronare Herzkrankheit, Schlaganfall, Osteoporose, Thromboembolien, Demenz, Mammakarzinom, Kolonkarzinom, Ovarialkarzinom) sind die schädigen Effekte der Hormonersatztherapie bei den meisten Frauen höher als der Nutzen (U.S. Preventive Service Task Force). Dementsprechend hat auch die Europäische Arzneimittelbehörde (Committee for Proprietary Medicinal Products, CPMP) für Östrogenpräparate neue Empfehlungen zur Hormonersatztherapie gegeben, die in alle Fach- und Gebrauchsinformationen übernommen wurden (Arzneimittelkommission der Deutschen Ärzteschaft 2003).

Für die kurzfristige Behandlung klimakterischer Ausfallserscheinungen werden Östrogene (Estradiol, Estradiolester, equine Östrogene) mit einem 10–14tägigen Gestagenzusatz (Sequenztherapie), die kontinuierliche Kombinationstherapie (Östrogen/Gestagen) oder östrogenhaltige Pflaster mit intermittierender Gestagengabe pro Zyklus alle 2–3 Monate angewendet. Bei hysterektomierten Patientinnen ist eine Östrogentherapie ohne Gestagenzusatz indiziert.

Die rückläufigen Verordnungen von Östrogenpräparaten zur Hormonersatztherapie zeigen erste positive Auswirkungen. In den USA ist die Inzidenz des Mammakarzinoms seit 2001 in enger zeitlicher Relation zur rückläufigen Hormonersatztherapie jährlich um 8,6% zurückgegangen (Ravdin et al. 2007). Eine Nachuntersuchung der WHI-Studie hat drei Jahre nach der Beendigung der Hormonzufuhr eine unterschiedliche Entwicklung der gesundheitlichen Risiken gezeigt. In der Nachbeobachtungszeit war das kardiovaskuläre Risiko in der ursprünglichen Hormongruppe nicht mehr erhöht und mit der Kontrollgruppe vergleichbar, das Krebsrisiko lag jedoch in der ursprünglichen Hormongruppe weiterhin um 24% höher (Heiss et al. 2008).

Östrogen-Monopräparate

Die Gruppe der Monopräparate hat im Jahr 2009 weiter abgenommen (Tabelle 42.2). Die Verordnungen entfallen zu 34% auf die Östrogenpflaster und andere auf der Haut applizierte Präparate, die eine transdermale Resorption von Estradiol in Dosierungen von täglich 25–100 µg bei zweimaliger bzw. einmaliger Gabe pro Woche ermöglichen. Transdermal werden infolge der Umgehung der Leber 40fach kleinere Estradioldosen benötigt. In die Leber gelangen auf diesem Wege erheblich geringere Hormonmengen, so dass die östrogenabhängige Synthese von Angiotensinogen, Lipoproteinen und Gerinnungsfaktoren nicht übermäßig stimuliert wird. Die Verordnungen der Estradiolpflaster sind 2009 ähnlich wie die oralen Estradiolpräparate geringfügig rückläufig. Aus einer Fallkontrollstudie gibt es erste Hinweise, dass die transdermale Hormonersatztherapie mit den sehr viel niedrigeren Östrogenmengen (50 µg/Tag) das Schlaganfallrisiko nicht erhöht, wohl aber die orale Gabe üblicher Östrogendosen (0,625 mg/Tag) (Renoux et al. 2010).

Die oralen Präparate mit konjugierten equinen Östrogenen (*Presomen, Climopax mono*) (Tabelle 42.2) werden aus dem Harn trächtiger

Tabelle 42.2: Verordnungen von Östrogenen 2009 (Monopräparate). Angegeben sind die 2009 verordneten Tagesdosen, die Änderungen gegenüber 2008 und die mittleren Kosten je DDD 2009.

Präparat	Bestandteile	DDD in Mio.	Änd. in %	DDD-Kosten in €
Estradiol (transdermal)				
Estramon	Estradiol	12,5	(-0,2)	0,32
Estreva	Estradiol	12,5	(+8,8)	0,25
Estradot	Estradiol	11,4	(+2,0)	0,33
Estraderm TTS/MX	Estradiol	4,9	(-24,1)	0,35
Sisare Gel	Estradiol	2,5	(-12,8)	0,39
		43,9	(-1,6)	0,31
Estradiol (oral)				
Gynokadin	Estradiol/-valerat	31,2	(+1,7)	0,25
Merimono	Estradiolvalerat	6,9	(-5,0)	0,31
Estradiol JENAPHARM	Estradiolvalerat	6,5	(-12,3)	0,25
Estrifam	Estradiol	4,4	(-6,4)	0,34
Estradiol -1 A Pharma	Estradiol	2,5	(+45,5)	0,27
Progynova	Estradiolvalerat	2,2	(-10,5)	0,34
		53,6	(-1,0)	0,27
Konjugierte Östrogene				
Presomen	Konjugierte Estrogene	18,3	(-11,0)	0,41
Climopax mono	Konjugierte Estrogene	4,2	(-11,1)	0,28
		22,5	(-11,0)	0,38
Estriol				
Oekolp Tabl.	Estriol	2,0	(-8,2)	0,31
Estriol JENAPHARM Tbl./Amp.	Estriol	2,0	(-7,0)	0,31
Ovestin Tabl.	Estriol	1,9	(-0,7)	0,62
		5,9	(-5,5)	0,41
Weitere Östrogene				
Liviella	Tibolon	4,8	(-17,8)	1,04
Ethinylestradiol JENAPHARM	Ethinylestradiol	0,8	(-3,3)	0,45
		5,6	(-15,9)	0,95
Summe		131,6	(-4,0)	0,34

Stuten extrahiert und liegen hauptsächlich als Estron und Equilin in Form konjugierter Sulfate vor. Allerdings werden mindestens 10 östrogene Wirkstoffe deklariert, die sich in Wirkung und Wirkungsdauer unterscheiden. Eine systematische Übersicht über 32 Studien zeigte für konjugierte equine Östrogene und Estradiol vergleichbare Kurzzeiteffekte auf menopausale Hitzewallungen (Nelson 2004). Nur geringe Verordnungsmengen entfallen auf Estriol, das nur eine schwache östrogene Wirkung hat. Es stimuliert das Endometrium nur noch schwach und löst kaum Blutungen aus. Postmenopausale Dysphorien und lokale Befunde im Genitalbereich werden gemindert.

Das Estradiolderivat Ethinylestradiol (*Ethinylestradiol Jenapharm*), hat ähnliche Wirkungen wie natürliches Estradiol. Die 17α-Ethinylgruppe erhöht die orale Bioverfügbarkeit durch Verzögerung des hepatischen Abbaus und verlängert die Halbwertszeit auf 24 Stunden. Hauptsächlich bildet es die Östrogenkomponente hormonaler Kontrazeptiva. Als Monopräparat wird es zur Endometriumproliferation bei primärer und sekundärer Amenorrhö und dysfunktionellen Blutungen infolge Östrogenmangels eingesetzt.

Tibolon

Die Verordnungen von Tibolon (*Liviella*) sind 2009 abermals zurückgegangen (Tabelle 42.2). Es ist ein synthetisches Steroid mit östrogenen, gestagenen und schwach androgenen Eigenschaften, das als Selective Tissue Estrogenic Activity Regulator (STEAR) bezeichnet wird. Ähnlich wie Östrogen-Gestagen-Kombinationen reduziert Tibolon klimakterische Ausfallserscheinungen. Durch das Überwiegen gestagener Tibolonmetaboliten wird der Endometriumaufbau vermindert, so dass es in über 90% der Fälle zur Amenorrhö kommt. Weiterhin wurde in klinischen Studien eine Verbesserung der Knochendichte nachgewiesen, aber keine Verminderung der Frakturhäufigkeit (Modelska und Cummings 2002). Aus diesem Grunde ist Tibolon nicht zur Behandlung der postmenopausalen Osteoporose zugelassen. Ein möglicher Vorteil von Tibolon ist eine Besserung der Sexualfunktion, die jedoch noch kontrovers diskutiert wird (Modelska und Cummings 2002).

Im Hinblick auf ein potentielles Brustkrebsrisiko wurde bisher als vorteilhaft angesehen, dass Tibolon als Monosubstanz angewendet werden kann und keinen Gestagenzusatz benötigt. In einer großen britischen Studie zur Hormonersatztherapie war das Brustkrebsrisiko

42

Tabelle 42.3: Verordnungen von Östrogen-Gestagen-Kombinationen 2009. Angegeben sind die 2009 verordneten Tagesdosen, die Änderungen gegenüber 2008 und die mittleren Kosten je DDD 2009.

Präparat	Bestandteile	DDD in Mio.	Änd. in %	DDD-Kosten in €
Estradiol und Norethisteron				
Estragest TTS	Estradiol Norethisteronacetat	16,8	(–10,9)	0,42
Activelle	Estradiol Norethisteronacetat	15,5	(–18,6)	0,47
Cliovelle	Estradiolvalerat Norethisteron	10,0	(+16,0)	0,35
Kliogest N	Estradiol Norethisteronacetat	7,1	(–16,6)	0,48
Merigest	Estradiolvalerat Norethisteron	6,2	(–15,8)	0,42
Mericomb	Estradiolvalerat Norethisteron	5,4	(–11,7)	0,35
Clionara	Estradiol Norethisteronacetat	3,7	(–7,8)	0,37
Novofem	Estradiol Norethisteronacetat	2,1	(–19,1)	0,45
Trisequens	Estradiol Norethisteronacetat	2,1	(–15,4)	0,46
		68,8	(–11,2)	0,42
Estradiol und Levonorgestrel				
Cyclo Östrogynal	Estradiolvalerat Estriol Levonorgestrel	5,5	(–14,4)	0,36
Fem 7 Conti	Estradiol Levonorgestrel	4,1	(+15,2)	0,46
Cyclo Progynova N	Estradiolvalerat Levonorgestrel	4,1	(–2,8)	0,39
Klimonorm	Estradiolvalerat Levonorgestrel	3,6	(–13,8)	0,36
Wellnara	Estradiol Levonorgestrel	3,5	(+56,1)	0,44
		20,8	(+0,8)	0,40
Östrogene und Medroxyprogesteron				
Climopax	Konjugierte Östrogene Medroxyprogesteronacetat	5,8	(–17,4)	0,46
Indivina	Estradiolvalerat Medroxyprogesteronacetat	3,8	(–14,3)	0,45
		9,6	(–16,2)	0,46

Tabelle 42.3: Verordnungen von Östrogen-Gestagen-Kombinationen 2009. Angegeben sind die 2009 verordneten Tagesdosen, die Änderungen gegenüber 2008 und die mittleren Kosten je DDD 2009. (Fortsetzung)

Präparat	Bestandteile	DDD in Mio.	Änd. in %	DDD-Kosten in €
Östrogene und andere Gestagene				
Lafamme	Estradiolvalerat Dienogest	28,5	(+5,0)	0,47
Presomen comp./-conti Drag.	Konjugierte Östrogene Medrogeston	16,8	(−14,1)	0,39
Femoston Conti	Estradiol Dydrogesteron	10,8	(+1,6)	0,46
Angeliq	Estradiol Drospirenon	8,5	(+0,5)	0,72
Femoston	Estradiol Dydrogesteron	6,7	(+2,9)	0,42
Climodien	Estradiolvalerat Dienogest	3,0	(−12,7)	0,46
		74,3	(-1,9)	0,47
Estradiol und andere Mittel				
Gynodian Depot	Estradiolvalerat Prasteronenantat	12,2	(-9,6)	0,40
Summe		185,8	(-6,6)	0,44

bei Anwenderinnen von Tibolon (+45%) jedoch stärker erhöht als nach alleiniger Östrogengabe (+30%), wenn auch geringer als nach Östrogen-Gestagen-Kombinationen (+100%) (Million Women Study Collaborators 2003). Nach einer weiteren Auswertung der Million Women Study erhöhte Tibolon das Risiko für ein Endometriumkarzinom (+79%) stärker als unter einer Östrogenmonotherapie (+45%), während kombinierte Östrogen/Gestagen-Präparate das Risiko bei zyklischer Gabe nicht veränderten und bei kontinuierlicher Gabe sogar senkten (Million Women Study Collaborators 2005).

Östrogenkombinationen

Auch die Östrogenkombinationen mit Gestagenzusatz haben weiter abgenommen (Tabellen 42.3). Die rückläufige Verordnungsentwicklung der Östrogenpräparate für die postmenopausale Hormonsubstitution entspricht den derzeitigen Empfehlungen zur Hormonersatztherapie, die von mehreren Fachgesellschaften und Arzneimittelbehörden publiziert wurden (siehe oben). Nur wenige Präparate haben gegen den Trend zugenommen (*Cliovelle, Fem 7 Conti, Wellnara)* (Tabelle 42.3).

Gynodian Depot ist eine injizierbare Kombination aus Estradiolvalerat und dem Androgen Prasteronenantat, die 2009 erneut weniger verordnet wurde. Dehydroepiandrosteron (Prasteron) ist das mengenmäßig bedeutendste Steroidhormon der Nebennierenrinde, das die höchsten Werte bei Zwanzigjährigen erreicht und mit dem Alter kontinuierlich auf 20–30% der Ausgangswerte abfällt. Mit *Gynodian Depot* ist in einer Einjahresstudie an 120 postmenopausalen Frauen eine Zunahme der Knochendichte und der sexuellen Aktivität beobachtet worden (Castelo-Branco et al. 2000). Nachteilig war ein Anstieg von LDL-Cholesterin und Serumtriglyzeriden.

Antiöstrogene

Das am häufigsten verordnete Antiöstrogen Tamoxifen wird als Adjuvans bei der Behandlung des metastasierenden Mammakarzinoms, vor allem bei Estradiolrezeptor-positiven Patientinnen in der Postmenopause, angewendet (Tabelle 42.4). Weiterhin ist die primärprophylaktische Wirkung von Tamoxifen in mehreren Studien untersucht worden. In der amerikanischen BCPT-Studie (Breast Cancer Prevention Trial) wurde eine 49%ige Senkung des Auftretens des Mammakarzinoms bei Frauen mit erhöhtem Risiko beobachtet (Fisher et al. 1998). Innerhalb von fünf Jahren erkrankten von insgesamt 13338 Frauen in der Placebogruppe 154 (2,3%) und in der Tamoxifengruppe 85 (1,3%) an einem invasiven Mammakarzinom. Allerdings war das Nebenwirkungsrisiko in der Tamoxifengruppe für Lungenembolie (17 Fälle) und Endometriumkarzinom (33 Fälle) höher als in der Placebogruppe (6 bzw. 14 Fälle).

Fulvestrant (*Faslodex*) ist der erste reine steroidale Östrogenrezeptorantagonist ohne die agonistische Restaktivität von Tamoxifen. Trotz seiner pharmakologischen Vorteile hatte Fulvestrant bei postmenopausalen Patientinnen mit fortgeschrittenem oder metastasiertem Mammakarzinom keinen klinischen Zusatznutzen im direkten Vergleich mit Tamoxifen (Howell et al. 2004) oder mit Anastrozol bei eingetretener Tamoxifenresistenz (Howell et al. 2002, Osborne et al. 2002). Wegen der erheblich höheren Therapiekosten kommt Fulve-

Tabelle 42.4: Verordnungen von Antiöstrogenen 2009. Angegeben sind die 2009 verordneten Tagesdosen, die Änderungen gegenüber 2008 und die mittleren Kosten je DDD 2009.

Präparat	Bestandteile	DDD in Mio.	Änd. in %	DDD-Kosten in €
Tamoxifen				
Tamoxifen HEXAL	Tamoxifen	11,3	(+4,2)	0,23
Tamoxifen AL	Tamoxifen	8,0	(+0,8)	0,21
Tamoxifen-ratiopharm	Tamoxifen	5,5	(−7,0)	0,23
Tamox- 1 A Pharma	Tamoxifen	3,4	(+1,6)	0,21
		28,2	(+0,6)	0,22
Fulvestrant				
Faslodex	Fulvestrant	1,1	(+2,4)	23,95
Summe		29,3	(+0,7)	1,13

strant daher nur bei Patientinnen in Betracht, bei denen Kontraindikationen gegen Tamoxifen oder Anastrozol bestehen. Die Verordnungen von *Faslodex* sind 2009 weiter angestiegen (Tabelle 42.4).

Gestagene

Gestagene wirken zusammen mit Östrogenen auf nahezu alle weiblichen Reproduktionsvorgänge. Sie hemmen die Östrogen-induzierte Proliferation des Endometriums und induzieren die Sekretionsphase. Alle Gestagene unterdrücken dosisabhängig die Ovulation und hemmen die Tubenmotilität. In der Schwangerschaft führen Progesteron und 17α-Hydroxyprogesteron zu einer Ruhigstellung des Uterus.

In der Therapie werden heute vor allem synthetische Gestagene eingesetzt, die sich von dem natürlichen Gestagen Progesteron oder von Testosteron ableiten. Die meisten Derivate haben unterschiedliche Zusatzeffekte auf androgene und östrogene Hormonwirkungen. Diese Gestagene sind ungeeignet zur Schwangerschaftserhaltung bei drohendem oder habituellem Abort, weil es in höherer Dosierung zu Virilisierung oder Feminisierung des Fötus kommen kann. Für eine Gestagentherapie in der Schwangerschaft (Gelbkörperinsuffizienz) wird daher nur das natürliche Progesteron als Vaginalsuppositorium

Tabelle 42.5: Verordnungen von Gestagenen 2009. Angegeben sind die 2009 verordneten Tagesdosen, die Änderungen gegenüber 2008 und die mittleren Kosten je DDD 2009.

Präparat	Bestandteile	DDD in Mio.	Änd. in %	DDD-Kosten in €
Norethisteronacetat				
Norethisteron JENAPHARM	Norethisteronacetat	4,9	(+56,4)	0,37
Gestakadin	Norethisteronacetat	3,2	(-35,1)	0,20
Primolut-Nor	Norethisteronacetat	1,9	(-17,7)	0,54
		10,1	(-3,5)	0,35
Weitere Gestagene				
Utrogest	Progesteron	5,1	(+9,3)	1,19
Chlormadinon JENAPHARM	Chlormadinon	2,4	(+9,3)	0,47
Duphaston	Dydrogesteron	2,1	(+12,5)	0,45
		9,6	(+10,0)	0,85
Summe		19,6	(+2,6)	0,59

bzw. ein Derivat des Progesteronmetaboliten 17α-Hydroxyprogesteron eingesetzt, das keine zusätzlichen androgenen Wirkungen hat.

Gestagenpräparate werden hauptsächlich bei prämenstruellem Syndrom, Dysmenorrhö, Endometriose und zur Zyklusregulierung bei dysfunktionellen Blutungen gegeben. Die Verordnungen haben sich 2009 insgesamt nur wenig verändert (Tabelle 42.5). Das letzte Kombinationspräparat dieser Gruppe (*Cyclosa*) ist nicht mehr vertreten, da der Vertrieb 2008 aus wirtschaftlichen Gründen eingestellt wurde.

Hormonale Kontrazeptiva

Kontrazeptiva gehören bis auf wenige Ausnahmen zur Gruppe der Östrogen-Gestagen-Kombinationen. Als Ovulationshemmer supprimieren sie in erster Linie die Ausschüttung des hypothalamischen Gonadotropin-Releasinghormons und der hypophysären Gonadotropine. Dadurch hemmen sie Follikelwachstum, Ovulation und Gelbkörperbildung. Die Gestagenkomponente vermindert zusätzlich die Proliferation des Endometriums (Nidationshemmung) und steigert die Viskosität des Zervixschleims (Hemmung der Spermienaszension).

Orale Kontrazeptiva sind seit ihrer Einführung vor 50 Jahren kontinuierlich weiterentwickelt worden, um das Nebenwirkungsrisiko zu reduzieren. Nach der Beobachtung von seltenen, aber gefährlichen kardiovaskulären Komplikationen in Form von Schlaganfällen, Herzinfarkten und Thromboembolien (Royal College of General Practitioners 1981) wurde zunächst Ethinylestradiol als wichtigste Östrogenkomponente von 50 µg auf 20–35 µg pro Tag reduziert. Mit diesen neuen Präparaten der sogenannten zweiten Generation gingen die thromboembolischen Zwischenfälle zurück.

Nach der Einführung niedrig dosierter Gestagene aus der Gruppe der Gonangestagene (Desogestrel 1981, Gestoden 1987) wurden einige Jahre später 61 Verdachtsfälle von zerebrovaskulären Störungen unter Einnahme von gestodenhaltigen Kontrazeptiva gemeldet (König 1991). Im Oktober 1995 wurden drei große Studien bekannt, in denen ein erhöhtes thromboembolisches Risiko für die beiden niedrig dosierten Gestagene bestätigt wurde. Das Risiko war in einer multinationalen Fallkontrollstudie für Kontrazeptiva mit Desogestrel (9,1fach) und für Gestoden (9,1fach) im Vergleich zu Levonorgestrel (3,5fach) gegenüber Nichtanwenderinnen erhöht (World Health Organization Collaborative Study 1995). Ähnliche Daten ergaben zwei weitere Studien (Jick et al. 1995, Spitzer et al. 1996). Nach einer Metaanalyse von 12 Studien haben orale Kontrazeptiva der dritten Generation ein 1,7fach erhöhtes Thromboserisiko im Vergleich mit Kontrazeptiva der zweiten Generation (Kemmeren et al. 2001).

Ein weiteres seit langem diskutiertes Nebenwirkungsrisiko ist die Karzinogenität. Nach Anwendung hormonaler Kontrazeptiva ist das Risiko für Mamma- und Zervixkarzinome sowie für das Leberkarzinom in Populationen mit niedriger Inzidenz chronischer Leberkrankheiten erhöht, während das Risiko für Endometrium- und Ovarialkarzinome vermindert ist. Aus diesem Grunde hat eine Arbeitsgruppe der Weltgesundheitsorganisation die kombinierte Behandlung mit Östrogen-Gestagenkombinationen zur Kontrazeption und postmenopausalen Hormonsubstitution als karzinogen klassifiziert (Cogliano et al. 2005).

Einphasenpräparate

In der Gesamtgruppe der hormonalen Kontrazeptiva haben die Verordnungen 2009 geringfügig abgenommen (Abbildung 42.1). Einphasenpräparate waren nur wenig verändert, während die beiden

Tabelle 42.6: Verordnungen von Kontrazeptiva (Einphasenpräparate) 2009. Angegeben sind die 2009 verordneten Tagesdosen, die Änderungen gegenüber 2008 und die mittleren Kosten je DDD 2009.

Präparat	Bestandteile	DDD in Mio.	Änd. in %	DDD-Kosten in €
Mit Levonorgestrel				
Minisiston/-fem	Ethinylestradiol Levonorgestrel	21,6	(+1,8)	0,30
Leona HEXAL	Ethinylestradiol Levonorgestrel	21,3	(+168,2)	0,29
Microgynon	Ethinylestradiol Levonorgestrel	14,3	(−2,0)	0,22
Leios	Ethinylestradiol Levonorgestrel	11,8	(−45,9)	0,36
Monostep	Ethinylestradiol Levonorgestrel	7,9	(−24,5)	0,27
Femigyne-ratiopharm	Ethinylestradiol Levonorgestrel	4,8	(+40,6)	0,20
Miranova	Ethinylestradiol Levonorgestrel	2,7	(−58,1)	0,36
Illina Sandoz	Ethinylestradiol Levonorgestrel	2,6	(+98,7)	0,29
Femigoa	Ethinylestradiol Levonorgestrel	2,3	(−33,7)	0,27
		89,3	(−1,6)	0,29
Mit Desogestrel				
Lamuna	Ethinylestradiol Desogestrel	42,9	(+6,2)	0,25
Desmin	Ethinylestradiol Desogestrel	5,4	(−38,5)	0,30
		48,2	(−1,8)	0,26
Mit Drospirenon				
Yasmin/Yasiminelle	Ethinylestradiol Drospirenon	32,0	(−10,8)	0,44
Aida	Ethinylestradiol Drospirenon	30,2	(+18,3)	0,44
Yaz	Drospirenon Ethinylestradiol	5,9	(>1000)	0,46
Petibelle	Drospirenon Ethinylestradiol	5,6	(−29,9)	0,44
		73,7	(+5,6)	0,44

Tabelle 42.6: Verordnungen von Kontrazeptiva (Einphasenpräparate) 2009. Angegeben sind die 2009 verordneten Tagesdosen, die Änderungen gegenüber 2008 und die mittleren Kosten je DDD 2009. (Fortsetzung)

Präparat	Bestandteile	DDD in Mio.	Änd. in %	DDD-Kosten in €
Weitere Einphasenpräparate				
Valette	Ethinylestradiol Dienogest	65,5	(−3,9)	0,41
Belara	Ethinylestradiol Chlormadinonacetat	35,8	(−22,0)	0,42
Bellissima	Ethinylestradiol Chlormadinonacetat	8,4	(>1000)	0,36
Cilest	Ethinylestradiol Norgestimat	4,8	(−16,7)	0,26
		114,5	(−4,8)	0,41
Summe		325,8	(−1,3)	0,36

noch verbliebenen Sequenzialpräparate wiederum deutlich abnahmen (Tabelle 42.7). Sowohl Zweiphasen- wie auch Dreiphasenpräparate enthalten relativ höhere Östrogenanteile als die Einphasenpräparate. Es gibt aber bisher keine zuverlässigen Kriterien für die Entscheidung, ob eine Patientin Einphasen- oder Sequenzialpräparate gut vertragen wird.

Levonorgestrel-haltige Präparate sind trotz leichter Rückgänge weiterhin die führende Gruppe der Kontrazeptiva (Tabelle 42.6). Danach folgen die Drospirenonkombinationen, die als einzige Gruppe der Kontrazeptiva zugelegt haben. Das Gestagen Drospirenon ist ein Derivat des Spironolactons und hat neben seinen antiandrogenen auch aldosteronantagonistische Eigenschaften, die allerdings in den zur Kontrazeption eingesetzten Dosierungen nur schwach ausgeprägt sein dürften. Die dadurch bedingte schwache natriuretische Wirkung soll der Östrogen-induzierten Natriumretention entgegenwirken (Oelkers et al. 1995). Widersprüchlich sind die Berichte über zusätzliche kardiovaskuläre Risiken von Drospirenon (Thromboembolien) (Van Grootheest und Vrieling 2003, Dinger et al. 2007).

Weitere Kontrazeptiva mit antiandrogenen Gestagenen sind *Valette*, das mit Abstand am häufigsten verordnete Kontrazeptivum, und Chlormadinonacetat-haltige Präparate (*Belara, Bellissima*).

Gestagenpräparate

Kleine und überwiegend rückläufige Verordnungsmengen entfallen auf gestagenhaltige Monopräparate (Tabelle 42.7). In dem niedrig dosierten Desogestrelpräparat *Cerazette* ist die Gestagenmenge (75 µg/Tag) halb so hoch dosiert wie bei den Desogestrelkombinationen aus der Gruppe der Einphasenpräparate (z. B. *Lamuna, Desmin*) und ist deshalb nicht den sogenannten Minipillen gleichzusetzen, bei denen die Gestagendosis nur ein Drittel oder Viertel der Einphasenpräparate beträgt. *Cerazette* unterdrückt wie kombinierte Einphasenpräparate die Ovulation. Aus diesem Grunde ist der Konzeptionsschutz von *Cerazette* mit einem Pearl-Index von 0,14 (0,14 Schwangerschaften auf 100 Frauenjahre) genauso sicher wie mit Einphasenpräparaten, während mit Levonorgestrel (30 µg/Tag) nur ein Pearl-Index von 1,2 erreicht wurde (Collaborative Study Group on the Desogestrel-containing Progesteron-only Pill 1998). Wie bei allen Gestagenmonopräparaten erfolgt die Einnahme ohne Intervall, wobei aufgrund des Wirkmechanismus eine gelegentliche um 12 Stunden verspätete Einnahme möglich ist. Aufgrund der kontinuierlichen Einnahme ist das Blutungsmuster unter *Cerazette* variabel. Im Laufe der Zeit werden die Blutungen unter *Cerazette* seltener und kürzer. Einige Frauen werden amenorrhoisch.

Als Notfallkontrazeptivum wurde Levonorgestrel nur noch in Form des Monopräparates *Unofem* (einmal 1,5 mg) verordnet (Tabelle 42.7). Die Einmaldosis vereinfacht die Anwendung, ohne dass zusätzliche Nebenwirkungen auftreten (Cheng et al. 2004). Die Monogestagenmethode wird spätestens 72 Stunden nach ungeschütztem Geschlechtsverkehr eingesetzt und hat die früher verwendete Östrogen-Gestagenkombination (*Tetragynon*) abgelöst, da die Versagerquote (1%) deutlich geringer ist und seltener Übelkeit oder Erbrechen als unerwünschte Nebenwirkungen auftreten.

Vaginale hormonale Kontrazeptiva

Die vaginal anwendbare Östrogen-Gestagen-Kombination *NuvaRing* enthält ein vaginales Freisetzungssystem, das pro Tag 15 µg Ethinylestradiol und 120 µg Etonogestrel abgibt. Vorteile sind die einmal monatliche Anwendung sowie die Möglichkeit, Östrogene und Gestagene in niedrigeren Dosen anzuwenden als bei kombinierten oralen Kontrazeptiva. Daraus resultieren konstante Serumhormonspiegel,

Tabelle 42.7: Verordnungen von weiteren Kontrazeptiva 2009. Angegeben sind die 2009 verordneten Tagesdosen, die Änderungen gegenüber 2008 und die mittleren Kosten je DDD 2009.

Präparat	Bestandteile	DDD in Mio.	Änd. in %	DDD-Kosten in €
Sequenzialpräparate				
Novial	Ethinylestradiol Desogestrel	6,1	(-24,9)	0,32
Neo-Eunomin	Ethinylestradiol Chlormadinonacetat	3,2	(-17,3)	0,44
		9,3	(-22,4)	0,37
Depotgestagene				
Depo-Clinovir	Medroxyprogesteron	6,9	(-8,9)	0,33
Gestagenpräparate				
Cerazette	Desogestrel	6,2	(-1,7)	0,38
Notfallkontrazeptiva				
Unofem	Levonorgestrel	0,1	(+10,4)	16,85
Vaginale Kontrazeptiva				
Nuvaring	Ethinylestradiol Etonogestrel	8,1	(-3,2)	0,57
Summe		30,5	(-10,9)	0,45

gute Zyklusstabilität und sichere Kontrazeption bei Magen-Darm-Störungen. In einer offenen Einjahresstudie an 1030 Frauen wurde eine vergleichbare Wirksamkeit und Verträglichkeit wie mit einem oralen Kontrazeptivum festgestellt (Oddsson et al. 2005).

Literatur

Arzneimittelkommission der Deutschen Ärzteschaft (2003): Rote Hand Brief zur Hormontherapie im Klimakterium vom 09.12.2003. Im Internet: www.akdae.de/20/40/index.html.

Castelo-Branco C, Vicente JJ, Figueras F, Sanjuan A, Martinez de Osaba MJ, Casals E et al (2000): Comparative effects of estrogens plus androgens and tibolone on bone, lipid pattern and sexuality in postmenopausal women. Maturitas 34: 161–168.

Cauley JA, Seeley DG, Ensrud K, Ettinger B, Black D, Cummings SR (1995): Estrogen replacement therapy and fractures in older women. Ann Intern Med 122: 9–16.
Cheng L, Gulmezoglu AM, Oel CJ, Piaggio G, Ezcurra E, Look PF (2004): Interventions for emergency contraception.Cochrane Database Syst Rev. 2004; (3): CD001324.
Chlebowski RT, Schwartz AG, Wakelee H, Anderson GL, Stefanick ML, Manson JE, Rodabough RJ, Chien JW, Wactawski-Wende J, Gass M, Kotchen JM, Johnson KC, O'Sullivan MJ, Ockene JK, Chen C, Hubbell FA; Women's Health Initiative Investigators (2009): Oestrogen plus progestin and lung cancer in postmenopausal women (Women's Health Initiative trial): a post-hoc analysis of a randomised controlled trial. Lancet 374: 1243–1251.
Cogliano V, Grosse Y, Baan R, Straif K, Secretan B, El Ghissassi F; WHO International Agency for Research on Cancer (2005): Carcinogenicity of combined oestrogen-progestagen contraceptives and menopausal treatment. Lancet Oncol 6: 552–553.
Collaborative Study Group on the Desogestrel-containing Progesteron-only Pill (1998): A double blind study comparing the contraceptive efficacy, acceptability and safety of two progesteron-only pills containing desogestrel 75 micrograms/day or levonorgestrel 30 micrograms/day. Eur J Contracept Reprod Health Care 3: 169–178.
Dinger JC, Heinemann LA, Kuhl-Habich D (2007): The safety of a drospirenone-containing oral contraceptive: final results from the European Active Surveillance Study on oral contraceptives based on 142,475 women-years of observation. Contraception 75: 344–354.
Fisher B, Constantino JP, Wickerham LD, Redmond CK et al (1998): Tamoxifen for prevention of breast cancer: report of the National Surgical Adjuvant Breast and Bowel Project P-1 Study. J Natl Cancer I 90: 1371–1388.
Grodstein F, Manson JE, Colditz GA, Willett WC, Speizer FE, Stampfer MJ (2000): A prospective, observational study of postmenopausal hormone therapy and primary prevention of cardiovascular disease. Ann Intern Med 133: 933–1001.
Heiss G, Wallace R, Anderson GL, Aragaki A, Beresford SA, Brzyski R, Chlebowski RT, Gass M, LaCroix A, Manson JE, Prentice RL, Rossouw J, Stefanick ML; WHI Investigators (2008): Health risks and benefits 3 years after stopping randomized treatment with estrogen and progestin. JAMA 299: 1036–1045.
Howell A, Robertson JFR, Quaresma Albano J, Aschermannova A, Mauriac L et al. (2002): Fulvestrant (ICI 182,780) is as effective as anastrozole in postmenopausal women with advanced breast cancer progressing progressing after prior endocrine treatment. J Clin Oncol 20: 3396–3403.
Howell A, Robertson JF, Abram P, Lichinitser MR, Elledge R et al. (2004): Comparison of fulvestrant versus tamoxifen for the treatment of advanced breast cancer in postmenopausal women previously untreated with endocrine therapy: a multinational, double-blind, randomized trial. J Clin Oncol 22: 1605–1613.
Hsia J, Langer RD, Manson JE, Kuller L, Johnson KC, Hendrix SL, Pettinger M, Heckbert SR, Greep N, Crawford S, Eaton CB, Kostis JB, Caralis P, Prentice R; Women's Health Initiative Investigators (2006): Conjugated equine estrogens and coronary heart disease: the Women's Health Initiative. Arch Intern Med 166: 357–365.
Hulley S, Grady D, Bush T, Furberg C, Herrington D, Riggs B, Vittinghoff E (1998): Randomized trial of estrogen plus progestin for secondary prevention of coronary heart disease in postmenopausal women. JAMA 280: 605–613.

Jick H, Jick SS, Gurewich V, Myers MW, Vasilakis C (1995): Risk of idiopathic cardiovascular death and nonfatal venous thromboembolism in women using oral contraceptives with differing progestagen components. Lancet 346: 1589–1593.

Kemmeren JM, Algra A, Grobbee DE (2001): Third generation oral contraceptives and risk of venous thrombosis: meta-analysis. Brit Med J 323: 1–9.

König HJ (1991): Hirnkreislaufstörungen unter Einnahme gestodenhaltiger hormonaler oraler Kontrazeptiva – Kausalität oder Koinzidenz? Dtsch Ärztebl 91: C-1745–1748.

Manson JE, Hsia J, Johnson KC, Rossouw JE, Assaf AR, Lasser NL, Trevisan M, Black HR, Heckbert SR, Detrano R, Strickland OL, Wong ND, Crouse JR, Stein E, Cushman M; Women's Health Initiative Investigators (2003): Estrogen plus progestin and the risk of coronary heart disease. N Engl J Med 349: 523–534.

Million Women Study Collaborators (2003): Breast cancer and hormone-replacement in the Million Women Study. Lancet 362: 419–427.

Million Women Study Collaborators (2005): Endometrial cancer and hormone-replacement therapy in the Million Women Study. Lancet 365: 1543–1551.

Million Women Study Collaborators (2007): Ovarian cancer and hormone replacement therapy in the Million Women Study. Lancet 369: 1703–1710.

Modelska K, Cummings S (2002): Tibolone for postmenopausal women: systematic review of randomized trials. J Clin Endocrinol Metab. 87:16–23.

NAMS Advisory Panel (2003): Amended report from the NAMS Advisory Panel on postmenopausal hormone therapy.Menopause 10: 6–12.

Nelson HD (2004): Commonly used types of postmenopausal estrogen for treatment of hot flashes: scientific review. JAMA 291: 1610–1620.

Oddsson K, Leifels-Fischer B, de Melo NR, Wiel-Masson D, Benedetto C, Verhoeven CH, Dieben TO (2005): Efficacy and safety of a contraceptive vaginal ring (NuvaRing) compared with a combined oral contraceptive: a 1-year randomized trial. Contraception 71: 176–182.

Oelkers W, Foidart JM, Dombrovicz N, Welter A, Heithecker R (1995): Effects of a new oral contraceptive containing an antimineralocorticoid progestogen, drospirenone, on the rennin-aldosterone system, body weight, blood pressure, glucose tolerance, and lipid metabolism. J Clin Endocrinol Metab 80: 1816–1821.

Osborne CK, Pippen J, Jones SE, Parker LM, Ellis M et al. (2002): A double-blind, randomized trial comparing the efficacy and tolerability of fulvestrant with anastrozole in post-menopausal women with advanced breast cancer progressing on prior endocrine therapy: Results of a North American trial. J Clin Oncol 20: 3386–3395.

Ravdin PM, Cronin KA, Howlader N, Berg CD, Chlebowski RT, Feuer EJ, Edwards BK, Berry DA (2007): The decrease in breast-cancer incidence in 2003 in the United States. N Engl J Med 356: 1670–1674.

Renoux C, Dell'aniello S, Garbe E, Suissa S (2010): Transdermal and oral hormone replacement therapy and the risk of stroke: a nested case-control study. BMJ 340: c2519.

Rossouw JE, Prentice RL, Manson JE, Wu L, Barad D, Barnabei VM, Ko M, LaCroix AZ, Margolis KL, Stefanick ML (2007): Postmenopausal hormone therapy and risk of cardiovascular disease by age and years since menopause. JAMA 297: 1465–1477.

Royal College of General Practitioners Oral Contraception Study (1981): Further analysis of mortality in oral contraceptive users. Lancet I: 541–546.

Schubert M, Minnemann T, Hubler D, Rouskova D, Christoph A, Oettel M, Ernst M, Mellinger U, Krone W, Jockenhövel F (2004): Intramuscular testosterone undecanoate: pharmacokinetic aspects of a novel testosterone formulation during long-term treatment of men with hypogonadism. J Clin Endocrinol Metab 89: 5429–5434.

Spitzer WO, Lewis MA, Heinemann LAJ, Thorogood M, MacRae KD (1996): Third generation oral contraceptives and risk of venous thromboembolic disorders: an international case-control study. Brit Med J 312: 83–88.

Tang M-X, Jacobs D, Stern Y, Marder K, Schofield P, Gurland B, Andrews H (1996): Effect of oestrogen during menopause on risk and age at onset of Alzheimer's disease. Lancet 348: 429–432.

Van Grootheest K, Vrieling T (2003): Thromboembolism associated with the new contraceptive Yasmin. BMJ 326: 257.

World Health Organization Collaborative Study of Cardiovascular Disease and Steroid Hormone Contraception (1995): Effect of different progestagens in low oestrogen oral contraceptives on venous thromboembolic disease. Lancet 346: 1582–1588.

Womens Health Initiative Steering Committee (2004): Effect of conjugated equine estrogen in postmenopausal women with hysterectomy. The Women's Health Initiative randomized controlled trial. JAMA 291: 1701–1712.

Writing Group for the Women's Health Initiative (2002): Risks and benefits of estrogen plus progestin in healthy postmenopausal women. Principal results from the Women's Health Initiative randomized controlled trial. JAMA 288: 321–333.

43. Urologika

Bernd Mühlbauer und Hartmut Osswald

AUF EINEN BLICK

Verordnungsprofil

Mit über 65% der Verordnungen sind die Prostatamittel die überwiegende Gruppe der Urologika. Danach folgen die urologischen Spasmolytika mit etwa 30% des Verordnungsvolumens. Urolithiasismittel und Kathetermittel erreichen nur vernachlässigbare Verordnungszahlen.

Trend

Die langjährige Zunahme des Verordnungsvolumens von Alpha_1-Rezeptorenblockern zur Behandlung von Miktionsstörungen hat sich 2009 weiter fortgesetzt. Auch bei den 5α-Reduktasehemmern zur Behandlung des benignen Prostatasyndroms war eine deutliche Steigerung der Verordnungen und auch der Ausgaben gegenüber dem Vorjahr zu beobachten.

Ebenfalls in der Verordnungsstärke zugenommen haben die anticholinerg wirkenden Spasmolytika zur Behandlung der Harninkontinenz, obwohl das Ausmaß des therapeutischen Nutzens dieser Substanzen kontrovers diskutiert wird.

Urologika werden zur Behandlung von Miktionsstörungen im weitesten Sinne angewandt, denen Erkrankungen der Prostata und der Blase sowie verschiedene andere urologische Störungen zugrunde liegen können. Nach einzelnen Indikationen differenziert, wurden vor allem Alpha_1-Rezeptorenblocker und urologische Spasmolytika verordnet (Abbildung 43.1).

Prostatamittel

Die nicht maligne Hyperplasie der Prostata ist eine Veränderung, die ab einem Alter von 65 Jahren bei 50% aller Männer auftritt. Ohne subjektive Beschwerden bedarf sie keiner Therapie. Im weiteren Verlauf kommt

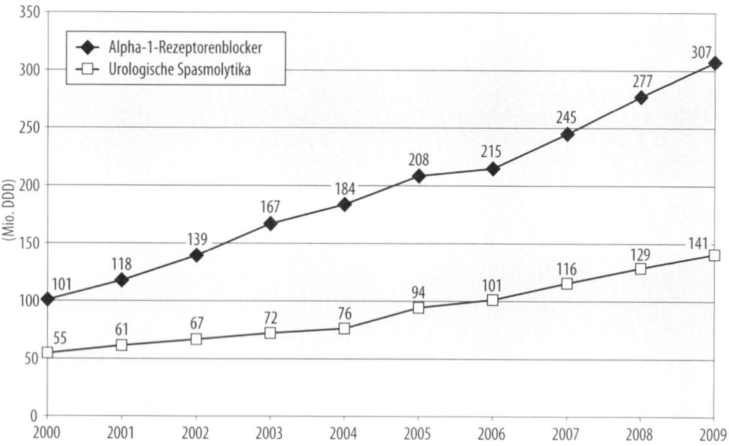

Abbildung 43.1: Verordnungen von Urologika 2000 bis 2009. Gesamtverordnungen nach definierten Tagesdosen

es jedoch bei der Hälfte der betroffenen Patienten zu einer behandlungsbedürftigen Blasenentleerungsstörung mit Nykturie, Restharnbildung und Überlaufblase bis zur Harninkontinenz. Pathophysiologie, objektiv quantifizierbare somatische Befunde, subjektive Symptomatik sowie Progredienz dieser Erkrankung weisen eine große interindividuelle Varianz auf, was die vergleichende Beurteilung klinischer Studien erschwert. Die Bezeichnung benignes Prostata-Syndrom (BPS) ist der Überbegriff für die symptomatischen Störungen (Lower Urinary Tract Symptoms, LUTS) und wird je nach pathophysiologischem Hintergrund in Prostatavergrößerung (Benign Prostatic Enlargement, BPE), die Prostataobstruktion (Benign Prostatic Obstruction, BPO) sowie Blasenauslassobstruktion (Bladder Outlet Obstruction, BOO) unterschieden. Zur differentialtherapeutischen Entscheidung bedarf es einer exakten Klärung, inwieweit bei dem betreffenden Patienten Blasenauslassobstruktion, Prostataobstruktion und benigne Prostatavergrößerung für die Symptomatik (LUTS) verantwortlich sind.

Als Therapie der Wahl bei zunehmenden Restharnvolumina und rezidivierenden Harnverhaltungen gilt nach wie vor die transurethrale Resektion der Prostata. Nach einer älteren Fünfjahresstudie führt die frühe Prostataresektion auch bei mäßiger Symptomatik zu günstigeren Ergebnissen als das beobachtende Abwarten (Flanigan et al. 1998).

Alternativ stehen heute minimal-invasive Behandlungsverfahren (z. B. Laserkoagulation, transurethrale Mikrowellentherapie) zur Verfügung.

Mit den selektiven Inhibitoren adrenerger Alpha$_1$-Rezeptoren sowie des Enzyms 5α-Reduktase (bei Überwiegen der Prostatavergrößerung) stehen medikamentöse Therapieoptionen zur Verfügung, die bei leichter bis mäßiger Symptomatik, zumindest in der Zeit bis zur Operation, eine wirksame Behandlung möglich machen. Da die medikamentösen Strategien in der Regel zu symptomatischen Verbesserungen führen, muss vor Behandlungsbeginn eine differenzierte urologische Beurteilung erfolgen, da sonst eine bisher asymptomatische, aber ausgeprägte Obstruktion außer Kontrolle geraten kann.

Adrenerge Alpha$_1$-Rezeptorenblocker

Adrenerge Alpha$_1$-Rezeptorenblocker werden aufgrund ihrer vasodilatierenden Wirkungen seit langem als Antihypertensiva eingesetzt (s. Kapitel 14). Daneben blockieren sie die Alpha$_1$-Rezeptoren in der glatten Muskulatur der Prostata und des Blasenhalses, so dass der Urinfluss ansteigen und das Restharnvolumen sinken können. Nichtselektive Alpharezeptorenblocker spielen aufgrund ihrer kardiovaskulären Nebenwirkungen fast keine Rolle mehr und erscheinen längst nicht mehr unter den 3000 am häufigsten verordneten Arzneimittel (Tabelle 43.1). Die selektiven Alpha$_1$-Rezeptorenblocker Doxazosin, Alfuzosin, Terazosin und Tamsulosin sind kardiovaskulär besser verträglich. Ausreichend lange Eliminationshalbwertszeiten oder galenische Retardierung erlauben bei allen Substanzen eine tägliche Einmaldosierung. Die Zahl der klinischen Untersuchungen zu den Alpha$_1$-Rezeptorenblockern ist hoch, doch macht die Heterogenität in Design und methodischer Qualität die Datenlage unübersichtlich. Im Wesentlichen sind Steigerungen der Urinflussrate um 20–35% nachgewiesen worden, wobei vergleichende Studien oder Übersichten einmal weniger (Chapple 1996), einmal mehr (Djavan und Marberger 1999, Tsujii 2000) Unterschiede zwischen den einzelnen Substanzen berichten. In der Mehrzahl der Studien zeigen sich auch in den Placeboarmen erhebliche Responderraten, so dass die absoluten Unterschiede gering sind.

Die selektiven Alpha$_1$-Rezeptorenblocker haben auch 2009 den seit über 10 Jahren zu beobachtenden Verordnungszuwachs fortgesetzt (Abbildung 43.1) und haben jetzt einen Anteil von 62% am DDD-Volumen der gesamten Indikationsgruppe der Urologika erreicht (499 Mio. DDD, vgl. Tabelle 1.1). Trotz des fast ausschließlichen Einsatzes von Generika

43

Tabelle 43.1: Verordnungen von Alpharezeptorenblockern 2009. Angegeben sind die 2009 verordneten Tagesdosen, die Änderungen gegenüber 2008 und die mittleren Kosten je DDD 2009.

Präparat	Bestandteile	DDD in Mio.	Änd. in %	DDD-Kosten in €
Tamsulosin				
Tamsulosin HEXAL	Tamsulosin	42,0	(+4,8)	0,30
Tamsulosin BASICS	Tamsulosin	27,6	(>1000)	0,25
Tamsulosin AL	Tamsulosin	25,6	(+77,9)	0,26
Tamsulosin-ratiopharm	Tamsulosin	21,3	(-9,0)	0,30
Tamsublock	Tamsulosin	16,5	(+27,4)	0,26
Tamsulosin beta	Tamsulosin	16,2	(-15,3)	0,25
Tadin	Tamsulosin	13,0	(-0,9)	0,25
Tamsulosin STADA	Tamsulosin	11,7	(-14,1)	0,25
Tamsulosin dura	Tamsulosin	10,5	(-6,2)	0,25
Tamsulosin Sandoz	Tamsulosin	10,1	(-12,8)	0,30
Tamsunar	Tamsulosin	7,4	(-2,0)	0,26
Tamsulosin Esparma	Tamsulosin	7,4	(+3,7)	0,29
Tamsulosin Winthrop	Tamsulosin	7,4	(+8,6)	0,26
Tamsulosin-CT	Tamsulosin	4,4	(-4,3)	0,26
Tamsu Astellas	Tamsulosin	4,0	(+1,3)	0,35
Tamsulosin AbZ	Tamsulosin	3,7	(+30,1)	0,25
Tamsulosinhydrochl. Heumann	Tamsulosin	2,9	(-25,9)	0,25
Tamsu-Q	Tamsulosin	2,8	(+35,2)	0,26
Prostadil	Tamsulosin	2,4	(-40,0)	0,37
Tamsulosin Uropharm	Tamsulosin	2,3	(+12,1)	0,26
		239,2	(+16,8)	0,27
Alfuzosin				
Alfuzosin Winthrop	Alfuzosin	17,7	(+36,9)	0,30
Alfuzosin HEXAL	Alfuzosin	5,1	(-1,9)	0,28
Alfuzosin-ratiopharm	Alfuzosin	3,6	(-10,8)	0,28
Alfuzosin STADA	Alfuzosin	2,4	(-20,1)	0,30
		28,9	(+14,4)	0,29
Terazosin				
Flotrin	Terazosin	2,3	(-24,4)	0,53
Teranar	Terazosin	2,1	(+153,9)	0,56
Terazosin HEXAL	Terazosin	2,0	(-4,1)	0,61
Tera TAD	Terazosin	1,6	(-24,7)	0,52
		8,0	(-1,1)	0,56
Doxazosin				
Uriduct	Doxazosin	1,4	(-17,0)	0,67
Summe		277,4	(+15,7)	0,29

führte dies in 2009 zu einer Steigerung der Ausgaben. Für Tamsulosin, das inzwischen 86% aller Verordnungen dieser Wirkstoffgruppe repräsentiert, wurden bei einer Verordnungszunahme von 17% etwa 5 Mio. € mehr ausgegeben. Von dem ebenfalls generisch erhältlichen Wirkstoffen Alfuzosin und Terazosin wurde das zu Tamsulosin preisidentische Alfuzosin um 14,4% mehr, das deutlich teurere Terazosin dagegen um 1,1% weniger verordnet als im Vorjahr. Die frühere Leitsubstanz Doxazosin findet sich nur noch mit einem Präparat (*Uriduct)* unter den 3000 am häufigsten eingesetzten Präparaten.

Nach einem systematischen Review haben alle $Alpha_1$-Rezeptorenblocker eine vergleichbare Wirksamkeit bei der symptomatischen Behandlung des benignen Prostatasyndroms (Milani und Djavan 2005). In Kurzzeitstudien über 2–3 Monate verbesserten sie den Gesamtscore um 30–45% und die maximale Urinflussrate um 15–30% gegenüber den Ausgangswerten. Dabei hatten Alfuzosin (10 mg/Tag) und Tamsulosin (0,4 mg/Tag) eine etwas bessere kardiovaskuläre Verträglichkeit als Doxazosin und Terazosin, während Tamsulosin häufiger Ejakulationsstörungen auslöste.

Kontrollierte Langzeitstudien zu Alpharezeptorenblockern bei der benignen Prostatahyperplasie liegen nur für Doxazosin vor. In einer Vergleichsstudie über 52 Wochen an 1095 Männern hatte Doxazosin einen stärkeren Effekt auf die maximale Harnflussrate und den Internationalen Prostata Symptomenscore (IPSS) als Placebo und Finasterid, am wirksamsten aber war die Kombination von Doxazosin und Finasterid (Kirby et al. 2003). Auch durch die Ergebnisse der MTOPS-Studie verfügt Doxazosin über eine gesicherte Evidenz für die Langzeitbehandlung der benignen Prostatahyperplasie (siehe unten).

5α-Reduktasehemmer

Hemmstoffe des in zwei Isoformen (Typ 1 und 2) vorkommenden Enzyms 5α-Reduktase verringern die Umwandlung von Testosteron in Dihydrotestosteron, das das Adenomwachstum 10-fach wirksamer als die Muttersubstanz fördert. Dementsprechend führen diese Substanzen bei vergrößertem Prostatavolumen zu einer klinischen Besserung. Dies zeigte sich in einer Metaanalyse sechs relevanter klinischer Studien (Boyle et al. 1996). Gemäß den oben erwähnten Therapieempfehlungen ist ein Erfolg der Therapie mit 5α-Reduktasehemmern vor allem bei Prostatavolumina über 40 ml zu erwarten. Finasterid wird nur noch generisch vertrieben

Tabelle 43.2: Verordnungen von 5α-Reduktasehemmern 2009. Angegeben sind die 2009 verordneten Tagesdosen, die Änderungen gegenüber 2008 und die mittleren Kosten je DDD 2009.

Präparat	Bestandteile	DDD in Mio.	Änd. in %	DDD-Kosten in €
Finasterid				
Finasterid-Actavis	Finasterid	4,5	(>1000)	0,76
Finasterid HEXAL	Finasterid	4,2	(+24,2)	0,76
Finasterid AL	Finasterid	3,2	(+32,7)	0,65
Finural	Finasterid	3,1	(+58,1)	0,70
Finasterid ratiopharm	Finasterid	3,0	(+13,1)	0,76
Finasterid STADA	Finasterid	2,9	(−16,5)	0,66
		21,0	(+49,1)	0,72
Dutasterid				
Avodart	Dutasterid	6,3	(−2,5)	1,36
Summe		27,3	(+32,8)	0,87

und wies eine eindrucksvolle Verordnungszunahme um fast 50% auf, der Umsatz stieg ebenfalls stark an (Tabelle 43.2). Außerdem ist in dieser Gruppe noch Dutasterid (*Avodart*) zugelassen, das im Gegensatz zu Finasterid zusätzlich auch den Typ 1 der 5α-Reduktase hemmt. Direkte Vergleichsstudien, die zum Nachweis eines klinisch relevanten Vorteils dieses Wirkungsunterschiedes nötig wären, gibt es nicht. Vermutlich seine nahezu doppelt so teuren DDD-Kosten führten dazu, dass Dutasterid im Gegensatz zu Finasterid einen Verordnungsrückgang hinnehmen musste.

Kombinationstherapie

Aufgrund der unterschiedlichen pharmakodynamischen Mechanismen könnte in ausgewählten Fällen die Kombination von $Alpha_1$-Rezeptorblockern und 5α-Reduktaseinhibitoren eine komplementäre Wirkung entfalten. Eine solche Kombination, Doxazosin (4–8 mg/Tag) und Finasterid (5 mg/Tag), wurde in der MTOPS-Studie an über 3047 Patienten mit mäßig bis ausgeprägt symptomatischer benigner Prostatahyperplasie sowohl mit der Gabe der Einzelsubstanzen als auch mit Placebo verglichen (McConnell et al. 2003). Die klinische Progression (Symptomenscore, akute Harnretention, Harninkontinenz, Harnwegsinfektionen, Niereninsuffizienz) nahm während der mittleren Beobachtungszeit von 4,5 Jahren unter Placebo um 20%, unter den beiden Monotherapien um 13%, unter der Kombinationstherapie dagegen nur um 7% zu. Die Inzidenz operativer Eingriffe wurde nur in den beiden Gruppen mit Finasteridbehandlung signifikant verringert, für die auch eine Reduktion des Prostatavolumens angegeben wurde. Die Daten werden durch eine neuere Studie zu Tamsulosin und Dutasterid mit nahezu identischem Design, allerdings ohne Placebokontrolle bestätigt. Eine Kombination aus Tamsulosin und Dutasterid war der Tamsulosinmonotherapie, nicht aber der Dutasteridmonotherapie überlegen, die Zeit bis zum ersten Harnverhalt oder zur Operationsnotwendigkeit zu verlängern. Bei der Verringerung von LUTS war die Kombinationsbehandlung beiden Monotherapien überlegen (Roehrborn et al. 2010).

Urologische Spasmolytika

Urologische Spasmolytika werden zur Behandlung der Harninkontinenz eingesetzt. Die anticholinerge Wirkung dieser Medikamente soll in der Blase hauptsächlich den Detrusortonus senken. Bei der Beurteilung der therapeutischen Wirksamkeit urologischer Spasmolytika muss die heterogene Ätiologie der Blasenfunktionsstörung beachtet werden, da sich daraus unterschiedliche Effizienzraten ableiten. So ist bei erhöhter Detrusoraktivität infolge neurologischer Erkrankungen, die mit Drang- oder Reflexinkontinenz einhergeht (Hyperreflexie), eine höhere Wirksamkeit von Anticholinergika zu erwarten als bei instabiler Blase, die beispielsweise der weit verbreiteten Inkontinenz geriatrischer Pflegepatienten zugrunde liegt. Bei Überlaufinkontinenz (z. B. durch Prostatahyperplasie) oder Belastungsinkontinenz (z. B. durch Sphinkterinsuffizienz) sollten Behandlungen mit kausalem Therapieziel immer differentialtherapeutische Priorität erhalten. Bei der häufigen Dranginkontinenz können Harnwegsentzündungen vorliegen, die einen kausalen Behandlungsansatz ermöglichen. In jedem Fall sollte die Entscheidung zur pharmakologischen Behandlung der Harninkontinenz auf gründlicher Anamnese und suffizienter Differentialdiagnostik beruhen, im Idealfall auf einer Untersuchung der Urodynamik.

Die Heterogenität der Symptomatik, die Vielfalt der pathophysiologischen Faktoren sowie ein Mangel an differentialdiagnostischen Erwägungen bei der Definition von Ein- und Ausschlusskriterien ist vermutlich die Ursache dafür, dass sich trotz einer wachsenden

Tabelle 43.3: Verordnungen von urologischen Spasmolytika 2009. Angegeben sind die 2009 verordneten Tagesdosen, die Änderungen gegenüber 2008 und die mittleren Kosten je DDD 2009.

Präparat	Bestandteile	DDD in Mio.	Änd. in %	DDD-Kosten in €
Trospiumchlorid				
Spasmex Tabl.	Trospiumchlorid	27,2	(+13,5)	1,05
Spasmolyt	Trospiumchlorid	11,1	(−5,8)	0,97
Trospi	Trospiumchlorid	2,9	(−8,4)	0,85
Spasmo-Urgenin TC	Trospiumchlorid	0,4	(−7,4)	4,45
		41,6	(+5,7)	1,05
Oxybutynin				
Oxybutynin HEXAL	Oxybutynin	2,3	(+5,0)	0,82
Kentera	Oxybutynin	2,1	(+2,4)	1,71
Oxybutynin-ratiopharm	Oxybutynin	2,1	(−1,5)	0,79
Oxybutynin AL	Oxybutynin	1,8	(−17,9)	0,71
Spasyt	Oxybutynin	1,5	(−1,5)	0,73
Oxybutynin-CT	Oxybutynin	0,8	(+1,3)	0,84
Oxybutynin STADA	Oxybutynin	0,7	(+3,3)	0,72
		11,3	(−2,1)	0,95
Andere Spasmolytika				
Vesikur	Solifenacin	31,3	(+17,7)	1,43
Mictonorm/Mictonetten	Propiverin	15,7	(+2,5)	1,65
Detrusitol	Tolterodin	14,2	(−11,4)	1,93
Emselex	Darifenacin	13,6	(+12,5)	1,43
Toviaz	Fesoterodin	4,5	(+878,2)	1,34
Yentreve	Duloxetin	3,9	(−8,5)	4,13
		83,1	(+11,3)	1,68
Summe		136,0	(+8,3)	1,43

Zahl von klinischen Studien kein eindeutiges Bild des therapeutischen Stellenwertes von anticholinergen Spasmolytika in der Behandlung der Harninkontinenz ergibt. Erschwert wird die Quantifizierung von Therapieeffekten zudem durch die relativ hohen Ansprechraten in den Placeboarmen. Dies betont den Wert einer intensiven therapeutischen Betreuung dieser Patienten, z. B. durch spezielles Verhaltenstraining (Physiotherapie). In einer Übersichtsarbeit sind die verschiedenen therapeutischen Situationen sowie die zur Inkontinenzbehandlung verfügbaren Substanzen ausführlich beschrieben (Thüroff et al. 1998).

Siebzehn Präparate mit acht direkt oder indirekt anticholinergen Wirkstoffen zählten 2009 zu den 3000 meistverordneten Medikamenten. Zuletzt hinzugekommen sind die Muscarin M_3-Rezeptor-Antagonisten Solifenacin, Darifenacin und Fesoterodin sowie der Serotonin-Noradrenalin-Rückaufnahme-Inhibitor Duloxetin (Tabelle 43.3).

Die gesamte Indikationsgruppe erfuhr erneut gegenüber dem Vorjahr eine deutliche Verordnungszunahme, während die Einzelpräparate heterogene Entwicklungen zeigen (Tabelle 43.3). Die Gesamtzunahme beruht möglicherweise auch darauf, dass Anticholinergika in zunehmendem Maße beim benignen Prostatasyndrom zur Behandlung der irritativen Symptomatik eingesetzt werden (Blake-James et al. 2007). Etwas mehr als 30% der Verordnungen entfielen auf Trospiumchlorid, das als parasympatholytisches Spasmolytikum bei vegetativ bedingten Blasenfunktionsstörungen sowie bei gastrointestinalen Spasmen der glatten Muskulatur eingesetzt wird. In einer kontrollierten Studie an rückenmarksverletzten Patienten erhöhte Trospiumchlorid die maximale Blasenkapazität von 171 auf 302 ml, während unter Placebo nur eine Zunahme um 3 ml zu beobachten war (Stöhrer et al. 1991). Daten zur Inkontinenz konnten naturgemäß nicht erhoben werden, da es sich in den meisten Fällen um Patienten mit regelmäßiger Katheterisierung handelte.

Das Anticholinergikum Oxybutynin wies erstmals abnehmende Verordnungszahlen auf (Tabelle 43.3). Als eigentliches Standardpräparat dieser Wirkstoffgruppe ist es mit am häufigsten in klinischen Studien geprüft worden. Auch wenn diese Studien in Größe und Design recht heterogen sind, sei auf die wichtigsten Ergebnisse stellvertretend für die Substanzgruppe kurz eingegangen (Tabelle 43.4). Während in einigen Studien eine signifikante Erhöhung der maximalen Blasenkapazität um 20–30% beobachtet wurde (Riva und Casolati 1984, Moore et al. 1990, Thüroff et al. 1991), waren in anderen Studien die Ergebnisse nicht signifikant (Tapp et al. 1990, Wehnert und Sage 1992, Iselin et al. 1997). Die Inkontinenzhäufigkeit als Kernsymptom einer Detrusorinstabilität bei geriatrischen Patienten wurde nur in zwei von sieben Placebokontrollierten Studien signifikant beeinflusst (Tabelle 43.4). In einer Dranginkontinenzstudie mit positivem Ergebnis war Verhaltenstraining allerdings deutlich effektiver als Oxybutynin (Burgio et al. 1998). Daher sind nichtmedikamentöse Verfahren nach wie vor bedeutsam für die Behandlung dieser häufigen Inkontinenzform.

Mit dem Anspruch einer geringeren Rate anticholinerger Nebenwirkungen sind zwei vorzugsweise an den M_3-Acetylcholinrezeptoren

Tabelle 43.4: Wirkung von Oxybutinin und Physiotherapie auf die Inkontinenz bei Patienten mit erhöhter Detrusoraktivität. Ergebnisse randomisierter, doppelblinder, Placebo-kontrollierter Studien. NA: nicht angegeben.

Studie	Fall-Zahl	Dauer (Tage)	Inkontinenzhäufigkeit/Woche Placebo vor/nach	Verum vor/nach	p-Wert
Oxybutynin					
Ouslander et al. (1988)	14	42	24,5/15,4	24,5/16,5	<0,10
Zorzitto et al. (1989)	18	8	NA/19,1	NA/17,4	0,57
Szonyi et al. (1995)	57	42	7,0/0,0	10,0/2,2	Kein
Ouslander et al. (1995)	75	3	20,1/18,0	20,1/15,4	0,48
Burgio et al. (1998)	197	56	15,4/8,2	15,9/5,7	<0,005
Abrams et al. (1998)	175	84	23,1/16,8	18,2/6,3	0,023
Drutz et al. (1999)	71	84	24,5/18,2	23,1/9,1	0,10
Physiotherapie					
Burgio et al. (1998)	197	56	15,4/8,2	15,8/2,8	0,005
Wyman et al. (1998)	204	84		14,9/6,8	0,004
McDowell et al. (1999)	105	56	28,7/24,5	28,0/12,6	0,001
Jansen et al. (2003)	530	90		14,4/6,0	0,001
Subak et al. (2003)	152	42	13,2/11,0	9,6/5,2	0,001

der Blase bindende Antagonisten zur symptomatischen Therapie der Dranginkontinenz oder der Pollakisurie und des imperativen Harndrangs bei überaktiver Blase eingeführt worden. Beide Präparate, Solifenacin (*Vesicur*) und Darifenacin (*Emselex*) verzeichneten auch 2009 Verordnungszunahmen (Tabelle 43.3). Für beide Substanzen wurden in kurzen Phase III-Studien eine im Vergleich zu Placebo höhere Wirksamkeit bei ähnlicher Nebenwirkungsrate wie unter Tolterodin beschrieben (Chapple et al. 2004, Haab et al. 2004). Eine weitere Studie aus Korea unterstützte diese Beobachtungen (Choo 2008). Allerdings bleibt angesichts möglicher unzureichender Dosierung von Tolterodin (s.u.) und geringer absoluter Unterschiede abzuwarten, wie sich diese Substanzen in der täglichen Praxis darstellen. Entsprechende Studien mit adäquaten Vergleichsgruppen stehen aus. Eine aktuelle Studie verglich die Lebensqualität von Inkontinenzpatienten unter Solifenacin und Placebo (Kelleher et al 2005). Während der 12-wöchigen doppelblinden Phase fand sich nur in den Inkontinenz-bezogenen Fragen ein signifikanter Effekt zugunsten von Solifenacin, nicht aber in denen zur generellen Lebensqualität. Erst wenn die Daten der anschließenden offenen 40-wöchigen Untersuchungsphase hinzugezogen wurden, fand sich in allen geprüften Variablen der Lebensqualität ein signifikanter Effekt zugunsten von Solifenacin. Die europäische Zulassungsbehörde EMA wies in ihrem Beurteilungsbericht (EPAR) darauf hin, dass nicht bekannt ist, ob die M_3-Rezeptor-Selektivität von Darifenacin bei der Behandlung von Symptomen eines überaktiven Harnblasensyndroms zu einem klinischen Vorteil führt (European Medicines Agency 2004).

Das seit mehreren Jahren trotz seines überdurchschnittlichen Preises erfolgreich vertriebene Tolterodin (*Detrusitol*) musste 2009 einen Verordnungsrückgang hinnehmen (Tabelle 43.3). Die geringfügig geringere anticholinerge Nebenwirkungsrate gegenüber der Standardsubstanz Oxybutinin wurde nach den Daten einer Metaanalyse (Harvey et al. 2003) zumindest bei Dranginkontinenz erkauft mit einer signifikant geringeren therapeutischen Wirksamkeit, was auf nicht äquieffektive Dosierungen hinweist. Interessanterweise wird das Nachfolgepräparat Fesoterodin, ein eng verwandtes Molekülanalogon von Tolterodin, in bis zu doppelter Tagesdosierung empfohlen. Fesoterodin kam in 2009 immerhin auf 4,5 Mio verordnete DDD, wozu der im Vergleich zu anderen patentgeschützten Spasmolytika zurückhaltende Preis beigetragen haben dürfte.

Mit Duloxetin (*Yentreve*) wurde vor wenigen Jahren ein selektiver Serotonin-Noradrenalin-Rückaufnahme-Inhibitor (SNRI) zur Inkontinenzbehandlung eingeführt. In der großen internationalen Zulassungsstudie (Millard et al. 2004) wurde bei Patientinnen mit Stressinkontinenz eine Überlegenheit gegenüber Placebo gefunden. Übelkeit war die häufigste Nebenwirkung und hauptsächlich für den Studienabbruch von ca. 20% der Patientinnen im Duloxetin-Arm verantwortlich. Offensichtlich sinkt auch bei Patientinnen und Verschreibern die Akzeptanz dieser Substanz, die auch als Antidepressivum (*Cymbalta*) zugelassen ist (siehe Kapitel 39, Psychopharmaka, Tabelle 39.6). Gegenüber dem Vorjahr musste *Yentreve* auch in 2009 wieder einen Verordnungsrückgang hinnehmen. Die Verordnungshäufigkeit des älteren Muscarinrezeptorantagonisten Propiverin (*Mictonetten*, *Mictonorm*) stagnierte (Tabelle 43.3).

Die Einschätzung eines begrenzten therapeutischen Nutzens der spasmolytischen Anticholinergika wird durch einige systematische Reviews der letzten Jahre unterstrichen: Sie kommen zwar zu dem Schluss, dass die Reduktion der Symptomatik durch diese Präparate im Vergleich zu Placebo statistisch signifikant ist, dass aber das Effektausmaß insgesamt gering ist und die Lebensqualität nur unerheblich beeinflusst wird. Darüber hinaus bilden sich klinisch relevante

Tabelle 43.5: Verordnungen von Urolithiasismitteln und Kathetermitteln 2009. Angegeben sind die 2009 verordneten Tagesdosen, die Änderungen gegenüber 2008 und die mittleren Kosten je DDD 2009.

Präparat	Bestandteile	DDD in Mio.	Änd. in %	DDD-Kosten in €
Urolithiasismittel				
Blemaren N	Citronensäure Kaliumhydrogencarbonat Natriumcitrat	1,1	(+0,1)	1,50
Methionin AL	L-Methionin	0,5	(+23,7)	0,80
		1,7	(+6,5)	1,28
Kathetermittel				
Instillagel	Lidocain Chlorhexidindigluconat	0,9	(−1,8)	1,55
Peha Katheter Set	Lidocain Chlorhexidingluconat Povidon-Iod	0,02	(−42,8)	11,88
		1,0	(−3,4)	1,79
Summe		2,6	(+2,7)	1,46

Unterschiede zwischen den Substanzen nicht ab (Hay-Smith et al. 2005, Alhasso et al. 2006, Nabi et al. 2006). Nichtmedikamentöse Verfahren bleiben daher Therapie der ersten Wahl für die verschiedenen Inkontinenzformen, zu ihrer Ergänzung kann ein Therapieversuch mit Anticholinergika angezeigt sein.

Urolithiasismittel

Rezeptfreie Mittel zur Behandlung der Urolithiasis sind seit 2004 aus der vertragsärztlichen Versorgung ausgeschlossen. Daher sind in dieser Gruppe 2009 nur wenige Präparate unter den 3000 meistverordneten Arzneimitteln zu finden: L-Methionin (*Methionin AL*) sowie das citrathaltige *Blemaren N* (Tabelle 43.5). Citrathaltige Präparate erhöhen die renale Bikarbonatausscheidung und bewirken dadurch eine Harnalkalisierung. Sie werden zur Prophylaxe von Cystin- und Harnsäuresteinen eingesetzt. Zusätzlich kann durch sie eine Hypocitraturie, die mit einem erhöhten Risiko für calciumhaltige Nierensteine einhergeht, korrigiert werden.

Kathetermittel

Kathetermittel enthalten das Lokalanästhetikum Lidocain zusammen mit einem Antiseptikum und werden zur Verringerung von Schmerzen und Infektionsgefahr bei der transurethralen Harnblasenkatheterisierung angewendet. Den Hauptteil der Verordnungen stellte *Instillagel* (Tabelle 43.5). Bei den höheren DDD-Kosten von *Peha Katheter Set* ist zu berücksichtigen, dass hier der Katheter und weiteres zur Katheterisierung notwendige Material im Set enthalten sind.

Literatur

Abrams P, Freeman R, Anderström C, Mattiasson A (1998): Tolterodine, a new antimuscarinic agent: as effective but better tolerated than oxybutynin in patients with an overactive bladder. Br J Urol 81: 801–810.

Alhasso AA, McKinlay J, Patrick K, Stewart L. Anticholinergic drugs versus non-drug active therapies for overactive bladder syndrome in adults. Cochrane Database Syst Rev. 2006; 4: CD003193.

Blake-James BT, Rashidian A, Ikeda Y, Emberton M (2007): The role of anticholinergics in men with lower urinary tract symptoms suggestive of benign prostatic hyperplasia: a systematic review and meta-analysis. BJU Int 99: 85–96.

Boyle P, Gould AL, Roehrborn CG (1996): Prostate volume predicts outcome of treatment of benign prostatic hyperplasia with finasteride: meta-analysis of randomized clinical trials. Urology 48: 398–405.

Burgio KL, Locher JL, Goode PS, Hardin JM, McDowell BJ et al (1998): Behavioral vs drug treatment for urge urinary incontinence in older women. A randomized controlled trial. JAMA 280: 1995–2000.

Chapple CR (1996): Selective α_1-adrenoceptor antagonists in benign prostatic hyperplasia: rationale and clinical experience. Eur Urol 29: 129–144.

Chapple CR, Rechberger T, Al-Shukri S, Meffan P, Everaert K, Huang M, Ridder A; YM-905 Study Group (2004): Randomized, double-blind placebo- and tolterodine-controlled trial of the once-daily antimuscarinic agent solifenacin in patients with symptomatic overactive bladder. Brit J Urol Int. 93: 303–310.

Choo MS, Lee JZ, Lee JB, Kim YH, Jung HC, Lee KS, Kim JC, Seo JT, Paick JS, Kim HJ, Na YG, Lee JG (2008): Efficacy and safety of solifenacin succinate in Korean patients with overactive bladder: a randomised, prospective, double-blind, multicentre study. Int J Clin Pract. 62: 1675–1683.

Djavan B, Marberger M (1999). A meta-analysis on the efficacy and tolerability of alpha1-adrenoceptor antagonists in patients with lower urinary tract symptoms suggestive of benign prostatic obstruction. Eur Urol 36: 1–13.

Drutz HP, Appell RA, Gleason D, Klimberg I, Radomski S (1999): Clinical efficacy and safety of tolterodine compared to oxybutynin and placebo in patients with overactive bladder. Int Urogynecol J 10: 283–289.

European Medicines Agency (EMEA) (2004): Ausschuss für Humanarzneimittel. Europäischer Bewertungsbericht (EPAR) Emselex. Im Internet: http://www.emea.eu.int/humandocs/HUMANS/EPAR/emselex/ emselex.htm

Flanigan RC, Reda DJ, Wasson JH, Anderson RJ, Abdellatif M, Bruskewitz RC (1998): 5-year outcome of surgical resection and watchful waiting for men with moderately symptomatic benign prostatic hyperplasia: a Department of Veterans Affairs cooperative study. J Urol 160: 12–16.

Haab F, Stewart L, Dwyer P (2004): Darifenacin, an M3 selective receptor antagonist, is an effective and well-tolerated once-daily treatment for overactive bladder. Eur Urol 45: 420–429.

Harvey M-A, Baker K, Wells GA (2003): Tolterodine versus oxybutynin in the treatment of urge urinary incontinence: A meta-analysis. Am J Obstet Gynecol 185: 56–61.

Hay-Smith J, Herbison P, Ellis G, Morris A. Which anticholinergic drug for overactive bladder symptoms in adults. Cochrane Database Syst Rev. 2005; 3: CD005429

Iselin CE, Schmidlin F, Borst F, Rohner S, Graber P (1997): Oxybutynin in the treatment of early detrusor instability after transurethral resection of the prostate. Brit J Urol 79: 915–919.

Janssen CCM, Lagro-Janssen ALM, Felling AJA (2003): The effects of physiotherapy for female urinary incontinence: individual compared with group treatment. Brit J Urol Int 87: 201–206.

Kelleher CJ, Cardozo L, Chapple CR, Haab F, Ridder AM (2005): Improved quality of life in patients with overactive bladder symptoms treated with solifenacin. BJU Int. 95: 81–85.

Kirby RS, Roehrborn C, Boyle P, Bartsch G, Jardin A, Cary MM, Sweeney M, Grossman EB and the Prospective European Doxazosin and Combination Therapy Study Investigators (2003): Efficacy and tolerability of doxazosin and finasteride, alone or in combination, in treatment of symptomatic benign prostatic hyperplasia: the Prospective European Doxazosin and Combination Therapy (PRE-DICT) trial. Urology 61: 119–126.

McConnell JD, Roehrborn CG, Bautista OM, Andriole GL Jr, Dixon CM et al for the Medical Therapy of Prostatic Symptoms (MTOPS) Research Group (2003): The long-term effect of doxazosin, finasteride, and combination therapy on the clinical progression of benign prostatic hyperplasia. N Engl J Med 349: 2387–2398.

McDowell BJ, Engberg S, Sereika S, Donovan N, Jubeck ME, Weber E, Engberg R (1999): Effectiveness of behavioral therapy to treat incontinence in homebound older adults. J Am Geriatr Soc 47: 309–318.

Milani S, Djavan B (2005): Lower urinary tract symptoms suggestive of benign prostatic hyperplasia: latest update on alpha-adrenoceptor antagonists. BJU Int 95 (Suppl 4): 29–36.

Millard RJ, Moore K, Rencken R, Yalcin I, Bump RC; Duloxetine UI Study Group (2004): Duloxetine vs placebo in the treatment of stress urinary incontinence: a four-continent randomized clinical trial. Brit J Urol Int. 93: 311-318.

Moore KH, Hay DM, Imrie AE, Watson A, Goldstein M (1990): Oxybutynin hydrochloride (3 mg) in the treatment of women with idiopathic detrusor instability. Brit J Urol 66: 479–485.

Nabi G, Cody JD, Ellis G, Herbison P, Hay-Smith J. Anticholinergic drugs versus placebo for overactive bladder syndrome in adults. Cochrane Database Syst Rev. 2006; 4: CD003781.

Ouslander JG, Blaustein J, Connor A, Pitt A (1988): Habit training and oxybutynin for incontinence in nursing home patients: a placebo-controlled trial. J Am Geriatr Soc 36: 40–46.

Ouslander JG, Schnelle JF, Uman G, Fingold S, Nigam JG et al (1995): Does oxybutynin add to the effectiveness of prompted voiding for urinary incontinence among nursing home residents? A placebo-controlled trial. J Am Geriatr Soc 43: 610–617.

Riva D, Casolati E (1984): Oxybutynin chloride in the treatment of female idiopathic bladder instability. Results from double blind treatment. Clin Exp Obst Gyn 11: 37–42.

Roehrborn CG, Siami P, Barkin J, Damiao R, Major-Walker K, Nandy I, Morrill BB, Gagnier RP, Montorsi F, on behalf of the CombAT Study Group (2010): The effects of combination therapy with dutasteride and tamsulosin on clinical outcomes in men with symptomatic benign prostatic hyperplasia: 4-years results from the CombAT study. Eur Urol 57: 123–131.

Stöhrer M, Bauer P, Giannetti BM, Richter R, Burgdörfer H, Mürtz G (1991): Effect of trospium chloride on urodynamic parameters in patients with detrusor hyperreflexia due to spinal cord injuries. Urol Int 47: 138–143.

Subak LL, Quesenberry CP, Posner SF, Cattolica E, Soghikian K (2003): The effect of behavioral therapy on urinary incontinence: a randomized controlled trial. Obstet Gynecol 100: 72–78.

Szonyi G, Collas DM, Ding YY, Malone-Lee JG (1995): Oxybutynin with bladder retraining for detrusor instability in elderly people: a randomized controlled trial. Age Ageing 24: 287–291.

Tapp AJS, Cardozo LD, Versi E, Cooper D (1990): The treatment of detrusor instability in postmenopausal women with oxyxbutynin chloride: a double blind placebo controlled study. Brit J Obstet Gynaec 97: 521–526.

Thüroff JW, Bunke B, Ebner A, Faber P, de Geeter P et al (1991): Randomized, double-blind, multicenter trial on treatment of frequency, urgency and incontinence related to detrusor hyperactivity: oxybutynin versus propantheline versus placebo. J Urol 145: 813–817.

Thüroff JW, Chartier-Kastler E, Corcus J, Humke J, Jonas U et al (1998): Medical treatment and medical side effects in urinary incontinence in the elderly. World J Urol 16 (suppl): S48–S61.

Tsujii T (2000): Comparison of prazosin, terazosin and tamsulosin in the treatment of symptomatic benign prostatic hyperplasia: a short-term open, randomized multicenter study. Int J Urol 7: 199–205.

Wehnert J, Sage S (1992): Therapie der Blaseninstabilität und Urge-Inkontinenz mit Propiverin hydrochlorid (Mictonorm®) und Oxybutyninchlorid (Dridase®) – eine randomisierte Cross-over-Vergleichsstudie. Akt Urol 23: 7–11.

Wyman JF, Fantl JA, McClish DK, Bump RC (1998): Comparative efficacy of behavioral interventions in the management of female urinary incontinence. Continence Program for Women Research Group. Am J Obstet Gynecol 179: 999–1007.

Zorzitto ML, Holliday PJ, Jewett MAS, Herschorn S, Fernie GR (1989): Oxybutynin chloride for geriatric urinary dysfunction: a double-blind placebo-controlled study. Age Ageing 18: 195–200.

44. Vitamine und Mineralstoff-Präparate

Klaus Mengel und Anette Zawinell

AUF EINEN BLICK

Trend

Nach dem 2004 erfolgten Ausschluss nicht verschreibungspflichtiger Arzneimittel aus der vertragsärztlichen Versorgung wurden in der Gruppe der Vitamine nahezu nur noch Vitamin-D-Präparate und Vitamin B_{12} (Cyanocobalamin) verordnet. Auch die Verordnungen der Mineralstoffpräparate, besonders von Magnesium, nahmen erheblich ab.

Bewertung

In der Gruppe der Vitamin-D-Präparate wird Colecalciferol vorwiegend zur Rachitisprophylaxe und zur unterstützenden Behandlung der Osteoporose eingesetzt, während die Metabolite Alfacalcidol und Calcitriol insbesondere bei Dialysepatienten indiziert sind. Vitamin B_{12} wird vorwiegend für die parenterale Therapie schwerwiegender Vitaminmangelzustände wie der perniziösen Anämie benötigt.

Kaliumpräparate dienen der Korrektur eines höhergradigen Kaliummangels. Magnesiumpräparate sind bei Magnesiummangel indiziert, der aber bei der weiten Verbreitung von Magnesium in der Nahrung bei üblicher Kost selten ist.

Vitamine sind lebensnotwendige organische Verbindungen, die unter normalen Bedingungen in ausreichenden Mengen in der Nahrung für Erwachsene enthalten sind. Eine zusätzliche Gabe von Vitaminen ist nur bei ungenügender Zufuhr (z. B. Reduktionskost, Vegetarier), erhöhtem Bedarf (z. B. Säuglinge, Schwangere, Dialysepatienten) oder bei Resorptionsstörungen (z. B. perniziöse Anämie) indiziert (Übersicht bei Pietrzik et al. 2008). Der weitaus größte Anteil der verordneten Tagesdosen entfällt auf Vitamin-D-Präparate (Abbildung 44.1), die überwiegend bei Kindern eingesetzt werden. Nennenswerte Verordnungen erreichen außerdem Vitamin-B_{12}-Präparate.

Hauptvertreter bei den Mineralstoffverordnungen sind Kalium- und Magnesiumpräparate, die in erster Linie ebenfalls für die Substitution bei entsprechenden Mangelzuständen in Frage kommen. Calciumsalze

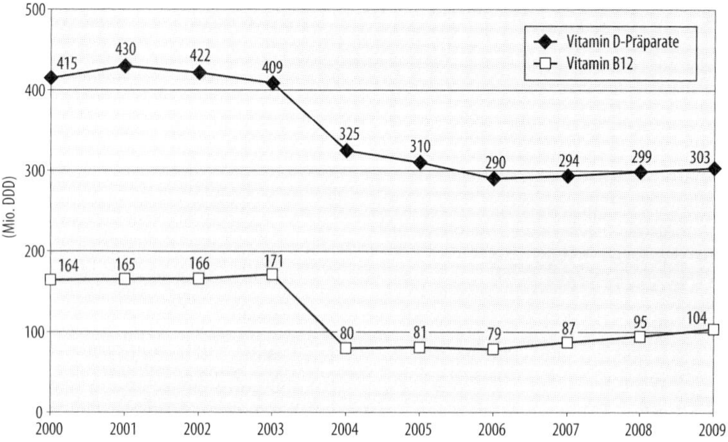

Abbildung 44.1: Verordnungen von Vitamin D und Vitamin B12 2000 bis 2009. Gesamtverordnungen nach definierten Tagesdosen

sind eine weitere bedeutsame Gruppe der Mineralstoffpräparate, die schwerpunktmäßig als Basistherapeutika bei der Osteoporose eingesetzt werden und daher bei den Osteoporosemitteln besprochen werden (Kapitel 37).

Vitamine

Seit 2004 ist das Verordnungsvolumen fast aller Vitaminpräparate drastisch gesunken (Abbildung 44.1). Grund ist der Ausschluss nicht verschreibungspflichtiger Arzneimittel aus der vertragsärztlichen Versorgung nach Inkrafttreten des GKV-Modernisierungsgesetzes. Ausgenommen sind lediglich Verordnungen an Kinder bis zu 12 Jahren und Arzneimittel der Ausnahmeliste gemäß § 34 Abs. 1 SGB V, zu denen auch einige Vitamine gehören. Nach den Arzneimittelrichtlinien durften Vitamine auch schon bisher nicht zu Lasten der gesetzlichen Krankenkassen verordnet werden, ausgenommen bei nachgewiesenen schwerwiegenden Vitaminmangelzuständen, die durch entsprechende Ernährung nicht behoben werden können, sowie als Antidot und bei Dialysepatienten.

Vitamin D

Vitamin D_3 (Colecalciferol) wird routinemäßig zur Rachitisprophylaxe und bei der Osteoporose als adjuvante Therapie zur Förderung der intestinalen Calciumresorption verabreicht (siehe Kapitel 37, Osteoporosemittel). Säuglinge und Kleinkinder werden mit dem Vitamin substituiert, da der Gehalt der Muttermilch an Vitamin D häufig unzureichend ist. Säuglinge sollten pro Tag 10–12,5 µg (entspricht 400–500 I.E.) oral bekommen. Je nach Sonnenbestrahlung kann diese Dosis für Kinder nach dem ersten Lebensjahr auf nur noch 5 µg pro Tag entsprechend 200 I.E reduziert werden (Pietrzik et al. 2008). Industriell gefertigte Säuglingsnahrung enthält teilweise Vitamin D-Zusätze, was berücksichtigt werden sollte, wenn es sich um größere Mengen handelt. Die Verordnungen von Colecalciferol sind abermals angestiegen (Tabelle 44.1). Auffällig ist die erneute Zunahme bei *Dekristol* mit hochdosiertem Colecalciferol (20 000 I.E./Tbl.) zur einmaligen Anfangsbehandlung von Vitamin-D-Mangelzuständen, das deshalb höhere DDD-Kosten aufweist.

44

Seit langem spielt Fluorid in der Kariesprophylaxe bei Kleinkindern eine herausragende Rolle. Die Wirkung von systemisch zugeführtem Fluorid im Trinkwasser und Speisesalz sowie als Tabletten ist in zahlreichen Studien dokumentiert. Eine Fluoridierung von Trinkwasser ist in Deutschland nicht zulässig, es enthält dennoch geringe Mengen Fluorid, die regional unterschiedlich sind. Auf jeden Fall muss beachtet werden, dass die empfohlene Tagesdosis von Fluorid nicht überschritten wird, weil anderenfalls die bekannten Fluoroseschäden zu befürchten sind, besonders Zahnfluorose. Die topische Einwirkung von Fluorid auf den Zahnschmelz ist wichtiger als der systemische Effekt (Bowen 2002). Eine Fluoridsupplementierung mit Fluoridtabletten wird empfohlen, wenn die Zahnpflege nicht mit fluoridhaltiger Zahnpaste durchgeführt und auch kein fluoridhaltiges Speisesalz verwendet wird (Deutsche Gesellschaft für Zahn-, Mund- und Kieferheilkunde 2002, Pieper und Momeni 2006). Nach Meinung der Deutschen Akademie für Kinder- und Jugendmedizin ist die Verwendung entsprechender Zahnpasten erst nach dem 4. Lebensjahr sinnvoll. Zahnpastenreste können bei kleinen Kindern verschluckt werden und enthalten ganz unterschiedliche Fluoridmengen (Bergmann u. Niethammer 2007). Die Natriumfluoridtabletten gelten demnach als vorteilhaft. Die Verordnungen der Kombinationspräparate (Vitamin D_3 und Natriumfluorid) sind 2009 nochmals

Tabelle 44.1: Verordnungen von Vitamin D-Präparaten 2009. Angegeben sind die 2009 verordneten Tagesdosen, die Änderungen gegenüber 2008 und die mittleren Kosten je DDD 2009.

Präparat	Bestandteile	DDD in Mio.	Änd. in %	DDD-Kosten in €
Colecalciferol				
Vigantol/Vigantoletten	Colecalciferol	119,2	(+11,8)	0,04
Dedrei	Colecalciferol	12,4	(+16,4)	0,07
Dekristol	Colecalciferol	7,5	(+22,2)	0,25
Vitamin D3 Hevert	Colecalciferol	6,2	(+5,2)	0,04
		145,4	(+12,3)	0,06
Dihydrotachysterol				
A.T. 10	Dihydrotachysterol	3,0	(+0,2)	1,62
Tachystin	Dihydrotachysterol	1,7	(-7,1)	1,30
		4,7	(-2,6)	1,50
Alfacalcidol				
Einsalpha	Alfacalcidol	4,1	(+3,1)	1,78
Bondiol	Alfacalcidol	3,7	(-9,5)	1,50
Doss	Alfacalcidol	3,5	(+15,7)	1,33
		11,3	(+1,9)	1,55
Calcitriol				
Rocaltrol	Calcitriol	2,1	(-13,3)	2,76
Decostriol	Calcitriol	1,6	(+0,5)	2,62
Renatriol	Calcitriol	0,7	(+150,4)	2,24
		4,5	(+2,4)	2,62
Paricalcitol				
Zemplar	Paricalcitol	0,9	(+16,5)	10,32
Kombinationen				
D-Fluoretten	Colecalciferol Natriumfluorid	56,9	(-13,5)	0,07
Zymafluor D	Colecalciferol Natriumfluorid	53,1	(-17,3)	0,07
Fluor-Vigantoletten	Colecalciferol Natriumfluorid	24,4	(+127,4)	0,07
		134,5	(-4,5)	0,07
Summe		301,2	(+3,4)	0,21

gesunken (Tabelle 44.1). Es ist jedoch weiterhin ein großes Verordnungssegment, zumal das Präparat *Fluor-Vigantoletten* erheblich zugelegt hat.

Die beiden Vitamin D_3-Metabolite Alfacalcidol (z. B. *Doss*) und Calcitriol (z. B. *Rocaltrol*) haben meist eine andere therapeutische Anwendung als Colecalciferol (Tabelle 44.1). Calcitriol (1,25-Dihydroxycolecalciferol) ist die finale biologisch aktive Form des Vitamin D_3, das bei ungenügender renaler Synthese infolge fortschreitender Niereninsuffizienz mit renaler Osteopathie indiziert ist. Alternativ kann Alfacalcidol (1α-Hydroxycalciferol) eingesetzt werden, das in der Leber zu Calcitriol hydroxyliert wird. Beide Präparate sind im Vergleich zu Colecalciferol wesentlich teurer (Tabelle 44.1).

Nochmals zugenommen hat die Verordnung von Paricalcitol (*Zemplar*), ein Derivat von Vitamin D_2, das 2005 in Deutschland zunächst zur parenteralen Anwendung eingeführt wurde, seit April 2008 aber auch als Tablette im Handel ist (Tabelle 44.1). Es hat ähnliche Indikationen wie Calcitriol, wenngleich die Betonung auf Seiten der Nebenschilddrüsen-Hemmung liegt. Paricalcitol wurde mit dem Anspruch propagiert, bei Vorliegen eines Hyperparathyreoidismus im Gefolge einer schweren Niereninsuffizienz neben der Senkung der Parathormonkonzentration keine erhöhten Calciumwerte im Serum durch eine verstärkte enterale Resorption zu bewirken (ein sogenanntes nonhypercalcämiches Vitamin D-Derivat). Ein erhöhtes Serumcalcium wird als Ursache der bei Dialysepatienten häufig vorkommenden vaskulären Schädigung mit erhöhter Mortalität angesehen. Bisher gab es keine Evidenz für einen therapeutischen Zusatznutzen von Paricalcitol im Vergleich zu Calcitriol (Flockerzi 2009). Eine scheinbare Überlegenheit von Paricalcitol stützte sich bisher lediglich auf retrospektive und unkontrollierte Untersuchungen, während eine prospektive Vergleichsuntersuchung mit Calcitriol keinen signifikanten Unterschied im primären Endpunkt zeigte (Übersicht bei Drüeke 2005).

Dihydrotachysterol (*A.T. 10*, *Tachystin*) ist ein Vitamin-D-Derivat, das schon 1933 auf den Markt kam und seit jeher bei idiopathischem oder postoperativem Hypoparathyreoidismus mit mangelnder Calciummobilisierung und Tetanieneigung eingesetzt wird. Ziel ist die Steigerung der Calciumkonzentration im Blut durch erhöhte enterale Calciumaufnahme und Calciummobilisation aus dem Knochen. Das DDD-Volumen ist im Vergleich zum Vorjahr etwas vermindert (Tabelle 44.1).

Vitamin B_{12}

Vitamin B_{12} (Cyanocobalamin) wird vorwiegend für die parenterale Behandlung der perniziösen Anämie benötigt, bei der infolge des Mangels an Intrinsic Factor eine orale Resorption nicht möglich ist. Gelegentlich können die damit verbundenen vielfältigen neurologischen Störungen (bis hin zu funikulärer Myelose) auch isoliert auftreten oder den hämatologischen Symptomen vorausgehen (Herrmann und Obeid 2008). Eine therapeutische Wirkung von Cyanocobalamin ist nur bei Vitamin-B_{12}-Mangel, aber nicht bei anderen Indikationen belegt (American Medical Association 1986, Alpers 2005). Auch der vielfach empfohlene Einsatz bei Hyperhomocysteinämie in Kombination mit Folsäure und Vitamin B_6 ist bezüglich therapeutischer Ziele (z. B. Überlebenschance) nicht gesichert (siehe Kapitel 8, Antianämika, Abschnitt Folsäure). Nachgewiesen ist, dass die Homocysteinkonzentration unter der Therapie absinkt.

Cyanocobalamin ist nicht rezeptpflichtig und daher wie die meisten Vitaminpräparate generell nicht mehr zu Lasten der gesetzlichen Krankenkassen verordnungsfähig. Ausgenommen ist weiterhin schwerwiegender Vitaminmangel, der durch eine entsprechende Ernährung nicht behoben werden kann. Die parenterale Behandlung der perniziösen Anämie und andere schwerwiegende Mangelzustände sind also weiterhin erstattungsfähig. Die Verordnungszahlen sind nach dem massiven Einbruch im Jahr 2004 jetzt wieder angestiegen (Abbildung 44.1 und Tabelle 44.2).

Vitaminkombinationen

B-Vitaminkombinationen waren 2009 mit vier Präparaten vertreten (Tabelle 44.2). Das rezeptfreie *Dreisavit N* zur oralen Gabe ist zur Vorbeugung eines kombinierten Mangels an B-Vitaminen und Vitamin C zugelassen und wird vermutlich vor allem bei Kindern eingesetzt, bei denen rezeptfreie Mittel weiterhin verordnungsfähig sind. Die vorbeugende Vitamingabe dürfte allerdings kaum den Arzneimittel-Richtlinien entsprechen (Verordnungsausschlüsse F 16.4.39 oder Verordnungseinschränkungen G 20.2 h). Das verschreibungspflichtige Multivitaminpräparat *Cernevit* wird zunehmend zur Vitaminsubstitution im Rahmen einer parenteralen Ernährung eingesetzt. Dasselbe gilt für die neu hinzugekommenen Präparate von *Freka Vit* (wasser- und fettlöslich).

Tabelle 44.2: Verordnungen weiterer Vitaminpräparate 2009. Angegeben sind die 2009 verordneten Tagesdosen, die Änderungen gegenüber 2008 und die mittleren Kosten je DDD 2009

Präparat	Bestandteile	DDD in Mio.	Änd. in %	DDD-Kosten in €
Vitamin B_{12}				
Vitamin B12 Lichtenstein	Cyanocobalamin	27,7	(+10,0)	0,02
Cytobion	Cyanocobalamin	19,7	(+63,8)	0,02
Vitamin B12 JENAPHARM	Cyanocobalamin	17,3	(−6,3)	0,02
Vitamin-B12-ratiopharm	Cyanocobalamin	1,8	(+3,1)	0,10
		66,4	(+15,9)	0,02
Vitamin-Kombinationen				
Dreisavit N	Folsäure Biotin Ascorbinsäure Thiamin Riboflavin Pyridoxin Nicotinamid Calciumpantothenat	5,9	(+1,9)	0,32
Cernevit	Retinolpalmitat Colecalciferol alpha-Tocopherol Ascorbinsäure Cocarboxylase Riboflavin Pyridoxin Cyanocobalamin Folsäure Dexpanthenol Biotin Nicotinamid	0,5	(+13,6)	24,87
Freka Vit wasserlöslich	Thiamin Riboflavin Nicotinamid Pyridoxin Natriumpantothenat Ascorbinsäure Biotin Folsäure Cyanocobalamin	0,3	(+30,5)	15,59
Freka Vit fettlöslich	Retinol Ergocalciferol Phytomenadion Tocopherol	0,3	(+29,3)	14,00
		6,9	(+4,4)	3,10
Summe		73,3	(+14,7)	0,31

Eine gezielte Therapie mit Vitaminen bei Mangelzuständen oder Mehrbedarf ist fraglos sinnvoll. Viele Menschen nehmen jedoch hochdosierte Vitaminkombinationen als Antioxidantien ein, um ihre Gesundheit zu stärken oder Krankheiten zu verhindern. Eine systematische Metaanalyse von 68 Studien mit 232 606 Personen zeigte jedoch, dass die Behandlung mit Betacaroten, Vitamin A und Vitamin E die Mortalität sogar erhöhen kann (Bjelakovic et al. 2007). Nur unter Vitamin C und Selen änderte sich die Mortalität nicht signifikant.

Mineralstoffpräparate

Kaliumpräparate

Kaliumpräparate dienen zur Korrektur eines Kaliummangels, der in ausgeprägten Fällen auch als Hypokaliämie in Erscheinung tritt. Ursachen sind meist renale oder gastrointestinale Kaliumverluste. Am häufigsten ist die durch Diuretika induzierte Hypokaliämie. Auch an einen Diuretika- oder Laxantienabusus muss gedacht werden.

Kalium sollte grundsätzlich oral substituiert werden. Die intravenöse Gabe ist nur dann notwendig, wenn der Patient oral kein Kalium einnehmen kann, z. B. im Coma diabeticum. Bei leichterem Kaliummangel ohne zusätzliche Risiken (z. B. Digitalistherapie, EKG-Veränderungen) und einem Kaliumserumspiegel über 3,5 mmol/l ist keine medikamentöse Therapie erforderlich (American Medical Association 1986). Hier reicht eine Korrektur durch kaliumreiche Nahrungsmittel aus (z. B. Obst, Gemüse, Kartoffeln, Fruchtsäfte). Die normale tägliche Kost enthält ohnehin 2–4 g Kalium (50–100 mmol).

Erst bei einem Kaliumserumspiegel unter 3,5 mmol/l ist die Verordnung von Kaliumpräparaten sinnvoll. Als Tagesdosis werden 40 mmol Kalium empfohlen. Da ein Kaliummangel fast immer mit einer hypochlorämischen Alkalose einhergeht, ist Kaliumchlorid das Mittel der Wahl (American Medical Association 1986). Es ist in den meisten Monopräparaten enthalten. Marktführer ist allerdings weiterhin das Kombinationspräparat *Kalinor-Brausetabletten*, das Kaliumcitrat und Kaliumhydrogencarbonat enthält (Tabelle 44.3). Es wirkt alkalosefördernd und ist daher für die Korrektur der häufig vorkommenden hypochlorämischen Hypokaliämie wenig geeignet. Insgesamt haben die Verschreibungen der Kaliumpräparate nach vielen Jahren einer bemerkenswerten Konstanz

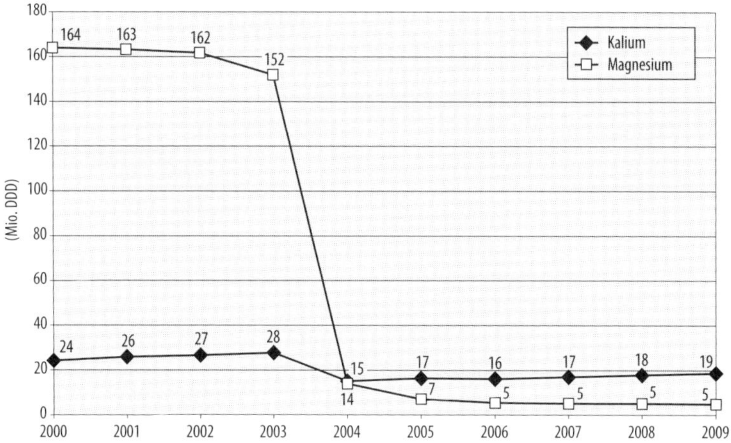

Abbildung 44.2: Verordnungen von Kalium- und Magnesiumpräparaten 2000 bis 2009. Gesamtverordnungen nach definierten Tagesdosen

infolge des GKV-Modernisierungsgesetzes zunächst um fast 50% abgenommen, haben sich danach aber etwas erholt (Abbildung 44.2)

Magnesiumpräparate

Magnesiumpräparate sind zur Korrektur von Magnesiummangelzuständen indiziert. Typisches Symptom einer Hypomagnesiämie ist eine Tetanie infolge gesteigerter neuromuskulärer Erregbarkeit. Ursachen können langdauernde Elektrolytverluste bei Malabsorptionszuständen, Diarrhö, Nierenerkrankungen oder Diuretikatherapie sein, aber auch eine mangelnde Zufuhr bei chronischem Alkoholismus oder parenteraler Ernährung. Sehr selten sind angeborene Magnesiummangelkrankheiten (Weber und Konrad 2002). Die tägliche Magnesiumaufnahme des Erwachsenen beträgt etwa 10–20 mmol (240–480 mg). Wegen der weiten Verbreitung dieses Kations in der Nahrung ist ein alimentär bedingter Magnesiummangel bei üblicher Kost selten (Kuhlmann et al. 1987). Bei stationären Patienten wird dagegen eine Hypomagnesiämie in 6–11% der Fälle beobachtet (Manz et al. 1990. Magnesium wird häufig bei nächtlichen Wadenkrämpfen eingesetzt, die Belege dazu sind widersprüchlich (z. B. Roffe et al. 2002, Mueller und Kirch 2010).

Tabelle 44.3: Verordnungen von Mineralstoffpräparaten 2009. Angegeben sind die 2009 verordneten Tagesdosen, die Änderungen gegenüber 2008 und die mittleren Kosten je DDD 2009.

Präparat	Bestandteile	DDD in Mio.	Änd. in %	DDD-Kosten in €
Kaliumpräparate				
Kalinor-Brausetabl.	Kaliumcitrat Kaliumhydrogencarbonat Citronensäure	7,3	(+2,5)	1,04
Kalinor-retard	Kaliumchlorid	6,8	(+6,0)	0,77
Rekawan	Kaliumchlorid	1,4	(+21,4)	0,69
Kalium Verla	Kaliumcitrat	1,3	(+3,9)	0,28
Kalitrans-Brausetabl.	Kaliumhydrogencarbonat Citronensäure	0,6	(−11,3)	1,01
KCl-retard Zyma	Kaliumchlorid	0,6	(+6,1)	0,77
		18,0	(+4,7)	0,85
Magnesiumpräparate				
Magnesium Verla N Drag.	Magnesiumhydrogen-glutamat Magnesiumcitrat	1,1	(−0,4)	0,42
Selenpräparate				
Cefasel	Natriumselenit	2,1	(+1,4)	0,55
Selenase	Natriumselenit	1,5	(−4,0)	0,72
		3,6	(−0,9)	0,62
Summe		22,6	(+3,5)	0,79

In der Geburtshilfe und in der Kardiologie gibt es spezielle Indikationen für eine gezielte pharmakologische Magnesiumtherapie. Kurzfristige Magnesiuminfusionen gelten bei speziellen Tachykardieformen (Torsade des pointes) und bei Digitalis-bedingten Arrhythmien als sichere und weitgehend gefahrlose Therapie. Eine dreiwöchige Kombinationsbehandlung mit Magnesium und Kalium hatte statistisch signifikante Effekte auf ventrikuläre Arrhythmien (−17,4%), wobei die klinische Bedeutung weiterer Überprüfung bedarf, da auch unter Placebo eine signifikante Abnahme (−7,4%) auftrat und repetitive Tachyarrhythmien unverändert blieben (Zehender et al. 1997). Die Metaanalyse einer prophylaktischen Magnesiumgabe vor herzchirurgischen Eingriffen (17 Studien, 2069 Patienten) ergibt eine Risikoreduktion für supraventrikuläre Arrhythmien um 23% und von ventrikulären Arrhythmien um 48%, ohne dass die Dauer des Klinikaufenthaltes, die Inzidenz von Herzinfarkten oder die Mortalität beeinflusst wurden (Shiga et al. 2004). Dagegen hatte Magnesium beim akuten Myokardinfarkt keinen Effekt auf die 30-Tage-Mortalität (The Magnesium in Coronaries Trial Investigators 2002, MAGIC). Auch eine einjährige Magnesiumgabe (15 mmol/d oral) senkte nach einem Myokardinfarkt das Auftreten kardialer Ereignisse (z. B. Reinfarkt, plötzlicher Herztod) nicht, sondern erhöhte das Risiko sogar um 55% (Galloe et al. 1993). Eine Magnesiuminfusion unmittelbar vor der Entbindung zu sehr frühem Zeitpunkt (Gestationsalter <30 Wochen) reduziert die Kombination von kindlicher Mortalität und motorischer Dysfunktion signifikant von 22,7% auf 17% (Crowther et al. 2003).

Die seit 1996 rückläufigen Magnesiumverordnungen (hier dargestellt ab 2000) haben 2004 einen massiven Einbruch erlitten und bewegen sich seitdem auf niedrigem Niveau (Abbildung 44.2)

Selenpräparate

Unter den meistverordneten Arzneimitteln sind zwei Präparate gelistet (Tabelle 44.3). Selen ist bei Selenmangel indiziert, der ernährungsmäßig nicht behoben werden kann. Er wurde mit einer endemischen Kardiomyopathie in China (Keshan Krankheit) und einer deformierenden Arthritis (Kashin-Beck-Krankheit) in Verbindung gebracht.

Auch bei langdauernder parenteraler Ernährung können Mangelzustände auftreten. Insgesamt gibt es damit sicher nur wenige Patienten, die für eine Verordnung von Selen benötigen. Insbesondere gibt es keine Belege für den Nutzen einer Selensupplementation bei geriatrischen Patienten (Lacour et al. 2004). Eine Selensupplementation hat auch keinen Effekt auf die Prävention des Basalzellkarzinoms, sondern erhöht das Risiko der Nichtmelanom-Hautkarzinome (Duffield-Lillico et al. 2003). Im Oktober 2008 hat das US-National Cancer Institute (NCI) die SELECT-Studie abgebrochen, in der geprüft werden sollte, ob Selen oder Vitamin E für die Prävention des Prostatakarzinoms eingesetzt werden können. Die Zwischenauswertung zeigte jedoch weder für Vitamin E als auch für Selen einen Schutz vor Prostatakarzinomen. Stattdessen wurden zwei nicht signifikante aber beunruhigende Ergebnisse festgestellt. Der Vitamin E-Arm wies eine erhöhte Anzahl an Prostatakarzinomen und bei den Teilnehmern, die mit Selen supplementiert wurden, kam es zu einer erhöhten Anzahl an Diabeteserkrankungen. (Lippman et al. 2009). Etwas unklar bleibt auch der mögliche Nutzen von Selen bei Hashimoto-Autoimmun-Thyreoiditis (Gärtner et al. 2002). Die Gefahr der Überdosierung ist bekannt.

Literatur

Alpers DH (2005): What is new in vitamin B_{12}? Curr Opin Gastroenterol 21: 183–186.

American Medical Association (1986): Drug evaluations (6th edition). Saunders Company, Philadelphia London, pp. 589–601.

Bergmann KE, Niethammer D (2007): Empfehlungen zur Prävention der Milchzahnkaries. Monatsschr Kinderheilkd 155: 544–548.

Bjelakovic G, Nikolova D, Gluud LL, Simonetti RG, Gluud C (2007): Mortality in randomized trials of antioxidant supplements for primary and secondary prevention. Systematic review and meta-analysis. JAMA 297: 842–857.

Bowen WH (2002): Do we need to be concerned about dental caries in the coming millennium? Crit Rev Oral Biol Med 13: 126–131.

Crowther CA, Hiller JE, Doyle LW, Haslam RR (2003): Effect of magnesium sulphate given for neuroprotection before preterm birth. JAMA 290: 2669–2676.

Deutsche Gesellschaft für Zahn- Mund- und Kieferheilkunde (2002): Empfehlungen zur Kariesprophylaxe mit Fluoriden. Stellungnahme des DGZMK, Version 2.1. Internet: www.dgzmk.de/index.php?site=std45&backlink= m034X.

Drüeke TB (2005): Which vitamin D derivative to prescribe for renal patients. Curr Opin Nephrol Hypertens 14: 343–349.

Duffield-Lillico AJ, Slate EH, Reid ME, Turnbull BW, Wilkins PA et al. (2003): Nutritional Prevention of Cancer Study Group : Selenium supplementation and secondary prevention of nonmelanoma skin cancer in a randomized trial. J Natl Cancer Inst 95: 1477–1481.

Flockerzi V (2009): Calciumstoffwechsel. In: Allgemeine und spezielle Pharmakologie und Toxikologie (Hrsg. Aktories K, Förstemann U, Hofmann F, Starke K) Urban & Fischer Verlag München, Jena. 10. Aufl., S. 729-740.

Gärtner R, Gasnier BC, Dietrich JW, Krebs B, Angstwurm MW (2002): Selenium supplementation in patients with autoimmune thyreoiditis decreases thyroid peroxidase antibodies concentrations. J Clin Endocrinol Metab 87: 1687–1691.

Galloe AM, Rasmussen HS, Jorgensen LN, Aurup P, Balslov S et al. (1993): Influence of oral magnesium supplementation on cardiac events among survivors of an acute myocardial infarction. Brit Med J 307: 585–587.

Herrmann W, Obeid R (2008): Ursachen und frühzeitige Diagnostik von Vitamin-B12-Mangel. Dtsch Ärztebl 105: 680–692.

Kuhlmann U, Siegenthaler W, Siegenthaler G (1987) : Wasser- und Elektrolythaushalt. In : Siegenthaler W (Hrsg) : Klin. Pathophysiol. G. Thieme-Verlag, Stuttgart New York, S. 209–237.

Lacour M, Zunder T, Restle A, Schwarzer G (2004): No evidence for an impact of selenium supplementation on environment associated health disorders – a systematic review. Int J Hyg Environ Health 207: 1–13.

Lippman SM, Klein EA, Goodman PJ, et al (2009): Effect of selenium and vitamin E on risk of prostate cancer and other cancers. JAMA 301: 39–51.

Manz M, Mletzko R, Jung W, Lüderitz B (1990): Behandlung von Herzrhythmusstörungen mit Magnesium. Dtsch Med Wschr 115: 386–390.

Mueller A, Kirch W (2010): Muskelkrämpfe – was tun? Arzneiverordnung in der Praxis (AVP) 37: 47–49.

Pieper K, Momeni A (2006): Grundlagen der Kariesprophylaxe bei Kindern. Dtsch Ärztebl 103: A 1003–1009.

Pietrzik K, Golly I, Loew D (2008): Handbuch der Vitamine (für Prophylaxe, Therapie u. Beratung). Urban & Fischer Verlag, München, Jena, 1. Aufl.

Roffe C, Sills S, Crome P, Jones P (2002): Randomised, cross-over, placebo controlled trial of magnesium citrate in the treatment of chronic persistent leg cramps. Med Sci Monit 8: CR 326–330.

Shiga T, Wajima Z, Inoue T, Ogawa R (2004): Magnesium prophylaxis for arrhythmias after cardiac surgery: a meta-analysis of randomized controlled trials. Am J Med 117: 325–333.

The Magnesium in Coronaries (MAGIC) Trial Investigators (2002): Early administration of intravenous magnesium to high-risk patients with acute myocardial infarction in the Magnesium in Coronaries (MAGIC) Trial: a randomised controlled trial. Lancet 360: 1189–1196.

Weber S, Konrad M (2002): Angeborene Magnesiumverlusterkrankungen. Dtsch Ärztebl 99: A 1230–A 1238.

Zehender M, Meinertz T, Faber T, Caspary A, Jeron A et al. (1997): Antiarrhythmic effects of increasing the daily intake of magnesium and potassium in patients with frequent ventricular arrhythmias. J Am Coll Cardiol 29: 1028–1034.

Teil III
Arzt- und Patientengruppen

45. Überblick über die Arzneiverordnungen nach Arztgruppen

Valentina Coca und Katrin Nink

AUF EINEN BLICK

Im Jahr 2009 haben 138.709 Ärzte an der vertragsärztlichen Versorgung teilgenommen. Jeder Vertragsarzt hat 2009 durchschnittlich 4.515 Arzneimittelpackungen mit 246.000 Tagesdosen zu einem Umsatz von 205.000 Euro verordnet. Dabei entfällt der größte Teil der Verordnungen auf Hausärzte (52,1%) und hausärztlich tätige Internisten (17,0%). Bei den Arzneimittelumsätzen steht die Gruppe der Hämatologen und Onkologen mit durchschnittlich knapp 1,3 Mio. € je Arzt auf dem ersten Platz, gefolgt von den Nervenärzten (590.000 €) und Neurologen (552.000 €). Die Allgemeinärzte weisen mit 0,56 € den niedrigsten Wert je DDD auf, während die Gruppe der Hämatologen und Onkologen mit 11,70 € den Durchschnittswert über alle Ärzte von 0,83 € um ein Vielfaches überschreitet.

Der Arzneimittelverbrauch hängt – neben einer Vielzahl anderer Faktoren – maßgeblich vom Verordnungsverhalten der Ärzte ab.

Gemäß einer Änderung des § 75 Abs. 7 SGB V durch das Vertragsarztrechtsänderungsgesetz zum 1. Juli 2008 wurde jedem an der vertragsärztlichen Versorgung in Deutschland teilnehmenden Arzt eine lebenslange Arztnummer sowie eine Betriebsstättennummer zugeordnet. Durch die Einführung der lebenslangen individuellen Arztnummer, die Angaben zum Fachgebiet des Arztes enthält, wird die Abbildung des Verschreibungsverhaltens der Ärzte verbessert, da bis Mitte 2008 beispielsweise Ärzte in Gemeinschaftspraxen nicht getrennt nach ihren jeweiligen Fachgebieten betrachtet werden konnten. Die Verordnungen dieser Praxen wurden vielmehr einer gemeinsamen Arztnummer und der dieser Nummer zugehörigen Fachgruppe zugeordnet. Die genaueren Angaben bei der Zuordnung der Fachgruppen wurden bei der Bildung der Datengrundlage für das Jahr 2009 berücksichtigt. Damit ist erstmalig eine differenzierte Betrachtung von insgesamt zwanzig verschiedenen Arztgruppen möglich, die 2009 Arzneimittel verordnet haben. Arztgruppen, die weniger als eine Million Verordnungen aufweisen – im Jahr

2009 trifft dies u. a. auf die Kinderneuropsychiater und die Mund-Kiefer-Gesichts-Chirurgen zu – werden in der Gruppe der Sonstigen Ärzte erfasst (Coca und Nink 2010). Diese geänderte Systematik hat zur Folge, dass die Werte in den einzelnen Arztgruppen ab 2009 zwar differenzierter abgebildet werden können, diese mit den früher publizierten Auswertungen, die auf der alten Arztnummernsystematik beruhen, jedoch nur eingeschränkt vergleichbar sind.

Verschreibungsmengen nach Arztgruppen

Die Darstellung der verordneten definierten Tagesdosen (DDD) nach Arztgruppen zeigt, dass Hausärzte (Allgemeinmediziner sowie praktische Ärzte) und hausärztlich tätige Internisten im Jahr 2009 die meisten Arzneimittel verordnet haben (Abbildung 45.1)

Seit dem deutlichen Rückgang der Gesamtmenge der verordneten Tagesdosen (DDD) im Jahr 2004 – insbesondere bedingt durch den weitgehenden Ausschluss nicht verschreibungspflichtiger Arzneimittel aus der Erstattung der GKV – ist die verordnete Menge wieder angestiegen und erreichte im Jahr 2009 durchschnittlich rund 246.000 DDD je Arzt (Tabelle 45.1). Sie lag damit 2% über dem Durchschnittswert des Vorjahres (2008: 240.000 DDD), während die Anzahl der verord-

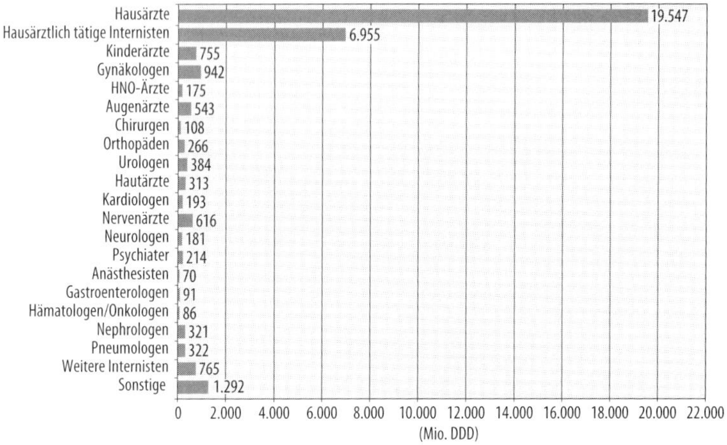

Abbildung 45.1: Arzneiverordnungen einzelner Arztgruppen 2009

Tabelle 45.1: Arzneiverordnungen, Umsätze und definierte Tagesdosen je Arzt 2009, aufgeführt nach Arztgruppen (Stand Arztzahlen: 12/2009)

Arztgruppe	Zahl der Ärzte	Verordnungen je Arzt	Umsatz je Arzt (Tsd. €)	DDD je Arzt (Tsd. DDD)
Hausärzte	42392	7704	259	461
Hausärztlich tätige Internisten	13034	8168	326	534
Kinderärzte	7067	6057	110	107
Gynäkologen	11428	1345	73	82
HNO-Ärzte	4313	1703	51	41
Augenärzte	5589	1973	69	97
Chirurgen	6805	751	26	16
Orthopäden	6010	1553	52	44
Urologen	3012	2315	190	127
Hautärzte	3702	2730	122	85
Kardiologen	2229	1093	59	87
Nervenärzte	2790	5081	590	221
Neurologen	1390	2881	552	130
Psychiater	1907	2278	185	112
Anästhesisten	3790	545	50	19
Gastroenterologen	1343	1321	175	68
Hämatologen/ Onkologen	790	3730	1267	108
Nephrologen	1278	3757	383	251
Pneumologen	1172	4845	402	275
Weitere Internisten	4017	2977	339	190
Sonstige	14651	2115	198	88
Alle Ärzte	138709	4515	205	246

45

neten Packungen je Arzt im Mittel geringfügig um knapp 0,4% zurückgegangen ist. Der durchschnittliche Umsatz je Arzt ist gleichzeitig um 3,3% auf 205.000 € gestiegen (2008: 197.000 €).

Bei der Betrachtung der verordneten definierten Tagesdosen (DDD) nach Arztgruppen wird deutlich, dass hausärztlich tätige Internisten sowie Hausärzte (Allgemeinmediziner und praktische Ärzte) im Jahr 2009 die mit Abstand meisten Arzneimittel verordnet haben. Hingegen weist die Gruppe der Hämatologen und Onkologen mit durchschnittlich knapp 1,3 Mio. € den höchsten Umsatz je Arzt auf, der zum großen Teil durch Verordnungen von teuren Spezialpräparaten – insbesondere aus dem Bereich der onkologischen Präparate und Immuntherapeutika – verursacht wurde. Die Nervenärzte und Neurologen liegen mit jeweils im Mittel 590 Tsd. € bzw. 552 Tsd. € Umsatz je Arzt ebenfalls weit über dem Durchschnitt der Ärzte (205 Tsd. €).

Auch die Analyse der Verordnungen nach Arzneimittelpackungen zeigt, dass von der Gesamtzahl der rund 626 Mio. Verordnungen der größte Teil auf Hausärzte (327 Mio.) und hausärztlich tätige Internisten (106 Mio.) entfällt. Dabei beträgt der Verordnungsanteil der Allgemeinmediziner an allen Verordnungen 52,1%, während dieser bei den hausärztlich tätigen Internisten lediglich 17,0% erreicht. Der Unterschied zwischen den Umsatzanteilen der beiden Arztgruppen ist jedoch deutlich geringer: Allgemeinmediziner erreichen 2009 einen Wert von 38,5% und hausärztlich tätige Internisten 14,9%. Des Weiteren stellen Hausärzte und hausärztlich tätige Internisten die größten Arztgruppen dar, so dass die Konzentration des Verordnungsgeschehens auf diese Gruppen weitgehend erklärbar ist (Tabelle 45.1).

Aber auch die Verordnungsfrequenz der einzelnen Arztgruppen zeigt große Unterschiede. Sie ist besonders hoch bei hausärztlich tätigen Internisten, Hausärzten und Kinderärzten. Beim Umsatz und bei den mittleren Tagesdosen bleiben die Kinderärzte jedoch deutlich hinter den hausärztlich tätigen Internisten und Hausärzten zurück, da sie vor allem akute Krankheiten mit in der Regel kleineren Arzneimittelpackungen behandeln und niedrig dosierte Präparate (Kinderdosen) verordnen (Tabelle 45.1).

Analyse der Verordnungszahlen

Deutliche Unterschiede im Verordnungsverhalten der einzelnen Arztgruppen zeigen sich auch in diesem Jahr bei Packungsgrößen und Verordnungskosten (Tabelle 45.2).

Die Anzahl der Tagesdosen je Verordnung gibt an, wie viele Tage die Medikation mit einer Verordnung durchgeführt werden kann, sofern die DDD der so genannten PDD (prescribed daily dose) nahe kommt. Die Anzahl der DDD pro Packung ist somit ein Maß für die Packungsgröße. Im Vergleich der Arztgruppen muss bedacht werden, dass die unterschiedlichen Krankheitsbilder, die von den jeweiligen Arztgruppen behandelt werden, verschiedene Verläufe haben und deshalb auch eine unterschiedlich lange Therapiedauer erfordern. Im Durchschnitt enthielt jede Verordnung im Jahr 2009 knapp 55 Tagesdosen. Die Gruppe der Kardiologen hat 2009 mit 79 Tagesdosen je Verordnung den höchsten Durchschnittswert erreicht. Die durchschnittliche Kar-

Tabelle 45.2: Maßzahlen zur Beschreibung der arztgruppenspezifischen Besonderheiten 2009

Arztgruppe	DDD je Verordnung	Umsatz je Verordnung in €	Umsatz je DDD in €
Hausärzte	59,9	33,62	0,56
Hausärztlich tätige Internisten	65,3	39,93	0,61
Kinderärzte	17,6	18,22	1,03
Gynäkologen	61,3	53,98	0,88
HNO-Ärzte	23,9	29,88	1,25
Augenärzte	49,2	35,23	0,72
Chirurgen	21,1	34,04	1,61
Orthopäden	28,5	33,72	1,18
Urologen	55,1	82,06	1,49
Hautärzte	31,0	44,61	1,44
Kardiologen	79,1	54,03	0,68
Nervenärzte	43,4	116,13	2,67
Neurologen	45,1	191,54	4,24
Psychiater	49,3	81,40	1,65
Anästhesisten	34,1	91,21	2,68
Gastroenterologen	51,2	132,45	2,59
Hämatologen/Onkologen	29,0	339,56	11,70
Nephrologen	66,9	102,04	1,53
Pneumologen	56,7	82,88	1,46
Weitere Internisten	64,0	113,88	1,78
Sonstige	41,7	93,45	2,24
Mittelwert	54,5	45,51	0,83

diologen-Verordnung reichte damit für mehr als zwei Monate. Dieser hohe Wert lässt sich auf die Versorgung chronisch kranker Patienten zurückführen. Nephrologen, hausärztlich tätige Internisten und weitere Internisten verordnen ebenfalls überdurchschnittlich große Packungen mit im Mittel jeweils mehr als 64 Tagesdosen.

Gynäkologen erreichen rund 61 Tagesdosen pro Verordnung, nachdem die verordneten Tagesdosen für Präparate zur postmenopausalen Hormontherapie seit 1999 jährlich abgenommen haben. Inwieweit das aktuelle Verordnungsverhalten der Gynäkologen die neue Evidenzlage und die entsprechend geänderten Therapieempfehlungen für klimakterische Beschwerden widerspiegelt, lässt sich nicht beurteilen. Der Zeitverlauf der Verordnungen von Östrogenpräparaten und Östrogenkombinationen zeigt jedoch, dass das Verordnungsvolumen der postmenopausalen Hormontherapie nach definierten Tagesdosen (DDD)

Tabelle 45.3: Arzneiverordnungen in definierten Tagesdosen (DDD) je Arzt der Facharztgruppe in der Gesetzlichen Krankenversicherung im Jahre 2009 nach Arzneimittelgruppen (2. ATC-Ebene)

Therapeutische Gruppe	ATC	Hausärzte	Hausärztlich tätige Internisten	Kinderärzte	Gynäkologen	HNO-Ärzte	Augenärzte	Chirurgen	Orthopäden	Urologen	Hautärzte	Kardiologen
Aknemittel	D10	165,5	77,4	199,1	8,7	4,9	1,4	6,8	2,2	4,2	7888,9	4,1
Analgetika	N02	8271,4	8225,7	1604,2	86,7	214,5	42,1	1359,4	4170,1	536,7	79,9	347,7
Andere Dermatika	D11	266,1	110,0	1496,3	9,7	5,7	1,9	81,5	5,7	85,1	5866,0	2,9
Angiotensinhemmstoffe	C09	111268,1	129684,8	395,0	71,8	152,6	93,6	570,3	120,8	139,1	148,0	27674,5
Antianämika	B03	2269,3	3187,8	209,8	557,0	9,6	5,1	43,1	43,1	63,7	51,6	201,6
Antiasthmatika	R03	15681,8	16388,4	7049,7	33,2	387,2	23,2	112,6	31,2	27,4	408,9	1059,9
Antibiotika	J01	4549,4	3647,3	4034,5	726,7	5421,7	90,8	496,2	165,7	5342,0	2628,7	141,8
Antidiabetika	A10	29432,4	48021,4	1064,2	35,1	36,7	28,5	152,8	36,8	21,3	29,7	2572,7
Antidiarrhoika	A07	886,0	1328,8	469,3	6,7	33,6	2,2	123,0	4,8	25,6	25,1	65,0
Antiemetika	A04	38,3	34,1	317,9	26,1	3,9	0,6	4,3	0,8	6,4	1,2	1,7
Antiepileptika	N03	2399,2	2044,6	1196,6	13,9	17,1	10,4	177,2	156,9	14,7	14,4	62,5
Antihistaminika	R06	1105,2	916,8	1221,7	12,0	792,5	13,5	29,2	9,3	17,9	3765,5	42,7
Antihypertonika	C02	5170,1	6575,7	19,2	37,0	7,3	5,5	29,0	5,5	566,4	8,1	1615,4
Antiinfektiva (dermatologisch)	D06	283,9	189,0	291,8	116,9	62,0	2,8	110,9	5,6	128,0	2845,0	7,0
Antimykotika (topisch)	D01	775,2	484,4	1166,4	257,2	61,4	2,4	40,2	4,4	254,2	6744,6	12,6
Antineoplastische Mittel	L01	185,9	236,9	13,7	137,7	6,2	1,6	21,2	3,1	1259,3	10,4	7,4
Antiparkinsonmittel	N04	861,1	700,3	8,3	10,3	3,9	2,9	34,4	6,3	5,1	33,9	20,6
Antiphlogistika/Antirheumatika	M01	13953,9	12289,9	3870,8	254,5	738,0	56,1	4714,9	17469,1	960,7	269,5	400,5
Antirheumatika (topisch)	M02	137,2	111,9	107,9	4,5	4,2	0,6	96,0	146,9	4,0	3,5	5,1
Antithrombotische Mittel	B01	18080,8	23342,5	160,0	250,1	34,3	38,7	1519,7	843,0	210,8	107,2	8690,0
Antivertiginosa und Suchttherapeutika	N07	1111,8	1040,2	13,5	18,0	2280,1	5,2	28,8	15,7	1009,0	7,7	43,9
Antivirale Mittel	J05	222,2	652,3	47,4	10,3	31,0	31,2	11,5	1,7	3,2	153,1	11,3
Betarezeptorenblocker	C07	36335,3	42497,6	128,3	39,5	53,5	32,9	192,3	44,1	48,0	51,1	9590,7
Blutersatzmittel	B05	200,9	213,2	1071,7	46,6	58,3	2,4	20,0	18,5	131,5	2,9	9,4
Calciumantagonisten	C08	30622,0	37926,5	81,0	22,6	41,1	27,9	163,3	31,9	32,3	40,8	7243,6
Corticosteroide (dermatologisch)	D07	2500,5	1654,8	1134,2	462,1	613,2	15,7	155,5	20,2	264,8	26972,2	42,9
Corticosteroide (systemisch)	H02	3868,8	4975,3	513,7	359,7	2273,0	347,3	1034,0	3460,8	298,9	2419,0	268,8

Tabelle 45.3: Arzneiverordnungen in definierten Tagesdosen (DDD) je Arzt der Facharztgruppe in der Gesetzlichen Krankenversicherung im Jahre 2009 nach Arzneimittelgruppen (2. ATC-Ebene) (Fortsetzung)

Therapeutische Gruppe	ATC	Haus-ärzte	Hausärzt-lich tätige Internisten	Kinder-ärzte	Gynäko-logen	HNO-Ärzte	Augen-ärzte	Chirur-gen	Ortho-päden	Uro-logen	Haut-ärzte	Kardio-logen
Diuretika	C03	30347,2	34344,6	123,9	38,0	55,5	31,9	196,8	44,3	354,9	64,8	6345,4
Gichtmittel	M04	5996,9	6491,5	34,7	4,6	7,9	5,0	89,9	165,2	1539,6	10,8	528,5
Gynäkologische Antiinfektiva	G01	14,3	7,7	3,3	489,2	1,3	0,2	1,1	0,5	21,6	9,5	0,6
Hämorrhoidenmittel	C05	259,2	239,1	40,3	62,5	1,8	1,2	238,5	13,5	208,9	101,2	12,4
Herztherapeutika	C01	11427,4	14067,7	76,0	8,0	19,5	11,0	60,8	13,2	11,8	27,0	6262,5
Hormonantagonisten	L02	286,6	295,5	22,9	5207,3	5,5	1,9	32,6	3,8	16496,0	2,4	11,8
Husten- und Erkältungspräparate	R05	2030,6	1365,0	7276,1	10,5	688,2	6,3	36,4	11,4	117,7	12,6	81,3
Immunstimulanzien	L03	82,3	77,7	127,5	35,4	69,3	1,5	7,4	1,1	192,0	62,8	6,3
Immunsuppressiva	L04	534,4	1142,2	162,4	1,8	3,5	29,5	64,4	258,6	4,5	832,6	158,3
Impfstoffe	J07	24,7	29,4	29,4	22,1	1,0	0,1	1,4	0,9	0,5	1,5	1,3
Laxanzien	A06	786,4	922,9	1020,3	9,4	4,9	3,6	81,4	98,9	49,7	3,0	26,1
Lipidsenker	C10	25201,3	31954,3	58,0	13,2	34,8	20,5	138,7	27,9	33,3	38,8	7689,7
Mineralstoffe	A12	1949,5	2480,1	112,6	115,4	11,6	17,3	73,7	2578,5	91,6	28,5	171,6
Muskelrelaxanzien	M03	782,9	635,4	232,9	4,0	33,8	92,6	225,2	694,3	51,5	93,6	20,6
Ophthalmika	S01	1396,4	795,3	3842,9	21,2	604,7	95529,2	313,6	17,7	45,8	753,5	47,4
Osteoporosemittel	M05	2462,4	2642,4	8,4	166,3	7,2	3,1	261,4	10429,8	55,6	5,4	84,2
Otologika	S02	123,7	52,3	381,5	1,1	1125,4	0,7	3,0	2,1	1,3	2,5	1,3
Periphere Vasodilatatoren	C04	473,2	452,3	3,2	0,8	650,1	54,5	42,6	3,0	8,7	15,2	43,1
Psychoanaleptika	N06	10618,7	9042,6	3218,7	116,7	127,9	67,1	273,3	166,8	114,1	45,4	300,4
Psycholeptika	N05	4907,5	4377,8	468,3	71,0	67,3	39,7	159,7	77,8	75,4	198,0	242,3
Rhinologika	R01	1436,4	785,0	18208,2	10,9	11830,1	26,9	37,9	16,9	13,8	353,4	25,5
Schilddrüsentherapeutika	H03	23603,7	27291,0	1497,4	421,7	337,3	26,9	177,9	47,1	55,3	55,9	1356,8
Sexualhormone	G03	3811,5	2034,6	1201,0	69598,2	65,8	29,7	145,6	475,5	5813,5	1173,3	103,2
Spasmolytika	A03	1298,7	1425,7	513,8	38,3	11,5	2,7	28,1	18,4	41,4	65,1	42,6
Stomatologika	A01	236,0	108,6	5204,4	13,5	259,6	10,0	37,4	11,0	22,0	119,2	8,1
Ulkustherapeutika	A02	32773,2	37049,2	442,4	126,9	499,1	73,6	1046,2	1078,8	452,7	185,4	2312,5
Urologika	G04	3692,3	3250,3	183,3	907,8	7,7	6,1	81,0	9,8	89029,0	12,4	169,9
Vitamine	A11	1459,1	1598,6	26031,8	156,9	35,6	17,1	68,5	896,1	100,0	24,4	155,0
Gesamter Fertigarzneimittelmarkt		461100,5	533603,2	106797,3	82423,2	40637,9	97133,8	15842,5	44224,9	127455,6	84503,7	86505,7

Tabelle 45.3: Arzneiverordnungen in definierten Tagesdosen (DDD) je Arzt der Facharztgruppe in der Gesetzlichen Krankenversicherung im Jahre 2009 nach Arzneimittelgruppen (2. ATC-Ebene) (Fortsetzung)

Therapeutische Gruppe	Nervenärzte	Neurologen	Psychiater	Anästhesisten	Gastroenterologen	Hämatologen/Onkologen	Nephrologen	Pneumologen	Weitere Internisten	Sonstige	Insgesamt
Aknemittel	1,8	0,5	2,1	1,7	8,5	63,8	10,9	8,4	19,1	114,4	293,4
Analgetika	2331,0	2381,0	402,2	8319,2	598,8	4891,5	2372,3	479,9	2341,9	1929,7	4299,6
Andere Dermatika	1,4	1,9	1,2	2,2	7,2	20,2	9,1	11,3	23,9	171,5	351,0
Angiotensinhemmstoffe	248,1	186,7	103,5	292,0	7441,5	5284,9	41399,2	5144,7	33241,2	9741,6	49246,0
Antianämika	605,4	522,3	86,1	34,1	963,3	6755,9	14209,1	279,7	2460,3	646,9	1400,3
Antiasthmatika	40,3	34,8	28,5	111,9	819,0	1095,0	1528,8	206046,0	5737,9	1988,1	8892,9
Antibiotika	56,7	60,7	26,0	59,5	600,0	1316,4	800,0	1886,4	905,2	1537,0	2619,6
Antidiabetika	29,1	23,3	24,3	78,4	4165,8	1100,1	8560,7	848,7	19261,2	2962,2	14625,2
Antidiarrhoika	4,9	3,1	1,9	5,8	6856,9	776,8	330,6	75,5	1723,5	270,9	583,1
Antiemetika	3,8	8,2	1,2	5,8	50,9	1142,4	5,5	25,9	37,6	64,7	49,4
Antiepileptika	29245,8	22305,2	6670,5	1475,0	112,0	674,6	462,2	70,3	516,5	2064,4	2192,2
Antihistaminika	17,4	12,3	8,9	21,2	83,7	377,7	607,7	2608,2	317,6	414,9	700,5
Antihypertonika	11,3	7,6	6,5	20,6	360,2	256,8	7318,0	631,9	2158,1	722,8	2460,1
Antiinfektiva (dermatologisch)	3,1	2,5	1,5	3,0	17,4	117,3	40,4	10,3	48,7	127,5	231,9
Antimykotika (topisch)	3,5	2,5	2,3	7,3	68,3	50,1	44,7	24,5	98,9	238,3	582,9
Antineoplastische Mittel	7,4	32,3	1,1	4,3	257,1	8439,4	41,0	155,6	323,9	194,4	203,1
Antiparkinsonmittel	20471,8	16688,0	3009,4	33,2	39,1	49,1	322,9	55,1	171,1	673,0	1035,2
Antiphlogistika/Antirheumatika	1527,4	1319,0	222,2	1754,7	906,3	1886,6	980,5	629,9	9537,1	2684,6	7374,1
Antirheumatika (topisch)	17,3	7,3	2,5	7,1	8,2	18,1	35,0	5,1	40,1	40,2	76,4
Antithrombotische Mittel	1752,8	1228,9	167,7	75,4	1663,9	4651,7	7562,2	1007,9	7762,7	2350,6	8654,6
Antivertiginosa und Suchttherapeutika	1866,3	1236,3	583,9	49,4	81,5	92,1	121,3	29,2	252,4	327,5	639,6
Antivirale Mittel	8,1	4,7	1,9	25,1	1363,9	2622,7	179,2	89,8	895,3	577,5	258,1
Betarezeptorenblocker	799,1	671,2	170,3	145,6	2637,1	1887,9	10568,8	1404,5	10896,0	3134,3	16100,0
Blutersatzmittel	39,5	56,8	4,3	35,5	147,1	2449,2	128,3	192,8	132,6	223,3	194,6
Calciumantagonisten	105,9	120,5	30,7	101,2	2137,1	1523,4	14391,1	1535,8	9306,9	2816,5	13806,9
Corticosteroide (dermatologisch)	20,3	16,0	10,9	20,2	145,4	509,0	214,7	177,9	351,7	925,7	1887,1
Corticosteroide (systemisch)	2268,2	3296,6	205,9	296,4	3374,5	17808,4	3268,7	15541,9	6994,5	1966,9	2861,8
Diuretika	74,4	58,4	44,6	119,8	2105,0	3102,0	68414,7	1938,5	12033,0	4517,3	14153,7

Tabelle 45.3: Arzneiverordnungen in definierten Tagesdosen (DDD) je Arzt der Facharztgruppe in der Gesetzlichen Krankenversicherung im Jahre 2009 nach Arzneimittelgruppen (2. ATC-Ebene) (Fortsetzung)

Therapeutische Gruppe	Nervenärzte	Neurologen	Psychiater	Anästhesisten	Gastroenterologen	Hämatologen/ Onkologen	Nephrologen	Pneumologen	Weitere Internisten	Sonstige	Insgesamt
Gichtmittel	13,8	12,4	5,1	20,3	421,7	1044,2	2724,4	303,1	1825,0	542,9	2648,1
Gynäkologische Antiinfektiva	0,3	0,2	0,2	1,1	1,4	2,1	2,1	1,0	2,4	16,1	48,3
Hämorrhoidenmittel	1,7	1,6	0,5	2,2	516,7	59,7	35,4	9,2	153,1	53,3	144,6
Herztherapeutika	30,0	27,8	14,2	38,2	753,5	578,8	3289,8	740,3	4268,5	1133,3	5217,7
Hormonantagonisten	2,8	3,3	2,4	8,3	70,0	7576,6	55,2	45,9	309,2	361,8	998,2
Husten- und Erkältungspräparate	12,6	11,9	9,1	21,3	88,5	316,3	291,0	3072,0	376,6	572,8	1252,3
Immunstimulanzien	2913,9	4065,3	238,5	2,6	484,3	1308,6	20,0	183,1	117,2	181,6	189,6
Immunsuppressiva	585,4	882,9	44,6	30,4	2608,5	851,3	4763,7	369,4	7032,6	911,3	718,7
Impfstoffe	0,2	0,1	0,1	0,1	3,1	4,8	17,4	4,0	6,0	6,0	14,9
Laxanzien	133,4	141,8	26,9	1058,4	383,0	1224,6	737,8	44,8	288,4	304,0	481,7
Lipidsenker	75,1	103,8	24,3	73,8	2118,5	1268,8	9316,2	1023,3	9170,6	2318,9	11481,5
Mineralstoffe	45,1	46,0	8,3	44,1	550,0	1562,1	1763,4	569,4	2157,0	644,2	1134,5
Muskelrelaxanzien	5831,0	13853,7	515,8	389,9	46,3	55,5	77,7	61,1	179,3	1599,2	811,0
Ophthalmika	95,6	40,8	23,2	138,7	46,4	188,7	153,5	287,6	227,5	1997,3	4834,4
Osteoporosemittel	10,5	16,2	3,0	97,6	207,9	1462,5	517,3	199,4	2801,1	581,3	1645,2
Otologika	0,6	0,9	0,7	1,0	1,8	1,7	2,7	3,1	7,5	55,7	103,9
Periphere Vasodilatatoren	221,2	74,8	17,9	1,9	23,5	23,9	130,7	40,1	199,0	75,8	234,4
Psychoanaleptika	101333,0	44751,1	70094,4	1910,2	518,7	988,4	1161,7	329,6	2021,6	9724,8	8916,8
Psycholeptika	46110,8	13941,4	28969,7	204,3	300,3	1141,9	1114,5	352,1	1063,4	7069,7	4237,8
Rhinologika	9,7	11,4	8,5	27,2	46,2	41,1	91,4	3717,7	199,3	943,5	1962,5
Schilddrüsentherapeutika	163,5	79,5	111,0	72,8	2147,9	1715,3	3355,7	1003,3	9201,4	2804,5	10576,3
Sexualhormone	89,9	36,4	49,5	110,3	173,8	276,2	233,3	122,6	1003,6	1864,6	7579,8
Spasmolytika	310,5	379,1	51,2	112,6	761,5	1731,5	307,0	98,6	529,0	249,5	642,6
Stomatologika	6,9	31,8	10,9	32,6	36,5	403,4	40,8	141,8	60,9	2221,6	605,3
Ulkustherapeutika	637,6	737,6	235,0	842,6	16213,3	10987,0	17564,8	4686,3	14530,4	4464,6	15058,8
Urologika	194,9	206,4	28,9	21,9	181,7	301,6	1050,8	113,0	741,1	870,5	3593,7
Vitamine	139,5	113,7	23,6	26,2	308,5	860,1	11580,7	235,1	2155,3	1163,7	2291,5
Gesamter Fertigarzneimittelmarkt	220710,5	130007,9	112378,9	18568,1	67616,7	108261,8	251388,4	274774,2	190425,1	88192,5	246110,9

45

zwischen 1999 und 2009 um 68% abgenommen hat. Die stärksten Rückgänge waren in den Jahren 2003 und 2004 zu verzeichnen, 2009 lag der Rückgang bei 6,9% (siehe Sexualhormone, Kapitel 42; Günther und Zawinell 2005). Eine im Jahr 2005 durchgeführte Befragung über die Einstellungen der Gynäkologen zur Hormontherapie zeigte, dass die neue Erkenntnislage offensichtlich noch längst nicht jede Praxis erreicht hatte. So vertraten knapp 79% von rund 400 befragten Gynäkologen die Auffassung, dass die Risiken der Hormontherapie überbewertet seien und rund 43% waren der Meinung, dass gegenwärtig zu wenig Frauen in Deutschland Hormone erhalten (Klauber et al. 2005).

Ebenfalls überdurchschnittlich große Packungen verordnen Allgemeinmediziner mit knapp 60 DDD je Verordnung, worin sich – wie auch bei den Internisten – die Versorgung chronisch kranker Patienten widerspiegelt.

Auf der anderen Seite der Skala verordnen die Kinderärzte mit durchschnittlich knapp 18 DDD je Verordnung die kleinsten Packungen, die lediglich für rund zwei Wochen ausreichen.

Bei der Beurteilung dieser Zahlen muss der Anteil der chronisch Kranken berücksichtigt werden. Hier sind hohe DDD-Volumina je Verordnung durchaus wirtschaftlich, denn größere Packungen haben im Allgemeinen niedrigere Tagestherapiekosten. Die Umsätze je Verordnung und Tagesdosis zeigen große Unterschiede zwischen den verschiedenen Fachgebieten (Tabelle 45.2). Bezogen auf die einzelne Verordnung liegt der durchschnittliche Umsatz je Packung mit 18 € bei den Kinderärzten am niedrigsten. Dagegen kostet die durchschnittliche Verordnung eines Hämatologen/Onkologen mehr als achtzehn Mal so viel.

Bezieht man die Reichweite der verordneten Packungen in die Berechnung ein (Tagestherapiekosten im Arzneimittelbereich), haben Hausärzte mit 0,56 € den niedrigsten Umsatz je DDD und liegen mit 461.000 DDD pro Arzt weit über dem Verordnungsdurchschnitt. Ganz anders ist die Situation bei den Hämatologen/Onkologen, die mit einem Verordnungsvolumen von 108.000 DDD je Arzt unter dem Durchschnitt aller Arztgruppen liegen, jedoch mit durchschnittlich 11,70 € je DDD mehr als vierzehn Mal so teuer sind. An zweiter Stelle folgen die Neurologen mit 4,24 € je DDD, die ebenfalls ein unterdurchschnittliches Verordnungsvolumen von 130.000 DDD je Arzt aufweisen. Damit verordnen die Hämatologen/Onkologen und die Neurologen in Relation zu anderen Arztgruppen weniger aber gleichzeitig teurere Medikamente. Einen Gesamtüberblick über die Anzahl der verordneten Tagesdosen je Arzt in den wesentlichen Arzneimittelgruppen bietet Tabelle 45.3.

Dabei werden spezifische Verteilungsmuster nach Arztgruppen deutlich, die – wie zum Thema Antibiotikaverbrauch dargestellt – eine weitergehende Analyse ermöglichen (Schröder et al. 2003, Schröder et al. 2005). So zeigen neben den Hausärzten beispielsweise die Fachgruppen der HNO-Ärzte, Urologen und Kinderärzte hohe Verschreibungsmengen bei Antibiotika, da bei diesen Ärzten offensichtlich viele Patienten mit akuten Infektionen, etwa der Atem- oder Harnwege, behandelt werden. Bei Hausärzten und hausärztlich tätigen Internisten konzentriert sich das Verordnungsgeschehen hingegen – wie bereits erläutert – auf die Behandlung chronischer Erkrankungen, was sich in hohen Verordnungsmengen bei Ulkustherapeutika, Antidiabetika, Herzkreislaufmitteln und Schilddrüsentherapeutika widerspiegelt. Auch andere Arztgruppen zeigen für ihre Fachrichtung typische Verschreibungsmuster wie etwa bei den Orthopäden mit Verordnungsschwerpunkten bei Analgetika, Antiphlogistika/Antirheumatika, systemischen Corticosteroiden, Mineralstoffen und Osteoporosemitteln.

Literatur

Coca V, Nink K (2010): Arzneimittelverordnungen nach Arztgruppen 2009. Wissenschaftliches Institut der AOK, Berlin.

Günther J, Zawinell A (2005): Hormontherapie in der Postmenopause. Analyse der Arzneimittelverordnungen und Empfehlungen für die Patientin. Im Internet aufgesucht am 17.07.2010 unter: http://wido.de/fileadmin/wido/downloads/pdf_arzneimittel/wido_arz_stiftungsarentestsormone_0605.pdf

Klauber J, Mühlbauer B, Schmacke N, Zawinell A (2005): Wechseljahre in der Hormontherapie. Informationsquellen und ärztliche Einstellungen in der Praxis. Wissenschaftliches Institut der AOK, Bonn.

Schröder H, Nink K, Günther J, Kern WV (2003): Antibiotika: Solange sie noch wirken .... Gesundheit und Gesellschaft Wissenschaft 2/2003, 7–16. Im Internet aufgesucht am 17.07.2010 unter: http://wido.de/arz_antibiotika.html.

Schröder H, Nink K, Günther J, Kern WV (2005): Antibiotika: Solange sie noch wirken... Revisited: 2001 – 2004. Wissenschaftliches Institut der AOK. Im Internet aufgesucht am 17.07.2010 unter: http://wido.de/fileadmin/wido/downloads/pdf_arzneimittel/wido_arz_antib_patinfo_1005.pdf.

46. Arzneimittelverordnungen nach Alter und Geschlecht

Valentina Coca und Katrin Nink

AUF EINEN BLICK

Der Arzneimittelverbrauch zeigt deutliche Unterschiede nach Alter und Geschlecht der Versicherten. Jedem Versicherten wurden im Jahr 2009 durchschnittlich 488 definierte Tagesdosen (DDD) verordnet. Am niedrigsten ist der durchschnittliche Verbrauch in der Gruppe der 20- bis unter 25-Jährigen mit 61 DDD und am höchsten in der Gruppe der 85- bis unter 90-Jährigen mit durchschnittlich 1504 DDD. Frauen wurden mit durchschnittlich 515 Tagesdosen knapp 13% mehr DDD verordnet als Männern. Der Mehrverbrauch der Frauen zeigt sich neben typischen Arzneimittelgruppen wie Sexualhormonen, Gynäkologika, Osteoporosemitteln oder Schilddrüsentherapeutika vor allem bei Psychopharmaka und Analgetika, die Frauen um 58% bzw. 52% häufiger verordnet werden als Männern. Bestimmte Arzneimittelgruppen werden hingegen häufiger für Männer verordnet. Neben Urologika betrifft dies auch Lipidsenker (+39%) und antithrombotische Mittel (+47%).

Es gilt bereits seit langem als allgemein akzeptiert und belegt, dass das Alter eines Patienten wesentlichen Einfluss auf die Morbidität und damit auch auf den Arzneimittelverbrauch hat. Dies betrifft sowohl die Art als auch die Menge der Arzneimittel. Der Einfluss des Geschlechts auf die Medikation ist ebenfalls seit langem belegt. Aus diesem Grunde werden die aktuellen Entwicklungen der vertragsärztlichen Arzneiverordnungen des Jahres 2009 nach Alter und Geschlecht der Patienten analysiert.

Die Größen der Altersgruppen wurden mit Hilfe der Erhebungen der Gesetzlichen Krankenversicherung (GKV) zur Struktur von Mitgliedern und mitversicherten Familienangehörigen für das Jahr 2009 (KM6, Stichtag 1. Juli 2009) sowie der GKV-Versichertentage der GKV-Versicherten nach Alter und Geschlecht für das Jahr 2009 ermittelt. Daraus ergibt sich die in Tabelle 46.1 und Abbildung 46.1 dargestellte Alterspyramide für die GKV-Versicherten, die den folgenden Darstellungen zugrunde liegt.

Tabelle 46.1: Alters- und Geschlechtsstruktur der GKV-Versicherten 2009

Altersgruppe	Männer (Tsd.)	Frauen (Tsd.)	Zusammen (Tsd.)
0 bis unter 5	1358,7	1292,7	2651,3
5 bis unter 10	1624,2	1544,9	3169,2
10 bis unter 15	1778,1	1694,6	3472,7
15 bis unter 20	1956,6	1860,3	3816,9
20 bis unter 25	2126,3	2131,0	4257,3
25 bis unter 30	2091,2	2165,9	4257,1
30 bis unter 35	1925,3	2053,0	3978,3
35 bis unter 40	2038,9	2236,3	4275,2
40 bis unter 45	2695,7	2952,5	5648,2
45 bis unter 50	2807,0	3055,9	5863,0
50 bis unter 55	2410,8	2652,0	5062,9
55 bis unter 60	2130,9	2416,7	4547,5
60 bis unter 65	1696,0	1949,7	3645,7
65 bis unter 70	1961,5	2305,7	4267,2
70 bis unter 75	1924,6	2383,1	4307,7
75 bis unter 80	1208,3	1681,2	2889,5
80 bis unter 85	762,0	1395,4	2157,4
85 bis unter 90	322,8	947,2	1270,0
90 und älter	90,4	384,1	474,5
Summe	32909,3	37102,2	70011,5

Setzt man die Daten der Arzneimittelverordnungen nach Altersgruppen zu den Versichertenzahlen in Beziehung, dann erhält man die in Tabelle 46.2 angegebenen Werte für die verordneten Tagesdosen der Arzneimittel nach Wirkstoffgruppen je Versicherten der GKV. Ausführlichere Auswertungen finden sich bei Coca und Nink (2010).

Für die Altersanalysen des Jahres 2009 wurden – wie erstmalig im Vorjahr – die vollständigen Altersangaben aller GKV-Arzneimittelverordnungen genutzt, die in den Rezeptdaten nach § 300 SGB V enthalten sind und dem GKV-Arzneimittelindex zur Verfügung stehen. In früheren Publikationen wurden die Verordnungsdaten anhand der Altersangaben der Versichertenstichprobe des Risikostrukturausgleichs auf die Gesamtmenge der Verordnungen hochgezählt. Für die Geschlechtszuordnung stehen auch für das Jahr 2009 die Angaben

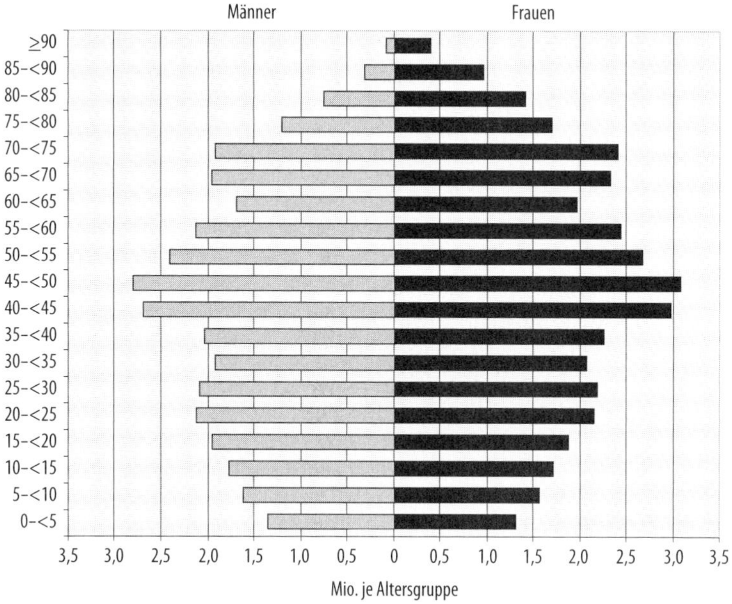

Abbildung 46.1: Alters- und Geschlechtsstruktur der GKV-Versicherten 2009

der Versicherten aus der RSA-Stichprobe zur Verfügung, die wiederum auf die Gesamtmenge hochgezählt wurden. Mit der Umstellung der Auswertungen auf die vollständigen Altersangaben sind die Auswertungen seit 2008 nur begrenzt mit früheren Publikationen vergleichbar.

Die Aufschlüsselung der verordneten Mengen nach Alter und Arzneimittelgruppen weist beachtliche Unterschiede auf. Auch Arzneimittelgruppen, die im Gesamtmarkt keine große Rolle spielen, treten mitunter in einzelnen Altersgruppen deutlich hervor. Nicht immer sind diese Unterschiede durch alterstypische Krankheiten bedingt. Vielmehr können sie auch auf die Regelungen zur Erstattung von Arzneimitteln durch die GKV zurückgeführt werden, wie beispielsweise bei der Verordnung hormonaler Kontrazeptiva, die die GKV nur bis zur Vollendung des 20. Lebensjahres erstattet (§ 24 a SGB V) oder die Verordnung nicht verschreibungspflichtiger Medikamente, die – abgesehen von definierten Ausnahmen – ausschließlich für Kinder möglich ist.

Die hier zugrunde gelegten Verordnungsdaten erfassen nur die von niedergelassenen Ärzten zu Lasten der GKV ausgestellten und in öffentlichen Apotheken eingelösten Rezepte (siehe Kapitel 47). Der Selbstmedikationsmarkt wird hingegen nicht erfasst. Besonders betrifft dies einige Arzneimittelgruppen, die in größerem Umfang rezeptfreie Arzneimittel umfassen – beispielsweise Husten- und Erkältungsmittel oder Analgetika –, andere hingegen gar nicht. Zudem hat die seit 1997 deutlich gestiegene Zuzahlung trotz der leichten Absenkung zum Jahresbeginn 1999 weiterhin zur Folge, dass erstattungsfähige nicht verschreibungspflichtige Medikamente vollständig von den Patienten bezahlt werden müssen. Inwieweit diese Verschreibungen abrechnungstechnisch möglicherweise unterrepräsentiert sind oder preiswerte Arzneimittel auch für GKV-Versicherte auf Privatrezepten verordnet werden, lässt sich trotz der zugrunde liegenden Vollerhebung nach wie vor nicht quantifizieren.

Andererseits beziehen sich die angegebenen Mengen auf die verschriebenen, nicht aber auf die tatsächlich verbrauchten Arzneimittelmengen. Während man bei chronischen Indikationen davon ausgehen kann, dass diese beiden Mengen gleich sind, werden bei akuten Erkrankungen Packungen nicht immer vollständig aufgebraucht, wie frühere Untersuchungen über weggeworfene Arzneimittel belegt haben (Heeke und Günther 1993, Bronder und Klimpel 2001).

Altersverteilung der Verschreibungen

Im Jahr 2009 wurden jedem GKV-Versicherten in Deutschland durchschnittlich 8,9 Arzneimittelpackungen mit 488 definierten Tagesdosen (DDD) verordnet (Tabelle 46.2). Wird der Mittelwert der Tagesdosen in Fünfjahresschritten nach dem Lebensalter aufgegliedert, ergibt sich die in Abbildung 46.2 dargestellte Verteilung. Diese reicht im Jahr 2009 von 61 DDD bei den 20- bis unter 25-Jährigen bis zu 1504 DDD bei den Versicherten zwischen 85 und 89 Jahren, entsprechend 0,2 bzw. 4,1 definierten Tagesdosen pro Tag.

Es gibt Hinweise darauf, dass gerade im Alter häufig eine Multimedikation stattfindet. Die Einnahme zahlreicher verschiedener Arzneimittel ist wegen oft schwer überschaubarer Wechselwirkungen jedoch problematisch. „Manchmal wundere ich mich, wenn Patienten … mir erzählen, dass sie gleichzeitig sechs verschiedene Medikamente einnehmen" (Erdmann 1995). Analysen zur Arzneimittelversorgung älterer

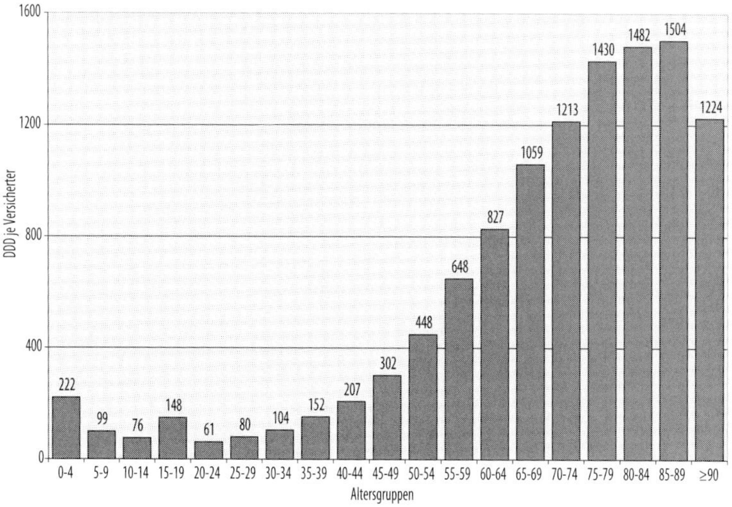

Abbildung 46.2: Arzneiverbrauch je Versicherter in der GKV 2009

Menschen sowie Studien über die Häufigkeit unerwünschter Arzneimittelwirkungen zeigen, dass ältere Patienten besonders gefährdet sind, eine nicht altersgemäße Medikation zu erhalten und unerwünschte Arzneimittelwirkungen zu erleiden (Grandt et al. 2005, Spinewine et al. 2007, Mallet et al. 2007, Moore et al. 2007, Milton et al. 2008, Coca et al. 2008).

Auf der anderen Seite der Altersskala findet das Problem der Off-Label-Verschreibung von Arzneimitteln – also eine Verschreibung für Indikationen außerhalb der formalen Zulassung – für Kinder zunehmend Aufmerksamkeit. So wurde in den vergangenen Jahren ein hoher Anteil an Off-Label-Verordnungen sowohl im ambulanten als auch im stationären Bereich beschrieben (Conroy et al. 2000, Bücheler et al. 2002). Mühlbauer et al. (2009) kommen in einer neueren Studie anhand von Verschreibungsdaten einer Gesetzlichen Krankenkasse zu dem Ergebnis, dass Verschreibungen außerhalb der Zulassung für Kinder regelmäßig stattfinden – nur 87% der in der Studie analysierten Verordnungen bzw. 66% der verordneten Wirkstoffe waren jeweils für die Kinder (0-16 Jahre) erkennbar zugelassen. Dabei sind insbesondere die jüngsten Altersgruppen betroffen sowie Indikationen, die bei Kindern seltener auftreten.

Tabelle 46.2: Arzneiverbrauch in definierten Tagesdosen (DDD) je Versicherter in der Gesetzlichen Krankenversicherung im Jahre 2009 nach Arzneimittelgruppen (2. ATC-Ebene)

Therapeutische Gruppe	ATC	0-4	5-9	10-14	15-19	20-24	25-29	30-34	35-39	40-44	45-49	50-54	55-59	60-64	65-69	70-74	75-79	80-84	85-89	≥90	Summe
Aknemittel	D10	0,0	0,0	1,6	4,0	1,5	0,9	0,5	0,4	0,3	0,2	0,1	0,1	0,1	0,1	0,1	0,1	0,1	0,1	0,1	0,6
Analgetika	N02	4,2	1,7	0,8	0,6	0,8	1,3	1,9	3,1	4,5	6,4	8,6	10,8	12,0	14,5	17,2	23,9	31,1	40,7	46,8	8,5
Andere Dermatika	D11	1,6	4,2	2,4	0,7	0,3	0,3	0,3	0,3	0,3	0,3	0,3	0,3	0,3	0,5	0,5	0,5	0,5	0,5	0,5	0,7
Angiotensinhemmstoffe	C09	0,7	0,3	0,2	1,0	2,3	4,2	7,9	17,3	31,6	56,8	95,0	145,8	189,4	245,3	279,8	317,6	315,8	304,4	225,3	97,6
Antianämika	B03	0,3	0,1	0,2	0,5	0,7	1,0	1,2	1,4	1,5	1,9	2,1	2,6	3,3	4,9	6,4	8,9	10,7	12,2	11,1	2,8
Antiasthmatika	R03	7,7	7,8	7,4	6,3	5,5	6,4	7,5	9,4	11,3	13,8	17,3	23,5	30,0	35,5	37,0	42,8	39,7	31,3	20,5	17,6
Antibiotika	J01	6,7	5,6	4,6	6,7	5,2	5,0	5,3	5,5	4,8	4,5	4,6	5,0	4,8	5,0	5,0	5,3	5,4	6,0	6,6	5,2
Antidiabetika	A10	0,2	0,6	1,6	2,2	2,1	2,6	3,6	5,8	8,7	14,5	25,9	45,0	63,6	76,8	89,2	92,9	78,0	64,9	42,4	29,0
Antidiarrhoika	A07	1,0	0,4	0,3	0,5	0,8	1,0	1,1	1,3	1,3	1,3	1,4	1,4	1,4	1,5	1,5	1,6	1,5	1,5	1,3	1,2
Antiemetika	A04	0,7	0,5	0,2	0,0	0,0	0,0	0,0	0,0	0,0	0,0	0,1	0,1	0,1	0,1	0,1	0,1	0,1	0,1	0,1	0,1
Antiepileptika	N03	0,3	0,8	1,2	1,8	2,4	2,8	3,2	3,9	4,4	5,2	5,6	6,1	6,0	6,7	6,8	7,4	7,0	6,7	4,9	4,3
Antihistaminika	R06	1,0	2,0	1,8	1,2	1,0	1,0	1,1	1,4	1,5	1,5	1,5	1,6	1,5	1,5	1,3	1,2	1,2	1,5	2,0	1,4
Antihypertonika	C02	0,0	0,0	0,0	0,0	0,1	0,2	0,3	0,6	0,9	1,8	3,5	6,2	9,1	13,3	16,4	18,7	17,2	14,8	8,9	4,9
Antiinfektiva (dermatologisch)	D06	0,5	0,4	0,3	0,3	0,3	0,3	0,3	0,3	0,3	0,3	0,4	0,5	0,5	0,7	0,7	0,9	1,0	1,2	1,4	0,5
Antimykotika (topisch)	D01	4,0	0,6	0,5	0,4	0,4	0,5	0,5	0,7	0,8	0,9	1,1	1,3	1,5	1,8	1,8	2,0	2,1	2,4	2,7	1,2
Antineoplastische Mittel	L01	0,0	0,0	0,0	0,0	0,0	0,0	0,0	0,1	0,2	0,3	0,4	0,6	0,8	1,2	1,2	1,2	1,0	0,7	0,4	0,4
Antiparkinsonmittel	N04	0,0	0,0	0,0	0,0	0,1	0,1	0,2	0,3	0,4	0,7	1,0	1,7	2,7	4,9	6,9	9,2	9,6	8,8	5,7	2,1
Antiphlogistika/Antirheumatika	M01	5,5	5,6	2,5	2,9	3,1	4,0	5,3	7,9	10,1	13,2	17,6	22,7	25,1	28,0	30,0	33,5	32,5	31,4	26,0	14,6
Antirheumatika (topisch)	M02	0,2	0,3	0,3	0,1	0,0	0,0	0,0	0,1	0,1	0,1	0,1	0,1	0,2	0,2	0,3	0,4	0,4	0,5	0,5	0,2
Antithrombotische Mittel	B01	0,2	0,1	0,2	0,5	0,7	1,0	1,5	2,2	3,4	6,0	10,6	17,9	27,3	41,2	53,0	69,0	74,6	74,6	55,7	17,1
Antivertiginosa und Suchttherapeutika	N07	0,0	0,0	0,0	0,0	0,2	0,5	0,7	0,8	0,8	0,8	0,9	1,2	1,5	2,0	2,6	4,0	5,4	6,6	6,0	1,3
Antivirale Mittel	J05	0,0	0,1	0,1	0,1	0,2	0,3	0,7	1,1	1,2	1,1	0,8	0,6	0,5	0,4	0,2	0,2	0,1	0,2	0,4	0,5
Betarezeptorenblocker	C07	0,1	0,1	0,1	0,3	0,9	1,7	3,1	6,5	11,5	20,2	33,2	50,5	65,1	82,9	91,4	99,3	93,0	81,7	50,1	31,9
Blutersatzmittel	B05	2,5	0,9	0,2	0,1	0,0	0,1	0,1	0,1	0,1	0,2	0,2	0,3	0,4	0,5	0,5	0,6	0,7	1,3	2,8	0,4
Calciumantagonisten	C08	0,2	0,1	0,0	0,1	0,3	0,6	1,3	3,0	5,8	11,3	20,6	34,6	49,7	69,1	84,8	102,2	104,7	103,5	78,4	27,4
Corticosteroide (dermatologisch)	D07	2,9	2,1	1,8	2,2	2,3	2,3	2,4	2,8	2,9	3,2	3,7	4,3	4,9	5,7	6,0	6,9	7,5	8,3	8,3	3,7
Corticosteroide (systemisch)	H02	0,5	0,4	0,6	1,2	1,7	2,3	2,9	3,7	4,4	5,2	6,4	8,0	9,2	11,2	12,0	13,5	12,9	11,8	9,4	5,7

Tabelle 46.2: Arzneiverbrauch in definierten Tagesdosen (DDD) je Versicherter in der Gesetzlichen Krankenversicherung im Jahre 2009 nach Arzneimittelgruppen (2. ATC-Ebene) (Fortsetzung)

Therapeutische Gruppe	ATC	0-4	5-9	10-14	15-19	20-24	25-29	30-34	35-39	40-44	45-49	50-54	55-59	60-64	65-69	70-74	75-79	80-84	85-89	≥90	Summe
Diuretika	C03	0,7	0,1	0,0	0,1	0,2	0,6	1,2	2,6	4,6	8,7	15,7	26,5	39,0	57,1	78,4	112,8	142,4	176,8	174,7	28,0
Gichtmittel	M04	0,0	0,0	0,0	0,0	0,1	0,2	0,3	0,8	1,4	2,5	4,4	7,3	10,2	14,3	16,3	18,2	17,3	15,5	10,4	5,2
Gynäkologische Anti-infektiva	G01	0,0	0,0	0,0	0,1	0,2	0,2	0,2	0,2	0,1	0,1	0,1	0,1	0,1	0,1	0,0	0,0	0,0	0,0	0,1	0,1
Hämorrhoidenmittel	C05	0,1	0,1	0,1	0,0	0,1	0,1	0,2	0,2	0,3	0,3	0,3	0,4	0,5	0,5	0,5	0,6	0,5	0,5	0,4	0,3
Herztherapeutika	C01	0,3	0,1	0,0	0,0	0,1	0,1	0,1	0,2	0,5	1,1	2,7	5,8	10,5	19,1	29,8	47,8	65,6	82,7	81,2	10,3
Hormonantagonisten	L02	0,0	0,0	0,0	0,0	0,0	0,0	0,1	0,3	0,6	1,1	1,6	2,2	3,3	4,9	5,5	7,4	8,6	7,6	4,9	2,0
Husten- und Erkältungs-präparate	R05	15,8	10,2	4,3	1,3	0,7	0,7	0,8	0,9	0,9	0,9	1,1	1,4	1,8	2,1	2,2	2,7	2,8	2,8	3,2	2,5
Immunstimulanzien	L03	0,4	0,3	0,1	0,1	0,2	0,4	0,6	0,7	0,7	0,7	0,5	0,4	0,3	0,2	0,2	0,1	0,1	0,1	0,2	0,4
Immunsuppressiva	L04	0,0	0,1	0,2	0,4	0,5	0,8	1,0	1,3	1,6	1,8	2,2	2,6	2,5	2,7	2,3	1,9	1,2	0,9	0,8	1,4
Impfstoffe	J07	0,0	0,0	0,1	0,1	0,0	0,0	0,0	0,0	0,0	0,0	0,0	0,0	0,0	0,0	0,0	0,0	0,0	0,0	0,0	0,0
Laxanzien	A06	2,1	0,8	0,3	0,1	0,1	0,1	0,1	0,2	0,3	0,4	0,6	0,9	1,1	1,6	1,9	2,6	3,5	5,0	6,4	1,0
Lipidsenker	C10	0,0	0,0	0,0	0,1	0,1	0,3	0,9	2,5	5,5	11,1	20,9	34,9	49,8	67,9	73,9	76,7	64,5	44,7	17,6	22,7
Mineralstoffe	A12	0,1	0,1	0,1	0,1	0,2	0,2	0,3	0,5	0,6	0,9	1,3	2,1	3,1	4,8	6,1	8,6	10,6	12,3	10,0	2,2
Muskelrelaxanzien	M03	0,2	0,5	0,4	0,4	0,5	0,7	0,8	1,2	1,5	1,9	2,3	2,7	2,7	3,0	2,7	2,5	2,1	2,1	2,0	1,6
Ophthalmika	S01	10,9	4,6	2,3	1,6	1,2	1,4	1,6	2,2	2,7	3,8	5,7	8,8	12,9	21,1	26,5	32,6	35,0	35,4	28,9	9,6
Osteoporosemittel	M05	0,0	0,0	0,0	0,0	0,0	0,0	0,0	0,1	0,2	0,4	1,0	2,4	4,0	7,4	10,6	15,9	18,8	18,6	11,4	3,3
Otologika	S02	1,2	0,8	0,3	0,2	0,1	0,1	0,1	0,1	0,1	0,1	0,1	0,1	0,1	0,1	0,1	0,1	0,1	0,1	0,2	0,2
Periphere Vasodilatatoren	C04	0,0	0,0	0,0	0,0	0,0	0,0	0,0	0,1	0,1	0,1	0,2	0,4	0,6	1,0	1,3	1,9	2,2	2,5	2,3	0,5
Psychoanaleptika	N06	0,1	3,9	8,9	4,1	4,2	7,1	9,4	12,7	15,5	18,6	22,7	26,9	23,9	24,5	27,3	36,7	45,2	53,8	46,4	17,7
Psycholeptika	N05	0,9	0,4	0,4	0,7	1,9	3,9	5,2	6,6	8,0	9,7	10,9	11,7	11,5	12,8	13,3	16,2	20,5	27,7	32,9	8,4
Rhinologika	R01	39,6	20,1	6,3	1,4	1,0	1,1	1,3	1,5	1,5	1,4	1,4	1,5	1,5	1,6	1,3	1,1	0,9	0,8	1,6	3,9
Schilddrüsentherapeutika	H03	0,6	1,2	2,7	4,0	4,9	7,4	10,3	15,3	19,7	24,4	29,0	35,5	40,5	41,1	37,3	37,4	34,2	31,3	22,1	21,0
Sexualhormone	G03	2,2	0,7	4,3	88,2	4,7	3,4	3,7	4,0	4,8	9,4	19,3	24,6	23,4	21,8	17,3	13,9	11,3	10,0	7,6	15,0
Spasmolytika	A03	1,3	0,6	0,5	0,7	0,5	0,5	0,5	0,6	0,7	0,8	1,0	1,3	1,6	2,0	2,4	3,0	3,8	5,0	6,1	1,3
Stomatologika	A01	12,7	6,6	4,5	1,6	0,1	0,1	0,1	0,1	0,1	0,1	0,1	0,2	0,2	0,2	0,1	0,1	0,1	0,1	1,1	1,2
Ulkustherapeutika	A02	0,5	0,3	0,5	1,8	3,1	5,0	7,5	11,6	15,9	22,1	30,7	41,8	52,1	62,9	69,0	85,0	96,5	111,2	102,4	29,8
Urologika	G04	0,1	0,5	0,2	0,1	0,2	0,3	0,4	0,6	0,9	1,6	3,1	6,3	12,1	20,1	25,0	30,1	29,8	25,9	17,9	7,1
Vitamine	A11	76,7	0,9	0,5	0,3	0,2	0,3	0,4	0,6	0,7	1,0	1,3	1,8	2,5	3,2	3,9	5,2	5,8	6,4	5,9	4,5
Gesamter Fertigarzneimittelmarkt		222,0	99,3	76,0	148,4	61,4	79,8	104,4	152,3	207,4	301,7	448,2	648,2	827,4	1058,8	1213,1	1429,7	1482,2	1503,8	1224,4	487,6

Mit der im Januar 2007 in Kraft getretenen EU-Verordnung über Kinderarzneimittel soll nun die Arzneimittelsicherheit bei Kindern und Jugendlichen verbessert werden. Die Verordnung verpflichtet pharmazeutische Unternehmen, Arzneimittel mit neuen Wirkstoffen, Indikationen, Dosierungen und Darreichungsformen auch in Studien mit Kindern zu prüfen, sofern das Arzneimittel für die Behandlung von Kindern eine Rolle spielen wird. Seit dem 26. Juli 2008 muss daher für die meisten neu zuzulassenden Arzneimittel ein pädiatrisches Prüfkonzept mit den Zulassungsunterlagen eingereicht werden. Als Anreiz für die Hersteller gilt eine Verlängerung der Patentlaufzeit für Kinderarzneimittel um sechs Monate. Für Arzneimittel, deren Patentschutz bereits abgelaufen ist, wird ein erneuter Unterlagenschutz von zehn Jahren gewährt (Nahnhauer 2005, Müllens et al. 2007).

Im statistischen Mittel wurden 2009 jedem Versicherten Arzneimittel mit einem Umsatz von 407 € verordnet. Dabei ist die Aussagekraft von Durchschnittswerten allerdings begrenzt, da es sowohl große Unterschiede zwischen den Altersgruppen als auch der Kostenbelastung der Versicherten gibt. So zeigte schon eine frühere Studie, dass auf 10% der Versicherten bereits 53% der Arzneimittelausgaben entfallen (Berg 1986). Dies wurde mit Verordnungsdaten einzelner Krankenkassen, beispielsweise der AOK Westfalen-Lippe, bestätigt, bei denen im 4. Quartal 2002 knapp 27% der verordnungsintensivsten Versicherten 80% der Verordnungen und nur knapp 18% der umsatzintensivsten Versicherten 80% des Umsatzes auf sich vereinigten (Arzneiverordnungs-Report 2003, Kapitel 50, Abbildung 50.10). Betrachtet man darüber hinaus alle Leistungsausgaben für Krankenhaus, Krankengeld und Arzneimittel, so verschärft sich dieser Effekt, wobei 10% der Versicherten 80% und 1% der Versicherten bereits 30% der Kosten verursachen (Winkelhake et al. 2002).

Versicherten mit einem Lebensalter ab 60 Jahre, die 27,2% der Gesamtpopulation darstellen, haben 2009 66% des DDD-Volumens und 54% des Umsatzes des gesamten GKV-Fertigarzneimittelmarktes verursacht, also das Doppelte ihres Versichertenanteils. Im Durchschnitt wird jeder Versicherte über 60 Jahre täglich mit 3,3 DDD als Dauertherapie behandelt. So wurden beispielsweise in der Altersgruppe 75 bis unter 79 Jahre jedem Versicherten 2009 im Durchschnitt 1430 Tagesdosen verteilt auf 21,8 Arzneimittelpackungen im Wert von 940 € verordnet (Coca und Nink 2010).

Gleichwohl ist der demographische Wandel nicht die treibende Kraft hinter den steigenden Ausgaben. Wie bereits früher gezeigt wurde (vgl. Arzneiverordnungs-Report '94), erklärt das Älterwerden unserer Gesellschaft den Kostenanstieg nur zu einem geringen Teil. Vielmehr scheinen Krankheitskosten nicht allein mit wachsendem Alter zuzunehmen, sondern mit der Nähe zum Tod (Braun et al. 1998, Zweifel 2001, Bosbach und Bingler 2008). Daher können Mehrausgaben für unser Gesundheitssystem nicht pauschal mit einer wachsenden Lebenserwartung in unserer Gesellschaft erklärt werden. Darüber hinaus ist zu erwarten, dass sich mit steigender Lebenserwartung auch der altersspezifische Gesundheitszustand ändert, also der Anstieg der Lebenserwartung für gleiche Altersgruppen mit besserer Gesundheit einhergeht (Bosbach und Bingler 2008).

Neben dem Anstieg des Arzneimittelverbrauchs im Alter zeigen einzelne Arzneimittelgruppen einen hohen Verbrauch im Kindesalter. Dies betrifft neben Vitaminen für Säuglinge und Kleinkinder bis zu 4 Jahren und Stomatologika (insbesondere Karies- und Parodontosemittel) für Kinder bis 14 Jahre insbesondere Arzneimittel gegen akute Beschwerden, wie beispielsweise Rhinologika sowie Husten- und Erkältungspräparate. Des Weiteren ist der Antibiotikaverbrauch 0- bis 4-jähriger Kinder mit durchschnittlich 6,7 DDD sowie 5- bis 9-jähriger Kinder mit 5,6 DDD relativ hoch. Dies wird auch von differenzierteren Analysen des Antibiotikaverbrauchs in Deutschland bestätigt, wonach jedes Kind im Alter bis zu 10 Jahren im Jahr 2001 rein rechnerisch eine einwöchige Antibiotikatherapie erhalten hat. Ob der häufige Einsatz immer indikationsgerecht erfolgt, ist jedoch fraglich und sollte mit weiteren Untersuchungen geklärt werden (Schröder et al. 2005, Kern und Schröder 2008).

Charakteristisch ist auch der altersabhängige Arzneimittelverbrauch von Frauen im Bereich der Sexualhormone. Hier zeigt sich ein deutlicher Gipfel bei 15- bis 19-Jährigen, bei denen hormonale Kontrazeptiva erstattungsfähig sind (vgl. Tabelle 46.2). Ab etwa 45 Jahren steigt die verordnete Menge der Sexualhormone erneut stark an, erreicht in der Altersgruppe 55 bis 59 Jahre ihren Gipfel, um dann ab 70 Jahre wieder abzusinken. Dieser zweite, breitere Gipfel wird durch die postmenopausale Hormontherapie verursacht. Ergebnisse aus großen prospektiven Studien belegen bereits seit einigen Jahren, dass die Risiken einer langjährigen Hormontherapie deren Nutzen überwiegen (WHI-Studie, Million-Women Studie, siehe hierzu Kapitel 42, Sexualhormone, und Kapitel 45, Überblick über die Arzneiverordnungen nach Arztgruppen).

Geschlechtsverteilung der Verschreibungen

Der Arzneimittelverbrauch zeigt Unterschiede im DDD-Volumen zwischen Männern und Frauen. So werden Frauen im Alter von 15 bis 49 Jahre mehr Arzneimittel verordnet als Männern, bei Kindern zwischen 5 und 14 Jahren und älteren Versicherten ab 50 Jahre liegt hingegen bei Männern die verordnete Menge an Tagesdosen höher (Abbildung 46.3). Die durchschnittlich verordnete Menge für Frauen liegt 2009 mit 515 Tagesdosen um knapp 13% über dem Durchschnittswert der Männer mit 457 Tagesdosen. Im Trend über die vergangenen Jahre haben sich die Unterschiede zwischen Männern und Frauen kontinuierlich verringert. Der Rückgang der Mehrverordnungen bei Frauen ist insbesondere durch die Ausgrenzung nicht verschreibungspflichtiger Arzneimittel aus der Erstattung durch die GKV im Rahmen des GMG bedingt, von der Frauen stärker betroffen waren als Männer. Daneben spielen geschlechtsspezifisch unterschiedliche Änderungen in einzelnen Arzneimittelgruppen eine Rolle. So hat etwa die verordnete Menge an Sexualhormonen für Frauen auch in den letzten Jahren weiterhin abgenommen.

Bei der Suche nach Gründen für das insgesamt höhere Verordnungsvolumen bei Frauen wurde bereits vor Jahren beschrieben, dass Männer und Frauen pro Arztbesuch zwar gleich häufig Arzneimittel verordnet bekommen, Frauen jedoch deutlich häufiger einen Arzt aufsuchen (Schoettler 1992, Bergmann und Kamtsiuris 1999) sowie Vorsorgeuntersuchungen und präventive Angebote öfter in Anspruch nehmen (Kolip und Koppelin 2002). Auch neuere Zahlen aus dem WIdO-Monitor des Jahres 2006 zeigen, dass 68,2% der befragten Frauen aber nur 53,4% der befragten Männer innerhalb der letzten drei Monate beim Arzt waren (Zok 2006). Dabei ist die Erwartungshaltung der Patientinnen eine andere als die der Patienten: Von 1320 befragten Versicherten der GKV, die in den vorangegangenen drei Monaten eine Arzneimittelverordnung erhalten hatten, erwarteten von vornherein 48% der Frauen aber nur 39% der Männer die Verordnung eines Arzneimittels (Zok 2002). Darüber hinaus ist davon auszugehen, dass Frauen zusätzlich zu den verordneten Arzneimitteln auch in großem Umfang Selbstmedikation betreiben. Eine Befragung von 1688 Patienten im Jahre 2006 zeigte nicht nur, dass mit 82,7% ein sehr hoher Anteil dieser Patienten mindestens ein Arzneimittel verordnet bekam, sondern ebenfalls, dass mit 62,7% fast zwei Drittel der befragte Frauen mindestens ein OTC-Präparat einnahm. Bei Männern lag dieser Anteil bei rund 46% (Zok 2006). In der Summe verdeutlichen die Analysen,

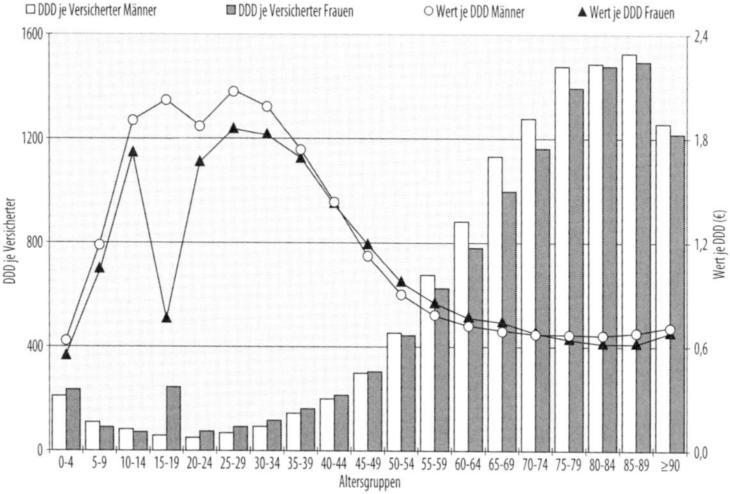

Abbildung 46.3: Arzneiverbrauch und Kosten je Tagesdosis nach Alter und Geschlecht 2009

46

dass Patienten, die bereits Arzneimittel von ihrem Arzt verordnet bekommen haben, außerdem in erheblichem Umfang Arzneimittel im Rahmen der Selbstmedikation einnehmen. Die gleichzeitige Einnahme von verordneten Mitteln und selbst gekauften Präparaten kann jedoch zu Problemen führen, so dass – wie beispielsweise für Johanniskraut- oder Schmerzmittel bekannt ist – sowohl erwünschte Wirkungen als auch Nebenwirkungen von Arzneimitteln verstärkt werden können.

Die Tatsache, dass in allen westlichen Industrienationen Frauen länger leben als Männer, ihren Gesundheitszustand jedoch subjektiv schlechter bewerten, mehr Arzneimittel einnehmen und deutlich häufiger zum Arzt gehen, ist unter dem Begriff "Geschlechterparadox" in der Gesundheitsforschung bekannt. Eine Rolle sollen hierbei biologisch-genetische Faktoren, unterschiedliche Gesundheitskonzepte und Unterschiede im Gesundheitsverhalten von Männern und Frauen sowie die geschlechtsspezifische Behandlung von Männern und Frauen im Gesundheitssystem spielen. Psychosoziale Einflussfaktoren sowie geschlechtsspezifische Lebenslagen sollen ebenfalls bedeutsam sein (Kuhlmann und Kolip 1997, Kolip 1998, Maschewsky-Schneider 1997, Macintyre et al. 1996). Stuft man Männer und Frauen in einem Alter zwischen 60 und 80 Jahren nach deren individuellen Gesundheitslebensstil ein, so wird deutlich, dass Frauen zu knapp 60% der Gruppe der „Gesundheitsinterventionisten“ zugeordnet werden können (Männer 11%), die nie geraucht haben, einen stressfreien Beruf ausgeübt haben, keinen hochprozentigen Alkohol konsumierten und regelmäßig Obst und Gemüse verzehrten. Dahingehen fanden sich 70% der Männer in der Gruppe der „aktiven Bon Vivants“ (Frauen: 21%), die von einem stressvollen Beruf und Verhaltensweisen wie Rauchen, übermäßigen Alkoholkonsum oder Übergewichtigkeit berichteten (Luy und Di Giulio 2005).

In einzelnen therapeutischen Arzneimittelgruppen treten die geschlechtsspezifischen Unterschiede teilweise noch deutlicher hervor als im Gesamtmarkt. Hierzu zählen typische Arzneimittelgruppen wie Sexualhormone, Gynäkologika, Osteoporosemittel, Schilddrüsentherapeutika und Mineralstoffe. Daneben erhielten im Jahr 2009 Frauen mit durchschnittlich 31,5 verordneten Tagesdosen knapp 58% mehr Psychopharmakaverordnungen (ATC-Gruppen N05 und N06) als Männer mit durchschnittlich 20,0 Tagesdosen. Ähnlich ist die Situation für Analgetika mit durchschnittlich 10,1 Tagesdosen bei Frauen gegenüber 6,7 Tagesdosen bei Männern (+52%). Hier decken sich die Auswertungen mit den seit Langem bekannten Befunden, dass Frauen häufiger psychotrope Substanzen einnehmen (Gmel 1997). Auf der anderen Seite erhalten Männer erwartungsgemäß mehr Tagesdosen aus der Gruppe der Urologika. Darüber hinaus liegt jedoch der durchschnittliche Pro-Kopf-Wert der verordneten Tagesdosen bei Männern auch in einigen Arzneimittelgruppen zur Behandlung chronischer Erkrankungen höher als bei Frauen, wie bei Lipidsenkern (+39%) oder antithrombotischen Mitteln (+47%). Die Gründe für diese Unterschiede lassen sich ohne Personen- und Diagnosebezug der Daten nicht benennen. Es gibt bereits seit längerem Hinweise darauf, dass Frauen seltener Medikamente zur Sekundärprävention der Koronaren Herzkrankheit wie beispielsweise Statine erhalten und Risikofaktoren weniger konsequent kontrolliert werden als bei Männern (Hippisley-Cox 2001).

Literatur

Berg H (1986): Bilanz der Kostendämpfungspolitik im Gesundheitswesen 1977–1984. Asgard-Verlag, Sankt Augustin.

Bergmann E, Kamtsiuris P (1999): Inanspruchnahme medizinischer Leistungen. Gesundheitswesen, 61, Sonderheft 2, 138–144.

Bosbach G, Bingler K (2008): Demographische Entwicklung und medizinischer Fortschritt: Droht eine Kostenlawine im Gesundheitswesen? Irrtümer und Fakten zu den Folgen einer alternden Gesellschaft. Soziale Sicherheit 1/2008, 5-12.
Braun B, Kühn H, Reiners H (1998): Das Märchen von der Kostenexplosion. Fischer, Frankfurt/Main.
Bronder E, Klimpel A (2001): Unverbrauchte Arzneimittel. DAZ Nr. 6, 141, 49–54.
Bücheler R, Schwab M, Mörike K, Kalchthaler B, Mohr H, Schröder H, Schwoerer P, Gleiter CH (2002): Off label prescribing in primary care in Germany: retrospective cohort study. Brit Med J 324, 1311–1312.
Coca V, Nink K (2010): Arzneimittelverordnungen nach Altersgruppen 2009. Wissenschaftliches Institut der AOK, Berlin.
Coca V, Nink K, Zawinell A (2008): Arzneimittelversorgung im Alter. In: Heiß (Hrsg.): Altersmedizin aktuell. 8. Ergänzungslieferung. Ecomed Medizin, Landsberg/Lech.
Conroy S, Choonara I, Impicciatore P, Mohn A, Arnell H, Rane A et al. (2000): Survey of unlicensed and off label drug use in paediatric wards in European countries. Brit Med J 320, 79–82.
Erdmann E (1995): Werden in Deutschland zu viele Medikamente verordnet? Münch Med Wschr 137 (Beilage), 11.
Gmel G (1997): Konsum von Schlaf- und Beruhigungsmitteln in der Schweiz: Nehmen Frauen mehr Medikamente oder sind mehr Männer erwerbstätig? Zeitschrift für Gesundheitswissenschaften 5, 15–31.
Grandt D, Friebel H, Müller-Oerlinghausen B (2005): Arzneitherapie(un)sicherheit. Notwendige Schritte zur Verbesserung der Patientensicherheit bei medikamentöser Therapie. Dtsch Arztbl 2005, 102, A 509–515.
Heeke A, Günther J (1993): Arzneimittel im Müll, Essen.
Hippisley-Cox J, Pringle M, Crown N, Meal A, Wynn A (2001): Sex inequalities in ischaemic heart disease in general practice: cross sectional survey. BMJ 322, 1-5.
Kern WV, Schröder H (2008): Antibiotikaverbrauch im ambulanten Bereich. In: GERMAP 2008 – Antibiotika-Resistenz und -Verbrauch. Im Internet aufgesucht am 18.07.2010 unter: http://www.bvl.bund.de/cln_027/DE/08__PresseInfothek/00__doks__downloads/Germap__2008.html
Kolip P (1998): Frauen und Männer. In: Schwartz FW, Badura B, Leidl R, Raspe H, Siegrist J (Hrsg): Das Public Health Buch. Urban und Fischer, München, Jena.
Kolip P, Koppelin F (2002): Geschlechtsspezifische Inanspruchnahme von Prävention und Krankheitsfrüherkennung. In: Hurrelmann K, Kolip P (Hrsg): Geschlecht, Gesundheit und Krankheit. Hans Huber Verlag, Bern.
Kuhlmann E, Kolip P (1997): Das Geschlechterparadox in der Gesundheitsforschung. Welche Rolle spielt privilegierte Berufstätigkeit? Jahrbuch für kritische Medizin, Argument-Verlag, Hamburg.
Luy M, Di Giulio P (2005): Der Einfluss von Verhaltensweisen und Lebensstilen auf die Mortalitätsdifferenzen der Geschlechter, In: Gärtner K, Grünheid E, Luy M (Hrsg.): Lebensstile, Lebensphasen, Lebensqualität. VS Verlag, Wiesbaden.
Macintyre S, Hunt K, Sweeting H (1996): Gender differences in health: are things really as simple as they seem? Soc Sci Med 4: 617–624.
Mallet L, Spinewine A, Huang A (2007): Prescribing in Elderly People 2. The challenge of managing drug interactions in elderly people. Lancet, 370, 185-191.
Maschewsky-Schneider U (1997): Frauen sind anders krank: zur gesundheitlichen Lage der Frauen in Deutschland. Juventa-Verlag, Weinheim, München.

Milton JC, Hill-Smith I, Jackson SHD (2008): Prescribing for older people. Brit Med J 336, 606-609.

Moore TJ, Cohen MR, Furberg CD (2007): Serious Adverse Drug Events Reported to the Food and Drug Administration, 1998-2005. Arch Intern Med 167, 1752-1759.

Mühlbauer B, Janhsen K, Pichler J, Schoettler P (2009): Off-Label Use of Prescription Drugs in Childhood and Adolescence. An Analysis of Prescription Patterns in Germany. Deutsches Ärzteblatt International, 106 (3), 25-31.

Müllens M, Butzer R, Seibert-Grafe M, Zepp F (2007): EU-Verordnung über Kinderarzneimittel: Mehr Sicherheit. Dtsch Arztebl; 104(5). A226-228.

Nahnhauer A (2005): Europäische Regelung für Kinderarzneimittel vor dem Abschluss. Die BKK, 09/2005, 403-408.

Schoettler P (1992): Untersuchung der Verordnung von psychotropen Arzneimitteln und oralen Antidiabetika in der allgemeinmedizinischen Praxis (Dissertation). Kiel.

Spinewine A, Schmader KE, Barber N, Hughes C, Lapane KL, Swine C, Hanlon JT (2007): Prescribing in Elderly People 1. Appropriate prescribing in elderly people: how well can it be measured and optimised? Lancet, 370, 173-184.

Schröder H., Nink K., Günther J, Kern WV (2005): Antibiotika: Solange sie noch wirken... Revisited: 2001 - 2004. Bonn.

Statistisches Bundesamt (2004): Statistisches Jahrbuch 2004. Wiesbaden.

Winkelhake O, Miegel U, Thormeier K (2002): Die personelle Verteilung von Leistungsausgaben in der Gesetzlichen Krankenversicherung 1998 und 1999. Sozialer Fortschritt 3, 58–61.

Zok K (2002): Ergebnisse des WIdO-GKV-Monitors 2002. Wissenschaftliches Institut der AOK, Bonn.

Zok K (2006): Arzneimittelmarkt: Selbstmedikation im Fokus. WIdO-Monitor Ausgabe 1/2006. Wissenschaftliches Institut der AOK, Bonn.

Zweifel P (2001): Alter, Gesundheit und Gesundheitsausgaben – eine neue Sicht. GGW Nr. 1, 1. Jg., 6–12.

Teil IV
Anhang

47. Ergänzende statistische Übersicht

VALENTINA COCA UND KATRIN NINK

In Ergänzung zu dem einleitenden Überblick (Kapitel 1) über die Arzneiverordnungen werden im Folgenden Erläuterungen zur Berechnung definierter Tagesdosen und zur Analyse des GKV-Fertigarzneimittelmarktes im Bundesgebiet gegeben. In tabellarischen Übersichten werden außerdem die Entwicklungen der Arzneimittelgruppen nach ATC-Klassifikation, die DDD-Analysen kleinerer Arzneimittelgruppen, der Anteil der Zweitanmelderpräparate sowie die 3.000 verordnungshäufigsten Arzneimittel dargestellt.

Grundlage der Auswertungen dieses Kapitels sind alle zu Lasten der Gesetzlichen Krankenversicherung (GKV) ausgestellten Rezepte, die über öffentliche Apotheken abgerechnet wurden und in verschiedenen Kontexten für Analysen genutzt werden (Schröder et al. 2004). Mit knapp 453 Mio. Rezeptblättern basieren die Analysen des Jahres 2009 auf knapp 786 Mio. einzelnen Verordnungen.

Die statistische Analyse des Arzneimittelmarktes basiert im GKV-Arzneimittelindex auf dem Konzept der Komponentenzerlegung. Die Umsatzentwicklung wird danach in Preis-, Mengen- und Strukturkomponenten zerlegt. Die Komponentenzerlegung wird dabei differenziert nach Arzneimittelgruppen der ATC-Klassifikation dargestellt. Wie bisher erfolgt ebenfalls eine Komponentenanalyse des Gesamtmarktes. Eine detaillierte Beschreibung der Methode und der zu Grunde liegenden Algorithmen findet sich bei Reichelt (1987, 1988).

Warenkorb

Der Arzneiverordnungs-Report beruht auf der Datenbasis des GKV-Arzneimittelindex, die 2002 von einer 4-Promille-Stichprobe auf eine Vollerhebung umgestellt wurde. Damit stehen dem Arzneiverordnungs-Report seit dem Verordnungsjahr 2002 alle ambulanten Arzneimittelverordnungsdaten der Gesetzlichen Krankenversicherung zur Verfügung. Um die Vollständigkeit der Abrechnungsdaten sicherzustellen, werden diese quartalsweise auf die amtliche Ausgabenstatistik (KV 45) hochgerechnet. Für das Verordnungsjahr 2001 liegen hierbei sowohl die Daten der 4-Promille-Stichprobe als auch die Vollerhebungsdaten aller Rezepte nach § 300 SGB V vor. Ältere Publikationen, wie der Arzneiverordnungs-Report 2002, basieren daher auf den Stichprobendaten der Jahre 1980 bis 2001, neuere Publikationen – ab dem Arzneiverordnungs-Report 2003 – beruhen nur bis zum Jahr 2000 auf der Stichprobe, ab 2001 hingegen auf den Daten der Vollerhebung. Es kann daher zu unterschiedlichen Ergebnissen – insbesondere für das Jahr 2001 – in älteren und neueren Publikationen kommen, die zum einen durch die unterschiedlichen Datengrundlagen, zum anderen durch eine aktuellere und vollständigere Arzneimittelklassifikation zustande kommen. Insbesondere bei der Interpretation der Darstellungen von Zeitreihen ist dies zu berücksichtigen.

Für die Auswertungen des Jahres 2009 wurden – wie erstmalig im Vorjahr – alle Ausgaben für Impfstoffe berücksichtigt. Diese wurden anhand der entsprechenden Konten der Ausgabenstatistik (KV45 sowie KJ1) geschätzt.

Berechnung von definierten Tagesdosen

Als Maß für die verordnete Arzneimittelmenge wird in diesem Buch in erster Linie die definierte Tagesdosis (*defined daily dose*, DDD) verwendet. Gegenüber anderen Messgrößen wie der Anzahl der abgegebenen Packungen oder dem damit erzielten Umsatz hat die DDD den Vorteil, dass der Verbrauch eines Arzneimittels anhand einer zuvor festgelegten Wirkstoffmenge direkt gemessen wird. Veränderungen anderer Messgrößen, die ebenfalls dem Einfluss des Verordnungsverhaltens unterliegen – etwa Änderungen der Packungsgrößen, der Dosisstärken oder der Preise – können den in DDD gemessenen Verbrauch nicht verfälschen. Zudem bietet diese Messgröße den Vorteil, auch international verwendet zu werden, so dass länderübergreifend vergleichende Untersuchungen des Arzneimittelverbrauchs möglich werden (Merlo et al. 1996).

Die definierte Tagesdosis basiert auf der Menge eines Wirkstoffes bzw. eines Arzneimittels, die typischerweise für die Hauptindikation bei Erwachsenen pro Tag angewendet wird (Nordic Council on Medicines 1985, WHO Collaborating Centre for Drug Statistics Methodology 2010a und 2010b). Für Arzneimittel, die ausschließlich bzw. vornehmlich für die Anwendung bei Kindern vorgesehen sind, werden für die Daten der vorliegenden Publikation durchschnittliche Kinderdosen eingesetzt (vgl. auch Fricke et al. 2010). In beiden Fällen ist zu berücksichtigen, dass die DDD nicht notwendigerweise die empfohlene oder tatsächlich verordnete Tagesdosis eines Arzneimittels wiedergibt, sondern primär eine technische Maß- und Vergleichseinheit darstellt.

In der Regel wird die DDD als in Milligramm (mg) oder Gramm (g) gemessene Wirkstoffmenge definiert. Bei einigen Kombinationspräparaten, bei denen die Wirkstoffmenge nicht als Vergleichsbasis geeignet ist, wird die DDD in Form sogenannter *Standarddosen* angegeben. Hierbei werden keine exakten Wirkstoffmengen für jedes einzelne Präparat festgelegt. Vielmehr wird für die gesamte Präparategruppe die durchschnittliche Dosierungsempfehlung ohne Berücksichtigung der Stärke der einzelnen Kombinationspartner als DDD zugrunde gelegt. Die DDD gibt in diesen Fällen die üblicherweise empfohlene Anzahl der festgelegten Einzeldosen in Form der jeweiligen Arzneizubereitungen (Tabletten, Kapseln, Ampullen, Suppositorien etc.) an.

Die DDD für Arzneimittel aus der gleichen therapeutischen Gruppe sollen entsprechend den Grundregeln für die Festlegung von DDD-Werten in ähnlicher Weise ermittelt werden, um eine gute Vergleichbarkeit zwischen den Dosierungen zu erhalten. Innerhalb einer therapeutischen Gruppe soll nach Möglichkeit eine Äquivalenz der Wirkungsstärke (*equipotency*) angestrebt werden (Nordic Council on Medicines 1985). Wenn für ein Arzneimittel sowohl eine Initialdosierung wie auch eine Erhaltungsdosis angegeben werden, bezieht sich die DDD grundsätzlich auf die Erhaltungsdosis. Wenn Unterschiede zwischen stationärer und ambulanter Behandlung bestehen, werden in der Regel die Angaben für die ambulante Dosierung verwendet.

Für die Berechnung definierter Tagesdosen werden die Angaben aus mehreren Quellen herangezogen. Bei Monopräparaten werden, soweit sie den Gegebenheiten des deutschen Marktes entsprechen, die DDD-Angaben der WHO benutzt. Durch eine Kooperation der WHO mit dem GKV-Arzneimittelindex im Wissenschaftlichen Institut der AOK (WIdO) lag dieser ATC-Index mit definierten Tagesdosen sowie die Richtlinien für die ATC-Klassifikation und die DDD-Festlegung erstmalig 2001 auch in deutscher Übersetzung vor (WHO Collaborating Centre for Drug Statistics Methodology 2001).

Mit dem GKV-Modernisierungsgesetz (GMG) hat der Gesetzgeber der Selbstverwaltung ein weiteres Instrument zur Information der Vertragsärzte über eine wirtschaftliche Verordnungsweise an die Hand gegeben. So können nun Kostenvergleiche für Arzneimittel mit Hilfe der Tagesdosis nach dem anatomisch-therapeutisch-chemischen Klassifikationssystem (ATC-System) durchgeführt werden (§ 73 Abs. 8 SGB V). Ein weiterer gesetzlicher Anwendungszweck besteht seit Mai 2006 durch das Arzneimittelversorgungs-Wirtschaftlichkeitsgesetz (AVWG), wonach die Kassenärztliche Bundesvereinigung und die Spitzenverbände der Krankenkassen jeweils für das folgende Kalenderjahr für Gruppen von Arzneimitteln in verordnungsstarken Anwendungsgebieten, die bedeutsam zur Erschließung von Wirtschaftlichkeitsreserven sind, Durchschnittskosten je definierter Dosiseinheit vereinbaren, die sich bei wirtschaftlicher Verordnungsweise ergeben. Definierte Dosiseinheiten können auf Grundlage der Klassifikation nach § 73 Abs. 8 Satz 5 SGB V festgelegt werden (§ 84 Abs. 7a SGB V).

Die gesetzliche Regelung sieht vor, dass die ATC-Klassifikation mit definierten Tagesdosen (DDD) bei Bedarf an die Besonderheiten der Versorgungssituation in Deutschland angepasst wird (WIdO 2010). Zur Weiterentwicklung des Klassifikationssystems mit definierten Tagesdosen (DDD) und zur Anpassung an die besonderen Gegebenheiten des deutschen Arzneimittelmarktes wurde im Jahr 2004 im Auftrag des Gesundheitsministeriums eine ATC/DDD-Arbeitsgruppe beim Kuratorium für Fragen der Klassifikation im Gesundheitswesen eingesetzt, in der die maßgeblichen Fachkreise vertreten sind. Grundlage für die jährliche Anpassung der amtlichen ATC-Klassifikation ist das ATC-Code-Verzeichnis mit DDD für den deutschen Arzneimittelmarkt, das das WIdO im Rahmen des langjährigen Forschungsprojekts GKV-Arzneimittelindex kontinuierlich an die nationalen Besonderheiten adaptiert und jährlich publiziert. Im Rahmen eines Anhörungsverfahrens werden Anmerkungen zur bestehenden ATC-Klassifikation und DDD-Festlegung des GKV-Arzneimittelindex gesammelt, inhaltlich geprüft und bewertet. Auf Empfehlung der ATC-Arbeitsgruppe sowie nach Abstimmung mit dem BMG wird die Fassung dann jährlich zum 1. Januar vom BMG für amtlich erklärt (Fricke et al. 2010).

Die den Tabellen und Abbildungen zugrunde liegenden ATC-Klassifikationen und DDD-Festlegungen entsprechen dem jeweils aktuellen Klassifikationsstand des GKV-Arzneimittelindex, der in die

Systematik des WHO Collaborating Centre for Drug Statistics Methodology eingebettet ist und gleichzeitig die Grundlage für die amtliche nationale Fassung mit Gültigkeit ab 1. Januar 2011 darstellt. In sämtlichen Zeitreihen der Verordnungsanalysen sind die Verordnungen auch für die früheren Jahre mit den aktualisierten DDD-Werten berechnet worden, so dass die jeweiligen Verordnungsentwicklungen korrekt dargestellt sind.

Soweit die WHO keine Angaben festlegt, werden für Monopräparate und alle Kombinationspräparate die Dosierungsempfehlungen der Hersteller zugrunde gelegt (Fachinformationen, Gebrauchsinformationen). Wird ein Wirkstoff oder eine fixe Zweier-Kombination von mehreren Herstellern für dasselbe Indikationsgebiet in den Handel gebracht, dient die Berechnung des arithmetischen Mittelwertes der Dosierungsangaben aller Hersteller als Basis für die DDD-Festlegung. Bei der Festlegung dieser mittleren DDD werden darüber hinaus Angaben aus der Fachliteratur berücksichtigt. Soweit Monographien der Kommission E formuliert wurden, fungieren die dort angegebenen Tagesdosen als Grundlage für die DDD-Festlegung bei den Phytopharmaka.

Die DDD sind üblicherweise für verschiedene Arzneiformen identisch. Wenn die Bioverfügbarkeit für einzelne Darreichungsformen jedoch unterschiedlich ist, können unterschiedliche DDD-Werte festgelegt werden. Bei topisch angewendeten Arzneimitteln gibt es häufig keine genauen Dosierungsempfehlungen des Herstellers. Hier wurde bei topischen Dermatika eine Standardfläche von 100 cm^2 zugrunde gelegt, für die üblicherweise als Einzeldosis 1 g Creme oder Salbe benötigt wird (Arndt und Clark 1979). Die DDD-Festlegung bei topischen Dermatika erfolgte daher unter Zugrundelegung einer Standarddosis von 1g pro Einzeldosis. Bei anderen topisch angewendeten Arzneimitteln wurden Herstellerangaben zur DDD-Berechnung verwendet, sofern für diese keine WHO-DDD existiert. Falls dort auch keine exakten Dosierungsempfehlungen erhältlich waren, wurde ebenfalls eine Standarddosis von 1 g pro Einzeldosis für die DDD-Berechnung zugrunde gelegt. Für Ophthalmika und Arzneimittel, die nur auf einer begrenzten Fläche angewendet werden (z. B. Stomatologika), wurde bei fehlender Dosierungsempfehlung als Standarddosis eine Einzeldosis von 0,1 g bzw. 0,1 ml (d. h. bei den Ophthalmika je 1 Tropfen pro Auge) festgelegt.

Die in diesem Buch aufgeführten Arzneimittelnamen (Standardaggregatnamen) entsprechen den Bezeichnungen der Fertigarzneimittel und nach Möglichkeit auch den Präparatenamen der Roten Liste.

Die Bezeichnungen von Packungsgrößen, Darreichungsformen oder Stärken eines Fertigarzneimittels werden nicht erwähnt, wenn sich keine Unterschiede in den Bestandteilen oder der Indikation nach dem ATC-Code ergeben. Zusätze zum Handelsnamen wie „mite", „forte" oder „semi" werden in den Arzneimittelbezeichnungen des GKV-Arzneimittelindex üblicherweise nicht erwähnt. Von diesem Grundsatz wird nur dann abgewichen, wenn eine solche Zusatzbezeichnung zur Benennung eines Arzneimittels benötigt wird, das von einem anderen Fertigarzneimittel mit gleicher Hauptbezeichnung wegen anderer Bestandteile oder einer ATC-relevanten abweichenden Indikation getrennt werden muss.

Arzneimittelausgaben und Fertigarzneimittelumsatz

Der rechnerische Zusammenhang zwischen Arzneimittelausgaben und Fertigarzneimittelumsatz im GKV-Bereich ist in Tabelle 47.1 dargestellt. Vier Positionen machen eine Unterscheidung zwischen Arzneimittelausgaben und Fertigarzneimittelumsatz notwendig:

- Sprechstundenbedarf, der im Rahmen des GKV-Arzneimittelindex nicht berücksichtigt wird,
- Gesetzliche Abschläge (ab 1.4.2006 zusätzlich 10%iger Herstellerabschlag für patentfreie, wirkstoffgleiche Arzneimittel, ab 1.4.2007 Erhöhung des Apothekenabschlags für verschreibungspflichtige Arzneimittel von 2,00 € auf 2,30 €),
- Eigenanteil der Versicherten (seit 1.1.2004 prozentuale Zuzahlung von 10%, mind. 5 € und max. 10 €),
- Verordnungen von Nicht-Fertigarzneimitteln (Rezepturen, Verbandstoffe, Krankenpflegeartikel etc.)

Letztere werden im Rahmen des GKV-Arzneimittelindex nicht unter Fertigarzneimitteln geführt, sondern auf gesonderten Sammelpositionen erfasst und von der weiteren Analyse ausgeschlossen. Nicht-Fertigarzneimittel können auch über andere Distributionswege abgegeben werden und sind daher nicht vollständig in den Abrechnungsdaten der Apotheken nach § 300 SGB V enthalten. Die Beschreibung von Änderungsraten ist daher für diese Arzneimittelgruppen nicht sinnvoll (Schröder et al. 2007). Zu berücksichtigen ist außerdem, dass auch nicht identifizierbare Verordnungspositionen in dieser Sammelposition summiert werden.

Basis der Berechnung des GKV-Fertigarzneimittelumsatzes sind im Jahr 2009 die Ausgaben der GKV für Arznei-, Verband- und Hilfsmittel aus Apotheken sowie dem Versandhandel in Höhe von 30.375 Mio. € nach der amtlichen vorläufigen Quartals-Statistik KV 45. Diese weist nur marginale Abweichungen zu den endgültigen Rechnungsergebnissen der GKV (KJ1) auf. Unberücksichtigt bleiben Datenlieferungen von „sonstigen Leistungserbringern", da diese Rezepte nur sehr unvollständig in den Daten nach § 300 SGB V enthalten sind. Es wurden ebenfalls die jährlichen Ausgaben für Impfstoffe berücksichtigt, die anhand der entsprechenden Konten der Ausgabenstatistik (KV 45 sowie KJ 1) geschätzt wurden.

Von diesen Ausgaben wird zunächst der Sprechstundenbedarf abgezogen, der im Jahr 2008 bei 6,4% und im Jahr 2009 bei 5,4% gelegen hat. Dieser Sprechstundenbedarf ist im GKV-Arzneimittelindex nicht enthalten.

Im nächsten Schritt wird der Eigenanteil der Versicherten addiert, der im GKV-Arzneimittelindex enthalten ist, in den GKV-Ausgaben dagegen nicht. Die Angabe des Eigenanteils von 5,6% bezieht sich dabei auf den Brutto-Apothekenumsatz. Zu diesem Betrag werden die gesetzlichen Abschläge addiert. Das Ergebnis ist der Brutto-Apothekenumsatz mit GKV-Arzneimittelverordnungen in Höhe von 32.926 Mio. €. Von diesem Umsatz wird der Umsatz der Nichtfertigarzneimittel (Rezepturen, Verbandstoffe, Krankenpflegeartikel etc.) abgezogen, um schließlich zum GKV-Fertigarzneimittelumsatz zu gelangen, der im Jahre 2009 28.499 Mio. € beträgt.

Die Regelungen der gesetzlichen Abschläge (Rabatte) auf den verschiedenen Ebenen der Distributionsstufe wurden seit 2003 mehrfach modifiziert, so dass die Höhe der Abschläge erhebliche Schwankungen erfahren hat. Nach dem Anstieg der gesetzlichen Abschläge in den letzten zwei Jahren aufgrund unterschiedlicher gesetzlicher Regelungen ist ihr Anteil im Jahr 2008 auf 7,4% gesunken. Im Jahr 2009 sind die Abschläge zwar im Vergleich zum Vorjahr um 2,9% gestiegen, ihr Anteil geht jedoch weiter zurück auf 7,1%. Der Fertigarzneimittelumsatz liegt 2009 mit 28.499 Mio. € unterhalb des ausgewiesenen Ausgabenwertes der GKV von 30.375 Mio. € (Tabelle 47.1). Hauptursachen hierfür sind der Praxisbedarf, der auch die meisten Impfstoffverordnungen umfasst, sowie die vermehrte Verordnung von Nicht-Fertigarzneimitteln. Beide Positionen sind – wie in Tabelle 47.1 dargestellt – im Fertigarzneimittelumsatz nicht enthalten. Die Beibehaltung der Darstellung des Fertigarzneimittelumsatzes bietet gegenüber einer Darstellung der Aus-

Tabelle 47.1: Zusammenhang zwischen GKV-Ausgaben und Fertigarzneimittelumsatz 2008/2009 (gesamtes Bundesgebiet in €)

	Beträge in Mio. €		Veränderung	
	2008	2009	Mio. €	in %
GKV-Ausgaben für Arzneimittel nach KV 45[1]	28.472	30.375	1.903	6,7
Praxisbedarf (2008: 6,4%) (2009: 5,4%)	1.808	1.630	–178	–9,8
Zwischensumme	26.664	28.745	2.081	7,8
Eigenanteil (2008: 6,0%) (2009: 5,6%)	1.840	1.843	2	0,1
Zwischensumme	28.504	30.588	2.084	7,3
Gesetzliche Abschläge[2] (2008: 7,4%) (2009: 7,1%)				
Apotheken (§130 SGBV)	1.403	1.463	60	4,3
Hersteller (§130a SGBV)	869	875	6	0,7
Zwischensumme	2.272	2.338	66	2,9
Brutto-Apothekenumsatz mit GKV-Rezepten	30.776	32.926	2.150	7,0
Umsatz für Rezepturen, Verbandstoffe, Krankenpflegeartikel usw., sowie bei der Erfassung nicht identifizierte Rezepte (2008: 13,3%) (2009: 13,4%)	4.099	4.427	328	8,0
GKV-Fertigarzneimittelumsatz	26.677	28.499	1.822	6,8

[1] Arznei-, Verband- und Hilfsmittel aus Apotheken und Versandhandel einschließlich Impfstoffe

[2] Gesetzliche Abschläge, die durch die Rezeptdaten nach § 300 SGB V erfasst sind

47

gaben den Vorteil, dass die Ergebnisse in der zeitlichen Betrachtung kompatibel bleiben. Darüber hinaus kann mit der Darstellung des Fertigarzneimittelumsatzes die Marktdynamik abgebildet werden, ohne dass sich die häufig veränderten gesetzlichen Rahmenbedingungen hier verzerrend auswirken.

Die Aufgliederung der Nicht-Fertigarzneimittel nach Gruppen findet sich in Tabelle 47.2.

Tabelle 47.2: Verordnungen von Nicht-Fertigarzneimitteln 2009

Nicht-Fertigarzneimittel	Wert je Verordnung (€)	Verordnungen (Mio.)	Verordnungsanteil	Umsatz (Mio. €)	Umsatzanteil
Pflaster und Verbandstoffe	20,28	13,2	11,7	268,2	6,1
Hilfsmittel	11,27	48,5	42,7	546,2	12,3
Sonstige nichttherapeutische Mittel	46,44	0,7	0,6	33,5	0,8
Homöopathika/Biochemie u. Anthroposophika	10,76	0,7	0,6	7,8	0,2
Methadon-Zubereitungen	9,76	3,3	2,9	32,2	0,7
Zytostatika-Zubereitungen	672,99	2,5	2,2	1.709,3	38,6
Individuell hergestellte parenterale Lösungen	955,65	0,8	0,7	744,1	16,8
Rezepturen (auch Rezeptursubstanzen ungemischt)	22,94	9,4	8,3	215,8	4,9
Einzeln importierte AM nach §73(3) AMG	142,74	0,1	0,1	9,7	0,2
Arzneimittel ohne Pharmazentralnummer	36,13	0,6	0,5	21,9	0,5
Stückelung nach Ziffer 3	166,49	0,4	0,3	59,7	1,3
Tierarzneimittel	26,74	0,0	0,0	0,0	0,0
In-vitro-Diagnostika	31,90	22,3	19,7	713,0	16,1
Diätetika	51,16	0,9	0,8	46,7	1,1
Abrechnung von Einzeldosen in der Substitutionstherapie	28,97	0,2	0,1	4,7	0,1
Gebühren etc.				4,6	0,1
Unspezifische Produktgruppen	0,93	9,9	8,7	9,2	0,2
Summe Nicht-Fertigarzneimittel	39,01	113,5		4.426,7	
Summe Fertigarzneimittel	45,51	626,3		28.499,4	
Gesamtmarkt GKV-Rezepte	44,45	739,8		32.926,2	

47

Tabellarische Übersichten zu den Arzneimittelgruppen

Neben der Analyse nach Indikationsgruppen der Roten Liste, die einen hohen Bekanntheitsgrad bei den verschreibenden Ärzten hat, gewinnt das ATC/DDD-System mit seiner zwischenzeitlich auch amtlichen Version zunehmend an Bedeutung für den Praxisalltag (siehe oben).

Das ATC-System wurde bereits in der Anfangsphase der Projektarbeit für den GKV-Arzneimittelindex als international akzeptiertes Klassifikationssystem für Arzneimittel ausgewählt (Schwabe 1981) und im Laufe der Jahre für die spezifischen Belange des deutschen Arzneimittelmarktes erweitert (Schwabe 1995, Fricke et al. 2010). Detaillierte

Angaben zur Methodik der ATC-Klassifikation und DDD-Festlegung im GKV-Arzneimittelindex zusammen mit einem tabellarischen ATC-Index mit DDD-Angaben finden sich bei Fricke, Günther und Zawinell (2010). Diese Klassifikation basiert auf der internationalen Systematik des vom WHO Collaborating Centre (2010a) veröffentlichten Standard und ist darüber hinaus Grundlage für die amtliche nationale Fassung für Deutschland mit Gültigkeit ab 1. Januar 2011.

Die Klassifikation des ATC-Systems folgt medizinischen und chemischen Prinzipien und ist daher unabhängig von Umgruppierungen, die z. B. von Herstellern in der Roten Liste vorgenommen werden. Sie erlaubt Aussagen über die therapeutische Verwendung eines Arzneimittels. In der Klassifikation des ATC-Systems werden Arzneimittel in Gruppen mit fünf verschiedenen Ebenen klassifiziert. Die erste Ebene besteht aus 14 anatomischen Hauptgruppen, die in pharmakologische/therapeutische Untergruppen untergliedert werden. Darauf folgen chemische/pharmakologische/therapeutische Untergruppen und schließlich die Ebene der einzelnen chemischen Substanzen. Tabelle 47.3 zeigt die Verordnungen, Umsätze und Tagesdosen des Jahres 2009 sowie die Änderungsraten gegenüber dem Vorjahr auf der zweiten Gliederungsebene, also der pharmakologischen/therapeutischen Untergruppe. In Tabelle 47.4 wird eine Komponentenzerlegung der Umsatzentwicklung des Jahres 2009 getrennt nach ATC-Gruppen auf der 2. ATC-Ebene dargestellt.

Erläuterungen zur Komponentenzerlegungen

In der Tabelle 47.4 werden Arzneimittelgruppen mit einem Verordnungsanteil oder Umsatzanteil von mindestens 0,1 Prozent am Gesamtmarkt ausgewiesen, die insgesamt knapp 99,8 Prozent des Marktes nach Verordnungen und rund 99,8 Prozent des Marktes nach Umsatz beinhalten. Im Einzelnen werden für jede der alphabetisch aufgeführten Arzneimittelgruppen nach der ATC-Klassifikation (2. ATC-Ebene) angegeben:

- Bedeutung der Arzneimittelgruppe und deren ATC-Code (2. ATC-Ebene),
- Brutto-Durchschnittswert je Verordnung in der Arzneimittelgruppe (Apothekenverkaufspreise inklusive Mehrwertsteuer),
- Anzahl der Verordnungen in der Arzneimittelgruppe und stückzahlmäßiger Marktanteil,
- Umsatz in der Arzneimittelgruppe (nach Apothekenverkaufspreisen inklusive Mehrwertsteuer) und umsatzmäßiger Marktanteil.

Tabelle 47.3: Die verordnungsstärksten therapeutischen Arzneimittelgruppen (2. ATC-Ebene) 2009

Therapeutische Arzneimittelgruppe	ATC	Verordnungen (Mio.)	% Änd.	Umsatz (Mio. €)	% Änd.	DDD (Mio.)	% Änd.
Aknemittel	D10	1,6	-4,0	41,7	1,0	40,7	-0,8
Allergene	V01	0,9	6,5	348,1	16,0	137,4	4,4
Analgetika	N02	37,2	5,1	1.518,9	8,6	596,4	6,2
Anästhetika	N01	0,3	-3,5	8,8	12,5	2,6	8,0
Andere Dermatika	D11	1,3	-2,1	51,0	30,9	48,7	-0,8
Andere Gynäkologika	G02	0,3	-16,8	14,1	-5,9	13,0	-8,6
Angiotensinhemmstoffe	C09	49,4	7,0	2.055,5	8,8	6.830,9	10,6
Anthelmintika	P02	0,3	-1,8	7,7	2,2	0,8	-2,0
Antianämika	B03	3,6	-0,3	335,8	-9,7	194,2	4,8
Antiasthmatika	R03	25,1	3,1	1.599,5	9,7	1.233,5	4,2
Antibiotika	J01	40,6	3,9	759,3	0,8	363,4	4,7
Antidiabetika	A10	30,2	2,4	1.793,1	6,1	2.028,6	3,7
Antidiarrhoika	A07	3,9	-11,5	187,6	0,5	80,9	0,6
Antidota/andere Mittel	V03	0,7	0,9	123,1	7,9	12,5	2,4
Antiemetika	A04	2,0	-3,9	75,0	2,9	6,9	-4,0
Antiepileptika	N03	8,6	8,3	738,6	17,3	304,1	7,3
Antihämorrhagika	B02	0,3	7,1	144,9	29,3	4,0	-0,2
Antihistaminika	R06	2,9	-5,4	70,2	-3,4	97,2	-4,3
Antihypertonika	C02	4,5	2,9	286,0	11,3	341,2	2,1
Antiinfektiva (dermatologisch)	D06	2,5	-2,4	48,4	-1,8	32,2	0,7
Antimykotika	J02	0,6	2,1	72,5	6,7	5,1	4,8
Antimykotika (topisch)	D01	4,3	0,9	94,1	4,7	80,9	2,0
Antineoplastische Mittel	L01	1,0	0,1	953,6	13,2	28,2	-0,9
Antiparkinsonmittel	N04	5,8	1,7	548,7	10,1	143,6	3,7
Antiphlogistika/Antirheumatika	M01	38,7	3,6	627,8	3,4	1.022,8	3,2
Antipruriginosa	D04	0,7	-16,4	5,0	-14,2	16,6	-17,3
Antipsoriatika	D05	0,8	2,0	77,4	11,2	43,9	5,3
Antirheumatika (topisch)	M02	1,0	-21,0	12,7	-20,0	10,6	-20,4
Antiseptika/Desinfektionsmittel	D08	0,7	-6,4	6,8	-3,5	11,9	-12,1
Antithrombotische Mittel	B01	15,7	4,7	891,0	2,5	1.200,5	4,8
Antivertiginosa und Suchttherapeutika	N07	2,8	2,1	114,8	5,5	88,7	3,0
Antivirale Mittel	J05	2,0	20,4	786,3	18,7	35,8	14,3
Betarezeptorenblocker	C07	36,8	4,9	679,7	-1,7	2.233,2	4,0
Blutersatzmittel	B05	3,1	0,3	185,6	15,1	27,0	2,6
Brusteinreibungen/Inhalate	R04	0,4	-0,3	2,8	9,1	10,2	-6,2

Tabelle 47.3: Die verordnungsstärksten therapeutischen Arzneimittelgruppen (2. ATC-Ebene) 2009 (Fortsetzung)

Therapeutische Arzneimittelgruppe	ATC	Verordnungen (Mio.)	% Änd.	Umsatz (Mio. €)	% Änd.	DDD (Mio.)	% Änd.
Calciumantagonisten	C08	18,1	4,0	322,2	-2,6	1.915,1	7,4
Calciumhomöostase	H05	0,2	12,4	79,3	20,4	4,9	13,3
Corticosteroide (dermatologisch)	D07	8,9	-1,8	160,8	-0,8	261,8	-0,2
Corticosteroide (systemisch)	H02	8,1	3,3	159,3	2,6	397,0	3,6
Diagnostika	V04	0,3	65,3	5,6	86,4	0,4	16,6
Digestiva	A09	0,8	2,7	59,4	3,2	13,8	3,9
Diuretika	C03	21,4	3,4	402,7	0,9	1.963,2	2,4
Gallen-/Lebertherapeutika	A05	0,5	3,4	32,5	6,9	18,9	7,3
Gichtmittel	M04	6,5	0,0	91,8	-1,9	367,3	-0,3
Gynäkologische Antiinfektiva	G01	1,4	-8,5	20,5	-8,6	6,7	-12,2
Hals- und Rachentherapeutika	R02	0,6	-0,7	4,3	1,0	5,3	-3,7
Hämorrhoidenmittel	C05	1,4	-7,3	27,9	-7,1	20,1	-5,2
Hautschutzmittel	D02	0,7	-12,8	7,9	-9,2	20,4	-11,6
Herztherapeutika	C01	11,1	-5,1	276,9	-0,7	723,7	-6,2
Hormonantagonisten	L02	1,5	3,0	607,5	5,4	138,5	5,2
Husten- und Erkältungspräparate	R05	18,4	5,1	190,6	5,1	173,7	1,2
Hypophysen-/Hypothalamushormone	H01	0,4	-1,0	354,8	8,5	15,4	0,9
Immunsera/Immunglobuline	J06	0,3	15,1	213,9	15,5	2,2	14,2
Immunstimulanzien	L03	1,1	-7,9	1.292,4	11,8	26,3	0,5
Immunsuppressiva	L04	2,3	7,0	1.646,1	20,1	99,7	9,4
Impfstoffe	J07	2,0	60,1	147,0	9,3	2,1	59,1
Insektizide und Repellenzien	P03	0,6	-12,8	12,3	-14,0	2,7	-24,3
Laxantien	A06	2,4	6,1	47,3	12,1	66,8	6,2
Lipidsenker	C10	18,1	7,0	728,8	-0,9	1.592,6	9,3
Medizinische Verbände	D09	0,5	11,1	23,4	24,0	11,2	20,3
Mineralstoffe	A12	3,2	2,9	78,2	0,2	157,4	3,1
Muskelrelaxanzien	M03	4,1	2,2	141,6	6,0	112,5	6,7
Ophthalmika	S01	15,7	0,5	475,5	6,1	670,6	1,6
Ophthalmika/Otologika	S03	0,6	-6,2	11,5	-3,0	12,8	-6,7
Osteoporosemittel	M05	3,1	4,4	432,9	3,8	228,2	7,1
Otologika	S02	1,2	-6,1	19,1	-1,8	14,4	-9,2
Periphere Vasodilatatoren	C04	1,1	-30,3	46,3	-15,1	32,5	-25,5
Protozoenmittel	P01	0,7	2,5	14,7	5,7	7,2	5,1
Psychoanaleptika	N06	21,6	4,3	1.199,3	3,5	1.236,8	8,6
Psycholeptika	N05	25,3	-0,7	1.256,2	13,9	587,8	0,8

Tabelle 47.3: Die verordnungsstärksten therapeutischen Arzneimittelgruppen (2. ATC-Ebene) 2009 (Fortsetzung)

Therapeutische Arzneimittelgruppe	ATC	Verordnungen (Mio.)	% Änd.	Umsatz (Mio. €)	% Änd.	DDD (Mio.)	% Änd.
Rhinologika	R01	11,3	1,5	88,3	3,7	272,2	3,2
Schilddrüsentherapeutika	H03	20,9	4,4	330,8	4,7	1.467,0	3,0
Sexualhormone	G03	12,2	-4,6	419,5	-1,1	1.051,4	-3,9
Spasmolytika	A03	8,2	-3,5	111,6	-3,4	89,1	-1,8
Stomatologika	A01	1,2	-10,3	13,6	-6,1	84,0	-48,6
Ulkustherapeutika	A02	27,0	6,6	1.057,7	-7,1	2.088,8	16,1
Urologika	G04	6,6	6,9	337,0	7,5	498,5	11,0
Vitamine	A11	3,2	2,1	73,1	7,0	317,9	1,6
Wundbehandlungsmittel	D03	0,5	-9,0	5,5	-6,7	14,1	-7,4
nicht klassifiziert		0,1	10,2	2,3	21,1	-	
Gesamtmarkt GKV-Rezepte mit Fertigarzneimitteln		626,3	3,0	28.499,4	6,8	34.137,8	5,4

Angegeben sind nur therapeutische Arzneimittelgruppen mit mindestens 200.000 Verordnungen.

47

Zusätzlich werden folgende Veränderungswerte errechnet:

- Veränderung des Gesamtumsatzes (zu Brutto-Apothekenverkaufspreisen) in der Arzneimittelgruppe (rechts in der Tabelle),
- Veränderung der Verordnungszahl (Zahl der Packungen),
- Veränderung des durchschnittlichen Wertes je Arzneimittelverordnung,
- Preisveränderungen in der Arzneimittelgruppe (Preisindex nach Laspeyres als Durchschnitt der zwölf Monate),
- Warenkorbkomponente als statistischer Korrekturfaktor, der die Abweichungen des Laspeyres-Preisindex von derjenigen Preiskomponente angibt, die sich aus effektiven Umsätzen und Verordnungen ergibt (Berücksichtigung von außer Handel genommenen Präparaten und Neueinführungen sowie saisonalen Schwankungen im Warenkorb),
- Strukturkomponente: für jede der ausgewiesenen Arzneimittelgruppen wird errechnet, in welchem Umfang sich der Durchschnittswert je verkaufter Einheit (Packung) verändert hat aufgrund einer strukturell veränderten Nachfrage nach anderen Packungsgrößen, Darreichungsformen, Stärken oder anderen Arzneimitteln innerhalb der Arzneimittelgruppe.

Die Strukturkomponente wird gegliedert in:
- Intermedikamentenkomponente: Veränderung des Durchschnittswertes je verkaufter Einheit (Packung) aufgrund der Veränderung der Verordnung von *anderen Arzneimitteln,*
- Intramedikamentenkomponente: Veränderung des Durchschnittswertes je verkaufter Einheit (Packung) aufgrund Verordnungsveränderung von *anderen Packungsgrößen, Stärken* und *Darreichungsformen identischer Arzneimittel.*

Die Intramedikamentenkomponente wird seinerseits untergliedert in:
- Darreichungsformen-/Stärken-Effekt: Veränderung des Durchschnittswertes je verkaufter Einheit (Packung) aufgrund Verordnungsveränderung von anderen Stärken und Darreichungsformen identischer Arzneimittel,
- Packungsgrößeneffekt: Veränderung des Durchschnittswertes je verkaufter Einheit (Packung) aufgrund Nachfrageveränderung nach anderen Packungsgrößen identischer Arzneimittel.

Neben der Analyse der Komponenten innerhalb der einzelnen Arzneimittelgruppen erfolgt ebenfalls eine Analyse des Gesamtmarktes, die ausschließlich Anteilsverschiebungen zwischen Standardaggregaten unabhängig von Arzneimittelgruppen betrachtet. Die Gesamtmarktanalyse findet sich dabei in der Zeile unterhalb der Gruppenanalysen. Um die Anteilsverschiebungen der einzelnen Arzneimittelgruppen zu bestimmen, wird berechnet, wie sich der Intermedikamenteneffekt auf Verschiebungen zwischen Arzneimittelgruppen (Inter-Arzneimittelgruppeneffekt) sowie Verschiebungen innerhalb dieser Gruppen (Intra-Arzneimittelgruppeneffekt) verteilt:
- Verschiebungen bei Fertigarzneimitteln zwischen Arzneimittelgruppen (Inter-Arzneimittelgruppeneffekt): Veränderung des Durchschnittswertes je verkaufter Einheit (Packung) aufgrund Veränderung der Verordnung von Arzneimitteln anderer Arzneimittelgruppen,
- Verschiebungen bei Fertigarzneimitteln innerhalb der Arzneimittelgruppen (Intra-Arzneimittelgruppeneffekt): Veränderung des Durchschnittswertes je verkaufter Einheit (Packung) aufgrund Veränderung der Verordnung von anderen Arzneimitteln innerhalb der einzelnen Arzneimittelgruppe.

Das methodische Konzept der Komponentenzerlegung differenziert den Arzneimittelmarkt in verschiedene Arzneimittelgruppen, für die die Komponenten Preis, Menge und Struktur ermittelt werden (Reichelt 1988). Dabei sind die einzelnen Ergebnisse der Komponentenzerlegung auf jeder Ebene der Arzneimittelgruppen sowie auf der Gesamtmarktebene interpretierbar, jedoch gilt, dass die Addition der Teilkomponenten der einzelnen Teilmärkte von den gleichen Teilkomponenten auf dem Gesamtmarkt abweicht. Insbesondere wird bereits bei Reichelt (1988) beschrieben, dass eine Addition der Strukturkomponenten der Teilmärkte strukturelle Verschiebungen zwischen den Teilmärkten unberücksichtigt lässt. Die Ergebnisse einer rein additiven Verknüpfung der Einzelergebnisse aller 100 Arzneimittelgruppen für die Gesamtmarktergebnisse würde deutlich machen, dass durch eine Ausblendung der Verschiebungen zwischen Arzneimittelgruppen der Struktureffekt unter- und die Verordnungskomponente überschätzt wird (Schröder et al. 2007, vgl. auch methodische Erläuterungen bei Coca et al. 2008).

Für die vollständige Darstellung der Strukturkomponente ist es somit erforderlich, neben der Komponentenanalyse innerhalb der einzelnen Arzneimittelgruppen eine Analyse des Gesamtmarktes durchzuführen, die alle Anteilsverschiebungen zwischen Arzneimitteln (Standardaggregaten) unabhängig von Arzneimittelgruppen erfasst. Dies ist an der Tatsache erkennbar, dass die ausgewiesene Strukturkomponente des Gesamtmarktes mit 3,2% entsprechend 874,2 Mio. € größer ist als die Summe der Strukturkomponenten aller Arzneimittelgruppen mit 2,8% entsprechend 734,3 Mio. €. Auf Basis der Analyse des Gesamtmarktes lässt sich ferner zeigen, dass sich die Intermedikamentenkomponente mit 0,5% (entsprechend 130,1 Mio. €) auf den Intra-Arzneimittelgruppeneffekt innerhalb der Arzneimittelgruppen (0,1% entsprechend 30,4 Mio. €) und den höheren Inter-Arzneimittelgruppeneffekt (0,4% entsprechend 99,7 Mio. €) aufteilt (vgl. Tabelle 47.4). Wie wichtig es ist, den Gesamtmarkt für die Berechnung der Strukturkomponente zugrunde zu legen, ist auch am Intermedikamenteneffekt erkennbar. Im Gesamtmarkt beträgt er, wie bereits dargestellt, 0,5% entsprechend 130,1 Mio. €, während die Summe aller Arzneimittelgruppen nur 0,0% entsprechend 10,7 Mio. € ergibt. Eine vollständige Berechnung des Intermedikamenteneffektes ist nur möglich, wenn der Inter-Arzneimittelgruppeneffekt (0,4% entsprechend 99,7 Mio. €) berücksichtigt wird (vgl. Tabelle 47.4).

Die Gesamtmarktbetrachtung erlaubt eine der Versorgungsrealität angemessene Analyse, da sie nicht nur Verschiebungen innerhalb von Arzneimittelgruppen sondern auch Verschiebungen zwischen Arzneimittelgruppen abbildet (Schröder et al. 2007). So wird beispielsweise die arterielle Hypertonie mit Arzneimitteln aus fünf verschiedenen Arzneimittelgruppen (2. ATC-Ebene) für das kardiovaskuläre System behandelt – Antihypertonika (C02), Diuretika (C03), Betarezeptorenblocker (C07), Calciumantagonisten (C08) und Angiotensinhemmstoffe (C09) – deren Verordnungen und Anteile sich im Jahr 2009 unterschiedlich entwickelt haben. Umsatzänderungen, die sich jedoch aus Verordnungsverschiebung zwischen Gruppen ergeben, sind nur über eine Analyse der Strukturkomponente des Gesamtmarktes erkennbar. Dies macht deutlich, dass eine vollständige Analyse der Entwicklung des Gesamtmarktes nur dann erfolgen kann, wenn diese ohne Berücksichtigung von „Gruppengrenzen" durchgeführt wird (Schröder et al. 2007).

Zur Interpretation der einzelnen Umsatzeffekte

Die Differenzierung der Umsatzsteigerung in einzelne Umsatzeffekte orientiert sich an verschiedenen Methoden der Indexberechnung. Ganz allgemein lautet das Konzept der Berechnung eines bestimmten Umsatzeffektes

entweder:

- Vergleiche den tatsächlichen Umsatz der Berichtsperiode 2009 mit einem fiktiven Umsatz der Berichtsperiode, der entstanden wäre, wenn sich ausschließlich ein bestimmter Parameter (beispielsweise die Preise bei der Berechnung des Preisindex) so, wie tatsächlich beobachtet, verändert hätte, wenn aber alle anderen Parameter von der Basis- zur Berichtsperiode 2009 hin gleich geblieben wären (Paasche-Konzept);

oder:

- Vergleiche einen fiktiven Umsatz der Basisperiode 2008, der entstanden wäre, wenn in der Basisperiode bereits der ins Auge gefasste Parameter aus dem Jahre 2009 gegolten hätte (für die Berechnung des Preisindex: wenn in der Basisperiode bereits die Preise der Berichtsperiode 2009 gegolten hätten), mit dem tatsächlichen Umsatz der Basisperiode (Laspeyres-Konzept).

Diese konzeptionellen Überlegungen können auf alle ausgewiesenen Umsatzkomponenten angewandt werden. So gibt beispielsweise die Veränderung der Verordnungshäufigkeit (+3,0%) an: Wären die Preise von der Basisperiode 2008 zur Berichtsperiode 2009 hin unverändert geblieben und hätte es in der Struktur der Verordnungen keine Veränderungen gegeben, dann wäre aufgrund des Verordnungsanstiegs der Umsatz um 3,0% gestiegen. Der Preisindex (+0,4%) gibt entsprechend an: Hätte sich die Zahl der Verordnungen von der Basisperiode 2008 zur Berichtsperiode 2009 hin nicht verändert und wäre auch die Struktur der Verordnungen gleich geblieben, so wäre der Umsatz aufgrund der Preiserhöhung um 0,4% gestiegen.

In gleicher Weise kann mit der Interpretation aller anderen Umsatzeffekte, insbesondere auch aller Struktureffekte, verfahren werden. Es sei im Übrigen ausdrücklich darauf hingewiesen, dass es sich bei der Darstellung der Struktureffekte als „Wanderungen" der Verordnungen lediglich um eine bildhafte Umschreibung handelt, die nicht in jedem Falle die Realität treffen muss. Rechnerisch beziehen sich die Struktureffekte auf Veränderungen der Relationen zwischen den Verordnungszahlen einzelner Produkte (Arzneimittel bzw. Packungsgrößen, Darreichungsformen, Stärken). Bei insgesamt rückläufiger Verordnungszahl etwa würden sich die Relationen selbstverständlich auch dann verändern, wenn ein Produkt A in geringer Zahl verordnet würde, Produkt B jedoch eine konstante Verordnungszahl aufwiese. In diesem Fall träte ein umsatzsteigernder Effekt ein, wenn das Produkt A das preisgünstigere wäre.

Weitere Übersichten zum Arzneimittelmarkt

Präparate aus kleineren Arzneimittelgruppen der 3.000 verordnungshäufigsten Arzneimittel, die nicht in den indikationsbezogenen Kapiteln erfasst sind, werden in der Tabelle 47.5 mit Angabe von Bestandteilen und definierten Tagesdosen (DDD) dargestellt.

Des Weiteren finden sich in Tabelle 47.6 die Verordnungs- und Umsatzwerte für alle nicht patentgeschützten Wirkstoffe, sofern sie mindestens 30 Tsd. Verordnungen aufweisen, sowie die jeweiligen Anteile der Generika.

Zum Schluss sind die Verordnungs-, Umsatz- und DDD-Werte der 3.000 meistverordneten Präparate des Jahres 2009 geordnet nach ihrer Verordnungshäufigkeit aufgelistet (Tabelle 47.7).

Erläuterung zu Tabelle 47.4: Übersicht therapeutische Arzneimittelgruppen und Gesamtmarkt 2009: Preis-, Mengen- und Strukturentwicklung 2009/2008

							Veränderungswerte: 1. Zeile: Indexwert in % 2. Zeile: Äquivalent in Mio. Euro									
Therapeutische Gruppe	ATC-Code	Wert je VO	VO 2009 in Mio.	Ant. VO	Umsatz 2009 in Mio. €	Ant. Ums.	Verord-nungen	Wert je VO	Preis-index	Waren-korbk.	Struk-turk.	Inter-med.	Intra-med.	Darr./ Strk.	Pack'-größ.	Gesamt-umsatz
Aknemittel	D10	25,8	1,7	0,3	41,7	0,1	–4,0	5,2	2,2	0,0	3,0	2,1	0,9	–0,1	1,0	1,0
							–1,7	2,1 2,1	0,9	0,0	1,2	0,8	0,4	0,0	0,4	0,4
Allergene	V01	381,84	0,9	0,1	348,1	1,2	6,5	8,9	9,4	0,0	–0,5	–0,7	0,2	0,7	–0,4	16,0
❶ ❶		❷	❸	❹	❺	❻	❼	❽	❾	❿	⓫	⓬	⓭	⓮	⓯	⓰

❶ Kurzbezeichnung der therapeutischen Arzneimittelgruppe und ATC-Code (2. ATC-Ebene)

❷ Durchschnittswert brutto je Verordnung in Arzneimittelgruppe

❸ Anzahl der Verordnungen (verordneten Arzneimittelpackungen) in der Arzneimittelgruppe in Mio.

❹ Stückzahlmäßiger Marktanteil der Arzneimittelgruppe in Prozent

❺ Umsatz in der Arzneimittelgruppe in Mio. €

❻ Umsatzmäßiger Marktanteil der Arzneimittelgruppe in Prozent

❼ Veränderung der Verordnungszahl

❽ Veränderung des durchschnittlichen Wertes je Verordnung

❾ Preisindex nach Laspeyres (Durchschnitt der 12 Monate)

❿ Warenkorbkomponente; statistischer Korrekturfaktor, der die Wirkung von saisonalen Schwankungen und Warenkorbveränderungen auf die Preiskomponente beschreibt

⓫ Veränderungen des durchschnittlichen Wertes je Verordnung in der Arzneimittelgruppe aufgrund struktureller Nachfrageveränderung gesamt

⓬ Veränderung des durchschnittlichen Wertes je Verordnung aufgrund veränderter Nachfrage nach den unterschiedlichen Arzneimitteln (Standardaggregate) der Arzneimittelgruppe

⓭ Veränderung des durchschnittlichen Wertes je Verordnung aufgrund veränderter Nachfrage nach Stärken, Darreichungsformen und Packungsgrößen identischer Arzneimittel

⓮ Veränderung des durchschnittlichen Wertes je Verordnung aufgrund veränderter Nachfrage nach Stärken und Darreichungsformen identischer Arzneimittel

⓯ Veränderung des durchschnittlichen Wertes je Verordnung aufgrund veränderter Nachfrage nach Packungsgrößen identischer Darreichungsformen und Stärken

⓰ Veränderung des Umsatzes

Tabelle 47.4: Arzneimittelgruppen und Gesamtmarkt 2009: Preis-, Mengen- und Strukturentwicklung 2009/2008

							Veränderungswerte:		1. Zeile: Indexwert in % 2. Zeile: Äquivalent in Mio. Euro							
Therapeutische Gruppe	ATC-Code	Wert je VO	VO 2009 in Mio.	Ant. VO	Umsatz 2009 in Mio. €	Ant. Ums.	Verord-nungen	Wert je VO	Preis-index	Waren-korbk.	Struk-turk.	Inter-med.	Intra-med.	Darr./ Strk.	Pack‘-größ.	Gesamt-umsatz
Aknemittel	D10	25,8	1,6	0,3	41,7	0,1	–4,0	5,2	2,2	0,0	3,0	2,1	0,9	–0,1	1,0	1,0
							–1,7	2,1	0,9	0,0	1,2	0,8	0,4	–0,0	0,4	0,4
Allergene	V01	381,84	0,9	0,1	348,1	1,2	6,5	8,9	9,4	–0,0	–0,5	–0,7	0,2	0,7	–0,4	16,0
							20,5	27,5	29,1	–0,1	–1,6	–2,4	0,8	2,2	–1,4	48,0
Analgetika	N02	40,85	37,2	5,9	1518,9	5,3	5,1	3,3	1,9	–0,0	1,4	–0,7	2,1	0,2	2,0	8,6
							72,8	47,7	27,9	–0,5	20,3	–10,5	30,8	2,3	28,5	120,5
Andere Dermatika	D11	38,02	1,3	0,2	51,0	0,2	–2,1	33,8	2,4	0,0	30,7	19,5	9,4	9,3	0,1	30,9
							–1,0	13,0	1,0	0,0	12,0	8,0	4,0	4,0	0,0	12,0
Andere Gynäkologika	G02	44,51	0,3	0,1	14,1	0,0	–16,8	13,0	0,5	0,1	12,3	9,3	2,8	1,3	1,4	–5,9
							–2,7	1,8	0,1	0,0	1,7	1,3	0,4	0,2	0,2	–0,9
Angiotensin-hemmstoffe	C09	41,58	49,4	7,9	2055,5	7,2	7,0	1,7	–0,5	0,0	2,2	1,4	0,8	0,3	0,5	8,8
							133,7	33,2	–9,9	0,1	43,1	27,5	15,6	5,0	10,6	166,9
Antianämika	B03	93,43	3,6	0,6	335,8	1,2	–0,3	–9,4	0,1	–0,1	–9,5	–9,1	–0,4	1,9	–2,2	–9,7
							–1,2	–35,1	0,5	–0,4	–35,1	–33,8	–1,3	6,6	–7,9	–36,3
Antiasthmatika	R03	63,71	25,1	4,0	1599,5	5,6	3,1	6,4	2,6	0,0	3,7	1,5	2,1	2,0	0,1	9,7
							46,8	94,6	39,2	0,3	55,1	23,1	32,0	30,0	2,0	141,4
Antibiotika	J01	18,71	40,6	6,5	759,3	2,7	3,9	–3,0	–2,5	0,0	–0,5	–1,1	0,6	0,3	0,3	0,8
							28,6	–22,8	–19,3	0,2	–3,7	–8,4	4,7	2,1	2,5	5,8
Antidiabetika	A10	59,45	30,2	4,8	1793,1	6,3	2,4	3,6	0,1	–0,0	3,6	3,0	0,6	–0,1	0,6	6,1
							40,5	62,0	1,2	–0,1	61,0	51,1	9,8	–1,1	10,9	102,5
Antidiarrhoika	A07	47,86	3,9	0,6	187,6	0,7	–11,5	13,6	0,1	0,0	13,4	12,6	0,7	–0,1	0,8	0,5
							–22,8	23,8	0,3	0,0	23,5	22,3	1,2	–0,3	1,5	1,0
Antidota/andere Mittel	V03	189,27	0,7	0,1	123,1	0,4	0,9	6,9	0,6	0,1	6,2	5,7	0,5	0,4	0,1	7,9
							1,1	7,9	0,7	0,2	7,1	6,5	0,6	0,4	0,2	9,0
Antiemetika	A04	37,80	2,0	0,3	75,0	0,3	–3,9	7,1	–1,9	–0,0	9,2	9,3	–0,1	–0,2	0,1	2,9
							–3,0	5,1	–1,4	–0,0	6,5	6,6	–0,1	–0,2	0,1	2,1
Antiepileptika	N03	85,89	8,6	1,4	738,6	2,6	8,3	8,3	1,8	–0,0	6,4	5,7	0,6	–0,8	1,5	17,3
							54,2	54,7	12,3	–0,1	42,5	38,1	4,4	–5,5	9,9	108,9

Tabelle 47.4: Arzneimittelgruppen und Gesamtmarkt 2009: Preis-, Mengen- und Strukturentwicklung 2009/2008 (Fortsetzung)

Therapeutische Gruppe	ATC-Code	Wert je VO	VO 2009 in Mio.	Ant. VO	Umsatz 2009 in Mio. €	Ant. Ums.	Veränderungswerte: 1. Zeile: Indexwert in % 2. Zeile: Äquivalent in Mio. Euro Verord-nungen	Wert je VO	Preis-index	Waren-korbk.	Struk-turk.	Inter-med.	Intra-med.	Darr./ Strk.	Pack'-größ.	Gesamt-umsatz
Antihämorrhagika	B02	497,20	0,3	0,0	144,9	0,5	7,1	20,8	0,7	−1,8	22,2	13,0	8,2	8,4	−0,2	29,3
							8,7	24,1	0,8	−2,4	25,7	15,6	10,1	10,3	−0,2	32,9
Antihistaminika	R06	23,96	2,9	0,5	70,2	0,2	−5,4	2,1	3,1	0,1	−1,0	−2,7	1,7	0,1	1,6	−3,4
							−3,9	1,5	2,2	0,0	−0,7	−2,0	1,2	0,1	1,1	−2,4
Antihypertonika	C02	64,10	4,5	0,7	286,0	1,0	2,9	8,2	−0,3	−0,1	8,6	8,5	0,0	−0,1	0,1	11,3
							7,8	21,3	−0,8	−0,2	22,3	22,2	0,1	−0,2	0,3	29,1
Antiinfektiva (dermatologisch)	D06	19,53	2,5	0,4	48,4	0,2	−2,4	0,6	−0,5	0,1	1,0	0,6	0,4	0,2	0,2	−1,8
							−1,2	0,3	−0,2	0,0	0,5	0,3	0,2	0,1	0,1	−0,9
Antimykotika	J02	114,78	0,6	0,1	72,5	0,3	2,1	4,5	−0,6	−0,0	5,2	4,5	0,6	−0,2	0,8	6,7
							1,5	3,1	−0,4	−0,0	3,5	3,1	0,4	−0,1	0,6	4,5
Antimykotika (topisch)	D01	22,08	4,3	0,7	94,1	0,3	0,9	3,8	1,2	−0,0	2,5	2,0	0,5	0,1	0,3	4,7
							0,8	3,4	1,1	−0,0	2,3	1,9	0,4	0,1	0,3	4,2
Antineoplastische Mittel	L01	908,34	1,0	0,2	953,6	3,3	0,1	13,1	4,5	−0,1	8,3	7,3	0,9	−0,2	1,1	13,2
							0,7	110,3	39,2	−0,5	71,6	63,5	8,1	−1,9	10,0	111,0
Antiparkinsonmittel	N04	94,82	5,8	0,9	548,7	1,9	1,7	8,2	2,0	−0,0	6,1	0,1	6,0	7,4	−1,3	10,1
							8,8	41,4	10,6	−0,0	30,9	0,3	30,5	37,4	−6,9	50,2
Antiphlogistika/ Antirheumatika	M01	16,21	38,7	6,2	627,8	2,2	3,6	−0,2	−0,1	−0,1	−0,1	−0,6	0,5	0,1	0,4	3,4
							22,0	−1,4	−0,5	−0,4	−0,5	−3,4	2,9	0,6	2,4	20,6
Antipruriginosa	D04	7,45	0,7	0,1	5,0	0,0	−16,4	2,6	1,5	0,2	0,9	0,5	0,3	0,5	−0,2	−14,2
							−1,0	0,1	0,1	0,0	0,0	0,0	0,0	0,0	−0,0	−0,8
Antipsoriatika	D05	98,27	0,8	0,1	77,4	0,3	2,0	9,1	2,2	0,0	6,7	3,0	3,6	0,6	2,9	11,2
							1,5	6,4	1,6	0,0	4,7	2,2	2,6	0,5	2,1	7,8
Antirheumatika (topisch)	M02	12,55	1,0	0,2	12,7	0,0	−21,0	1,4	0,7	0,0	0,6	0,6	−0,0	−0,1	0,1	−20,0
							−3,4	0,2	0,1	0,0	0,1	0,1	−0,0	−0,0	0,0	−3,2
Antiseptika/ Desinfektionsmittel	D08	9,63	0,7	0,1	6,8	0,0	−6,4	3,1	1,8	−0,3	1,6	1,2	0,4	0,6	−0,3	−3,5
							−0,5	0,2	0,1	−0,0	0,1	0,1	0,0	0,0	−0,0	−0,2
Antithrombotische Mittel	B01	56,61	15,7	2,5	891,0	3,1	4,7	−2,1	−0,5	0,2	−1,8	−5,2	3,6	0,6	3,0	2,5
							40,4	−18,9	−4,8	1,7	−15,8	−46,9	31,0	5,1	25,9	21,5

Tabelle 47.4: Arzneimittelgruppen und Gesamtmarkt 2009: Preis-, Mengen- und Strukturentwicklung 2009/2008 (Fortsetzung)

Therapeutische Gruppe	ATC-Code	Wert je VO	VO 2009 in Mio.	Ant. VO	Umsatz 2009 in Mio. €	Ant. Ums.	Veränderungswerte: Verordnungen	Wert je VO	Preisindex	1. Zeile: Indexwert in % 2. Zeile: Äquivalent in Mio. Euro Warenkorbk.	Strukturk.	Intermed.	Intramed.	Darr./Strk.	Pack'-größ.	Gesamtumsatz
Antivertiginosa und	N07	41,10	2,8	0,4	114,8	0,4	2,1	3,3	2,7	−0,1	0,7	0,3	0,4	0,4	0,0	5,5
Suchttherapeutika							2,3	3,7	3,0	−0,1	0,8	0,3	0,5	0,5	0,0	6,0
Antivirale Mittel	J05	400,16	2,0	0,3	786,3	2,8	20,4	−1,4	3,0	−0,0	−4,3	−17,6	16,1	9,0	6,5	18,7
							134,3	−10,5	21,3	−0,1	−31,7	−139,6	107,9	62,5	45,4	123,8
Betarezeptorenblocker	C07	18,49	36,8	5,9	679,7	2,4	4,9	−6,3	−3,5	0,1	−3,0	−3,2	0,2	−0,0	0,2	−1,7
							32,6	−44,3	−24,1	0,8	−20,9	−22,1	1,2	−0,1	1,3	−11,6
Blutersatzmittel	B05	59,52	3,1	0,5	185,6	0,7	0,3	14,8	5,9	0,1	8,2	8,7	−0,4	−0,0	−0,4	15,1
							0,5	23,8	9,9	0,2	13,7	14,4	−0,7	−0,0	−0,7	24,3
Brusteinreibungen/	R04	7,95	0,4	0,1	2,8	0,0	−0,3	9,4	0,9	−0,1	8,6	7,7	0,8	−0,9	1,7	9,1
Inhalate							−0,0	0,2	0,0	−0,0	0,2	0,2	0,0	−0,0	0,0	0,2
Calciumantagonisten	C08	17,84	18,1	2,9	322,2	1,1	4,0	−6,3	−2,8	0,1	−3,7	−3,6	−0,2	−0,1	−0,1	−2,6
							12,9	−21,3	−9,3	0,3	−12,3	−11,8	−0,5	−0,2	−0,3	−8,4
Calciumhomöostase	H05	360,23	0,2	0,0	79,3	0,3	12,4	7,0	4,6	0,0	2,4	2,3	0,1	−0,1	0,1	20,4
							8,5	4,9	3,2	0,0	1,7	1,6	0,1	−0,0	0,1	13,4
Corticosteroide	D07	18,02	8,9	1,4	160,8	0,6	−1,8	0,9	0,7	−0,1	0,3	−0,1	0,4	0,0	0,4	−0,8
(dermatologisch)							−2,9	1,5	1,1	−0,1	0,5	−0,2	0,7	0,0	0,6	−1,4
Corticosteroide	H02	19,55	8,1	1,3	159,3	0,6	3,3	−0,7	−0,0	−0,1	−0,6	−1,7	1,1	1,3	−0,2	2,6
(systemisch)							5,2	−1,2	−0,1	−0,1	−1,0	−2,7	1,7	2,0	−0,3	4,0
Digestiva	A09	78,52	0,8	0,1	59,4	0,2	2,7	0,5	−0,9	0,1	1,2	0,3	0,9	0,7	0,2	3,2
							1,6	0,3	−0,5	0,0	0,7	0,2	0,5	0,4	0,1	1,8
Diuretika	C03	18,79	21,4	3,4	402,7	1,4	3,4	−2,4	−1,8	−0,0	−0,5	−0,7	0,2	−0,3	0,4	0,9
							13,5	−9,8	−7,5	−0,2	−2,1	−2,7	0,6	−1,1	1,7	3,7
Enzymersatzmittel	A16	2298,70	0,1	0,0	182,6	0,6	3,9	−4,2	0,2	0,0	−4,4	8,8	−12,1	−5,5	−7,0	−0,5
							7,0	−7,9	0,3	0,1	−8,2	15,4	−23,6	−10,3	−13,3	−0,9
Gallen-/	A05	70,97	0,5	0,1	32,5	0,1	3,4	3,4	0,6	−0,1	2,8	−1,4	4,2	4,4	−0,2	6,9
Lebertherapeutika							1,1	1,0	0,2	−0,0	0,9	−0,4	1,3	1,3	−0,1	2,1
Gichtmittel	M04	14,14	6,5	1,0	91,8	0,3	0,0	−1,9	−1,7	0,1	−0,3	−0,0	−0,3	−0,2	−0,1	−1,9
							0,0	−1,8	−1,6	0,1	−0,3	−0,0	−0,3	−0,2	−0,1	−1,8

47

Tabelle 47.4: Arzneimittelgruppen und Gesamtmarkt 2009: Preis-, Mengen- und Strukturentwicklung 2009/2008 (Fortsetzung)

							Veränderungswerte:			1. Zeile: Indexwert in % 2. Zeile: Äquivalent in Mio. Euro						
Therapeutische Gruppe	ATC-Code	Wert je VO	VO 2009 in Mio.	Ant. VO	Umsatz 2009 in Mio. €	Ant. Ums.	Verordnungen	Wert je VO	Preisindex	Warenkorbk.	Strukturk.	Intermed.	Intramed.	Darr./Strk.	Pack'-größ.	Gesamtumsatz
Gynäkologische Antiinfektiva	G01	15,06	1,4	0,2	20,5	0,1	-8,5	-0,1	0,2	-0,0	-0,3	-0,4	0,1	0,1	-0,0	-8,6
							-1,9	-0,0	0,0	-0,0	-0,1	-0,1	0,0	0,0	-0,0	-1,9
Hals- und Rachentherapeutika	R02	7,27	0,6	0,1	4,3	0,0	-0,7	1,7	2,6	-0,2	-0,7	-0,7	0,1	0,2	-0,1	1,0
							-0,0	0,1	0,1	-0,0	-0,0	-0,0	0,0	0,0	-0,0	0,0
Hämorrhoidenmittel	C05	20,43	1,4	0,2	27,9	0,1	-7,3	0,3	1,9	0,0	-1,6	-0,2	-1,5	-0,9	-0,6	-7,1
							-2,2	0,1	0,5	0,0	-0,5	-0,0	-0,4	-0,3	-0,2	-2,1
Hautschutzmittel	D02	11,73	0,7	0,1	7,9	0,0	-12,8	4,1	2,5	0,3	1,3	1,0	0,4	0,4	-0,1	-9,2
							-1,1	0,3	0,2	0,0	0,1	0,1	0,0	0,0	-0,0	-0,8
Herztherapeutika	C01	24,87	11,1	1,8	276,9	1,0	-5,1	4,6	-0,7	-0,2	5,6	5,5	0,1	-0,1	0,2	-0,7
							-14,5	12,6	-1,9	-0,5	15,1	14,9	0,2	-0,4	0,5	-1,9
Hormonantagonisten	L02	401,89	1,5	0,2	607,5	2,1	3,0	2,4	2,0	0,0	0,4	-0,5	0,9	0,5	0,3	5,4
							17,2	14,1	11,9	0,0	2,1	-3,0	5,1	3,2	1,9	31,3
Husten- und Erkältungspräparate	R05	10,38	18,4	2,9	190,6	0,7	5,1	-0,0	1,7	-0,1	-1,6	-1,3	-0,3	-0,4	0,1	5,1
							9,2	-0,1	3,1	-0,1	-3,0	-2,5	-0,5	-0,7	0,2	9,2
Hypophysen-/Hypothalamushormone	H01	824,59	0,4	0,1	354,8	1,2	-1,0	9,7	1,9	0,1	7,5	6,3	1,2	3,0	-1,8	8,5
							-3,6	31,4	6,4	0,3	24,7	20,8	3,9	10,0	-6,1	27,9
Immunsera/ Immunglobuline	J06	722,26	0,3	0,0	213,9	0,8	15,1	0,4	3,9	-0,2	-3,2	-5,7	2,7	2,7	-0,0	15,5
							27,9	0,7	7,6	-0,3	-6,6	-11,8	5,2	5,3	-0,1	28,7
Immunstimulanzien	L03	1158,07	1,1	0,2	1292,4	4,5	-7,9	21,3	7,1	0,0	13,2	-3,0	16,7	17,2	-0,4	11,8
							-100,0	236,0	83,8	0,4	151,7	-36,9	188,7	193,7	-5,0	135,9
Immunsuppressiva	L04	722,72	2,3	0,4	1646,1	5,8	7,0	12,3	2,8	-0,1	9,3	6,8	2,4	1,6	0,8	20,1
							101,8	174,1	41,9	-2,0	134,2	98,9	35,3	23,5	11,8	275,9
Impfstoffe	J07	72,72	2,0	0,3	147,0	0,5	60,1	-31,7	0,4	0,0	-32,0	-31,7	-0,4	-0,3	-0,2	9,3
							66,2	-53,6	0,6	0,0	-54,3	-53,7	-0,6	-0,4	-0,2	12,6
Insektizide und Repellenzien	P03	20,84	0,6	0,1	12,3	0,0	-12,8	-1,3	3,3	0,0	-4,5	-4,3	-0,2	-0,2	-0,1	-14,0
							-1,8	-0,2	0,4	0,0	-0,6	-0,6	-0,0	-0,0	-0,0	-2,0
Laxantien	A06	20,07	2,4	0,4	47,3	0,2	6,1	5,7	1,5	-0,1	4,2	4,0	0,2	-0,1	0,4	12,1
							2,6	2,5	0,7	-0,0	1,9	1,8	0,1	-0,1	0,2	5,1

Tabelle 47.4: Arzneimittelgruppen und Gesamtmarkt 2009: Preis-, Mengen- und Strukturentwicklung 2009/2008 (Fortsetzung)

							Veränderungswerte:			1. Zeile: Indexwert in % 2. Zeile: Äquivalent in Mio. Euro						
Therapeutische Gruppe	ATC-Code	Wert je VO	VO 2009 in Mio.	Ant. VO	Umsatz 2009 in Mio. €	Ant. Ums.	Verord-nungen	Wert je VO	Preis-index	Waren-korbk.	Struk-turk.	Inter-med.	Intra-med.	Darr./ Strk.	Pack'-größ.	Gesamt-umsatz
Lipidsenker	C10	40,23	18,1	2,9	728,8	2,6	7,0	−7,4	−5,0	0,0	−2,5	−4,1	1,6	0,5	1,1	−0,9
							49,7	−56,5	−37,6	0,0	−18,9	−30,3	11,4	3,3	8,1	−6,8
Medizinische Verbände	D09	46,03	0,5	0,1	23,4	0,1	11,1	11,5	3,1	−0,7	8,9	3,9	4,8	4,7	0,1	24,0
							2,2	2,3	0,6	−0,1	1,8	0,8	1,0	1,0	0,0	4,5
Mineralstoffe	A12	24,38	3,2	0,5	78,2	0,3	2,9	−2,6	−0,5	−0,1	−2,0	−2,1	0,1	0,2	−0,1	0,2
							2,2	−2,1	−0,4	−0,0	−1,6	−1,7	0,1	0,1	−0,1	0,2
Muskelrelaxanzien	M03	34,42	4,1	0,7	141,6	0,5	2,2	3,7	1,0	−0,3	3,0	1,2	1,8	0,9	0,9	6,0
							3,0	5,0	1,4	−0,5	4,1	1,7	2,4	1,3	1,2	8,0
Ophthalmika	S01	30,37	15,7	2,5	475,5	1,7	0,5	5,6	1,6	0,1	3,9	3,6	0,2	0,0	0,2	6,1
							2,1	25,1	7,3	0,2	17,6	16,5	1,1	0,2	0,9	27,2
Ophthalmika/ Otologika	S03	17,99	0,6	0,1	11,5	0,0	−6,2	3,5	3,6	−0,0	−0,1	−0,2	0,1	0,0	0,1	−3,0
							−0,8	0,4	0,4	−0,0	−0,0	−0,0	0,0	0,0	0,0	−0,4
Osteoporosemittel	M05	140,15	3,1	0,5	432,9	1,5	4,4	−0,6	−1,3	0,0	0,7	0,7	−0,1	−0,6	0,5	3,8
							18,5	−2,5	−5,5	0,1	2,8	3,1	−0,3	−2,6	2,3	15,9
Otologika	S02	15,46	1,2	0,2	19,1	0,1	−6,1	4,5	1,1	0,2	3,2	3,3	−0,1	−0,1	0,0	−1,8
							−1,2	0,9	0,2	0,0	0,6	0,6	−0,0	−0,0	0,0	−0,4
Periphere Vasodilatatoren	C04	43,23	1,1	0,2	46,3	0,2	−30,3	21,9	0,1	0,0	21,8	21,4	0,3	−1,3	1,6	−15,1
							−18,2	10,0	0,1	0,0	9,9	9,8	0,1	−0,7	0,8	−8,2
Protozoenmittel	P01	20,64	0,7	0,1	14,7	0,1	2,5	3,1	−0,2	−0,0	3,3	3,4	−0,1	0,3	−0,4	5,7
							0,4	0,4	−0,0	−0,0	0,5	0,5	−0,0	0,0	−0,1	0,8
Psychoanaleptika	N06	55,56	21,6	3,4	1199,3	4,2	4,3	−0,8	0,7	−0,1	−1,4	−5,1	3,9	1,6	2,2	3,5
							50,0	−9,8	8,7	−1,5	−17,1	−61,6	44,5	18,8	25,8	40,2
Psycholeptika	N05	49,71	25,3	4,0	1256,2	4,4	−0,7	14,6	−2,6	0,3	17,4	9,8	6,9	6,7	0,2	13,9
							−8,1	161,0	−31,2	3,4	188,8	109,9	78,9	76,3	2,7	152,9
Rhinologika	R01	7,83	11,3	1,8	88,3	0,3	1,5	2,3	0,7	0,1	1,4	1,3	0,1	−0,0	0,1	3,7
							1,3	1,9	0,6	0,1	1,2	1,1	0,1	−0,0	0,1	3,2
Schilddrüsen-therapeutika	H03	15,84	20,9	3,3	330,8	1,2	4,4	0,3	0,5	−0,0	−0,2	−0,1	−0,1	−0,1	0,0	4,7
							14,0	0,9	1,7	−0,1	−0,7	−0,4	−0,3	−0,4	0,1	14,9

Tabelle 47.4: Arzneimittelgruppen und Gesamtmarkt 2009: Preis-, Mengen- und Strukturentwicklung 2009/2008 (Fortsetzung)

							Veränderungswerte:			1. Zeile: Indexwert in % 2. Zeile: Äquivalent in Mio. Euro						
Therapeutische Gruppe	ATC-Code	Wert je VO	VO 2009 in Mio.	Ant. VO	Umsatz 2009 in Mio. €	Ant. Ums.	Verord-nungen	Wert je VO	Preis-index	Waren-korbk.	Struk-turk.	Inter-med.	Intra-med.	Darr./ Strk.	Pack'-größ.	Gesamt-umsatz
Sexualhormone	G03	34,44	12,2	1,9	419,5	1,5	–4,6	3,6	2,7	–0,1	1,0	0,6	0,4	0,2	0,2	–1,1
							–19,7	15,0	11,4	–0,4	4,0	2,4	1,6	0,8	0,8	–4,6
Spasmolytika	A03	13,57	8,2	1,3	111,6	0,4	–3,5	0,2	–0,3	–0,1	0,6	0,1	0,5	0,3	0,2	–3,4
							–4,1	0,2	–0,3	–0,1	0,6	0,1	0,6	0,3	0,2	–3,9
Stomatologika	A01	11,72	1,2	0,2	13,6	0,0	–10,3	4,8	1,8	–0,0	3,0	2,9	0,0	–0,1	0,1	–6,1
							–1,5	0,7	0,2	–0,0	0,4	0,4	0,0	–0,0	0,0	–0,9
Ulkustherapeutika	A02	39,15	27,0	4,3	1057,7	3,7	6,6	–12,9	–10,1	1,3	–4,3	–9,4	5,7	–0,2	5,9	–7,1
							70,2	–151,2	–117,4	13,9	–47,7	–108,5	60,8	–2,5	63,4	–81,0
Urologika	G04	51,16	6,6	1,1	337,0	1,2	6,9	0,6	0,7	–0,0	–0,2	–1,4	1,3	0,6	0,6	7,5
							21,7	1,9	2,4	–0,0	–0,5	–4,6	4,1	2,0	2,1	23,5
Vitamine	A11	22,77	3,2	0,5	73,1	0,3	2,1	4,9	2,6	–0,0	2,3	2,5	–0,2	–0,5	0,2	7,0
							1,5	3,4	1,8	–0,0	1,6	1,8	–0,2	–0,3	0,2	4,8
Wundbehandlungs-mittel	D03	11,18	0,5	0,1	5,5	0,0	–9,0	2,6	1,0	–0,1	1,6	1,8	–0,1	0,2	–0,4	–6,7
							–0,5	0,1	0,1	–0,0	0,1	0,1	–0,0	0,0	–0,0	–0,4
Gesamtmarkt GKV-Rezepte mit Fertigarzneimitteln		45,51	626,3	100,0	28499,4	100,0	3,0	3,7	0,4	0,0	3,2	0,5	2,7	1,8	0,9	6,8
							812,7	1009,6	123,1	12,3	874,2	130,1	744,1	505,0	239,1	1822,3

Gliederung der Intermedikamentenkomponente	
Verschiebungen bei den Fertigarzneimitteln innerhalb der Arzneimittelgruppen (Intra-Effekt)	0,1
	30,4
Verschiebungen bei den Fertigarzneimitteln zwischen Arzneimittelgruppen (Inter-Effekt)	0,4
	99,7

Tabelle 47.5: Verordnungen weiterer häufig verordneter Arzneimittel 2009. Angegeben sind die 2009 verordneten Tagesdosen, die Änderungen gegenüber 2008 und die mittleren Kosten je DDD 2009

Präparat	Bestandteile	DDD in Mio.	Änd. in %	DDD-Kosten in €
Acidosetherapeutika				
Bicanorm	Natriumhydrogen-carbonat	5,9	(+10,5)	0,92
Nephrotrans	Natriumhydrogen-carbonat	1,9	(+9,0)	1,85
		7,8	(+10,1)	1,15
Anästhetika				
Versatis	Lidocain	1,0	(+27,7)	4,92
Xylocain Salbe etc.	Lidocain	0,3	(+8,3)	0,80
Emla	Lidocain Prilocain	0,3	(−3,1)	2,35
		1,6	(+17,3)	3,66
Anthelmintika				
Vermox	Mebendazol	0,5	(−2,9)	3,40
Helmex	Pyrantel	0,2	(−1,8)	20,39
Molevac	Pyrvinium	0,02	(−3,4)	25,65
		0,7	(−2,7)	8,15
Antihämorrhagika				
Cyklokapron	Tranexamsäure	0,2	(+5,0)	4,43
Berinert	C1-Inhibitor	0,01	(+13,3)	1942,00
		0,2	(+5,3)	87,77
Antihypotonika				
DHE-ratiopharm	Dihydroergotamin	2,5	(−6,0)	0,30
Effortil plus	Dihydroergotamin Etilefrin	1,0	(−70,5)	1,35
		3,5	(−41,4)	0,59
Blutersatzmittel				
Isotone Kochsalzlsg. Braun	Natriumchlorid	14,7	(+3,1)	1,14
Isot. Kochsalzlsg. Fresenius	Natriumchlorid	2,5	(+1,0)	1,51
Isot. Kochsalzlsg. Delta	Natriumchlorid	1,6	(+7,6)	2,23
Isot. Kochsalzlsg. Baxter	Natriumchlorid	0,7	(+10,0)	1,41
Isot. Kochsalzlsg. BC	Natriumchlorid	0,6	(+40,8)	1,64
Isot. Kochsalzlsg Eifelfango	Natriumchlorid	0,5	(−21,1)	0,89
Freka-Drainjet NaCl Spüllösg	Natriumchlorid	0,4	(+6,5)	2,42
HAES-steril	Hydroxyethylstärke	0,3	(−42,1)	11,47
Ringerlösung Braun	Natriumchlorid Kaliumchlorid Calciumchlorid	0,3	(−0,7)	4,95

Tabelle 47.5: Verordnungen weiterer häufig verordneter Arzneimittel 2009. Angegeben sind die 2009 verordneten Tagesdosen, die Änderungen gegenüber 2008 und die mittleren Kosten je DDD 2009 (Fortsetzung)

Präparat	Bestandteile	DDD in Mio.	Änd. in %	DDD-Kosten in €
Nutriflex Lipid	Glucose Essentielle Fettsäuren Aminosäuren Elektrolyte	0,3	(+26,7)	136,46
StructoKabiven	Glucose Essentielle Fettsäuren Aminosäuren Elektrolyte	0,2	(+0,6)	152,82
Sterofundin	Natriumchlorid Kaliumchlorid Magnesiumchlorid Calciumchlorid Natriumlactat	0,2	(–0,3)	6,39
Tracitrans plus	Eisen(III)chlorid Zinkchlorid Mangan(II)chlorid Kupfer(II)chlorid Natriumfluorid Kaliumiodid Natriummolybdat Natriumselenit	0,2	(+14,3)	9,87
Oliclinomel	Aminosäuren Elektrolyte	0,2	(+2,7)	158,56
Tracutil	Eisen-(II)-chlorid Zinkchlorid Mangan(II)-chlorid Kupfer(II)-chlorid Chrom-(III)-chlorid Natriummolybdat Natriumselenit Natriumfluorid Kaliumiodid	0,2	(+30,7)	8,05
Isot. Kochsalzlsg. Steripharm	Natriumchlorid	0,1	(–12,3)	2,67
Isot. Kochsalzlsg Serumwerke	Natriumchlorid	0,1	(–9,1)	3,23

Tabelle 47.5: Verordnungen weiterer häufig verordneter Arzneimittel 2009. Angegeben sind die 2009 verordneten Tagesdosen, die Änderungen gegenüber 2008 und die mittleren Kosten je DDD 2009 (Fortsetzung)

Präparat	Bestandteile	DDD in Mio.	Änd. in %	DDD-Kosten in €
Addel N	Chrom(III)chlorid Kupfer(II)chlorid Eisen(III)chlorid Mangan(II)chlorid Kaliumiodid Natriumfluorid Natriummolybdat Natriumselenit Zinkchlorid	0,02	(+12,7)	180,73
		23,2	(+2,4)	6,34
Diagnostika				
Endofalk	Macrogol 3350 Natriumchlorid Kaliumchlorid Natriumhydrogen-carbonat	0,05	(+248,4)	17,78
Prepacol	Bisacodyl Natriummono-hydrogenphosphat Natriumdihydrogen-phosphat	0,02	(+10,7)	8,24
Moviprep	Macrogol 3350 Natriumsulfat Natriumchlorid Kaliumchlorid Ascorbinsäure Natriumascorbat	0,02	(+356,7)	91,89
		0,1	(+127,8)	31,79
Enzymersatzmittel				
Nefrocarnit	Levocarnitin	0,3	(−5,1)	4,50
Gallen-/Lebertherapeutika				
Ursofalk	Ursodeoxycholsäure	9,4	(+4,5)	1,66
UDC HEXAL	Ursodeoxycholsäure	5,5	(+16,4)	1,38
Hepa-Merz Gran. etc.	Ornithinaspartat	1,3	(+5,4)	4,43
Urso Heumann	Ursodeoxycholsäure	0,9	(+8,7)	1,38
UDC AL	Ursodeoxycholsäure	0,8	(+29,6)	1,27
		17,9	(+9,2)	1,75

Tabelle 47.5: Verordnungen weiterer häufig verordneter Arzneimittel 2009. Angegeben sind die 2009 verordneten Tagesdosen, die Änderungen gegenüber 2008 und die mittleren Kosten je DDD 2009 (Fortsetzung)

Präparat	Bestandteile	DDD in Mio.	Änd. in %	DDD-Kosten in €
Impfstoffe				
Gardasil	Humaner Papillom-virus-Impfstoff (Typen 6,11,16,18)	0,4	(−39,1)	158,63
Twinrix	Hepatitis-A-Virus Hepatitis-B-Oberflächenantigen	0,3	(+279,1)	68,81
FSME-Immun	FSME, inaktiviert, ganzes Virus	0,2	(+61,3)	38,51
Engerix-B	Hepatitis B, gereinigtes Antigen	0,2	(+155,3)	55,98
Havrix	Hepatitis A, inaktiviert, ganzes Virus	0,1	(+304,8)	52,31
Pneumovax 23	Pneumokokken, gereinigtes Polysaccharid-Antigen	0,1	(+203,3)	35,72
Encepur	FSME, inaktiviert, ganzes Virus	0,1	(+129,4)	40,41
Hbvaxpro	Hepatitis B, gereinigtes Antigen	0,1	(+65,1)	73,59
Rabipur	Tollwut, inaktiviert, ganzes Virus	0,05	(+158,0)	61,53
Cervarix	Humaner Papillom-virus-Impfstoff (Typen 16,18)	0,05	(+7,8)	158,60
Revaxis	Diphtherie-Poliomyelitis-Tetanus	0,04	(+263,9)	22,62
Repevax	Diphtherie-Pertussis-Poliomyelitis-Tetanus	0,04	(+335,7)	41,28
MMR-Triplovax/-Vaxpro	Masern, Kombinationen mit Mumps und Röteln, lebend abgeschwächt	0,04	(+116,7)	47,16
IPV Merieux	Poliomyelitis, trivalent, inaktiviert	0,03	(+224,5)	22,73

Tabelle 47.5: Verordnungen weiterer häufig verordneter Arzneimittel 2009. Angegeben sind die 2009 verordneten Tagesdosen, die Änderungen gegenüber 2008 und die mittleren Kosten je DDD 2009 (Fortsetzung)

Präparat	Bestandteile	DDD in Mio.	Änd. in %	DDD-Kosten in €
Typhim	Typhus, gereinigtes Polysaccharid-Antigen	0,02	(+436,7)	24,36
Röteln-Impfstoff HDC Merieux	Röteln, lebend abgeschwächt	0,02	(+128,3)	33,84
		1,7	(+50,9)	78,13
Insektizide und Repellenzien				
Goldgeist	Pyrethrumextrakt Piperonylbutoxid Chlorocresol Diethylenglycol	1,3	(−34,7)	1,40
Infectopedicul/extra	Permethrin	0,6	(−32,8)	8,61
Nyda	Dimeticon Triglyceride Jojobawachs	0,4	(+65,5)	5,02
Etopril	Dimeticon	0,2	(+64,6)	3,73
Infectoscab	Permethrin	0,1	(−1,9)	21,33
Jacutin Pedicul Fluid	Dimeticon	0,05	(+25,2)	8,19
		2,6	(−22,8)	4,68
Pankreashormone				
Glucagen	Glucagon	0,1	(−2,5)	32,92
Parasympathomimetika/Glutamatantagonisten				
Ubretid	Distigmin	3,6	(−5,1)	1,77
Mestinon	Pyridostigmin	3,6	(+6,7)	2,67
Myocholine-Glenwood	Bethanechol	1,8	(+9,3)	0,83
Kalymin	Pyridostigmin	1,2	(+6,4)	1,37
Rilutek	Riluzol	0,9	(−2,9)	18,18
		11,0	(+2,1)	3,15
Stomatologika				
Fluoretten	Natriumfluorid	25,3	(−22,7)	0,05
Zymafluor Tabl.	Natriumfluorid	12,6	(−24,7)	0,03
		37,9	(−23,4)	0,04

Tabelle 47.5: Verordnungen weiterer häufig verordneter Arzneimittel 2009. Angegeben sind die 2009 verordneten Tagesdosen, die Änderungen gegenüber 2008 und die mittleren Kosten je DDD 2009 (Fortsetzung)

Präparat	Bestandteile	DDD in Mio.	Änd. in %	DDD-Kosten in €
Vasoprotektoren				
Dolo Posterine N	Cinchocain	6,1	(+4,6)	1,54
Posterisan corte	Hydrocortison	4,7	(+9,1)	1,06
Faktu	Policresulen Cinchocain	4,1	(-24,1)	1,57
Jelliproct	Fluocinonid Lidocain	1,4	(-13,2)	1,81
Doloproct Creme/Supp.	Fluocortolon Lidocain	0,7	(+13,4)	2,07
		17,1	(-4,3)	1,46
Summe		125,7	(-8,5)	3,45

Tabelle 47.6: Anteil der Generikapräparate an Verordnungen und Umsatz 2009

Wirkstoff	Gesamtverordnungen (Tsd.)	% Generika	Gesamtumsatz (Tsd. €)	% Generika
Acarbose	488,9	1,2	19761,0	1,1
Acemetacin	284,0	58,8	8338,8	36,0
Acetazolamid	90,3	60,9	2453,0	57,9
Acetylcystein	2859,1	100,0	25562,0	100,0
Acetyldigoxin	1049,4	55,6	13286,9	53,7
Acetylsalicylsäure	6644,2	90,5	27122,7	75,3
Aciclovir	884,8	94,6	17100,0	94,8
Alendronsäure	1738,8	97,0	112249,6	94,8
Alfacalcidol	270,3	58,4	18187,6	60,1
Alfuzosin	358,5	99,6	12489,2	99,0
Allopurinol	6112,5	98,9	84004,7	98,8
Alprazolam	366,0	81,9	5547,1	75,8
Aluminiumsalze	58,3	100,0	4560,6	100,0
Amantadin	335,1	84,1	6606,5	81,4
Ambroxol	3261,9	86,1	11104,1	78,7
Amilorid + Hydrochlorothiazid	241,7	94,3	3420,5	94,2
Amiodaron	458,7	92,6	29870,5	90,0
Amisulprid	225,6	90,1	21708,9	88,6
Amitriptylin	2275,6	100,0	40507,4	100,0
Amitriptylinoxid	118,0	75,9	2166,5	75,2
Amlodipin	9026,9	99,5	126304,0	98,1
Amoxicillin	5370,2	100,0	78842,6	100,0
Amoxicillin + Clavulansäure	917,1	97,4	39242,6	96,2
Ampicillin	37,9	100,0	722,3	100,0
Atenolol	1034,4	96,2	17103,5	95,7
Atenolol + Chlortalidon	184,8	96,0	5911,5	94,8
Atenolol + Nifedipin	106,2	63,2	5083,7	58,9
Atropin	57,6	100,0	1062,8	100,0
Azathioprin	616,7	86,7	29769,1	84,2
Azelastin	92,8	11,9	2058,1	6,6
Azithromycin	2763,1	90,6	40724,2	88,5
Baclofen	664,6	81,5	16094,1	63,2
Beclometason	1118,9	90,7	34244,5	86,1
Benazepril	185,8	82,1	3040,8	81,0
Benazepril + Hydrochlorothiazid	259,0	81,2	6653,7	79,0
Benperidol	71,9	70,7	3073,4	71,7
Benzbromaron	89,9	100,0	1451,7	100,0
Benzylpenicillin	31,7	100,0	1456,2	100,0
Betahistin	1107,8	100,0	18087,3	100,0

Tabelle 47.6: Anteil der Generikapräparate an Verordnungen und Umsatz 2009 (Fortsetzung)

47

Wirkstoff	Gesamtverordnungen (Tsd.)	% Generika	Gesamtumsatz (Tsd. €)	% Generika
Betamethason	1717,1	75,0	30324,1	69,1
Bezafibrat	408,2	98,5	10522,9	97,9
Bicalutamid	122,8	93,5	42728,1	86,0
Biperiden	364,8	45,5	7654,9	39,0
Bisacodyl	102,1	33,7	868,8	15,9
Bisoprolol	11420,4	95,0	163378,7	93,1
Bisoprolol + Hydrochlorothiazid	1789,5	95,7	50109,2	95,2
Brimonidin	241,7	57,0	13129,7	51,5
Bromazepam	1041,0	97,5	13511,2	96,3
Bromhexin	36,1	98,4	117,3	96,0
Bromocriptin	95,9	93,3	3831,4	91,8
Budesonid	2764,4	87,5	127085,9	86,7
Bufexamac	77,2	68,8	532,1	64,4
Buflomedil	46,2	96,7	1308,5	93,8
Bupivacain	30,4	57,9	725,2	61,2
Buspiron	48,9	91,5	1714,2	89,8
Butylscopolamin	95,1	7,9	820,9	11,2
Cabergolin	95,5	67,0	22055,3	69,4
Calcipotriol	253,1	37,9	10435,4	32,5
Calcitriol	206,7	67,2	15381,6	61,5
Calciumdobesilat	37,3	42,0	1287,8	35,5
Calciumfolinat	93,4	94,7	25228,0	95,4
Calciumsalze	406,8	100,0	9142,2	100,0
Captopril	1582,7	98,5	20583,8	97,8
Captopril + Hydrochlorothiazid	830,3	98,5	17580,0	97,5
Carbamazepin	1286,3	87,3	37849,2	84,8
Carbimazol	452,6	100,0	7259,3	100,0
Carvedilol	2142,6	99,1	49498,4	97,5
Cefaclor	1983,7	99,4	36766,7	99,3
Cefadroxil	255,2	100,0	5651,6	100,0
Cefalexin	102,1	100,0	2023,1	100,0
Cefixim	1018,4	96,2	24721,9	96,2
Cefpodoxim	793,1	83,2	18947,1	84,8
Ceftibuten	269,5	0,0	7123,6	0,0
Ceftriaxon	30,2	48,7	6084,8	48,6
Cefuroxim	2941,2	99,8	55959,4	99,6
Celiprolol	133,9	75,2	2337,2	64,0
Certoparin	867,0	0,0	71457,0	0,0

Tabelle 47.6: Anteil der Generikapräparate an Verordnungen und Umsatz 2009 (Fortsetzung)

Wirkstoff	Gesamtverordnungen (Tsd.)	% Generika	Gesamtumsatz (Tsd. €)	% Generika
Cetirizin	695,0	99,3	6250,8	98,6
Chloralhydrat	148,8	6,2	2398,6	5,6
Chlordiazepoxid	49,1	64,4	966,9	57,1
Chlormadinon	51,2	100,0	1112,7	100,0
Chloroquin	35,2	0,4	817,7	0,5
Chlorprothixen	359,7	100,0	6652,0	100,0
Chlortalidon	58,4	0,0	948,8	0,0
Choriongonadotropin	58,4	99,9	1959,7	99,9
Ciclopirox	739,1	53,2	13481,1	50,2
Ciclosporin	326,3	21,4	79241,6	22,0
Cimetidin	51,6	99,1	779,2	98,9
Ciprofloxacin	4415,2	98,6	74996,1	96,3
Citalopram	2739,8	96,6	102276,4	89,1
Clarithromycin	2470,6	97,4	36619,9	96,0
Clemastin	96,5	0,0	1037,5	0,0
Clenbuterol	31,1	0,0	1185,9	0,0
Clindamycin	1004,5	93,6	21567,7	91,9
Clobetasol	733,4	81,6	12744,5	83,6
Clomifen	81,6	100,0	1676,8	100,0
Clomipramin	251,1	100,0	6353,2	100,0
Clonazepam	214,3	13,2	5055,7	13,6
Clonidin	706,4	84,5	13450,5	81,4
Clopidogrel	1740,8	42,1	348824,7	32,3
Clotrimazol	684,2	97,5	7891,9	97,6
Clozapin	467,2	85,9	29200,8	87,0
Codein	2060,3	90,4	27149,1	90,3
Codein + Paracetamol	1194,3	84,3	15697,6	82,8
Colecalciferol	906,4	25,5	8420,0	37,2
Colecalciferol + Calciumcarbonat	1795,5	100,0	48741,8	100,0
Colestyramin	86,6	84,8	4250,0	81,6
Co-trimoxazol	2783,6	99,4	30526,4	99,4
Cromoglicinsäure	200,0	99,1	2055,4	96,6
Cyanocobalamin	240,2	80,2	1834,0	75,4
Cyproteron	93,4	42,8	5315,8	56,4
Cyproteron + Estrogen, Sequentialpräparate	415,2	75,5	10438,7	68,2
Desmopressin	208,4	44,4	20403,5	48,5
Desogestrel + Estrogen, Kontrazeptiva, fixe Kombinationen	555,6	98,6	12671,6	97,9

Tabelle 47.6: Anteil der Generikapräparate an Verordnungen und Umsatz 2009 (Fortsetzung)

Wirkstoff	Gesamtverordnungen (Tsd.)	% Generika	Gesamtumsatz (Tsd. €)	% Generika
Desogestrel + Estrogen, Kontrazeptiva, Sequentialpräparate	90,6	7,5	2645,1	6,1
Dexamethason	1702,7	89,0	35229,6	83,9
Dexpanthenol	556,7	58,3	2404,2	56,9
Dextromethorphan	160,7	100,0	817,9	100,0
Diazepam	1302,0	98,4	15321,4	97,9
Diclofenac	16123,3	74,8	210074,6	74,2
Digitoxin	1774,8	48,7	25428,7	48,7
Digoxin	52,2	49,5	799,9	47,8
Dihydralazin	198,1	8,5	5874,1	8,2
Dihydrocodein	1562,9	3,4	23766,1	18,4
Dihydroergotamin	102,2	100,0	1855,6	100,0
Dihydroergotaminmesilat + Etilefrin	56,7	81,0	1605,7	80,6
Dihydroergotoxin	38,2	58,3	1172,1	60,8
Dihydrotachysterol	88,2	39,1	7061,7	31,6
Diltiazem	544,5	90,8	10769,3	85,6
Dimenhydrinat	1163,7	45,0	7126,7	28,4
Dimeticon/Simethicon	496,8	66,3	5172,5	67,9
Dimetinden	632,6	0,0	4978,2	0,0
Diphenhydramin	85,0	100,0	343,6	100,0
Domperidon	557,9	83,0	15435,7	74,1
Doxazosin	806,1	97,0	28112,1	95,9
Doxepin	1684,7	90,2	29067,9	89,4
Doxycyclin	3072,3	100,0	34810,1	100,0
Doxycyclin + Ambroxol	1374,0	100,0	16122,1	100,0
Ebastin	158,9	30,5	6402,5	26,6
Efeuextrakt	2002,6	16,7	13426,4	15,4
Eisen(II)-Salze	1584,0	100,0	26963,0	100,0
Eisen(II)-Sulfat + Folsäure	65,0	68,0	971,3	77,7
Eisen(III)-Salze	506,9	100,0	26021,2	100,0
Enalapril	6300,4	99,6	93052,3	99,4
Enalapril + Hydrochlorothiazid	1742,1	99,1	43674,4	98,9
Enoxacin	67,9	0,0	1014,8	0,0
Epinephrin	106,4	100,0	8484,8	100,0
Eprosartan	206,4	77,3	14554,2	69,5
Eprosartan + Hydrochlorothiazid	253,4	68,2	20439,4	60,5
Erythromycin	1116,0	98,7	17940,4	98,8
Estradiol	1442,6	100,0	35641,3	100,0

Tabelle 47.6: Anteil der Generikapräparate an Verordnungen und Umsatz 2009 (Fortsetzung)

Wirkstoff	Gesamtverordnungen (Tsd.)	% Generika	Gesamtumsatz (Tsd. €)	% Generika
Estriol	1815,6	73,1	26784,0	72,0
Estrogene, konjugierte	286,2	12,9	8657,0	13,8
Ethacridin	81,1	1,4	577,9	0,9
Ethosuximid	43,3	100,0	2360,8	100,0
Famotidin	111,2	97,0	2574,4	95,7
Felodipin	749,7	97,5	29752,6	96,9
Fenofibrat	510,4	100,0	18046,6	100,0
Fenoterol	540,5	0,0	13671,2	0,0
Fentanyl	2036,8	91,0	315294,9	85,1
Finasterid	387,1	97,3	26447,2	94,9
Flecainid	343,5	79,6	17457,3	75,5
Flohsamenschalen	48,5	93,1	880,2	95,5
Flucloxacillin	70,5	0,2	3062,1	0,2
Fluconazol	390,2	93,9	19469,3	88,4
Fludrocortison	41,4	17,6	2556,8	18,1
Flunarizin	60,6	88,1	1439,3	87,1
Flunisolid	194,2	0,0	4316,3	0,0
Flunitrazepam	387,0	86,3	4856,3	85,6
Fluocinolonacetonid	111,2	25,2	2059,8	25,2
Fluorometholon	103,2	57,9	1538,2	53,6
Fluorouracil	30,8	100,0	1485,8	100,0
Fluoxetin	577,5	98,1	17273,8	98,0
Flupentixol	264,0	9,8	13482,9	15,8
Fluphenazin	127,8	20,5	6446,1	41,2
Flupredniden	58,6	0,0	933,3	0,0
Flurazepam	152,8	55,0	2423,2	54,8
Fluspirilen	245,4	81,8	4831,1	79,7
Flutamid	57,1	98,9	1559,7	98,6
Fluticason	115,0	60,8	2369,1	53,8
Fluvastatin	751,1	50,4	25477,4	41,3
Fluvoxamin	46,5	97,0	1134,8	92,9
Folsäure	314,1	100,0	3710,9	100,0
Formoterol	1796,9	70,4	136601,5	64,8
Fosfomycin	197,7	100,0	3555,6	100,0
Fosinopril	143,5	62,2	2863,8	50,9
Fosinopril + Hydrochlorothiazid	36,8	68,7	1055,8	56,2
Furosemid	4442,2	98,1	68531,9	97,7
Fusidinsäure	971,9	33,5	15332,9	31,7

Tabelle 47.6: Anteil der Generikapräparate an Verordnungen und Umsatz 2009 (Fortsetzung)

Wirkstoff	Gesamtverordnungen		Gesamtumsatz	
	(Tsd.)	% Generika	(Tsd. €)	% Generika
Gabapentin	1429,4	96,9	89930,2	94,2
Gallopamil	34,8	0,4	2029,9	0,2
Gentamicin	1424,7	52,1	18251,8	52,0
Ginkgo-biloba-Extrakt	144,2	78,4	8645,1	73,0
Glibenclamid	1793,1	96,8	23172,6	96,4
Glimepirid	2513,1	94,3	64037,4	94,0
Glucagon	73,5	100,0	2448,7	100,0
Glucose	36,1	56,5	807,6	56,3
Glycerol	103,0	58,7	488,0	46,4
Glyceroltrinitrat	1160,8	18,0	25467,8	20,0
Goserelin	58,6	0,3	27891,3	0,2
Granisetron	213,7	64,9	18801,7	62,8
Haloperidol	474,4	70,8	10587,2	51,1
Harnstoff	43,5	57,7	471,0	57,9
Heparin	161,1	100,0	3007,5	100,0
Hepatitis-A-Viren, inaktiv	164,6	9,3	8698,9	10,2
Hydrochlorothiazid	4022,4	99,5	61278,7	99,3
Hydrocortison	1641,1	92,7	30991,7	95,2
Hydromorphon	558,4	0,0	152661,2	0,0
Hydroxycarbamid	106,0	38,3	19935,6	33,4
Hydroxyzin	195,0	18,3	4327,4	19,9
Ibuprofen	18962,1	100,0	212495,5	100,0
Imipramin	90,8	79,4	1740,1	82,9
Immunglobulin	153,8	100,0	150045,4	100,0
Indapamid	193,1	62,0	6223,5	56,1
Indometacin	527,9	100,0	8578,8	100,0
Insulin (human intermediär wirkend)	1911,2	100,0	151540,4	100,0
Insulin (human kurzwirkend)	3251,1	100,0	279931,8	100,0
Insulin (human Mischinsuline)	2143,8	100,0	182742,2	100,0
Ipratropiumbromid	539,8	2,9	18868,7	7,6
Isosorbiddinitrat	1426,2	51,6	25299,4	45,3
Isosorbidmononitrat	1049,0	97,7	20228,5	97,5
Isotretinoin	285,8	99,8	9424,1	99,8
Isradipin	31,1	0,0	1461,1	0,0
Itraconazol	195,8	84,5	10884,8	84,8
Johanniskrautextrakt	333,9	99,9	13780,7	100,0
Kaliumiodid	530,0	81,8	3332,5	78,0

Tabelle 47.6: Anteil der Generikapräparate an Verordnungen und Umsatz 2009 (Fortsetzung)

Wirkstoff	Gesamtverordnungen		Gesamtumsatz	
	(Tsd.)	% Generika	(Tsd. €)	% Generika
Kaliumsalze	536,9	28,2	7259,8	27,2
Kamillenextrakt	72,3	100,0	673,1	100,0
Kanamycin	743,0	100,0	10009,0	100,0
Ketoprofen	66,7	96,4	1287,4	94,4
Ketotifen	151,4	99,4	3078,5	99,5
Lactobacillus-Arten	94,0	100,0	1042,6	100,0
Lactulose	698,8	94,4	9311,2	93,6
Lamotrigin	697,5	88,8	40051,2	82,1
Lansoprazol	476,7	90,0	23308,9	85,9
Lenograstim	32,0	0,0	19878,7	0,0
Levocabastin	89,2	0,0	1643,1	0,0
Levocarnitin	45,8	100,0	2604,4	100,0
Levodopa + Benserazid	1790,5	26,8	58345,9	21,5
Levodopa + Carbidopa	1185,0	91,9	49262,7	92,1
Levodropropizin	147,9	0,0	2509,4	0,0
Levomepromazin	284,4	70,7	5789,0	70,6
Levonorgestrel	63,6	100,0	1103,9	100,0
Levonorgestrel + Estrogen, Kontrazeptiva, fixe Kombinationen	1016,4	72,6	25718,8	75,5
Levonorgestrel + Estrogen, Sequentialpräparate	195,0	65,0	5807,7	66,2
Levothyroxin	15655,3	100,0	231780,8	100,0
Levothyroxin natrium + Kaliumiodid	3365,4	86,7	70091,8	86,2
Lidocain	199,9	87,6	6443,7	95,4
Lisinopril	3323,4	99,4	51760,4	99,2
Lisinopril + Hydrochlorothiazid	1391,8	97,5	34481,2	96,9
Lithiumsalze	436,4	29,1	11439,7	28,4
L-Methionin	103,0	85,0	1878,6	80,1
Loperamid	932,3	85,3	12464,4	84,9
Loratadin	68,9	98,5	701,8	98,6
Lorazepam	1924,0	55,8	26339,1	54,4
Lormetazepam	510,1	74,7	7008,4	73,8
Lovastatin	168,1	93,9	5644,0	92,6
Lysin-Acetylsalicylat	40,2	4,1	1923,2	1,3
Magnesiumsalze	100,6	100,0	1315,4	100,0
Maprotilin	147,0	87,7	2413,6	84,3
Mebeverin	289,9	53,9	8486,6	43,4
Medazepam	154,1	100,0	2800,8	100,0

Tabelle 47.6: Anteil der Generikapräparate an Verordnungen und Umsatz 2009 (Fortsetzung)

Wirkstoff	Gesamtverordnungen (Tsd.)	% Generika	Gesamtumsatz (Tsd. €)	% Generika
Medroxyprogesteron	100,0	22,5	3418,1	33,2
Meloxicam	414,5	99,7	6331,6	99,0
Melperon	1733,4	95,3	29911,9	95,1
Mepivacain	30,2	78,8	462,2	76,7
Mesalazin	914,2	2,5	105294,4	2,8
Mesna	40,6	20,0	3083,6	8,2
Metamizol	12589,1	93,4	172577,0	93,2
Metformin	10407,6	97,8	166717,6	97,5
Methotrexat	772,1	84,9	81478,4	86,2
Methyldopa	91,9	56,2	2568,6	51,0
Methylergometrin	66,5	0,0	1021,2	0,0
Methylphenidat	1734,1	84,7	93625,6	85,4
Methylprednisolon	461,2	68,2	17051,1	53,1
Methylprednisolonaceponat	734,1	0,0	12209,5	0,0
Metipranolol	119,7	0,0	2227,1	0,0
Metixen	42,1	0,0	911,7	0,0
Metoclopramid	6182,0	98,1	71770,2	98,0
Metoprolol	15348,7	92,5	273526,4	90,0
Metoprolol + Hydrochlorothiazid	944,7	92,4	29781,2	82,8
Metronidazol	1249,4	95,4	19646,7	96,0
Mianserin	62,7	100,0	2042,3	100,0
Miconazol	324,2	82,1	2904,5	74,4
Minocyclin	342,1	100,0	6023,4	100,0
Mirtazapin	2051,3	94,7	87764,7	87,2
Mistelkrautextrakt	259,0	2,6	27255,8	1,3
Moclobemid	70,4	86,8	3687,7	84,2
Molsidomin	1321,5	79,3	22712,5	77,0
Mometason	850,4	4,2	15769,9	4,4
Morphin	1145,3	89,6	73324,0	91,0
Moxonidin	2130,1	96,4	58568,6	95,4
Naftidrofuryl	433,2	55,0	10227,8	50,4
Naproxen	395,4	98,9	7900,1	97,9
Natriumchlorid	185,2	100,0	2350,7	100,0
Natriumfluorid	233,4	65,0	1982,6	79,0
Natriumhydrogencarbonat (= Natriumbicarbonat)	307,2	100,0	9030,9	100,0
Natriumpicosulfat	148,6	40,1	1932,8	32,7
Natriumselenit	52,9	100,0	2475,4	100,0

47

Tabelle 47.6: Anteil der Generikapräparate an Verordnungen und Umsatz 2009 (Fortsetzung)

Wirkstoff	Gesamtverordnungen (Tsd.)	% Generika	Gesamtumsatz (Tsd. €)	% Generika
Nebivolol	1361,0	88,3	23377,1	76,1
Neomycin	52,5	100,0	2163,9	100,0
Nicergolin	66,1	93,4	2409,6	90,1
Nicotinsäure	45,8	100,0	2847,4	100,0
Nifedipin	1319,5	93,3	22214,9	91,9
Nilvadipin	59,1	0,0	3219,5	0,0
Nimodipin	30,4	45,6	1418,9	41,7
Nisoldipin	98,4	0,0	4021,2	0,0
Nitrazepam	204,8	96,9	2422,0	96,5
Nitrendipin	1972,3	96,1	29394,3	93,2
Nitrofurantoin	433,4	82,1	6672,6	83,9
Nitroxolin	105,8	100,0	4303,6	100,0
Norethisteron	263,1	72,3	3673,5	72,5
Norethisteron + Estrogen, fixe Kombinationen	694,6	100,0	25313,9	100,0
Norethisteron + Estrogen, Sequentialpräparate	152,0	66,7	4971,8	62,2
Norfloxacin	458,1	98,8	6614,6	98,6
Nystatin	273,6	90,4	2768,6	89,1
Nystatin + Zinkoxid	383,2	100,0	3548,1	100,0
Ofloxacin	1551,3	98,6	25578,1	98,3
Omeprazol	15488,9	99,2	617092,1	99,1
Ondansetron	239,8	85,0	24252,7	83,1
Opipramol	2152,9	83,7	33864,7	81,3
Oxazepam	1198,3	92,3	13887,6	92,2
Oxcarbazepin	253,0	40,9	26389,0	37,1
Oxybutynin	450,2	98,7	15137,1	98,9
Oxycodon	739,9	64,9	134656,7	56,6
Oxymetazolin	446,6	0,0	2163,1	0,0
Oxytetracyclin	107,8	100,0	1699,5	100,0
Pamidronsäure	59,3	81,9	26623,5	85,7
Pankreatin	746,1	98,5	58892,2	98,4
Pantoprazol	8003,2	43,2	306539,8	28,1
Paracetamol	4755,8	86,4	8975,7	90,1
Paroxetin	507,3	99,0	15989,0	98,1
Pentaerythrityltetranitrat	1553,3	100,0	49556,5	100,0
Pentoxifyllin	571,1	78,6	10974,2	74,7
Pentoxyverin	506,4	3,8	2254,2	5,5
Perazin	232,2	81,2	7411,2	82,2

47

Tabelle 47.6: Anteil der Generikapräparate an Verordnungen und Umsatz 2009 (Fortsetzung)

Wirkstoff	Gesamtverordnungen		Gesamtumsatz	
	(Tsd.)	% Generika	(Tsd. €)	% Generika
Perindopril + Indapamid	253,5	0,3	21282,0	0,3
Perphenazin	50,3	33,5	1522,7	38,1
Pethidin	31,4	46,7	822,2	35,6
Phenobarbital	88,5	10,6	2945,4	10,4
Phenoxymethylpenicillin	2487,8	94,8	36377,3	94,9
Phenprocoumon	3504,2	45,6	68853,8	39,5
Phenylbutazon	50,6	100,0	693,7	100,0
Phenylephrin	52,8	100,0	266,7	100,0
Phenytoin	194,8	69,3	3257,8	69,7
physiologische Kochsalzlösung	2340,9	38,6	27822,1	39,8
Phytomenadion	41,8	100,0	626,7	100,0
Pilocarpin	135,9	100,0	2690,8	100,0
Pipamperon	799,3	79,0	20971,6	79,2
Piracetam	477,6	96,9	9663,4	96,2
Pirenzepin	42,9	0,0	1194,8	0,0
Piretanid	303,1	70,2	8750,1	63,6
Piroxicam	297,7	100,0	4145,3	100,0
Povidon-Iod	304,8	57,8	2269,5	45,8
Pravastatin	1123,6	98,8	38685,0	98,2
Prazosin	40,2	98,0	1103,2	97,8
Prednicarbat	1155,7	55,0	19302,9	53,3
Prednisolon	5486,4	84,3	85261,6	84,1
Prednison	1162,1	28,5	21483,9	30,9
Pridinol	89,7	100,0	4287,2	100,0
Primidon	184,7	56,2	4557,4	49,2
Progesteron	327,8	100,0	9888,6	100,0
Promethazin	1140,2	70,1	17724,0	72,0
Propafenon	249,1	83,9	5126,7	79,2
Propranolol	1006,8	78,6	16919,2	79,0
Pyridostigmin	148,3	33,2	11213,2	15,2
Quinapril	144,5	75,9	2407,7	74,9
Quinapril + Hydrochlorothiazid	242,4	77,8	6379,8	75,0
Ramipril	12326,7	95,0	176437,8	94,6
Ramipril + Hydrochlorothiazid	5406,7	93,5	131991,5	92,4
Ramipril + Piretanid	170,3	67,5	11542,8	62,7
Ranitidin	1595,5	98,8	33294,6	98,7
Rifampicin	32,5	69,8	3482,5	65,6
Ringerlösung	89,0	89,7	3436,7	85,7

Tabelle 47.6: Anteil der Generikapräparate an Verordnungen und Umsatz 2009 (Fortsetzung)

Wirkstoff	Gesamtverordnungen (Tsd.)	% Generika	Gesamtumsatz (Tsd. €)	% Generika
Risperidon	1478,2	82,0	171274,1	27,8
Ropinirol	310,5	43,6	61517,9	18,5
Roxithromycin	2258,9	98,1	32830,1	98,1
Saccharomyces boulardii	529,2	25,8	3481,1	23,4
Salbutamol	5918,0	92,6	101350,1	91,1
Salicylsäure	123,1	96,1	894,6	97,1
Scopolamin	55,3	100,0	1043,2	100,0
Selegilin	48,6	97,9	2478,6	97,6
Sertralin	588,5	93,4	29996,3	83,8
Simvastatin	13369,8	99,9	347294,9	99,7
Somatropin	80,1	100,0	214484,6	100,0
Sotalol	676,1	95,2	12984,9	93,5
Spironolacton	1583,5	84,5	30736,7	88,5
Spironolacton + Furosemid	379,2	96,6	11965,9	95,6
Steinkohlenteer	46,3	100,0	975,2	100,0
Sucralfat	100,7	15,4	2528,5	16,0
Sulfasalazin	240,7	74,8	13612,0	66,1
Sulpirid	547,0	97,0	11954,2	96,8
Sultamicillin	324,7	0,0	13444,3	0,0
Sultiam	56,6	0,0	4619,2	0,0
Sumatriptan	750,2	83,1	27257,2	70,8
Talinolol	194,7	0,0	3874,3	0,0
Tamoxifen	334,7	99,8	7424,4	99,5
Tamsulosin	2638,5	99,5	68434,5	98,4
Temazepam	380,6	29,6	5150,6	27,3
Terazosin	236,7	84,1	8232,9	83,4
Terbinafin	560,6	98,5	21721,7	98,7
Terbutalin	135,5	87,4	2782,0	87,0
Testosteron	204,0	86,9	20594,9	94,1
Tetracyclin	53,7	100,0	917,5	100,0
Tetrazepam	2075,8	97,8	26757,0	96,2
Tetryzolin	33,9	100,0	162,1	100,0
Theophyllin	2078,0	100,0	37517,0	100,0
Thiamazol	472,6	94,9	7453,3	94,5
Thioridazin	69,4	49,9	2090,6	43,5
Thymianextrakt	402,3	100,0	2812,4	100,0
Tiaprid	229,3	88,1	13498,8	89,5
Ticlopidin	58,6	90,3	3031,2	88,7

Tabelle 47.6: Anteil der Generikapräparate an Verordnungen und Umsatz 2009 (Fortsetzung)

Wirkstoff	Gesamtverordnungen (Tsd.)	% Generika	Gesamtumsatz (Tsd. €)	% Generika
Tilidin + Naloxon	3902,8	85,8	145415,8	80,5
Timolol	1558,7	98,6	26327,9	98,6
Tinzaparin	126,3	0,0	16977,8	0,0
Tizanidin	200,1	15,3	4616,7	10,4
Tobramycin	36,8	83,6	16239,9	85,8
Tolperison	786,8	65,2	23955,9	67,9
Topiramat	246,7	9,5	57721,3	3,9
Torasemid	7192,9	96,8	132643,5	95,6
Tramadol	4190,0	94,8	105434,1	95,1
Trazodon	87,5	67,1	2890,9	67,7
Triamcinolon	1726,3	99,6	30026,2	99,4
Triamteren + Hydrochlorothiazid	1517,4	77,8	23654,6	77,9
Trihexyphenidyl	59,6	77,0	1340,9	71,5
Trimethoprim	194,0	100,0	3523,2	100,0
Trimipramin	1122,2	82,3	24453,1	77,7
Triptorelin	37,6	77,5	18439,7	90,0
Trospiumchlorid	915,3	36,5	45054,8	36,2
Urapidil	429,2	0,0	22379,4	0,0
Urogonadotropin	43,8	100,0	13055,9	100,0
Urokinase	56,2	100,0	3584,0	100,0
Ursodeoxycholsäure	401,1	100,0	25731,4	100,0
Valproinsäure	1451,9	75,9	51179,7	76,8
Vancomycin	47,4	100,0	8536,2	100,0
Venlafaxin	1105,0	65,3	113899,9	39,0
Verapamil	2519,9	92,5	48781,5	90,5
Xipamid	1150,7	91,0	19286,0	90,4
Xylometazolin	6263,1	82,3	11504,7	85,2
Zinkoxid	92,9	100,0	523,6	100,0
Zolpidem	1805,7	91,0	26661,3	87,5
Zopiclon	2624,2	98,0	38698,0	97,1
Zotepin	35,3	0,0	1205,5	0,0
Zuclopenthixol	139,2	0,0	5446,9	0,0
Alle 444 Wirkstoffe mit mind. 30 Tsd. Verordnungen	507343,7	86,3	12713229,5	80,0
Alle generikafähigen Wirkstoffe	509212,8	86,2	13138799,8	77,9
Gesamtmarkt GKV-Rezepte mit Fertigarzneimitteln	626270,7	70,1	28499277,7	35,9

47

Tabelle 47.7: Führende Arzneimittel 2009 nach Verordnungen

Rang	Präparat	Verordnung		Umsatz		DDD	
		in Tsd.	Änd. %	in Tsd. €	Änd. %	in Tsd.	Änd. %
1	L-Thyroxin Henning	6348,2	10,4%	96394,3	10,4%	392452,7	10,7%
2	MetoHEXAL	5252,1	5,4%	101728,1	-3,2%	283634,6	2,9%
3	Novaminsulfon-ratiopharm	4477,0	6,2%	60899,1	3,3%	41852,4	5,0%
4	Omep	4106,2	-3,9%	181994,0	-3,1%	289947,9	4,8%
5	L-ThyroxHEXAL	3494,7	18,2%	50715,1	17,5%	213163,2	14,8%
6	Simvastatin- 1 A Pharma	3427,7	532,9%	78976,0	484,5%	311529,7	529,5%
7	Metamizol HEXAL	3255,6	27,3%	44406,5	27,7%	28119,7	28,9%
8	Voltaren	3166,9	0,7%	41207,1	0,9%	106068,5	2,1%
9	Ibuprofen AL	3097,6	-4,7%	34300,1	-13,1%	61717,7	-11,0%
10	Diclofenac-ratiopharm	2950,0	-15,5%	35193,8	-17,2%	87134,0	-14,5%
11	SimvaHEXAL	2931,2	-4,8%	89689,0	-13,3%	273868,3	-4,4%
12	Ibuflam Lichtenstein	2922,7	(> 1000)	41454,0	(> 1000)	71119,8	(> 1000)
13	Euthyrox	2889,0	0,1%	43470,4	0,0%	173672,8	-0,3%
14	Diclac	2819,1	-15,4%	34321,3	-15,5%	83317,4	-15,8%
15	Diclo- 1 A Pharma	2754,6	166,1%	33114,8	170,7%	85281,5	176,3%
16	Rami Lich	2592,3	(> 1000)	35020,5	(> 1000)	579528,6	(> 1000)
17	Nurofen	2524,2	14,5%	11280,5	28,8%	16896,5	28,3%
18	Novaminsulfon Lichtenstein	2482,7	3,9%	34739,3	3,6%	23585,7	2,8%
19	Pantozol	2372,2	-36,4%	124250,5	-41,3%	210286,1	-34,9%
20	Thyronajod	2361,7	1,3%	51054,9	5,2%	231968,6	1,5%
21	Omeprazol-ratiopharm	2332,5	-4,5%	102463,4	-6,6%	165648,0	1,9%
22	IbuHEXAL	2314,2	-9,4%	32320,8	-6,9%	53269,5	-5,4%
23	Ramipril HEXAL	2244,7	-13,3%	35579,1	-13,7%	516647,9	-12,7%
24	Amoxicillin-ratiopharm	2120,3	18,1%	31284,4	17,3%	30634,5	22,7%
25	Symbicort	2097,6	6,3%	278711,5	13,1%	103477,0	9,1%
26	Bisoprolol-ratiopharm	2090,6	-20,2%	29409,4	-21,4%	101285,1	-26,3%
27	Metformin axcount	2067,3	(> 1000)	29784,5	(> 1000)	108171,3	(> 1000)
28	Nasenspray/-etc.-ratiopharm	2051,1	7,5%	4186,6	6,6%	55908,3	8,3%
29	Clexane	2017,2	17,3%	196724,5	15,3%	72610,4	21,3%
30	BisoHEXAL	1975,2	22,5%	28888,8	21,5%	114993,6	18,3%
31	Torasemid- 1 A Pharma	1969,8	190,0%	35004,4	173,1%	196085,5	177,7%
32	Biso Lich	1965,3	(> 1000)	26734,7	(> 1000)	117496,0	(> 1000)
33	Capval	1965,1	23,4%	25666,3	23,5%	8817,9	23,2%
34	Pantoprazol Nyc	1956,4	(> 1000)	83248,9	(> 1000)	175824,7	(> 1000)
35	Spiriva	1933,1	14,4%	263916,0	19,9%	130495,3	15,2%
36	Marcumar	1905,4	-3,1%	41687,5	-3,5%	186031,8	-3,0%
37	MCP AL	1881,3	1,6%	21514,8	0,8%	17151,4	0,1%
38	Ibu-ratiopharm	1865,9	3,4%	20647,2	-7,7%	33684,8	-3,8%
39	Lyrica	1830,8	22,9%	220688,5	25,5%	45667,2	22,2%
40	Amlodipin HEXAL	1771,6	11,9%	27227,1	9,5%	231905,7	11,3%
41	Herz ASS/ASS-TAH -ratiopharm	1767,9	-0,7%	6412,9	1,2%	174856,8	-0,6%
42	Omeprazol AL	1758,5	-10,0%	60646,3	-24,4%	142762,2	-2,7%
43	Tavanic	1752,0	19,0%	34336,4	2,6%	10905,5	21,4%
44	Amlodipin Dexcel	1733,5	(> 1000)	21470,8	(> 1000)	228038,2	(> 1000)
45	Ibu- 1 A Pharma	1712,4	24,8%	22371,1	23,8%	38586,5	23,2%
46	Metoprolol-ratiopharm	1706,8	-13,6%	28632,2	-13,9%	97013,5	-16,1%
47	Prospan	1668,4	9,3%	11363,1	9,1%	26030,5	9,5%
48	ACC HEXAL	1662,8	14,9%	15149,4	10,9%	35008,5	7,1%
49	Actrapid human	1640,4	-1,8%	143333,5	-1,8%	114512,5	-1,7%
50	Viani	1633,1	0,7%	241637,8	7,6%	86962,9	4,1%
	Summe	123617,0		3345251,5		6985628,8	
	Kumulativer Anteil	19,74%		11,74%		20,46%	

Tabelle 47.7: Führende Arzneimittel 2009 nach Verordnungen (Fortsetzung)

Rang	Präparat	Verordnung in Tsd.	Verordnung Änd. %	Umsatz in Tsd. €	Umsatz Änd. %	DDD in Tsd.	DDD Änd. %
51	Pentalong	1553,3	8,5%	49556,4	8,4%	85834,5	8,4%
52	Paracodin/N	1509,0	13,0%	19383,3	12,9%	6533,5	13,0%
53	Lantus	1497,2	5,2%	170124,4	5,2%	83946,7	5,1%
54	Simvastatin-ratiopharm	1468,6	-2,5%	42652,3	-8,4%	124290,7	0,8%
55	HCT beta	1463,9	126,2%	21967,9	117,7%	120573,7	134,7%
56	Metformin-ratiopharm	1458,6	-13,4%	24442,1	-13,4%	77036,6	-10,4%
57	EnaHEXAL	1448,7	-14,6%	25085,6	-15,4%	169629,3	-14,1%
58	Isotone Kochsalzlsg. Braun	1436,8	2,2%	16743,9	3,6%	14703,7	3,1%
59	Paracetamol AL	1419,1	-12,6%	2740,1	-8,4%	5963,2	-11,7%
60	Cotrim-ratiopharm	1407,5	2,0%	15467,4	1,4%	8488,3	1,6%
61	Metformin AL	1399,6	-23,3%	19976,3	-24,4%	72546,1	-23,4%
62	Berodual/-N	1393,7	-1,1%	74330,3	3,3%	113796,9	-1,2%
63	Amlodipin/-N ratiopharm	1382,4	-5,4%	20826,2	-9,0%	177827,1	-4,9%
64	Metformin HEXAL/Meglucon	1375,8	-9,8%	25451,4	-5,4%	73616,2	-7,0%
65	Metoprolol/-succ.-1 A Pharma	1363,1	12,6%	23118,9	3,6%	75749,1	8,2%
66	Simvabeta	1359,0	-22,1%	31872,3	-31,0%	119401,2	-21,8%
67	SalbuHEXAL	1349,7	25,2%	23381,6	27,0%	46247,9	29,2%
68	MCP-ratiopharm	1346,5	-21,3%	15953,1	-22,1%	12930,0	-19,7%
69	Atacand	1332,3	12,8%	123485,6	9,1%	263122,6	14,2%
70	Allobeta	1331,8	322,2%	18353,1	296,1%	79263,6	296,7%
71	Carmen	1325,4	-3,6%	32099,7	-8,1%	190364,8	-2,7%
72	Ramipril- 1 A Pharma	1314,1	28,0%	17213,7	22,8%	282855,7	27,5%
73	Olynth	1300,7	-5,9%	2047,2	-8,2%	24980,4	-9,1%
74	Prednisolon AL	1297,0	26,5%	18054,8	24,7%	75462,9	23,3%
75	Allopurinol-ratiopharm	1297,0	-20,9%	17937,8	-22,9%	72883,1	-21,4%
76	ASS 100 HEXAL	1284,5	10,6%	4553,9	10,6%	126893,9	10,7%
77	Nasonex	1281,6	4,1%	27682,4	4,8%	31859,6	5,2%
78	Salbutamol-ratiopharm	1249,1	9,5%	19357,3	5,4%	34383,1	4,8%
79	Ramipril-ratiopharm	1248,9	1,2%	19650,7	0,7%	277241,1	2,4%
80	Tilidin-ratiopharm plus	1211,2	20,4%	37686,9	27,6%	35942,8	24,1%
81	Ramipril AL	1198,2	15,5%	15772,5	10,9%	264110,2	15,0%
82	Codiovan	1197,0	3,0%	123132,3	4,8%	112010,5	3,7%
83	Seroquel	1170,6	17,1%	259278,5	24,1%	33275,0	24,7%
84	Torasemid HEXAL	1160,9	-23,1%	26297,7	-21,6%	138262,8	-18,7%
85	Nasengel/Spray/Tropfen AL	1154,7	17,6%	2244,7	18,6%	26891,8	16,3%
86	Beloc	1149,6	-8,1%	27150,5	-14,0%	58880,9	-8,2%
87	Rami Lich comp	1146,6	(> 1000)	25386,9	(> 1000)	109199,8	(> 1000)
88	Actraphane	1134,7	-7,3%	98507,0	-7,3%	77378,2	-7,1%
89	Metobeta	1125,4	159,4%	16727,5	135,5%	76312,3	174,0%
90	HCT HEXAL	1109,7	-19,0%	17198,1	-19,8%	90104,5	-18,7%
91	Simvastatin AL	1107,4	-4,8%	24476,7	-9,4%	96622,7	-1,5%
92	Otriven Lösung etc.	1101,4	-2,6%	1651,9	-4,2%	20061,6	-5,0%
93	Paracetamol-ratiopharm	1097,7	-17,2%	2114,9	-17,1%	4497,0	-18,1%
94	Ferro sanol/duodenal	1085,6	2,5%	19494,4	3,8%	34376,3	3,9%
95	Allopurinol AL	1084,9	-22,6%	14503,9	-24,1%	59118,2	-23,5%
96	Novorapid	1073,1	7,6%	132476,8	7,6%	78849,5	8,0%
97	Arcoxia	1072,7	7,5%	62391,9	10,2%	51725,9	11,0%
98	Metodura/Metoprololsucc.dura	1071,2	71,1%	16435,6	62,2%	59401,9	78,1%
99	Floxal	1062,1	7,1%	16945,0	8,8%	24963,3	6,5%
100	Omeprazol- 1 A Pharma	1057,1	37,4%	38926,6	17,2%	97149,2	50,9%
	Summe	187083,9		5247561,3		11383188,6	
	Kumulativer Anteil	29,87%		18,41%		33,34%	

47

Tabelle 47.7: Führende Arzneimittel 2009 nach Verordnungen (Fortsetzung)

Rang	Präparat	Verordnung in Tsd.	Verordnung Änd. %	Umsatz in Tsd. €	Umsatz Änd. %	DDD in Tsd.	DDD Änd. %
101	Amoxi- 1 A Pharma	1055,4	18,7%	15593,8	17,1%	17714,1	18,1%
102	Katadolon	1045,6	1,5%	72748,1	9,7%	25237,0	10,9%
103	Ramipril beta	1029,4	1,3%	14210,9	-6,8%	238613,3	-0,5%
104	Pantoprazol HEXAL	988,1	(neu)	28458,7	(neu)	89124,5	(neu)
105	Amitriptylin-neuraxpharm	984,6	10,6%	18433,2	11,7%	44925,8	13,1%
106	Dexa-Gentamicin	975,0	-3,1%	13438,2	-3,5%	17061,6	-3,2%
107	Metoprolol/-succ/-Z AL	974,5	-11,5%	13922,7	-13,1%	61716,0	-15,2%
108	Furobeta	945,2	501,8%	13896,3	420,8%	114408,5	398,7%
109	Torasemid-ratiopharm	940,3	-3,9%	18765,3	-4,2%	72362,8	-7,8%
110	Nitrolingual	938,2	-2,8%	19640,1	-2,6%	37709,9	-2,3%
111	Atacand plus/ plus forte	927,5	5,3%	93258,5	6,5%	86246,6	5,7%
112	Ramipril HEXAL comp	925,1	-17,3%	26825,8	-16,7%	88427,9	-16,7%
113	Torasemid AL	924,3	5,2%	14782,5	-1,0%	71113,5	1,7%
114	Ambroxol AL	923,2	7,5%	2473,5	7,2%	4170,1	7,9%
115	ASS AL 100 TAH	921,6	2,0%	3045,9	18,6%	91214,1	2,1%
116	Diovan	920,6	10,7%	78713,2	0,9%	146052,7	15,4%
117	Omeprazol STADA	920,1	-22,5%	35417,5	-39,5%	76367,2	-14,2%
118	Dolormin/-Migräne	916,7	7,7%	4301,0	9,6%	8186,2	10,9%
119	Protaphane	913,4	-2,6%	74064,9	-2,4%	58654,5	-2,3%
120	Digimerck	909,8	-3,2%	13039,8	-3,1%	63789,4	-3,2%
121	Metoprolol/Meto Succ. Sandoz	909,6	-4,3%	17802,1	-10,0%	52635,4	-8,7%
122	Allopurinol HEXAL	902,5	-14,1%	12723,6	-14,3%	50459,2	-14,2%
123	Amlodipin AL	900,3	-3,7%	10703,6	-14,7%	116653,2	-4,2%
124	Humalog	882,3	3,1%	112249,7	3,3%	67236,5	3,5%
125	Xalatan	877,0	-0,9%	64247,3	1,7%	64601,5	-0,4%
126	Enabeta	872,7	87,0%	11393,7	49,0%	93834,2	93,2%
127	Inegy	871,7	-2,4%	171598,1	-0,2%	78913,1	-0,6%
128	Mono-Embolex	867,0	3,6%	71457,0	1,1%	16925,4	5,3%
129	Enalapril-ratiopharm	858,7	-21,5%	14680,0	-22,0%	94039,1	-20,6%
130	Tavor	849,7	-2,4%	12016,5	-3,1%	15021,5	-3,7%
131	Ciprobeta/Uro	849,7	165,8%	12604,5	144,1%	3831,0	182,1%
132	Novonorm	845,6	1,3%	40790,3	3,9%	31553,7	0,6%
133	Eferox	841,4	-5,7%	11742,2	-8,6%	48244,3	-6,5%
134	Novalgin/ -akut	834,4	-20,2%	11800,9	-20,6%	7419,1	-19,0%
135	Furosemid-ratiopharm	831,9	-22,1%	12490,1	-23,9%	90547,6	-24,4%
136	Falithrom	823,9	5,5%	14033,3	5,1%	80938,2	5,5%
137	Voltaren topisch	821,1	-22,4%	11054,5	-21,8%	7634,3	-22,4%
138	Ecural	814,8	2,0%	15069,5	2,5%	31367,0	3,5%
139	Metformin- 1 A Pharma	811,9	27,8%	12479,7	35,7%	44747,5	35,6%
140	L-Thyroxin-ratiopharm	811,7	-18,7%	11469,9	-19,5%	42168,5	-20,0%
141	Isopto-Max	804,4	1,8%	14393,4	8,0%	10744,7	2,0%
142	Sifrol	802,8	9,3%	177699,1	14,7%	15485,6	8,8%
143	Doxycyclin-ratiopharm/Doxy M	793,8	-4,6%	8999,4	-5,0%	13770,2	-5,1%
144	Tramadolor	789,2	-15,7%	21876,8	-20,1%	18833,4	-14,8%
145	Insuman Rapid/ -Infusat	787,1	-3,7%	67264,8	-3,2%	52863,0	-2,9%
146	Votum	782,5	-0,2%	72792,8	18,1%	82838,1	0,3%
147	Spasmo-Mucosolvan	778,6	-28,8%	14846,0	-27,1%	5367,3	-19,0%
148	Blopress	777,0	18,1%	71829,7	14,1%	152012,4	20,6%
149	L-Thyroxin beta	770,1	4,6%	10944,5	1,2%	50824,4	4,1%
150	Doxy- 1 A Pharma	767,5	31,3%	8354,1	30,7%	13966,2	29,3%
	Summe	231093,3		6943998,1		14251760,1	
	Kumulativer Anteil	36,90%		24,37%		41,75%	

47

Tabelle 47.7: Führende Arzneimittel 2009 nach Verordnungen (Fortsetzung)

Rang	Präparat	Verordnung		Umsatz		DDD	
		in Tsd.	Änd. %	in Tsd. €	Änd. %	in Tsd.	Änd. %
151	Oekolp vaginal	767,1	-2,0%	10763,3	-1,6%	67637,7	0,7%
152	Diclofenac AL	762,3	-28,9%	8669,2	-28,5%	19193,2	-28,4%
153	Doxycyclin AL	761,9	0,6%	8313,9	0,6%	13820,1	1,4%
154	Diazepam-ratiopharm	760,4	-4,5%	8138,9	-5,3%	19092,6	-3,5%
155	Medikinet/Medikid	755,9	0,6%	41176,7	0,3%	23681,3	0,3%
156	Madopar	750,6	-5,1%	25823,7	-3,1%	11567,8	-4,5%
157	Movicol Pulver	750,4	16,7%	22980,4	17,9%	17067,5	17,4%
158	HCT- 1 A Pharma	744,6	-11,7%	10994,5	-14,8%	57625,6	-13,6%
159	Advantan	734,1	8,4%	12209,5	9,0%	27472,2	11,0%
160	Bisobeta	729,2	-5,5%	10363,4	-8,8%	43043,3	-7,0%
161	Valette	726,7	-3,9%	27014,4	1,0%	65490,8	-3,9%
162	AmbroHEXAL	725,6	17,9%	2462,7	22,6%	6287,1	18,9%
163	Digitoxin AWD	722,7	-1,8%	10310,3	-1,8%	49299,0	-1,8%
164	Infectocillin	718,9	11,2%	9871,7	10,3%	6217,2	11,6%
165	Citalopram- 1 A Pharma	716,5	230,9%	21794,2	198,4%	62062,6	234,9%
166	Decoderm tri	708,1	3,5%	18891,6	9,0%	12206,9	5,4%
167	Amineurin	707,7	19,0%	11593,0	18,0%	24889,7	16,6%
168	Enalapril- 1 A Pharma	703,2	137,5%	8295,9	122,1%	80275,4	140,4%
169	Codeinsaft/-Tropfen-CT	701,4	23,0%	8940,5	23,2%	3176,2	23,8%
170	Metoprolol/-Zot STADA	699,1	-5,9%	10530,0	-17,6%	36133,8	-7,1%
171	Aggrenox retard	694,6	18,6%	57011,7	23,3%	33310,3	19,6%
172	Tramadol STADA	693,4	195,5%	17158,3	193,2%	15986,3	214,1%
173	Ibuprofen AbZ	689,8	23,0%	6342,9	4,4%	11304,1	7,4%
174	Isoket	689,7	7,9%	13828,3	1,7%	53015,0	2,1%
175	Arlevert	689,4	8,0%	22994,7	14,5%	11123,0	7,2%
176	Tilidin comp STADA	676,8	26,3%	25210,2	25,5%	21460,5	27,1%
177	Vigantol/Vigantoletten	675,0	17,2%	5287,8	16,2%	119231,4	11,8%
178	Zyprexa	669,4	204,7%	259707,0	214,5%	32699,4	210,9%
179	MCP HEXAL	665,0	-16,3%	7737,0	-16,2%	6035,2	-15,2%
180	Omeprazol dura	663,7	-26,7%	27909,1	-28,6%	60380,4	-16,7%
181	Prednisolon JENAPHARM	662,5	20,9%	9022,4	21,1%	34314,3	22,9%
182	Diclo KD	650,5	-11,9%	8058,9	-14,6%	19513,5	-9,2%
183	Plavix	648,9	-34,2%	151341,3	-28,2%	55933,0	-30,7%
184	Metamizol- 1 A Pharma	648,0	30,0%	8465,0	27,8%	4981,4	28,3%
185	Ben-u-ron	646,9	55,8%	885,7	34,3%	1645,2	32,1%
186	D-Fluoretten	642,9	-13,5%	3902,2	-13,5%	56943,9	-13,5%
187	Vomex A/N	639,7	-3,5%	5104,8	-1,6%	2775,8	-4,8%
188	Glib-ratiopharm	639,7	2,5%	8130,9	1,4%	36509,6	4,7%
189	Insuman Comb	639,4	-9,2%	54043,5	-8,6%	43193,3	-8,7%
190	Glimepirid Winthrop	639,3	255,6%	15272,6	243,7%	97565,0	252,9%
191	Amlodipin- 1 A Pharma	638,1	45,2%	7532,7	31,9%	82280,1	43,4%
192	Bisoprolol- 1 A Pharma	633,8	11,7%	8466,6	9,8%	36023,8	8,9%
193	ASS- 1 A Pharma	632,6	37,1%	1507,1	36,8%	16584,4	34,5%
194	Aspirin N/-protect	631,7	-3,2%	6680,0	1,7%	59976,3	1,8%
195	Coaprovel	631,2	2,8%	65432,8	3,8%	59457,5	3,4%
196	Omeprazol-biomo	627,5	-43,1%	22057,2	-48,0%	50160,4	-34,0%
197	Azopt	622,5	3,6%	33150,3	9,5%	44284,2	3,9%
198	CEC	621,6	2,7%	11817,6	4,1%	4229,8	5,1%
199	Furosemid AL	621,2	-27,4%	8948,0	-28,2%	72601,6	-28,2%
200	Amoxicillin AL	619,7	-24,5%	8930,7	-25,4%	9601,9	-25,4%
	Summe	265284,4		8115072,8		16051120,7	
	Kumulativer Anteil	42,36%		28,47%		47,02%	

47

Tabelle 47.7: Führende Arzneimittel 2009 nach Verordnungen (Fortsetzung)

Rang	Präparat	Verordnung		Umsatz		DDD	
		in Tsd.	Änd. %	in Tsd. €	Änd. %	in Tsd.	Änd. %
201	Salbutamol STADA	616,6	11,0%	11262,1	13,1%	25048,0	17,0%
202	MCP STADA	615,6	284,5%	7145,8	280,7%	5909,3	288,3%
203	Foster	615,6	45,8%	43743,3	78,4%	22935,3	76,0%
204	Zopiclon-ratiopharm	611,7	0,8%	9094,3	0,6%	11047,2	0,8%
205	Tramadol AL	610,1	5,2%	14485,8	-0,3%	13395,0	6,3%
206	Furorese	609,4	-10,5%	10993,4	-11,8%	88936,7	-13,2%
207	VeraHEXAL	600,2	-17,0%	11535,6	-16,4%	30950,9	-15,8%
208	Zopiclon AL	596,4	12,2%	8539,9	11,4%	11409,6	12,1%
209	Furosemid- 1 A Pharma	595,5	0,1%	9410,6	3,4%	82387,9	8,0%
210	Delix/-protect	593,7	3,4%	9185,7	-12,4%	120610,3	2,3%
211	Zymafluor D	592,5	-17,3%	3610,0	-17,2%	53136,0	-17,3%
212	CefuHEXAL/Cefuroxim HEXAL	591,6	10,1%	11408,9	10,7%	5515,0	11,1%
213	Targin	589,0	43,6%	82440,9	69,7%	7645,2	46,4%
214	Singulair	587,0	-6,9%	66046,3	-1,4%	30898,5	-4,9%
215	Promethazin-neuraxpharm	585,2	6,5%	9425,8	6,2%	20607,9	6,2%
216	Bisoprolol-CT	581,2	-11,8%	7826,7	-14,4%	22300,9	-24,9%
217	Spasmex Tabl.	580,8	10,0%	28725,2	11,5%	27248,9	13,5%
218	Ciprofloxacin AL	579,1	3,5%	8608,2	-5,1%	2806,6	2,0%
219	Atmadisc	578,6	0,3%	85157,3	8,4%	31302,7	4,6%
220	Levemir	576,1	16,8%	74652,3	17,3%	37262,8	17,2%
221	Betagalen	574,4	-1,5%	9638,2	-0,4%	15085,8	0,4%
222	Blopress plus/ forte plus	573,0	7,2%	57719,6	8,1%	53388,0	7,4%
223	Paracetamol HEXAL	570,3	-5,5%	944,4	-12,1%	2170,0	-9,2%
224	Concor	568,1	-10,9%	11290,8	-11,2%	22280,0	-12,3%
225	Ciprofloxacin-ratiopharm	567,6	-5,8%	10273,5	-7,1%	2469,7	-2,2%
226	Tramadol-ratiopharm	563,3	-16,1%	13463,5	-17,5%	11209,8	-14,2%
227	Bisoprolol AL	563,0	-11,7%	7595,1	-12,4%	33230,9	-11,7%
228	Restex	560,7	5,8%	19969,1	6,9%	7628,1	6,7%
229	Enalapril AL	560,4	-17,8%	6918,8	-19,8%	61030,6	-18,3%
230	Ibubeta	558,6	-22,0%	7512,1	-25,4%	13652,2	-21,8%
231	EnaHEXAL comp	557,7	-18,9%	16373,6	-18,6%	54057,4	-18,4%
232	Lisinopril-TEVA	556,1	632,1%	8042,4	583,2%	67726,9	670,6%
233	Omeprazol Heumann	555,1	28,0%	16888,1	19,9%	37577,2	50,3%
234	Valoron N	554,5	-4,5%	28309,0	-3,5%	19516,3	-3,3%
235	Cymbalta	554,0	6,3%	107945,6	27,5%	33210,1	14,4%
236	PredniHEXAL oral	552,7	-10,3%	7648,0	-11,0%	30243,1	-11,7%
237	Cefuroxim-ratiopharm	552,0	9,0%	11299,7	9,5%	5829,7	9,5%
238	Salofalk	550,5	1,9%	61510,3	0,7%	31092,5	1,3%
239	Omebeta	549,7	-24,4%	15879,0	-29,3%	32944,9	-16,4%
240	Carvedilol- 1 A Pharma	547,1	234,6%	10948,6	233,2%	26567,8	260,2%
241	Fucidine Salbe etc.	541,5	-12,6%	8593,2	-14,1%	4296,0	-4,8%
242	Azithromycin Sandoz	536,4	61,4%	7857,5	61,6%	2609,8	61,9%
243	Berotec/N	527,6	2,3%	13248,0	1,6%	39997,2	1,3%
244	Atrovent	524,3	-12,7%	17427,0	-15,0%	11872,7	-14,2%
245	Novaminsulfon- 1 A Pharma	521,3	398,5%	7311,3	391,4%	5654,5	429,9%
246	LisiHEXAL	521,3	-4,6%	8955,0	-5,0%	63021,2	-3,7%
247	Dermatop	520,3	-28,3%	9007,8	-27,4%	21796,6	-25,4%
248	Votum plus	516,5	-1,0%	51731,0	20,1%	48380,5	0,1%
249	CiproHEXAL	513,1	-18,9%	10409,7	-18,7%	2630,0	-16,4%
250	Avalox	511,4	-27,2%	24882,8	-26,6%	3446,2	-26,5%
	Summe	293613,1		9217963,4		17467090,7	
	Kumulativer Anteil	46,88%		32,34%		51,17%	

47

Tabelle 47.7: Führende Arzneimittel 2009 nach Verordnungen (Fortsetzung)

Rang	Präparat	Verordnung in Tsd.	Verordnung Änd. %	Umsatz in Tsd. €	Umsatz Änd. %	DDD in Tsd.	DDD Änd. %
251	Cosopt	510,1	-5,3%	38015,6	-0,4%	36397,7	-5,1%
252	Paracetamol comp STADA	508,0	-2,1%	6981,7	-1,5%	4163,1	0,3%
253	Vomacur	507,1	-5,6%	1917,0	-5,3%	1185,2	-5,2%
254	Keppra	506,9	28,1%	169662,8	34,4%	30071,1	27,4%
255	AmoxiHEXAL	506,2	-9,0%	7294,3	-9,5%	6334,5	-11,0%
256	Ramipril-ratiopharm comp	504,5	-26,2%	14640,9	-16,6%	48326,8	-25,4%
257	Sinupret	503,3	1,5%	4897,1	2,9%	3538,9	-3,7%
258	Prednitop	502,0	52,6%	8091,4	54,3%	18198,4	57,4%
259	Fluimucil	499,6	1,3%	2383,8	-3,9%	2485,9	-8,6%
260	Ramiplus AL	499,0	5,6%	10762,6	3,4%	47100,1	6,0%
261	Theophyllin-ratiopharm	496,2	-3,0%	8019,0	-3,1%	35759,0	-3,5%
262	Pantoprazol-ratiopharm	494,1	(neu)	12043,0	(neu)	38484,5	(neu)
263	Exforge	493,6	37,1%	57019,1	40,5%	44450,2	41,3%
264	Cefurax	493,1	(> 1000)	8853,7	(> 1000)	5684,0	(> 1000)
265	Nebivolol STADA	490,2	193,8%	7209,0	192,8%	46784,0	193,7%
266	Fentanyl HEXAL TTS/MAT/S	489,5	1,3%	74758,2	5,1%	14858,4	2,9%
267	TimoHEXAL	488,7	39,8%	7681,3	40,1%	35540,5	40,6%
268	Fenistil/-retard	487,3	-5,8%	4069,6	-3,6%	3662,2	-4,7%
269	Sedotussin	487,0	11,8%	2129,6	5,4%	1455,3	-2,7%
270	Lamuna	486,9	6,4%	10807,3	6,3%	42855,9	6,2%
271	Ibuprofen STADA	486,2	-21,3%	6724,2	-24,1%	12794,8	-15,1%
272	Bromazanil	485,8	2,0%	6238,9	2,2%	10235,9	2,8%
273	Lisinopril-ratiopharm	485,3	-12,1%	8388,0	-13,4%	60157,9	-14,8%
274	Olmetec	484,7	25,4%	43353,7	40,4%	49619,8	25,3%
275	Aerius	484,4	-3,5%	17266,2	1,2%	20243,1	-1,9%
276	Cipralex	483,9	11,3%	60085,6	20,3%	47475,0	13,3%
277	Ambroxol-ratiopharm	483,3	1,5%	1435,8	1,5%	2321,5	1,6%
278	Glucobay	483,0	-17,7%	19549,1	-16,3%	13320,6	-17,2%
279	Simvastatin/Simva dura	480,6	-24,6%	12860,1	-25,4%	46483,4	-22,1%
280	Budes	478,5	7,4%	16083,5	10,0%	27287,5	6,7%
281	Orfiril	478,0	0,1%	18968,4	5,5%	17587,9	-0,1%
282	Bisoprolol dura	475,8	-24,5%	6929,8	-24,7%	29248,5	-24,4%
283	Micardis plus	471,1	13,9%	46939,1	14,9%	43805,3	14,3%
284	Tetrazepam-ratiopharm	467,8	0,4%	5946,0	0,5%	5003,9	1,1%
285	Tetrazepam AL	466,3	6,2%	5561,8	6,7%	3861,8	10,5%
286	Novodigal Tabl.	465,7	-18,4%	6146,2	-21,1%	16351,3	-18,8%
287	Refobacin Augensalbe/Tropf.	464,6	-5,2%	5523,3	-4,7%	8702,7	-2,1%
288	MCP- 1 A Pharma	456,7	44,6%	5128,2	44,0%	3391,5	46,1%
289	Mucosolvan	454,9	-21,8%	2368,7	-20,8%	4325,9	-21,1%
290	Bisoprolol STADA	453,5	-4,9%	6092,2	-12,8%	26448,7	-5,2%
291	Omeprazol KSK	449,6	541,9%	16179,6	403,0%	28058,7	467,2%
292	L-Thyrox Jod HEXAL	449,4	-11,2%	7563,9	-11,4%	44043,1	-11,1%
293	Jodthyrox	448,5	0,0%	9682,8	2,3%	44341,5	0,1%
294	Allopurinol- 1 A Pharma	448,2	6,5%	5926,5	4,0%	23531,5	4,3%
295	Tamsulosin HEXAL	447,8	4,8%	12736,4	4,8%	42036,4	4,8%
296	Micardis	447,2	13,6%	40107,7	13,1%	64745,1	11,4%
297	Simvastatin STADA	446,8	-7,7%	9412,6	-36,2%	36913,3	-4,9%
298	Nasivin	446,5	-1,9%	2162,8	-1,7%	14837,8	-2,3%
299	Omeprazol-CT	444,9	5,5%	19000,0	3,1%	30463,6	12,1%
300	Ferrlecit Amp.	444,8	5,3%	15693,7	7,6%	1375,0	5,5%
	Summe	317530,1		10115255,5		18713439,4	
	Kumulativer Anteil	50,70%		35,49%		54,82%	

47

Tabelle 47.7: Führende Arzneimittel 2009 nach Verordnungen (Fortsetzung)

Rang	Präparat	Verordnung		Umsatz		DDD	
		in Tsd.	Änd. %	in Tsd. €	Änd. %	in Tsd.	Änd. %
301	Ambrodoxy	442,1	-11,7%	5129,5	-11,7%	5120,4	-11,4%
302	Lorzaar plus	441,8	-2,4%	44171,3	-1,3%	41576,5	-2,0%
303	Lorzaar	439,8	-1,6%	42393,5	-3,7%	50545,7	0,1%
304	Sultanol inhalativ	439,6	-18,1%	8981,3	-15,7%	14284,9	-15,8%
305	Tilidin AL comp	439,0	9,5%	14499,2	11,3%	12947,1	10,8%
306	Nasenspr./-tropf.E/K HEXAL	438,1	21,1%	884,8	21,4%	11981,4	20,7%
307	BisoHEXAL plus	437,3	-18,1%	14554,1	-18,0%	42336,7	-17,5%
308	LisinoprilAL	436,3	2,7%	6274,1	-4,0%	50956,7	3,3%
309	Alendronsäure AL	436,1	202,9%	24329,7	158,0%	34100,7	201,4%
310	Metformin dura	435,8	-22,9%	6279,0	-23,9%	23424,6	-22,7%
311	Salbubronch	431,5	129,8%	6138,3	132,1%	922,4	136,5%
312	Berlinsulin H Normal	430,4	4,1%	36520,2	4,6%	29895,2	4,7%
313	Clopidogrel HEXAL	429,8	379,1%	66564,2	386,8%	36450,2	396,4%
314	Clarithromycin HEXAL	429,5	4,7%	6362,1	6,1%	3826,2	10,3%
315	Ebrantil	429,1	11,6%	22375,8	10,4%	19411,7	10,5%
316	Ovestin Creme/Ovula	427,9	-4,1%	6330,2	-3,9%	78321,7	-2,9%
317	Ibuprofen-CT	427,2	-6,4%	4354,3	-16,5%	7469,9	-14,1%
318	Decortin H	427,0	-7,6%	6103,0	-8,1%	25742,1	-7,6%
319	Penicillin V-ratiopharm	425,5	-21,7%	5691,6	-22,6%	3513,2	-21,8%
320	Soderm	425,4	19,1%	6540,5	17,8%	9806,8	20,9%
321	Decortin	422,4	-8,0%	7150,6	-8,1%	23219,5	-8,3%
322	Clarithromycin-ratiopharm	420,9	-1,3%	6204,9	-0,0%	3603,7	3,7%
323	Ramipril AbZ	419,7	80,7%	5457,4	72,7%	90192,1	82,8%
324	Diclo Dispers	419,7	-43,1%	4609,9	-43,9%	8423,2	-40,6%
325	Celebrex	419,0	-3,8%	33312,7	0,5%	21661,9	-1,1%
326	Melperon-neuraxpharm	418,9	144,2%	7411,1	134,9%	3421,7	120,3%
327	Ramipril beta comp	418,6	-10,6%	9509,1	-14,2%	40017,7	-10,1%
328	Opipramol-neuraxpharm	417,5	3,9%	6613,5	0,1%	16737,9	5,3%
329	Betahistin AL	417,4	17,4%	6445,9	16,0%	14163,9	22,0%
330	Verrumal	416,6	-2,8%	8519,9	1,0%	23327,4	-2,8%
331	Citalopram HEXAL	415,1	1,9%	17080,2	1,5%	37259,6	2,1%
332	Dolo Posterine N	414,5	5,0%	9466,0	5,3%	6130,9	4,6%
333	Tim-Ophtal	413,6	-21,6%	6976,9	-20,5%	29419,8	-21,6%
334	Ramipril- 1 A Pharma plus	413,6	18,3%	8759,4	13,3%	38732,3	18,8%
335	Carvedilol HEXAL	411,6	-15,6%	11617,5	-15,3%	23878,2	-15,0%
336	Mirtazapin- 1 A Pharma	409,9	237,8%	14544,2	238,4%	24558,1	263,9%
337	Otobacid N	409,8	-5,8%	6987,9	-4,8%	3725,7	-5,8%
338	Rectodelt	409,1	6,4%	7687,7	13,9%	1087,6	4,9%
339	Phenpro.-ratiopharm	407,2	44,6%	6894,0	43,9%	39419,3	44,5%
340	Zolpidem-ratiopharm	406,2	-3,6%	5895,7	-5,9%	7636,8	-3,3%
341	Aprovel	404,4	4,8%	38224,6	4,9%	54928,7	4,6%
342	Omeprazol AbZ	404,2	39,0%	13994,0	22,7%	33530,6	60,7%
343	Xusal/-akut	402,5	-17,3%	15569,0	-10,8%	18942,1	-14,2%
344	Foradil	401,9	-4,5%	36580,0	-5,0%	24847,1	-4,3%
345	Lorazepam-ratiopharm	400,9	5,2%	5396,5	2,8%	8287,3	6,0%
346	Belara	398,5	-22,4%	15228,3	-17,2%	35845,1	-22,0%
347	Cipro- 1 A Pharma	398,2	48,5%	6373,0	42,1%	1901,8	52,9%
348	Cotrimoxazol AL	398,1	16,8%	4246,9	16,5%	2467,5	16,1%
349	Alendron-HEXAL	397,2	-2,7%	30046,1	-1,5%	30449,8	-1,2%
350	Cefuroxim AL	395,9	53,8%	7031,6	34,0%	4396,8	50,9%
	Summe	338502,5		10813566,9		19888287,5	
	Kumulativer Anteil	54,05%		37,94%		58,26%	

47

Tabelle 47.7: Führende Arzneimittel 2009 nach Verordnungen (Fortsetzung)

Rang	Präparat	Verordnung		Umsatz		DDD	
		in Tsd.	Änd. %	in Tsd. €	Änd. %	in Tsd.	Änd. %
351	EryHEXAL	395,2	6,4%	5604,8	6,8%	3112,3	7,7%
352	Bisoprolol plus- 1 A Pharma	393,9	755,4%	9442,0	650,3%	37846,6	775,1%
353	Novopulmon	393,8	11,1%	15763,0	11,9%	39986,8	14,5%
354	Perenterol	392,6	-9,2%	2665,7	-13,3%	966,6	-9,1%
355	Amlodipin dura	390,7	-13,0%	5683,5	-12,9%	51374,8	-12,5%
356	Codicaps mono/Neo	389,6	16,3%	5091,2	16,3%	2055,8	16,2%
357	Axura	388,4	2,0%	78885,9	18,1%	20446,6	18,1%
358	Azithromycin HEXAL	387,0	0,2%	5570,4	0,2%	1801,3	0,4%
359	Oxazepam-ratiopharm	387,0	-7,4%	4484,9	-8,6%	5026,6	-7,9%
360	Theophyllin AL	386,3	11,0%	5820,7	10,6%	20930,9	9,9%
361	Torasemid dura	385,7	30,2%	5944,4	23,3%	22808,8	34,3%
362	Kalinor-retard	385,4	6,3%	5282,8	6,1%	6845,7	6,0%
363	CaptoHEXAL	385,1	-20,3%	5176,5	-20,4%	28216,8	-19,9%
364	Metformin STADA	384,5	-7,1%	5645,1	-19,0%	20423,1	-4,3%
365	Doxepin-neuraxpharm	383,7	10,2%	6760,8	6,0%	12950,4	11,8%
366	Zolpidem AL	383,3	8,9%	5250,0	4,5%	7040,9	8,8%
367	Trevilor	383,0	-61,5%	69422,5	-57,4%	30296,8	-58,2%
368	Amlodipin STADA	382,9	-18,8%	4514,6	-39,1%	48789,2	-18,8%
369	Torasemid STADA	382,2	34,4%	5933,8	6,2%	25288,5	27,3%
370	Insuman Basal	381,7	-1,2%	30423,3	-0,8%	24273,5	-0,8%
371	MetoHEXAL comp	381,6	-8,1%	12414,9	-4,2%	37039,3	-7,5%
372	Moxonidin HEXAL	380,1	-16,7%	12244,6	-16,8%	36375,2	-17,1%
373	Inuvair	379,0	54,3%	26996,5	85,8%	14173,4	83,0%
374	Azithromycin-ratiopharm	377,1	1,6%	5530,8	1,7%	1837,4	2,0%
375	Tamiflu	376,6	628,6%	13489,2	663,5%	1771,0	520,4%
376	Kreon	375,7	9,0%	30912,5	7,3%	6813,7	9,7%
377	Inflanefran	373,4	-2,7%	6405,6	-1,9%	7468,0	-2,7%
378	Gardasil	372,5	-39,1%	59182,5	-39,3%	373,1	-39,1%
379	Salbutamol AL	370,8	38,1%	5127,1	39,1%	2704,4	37,3%
380	Azithromycin AL	369,6	44,9%	5113,0	35,8%	1833,1	43,7%
381	Tilidin comp HEXAL	369,2	-12,9%	15705,6	-12,7%	10871,3	-12,5%
382	Nexium	369,2	-72,8%	27947,5	-68,3%	30997,1	-72,3%
383	Enalapril STADA	366,4	12,1%	4398,6	-21,6%	40401,2	15,2%
384	Lotricomb	364,4	3,8%	10462,4	10,5%	11771,5	4,7%
385	Nitrendipin Apogepha	363,4	(> 1000)	5562,5	(> 1000)	29148,8	(> 1000)
386	Amlobeta	362,5	-14,1%	5668,0	-16,3%	53055,7	-13,4%
387	Pantoprazol TAD	361,6	(neu)	8183,5	(neu)	30502,8	(neu)
388	Palladon	360,5	15,0%	96331,9	31,0%	9911,5	11,8%
389	Nitrendipin-ratiopharm	360,3	-18,9%	5295,7	-21,0%	29482,1	-18,7%
390	Iscover	359,7	-43,7%	84804,3	-40,0%	31877,9	-41,1%
391	Verapamil-ratiopharm	358,4	-25,5%	6738,3	-26,7%	18652,8	-25,7%
392	Provas comp/maxx	357,7	7,6%	37623,2	10,9%	33091,2	8,0%
393	Salbutamol-CT	357,6	49,5%	5592,3	44,4%	10233,6	48,3%
394	Trimipramin-neuraxpharm	357,5	12,1%	7436,0	10,1%	9788,5	19,5%
395	Yasmin/Yasiminelle	357,3	-11,1%	14018,4	-6,8%	31958,1	-10,8%
396	Bronchipret Saft/Tropfen	357,2	8,1%	2565,5	13,7%	1676,8	10,8%
397	Dexagent Ophtal	356,8	67,6%	4884,3	68,9%	6230,6	69,8%
398	Moxonidin AAA Pharma	355,4	(> 1000)	8969,3	(> 1000)	33461,2	(> 1000)
399	Arilin Vaginal	352,8	-1,9%	4480,5	-1,8%	905,4	-1,4%
400	Insidon	351,1	-11,3%	6330,7	-22,8%	10662,5	-11,5%
	Summe	357200,0		11637347,9		20843838,8	
	Kumulativer Anteil	57,04%		40,83%		61,06%	

Tabelle 47.7: Führende Arzneimittel 2009 nach Verordnungen (Fortsetzung)

Rang	Präparat	Verordnung in Tsd.	Verordnung Änd. %	Umsatz in Tsd. €	Umsatz Änd. %	DDD in Tsd.	DDD Änd. %
401	Enalapril plus- 1 A Pharma	350,8	445,0%	7688,0	429,2%	33880,0	452,0%
402	Concerta	350,2	-0,2%	24729,8	0,4%	13835,1	0,2%
403	Ergenyl	349,3	-9,1%	11851,5	-10,9%	14631,9	-8,6%
404	Nitrendipin AL	347,6	-21,0%	4720,2	-22,4%	27492,5	-21,5%
405	Ambroxol- 1 A Pharma	346,4	44,8%	1344,4	42,6%	2548,0	40,1%
406	MCP-CT	345,8	1,9%	4042,7	0,2%	3666,0	-0,4%
407	ASS-ratiopharm	345,6	-10,8%	1127,7	-11,3%	22518,2	-11,1%
408	Twinrix	344,9	282,2%	23805,0	279,9%	346,0	279,1%
409	Lafamme	344,7	5,0%	13270,6	7,0%	28465,9	5,0%
410	Aida	343,2	18,0%	13360,4	23,8%	30215,1	18,3%
411	Rasilez	343,2	107,0%	36502,6	120,3%	42401,8	126,9%
412	Nasic	342,4	-12,0%	1902,2	-10,9%	8560,7	-12,0%
413	Glimepirid-ratiopharm	342,4	-24,1%	9548,2	-24,8%	53262,4	-21,1%
414	Atosil	341,2	-4,4%	4956,6	-4,8%	6055,1	-6,1%
415	Zop	340,8	10,3%	5126,7	10,3%	6501,9	10,4%
416	Travatan	340,4	-1,6%	22738,0	-1,6%	24575,5	-1,0%
417	Triamgalen	339,5	-6,2%	5331,7	-4,4%	8004,2	-3,6%
418	Prednisolon/Prednigalen	338,8	15,1%	4487,9	13,1%	13442,4	19,1%
419	Fucicort	338,3	1,9%	7966,7	4,9%	2099,8	4,0%
420	Budiair	338,2	32,3%	13696,3	31,3%	20980,8	30,8%
421	Batrafen Creme etc.	337,9	-13,4%	6555,8	-12,9%	7112,0	-10,4%
422	Dytide H	337,1	-12,0%	5221,4	-14,2%	28347,9	-11,1%
423	Actos	336,8	-0,9%	60305,2	0,6%	31634,4	-0,6%
424	Apidra	334,7	30,1%	36116,5	30,6%	21302,1	30,6%
425	Delix plus	334,2	1,1%	9544,6	1,5%	31546,0	1,7%
426	Captobeta	332,4	84,2%	4257,2	74,0%	25272,3	73,4%
427	Glimepirid HEXAL	331,8	-11,2%	9572,1	-10,4%	51927,4	-9,5%
428	Lorazepam-neuraxpharm	331,1	2,7%	4403,8	2,5%	6821,5	1,9%
429	Gentamicin-POS	331,1	-5,4%	3858,1	-5,8%	5405,5	-8,1%
430	Tolperison HEXAL	331,0	42,2%	7628,0	34,9%	4422,7	33,2%
431	Vesikur	329,5	13,2%	44877,3	15,6%	31331,5	17,7%
432	Ezetrol	327,6	-5,2%	53902,1	3,6%	29110,1	-3,6%
433	Ventolair	326,5	18,8%	10837,1	18,9%	16493,1	17,1%
434	Xipamid HEXAL	326,4	0,8%	5609,3	0,9%	33625,7	0,4%
435	Mictonorm/Mictonetten	325,9	-2,0%	25925,7	2,9%	15677,0	2,5%
436	Levopar	325,4	11,2%	8088,0	14,0%	4540,4	16,3%
437	Siofor	324,9	-13,9%	5964,5	-13,7%	17254,0	-13,0%
438	Unacid PD	324,7	13,0%	13444,3	20,1%	1290,0	13,3%
439	Omeprazol Sandoz	323,8	-21,2%	16017,8	-21,6%	26013,9	-16,5%
440	Apsomol Inhalat	322,5	-29,0%	6049,8	-27,6%	13543,4	-22,8%
441	Karvezide	321,9	-6,1%	32959,7	-5,2%	30519,5	-5,3%
442	Enadura/Enalapril dura	321,3	-27,8%	4401,5	-28,2%	37447,5	-26,4%
443	Bisoprolol Sandoz	320,9	0,4%	4707,7	-0,2%	18844,1	-2,5%
444	L-Thyroxin AL	320,7	35,4%	4376,9	30,7%	15904,6	30,3%
445	Clarithromycin- 1 A Pharma	320,0	46,2%	4688,8	46,3%	2900,4	48,3%
446	Duac Akne	319,1	0,5%	10412,5	5,4%	11152,5	5,6%
447	Posterisan corte	318,8	9,4%	5028,9	10,4%	4723,0	9,1%
448	Corifeo	317,9	-6,9%	7559,4	-11,3%	45244,2	-4,4%
449	Isot. Kochsalzlsg. Delta	317,4	4,2%	3529,0	4,8%	1581,1	7,6%
450	Ascotop	317,2	-2,6%	19519,6	-4,0%	3066,4	-0,6%
	Summe	373864,3		12290907,1		21781376,3	
	Kumulativer Anteil	59,70%		43,13%		63,80%	

47

Tabelle 47.7: Führende Arzneimittel 2009 nach Verordnungen (Fortsetzung)

Rang	Präparat	Verordnung		Umsatz		DDD	
		in Tsd.	Änd. %	in Tsd. €	Änd. %	in Tsd.	Änd. %
451	Simvastatin Sandoz	316,6	-20,8%	9733,9	-27,6%	29609,5	-19,5%
452	Doxepin- 1 A Pharma	315,7	106,4%	4955,5	104,1%	10121,3	135,1%
453	Pantoprazol AL	314,3	(neu)	6807,6	(neu)	25336,3	(neu)
454	Roxi- 1 A Pharma	314,0	28,2%	4482,5	26,9%	2259,8	29,1%
455	Obsidan	313,7	-5,3%	5506,1	-5,4%	7101,2	-5,8%
456	HCT-CT	313,3	-32,1%	4897,6	-33,5%	28182,9	-32,1%
457	Tetrazepam- 1 A Pharma	313,2	49,4%	3827,6	46,6%	2949,0	39,0%
458	Kanamytrex	313,0	-15,5%	4769,3	-9,7%	5050,7	-15,4%
459	Fusicutan	311,8	39,8%	4659,6	39,0%	1544,2	44,2%
460	Fraxiparin	311,2	-14,6%	30323,8	-15,5%	7766,0	-12,8%
461	Pantoprazol - 1 A Pharma	310,3	(neu)	6700,3	(neu)	26199,0	(neu)
462	Lorazepam dura	309,7	15,0%	4048,6	14,0%	6016,5	12,3%
463	Dexa-Polyspectran	309,3	-8,7%	5810,2	-4,4%	7363,7	-8,7%
464	Quilonum	309,3	0,5%	8190,5	0,6%	15236,4	0,7%
465	Paracetamol- 1 A Pharma	308,0	5,5%	547,8	5,6%	1188,7	1,5%
466	Kanamycin-POS	306,6	3,7%	3720,4	3,8%	4407,7	4,5%
467	ClindaHEXAL	306,5	-0,1%	6169,6	1,0%	2225,0	2,4%
468	Maxalt	306,0	-0,8%	22377,9	-2,1%	2809,0	1,6%
469	Cefixdura	304,8	35,6%	6667,9	22,0%	1991,7	37,5%
470	Clarithromycin AL	304,8	16,3%	4447,7	17,4%	2675,2	21,6%
471	Bronchoretard	304,5	-22,1%	6735,3	-21,5%	23402,6	-20,7%
472	Oralpädon 240	304,2	2,9%	1435,6	2,9%	760,4	2,9%
473	Betahistin-ratiopharm	303,8	-8,4%	4779,9	-10,6%	11022,0	-7,1%
474	Olmetec plus	303,6	29,2%	29625,7	42,1%	28051,1	30,5%
475	Citalopram AL	302,0	11,1%	9254,3	5,0%	25946,2	15,7%
476	Verapamil AL	301,6	-7,6%	5607,1	-3,5%	15731,6	1,7%
477	Calcimagon-D3	300,9	-15,9%	9949,0	-17,6%	17153,1	-18,0%
478	Amoclav/-forte/Amoxclav	300,7	25,2%	13210,5	30,7%	1986,5	29,6%
479	Dexamytrex	300,3	-19,7%	4407,4	-17,9%	5138,3	-19,4%
480	Tetrazepam HEXAL	300,3	5,6%	3863,3	5,8%	3379,5	6,6%
481	Melperon AL	300,3	-11,1%	4811,9	-11,5%	1629,0	-14,6%
482	Opipramol AL	298,5	38,4%	4369,4	38,5%	10387,1	49,1%
483	Aricept	297,6	10,4%	97179,9	16,4%	23888,8	12,2%
484	Faktu	296,2	-28,4%	6422,7	-29,7%	4103,0	-24,1%
485	Glucobon/Metformin -biomo	296,2	-56,3%	5343,5	-46,1%	15669,1	-56,0%
486	Ramipril dura plus	296,0	-12,9%	6553,0	-13,4%	28899,8	-12,0%
487	Carbimazol HEXAL	295,3	9,3%	4606,4	9,4%	14195,2	9,5%
488	Subutex	294,4	-4,0%	15043,3	-2,1%	2877,3	-4,2%
489	MolsiHEXAL	293,8	-32,7%	5429,1	-32,4%	28690,5	-31,2%
490	Rhinisan	293,4	10,4%	5934,2	11,1%	9281,5	13,0%
491	Lisi Lich comp	293,2	992,9%	6515,0	985,3%	28352,5	(> 1000)
492	NifeHEXAL	291,1	-14,6%	5453,0	-13,6%	20580,0	-13,2%
493	Tamsulosin BASICS	290,4	(> 1000)	6968,8	(> 1000)	27608,8	(> 1000)
494	Reminyl	290,3	7,9%	64243,3	12,7%	14016,2	12,7%
495	Trusopt/-S	289,7	-3,2%	17095,0	-3,5%	13509,5	-3,1%
496	Karison	289,4	13,6%	4685,0	13,3%	10121,4	12,8%
497	Cefaclor- 1 A Pharma	288,2	52,3%	4854,8	37,5%	1967,8	52,1%
498	Indomet-ratiopharm	288,2	-7,6%	4760,3	-7,7%	10312,8	-6,1%
499	Ranitidin- 1 A Pharma	287,2	101,7%	5714,3	104,6%	17797,7	112,2%
500	MTX/ Methotrexat HEXAL	286,9	9,5%	10067,8	10,4%	27535,5	11,0%
	Summe	388954,7		12814470,0		22415404,8	
	Kumulativer Anteil	62,11%		44,96%		65,66%	

Tabelle 47.7: Führende Arzneimittel 2009 nach Verordnungen (Fortsetzung)

Rang	Präparat	Verordnung in Tsd.	Verordnung Änd. %	Umsatz in Tsd. €	Umsatz Änd. %	DDD in Tsd.	DDD Änd. %
501	Stalevo	286,4	15,6%	60670,0	15,6%	8666,4	18,1%
502	Linola/-Fett	286,2	-8,8%	4083,7	-5,6%	6797,2	-9,0%
503	Alendron beta	286,0	-15,9%	15955,2	-26,0%	22027,8	-15,3%
504	Spirobeta	285,5	718,2%	5516,3	625,9%	18147,1	723,7%
505	Locol	285,5	-46,5%	11353,0	-55,1%	28502,1	-39,7%
506	Tamsulosin AL	285,4	78,4%	6540,0	70,2%	25577,2	77,9%
507	Berlinsulin H Basal	285,0	5,6%	21868,5	6,2%	17509,7	6,3%
508	Pulmicort	283,0	-16,2%	15258,6	-16,5%	8466,8	-17,7%
509	Formatris	282,4	15,8%	21755,6	23,5%	16761,1	18,6%
510	Tramabeta	281,4	-28,2%	7384,4	-34,1%	6671,8	-28,0%
511	Maninil	280,5	-20,6%	3998,0	-20,6%	13325,9	-21,5%
512	Roxithromycin AL	280,2	1,1%	4024,0	0,4%	2041,4	2,6%
513	ß-Acetyldigoxin-ratiopharm	279,6	22,2%	3410,4	20,3%	9679,7	23,3%
514	Allopurinol Heumann	279,5	-5,8%	3732,2	-7,6%	15181,3	-6,8%
515	Ranitidin-ratiopharm	279,2	-24,6%	6156,9	-23,6%	15696,6	-23,4%
516	Ambroxol AL comp	278,8	14,7%	3221,4	14,5%	3163,3	13,5%
517	Tili comp/Tilidin-1 A Pharma	278,0	48,8%	10268,1	48,4%	8521,7	47,7%
518	Roxithromycin-ratiopharm	277,9	-13,3%	4152,0	-13,2%	2031,5	-12,8%
519	Cefaclor-ratiopharm	277,7	-21,1%	5038,9	-22,3%	1776,0	-22,6%
520	Clonidin-ratiopharm	277,6	3,3%	4738,3	3,3%	9548,0	2,3%
521	LisiHEXAL comp	276,4	-10,7%	8036,0	-10,4%	26767,6	-10,3%
522	Isot. Kochsalzlsg. Fresenius	276,3	-3,3%	3744,4	5,2%	2476,6	1,0%
523	Baycuten HC	275,3	-3,9%	6848,6	-3,8%	5169,5	-3,5%
524	Fluor-Vigantoletten	274,3	128,5%	1665,6	129,2%	24439,3	127,4%
525	Lemocin	274,2	7,3%	1527,3	7,8%	1473,2	6,9%
526	Dominal	274,0	9,6%	5397,6	9,7%	3337,3	9,1%
527	Avandamet	273,7	-9,0%	35578,1	-9,5%	15257,7	-9,1%
528	Allergospasmin	273,6	-4,1%	17934,1	-4,9%	12587,6	-5,1%
529	Mydocalm	273,6	-34,2%	7682,4	-42,1%	4856,4	-32,9%
530	Corvaton	273,4	54,2%	5217,3	40,5%	23708,5	69,8%
531	Formotop	273,4	23,4%	19301,3	32,3%	14642,1	28,0%
532	Ome-Q	271,9	1,6%	10663,5	-2,6%	22507,2	9,2%
533	Ramipril-CT	271,5	-5,2%	4223,2	-5,9%	57851,4	-4,7%
534	Kalinor-Brausetabl.	270,2	1,3%	7543,8	3,1%	7263,1	2,5%
535	Pipamperon HEXAL	270,2	33,3%	6569,4	40,7%	2766,3	41,0%
536	Keimax	269,5	20,3%	7123,6	6,2%	1776,9	22,3%
537	PenHEXAL	268,8	-13,7%	3764,7	-13,5%	2442,9	-12,9%
538	RoxiHEXAL	268,7	1,2%	3945,9	1,2%	1906,9	1,6%
539	Cefixim-ratiopharm	266,8	-7,4%	7364,5	-7,9%	1790,0	-5,8%
540	Tramadol- 1 A Pharma	266,6	-3,8%	6556,5	-10,1%	5887,5	-4,5%
541	Risperdal	266,4	-37,2%	123638,6	-5,5%	8844,0	-18,4%
542	Gynokadin	265,6	0,1%	7862,9	3,2%	31176,1	1,7%
543	Glimepirid AL	265,4	-0,7%	5738,1	-4,6%	35551,1	-1,3%
544	Ritalin/-LA	265,1	23,1%	13686,6	43,2%	7897,7	42,4%
545	Arimidex	265,0	5,6%	149344,9	11,4%	25018,7	6,6%
546	Ranitic	263,6	-21,1%	5513,4	-20,5%	13244,6	-21,1%
547	Nebivolol-ratiopharm	263,5	57,4%	3831,6	49,5%	23938,8	54,7%
548	Sab simplex	261,7	-11,0%	3035,8	-10,5%	1587,3	-11,5%
549	Clopidogrel-ratiopharm	261,6	335,0%	40947,0	344,1%	22443,1	353,0%
550	Ramipril STADA	261,5	-28,8%	3451,0	-40,5%	58180,9	-27,0%
	Summe	402672,4		13561333,3		23122287,8	
	Kumulativer Anteil	64,30%		47,58%		67,73%	

47

Tabelle 47.7: Führende Arzneimittel 2009 nach Verordnungen (Fortsetzung)

Rang	Präparat	Verordnung		Umsatz		DDD	
		in Tsd.	Änd. %	in Tsd. €	Änd. %	in Tsd.	Änd. %
551	Competact	260,6	18,3%	25694,6	20,3%	12770,5	18,3%
552	Zithromax	260,5	-12,4%	4676,9	-11,9%	1075,6	-11,3%
553	Ciloxan Ohren	260,4	7,4%	4370,9	9,5%	3254,8	7,4%
554	Pipamperon-neuraxpharm	260,1	7,0%	7349,6	11,0%	3520,2	10,9%
555	Oxygesic	260,0	-35,6%	58493,6	-13,2%	5686,2	-24,4%
556	Ramipril dura	259,7	-34,8%	3523,2	-36,0%	60327,1	-33,5%
557	Kinzalkomb	259,3	7,3%	26323,2	9,0%	24064,3	8,2%
558	Provas	258,1	17,1%	22582,6	7,6%	45823,5	29,3%
559	Budes Nasenspray	258,1	27,3%	5550,1	29,2%	14755,5	25,9%
560	Baclofen-ratiopharm	257,9	6,2%	4798,5	6,7%	6842,3	7,3%
561	Cetirizin HEXAL	257,0	-5,8%	2302,2	-6,6%	4239,8	-5,6%
562	Sandimmun	256,5	-3,1%	61801,7	-6,0%	4317,4	-5,5%
563	Clarithrobeta	256,0	21,8%	3634,1	20,7%	1923,6	21,9%
564	Carvedilol-ratiopharm	255,5	-26,5%	6954,3	-13,8%	12241,5	-25,7%
565	Carmen ACE	255,3	96,9%	15120,7	112,4%	23939,2	103,7%
566	Vera Lich	254,1	(> 1000)	5060,8	(> 1000)	14267,1	(> 1000)
567	Ecolicin	254,1	-17,5%	3896,6	-16,3%	5904,1	-11,1%
568	Spironolacton AL	253,6	-10,3%	4901,8	-17,1%	16120,8	-9,4%
569	Flutide	253,0	-2,2%	7560,8	2,6%	5936,2	-6,1%
570	Preterax/Bipreterax	251,2	47,7%	21091,1	46,2%	21650,3	40,1%
571	Cotrim- 1 A Pharma	251,0	31,8%	2741,4	31,2%	1837,8	29,5%
572	Tetra-Gelomyrtol	250,5	-35,3%	4662,3	-33,6%	1487,8	-34,7%
573	Amoxicillin Heumann	249,3	-7,1%	3728,0	-6,9%	4095,8	-8,0%
574	Presomen	249,1	-10,2%	7460,3	-7,4%	18305,7	-11,0%
575	Atenolol-ratiopharm	248,6	-8,1%	4210,7	-8,3%	15875,5	-9,0%
576	Minisiston/-fem	246,6	1,7%	6376,2	3,4%	21566,0	1,8%
577	TriamHEXAL	246,4	-4,2%	4454,3	-3,0%	16288,8	-0,3%
578	Aldactone Tabl./Kaps.	246,1	10,8%	3524,0	3,7%	4915,9	7,9%
579	Oxazepam AL	246,1	-5,0%	2739,3	-5,8%	2095,2	-5,8%
580	Levodop-neuraxpharm	245,1	32,1%	7010,2	25,8%	5912,9	34,8%
581	Doxam	244,9	-30,0%	3037,2	-30,0%	2765,4	-29,8%
582	Huminsulin Normal	244,4	4,8%	20892,4	5,1%	17082,1	4,9%
583	Bronchicum	244,3	0,7%	1729,0	2,3%	1020,0	3,0%
584	Leona HEXAL	243,8	169,2%	6253,3	168,5%	21258,3	168,2%
585	Arthotec	243,7	-20,2%	9800,2	-13,6%	9051,5	-18,1%
586	Ranitidin AL	243,3	-29,1%	4811,2	-28,6%	14874,0	-26,4%
587	Gabapentin TEVA	242,2	(> 1000)	13411,3	(> 1000)	5670,8	(> 1000)
588	Mirtazapin HEXAL	241,9	4,0%	10405,1	4,1%	14475,5	3,7%
589	Carvedilol AL	241,6	4,3%	4681,1	2,3%	11160,9	3,4%
590	Aarane/ N	241,2	-8,7%	16338,3	-8,3%	11560,8	-8,1%
591	Exelon	240,5	16,1%	47669,1	25,2%	8927,8	29,5%
592	Fentanyl- 1 A Pharma	240,1	102,9%	25282,0	84,2%	6025,0	108,2%
593	Melperon-ratiopharm	239,7	-27,0%	4179,3	-27,2%	1734,4	-26,6%
594	Triamteren comp-CT	239,5	-3,7%	3672,5	-6,0%	22367,4	-2,8%
595	SotaHEXAL	238,9	-10,3%	4517,4	-10,4%	14947,7	-10,8%
596	Huminsulin Basal / -Long	238,3	2,7%	18431,4	2,9%	15053,6	2,9%
597	Fluanxol	238,2	-1,1%	11351,8	0,4%	9610,5	1,2%
598	Xalacom	238,1	1,4%	19410,4	4,0%	17646,5	1,9%
599	Monapax Saft/Supp./Tropfen	237,9	-6,1%	2385,0	-6,1%	658,2	-6,1%
600	Torasemid beta	237,8	-29,4%	3653,4	-38,3%	12815,4	-30,0%
	Summe	415112,6		14135838,8		23722035,2	
	Kumulativer Anteil	66,28%		49,60%		69,49%	

Tabelle 47.7: Führende Arzneimittel 2009 nach Verordnungen (Fortsetzung)

Rang	Präparat	Verordnung in Tsd.	Verordnung Änd. %	Umsatz in Tsd. €	Umsatz Änd. %	DDD in Tsd.	DDD Änd. %
601	Fragmin	237,7	-7,7%	19161,2	-3,7%	5961,7	-5,9%
602	Mirtazapin STADA	237,6	15,4%	8835,7	-12,2%	14931,5	13,2%
603	Gliben HEXAL	237,1	-10,5%	3045,8	-10,9%	14279,5	-9,4%
604	Cefaclor BASICS	237,0	347,8%	4314,7	341,1%	1647,2	362,3%
605	Spiro comp-ratiopharm	236,5	-3,5%	7426,6	-3,7%	20169,5	-3,0%
606	Prednisolon-ratiopharm Tabl.	236,5	-14,5%	3364,2	-16,3%	13143,3	-13,4%
607	Lopedium	236,1	-15,9%	3268,7	-14,6%	1448,1	-12,4%
608	Kepinol	235,3	-23,0%	2692,5	-23,2%	1393,4	-22,3%
609	Risperidon STADA	235,2	284,9%	7392,1	144,1%	4188,0	403,4%
610	Polyspectran	235,1	-2,4%	3860,2	0,3%	3141,8	-2,4%
611	Digostada	234,2	0,2%	2864,4	-1,8%	8279,6	0,7%
612	Amlodipin/Amlobesilat Sandoz	232,8	-21,8%	3573,3	-23,9%	30137,7	-21,9%
613	Prograf	232,2	0,6%	114127,3	12,2%	4567,4	0,7%
614	Alfason	232,0	-3,6%	4219,9	-4,4%	4917,4	-4,7%
615	MCP beta	231,8	-41,5%	2605,4	-41,9%	1700,8	-41,9%
616	Detrusitol	231,7	-13,5%	27314,0	-10,6%	14150,3	-11,4%
617	Moxonidin AL	231,4	-2,1%	5725,5	-7,8%	21541,0	-2,1%
618	Diclofenac Sandoz	231,0	-45,8%	3100,5	-42,4%	7081,9	-52,1%
619	Gabapentin HEXAL	230,6	2,8%	16091,1	4,1%	5939,9	4,5%
620	Diprogenta	230,0	4,3%	6523,8	7,4%	4965,4	3,3%
621	Penicillin V AL	229,7	-13,0%	2706,3	-12,9%	2078,5	-10,5%
622	Tamsulosin-ratiopharm	229,4	-9,1%	6486,0	-9,1%	21333,6	-9,0%
623	Infectomycin	229,3	7,0%	5232,4	8,9%	1569,6	9,6%
624	Veramex	228,1	369,4%	4205,2	307,8%	10575,1	252,5%
625	Lactulose AL	228,0	8,6%	2885,1	9,2%	8523,5	9,4%
626	Predni-POS	227,5	9,7%	3348,4	9,7%	18202,6	9,7%
627	Actonel 5/35/75	227,5	-11,1%	24904,0	-11,4%	17759,3	-11,1%
628	Fentanyl-ratiopharm TTS	227,1	-13,2%	37374,1	-10,4%	7700,4	-10,2%
629	Metrogel/-creme/-lotion	226,9	3,6%	5180,1	3,8%	5643,1	4,0%
630	Contramutan/-D/-N	225,0	-10,2%	2106,1	-9,9%	387,7	-5,6%
631	Propra-ratiopharm	224,6	-0,7%	3635,5	-3,4%	4387,1	-1,5%
632	Bisoprolol-ratiopharm comp	224,2	-21,9%	7084,6	-25,5%	21645,7	-21,2%
633	Pravastatin-ratiopharm	224,2	-12,0%	8770,8	-14,2%	19482,8	-10,1%
634	Sympal	223,7	-10,4%	4403,2	-9,0%	2280,3	-7,7%
635	Bronchospray	222,7	-19,2%	5001,6	-18,1%	9891,3	-18,6%
636	Iberogast	222,4	-8,5%	2315,5	-6,7%	1849,6	-8,4%
637	Formoterol-ratiopharm	222,4	10,6%	13784,6	1,6%	13766,1	8,8%
638	Torasemid AbZ	221,9	63,0%	3320,4	52,6%	12025,1	62,9%
639	Berlinsulin H	221,5	-3,1%	18443,3	-2,7%	15038,3	-2,7%
640	ASS protect/100 STADA	221,4	13,3%	697,9	1,9%	21664,0	13,7%
641	Aranesp	220,8	-8,0%	113435,6	-9,2%	8885,6	-10,0%
642	Calcium-Sandoz D	220,7	78,2%	4596,0	78,5%	11749,1	84,5%
643	Infectomox	220,0	-2,5%	3141,5	-1,7%	2145,2	-3,2%
644	Glucophage	219,1	-22,4%	4077,5	-22,4%	12188,8	-22,4%
645	Moxonidin-ratiopharm	218,8	-23,5%	6680,6	-27,3%	20934,1	-23,4%
646	Citalopram-ratiopharm	218,6	-25,4%	8879,9	-23,3%	19476,2	-22,5%
647	CaptoHEXAL comp	218,3	-19,1%	4708,9	-18,9%	21459,4	-18,9%
648	Metex/FS	218,2	-3,0%	38885,6	14,7%	15617,9	1,0%
649	Risperidon AL	218,1	137,6%	7377,6	84,9%	4089,0	147,3%
650	Pravastatin HEXAL	218,0	1,8%	8605,1	-1,1%	19437,6	3,4%
	Summe	426492,5		14747619,0		24257407,3	
	Kumulativer Anteil	68,10%		51,75%		71,06%	

Tabelle 47.7: Führende Arzneimittel 2009 nach Verordnungen (Fortsetzung)

Rang	Präparat	Verordnung in Tsd.	Verordnung Änd. %	Umsatz in Tsd. €	Umsatz Änd. %	DDD in Tsd.	DDD Änd. %
651	Gastrosil	217,8	-12,9%	2647,3	-12,7%	2457,9	-9,1%
652	Claversal	217,6	2,0%	23694,4	0,2%	11425,6	1,0%
653	Lisibeta	216,7	-21,9%	3212,3	-29,0%	26778,8	-21,5%
654	Novothyral	216,6	-2,2%	6213,1	0,4%	28179,5	-2,2%
655	Tramal	216,4	-15,8%	5132,5	-33,8%	4452,9	-12,2%
656	Dociton	215,2	3,6%	3553,9	3,7%	4117,6	3,0%
657	Spironolacton-ratiopharm	215,1	-26,9%	4877,9	-29,1%	13770,3	-25,5%
658	Rifun	214,3	-44,5%	13025,2	-46,9%	21955,2	-39,7%
659	Utrogest	213,2	8,5%	6067,6	9,7%	5082,8	9,3%
660	Metformin Sandoz	213,0	-20,3%	3888,4	-16,6%	11059,1	-19,7%
661	Spasmolyt	212,9	-8,4%	10742,8	11,8%	11071,7	-5,8%
662	Metformin-CT	212,7	-5,0%	3739,0	-1,1%	12022,4	3,8%
663	Karvea	212,6	-6,9%	20163,9	-6,4%	28917,8	-6,2%
664	Methizol	212,4	-3,9%	3380,3	-4,0%	11067,3	-3,2%
665	DoxyHEXAL	211,5	-16,8%	2458,5	-16,8%	3897,6	-17,1%
666	Paracetamol STADA	211,2	6,6%	700,8	97,1%	817,2	11,0%
667	Telfast	211,1	-28,2%	9353,4	-23,0%	13125,9	-25,4%
668	Torem	210,9	-45,1%	5211,4	-47,3%	14130,8	-57,1%
669	Januvia	210,7	1,9%	36280,8	7,0%	18438,3	7,3%
670	BisoprololHeumann	210,5	-14,3%	2957,4	-16,0%	12091,5	-15,7%
671	Norspan transdermal	209,1	21,3%	29120,6	45,7%	1784,6	34,0%
672	Predni H Tablinen	208,8	7,5%	2867,4	6,6%	11253,0	6,7%
673	Tryasol Codein	207,2	18,0%	2797,8	17,9%	1008,0	17,2%
674	Amlodipin/-N -CT	207,1	-20,8%	3100,0	-23,7%	25736,9	-20,1%
675	Meditonsin Lösung	206,9	-13,7%	2180,6	-13,5%	8743,6	-13,4%
676	Nebivolol AL	206,8	332,9%	3026,6	333,1%	19423,2	335,7%
677	Marcuphen-CT	206,6	9,8%	3502,1	9,5%	20082,5	10,0%
678	Pariet	206,2	-11,7%	11940,5	-8,3%	21300,1	2,5%
679	Celestan/Celestamine N	205,9	10,5%	4090,0	11,4%	2110,1	9,9%
680	Roxithromycin STADA	205,5	-11,0%	2982,0	-13,9%	1526,1	-10,7%
681	Azithromycin Winthrop	205,4	63,0%	3032,1	63,0%	1027,0	63,0%
682	Presomen comp./-conti Drag.	204,9	-13,9%	6563,3	-7,5%	16833,5	-14,1%
683	Lumigan	204,3	0,4%	14005,3	2,6%	17574,7	1,0%
684	Dopadura C	204,1	79,8%	5847,7	72,8%	4651,5	78,3%
685	Ibuprofen Sandoz	203,5	-17,7%	2970,7	-16,8%	5493,2	-14,7%
686	Triam Injekt Lichtenstein	203,3	-1,4%	3768,0	-0,1%	12766,9	2,2%
687	Ibu TAD	202,5	-27,7%	3254,7	-26,9%	5736,8	-24,4%
688	Kortikoid-ratiopharm/F	201,9	-5,6%	2829,9	-7,7%	3358,1	-4,4%
689	Zaldiar	201,0	-10,6%	5468,8	-5,1%	2119,8	-8,9%
690	Xipamid AL	200,7	11,1%	3267,8	8,2%	19912,5	9,1%
691	Mirtazapin-ratiopharm	200,4	-6,7%	9005,4	-5,8%	12527,4	-6,3%
692	Melneurin	200,1	-15,9%	3560,5	-15,8%	1654,3	-16,2%
693	Lisinopril STADA	199,9	-25,8%	2864,3	-37,3%	22408,8	-25,0%
694	Ramipril Sandoz	199,1	-25,0%	3170,6	-25,4%	46650,7	-24,3%
695	Stangyl	198,9	31,9%	5444,6	14,4%	5860,5	51,0%
696	Akineton	198,8	-2,3%	4670,2	-1,5%	5678,9	-1,1%
697	Dexa EDO/Dexagel	198,5	3,4%	3406,8	7,7%	3854,0	4,8%
698	Transtec	198,3	-18,6%	59691,3	-8,8%	8822,1	-14,1%
699	Capto comp- 1 A Pharma	198,3	329,0%	3979,6	329,1%	19401,5	332,3%
700	Zopiclodura	198,1	-3,0%	2840,3	-3,6%	3805,9	-2,7%
	Summe	436856,9		15130169,2		24845373,7	
	Kumulativer Anteil	69,75%		53,09%		72,78%	

47

Tabelle 47.7: Führende Arzneimittel 2009 nach Verordnungen (Fortsetzung)

Rang	Präparat	Verordnung in Tsd.	Verordnung Änd. %	Umsatz in Tsd. €	Umsatz Änd. %	DDD in Tsd.	DDD Änd. %
701	Opipramol HEXAL	198,0	-8,3%	3213,4	-8,1%	6794,8	-7,4%
702	Morphin-ratiopharm	197,8	22,6%	11879,9	22,2%	4432,5	22,4%
703	Ursofalk	197,7	-4,4%	15584,5	3,4%	9362,3	4,5%
704	Monuril	197,3	25,5%	3438,1	25,5%	197,3	25,5%
705	Metformin Heumann	196,5	0,5%	2805,7	-0,7%	10116,5	0,4%
706	Lanitop	196,2	-15,8%	3060,7	-15,6%	9524,5	-15,9%
707	Kadefungin	196,0	-27,1%	2766,1	-27,0%	1133,3	-26,7%
708	Pentoxifyllin-ratiopharm	196,0	-37,7%	3413,6	-34,9%	6366,2	-29,0%
709	Dusodril	194,9	-23,6%	5068,8	-22,2%	3699,7	-20,8%
710	Laif	194,9	47,0%	9455,4	51,7%	21528,5	50,2%
711	Cordanum	194,7	-10,4%	3874,3	-10,3%	14371,8	-10,1%
712	Syntaris	194,2	-9,7%	4316,3	-1,0%	7502,6	-8,4%
713	Infectotrimet	194,0	-5,9%	3523,2	-2,2%	1265,0	-5,7%
714	Solaraze	193,4	8,9%	13451,3	57,5%	4967,0	65,1%
715	Otovowen	192,3	-16,1%	2551,9	-15,6%	1692,0	-15,9%
716	Ideos	192,2	16,5%	5310,5	16,6%	8350,5	16,6%
717	Zopiclon-CT	192,0	-1,0%	2810,2	-1,7%	3228,6	-1,9%
718	Zopiclon STADA	191,5	-1,0%	2748,6	-5,9%	3700,5	-0,6%
719	Budecort	191,4	9,0%	7306,9	8,9%	11747,4	9,2%
720	Amlodipin/-besilat AbZ	191,0	-20,9%	2257,1	-28,0%	23624,8	-21,5%
721	Calcivit D	190,5	16,0%	4907,0	11,6%	12438,5	16,3%
722	NAC-ratiopharm	190,4	-10,1%	2310,6	-10,8%	5446,6	-12,7%
723	Estragest TTS	190,3	-11,8%	7132,2	-10,6%	16823,6	-10,9%
724	Panotile cipro	190,0	14,4%	3736,7	14,4%	1899,7	14,4%
725	Mirtazapin AL	189,8	2,5%	6882,6	-6,3%	11679,9	2,3%
726	Tramagit	189,0	-10,1%	4611,0	-11,3%	4479,0	-5,6%
727	Isoptin	188,8	-21,2%	4633,8	-18,4%	11272,8	-16,7%
728	Tantum Verde Lsg/Lutsch	188,8	11,5%	2960,1	11,5%	2450,8	11,7%
729	Amitriptylin beta	188,7	-29,1%	2510,5	-36,9%	4062,4	-44,7%
730	Gabapentin- 1 A Pharma	188,6	40,0%	9717,3	38,5%	3993,6	41,9%
731	Molsidomin STADA	188,5	7,8%	2943,3	-8,3%	18250,9	8,5%
732	Perazin-neuraxpharm	188,5	4,4%	6090,3	3,8%	12808,7	3,3%
733	Glimepirid- 1 A Pharma	188,1	22,9%	4508,0	22,1%	28208,0	24,4%
734	AteHEXAL	188,1	5,6%	3194,9	7,1%	12107,1	10,9%
735	Talvosilen	188,0	-11,5%	2700,2	-11,9%	1615,5	-7,6%
736	Skinoren	187,5	0,7%	4358,6	2,6%	3330,7	1,1%
737	Enabeta comp	187,2	-36,4%	4162,1	-40,6%	18149,5	-36,3%
738	Activelle	187,1	-18,6%	7325,7	-12,7%	15492,8	-18,6%
739	FSME-Immun	187,0	61,7%	7278,0	67,2%	189,0	61,3%
740	Verapamil- 1 A Pharma	187,0	-10,3%	3571,3	-11,3%	10081,5	-11,8%
741	Infectopedicul/extra	187,0	-32,4%	4894,7	-29,6%	568,3	-32,8%
742	Linola H N /-H fett N	186,9	-5,2%	3301,3	-5,1%	6886,4	-5,0%
743	ISMN AL	186,9	21,7%	3468,3	17,0%	19118,7	16,0%
744	Cefuroxim- 1 A Pharma	186,8	320,1%	3321,0	296,1%	1994,0	342,8%
745	Zolpidem- 1 A Pharma	186,3	24,5%	2551,2	18,7%	3554,1	24,2%
746	Atenolol AL	186,1	-6,1%	2875,9	-7,4%	11323,4	-5,7%
747	Rivotril	186,0	2,0%	4367,3	1,7%	3597,1	1,6%
748	Gelonida Schmerz	185,7	-29,6%	2148,0	-29,4%	589,9	-28,1%
749	Doxazosin STADA	185,6	172,8%	6348,5	167,4%	17318,0	169,2%
750	Zoldem	185,4	-1,0%	2802,7	-0,2%	3587,3	-1,1%
	Summe	446383,3		15370618,9		25262297,4	
	Kumulativer Anteil	71,28%		53,93%		74,00%	

47

Tabelle 47.7: Führende Arzneimittel 2009 nach Verordnungen (Fortsetzung)

Rang	Präparat	Verordnung in Tsd.	Verordnung Änd. %	Umsatz in Tsd. €	Umsatz Änd. %	DDD in Tsd.	DDD Änd. %
751	Captopril AL	185,2	-32,7%	2189,5	-35,6%	13291,9	-32,6%
752	Carbamazepin HEXAL	184,7	-1,4%	5654,7	0,6%	9567,9	2,0%
753	Molsidomin AL	184,2	-13,2%	2868,2	-19,8%	17640,8	-12,9%
754	Lisinopril-ratiopharm comp	183,9	-25,3%	5374,9	-15,6%	17871,8	-24,7%
755	Zolpidem STADA	183,5	-13,6%	2541,0	-19,8%	3474,2	-13,6%
756	Lendormin	183,3	-9,7%	2657,9	-9,7%	3576,7	-9,7%
757	Pantoprazol STADA	183,2	(neu)	3902,5	(neu)	12928,6	(neu)
758	Strattera	183,0	-15,0%	24019,8	-10,9%	2586,9	-12,3%
759	ISMN STADA	182,9	72,7%	3397,6	67,4%	18441,8	79,4%
760	Godamed	182,6	-10,7%	693,7	-10,3%	17940,7	-10,6%
761	Alendronsäure-ratiopharm	182,1	-26,2%	13683,0	-24,3%	13919,6	-24,4%
762	Bisoprolol-corax	181,9	-51,9%	2593,7	-50,8%	11518,9	-51,5%
763	Durogesic	181,8	-22,1%	47010,1	-19,2%	6975,4	-19,0%
764	Ibuprofen dura	181,5	-45,8%	2510,7	-45,1%	5015,4	-42,3%
765	Ampho-Moronal Tabl. etc.	181,3	2,3%	6762,4	1,9%	1973,3	1,7%
766	Nepresol	181,3	37,0%	5390,1	37,3%	6432,3	36,6%
767	Salbulair / -N	181,3	6,3%	3764,7	6,5%	5991,9	5,7%
768	Bisoplus AL	181,1	10,4%	4327,6	-6,6%	17220,5	11,1%
769	Opipramol- 1 A Pharma	180,3	90,5%	2568,6	85,0%	5812,0	88,4%
770	Clindamycin-ratiopharm	179,8	-6,4%	3669,6	-5,9%	1391,3	-2,7%
771	Lormetazepam AL	179,8	-4,9%	2440,8	-6,0%	5819,9	-4,8%
772	Glibenclamid dura	179,6	-23,5%	2215,9	-23,6%	10773,9	-23,5%
773	Jurnista	179,1	24,2%	54860,8	44,6%	6440,7	20,3%
774	Baclofen dura	178,9	7,1%	3253,1	6,4%	4568,2	6,3%
775	Euphorbium comp. SN/Spray	178,7	-14,3%	1122,8	-10,0%	2062,5	-14,3%
776	Vobaderm	177,9	6,5%	4186,0	13,1%	2457,8	9,1%
777	Topamax	177,7	-6,5%	47940,2	0,2%	4697,2	-6,8%
778	ASS-CT TAH	177,5	-2,9%	596,0	-3,1%	17568,9	-2,8%
779	Junik	177,4	-11,2%	5137,2	-9,2%	8068,1	-7,6%
780	Umckaloabo	177,4	-14,6%	2403,6	-13,9%	1327,8	-13,7%
781	Sevredol	177,2	-0,6%	12394,0	8,2%	1132,6	-1,4%
782	Nifedipin-ratiopharm	176,9	-6,0%	2634,4	-7,3%	7749,3	-13,2%
783	Allo-CT	176,8	-30,4%	2453,1	-32,5%	10049,6	-31,9%
784	Bicanorm	176,5	10,5%	5425,7	10,5%	5883,5	10,5%
785	Delmuno	176,3	-9,7%	14541,9	-9,2%	17186,0	-9,3%
786	Thiamazol HEXAL	176,3	9,0%	2709,3	9,2%	15615,9	7,9%
787	Cotrim HEXAL	176,0	-37,6%	1924,9	-37,5%	1088,9	-37,1%
788	Multilind Heilpaste	175,5	-6,4%	2019,8	-5,7%	3067,4	-5,3%
789	Jodid Tabletten	174,9	20,3%	1065,8	20,2%	26605,2	19,7%
790	Infectocef	174,8	2,2%	3452,4	0,5%	1396,4	11,0%
791	Romyk	174,5	(> 1000)	2440,6	(> 1000)	1200,0	(> 1000)
792	Clonid-Ophtal	174,5	2,8%	3512,7	3,1%	17565,7	3,2%
793	ASS TAD	174,3	25,7%	618,7	25,8%	17263,3	25,9%
794	Tamsublock	174,3	28,1%	4298,2	24,5%	16488,3	27,4%
795	Ranidura	174,1	129,3%	3513,1	126,5%	11016,3	129,4%
796	Moxodura	174,0	48,7%	4372,9	41,1%	16740,8	48,6%
797	Glibenclamid AL	173,5	-19,4%	2137,1	-19,4%	10299,6	-19,4%
798	Viburcol N	173,0	-16,9%	913,4	-11,4%	1186,5	-16,9%
799	Clobegalen	173,0	6,8%	2758,4	7,6%	6329,5	7,6%
800	Doxepin dura	172,6	-6,4%	2737,8	-9,5%	5693,8	-3,5%
	Summe	455315,5		15716279,9		25713213,0	
	Kumulativer Anteil	72,70%		55,15%		75,32%	

47

Tabelle 47.7: Führende Arzneimittel 2009 nach Verordnungen (Fortsetzung)

Rang	Präparat	Verordnung in Tsd.	Verordnung Änd. %	Umsatz in Tsd. €	Umsatz Änd. %	DDD in Tsd.	DDD Änd. %
801	Citalopram-neuraxpharm	172,6	92,0%	5978,7	72,5%	17307,2	89,8%
802	Bepanthen RocheAugen/Nasen	172,5	-6,8%	672,7	-3,4%	4268,4	-6,8%
803	Nifedipin AL	172,0	-16,9%	2212,2	-18,6%	8073,4	-22,7%
804	Lipotalon	171,4	-5,4%	2982,4	-4,8%	873,1	-4,1%
805	Kinzalmono	171,2	10,2%	15724,7	11,5%	25246,9	9,7%
806	Citalopram dura/Citadura	170,9	-22,4%	5687,6	-27,6%	16652,2	-20,0%
807	Arava	170,8	6,6%	56215,0	20,3%	12415,0	7,1%
808	Chlorprothixen-neuraxpharm	170,8	-0,2%	3237,2	0,2%	3392,4	0,7%
809	Dexamethason JENAPHARM	170,5	14,5%	4502,1	8,2%	11482,9	10,0%
810	Sirdalud	169,5	-11,9%	4135,4	-11,1%	3664,9	-10,6%
811	Epipevisone	169,5	-3,1%	3388,9	-2,3%	2920,1	-2,4%
812	Diabesin	169,3	-26,6%	3083,4	-26,8%	8879,0	-26,1%
813	Diclo-CT	169,1	-33,9%	1964,4	-34,8%	3170,5	-37,1%
814	Lisinopril- 1 A Pharma	168,9	-22,2%	2460,6	-27,3%	20750,8	-21,1%
815	Simva BASICS	168,9	-48,4%	4560,2	-43,6%	13817,1	-47,7%
816	ISDN-ratiopharm	168,6	-32,2%	2441,9	-32,3%	9463,5	-32,6%
817	Tamsulosin beta	168,6	-15,9%	4042,8	-19,9%	16177,4	-15,3%
818	Paracetamol-CT	168,3	-4,7%	292,7	-2,8%	590,4	-5,1%
819	Metoprolol-CT /-zero /-succ	168,2	-32,4%	2783,5	-31,3%	9504,5	-31,6%
820	Allegro	168,0	-5,3%	10413,9	8,9%	1567,1	-3,7%
821	Femara	167,9	26,7%	93671,4	32,7%	15556,8	28,0%
822	Nitrepress	167,8	-17,7%	2525,1	-17,7%	13515,6	-17,9%
823	Infectobicillin	167,7	-6,6%	5334,7	-2,7%	1333,4	-6,4%
824	Lefax	167,6	-7,5%	1661,1	-8,1%	857,1	-8,4%
825	Dipiperon	167,6	-36,1%	4357,1	-35,3%	1888,7	-34,9%
826	Nitrofurantoin-ratiopharm	167,4	5,0%	2458,0	2,2%	4184,9	5,0%
827	Ciprofloxacin AbZ	167,2	11,0%	2335,0	4,3%	702,4	15,6%
828	Engerix-B	166,9	160,4%	9710,5	163,0%	173,5	155,3%
829	Paracetamol AL comp	166,2	25,1%	1888,6	24,9%	489,4	23,7%
830	Biperiden-neuraxpharm	165,9	-2,0%	2984,3	-1,8%	4198,8	-1,3%
831	Fentanyl-CT	165,7	-10,3%	24795,1	-14,8%	5337,2	-10,7%
832	Aponal	165,3	-5,5%	3076,7	-10,8%	3547,2	-3,4%
833	Estramon	165,1	0,3%	4043,3	26,6%	12540,7	-0,2%
834	Levomepromazin-neuraxpharm	165,0	-3,1%	3393,9	-2,7%	2344,4	-3,5%
835	Miflonide	164,6	2,1%	5068,6	2,2%	7327,1	2,4%
836	CellCept	164,2	3,6%	82598,5	9,6%	5547,9	4,1%
837	Fluvastatin HEXAL	164,2	586,7%	5183,1	850,2%	13762,1	(> 1000)
838	ACE-Hemmer-ratiopharm	164,0	-15,8%	2212,2	-16,1%	12138,6	-15,7%
839	Tegretal	163,7	-20,2%	5771,9	-19,5%	6703,4	-19,7%
840	Rebif	163,6	5,9%	270124,2	12,8%	3538,4	6,1%
841	Gabapentin-ratiopharm	163,6	-21,6%	11412,8	-19,4%	4233,7	-19,0%
842	Azithromycin- 1 A Pharma	163,4	-8,7%	2298,3	-14,8%	829,1	-16,0%
843	Octenisept	162,9	3,2%	1996,3	2,5%	2919,2	2,4%
844	Elidel	162,8	-7,4%	7327,8	-4,9%	2333,8	-6,0%
845	Cefudura	162,5	7,0%	2871,3	0,5%	1807,8	10,0%
846	Triamteren comp-ratiopharm	162,4	-8,6%	2500,0	-11,0%	15216,7	-7,5%
847	Loperamid-ratiopharm	162,2	-26,7%	2175,1	-27,1%	980,1	-21,8%
848	Felodipin AL	162,1	48,6%	6286,9	47,7%	19910,5	48,1%
849	Refobacin Creme	162,1	-0,9%	2270,1	-0,1%	1116,1	0,5%
850	Quensyl	162,0	8,7%	4439,5	8,4%	4613,4	8,2%
	Summe	463658,7		16429831,8		26073077,5	
	Kumulativer Anteil	74,03%		57,65%		76,38%	

47

Tabelle 47.7: Führende Arzneimittel 2009 nach Verordnungen (Fortsetzung)

Rang	Präparat	Verordnung in Tsd.	Verordnung Änd. %	Umsatz in Tsd. €	Umsatz Änd. %	DDD in Tsd.	DDD Änd. %
851	Moxonidin- 1 A Pharma	161,5	47,4%	3896,0	38,5%	14286,4	45,0%
852	Torasemid-CT	161,5	-12,6%	3065,2	-12,1%	8799,7	-11,2%
853	Lormetazepam-ratiopharm	161,4	-2,9%	2177,1	-4,9%	4951,9	-2,5%
854	Urgotül/-comfort	161,4	6,9%	8167,1	23,3%	5315,2	20,8%
855	Bronchicum Mono Codein	161,2	7,6%	2353,2	7,6%	1160,5	7,6%
856	ISDN STADA	161,1	-10,7%	2908,1	-12,2%	18448,5	-14,4%
857	Zacpac	160,9	-17,3%	16470,0	-17,3%	1126,4	-17,3%
858	Cefpodoxim HEXAL	160,8	9,5%	3909,8	10,0%	880,0	12,5%
859	Triamteren HCT AL	160,6	-10,2%	2458,1	-10,5%	15099,3	-9,6%
860	Ome TAD	160,5	-32,0%	6198,6	-28,0%	11945,5	-24,9%
861	ISDN AL	160,5	-13,8%	2353,2	-13,4%	9580,3	-12,3%
862	Microgynon	160,4	-1,6%	3152,5	-1,7%	14324,0	-2,0%
863	Ramiplus STADA	160,2	-6,4%	3454,9	-29,1%	15191,5	-5,4%
864	Metoprolol AbZ	159,8	-1,5%	2346,5	-2,9%	8998,7	-6,0%
865	Nebilet	159,7	-61,6%	5581,2	-61,3%	15416,3	-61,1%
866	Copaxone	159,7	15,3%	236544,6	26,1%	4472,5	15,3%
867	Tramadura	159,4	-21,0%	3522,9	-26,5%	3443,4	-19,7%
868	Atarax	159,2	0,5%	3467,9	1,6%	3162,5	3,4%
869	Felodipin-ratiopharm	159,2	-18,7%	6379,7	-18,4%	19920,3	-18,5%
870	Optipect Kodein forte	158,9	10,8%	2121,6	10,8%	708,3	10,9%
871	Ciprofloxacin STADA	158,8	-18,8%	2226,3	-37,8%	663,5	-17,9%
872	Simvastatin Q-Pharm	158,5	-17,2%	3482,0	-22,3%	13499,7	-15,1%
873	Roxibeta	158,3	-8,0%	2330,3	-8,8%	1146,6	-7,0%
874	Neo Tussan	157,8	7,7%	800,2	7,7%	194,7	7,7%
875	Nitrangin	157,4	-5,0%	2906,8	-4,8%	7165,0	-4,6%
876	Roxidura	157,4	-7,0%	2233,4	-7,8%	1070,3	-6,6%
877	Requip	157,3	-31,8%	48271,9	4,9%	7913,9	14,0%
878	NAC AL	157,0	12,5%	1802,9	13,0%	3145,5	12,0%
879	Met beta	156,9	-31,0%	2493,1	-36,0%	8234,0	-31,2%
880	Zostex	156,9	3,1%	15396,3	3,1%	1098,2	3,1%
881	Simvastatin Heumann	156,6	-15,2%	3460,7	-19,7%	13823,5	-12,2%
882	Neorecormon	156,1	-26,0%	50036,3	-30,0%	4142,4	-29,7%
883	Mebeverin dura	156,0	12,6%	3677,5	13,4%	3878,8	14,4%
884	Diclo-Divido	155,3	-3,5%	1921,9	-4,5%	6003,0	-7,2%
885	Morphin HEXAL	154,8	7,0%	7576,9	4,7%	2692,4	3,7%
886	Timo-Comod	154,5	3,8%	2849,2	4,7%	13099,0	6,2%
887	Ampho-Moronal Lutschtabl.	154,3	4,6%	3656,2	5,5%	1561,2	4,0%
888	Emend	154,3	19,8%	13489,7	19,2%	443,2	18,4%
889	Planum	154,3	-34,0%	2019,1	-33,3%	2930,5	-29,0%
890	Alfuzosin Winthrop	154,2	35,5%	5293,2	35,0%	17728,6	36,9%
891	Domperidon HEXAL	153,9	7,4%	4063,0	10,0%	3902,9	11,7%
892	Lactulose-ratiopharm	153,8	-6,6%	2078,2	-4,0%	5836,8	-3,6%
893	Fluspi	153,6	-5,5%	2877,3	-7,8%	1898,2	-5,8%
894	Fosavance MSD	153,6	7,9%	14248,8	7,2%	11392,4	8,5%
895	Simvastatin-CT	153,6	-15,5%	4529,7	-20,1%	13532,5	-10,8%
896	Janumet	152,9	570,6%	23272,2	608,1%	11732,8	610,7%
897	Sortis	152,8	-19,9%	20805,9	-18,2%	19229,6	-19,5%
898	Arixtra	152,7	20,8%	20306,1	25,0%	3144,0	25,1%
899	Crestor	152,6	(neu)	16750,5	(neu)	14194,3	(neu)
900	Azathioprin- 1 A Pharma	152,3	200,4%	6371,8	185,7%	4769,3	201,7%
	Summe	471525,6		17041587,3		26450375,4	
	Kumulativer Anteil	75,29%		59,80%		77,48%	

Tabelle 47.7: Führende Arzneimittel 2009 nach Verordnungen (Fortsetzung)

Rang	Präparat	Verordnung in Tsd.	Verordnung Änd. %	Umsatz in Tsd. €	Umsatz Änd. %	DDD in Tsd.	DDD Änd. %
901	Estriol fem JENAPHARM	152,2	-5,1%	2151,1	-5,1%	6949,9	-4,9%
902	Nifical	151,9	489,5%	2601,5	516,3%	8212,1	827,9%
903	Linoladiol N Creme	151,9	-5,7%	2919,3	-2,8%	43370,0	-4,6%
904	Triam Salbe/Creme Lichtenst.	151,5	-16,2%	2102,9	-15,9%	2608,5	-15,3%
905	Moxobeta	151,2	-8,4%	3807,2	-20,0%	14338,7	-9,4%
906	Flunitrazepam-ratiopharm	150,5	-4,6%	1863,2	-6,1%	2915,8	-5,0%
907	Linoladiol-H N Creme	150,5	-1,8%	3055,8	1,1%	3949,0	-1,1%
908	Cefaclor AL	150,4	-6,4%	2603,2	-18,6%	1065,9	-9,2%
909	NAC- 1 A Pharma	150,2	21,6%	1620,4	23,5%	3660,0	10,8%
910	Carbimazol Henning	150,1	-22,4%	2541,1	-22,5%	7149,0	-22,7%
911	Paroxetin- 1 A Pharma	150,0	275,1%	4021,4	228,1%	14031,0	302,5%
912	Cefixim HEXAL	149,9	3,5%	3772,5	1,7%	978,8	4,6%
913	HCT-ratiopharm	149,7	-24,7%	2341,7	-25,8%	13434,3	-24,0%
914	Risperidon-ratiopharm	149,6	3,0%	7296,3	-13,2%	2575,4	9,6%
915	Havrix	149,3	305,9%	7815,6	308,3%	149,4	304,8%
916	DuoTrav	149,3	13,4%	10669,2	14,3%	10830,2	14,5%
917	Carbamazepin-ratiopharm	149,2	9,4%	4084,9	12,7%	6336,0	13,9%
918	Budenofalk	149,2	13,2%	22118,0	14,0%	4304,6	14,1%
919	Prednison HEXAL	149,2	-11,0%	2736,7	-10,8%	11001,3	-10,8%
920	Tranxilium	149,1	-8,6%	2956,6	-8,2%	4096,2	-7,9%
921	Formo Lich	149,0	6,6%	10444,6	7,2%	9930,4	8,8%
922	MST/MSR/MSI Mundipharma	148,9	-20,4%	12550,8	-16,8%	3647,7	-16,2%
923	Tussamag Nasenspray	148,9	17,4%	288,8	17,4%	4253,5	17,4%
924	Insulin BBraun/Bbm rat.Rapid	148,8	-5,9%	11921,0	0,3%	10273,9	-4,3%
925	Abilify	148,7	18,8%	86433,5	24,3%	8014,1	17,4%
926	Pangrol	148,5	3,5%	11848,9	5,1%	2928,7	5,9%
927	UDC HEXAL	148,3	16,9%	7586,9	16,2%	5511,4	16,4%
928	Tannosynt	147,9	-20,0%	1231,1	-16,5%	6794,1	-19,3%
929	Quimbo	147,9	-18,4%	2509,4	-11,8%	966,9	-18,9%
930	Gynodian Depot	147,5	-9,7%	4886,5	-7,7%	12197,7	-9,6%
931	Fortecortin	147,5	-10,3%	4955,3	-7,7%	13189,3	-6,6%
932	Urbason/-solubile	146,7	-19,2%	7997,5	-12,9%	10555,9	-15,7%
933	Amlodigamma/top	146,5	9,3%	2269,4	1,5%	20027,7	9,1%
934	Beta Creme/Salbe/Lotio	146,3	-5,6%	2065,2	-4,6%	3508,5	-4,2%
935	Nyda	146,1	60,5%	1891,2	64,0%	376,6	65,5%
936	Lisodura	145,9	-25,6%	2158,0	-30,4%	19246,3	-22,8%
937	Levocomp/-retard	145,9	-4,3%	4795,1	-1,1%	3297,8	0,0%
938	Liprolog	145,9	34,4%	17520,2	35,1%	10352,2	35,1%
939	Actonel plus Calcium D	145,4	51,9%	15301,8	53,5%	10752,2	53,9%
940	Fenistil Gel	145,3	-9,3%	908,6	-5,1%	2152,0	-9,4%
941	Berlosin	145,2	-11,1%	1819,2	-10,2%	757,2	-6,3%
942	Truxal	144,9	-6,1%	2719,6	-6,1%	2387,5	-5,9%
943	Citalopram-biomo	144,8	-17,6%	4962,0	-21,6%	14429,2	-13,9%
944	Estradot	144,6	-0,2%	3803,2	1,0%	11424,6	2,0%
945	Oxycodon-HCl HEXAL	144,4	52,6%	22926,6	23,9%	3448,2	18,5%
946	Furosemid Heumann	144,3	-11,3%	2130,7	-13,4%	17763,2	-15,2%
947	Salbu/Salbutamol Sandoz	143,9	43,8%	2167,0	44,3%	3734,1	45,6%
948	DiltaHEXAL	143,8	8,5%	2712,0	8,2%	5753,7	8,7%
949	Fentanyl STADA	143,7	14,6%	19904,8	-7,1%	4900,6	10,3%
950	Metoprolol HCT Sandoz	143,7	132,1%	3546,3	71,4%	13984,6	137,1%
	Summe	478919,4		17410921,1		26848891,3	
	Kumulativer Anteil	76,47%		61,09%		78,65%	

Tabelle 47.7: Führende Arzneimittel 2009 nach Verordnungen (Fortsetzung)

Rang	Präparat	Verordnung in Tsd.	Verordnung Änd. %	Umsatz in Tsd. €	Umsatz Änd. %	DDD in Tsd.	DDD Änd. %
951	Velmetia	143,6	714,2%	21602,1	760,7%	10882,1	764,1%
952	Amaryl	143,4	-29,3%	3830,2	-45,4%	17878,6	-28,9%
953	Sotalol-ratiopharm	143,3	-11,7%	2752,1	-11,6%	9497,0	-11,5%
954	Naproxen AL	143,0	9,4%	2836,5	10,6%	5588,6	11,9%
955	Colchicum-Dispert	142,6	1,8%	3274,1	4,8%	2622,7	3,0%
956	Emselex	142,5	8,8%	19520,0	10,6%	13616,4	12,5%
957	Ome-nerton	142,4	8,1%	4730,4	3,1%	9897,3	17,7%
958	Serevent	142,4	-9,8%	12890,9	-10,0%	6976,3	-8,6%
959	Clarithromycin dura	142,3	84,4%	2048,2	86,5%	1157,4	98,8%
960	Levodopa-ratiopharm comp	142,3	-15,5%	4529,4	-12,2%	3119,0	-9,1%
961	Hydrogalen	141,7	-9,0%	1947,8	-6,7%	3039,6	-5,5%
962	Digimed	141,6	-14,8%	2070,8	-2,8%	10717,5	-13,7%
963	Calcilac BT/ -KT	141,5	12,7%	3246,0	21,6%	7568,1	20,0%
964	Spironolacton HEXAL	141,4	-16,7%	3307,6	-16,5%	8870,4	-16,4%
965	Diclofenac STADA	141,2	-32,6%	1643,7	-34,9%	4047,8	-28,9%
966	Trenantone	140,8	2,1%	83912,8	1,5%	13665,9	1,5%
967	Opipramol-ratiopharm	140,6	-14,3%	2274,5	-13,5%	4785,0	-11,9%
968	Equasym	140,4	-6,8%	8641,5	1,6%	4931,3	1,2%
969	Saroten	140,2	-19,4%	3330,7	-18,9%	10067,4	-16,5%
970	Tri.-Thiazid STADA	140,1	-18,8%	2128,0	-22,3%	12877,0	-18,1%
971	Trimineurin	140,0	-11,3%	3159,6	-9,9%	3957,7	-17,5%
972	Zopiclon-neuraxpharm	140,0	14,9%	1977,1	13,7%	2388,0	13,1%
973	Laticort	139,7	-16,4%	2143,8	-16,3%	4144,0	-16,1%
974	Jelliproct	139,6	-21,9%	2525,8	-19,5%	1396,8	-13,2%
975	Chloraldurat	139,5	-13,7%	2263,2	-13,2%	1768,6	-12,7%
976	Ciatyl-Z	139,2	-0,0%	5446,9	-0,6%	5321,7	-0,0%
977	Protopic	139,0	8,6%	6735,5	7,5%	1943,0	7,9%
978	Sinuc	138,9	-15,0%	887,8	-15,1%	2683,5	-15,3%
979	Zometa	138,8	10,5%	102002,4	12,1%	291,3	9,2%
980	Dehydro tri mite/ -sanol tri	138,4	-6,1%	3993,2	-5,4%	11513,3	-4,8%
981	Haldol	138,3	-6,7%	5180,0	-10,5%	8023,6	-7,5%
982	Enaplus AL	138,1	2,9%	3108,1	1,4%	13323,6	3,9%
983	Propranolol AL	137,5	2,6%	2369,1	-0,6%	3641,5	2,7%
984	Metformin AbZ	137,3	-2,9%	2167,4	5,9%	7727,8	6,9%
985	Calcium D3 STADA	137,1	-3,9%	2915,0	-23,7%	7519,6	-5,2%
986	Tadin	136,7	-0,7%	3250,3	-5,3%	13017,7	-0,9%
987	Imodium	136,6	-41,5%	1884,3	-40,6%	823,4	-37,7%
988	Jellin-Neomycin	136,3	-7,4%	3446,5	9,3%	2374,8	-6,4%
989	Zanipress	136,3	70,2%	8035,2	82,7%	12668,4	74,9%
990	Infectosoor Zinksalbe	136,0	1,9%	1994,2	5,9%	752,8	2,2%
991	Enalapril-ratiopharm comp	135,8	-10,6%	3155,9	-10,0%	13115,4	-9,6%
992	Omeprazol/Ome Hennig	135,6	115,1%	4674,3	102,7%	10146,8	124,2%
993	Mykoderm Heilsalbe	135,5	120,0%	775,5	115,5%	1581,3	114,7%
994	Metronidazol AL	135,4	7,5%	1968,2	6,5%	459,4	7,6%
995	Helmex	135,3	-1,8%	3464,7	3,6%	169,9	-1,8%
996	Simva TAD	135,1	-40,1%	4069,1	-51,2%	12575,8	-38,9%
997	Briserin N	135,1	-28,1%	5461,5	-23,5%	13079,1	-28,5%
998	Dermoxin/Dermoxinale	134,8	-30,7%	2084,7	-33,4%	4294,9	-39,6%
999	Doxepin-ratiopharm	134,4	-20,5%	2514,2	-19,7%	4589,1	-18,6%
1000	Bella HEXAL	134,1	6,3%	3051,0	6,6%	11938,4	6,7%
	Summe	485871,1		17798142,8		27187928,1	
	Kumulativer Anteil	77,58%		62,45%		79,64%	

47

Tabelle 47.7: Führende Arzneimittel 2009 nach Verordnungen (Fortsetzung)

Rang	Präparat	Verordnung in Tsd.	Änd. %	Umsatz in Tsd. €	Änd. %	DDD in Tsd.	Änd. %
1001	Ramipril-corax	133,7	-56,3%	1885,4	-56,6%	32323,2	-55,2%
1002	Duspatal/- retard	133,6	-11,7%	4802,0	-10,9%	4658,1	-9,3%
1003	Cetirizin-ratiopharm	133,6	-13,8%	1169,7	-15,5%	2262,3	-18,3%
1004	Microklist	133,6	-1,6%	2347,2	2,5%	1595,1	0,4%
1005	Clarithromycin STADA	133,5	-22,7%	1954,3	-22,6%	1186,3	-17,8%
1006	Prednicarbat acis	133,4	18,4%	2203,6	19,0%	5308,4	20,3%
1007	Allopurinol Sandoz	133,2	-21,2%	1903,9	-21,5%	7778,8	-21,8%
1008	Timonil	133,0	-4,6%	4762,5	-5,8%	5480,5	-6,8%
1009	Procoralan	132,9	75,6%	15133,8	78,2%	6319,2	80,6%
1010	Humalog Mix	132,5	7,3%	14476,0	5,9%	8569,6	6,3%
1011	Hydrocortison JENAPHARM	132,4	10,1%	5067,0	6,9%	4232,5	10,4%
1012	Leios	132,1	-46,2%	4278,3	-45,6%	11841,3	-45,9%
1013	Rudotel	132,0	-4,8%	2415,1	-4,8%	3299,3	-4,8%
1014	Iscador	132,0	-9,1%	12212,5	6,8%	4268,2	-8,5%
1015	Berlthyrox	131,8	-8,6%	1991,5	-8,6%	7990,1	-8,9%
1016	Psorcutan Beta	131,8	5,4%	9815,6	8,0%	8599,3	8,6%
1017	Ambroxol-ratiopharm comp.	131,7	-15,6%	1539,0	-15,2%	1595,8	-13,1%
1018	Norethisteron JENAPHARM	131,6	59,9%	1847,2	56,8%	4949,6	56,4%
1019	Femoston Conti	131,4	1,6%	4939,4	9,4%	10799,2	1,6%
1020	Matrifen	131,1	-3,8%	17514,2	-3,2%	3509,7	-2,9%
1021	Mobloc	130,9	-9,9%	11477,7	-8,0%	12594,0	-9,6%
1022	Oxazepam HEXAL	130,8	-0,5%	1469,5	-0,3%	1075,3	0,9%
1023	Bisoprolol dura plus	130,6	-11,1%	3147,7	-22,2%	12715,8	-10,5%
1024	Oxis	130,3	-18,3%	11557,1	-9,9%	7084,3	-15,5%
1025	Amoxiclav- 1 A Pharma	130,2	75,6%	5330,8	70,4%	915,0	74,7%
1026	Mirtazapin dura	130,1	17,0%	5144,3	7,8%	8968,9	20,0%
1027	Gastronerton	129,7	21,6%	1443,6	22,4%	762,7	29,9%
1028	Ofloxacin AL	129,4	17,1%	2230,6	11,4%	613,2	13,6%
1029	Noctamid	129,2	-25,7%	1835,9	-25,3%	4574,6	-23,9%
1030	Isocillin	129,1	-30,8%	1858,8	-30,1%	1108,5	-27,5%
1031	Actonel plus Calcium	128,8	-14,2%	16499,7	-12,1%	11557,5	-11,7%
1032	Novaminsulfon Sandoz	128,8	-7,3%	1904,2	-6,2%	1497,7	-3,4%
1033	Simvastatin AbZ	128,7	4,1%	2735,1	-2,1%	10683,5	5,5%
1034	Pravastatin- 1 A Ph./Pralip	128,3	53,0%	3745,1	38,5%	11061,0	56,1%
1035	Dolgit /Schmerz Dolgit	127,9	63,6%	1880,3	57,9%	2862,0	63,1%
1036	Stilnox	127,7	-17,6%	2493,2	-15,7%	2497,8	-17,3%
1037	Codeinum phosphoricum BC	127,5	8,9%	1618,2	8,9%	407,0	9,1%
1038	Diclofenbeta	127,1	-45,6%	1624,2	-45,9%	4441,9	-46,1%
1039	Ibuprofen/Ibu dent Heumann	127,1	-34,8%	1691,3	-34,6%	3194,7	-31,9%
1040	Calcigen D	127,1	0,9%	2837,9	0,7%	8674,5	3,4%
1041	Gabapentin AL	126,8	-3,8%	6735,0	-6,5%	2803,2	-3,8%
1042	Imigran	126,5	-9,4%	7959,3	-9,1%	728,7	-19,1%
1043	Innohep	126,3	10,3%	16977,8	8,9%	4595,5	17,5%
1044	Nystalocal	126,3	77,5%	2937,8	78,5%	1328,8	79,3%
1045	Doxepin beta	126,2	-17,8%	1893,7	-23,7%	3281,6	-24,0%
1046	Ortoton	126,1	0,2%	4755,6	0,4%	1704,3	3,2%
1047	Beclometason-ratiopharm	126,0	23,8%	4211,2	31,7%	5121,3	23,7%
1048	Amoxibeta	125,9	-32,1%	1938,3	-35,1%	2215,0	-30,3%
1049	Molsidomin- 1 A Pharma	125,7	0,5%	1950,9	-6,9%	11966,8	1,3%
1050	Dekristol	125,5	27,7%	1839,0	38,2%	7493,9	22,2%
	Summe	492362,5		18044124,9		27473023,6	
	Kumulativer Anteil	78,62%		63,31%		80,48%	

Tabelle 47.7: Führende Arzneimittel 2009 nach Verordnungen (Fortsetzung)

Rang	Präparat	Verordnung		Umsatz		DDD	
		in Tsd.	Änd. %	in Tsd. €	Änd. %	in Tsd.	Änd. %
1051	Doxepin AL	125,3	–18,6%	2369,2	–22,0%	6597,1	–17,8%
1052	Tardyferon	124,9	18,5%	1999,2	21,3%	3333,0	21,7%
1053	Tamsulosin STADA	124,9	–13,9%	2940,2	–28,8%	11712,8	–14,1%
1054	Doxy-CT comp	124,8	–25,2%	1447,1	–24,9%	1442,4	–23,2%
1055	Fluoretten	124,7	–19,8%	1164,1	–13,0%	25325,3	–22,7%
1056	Bonviva	124,4	–2,7%	16544,0	–1,6%	10629,9	–1,8%
1057	Allopurinol STADA	124,4	–22,7%	1791,1	–26,9%	8816,5	–22,1%
1058	Furo-CT	124,3	–29,3%	1913,7	–30,5%	13665,8	–31,1%
1059	Bonviva Fertigspritze	124,1	39,4%	19330,1	40,2%	11168,0	39,4%
1060	Eprosartan ratiopharm comp.	123,6	94,8%	8912,6	97,2%	11395,0	98,0%
1061	Merimono	123,6	–5,3%	2140,0	–7,4%	6852,7	–5,0%
1062	Doxazosin AL	123,5	1,2%	4251,4	–0,1%	11934,5	–1,3%
1063	Carvedilol dura	123,4	13,3%	2431,3	12,0%	5976,1	14,2%
1064	Oxytetracycl.Pred. JENAPHARM	123,3	–3,9%	2301,3	–2,5%	1761,9	–3,9%
1065	Azarga	123,3	(neu)	[illegible]	(neu)	8381,6	(neu)
1066	Lioresal	123,3	–7,5%	5922,3	0,6%	2476,5	–6,0%
1067	Betaisodona Salbe etc.	123,2	–18,6%	1171,3	–10,2%	1966,1	–17,2%
1068	Tussamag Husten	123,2	–0,8%	805,0	3,8%	637,7	–0,2%
1069	Cetirizin AL	123,2	27,4%	1001,6	20,0%	1969,6	8,5%
1070	Enalapril-CT	122,9	–36,4%	2095,3	–36,5%	13281,9	–34,9%
1071	Glimepirid beta	122,9	–27,1%	3243,7	–33,7%	21200,7	–26,6%
1072	Diltiazem-ratiopharm	122,9	–6,4%	2337,6	–6,4%	4972,7	–6,6%
1073	Naproxen HEXAL	122,8	–4,2%	2512,9	–2,8%	5085,3	–1,6%
1074	Aciclovir-ratioph.Tabl./p.i.	122,7	–0,4%	2740,7	–0,3%	597,2	–0,2%
1075	Piracetam-ratiopharm	122,6	–13,0%	2134,6	–12,8%	4642,2	–12,2%
1076	Nitrendipin- 1 A Pharma	122,5	–11,3%	1655,2	–12,3%	9442,8	–11,0%
1077	Heparin-ratiopharm	122,3	16,7%	2709,9	15,9%	895,1	14,1%
1078	Diazepam STADA	122,2	1,6%	1345,6	0,8%	4426,2	4,4%
1079	Acic Tbl./Amp.	122,1	8,1%	2797,2	9,0%	630,0	9,5%
1080	Trental	122,0	–43,4%	2773,2	–41,5%	3457,7	–35,9%
1081	Pantoprazol-CT	121,7	(neu)	3014,9	(neu)	9926,7	(neu)
1082	Acemuc	121,7	–16,4%	1430,6	–16,1%	2869,9	–15,7%
1083	Ebixa	121,6	–3,6%	23335,9	8,4%	6046,7	8,5%
1084	Antifungol Vaginal	121,5	23,8%	1679,3	24,4%	648,1	26,5%
1085	Nephrotrans	121,4	7,4%	3480,3	7,4%	1877,4	9,0%
1086	Metoprolol-ratiopharm comp	121,4	–18,4%	2391,3	–18,0%	11851,0	–17,7%
1087	Diclofenac dura	121,2	–47,3%	1518,2	–46,3%	4074,9	–43,8%
1088	Cliovelle	121,2	15,8%	3509,2	23,3%	10005,2	16,0%
1089	Meloxicam AL	121,2	25,6%	1741,1	22,4%	4569,6	26,9%
1090	Biso-Hennig	121,1	0,3%	1654,9	–2,1%	7440,1	–1,5%
1091	Cefuroxim Heumann	121,1	–9,1%	2445,5	–13,7%	1437,4	–8,3%
1092	Bromazepam AL	121,0	1,6%	1501,1	1,3%	2495,1	1,5%
1093	Amoxicillin-ratiopharm comp.	120,9	–21,4%	5205,2	–23,8%	785,9	–20,7%
1094	Corangin	120,8	–11,4%	2511,1	–11,5%	12113,8	–11,5%
1095	Doxycyclin STADA	120,5	–17,2%	1309,3	–22,0%	2339,2	–16,1%
1096	Bisogamma	120,1	2,4%	1795,4	5,8%	7692,1	2,2%
1097	Opipramol beta	120,0	28,3%	1743,4	22,4%	3838,5	20,6%
1098	Trimipramin- 1 A Pharma	120,0	7,8%	2184,2	4,1%	3655,9	7,6%
1099	Methylprednisolon JENAPHARM	119,9	64,9%	3142,1	64,2%	6032,6	62,4%
1100	Cefpodoxim- 1 A Pharma	119,9	120,4%	2570,6	112,5%	620,1	128,4%
	Summe	498484,3		18224736,9		27788017,4	
	Kumulativer Anteil	79,59%		63,95%		81,40%	

47

Tabelle 47.7: Führende Arzneimittel 2009 nach Verordnungen (Fortsetzung)

Rang	Präparat	Verordnung in Tsd.	Änd. %	Umsatz in Tsd. €	Änd. %	DDD in Tsd.	Änd. %
1101	Doxazosin-ratiopharm	119,8	-11,6%	4174,2	-11,1%	10110,3	-10,8%
1102	Betamann	119,7	-6,4%	2227,1	-6,7%	8491,1	-6,0%
1103	Ficortril	119,5	-3,1%	1493,6	-3,1%	1194,8	-3,1%
1104	Sinuforton Saft	119,4	-10,2%	951,7	-10,2%	682,4	-10,2%
1105	Ranibeta	119,4	-29,8%	2611,6	-30,8%	7623,7	-23,2%
1106	Soderm plus	119,3	-0,4%	1974,7	0,4%	3047,9	1,7%
1107	Diazepam/Diazep AbZ	119,3	18,1%	1269,2	17,5%	2969,5	18,8%
1108	Daivobet	119,3	4,5%	8784,3	7,8%	7698,1	8,5%
1109	Otalgan	119,1	-25,2%	619,3	-25,2%	1633,4	-25,2%
1110	Yentreve	119,1	-10,1%	15964,6	3,8%	3866,1	-8,5%
1111	Ofloxacin-ratiopharm	119,1	0,2%	2090,3	-6,0%	565,0	3,1%
1112	Meto-Tablinen/-prololsuccin.	119,0	-15,7%	2068,7	-17,2%	12265,4	-14,3%
1113	Pentasa	118,9	0,9%	16694,1	8,4%	9759,2	12,4%
1114	Morphin Merck/-retard	118,9	-1,8%	6630,4	2,0%	1038,0	-2,4%
1115	IS 5 mono-ratiopharm	118,8	-31,5%	2260,7	-31,3%	11502,0	-30,8%
1116	Goldgeist	118,7	-34,0%	1847,6	-34,4%	1323,9	-34,7%
1117	Oxycodon beta	118,6	62,6%	19647,8	33,1%	3322,6	41,4%
1118	Torasemid AAA Pharma	117,9	10,3%	2068,2	7,7%	10541,6	-5,0%
1119	Solu-Decortin H	117,8	-10,2%	3815,8	-8,4%	3064,9	-10,6%
1120	Torasemid Sandoz	117,6	-26,5%	2497,3	-25,6%	11119,8	-25,3%
1121	Melperon Lindopharm	117,2	(> 1000)	2006,1	(> 1000)	870,1	(> 1000)
1122	Rantudil	117,1	-16,9%	5334,4	-12,7%	5727,5	-13,1%
1123	Hydrocortison-POS N	117,1	-4,4%	1565,4	-4,3%	731,9	-4,4%
1124	Meprolol	117,0	-22,8%	2184,2	-25,0%	10730,0	-19,5%
1125	Aciclovir AL	116,9	8,9%	2538,5	9,2%	590,6	10,4%
1126	Antra	116,7	11,3%	5402,8	10,2%	5641,1	26,2%
1127	Betahistin STADA	116,3	-11,2%	1845,5	-12,5%	4218,0	-8,9%
1128	Dexa-sine	116,2	-0,5%	2435,5	6,1%	2390,9	0,4%
1129	Mimpara	116,1	17,5%	39918,8	23,4%	2397,0	16,1%
1130	Anaesthesulf Lotio	116,1	-16,3%	775,3	-16,3%	3007,3	-16,4%
1131	Minirin	115,9	-10,4%	10509,4	-13,1%	2413,3	-12,3%
1132	Taflotan	115,7	345,6%	7809,6	390,1%	8178,8	399,6%
1133	Paspertin	115,7	-40,9%	1433,8	-40,1%	1132,7	-37,3%
1134	Benalapril	115,6	-17,5%	1989,4	-33,9%	12974,5	-16,5%
1135	Sumatriptan HEXAL	115,5	-1,9%	3983,9	0,7%	1863,8	2,2%
1136	Jodid-ratiopharm	115,3	-24,2%	676,1	-24,1%	17239,6	-24,0%
1137	Ganfort	114,9	51,1%	8527,8	53,5%	9702,5	54,5%
1138	Molsidomin Heumann	114,9	-24,0%	1990,0	-23,5%	8479,3	-31,3%
1139	Flammazine	114,9	-0,8%	2203,4	2,2%	5155,0	-2,3%
1140	Tamoxifen HEXAL	114,8	4,0%	2623,2	3,9%	11345,6	4,2%
1141	Dermosolon	114,8	49,5%	1565,6	49,8%	6174,1	51,2%
1142	Ciclopirox HEXAL	114,8	6,7%	1905,6	7,9%	1947,8	9,9%
1143	Nitrendipin STADA	114,6	-17,8%	1559,9	-25,6%	9218,1	-17,5%
1144	Eneas	114,5	-2,9%	9343,5	1,3%	10992,0	-1,4%
1145	Ciproflox Sandoz	114,4	-11,2%	2092,2	-8,0%	481,0	-7,5%
1146	Vasomotal	114,3	-10,1%	2451,1	-10,1%	10959,5	-6,8%
1147	Triampur comp/forte	114,2	-10,1%	2017,1	-10,0%	11028,5	-9,9%
1148	Naftilong	113,9	-12,8%	2395,3	-11,2%	2462,7	-9,3%
1149	Alprazolam-ratiopharm	113,9	0,5%	1562,4	0,8%	2886,3	2,0%
1150	Remestan	113,7	-16,6%	1724,7	-13,0%	2013,1	-17,2%
	Summe	504326,1		18456798,8		28072789,9	
	Kumulativer Anteil	80,53%		64,76%		82,23%	

Tabelle 47.7: Führende Arzneimittel 2009 nach Verordnungen (Fortsetzung)

Rang	Präparat	Verordnung		Umsatz		DDD	
		in Tsd.	Änd. %	in Tsd. €	Änd. %	in Tsd.	Änd. %
1151	Gentamycin AS medphano	113,5	10,2%	1333,2	10,3%	2270,4	10,2%
1152	Fumaderm	113,4	8,1%	37991,6	19,1%	4452,7	13,1%
1153	Sulfasalazin HEXAL	113,3	9,7%	5409,7	10,7%	6658,4	11,0%
1154	Codicompren	113,3	11,3%	1516,5	11,3%	624,8	11,1%
1155	Ramipril comp AbZ	113,2	-1,7%	2408,8	-4,2%	10648,7	-1,1%
1156	Gentamycin Cr./Slb.medphano	113,1	5,3%	1838,6	5,1%	1246,1	4,8%
1157	Diclofenac AbZ	113,1	-21,6%	1201,5	-22,6%	1946,9	-25,4%
1158	Enalapril Heumann	113,0	-12,2%	1554,3	-11,9%	12020,5	-9,4%
1159	Risperidon HEXAL	112,9	2,0%	6200,6	-14,7%	2201,9	3,2%
1160	Metoprolol Heumann	112,8	-13,1%	1542,8	-14,3%	7581,5	-13,9%
1161	Starlix	112,8	-17,3%	7618,5	-14,1%	4106,1	-17,7%
1162	Infectopyoderm	112,7	5,1%	2255,7	7,4%	760,4	3,5%
1163	Truvada	112,7	-9,1%	135148,8	30,2%	4990,5	26,8%
1164	Einsalpha	112,6	2,0%	7255,6	3,2%	4069,5	3,1%
1165	Norfloxacin AL	112,5	-16,8%	1547,3	-18,5%	573,9	-17,2%
1166	Rewodina	112,5	-14,2%	1555,4	-13,5%	4836,2	-11,0%
1167	Carbadura	112,4	8,5%	3254,5	8,8%	6117,1	10,6%
1168	Inspra	112,3	23,2%	27697,5	32,1%	5165,1	25,0%
1169	Emser Salz Nase	112,3	28,2%	659,7	26,2%	2062,8	30,0%
1170	Erypo	111,9	-38,5%	41302,9	-35,4%	3239,8	-34,8%
1171	Solosin	111,9	-7,8%	2017,9	-8,5%	3138,8	-11,0%
1172	Phenprogamma	111,3	40,0%	1884,3	39,8%	10769,0	40,2%
1173	Byetta	111,2	26,3%	24945,6	32,1%	7660,7	33,2%
1174	Tamsulosin dura	111,1	-6,4%	2635,7	-10,3%	10529,5	-6,2%
1175	Xipamid-ratiopharm	110,5	-7,8%	1816,5	-10,1%	10975,0	-6,6%
1176	Ebastel	110,5	-28,6%	4698,7	-25,8%	7133,7	-23,5%
1177	Pletal	110,4	45,7%	10709,4	50,8%	4495,6	48,0%
1178	Simvastatin real	110,3	425,4%	2419,6	408,6%	9526,9	433,9%
1179	Lamotrigin-ratiopharm	110,3	12,5%	5619,9	15,5%	4276,8	15,9%
1180	Grüncef	110,3	-25,8%	2681,8	-22,7%	720,4	-23,5%
1181	Cordinate plus	110,0	10,8%	11706,3	14,6%	10156,5	12,0%
1182	Betnesol-V	110,0	-19,3%	2334,6	-19,8%	3023,6	-19,9%
1183	Loperamid- 1 A Pharma	109,9	14,1%	1388,1	14,7%	614,2	17,8%
1184	Proneurin	109,8	-1,1%	1697,8	-1,2%	3289,0	-1,2%
1185	Eprosartan ratiopharm	109,8	100,5%	7011,4	102,7%	9743,7	107,3%
1186	Simvastatin-corax	109,8	-56,1%	3033,9	-52,9%	9813,5	-55,2%
1187	Xipamid beta	109,7	-12,1%	1838,3	-16,0%	12768,8	-12,8%
1188	Fentanyl Winthrop	109,7	-0,7%	17258,8	-0,5%	3805,2	-0,5%
1189	Nifurantin/Nifuretten	109,7	4,1%	1732,3	4,4%	1568,2	6,7%
1190	Neupro	109,6	20,4%	31878,4	2,6%	2764,9	-1,0%
1191	Xipamid- 1 A Pharma	109,6	58,8%	1738,0	53,7%	10168,1	54,6%
1192	Sumatriptan-ratiopharm	109,4	-0,4%	3733,1	2,9%	1737,9	4,7%
1193	Hydrocortison HEXAL	109,3	13,8%	1167,7	14,0%	2051,9	14,3%
1194	Pravastatin dura	108,6	21,6%	3155,4	9,4%	9617,9	23,4%
1195	Infectodiarrstop LGG	108,5	34,6%	1395,2	42,6%	260,4	34,6%
1196	Protelos	108,4	-1,9%	13055,2	-0,7%	7691,0	-0,6%
1197	Furosemid STADA	107,9	-29,4%	1659,3	-31,4%	13620,5	-26,6%
1198	Euphylong	107,8	-34,3%	2203,5	-35,1%	6739,3	-36,2%
1199	Remergil	107,7	-21,8%	11274,2	-22,1%	5894,1	-22,2%
1200	MCP Sandoz	107,7	-31,6%	1274,1	-30,7%	1120,3	-24,9%
	Summe	509873,0		18926057,2		28344038,5	
	Kumulativer Anteil	81,41%		66,41%		83,03%	

47

Tabelle 47.7: Führende Arzneimittel 2009 nach Verordnungen (Fortsetzung)

Rang	Präparat	Verordnung in Tsd.	Verordnung Änd. %	Umsatz in Tsd. €	Umsatz Änd. %	DDD in Tsd.	DDD Änd. %
1201	Bezafibrat AL	107,7	-5,4%	2682,2	-5,4%	6022,7	-5,0%
1202	Amitriptylin dura	106,9	6,0%	1733,8	2,9%	4005,2	7,7%
1203	Venlafaxin HEXAL	106,8	(> 1000)	7247,2	(> 1000)	7568,3	(> 1000)
1204	Oleo-Tüll	106,7	10,7%	1782,5	15,9%	1654,4	10,8%
1205	Spironolacton Heumann	106,4	10,8%	2058,6	2,2%	6797,9	8,2%
1206	Lisiplus AL	106,3	54,3%	2285,2	48,3%	10288,3	56,2%
1207	Tetrazepam beta	106,3	-7,1%	1415,6	-7,8%	1386,8	-9,8%
1208	Tamsulosin Sandoz	106,3	-13,5%	3047,7	-9,1%	10108,6	-12,8%
1209	Venlafaxin beta	106,2	(> 1000)	5931,4	(> 1000)	7995,3	(> 1000)
1210	Temazep-CT	106,2	108,2%	1320,9	112,0%	1360,8	149,7%
1211	Ambrobeta	106,1	-4,2%	277,4	-1,4%	447,0	-3,7%
1212	Theophyllin HEXAL	106,0	2,1%	1629,0	1,7%	6295,7	0,3%
1213	Piretanid HEXAL	105,9	1,0%	2732,3	0,8%	8535,9	0,9%
1214	Simvalip	105,8	-32,4%	2520,4	-33,6%	9449,0	-29,8%
1215	Dexamethason/Dexa-ratiopharm	105,8	-10,6%	2933,8	-12,7%	8012,2	-5,0%
1216	Combigan	105,8	1,2%	7144,9	2,0%	7471,4	2,8%
1217	Vermox	105,8	-1,2%	1759,8	-1,5%	517,5	-2,9%
1218	Formoterol STADA	105,7	1,0%	6981,4	1,8%	6557,5	3,8%
1219	Temgesic	105,4	-1,5%	6385,2	2,5%	975,7	0,1%
1220	Enbrel	105,4	11,5%	361359,2	18,9%	5889,5	19,1%
1221	Pantoprazol beta	105,1	(neu)	2308,4	(neu)	8004,5	(neu)
1222	Cefpodoxim AL	105,0	35,0%	2510,7	24,3%	609,5	35,2%
1223	Lantarel	104,6	-15,0%	10738,0	-28,5%	7812,5	-9,7%
1224	Enalapril Sandoz	104,6	-23,7%	1826,6	-23,9%	12670,6	-21,2%
1225	Fucithalmic	104,5	-10,1%	1873,5	-11,8%	3134,9	-10,1%
1226	Cefuroxim STADA	104,3	11,9%	1880,9	-4,2%	1214,4	15,3%
1227	Alphagan	103,9	-56,3%	6364,0	-55,0%	7460,4	-55,6%
1228	Gynoflor	103,9	-0,2%	1795,3	0,2%	561,4	1,0%
1229	Cloni STADA	103,9	13,7%	1848,8	13,1%	4501,1	10,7%
1230	Gent-Ophtal	103,8	12,5%	1177,2	12,6%	1781,7	13,3%
1231	Angeliq	103,3	0,4%	6127,7	0,4%	8522,3	0,5%
1232	Piracetam-neuraxpharm	103,3	24,4%	2476,7	13,3%	5472,0	25,1%
1233	Aquaphor	103,3	-28,5%	1848,2	-30,1%	10386,8	-28,4%
1234	Tramadol Sandoz	103,3	-18,3%	2498,9	-22,1%	2337,0	-15,0%
1235	Nortrilen	103,2	-2,3%	1972,4	-3,3%	2505,8	-1,6%
1236	Mirfulan	103,2	-6,5%	843,7	-0,9%	2443,7	-2,5%
1237	Opipramol dura	103,1	-5,3%	1571,3	-7,3%	4039,7	-3,3%
1238	Methylpheni TAD	103,0	-2,5%	2482,1	-3,9%	2304,0	-3,9%
1239	Diltiazem AL	103,0	6,1%	1816,3	6,4%	3828,8	6,8%
1240	Fenofibrat HEXAL	103,0	-13,4%	3816,1	-12,7%	9086,4	-12,5%
1241	Minocyclin HEXAL	102,9	-11,7%	1743,8	-10,6%	1487,1	-8,8%
1242	Furosemid Sandoz	102,6	-26,1%	1558,1	-26,4%	10829,3	-28,0%
1243	Bezafibrat-ratiopharm	102,5	-8,6%	2632,5	-8,3%	5923,7	-8,1%
1244	Glimepirid dura	102,4	-16,1%	2508,5	-18,5%	16452,3	-15,6%
1245	Trileptal	102,3	-14,1%	11185,3	-13,3%	5515,7	-14,2%
1246	Trimipramin AL	102,2	-20,2%	1904,3	-22,0%	3233,5	-19,7%
1247	Kan-Ophtal	102,2	8,0%	1247,2	8,0%	1703,9	8,0%
1248	Juformin	102,1	-6,5%	1476,6	-7,3%	5301,1	-7,3%
1249	Cefadroxil HEXAL	102,1	-4,0%	2085,0	-4,9%	660,3	-3,4%
1250	Enalagamma	101,9	9,8%	1527,1	8,1%	11762,4	9,3%
	Summe	515095,2		19434931,3		28616925,1	
	Kumulativer Anteil	82,25%		68,19%		83,83%	

47

Tabelle 47.7: Führende Arzneimittel 2009 nach Verordnungen (Fortsetzung)

Rang	Präparat	Verordnung		Umsatz		DDD	
		in Tsd.	Änd. %	in Tsd. €	Änd. %	in Tsd.	Änd. %
1251	Paroxat	101,8	-22,9%	3949,6	-23,9%	9969,6	-20,7%
1252	Nitroxolin MIP Pharma	101,7	0,9%	4155,2	3,0%	1035,5	2,1%
1253	Omeprazol BASICS	101,6	-38,2%	3736,5	-36,3%	6905,5	-30,8%
1254	Ciclopirox-ratiopharm	101,6	-6,9%	1645,3	-10,6%	1767,6	-8,2%
1255	Cefpodoxim-ratiopharm	101,2	30,1%	2878,0	31,9%	609,9	33,4%
1256	Clozapin-neuraxpharm	100,9	-8,6%	7665,9	-14,2%	3970,5	-8,4%
1257	Nuvaring	100,9	-3,3%	4601,3	-1,7%	8077,5	-3,2%
1258	Penbeta Mega	100,7	-22,1%	1343,0	-24,1%	918,9	-20,9%
1259	Domperidon AL	100,7	-9,8%	2342,8	-15,5%	2340,1	-8,8%
1260	Risperidon- 1 A Pharma	100,5	78,3%	3303,7	31,7%	1745,8	74,5%
1261	Nitrazepam AL	100,5	-3,1%	1167,0	-3,2%	2746,9	-4,1%
1262	Perocur	100,4	-5,6%	609,0	-5,1%	319,8	-4,9%
1263	Inimur	100,2	-2,8%	2209,5	-2,9%	593,8	-3,0%
1264	Clinda-saar	100,0	-32,5%	2760,1	-31,3%	886,2	-31,1%
1265	Azur compositum	100,0	-5,6%	1289,7	-5,5%	427,1	-5,7%
1266	Dexapos	99,8	6,0%	1306,0	6,0%	1636,5	6,0%
1267	Anafranil	99,8	-9,4%	2757,5	-10,2%	4096,3	-6,8%
1268	Epiduo	99,7	68,8%	3270,3	82,8%	3490,0	89,6%
1269	Forair	99,6	33,4%	7000,2	33,0%	4978,9	33,4%
1270	Azi-TEVA	99,4	173,8%	1342,8	154,8%	472,6	172,5%
1271	Lamotrigin HEXAL	99,4	6,1%	6730,2	4,7%	3500,4	3,9%
1272	Mestinon	99,1	4,6%	9511,1	8,2%	3558,1	6,7%
1273	Haloperidol-ratiopharm	98,9	-12,5%	1358,5	-11,9%	2601,0	-10,7%
1274	Psorcutan	98,7	-25,4%	4380,3	-25,3%	3890,7	-24,7%
1275	Imbun	98,6	-7,7%	1624,1	-7,9%	1889,6	-5,7%
1276	Kaban/Kabanimat	98,6	-9,0%	1710,9	-7,2%	4424,3	-3,9%
1277	DexaHEXAL	98,5	-6,0%	1379,1	-5,9%	1729,0	-5,9%
1278	JodidHEXAL	98,5	-12,6%	584,3	-12,3%	14939,0	-12,2%
1279	Baymycard	98,4	-12,3%	4021,2	-12,8%	6348,4	-11,0%
1280	Tromphyllin	98,4	-18,7%	2492,3	-17,2%	10968,2	-15,3%
1281	Vocado	98,0	(neu)	10176,5	(neu)	8408,4	(neu)
1282	Aknenormin	98,0	7,6%	3481,1	6,6%	2765,2	6,2%
1283	Mediabet	97,9	49,4%	1704,3	48,0%	5085,8	67,4%
1284	Calciumacetat-Nefro	97,9	-3,9%	1846,7	-3,5%	1837,2	-3,1%
1285	Penicillin Sandoz	97,7	5,6%	1320,4	6,3%	867,4	8,8%
1286	Betavert	97,6	30,4%	1570,3	31,5%	4576,0	64,5%
1287	Vigamox	97,6	90,3%	1610,7	90,3%	3252,0	90,3%
1288	Tannolact	97,5	-9,0%	867,9	-7,8%	2057,8	-12,4%
1289	Furosemid dura	97,4	-31,6%	1285,1	-31,9%	9191,3	-31,1%
1290	Humira	97,3	25,3%	421744,5	26,4%	6562,8	26,5%
1291	Tilidura/Tilidin N dura	97,3	-14,9%	3607,9	-14,3%	3164,7	-14,3%
1292	Pravastatin AL	97,3	13,1%	2775,1	-1,5%	8376,1	13,2%
1293	Eferox Jod	97,0	93,4%	1627,7	94,5%	9452,3	94,7%
1294	Xelevia	96,9	134,8%	16449,6	151,9%	8351,2	153,0%
1295	Sotalol AL	96,8	-12,3%	1780,3	-12,5%	6245,1	-11,9%
1296	Clarithromycin BASICS	96,7	-39,1%	1388,2	-38,8%	775,2	-37,7%
1297	Esprenit	96,7	47,1%	1357,9	43,7%	2381,2	38,4%
1298	Polyspectran HC	96,5	-7,1%	1859,1	-4,9%	2333,1	-5,6%
1299	Betadermic	96,5	-10,0%	1626,6	-9,4%	2621,2	-8,5%
1300	Tavegil	96,5	0,2%	1037,4	2,1%	927,4	-4,0%
	Summe	520038,4		20007174,2		28816994,3	
	Kumulativer Anteil	83,04%		70,20%		84,41%	

Tabelle 47.7: Führende Arzneimittel 2009 nach Verordnungen (Fortsetzung)

Rang	Präparat	Verordnung in Tsd.	Änd. %	Umsatz in Tsd. €	Änd. %	DDD in Tsd.	Änd. %
1301	Jodetten	96,5	-15,3%	733,9	-18,6%	27037,8	-13,5%
1302	Nacom	96,3	-37,3%	3897,1	-37,4%	1888,7	-35,6%
1303	Bellissima	96,3	(> 1000)	2997,6	(> 1000)	8378,5	(> 1000)
1304	Tonsipret	96,3	-2,6%	896,5	0,5%	1205,2	-3,0%
1305	Insulin BBraun/Bbm rat. Comb	96,3	-9,9%	7531,5	-3,3%	6461,2	-7,8%
1306	Hypnorex	96,2	-2,5%	2553,6	-2,4%	4212,5	-2,4%
1307	Frisium	95,9	-3,8%	1907,6	-0,6%	2495,0	-3,5%
1308	Sulmycin mit Celestan-V	95,9	-3,1%	2867,9	-1,5%	1200,8	-2,6%
1309	Estreva	95,9	8,2%	3143,5	9,9%	12489,5	8,8%
1310	Methylphenidat HEXAL	95,9	4,2%	2356,6	4,6%	2130,3	4,8%
1311	Trancopal Dolo	95,7	-3,9%	4286,2	0,8%	1082,0	-1,7%
1312	Zentropil	95,7	-4,6%	1612,1	-4,6%	5456,7	-4,6%
1313	Cordinate	95,6	19,3%	8563,4	10,8%	18866,3	31,3%
1314	Sanasthmax	95,3	2,4%	4484,5	-0,2%	1991,8	-16,6%
1315	Ramiclair	95,3	-4,2%	1288,8	-7,1%	21986,9	-3,6%
1316	Progestogel	95,1	-1,5%	2324,0	2,7%	3519,8	-1,3%
1317	Piracetam AL	95,0	22,6%	1779,2	24,2%	4368,0	26,8%
1318	Iruxol N	95,0	-7,5%	2843,9	-7,9%	4065,9	-8,5%
1319	Zeldox	94,8	-0,7%	37399,4	8,5%	5327,5	1,5%
1320	Ciprodura	94,8	-26,7%	1306,7	-30,7%	352,3	-25,4%
1321	Zopiclon AbZ	94,6	16,2%	1354,5	15,4%	1799,1	15,8%
1322	Motilium	94,6	-9,8%	3991,6	-6,2%	2400,1	-10,8%
1323	Simva-Hennig	94,1	-18,2%	2325,6	-19,7%	8384,9	-15,5%
1324	Sertralin Hormosan	94,0	(> 1000)	4028,3	960,8%	10908,2	953,0%
1325	Omeprazol TEVA/Elac	93,7	5,1%	3550,5	-7,8%	8456,8	8,7%
1326	Zaneril	93,7	87,6%	5439,5	101,8%	8528,9	94,8%
1327	Sulpirid HEXAL	93,4	4,7%	2109,1	8,9%	995,9	13,4%
1328	Predni-Ophtal	93,3	1,3%	1292,6	1,3%	3733,0	1,3%
1329	Predni H Inj./Lichtenstein N	93,2	-13,5%	1346,2	-13,7%	1226,8	-14,7%
1330	Fortzaar	93,1	2,5%	11719,6	2,9%	8604,0	4,3%
1331	Novomix	93,1	0,7%	10762,3	1,7%	6293,3	2,0%
1332	Babix-Inhalat N	93,0	-9,9%	529,5	-6,4%	6174,6	-9,4%
1333	Triamteren HCT Sandoz	92,9	-8,7%	1467,1	-8,7%	8733,9	-8,6%
1334	Loperamid AL	92,8	8,9%	1196,8	10,0%	644,3	10,9%
1335	Insulin BBraun/Bbm rati.Bas.	92,8	-5,7%	6752,4	0,7%	5704,6	-4,0%
1336	Adumbran	92,7	-19,9%	1085,4	-23,7%	829,3	-18,5%
1337	Alendronsäure STADA	92,7	-29,9%	5511,9	-46,3%	7628,2	-27,1%
1338	Acular	92,5	4,6%	2345,5	4,6%	3198,2	4,3%
1339	Skid	92,5	-4,3%	1569,8	-3,2%	1249,1	-1,6%
1340	Bromazepam-ratiopharm	92,4	-8,8%	1165,7	-9,5%	1956,5	-6,8%
1341	Doneurin	92,3	-34,5%	1698,1	-32,8%	2962,6	-30,2%
1342	Valproat chrono Winthrop	92,2	102,1%	3207,9	89,6%	4284,4	93,1%
1343	Cipramil	92,2	-27,4%	11157,6	-22,4%	8168,5	-26,6%
1344	Felodipin dura	92,0	50,2%	3615,4	49,4%	11566,1	50,4%
1345	Meloxicam-ratiopharm	91,9	-26,5%	1453,1	-25,0%	3809,2	-22,4%
1346	Differin	91,9	-22,3%	2228,7	-18,8%	3359,0	-21,7%
1347	Azithrobeta	91,9	-37,7%	1361,6	-37,7%	459,4	-37,7%
1348	Mirtazapin-neuraxpharm	91,7	15,2%	3715,1	6,8%	6315,0	13,3%
1349	ISDN HEXAL	91,6	-8,5%	1358,8	-8,4%	5700,6	-8,0%
1350	Lisinopril Heumann	91,6	-28,3%	1296,4	-32,3%	9818,0	-27,5%
	Summe	524736,5		20202584,6		29105404,0	
	Kumulativer Anteil	83,79%		70,89%		85,26%	

47

Tabelle 47.7: Führende Arzneimittel 2009 nach Verordnungen (Fortsetzung)

Rang	Präparat	Verordnung in Tsd.	Verordnung Änd. %	Umsatz in Tsd. €	Umsatz Änd. %	DDD in Tsd.	DDD Änd. %
1351	Carum Carvi Wala	91,4	-2,9%	686,2	-3,0%	457,1	-2,9%
1352	Carvedilol STADA	91,4	-12,2%	1788,5	-36,0%	4329,4	-11,2%
1353	Fluoxetin HEXAL	91,1	1,7%	3150,6	3,2%	8887,7	5,1%
1354	Carbamazepin-neuraxpharm	91,0	-2,8%	2663,1	-1,8%	4701,2	-0,9%
1355	Carvedilol beta	91,0	-53,1%	1879,9	-53,2%	5019,2	-46,5%
1356	Sulpirid AL	90,9	-4,8%	1715,9	-6,9%	687,7	-7,3%
1357	Entocort	90,7	3,0%	11845,0	5,2%	2260,7	5,0%
1358	Isomonit	90,6	-19,5%	1764,4	-20,4%	9575,9	-21,3%
1359	ISDN-CT	90,6	-43,0%	1360,3	-43,1%	4713,3	-45,3%
1360	Eisentabl./-drag.-ratiopharm	90,5	-4,6%	1079,9	11,7%	2205,7	14,5%
1361	Arelix	90,5	-35,0%	3182,8	-34,1%	7890,2	-33,7%
1362	Halcion	90,4	-9,9%	1107,3	-9,9%	1235,5	-9,8%
1363	Edronax	90,4	-4,4%	6980,1	-3,2%	3766,2	-2,4%
1364	Isot. Kochsalzlsg.Steripharm	90,4	-10,7%	371,1	-12,1%	139,1	-12,3%
1365	Sormodren	90,2	-1,9%	2388,7	-1,9%	3186,9	-1,0%
1366	Folsan	90,1	17,1%	1271,9	17,4%	4033,9	17,3%
1367	Tilicomp beta	90,0	-20,2%	3067,7	-15,0%	2617,5	-12,8%
1368	Benzbromaron AL	89,9	0,2%	1451,6	0,3%	8496,9	0,5%
1369	Cefixim- 1 A Pharma	89,8	730,7%	1972,5	823,9%	605,4	734,7%
1370	Nyogel	89,7	-4,7%	1561,9	-4,6%	6552,3	-4,3%
1371	Myoson	89,7	-11,0%	4287,2	-6,3%	1439,6	-5,5%
1372	Prothyrid	89,7	1,0%	2387,0	10,7%	8794,9	0,9%
1373	Dynexan Mundgel	89,7	-3,9%	597,3	-2,8%	1571,6	-4,3%
1374	Rhinoguttae Argenti Leyh	89,7	2,0%	504,8	2,0%	718,9	1,9%
1375	Cil	89,6	-8,8%	3208,9	-8,4%	8299,9	-8,1%
1376	Amioxid-neuraxpharm	89,6	-2,5%	1629,2	-15,1%	6667,9	-2,5%
1377	Eucreas	89,3	416,9%	12687,9	442,1%	6320,5	444,1%
1378	Canifug Vaginal	89,2	-29,5%	1254,9	-29,4%	512,5	-28,2%
1379	Laxoberal	89,1	-6,8%	1301,5	-5,2%	5002,1	-7,9%
1380	Bondiol	89,0	-9,7%	5551,7	-2,8%	3696,7	-9,5%
1381	PCM/Paracetamol Lichtenstein	88,9	7,6%	130,3	3,5%	322,1	5,1%
1382	Renagel	88,9	-0,7%	25273,2	-0,9%	2000,6	-0,7%
1383	Pipamperon- 1 A Pharma	88,9	51,8%	2319,3	57,7%	1111,1	59,0%
1384	Tiorfan	88,8	-40,8%	1697,8	-40,2%	418,5	-37,1%
1385	Ramipril HCT Sandoz	88,7	-24,8%	2575,8	-24,0%	8489,8	-23,9%
1386	Adalat	88,7	-12,3%	1807,0	-15,4%	5147,6	-13,7%
1387	Sumatriptan- 1 A Pharma	88,7	59,5%	2438,5	54,4%	1301,7	67,5%
1388	Lisodura plus	88,6	-7,6%	1930,2	-10,0%	8704,0	-7,0%
1389	Penicillin V STADA	88,5	-15,7%	1182,3	-20,2%	815,1	-15,1%
1390	Alendronsäure dura	88,4	542,2%	4847,0	535,1%	6781,8	575,6%
1391	Oxybutynin HEXAL	88,3	1,9%	1901,0	3,6%	2329,2	5,0%
1392	Monostep	88,2	-24,5%	2149,9	-23,8%	7902,3	-24,5%
1393	Corinfar	87,8	-18,0%	1765,1	-18,0%	5449,9	-15,9%
1394	Haemoprotect	87,7	-7,4%	1318,2	-6,9%	3034,4	-6,7%
1395	Estriolsalbe	87,7	-0,6%	1317,4	-0,6%	18930,6	-0,0%
1396	Aknemycin Lösung/Salbe	87,6	-6,5%	1232,3	-6,3%	1199,8	-5,9%
1397	Buscopan	87,5	1,0%	728,8	15,2%	264,1	-2,0%
1398	Lyogen/Depot	87,5	-3,3%	2941,5	-4,2%	2731,1	-6,1%
1399	Cranoc	87,4	-45,9%	3609,0	-55,2%	9291,0	-40,3%
1400	Carbamazepin AL	87,4	24,5%	2008,1	19,9%	3503,1	19,7%
	Summe	529206,3		20350456,9		29319518,2	
	Kumulativer Anteil	84,50%		71,41%		85,89%	

47

Tabelle 47.7: Führende Arzneimittel 2009 nach Verordnungen (Fortsetzung)

Rang	Präparat	Verordnung in Tsd.	Verordnung Änd. %	Umsatz in Tsd. €	Umsatz Änd. %	DDD in Tsd.	DDD Änd. %
1401	Volon A Kristallsusp.	87,4	5,7%	1994,7	3,8%	3409,5	1,9%
1402	Xeloda	87,2	5,7%	43173,7	6,8%	1545,5	5,5%
1403	Zaditen ophtha	87,2	-2,4%	2026,0	-2,7%	2515,7	-1,7%
1404	Tepilta Suspension	87,2	-6,2%	4789,0	-3,0%	934,1	-7,2%
1405	Clindamycin- 1 A Pharma	87,1	12,4%	1745,1	12,6%	668,7	12,2%
1406	Azathioprin-ratiopharm	86,9	-31,4%	4750,4	-35,4%	2747,0	-31,3%
1407	Rocornal	86,8	-12,9%	5757,7	-12,0%	3384,8	-12,8%
1408	Allopurinol AbZ	86,8	-13,4%	1159,6	-15,6%	4763,4	-15,7%
1409	Metfogamma	86,3	-17,1%	1581,3	-7,7%	4549,4	-16,9%
1410	Comtess	86,0	-17,6%	14787,1	-15,0%	2087,9	-15,4%
1411	Panthenol-ratiopharm	85,9	-16,7%	373,1	-9,8%	1987,8	-14,3%
1412	Lasix	85,8	-21,9%	1559,9	-21,7%	8601,7	-27,8%
1413	Theophyllin STADA	85,7	-32,3%	1374,7	-31,7%	5911,6	-30,1%
1414	Kliogest N	85,6	-16,6%	3407,5	-10,5%	7051,5	-16,6%
1415	Clozapin HEXAL	85,5	0,5%	5666,2	-1,7%	2679,2	4,0%
1416	Felocor	85,2	-16,7%	3360,0	-17,0%	10292,8	-17,4%
1417	Ulcogant	85,2	6,8%	2123,1	7,1%	1121,4	7,5%
1418	Moxonidin STADA	85,0	-12,7%	2153,1	-32,0%	8287,9	-13,1%
1419	Codeinum phosph. Compr.	84,9	14,0%	1116,7	13,8%	404,7	12,8%
1420	Amoxi Clavulan STADA	84,8	-6,4%	3344,0	-17,9%	544,6	-5,0%
1421	Azithromycin STADA	84,8	-26,0%	1166,8	-31,3%	423,3	-26,1%
1422	Emesan	84,5	-49,1%	340,7	-49,8%	280,1	-48,9%
1423	Hedelix	84,2	8,0%	549,9	8,9%	624,3	8,4%
1424	Amlo-Q	84,0	24,5%	1171,7	24,2%	10604,8	24,6%
1425	Cephalexin-ratiopharm	83,9	2,8%	1630,7	3,0%	545,1	2,4%
1426	Pantoprazol Winthrop	83,9	(neu)	2050,0	(neu)	7445,6	(neu)
1427	Aromasin	83,7	0,5%	47883,7	8,4%	7679,2	2,1%
1428	Panthenol Lichtenstein	83,6	-0,6%	315,7	0,9%	2112,6	1,3%
1429	Neurocil	83,4	-9,0%	1700,5	-11,7%	849,0	-9,5%
1430	Metformin BASICS	83,4	-37,9%	1280,6	-34,0%	4263,6	-37,4%
1431	Rosiced	83,2	22,6%	1355,3	24,8%	1302,4	27,8%
1432	Meto-ISIS/-NT	83,2	-19,4%	1327,1	-23,6%	4473,7	-20,5%
1433	Jellin	83,2	-10,6%	1540,1	-12,1%	2676,9	-8,8%
1434	Gabapentin beta	83,2	0,8%	4785,2	-2,4%	1827,0	2,0%
1435	Lisinopril- 1 A Pharma plus	83,1	44,6%	1765,9	38,6%	7944,9	46,3%
1436	Mirtazapin beta	83,0	-11,5%	3093,7	-23,3%	4801,7	-13,0%
1437	Oxycodon-ratiopharm	82,9	24,1%	15150,8	9,8%	2340,6	7,0%
1438	Melperon STADA	82,9	-34,6%	1323,7	-36,1%	449,1	-33,9%
1439	Evista	82,9	-4,4%	10451,9	2,2%	6497,3	-4,6%
1440	Nystaderm comp.	82,8	-2,4%	1593,7	-2,0%	940,3	-1,3%
1441	ASS Sandoz	82,8	-13,6%	281,6	-13,5%	8187,8	-13,4%
1442	Infectocortikrupp	82,7	14,7%	1562,1	18,5%	208,1	14,1%
1443	Metoprogamma	82,5	17,8%	1328,5	19,0%	6718,4	13,4%
1444	Imurek	82,3	-10,5%	4708,7	-21,8%	2603,5	-10,6%
1445	Fluoxetin-ratiopharm	82,3	-28,7%	2299,1	-27,8%	6525,0	-27,4%
1446	Soledum Hustensaft/-Tropfen	82,2	7,5%	630,3	11,2%	469,8	8,1%
1447	Doxacor	82,0	-10,4%	2892,0	-10,8%	8017,7	-11,0%
1448	Macrogol HEXAL	82,0	28,0%	2389,5	29,0%	2371,6	28,7%
1449	Eunerpan	81,9	-13,5%	1456,5	-15,1%	365,1	-18,9%
1450	Simvastatin AAA Pharma	81,9	-61,2%	2412,0	-51,9%	7105,3	-59,3%
	Summe	533421,1		20577137,9		29503661,0	
	Kumulativer Anteil	85,17%		72,20%		86,43%	

47

Tabelle 47.7: Führende Arzneimittel 2009 nach Verordnungen (Fortsetzung)

Rang	Präparat	Verordnung		Umsatz		DDD	
		in Tsd.	Änd. %	in Tsd. €	Änd. %	in Tsd.	Änd. %
1451	Tamoxifen AL	81,8	0,7%	1723,4	0,3%	8019,0	0,8%
1452	Jutabloc	81,8	-15,2%	1164,1	-14,8%	5957,7	-13,0%
1453	Femoston	81,8	2,9%	2785,8	2,8%	6654,0	2,9%
1454	Nebacetin	81,7	-44,4%	1553,7	-44,6%	378,3	-45,0%
1455	Zymafluor Tabl.	81,6	-22,4%	415,4	-22,6%	12624,1	-24,7%
1456	Vagifem	81,6	-6,5%	2223,1	-0,7%	1223,4	-6,5%
1457	M-STADA	81,5	-7,2%	4955,2	-6,8%	1918,4	-6,1%
1458	Clindamycin AL	81,4	2,5%	1492,7	2,7%	417,2	3,2%
1459	Itracol/-7 HEXAL	81,4	-6,4%	4946,5	-6,6%	1009,1	-6,6%
1460	Mylepsinum	81,0	-6,1%	2316,8	-5,7%	2554,0	-5,5%
1461	Alprazolam AL	80,9	11,2%	1186,5	11,6%	2745,3	12,6%
1462	Spironolacton AAA Pharm	80,9	42,3%	1559,4	29,0%	5053,8	35,8%
1463	Enalapril HCT Sandoz	80,9	80,0%	2395,4	84,3%	7798,4	80,9%
1464	Prednisolut/-L	80,7	-9,3%	4664,5	-3,5%	5257,3	-4,4%
1465	Amciderm	80,7	-7,6%	1651,0	-6,8%	2586,0	-5,9%
1466	Indometacin AL	80,6	21,5%	1040,6	20,8%	2019,0	24,1%
1467	Ibu KD	80,4	6,1%	1261,6	5,5%	1962,8	4,1%
1468	Tramadol AbZ	80,3	-10,4%	1801,4	-13,2%	1702,7	-8,2%
1469	Folsäure-ratiopharm	80,3	1,1%	884,5	1,7%	2753,1	2,0%
1470	Tetrazepam AbZ	80,2	3,1%	1016,4	3,2%	886,6	4,9%
1471	Ibuprofen/Ibu Atid	80,1	-75,8%	1094,7	-75,7%	2190,1	-74,4%
1472	Furorese comp	80,1	-6,5%	2488,6	-6,0%	6895,1	-5,1%
1473	Rivanol	79,9	-4,9%	572,7	-4,9%	888,8	-6,6%
1474	Valproat HEXAL	79,8	-5,8%	2563,5	-6,6%	2951,8	-7,2%
1475	Opipramol AbZ	79,8	56,3%	1106,1	53,2%	2423,7	58,3%
1476	Ramipril Heumann	79,7	-3,5%	1078,4	-5,2%	18304,2	-1,4%
1477	Beclorhinol	79,7	-3,3%	1680,1	-3,5%	2395,4	-1,7%
1478	Tussoret	79,5	6,9%	1095,6	7,1%	517,6	8,1%
1479	Nebivolol HEXAL	79,5	-21,7%	1167,4	-27,3%	7478,3	-21,8%
1480	Cefaclor STADA	79,3	-7,2%	1569,6	-11,4%	687,4	-4,5%
1481	Doloproct Creme/Supp.	79,3	19,7%	1532,6	25,7%	740,8	13,4%
1482	Pen Mega- 1 A Pharma	79,2	15,7%	952,6	17,0%	774,0	15,1%
1483	Estradiol JENAPHARM	79,2	-14,7%	1605,8	-14,0%	6503,4	-12,3%
1484	Diarrhoesan	79,2	-42,4%	709,4	-39,9%	87,9	-42,4%
1485	Avandia	79,1	-19,9%	12833,8	-19,1%	7434,5	-18,9%
1486	Luminal/Luminaletten	79,1	-11,2%	2639,2	-10,5%	4681,4	-10,5%
1487	Amlodipin Heumann	79,1	-12,0%	965,5	-17,0%	10562,2	-10,2%
1488	Terbinafin HEXAL	79,0	11,8%	3215,8	11,6%	2186,8	12,2%
1489	Atenolol- 1 A Pharma	78,9	-2,8%	1257,6	-4,1%	5354,1	-3,1%
1490	Uro-Tablinen	78,8	16,4%	1410,0	16,4%	1523,7	16,3%
1491	Valocordin-Diazepam	78,8	-3,9%	840,7	-3,9%	1969,8	-3,9%
1492	Citalopram STADA	78,7	5,7%	2416,8	-15,4%	6893,0	10,8%
1493	Kerlone	78,5	-14,0%	1722,0	-14,5%	6630,2	-14,6%
1494	Moviprep	78,5	367,4%	1881,5	357,5%	20,5	356,7%
1495	Clarithromycin AbZ	78,5	1,9%	1133,5	2,1%	657,0	4,4%
1496	Kaletra	78,4	-2,6%	68293,7	5,8%	2425,6	1,1%
1497	Inimur myko Vaginal	78,3	-12,4%	1280,4	-12,4%	526,9	-12,3%
1498	Torasemid-corax	78,2	-31,4%	1256,2	-32,3%	4510,6	-30,6%
1499	Solvex	78,2	6,3%	6740,7	15,9%	3029,5	9,0%
1500	Beclometason-ratioph. nasal	78,2	12,5%	1285,6	11,4%	2127,4	8,8%
	Summe	537415,3		20746565,8		29690552,9	
	Kumulativer Anteil	85,81%		72,80%		86,97%	

47

Tabelle 47.7: Führende Arzneimittel 2009 nach Verordnungen (Fortsetzung)

Rang	Präparat	Verordnung		Umsatz		DDD	
		in Tsd.	Änd. %	in Tsd. €	Änd. %	in Tsd.	Änd. %
1501	Melperon beta	78,1	-38,4%	1397,4	-39,0%	652,9	-40,4%
1502	Avonex	78,0	-7,3%	234632,1	13,8%	4003,0	4,8%
1503	Ubretid	78,0	-6,2%	6410,1	2,3%	3630,2	-5,1%
1504	Liskantin	77,9	4,8%	1690,6	4,6%	1881,3	4,7%
1505	Cotrim Sandoz	77,9	2,8%	853,8	2,0%	475,6	1,3%
1506	Amoxi-CT	77,8	-8,3%	1192,0	-10,2%	1205,1	-9,2%
1507	Sertralin HEXAL	77,5	8,3%	3904,3	9,0%	9299,9	9,1%
1508	Furadantin	77,5	-13,5%	1072,4	-14,8%	1189,4	-10,2%
1509	Tamsulosin Winthrop	77,3	8,5%	1948,6	7,6%	7358,4	8,6%
1510	Prothazin Rodleben Pharma	77,2	-3,4%	1286,1	-3,3%	2150,9	-2,9%
1511	Enalapril AAA Pharma	77,1	-41,4%	1160,2	-31,8%	8940,3	-41,0%
1512	Isotrexin Gel	77,1	-14,4%	1894,8	-8,2%	1841,8	-14,1%
1513	Timomann/Timo EDO	77,0	-39,7%	1541,9	-36,7%	5247,4	-41,3%
1514	Calcicare D3	77,0	-23,0%	1722,9	-18,2%	5498,5	-21,0%
1515	Tamsunar	76,9	-2,3%	1899,9	-4,5%	7424,9	-2,0%
1516	Ramigamma HCT	76,8	17,3%	1787,1	19,6%	7332,6	18,1%
1517	Vistagan	76,8	-11,5%	1393,8	-14,7%	5361,0	-11,6%
1518	Estrifam	76,8	-6,6%	1490,3	-6,5%	4405,9	-6,4%
1519	Cefuroxim-CT	76,8	-18,4%	1520,7	-20,8%	760,3	-21,1%
1520	Corvo	76,7	-18,0%	1195,8	-28,1%	9700,9	-15,5%
1521	Metoprolol plus- 1 A Pharma	76,7	299,1%	3332,4	303,0%	7331,8	304,2%
1522	Depo-Clinovir	76,7	-8,9%	2256,9	-7,8%	6889,8	-8,9%
1523	Voltaren ophtha	76,7	-0,8%	1925,1	-1,7%	2262,0	-1,1%
1524	Fluninoc	76,6	-10,4%	968,4	-10,1%	1530,2	-8,9%
1525	Diazepam Desitin	76,5	-8,5%	1924,4	-8,6%	312,5	-9,2%
1526	Ramipril comp-CT	76,5	-29,9%	1765,6	-32,0%	7241,7	-29,1%
1527	Zopiclon Sandoz	76,4	-19,2%	1140,6	-19,3%	1348,6	-19,8%
1528	Bayotensin	76,2	8,6%	2012,8	5,7%	845,1	-8,2%
1529	Concor plus	76,1	-14,8%	2420,1	-14,7%	7440,4	-14,2%
1530	Terbinafin AL	76,0	53,3%	2776,2	42,1%	2065,0	52,3%
1531	Metronidazol-ratiopharm	76,0	0,7%	1132,1	-1,9%	258,8	1,5%
1532	Clarithromycin Sandoz	75,9	-26,3%	1107,7	-25,6%	626,0	-23,1%
1533	Rekawan	75,9	21,6%	936,8	19,6%	1363,7	21,4%
1534	Catapresan	75,8	-23,7%	1557,2	-23,7%	2621,6	-23,8%
1535	Levodopa comp. B STADA	75,6	-2,0%	1996,5	1,3%	1173,4	3,8%
1536	Azithromycin dura	75,5	12,4%	1111,0	12,2%	377,3	12,4%
1537	Triarese	75,4	-6,6%	1184,5	-6,6%	6841,4	-6,5%
1538	Dexagalen/Dexamethason GALEN	75,3	-3,3%	2349,1	-3,3%	6544,1	3,6%
1539	Tamsulosin Esparma	75,1	3,6%	2176,9	3,6%	7383,5	3,7%
1540	Betamethason HEXAL comp.	75,1	7,5%	1263,6	8,1%	2029,6	9,0%
1541	Carbamazepin- 1 A Pharma	75,1	-9,6%	1770,4	-20,1%	2948,4	-25,1%
1542	Kevatril	75,1	-39,9%	6989,7	-40,0%	183,7	-32,8%
1543	Suboxone	75,0	18,4%	4192,6	17,9%	832,1	15,8%
1544	Granisetron HEXAL	75,0	59,6%	5917,4	40,2%	206,4	8,7%
1545	Tobradex	74,8	21,4%	1214,3	21,4%	2991,0	21,4%
1546	Dipidolor	74,8	-3,3%	1259,7	-2,9%	124,6	-3,3%
1547	Lisinopril Sandoz	74,7	-30,4%	1295,8	-30,2%	9442,8	-27,0%
1548	Amloclair	74,6	-5,8%	958,9	-10,0%	10345,0	-7,9%
1549	Lamictal	74,5	-22,8%	6936,7	-14,8%	2782,8	-15,6%
1550	Doxy plus STADA	74,5	-9,2%	864,7	-9,3%	869,2	-9,2%
	Summe	541229,7		21083299,0		29876125,6	
	Kumulativer Anteil	86,42%		73,98%		87,52%	

47

Tabelle 47.7: Führende Arzneimittel 2009 nach Verordnungen (Fortsetzung)

Rang	Präparat	Verordnung in Tsd.	Verordnung Änd. %	Umsatz in Tsd. €	Umsatz Änd. %	DDD in Tsd.	DDD Änd. %
1551	Avodart	74,5	-2,8%	8621,0	-2,9%	6338,5	-2,5%
1552	Oxybutynin-ratiopharm	74,3	-4,3%	1613,1	-2,9%	2050,2	-1,5%
1553	Amantadin AL	74,3	10,1%	1335,5	-4,6%	3963,3	8,9%
1554	Fluoxetin- 1 A Pharma	74,2	23,6%	2361,7	11,3%	7394,9	15,1%
1555	Simvagamma	74,1	-13,8%	2206,0	-6,6%	6563,0	-11,3%
1556	Elontril	74,1	35,8%	7499,6	44,8%	6527,2	47,2%
1557	Ramigamma	74,1	-17,6%	1185,3	-11,5%	17593,1	-14,8%
1558	Aldara	73,9	4,1%	7456,2	4,0%	1694,5	4,2%
1559	Captopril- 1 A Pharma	73,9	-20,7%	877,5	-23,5%	5420,9	-18,8%
1560	Pantoprazol Sandoz	73,8	(neu)	2093,1	(neu)	6582,9	(neu)
1561	Sevikar	73,7	(neu)	7572,7	(neu)	6149,9	(neu)
1562	Tarka	73,6	-14,8%	5922,2	-15,0%	6944,7	-15,0%
1563	Fentanyl-/Fentamat Sandoz	73,6	-7,7%	10926,1	-2,7%	2176,5	-3,7%
1564	Allo. comp-ratiopharm	73,5	-5,3%	1563,7	-9,2%	7156,3	-5,1%
1565	Formoterol-CT	73,5	27,1%	4240,8	22,5%	4119,6	32,4%
1566	Glucagen	73,5	-2,6%	2448,7	-2,5%	74,4	-2,5%
1567	Natrilix	73,4	-30,9%	2734,4	-30,6%	5099,5	-28,8%
1568	Avamys	73,3	111,4%	2150,8	109,1%	2197,6	111,4%
1569	Nebido	73,1	21,8%	10195,4	21,8%	6089,3	21,8%
1570	Freka Clyss	73,0	5,6%	888,6	6,0%	483,9	6,9%
1571	Fluoxetin-neuraxpharm	73,0	9,8%	2338,7	6,7%	7663,0	12,1%
1572	Aciclovir- 1 A Pharma	73,0	20,9%	1673,2	20,1%	380,4	19,3%
1573	Primolut-Nor	72,9	-22,5%	1011,2	-22,9%	1879,0	-17,7%
1574	Amoxypen	72,9	-21,3%	1019,2	-21,0%	604,8	-21,2%
1575	Falicard	72,8	-17,7%	1272,7	-17,1%	2484,8	-16,6%
1576	Faustan	72,8	-18,7%	794,5	-18,6%	1406,8	-18,3%
1577	Amiodaron-ratiopharm	72,8	-13,1%	4622,1	-12,7%	6319,2	-12,9%
1578	Baclofen AWD	72,7	-7,0%	1367,4	-7,7%	2002,3	-7,7%
1579	Enadura plus	72,6	-25,1%	1600,1	-25,7%	7093,5	-24,8%
1580	Bisoprolol AbZ	72,5	-29,4%	973,9	-30,1%	4224,6	-29,0%
1581	Pneumovax 23	72,3	218,3%	2603,5	209,7%	72,9	203,3%
1582	Lansoprazol HEXAL	72,2	-19,0%	4111,2	-12,0%	7755,1	-10,1%
1583	Imipramin-neuraxpharm	72,0	0,4%	1442,8	-14,0%	2573,8	-0,5%
1584	Beloc comp	72,0	-26,5%	5131,9	-21,9%	7053,8	-26,2%
1585	Triamteren HCT beta	72,0	74,2%	1071,1	68,0%	6366,7	73,9%
1586	Erythromycin STADA	72,0	-4,2%	1002,3	-6,4%	577,2	-7,7%
1587	Depigoid Leti	71,9	9,2%	26547,2	19,0%	13864,2	11,3%
1588	Biso-PUREN	71,8	-22,4%	1063,3	-22,3%	4413,1	-22,3%
1589	Sofra-Tüll sine	71,8	4,3%	1195,9	7,6%	1047,8	3,1%
1590	Valproat-neuraxpharm	71,7	6,3%	2262,5	3,4%	2875,0	6,5%
1591	Tilidin N Sandoz	71,6	-37,1%	3759,9	-35,4%	2595,0	-34,2%
1592	Oxazepam- 1 A Pharma	71,4	11,7%	789,7	10,6%	580,1	9,7%
1593	Minocyclin-ratiopharm	71,4	-13,1%	1378,9	-11,7%	1234,4	-11,1%
1594	Oestro-Gynaedron M	71,3	3,1%	1060,2	3,1%	12153,2	3,4%
1595	Durafenat	71,2	-4,4%	2216,7	-3,9%	6628,4	-3,5%
1596	Rami-Q	71,2	39,7%	946,2	36,9%	14273,5	41,5%
1597	Haloperidol HEXAL	71,1	-5,6%	1086,3	-5,7%	2652,9	-5,8%
1598	Pantoprazol-biomo	71,1	(neu)	1757,2	(neu)	7340,9	(neu)
1599	Betaferon	71,1	-49,4%	215710,6	-3,9%	3982,1	-6,0%
1600	Calcium-Sandoz Brausetabl.	71,1	-5,0%	1918,9	-6,3%	8828,8	-4,7%
	Summe	544865,1		21460920,6		30121672,7	
	Kumulativer Anteil	87,00%		75,30%		88,24%	

47

Tabelle 47.7: Führende Arzneimittel 2009 nach Verordnungen (Fortsetzung)

Rang	Präparat	Verordnung in Tsd.	Änd. %	Umsatz in Tsd. €	Änd. %	DDD in Tsd.	Änd. %
1601	Metronidazol Heumann	70,7	18,1%	1020,2	17,5%	191,3	15,5%
1602	Pravastatin-CT	70,5	-13,1%	2716,5	-15,4%	5992,6	-10,8%
1603	Amoxi-Clavulan AL	70,4	25,9%	2736,8	21,2%	451,1	27,3%
1604	Glimepirid STADA	70,4	-18,8%	1577,8	-31,8%	9924,0	-15,8%
1605	ACE-Hemmer-ratiopharm comp	70,4	-23,5%	1512,9	-23,4%	6878,4	-23,3%
1606	Venlafaxin-ratiopharm	70,4	(> 1000)	5593,4	840,0%	6083,8	(> 1000)
1607	Staphylex	70,4	-3,7%	3055,2	1,4%	223,8	-4,7%
1608	Keciflox	70,4	-10,2%	1326,8	-10,2%	315,5	-7,4%
1609	Pentoxifyllin AL	70,3	-27,4%	1208,5	-25,5%	3254,2	-22,9%
1610	Zyloric	70,2	-14,4%	1005,0	-14,6%	4176,6	-14,9%
1611	Tambocor	70,2	-24,3%	4278,9	-29,5%	3211,7	-23,9%
1612	Climopax	70,1	-17,5%	2679,1	-9,0%	5803,9	-17,4%
1613	Imupret	70,0	-18,7%	720,2	-16,8%	610,9	-18,8%
1614	Flutica -TEVA	69,9	44,0%	1275,3	40,5%	2097,6	43,8%
1615	Nitrendipin Sandoz	69,9	-24,5%	1054,2	-24,6%	5719,5	-24,7%
1616	Titretta	69,8	-8,7%	1029,5	-7,4%	1543,7	-3,9%
1617	Lactulose HEXAL	69,8	-0,6%	961,0	2,3%	2738,2	2,8%
1618	Enalapril AbZ	69,7	52,0%	823,8	43,3%	7254,4	49,8%
1619	Mircera	69,6	100,0%	20102,3	93,9%	1758,6	97,0%
1620	Budesonid-ratiopharm	69,4	-23,0%	2492,6	-18,1%	4495,3	-23,2%
1621	Cerazette	69,4	-1,9%	2365,2	-1,2%	6168,7	-1,7%
1622	Zineryt	69,4	-12,3%	1805,8	-8,1%	1367,5	-11,2%
1623	Azithromycin AbZ	69,3	16,2%	950,9	8,0%	346,4	16,2%
1624	Amitriptylin-CT	69,3	-21,3%	1364,0	-16,1%	3465,6	-9,8%
1625	Molsibeta	69,1	-28,5%	1091,8	-34,2%	6761,3	-26,3%
1626	Captopril AbZ	69,0	2,5%	820,1	-2,0%	5149,4	2,8%
1627	Calcium dura Vit. D3	69,0	19,0%	1607,0	17,9%	4235,9	20,6%
1628	Oxytetracyclin-AS JENAPHARM	69,0	-7,0%	1146,6	-5,4%	766,5	-7,0%
1629	Tetramdura	68,8	-19,5%	909,0	-19,4%	875,8	-19,0%
1630	Dalmadorm	68,8	-19,9%	1094,5	-13,7%	1375,5	-19,9%
1631	Citalopram beta	68,8	-13,5%	2740,5	-23,2%	6840,6	-14,5%
1632	Yaz	68,7	(> 1000)	2748,6	(> 1000)	5943,2	(> 1000)
1633	Meloxicam- 1 A Pharma	68,7	80,7%	991,2	76,5%	2626,1	84,7%
1634	Helixor	68,6	-8,0%	7270,9	12,7%	3205,3	-6,3%
1635	Piroxicam AL	68,6	2,1%	916,1	0,2%	2076,2	2,5%
1636	Levobeta/-retard	68,5	-1,3%	2006,7	-12,6%	1725,0	1,3%
1637	M-PredniHEXAL	68,5	-20,5%	1851,9	-20,3%	3657,0	-20,2%
1638	Estraderm TTS/MX	68,5	-22,7%	1716,2	-23,4%	4915,3	-24,1%
1639	Novial	68,5	-25,0%	1974,4	-21,0%	6078,7	-24,9%
1640	Cipro BASICS	68,3	-41,3%	1106,0	-41,5%	349,6	-37,3%
1641	Cyclo Östrogynal	68,3	-14,0%	1965,5	-13,0%	5519,9	-14,4%
1642	Simvastatin-ISIS	68,3	-50,8%	1747,8	-53,3%	5811,7	-49,0%
1643	Lactulose- 1 A Pharma	68,2	5,7%	894,1	6,2%	2650,4	6,4%
1644	Domperidon- 1 A Pharma	68,2	69,6%	1589,6	60,4%	1586,5	73,8%
1645	OfloHEXAL	68,1	0,6%	1116,7	-6,7%	271,9	-1,0%
1646	Bisobeta comp	68,0	2,1%	1724,0	-12,5%	6803,5	2,1%
1647	Valdoxan	68,0	(neu)	8841,7	(neu)	4145,4	(neu)
1648	Juliette	68,0	-14,8%	1549,7	-14,5%	6057,1	-14,5%
1649	Trancolong	67,9	-1,3%	5888,0	7,6%	2309,8	9,0%
1650	Enoxor	67,9	-14,5%	1014,8	-17,8%	209,3	-14,9%
	Summe	548325,3		21580899,6		30297692,6	
	Kumulativer Anteil	87,55%		75,72%		88,75%	

47

Tabelle 47.7: Führende Arzneimittel 2009 nach Verordnungen (Fortsetzung)

Rang	Präparat	Verordnung		Umsatz		DDD	
		in Tsd.	Änd. %	in Tsd. €	Änd. %	in Tsd.	Änd. %
1651	Rocaltrol	67,8	-13,8%	5923,2	-12,5%	2149,9	-13,3%
1652	HCT Sandoz	67,7	-20,7%	1044,9	-21,2%	5457,9	-19,7%
1653	Amlo TAD	67,7	-25,9%	1043,1	-35,6%	8816,9	-28,2%
1654	Dulcolax	67,6	5,3%	731,1	6,5%	1432,2	2,4%
1655	Tetrazepam STADA	67,6	-4,2%	902,9	-3,5%	913,8	1,8%
1656	Doxymono	67,4	-10,6%	738,6	-13,6%	1156,7	-15,4%
1657	Rami-Q comp	67,4	25,5%	1495,8	25,8%	6457,4	27,7%
1658	Totocortin	67,4	-22,8%	933,2	-22,8%	2799,6	-22,8%
1659	Jutabis	67,3	-11,3%	916,0	-12,6%	4010,6	-11,1%
1660	Colchysat Bürger	67,2	-3,2%	1152,9	-1,5%	1386,6	-3,5%
1661	Lansoprazol-ratiopharm	67,1	-27,1%	3787,2	-22,1%	7200,4	-19,6%
1662	Syneudon	67,0	-9,4%	1275,5	-3,5%	3112,9	-8,9%
1663	Paroxetin-ratiopharm	67,0	-29,3%	2452,7	-28,8%	6031,5	-26,6%
1664	Naramig	67,0	-3,0%	4650,5	-3,9%	594,8	0,4%
1665	Podomexef	66,9	-16,5%	1442,4	-24,7%	297,4	-17,6%
1666	Relpax	66,9	-1,2%	3225,4	-3,5%	374,1	-1,3%
1667	NorfloHEXAL	66,8	-22,2%	979,1	-22,3%	362,6	-21,8%
1668	Fentanyl AbZ	66,8	95,8%	7515,0	75,2%	1846,5	100,9%
1669	Calcium HEXAL	66,7	4,1%	1687,0	4,8%	3597,6	4,8%
1670	Puregon	66,7	3,5%	19120,8	5,8%	429,4	3,7%
1671	Fexofenadin Winthrop	66,7	(neu)	2481,1	(neu)	3840,3	(neu)
1672	Bisoprolol AAA Pharma	66,7	-27,4%	949,2	-24,8%	3918,7	-27,7%
1673	Profact	66,7	-4,8%	39834,6	-4,8%	6560,8	-4,7%
1674	Simvastatin KSK	66,6	9,3%	1960,3	0,7%	5727,4	9,8%
1675	Methergin	66,5	-43,5%	1020,9	-35,0%	824,5	-43,8%
1676	Cefuroxim Sandoz	66,5	-25,0%	1379,2	-25,5%	726,0	-25,8%
1677	Sumatriptan AL	66,4	23,4%	1770,5	16,0%	912,6	25,5%
1678	Tafil	66,4	-20,9%	1340,1	-19,7%	2374,7	-18,3%
1679	Mykundex Heilsalbe	66,4	-6,5%	674,0	-6,5%	972,0	-6,2%
1680	Glurenorm	66,3	-8,5%	2869,4	-8,5%	3815,5	-8,5%
1681	Epoetin alfa HEXAL	66,3	-3,3%	13823,5	-1,0%	1429,7	-0,6%
1682	Vergentan	66,2	-2,0%	2015,9	7,1%	555,2	-2,4%
1683	Amoxicillin STADA	66,2	-23,7%	905,9	-28,5%	889,2	-26,5%
1684	Diclofenac Heumann	66,2	4,9%	808,3	6,5%	2063,2	10,1%
1685	Orelox	66,2	-21,7%	1446,0	-29,7%	300,5	-22,9%
1686	Oxa-CT	66,2	-7,0%	774,4	-8,5%	961,7	-8,0%
1687	Infectoscab	66,0	-0,5%	2510,4	5,4%	117,7	-1,9%
1688	Leponex	66,0	-20,4%	3806,1	-44,0%	1705,2	-19,1%
1689	Eligard	65,9	23,4%	37168,9	21,4%	12683,6	21,6%
1690	Mericomb	65,9	-11,8%	1896,9	-11,8%	5367,4	-11,7%
1691	Amiodaron AL	65,9	-4,3%	4119,0	-4,0%	6024,9	-3,7%
1692	Nafti-ratiopharm	65,8	-18,0%	1435,9	-16,2%	1571,0	-14,0%
1693	Euphrasia Augentropfen Wala	65,8	1,7%	474,7	1,6%	499,3	1,5%
1694	Climen	65,8	-12,3%	2154,6	-10,9%	5383,5	-12,1%
1695	Cyclocaps Budesonid	65,8	4,3%	2298,5	5,0%	3727,0	6,8%
1696	Xapro	65,8	10,6%	992,7	10,7%	15404,3	11,7%
1697	Merigest	65,6	-25,0%	2585,0	-15,4%	6216,5	-15,8%
1698	Benazepril HEXAL	65,6	-0,4%	1141,1	-0,6%	9064,5	1,6%
1699	Timolol - 1 A Pharma	65,6	206,8%	937,3	184,2%	4689,5	213,0%
1700	Omacor	65,5	31,8%	6614,0	32,0%	3099,2	32,7%
	Summe	551652,5		21784105,4		30467546,9	
	Kumulativer Anteil	88,08%		76,44%		89,25%	

47

Tabelle 47.7: Führende Arzneimittel 2009 nach Verordnungen (Fortsetzung)

Rang	Präparat	Verordnung in Tsd.	Verordnung Änd. %	Umsatz in Tsd. €	Umsatz Änd. %	DDD in Tsd.	DDD Änd. %
1701	Torasemid Heumann	65,5	40,4%	1027,1	39,5%	3536,3	44,7%
1702	Opipramol-biomo	65,4	-27,5%	1042,5	-26,6%	2606,0	-25,4%
1703	Doxycyclin AbZ	65,3	-12,7%	707,6	-12,8%	1242,1	-12,7%
1704	Amiodaron Heumann	65,2	319,5%	4038,3	321,7%	5899,4	323,7%
1705	Lactulose STADA	65,2	-13,4%	870,4	-17,2%	2573,6	-11,7%
1706	Litalir	65,1	-10,3%	12995,3	-1,9%	1861,0	-10,3%
1707	Neulasta	65,1	9,1%	105966,6	13,2%	1302,3	9,1%
1708	Inderm	65,0	5,3%	930,4	5,1%	1141,8	3,5%
1709	Encepur	65,0	140,9%	2675,6	146,1%	66,2	129,4%
1710	Rhophylac	65,0	35,6%	5259,2	42,2%	65,8	35,7%
1711	Espumisan	65,0	-10,1%	459,0	-9,4%	239,7	-10,3%
1712	Bondronat Infusionsflasche	65,0	4,3%	42595,1	5,3%	116,9	2,4%
1713	Dexa-CT	65,0	-1,4%	1474,6	3,7%	3440,6	16,9%
1714	Spironolacton dura	65,0	-24,6%	1288,0	-29,6%	4367,2	-23,6%
1715	Doxazosin dura	64,9	-16,9%	2221,4	-17,2%	5606,1	-16,3%
1716	Guttaplast	64,9	-10,9%	312,0	-8,4%	2803,2	-10,9%
1717	Risperidon beta	64,8	-22,2%	2492,6	-37,7%	1301,4	-22,5%
1718	Furosemid AbZ	64,8	-16,4%	931,6	-15,4%	6441,0	-15,7%
1719	Cellidrin	64,6	45,9%	884,6	41,9%	3828,3	41,4%
1720	Morphin AL	64,6	5,5%	3716,2	6,3%	1353,8	6,5%
1721	Lacteol	64,4	-58,4%	675,4	-58,3%	427,2	-58,3%
1722	Lisinopril-CT	64,4	-36,2%	1089,6	-36,0%	7384,8	-33,6%
1723	Bromazepam dura	64,2	(> 1000)	864,6	(> 1000)	1575,2	(> 1000)
1724	Ichthoseptal	64,2	-3,3%	1266,9	-3,0%	1503,6	-2,1%
1725	Haloperidol-neuraxpharm	64,2	7,0%	1582,3	27,6%	3176,1	19,9%
1726	Amlodipin-corax	64,2	-56,3%	951,1	-54,1%	8290,8	-56,6%
1727	Calcipotriol HEXAL	64,2	44,5%	2223,9	55,0%	3268,4	41,0%
1728	Fosrenol	64,1	17,8%	18422,2	17,1%	2006,6	19,6%
1729	Aerodur Turbohaler	64,1	-10,5%	1396,7	-15,2%	3204,8	-10,5%
1730	Klacid	64,1	-41,6%	1435,6	-41,6%	428,6	-41,6%
1731	Meloxicam HEXAL	64,0	-13,2%	1026,1	-12,4%	2749,6	-11,1%
1732	Analgin	63,9	-6,0%	778,4	-5,6%	302,2	-3,1%
1733	Remicade	63,9	8,2%	157160,4	24,7%	4613,7	17,4%
1734	Temodal	63,8	8,3%	87884,1	14,8%	875,0	4,8%
1735	Ossofortin forte	63,7	-12,4%	2547,9	-12,1%	3883,9	-11,8%
1736	Supertendin	63,6	-8,0%	1678,2	-7,2%	1176,7	-7,6%
1737	Mykoderm Mundgel	63,6	-7,0%	394,9	-7,1%	137,1	-7,1%
1738	Duranifin	63,5	-22,7%	1313,6	-22,0%	4289,6	-20,3%
1739	Dedrei	63,5	16,3%	880,9	16,3%	12449,3	16,4%
1740	Piroxicam-ratiopharm	63,4	-22,0%	954,4	-21,4%	2440,4	-20,1%
1741	Clarilind	63,4	(> 1000)	924,7	996,5%	551,8	942,5%
1742	Ondansetron HEXAL	63,4	19,7%	7078,0	22,9%	318,3	24,3%
1743	Sigamuc	63,4	-19,2%	731,2	-20,9%	732,5	-16,8%
1744	Pulmicort Topinasal	63,3	-7,2%	1631,6	-6,0%	2432,3	-7,2%
1745	Azathioprin AL	63,3	17,5%	2704,7	9,4%	2052,8	18,2%
1746	Zonegran	63,3	14,9%	9677,7	12,4%	1053,7	12,6%
1747	Propranolol-GRY	63,3	7,7%	915,9	5,4%	618,5	5,1%
1748	Ventilastin Novolizer	63,2	8,1%	1159,7	6,7%	1871,0	7,0%
1749	Enalapril-corax	63,0	-30,0%	961,6	-23,8%	7836,9	-28,4%
1750	ASS-Actavis/-Isis	63,0	-26,4%	213,1	-20,1%	6280,6	-26,3%
	Summe	554864,6		22286518,7		30605271,2	
	Kumulativer Anteil	88,60%		78,20%		89,65%	

Tabelle 47.7: Führende Arzneimittel 2009 nach Verordnungen (Fortsetzung)

Rang	Präparat	Verordnung in Tsd.	Verordnung Änd. %	Umsatz in Tsd. €	Umsatz Änd. %	DDD in Tsd.	DDD Änd. %
1751	Ortho-Gynest	63,0	-1,7%	887,5	-1,7%	2654,5	-1,8%
1752	Verospiron	62,8	-0,4%	1051,0	-6,1%	2026,5	2,1%
1753	Livocab Nspr., Nspr./AT	62,8	-11,0%	1277,0	-12,8%	455,2	-14,4%
1754	Lipidil	62,7	-7,3%	2907,4	-8,4%	5017,0	-7,6%
1755	Normoc	62,6	-21,8%	847,9	-21,1%	1532,9	-19,3%
1756	Hbvaxpro	62,6	67,8%	4646,5	62,8%	63,1	65,1%
1757	Leioderm P	62,5	-10,1%	1096,3	-9,8%	809,8	-9,4%
1758	Acic Creme	62,4	-0,4%	732,0	1,0%	614,1	0,3%
1759	Fluoxetin AL	62,4	48,0%	1427,2	44,4%	4872,5	52,7%
1760	Sulpirid- 1 A Pharma	62,3	21,2%	1274,8	20,2%	563,5	21,8%
1761	Gabrilen	62,3	-9,1%	1187,9	-8,2%	2293,8	-7,2%
1762	Diuretikum Verla	62,3	-25,3%	993,6	-25,0%	5748,1	-24,5%
1763	Panzytrat	62,2	-2,1%	5869,6	-4,3%	1307,3	-1,9%
1764	Tetrazep-CT	62,2	3,7%	745,9	3,2%	503,4	1,7%
1765	Travocort	62,1	2,4%	1008,2	2,4%	702,8	3,6%
1766	Ramipril-corax comp	61,8	-56,4%	1414,5	-55,4%	6035,9	-56,0%
1767	Vitamin B12 Lichtenstein	61,8	10,6%	422,1	4,5%	27689,9	10,0%
1768	Isot. Kochsalzlsg. BC	61,7	4,7%	1014,9	12,0%	618,9	40,8%
1769	Ondansetron-ratiopharm	61,7	25,1%	6258,0	21,0%	287,4	27,1%
1770	Voltaren plus	61,7	-7,7%	2293,1	-3,4%	1365,8	-5,2%
1771	Clomipramin-neuraxpharm	61,7	0,7%	1504,4	4,2%	2254,5	6,0%
1772	Benazeplus AL	61,6	32,0%	1419,0	30,7%	5852,0	33,7%
1773	Terbinafin-ratiopharm	61,5	13,8%	2488,8	12,8%	1726,4	12,6%
1774	Propafenon AL	61,5	-6,4%	1192,5	-6,4%	2446,3	-6,3%
1775	Nedolon P	61,5	-22,7%	710,3	-22,6%	194,1	-22,2%
1776	Roxi-CT	61,4	-44,0%	916,7	-43,8%	447,5	-43,2%
1777	Dreisavit N	61,4	2,1%	1897,4	4,9%	5904,4	1,9%
1778	Cotrim Heumann	61,2	-38,6%	649,6	-38,7%	361,8	-39,8%
1779	Petibelle	61,0	-30,1%	2445,8	-26,5%	5594,0	-29,9%
1780	Roxithro Lich	60,9	188,1%	909,8	189,0%	445,3	191,6%
1781	Sertralin-ratiopharm	60,9	-14,2%	3012,4	-13,0%	7050,6	-12,1%
1782	Ciprobay	60,8	-37,5%	2807,8	-30,2%	358,6	-40,8%
1783	Desmin	60,7	-38,4%	1597,0	-37,0%	5390,6	-38,5%
1784	Lansoprazol- 1 A Pharma	60,7	25,6%	2274,3	9,7%	6253,4	38,5%
1785	Enalapril Atid	60,5	-53,2%	736,0	-56,3%	7025,6	-52,1%
1786	Nitrendipin beta	60,5	-38,3%	859,1	-41,6%	4789,7	-38,9%
1787	Valproinsäure-ratiopharm	60,3	-2,5%	1883,3	-7,1%	2335,1	-1,1%
1788	Amiodaron/Amio HEXAL	60,3	-10,1%	4004,1	-9,7%	5599,5	-9,7%
1789	Captopril HCT AL	60,2	-38,3%	1212,6	-38,4%	5922,2	-38,1%
1790	Acemetacin Heumann	60,2	29,5%	1080,3	60,6%	1689,9	37,1%
1791	Circadin	60,2	170,3%	1523,1	169,6%	1208,5	171,5%
1792	Pilomann	60,1	2,7%	851,9	-5,2%	3051,2	-5,2%
1793	Glimepirid-CT	60,1	-36,6%	1793,2	-34,5%	10104,1	-30,7%
1794	Lonolox	60,1	11,0%	8474,1	20,1%	1675,4	9,2%
1795	Tolperison HCl STADA	59,9	(neu)	2083,5	(neu)	1490,7	(neu)
1796	Volon A Haftsalbe	59,9	-1,7%	744,0	-2,3%	386,3	-1,0%
1797	Benazepril HEXAL comp	59,9	-2,5%	1740,2	-2,0%	5727,7	-1,9%
1798	Phenhydan	59,8	-19,5%	987,1	-18,8%	3178,1	-17,7%
1799	Roxithromycin Sandoz	59,8	-20,9%	867,4	-21,0%	392,9	-21,3%
1800	Alvesco	59,7	-17,0%	3354,0	-14,3%	5420,8	-13,1%
	Summe	557928,5		22379894,2		30774710,9	
	Kumulativer Anteil	89,09%		78,53%		90,15%	

47

Tabelle 47.7: Führende Arzneimittel 2009 nach Verordnungen (Fortsetzung)

Rang	Präparat	Verordnung in Tsd.	Verordnung Änd. %	Umsatz in Tsd. €	Umsatz Änd. %	DDD in Tsd.	DDD Änd. %
1801	Meto-Hennig	59,7	-19,8%	867,0	-20,9%	4782,4	-19,9%
1802	Dolo-PUREN	59,6	-40,1%	981,0	-39,8%	1196,0	-38,7%
1803	Fluconazol AL	59,6	10,8%	2296,5	7,6%	254,4	20,0%
1804	Tri-Normin	59,6	-8,1%	4358,4	-7,9%	5880,6	-8,1%
1805	Prednisolon acis	59,6	-1,5%	849,9	-1,1%	3713,7	0,1%
1806	Unofem	59,5	10,4%	1003,1	10,4%	59,5	10,4%
1807	Paveriwern	59,5	-21,5%	900,0	-20,7%	750,5	-18,3%
1808	Flunitrazepam-neuraxpharm	59,4	-6,2%	736,4	-6,9%	1145,2	-7,0%
1809	Bepanthen Wund- u. Heilsalbe	59,4	-10,3%	362,6	-8,8%	1086,1	-11,1%
1810	Gingium	59,3	-2,4%	3607,3	3,1%	3354,7	3,9%
1811	Linolacort Hydro/Linola akut	59,2	-8,8%	701,4	-9,2%	1442,0	-8,6%
1812	Clozapin- 1 A Pharma	59,2	39,2%	3146,5	17,0%	1779,8	40,2%
1813	Metodura comp	59,2	-23,7%	1159,3	-23,8%	5856,5	-23,7%
1814	Pantoprazol Hennig	59,2	(neu)	1531,6	(neu)	5416,4	(neu)
1815	Flecadura	59,0	17,4%	2713,0	12,4%	2542,7	19,9%
1816	Ramicard	59,0	-48,7%	796,2	-51,6%	14088,2	-46,7%
1817	Ovestin Tabl.	59,0	1,2%	1145,6	0,1%	1856,6	-0,7%
1818	PentoHEXAL	59,0	-9,1%	1119,0	-10,8%	2537,3	-12,8%
1819	Amisulprid Lich	59,0	235,9%	5373,1	196,5%	3169,7	228,2%
1820	Distraneurin	58,9	-12,8%	1853,4	-12,2%	695,1	-11,9%
1821	Nifedipin STADA	58,9	-21,6%	853,8	-25,3%	3581,9	-19,2%
1822	Liviella	58,9	-18,0%	4997,4	-16,2%	4810,9	-17,8%
1823	Dermatin	58,8	33,6%	2364,6	32,7%	1565,4	32,5%
1824	Erythromycin-ratiopharm	58,8	-10,4%	931,9	-12,3%	673,5	-10,4%
1825	Tempil N	58,7	4,5%	934,9	4,5%	261,0	4,5%
1826	Decostriol	58,6	-0,3%	4201,4	0,8%	1603,2	0,5%
1827	Decoderm Creme etc.	58,6	2,1%	933,3	1,7%	1262,0	2,6%
1828	Opipram	58,5	-4,7%	861,3	-3,5%	2071,5	5,6%
1829	Roxithromycin Heumann	58,5	1,0%	849,9	0,2%	441,1	1,8%
1830	Ultracortenol	58,5	-14,0%	1053,2	-14,2%	980,5	-24,0%
1831	Daivonex	58,5	-18,2%	2668,2	-17,6%	2317,2	-15,7%
1832	Ciproflox-CT	58,4	-22,8%	1000,0	-23,7%	221,8	-19,9%
1833	OxybutyninAL	58,4	-17,1%	1264,4	-17,6%	1777,6	-17,9%
1834	Zoladex	58,4	-32,1%	27846,8	-36,7%	4435,3	-36,9%
1835	Amilorid comp-ratiopharm	58,4	10,8%	818,4	8,1%	5555,8	10,9%
1836	Hygroton	58,4	4,4%	948,8	2,4%	6749,1	3,7%
1837	Aequamen	58,4	-29,7%	994,6	-28,9%	2429,1	-27,2%
1838	Flecainid HEXAL	58,4	10,0%	3074,0	9,4%	2478,0	9,2%
1839	Amiodura	58,4	108,8%	3675,2	107,8%	5388,3	108,4%
1840	Aciclovir-ratiopharm Creme	58,3	-12,8%	740,5	-13,2%	910,1	-10,1%
1841	Zemplar	58,1	16,4%	8809,7	16,4%	853,6	16,5%
1842	Cefuroxim beta	58,1	-29,1%	1239,3	-27,3%	673,8	-25,3%
1843	Formoterol HEXAL	58,0	8,9%	4897,8	9,9%	4640,8	10,4%
1844	Sulpirid-ratiopharm	57,9	-14,4%	1180,1	-14,3%	499,4	-14,5%
1845	Melperon-CT	57,8	-36,2%	1040,7	-35,3%	508,4	-32,4%
1846	Euglucon	57,8	-42,9%	843,2	-42,2%	3286,2	-43,1%
1847	Duofilm	57,6	-6,0%	414,3	-6,3%	3458,3	-6,0%
1848	Carvedilol Sandoz	57,5	-26,8%	1601,8	-26,0%	3073,7	-24,5%
1849	Pravastatin STADA	57,4	-17,1%	1642,5	-40,7%	4919,7	-14,9%
1850	Moxonidin AbZ	57,4	1,7%	1433,5	-3,0%	5423,5	2,8%
	Summe	560862,8		22499510,7		30913169,1	
	Kumulativer Anteil	89,55%		78,95%		90,55%	

47

Tabelle 47.7: Führende Arzneimittel 2009 nach Verordnungen (Fortsetzung)

Rang	Präparat	Verordnung in Tsd.	Verordnung Änd. %	Umsatz in Tsd. €	Umsatz Änd. %	DDD in Tsd.	DDD Änd. %
1851	Cotrim STADA	57,3	-35,1%	620,9	-36,4%	352,4	-34,6%
1852	Ozym	57,1	-15,3%	4610,3	-7,3%	992,8	-11,9%
1853	Amoxclav Sandoz	57,1	-3,4%	2626,1	-4,2%	386,9	-2,1%
1854	Mareen	57,0	-19,9%	1035,1	-21,3%	2713,1	-15,8%
1855	Nutriflex Lipid	57,0	26,7%	38875,0	37,2%	284,9	26,7%
1856	Tramadol-CT	57,0	-24,9%	1439,1	-26,6%	1286,4	-24,5%
1857	Clarelux	56,9	4,9%	1347,3	4,6%	5692,8	4,9%
1858	Captobeta comp	56,8	-33,3%	1189,2	-35,0%	5577,7	-33,1%
1859	Ospolot	56,6	-2,8%	4619,2	1,9%	1603,5	-3,2%
1860	Ciclopoli	56,5	-14,4%	1156,8	-9,8%	1283,8	-7,5%
1861	Prednisolon AS JENAPHARM	56,3	-3,1%	991,1	-2,2%	3126,6	-3,1%
1862	Cordes Estriol	56,3	0,2%	847,7	0,3%	12883,8	0,8%
1863	Melperon- 1 A Pharma	56,3	32,6%	976,7	29,9%	500,5	25,0%
1864	Budesonid Sandoz	56,2	37,8%	1842,8	39,3%	3524,3	35,5%
1865	Doss	56,1	20,7%	4694,0	25,1%	3542,2	15,7%
1866	Cefpodoxim STADA	55,9	24,3%	1359,1	7,1%	335,8	25,7%
1867	Cynt	55,8	-35,9%	1810,3	-35,4%	5403,2	-35,0%
1868	Azathioprin beta	55,8	38,7%	2431,5	22,8%	1809,6	39,4%
1869	Furacin Sol	55,7	-0,7%	940,8	-0,6%	905,2	-0,6%
1870	Oxazepam STADA	55,7	-13,8%	619,3	-14,7%	467,7	-11,8%
1871	Loperamid STADA	55,6	-20,2%	728,9	-24,3%	349,2	-14,9%
1872	Gabapentin-neuraxpharm	55,6	0,1%	3700,1	-0,9%	1583,8	1,7%
1873	Allopurinol dura	55,6	-27,3%	810,8	-28,9%	4167,5	-27,2%
1874	Amilorid HCT AL	55,6	10,7%	771,2	8,8%	5233,5	10,3%
1875	Deltaran	55,6	-19,0%	1967,9	-17,0%	1685,3	-15,8%
1876	Toragamma	55,5	18,8%	1016,1	11,3%	5834,7	-10,3%
1877	Propafenon-ratiopharm	55,4	-5,0%	1073,7	-5,1%	2199,1	-5,1%
1878	Arelix ACE	55,4	-36,3%	4304,0	-40,1%	5303,0	-35,7%
1879	Venlafaxin- 1 A Pharma	55,4	(> 1000)	2505,7	(> 1000)	3478,9	(> 1000)
1880	Carbabeta/- retard	55,3	-35,7%	1424,7	-38,5%	2392,0	-34,1%
1881	Tamoxifen-ratiopharm	55,3	-7,4%	1264,6	-7,8%	5457,1	-7,0%
1882	Timolol CV	55,3	-48,1%	972,8	-48,0%	4070,1	-47,9%
1883	Herceptin	55,3	-12,2%	46220,6	-9,3%	414,5	-12,2%
1884	Vagantin	55,2	14,7%	2196,2	20,8%	1298,8	19,1%
1885	Torasemid AWD/Toracard	55,1	-38,6%	856,3	-42,7%	3176,0	-38,6%
1886	Piroxicam HEXAL	55,1	-13,7%	800,3	-14,1%	1813,8	-15,2%
1887	Metformin Lich	55,1	-12,6%	1007,3	-12,6%	2930,0	-12,6%
1888	Prednisolon LAW	55,0	-4,6%	867,9	-4,8%	2170,5	-5,2%
1889	Femigyne-ratiopharm	55,0	40,3%	981,9	40,2%	4801,8	40,6%
1890	Praxiten	55,0	-12,2%	710,7	-12,9%	1059,2	-12,6%
1891	Lamotrigin AL	54,9	38,1%	1835,4	19,1%	1694,9	37,4%
1892	Cefurox/Cefaxetil BASICS	54,9	-33,0%	1093,5	-34,8%	605,2	-31,0%
1893	Lisinopril AbZ	54,8	6,7%	789,0	1,5%	6554,6	15,3%
1894	Ranitidin STADA	54,8	-32,1%	1133,2	-39,2%	3650,1	-27,9%
1895	Spasmo-Urgenin TC	54,8	-6,0%	1908,5	-6,8%	428,9	-7,4%
1896	Melrosum Hustensirup	54,8	-13,9%	394,0	-12,5%	289,0	-12,3%
1897	Cyclo Progynova N	54,8	-2,5%	1586,5	-1,0%	4105,0	-2,8%
1898	Volon A/Volonimat	54,7	36,4%	822,2	34,5%	1100,9	32,0%
1899	Zopiclon beta	54,5	4,9%	786,3	4,2%	1047,1	5,3%
1900	Uniphyllin	54,5	-20,8%	1610,8	-20,5%	6046,5	-19,4%
	Summe	563645,7		22659684,1		31050783,2	
	Kumulativer Anteil	90,00%		79,51%		90,96%	

47

Tabelle 47.7: Führende Arzneimittel 2009 nach Verordnungen (Fortsetzung)

Rang	Präparat	Verordnung in Tsd.	Verordnung Änd. %	Umsatz in Tsd. €	Umsatz Änd. %	DDD in Tsd.	DDD Änd. %
1901	Zolpidem dura	54,4	-23,3%	762,8	-26,3%	1088,9	-23,3%
1902	Fluoropos	54,4	32,3%	750,5	32,3%	1812,9	32,3%
1903	Quinaplus AL	54,3	27,6%	1280,3	26,8%	5375,5	27,8%
1904	Zolpidem-neuraxpharm	54,3	0,3%	760,9	-1,9%	1009,5	0,1%
1905	Neuroplant	54,3	25,4%	2088,2	22,2%	3474,7	85,1%
1906	Isotret HEXAL	54,2	-10,2%	1862,1	-11,1%	1450,7	-11,5%
1907	Amlodipin BASICS	54,2	-53,8%	741,0	-54,9%	7056,4	-53,7%
1908	Laxans-ratiopharm Pico	54,1	24,9%	573,2	26,7%	3636,7	24,6%
1909	Allergodil Nspr., Nspr./AT	54,1	-11,1%	1499,0	-12,5%	1513,9	-11,4%
1910	Paracetamol AbZ	54,0	94,2%	64,0	87,3%	174,8	95,9%
1911	Cefuroxim AbZ	54,0	109,5%	963,0	92,6%	614,9	99,6%
1912	Piretanid- 1 A Pharma	53,9	10,2%	1380,9	9,8%	4306,0	9,7%
1913	Mirtazapin-CT	53,9	-31,2%	2390,7	-29,9%	3327,4	-30,0%
1914	Arutimol	53,8	-30,0%	1113,8	-28,5%	4961,9	-26,8%
1915	Accuzide	53,8	-42,1%	1593,2	-42,2%	5351,8	-42,0%
1916	Toviaz	53,8	706,6%	5978,9	823,8%	4465,3	878,2%
1917	A.T. 10	53,7	0,6%	4827,6	2,0%	2977,7	0,2%
1918	ASS Heumann	53,7	24,6%	155,7	24,5%	1423,2	24,6%
1919	Quinapril AL	53,5	58,4%	815,4	36,2%	4614,3	56,0%
1920	Nifedipin Sandoz	53,5	-21,0%	933,0	-20,0%	3967,3	-21,0%
1921	Androcur	53,5	-17,9%	2315,4	-31,5%	723,2	-34,3%
1922	Aloxi	53,4	21,3%	5585,2	25,9%	53,4	21,3%
1923	PK-Merz	53,4	-31,4%	1230,7	-37,2%	3240,3	-28,8%
1924	Cyproderm	53,4	-4,0%	1216,3	-3,5%	4762,4	-3,4%
1925	Cilest	53,4	-16,8%	1227,4	-16,3%	4780,9	-16,7%
1926	Copegus	53,3	9,5%	41827,8	11,7%	1454,1	8,7%
1927	L-Polamidon zur Substitution	53,3	4,1%	3206,1	4,9%	4585,1	5,0%
1928	Verabeta	53,2	-67,7%	814,3	-74,0%	1807,5	-78,4%
1929	Atenolol STADA	53,2	-10,8%	849,6	-17,7%	3619,1	-12,1%
1930	Coumadin	53,2	10,6%	1151,7	10,3%	3390,0	10,9%
1931	Rohypnol	53,2	-23,6%	700,4	-23,7%	1036,1	-23,5%
1932	Captogamma	53,2	-23,5%	734,7	-21,2%	4528,4	-23,3%
1933	Doxyderma	53,1	-1,0%	737,1	1,0%	1300,2	2,4%
1934	Spasyt	53,1	-3,7%	1105,8	-2,5%	1505,2	-1,5%
1935	Opatanol	53,1	-6,5%	1051,1	-3,3%	1326,3	-6,5%
1936	Omeprazol axcount	53,0	15,9%	1980,7	3,7%	4782,9	37,1%
1937	Aknemycin Plus	52,9	-14,5%	1091,9	-10,9%	1043,1	-14,1%
1938	Timo-Stulln	52,9	45,0%	903,6	35,2%	3591,2	50,6%
1939	Fluconazol-CT	52,8	23,5%	2465,7	38,4%	261,2	44,2%
1940	Felodipin STADA	52,7	-20,6%	2061,5	-21,9%	6576,8	-19,9%
1941	Oxcarbazepin dura	52,7	-3,9%	4841,6	-3,7%	3136,9	-3,6%
1942	AHP 200	52,6	-6,7%	2252,8	-5,2%	1760,9	-6,9%
1943	Digox-CT	52,5	-27,5%	648,1	-28,6%	2039,5	-27,5%
1944	Almogran	52,5	-10,5%	3726,1	-10,6%	535,9	-7,3%
1945	Gabapentin-CT	52,5	-32,1%	3597,3	-29,3%	1319,0	-28,7%
1946	Infectosoor Mundgel	52,5	-10,9%	467,3	-6,8%	120,5	-10,7%
1947	Sumatriptan dura	52,4	68,2%	1488,1	51,6%	859,3	70,3%
1948	Ximovan	52,3	-22,6%	1131,9	-20,1%	1028,5	-22,2%
1949	Azathioprin HEXAL	52,2	-19,8%	2959,4	-19,8%	1600,0	-19,9%
1950	Gestakadin	52,1	-38,1%	631,8	-37,5%	3232,2	-35,1%
	Summe	566313,0		22784219,8		31183387,3	
	Kumulativer Anteil	90,42%		79,95%		91,35%	

47

Tabelle 47.7: Führende Arzneimittel 2009 nach Verordnungen (Fortsetzung)

Rang	Präparat	Verordnung		Umsatz		DDD	
		in Tsd.	Änd. %	in Tsd. €	Änd. %	in Tsd.	Änd. %
1951	Urokinase HS medac 10-50.000	52,0	-8,9%	2959,8	-2,5%	50,0	3,4%
1952	Huminsulin Profil	52,0	0,3%	4217,0	0,7%	3519,1	0,3%
1953	CromoHEXALNspr., Nspr./AT	51,9	-19,6%	465,5	-20,3%	398,4	-19,4%
1954	Citalopram Sandoz	51,8	-16,3%	2136,4	-14,2%	4687,9	-13,6%
1955	Abseamed	51,8	42,8%	10439,3	42,1%	1081,2	42,8%
1956	Fosamax	51,7	-42,3%	5874,0	-41,1%	3912,1	-40,6%
1957	Isotretinoin-ratiopharm	51,7	-1,0%	1778,9	-1,6%	1386,7	-2,0%
1958	Combivir	51,5	-14,4%	34683,8	-11,0%	1544,4	-14,4%
1959	Mirtazapin Sandoz	51,5	45,7%	2512,3	51,0%	3219,9	40,7%
1960	Felodipin- 1 A Pharma	51,4	37,8%	2035,5	36,4%	6627,5	36,1%
1961	Zolpidem Sandoz	51,4	-16,0%	775,2	-14,7%	980,0	-13,9%
1962	Bromazepam- 1 A Pharma	51,3	10,3%	636,0	9,6%	1053,9	8,7%
1963	Fem 7 Conti	51,3	14,1%	1910,4	23,9%	4131,6	15,2%
1964	Clotrimazol AL Creme etc.	51,3	-4,9%	160,6	-4,5%	543,0	-4,3%
1965	Valpro AL	51,3	13,0%	1591,8	5,6%	2103,2	11,3%
1966	Sertralin AL	51,3	7,7%	2182,8	3,9%	5799,3	7,9%
1967	Bisoplus STADA	51,2	5,2%	1218,2	-23,4%	4885,6	5,7%
1968	Citalon	51,2	-33,9%	1728,0	-39,3%	5151,8	-32,2%
1969	Chlormadinon JENAPHARM	51,2	-3,6%	1112,7	-2,1%	2366,1	9,3%
1970	MTX HEXAL Injekt	51,1	-9,5%	3979,8	-9,3%	464,1	-9,6%
1971	Actisorb Silver	50,9	-14,1%	4450,1	-13,6%	1074,3	-12,5%
1972	Benperidol-neuraxpharm	50,8	3,2%	2204,3	2,4%	8990,6	3,9%
1973	Decoderm comp.	50,7	4,4%	1245,9	7,7%	910,2	4,9%
1974	Dolomo TN	50,7	-39,2%	819,6	-37,9%	384,9	-28,6%
1975	Jarsin	50,6	-28,8%	1411,3	-33,4%	2654,9	-35,1%
1976	Domperidon-ratiopharm	50,6	-10,5%	1260,9	-11,8%	1268,2	-5,3%
1977	Jutaxan	50,6	11,1%	632,3	5,5%	5765,3	12,0%
1978	Bisoprolol comp. AbZ	50,5	10,6%	1208,4	-2,0%	4760,4	11,4%
1979	Calcium D3-ratiopharm	50,5	-8,5%	1309,9	-3,1%	2573,7	-0,9%
1980	Viveo	50,5	6,5%	4311,8	14,8%	3138,2	16,7%
1981	Atebeta	50,4	-23,8%	785,8	-27,8%	2974,5	-21,8%
1982	Migränerton	50,4	-14,2%	1897,3	-5,3%	970,2	-13,3%
1983	Dolgit Diclo	50,3	132,7%	608,5	129,1%	1283,4	116,6%
1984	Sertralin dura	50,3	-11,8%	2253,0	-13,6%	6107,5	-8,4%
1985	Norflox- 1 A Pharma	50,3	-4,3%	678,7	-6,0%	240,2	-4,3%
1986	HAES-steril	50,3	-42,9%	3893,5	-41,9%	339,3	-42,1%
1987	Quinapril HEXAL comp	50,3	-4,2%	1481,4	-3,8%	4928,2	-3,7%
1988	Lamotrigin- 1 A Pharma	50,2	95,8%	1685,0	64,8%	1595,1	95,7%
1989	Volon A Tinktur N	50,1	-16,6%	1113,8	-14,1%	848,3	-12,6%
1990	Dilzem	50,0	-33,1%	1550,4	-28,7%	2651,5	-27,5%
1991	Fluoxetin beta	49,9	12,5%	1959,4	9,0%	6131,4	13,4%
1992	Phenpro AbZ	49,9	24,1%	852,6	23,2%	4989,3	24,1%
1993	Clomipramin-ratiopharm	49,9	-7,2%	1186,6	-6,4%	1759,4	-5,6%
1994	Sulmycin	49,9	-3,8%	836,1	-5,1%	583,6	-5,2%
1995	Gonal	49,8	4,8%	17435,6	7,2%	379,8	4,2%
1996	Ambene	49,7	-6,5%	679,6	-6,3%	363,7	-2,9%
1997	Arilin oral	49,7	-6,7%	745,4	-6,7%	141,7	-6,4%
1998	Eprosartan-CT	49,7	124,2%	3110,1	130,1%	4299,9	131,2%
1999	Valpro beta	49,6	14,2%	1495,0	7,2%	1888,7	11,1%
2000	Mirtazapin-biomo	49,6	-28,4%	2093,6	-31,3%	3676,2	-25,5%
	Summe	568849,8		22931813,6		31314965,5	
	Kumulativer Anteil	90,83%		80,46%		91,73%	

47

Tabelle 47.7: Führende Arzneimittel 2009 nach Verordnungen (Fortsetzung)

Rang	Präparat	Verordnung in Tsd.	Änd. %	Umsatz in Tsd. €	Änd. %	DDD in Tsd.	Änd. %
2001	Methaddict	49,6	15,1%	2774,9	14,2%	2788,2	14,1%
2002	Antifungol HEXAL Heilpaste	49,6	-0,1%	276,2	8,2%	719,2	0,4%
2003	Levo-C AL	49,5	-18,6%	1575,9	-20,9%	1143,9	-17,1%
2004	Gyno-Pevaryl	49,5	-9,5%	815,3	-9,5%	179,8	-9,8%
2005	Sobelin Vaginal	49,5	-17,6%	1280,5	-13,8%	395,7	-17,6%
2006	Bromazep-CT	49,4	-11,3%	633,0	-12,4%	1115,1	-10,2%
2007	Timo Vision	49,3	316,5%	703,3	317,6%	3549,1	322,6%
2008	ASS Atid	49,3	4,8%	338,2	1,8%	4605,9	6,6%
2009	Kalymin	49,2	4,6%	1702,1	10,4%	1241,5	6,4%
2010	Monobeta	49,2	-36,6%	992,8	-38,1%	5530,0	-37,7%
2011	Atenolol AL comp	49,2	-8,2%	1559,3	-7,8%	4773,5	-8,0%
2012	Tamsulosin-CT	49,1	-5,7%	1129,0	-9,2%	4416,5	-4,3%
2013	Eprosartan comp.-CT	49,1	110,1%	3454,4	111,8%	4395,4	111,9%
2014	Tysabri	49,1	20,4%	117512,5	25,3%	1471,7	20,4%
2015	Spiro-CT	49,0	-37,7%	1124,1	-39,7%	3202,4	-36,9%
2016	Lisigamma	48,9	-21,4%	738,7	-23,9%	6242,9	-19,8%
2017	Diursan	48,9	-1,9%	710,0	-1,6%	4674,9	-1,1%
2018	Finasterid-Actavis	48,9	(> 1000)	3444,3	(> 1000)	4520,1	(> 1000)
2019	Nebivolol- CT	48,9	11,8%	707,7	2,4%	4387,7	9,9%
2020	Trimipramin beta	48,8	-27,6%	989,4	-29,7%	1863,5	-27,1%
2021	Monoclair	48,8	-43,5%	918,2	-43,4%	4999,8	-42,4%
2022	Terbinafin- 1 A Pharma	48,7	77,0%	1873,2	67,6%	1369,6	81,4%
2023	Pantoprazol dura	48,7	(neu)	1081,5	(neu)	3929,3	(neu)
2024	Cibadrex	48,6	-39,3%	1396,4	-38,7%	4648,9	-38,8%
2025	Doxy-CT	48,6	-23,5%	552,2	-23,6%	892,6	-22,6%
2026	Piracetam-CT	48,5	-5,3%	876,7	-4,9%	2068,7	-3,9%
2027	Otriven Baby	48,5	-12,3%	213,7	-10,2%	1213,2	-12,3%
2028	Lisiplus STADA	48,4	-3,1%	1038,9	-28,3%	4637,1	-3,1%
2029	Ebastin Lindopharm	48,4	185,6%	1703,7	191,1%	2973,3	193,7%
2030	Azilect	48,4	35,7%	19789,8	45,5%	3985,9	37,7%
2031	Tiaprid-neuraxpharm	48,3	-6,3%	3721,3	-6,2%	1702,1	-3,8%
2032	Ena-PUREN	48,2	-50,7%	727,3	-54,3%	5580,7	-50,4%
2033	Moxonidin-ISIS	48,2	-26,6%	1240,0	-34,7%	4709,2	-26,8%
2034	Unimax	48,0	-14,1%	3952,1	-14,3%	4650,0	-13,6%
2035	Moxonidin Sandoz	47,9	-26,4%	1553,1	-26,2%	4647,3	-26,2%
2036	Anapen	47,8	118,8%	4161,9	121,4%	25,6	129,9%
2037	OxycodonSTADA	47,8	12,8%	8753,6	0,8%	1407,3	2,6%
2038	Rasilez HCT	47,8	(neu)	5259,9	(neu)	3989,6	(neu)
2039	Invega	47,7	0,7%	21181,3	8,8%	3170,8	11,7%
2040	Ambroxol-CT	47,7	10,3%	174,1	14,1%	224,8	9,9%
2041	Tolperison HCl AL	47,7	(neu)	1684,9	(neu)	1179,3	(neu)
2042	Fenofibrat-ratiopharm	47,6	-0,7%	1332,3	-0,1%	4068,3	0,2%
2043	Cytobion	47,6	52,5%	451,5	48,4%	19698,6	63,8%
2044	Irenat	47,5	3,0%	814,7	3,6%	1424,3	3,0%
2045	Bronchostad Hustenlöser	47,4	-15,9%	243,1	-15,8%	318,4	-15,9%
2046	Agopton	47,4	-28,8%	3293,9	-31,5%	5752,1	-22,0%
2047	Nitrendipin-corax	47,4	-58,3%	662,1	-58,3%	3915,1	-58,0%
2048	Isot. Kochsalzlsg Eifelfango	47,3	-9,1%	478,1	-11,4%	539,7	-21,1%
2049	ISMN Sandoz	47,3	-25,0%	901,7	-25,4%	4741,0	-26,0%
2050	Verapamil Sandoz	47,3	-31,6%	921,3	-31,0%	2540,0	-30,4%
	Summe	571273,3		23165227,5		31481184,8	
	Kumulativer Anteil	91,22%		81,28%		92,22%	

Tabelle 47.7: Führende Arzneimittel 2009 nach Verordnungen (Fortsetzung)

Rang	Präparat	Verordnung		Umsatz		DDD	
		in Tsd.	Änd. %	in Tsd. €	Änd. %	in Tsd.	Änd. %
2051	Timox	47,3	-24,5%	5405,1	-19,7%	2383,8	-26,1%
2052	Fluspirilen beta	47,2	-5,6%	973,1	-4,8%	737,8	-3,5%
2053	Fosinopril BASICS	47,1	86,7%	824,0	85,5%	4537,5	87,9%
2054	Ofloxacin- 1 A Pharma	46,7	44,7%	887,4	38,4%	276,8	47,1%
2055	Trospi	46,7	-10,2%	2448,4	-8,9%	2895,0	-8,4%
2056	Granisetron-ratiopharm	46,7	118,2%	4441,7	113,9%	169,1	77,9%
2057	Opipramol STADA	46,7	-6,0%	682,2	-13,6%	1622,6	0,7%
2058	Celipro Lich	46,6	-2,9%	692,5	-3,2%	4580,1	-2,5%
2059	Lamotrigin-neuraxpharm	46,6	50,3%	2048,3	43,1%	1708,3	60,0%
2060	Indivina	46,6	-14,4%	1730,6	-14,3%	3840,4	-14,3%
2061	Klismacort Rektal	46,5	10,1%	783,9	15,8%	75,1	11,2%
2062	Flecainid- 1 A Pharma	46,4	85,6%	2054,0	76,8%	1893,9	86,8%
2063	Allergovit Birke/Erle/Haseln	46,4	11,7%	15876,8	21,1%	5760,5	9,5%
2064	Oxazepam-neuraxpharm	46,4	-1,6%	604,4	-1,9%	1229,2	1,9%
2065	Candio-Hermal Plus	46,4	0,5%	1333,4	4,8%	579,0	0,8%
2066	Revatio	46,4	18,8%	40646,1	23,8%	1391,2	18,8%
2067	Bisoprolol TAD	46,3	-39,0%	685,3	-38,9%	2847,6	-38,7%
2068	Viramune	46,3	-0,1%	30901,9	5,4%	2101,2	4,9%
2069	Topisolon	46,2	-6,7%	940,7	-6,1%	1472,6	-5,3%
2070	Olynth salin	46,1	-54,0%	185,2	-47,5%	270,9	-55,1%
2071	Tamsu Astellas	46,1	0,8%	1391,7	1,1%	4011,4	1,3%
2072	Amantadin HEXAL	46,1	-4,5%	964,4	-4,5%	2504,7	-4,3%
2073	Rabipur	46,0	158,0%	2833,0	203,4%	46,0	158,0%
2074	Ramipril HEXAL plus	46,0	11,7%	3005,0	13,4%	4289,1	13,7%
2075	Calcium-D3 AL	46,0	29,8%	1414,1	30,1%	4167,0	31,3%
2076	Oliclinomel	45,9	1,3%	31889,3	8,8%	201,1	2,7%
2077	Parkopan	45,9	-1,4%	958,7	-0,9%	1450,3	-0,0%
2078	Dolevar	45,9	12,8%	1199,5	23,1%	452,2	21,6%
2079	Effortil plus	45,9	-44,1%	1293,8	-44,8%	960,4	-70,5%
2080	Niaspan	45,8	-9,6%	2847,4	0,4%	1244,1	-5,9%
2081	Citalopram AbZ	45,8	26,6%	1309,3	6,5%	3784,0	17,2%
2082	Cervarix	45,7	7,1%	7300,6	7,6%	46,0	7,8%
2083	Benazepril- 1 A Pharma	45,7	24,1%	690,2	14,6%	6311,1	28,2%
2084	Verapamil Hennig	45,7	-13,4%	955,8	-13,9%	2788,5	-13,5%
2085	Colifoam	45,6	-2,2%	2547,3	-0,9%	3107,3	-2,6%
2086	Penicillin V Heumann	45,6	-9,9%	549,7	-9,7%	432,2	-8,2%
2087	Lisinopril-corax	45,5	-57,5%	696,2	-60,1%	6107,8	-56,1%
2088	Cefaclor Heumann	45,5	2,5%	817,1	-1,4%	329,2	5,0%
2089	Cernevit	45,5	13,6%	11305,1	17,9%	454,5	13,6%
2090	Theophyllin Lindopharm	45,4	47,8%	766,9	48,0%	3768,5	48,4%
2091	Paracetamol BC	45,4	-42,7%	68,6	-44,7%	154,5	-44,5%
2092	Lisinopril comp AbZ	45,4	-0,9%	976,3	-4,2%	4407,7	-0,5%
2093	Pankreatin-ratiopharm	45,3	3,3%	2627,9	4,7%	621,0	3,8%
2094	Quinapril HEXAL	45,3	-14,6%	796,1	-15,2%	3965,4	-14,4%
2095	Lamotrigin Desitin	45,3	8,0%	4787,9	7,1%	2182,4	8,0%
2096	Budenobronch	45,2	179,6%	2797,1	188,9%	502,9	190,6%
2097	Emestar plus	45,2	-38,2%	4556,5	-37,6%	4238,4	-37,4%
2098	Musaril	45,2	-48,9%	1007,9	-39,3%	1022,1	-28,2%
2099	Progynova	45,1	-11,7%	753,6	-14,3%	2187,3	-10,5%
2100	Flutide Nasal	45,1	-14,0%	1093,8	-17,0%	1384,4	-15,6%
	Summe	573572,9		23373573,3		31588678,8	
	Kumulativer Anteil	91,58%		82,01%		92,53%	

47

Tabelle 47.7: Führende Arzneimittel 2009 nach Verordnungen (Fortsetzung)

Rang	Präparat	Verordnung		Umsatz		DDD	
		in Tsd.	Änd. %	in Tsd. €	Änd. %	in Tsd.	Änd. %
2101	Ropinirol dura	45,1	(> 1000)	4197,5	(> 1000)	923,3	(> 1000)
2102	Dolovisano Methocarbamol	45,1	378,4%	1595,7	372,9%	670,4	370,4%
2103	Fluvastatin-ratiopharm	45,1	382,4%	1013,5	373,6%	2424,4	408,8%
2104	Cefpodoxim dura	45,0	7,1%	970,9	2,0%	236,2	11,1%
2105	Neurontin	44,9	-36,7%	5253,8	-31,2%	1323,0	-31,2%
2106	Fentanyl AWD	44,9	12,0%	5918,3	2,2%	1449,5	14,7%
2107	Roxithromycin AbZ	44,8	18,3%	644,7	17,3%	327,6	19,8%
2108	Predni-M-Tablinen	44,8	-6,1%	1184,1	-6,4%	2293,4	-6,9%
2109	Clionara	44,8	-7,8%	1354,2	-6,0%	3681,5	-7,8%
2110	Clarithromycin-CT	44,7	-11,7%	691,7	-9,9%	400,6	-7,2%
2111	Finasterid HEXAL	44,7	22,7%	3182,7	24,0%	4184,2	24,2%
2112	Glimepirid Sandoz	44,7	-33,3%	1218,5	-33,3%	6330,5	-32,5%
2113	Pegasys	44,6	3,0%	63936,6	4,7%	1567,4	3,4%
2114	Imap	44,6	-28,9%	980,8	-29,8%	520,2	-31,1%
2115	Isot. Kochsalzlsg Serumwerke	44,5	-12,0%	334,0	-6,1%	103,5	-9,1%
2116	Prednison GALEN	44,4	-0,5%	761,6	-1,1%	2746,5	-0,1%
2117	Osanit	44,4	-12,5%	264,8	-12,5%	831,7	-12,5%
2118	Klimonorm	44,3	-13,9%	1309,1	-12,3%	3603,9	-13,8%
2119	Risperidon-neuraxpharm	44,3	2,1%	2024,6	-12,7%	992,3	8,7%
2120	Volmac	44,2	2,4%	1133,5	3,2%	2456,2	50,4%
2121	Chlorprothixen Holsten	44,0	19,7%	695,2	19,4%	855,7	19,0%
2122	Atenolol Sandoz	43,9	-16,6%	739,2	-16,9%	2736,7	-17,7%
2123	Aquacort Nasenspray	43,9	-1,3%	946,7	-0,7%	2641,2	0,1%
2124	Ciprofloxacin Heumann	43,9	-25,4%	619,4	-29,9%	184,3	-24,7%
2125	Menogon	43,8	-0,9%	13055,9	8,0%	388,2	-1,2%
2126	Alk 7/-dep. SQ Gräser+Rog.	43,7	-9,6%	18868,0	4,0%	10262,3	-6,6%
2127	Taxilan	43,7	-26,1%	1320,9	-25,8%	2394,5	-25,6%
2128	DHE-ratiopharm	43,5	-9,0%	746,9	-7,9%	2515,6	-6,0%
2129	Myfortic	43,5	13,3%	20638,7	21,6%	1371,9	18,1%
2130	Versatis	43,5	23,9%	4986,2	32,2%	1013,4	27,7%
2131	Mykofungin Vaginal	43,5	109,9%	591,2	106,1%	257,6	113,7%
2132	Efflumidex	43,4	-4,2%	713,8	-3,6%	869,0	-4,2%
2133	Carvedilol AAA Pharma	43,4	-2,6%	853,9	-2,2%	1915,4	-4,5%
2134	Norvasc	43,4	-25,7%	2407,0	-18,5%	4151,2	-25,2%
2135	Captopril Sandoz	43,4	-40,6%	572,6	-40,3%	3020,0	-38,5%
2136	PVP Jod AL	43,4	19,3%	231,9	21,2%	534,0	17,9%
2137	Amoxicillin AbZ	43,3	2,4%	634,8	1,6%	734,4	5,1%
2138	Bisoprolol-TEVA	43,3	-66,7%	579,0	-67,3%	2504,0	-66,7%
2139	Metronidazol HEXAL	43,3	-5,4%	666,0	-5,3%	149,3	-5,1%
2140	Combaren	43,3	-7,7%	1813,5	-8,0%	655,6	-8,1%
2141	Optiderm	43,2	-23,0%	666,8	-19,7%	2152,1	-20,9%
2142	Beofenac	43,2	-29,5%	1115,6	-28,5%	1325,7	-27,8%
2143	Fluvastatin-1 A Pharma	43,0	(> 1000)	1200,8	(> 1000)	3131,1	(> 1000)
2144	Quadropril	42,9	-22,1%	962,2	-37,0%	4204,1	-21,7%
2145	Gastrozepin	42,9	8,1%	1194,8	9,3%	1829,3	10,0%
2146	Indo/Indocolir	42,9	-8,4%	984,9	-7,8%	1291,6	-8,0%
2147	Betacreme/-Salbe KSK	42,9	-27,2%	615,2	-27,6%	1102,9	-26,6%
2148	Ibudolor/-Migräne	42,9	-3,9%	144,2	-8,8%	211,8	-4,7%
2149	Busp	42,9	4,1%	1477,4	5,4%	1015,7	5,8%
2150	Sulpirid-neuraxpharm	42,8	-6,3%	1032,4	-7,4%	539,9	-6,4%
	Summe	575767,5		23552619,2		31681703,9	
	Kumulativer Anteil	91,93%		82,64%		92,81%	

Tabelle 47.7: Führende Arzneimittel 2009 nach Verordnungen (Fortsetzung)

Rang	Präparat	Verordnung in Tsd.	Verordnung Änd. %	Umsatz in Tsd. €	Umsatz Änd. %	DDD in Tsd.	DDD Änd. %
2151	Indapamid-CT	42,8	7,1%	1262,7	7,5%	4074,2	7,7%
2152	Isotrex	42,8	-13,2%	977,9	-7,2%	1103,4	-13,2%
2153	Clomifen-ratiopharm	42,6	3,8%	857,0	-0,7%	2368,0	3,8%
2154	Ramiclair plus	42,6	-15,2%	933,5	-15,7%	4014,0	-14,4%
2155	Duphaston	42,6	9,3%	952,8	15,0%	2134,4	12,5%
2156	Babylax	42,5	-6,3%	261,4	-5,3%	178,5	-7,1%
2157	Flurazepam real Dolorgiet	42,5	34,9%	560,9	36,6%	849,9	34,9%
2158	Risperidon Heumann	42,5	49,5%	1100,9	-1,5%	613,3	18,4%
2159	Lisi-Hennig	42,5	-1,8%	657,2	-5,1%	4468,7	-5,2%
2160	Paroxetin beta	42,4	-39,3%	1263,5	-51,4%	4456,0	-38,4%
2161	Venofer	42,4	4,2%	4647,6	12,0%	211,9	4,2%
2162	Diastabol	42,4	-18,1%	1802,3	-16,1%	1136,2	-17,6%
2163	Osteoplus	42,4	-30,3%	1735,4	-26,0%	3925,0	-29,5%
2164	Octagam	42,4	8,4%	50845,1	14,5%	344,3	7,5%
2165	Wellnara	42,3	55,1%	1534,2	55,8%	3482,0	56,1%
2166	Vimpat	42,3	510,3%	10476,0	939,7%	1450,7	835,9%
2167	Sumatriptan beta	42,3	-3,7%	1202,5	-7,2%	651,3	-1,7%
2168	Nadixa	42,3	-2,3%	1089,3	2,8%	678,0	-1,1%
2169	Ramipril comp Heumann	42,2	-1,4%	917,1	-1,8%	3981,8	0,3%
2170	Fosino-TEVA	42,2	157,5%	633,3	141,5%	3815,2	163,3%
2171	Tremarit	42,1	-4,9%	911,7	-7,8%	491,2	-12,5%
2172	Fluconazol- 1 A Pharma	42,0	73,9%	2103,3	48,2%	280,7	75,7%
2173	Loperhoe	42,0	-10,9%	533,5	-13,2%	221,0	-8,0%
2174	Paediamuc	42,0	10,0%	106,6	12,1%	190,9	12,7%
2175	Locacorten-Vioform	42,0	0,4%	1112,1	1,4%	612,6	2,0%
2176	Rulid	42,0	57,4%	629,4	57,2%	311,2	57,3%
2177	Glivec	41,9	4,8%	262571,8	13,8%	1880,6	10,5%
2178	Penicillin V dura	41,8	-29,4%	494,1	-31,6%	386,4	-29,1%
2179	Zodin	41,8	11,9%	4234,3	14,8%	1963,0	15,2%
2180	Buprenorphin AWD	41,7	(> 1000)	6219,6	(> 1000)	1205,1	(> 1000)
2181	Alprazolam-TEVA	41,7	9,0%	603,9	9,5%	1344,6	10,9%
2182	Mucofalk	41,7	5,3%	775,9	9,2%	1379,5	6,3%
2183	Gabapentin STADA	41,6	-30,9%	2336,6	-38,7%	982,7	-29,4%
2184	Paracetamol beta	41,5	-20,5%	56,8	-15,8%	123,2	-21,1%
2185	Staurodorm Neu	41,5	-26,6%	767,7	-22,2%	830,2	-26,6%
2186	Simvastatin-TEVA	41,4	-9,9%	1013,5	-12,4%	4283,9	-4,7%
2187	Lansoprazol AL	41,4	-8,2%	1606,8	-21,8%	4467,8	2,6%
2188	Atenolol-ratiopharm comp	41,4	-6,5%	1345,5	-6,2%	4057,6	-6,1%
2189	Freka-Drainjet NaCl Spüllösg	41,4	5,1%	987,2	2,2%	407,4	6,5%
2190	Opipramol-CT	41,4	-13,2%	652,1	-14,5%	1314,9	-16,2%
2191	Amadol	41,2	-33,9%	972,3	-39,4%	795,2	-34,5%
2192	Viread	41,2	-6,4%	34765,5	35,2%	1995,4	30,6%
2193	Faslodex	41,1	10,0%	26729,9	17,3%	1116,0	2,4%
2194	Slit One	41,1	-10,7%	14275,6	-4,2%	3703,8	-11,3%
2195	Amiodaron/Amiod- 1 A Pharma	41,1	1,9%	2530,3	2,0%	3690,6	2,4%
2196	Norfloxacin STADA	41,1	-17,6%	585,5	-21,0%	231,8	-16,9%
2197	Synagis	41,1	18,9%	44779,5	19,8%	928,0	20,0%
2198	Cefixim AL	41,0	(> 1000)	955,0	(> 1000)	280,7	(> 1000)
2199	Glibenclamid Sandoz	41,0	-13,9%	520,2	-14,4%	2040,9	-16,1%
2200	Ofloxacin STADA	41,0	-6,0%	743,1	-14,1%	218,9	-3,5%
	Summe	577861,8		24052249,3		31767376,3	
	Kumulativer Anteil	92,27%		84,40%		93,06%	

47

Tabelle 47.7: Führende Arzneimittel 2009 nach Verordnungen (Fortsetzung)

Rang	Präparat	Verordnung in Tsd.	Änd. %	Umsatz in Tsd. €	Änd. %	DDD in Tsd.	Änd. %
2201	Haemiton	41,0	0,7%	847,4	0,7%	1078,2	0,3%
2202	Cotrim-CT/-forte	40,9	-45,3%	444,5	-45,7%	257,9	-44,5%
2203	Finlepsin	40,9	-4,5%	1402,3	-4,1%	1671,2	-4,5%
2204	Nifedipin- 1 A Pharma	40,9	-19,7%	527,2	-21,9%	2624,4	-20,1%
2205	Fluconazol HEXAL	40,9	-26,4%	1913,8	-27,1%	198,6	-28,5%
2206	Sertralin- 1 A Pharma	40,8	27,7%	1708,8	22,8%	4527,8	28,5%
2207	Botox	40,8	5,1%	23102,3	13,0%	20736,4	7,9%
2208	Pantoprazol Actavis	40,7	(neu)	1129,1	(neu)	3745,7	(neu)
2209	Acemetacin-CT	40,7	-17,9%	766,2	-17,6%	1247,9	-17,1%
2210	Reyataz	40,7	-3,0%	43490,8	28,0%	1593,8	20,7%
2211	Ringerlösung Braun	40,6	-4,4%	1545,5	0,3%	312,1	-0,7%
2212	Demetrin/Mono Demetrin	40,6	-9,1%	742,4	-8,8%	720,3	-8,4%
2213	Sumatriptan Actavis	40,6	(> 1000)	1386,8	(> 1000)	628,3	(> 1000)
2214	Syrea	40,6	48,0%	6663,3	49,4%	1108,2	49,6%
2215	Basocin	40,5	-14,4%	922,4	-9,6%	706,8	-14,1%
2216	Rupafin	40,5	(> 1000)	1101,7	(> 1000)	1397,0	(> 1000)
2217	Nitrendipin Heumann	40,5	-33,6%	550,6	-34,6%	3240,9	-34,1%
2218	Alfuzosin HEXAL	40,5	-2,1%	1432,9	-2,0%	5089,2	-1,9%
2219	Jutamox	40,5	-13,7%	584,2	-14,0%	619,4	-14,4%
2220	Prednison-ratiopharm	40,4	50,8%	612,3	48,6%	1898,2	59,5%
2221	Celiprolol-ratiopharm	40,4	-6,9%	599,1	-6,8%	3949,5	-6,4%
2222	Glaupax	40,4	15,5%	1030,2	20,2%	646,9	23,9%
2223	Emla	40,3	-6,8%	611,8	-3,2%	260,4	-3,1%
2224	Flucoderm	40,3	55,1%	2303,6	45,3%	248,2	42,5%
2225	Tiaprid AL	40,3	14,3%	2351,9	9,0%	1154,2	21,1%
2226	Deflatop	40,3	-0,8%	1224,1	-0,8%	2015,3	-0,8%
2227	Clozapin beta	40,3	26,3%	2316,2	16,9%	1223,6	32,1%
2228	Propafenon HEXAL	40,3	0,1%	775,2	0,1%	1574,5	0,2%
2229	Presinol	40,2	13,7%	1258,9	12,5%	1167,9	11,0%
2230	Rytmonorm	40,1	-12,6%	1065,9	-10,7%	1608,7	-10,7%
2231	Magnesium Verla N Drag.	40,1	-0,8%	450,3	-0,6%	1069,5	-0,4%
2232	Afonilum	40,1	-29,8%	882,5	-28,8%	3002,3	-27,8%
2233	Cefixim beta	40,1	14,9%	1057,7	5,2%	271,4	16,4%
2234	Ibu KSK	40,1	3,2%	569,9	-1,7%	918,9	-0,3%
2235	Captopril HCT Sandoz	40,0	-43,6%	863,7	-43,5%	3928,8	-43,3%
2236	Cardiodoron	40,0	14,6%	1201,4	16,9%	2970,6	18,5%
2237	Benazepril- 1 A Pharma comp	39,9	21,2%	916,2	20,1%	3795,3	22,0%
2238	Theophyllin Heumann	39,9	-6,0%	610,1	-7,5%	2234,3	-12,8%
2239	Amoxi-Tablinen/Amoxi Lich	39,9	32,4%	632,5	31,3%	647,1	29,6%
2240	Levodopa/Carbidopa STADA	39,9	-17,8%	1218,4	-22,9%	850,5	-16,1%
2241	Valproat-CT	39,9	7,8%	1241,0	3,6%	1574,5	6,8%
2242	Flecainidacetat AL	39,8	80,8%	1799,5	70,8%	1674,6	83,0%
2243	Tamsulosin AbZ	39,8	29,6%	934,2	24,2%	3675,6	30,1%
2244	Dexa Rhinospray Mono	39,8	-18,5%	722,2	-18,2%	439,4	-52,6%
2245	Kamistad/-N	39,8	-17,5%	268,0	-14,5%	1419,0	-16,1%
2246	Pari NaCl Inhalationsloesung	39,7	360,0%	365,2	396,3%	516,6	405,4%
2247	Symbioflor 1	39,7	-29,6%	712,6	-30,1%	420,2	-30,2%
2248	Alendron Sandoz	39,7	-19,2%	2979,3	-17,3%	3013,2	-16,9%
2249	Pravastatin AbZ	39,6	30,9%	1109,6	16,6%	3389,8	32,7%
2250	Elosalic	39,6	-8,1%	1544,8	-3,3%	1055,9	-5,7%
	Summe	579875,6		24176739,6		31871495,3	
	Kumulativer Anteil	92,59%		84,83%		93,36%	

Tabelle 47.7: Führende Arzneimittel 2009 nach Verordnungen (Fortsetzung)

Rang	Präparat	Verordnung in Tsd.	Verordnung Änd. %	Umsatz in Tsd. €	Umsatz Änd. %	DDD in Tsd.	DDD Änd. %
2251	Moxonidin-CT	39,6	-35,2%	1186,9	-37,8%	3653,6	-34,3%
2252	Tarmed	39,6	-8,2%	837,7	-8,2%	5672,8	-8,2%
2253	Benazepril AL	39,6	72,2%	600,1	58,6%	5611,7	73,5%
2254	Mirta TAD	39,5	6,4%	1539,5	-0,4%	2621,8	5,4%
2255	Bifiteral	39,5	-28,1%	595,9	-25,3%	1552,3	-26,5%
2256	Levodopa Carbidopa Sandoz	39,5	-3,4%	1225,0	-1,3%	851,5	1,3%
2257	Endofalk	39,4	273,8%	820,7	254,9%	46,2	248,4%
2258	Clarium	39,4	72,3%	15213,8	108,9%	1191,3	95,3%
2259	Indapamid AL	39,4	202,2%	1134,9	200,6%	2254,6	199,2%
2260	Glibenclamid Heumann	39,4	-18,4%	485,3	-18,3%	2335,4	-17,7%
2261	Melperon Sandoz	39,4	-29,4%	659,9	-29,7%	279,2	-31,4%
2262	Levodopa comp-CT	39,4	-39,6%	1204,2	-36,9%	895,4	-33,6%
2263	Phenytoin AWD	39,3	-0,9%	658,5	-1,1%	2204,2	-1,4%
2264	UrgotülSilver	39,3	(neu)	3316,1	(neu)	1029,0	(neu)
2265	Attempta-ratiopharm	39,3	37,1%	871,1	31,8%	3551,4	37,0%
2266	Theophyllin Sandoz	39,3	-13,8%	623,6	-12,6%	2593,4	-9,4%
2267	Calcium D 3-CT	39,2	146,2%	1424,6	123,3%	3115,0	131,3%
2268	Myocholine-Glenwood	39,2	14,4%	1454,7	15,0%	1751,4	9,3%
2269	Glibenclamid AbZ	39,2	-33,9%	486,4	-33,4%	2139,4	-30,3%
2270	Ramipril AAA Pharma	39,1	15,3%	588,0	21,2%	7518,4	17,0%
2271	Tenormin	39,1	-30,1%	735,3	-31,9%	2465,8	-32,2%
2272	HCT-ISIS	39,1	-52,7%	608,2	-53,0%	3170,4	-53,6%
2273	Nif-Ten	39,1	-25,2%	2091,6	-24,0%	3851,4	-25,0%
2274	Oftaquix/-sine	39,1	-25,0%	722,2	-24,6%	913,2	-28,1%
2275	Lisinopril HCT Sandoz	39,0	-30,9%	1138,9	-30,5%	3776,5	-30,4%
2276	Diltiazem STADA	38,9	-2,4%	737,7	-7,8%	1719,9	-3,3%
2277	Dolo-Dobendan	38,8	-5,2%	332,0	2,7%	164,2	-5,8%
2278	Pantopra-Q	38,8	(neu)	1002,5	(neu)	3391,1	(neu)
2279	Venlafaxin STADA	38,8	(> 1000)	2262,3	(> 1000)	3075,8	(> 1000)
2280	Trimidura	38,7	-10,8%	876,3	-15,6%	1829,0	-19,3%
2281	PK-Levo	38,7	-27,2%	1355,1	-27,2%	633,7	-27,2%
2282	Thiamazol Henning	38,7	-5,0%	620,1	-4,8%	2875,0	-4,6%
2283	Etopril	38,7	64,6%	576,3	64,2%	154,6	64,6%
2284	Genotropin	38,6	3,9%	91299,1	5,4%	2300,7	3,3%
2285	Cefaclor-CT	38,6	-0,6%	857,7	-1,1%	349,4	0,6%
2286	Revaxis	38,6	296,9%	898,0	281,3%	39,7	263,9%
2287	Amlodipin AAA Pharma	38,6	-29,7%	582,6	-23,8%	4846,3	-32,0%
2288	Amoxi Sandoz	38,5	-28,8%	571,4	-28,8%	552,7	-28,8%
2289	Aspirin i.v.	38,5	-19,1%	1897,7	-16,6%	230,8	-19,1%
2290	MTX dura	38,5	32,4%	6620,4	30,7%	1884,7	29,1%
2291	Carvedilol AbZ	38,5	0,4%	729,3	0,1%	1661,8	2,8%
2292	Nocutil	38,5	3,0%	4392,7	9,4%	1167,0	6,6%
2293	Calcium Verla Btbl./Ftbl.	38,4	10,1%	667,5	7,5%	1893,2	9,2%
2294	Vitamin B12 JENAPHARM	38,4	-4,9%	262,8	-5,9%	17277,2	-6,3%
2295	Sustiva	38,4	-26,5%	18517,5	-15,0%	1286,3	-17,2%
2296	MMR-Triplovax/-Vaxpro	38,4	118,7%	1824,3	112,5%	38,7	116,7%
2297	Loperamid Heumann	38,4	-6,0%	479,6	-4,1%	217,6	4,7%
2298	Simvastatin AWD/Simvacard	38,4	-34,4%	950,5	-48,9%	3275,6	-33,4%
2299	Fungizid-ratiopharm Vaginal	38,2	0,6%	496,9	-1,3%	154,8	-0,2%
2300	Aquapred/-N Augentropfen	38,2	-17,9%	589,4	-15,7%	1698,3	-17,9%
	Summe	581822,4		24356362,1		31989258,7	
	Kumulativer Anteil	92,90%		85,46%		93,71%	

47

Tabelle 47.7: Führende Arzneimittel 2009 nach Verordnungen (Fortsetzung)

Rang	Präparat	Verordnung in Tsd.	Verordnung Änd. %	Umsatz in Tsd. €	Umsatz Änd. %	DDD in Tsd.	DDD Änd. %
2301	Repevax	38,2	352,8%	1605,4	339,3%	38,9	335,7%
2302	Cetirizin beta	38,2	-4,7%	445,8	-2,5%	1187,9	-1,8%
2303	Pantoprazol Heumann	38,1	(neu)	915,7	(neu)	3263,3	(neu)
2304	Cipro-Q	38,1	-7,9%	593,7	-12,2%	186,7	-6,5%
2305	Puri-Nethol	38,1	5,8%	2945,9	5,5%	423,4	5,8%
2306	Topamax Migräne	38,1	-14,4%	5685,7	-8,1%	1397,9	-15,9%
2307	Xipamid-CT	38,1	-13,4%	616,7	-15,8%	3612,8	-12,1%
2308	Panthenol-CT	38,1	-2,2%	115,6	-1,2%	841,8	-0,5%
2309	Convulex	38,0	-6,5%	1379,9	-9,3%	1719,6	-5,4%
2310	Haloperidol-GRY	37,9	18,0%	514,7	13,8%	1041,1	12,5%
2311	Nifatenol	37,9	-8,6%	1767,0	-8,5%	3727,2	-8,4%
2312	Ampicillin-ratiopharm	37,9	-8,6%	722,3	-12,0%	320,6	-8,2%
2313	Hepa-Merz Gran. etc.	37,8	4,2%	5877,7	10,8%	1327,4	5,4%
2314	Sotabeta	37,8	-18,2%	697,6	-20,0%	2308,1	-19,5%
2315	Citalopram Hormosan	37,8	-18,0%	1182,8	-25,4%	3541,6	-15,0%
2316	Naproxen-CT	37,8	-21,8%	738,6	-20,4%	1448,6	-18,9%
2317	Dexaflam	37,8	-13,3%	447,5	-13,3%	285,9	-13,3%
2318	Pädiamol	37,8	-27,4%	603,1	-22,2%	255,8	-23,3%
2319	Tilidin AbZ	37,8	0,3%	839,4	-1,0%	1016,1	-1,6%
2320	Glycilax	37,7	-6,4%	136,0	-6,5%	177,1	-7,0%
2321	Amoxiclav-CT	37,7	-0,6%	1662,4	-4,2%	246,5	0,7%
2322	Hydrodexan/-S	37,7	-8,0%	966,3	-5,4%	896,7	-11,3%
2323	Navoban	37,7	-11,4%	3837,3	-13,6%	150,1	-10,9%
2324	Fluconazol-ratiopharm	37,6	-39,1%	2218,5	-28,5%	243,9	-26,4%
2325	L-Thyroxin-CT	37,6	-48,2%	524,5	-48,9%	1839,0	-50,4%
2326	Eucabal Balsam S	37,6	-11,9%	246,5	-11,4%	477,1	-10,9%
2327	Silapo	37,5	132,0%	11743,1	171,7%	1206,4	167,5%
2328	Pantoprazol AbZ	37,4	(neu)	793,3	(neu)	2933,5	(neu)
2329	Ena-Hennig	37,4	-8,7%	588,3	-8,6%	4088,5	-7,9%
2330	Captopril STADA	37,3	-22,9%	437,6	-31,9%	2548,0	-22,5%
2331	Maprotilin-neuraxpharm	37,3	28,5%	588,0	26,4%	1411,7	21,2%
2332	Acemetacin STADA	37,3	-23,4%	712,4	-22,1%	1184,3	-20,5%
2333	Zolim	37,3	-17,8%	1775,5	-13,0%	2128,1	-15,6%
2334	Pravastatin Sandoz	37,2	-15,5%	1456,2	-18,0%	3248,7	-13,5%
2335	Amantadin-neuraxpharm	37,2	-13,8%	800,1	-15,6%	2269,4	-13,0%
2336	Terbutalin AL	37,2	7,0%	686,7	6,5%	1200,9	5,8%
2337	Climopax mono	37,1	-10,6%	1196,7	-2,2%	4234,8	-11,1%
2338	Glimepirid Heumann	37,0	-29,0%	905,8	-30,7%	5872,7	-28,4%
2339	Venlafaxin Winthrop	37,0	(> 1000)	2799,3	(> 1000)	3568,2	(> 1000)
2340	Anti-Phosphat	36,9	-10,5%	2941,5	-4,5%	538,7	-11,3%
2341	Biso-PUREN comp	36,9	-41,4%	963,3	-48,4%	3563,4	-41,1%
2342	Ramipril TAD	36,9	-42,8%	565,2	-45,0%	8604,6	-41,3%
2343	Captopril Heumann	36,9	-34,6%	449,6	-35,0%	2520,5	-33,4%
2344	Turixin	36,9	13,5%	1551,8	13,2%	737,2	13,5%
2345	Megacillin oral	36,7	-40,6%	523,6	-40,1%	282,6	-39,4%
2346	Clobex	36,7	20,4%	1222,3	23,1%	611,5	20,4%
2347	Carvedigamma	36,7	3,3%	718,6	2,0%	1611,0	2,7%
2348	Doxycyclin Heumann	36,6	-23,0%	399,8	-23,2%	733,5	-23,5%
2349	Calcet	36,6	(> 1000)	781,3	(> 1000)	828,7	(> 1000)
2350	Transpulmin Kinder/-Baby	36,6	-13,5%	270,6	-12,7%	530,1	-19,3%
	Summe	583695,8		24428519,3		32077690,6	
	Kumulativer Anteil	93,20%		85,72%		93,97%	

47

Tabelle 47.7: Führende Arzneimittel 2009 nach Verordnungen (Fortsetzung)

Rang	Präparat	Verordnung in Tsd.	Änd. %	Umsatz in Tsd. €	Änd. %	DDD in Tsd.	Änd. %
2351	Folcur	36,5	-4,3%	388,7	-5,2%	1209,1	-5,1%
2352	Pantoprazol TEVA	36,4	(neu)	867,1	(neu)	3281,8	(neu)
2353	Amlo TEVA	36,4	18,4%	419,8	7,4%	4398,8	12,4%
2354	Norfloxacin-ratiopharm	36,4	-8,1%	578,6	-7,5%	245,9	-5,9%
2355	Fastjekt	36,2	-26,5%	3339,0	-21,7%	145,9	-27,0%
2356	Morphinsulfat-GRY	36,2	20,6%	1829,7	8,7%	619,5	8,3%
2357	Bisoprolol HCT Sandoz	36,2	-28,0%	1213,2	-27,8%	3486,4	-27,3%
2358	Climodien	36,2	-12,8%	1374,5	-11,8%	2992,1	-12,7%
2359	Amlo-ISIS	36,2	-29,6%	567,7	-31,0%	5220,8	-28,6%
2360	Xipamid STADA	36,2	-16,8%	587,0	-20,0%	3489,5	-17,2%
2361	Azulfidine RA	36,2	-10,6%	2745,3	-10,7%	2666,3	-10,4%
2362	Atenolol Heumann	36,1	-4,5%	562,6	-6,6%	2262,6	-7,3%
2363	Beclometason-CT	36,1	7,2%	1119,3	7,7%	1414,1	12,1%
2364	Gabapentin-biomo	36,1	-45,7%	2433,3	-40,1%	952,9	-42,8%
2365	Blemaren N	36,1	0,5%	1710,6	0,5%	1142,2	0,1%
2366	Alk 7/-depot SQ Frühblüher	36,1	-6,3%	15493,4	6,3%	8124,1	-6,1%
2367	Levium	36,0	14,0%	694,6	14,2%	620,6	14,6%
2368	Snup/-akut	36,0	4,4%	76,6	2,9%	1091,9	5,3%
2369	Ungt. Oxytetracyclini SR Ley	36,0	16,5%	517,6	17,7%	332,0	13,4%
2370	Sublivac/HD sublivac	36,0	78,4%	11085,2	87,2%	3450,5	78,4%
2371	MTX HEXAL Fertigspritze	35,9	86,1%	6404,3	85,8%	1837,3	84,6%
2372	Nootrop	35,9	-18,7%	894,1	-18,3%	1454,8	-14,9%
2373	Zofran	35,8	-35,8%	4086,8	-41,2%	127,0	-36,5%
2374	Metoprolol-corax	35,8	-40,9%	517,2	-40,7%	2748,4	-39,7%
2375	LovaHEXAL	35,8	-6,8%	1382,8	-7,4%	1948,5	-5,7%
2376	Diclofenac-ratioph. Gel/Pfla	35,8	-38,6%	174,6	-40,1%	259,7	-41,3%
2377	Neo-Eunomin	35,8	-17,8%	1434,3	-8,7%	3238,0	-17,3%
2378	AH3 N	35,8	-9,2%	859,4	-7,0%	726,4	-6,1%
2379	Roxi-Q	35,8	-7,1%	529,3	-7,0%	269,6	-6,5%
2380	Mirtazapin AbZ	35,8	-14,2%	1324,6	-19,3%	2283,2	-14,4%
2381	Diane	35,8	-34,9%	1167,2	-34,5%	3380,5	-34,3%
2382	Pulmax	35,8	11,7%	1431,9	13,3%	2175,3	14,2%
2383	Zoloft	35,7	-34,4%	4496,0	-29,3%	4009,3	-32,1%
2384	Vagimid/N	35,7	7,2%	420,3	7,2%	42,8	7,2%
2385	Predni-Tablinen	35,6	25,0%	550,5	25,1%	1728,4	30,7%
2386	Trazodon-neuraxpharm	35,6	16,4%	1179,2	16,9%	906,4	17,1%
2387	Radedorm	35,6	-21,7%	410,7	-25,0%	698,6	-21,4%
2388	Carvedilol-CT	35,6	-37,8%	943,1	-37,5%	1622,4	-37,0%
2389	Momegalen	35,6	505,9%	700,4	487,6%	1620,8	461,6%
2390	Testogel	35,5	17,0%	4780,5	18,5%	2304,7	18,6%
2391	Aureomycin Salbe etc.	35,5	3,0%	673,2	1,5%	650,4	1,3%
2392	Teveten plus	35,5	-35,6%	3515,9	-35,8%	3333,2	-35,0%
2393	Nitrazepam-neuraxpharm	35,4	2,8%	415,6	2,7%	1055,4	2,1%
2394	Nipolept	35,3	-8,4%	1205,5	-8,1%	781,1	-7,8%
2395	Ketof	35,3	-6,4%	569,4	-6,4%	1019,5	-6,0%
2396	Diamox	35,3	-7,1%	1033,2	-7,6%	698,5	-5,6%
2397	Lisinopril comp-CT	35,3	-30,5%	815,2	-32,8%	3385,5	-30,1%
2398	Terazosin HEXAL	35,3	-5,2%	1212,3	-4,9%	1980,6	-4,1%
2399	Tyrosur Gel/Puder	35,2	-8,5%	191,2	-7,4%	112,9	-5,8%
2400	ClomHEXAL	35,1	-11,6%	739,1	-11,6%	1952,5	-11,6%
	Summe	585487,0		24520180,9		32173189,1	
	Kumulativer Anteil	93,49%		86,04%		94,25%	

47

Tabelle 47.7: Führende Arzneimittel 2009 nach Verordnungen (Fortsetzung)

Rang	Präparat	Verordnung in Tsd.	Verordnung Änd. %	Umsatz in Tsd. €	Umsatz Änd. %	DDD in Tsd.	DDD Änd. %
2401	Resochin	35,0	-3,4%	814,0	-3,6%	896,9	-3,2%
2402	Normoglaucon	35,0	-12,1%	1337,3	-10,4%	3373,9	-11,7%
2403	Flotrin	34,9	-26,9%	1246,7	-26,6%	2339,6	-24,4%
2404	Gliben-CT	34,9	-27,9%	439,2	-28,7%	1768,1	-27,3%
2405	Nitregamma	34,9	-23,9%	531,0	-20,7%	2992,3	-23,4%
2406	Remid	34,9	-43,8%	501,1	-44,1%	2076,6	-43,8%
2407	Accupro	34,8	-37,6%	605,2	-48,8%	2867,0	-36,6%
2408	Brimonidin HEXAL	34,8	(neu)	1718,9	(neu)	2447,1	(neu)
2409	ASS AbZ protect	34,8	141,1%	120,4	135,6%	3381,1	137,6%
2410	Lamotrigin beta	34,8	9,3%	1606,2	4,7%	1326,9	16,2%
2411	Melleril/Melleretten	34,8	-19,9%	1181,3	-14,0%	606,8	-12,3%
2412	Bisoprolol KSK	34,8	-6,2%	518,6	-6,2%	2182,7	-6,6%
2413	StructoKabiven	34,8	3,1%	34027,9	9,4%	222,7	0,6%
2414	Finasterid AL	34,7	31,2%	2093,4	21,6%	3233,3	32,7%
2415	Ramipril HCT TAD	34,7	-26,9%	801,1	-26,6%	3294,1	-26,5%
2416	Procorum	34,7	8,5%	2026,1	6,4%	1909,8	2,6%
2417	Thioridazin-neuraxpharm	34,6	-5,8%	909,3	-7,5%	721,1	-8,7%
2418	Imazol comp.	34,6	-6,5%	526,9	-6,5%	346,4	-6,5%
2419	Isot. Kochsalzlsg. Baxter	34,6	8,6%	922,4	6,2%	655,9	10,0%
2420	Pilocarpin Ankerpharm	34,5	-28,8%	507,8	-29,8%	2164,5	-32,5%
2421	Boro-Scopol/-N	34,5	-1,8%	444,1	-1,5%	1723,8	-1,8%
2422	Quinapril beta comp	34,5	-8,2%	812,0	-9,9%	3369,4	-7,8%
2423	Acercomp	34,5	-39,1%	1021,4	-39,9%	3361,2	-38,5%
2424	Glibenbeta	34,5	-16,9%	427,1	-20,1%	2041,9	-17,0%
2425	Tachystin	34,5	-6,2%	2234,1	-3,6%	1721,3	-7,1%
2426	Escor	34,4	-24,2%	1890,6	-23,5%	4621,2	-23,1%
2427	Norvir	34,4	34,3%	9311,4	14,0%	415,4	13,3%
2428	Bikalm	34,4	-19,3%	852,8	-15,1%	677,0	-19,1%
2429	Vitamin-B12-ratiopharm	34,4	-1,3%	173,8	3,5%	1764,1	3,1%
2430	Firin	34,3	0,7%	502,9	-5,0%	180,8	-0,9%
2431	Urgotül S.Ag.	34,3	-8,8%	2721,5	-1,8%	732,7	-8,2%
2432	Gentamytrex	34,3	-27,3%	409,6	-27,3%	663,5	-26,1%
2433	Gyno-Daktar	34,3	-3,6%	579,4	-3,6%	240,0	-3,6%
2434	HC TAD	34,2	-16,4%	538,3	-16,3%	3152,8	-14,7%
2435	Beconase	34,2	-29,4%	584,0	-29,6%	855,3	-29,4%
2436	Acaroid Milbenallergoid	34,2	13,4%	14942,5	26,3%	9083,0	18,8%
2437	Migraeflux MCP	34,2	-9,7%	916,8	4,6%	538,1	-9,8%
2438	Astonin H	34,1	-1,3%	2095,3	2,8%	3042,0	-0,3%
2439	Cordarex	34,1	-36,9%	2983,0	-34,7%	3155,1	-36,0%
2440	ISMN- 1 A Pharma	34,1	-28,4%	447,4	-30,3%	1631,5	-29,1%
2441	Bezafibrat HEXAL	34,1	-3,7%	950,2	-3,2%	2211,9	-2,9%
2442	Ramicard plus	34,0	-49,5%	738,7	-50,6%	3277,8	-48,6%
2443	Erydermec	33,9	3,8%	486,1	3,9%	541,7	3,7%
2444	Kentera	33,9	0,1%	3674,1	2,1%	2146,8	2,4%
2445	AteHEXAL comp	33,9	-4,2%	1070,4	-3,7%	3300,3	-3,9%
2446	Mykoderm Miconazolcreme	33,8	4,5%	189,0	4,9%	477,2	5,0%
2447	Dexa-Biofenicol N	33,8	-5,9%	536,8	-5,0%	750,3	-5,9%
2448	Alpicort	33,7	-7,0%	748,7	-5,3%	674,8	-7,0%
2449	Lansoprazol AbZ	33,7	39,5%	1281,8	25,7%	3543,5	53,6%
2450	Moxonidin Heumann	33,7	-1,4%	852,6	-6,5%	3271,3	-1,2%
	Summe	587207,4		24627032,3		32275161,7	
	Kumulativer Anteil	93,76%		86,41%		94,54%	

47

Tabelle 47.7: Führende Arzneimittel 2009 nach Verordnungen (Fortsetzung)

Rang	Präparat	Verordnung in Tsd.	Verordnung Änd. %	Umsatz in Tsd. €	Umsatz Änd. %	DDD in Tsd.	DDD Änd. %
2451	Teveten	33,7	-37,9%	3166,9	-36,6%	3129,9	-37,1%
2452	Azathiodura/Azathioprin dura	33,7	-24,9%	1395,8	-30,0%	1036,3	-25,7%
2453	Teranar	33,7	132,3%	1181,5	133,3%	2092,5	153,9%
2454	Clozapin dura	33,7	15,3%	1462,5	-6,8%	898,6	15,4%
2455	Sulpivert	33,6	-8,2%	687,9	-8,3%	295,1	-8,6%
2456	Rhinomer	33,6	-59,6%	192,0	-53,7%	380,0	-60,3%
2457	Isoglaucon	33,6	-23,1%	944,2	-14,7%	4029,6	-22,6%
2458	Amoxi-Wolff	33,6	-38,6%	483,2	-38,3%	310,8	-39,3%
2459	Amiada	33,5	-24,7%	1328,5	-24,4%	919,2	-24,3%
2460	Cetirizin STADA	33,5	-21,1%	285,0	-22,4%	592,2	-11,0%
2461	Decentan	33,5	-9,4%	942,1	-7,6%	545,0	-5,7%
2462	Sertralin-neuraxpharm	33,4	1,5%	1516,2	-1,3%	4243,7	3,0%
2463	Lecicarbon CO2-Laxans	33,3	-3,0%	344,9	-0,0%	679,9	-1,6%
2464	Cibacen	33,2	-38,6%	577,6	-51,6%	4532,9	-37,0%
2465	Hydrocortison GALEN	33,2	-0,5%	1205,8	-4,1%	1061,0	0,1%
2466	Nystaderm Creme etc.	33,2	-4,9%	293,1	-5,0%	372,8	-5,0%
2467	Tamox- 1 A Pharma	33,2	2,2%	714,1	1,4%	3395,5	1,6%
2468	Selectol	33,2	-25,7%	842,1	-25,6%	3206,3	-25,5%
2469	Alendronsäure AbZ	33,1	-6,7%	1737,9	-17,2%	2386,0	-6,0%
2470	Acic-Ophtal	33,1	-15,0%	708,1	-15,2%	298,3	-15,0%
2471	Ariclaim	33,1	372,5%	5646,4	515,1%	1476,5	492,4%
2472	Allergovit Graes./Roggen	33,1	10,6%	11078,7	18,7%	3816,7	2,8%
2473	Maprotilin-ratiopharm	33,0	0,4%	517,3	-0,2%	1286,6	-1,0%
2474	Fosinorm	33,0	-58,6%	830,8	-58,8%	2903,9	-59,3%
2475	Folsäure STADA	32,9	0,1%	358,2	-17,7%	1115,3	-0,5%
2476	Ramipril-ISIS	32,9	-29,7%	461,1	-33,7%	7341,5	-28,5%
2477	Clozapin-ratiopharm	32,9	5,8%	2156,4	2,0%	1043,0	10,1%
2478	Torasemid-Actavis	32,9	-33,7%	536,3	-35,9%	1825,7	-34,2%
2479	Omegamma	32,9	-47,7%	1488,5	-38,5%	2356,9	-39,4%
2480	Methyldopa STADA	32,9	-4,7%	745,0	-4,1%	748,6	-3,5%
2481	Bel Simvastatin	32,8	-33,3%	743,8	-35,2%	2864,3	-30,4%
2482	Sulpirid-CT	32,8	-11,1%	665,8	-9,7%	280,0	-8,0%
2483	Cefixim STADA	32,8	87,3%	766,4	54,2%	222,1	91,2%
2484	Indo-CT	32,8	-6,9%	477,6	-7,3%	925,0	-4,9%
2485	Fenofibrat AL	32,7	3,4%	992,1	3,6%	3142,1	4,0%
2486	Piretanid AL	32,7	25,4%	922,4	25,6%	2970,8	25,7%
2487	Dexa Loscon mono	32,7	-8,4%	817,5	-8,3%	778,8	-8,3%
2488	Curatoderm	32,6	-20,4%	1827,8	-16,4%	1845,0	-18,0%
2489	Mirtazelon	32,6	-38,0%	1303,7	-39,7%	2244,3	-35,1%
2490	KCl-retard Zyma	32,6	6,8%	441,1	6,2%	569,2	6,1%
2491	Dolviran N	32,6	-12,9%	553,8	-12,8%	104,6	-12,7%
2492	Tracutil	32,6	30,7%	1310,5	59,1%	162,9	30,7%
2493	Tolid	32,6	34,3%	473,1	31,9%	661,8	28,2%
2494	Sotalex	32,5	-24,2%	838,1	-23,8%	2165,1	-23,0%
2495	Victoza	32,5	(neu)	7539,3	(neu)	1884,6	(neu)
2496	Paracetamol Sandoz	32,5	-24,7%	47,6	-25,5%	113,0	-35,4%
2497	Uromitexan	32,4	-4,2%	2831,1	-4,7%	252,6	-5,8%
2498	Oekolp Tabl.	32,4	-8,1%	638,8	-8,1%	2049,0	-8,2%
2499	Emser Inhalation	32,4	2,0%	393,5	1,0%	204,8	-0,4%
2500	Instillagel	32,3	-0,2%	1451,5	2,5%	937,5	-1,8%
	Summe	588857,5		24695895,9		32357859,0	
	Kumulativer Anteil	94,02%		86,65%		94,79%	

47

Tabelle 47.7: Führende Arzneimittel 2009 nach Verordnungen (Fortsetzung)

Rang	Präparat	Verordnung in Tsd.	Änd. %	Umsatz in Tsd. €	Änd. %	DDD in Tsd.	Änd. %
2501	Liprolog Mix	32,3	89,4%	3532,6	89,4%	2039,5	88,8%
2502	Finasterid ratiopharm	32,2	12,1%	2277,9	13,0%	2990,8	13,1%
2503	Finural	32,2	56,3%	2187,3	55,6%	3122,6	58,1%
2504	Enalapril-TEVA	32,2	48,1%	381,3	40,0%	3649,5	61,9%
2505	Azithromycin-CT	32,2	-37,1%	476,7	-37,1%	161,0	-37,1%
2506	Suprax	32,2	-36,1%	738,4	-42,2%	198,0	-34,8%
2507	Oxycodon Sandoz	32,2	437,8%	2184,9	428,8%	242,2	449,3%
2508	Theophyllin dura	32,2	124,1%	506,9	123,3%	2034,6	123,0%
2509	Tachmalcor	32,1	-9,2%	2543,6	2,0%	580,0	-9,0%
2510	Desmospray/-tabs	32,1	23,7%	3802,6	30,6%	902,8	31,1%
2511	Predalon	32,1	-19,7%	1140,6	-18,5%	1845,0	-13,5%
2512	Micotar Mundgel	32,1	-5,2%	237,5	-4,7%	75,6	-4,5%
2513	Doxepin Sandoz	32,1	-41,7%	564,6	-40,7%	918,7	-39,0%
2514	Vitamin D3 Hevert	32,0	3,9%	238,6	8,1%	6207,3	5,2%
2515	Sisare Gel	32,0	-12,6%	988,9	-12,6%	2513,9	-12,8%
2516	Verrucid	32,0	-8,8%	339,3	-3,9%	1280,6	-8,8%
2517	Clont oral	32,0	-19,7%	472,3	-20,2%	79,7	-22,5%
2518	Estradiol -1 A Pharma	32,0	46,0%	662,1	71,1%	2488,4	45,5%
2519	Granocyte	32,0	-12,0%	19878,7	-12,6%	91,9	-13,0%
2520	Citalopram-CT	32,0	-28,7%	1312,3	-26,4%	2896,0	-25,7%
2521	Flunitrazepam- 1 A Pharma	31,9	-8,1%	397,5	-8,6%	638,0	-6,0%
2522	Nephral	31,8	-3,2%	490,7	-3,0%	2945,7	-2,6%
2523	TMS Tabletten/Kindersaft	31,7	-6,8%	349,7	-6,8%	193,1	-7,0%
2524	Macrogol dura	31,7	94,0%	953,3	99,6%	949,4	101,1%
2525	Ginkobil-ratiopharm	31,7	-10,7%	1826,9	-7,8%	1696,0	-7,7%
2526	Diprosalic	31,7	-8,1%	1294,9	-4,8%	1112,7	-9,1%
2527	Moxonidin-corax	31,7	-51,2%	804,8	-55,0%	3091,7	-51,1%
2528	Levocarb-GRY	31,6	-39,7%	637,0	-43,7%	627,2	-36,0%
2529	Petnidan	31,6	-1,6%	1688,3	-2,4%	634,5	-4,3%
2530	Ciprofloxacin real	31,6	-31,6%	539,8	-30,0%	163,7	-23,8%
2531	Traumeel S Salbe	31,6	-19,3%	269,6	-16,0%	929,7	-19,0%
2532	Estriol JENAPHARM Tbl./Amp.	31,6	-6,7%	620,9	-6,8%	1988,2	-7,0%
2533	Lisinopril-Q	31,5	-1,3%	480,4	-6,1%	4179,7	-0,7%
2534	Ovitrelle	31,5	-8,3%	1660,7	-6,2%	31,5	-8,3%
2535	Norflosal	31,5	25,1%	480,8	23,6%	186,0	29,7%
2536	Contiphyllin retard	31,4	26,8%	500,9	26,5%	2147,0	26,5%
2537	Ibuprofen-Actavis	31,4	(neu)	525,7	(neu)	605,1	(neu)
2538	Aknefug-EL	31,3	-19,9%	411,4	-20,4%	438,0	-22,1%
2539	Micotar Creme etc.	31,3	2,6%	242,7	5,2%	375,0	4,4%
2540	Amisulprid AL	31,3	4,7%	2765,3	-16,1%	1665,8	4,5%
2541	Captopril-HCT STADA	31,3	-22,0%	628,7	-27,0%	3063,0	-21,6%
2542	Cetirizin- 1 A Pharma	31,3	24,3%	326,0	19,0%	1181,7	25,4%
2543	Enalapril-corax comp	31,3	-51,7%	712,6	-50,7%	3066,6	-51,4%
2544	Zinkoxid/Zinkpaste LAW	31,2	0,7%	127,7	0,6%	588,7	-0,4%
2545	Ferrum Hausmann Sirup/Tr.	31,2	-20,2%	457,5	-20,2%	655,3	-20,2%
2546	Kalium Verla	31,2	3,5%	361,6	4,8%	1279,1	3,9%
2547	Befibrat	31,2	10,9%	785,1	13,8%	1767,5	15,5%
2548	Tebonin	31,2	-20,0%	2331,4	-13,3%	2048,9	-12,6%
2549	Pleon	31,2	-3,9%	1569,2	-2,7%	1963,1	-2,3%
2550	Radepur	31,2	-7,6%	543,5	-7,5%	463,9	-7,4%
	Summe	590443,4		24765147,7		32432853,0	
	Kumulativer Anteil	94,28%		86,90%		95,01%	

47

Tabelle 47.7: Führende Arzneimittel 2009 nach Verordnungen (Fortsetzung)

Rang	Präparat	Verordnung		Umsatz		DDD	
		in Tsd.	Änd. %	in Tsd. €	Änd. %	in Tsd.	Änd. %
2551	Nitrendipin-CT	31,1	-36,6%	455,2	-38,0%	2475,0	-35,7%
2552	Terracortril Dexagenta	31,1	-24,6%	456,1	-24,6%	403,6	-23,2%
2553	Kivexa	31,1	-12,7%	34778,9	6,0%	1409,0	6,4%
2554	Dexamethason LAW	31,1	-6,0%	556,3	-5,0%	1394,2	-3,1%
2555	Spiropent	31,1	-4,7%	1185,9	-8,1%	1529,1	-3,3%
2556	Piroxicam STADA	31,1	-14,8%	417,6	-17,1%	955,9	-13,1%
2557	Methylprednisolon AL	31,1	18,8%	792,9	17,3%	1505,8	14,7%
2558	Gelobronchial	31,0	3,7%	253,8	6,0%	332,1	3,7%
2559	Venlafaxin Hormosan	31,0	(> 1000)	1782,6	(> 1000)	2762,3	(> 1000)
2560	Amantadin-ratiopharm	31,0	-16,4%	592,6	-19,9%	1720,9	-16,7%
2561	Andante	31,0	-11,1%	1726,6	-8,1%	2543,0	-11,5%
2562	Vertigo-neogama	31,0	-18,3%	855,5	-18,1%	1054,0	-18,2%
2563	Ranitidin Sandoz	30,9	-36,8%	728,0	-34,5%	1999,2	-32,9%
2564	Ciprofloxacin AWD	30,9	-60,1%	508,2	-61,8%	145,4	-58,0%
2565	Lygal Kopftinktur N	30,9	-8,4%	536,0	-8,4%	411,9	-8,4%
2566	Hydro-/Hydrocortison Heum.	30,9	7,6%	403,3	7,0%	634,9	-0,7%
2567	Carvedilol-corax	30,9	-21,7%	623,8	-21,5%	1544,0	-20,9%
2568	Terbiderm	30,9	67,3%	1217,1	67,8%	848,9	68,6%
2569	Oxybutynin-CT	30,8	-1,5%	633,5	-0,0%	756,7	1,3%
2570	Nifurantin B6	30,8	1,0%	764,2	1,8%	267,0	2,6%
2571	Rilutek	30,8	-2,9%	15651,3	1,3%	861,1	-2,9%
2572	Beclomet Nasal Orion	30,7	3,5%	711,3	2,1%	1082,7	4,2%
2573	Glimepirid AbZ	30,7	-0,1%	805,4	-0,3%	5196,9	0,8%
2574	Allvoran	30,6	-55,2%	447,3	-53,4%	1647,4	-43,3%
2575	Tizanidin TEVA	30,6	301,0%	481,4	298,4%	561,6	295,0%
2576	Alprazolam AbZ	30,6	22,8%	383,1	22,5%	474,7	21,1%
2577	Felodipin Sandoz	30,6	-22,2%	1198,4	-23,8%	3676,9	-25,6%
2578	Hydrocortison Hoechst	30,5	-20,8%	1582,7	-22,3%	1005,9	-20,4%
2579	Aciclovir Creme - 1 A Pharma	30,5	12,7%	415,6	12,2%	506,8	19,0%
2580	Nebivolol Heumann	30,5	538,4%	657,4	607,4%	2916,2	579,0%
2581	Carbamazepin Heumann	30,5	15,1%	705,0	9,0%	1215,0	7,6%
2582	Doxazosin-CT	30,4	-25,2%	1015,9	-25,4%	2450,6	-25,3%
2583	Paracetamol Heumann	30,4	29,2%	110,9	254,6%	110,3	52,3%
2584	Dysport	30,4	2,2%	24889,5	11,5%	18177,2	5,0%
2585	Avastin	30,4	0,4%	30932,6	4,2%	197,3	1,4%
2586	Crinohermal fem	30,4	-10,5%	858,8	-6,6%	1458,9	-9,9%
2587	Durazepam	30,4	-12,7%	411,3	-11,6%	798,8	-6,6%
2588	Sterofundin	30,3	-3,2%	1409,0	-0,2%	220,3	-0,3%
2589	Tamsulosinhydrochl. Heumann	30,3	-26,0%	723,6	-29,2%	2898,9	-25,9%
2590	Omeprazol Flexopharm	30,3	(> 1000)	1057,7	(> 1000)	2944,0	(> 1000)
2591	Gutron	30,3	-1,6%	966,4	2,1%	219,4	1,9%
2592	Finasterid STADA	30,2	-17,2%	1913,8	-27,5%	2905,3	-16,5%
2593	Terbinafin Sandoz	30,2	-15,8%	1205,5	-15,7%	826,3	-15,7%
2594	Venlafaxin- CT	30,2	(> 1000)	2216,2	(> 1000)	2453,5	(> 1000)
2595	Lisigamma HCT	30,1	-27,4%	704,8	-25,4%	2931,1	-26,9%
2596	Ferrum-phosph. comp. Weleda	30,1	7,3%	211,8	5,9%	306,6	4,2%
2597	Duogalen	30,1	4,1%	656,8	7,0%	372,2	4,5%
2598	Dexabene	30,0	-7,1%	407,9	-7,4%	383,5	-8,6%
2599	Ome Lich	30,0	-31,8%	1275,6	-17,9%	1997,8	-19,7%
2600	Aciclostad	30,0	5,8%	654,0	4,5%	146,4	5,3%
	Summe	591974,4		24909077,0		32518489,2	
	Kumulativer Anteil	94,52%		87,40%		95,26%	

Tabelle 47.7: Führende Arzneimittel 2009 nach Verordnungen (Fortsetzung)

Rang	Präparat	Verordnung in Tsd.	Verordnung Änd. %	Umsatz in Tsd. €	Umsatz Änd. %	DDD in Tsd.	DDD Änd. %
2601	Xagrid	30,0	8,2%	17047,9	8,2%	750,1	8,2%
2602	Amiloretik	30,0	-21,1%	424,4	-20,5%	2785,6	-22,0%
2603	CromoHEXAL Augentropfen	30,0	-12,6%	138,6	-13,1%	729,2	-12,8%
2604	Diprosis	29,9	-2,4%	642,4	-4,1%	1063,8	-0,5%
2605	Lisi-PUREN	29,9	-24,6%	444,6	-29,9%	3506,9	-23,6%
2606	Naproxen STADA	29,8	-15,4%	656,0	-11,7%	1424,2	-8,3%
2607	Miranova	29,8	-58,2%	984,8	-58,2%	2724,3	-58,1%
2608	Piracetam STADA	29,8	-33,4%	570,7	-30,6%	1445,4	-27,2%
2609	Tiaprid HEXAL	29,8	2,0%	1840,3	4,2%	813,5	7,1%
2610	Neotri	29,8	-12,0%	1168,4	-11,7%	2804,4	-11,5%
2611	Tamsu-Q	29,8	34,8%	725,1	31,9%	2799,5	35,2%
2612	Amilorid HCT Sandoz	29,7	-11,6%	425,9	-11,5%	2812,9	-11,2%
2613	Condylox	29,7	11,1%	1185,7	13,0%	484,8	11,1%
2614	L-Polamidon	29,6	4,3%	990,0	12,1%	781,9	6,6%
2615	Monoflam	29,6	-33,0%	394,0	-31,6%	1236,5	-27,7%
2616	Amoxidura plus	29,5	-23,6%	1158,7	-28,3%	187,2	-25,7%
2617	Alendronsäure AWD	29,5	-52,4%	1681,1	-60,0%	2326,9	-51,5%
2618	Illina Sandoz	29,5	101,7%	764,5	99,6%	2612,2	98,7%
2619	Corti Biciron N	29,4	-2,5%	373,0	-2,5%	736,0	-2,5%
2620	Nitrendipin dura	29,4	139,1%	408,6	141,2%	2425,4	163,2%
2621	Diazep-CT	29,4	16,7%	318,1	15,9%	860,9	19,1%
2622	Hydrocutan	29,3	-34,7%	384,0	-36,0%	478,8	-26,4%
2623	Neupogen	29,3	-35,8%	29145,2	-32,1%	149,0	-34,9%
2624	Fluvastatin beta	29,3	171,9%	670,7	169,6%	1600,0	182,4%
2625	Clabin N/plus	29,3	-6,4%	219,3	-6,4%	1487,3	-6,0%
2626	Kalitrans-Brausetabl.	29,2	-13,6%	635,3	-8,5%	630,5	-11,3%
2627	Neotigason	29,2	-4,8%	4304,9	-4,1%	936,9	-4,0%
2628	Captodura	29,1	-47,9%	389,9	-50,9%	1885,6	-47,3%
2629	Sandocal D	29,1	-7,6%	1190,7	-7,2%	2286,5	-7,3%
2630	Tetrazepam-neuraxpharm	29,1	-1,2%	597,1	0,1%	764,8	0,9%
2631	Captopril comp AbZ	29,1	-19,1%	583,9	-19,0%	2847,5	-18,4%
2632	Loperamid-CT	29,1	-19,9%	404,8	-19,6%	206,0	-17,4%
2633	Venlafaxin-neuraxpharm	29,0	(> 1000)	1468,9	(> 1000)	1886,4	(> 1000)
2634	Furosal	29,0	-53,8%	444,3	-53,0%	3430,0	-50,9%
2635	Belnif	29,0	-10,6%	1554,7	-10,5%	2859,0	-10,5%
2636	Jutapress	29,0	-9,1%	403,9	-9,2%	2372,5	-8,1%
2637	Durasoptin	29,0	-61,1%	507,6	-58,5%	1292,2	-56,0%
2638	Alfuzosin-ratiopharm	28,9	-11,2%	1024,6	-10,9%	3643,8	-10,8%
2639	Thombran	28,8	-14,4%	934,0	-12,2%	494,8	-6,1%
2640	Dreisafer	28,8	-17,8%	561,0	-16,7%	1104,1	-16,5%
2641	Atenolol-CT	28,8	-16,6%	502,2	-15,9%	2046,2	-14,1%
2642	Apydan extent	28,7	175,8%	3059,3	124,5%	1873,3	170,0%
2643	Tiamon Mono	28,7	-1,9%	390,6	-0,9%	242,4	6,9%
2644	Leukase N Puder/Salbe	28,6	-5,8%	732,4	-5,8%	624,4	-7,1%
2645	Freka Vit wasserlöslich	28,6	30,5%	4460,8	37,4%	286,1	30,5%
2646	Pamorelin	28,6	39,8%	16329,4	48,2%	2764,2	47,0%
2647	Maprolu	28,6	-41,2%	462,9	-38,7%	1136,4	-36,9%
2648	Valpro TAD	28,5	7,5%	923,1	6,4%	1196,2	9,7%
2649	Prazosin-ratiopharm	28,5	-5,0%	724,6	-4,8%	1353,4	-4,5%
2650	Equilibrin	28,4	-14,8%	537,3	-25,9%	2290,5	-9,2%
	Summe	593436,8		25014967,2		32597969,6	
	Kumulativer Anteil	94,76%		87,77%		95,49%	

47

Tabelle 47.7: Führende Arzneimittel 2009 nach Verordnungen (Fortsetzung)

Rang	Präparat	Verordnung		Umsatz		DDD	
		in Tsd.	Änd. %	in Tsd. €	Änd. %	in Tsd.	Änd. %
2651	NAC AbZ	28,4	29,4%	337,3	27,6%	549,9	17,1%
2652	Paroxetin AL	28,4	38,3%	682,7	26,8%	2195,0	41,7%
2653	Isomol Pulver	28,3	-14,0%	1049,7	-8,1%	664,8	-13,8%
2654	Zolpidem AbZ	28,3	7,9%	389,7	3,5%	540,7	8,1%
2655	Antelepsin	28,3	2,7%	688,4	2,3%	506,4	2,4%
2656	Vigil	28,2	12,7%	6293,0	20,7%	735,6	18,9%
2657	Mabthera	28,2	10,0%	40566,0	16,1%	318,3	11,3%
2658	Vagimid oral	28,1	-1,8%	429,5	-1,6%	87,3	-1,5%
2659	Trimipramin-biomo	28,1	-39,9%	599,2	-39,7%	881,4	-47,2%
2660	Cefadroxil- 1 A Pharma	28,0	132,6%	566,6	131,1%	167,9	133,0%
2661	Tiaprid- 1 A Pharma	28,0	117,8%	1267,5	92,4%	643,8	123,5%
2662	Gabapentin AbZ	28,0	-2,7%	1644,3	2,0%	703,6	6,7%
2663	Flucinar	28,0	8,5%	519,6	7,7%	916,7	6,4%
2664	Propycil	28,0	-2,0%	784,8	-1,7%	1351,8	-1,5%
2665	Jufurix	28,0	-4,0%	370,4	-4,0%	2608,3	-3,2%
2666	Uzara/-N	27,9	-43,9%	211,5	-38,0%	131,7	-43,2%
2667	Mitosyl	27,8	-13,2%	237,6	-12,9%	823,4	-14,4%
2668	Tetracyclin-Wolff	27,8	-12,0%	442,8	-12,1%	358,2	-12,5%
2669	Clindamycin Sandoz	27,8	2,4%	622,0	6,6%	226,3	5,9%
2670	Enalagamma HCT	27,8	-36,3%	646,3	-34,9%	2658,3	-36,1%
2671	Carvedilol-ISIS	27,8	-25,2%	566,1	-24,6%	1433,2	-22,6%
2672	Bromhexin Krewel Meuselbach	27,8	15,0%	85,2	15,2%	183,2	19,1%
2673	Doxazosin Sandoz	27,7	-20,0%	1000,4	-19,4%	2956,7	-18,9%
2674	Gabapentin dura	27,7	-31,8%	1822,2	-31,0%	792,5	-28,8%
2675	Risperidon Winthrop	27,7	-31,3%	1192,3	-40,8%	565,5	-27,9%
2676	Candio-Hermal Creme etc.	27,7	-18,0%	246,4	-19,4%	309,6	-20,0%
2677	Captopril Atid	27,7	-65,3%	322,8	-66,3%	1831,1	-64,9%
2678	Metypred GALEN	27,7	-20,9%	1553,2	5,1%	1671,5	-0,3%
2679	ISMN AbZ	27,7	-21,7%	505,4	-21,7%	2630,3	-20,9%
2680	Tonsiotren H	27,7	-14,0%	201,3	-14,0%	414,9	-14,0%
2681	HCT-gamma	27,6	-54,2%	439,0	-54,2%	2538,7	-54,2%
2682	Jatrosom N	27,6	-5,1%	3234,2	5,6%	2662,5	4,6%
2683	Paroxedura	27,6	-28,1%	819,9	-36,3%	2943,3	-24,1%
2684	Freka-cid	27,6	-18,1%	127,4	-20,6%	192,2	-24,2%
2685	Protaxon	27,6	-18,7%	657,3	-17,5%	1149,6	-15,3%
2686	Dantamacrin	27,5	-2,4%	1670,5	0,2%	892,9	-2,2%
2687	Paroxetin-neuraxpharm	27,5	-1,5%	778,7	-10,0%	2669,2	6,8%
2688	Mutaflor Kapseln	27,5	-7,3%	1953,4	-1,3%	988,1	-1,7%
2689	Uriduct	27,5	-17,8%	911,6	-17,1%	1359,8	-17,0%
2690	Aciclobeta Tabletten	27,5	-3,2%	571,7	-3,2%	125,2	-1,6%
2691	Doxycyclin dura	27,5	127,8%	322,0	125,6%	514,8	119,8%
2692	Lansoprazol dura	27,4	-14,3%	1097,1	-22,0%	3059,3	-3,4%
2693	Abnobaviscum	27,4	-0,4%	3171,5	20,0%	994,6	-0,3%
2694	Risperidon-CT	27,4	-45,2%	1408,1	-55,3%	465,2	-44,7%
2695	Capto-ISIS	27,4	-8,2%	402,4	-18,9%	1618,6	-10,7%
2696	Terfenadin AL	27,3	-12,1%	495,7	-11,3%	847,9	-10,4%
2697	Tiapridex	27,3	-45,6%	1415,0	-52,4%	638,2	-45,9%
2698	Tarceva	27,3	11,2%	66140,8	15,5%	783,2	10,6%
2699	Cefaclor Sandoz	27,1	-20,4%	547,9	-21,8%	205,5	-21,5%
2700	Aclasta	27,1	67,7%	15077,7	66,8%	9684,3	67,7%
	Summe	594824,1		25182053,3		32662160,6	
	Kumulativer Anteil	94,98%		88,36%		95,68%	

Tabelle 47.7: Führende Arzneimittel 2009 nach Verordnungen (Fortsetzung)

Rang	Präparat	Verordnung in Tsd.	Änd. %	Umsatz in Tsd. €	Änd. %	DDD in Tsd.	Änd. %
2701	Spironolacton comp.Heumann	27,1	14,5%	809,2	14,3%	2254,9	14,5%
2702	Simvadoc	27,1	-22,1%	966,9	-18,6%	2415,3	-20,6%
2703	Verapamil AbZ	27,0	-16,8%	503,2	-18,2%	1415,4	-18,5%
2704	Hexoral	27,0	-3,4%	241,9	-0,0%	126,0	-4,0%
2705	Orap	26,9	-6,4%	795,7	-6,7%	1032,4	-6,3%
2706	Lithium Apogepha	26,9	-6,3%	614,1	-6,4%	882,9	-6,4%
2707	Gityl	26,9	-6,1%	344,0	-6,4%	619,0	-5,2%
2708	Venlafaxin dura	26,9	(> 1000)	1751,1	(> 1000)	2449,1	(> 1000)
2709	Betoptima	26,9	-13,0%	719,7	-4,0%	1953,0	-13,1%
2710	Alendronsäure-CT	26,9	-37,1%	1462,0	-43,7%	2016,9	-35,0%
2711	Fotil	26,9	-1,7%	987,7	-0,8%	1634,9	-3,3%
2712	Dexamethason AS JENAPHARM	26,9	-1,8%	457,8	-1,8%	671,7	-1,8%
2713	Flecainid-ISIS	26,8	-17,7%	1257,1	-23,9%	1186,5	-16,9%
2714	Flanamox	26,8	-14,2%	1077,1	-14,2%	204,3	-14,2%
2715	Bezafibrat Heumann	26,8	15,4%	620,3	16,3%	1320,7	17,3%
2716	Freka Vit fettlöslich	26,8	29,3%	3753,1	33,9%	268,2	29,3%
2717	Fungizid-ratioph. Creme etc.	26,8	-13,1%	138,9	-9,3%	289,1	-13,0%
2718	Cutason	26,8	29,1%	415,1	27,2%	1265,9	23,7%
2719	Cicloral/Ciclosporin HEXAL	26,8	-0,4%	6095,8	-8,7%	595,0	-3,4%
2720	Cetirizin-ADGC KSK Pharma	26,8	13,1%	167,1	17,4%	1211,0	17,8%
2721	Grazax Lyo	26,7	54,3%	9345,4	45,6%	2451,5	42,3%
2722	Isicom	26,7	-12,1%	947,0	-21,5%	940,5	-11,0%
2723	Testoviron	26,6	-19,4%	1221,9	-18,9%	1094,0	-19,6%
2724	Epivir	26,6	-11,4%	7180,0	-12,0%	716,8	-13,1%
2725	ISMN-CT	26,6	-43,0%	477,6	-41,8%	2252,9	-40,7%
2726	Aminophyllin Altana	26,6	-15,8%	586,3	-15,8%	554,2	-15,8%
2727	Cefpodoxim Sandoz	26,6	1,7%	592,8	0,7%	142,0	4,7%
2728	Cysto-Myacyne N	26,6	13,2%	1176,2	11,6%	248,9	10,8%
2729	Capto-CT	26,6	-31,0%	346,7	-30,6%	1792,7	-25,4%
2730	Plastulen N / -duo	26,6	-16,2%	515,0	-13,7%	1950,0	-13,3%
2731	Sebiprox	26,5	-7,6%	517,5	-7,6%	1483,8	-7,6%
2732	Dysmenalgit	26,5	-7,3%	326,9	-7,3%	264,7	-7,3%
2733	Livocab Augentropfen	26,4	-4,7%	366,0	-5,1%	829,4	-5,3%
2734	Glimegamma	26,4	-38,7%	728,9	-37,3%	4496,0	-37,1%
2735	Ramipril BASICS	26,4	-69,0%	364,7	-68,7%	6603,0	-63,0%
2736	Metformin KSK	26,4	-8,3%	481,2	-8,3%	1347,1	-8,3%
2737	Opipramol Sandoz	26,4	-23,9%	430,4	-23,4%	916,8	-22,4%
2738	Syntestan	26,4	-8,0%	1110,8	-10,4%	1238,0	-6,9%
2739	Lanicor	26,4	-8,7%	417,6	-8,7%	2468,7	-8,7%
2740	Uro-Vaxom	26,4	-28,2%	1841,6	-27,4%	1491,4	-28,7%
2741	Atripla	26,4	2,8%	66104,9	82,1%	1598,1	77,8%
2742	Risperidon dura	26,4	-11,5%	958,4	-18,5%	543,2	-5,7%
2743	Indometacin BC	26,3	-21,5%	495,6	-21,8%	899,9	-21,5%
2744	Novaminsulfon AbZ	26,3	(> 1000)	371,6	(> 1000)	292,2	(> 1000)
2745	Venlafaxin AL	26,3	(> 1000)	1253,9	(> 1000)	1742,7	(> 1000)
2746	Nerisona	26,3	-1,3%	456,4	-3,1%	639,1	-2,8%
2747	Calcium D3 beta	26,3	0,6%	902,9	1,0%	2422,3	1,1%
2748	Lovastatin-ratiopharm	26,3	-19,8%	1008,2	-21,6%	1451,3	-18,8%
2749	Normalip	26,3	-11,1%	1223,8	-11,0%	2538,7	-11,0%
2750	Brevactid	26,2	404,3%	817,6	140,1%	1183,2	414,8%
	Summe	596155,1		25307798,9		32732565,9	
	Kumulativer Anteil	95,19%		88,80%		95,88%	

47

Tabelle 47.7: Führende Arzneimittel 2009 nach Verordnungen (Fortsetzung)

Rang	Präparat	Verordnung in Tsd.	Verordnung Änd. %	Umsatz in Tsd. €	Umsatz Änd. %	DDD in Tsd.	DDD Änd. %
2751	Fluphenazin-neuraxpharm	26,2	-2,5%	2654,5	-2,0%	5507,7	-1,7%
2752	Pravabeta	26,1	-34,9%	772,5	-47,6%	2287,6	-32,4%
2753	Corangin Nitro	26,1	-10,3%	569,7	-10,3%	1192,6	-10,3%
2754	Cerson	26,1	-8,6%	480,0	-8,6%	1262,0	-8,0%
2755	Diprosone Creme etc.	26,1	-6,2%	560,6	-9,1%	930,8	-6,9%
2756	Bisoprolol comp-CT	26,1	-36,1%	818,2	-38,9%	2459,3	-35,8%
2757	Pentoxifyllin Sandoz	26,1	-41,0%	505,4	-39,9%	1103,9	-38,1%
2758	IPV Merieux	26,1	244,4%	600,5	235,7%	26,4	224,5%
2759	Ethinylestradiol JENAPHARM	26,0	-5,2%	370,4	-3,8%	826,1	-3,3%
2760	Amoxicillin plus Heumann	26,0	63,3%	1086,2	63,8%	179,3	65,8%
2761	Lisibeta comp	26,0	-76,1%	582,2	-77,4%	2480,4	-76,2%
2762	Dexa Siozwo mit Dexamethason	26,0	-7,8%	381,0	-7,8%	371,3	-7,8%
2763	Mizollen	26,0	-14,6%	1189,9	-10,9%	1575,5	-13,1%
2764	Infectoopticef	25,9	-6,6%	518,5	-15,0%	147,1	-5,0%
2765	Nefrocarnit	25,9	-8,3%	1167,2	-5,8%	259,5	-5,1%
2766	Tramundin	25,9	-27,9%	1370,1	-29,7%	998,4	-24,2%
2767	Verapamil BASICS	25,9	-34,2%	510,8	-35,4%	1480,3	-36,6%
2768	Lamotrigin-biomo	25,9	-5,4%	1195,9	-16,3%	1130,7	-6,3%
2769	Propranolol STADA	25,8	-6,3%	455,9	-11,1%	761,3	-5,5%
2770	Bemon	25,8	-3,4%	377,2	-5,7%	641,8	1,5%
2771	Haloperidol STADA	25,8	-9,7%	304,0	-10,5%	347,5	-13,8%
2772	Flunarizin-CT	25,8	-1,7%	593,6	0,1%	1183,0	1,8%
2773	Amisulprid HEXAL	25,8	-8,5%	2847,3	-8,2%	1212,7	-8,1%
2774	Clont Vaginal	25,8	-10,9%	303,8	-10,9%	30,9	-10,9%
2775	Campral	25,8	-6,6%	1693,7	-4,6%	593,8	-6,4%
2776	Efudix	25,8	14,1%	1306,1	37,5%	257,8	14,1%
2777	Primidon Holsten	25,8	-4,6%	550,0	-5,0%	711,4	-2,6%
2778	Aniflazym	25,8	2,0%	840,5	3,7%	238,3	4,6%
2779	Lexotanil	25,7	-25,9%	504,0	-23,4%	617,5	-21,6%
2780	Tilidin comp-CT	25,7	21,8%	921,3	10,3%	781,5	19,4%
2781	Omedoc	25,7	-22,6%	1015,7	-24,2%	1567,3	-13,3%
2782	Hustagil Thymian	25,7	15,9%	154,0	20,0%	106,3	16,0%
2783	Novofem	25,7	-19,3%	942,8	-13,1%	2111,6	-19,1%
2784	Sotalol- 1 A Pharma	25,6	6,7%	453,7	5,8%	1454,6	3,8%
2785	Alendro-Q	25,6	8,6%	1439,7	-2,8%	1979,9	10,9%
2786	Moronal Susp./Drag.	25,6	-7,3%	285,2	-5,0%	97,7	-2,8%
2787	Efemolin	25,6	-6,0%	461,7	-6,0%	731,3	-6,0%
2788	Intratect	25,6	-0,8%	21156,4	5,2%	150,3	0,0%
2789	Longtussin duplex	25,6	8,8%	470,6	8,8%	153,4	8,8%
2790	Quinaplus STADA	25,6	-2,0%	601,7	-20,8%	2493,8	-1,1%
2791	Nystaderm/-S	25,5	-7,2%	255,2	-7,9%	88,7	-7,8%
2792	Sedaplus	25,5	-2,4%	253,0	7,2%	173,7	1,2%
2793	Baclofen AL	25,5	3,4%	614,7	2,7%	1189,3	3,4%
2794	Theo-CT	25,5	-42,1%	368,4	-42,6%	1193,8	-43,7%
2795	Cyklokapron	25,5	4,1%	870,9	6,9%	196,4	5,0%
2796	Euphrasia Augentropf. Weleda	25,5	-6,8%	194,8	-6,8%	1697,4	-6,8%
2797	Fenistil Hydrocort	25,5	-3,8%	188,8	-1,8%	357,8	-4,2%
2798	Sandostatin	25,4	1,0%	69567,6	9,3%	1019,0	5,7%
2799	Femigoa	25,4	-33,6%	619,9	-33,2%	2289,8	33,7%
2800	Aeromax	25,3	-15,0%	2405,9	-14,1%	1249,6	-14,0%
	Summe	597443,8		25436150,6		32784464,2	
	Kumulativer Anteil	95,40%		89,25%		96,04%	

Tabelle 47.7: Führende Arzneimittel 2009 nach Verordnungen (Fortsetzung)

Rang	Präparat	Verordnung in Tsd.	Änd. %	Umsatz in Tsd. €	Änd. %	DDD in Tsd.	Änd. %
2801	Colestyramin-ratiopharm	25,3	18,6%	1079,6	17,9%	590,5	17,6%
2802	Vascal	25,3	-8,9%	1156,1	-8,7%	2194,1	-9,1%
2803	UDC AL	25,3	29,4%	1060,6	27,3%	837,4	29,6%
2804	Xanef	25,3	-26,0%	592,6	-25,5%	2228,2	-25,0%
2805	Cefasel	25,3	-0,4%	1125,4	-0,3%	2060,8	1,4%
2806	DHC Mundipharma	25,2	-9,2%	3992,2	1,9%	727,8	-7,2%
2807	Fadul	25,2	-16,5%	575,7	-13,2%	1542,5	-10,6%
2808	BecloHEXAL	25,2	-2,1%	1139,1	-2,2%	1531,7	-2,3%
2809	Clobetasol acis	25,1	25,9%	390,8	24,9%	859,3	22,1%
2810	Terramycin N Gentamicin	25,1	-23,8%	277,9	-23,9%	251,3	-23,8%
2811	Diucomb	25,1	-12,2%	946,5	-12,3%	2507,6	-12,2%
2812	Spersacarpin	25,0	29,3%	374,4	31,5%	1571,5	38,7%
2813	Diprosone Depot	25,0	-2,7%	738,4	1,8%	1038,1	-3,3%
2814	Doxycyclin Sandoz	25,0	-21,1%	273,1	-21,0%	383,7	-20,0%
2815	Citalopram Heumann	25,0	-16,3%	797,0	-23,2%	2306,0	-16,3%
2816	Carba-CT	25,0	3,2%	563,6	3,5%	845,0	4,1%
2817	Andolor	25,0	23,3%	575,0	19,9%	716,8	21,9%
2818	Mutaflor Suspension	24,9	-41,4%	992,9	-29,2%	175,3	-32,9%
2819	Mirta Lich	24,9	-21,7%	939,0	-22,3%	1528,5	-20,3%
2820	Lansoprazol-CT	24,9	-26,9%	1344,1	-23,3%	2502,7	-21,1%
2821	Trisequens	24,9	-15,6%	937,7	-9,4%	2050,7	-15,4%
2822	Aspecton DS	24,9	54,5%	201,6	56,7%	106,8	-9,4%
2823	Typhim	24,9	436,7%	605,4	436,7%	24,9	436,7%
2824	Cetirizin Sandoz	24,8	8,6%	242,6	10,1%	537,2	12,9%
2825	Beclometason-CT Nasenspray	24,8	35,0%	407,9	36,2%	894,0	39,6%
2826	Nafti Sandoz	24,8	-19,6%	561,6	-18,8%	643,7	-17,8%
2827	Methionin AL	24,8	23,9%	420,2	23,7%	528,5	23,7%
2828	Polysept Lösung/Salbe	24,7	-13,2%	117,5	-13,8%	262,3	-13,7%
2829	Berinert	24,7	13,3%	17140,1	11,4%	8,8	13,3%
2830	Nivadil	24,7	6,9%	1328,8	7,3%	3145,3	7,6%
2831	Eucabal Hustensaft	24,7	-17,8%	156,6	-17,0%	28,7	-16,8%
2832	Xamiol	24,7	(neu)	1756,4	(neu)	1479,7	(neu)
2833	Dontisolon D	24,6	-21,9%	398,3	-17,6%	577,6	-22,1%
2834	Calciumacetat Kyramed	24,6	3,8%	490,7	6,1%	509,1	7,1%
2835	M beta	24,5	-13,8%	1702,6	-15,0%	664,9	-15,5%
2836	Herphonal	24,5	-13,9%	416,8	-17,9%	508,7	-12,3%
2837	Azulfidine	24,5	-14,3%	1873,6	-8,7%	1801,7	-6,6%
2838	Biso Lich comp	24,5	-2,4%	644,5	-10,7%	2339,2	-1,3%
2839	Atropin-POS	24,5	-10,7%	290,4	-10,8%	1874,4	-11,7%
2840	Tera TAD	24,5	-28,4%	819,8	-27,4%	1577,6	-24,7%
2841	Torasemid TAD	24,4	-27,1%	414,1	-24,1%	1540,0	-14,9%
2842	Bezafibrat STADA	24,4	-7,3%	603,4	-7,7%	1351,5	-6,7%
2843	Oxybutynin STADA	24,3	1,1%	515,3	-0,2%	712,7	3,3%
2844	Morphin-HCl Krewel	24,3	-12,1%	2316,9	-4,6%	1050,1	-2,0%
2845	Nasacort	24,3	-6,7%	579,0	-6,5%	728,8	-6,7%
2846	Calcium beta Brause.	24,3	11,2%	634,9	11,7%	1449,0	11,5%
2847	Sertralin-biomo	24,2	-23,9%	1110,0	-25,9%	3184,4	-20,7%
2848	Enalapril KSK	24,2	-14,8%	411,0	-22,5%	3229,8	-13,2%
2849	ISDN Sandoz	24,2	-26,9%	352,8	-26,6%	1403,0	-25,8%
2850	Dispadex comp.	24,2	15,5%	344,0	15,5%	484,2	15,5%
	Summe	598682,2		25492879,2		32845560,1	
	Kumulativer Anteil	95,59%		89,45%		96,21%	

47

Tabelle 47.7: Führende Arzneimittel 2009 nach Verordnungen (Fortsetzung)

Rang	Präparat	Verordnung		Umsatz		DDD	
		in Tsd.	Änd. %	in Tsd. €	Änd. %	in Tsd.	Änd. %
2851	Durapental	24,2	-30,0%	459,6	-28,5%	959,7	-26,8%
2852	Brimonidin AL	24,2	(neu)	1167,1	(neu)	1665,9	(neu)
2853	Tolperison HCl dura	24,1	(neu)	565,4	(neu)	358,7	(neu)
2854	Bromocriptin HEXAL	24,1	0,7%	988,8	1,6%	125,7	1,9%
2855	Parfenac	24,1	-32,5%	189,6	-31,5%	513,5	-31,2%
2856	MCP dura	24,1	88,5%	270,9	88,5%	177,3	88,7%
2857	Prostadil	24,1	-41,4%	871,3	-40,4%	2378,8	-40,0%
2858	Spironolacton STADA	24,1	-24,5%	377,7	-35,7%	921,4	-25,1%
2859	Gelomyrtol/-forte	24,1	0,4%	214,8	-0,4%	177,1	-3,2%
2860	Augmentan	24,0	-40,1%	1485,3	-40,3%	160,1	-38,4%
2861	Valtrex	24,0	2,4%	3002,2	2,6%	140,3	3,9%
2862	Favistan	24,0	-28,0%	409,2	-27,9%	3641,8	-27,8%
2863	Prepacol	24,0	9,4%	204,4	18,0%	24,8	10,7%
2864	Lisi TAD HCT	23,9	-25,0%	557,1	-24,7%	2311,2	-24,7%
2865	Tamsulosin Uropharm	23,9	11,8%	585,5	0,7%	2260,5	12,1%
2866	Hametum Salbe etc.	23,9	-16,7%	130,4	-19,4%	230,0	-23,7%
2867	Dexa Biciron	23,9	-6,4%	544,3	-0,9%	797,0	-6,4%
2868	Linola Gamma	23,9	-20,7%	323,5	-17,6%	644,4	-21,3%
2869	Norflox Sandoz	23,9	-20,0%	352,0	-19,4%	131,5	-17,2%
2870	Ramipril KSK	23,9	14,2%	394,8	14,1%	6381,0	16,5%
2871	Röteln-Impfstoff HDC Merieux	23,9	128,3%	807,6	148,1%	23,9	128,3%
2872	Venlafaxin-biomo	23,8	(> 1000)	1184,5	(> 1000)	1704,8	(> 1000)
2873	Nystatin Lederle Filmtbl.etc	23,8	-14,5%	277,8	-16,4%	104,2	-18,1%
2874	Lovastatin- 1 A Pharma	23,8	32,5%	652,7	12,6%	1277,9	37,6%
2875	Tetrazepam Sandoz	23,8	-34,7%	345,1	-30,0%	409,8	-18,0%
2876	Fenofibrat Heumann	23,7	-3,3%	741,7	-2,9%	2272,7	-6,2%
2877	Disalunil	23,7	-23,5%	459,1	-22,1%	2156,8	-23,2%
2878	Broncho-Vaxom	23,7	-19,6%	942,8	-16,3%	1570,1	-18,7%
2879	Bronchoparat Amp.	23,7	-10,0%	301,3	-10,0%	59,1	-10,0%
2880	Infectodiarrstop LGG mono	23,6	-39,1%	279,0	-36,1%	118,2	-39,1%
2881	Tracleer	23,6	16,0%	77785,6	16,0%	612,9	16,0%
2882	ISMN Heumann	23,6	-17,2%	405,3	-17,0%	1937,9	-17,7%
2883	Fluvastatin AL	23,6	492,7%	499,9	464,7%	1146,8	472,1%
2884	Flecainid-ratiopharm	23,6	8,3%	1332,1	8,2%	1114,2	9,1%
2885	Molevac	23,6	-3,8%	549,3	1,3%	21,4	-3,4%
2886	Methylphenidat- 1 A Pharma	23,6	53,7%	551,5	55,6%	491,3	56,2%
2887	Depigoid Milbenmix	23,6	26,4%	8855,7	38,5%	4721,4	29,2%
2888	Piracetam AbZ	23,6	-16,0%	448,5	-15,2%	1103,9	-16,9%
2889	Lisi Lich	23,6	-21,0%	413,4	-21,5%	3078,5	-20,6%
2890	Bresben Sandoz	23,5	5,1%	954,2	3,0%	2328,3	5,9%
2891	Meloxicam STADA	23,5	1,6%	362,1	-4,0%	1081,5	4,2%
2892	Cefpodoxim-CT	23,5	10,2%	672,0	13,6%	143,3	16,7%
2893	Cyclocaps Salbutamol	23,5	-4,5%	475,8	-6,2%	1114,6	-5,3%
2894	Binocrit	23,5	33,5%	5463,7	40,6%	565,9	40,6%
2895	Clindabeta	23,4	-16,4%	436,3	-15,4%	121,6	-11,8%
2896	Pentofuryl	23,4	-30,3%	272,0	-29,0%	98,6	-30,3%
2897	Glimepirid-biomo	23,4	-58,6%	576,2	-59,9%	3666,4	-59,4%
2898	Topsym/-F	23,3	-8,1%	424,8	-10,1%	567,7	-7,8%
2899	Renatriol	23,3	148,1%	1593,6	153,8%	711,1	150,4%
2900	HCT AL	23,3	(neu)	333,9	(neu)	1638,8	(neu)
	Summe	599870,3		25614370,7		32905524,6	
	Kumulativer Anteil	95,78%		89,88%		96,39%	

47

Tabelle 47.7: Führende Arzneimittel 2009 nach Verordnungen (Fortsetzung)

Rang	Präparat	Verordnung		Umsatz		DDD	
		in Tsd.	Änd. %	in Tsd. €	Änd. %	in Tsd.	Änd. %
2901	Beza/Bezafibrat- 1 A Pharma	23,3	11,2%	635,6	10,9%	1484,1	11,1%
2902	Citalo-Q	23,3	13,1%	756,5	11,8%	2044,1	18,5%
2903	Domperidon AbZ	23,3	16,3%	551,9	11,0%	556,7	20,5%
2904	Isopto-Dex	23,3	-2,5%	425,9	4,0%	517,9	-1,6%
2905	Amiodaron STADA	23,2	-27,3%	1446,9	-30,0%	2114,1	-26,6%
2906	Jutafenac	23,2	-70,0%	295,9	-66,3%	1034,5	-49,8%
2907	Clarithromycin Heumann	23,2	-9,4%	333,0	-10,0%	189,1	-10,2%
2908	Nebivolol Sandoz	23,2	-31,8%	338,6	-40,1%	2130,2	-33,8%
2909	Gyno Mykotral	23,2	126,8%	390,6	126,8%	231,8	126,8%
2910	Mezavant	23,2	178,2%	2990,5	250,2%	1677,2	319,3%
2911	Prezista	23,2	112,6%	20772,8	119,8%	630,6	92,8%
2912	Tramadol Heumann	23,2	-16,9%	394,6	-13,5%	335,3	-7,9%
2913	Carbamazepin-TEVA	23,2	24,1%	685,1	25,9%	1313,2	29,6%
2914	Prothazin Ph.Wernigerode	23,1	-3,4%	306,7	-3,3%	275,5	-2,9%
2915	Trazodon HEXAL	23,1	12,1%	777,7	11,6%	603,3	11,4%
2916	Nasicur/Nasic Cur	23,1	-22,6%	123,1	-21,7%	658,6	-22,6%
2917	Aknemycin Emulsion	23,1	-14,7%	430,1	-7,2%	192,1	-14,7%
2918	Diltiazem- 1 A Pharma	23,0	28,4%	375,2	29,6%	859,2	33,0%
2919	Corneregel	23,0	-8,7%	168,8	-7,4%	2198,5	-10,3%
2920	Brimonidintartrat- 1A Pharma	23,0	283,5%	1133,8	205,4%	1581,4	303,5%
2921	Cefixim Sandoz	23,0	-24,5%	587,4	-26,5%	152,2	-24,2%
2922	Lansoprazol STADA	23,0	-23,3%	905,3	-42,0%	2501,3	-12,3%
2923	Ferro sanol comp	23,0	37,8%	580,6	56,4%	537,7	39,9%
2924	Ranitidin AbZ	23,0	-30,4%	441,6	-30,2%	1324,1	-28,6%
2925	Sedotussin Efeu	23,0	-1,9%	139,2	-1,9%	451,2	-1,9%
2926	Famobeta	22,9	-20,7%	507,6	-19,0%	1332,6	-17,3%
2927	Benazeplus STADA	22,9	7,0%	532,0	-14,3%	2188,2	7,4%
2928	Aciclobeta Creme	22,8	13,5%	251,0	13,6%	166,9	11,8%
2929	Lorano	22,8	-14,0%	229,9	-13,5%	749,9	-12,0%
2930	Sonata	22,8	-6,6%	390,4	-7,2%	253,8	-14,0%
2931	Visken	22,7	-2,9%	588,8	-4,1%	638,4	-3,7%
2932	Predni-blue	22,7	-23,2%	300,4	-25,1%	1095,9	-28,2%
2933	Buflomedil-CT	22,7	-28,2%	492,9	-21,9%	576,0	-6,2%
2934	Nafti-CT	22,7	-9,8%	529,2	-6,4%	663,6	-3,2%
2935	Famotidin-ratiopharm	22,7	-16,8%	517,3	-14,1%	1384,0	-11,9%
2936	Telzir	22,6	-2,8%	14621,6	2,9%	674,8	-3,0%
2937	Minocyclin beta	22,6	7,1%	363,4	7,1%	282,3	7,1%
2938	Alk-depot/lyophil SQ Wespe	22,5	3,3%	13230,8	5,3%	7553,5	2,9%
2939	Diltaretard	22,5	5,1%	459,3	5,3%	1071,0	6,6%
2940	Epaq Dosieraerosol	22,5	65,7%	417,6	59,2%	882,0	51,9%
2941	Arteoptic	22,5	-10,0%	401,9	-10,0%	1686,1	-10,0%
2942	Eryfer	22,4	-29,6%	457,5	-29,4%	834,4	-29,4%
2943	Dolomagon	22,4	-30,6%	681,6	-26,1%	529,6	-22,7%
2944	Xylocain Salbe etc.	22,4	3,2%	261,7	1,6%	328,8	8,3%
2945	Alendronsäure Heumann	22,4	8,7%	1217,7	1,4%	1680,8	13,8%
2946	Xipamid Sandoz	22,4	-14,9%	389,8	-13,7%	2431,1	-12,3%
2947	Ambroxol STADA	22,4	-28,7%	55,8	-31,3%	90,5	-29,2%
2948	Solian	22,4	-34,4%	2481,6	-39,5%	944,1	-36,9%
2949	Ismo	22,4	-31,6%	453,5	-31,7%	1241,9	-31,8%
2950	Selenase	22,3	-6,4%	1085,3	-6,8%	1512,9	-4,0%
	Summe	601013,1		25691276,4		32961912,2	
	Kumulativer Anteil	95,97%		90,15%		96,56%	

47

Tabelle 47.7: Führende Arzneimittel 2009 nach Verordnungen (Fortsetzung)

Rang	Präparat	Verordnung in Tsd.	Verordnung Änd. %	Umsatz in Tsd. €	Umsatz Änd. %	DDD in Tsd.	DDD Änd. %
2951	Virgan	22,3	32,3%	477,5	32,3%	223,1	32,3%
2952	Carve TAD	22,3	-32,6%	472,0	-47,5%	1094,1	-30,7%
2953	Daktar Mundgel	22,3	-10,3%	150,7	-11,0%	53,4	-10,6%
2954	Surgam	22,3	-7,4%	541,0	-7,1%	722,3	-6,9%
2955	Aerobec	22,3	14,1%	763,8	11,2%	1338,5	9,6%
2956	Erythromycin AL	22,3	-1,7%	314,0	-1,7%	222,5	-1,7%
2957	Duradermal	22,2	6,1%	154,1	5,9%	429,8	6,1%
2958	Doxepin Holsten	22,2	-33,3%	385,3	-37,7%	841,7	-30,3%
2959	Certican	22,2	27,3%	20513,3	47,6%	928,4	31,0%
2960	Mykundex Drag. etc.	22,2	-15,3%	208,4	-13,2%	67,6	-11,7%
2961	Rusedal	22,2	-25,5%	385,8	-26,3%	460,1	-28,5%
2962	Relifex	22,2	-32,0%	405,3	-29,6%	687,9	-26,2%
2963	Ciloxan	22,1	-6,0%	367,0	-4,4%	276,7	-6,0%
2964	Algoplaque	22,1	-4,8%	1975,2	-3,7%	880,3	-4,1%
2965	Citalopram TAD	22,1	-23,9%	770,4	-28,3%	2223,4	-23,5%
2966	Peha Katheter Set	22,1	-42,8%	262,2	-38,7%	22,1	-42,8%
2967	Ranitidin Heumann	22,1	-24,6%	449,5	-24,2%	1423,9	-22,0%
2968	Norfloxacin Heumann	22,1	43,5%	309,3	39,5%	106,6	45,1%
2969	Urso Heumann	22,1	10,9%	1179,6	7,2%	855,9	8,7%
2970	Esidrix	22,0	-36,2%	406,5	-35,1%	1971,6	-34,6%
2971	Fluxet	22,0	-8,6%	516,6	-12,3%	1797,9	-5,1%
2972	Tarivid/Uro-Tarivid	22,0	-29,6%	445,4	-34,9%	104,0	-25,8%
2973	Tracitrans plus	21,9	14,3%	2165,3	19,7%	219,4	14,3%
2974	Jacutin Pedicul Fluid	21,9	25,0%	390,4	24,9%	47,6	25,2%
2975	Retrovir	21,8	-4,1%	4979,7	1,8%	342,7	-4,3%
2976	Morphin Heumann	21,8	9,9%	1199,2	11,3%	428,8	11,7%
2977	Invirase	21,8	-8,8%	13933,6	0,4%	654,1	-8,7%
2978	Ambroxol Heumann	21,8	1,7%	66,1	2,1%	126,1	2,9%
2979	PVP Jod HEXAL	21,8	7,3%	125,4	10,2%	256,2	12,2%
2980	Risperidon Actavis	21,8	-40,7%	915,1	-56,3%	457,0	-37,9%
2981	Haloper-CT	21,8	0,1%	297,2	-0,2%	574,5	-0,8%
2982	Melperon dura/Melperomerck	21,8	-62,5%	358,0	-62,5%	121,9	-62,3%
2983	Thybon	21,8	0,6%	630,0	9,8%	951,9	-1,9%
2984	Kamillin-Extern Robugen	21,8	-7,1%	202,3	-4,7%	103,0	-9,6%
2985	Sumatriptan AbZ	21,8	47,6%	615,1	37,4%	332,3	46,1%
2986	Carbamazepin Sandoz	21,7	-15,7%	653,2	-15,0%	1153,7	-12,8%
2987	Allergovit Graes./Getreide	21,7	-0,7%	7349,9	6,8%	2756,8	-5,1%
2988	Sinusitis Hevert SL	21,7	-3,0%	192,6	-0,6%	62,8	-5,0%
2989	Unat	21,7	-52,9%	566,3	-56,1%	1846,6	-66,8%
2990	Zolpidem-CT	21,7	-7,3%	311,2	-9,7%	389,7	-7,8%
2991	Bromocriptin-ratiopharm 2,5	21,6	-8,7%	630,2	-10,1%	569,3	-10,8%
2992	Sulpirid beta	21,6	-23,5%	469,1	-25,6%	221,8	-25,1%
2993	Gabapentin Sandoz	21,6	-24,0%	1646,6	-18,3%	617,3	-17,3%
2994	Risperidon Sandoz	21,6	3,5%	1242,3	-13,1%	428,3	9,8%
2995	Alfuzosin STADA	21,6	-18,1%	734,2	-19,8%	2414,6	-20,1%
2996	Dexium	21,6	-17,2%	830,3	-18,2%	2125,5	-16,1%
2997	Addel N	21,6	12,7%	3902,3	28,2%	21,6	12,7%
2998	Sutent	21,6	12,9%	101638,8	11,9%	642,8	6,2%
2999	Metostad comp	21,6	-17,8%	419,5	-18,1%	2066,4	-18,3%
3000	Lindoxyl	21,5	-3,5%	112,5	-3,0%	84,7	-3,0%
	Summe	602108,7		25869305,7		32998661,3	
	Kumulativer Anteil	96,14%		90,77%		96,66%	

Literatur

Arndt KA, Clark RAF (1979): Principles of topical therapy. In: Fitzpatrick TB et al (eds): Dermatology in general medicine, 2nd ed McGraw-Hill Book Company, New York, pp 1753–1758.

Coca V, Nink K, Schröder H (2008): Ergänzende statistische Übersicht. In: Schwabe U, Paffrath D (Hrsg.): Arzneiverordnungs-Report 2007. Springer-Verlag, Berlin, Heidelberg.

Fricke U, Günther J, Zawinell A (2010): Anatomisch-therapeutisch-chemische Klassifikation mit Tagesdosen für den deutschen Arzneimittelmarkt. Methodik der ATC-Klassifikation und DDD-Festlegung. ATC-Index mit DDD-Angaben. Wissenschaftliches Institut der AOK, Bonn.

Merlo J, Wessling A, Melander A (1996): Comparison of dose standard units for drug utilization studies. Eur J Clin Pharmacol 50: 27–30.

Nordic Council on Medicines (1985): Guidelines for DDD, Oslo.

Reichelt H (1987): Strukturkomponente „Packungsgröße" – Eine Meßzahl ohne Aussagekraft? DOK: 485–488.

Reichelt H (1988): Eine Methode der statistischen Komponentenzerlegung. WIdO-Materialien 31, Bonn.

Schröder H, Nink K, Zawinell A (2004): Transparenz jetzt nutzen! Arzneimittelverbrauchsforschung in Deutschland. Deutsche Apotheker Zeitung, 144, 21, 2413–2418.

Schröder H, Nink K, Coca V, Zawinell A, Brückner G, Ajanovic K (2007): Report oder Atlas? Zur Analyse von Arzneimittelverordnungsdaten. WIdO, Bonn.

Schwabe U (1981): Pharmakologisch-therapeutische Analyse der kassenärztlichen Arzneiverordnungen in der Bundesrepublik Deutschland. Wissenschaftliches Institut der Ortskrankenkassen, Bonn.

Schwabe U (1995): ATC-Code. Anatomisch-therapeutisch-chemische Klassifikation für den deutschen Arzneimittelmarkt. Wissenschaftliches Institut der AOK, Bonn.

WHO Collaborating Centre for Drug Statistics Methodology (2001): Anatomisch-therapeutisch-chemischer (ATC) Index mit definierten Tagesdosen (DDD). Oslo.

WHO Collaborating Centre for Drug Statistics Methodology (2010a): Anatomisch-therapeutisch-chemischer (ATC) Index mit definierten Tagesdosen (DDD). Oslo.

WHO Collaborating Centre for Drug Statistics Methodology (2010b): Richtlinien für die ATC-Klassifikation und die DDD-Festlegung. Oslo.

Wissenschaftliches Institut der AOK (WIdO) (2010): ATC/DDD-Klassifikation: Amtlicher ATC-Index mit DDD-Angaben. Im Internet aufgesucht am 16.07.2010 unter: http://wido.de/fileadmin/wido/downloads/pdf_arzneimittel/wido_arz_amtl_atc-index_0110.zip.

Sachverzeichnis

Die Zahlen, denen ein R vorangestellt ist, geben den Verordnungsrang des betreffenden Präparates in Tabelle 47.7 (Seite 989–1048) an, in der die Präparate mit den wichtigsten Verordnungsdaten nach ihrer Verordnungsfähigkeit sortiert abgedruckt sind. Alle übrigen Zahlen beziehen sich auf die Seiten des Arzneiverordnungs-Reports 2010.

B

C

D

E

F

G

H

I

J

M

N

O

P

Q

R

S

T

U

V

Z

W

X

Y